HUY KHANG biên soạn

ENGLISH - VIETNAMESE

MEDICAL

DICTIONARY

Từ điển Y học

Anh – Việt

Book 3: Q - Z

Preface

Congratulations. You now have in your hands the series of books: "English-Vietnamese Medical Dictionary".This book is compiled to provide basic knowledge of terms, phrases, sentence patterns, and paragraphs related to medical topics, thereby helping medical English learners have documents to support your study.

With this book, you will be able to:

- Learn and understand basic knowledge of terms, phrases, sentence patterns, and paragraphs related to medical topics
- Learn and understand words and sentences about common diseases
- Improve your medical vocabulary..

Because the amount of medical knowledge is quite large (about more than 2000 pages), this series is divided into 3 books.

- Book 1: Letter A – Letter G
- Book 2: Letter H – Letter P
- Book 3: Letter Q – Letter Z

We hope the book will bring useful values to you. Wishing you a happy and successful study

Lời nói đầu

Chúc mừng bạn đã có trong tay Bộ sách quyển sách: **"Từ điển Y học Anh Việt"**. Quyển sách này được biên soạn nhằm cung cấp những kiến thức cơ bản về các thuật ngữ, cụm từ, mẫu câu, đoạn văn liên quan đến chủ đề y khoa, qua đó giúp người học Tiếng Anh Y Khoa có tài liệu phục vụ cho việc học tập của mình.

Với cuốn sách này, bạn sẽ:

• Học và hiểu những kiến thức cơ bản về các thuật ngữ, cụm từ, mẫu câu, đoạn văn liên quan đến chủ đề y khoa

• Học và hiểu các từ và mẫu câu về các bệnh thông thường

• Cải thiện vốn từ vựng y khoa của bạn..

Do khối lượng kiến thức y khoa khá đồ sộ (khoảng hơn 2000 trang), nên bộ sách này được chia làm 3 quyển

- **Quyển 1: Từ vần A – vần G**
- **Quyển 2: Từ vần H – vần P**
- **Quyển 3: Từ vần Q – vần Z**

Chúng tôi hi vọng sách sẽ mang lại giá trị hữu ích cho bạn học. Chúc bạn học tập vui vẻ và thành công

Nhóm biên soạn

Qq

Q.1. quantity. 2. Symb. for coulomb.
Q.1 Số lượng. 2. Ký hiệu của đơn vị Cu lông trong vật lý.
Q angle. Obtuse angle formed by patellar tendon and patellar ligament. *Góc Q Góc tù được tạo thành bởi gân xương bánh chè và dây chằng xương bánh chè.*
Qco₂. Number of microliters of CO_2 given off per milligram of dry weight of tissue per hour.*Đơn vị Qc Lượng micro lít CO tỏa ra trên một miligam mô khô trong thời gian một giờ.*
q .d. L. quaque die, every day.*q .d. Viết tắt của quaque die, có nghĩa là mỗi ngày.*
Q disk. A dark, doubly refractile, anisotropic band of a striated muscle myofibril. SYN: disk, anisotropic. *đĩa Q. Một khúc xạ kép, tối; dải không đẳng hướng của một sợi tơ cơ vân. Đn: disk, anisotropic.*
Q fever [Q is for query because its etiology was unknown]. An acute infectious disease characterized by headache, fever, severe sweating, malaise, myalgia, and anorexia. Caused by the rickettsial organism, Coxiella burnetii. Contracted by inhaling infected dusts, drinking unpasteurized milk from infected animals, or by handling infected animals such as goats, cows, or sheep. Transmission by human contact is rare but has occurred. An effective vaccine is available for prevention of infection in persons who have a good chance of being exposed to the disease. Tetracyclines are effective in treating Q fever.*Sốt Q. [Q là viết tắt của query có nghĩa là câu hỏi, vì nguyên nhân gây bệnh vẫn chưa biết]. Một bệnh nhiễm trùng cấp tính, biểu hiện bằng các triệu chứng: nhức đầu, sốt, đổ mồ hôi nhiều, khó chịu, đau cơ và chán ăn. Nguyên nhân truyền bệnh là do vi sinh vật rickettsia (trùng rận), Coxiella burnetii. Nhiễm bệnh do hít phải bụi có vi trùng gây bệnh hay uống sữa của loài gia súc bị bệnh mà chưa được khử trùng theo phương pháp Pasteur, hoặc lây từ những gia súc bị bệnh như: dê, bò, cừu. Việc lây truyền qua người do tiếp xúc thì hiếm, nhưng cũng đã xảy ra. Dùng vaccin phòng bệnh cũng có hiệu quả, kể cả đối với người có nguy cơ cao bị phơi nhiễm với bệnh. Điều trị bằng tetracyclin đem lại kết quả rất tốt.*
q.h. L. quaque hora, every hour.*q.h. Viết tắt của chữ quaque hora, có nghĩa là mỗi giờ.*
q.i.d. L. quater in die, four times a day.*q.i.d. Viết tắt của chữ quarter*

in die, có nghĩa là bốn lần trong một ngày.
q.l. quantum libet, as much as one pleases.*q. l. Viết tắt của chữ quantum libet, có nghĩa là muốn bao nhiêu tùy ý.*
Q law. As temperature decreases, chemical activity decreases.*Quy luật Q Khi nhiệt độ giảm thì hoạt tính các phản ứng hóa học cũng giảm.*
Qo₂. Number of microliters of O_2 taken up per milligram of dry weight of tissue per hour.*Qo Lượng micro lít O thu được trên một miligam mô khô trong thời gian một giờ.*
q.q.h. L. quaque quarts hors, every four hours.*q.q.h. Viết tắt của quaque quarta hora, có nghĩa là cách bốn giờ hay cứ mỗi bốn giờ.*
QRS complex. The Q, R, and S waves or deflections of an electrocardiogram produced during the transmission of the excitation wave through the conductile tissue of the heart. Consists of an initial downward deflection (Q wave), a large upward deflection (R wave), and a second downward deflection (S wave) that represents the spread of the electrical impulse from the Purkinje fibers to the ventricular muscle. This initiates ventricular depolarization. Normal duration is 0.06 to 0.08 seconds. *Phức hợp QRS Các sóng Q, R, và S hay các độ lệch của điện tâm đồ sinh ra khi truyền sóng kích thích qua mô của tim. Nó bao gồm khởi đầu đi lệch xuống (sóng Q), sóng lên rộng (sóng R) và sóng xuống lần thứ hai (sóng S) nó đại diện cho một chu kỳ của một xung lực điện, từ các sợi Purkinje của cơ tâm thất. Đây là sự khởi đầu của khử cực tâm thất. Khoảng thời gian bình thường là từ 0,06 đến 0,08 giây.*
QRST complex. The Q, R, S, and T waves of an electrocardiogram. Duration is approx. same as that of mechanical systole. The T wave, which follows the QRS complex, reflects ventricular depolarization. `During the T wave, the ventricles are in their recovery period. Between the QRS complex and the T wave is the ST segment, which represents the completion of depolarization and the beginning of repolarization of the ventricles; this being the time of ventricular contraction. SEE: electrocardiogram for rlillus.*Phức hợp QRST Là các sóng Q, R, S và T của điện tâm đồ. Khoảng thời gian xấp xỉ giống như là hoạt động tâm thu. Sóng T tiếp theo sau phức hợp QRS, phản ánh sự khử cực tâm thất. Khoảng*

thời gian của sóng T là giai đoạn tâm thất phục hồi. Khoảng giữa phức hợp QRS và sóng T là khoảng chênh ST, nó đại diện cho sự hoàn tất khử cực và giai đoạn bắt đầu của sự tái phân cực ở tâm thất; đây là khoảng thời gian co của tâm thất. Xem: electrocardiogram để minh họa.*
q.s. L. quantum sufficit, as much as suffices.*q.s. Viết tắt của quantum sufficit, có nghĩa là nhiều bao nhiêu cũng được.*
qt. quart.*qt. Viết tắt của quart, có nghĩa là galông.*
Q-T segment. Portion of cardiac complex on the ECG that extends from the beginning of the Q wave and ends with the end of the T wave. *Khoảng Q-T Khoảng cách giữa các sóng của tim trên điện tâm đồ, nó trải dài từ lúc bắt đầu của sóng Q đến lúc kết thúc của sóng T.*
Quaalude. Trade name for methaqualone hydrochloride. Because of the illegal and abused use of this drug, it is no longer distributed in the United States.*Quaalude Tên thương mại của methaqualone hydrochloride. Do tính chất bất hợp pháp và sự lạm dụng của chất thuốc này, nó đã không được phép lưu hành tại Mỹ.*
quack [D. kwaksalven, to peddle salve]. One who pretends to have knowledge or skill in medicine. SYN: charlatan.*Lang băm Chỉ một người giả vờ là có kiến thức hay có kỹ năng về y học. Đn: charlatan.*
quad. Medical "shorthand" for quadriceps, quadrilateral, quadrant, quadriplegia.*quad Trong y học, nó là dạng viết tắt của các chữ: cơ tứ đầu, hình bốn cạnh, góc phần tư, liệt tứ chi.*
quadrangular [L. quadri, four, + angulus, angle]. Having four angles. *Hình tứ giác Hình có bốn cạnh.*
quadrangular lobe. A region forming the superior portion of each cerebellar hemisphere.*Thùy bốn cạnh Một vùng được hình thành ở phần trên của mỗi bán cầu tiểu não.*
quadrangular membrane. The upper portion of the elastic membrane of the larynx. Extends from the aryepiglottic folds above to the level of the ventricular folds below.*Màng bốn cạnh Phần trên của màng co giãn ở họng. Nó trải dài từ nếp gấp thanh quản, ngay phía trên của nếp gấp tâm thất dưới trở xuống.*
quadrant [L.quadrans,afourth]. 1. The quarter or fourth of a circle. 2. One of four corresponding regions, as of the abdomen, divided for descriptive and diagnostic purposes.

Một phần tư. 1. Thước đo độ hay một phần tư của vòng tròn. 2. Chỉ 1 trong 4 vùng phân chia tương xứng để tiện cho việc mô tả và chẩn đoán bệnh, ví dụ như vùng bụng.

q. dental One-quarter of the mouth. Each arch is divided in half so that one can easily describe the location of teeth or soft tissue observations. Quadrants are labeled as maxillary right and left or mandibular right and left and are shown in diagram form for dental records.*Cung phần tư răng Phần tư của miệng. Mỗi vòm miệng được chia làm hai phần để tiện việc mô tả các vị trí của răng hay việc quan sát các mô mềm. Mỗi cung phần tư được đặt tên riêng như: hàm trên phải và trái, hàm dưới phải và trái và được biểu diễn dưới dạng sơ đồ trong các bệnh án về răng.*

quadrantanopia [" + Gr. an-, not, + opsis, vision]. Blindness or diminished visual acuity in onefourth of the visual field.*Chứng mù một phần tư thị trường Sự mù hay giảm thị lựcở một phần tư thị trường.*

quadrantanopsia [" + " + opsis, vision]. Loss of sight in approximately one-fourth of the visual field.*Chứng mù xấp xỉ một phần tư Sự mất thị lực ở khoảng chừng xấp xỉ với mức một phần tư thị trường.*

quadrate [L. quadrates, squared]. Square, or having four equal sides.
Hình vuông Hình có bốn cạnh bằng nhau.

quadrate lobe. A small lobe of liver located on the visceral surface and lying in contact with the pylorus and duodenum.*Thùy vuông Một thùy nhỏ của gan, nằm trên bề mặt của gan và tiếp xúc với môn vị và tá tràng.*

quadrate lobule. The square lobule of the upper surface of the cerebellum.*Tiểu thùy vuông Là phần thùy hình vuông nằm ở mặt trên của tiểu não.*

quadri-, quadr- [L. quattuor, four]. Combining forms meaning having four or consisting of four.*quadri-, quadr- Tiếp đầu ngữ, dùng liên kết với các từ khác bốn hay có chứa bốn cái gì đó.*

quadribasic Having four replaceable atoms of hydrogen.*quadribasic (Sự) có bốn nguyên tử hydro để có thể thay thế trong các phản ứng hóa học.*

quadriceps [" + coput, head]. Four-headed, as a quadriceps muscle.*Cơ bốn đầu Chỉ chung các trường hợp có bốn đầu, ví dụ như là cơ bốn đầu.*

quadriceps femoris. A large muscle on the anterior surface of the thigh composed of four muscles: rectus femoris, vastus lateralis, vastus medialis, and vastus intermedius. These muscles are inserted by a common tendon on the tuberosity of the tibia. Quadriceps femoris is an

extensor of the leg. SEE: Muscles.
Cơ tứ đầu đùi Là một cơ lớn ở mặt trước đùi do bốn cơ tạo thành: cơ đùi thẳng, cơ bên rộng, cơ giữa rộng và cơ trung gian rộng. Các cơ này được kết lại bởi một dây chằng chung nằm trên mấu của xương chày. Cơ tứ đầu đùi là cơ duỗi cẳng chân. Xem: Muscles.

quadricepsplasty [" + " + Gr. plassein, to form]. Plastic surgery for adhesions and scars around the quadriceps femoris muscle in order to restore function.*Phẫu thuật tạo hình cơ đùi bốn đầu Phẫu thuật tạo hình để tạo nên sự dính lại và đóng sẹo xung quanh cơ tứ đầu đùi nhằm phục hồi lại chức năng của nó.*

quadriceps reflex. Extension of the leg following contraction of the quadriceps muscle resulting from a quick tap of the patellar tendon. SYN: knee-jerk reflex; patellar reflex. SEE: Jendrassik's maneuver.
Phản xạ cơ đùi tứ đầu Phản xạ duỗi của cẳng chân khi gõ nhẹ vào lớp thịt mềm ở chỗ dây chằng xương bánh chè, từ đó kích thích cơ tứ đầu co lại. Xem: Jendrassick's maneuver.

quadricuspid [" + cuspis, point]. Having four cusps, as a heart valve or a tooth.*Có bốn núm hay có bốn lá Cụ thể là trường hợp bốn lá của một van tim hay bốn núm ở mặt nhai của răng.*

quadridigitate Having only four fingers on a hand or four toes on a foot.
Tật bốn ngón Trường hợp dị tật chỉ có bốn ngón tay trên bàn tay hay bốn ngón chân trên bàn chân.

quadrigemina [" + geminus, twin]. The corpora quadrigemina. SEE: colliculus inferior; colliculus superior.*Bốn thể Trường hợp có bốn thể. Xem: colliculus inferion; colliculus superion.*

quadrigeminal Fourfold; having four symmetrical parts. Pert. to the corpora quadrigemina, q.v.*Sinh tư Ca sinh bốn; gấp làm tư; có bốn phần đối xứng hay liên quan đến bốn thể ở loài sinh vật.*

quadrigeminum One of the four quadrigeminal bodies of the brain.
Não tư Chỉ một trong bốn phần của cú não sinh tư.

quadrigeminus Composed of four parts.*Bốn phần Sự kết lại của bốn phần.*

quadrilateral [" + latus, side]. Having four sides.*Bốn mặt Sự có bốn mặt ở một vật thể.*

quadrilocular [" + loculus, a small space]. Having four chambers, cavities, or spaces.*Bốn ngăn Chỉ chung về trường hợp có bốn phòng, bốn khoang hay có bốn khoang không gian.*

quadripara [" + parere, to bring forth, to bear]. A woman who has had four pregnancies that have continued beyond the 20th week of gestation. SYN: quartipara. SEE: para.

Người phụ nữ sanh sinh lần thứ tư Chỉ một người phụ nữ đã có bốn lần mang thai và lần mang thai nào cũng vượt quá 20 tuần tuổi. Đn: quartipara. Xem: para.

quadripartite [" + partire, to divide]. Divided into four parts.*Chia tư Được chia ra làm bốn phần.*

quadriplegia [" + Gr. plege, stroke]. Paralysis of all four extremities and usually the trunk.
ETIOL: Injury to the spinal cord, usually at the level of the 5th or 6th cervical vertebra. The injury may be higher, but death occurs when damage is above the level of the 3rd cervical vertebra.
EMERGENCY CARE: When a fracture of a cervical vertebra is suspected, the injured patient's head and neck should be held steady with applied traction during transportation.
TREAT: Initial treatment includes immobilization with the use of Crutchfield tongs and antibiotic therapy. When the fracture has healed, physical and occupational therapy are instituted.
NURSING IMPLICATIONS: In accordance with prescribed procedure, immobilize the patient's neck. Establish and maintain a patent airway, and monitor respiratory status for signs of insufficiency (hypoxemia, hypercapnia, and acidemia). Assess bowel sounds for development of paralytic ileus. Apply full-length antithromboembolic stockings to legs; when positioning patient upright, monitor blood pressure for evidence of orthostatic hypotension. If that condition is present, an abdominal binder may be helpful. If injury is above T-4, assess for hypertension, a sign of autonomic dysreflexia. Assist patient with self-care deficits, including skin and oral care, feeding and nutrition, elimination, respiratory toilet, positioning, and exercise. When assisting with activities of daily living, be sure urinary catheter is patent and provide fluids and bulk in diet to prevent fecal impaction. Encourage patient and family to verbalize their concerns and support them through their grief and loss. Assist family to plan realistically for the future regarding changed functional abilities, body image, and self concept. Involve the patient in a rehabilitation program as soon as he is stabilized. SEE: Nursing Diagnoses in Appendix.*Liệt tứ chi Chứng bệnh liệt tứ chi và thường là liệt cả thân mình.*
BỆNH NGUYÊN: Có tổn thương vùng tủy sống, thường là vùng đốt sống cổ thứ năm hoặc thứ sáu. Vùng tổn thương cũng có thể cao hơn nhưng dẫn đến cái chết khi tổn thương ở trên mức đốt sống thứ ba.
CHĂM SÓC CẤP CỨU: Khi có dấu hiệu gãy đốt sống cổ thì phần đầu và cổ bệnh nhân phải được cố định dưới dạng kéo giãn ra trong khi vận chuyển.
ĐIỀU TRỊ: Điều trị khởi đầu là phải cố định đầu bệnh nhân lại i

bằng nẹp Crutchfield ở cổ và kết hợp với kháng sinh liệu pháp. Khi chỗ gãy đã lành lại thì áp dụng các phương pháp vật lý trị liệu và lao động liệu pháp.
CHĂM SÓC: *Tùy theo hướng điều trị mà có nên thực hiện việc cố định cổ bệnh nhân hay không. Thiết lập và duy trì thông khí cho bệnh nhân, phải điều chỉnh ngay nếu có dấu hiệu thiếu oxy (ví dụ như giảm oxy huyết, tăng anhydrid carbonic và chứng acid huyết). Gõ bụng để xem bệnh nhân có bị tắc ruột hay không. Cho bệnh nhân mang loại tất chống nghên mạch vào chân; khi bệnh nhân đứng lên cần phải được theo dõi huyết áp để kịp xử lý ngay nếu bị chứng hạ áp tư thế. Nếu có triệu chứng này xảy ra, có thể dùng một dải băng buộc bụng bệnh nhân lại. Nếu vùng tổn thương ở phía trên T-4 thì cần phải theo dõi chứng tăng huyết áp, dấu hiệu mất phản xạ tự động. Hỗ trợ bệnh nhân trong các công việc chăm sóc vệ sinh cá nhân như: tắm, vệ sinh răng miệng, ăn uống, bài tiết, hô hấp, đứng ngồi và luyện tập. Trong chế độ ăn hàng ngày, cần phải chú ý cung cấp điều hòa đồ ăn lỏng và đặc để tránh bị táo bón. An ủi bệnh nhân và gia đình, giúp họ vượt qua những nỗi buồn và sự mất mát. Khuyến khích gia đình bệnh nhân tin tưởng vào tương lai về năng lực cũng như vẻ bề ngoài cơ thể bệnh nhân, tạo cho bệnh nhân có lòng tự tin bao gồm cả việc xây dựng một chương trình tập luyện phục hồi sớm khi bệnh nhân đã được ổn định về mặt triệu chứng bệnh. Xem: Nursing diagnoses trong phần phụ lục.*

quadripolar Pert. to a cell having four poles.*Bốn cực Chỉ tế bào có bốn cực.*

quadrisect [" + sectio, a cutting]. To divide into four parts.*Bốn phần Chia làm bốn phần.*

quadrisection Dividing into four sections or parts.*Bốn đoạn Chia làm bốn đoạn hay bốn phần.*

quadritubercular [" + tuberculum, a little swelling]. Having four tubercles or cusps.*Bốn cử lao Có bốn u lao hay có bốn núm.*

quadrivalent [" + valens, powerful]. Having ability to replace four atoms of hydrogen in a compound, i.e., a chemical valence of four.*Hoá trị bốn Có khả năng thay thế bốn nguyên tử hydro trong một hợp chất; chỉ về một chất hóa học có hóa trị bốn.*

quadruped [" + pes, foot]. 1. Four-footed animal. 2. Assuming a position with hands and feet on floor. *Bốn chân 1. Động vật có bốn chân. 2. Tư thế bò, tay và chân đều chạm đất.*

quadrupedal reflex Extension of flexed arm on assuming quadrupedal posture.*Phản xạ tứ chi Phản xạ duỗi cánh tay trong khi chân đang gập lại.*

quadruplet [L. quadruples, fourfold].

One of four children born of the same mother in the same confinement. SEE: Hellin's law.*Trẻ sinh tư Chỉ về một trong bốn đứa trẻ do một bà mẹ sinh ra cùng một lúc. Xem: Hellin's law.*

quale [L. qualis, of what kind). The quality of anything, esp. of a sensation.*Chất lượng Chỉ về chất lượng của một vật, đặc biệt là thuộc về cảm giác.*

qualimeter [" + Gr. metron, measure]. Device for measuring the quality of roentgen rays. SEE: penetrometer.*Xuyên thấu kế Dụng cụ dùng để đo chất lượng của tia X. Xem: penetrometer.*

qualitative [L. qualitativus] Referring to the quality of anything.*(thuộc) chất lượng Liên quan đến chất lượng của một vật.*

qualitative analysis. In chemistry, an analysis that determines the nature of the elements of a compound, or the identity of the components of a mixture. SEE: quantitative.*Phân tích định tính Trong hóa học, là phép phân tích để chỉ ra thành phần của một hợp chất hay chỉ ra thành phần của một hỗn hợp. Xem: quantitative.*

quality [L. qualitas, quality]. That which constitutes or characterizes a thing; the natural character.*Chất lượng, đặc tính, thành phần Chỉ về thành phần hay đặc điểm của một vật; đặc tính tự nhiên của vật đó.*

quality assurance. Activities and programs designed to achieve a desired degree or grade of care in a defined medical, nursing, or health-care setting or program. The quality assurance program must include evaluation and educational components to identify and correct problems. Such programs are required for funding by the Public Health Act.
The Quality Assurance Program for Medical Care in the Hospital (QAP) is a guide developed by the American Hospital Association for development of such programs by hospital administrators and medical staffs.*Đảm bảo chất lượng Chỉ chung về các hoạt động và các chương trình được phác hoạ ra để nâng cao chất lượng chăm sóc y tế, điều dưỡng hay thiết lập các chương trình chăm sóc sức khỏe. Chương trình đảm bảo chất lượng phải bao gồm cả việc đánh giá và giáo dục để chỉ ra được cái đúng. Các chương trình như thế này thường lấy ngân sách từ các hoạt động sức khỏe cộng đồng.*
Chương trình đảm bảo chất lượng nhằm chăm sóc sức khỏe tại các bệnh viện được điều hành và phát triển bởi hiệp hội các bệnh viện tại Mỹ và các thành viên đều là các nhà quản lý tại các bệnh viện trực thuộc hay các nhân viên y tế.

quality of life. A concept that differs for each person and may vary for the

same individual as that person's life situation changes. The holistic treatment of a patient requires that the health-care team assess what is most important to that individual. In some cases, it is not possible to establish a situation in which there is complete freedom from the signs and symptoms of disease. In those cases, the goal is to have the quality of life be as good as possible despite the disease. Also, in persons who have suffered disabilities or loss of mental or physical skills, it is important to emphasize the positive features of their remaining capabilities rather than to dwell on the negative aspects of what has been lost.*Chất lượng của cuộc sống Một khái niệm rất khác nhau ở mỗi người và thậm chí cũng có thể khác nhau ở chỉ trên một người tùy vào các bước thăng trầm của cuộc sống ở người đó. Nhóm chăm sóc sức khoẻ khi điều trị tổng thể cho bệnh nhân cần phải nắm chắc được vấn đề là đối với bệnh nhân đó cái gì là quan trọng nhất. Trong một số trường hợp, nó không chỉ đơn giản là chữa khỏi tất cả những triệu chứng và dấu hiệu của bệnh. Trong những trường hợp này, mục đích của việc điều trị là phải cải thiện được chất lượng cuộc sống của bệnh nhân để đạt mức độ tốt nhất. Có những bệnh nhân phát bệnh chỉ vì không đủ năng lực trong công việc hay có mất mát gì đó về các kỹ năng thể chất hoặc tinh thần, vấn đề là cao các năng lực hiện có của bệnh nhân và khuyến nhủ bệnh nhân nên quên đi các vấn đề mất mát mà họ đã gặp phải.*

quanta [L.]. Pl. of quantum.*Định lượng, lượng tử Số nhiều của quantum.*

quantimeter [L. quantus, how great, + Gr. metron, measure]. Device for measuring quantity of roentgenrays to which a subject is exposed.*Định lượng kế Dụng cụ đếm số lượng tia X chiếu vào một vật.*

quanti-Pirquet [Clemens Pirquet, Austrian physician, 1874-1929] Quantitative cutaneous test of amount of sensitiveness to tuberculin by use of graduated dilutions.*Chỉ số Pirquet [Clemens Pirquet, bác sĩ người Áo, 1874 - 1929]. Thử nghiệm định lượng trên da về mức độ nhạy cảm với vi khuẩn lao với mức độ loãng dần.*

quantitative [LL. quantitativus]. Concerning quantity.*Định lượng Thuộc về số lượng.*

quantitative analysis. Analysis that determines the proportionate parts of elements in a compound, or the percentage of components of a mixture. SEE: qualitative.*Phân tích định lượng Sự phân tích để xác định được số lượng của các thành phần trong một hợp chất, hay tỷ lệ của các thành phần trong một hỗn hợp. Xem: qualitative.*

quantity [L. quantitas, quantity]. Amount; portion.*Số lượng Tổng số; phần chia.*

quantivalence. The number of hydrogen atoms with which an element or radical will combine.*Hóa trị Số nguyên tử hydro mà một nguyên tố hay một gốc có thể liên kết được.*

quantum [L., how much]. (pl. quanta) 1. A definite amount. 2. A unit of radiant energy.*Định lượng, lượng tử 1. Một số lượng xác định. 2. Một đơn vị năng lượng bức xạ.*

quantum libel [L.]. ABBR: q.l. As much as desired.*Số lượng phong phú Viết tắt là q.l.; nhiều như là mong muốn.*

quantum sufficit [L.]. ABBR: q.s. As much as suffices.*Số lượng vừa đủ Viết tắt là q.s.; nhiều vừa đủ.*

quantum theory. Theory stating that radiation is an intermittent, not continuous, emission of energy in varying multiples of quanta action.*Lý thuyết định lượng Lý thuyết cho rằng phóng xạ sẽ phát ra từng hồi và không liên tục, sự phát năng lượng của các hoạt động lượng tử rất phức tạp và khác nhau.*

quarantine [It. quarantina, 40 days].1. The period of debarring from entrance to a country, or the isolation of persons exposed to infectious diseases-formerly 40 days. 2. Period of isolation from public communication following onset of a contagious disease.
Complete quarantine is limitation of freedom of movement of healthy persons or domestic animals that have been exposed to a communicable disease for a period of time equal to the longest incubation period of the disease, in such a manner as to prevent effective contact with those not so exposed. SEE: contagious; isolation.
Sự cách ly kiểm dịch 1. Giai đoạn cấm du nhập vào một quốc gia, hay sự cách ly các người mang những bệnh truyền nhiễm - khoảng 40 ngày. 2. Giai đoạn bệnh nhân bị cách ly với cộng đồng do mắc phải bệnh truyền nhiễm.
Thời gian cách ly, hạn chế một thời gian việc đi lại của người hay gia súc bề ngoài khỏe mạnh nhưng đã tiếp xúc với nguồn bệnh, thời gian cách ly bằng thời gian ủ bệnh lâu nhất để tránh lây bệnh ra cộng đồng, phương pháp này tránh lây nhiễm cho những người chưa tiếp xúc với bệnh. Xem: contagious; isoloation.

quart [L. quartus, a fourth]. ABBR: qt. A unit of fluid or dry measure; one-fourth part of a gallon or two pints; one-eighth part of a peck; 946 mL*Lít Anh Viết tắt là qt.; một đơn vị đo chất lỏng hay chất khí, bằng một phần tư ga-lông hay hai pint, một phần tám đấu; 946 ml.*

quartan [L. quartana, of the fourth]. 1. Occurring every fourth day. 2. Malarial fever with a paroxysm every fourth day, figuring from and including the first day of paroxysm. SEE: fever, malaria.*cách ba ngày 1. Sự xảy ra sau mỗi bốn ngày. 2. Sốt rét cách ba ngày: Bệnh sốt rét với cơn kịch phát cứ bốn ngày một lần; tính từ ngày đầu tiên có dấu hiệu phát bệnh. Xem: fever; malaria.*

q., double. Malaria in which two concurrent cycles result in fever occurring on two successive days.*Cách ba ngày cơn đôi Bệnh sốt rét, trong đó chu kỳ hai cơn sốt liền nhau hai ngày không sốt.*

q., triple. Malaria in which three concurrent cycles result in fever occurring every day.*Cách cơn ba Bệnh sốt rét, trong đó chu kỳ ba cơn sốt liền nhau kịch phát mỗi ngày bị sốt.*

quartile [L. quartos, a fourth]. One of the two middle values of each half of a series of variables.*Một phần tư, quãng bốn Một trong hai giá trị giữa ở mỗi nửa của một dãy các biến.*

quartipara [" + parere, to bring forth, to bear]. A woman who has had four pregnancies that have continued beyond the 20th week of gestation. SYN: quadripara. SEE: para.*Sanh lần thứ tư Một người phụ nữ đã có mang bốn lần, lần mang này đã 20 tuần. Đn: quadripara. Xem: para.*

quartisect [" + Sectio, 8 cutting]. To cut into four parts.*Chia bốn Cắt ra làm bốn phần.*

quartz [Ger. quarz]. Silicon dioxide, the principal ingredient of sandstone (crystallized silica; rock crystal). When crystal is clear and colorless, it permits the passage of large amounts of ultraviolet radiations.*Thạch anh Chất Dioxide Silicon, thành phần chính của sa thạch (Silic tinh thể; đá tinh thể). Khi tinh thể này sạch và không màu, nó sẽ cho phép một lượng lớn bức xạ tia cực tím đi qua.*

quartz applicator. Quartz rod of various shapes and angles to conduct, by total internal reflection, ultraviolet radiation from a water-cooled mercury arc quartz lamp.*Dụng cụ thạch anh Que thạch anh có nhiều hình dạng và góc cạnh nhằm tạo ra các khúc xạ ánh sáng bên trong nó; khi chiếu tia bức xạ tử ngoại phát ra từ một đèn thạch anh có tráng một cung thủy ngân làm mát.*

quartz glass. Crystalline quartz is used for prisms and lenses; fused quartz for windows, through which ultraviolet radiations are freely transmitted.*Kính thạch anh Tinh thể thạch anh dùng làm lăng kính và thấu kính; kính cửa số làm bằng thạch anh cho phép tia tử ngoại xuyên qua được.*

Quarzan. Trade name for clidinium bromide.*Quarzan Tên thương mại của clidinium Bromid.*

quassation [L. quassatio]. A beating, a shaking; breaking up of crude materials into small pieces.*Đập vụn, nghiền vụn Cú đánh, lắc, đập thứ rắn thành nhiều mảnh.*

quassia [Quassi, Surinam inhabitant who discovered its medicinal value]. The wood of a tree, Quassia amara, grown in tropical America. Once considered valuable as a bitter tonic, and in an enema for certain intestinal parasites.*Cây bạch mộc [Cư dân ở vùng Surinam đã khám phá ra giá trị dược phẩm của nó] là một loại cây thân gỗ, tên La Tinh là Quassia Amara, được trồng ở vùng nhiệt đới châu Mỹ. Có một thời được xem là một loại thuốc bổ đắng có giá trị và còn được dùng làm thuốc tẩy giun sán sống ký sinh trong ruột.*

Quatelet index. An index for estimating obesity. The weight in kilograms is divided by the height in meters squared:

$$\frac{W}{H^2}$$

SYN: body mass index. SEE: ponderal index.*Chỉ số Quatelet một chỉ số ước lượng tình trạng béo phì. Được tính bằng công thức lấy trọng lượng tính bằng kilôgam chia cho bình phương chiều cao tính bằng mét: W/H. Đn: body mass index. Xem: ponderal index.*

quater in die [L.]. ABBR: q.i.d. Four times a day.*Bốn lần một ngày Viết tắt là q.i.d.*

quaternary [L. quaternarius, of four]. 1. The fourth in order. 2. Composed of four elements.*Có bốn phần 1. Đứng thứ tư trong một thứ tự. 2. Bộ bốn, bao gồm bốn phần tử.*

Queckenstedt's sign [Hans Queckenstedt, Ger. physician, 1887-1918] Upon compression of the veins of the neck, unilaterally or bilaterally, cerebrospinal fluid pressure rises rapidly in healthy persons; this disappears when pressure is released. In vertebral canal block, the pressure is scarcely affected by this procedure.*Dấu hiệu Queckenstedt [Hans Queckenstedt, bác sĩ người Đức, 1887 - 1918] Ấn mạnh lên tĩnh mạch cổ, ở một bên hay cả hai bên, áp lực của dịch não tủy sẽ tăng nhanh ở người bình thường; khi ngừng tay thì hiện tượng này sẽ giảm dần đi. Khi có tắc nghẽn trong ống tủy sống, hầu như không có thay đổi gì khi làm động tác này.*

quenching 1. Cooling something that is hot; or decreasing the radioactive energy released. 2. In toxicology, the effect of a material to decrease the toxicity of some of the chemical or chemicals in the compound.*Làm nguội, giải tác dụng 1. Làm mát một vật nào đó đang nóng; hay làm giảm đi một năng lượng phóng xạ. 2. Trong ngành chất độc học, chỉ về tác dụng của một chất có khả năng làm giảm đi độc tính của một hay một vài chất trong một hợp chất hóa học nào đó.*

querulent [L. querulus, complaining]. 1. Complaining; fretful. 2. One who is dissatisfied, complaining, and suspicious.*Sự than phiền 1. Sự phàn nàn; bực bội. 2. Một người luôn bất mãn, than phiền và có tính hoài nghi.*

Quervain's disease [Fritz de Quervain, Swiss surgeon, 1868-1940] Chronic tenosynovitis of the abductor pollicis longus and extensor pollicis brevis muscles.

Bệnh Quervain [Fritz de Quervain, bác sĩ phẫu thuật người Thụy Sĩ, 1868 - 1940] Viêm bao gân của cơ khép dài và cơ duỗi ngắn ngón cái.

Questran. Trade name for cholestyramine resin.*Questran Tên thương mại của cholestyramin Resin.*

quick [ME. quicker alive]. 1. A part susceptible to keen feeling, esp. part of a finger or toe to which nail is attached. 2. Pregnant and experiencing fetal movements.*sống, sinh động (nghĩa cổ) 1. Vùng nào đó trên cơ thể rất nhạy cảm với các cảm giác, đặc biệt là chỉ về vùng sát với móng ở các ngón tay và ngón chân. 2. Có thai và thấy thai nhi đạp.*

quickening First movements of the fetus felt in utero. Occurs from 18th to 20th week of pregnancy. Movements have been felt as early as the tenth week and in rare cases are not felt during the entire pregnancy.*Thai đạp lần đầu Chuyển động đạp của thai lần đầu tiên mà có thể cảm nhận được trong tử cung. Nó thường xảy ra từ tuần thứ 18 đến tuần thứ 20 của thai kỳ. Sự chuyển động đạp thai này có thể có sớm hơn vào tuần thứ 10 và trong một số hiếm các trường hợp không cảm nhận thấy trong suốt thai kỳ.*

quicklime. CaO. Calcium oxide, unslaked lime. Forms calcium hydroxide when water is added to it.*Vôi CaO, oxyd calci, vôi sống. Khi gặp nước sẽ chuyển thành hydroxid calci.*

quicksilver [ME. quicker alive, + silver, silver]. The metal mercury.*Thủy ngân Kim loại thủy ngân.*

Quick's test [Armand J. Quick, U.S. physician, b. 1894] 1. A liver function test that measures the amount of hippuric acid excreted after a dose of sodium benzoate is given. 2. A test for the amount of prothrombin present in blood plasma.*Thử nghiệm Quick [Armand J. Quick, bác sĩ người Mỹ, sinh năm 1894] Một phương pháp thử nghiệm chức năng gan bằng cách đo lượng a-xit hippuric tiết ra sau khi cho một liều benzoat natri. 2. Một thử nghiệm để đo lượng prothrombin có trong huyết tương.*

quinacrine hydrochloride. USP. An agent used in the treatment of malaria. Also used in infestations of Giardia lamblia, a parasite. Trade name is Atabrine Hydrochloride.

quinacrine hydrochloride Một loại thuốc điều trị bệnh sốt rét. Cũng được dùng để điều trị nhiễm loại ký sinh Giardia lambia, sống trong ruột non. Tên thương mại là Atabrine Hydrochloride.

Quinaglute. Trade name for

quinidine gluconate, USP. *Quinaglute Tên thương mại của quinidine gluconate, USP.*

Quincke's disease [Heinrich I. Quincke, Ger. physician, 1842-1922]. Angioneurotic edema of skin; urticaria; giant hives.*Bệnh Quincke. [Heinrich I. Quincke, bác sĩ người Đức, 1842 - 1922] Chứng phù niêm loạn thần kinh mạch máu trên da; chứng nổi mày đay; chứng phát ban.*

Quincke's pulse. A sign of aortic insufficiency, seen under fingernails and indicated by alternate reddening and blanching. SYN: pulse capillary.*Mạch Quincke Một dấu hiệu của hở van động mạch chủ, thấy móng tay thay đổi lúc đỏ lúc trắng. Đn: pulse, capillary.*

Quincke's puncture. Lumbar puncture to determine tension of spinal fluid, or to remove some of the spinal fluid.*Phương pháp chọc dò Quincke Chọc dò vùng thắt lưng để đo áp lực dịch tủy sống hay lấy ra một chút dịch tủy sống.*

Quine. Trade name for quinine sulfate.*Quine Tên thương mại của quinin sulfat.*

quinestrol USP. An estrogen. Trade name is Estrovis.*quinestrol Một loại estrogen. Tên thương mại là Estrovis.*

quinethazone USP. A diuretic. Trade name is Hydromox.*quinethazone Một loại thuốc lợi tiểu. Tên thương mại là Hydromox.*

quingestanol acetate A progestational drug. SEE: progestational agent.*quingestanol acetat Một loại thuốc thụ thai. Xem: progestational agent.*

quinic acid. A substance present in some plants, including cinchona bark, and berries.*Acid quinic Một chất có trong một vài loại cây như cây quả mọng, vỏ cây canh-ki-na.*

Quinidex. Trade name for quinidine sulfate.*Quinidex Tên thương mại của chất quinidin sulfat.*

quinidine sulfate USP. The sulfate of an alkaloid obtained from cinchona bark; a white, crystalline substance with a bitter taste. Trade names are Quinidex, Cin-Quin, and SK-Quinidine Sulfate.
ACTION/USES: To regulate heart rhythm, esp. to prevent fibrillation.

quinidin sulfat Chất sulfat alkaloid lấy từ vỏ cây canh-ki-na; chất dạng tinh thể màu trắng, có vị đắng. Tên thương mại là Quinidex, Cin-Quin và SK-Quinidine Sulfate. TÁC DỤNG/CÁCH DÙNG: Điều hòa nhịp tim, đặc biệt là để phòng chứng rung tim.

quinine [Sp. quince]. Bitter white crystalline alkaloid derived from cinchona bark.
USES: Antimalarial. Usually administered in the form of its salts.*quinin Chất kết tinh dạng alcaloid màu trắng, chiết xuất từ vỏ cây canh-ki-na. CÁCH DÙNG: Chữa bệnh sốt rét.*

Thường cung cấp dưới dạng muối alcaloid.

q.,bisulfate. The acid sulfate of quinine. Used the same as quinine sulfate, but has greater solubility.*q. bisunfat Dạng acid sunfat của quinin. Sử dụng như quinin sunfat, nhưng có tính tan cao hơn rất nhiều.*

q.,dihydrochloride. The dihydrochloride of quinine, freely soluble in water, 1 gm dissolving in 0.6 ml of water. Suitable for intravenous injection.*q.,dihydrochloride Sạng dihydrochlorid của quinin, tan mạnh trong nước, 1 mg có thể tan trong 0,6ml nước. Thích hợp tiêm tĩnh mạch.*

q.,hydrochloride. The hydrochloride of quinine. Used in treatment of malaria.*q.,hydrochloride Dạng clohydric của quinin. Dùng để điều trị bệnh sốt rét.*

q.,sulfate. USP. The sulfate of an alkaloid obtained from cinchona. Used to treat malaria. Trade names are Coco-Quinine, Quinamm, and Quine.*q.,sulfate USP. Chất dạng sulfat của một một alcaloid lấy từ cây canh-ki-na. Dùng để điều trị bệnh sốt rét. Tên thương mại là Coco-Quinine, Quinamm và Quine.*

q.,tannate. A nearly tasteless and odorless compound of quinine and tannic acid. A means of administering quinine to young children.*q.,tannate Một hợp chất giữa ký ninh và acid tannic, hầu như không mùi, không vị. Dùng làm thuốc chữa bệnh sốt rét dùng cho trẻ em.*

quinine and urea hydrochloride. Combination used, in dilute solutions, as a sclerosing agent for injection treatment of hemorrhoids and varicose veins.*quinin và urê clohydric Hợp chất được dùng dưới dạng dung dịch pha loãng để tiêm truyền, có tác dụng như một tác nhân làm xơ cứng dùng để điều trị bệnh trĩ và chứng giãn tĩnh mạch.*

qulninism [Sp. quinna, quinine, + Gr. -ismos,condition]. Poisoning by cinchona or its alkaloids. SYN: cinchonism.*Nhiễm độc quinin Ngộ độc canh-ki-na hay alcaloid canh-ki-na. Đn: cinchonism.*

quinoline CHN, a tertiary amine derived from coal tar. It is a solvent and antiseptic, and many of its salts are used medicinally as antipyretics, analgesics, and in the treatment of amebic dysentery and other infections.*quinolin CHN, amin bậc ba chiết xuất từ nhựa than. Được dùng làm chất kháng trùng, nhiều loại muối của nó được dùng làm thuốc hạ sốt, thuốc giảm đau, điều trị bệnh lỵ Amíp và các bệnh nhiễm trùng khác.*

quinone 1. Yellow crystalline oxidation product of quinic acid. 2. Class of organic compounds in which two atoms of hydrogen are replaced by two oxygen atoms.*quinon 1. Một* *chất kết tinh màu vàng, sản phẩm của oxy hóa acid quinic. 2. Một loại hợp chất hữu cơ, trong đó hai nguyên tử hydro đã được thay thế bằng hai nguyên tử oxy.*

quinqu- [L. quinque]. Combining form meaning five.*quinqu- phân từ kết hợp, có nghĩa là năm.*

Quinquaud's disease [Charles E. Quinquaud, Fr. physician, 1841-1894] Purulent inflammation of the hair follicles of the scalp, resulting in bald patches. SEE: folliculitis.*Bệnh Quinquaud [Charles E. Quinuaud, bác sĩ người Pháp, 1841 - 1894] Chứng nhiễm trùng có mủ của nang tóc trên da đầu, từ đó sẽ gây ra tình trạng hói từng mảng trên da đầu. Xem: folliculitis.*

quinquetubercular Having five cusps or tubercles.*U lao Có năm núm hoặc năm củ.*

quinquevalent Pert. to a radical or element with a valence of five.*Hóa trị năm Liên quan đến một gốc hay một nguyên tố có hóa trị năm.*

quinquina Cinchona, q.v.*Cây canh-ki-na Một loại cây chiết ra được thuốc chữa bệnh sốt rét.*

quinsy [ME. quinesye, sore throat]. Abscess of tonsil capsule due to bacterial inflammation. Abscess may rupture spontaneously; if not surgical incision may be required. SYN: abscess, peritonsillar.*Áp xe quanh amydan Áp xe họng tạo thành túi do bị nhiễm khuẩn. Áp xe này có thể*

tự khỏi, nếu không sẽ phải rạch.

quintan [L. quintanus, of a fifth]. 1. Occurring every fifth day. 2. Intermittent fever, the paroxysms occurring every fifth day with intermission of three days.*Quãng năm, cách năm ngày 1. Xuất hiện sau mỗi năm ngày. 2. Chứng sốt từng cơn, cơn kịch phát cách mỗi năm ngày, thời gian ngừng bệnh là ba ngày.*

quinti- [L. quintus, fifth]. Combining form meaning fifth.*quinti- phân từ kết hợp, có nghĩa là thứ năm.*

quintipara [" + parere, to bear]. A woman who has had five pregnancies that have continued beyond the 20th week of gestation. SEE: para.*Đẻ lần thứ năm Phụ nữ đã có thai lần thứ năm được 20 tuần. Xem: para.*

quintuplet [LL, quintuplex, fivefold]. One of five children born of one mother during the same confinement. SEE: Hellin's law.*Trẻ sinh năm Chỉ về một trong năm đứa trẻ được sinh ra bởi một bà mẹ trong cùng một lần có mang. Xem: Hellin's law.*

quotidian [L. quotidianus, daily]. Occurring daily.*Hằng ngày Xảy ra hằng ngày.*

quotidian fever. A malarial fever characterized by daily paroxysms.*Sốt hằng ngày Một dạng bệnh sốt rét mà cơn sốt kịch phát hằng ngày.*

quotient [L. quotiens, how many times]. Number of times one number is contained in another.

Thương số Số lần mà số này gấp mấy lần số kia.

q., achievement. A percentile rating of a child's score on a test with respect to age, level of education, and peer performance.*Tỷ lệ thành tích Tỷ lệ phần trăm số điểm của một đứa trẻ có được khi trải qua một kỳ thi so với tuổi tác, trình độ học vấn và thành tích.*

q., intelligence. Division of an individual's mental age by the actual age.*Thương số trí tuệ Thương số giữa tuổi về mức độ trí tuệ của một người chia cho tuổi thật sự của người đó.*

q., respiratory. The result of dividing the amount of carbon dioxide in expired air by the oxygen inhaled, normally 0.9.*Thương số hô hấp Lấy lượng dioxid carbon trong khí thở ra chia cho lượng oxy trong khí hít vào, thường là 0,9.*

q.v. L. quantum vis, as much as you please; quod aide, which see.*q.v. viết tắt của chữ "quantum vis" (gốc La Tinh), có nghĩa là nhiều như mong muốn; "quod vide", những cái trông thấy.*

Q wave. A downward or negative wave of an electrocardiogram following the P wave. It is usually not prominent and may be absent without significance.*Sóng Q Một sóng dẹt hay sóng âm trên điện tâm đồ, nối tiếp sau sóng P. Sóng Q thường không nổi rõ và có thể biến mất mà không có dấu hiệu nào hết.*

Rr

R. 1. respiration; right; roentgen. 2. In Chem., a radical.***R.*** *1. viết tắt của các chữ "respiration" - ho hấp, "right" - bên phải, "roentgen" - tia roengen. 2. Trong hóa học, dùng để chỉ một gốc.*

R-. Abbr. used in organic chemistry to indicate part of a molecule.***R-*** *Dạng viết tắt dùng trong hóa hữu cơ để chỉ thành phần của một phân tử.*

-R. Rinne negative. SEE: Rinnse's test.***-R.*** *Chỉ số Rinne âm. Xem: Rinne's test.*

+R. Rinne positive. SEE: Rinse's test. ***+R.*** *Chỉ số Rinne dương. Xem: Rinne's test.*

R. Symb. for L. recipe, take.***R.*** *Ký hiệu viết tắt của chữ "recipe", có nghĩa là đơn thuốc.*

RA. rheumatoid arthritis; right atrium. ***RA.*** *Viết tắt của chữ rheumatoid arthritis, viêm khớp dạng thấp; right atrium, tâm nhĩ phải.*

Ra. Chem. symb. for the element radium.***Ra.*** *Ký hiệu hóa học cho các nguyên tố Radi, nguyên tố kim loại phóng xạ.*

rabbetting [Fr. raboter, to plane]. Interlocking of the jagged edges of a fractured bone.***Cài răng lược*** *Sự liền khớp vào nhau của các bờ lởm chởm của xương gãy.*

rabbit fever. Tularemia.***Sốt thỏ*** *Bệnh tularemia, bệnh thỏ.*

rabbitpox. An acute viral disease of laboratory rabbits.***bệnh thỏ*** *Một bệnh cấp tính do virus gây ra ở thỏ trong phòng thí nghiệm.*

rabiate [L. rabies, rage]. Suffering from rabies. SYN: rabid.***Mắc bệnh dại*** *Sự lên cơn của bệnh dại.*

rabic Concerning rabies.*(thuộc)bệnh dại Liên quan đến bệnh dại.*

rabicidal [L.   rabies,   rage,   + cidus,kill]. Destructive to causative virus of rabies.***Diệt virus dại*** *Tiêu diệt các virus gây ra bệnh dại.*

rabid Pert. to, or affected with, rabies. SYN: rabiate.*(thuộc) Bệnh dại Liên quan đến bệnh dại, hay chỉ sự nhiễm phải bệnh dại. Đn: rabiate.*

rabies [L. rabere, to rage]. An acute infectious disease of warm-blooded mammals, esp. carnivores. Wildlife, esp. bats, skunks, foxes, and raccoons, have been found to have rabies; dogs, cats, and cattle are the domestic animals particularly susceptible. Characterized by involvement of central nervous system, resulting in paralysis and finally death. May be communicated to man through the bite of a rabid animal. The virus can also be transmitted to man or other animals from bats without a direct bite. It is assumed that this transmission is by inhalation of infectious

aerosols. SYN: hydrophobia; lyssa.
SYM: The site of the bite is painful, tingles, and is sensitive to changes in temperature. Attempts to drink water produce laryngeal spasm. Behavior is restless and abnormal, and convulsions may be produced by sensory stimuli. Excess thick saliva is produced.
ETIOL: A neurotropic filtrable virus present in saliva of rabid animals.
DIAG: Specific fluorescent-antibody staining of brain tissue or by virus isolation in mouse or tissue culture systems. Presumptive diagnosis may be made by specific fluorescent-antibody staining of frozen skin sections, corneal impressions, or mucosal scrapings.
INCUß: Usually 2 to 8 weeks but may be as short as 10 days or as long as a year, depending on depth of laceration and site of wound. The virus moves along nerve axons passively at about 3 millimeters per hour. It is not known how the virus remains viable or where it is located during prolonged incubation periods.
PREVENTION: Thoroughly clean all bites or scratches made by any animal with strong (20%) medicinal soap solution. Deep puncture wounds should be opened to permit access of solution.
TREAT: If the attack by the animal was unprovoked, the animal not caught, and rabies is present in that species in the geographic area, give rabies immune globulin and vaccine immediately. If the animal is available and the owner and the health authorities agree, the animal may be killed and the brain examined by fluorescent-antibody technique to determine the need for antirabies treatment. Valuable or loved animals may be confined and observed for 10 days. If this is done, the decision to treat the patient is based on the behavior of the animal while observed, the presence of rabies in the area, and the circumstances of the bite.
The wound should be treated as soon as possible with virus-destroying solutions such as soap and water, alcohol, iodine, and quaternary-ammonium disinfectants. The wound should be sutured only if absolutely required. Tetanusprophylaxis is included in the treatment as is the use of antibiotics when indicated.
Human diploid cell rabies (HDCV) vaccine and rabies immune globulin (RIG) are available. These should be given as soon as possible after exposure to the bite of an animal known to be rabid. Some of the RIG is infiltrated around the bite and the rest is given intramuscularly. If the animal is

not caught and rabies is known to be present in the area, start HDCV and RIG immediately, following the schedule enclosed in the vaccine package.
NURSING IMPLICATIONS: Administer prescribed rabies vaccine, alternating abdominal sites and treating local erythema, pruritus, or pain symptomatically. Administer antibiotics and other drug therapy as prescribed. Assess, cleanse, and redress the wounds as needed. If rabies develops, isolate the patient in a dark, quiet room. Use gown-and-glove technique in handling saliva and saliva-contaminated articles, and avoid saliva contamination of skin injuries. Monitor and support cardiac and pulmonary function. Provide psychologic support to the patient and the family regarding impending death. Help prevent rabies by educating the public to the need for pet vaccination. Warn people to avoid all contact with wild animals because they may have rabies. SEE: Nursing Diagnoses.*Bệnh dại Một bệnh nhiễm trùng cấp tính ở động vật có vú máu nóng, đặc biệt là ở loài ăn thịt. Các loài thú sống hoang dại có thể nhiễm phải bệnh dại là: dơi, chồn hôi, cáo, gấu trúc; các loại gia súc nuôi trong nhà như: chó, mèo và gia súc cũng có thể mắc bệnh dại. Đặc điểm của bệnh là gây tổn thương tại hệ thần kinh trung ương, dẫn tới liệt và sau cùng là tử vong. Bệnh có thể lây nhiễm sang người khi người đó bị cắn bởi súc vật nhiễm bệnh. Virus bệnh có thể truyền qua người và các loại gia súc từ loài dơi đang nhiễm bệnh mà không do bị cắn mà có thể do hít phải vi trùng gây bệnh. Đn: hydrophobia, lyssa.*
TRIỆU CHỨNG: Vết cắn bị đau nhức, ngứa ran và nhậy cảm với những thay đổi nhiệt độ. Bệnh nhân sẽ có uống nhiều nước để làm giảm các cơn đau ở thanh quản. Thái độ bồn chồn và bất thường, có thể có những con cười thắt ruột do có cảm giác bị kích thích. Nước bọt bị tiết ra nhiều trong miệng.
NGUYÊN NHÂN: Do một loại virus phá hủy thần kinh dinh dưỡng có trong nước bọt của súc vật mắc phải bệnh dại.
CHẨN ĐOÁN: Dựa vào loại kháng thể nhuộm màu huỳnh quang đặc biệt xuất hiện trong các mô não hoặc bởi phân lập virus trong chuột hay súc từ kính cấy mô. Có thể chẩn đoán bệnh dựa trên việc nhuộm màu kháng thể huỳnh quang đặc biệt từ một miếng da được làm đông hoặc các dấu vết của giác mạc hay các niêm mạc

được nạo ra.

Ủ BỆNH: Thường là từ 2 đến 8 tuần, nhưng cũng có thể ngắn hơn trong vòng 10 ngày hoặc dài hơn trong vòng một năm tùy thuộc vào độ sâu và vị trí của vết thương. Virus di chuyển một cách thụ động dọc theo trục thần kinh với vận tốc khoảng 3 milimét một giờ. Cũng chưa rõ vị trí cư trú và làm sao mà virus có thể tồn tại được trong suốt thời gian ủ bệnh dài.

PHÒNG NGỪA: Rửa sạch các vết cắn hoặc vết cào của súc vật bằng dung dịch xà bông y tế nồng độ 20%. Đối với các vết thương sâu cần phải banh rộng ra để có thể sát trùng bên trong.

ĐIỀU TRỊ: Nếu bị cắn bởi một con vật một cách vô cớ, không theo dõi được con vật và nghi ngờ rằng có bệnh dại tại vùng địa lý đó thì nên tiêm chủng ngay globulin miễn dịch và vaccin phòng dại. Nếu được sự đồng ý của người chủ thì có thể giết con vật và lấy não đem đi xét nghiệm bằng kỹ thuật kháng thể nhuộm màu huỳnh quang để xem có cần thiết phải điều trị bằng kháng dại cho bệnh nhân hay không. Đối với các con thú cưng hay có giá trị thì phải theo dõi trong vòng 10 ngày, xem xét thái độ cửa con vật nếu có gì bất thường thì phải nhanh chóng điều trị cho bệnh nhân. Tốt nhất nên theo dõi dấu hiệu của bệnh dại trên cả khu vực.

Vết thương cần phải được xử lý ngay bằng dung dịch khử trùng như xà bông và nước, cồn, iod và chất tẩy amoni bậc bốn. Vết thương có thể khâu lại chỉ khi tuyệt đối cần thiết. Trong phần trị nên phòng cả bệnh uốn ván và nếu cần có thể dùng thêm kháng sinh trong điều trị.

Khi điều trị có thể dùng vaccin bệnh dại tế bào lưỡng bội ở người (HDCV) và globulin miễn dịch bệnh dại (RIG). Nên điều trị ngay khi bị cắn bởi gia súc mắc bệnh dại. Một vài loại RIG có tác dụng ngay tại vết thương và thâm nhập vào trong các cơ. Nếu không kiểm soát được con vật nhưng có sự nghi ngờ rằng khu vực trên có bệnh dại thì nên điều trị ngay bằng HDCV và RIG theo đúng lịch trình của liều dùng phòng ngừa bệnh.

CHỈ THỊ ĐIỀU DƯỠNG: Chủng ngừa vaccin dại tại các vị trí luân phiên nhau ở vùng bụng, có thể gây đau, ngứa và nổi ban tại chỗ. Cho thêm kháng sinh và một số loại thuốc điều trị khác nếu cần. Khám, rửa sạch và thay băng vết thương hàng ngày khi cần. Nếu có dấu hiệu của bệnh dại, cách ly bệnh nhân ở phòng tối và yên lặng. Dùng kỹ thuật bao-áo để giới nước bọt và các vật dụng dính nước bọt có nhiễm vi trùng, tránh để nước bọt này dính vào vùng da bị tổn thương. Kiểm soát và hỗ trợ khi bệnh nhân lên cơn dại và theo dõi chức năng hô hấp của bệnh nhân. Hỗ trợ về mặt tâm lý cho bệnh nhân

và gia đình về trường hợp bệnh có thể dẫn đến cái chết trong tương lai. Tuyên truyền giáo dục cộng đồng về sự cần thiết của việc tiêm chủng cho vật nuôi trong nhà, khuyên cáo mọi người nên tránh xa các loài thú hoang dại bởi vì nó có thể mắc bệnh dại. Xem: Nursing Diagnoses.

rabies immune globulin. USP. ABBR: RIG. A standardized preparation of globulins derived from the blood plasma or serum from selected human donors who have been immunized with rabies vaccine and have developed high titers of rabies antibody. It is used to produce passive immunity in persons bitten by animals. Trade name is Hyperab. SEE: rabies.*Globulin miễn dịch bệnh dại USP. Viết tắt : RIG. Một globulin chuẩn lấy từ huyết thanh của những người tình nguyện đã có miễn dịch bệnh dại khi tiêm chủng và có lượng kháng thể cao. Nó được dùng để tạo ra miễn dịch thụ động ở các bệnh nhân bị súc vật mang bệnh cắn. Tên thương mại là Hyperab. Xem: rabies.*

rabies virus group. A genus of virus, the official designation of which is Lyssa virus. The virus that causes human rabies is included in this group.*Nhóm virus bệnh dại Một nhóm virus tên gọi chung là "Lysa virus". Các loại virus gây bệnh dại ở người cũng nằm trong nhóm này.*

rabiform [" + forma, shape]. Resembling rabies.*Dạng bệnh dại Có triệu chứng giống như bệnh dại.*

race [Fr.]. 1. A distinct ethnic group characterized by traits that are transmitted through the offspring. 2. A group of individuals with the same characteristics who originated from a common ancestor. 3. A taxonomic classification of individuals within the same species who show distinct genetic characteristics.*Loài 1. Một nhóm chủng loại có những đặc điểm riêng biệt có thể truyền lại cho con cái. 2. Một nhóm các cá thể có chung các đặc điểm và có cùng nguồn gốc từ một tổ tiên chung. 3. Đặc điểm phân loại của các cá thể trong cùng một loài có các đặc điểm riêng biệt của nguồn gốc.*

racemase An enzyme that catalyzes racemization, i.e., the production of an optically active compound.*racemase Một loại enzym gây xúc tác tạo ra racem hóa, ví dụ như trong sản xuất các hợp chất có hiệu lực quang học.*

racemate A racemic compound.*racemate Một hợp chất racemic.*

racemic A mixture that is optically inactive.*racemic Một hỗn hợp không có hiệu lực quang học.*

racemization The production of a racemic form of an optically active compound.*Racem hóa Một sản phẩm của racemic ở dạng của một hợp chất có hiệu lực quang học.*

racemose [L. racemosus, full of clusters]. Resembling a clustered bunch

of grapes, as a gland, divided and subdivided, ending in a bunch of follicles.*Hình chùm Hình dạng trông giống như một chùm nho, như là các tuyến, được chia thành các nhánh phụ và kết thúc bởi các túi nang.*

rachi-, rachio- [Gr. rhachis, spine]. Combining forms indicating spine.*rachi-, rachio- Tiếp đầu ngữ, dùng liên kết với các từ khác để chỉ cột sống.*

rachial [Gr. rhachis, spine]. Concerning the spine. SYN: rachidial.*Gai đốt sống Liên quan với đốt sống.*

rachialbuminimeter [" + L. albumen, white of egg, + Gr. metron, measure]. Device for determining the amount of albumin in the cerebrospinal fluid.*Thiết bị đo albumin Dụng cụ dùng để đo lượng albumin trong dịch não - tủy.*

rachialbuminimetry Determination of the amount of albumin in the cerebrospinal fluid.*Lượng albumin trong dịch não tủy Sự xác định lượng albumin trong dịch não - tủy.*

rachialgia [" + algos, pain]. Pain in the spine. SYN: rachiodynia.*Chứng đau cột sống Chứng bệnh đau ở xương sống. Đn: rachiodynia.*

rachianalgesia [" + analgesia, lack of pain]. Spinal anesthesia. SYN: rachianesthesia.*Gây tê cột sống Sự gây tê hay gây mê cho bệnh nhân bằng phương pháp gây tê tủy sống. Đn: rachianesthesia.*

rachianesthesia [" + an-, negative, + aisthesis, sensation]. Spinal anesthesia.*Gây tê tủy sống Xem chữ rachianalgesia.*

rachicele [" + kele, tumor, swelling]. Protrusion of contents of spinal canal in spina bifida.*U (thoát vị) tủy sống Sự lồi ra của các thành phần trong ống tủy sống trong bệnh nứt đốt sống.*

rachicentesis [" + kentesis, puncture]. Puncture into the spinal canal.*Chọc ống sống Sự chọc vào trong ống tủy sống.*

rachidial Concerning the spine.*(thuộc) tủy sống Liên quan đến tủy sống.*

rachidian Rel. to the spinal column.*(thuộc) cột sống Liên quan đến cột sống.*

rachigraph [" + graphein, to write]. Device for outlining the curves of the spine.*Thiết bị vẽ cột sống Dụng cụ vẽ các đường cong của cột sống.*

rachilysis [" + lysis, dissolution]. Mechanical treatment of lateral curvature of the spine through traction and pressure.*Phương pháp điều trị cong cột sống Điều trị bằng phương pháp cơ học tật cong ở mặt bên của cột sống bằng cách dùng lực kéo và ép.*

rachiocampsis [" + kampsis, a bending]. Curvature of spine.*Tật vẹo cột sống Chứng cong cột sống.*

rachiocentesis [" + kentesis, puncture]. Lumbar puncture.*Chọc ống sống Chọc ống sống vùng thắt* *lưng.*

rachiochysis [" + chysis, a pouring]. Accumulation of fluid within the spinal canal.*Chứng tràn dịch tủy sống Sự tích dịch trong ống tủy sống.*

rachiodynia [" + odyne, pain]. Painful condition of the spinal column. SYN: rachialgia.*Đau cột sống Tình trạng đau ở vùng cột sống. Đn: rachialgia.*

rachiometer [" + metron, measure]. Instrument for measuring a curvature of the spine.*Dụng cụ đo độ cong cột sống Thiết bị dùng để đo độ cong của cột sống.*

rachiomyelitis [" + myelos, marrow, + itis, inflammation]. Inflammation of the spinal cord.*Viêm cột sống Chứng viêm nhiễm ở tủy sống.*

rachiopagus [" + pagos, thing fixed]. A conjoined twin deformity in which the two are joined at the vertebral column.*Quái thai đôi dính cột sống Một dị dạng thai đôi kết hợp, trong đó cả hai thai đều được gắn cố định lại tại cột sống.*

rachiopathy [" + pathos, disease]. Disease of the spine.*Bệnh cột sống Bệnh vùng cột sống.*

rachioplegia [" + plege, a stroke]. Paralysis due to a lesion in the spinal cord.*Liệt cột sống Chứng liệt do thương tổn ở vùng cột sống.*

rachioscoliosis [" + skoliosis, curvature]. Lateral curvature of the spine. *Chứng vẹo cột sống bên Tật cột sống bị cong sang bên.*

raehiotome [" + tome, incision]. Instrument for dividing the vertebrae. *Dụng cụ phẫu thuật mở đốt sống Dụng cụ dùng để rạch và tách các đốt sống.*

rachiotomy Surgical cutting of the vertebral column.*Phẫu thuật mở đốt sống Phẫu thuật mở đốt sống.*

rachis [Gr. rhachis]. (pl. rachises) The spinal column.*Cột sống Chỉ cột sống.*

rachischisis [" + schisis, a splitting]. Congenital spinal column fissure. SYN: spins bi%ida.*Tật nứt đốt sống Đốt sống bị nứt đôi bẩm sinh. Từ đồng nghĩa: spina bifida.*

r., posterior. Spina bifida.*Nứt đốt sống sau Các đốt sống bị nứt đôi bẩm sinh.*

rachitic Pert. to, or affected with, rickets.*(thuộc) còi xương Liên quan đến bệnh còi xương, hay bị ảnh hưởng bởi bệnh còi xương.*

rachitis [" + itis, inflammatory]. 1. Inflammation of the spine. 2. Rickets. *Bệnh còi xương viêm cột sốt 1. Chứng viêm nhiễm vùng cột sống. 2. Bệnh còi xương.*

r.,fetalis annularis. Congenital enlargement of epiphyses of long bones.*Còi xương hình khuyên bẩm sinh Tật to đầu xương của các xương đài.*

r.,fetalis micromelica. Congenital shortness of the bones.*Chứng nhỏ xương bẩm sinh Tật các xương bị ngắn bẩm sinh.*

rachitism Tendency to rickets.*Còi*

xương Có xu hướng còi xương.

rachltogenic [" + genesis, generation, birth]. Causing or inducing development of rickets.*Nguyên nhân còi xương Nguyên nhân hay điều kiện dẫn đến sự tiến triển của còi xương.*

rachitome [" + tome, incision]. Instrument employed for opening spinal canal.*Dụng cụ phẫu thuật mở đốt sống Dụng cụ dùng để rạch, mở đốt sống.*

raehitomy [" + tome, incision]. Rachiotomy, q.v.*Phẫu thuật đốt sống Phẫu thuật mở đốt sống.*

raclage [Fr.]. Destruction and removal of a soft growth by scraping or rubbing. SEE: curettage.*Sự nạo, cạo Sự phá hủy và cắt bỏ một khối u mềm bằng phương pháp cạo hay nạo. Xem: curettage.*

rad, radiation absorbed dose.*rad Viết tắt của "radiation absorbed dose", có nghĩa là liều hấp thu bức xạ ion hóa.*

radectomy [L. radix, root, + Gr. ektome, excision]. Surgical removal of all or a portion of the root of a tooth.*Thủ thuật cắt bỏ phần chân răng Phẫu thuật để lấy đi tất cả hay một phần của chân răng.*

radiability [L. radius, ray, + habilitas, able]. Capability of being penetrated readily by roentgen ray.*Khả năng thấy tia bức xạ Khả năng sẵn sàng bị tia Roentgenc hiểu qua.*

radiad [L. radialis, radial, + ad, toward]. In direction of the radial side. *Về phía quay Hướng của mặt quay.*

radial 1. Radiating out from a given center. 2. Pert. to the radius.*Xương quay 1. Toả ra từ tâm, hình nan hoa. 2. Chỉ xương quay.*

radialis [L.]. Concerning the radius bone.*(thuộc) xương quay Liên quan đến xương quay.*

radial reflex. Flexion of forearm resulting when lower end of radius is percussed.*Phản xạ xương quay Phản xạ gập cẳng tay khi gõ vào đầu dưới của xương quay.*

radian 1. A unit of angular measurement equivalent to 57.295 degrees. It is subtended at the center of a circle by an arc the length of the radius of a circle. 2. In ophthalmometry, a lens of one radian would have one plane surface equal in length to the radius of curvature of the curved surface. *radian 1. Một đơn vị đo góc tương đương với 57,295 độ. Nó trương một cung có khoảng cách đến tâm của vòng tròn một khoảng bằng bán kính của đường tròn đó. 2. Trong nhãn khoa, kính một radian là kính có độ rộng bề mặt tương đương với bán kính cong của mặt cong.*

radiant [L. radians, radiate]. 1. Emitting beams of light. 2. Transmitted by radiation. 3. Emanating from a common center. SEE: energy; heat; radiation.*Tỏa sáng, tỏa tia 1. Những tia sáng phát ra. 2. Phát xạ. 3. Sự phát tỏa ra từ một tâm điểm.*

Xem: energy; heat; radiation.

radiate [L. radiatre, to emit rays]. To spread from a common center.*Tỏa tia Tóa rộng ra từ một tâm điểm chung.*

radiatio [L.]. An anatomical structure, esp. a neurological one, that by means of radiating fibers forms interconnections between parts.*Tia Một kết cấu có cấu trúc đặc biệt như là một cấu trúc thần kinh có những thể dạng sợi lan tỏa ra để kết nối các phần có liên lạc với nhau.*

xemiation [L. radiatio, to radiate]. 1. Process by which energy is propagated through space or matter. 2. Emission of rays in all directions from a common center. 3. Ionizing radiation used for diagnostic or therapeutic purposes. 4. A general term for any form of radiant energy emission or divergence, as of energy in all directions from luminous bodies, roentgen ray tubes, radioactive elements, and fluorescent substances. 5. In neurology, a group of fibers that diverge from a common origin.*Tóa tia, tia 1. Tiến trình năng lượng được truyền đi qua khoảng không hay qua vật chất. 2. Sự phát các tia ra tất cả các hướng từ một tâm điểm chung. 3. Phóng xạ ion dùng trong chẩn đoán hay dùng trong mục đích trị liệu. 4. Một thuật ngữ chung để chỉ các dạng năng lượng phóng xạ phân tán, ví dụ như đa quang, đèn phát tia roentgen, các phần tử phóng xạ và các chất huỳnh quang đều có năng lượng tỏa ra nhiều hướng. 5. Trong thần kinh học, nó chỉ một nhóm các sợi tỏa ra từ một gốc chung.*

r., acoustic, R., auditory.*Tia thính giác xem R., auditory.*

r., auditory. A band of fibers that connect auditory areas of cerebral cortex with the medial geniculate body of the thalamus. SYN: r., acoustic.*Tia thính giác Một dải các sợi thần kinh nối các vùng thính giác ở vỏ não với các thể gốc trong của đổi thị. Đn: r., acoustic.*

r., corpuscular. Radiation composed of discrete elements or particles such as elements of atomic nuclei, i.e., alpha, beta, neutron positron, or proton particles.*Bức xạ tiểu thể Phóng xạ được cấu thành từ các nguyên tố hay các hạt riêng rẽ, như các hạt nhân nguyên tử, cụ thể là: các hạt alpha, beta, neutron, pozitron, proton.*

r., electromagnetic. Rays that travel at the speed of light. They exhibit both magnetic and electrical properties. SEE: electromagnetic spectrum for table.*Bức xạ điện từ Các tia bức xạ di chuyển với tốc độ bằng tốc độ ánh sáng. Nó vừa có tính chất điện trường vừa có tính chất từ trường. Xem: electromagnetic spectrum for table.*

r., heterogeneous. Radiation containing waves of various wavelengths.*Bức xạ hỗn tạp Tia phóng* *xạ có chứa các sóng có bước sóng khác nhau.*

r., homogeneous. Radiation containing waves of only one wavelength.*Bức xạ đồng nhất Tia phóng xạ chỉ chứa các sóng có cùng bước sóng.*

r., infrared Invisible heat rays beyond the red end of the spectrum. Near or short infrared extends from 7200 to 14 000 angstrom units (A.U.); far or long infrared extends from 15,000 to 120,000 A.U. SEE: infrared rays.*Tia hồng ngoại Các bức xạ nhiệt không thể thấy bằng mắt thường được, nằm ở vị trí màu đỏ của quang phổ. Tia hồng ngoại sóng ngắn trải dài từ 7200 đến 14000 đơn vị Angstrom (A.U.); tia sóng dài trải dài từ 15000 đến 120000 A.U. Xem: infrared rays.*

r., interstitial. Radiation accomplished by insertion of radium or radon directly into tissues.*Khe bức xạ Bức xạ kết hợp của các phóng xạ kim loại hay các phóng xạ radon chiếu trực tiếp vào các mô.*

r., ionizing. Radiation that either directly or indirectly induces ionization of radiation-absorbing material. SEE: radiation injury, ionizing.*B ứ c xạ ion hóa Tia phóng xạ có tác dụng trực tiếp hay gián tiếp đến các chất liệu hấp dẫn phóng xạ ion. Xem: radiation injury, ionizing.*

r., irritative. Over dose of ultraviolet irradiation resulting in erytbema and, in exceptional cases, blister formation.*Bức xạ kích thích Tình trạng chiếu tia cực tím quá liều, kết quả thường dẫn đến ban đỏ, vết giộp hay các dấu vết khác thường trên da.*

r., occipitothalamic. R., optic.*T i a thị giác xem R., optic.*

r.,of corpus callosum. Totaloffibersradiatingfrom corpus callosum into each cerebral hemisphere.*Tia thể trai Tất cả những sợi thần kinh từ các thể trai đi vào mỗi bán cầu não.*

r., optic. A system of fibers extending from the lateral geniculate body of the thalamus through the sublenticular portion of the internal capsule to the calcarine occipital tortex (striate area). SYN: geniculocalcarine tract; r., occipitothalamic.*Tia thị giác Một hệ thống các sợi thần kinh trải dài từ thể gối ngoài của đồi não đi qua phần dưới hình đậu ở bao trong đến vỏ chẩm cựa não (diện vân). Đn: geniculocalcarine tract; r., occipitothalamic.*

r., photochemical. From a therapeutic standpoint, the electromagnetic spectrum is divided into photothermal and photochemical radiations. Photochemical radiations penetrate tissues only fractions of a mm, are absorbed by protoplasm, and cause physical and biological changes. Photothermal radiation does not penetrate the skin but causes surface heating. A heating pad provides photothermal, i.e., infrared, heat.*Tia quang hóa Xuất phát từ một quan điểm trị liệu, quang phổ điện từ được chia thành các bức xạ quang nhiệt và bức xạ quang hóa. Bức xạ quang hóa thâm nhập vào các mô chỉ vào khoảng một phần nhỏ của một milimét, sau đó được hấp thu bởi nguyên sinh chất và gây nên các thay đổi sinh học và vật lý. Bức xạ quang hóa không thâm nhập vào trong da nhưng có thể gây nóng lên ở bề mặt của da. Tại vùng nóng lên sẽ tạo nên quang nhiệt ví dụ như tia hồng ngoại, nhiệt năng.*

r., pyramidal. Radiation of fibers from the cerebral cortex to the pyramidal tract.*Tia tháp Tia của các sợi thần kinh từ vỏ não đến bó tháp.*

r.'s, solar. Radiations of the sun, 60% in infrared region and 40% visible and ultraviolet.*Bức xạ mặt trời Các tia bức xạ mặt trời, khoảng 60% là tia hồng ngoại, 40% còn lại là tia sáng thấy được cùng với tia cực tím.*

r., striatomesencephalic. Fibers originating in corpus striatum and terminating principally in substantia nigra of midbrain.*Tia não giữa thể vân Các sợi thần kinh xuất phát từ các thể vân và kết thúc chủ yếu ở vùng liềm đem của não giữa.*

r., striatosubthalamic. A system of fibers consisting of three groups emerging from medial aspect of lentiform nucleus and entering subthalamic region, most terminating there but some continuing into the midbrain. SYN: ansa lenticularis.*Tia dưới đồi não - thể vân Một hệ các sợi thần kinh bao gồm ba nhóm, từ mặt giữa của hạt đậu và đi vào vùng dưới đồi não, hầu hết kết thúc ở đó, nhưng cũng có một vài sợi tiếp tục đi vào não giữa. Đn: ansa lenticularis.*

r., striatothalamic. Groups of fibers connecting the corpus striatum with the thalamus and subthalamus.*Tia đồi thị - thể vân Các nhóm sợi thần kinh nối thể vân với đồi thị và dưới đồi.*

r., thalamic. Groups of fibers that connect the thalamus with cerebral hemispheres. Include frontal, centroparietal, occipital, and optic radiations.*Tia (cuống) đồi não Các nhóm sợi thần kinh nối đồi não với bán cầu não. Bao gồm cả tia trán, tâm đính não, tia chẩm và tia thị giác.*

r., ultraviolet. Radiant energy extending from 3900 to 200 angstrom units (A.U.) Divided into near ultraviolet, which extends from 3900 to 2900 A.U., and far ultraviolet, which extends from 2900 to 200 A.U.*T i a tử ngoại, tia cực tím Bức xạ năng lượng trải dài từ 3900 đến 200 đơn vị Angstrom (A.U.), trong đó, đối với cận tử ngoại là từ 3900 đến 2900 A.U., và viễn tử ngoại là từ 2900 đến 200 A.U.*

r., visible. Visible spectrum may be broken up into different wavelengths representing different colors:
Violet, 3900-4550 angstrom units (A.U.)
Blue, 4550-4920 A.U.
Green, 4920-5770 A.U.
Yellow, 5770-5970 A.U.
Orange, 5970-6220 A.U.
Red, 6220-7700 A.U.
SEE: heliotherapy; helium; spectrum.
Tia hữu hình Quang phổ hữu hình có thể phân thành các bước sóng khác nhau đại diện cho các màu sắc khác nhau như:
Tim, 3900 - 4500 đơn vị Angstrom (A.U.)
Lam, 4550 - 4920 A.U.
Lục, 4920 - 5770 A.U.
Vàng, 5770 - 5970 A.U.
Cam, 5970 - 6220 A.U.
Đỏ, 6220 - 7700 A.U.
Xem: heliotherapy; helium; spectrum.

radiation absorbed dose. The quantity of ionizing radiation that is absorbed by any material per unit mass of matter.*Liều hấp thu phóng xạ Số lượng phóng xạ ion hóa được hấp thu bởi các chất liệu nào đó trên một đơn vị khối lượng.*

radiation accidents, emergency handling of. As the field of nuclear energy expands into industry, medicine, and university studies, it is to be expected that there will be a rise in contamination accidents.
The U.S. Energy Research and Development Administration has regional offices for information and assistance on radiological emergencies. Contacts may be made in person or by phone. SEE: Radiological Assistance. Emergency handling of radiation exposure or radioactive contamination cases should not be feared. The handling of these cases is a matter involving common sense, cleanliness, and good housekeeping. Radiation accident problems have parallels in other conditions handled frequently by emergency rooms and rescue squads. Radiation can be detected and measured by a simple instrument, a survey meter. The hospital or medical team can be involved by following these simple rules.
There are four types of radiation accident patients. The first type is the individual who has received whole or partial external body radiation and may have received a lethal dose of radiation, but is no hazard to attendants, other patients, or the environment. This patient is no different from the radiation therapy or diagnostic x-ray patient.
The second type is the individual who has received internal contamination by inhalation or ingestion. This patient also is no hazard to attendants, other patients, or the environment. Following cleansing of minor amounts of contaminated material deposited on the body surface during

airborne exposure, this individual is similar to the patient with chemical poisoning, such as lead. Body wastes should be collected and saved for measurements of the amount of nuclides to assist in determination of appropriate therapy.

External contamination of body surface and clothing by liquids or by dirt particles presents a third type, with problems similar to vermin infestation. Surgical isolation technique to protect attendants and cleansing to protect other patients and the hospital environment must take place to confine and remove a potential hazard.

In the fourth type, when external contamination is complicated by a wound, care must be taken not to cross-contaminate surrounding surfaces from the wound and vice versa. The wound and surrounding surfaces are cleansed separately and sealed off when clean. When crushed dirty tissue is involved, early preliminary wet debridement following wound irrigation may be indicated. Further debridement and more definitive therapy can await sophisticated measurement and consultant guidance.

STANDING ORDERS FOR EMERGENCY HANDLING: If the ambulance or rescue squad that picks up the radiation accident case has a radio or telephone, the crew should alert the Emergency Room to expect a patient who may have had radiation exposure or radioactive contamination.

It is the responsibility of the senior person on duty in the hospital Emergency Room (nurse or physician) on receipt of notification of the momentary arrival of a case involving radiation exposure or contamination, to take the following steps:

1. Notify responsible staff physician or nurse and aides (trained health physicists or technologists from the nuclear medicine or x-ray department).

2. Get appropriate survey meter, if one is on hand in the hospital. If the hospital has no meter, notify the hospital administrator or responsible hospital official so that a survey meter and other pertinent equipment may be obtained by calling the police department.

3. Notify the hospital administrator so he may seek expert professional consultation for technical management of the case.

4. Prepare separate space if contamination is suspected, using either isolation room or cubicle if available. Some hospitals use the morgue, since the autopsy table lends itself to washing. The morgue entrance, rather than the Emergency Room, would then be used. When the morgue is used, the patient and family must be reassured of why that space is used. If no separate space is available, cover a floor area immediately adjacent to the entrance way to the Emergency Room with absorbent paper -the area to be adequate for stretcher-cart, disposal hampers, and working apace for pro-

fessional attendants. Mark and close off this area. If dust is involved, be prepared to shut off the air-circulation system to prevent spread of contamination.

Upon arrival of the ambulance, the responsible physician or nurse in the Emergency Room should:

5. Check patient on stretcher for contamination (preferably as stretcher is removed from the ambulance) by use of a survey meter.

6. If patient is seriously injured, give emergency lifesaving assistance immediately.

7. Handle contaminated patient and wound as one would a surgical procedure, with gown, gloves, cap, and mask.

8. If possible external contamination is involved, save all clothing and bedding from ambulance, as well as blood, urine, stool, vomitus, and all metal objects (such as jewelry, belt buckles, dental plates). Label with name, body location, time, and date. Save each in appropriate containers; mark containers clearly, "Radioactive-Do Not Discard."

9. If physical statue permits, start decontamination with cleansing and scrubbing the area of highest contamination. If an extremity alone is involved, clothing may serve as an effective barrier and the affected limb alone may be scrubbed and cleansed. Initial cleansing should be done with soap and warm water. If the body as a whole is involved or clothing generally permeated by contaminated material, showering and scrubbing will be necessary. Pay special attention to hair-covered areas, body orifices, and body folds. Remeasure radiation contamination and record measurement after each washing of showering. If a wound is involved, prepare and cover the wound with self-adhering disposable surgical drape. Cleanse neighboring surfaces of skin. Seal off cleansed areas with self-adhering disposable surgical drapes. Remove wound covering and irrigate wound with sterile water, catching the irrigating fluid in a basin or canto be markedand handled as described in rule 8 above. Each step in the decontamination should be preceded `and followed by monitoring and recording of the location and extent of contamination.

10. Save physicians', nurses', and attendants' scrub or protective clothing, as described in rule 8 for patients' clothing. Doctors, nurses, and attendants must follow the same monitoring and decontamination routine as the patients.

11. If the Emergency Room staff is confronted with a grossly contaminated wound with dirt particles and crushed tissue, they should be prepared to do a preliminary simple wet debridement. Further measurements may necessitate sophisticated wound counting detection instruments supplied by the consultant who will advise if further definitive debridement

is necessary.

When the accident has occurred at a plant, university, or medical group regularly working with nuclear material, the health physicist, supervisor, coworker, and patient should be able to inform the rescue squad of the nature of the accident, type of radiation exposure or radioactive contamination involved, and possible body areas that may be affected. *Tai nạn phóng xạ, giúp đỡ khẩn cấp Vì lĩnh vực năng lượng hạt nhân đã phát triển nhiều trong công nghiệp, y học và giáo dục đại học, cho nên nguy cơ về tai nạn nhiễm phóng xạ là rất cao.*

Bộ Nghiên cứu và Phát triển Năng lượng Hoa Kỳ đã thiết lập văn phòng tại các địa phương để tư vấn và hỗ trợ khẩn cấp trong các tai nạn về phóng xạ. Mọi người đều có thể cầu cứu trực tiếp hay liên hệ qua điện thoại. Xem: Radiological Assistance.

Giúp đỡ khẩn cấp trong các cuộc rò rỉ phóng xạ hay các ca nhiễm phóng xạ là công việc không nên quá sợ hãi. Việc giúp đỡ các ca này là một vấn đề đòi hỏi kỹ năng khôn ngoan, ý thức vệ sinh và khả năng quản lý tốt. Vấn đề tai nạn phóng xạ hiện vẫn được xem như là các tai nạn khác và được sự giúp đỡ của các phòng khẩn cấp cùng các đội cứu hộ.

Phóng xạ có thể được nhận ra và ước lượng bằng một dụng cụ đơn giản, đó là thước đo phóng xạ. Các bệnh viện hay các toán cứu hộ cần phải tuân theo một số nguyên tắc đơn giản sau đây:

Có bốn loại bệnh nhân nhiễm phóng xạ. Loại thứ nhất là người bị nhiễm phóng xạ toàn phần hay chỉ ở phần ngoài của cơ thể với liều có thể gây chết người nhưng không có nguy cơ lây nhiễm sang người xung quanh hay gây ảnh hưởng đến môi trường. Loại bệnh nhân này sẽ được chăm sóc như những người đang dùng sự trị liệu pháp hay những bệnh nhân đang được X-quang chẩn đoán.

Loại thứ hai là những người bị nhiễm phóng xạ vào trong cơ thể qua đường hô hấp hay đường tiêu hóa. Loại bệnh nhân này cũng không có nguy cơ lây lan sang người xung quanh hay gây ảnh hưởng đến môi trường. Sau khi tẩy sạch lượng nhỏ phóng xạ nhiễm ở bên ngoài cơ thể bệnh nhân bằng phương pháp phơi bốc hơi thì bệnh nhân sẽ được chăm sóc như các bệnh nhân bị nhiễm độc hóa chất, chẳng hạn như là chì. Các chất thải của bệnh nhân cần thu thập lại, lưu trữ và đo tổng lượng phóng xạ đồng vị còn tồn tại để xác định liệu pháp thích hợp.

Sự nhiễm phóng xạ bên ngoài cơ thể và quần áo qua những chất lỏng hay những chất nhão được xếp vào loại ba và thường được so sánh như bị sự quấy phá của côn trùng. Cần dùng các kỹ thuật cách ly như trong phẫu thuật để bảo vệ những người xung quanh, tẩy rửa phóng xạ để tránh nhiễm sang các bệnh nhân khác cũng như cách ly chỗ ở để tránh ảnh hưởng đến môi trường xung quanh và xem xét kỹ để loại bỏ các nguy hại tiềm tàng. *Loại thứ tư* là sự nhiễm phóng xạ bên ngoài kèm với vết thương, cần phải chăm sóc hết sức cẩn thận tránh để lây nhiễm chéo như từ bề mặt xung quanh vết thương hay ngược lại. Vết thương và bề mặt xung quanh cần làm vệ sinh riêng và băng kín sau khi rửa sạch. Khi có các mô hoại tử thì cần phải cắt bỏ nó trước, sau đó mới tẩy rửa. Việc cắt bỏ các mô sâu hơn và khi cần thực thi các liệu pháp phức tạp hơn thì phải chờ đợi các thiết bị tốt hơn và nhờ vào các nhà chuyên môn hơn.

CƠ QUAN THƯỜNG TRỰC HỖ TRỢ KHẨN CẤP: Nếu xe cứu thương hay đội cứu hộ có điện thoại hay vô tuyến liên lạc thì nên đặt trước một phòng để đón bệnh nhân nhiễm phóng xạ.

Trách nhiệm của những người có chức năng tại bệnh viện (Bác sĩ hay Y tá) sẽ tiếp nhận bệnh nhân bị nhiễm phóng xạ là phải tuân theo các bước sau đây:

1. Chọn ra một nhóm bác sĩ hay y tá hỗ trợ (từ các nhóm huấn luyện vật lý trị liệu, chuyên gia về thuốc xạ trị hay khoa X quang).

2. Chuẩn bị để có một thước đo phóng xạ, nếu không có thì liên hệ với người có thẩm quyền tại bệnh viện để làm sao có được thiết bị tương đương hay mượn từ nha cảnh sát.

3. Liên hệ với ban giám đốc tìm ra nhanh các chuyên gia về phóng xạ để tư vấn về mặt kỹ thuật trong điều trị các ca bệnh này.

4. Chuẩn bị phương tiện cách ly nếu có nghi ngờ về sự lây nhiễm, sử dụng phòng cách ly hay phòng nhỏ riêng biệt. Một số bệnh viện sử dụng nhà xác thì bàn mổ xác phải rửa sạch sẽ. Nếu sử dụng được nhà xác thì sẽ tốt hơn là phải dùng phòng cấp cứu. Nếu chọn nhà xác thì phải giải thích rõ cho bệnh nhân và gia đình biết về nguyên nhân sử dụng. Nếu không có khu vực riêng biệt nào sử dụng được thì dùng giấy thấm hút trải lên nền nhà phòng cấp cứu, lối ra vào - cũng như các vùng phụ cận, xe băng ca, các thiết bị liên quan và kể cả khoảng không gian và các chuyên viên phục vụ. Đánh dấu và đóng kín vùng này. Nếu thấy có bụi kèm theo thì tắt tất cả các hệ thống thông gió để tránh phát tán phóng xạ.

Lúc xe cứu thương đến nơi, các bác sĩ và y tá có trách nhiệm tại phòng cấp cứu nên:

5. Kiểm tra mức độ nhiễm phóng xạ ở bệnh nhân và băng ca bằng thước đo phóng xạ (nên bỏ băng ca ra khỏi xe cứu thương).

6. Nếu bệnh nhân bị thương nghiêm trọng thì ưu tiên cứu mạng sống trước.

7. Tiếp xúc, chữa trị cho bệnh nhân bị nhiễm phóng xạ và bị thương cần phải tuân theo tiến trình của một cuộc phẫu thuật như: mặc áo mổ, bao tay, đội mũ và đeo khẩu trang.

8. Nếu là trường hợp nhiễm phóng xạ bên ngoài thì cần giữ lại tất cả các quần áo bệnh nhân, băng ca, vết máu, nước tiểu, phân, chất nôn mửa và các dụng cụ bằng kim loại (như đồ nữ trang, khóa dây thắt lưng, cái kẹp răng giả). Ghi nhãn tên, địa chỉ, ngày giờ, bỏ tất cả vào một thùng có kích thước tương xứng; ghi chú rõ ràng với dòng chữ *"Vật nhiễm phóng xạ - xin đừng mở ra".*

9. Khi được phép của bác sĩ, bắt đầu tẩy phóng xạ bằng cách chùi rửa các vùng nhiễm xạ cao nhất trước. Nếu chỉ nhiễm phóng xạ vùng chân thì quần áo có vai trò rào cản cách ly và chỉ cần tẩy rửa từ vùng đùi trở xuống. Khởi đầu, dùng xà bông và nước ấm. Nếu toàn thân bị nhiễm phóng xạ hay quần áo dính phải chất nhiễm phóng xạ thì dùng vòi tắm tưới nước và chà nhẹ nếu cần. Chú ý đặc biệt các vùng có lông tóc, vùng có lỗ và các vùng có nếp nhăn. Đo lại độ nhiễm xạ và ghi nhận lại kết quả sau mỗi lần tẩy rửa.

Nếu có vết thương kèm theo, cần băng vết thương bằng loại băng tự dính và chỉ dùng một lần. Rửa sạch vùng da xung quanh. Có thể băng cả vùng sạch xung quanh bằng loại băng tự dính để tạo cách ly. Khi thay băng cần rửa lại vết thương bằng nước vô trùng. Thu lại các nước rửa, lưu trữ và đánh dấu như đã nêu trong mục 8 ở trên. Mỗi bước tẩy phóng xạ phải chủ động tuân thủ đúng theo các quy định trước sau và ghi nhận lại đầy đủ các vị trí và phạm vi nhiễm xạ.

10.   Lưu trữ lại tất cả những dụng cụ cũng như quần áo bảo vệ của các bác sĩ, y tá và những người tham gia cấp cứu theo đúng nguyên tắc như mục 8 đã nêu ở trên. Ngoài ra họ cũng phải chủ động tự tẩy rửa phóng xạ hàng ngày như bệnh nhân.

11. Nếu đội cấp cứu gặp phải những bệnh nhân có những vết thương nhiễm phóng xạ nặng và có nhiều vết dơ cũng như mô hoại tử thì phải ưu tiên cho việc rửa vết thương và cắt bỏ các mô hoại tử. Trường hợp xử lý thêm đối với vết thương cần phải có thêm thiết bị chuyên dùng và dưới sự hướng dẫn bởi các nhà chuyên môn.

Trường hợp tai nạn xảy ra tại một vùng có cây cỏ hay tại các trường đại học thì nhóm chăm sóc y tế thường trực, các bác sĩ, giám sát, cộng tác viên và bệnh nhân tại đó phải cung cấp thông tin về điều kiện tự nhiên, loại phóng xạ bị rò rỉ và các vùng nào trên cơ thể dễ bị nhiễm phóng xạ.

radiation injury, ionizing. Injury to cell life because of therapeutic radia-

tion. Ionizing radiation has the ability to penetrate cells and deposit energy within them in a random fashion, unaffected by the usual cellular barriers. This form of energy, when sufficiently intense, kills cells by inhibiting their division. The sensitivity of cells to ionizing radiation varies considerably in different stages of cell life. Because of this effect of ionizing radiation, the amount of exposure to all forms of it, including X-rays, radioisotopes, and other radioactive sources, is limited to a certain amount each year and to a specific total lifetime dose. SEE: radiation accidents, emergency handling of *Tổn thương do phóng xạ, ion hóa* Đời sống của tế bào bị tổn thương do đang dùng xạ trị liệu pháp để chữa bệnh. Phóng xạ ion hóa này có khả năng xuyên qua các tế bào, chuyển hóa thành năng lượng ký gửi trong đó rồi sau này sẽ phát huy tác dụng một cách ngẫu nhiên mà các rào cản của tế bào không thể ngăn cản nổi. Loại năng lượng này, nếu được tích lũy đầy đủ, sẽ giết chết tế bào bằng cách không cho phép nó nhân đôi. Sự nhạy cảm của tế bào với các phóng xạ ion rất khác nhau và tùy thuộc vào giai đoạn sống của tế bào. Bởi vì tác dụng độc hại của các phóng xạ ion hoặc phóng xạ X-quang cũng như các phóng xạ đồng vị cho nên liều dùng của nó rất hạn chế và phải tính ra số lượng tối đa hóng xạ được dùng trong một năm và tổng liều dùng cho một đời người. Xem: *radiation accidents, emergency handling of.*

radiation protection. There is no substitute for prevention. The only effective preventive measures are shielding the source and the operator, handlers, and patients; maintaining appropriate distance from the source; and limiting the time and amount of exposure. In general the use of drugs to protect against radiation is not practical because of their toxicity. An exception is the use of orally administered potassium iodide to protect the thyroid from radioactive iodine.*Bảo hộ phóng xạ* Hiện chưa có chất nào cản được phóng xạ một cách hiệu quả. Chủ yếu là vấn đề che chắn, điều hành và điều khiển nguồn phát xạ, chữa trị khi nhiễm xạ; giữ khoảng cách thích hợp với nguồn phát xạ, khống chế thời gian và liều lượng phóng xạ. Nói chung việc dùng thốc bảo vệ phóng xạ là không khả thi vì tính độc tố của nó. Tuy nhiên vẫn có ngoại lệ là khi dùng ion kali iodid thì có thể bảo vệ được tuyến giáp không bị nhiễm xạ ion.

radiation sickness. Radiation syndrome.*Bệnh nhiễm xạ* Hội chứng nhiễm xạ

radiation symbol. A universal symbol used to indicate radioactive sources, containers for radioactive materials, and areas where radioactive materials are stored and used. Presence of the symbol notes the need for caution in order to prevent contamination with or undue exposure to atomic radiation. The symbol consists of a purple propeller on a yellow field. SEE: illus.*Ký hiệu phóng xạ Một ký hiệu chung được dùng để đánh dấu chỉ ra các nguồn phóng xạ, các thùng chứa, các chất phát phóng xạ và các địa điểm lưu trữ và sử dụng phóng xạ. Hiện nay ký hiệu này rất cần thiết cho việc ngăn ngừa nhiễm xạ từ các phóng xạ nguyên tử. Ký hiệu này gồm cánh quạt màu tía nằm trên nền màu vàng. Xem: minh họa.*

radiation syndrome. 1. Illness resulting from exposure of body tissue to ionizing radiations from radioactive substances (radium, radon) or roentgen rays. Mild acute illness is manifested by anorexia, headache, nausea, vomiting, and diarrhea. Delayed effects resulting from repeated or prolonged exposure may result in amenorrhea, sterility, disturbances in blood cell formation, cataract formation, carcinogenesis, and leukemia. 2. Illness resulting from effects of explosion of an atomic bomb. Effects include destruction of lymphatic tissue, extensive hemorrhages, aplastic bone marrow, prolonged clotting and bleeding times, loss of hair and teeth, and possible genetic changes. In massive exposure to radiation such as would occur in persons close to the center of an atomic bomb explosion, death may occur within several weeks among individuals who do not die immediately from the physical effects of the explosion. SYN: radiation sickness.*Hội chứng phóng xạ 1. Chứng bệnh do các mô trong cơ thể bị nhiễm phóng xạ ion từ các chất có hoạt tính phóng xạ (radi, radon) hay từ tia X. Bệnh cấp tính nhẹ biểu hiện: biếng ăn, đau đầu, buồn nôn, nôn và tiêu chảy. Khi bị nhiễm xạ dài ngày hay bị lặp lại nhiều lần sẽ có biểu hiện như: mất kinh, vô sinh, rối loạn trong việc hình thành các tế bào máu, đục thủy tinh thể, phát sinh ung thư, bệnh bạch cầu. 2. Bệnh do nhiễm phóng xạ từ quả bom nguyên tử. Triệu chứng bao gồm các mô bạch huyết bị hủy hoại, xuất huyết nặng, ngưng phát triển tủy xương, thời gian máu chảy, máu đông kéo dài, rụng tóc, rụng răng và có thể có những biến đổi di truyền. Nếu bị nhiễm xạ nặng do ở gần nơi nổ bom thì có thể bị chết sau vài tuần đối với những người không chết ngay khi bom nổ do những tác động vật lý của sự nổ. Đn: radiation sickness.*

radiation therapy. The branch of medicine that utilizes ionizing radiation in the treatment of malignant neoplasms.*Xạ trị liệu pháp Một nhánh của ngành y chuyên dùng*

phóng xạ ion để điều trị các khối u ác tính.

radiator [LL. radiatus, radiate]. Device for radiating heat or light.*Vật bức xạ Thiết bị chuyên dùng để phát ra các tia sáng phóng xạ hay sức nóng phóng xạ.*
r., infrared. Device for transmitting infrared rays.*Vật bức xạ hồng ngoại Thiết bị chuyên dùng để phát ra các tia phóng xạ hồng ngoại.*

radical [LL. radicalis, having roots]. 1. In chemistry, a group of atoms acting as a single unit, passing without change from one compound to another, but not able to exist in a free state. 2. Oriented towardthe origin or root. 3. A foundation or principle.*Gốc. 1. Gốc trong hóa học, chỉ một nhóm các nguyên tử hoạt động như một đơn vị độc lập, không có thay đổi khi chuyển từ hợp chất này sang hợp chất khác, nhưng không thể tồn tại ở trạng thái tự do. 2. Hướng về phía gốc hay rễ. 3. Một nền tảng hay là thành phần chủ yếu.*
r., acid. The electronegative portion of a molecule when the acid hydrogen is removed.*Gốc acid Chỉ phần mang điện tích âm của một phân tử khi nguyên tử hydro được lấy đi.*
r., alcohol. The portion of an alcohol molecule left when the hydrogen of the OH group is removed.*G ố c rượu Chỉ phần nguyên tử rượu còn lại khi nguyên tử hydro của gốc OH được lấy đi.*
r., color. Any group that when introduced into an organic compound causes it to become colored.*G ố c màu Chỉ chung về một nhóm ở trong hợp chất mà có thể tạo màu cho hợp chất đó.*
r., free. A molecule containing an odd number of electrons. These molecules contain an open bond or a half bond and are highly reactive. The odd electron is represented in chemical formulae by a dot. If two radicals react, both are eliminated; and if a radical reacts with a nonradical, another free radical must be produced. This type of reaction may become a chain reaction. In ischemic injury to tissues, e.g., myocardial infarction, free radical production may play an important role at certain stages in progression of the injury. SEE: superoxide.*Gốc tự do Chỉ một phân tử có chứa số các điện tử lẻ. Các phân tử này có chứa liên kết mở hay một nửa liên kết và có khả năng phản ứng rất cao. Trong công thức hóa học điện tử lẻ này sẽ được biểu diễn bằng một cái chấm. Nếu phản ứng hóa học xảy ra giữa hai gốc cùng có điện tử lẻ, thì điện tử lẻ sẽ được cân bằng và gốc điện tử sẽ tự động triệt tiêu. Nếu phản ứng hoá học xảy ra giữa hai chất có một gốc điện tử, thì sẽ phóng thích ra một gốc mới khác, loại phản ứng này có thể diễn ra liên tục và trở thành một chuỗi phản*

ứng. Trong chứng thiếu máu cục bộ ở cơ mô, ví dụ như xảy ra tại cơ tim, sự sản sinh ra các gốc tự do ở vào giai đoạn nào đó chính là yếu tố quan trọng để tạo nên sự tiến triển của bệnh. Xem: superoxide.*
radical treatment. Treatment that seeks an absolute cure, as radical surgery; not palliative. Opposite of conservative treatment.*Điều trị tận gốc Sự điều trị hay tìm kiếm phương pháp điều trị hoàn hảo, ví dụ như phẫu thuật tận gốc; không điều trị theo kiểu chỉ làm giảm triệu chứng bệnh. Trái nghĩa với từ điều trị bảo tồn.*
radices [L.]. Pl. of radix.*Số nhiều của radix có nghĩa là: cơ số, nguồn gốc, căn nguyên.*
radiciform. Resembling a root.*Dạng rễ Trông giống như một bó rễ.*
radicle [L. radicals, little root]. A structure resembling a rootlet, as a radicle of a nerve or vein.*Rễ, nhánh nhỏ Một cấu trúc giống như một rễ nhỏ, giống như gốc rễ của sợi thần kinh hay mạch máu.*
radicotomy [L. radix, root, + Gr. tome, incision]. Section of spinal nerve roots. SYN: rhizotomy. SEE: radiculectomy.*Thủ thuật cắt rễ Cắt bỏ một số rễ của các thần kinh tủy sống. Đn: rhizotomy. Xem: radiculectomy.*
radicuia [L.]. Radicle, q.v.*Rễ xem Radicle.*
radiculalgia [L. radix, root, + Gr. algos, pain]. Neuralgia of roots of nerves.*Đau rễ thần kinh Bệnh đau tại gốc của các sợi thần kinh.*
radicular [L. radix, root]. Concerning a root or radicle.*(thuộc) Rễ Liên quan đến rễ hay gốc của các sợi thần kinh.*
radiculectomy [" + Gr. ektome, excision]. 1. Excision of a spinal nerve root. 2. Resection of posterior spinal nerve root. SEE: radicotomy.*(thủ thuật) Cắt rễ 1. Sự cắt bỏ một rễ của thần kinh tủy sống. 2. Sự cắt bỏ rễ sau của thần kinh tủy sống. Xem: radicotomy.*
radiculitis [L. radicals, little root, + Gr. itis, inflammation]. Inflammation of spinal nerve roots, accompanied by pain and hyperesthesia.*Viêm rễ thần kinh Chứng viêm nhiễm các rễ của thần kinh tủy sống, thường kết hợp với đau và tăng cảm giác.*
radiculoganglionitis [" + Gr. ganglion, knot, + iris, inflammation]. Inflammation of posterior spinal roots and their ganglia.*Viêm rễ - hạch thần kinh Chứng viêm nhiễm ở các rễ sau và các hạch của thần kinh tủy sống.*
radiculomedullary [" + medullaris, marrow]. Concerning the nerve roots and the spinal cord.*(thuộc) Rễ và dây thần kinh tủy sống Liên quan đến rễ và sợi thần kinh của tủy sống.*
radiculomeningomyelitis [" + Gr. meninx, membrane, + myelos, marrow, + iris, inflammation]. Inflamed

condition of nerve roots, meninges, and spinal cord.*Viêm rễ thần kinh - màng não - tủy sống Chứng viêm nhiễm ở vùng rễ các sợi thần kinh, màng não và tủy sống.*

radiculomyelopathy [" + Gr. myelos, marrow, + pathos, disease, suffering]. Any diseased condition involving the spinal cord and roots of spinal nerves.*Bệnh tủy sống và rễ thần kinh tủy Chỉ chung về các bệnh ở tủy sống và các sợi thần kinh tủy sống.*

radiculoneuritis [L. radicula, little root, + Gr. neuron, sinew, + iris, inflammation]. Inflammation of roots of spinal nerves.*Viêm rễ thần kinh Chứng viêm nhiễm ở rễ của các thần kinh tủy sống.*

radiculoneuropathy [" + " + pathos, disease, suffering]. Pathological condition of the nerve roots and nerve. *Bệnh ở dây và rễ thần kinh Chỉ chung các chứng bệnh ở dây và các rễ thần kinh.*

radiculopathy [" + Gr. pathos, disease, suffering]. Any diseased condition of roots of spinal nerves.*Bệnh rễ thần kinh tủy sống Chỉ các chứng bệnh ở các rễ thần kinh tủy sống.*

radiectomy [L. radix, root, + Gr. ektome, excision]. Surgical removal of the root of a tooth.*(thủ thuật) Nhổ chân răng Phẫu thuật cắt bỏ phần chân của răng.*

radiferous Containing radium. *(thuộc) Radi Liên quan đến radi, một nguyên tố kim loại phóng xạ.*

radii [L.]. Plural of radius.*radii Số nhiều của radius.*

radio- [L. radius, ray]. 1. Combining form indicating relationship to radiant energy or radioactive substances. 2. As a prefix to a chemical element indicating a radioactive isotope.*radio- 1. Dùng liên kết với từ khác để chỉ sự có liên hệ đến năng lượng phóng xạ hay chất phóng xạ. 2. Trong hóa học, là tiếp đầu ngữ dùng để chỉ một chất đồng vị phóng xạ.*

radioactinium A radioactive product formed from disintegration of the element actinium.*Actini phóng xạ Một chất phóng xạ, được tạo thành khi phân hủy các nguyên tố actini.*

radioactive [L. radius, ray, + actiuus, acting]. Capable of emitting radiant energy.*Phóng xạ Có khả năng phát ra các năng lượng phóng xạ.*

radioactive decay. The decrease with passage of time in the number of radioactive atoms in a radioactive substance. This occurs when the nuclei disintegrate spontaneously by emitting radiant energy.*Sự phân rã phóng xạ Sự giảm đi theo thời gian số lượng các nguyên tử phóng xạ ở trong một chất phóng xạ. Điều này xảy ra khi các hạt nhân phân rã một cách tự nhiên bởi các năng lượng phóng xạ lan tỏa ra.*

radioactive patient. An individual who originally was treated or accidentally contaminated with radioactive materials and who continues to be radioactive. If still emitting radiation when discharged from the hospital, the patient should be told how long to avoid close contact with children and pregnant women. SEE: radiation accidents, emergency handling*Bệnh nhân phóng xạ Một người mà trước kia đã được xạ trị hay tình cờ tiếp xúc với các chất phóng xạ, sau đó người ấy tiếp tục phát phóng xạ. Đối với những người này, khi xuất viện nên tránh tiếp xúc với trẻ em và phụ nữ có thai. Xem: radiation accidents, emergency handling of.*

radioactive tracer. An atom that has been made radioactive so that its course may be followed in the body. *Phóng xạ trong cơ thể Một nguyên tử được làm cho nhiễm xạ, sau đó nó được đưa vào cơ thể người để tiếp tục phát phóng xạ trong cơ thể người.*

radioactivity The ability of a substance to emit rays or particles (alpha, beta, gamma) from its nucleus. *(tính) Phóng xạ Khả năng của một chất có thể phát ra các tia hay các phần tử (alpha, beta, gamma) từ nhân của nó.*

r., artificial. Radioactivity resulting from bombardment of a substance with high-energy particles in a cyclotron, betatron, or other apparatus.*Phóng xạ nhân tạo Hoạt tính phóng xạ do bắn phá hạt nhân của chất có thành phần năng lượng cao trong cyclotron, betatron hay các phần khác.*

r., induced. Temporary radioactivity of a substance that has been within the sphere of influence of a radioactive element.*Kích thích của lực phóng xạ Là lực phóng xạ tạm thời của một chất trong một nguyên tố phóng xạ nào đó được phát ra trong một vùng giới hạn ảnh hưởng của nó.*

r., natural Radioactivity possessed by a number of elements that are continuously disintegrating and emitting alpha particles (helium nuclei) or beta particles (electrons) atom by atom. Radium is an example.*Phóng xạ tự nhiên Là phóng xạ của một số các nguyên tố mà nó tiếp tục phân rã và phát ra các thành phần alpha (nhân heli) hay thành phần beta (điện tử) theo thứ tự dần dần từng nguyên tử. Ví dụ như nguyên tố radi.*

radioallergosorbent test ABBR: RAST. Blood test for allergy. It is capable of measuring minute quantities of immunoglobulin E (IgE) in blood. Persons who are allergic to foreign substances will develop antibodies that can be detected by use of this teat.*Thử nghiệm dị ứng hấp thu phóng xạ Viết tắt là RAST. Thử nghiệm máy phát hiện dị ứng trên máu. Đo số lượng globulin miễn dịch E (IgE) trong máu vào một khoảng thời gian nào đó. Những người bị dị ứng với các vật thể ngoại sẽ phát triển các loại kháng thể mà có thể nhận ra qua sử dụng xét nghiệm này.*

radioanaphylaxis [" + Gr. ana, away from, + phylaxis, protection]. Abnormal sensitivity to radiation.*Tính quá mẫn phóng xạ Chứng nhạy cảm một cách bất thường đối với các loại phóng xạ.*

radioautogram [" + Gr. autos, self, + grammes, something written]. Autoradiogram, q.v.*Ảnh phóng xạ tự chụp xem Autoradiogram.*

radioautograph [" + " + graphein, to write]. A photograph of a histologic section of a tissue showing the distribution of radioactive substances in the tissue.*Ảnh mô phóng xạ Hình chụp của một miếng mô mà nó chỉ ra được sự phân bố các chất phóng xạ trên mô.*

radioautography Autoradiography, q.v.*Tự chụp bức xạ xem Autoradiography.*

radiobicipital 1. Concerning the radius and biceps muscle of the arm. *(thuộc) Xương quay và cơ hai đầu Liên quan đến xương quay và cơ hai đầu của cánh tay.*

radiobiology Branch of biology that deals with the effects of ionizing radiations on living organisms.*Sinh vật học phóng xạ Một ngành sinh vật học, chuyên nghiên cứu ảnh hưởng của các phóng xạ ion lên cơ thể sống.*

radiocalcium A radioisotope of calcium; ⁴⁵Ca and ⁴⁷Ca are used in medical studies.*Calci phóng xạ Chất calci đồng vị phóng xạ; ⁴⁵Ca và ⁴⁷Ca được dùng trong các nghiên cứu thuộc lĩnh vực y học.*

radiocarbon Radioactive isotope of carbon; ¹⁴C and ¹¹C are used in medical studies.*Carbon phóng xạ Chất carbon đồng vị phóng xạ; ¹¹C và ¹⁴C được dùng trong các nghiên cứu thuộc lĩnh vực y học.*

radiocardiogram [L. radius, ray, + Gr. kardia, heart, + grammes, something written]. The record or film obtained during radiocardiography. *Hình ảnh (bản ghi) phóng xạ tim Biểu đồ hay phim từ việc chụp phóng xạ tim.*

radiocardiography [" + " + graphein, to write]. The investigation of the anatomy and function of the heart by obtaining a record or film of a radioactive substance as it travels through the heart.*Chụp phóng xạ Thăm dò về giải phẫu và chức năng của tim bằng cách các ghi nhận hay phim của một chất phóng xạ khi nó đi.*

radiocarpal [" + Gr. karpos, wrist]. Concerning the radius and carpus. *(thuộc) Xương quay và xương cổ tay Liên quan đến xương quay và các khối xương cổ tay.*

radiochemistry [" + Gr. chemeia, chemistry]. The phase of chemistry dealingwith radioactive phenomena. *Hóa học phóng xạ Chu kỳ phân chia hóa học của một hiện tượng phóng xạ.*

radiochroism [" + Gr. chroa, color]. The ability of a substance to absorb radioactive rays.*Khả năng hấp thu phóng xạ Khả năng hấp thụ các tia phóng xạ của một chất.*

radiochrometer [" + Gr, chroma, color, + metron, measure]. Device for measuring penetrating powers of x-rays and the character of roentgen tubes. SEE: penetrometer.*Dụng cụ đo bức xạ, quang sắc kế Thiết bị dùng để đo khả năng thâm nhập của tia X và các đặc tính của đèn Roentgen. Xem: penetrometer.*

radiocinematograph [" + Gr. kinema, motion, + graphein, to write]. Simultaneous recording of the picture provided during fluoroscopy of organs of the body.*Máy quay phim phóng xạ Ghi nhận hình ảnh một cách liên tục của các bộ phận trong lúc đang bị nhuộm huỳnh quang trong cơ thể.*

radiocurable Curable by use of radiation therapy.*Xạ trị Sự chữa bệnh bằng liệu pháp phóng xạ.*

radiocystitis [" + Gr. kystis, bladder, + itis inflammation]. Inflammation of the bladder following treatment by radium or roentgen rays.*Viêm bàng quang do phóng xạ Chứng viêm bàng quang do di chứng của thời gian điều trị bệnh bằng phóng xạ hay bằng tia roentgen.*

radiode [" + Gr. hodos, way]. Metal container for radium used in therapeutic application.*Kim loại radi Chỉ chung các kim loại có chứa chất Radi được dùng trong các liệu pháp trị bệnh.*

radiodense. Property of substances that does not allow the passage of x-rays.*Cản quang Đặc tính của một số chất có thể ngăn cản không cho tia X đi qua.*

radiodermatitis [" + Gr. derma, skin, + osis, condition]. Inflammation of the skin caused by exposure to roentgen rays or radioactive elements.*Viêm da phóng xạ Chứng viêm da do nhiễm phóng xạ của tia roentgen hay của các phần tử phát sinh hoạt tính phóng xạ.*

radiodiagnosis [" + Gr. din, through, + gnosis, knowledge]. Diagnosis by means of roentgen rays.*Phóng xạ chẩn đoán Dùng bức xạ tia X để chẩn đoán bệnh.*

radiodigital Concerning the radius of the arm and the fingers.*(thuộc) Xương quay và ngón tay Liên quan đến xương quay và các ngón tay.*

radiodontia [" + Gr. odous, tooth]. Roentgenography of the teeth.*X quang răng Phim chụp răng bằng tia roentgen.*

radioecology [" + Gr. oikos, house, + logos, word, reason]. Investigation of the effect of radiation on the living organisms in the environment.*Sinh*

thái học vô tuyến Sự điều tra về ảnh hưởng của phóng xạ trên các cơ thể sống trong môi trường.

radioelectrocardiogram The record obtained by radio- electrocardiography.*Điện tâm đồ phóng xạ Kết quả ghi nhận được từ phương pháp đo điện tâm đồ bằng phóng xạ.*

radioelectrocardiography [L. radius, ray, + Gr. elektron, amber, + kardia, heart, + graphein, to write]. Recording of changes in heartbeats by radio wave from subject to receiver without direct attachment of apparatus, thus allowing recordings to be made during normal life activities of the patient. SEE: telemetry. *Máy đo điện tâm đồ bức xạ Thiết bị đo nhịp tim bằng sóng radio, nó nhận tín hiệu từ đầu đo không cần tiếp xúc với bệnh nhân, cho nên có thể thu nhận được kết quả trong khi bệnh nhân vẫn hoạt động bình thường. Xem: telemetry.*

radioelement [" + elementum, a rudiment]. Any of the elements possessing power of radioactivity.*Nguyên tố phóng xạ Chỉ chung về các nguyên tố mà có thể phát ra năng lượng phóng xạ.*

radioencephalogram [" + Gr. enkephalos, brain, + gramma, something written]. The record obtained when a radioactive tracer passes through the cerebral blood vessels. *Điện não đồ phóng xạ Điện não đồ ghi nhận được từ các dấu vết phóng xạ đi qua các mạch máu não.*

radioencephalography [" + " + graphein, to write]. The recording of radio waves transmitted from the brain to a receiver but without use of electrodes placed on the scalp.*Hình chụp não bằng bức xạ Hình chụp não có được do cho truyền những sóng radio qua não và nhận được từ một điện cực không cần đặt dính trên da đầu.*

radioepidermitis [" + Gr. epi, upon, + derma, skin, + itis, inflammation]. Destructive changes in the skin caused by radioactive rays.*Viêm biểu bì phóng xạ Bệnh viêm phá hủy bởi các tia phóng xạ.*

radioepitheliitis [" + " + thele, nipple, + itis, inflammation]. Disintegration of epithelium due to exposure to irradiation.*Viêm biểu mô bức xạ Chứng viêm biểu mô do bị phân hủy khi phơi ra ngoài ánh sáng.*

radiofrequency electrophrenic respiration. Method of stimulating respiration in cases of respiratory paralysis from injury of the spinal cord at the cervical level. Electrical stimuli to the phrenic nerves are supplied by a radiofrequency transmitter implanted subcutaneously. The diaphragmatic muscles contract in response to intermittent electrical stimuli.*Hô hấp bằng năng lượng sóng điện kích thích cơ hoành Phương pháp kích thích thở trong các ca liệt*

o hấp do bị tổn thương tủy sống ở vùng cổ. Dòng kích thích các thần kinh cơ hoành được cung cấp bằng sóng radio qua việc cấy dưới da. Cơ hoành sẽ co lại theo từng cơn dưới sự kích thích của dòng điện.

radiogenesis [" + Gr. genesis generation, birth]. Production of radiant energy.*Sự hình thành phóng xạ Sự sản xuất ra năng lượng phóng xạ.*

radiogenic [" + gennan, to produce]. 1. Producing radiation. 2. Caused by radiation. SYN: actinogenic.*Do phóng xạ (sinh ra) 1. Sự phát ra phóng xạ. 2. Sự kiện nào đó do phóng xạ gây ra. Đn: actinogenic.*

radiogold A radioisotope of gold. *Vàng phóng xạ Một loại vàng đồng vị phóng xạ.*

radiogram [" + Gr. gramma, something written]. Radiographic picture, esp. of internal organs. SYN: roentgenogram.*Hình ảnh chụp X quang Hình chụp bức xạ ở các bộ phận trong cơ thể. Đn: roentgenogram.*

radiograph [" + Gr. graphein, to write]. 1. The film on which an image is produced through exposure to x-radiation. 2. To make a radiograph. *Phim chụp X quang 1. Tấm phim, trên đó có được hình ảnh nhờ vào kỹ thuật phát ra bức xạ X quang. 2. Chụp X quang.*

r., bitewing. SEE: bitewing radiograph.*Phim X quang chân răng Xem: bitewing radiograph.*

r., dental. R., periapical, q.v.*P h i m X quang răng Phim chụp X quang phần thân và đỉnh của răng.*

r., lateral cephalometric. A film of the entire head, taken from the side with the head in a known, fixed position for the purpose of making definitive observations or measurements.*Phim X quang phần bên của đầu Phim chụp X quang toàn bộ đầu, chụp nơi cần xem xét ở mặt bên, tiêu điểm đặt ngay ở vị trí cần khám hay cần đo.*

r., panoramic. A type of extraoral bodysection radiograph that shows the entire upper and lower jaws in a continuous single film.*Phim chụp X quang bao quát Một loại phim chụp X quang đặc biệt vùng miệng, nó cho thấy cả hàm dưới và hàm trên mà chỉ trên một phim.*

r., periapical. An intraoral film that depicts the tooth and surrounding tissues extending to the apical region. SYN: r., dental.*Phim chụp X quang đỉnh răng Một loại phim chụp X quang đặc biệt vùng miệng, nó cho thấy được răng, các mô xung quanh trải dài trên vùng đỉnh răng. Đn: r., dental.*

radiography The making of x-ray pictures. SYN: roentgenography.*Phép chụp X quang Sự chụp phim X quang. Đn: roentgenography.*

radiohumeral [" + humerus, upper arm]. Concerning the radius and humerus.*(thuộc) Xương quay và* *xương cánh tay Liên quan đến xương quay và xương cánh tay.*

radioimmunity [" + immunitas, immunity]. Apparent decreased sensitivity to radiation that may follow repeated radiation therapy.*Miễn dịch phóng xạ Biểu hiện sự giảm nhạy cảm với chất phóng xạ, điều này thường xảy ra sau một thời gian dài chữa bệnh bằng xạ trị.*

radioimmunoassay ABBR: RIA. A very sensitive method of determining the concentration of substances, particularly the protein-bound hormones, in blood plasma. The procedure is based on the competitive inhibition of binding of radioactively labeled hormones to a specific antibody. Concentrations of protein in the picogram (10^{-} gm) range can be measured by using this technique.*Thử nghiệm miễn dịch phóng xạ Viết tắt là: RIA. Một phương pháp rất nhạy để xác định nồng độ một số chất, đặc biệt là các hormon protein trong huyết tương. Tiến trình này dựa trên sự ức chế cạnh tranh sự gắn các hormon được đánh dấu phóng xạ, tiến đến kháng thể đặc hiệu. Nồng độ của protein trong phạm vi picogram (10^{-} mg) cũng có thể đo được bằng phương pháp này.*

radioimmunodiffusion [" + " + dis, apart + fundere, to pour]. Study of antigen-antibody interaction by use of radioisotope-labeled antigens or antibodies diffused through a gel.*Khuếch tán miễn dịch phóng xạ Nghiên cứu sự tác động kháng thể - kháng nguyên bằng cách dùng các kháng nguyên hay kháng thể được đánh dấu phóng xạ khuếch tán qua chất keo đặc.*

radioimmunoelectrophoresis [" + " + Gr. elektron, amber, + phoresis, bearing]. Electrophoresis involving the use of radioisotope-labeled antigen or antibody. An autoradiograph is taken of the electrophoretic pattern produced.*Điện di đồng vị phóng xạ Sử dụng kháng nguyên hay kháng thể được đánh dấu đồng vị phóng xạ. Cách sử dụng điện di để tự chụp phim bằng tia phóng xạ.*

radioiodine A radioactive isotope of iodine. Used in the diagnosis and treatment of thyroid disorders. The most commonly used isotope is ˉI.*Iod đồng vị phóng xạ Là một chất được dùng rộng rãi trong chẩn đoán và điều trị các rối loạn tuyến giáp. Loại đồng vị phóng xạ thường dùng nhất là ˉI.*

radioiron A radioactive isotope of iron; ˉFe and ˉFe are used in medical studies.*Sắt đồng vị phóng xạ Là một chất sắt; chủ yếu là ˉFe và ˉFe được dùng nhiều trong các nghiên cứu về y học.*

radioisotope A radioactive form of an element.*Đồng vị phóng xạ Dạng phóng xạ của một nguyên tố.*

radiolead A radioactive isotope of lead.*Chì phóng xạ Là một loại*

đồng vị phóng xạ của chì.

radiolesion A lesion or injury caused by radiation.*Thương tổn phóng xạ Thương tổn, hay chấn thương do phóng xạ gây ra.*

radioligand A molecule, esp. an antigen or antibody, with a radioactive tracer attached to it.*Phân tử phóng xạ Một phân tử, đặc biệt là chỉ kháng nguyên hay kháng thể đã được nhuộm chất phóng xạ.*

radiological emergency assistance SEE: radiation accidents, emergency handling of. For list of addresses and phone numbers of U.S. Energy Research and Development Administration's Regional Coordinating Offices for Radiological Emergency Assistance, SEE: Radiological Assistance in Appendix.*Hỗ trợ nhiễm xạ khẩn cấp Xem: radiation accidents, emergency handling of. Là một danh sách các địa chỉ và số điện thoại của các Văn phòng Phối hợp Quản lý các Vùng của Bộ Nghiên cứu và Phát triển Năng lượng để Hỗ trợ khẩn cấp trong các trường hợp nhiễm phóng xạ. Xem: Radiological Assistance trong phần Phụ lục.*

radiologic technologist. An individual who maintains and safely uses equipment and supplies necessary to produce images of the human body on x-ray film or fluoroscopic screen for diagnostic purposes. This individual may also supervise or teach others. Radiologic technology programs approved by the American Medical Association Council on Medical Education are conducted in hospitals, medical schools, and colleges with hospital affiliations.*Kỹ thuật viên X quang Một người được đào tạo để có khả năng điều khiển và bảo quản các dụng cụ và thiết bị chụp X Quang hay các màn hình huỳnh quang cho các mục đích chẩn đoán. Người này cũng có thể làm công tác quan sát viên hay cán bộ giảng dạy. Các chương trình công nghệ phóng xạ đã được sự chấp thuận của Hiệp hội Y học Hoa kỳ ở các trường đại học về ngành y, và được áp dụng tại các bệnh viện và các trường đại học có bệnh viện nghiên cứu ứng dụng riêng.*

radiologist [L. radius, ray, + Gr. logos, word, reason]. A physician who practices diagnosis and treatment by use of radiant energy.*Bác sĩ chuyên khoa X quang Là bác sĩ được đào tạo chuyên để chẩn đoán và điều trị bệnh bằng các năng lượng bức xạ.*

radiology The branch of medicine concerned with radioactive substances, including x-rays, radioactive isotopes, and ionizing radiations, and the application of this information to prevention, diagnosis, and treatment of disease.*Bức xạ học Một nhánh của y học chuyên nghiên cứu về các chất phóng xạ như: tia X, phóng xạ đồng vị và phóng xạ ion, cùng với việc ứng dụng các chất này trong*

ngăn ngừa, chẩn đoán và điều trị bệnh.

radiolucency [" + lucere, to shine]. Property of being partly or wholly permeable to radiant energy.*Khả năng thấu xạ Tính chất của một vật cho phóng xạ thấm qua một phần hay toàn bộ.*

radiolucent [" + lucere, to shine]. Allowing x-rays to pass through.*Thấu xạ Tính chất cho phép tia X xuyên qua.*

radiolus [L., a little ray]. A sound or probe.*Que thăm, đầu dò Chỉ âm thanh hay đầu dò âm.*

radiometer [" + Gr. meIron, measure]. Instrument for measuring intensity of radiation.*Máy đo bức xạ Thiết bị dùng để đo cường độ phóng xạ.*

radiomicrometer [" + Gr. mikros, small, + metron, measure]. An instrument for measuring small changes in radiation.*Vi xạ kế Thiết bị đo phóng xạ có thể đo được những thay đổi rất nhỏ của cường độ phóng xạ.*

radiomimetic [" + Gr. mimetikos, imitation]. Imitating the biological effects of radiation. Alkylating agents are examples of substances with this property. SEE: alkylatiag agent.*Tác dụng giống phóng xạ Bắt chước theo các kết quả sinh học của phóng xạ. Những chất alkyl hóa là một ví dụ về các chất có đặc tính này. Xem: alkylating agent.*

radiomuscular Concerning the radius or radial artery and muscles of the arm.*(thuộc) Cơ quay Liên quan đến xương quay hay động mạch quay và cơ quay của cánh tay.*

radiomutation. Permanent alteration of the genetic material of a cell due to the effects of ionizing radiation.*Biến dị do phóng xạ Sự thay đổi vĩnh viễn các chất di truyền của tế bào do ảnh hưởng của các phóng xạ ion.*

radion [" + Gr. on, being]. One of the radioactive particles given off by radioactive matter.*Radion Một lượng nhỏ tỏa ra từ một chất phóng xạ.*

radionecrosis [" + Gr. nekrosis, state of death]. Disintegration of tissue due to exposure to radiant energy.*Hoại tử da do phóng xạ Sự phân hủy các mô do nhiễm chất phóng xạ.*

radioneuritis [" + Gr. neuron, sinew, + itis, inflammation]. Neuritis caused by exposure to radioactive substance.*Viêm dây thần kinh do phóng xạ Chứng viêm dây thần kinh do phơi nhiễm các chất phóng xạ.*

radionitrogen A radioisotope of nitrogen.*Nitơ phóng xạ Phóng xạ đồng vị của chất nitơ.*

radionuclide Atom that disintegrates by emission of electromagnetic radiation.*Nuclit phóng xạ Các nguyên tử bị phân hủy bởi phóng xạ điện từ.*

radiopacity Condition of being

radiopaque. *Tính chắn bức xạ* Đặc tính cản tia xạ của một chất.

radiopaque [" + opacus, dark]. Impenetrable to the x-ray or other forms of radiation. *Chắn bức xạ, không thấu xạ, cản quang* Tia X hay các dạng phóng xạ khác không thể xuyên qua được.

radioparency Condition of being radiolucent or radioparent. *Tính thấu xạ* Đặc tính cho tia bức xạ xuyên qua.

radioparent [` + parere, to appear]. Penetrable by radioactive rays. *Tính thắm xạ* Đặc tính có thể hấp thu được bức xạ tia X.

radiopathology [" + Gr. pathos, disease, suffering, + logos, word, reason]. Study of pathological changes induced by radiation. *bệnh học phóng xạ* Nghiên cứu các thay đổi bệnh học gây ra bởi các chất phóng xạ.

radiopelvimetry [" + pelvis, basin, + Gr, metron, measure]. Measurement of the pelvis by use of x-rays. *Phương pháp đo chậu hông bằng X quang* Phương pháp đo khung xương chậu bằng cách dùng bức xạ tia X.

radiopharmaceuticals Radioactive chemicals either in the form of individual elements or elements attached to other substances called carriers. They are used in testing the location, size, outline, or function of tissues, organs, vessels, or body fluids. The presence and location of radiopharmaceutical substances in the body are detected by special methods or apparatus that record the radioactivity being emitted. These compounds may also be used to treat certain diseases. SEE: table. Caution: Radiopharmaceuticals must be handled in accordance with prescribed methods in order to prevent the patient or those treating the patient from being exposed to unnecessary ionizing radiation. *Thuốc phóng xạ* Chỉ về các hóa chất có phóng xạ dù ở dạng đơn chất hay dạng kết hợp với các chất mang khác. Nó được dùng trong xét nghiệm để xác định vị trí, kích thước, hình dáng hay chức năng của các mô, các bộ phận, các mạch máu hay các chất dịch trong cơ thể. Sự tồn tại và vị trí của các chất phóng xạ trong cơ thể được nhận ra bằng các thiết bị dò tìm đặc biệt hay các dụng cụ ghi nhận được sự phát xạ. Các loại thuốc này còn được dùng để điều trị một số bệnh. Xem bảng. Cẩn trọng: Chất gắn đồng vị phóng xạ phải được xử lý phù hợp với các phương pháp kê đơn để ngăn ngừa bệnh nhân hoặc bác sĩ điều trị bệnh nhân tránh phơi nhiễm không cần thiết với phóng xạ ion.

radiophobia [" + Gr. photos, fear]. Abnormal fear of x-rays and radiation. *Ám ảnh phóng xạ* Sự sợ hãi một cách bất thường đối với tia X hay các tia phóng xạ.

radiophosphorus A radioactive isotope of phosphorus; `P is used in medical studies. *Phospho đồng vị phóng xạ* Loại đồng vị phóng xạ phospho; `P được dùng trong các nghiên cứu y học.

radiopotassium A radioactive isotope of potassium; `K is used in medical studies. *Kali đồng vị phóng xạ* Loại đồng vị phóng xạ kali; `K được dùng trong các nghiên cứu y học.

radiopotentiation [" + potentia, power]. The action of potentiating the effect of radiation. This may be produced by certain drugs, and by oxygen. *Tiềm năng phóng xạ* Có hoạt động hay có tiềm năng hoạt động phát phóng xạ. Điều này có thể gây ra bởi một số loại thuốc nào đó hay bởi khí ôxy.

radiopraxis [" + Gr. praxis, practice]. Diagnosis or treatment by use of some radioactive substance. *Thực hiện chiếu xạ* Sự chẩn đoán hay điều trị bệnh bằng một vài chất phóng xạ.

radioprotective drugs. Drugs that protect man against the damaging or lethal effects of ionizing radiation. Example: Lugol's solution or a saturated solution of potassium iodide will block the uptake of inhaled or ingested radioactive iodine by the thyroid. *Thuốc chống phóng xạ* Các loại thuốc bảo vệ người tránh được các mối hại hay các ảnh hưởng gây chết người do phóng xạ ion. Ví dụ như: dung dịch Lugol hay dung dịch kali iodid nó sẽ ngăn cản được việc hấp thu phóng xạ ion qua đường thở và đường tiêu hóa iod phóng xạ bởi tuyến giáp.

radiopulmonography [" + pulmo, lung, + Gr. graphein, to write]. Use of radioactive materials to measure the flow of (or lack of) gases through the lung during respiration. *Vẽ biểu đồ khí phổi bằng phóng xạ* Sử dụng các chất phóng xạ để đo lưu lượng khí hay vấn đề thiếu khi đi qua phổi lúc thở.

radioreaction The reaction of the body to radiation. *Dị ứng phóng xạ* Sự phản ứng của cơ thể đối với chất phóng xạ.

radioreceptor Something that receives radiant energy such as light, heat, or x-ray. *Vật hấp thu bức xạ* Chỉ chung các vật có thể hấp thu một số năng lượng bức xạ tiêu biểu như ánh sáng, nhiệt hay tia X.

radioresistant. Resistant to the action of radiation, esp. said of a tumor that cannot be destroyed by treatment with radiation. *Kháng bức xạ* Sự kháng lại các hoạt động phóng xạ, đặc biệt chỉ khối u không bị hủy hoại khi dùng xạ trị.

radioresponsive Radiosensitive, q.v. *Cảm thụ bức xạ* xem *Radiosensitive.*

radioscopy [L. radius, ray, + Gr. skopein, to examine]. Inspection and examination of the inner structures of the body by means of roentgen rays. SYN: fluoroscopy. *Soi quang* Sự xem xét các bộ phận trong cơ thể bằng cách rọi tia Roentgen. Đn: *fluoroscopy.*

radiosensibility. Radiosensitivity, q.v. *Cảm thụ bức xạ* xem *Radiosensi- vity.*

radiosensitivity Reactiveness or responsiveness of a cell to radiation. *Tính nhạy bức xạ* Đặc tính phản ứng hay đáp ứng của tế bào đối với bức xạ.

radiosodium A radioisotope of sodium; `Na and `Na are used in medical studies. *Natri phóng xạ* Dạng phóng xạ của natri; `Na và `Na được dùng các nghiên cứu y học.

radiostrontium A radioisotope of strontium. *Stronti phóng xạ* Dạng phóng xạ của stronti.

radiosulfur A radioisotope of sulfur. *Lưu huỳnh phóng xạ* Dạng phóng xạ của lưu huỳnh.

radiosurgery [" + Gr. cheirurgia, handwork]. The use of highenergy protons and alpha particles in the form of beams, as an atomic knife in treating diseases such as cancer or in selectively destroying an overactive endocrine gland. *Phẫu thuật bằng phóng xạ* Sử dụng các hạt proton và alpha năng lượng cao dạng tia như dao nguyên tử để điều trị các bệnh như ung thư hay phá hủy các tuyến nội tiết hoạt động quá mức.

radiotelemetry [" + Gr. tele, distant, + metron, measure]. Transmission of data, including biological data, via radio from a patient to a remote monitor or recording device for storage, analysis, and interpretation. *Phép đo bằng sóng vô tuyến* Sự truyền dữ liệu, bao gồm cả dữ liệu sinh học bằng sóng vô tuyến từ bệnh nhân đến hệ thống điều khiển hay thiết bị ghi nhận để lưu trữ, phân tích và giải mã.

radiotherapeutics 1. Radiotherapy. 2. Study of radio therapeutic agents. *Xạ trị* 1. Trị bệnh bằng tia phóng xạ. 2. Nghiên cứu về các tác nhân phóng xạ dùng trong xạ trị.

radiotherapist [" + Gr. therapeia, treatment]. One trained in use of radiant energy for therapeutic purposes. *Chuyên gia xạ trị* Một người được đào tạo chuyên môn về việc sử dụng các năng lượng phóng xạ trong các mục đích trị bệnh.

radiotherapy The treatment of disease by application of roentgen rays, radium, ultraviolet, and other radiations. *Bức xạ liệu pháp* Phép trị bệnh bằng cách sử dụng các tia roentgen, radi, cực tím và một số tia phóng xạ khác.

radiothermy [" + Gr. therme, heat]. 1. Use of radiant heat or heat from radioactive substances for therapeutic purposes. 2. Short-wave diathermy. *Bức xạ nhiệt* 1. Việc sử dụng các nhiệt bức xạ hay nhiệt lượng của các chất phóng xạ trong mục đích *trị bệnh.* 2. *Phép điện nhiệt có sóng ngắn.*

radiothorium A radioisotope of thorium.*Thori phóng xạ Dạng phóng xạ của nguyên tố thori.*

radiotoxemia [" + Gr. toxikon, poison, + haima, blood]. Toxemia produced by exposure to radioactive substance.*Nhiễm độc phóng xạ Nhiễm độc máu do nhiễm chất phóng xạ.*

radiotransparent [" + trans across + parere, to appear]. Penetrable by radiation.*Thấu phóng xạ Tính chất của một vật thể cho phóng xạ đi xuyên qua.*

radiotropic [" + Gr. tropos, turning]. Affected by radiation.*Nhiễm phóng xạ Bị tổn hại do chất phóng xạ.*

radioulnar [" + ulna, arm]. Concerning the radius and ulna.*(thuộc) Xương quay trụ Liên quan đến xương quay và xương trụ khuỷu tay.*

radium [L. radius, ray]. SYMB: Ra. At. no. 88. There are more than a dozen isotopes, but radium with a half-life of 1622 years and an atomic weight of 226 is the most common. A metallic element found in very small quantities in pitchblende. It is radioactive and fluorescent.
Radiation is of three kinds: alpha (α-rays); beta (β-rays); and gamma (γ-rays) which are analogous to x-rays. SEE: words beginning with actin-.*Radi Ký hiệu hóa học: Ra, vị trí thứ 88. Có hơn 12 chất đồng vị, nhưng chỉ có radi với nửa chu kỳ phân rã là 1622 năm và nguyên tử lượng 226 là thông dụng hơn cả. Là một nguyên tố kim loại có một lượng rất nhỏ trong quặng Uranit. Nó có phóng xạ và huỳnh quang. Phóng xạ có ba loại: alpha (tia α); beta (tia β); và gamma (tia γ), nó tương tự như tia X. Xem: các chữ bắt đầu bằng actin-.*

radium needles. Slender containers for radium. These are inserted into tissue in order to kill malignant cells.*Kim radi Vật chứa radi nhỏ và mảnh. Nó có thể đưa vào mô để tiêu diệt các tế bào ác tính.*

radium therapy [" + Gr. therapeia, treatment]. The treatment of disease by means of radium or radon, its emanation, or its active deposit. SYN: radiotherapy.*Liệu pháp radi Điều trị phóng xạ radi hay rado, nó được chiếu vào hay đặt vào cơ thể. Đn: radiotherapy.*

radius [L., ray]. (pl. radii) 1. A line extending from a circle's center point to its circumference. 2. [NA] The outer and shorter bone of the arm, which revolves partially about the ulna. Its head articulates with the capitulum of the humerus. Its lower portion articulates by the ulnar notch with the ulna, and by another articulation with the navicular (scaphoid) and lunate bones of the wrist.*Xương quay,bán kính 1. Một đường cong cách đều một điểm gọi là tâm một khoảng gọi là bán kính của nó. 2.*

Xương ngoài và ngắn của cánh tay, nó tách ra một phần khởi xương trụ. Đầu của nó khớp với mỏm xương cánh tay. Phần dưới của nó khớp với khía trụ của xương trụ, và xương ghe của cổ tay.

r., fracture of. A fracture and dislocation of the lower end of the radius, generally caused by falling on the outstretched hand. SEE: Cones' fracture.*Gãy xương quay Sự gãy và trật khớp xương quay tại đầu dưới, thường do ngã và chống khi cánh tay duỗi ra. Xem: Colles'fracture.*

radix [L., root]. (pl. radices) [NA] 1. The root portion of a cranial or spinal nerve. 2. The root of a plant.*Gốc rễ Phần gốc của thần kinh sọ hay thần kinh tủy sống. 2. Rễ của cây.*

radon [L. radius, ray]. SYMB: Rn. At. wt. 222; at. no. 86. A radioactive gaseous element resulting from disintegration of radium. Because radium is present in the earth's crust, radon accumulates in caves, mines, houses, and any space not freely exchanging the air contained in it with the outside air. Thus, radon and its disintegration products may accumulate in houses, particularly those that are energy efficient. The level of radon in a house may be measured, and if it exceeds acceptable limits, steps should be taken to reduce it.*Radon* exposure is estimated to cause 5% to 10% of the lung cancers occurring in the general population.*radon Ký hiệu hóa học: Rn. Nguyên tử lượng 222; vị trí thứ 86. Một nguyên tố phóng xạ ở thể khí có được khi phân hủy radi. Bởi thế radi thường có trên bề mặt qủa đất, còn radon tích tụ trong các hang, hầm mỏ, nhà, các nơi mà không khí bị tù túng, không lưu thông. Vậy radon và các sản phẩm phân hủy của nó có thể bị tích tụ trong nhà, tại các nơi có nhiều năng lượng. Mức độ tồn tại của radon có thể đo được, và nếu nó vượt quá số lượng cho phép thì phải có biện pháp làm giảm đi. Nếu lượng radon có từ 5% đến 8% thì có thể gây bệnh ung thư phổi trong cộng đồng dân cư.*

raffinose A trisaccharide, melitose, present in certain plants, cereals, and fungi. Hydrolysis yields fructose and melibiose.*raffinose Loại trisaccharide, melitose có trong một số cây cỏ, ngũ cốc và nấm. Nó có được khi thủy phân fructose và melibiose.*

rage [ME.]. Violent anger.*Cơn thịnh nộ Giận dữ một cách mạnh mẽ.*

r., sham. A rage reaction produced by stimuli to decorticated animals.*Giận dữ không thực Chỉ về phản ứng giận dữ do tác động của bản năng thú tính.*

ragsorters' disease. A febrile pulmonary disease that may occur in persons who sort paper and rags. It is caused by the anthrax bacillus.*Bệnh ragsorters Một loại bệnh phổi kèm

theo sốt, thường xảy ra trong cộng đồng những người nghèo. Nó gây ra bởi trực khuẩn bệnh than.

ragweed. One of several species of the genus Ambrosia, whose pollen is an important allergen. Pollen-producing period of grasses is, in temperate zones, from middle of August to the first hard frost, usually the middle of October. SEE: allergy.*Cỏ Ambrosia Loại cây thuộc họ Ambrosia, phấn của nó gây dị ứng rất mạnh. Ở những vùng không lạnh lắm, phấn của nó thường rải lên cỏ vào khoảng từ giữa tháng tám cho đến khi bắt đầu mùa lạnh, thường là giữa tháng mười. Xem: allergy.*

Raillietina A genus of tapeworms belonging to family Davaineidae.*Raillietina Một loài sán dây thuộc họ Davaineidae.*

R.,demerariensis. A species that infests humans, reported from several S. American countries, asp. Ecuador.*R.,demerariensis Một loài sán dây lây nhiễm ở người, có nhiều ở các nước Nam Mỹ, ví dụ như Ecuador.*

railway sickness. Motion sickness resulting from riding on a train.*Bệnh say xe lửa Bệnh say xe lửa thường xảy ra ở một số người khi ngồi trên xe lửa đang di chuyển.*

Raimiste's phenomenon. An associated reaction in hemiplegia whereby resistance to hip abduction or adduction in the non-involved extremity evokes the same motion in the involved extremity.*Hiện tượng Raimiste Một phản ứng liên hợp trong liệt nửa người, từ đó nó cản trở sự giạng hông hay khi dạng hông ở chi hông bị ảnh hưởng nó kéo theo vận động của cả tay chân.*

raised [ME. reisen, to rise]. In bacteriology, having a thick elevated growth with terraced edges.*Nổi cao lên Trong ngành vi khuẩn học, chỉ sự phát triển cao đầy lên với các bờ nổi lên.*

rale [Fr., rattle]. An abnormal sound heard on auscultation of the chest, produced by passage of air through bronchi that contain secretion or exudate or that are constricted by spasm or a thickening of their walls. May be heard on inspiration or expiration.
CLASSIF: There is no general agreement as to classification of the sounds. They are designated moist and dry. Moist rales are also called crackling and these in turn, coarse, medium, or dry. If loud and sharp, they are consonating. Dry rales are sometimes designated musical and may be tinkling, sonorous, snoring, or low pitched, or they may be whistling, piping, and high pitched.*Tiếng ran Một âm thanh bất thường nghe được ở vùng ngực do không khí đi qua vùng khí quản bị tiết chất dịch hay khí quản bị hẹp do co thắt hoặc thành khí quản bị dày lên. Có thể nghe được cả khi hít vào cũng như khi thở ra.*

SỰ PHÂN LOẠI: hiện chưa có thống nhất trong phân loại tiếng ran này. Nó thường được gọi là ẩm và khô. Ran ẩm còn gọi là kêu lách tách và liên tục, nghe thô, vừa hay khô. Nếu to và rõ nghe như là tiếng các phụ âm. Ran khô còn gọi là tiếng nhạc và có thể nghe kêu leng keng, kêu vang, kêu như tiếng ngáy, hay âm sắc thấp, hoặc giống tiếng huýt sáo, thổi sáo và âm sắc cao.

r., amphoric. The musical sound heard by auscultation of the chest when a fluidcontaining cavity communicates with a bronchus.*T i ể'n g ran thở vò Nghe như tiếng nhạc ở vùng ngực khi có chất dịch ở vùng thông với phế quản.*

r., atelectatic. Transitory rale that disappears upon deep breathing or coughing.*Tiếng ran xẹp phổi Tiếng ran ngắn, nó sẽ mất đi khi thở sâu hay ho.*

r., bronchiectatic. Rale heard over bronchiectatic cavities filled with accumulated secretion. Disappears with expectoration.*tiếng ran phế quản Tiếng ran nghe được khi phế quản bị tích tụ các chất nhầy tiết ra. Nó sẽ chấm dứt khi khạc nhổ chất nhầy đó đi.*

r., bubbling. Rale heard in inspiration and expiration, produced by passage of air through mucus in the larger tubes. May be classified as small or medium.*Tiếng ran bóng Tiếng ran nghe được cả khi hít vào cũng như khi thở ra, do không khí đi qua chất nhầy nằm trong các ống phế quản lớn. Nó có thể phân làm hai loại là mức độ nhỏ và mức độ vừa.*

r., cavernous. Rule heard in inspiration and expiration produced by passage of air through a small cavity with flaccid walls that collapse with expiration. Hollow and metallic.*Tiếng ran hang Tiếng ran nghe được cả khi hít vào cũng như khi thở ra, do không khí đi qua ống hẹp có vách mềm, thường bị xẹp lại khi thở ra. Âm rỗng và giống như thổi qua ống kim loại.*

r., clicking. Rale heard in inspiration only, produced by passage of air through softening material in smaller bronchi. Small, sticky. Heard in pulmonary tuberculosis, early stage.*Tiếng ran lách cách Tiếng ran nghe được khi hít vào, do không khí đi qua chất liệu mềm trong phế quản, nhỏ và nhớt. Thường nghe được trong trường hợp lao phổi giai đoạn sớm.*

r., coarse. Rale that originates in the larger bronchi.*Tiếng ran thô Tiếng ran phát ra từ phế quản rộng hơn rộng.*

r., consonating. A loud, sharp rale soundingclose to the ear. Usually associated with consolidation of tissues about bronchial tubes.*T i ể'n g ran vang Tiếng ran to và rõ, nghe rất gần tai. Thường phát ra do sự đông đặc các mô ở ống phế quản.*

r., crackling. Rale heard chiefly in inspiration, produced by fluid in the finer bronchi. May be classified as small or medium. Heard in softening of the tubercular deposit or pneumonic exudation.*Tiế'ng ran tá nh tách Tiếng ran chủ yếu nghe được lúc hít vào, phát ra do có chất dịch trong các phế quản nhỏ. Có thể phân làm hai loại nhẹ và vừa. Thường nghe được do sự mềm hóa ổ củ lao hoặc xuất tiết do viêm phổi.*

r., crepitant. Rale heard at end of inspiration, produced by passage of air into collapsed vesicles containing fibrinous exudation, usually at base of lungs. Heard in early-stage edema of lunge, and in hypostatic pneumonia. It is localized in pulmonary tuberculosis. SYN: r., vesicular.*Tiế'ng ran nổ Tiếng ran nghe vào cuối kỳ hít vào, phát ra do không khí đi vào các phế nang đã xẹp có chứa xuất tiết huyết, thường ở đáy phổi. Thường nghe được trong thời kỳ đầu của phù phổi và trong viêm phổi ứ huyết. Nó khu trú trong trường hợp lao phổi khu biệt. Đn: r.,vesicular.*

r., dry. Rale heard in inspiration and expiration, produced by narrowing of the bronchial tubes from thickening of their mucous lining, from spasmodic contraction of the muscular coat viscid mucus within, or pressure from without. Large and sonorous small, hissing or whistling. Heard in bronchitis, asthma, and localized in beginning pulmonary tuberculosis.*Tiếng ran khô Tiếng ran nghe được cả khi hít vào cũng như khi thở ra, do hẹp ống phế quản bởi màng nhầy bị dầy lên, lớp áo cơ co thắt, nước nhầy sệt bên trong hoặc do chèn ép từ bên ngoài. Âm thanh nghe như tiếng huýt gió to, vang, nhẹ. Nghe được trong các bệnh viêm phế quản, hen suyễn và thời kỳ đầu của bệnh lao phổi.*

r., gurgling. Rale heard in inspiration .and expiration, produced by passage of air through fluid in cavities of large bubbles. Heard in pulmonary tuberculosis after formation of cavities.*Tiếng ran óc ách, ran ùn ục Tiếng ran nghe được cả khi hít vào cũng như khi thở ra, do không khí đi qua chất dịch trong các hang bong bóng lớn. Nguyên nhân do lao phổi sau thời kỳ tạo hang.*

r., moist. Rale produced by passage of air through bronchi containing fluid.*Tiếng ran ẩm Tiếng ran phát ra do không khí đi qua phế quản có chứa chất dịch.*

r.,redux. Rale heard in inspiration and expiration, produced by passage of air through fluid in bronchial tubes. Crackling, unequal. Heard in pneumonia in the stage of resolution.*Tiếng ran phục hồi Tiếng ran nghe được cả khi hít vào cũng như khi thở ra, do không khí đi qua chất dịch trong ống phế quản. Âm thanh*

giòn và không đều. Nghe được khi bị viêm phổi trong thời kỳ hồi phục.

r., sibilant. High-pitched whistling, and frequent rale heard at the end of inspiration.*Tiếng ran rít Tiếng ran rít đều và đều, nghe được vào kỳ cuối thì hít vào.*

r., sonorous. Low snoring rale that continues during inspiration.*Tiế'ng ran ngáy Tiếng ran nghe như tiếng ngáy thấp, liên tục trong lúc hít vào.*

r., subcrepitant. Rale heard in inspiration and expiration, produced by passage of air through mucus in the capillary bronchial tubes. Small, moist. Heard in capillary bronchitis.*Tiếng ran hai thì Tiếng ran nghe được cả khi hít vào cũng như khi thở ra, do không khí đi qua màng nhầy trong ống phế quản - mao mạch. Âm thanh nhỏ và ẩm. Nghe được khi bị viêm phế quản - mao mạch.*

r., vesicular. R., crepitant.*T i ể'n g ran nổ xem R., crepitant.*

ramal [L. camas, branch]. Concerning a ramus.*(thuộc) Nhánh Liên quan đến cành, nhánh (thần kinh).*

rami [L.j. Pl. of camas.*Nhánh Số nhiều của ramus.*

ramicotomy [L. ramus, branch, + Gr. tome, incision]. Ramisection, q.v.*Thủ thuật cắt nhánh thần kinh xem Ramisection.*

ramification [L. ramificare, to make branches]. 1. Process of branching. 2. A branch. 3. Arrangement in branches.*Sự phân nhánh (thần kinh) 1. Tiến trình phân nhánh. 2. Một nhánh. 3. Sự sắp xếp theo các nhánh.*

ramify To branch; to spread out in different directions.*Phân thành nhiều nhánh Quá trình phân nhánh; trải ra thành các hướng nhánh khác nhau.*

ramisection [L. ramus, branch, + sectio, a cutting]. Surgical division of a ramus communicana between a spinal nerve and a ganglion of the sympathetic trunk.*Thủ thuật chia nhánh thần kinh Thực hiện phẫu thuật chia nhánh liên lạc giữa một thần kinh tủy sống và hạch giao cảm ở hộp sọ.*

ramisectomy [" + Gr. ektome, excision]. Excision of a ramus, specifically ramus communicans. SEE: ramisection.*Sự cắt nhánh thần kinh Sự cắt đi một nhánh, chủ yếu là các nhánh thần kinh liên lạc. Xem: ramisection.*

ramitis [" + Gr. iris, inflammation]. Inflammation of a ramus.*Viêm nhánh thần kinh Chứng viêm nhiễm ở nhánh thần kinh.*

ramollissement [Fr.]. Pathological softening of some organ or tissue, esp. of brain.*Chứng nhuyễn thể Sự mềm bệnh lý ở các cơ quan trong cơ thể, đặc biệt là ở não.*

ramose [L. ramus, branch]. Branching; having many branches.*Có nhiều nhánh Sự phân nhánh; chỉ* *vật thể có nhiều nhánh.*

ramulus [L.]. (pl. ramuli) A small branch or ramus.*Nhánh Chi về một nhánh nhỏ hay nhánh sợi.*

ramus [L., branch]. (pl. rami) [NA] A branch; one of the divisions of a forked structure.*Sợi nhánh Một nhánh; phần tử được phân chia của một cấu trúc.*

r., anterior. A primary division of a spinal nerve that supplies the lateral and ventral portions of body wall, the limbs, and perineum.*Nhánh trước Nhánh chính của thần kinh tủy sống nó cung cấp cho phần bên và phần bụng của vỏ cơ thể, các chi và vùng đáy chậu.*

r., bronchial. Collateral branches of each primary bronchus,*N h á n h phế quản Nhánh thần kinh bên của các phế quản chính.*

r.,communicans. [NA] One of the primary branches of a spinal nerve that connects with a sympathetic ganglion. Each consists of a white portion (white ramus communicans) of myelinated preganglionic sympathetic fibers and a gray portion (gray ramus communicans) composed of unmyelinated postganglionic fibers. *Nhánh liên lạc Là một trong các nhánh chính của thần kinh tủy sống, nối với các hạch giao cảm. Mỗi nhánh gồm một phần trắng (nhánh thông trắng) của các sợi giao cảm phía trước hạch myelin, và một phần xám (nhánh thông xám) tạo thành các sợi thần kinh phía sau hạch không myelin.*

r., mandibular. The vertical portion of the mandible.*N h á n h h à m dưới Phần trục thẳng đứng của thần kinh hàm dưới.*

r., meningeal. One of the primary branches of a spinal nerve that re-enters the vertebral foramen and supplies meninges and vertebral column.*Nhánh màng não Là một trong các nhánh chính của thần kinh tủy sống đi trở lại vào lỗ đốt sống, chi phối cho màng não và cột sống.*

r., posterior. One of the primary branches of a spinal nerve that supplies muscles and skin of the back. *Nhánh sau Là một trong các nhánh chính của thần kinh tủy sống, chi phối các cơ và da ở vùng lưng.*

rancid [L. rancidus, stink]. Offensive; having a disagreeable smell or taste from partial decomposition, esp. of a fatty substance.*Ôi thối Làm khó chịu; có mùi khó chịu hay vị thối rửa của một chất nào đó, đặc biệt là ẩm chỉ về chất béo.*

rancidify To make rancid.*Trở mùi ôi Làm cho ôi.*

rancidity Condition of being rancid. *(tính) ôi thối Trong tình trạng ôi, thối.*

random controlled trial. An experimental study for assessing the effects of a particular variable (such as a drug or treatment) in which subjects

are assigned on a random basis to either of two groups, experimental or control. The experimental group receives the drug or procedure while the control group does not. Laboratory tests or clinical evaluations are performed on both groups (usually using the double-blind technique) to determine the effects of the drug or procedure.*Thử nghiệm ngẫu nhiên có đối chứng Một thí nghiệm nghiên cứu để xác định hiệu quả đặc biệt của một vấn đề nào đó (ví dụ như hiệu quả của một loại thuốc hay một phép điều trị nào đó), trong thí nghiệm thường phân chia ngẫu nhiên ra hai nhóm, nhóm thực nghiệm và nhóm đối chứng. Nhóm thực nghiệm sẽ được nhận thuốc hay phép điều trị, còn nhóm đối chứng thì không. Các kết quả xét nghiệm trong phòng thí nghiệm hay các đánh giá lâm sàng được thực hiện trên cả hai nhóm (thường dùng kỹ thuật mù kép) sau đó sẽ đánh giá được hiệu quả của loại thuốc hay tiến trình điều trị đó.*

randomization. In research, a method used to assign subjects to experimental groups. Prior to this step every attempt is made to ensure that the subjects are as equivalent as possible. Then by some random method, such as tossing a coin or using a list of numbers, each individual in the study is assigned to either a treatment or nontreatment group. Use of this technique helps to prevent inadvertent selection bias in the study. SEE: clinical trial; double-blind technique.*Sự ngẫu nhiên Trong nghiên cứu, là một phương pháp chọn lựa các thành viên cho các nhóm nghiên cứu. Trước hết, phải đảm bảo rằng sự lựa chọn này mang tính chất tương đương giữa các thành viên được nghiên cứu. Sau đó, qua một số phương cách ngẫu nhiên như là quăng đồng tiền hay sử dụng bảng danh sách để sắp xếp các thành viên vào nhóm điều trị thử nghiệm và nhóm không thử nghiệm. Phương pháp này sẽ giúp bảo đảm được tính khách quan trong nghiên cứu và tránh được sai số hệ thống do chọn lựa. Xem: clinical trial; double-blind technique.*

random sample. In experimental medicine and in epidemiology, the selection of samples from a population, or some other grouping, so that each individual or item in the group has the same opportunity of being selected in the sample.*Mẫu lấy ngẫu nhiên Trong các thí nghiệm y học và trong dịch tễ học, đây là cách lấy mẫu hay thu nhận kết quả nghiên cứu trong một đám dân cư hay từ các nhóm người khác nhau, từ đó kết quả thu được sẽ bảo đảm được tính khách quan hay công bằng cần thiết.*

range [ME., series]. The difference between the highest and lowest in a set of variables or in a series of val-

ues or observations.*Khoảng biến thiên, phạm vi, tầm, miền (giá trị) Sự khác nhau giữa các phần tử cao nhất và thấp nhất trong một loạt các biến hay các giá trị hoặc các dữ liệu quan sát được.*

range of accommodation. Difference between least and greatest distance of distinct vision. SEE: accommodation.*Tầm điều tiết Mức độ gần nhất và xa nhất mà có thể điều tiết được trong tầm nhìn. Xem: accommodation.*

range of motion. ABBR: ROM. The range of movement of a joint. SEE: goniometer.*Mức độ (tầm) vận động Viết tắt: ROM. Chỉ mức độ có thể cử động được của một khớp xương. Xem: goniometer.*

range-of-motion exercise. SEE: exercise, range-of-motion.*Mức độ vận động trong luyện tập Xem: exercise, range-of-motion.*

ranine [L. rana, a frog]. 1. Pert. to a ranula, or to the region beneath the tip of the tongue. 2. Branch of the lingual artery supplying that area. 3. Pert. to frogs.*(thuộc) ếch 1. Chỉ về u nhái, hay chỉ về một vùng ở dưới đầu lưỡi 2. Nhánh động mạch lưỡi cung cấp máu cho vùng này. 3. Liên quan đến con ếch.*

ranula [L., little frog]. A large cystic tumor seen on underside of tongue on either side of the frenum; a retention cyst of the submandibular or sublingual ducts. The swelling may be small or large. SYM: Semitranslucent; soft, large, dilated veins coursing over it. Fullness and discomfort. Usually no pain. Contains clear glairy fluid due to dilatation of ducts of salivary glands and to obstruction of those of sublingual mucous glands. TREAT: Periodic emptying of sac by careful needle aspiration will provide temporary relief. Surgical intervention is required for complete removal. *U nang nhái Một khối u nang lớn ở dưới lưỡi trên mỗi bên của hàm lưỡi; nguyên nhân do tắc tuyến nước bọt ở hàm dưới hay ở dưới lưỡi. Sự sưng lên có thể to hay nhỏ. TRIỆU CHỨNG: Khối u to, mềm, gần như có màu trong mờ do các tĩnh mạch di qua bị giãn. Ngày càng to ra và gây khó chịu, thường không đau. Bên trong có chứa dịch màu trắng sặt do bị giãn các ống dẫn tuyến nước bọt và nghẽn các tuyến nhầy ở dưới lưỡi. ĐIỀU TRỊ: Dùng kim tiêm để hút chất dịch ra khỏi túi nang định kỳ. Can thiệp bằng phẫu thuật khi có yêu cầu cắt bỏ hẳn.*

r., pancreatic. Cystic disease of pancreas due to obstruction of its ducts.*U nhái tuyến tụy Bệnh u nang tuyến tụy do bị tắc nghẽn các ống dẫn.*

Ranvier's nodes [Louis A. Ranvier, Fr. pathologist, 1835-1922] Constrictions in the medullary substance of a nerve fiber at more or less regular intervals. SEE: nerve fiber.*Nốt u*

Ranvier [Louis A. Ranvier, bác sĩ bệnh lý người Pháp, 1835 - 1922] chứng bệnh chất tủy trong thần kinh sợi bị co teo lại theo chu kỳ dài hoặn ngắn khác nhau. *Xem: nerve fiber.*

rape [L. rapere, to seize]. Heterosexual or homosexual intercourse against the will of the victim. Complete penetration of the vagina (or other body orifice) by the penis or emission of seminal fluid is not necessary to constitute rape. Most rapes include force or violence, but acquiescence due to verbal threats indicates lack of consent. It is an accepted fact that rape is a violent criminal act that happens to be associated with sexual activity. In many cases in which the male is the rapist, there is no evidence that orgasm occurred. NURSING IMPLICATIONS: Provide sensitive care esp. psychological support. Remain with the patient and encourage verbalization. Follow state regulations regarding reporting the rape to police. Explain the need for and assist with the physical examination, pelvic and rectal examinations, and diagnostic tests. Follow directions exactly in assisting with collection of rape evidence for police investigation: obtain head and pubic hair combings, nail scrapings, etc. Allow the patient as much control as possible throughout examination, treatment, and interview procedures. Obtain a history of the assault and sexual history; discover whether or not the female rape victim was menstruating and, if so, the type of menstrual protection used.

Perform prescribed treatments on associated injuries. Administer prescribed prophylactic medications for venereal disease. Offer services of crisis intervention for emotional expression by the victim. Provide information concerning antipregnancy measures if indicated. Provide cleansing measures if patient desires. Assist patient in explaining situation to his or her family. Provide follow-up services and written and verbal instructions for prescribed medications, including actions and possible side effects. Arrange for escort home. SEE: Nursing Diagnoses. *Sự cưỡng (hiếp) dâm* Dùng sức mạnh để ép buộc giao hợp với người khác phải hay người cùng phái. Dùng dương vật đưa vào âm đạo (hoặc một lỗ nào đó trên cơ thể) của người khác hay làm cho xuất tinh nhưng vẫn chưa tới mức độ giao hợp. Hầu hết sự hiếp dâm luôn ám chỉ vấn đề dùng sức mạnh, nhưng cũng có trường hợp dùng lời đe dọa để ép nạn nhân phải chấp thuận. Để xét việc cấu thành tội phạm thường dựa các hành động giao hợp. Có nhiều trường hợp người đàn ông vẫn bị kết tội hãm hiếp mặc dù người đó chưa đạt tới mức độ cực khoái trong lúc thực hiện hành vi phạm tội.

CHĂM SÓC BỆNH NHÂN: Chăm sóc một cách hết sức tế nhị, đặc biệt là cần hỗ trợ về mặt tâm lý. Theo sát bệnh nhân để khuyến khích, an ủi. Tùy theo luật lệ của địa phương mà làm thủ tục trình báo cho cảnh sát. Cắt nghĩa cho nạn nhân hiểu về vấn đề quan trọng trong việc khám bệnh lý vùng xương chậu và trực tràng cùng với việc làm các xét nghiệm chẩn đoán. Theo sự chỉ dẫn của cảnh sát để thu thập là các chứng cứ cho việc điều tra như: các lông tóc rụng, móng gãy do cào cấu, v.v... Luôn luôn để cho bệnh nhân hoàn toàn tự chủ trong quá trình khám và trị bệnh hay trong lúc thẩm vấn. Thu thập lại nội dung diễn tiến của quá trình hãm hiếp cũng như quá trình giao cấu; tìm hiểu xem lúc đó nạn nhân có kinh hay không (nếu là nữ) và dùng loại vật liệu gì để bảo vệ kinh nguyệt.

Điều trị các tổn thương nếu có, dùng các thuốc dự phòng theo đơn để tránh các bệnh lây qua đường tình dục. Cần hỗ trợ can thiệp ngay nếu nạn nhân có triệu chứng hoảng loạn tâm thần. Cung cấp các thông tin liên quan đến việc tránh thai nếu có chỉ định. Phục vụ vệ sinh, tẩy rửa vùng âm đạo nếu nạn nhân có yêu cầu. Hỗ trợ việc cắt nghĩa, giải thích cho gia đình nạn nhân. Cung cấp các phục vụ kế tiếp khi bệnh nhân về nhà và ghi lại chi tiết các chỉ dẫn y tế, bao gồm cả các biến chứng cũng như các phản ứng phụ có thể xảy ra. Sắp xếp việc bảo vệ bệnh nhân tại nhà nếu cần. *Xem: Nursing Diagnoses.*

r., date. Rape occurring while the individual raped was involved in a social relationship with the rapist. The individual may have been an intimate friend, but the sexual assault at that time was unsolicited and unwelcome. *Hiếp dâm người quen* Sự hiếp dâm xảy ra giữa hai người có quan hệ xã hội với nhau. Thậm chí họ có thể là bạn rất thân hay người yêu của nhau, nhưng vấn đề giao hợp xảy ra vào thời điểm không sẵn lòng hay không tự nguyện.

r., marital. Forcible sexual assault by a spouse at a time when the sexual encounter was neither solicited or welcome. *Hiếp dâm vợ chồng* Người chồng (hoặc vợ) trong gia đình dùng sức ép buộc giao hợp trong lúc người kia không sẵn lòng hay không tự nguyện.

r., prison. Rape that occurs when the victim is assaulted by another prisoner or by a prison employee. *Hiếp dâm tù nhân* Sự hiếp dâm xảy ra khi nạn nhân bị một tù nhân và người hãm hiếp có thể là một tù nhân khác hay những người phục vụ trong tù.

r., statutory. Sexual intercourse with an individual younger than the legal age of consent. *Hiếp dâm trẻ em* Sự hiếp dâm xảy ra ở nạn nhân trong độ tuổi vị thành niên, dưới tuổi kết hôn.

rape and sexual assault prevention.

A situation in which rape occurs usually means the victim is confronted by an irrational person; thus, rational behavior in attempting to prevent a potential rape may be of no avail, which is not to say that such behavior should not be considered. In the following suggestions, it is assumed that the potential victim is a female who is being forced against her will to have sexual intercourse or participate in other sexual acts. As much as possible, preventive measures should be directed at remaining in a well-secured area close to persons who can be called for assistance, either day or night. If the latter is not possible, emergency police and fire department phone numbers should be kept readily available. A call for help should be made without delay if it is suspected that one's apartment or home is being illegally entered.

When preparing to enter a car, be constantly alert for the presence of a stranger hidden either in the dark or behind, under, or within a car. Before leaving a well-lighted and populated area, have the car keys in hand and ready for quick use. Try to leave one arm free of packages, handbag, or other items. Placing individual keys firmly between the fingers like claws can prove a useful weapon. Walk quickly and with assurance to the car and look inside before unlocking the door. Once it has been ascertained that entrance is safe, enter quickly; do not fumble with keys. Immediately after entering, lock the car (doors) and close any windows that may be open. When preparing to enter the home, be alert to any outward signs of danger; i.e., nonfunctioning hall light; unfamiliar noises or odors in the hallways; barking of a normally quiet resident dog; unlatched or ajar hall door that is normally secure; unfamiliar persons loitering outside or standing at or inside the hall door. Often, even the sense of danger can be a useful warning. If the situation does not "feel" familiarly safe, do not attempt to enter or brush by a stranger. Leave and go to a secure phone and call a neighbor who might assist in safe entry.

If possible, never enter an empty home or apartment dwelling alone. If this is unavoid able then, before closing the door, immediately turn on a light. Speak aloud as if a friend is present. Holding keys in hand and spread through the fingers, walk through the entire apartment, from front to back, checking closets, behind open doors, the shower, and any other places where an intruder might hide. Always leave at least one possible exit available before ascertaining safety of the apartment and closing the door. Once safely inside, bolt the door securely. If a stranger comes to the door, keep a security chain on and preferably use a "peephole" through which to communicate until identification has been properly presented. If in doubt about the credentials or demeanor of a stranger at the door, refuse admission and phone for help immediately.

When on the street, avoid unlighted or dimly lighted streets, parks, and parking lots. Walk in the street if traffic permits. If walking on a sidewalk, stay on the middle or street side, avoiding dark alleyways or doors. Always try to walk with assurance and at a quick pace.

Many everyday items qualify as useful defensive weapons: a roll of quarters clenched in a closed fist; hairspray or any aerosol sprayed in an attacker's eyes; high-heeled shoes when jabbed down firmly on an instep can exert an enormous amount of pressure per square inch; a heavy handbag; or a sweater or jacket tossed at or over an attacker's head can momentarily distract and allow for escape.

If assaulted or confronted, immediately attempt to remain as calm as possible. It is in the first few seconds of an assault that a victim has the potential either to escape or successfully fight back. The element of surprise works in an attacker's favor, but that element may be somewhat muted by a victim's immediate action. It may be possible to distract a potential rapist by a stream of talk or bizarre acts. Make as much noise as possible and try to attract attention from passersby. If not constrained by the attacker, throw any items being carried at the attacker's face. This may allow time for escape. Do anything possible to resist. If the potential rapist is wearing glasses, try to remove or break; spit bite, scream, gouge eyes, claw the face; attempt to kick him in the groin as hard as possible. If able to break free, run fast and scream "fire!" (Persons of potential aid are more likely to respond quickly to a scream of "fire" than of "rape" or "help.")

If forced to participate in oral ses i.e., fellatio, a vigorous, quick, and forceful attempt to amputate the penis by biting could completely demotivate the rapist because of extreme pain. Immediately flee at that time. It would, of course, be inadvisable to do this if the rapist has a gun and is threatening to shoot or use it to hit the victim during fellatio.

If raped, attempt to remember all details of the attacker: clothes; size; race; accent; hair color; identifying marks, scars, facial hair; vehicle; evidence of drug use. **Sự hiếp dâm và ngăn ngừa tấn công tình dục** Tình cảnh hiếp dâm thường đồng nhĩa với vấn đề nạn nhân phải đương đầu với một người không có lý trí; vậy thì, bằng cách cư xử lý trí để nhằm ngăn cản hay để phòng một cuộc hiếp dâm thì hầu như không có kết quả gì cả, nhưng cũng không có nghĩa là cách cư xử lý trí này bị hoàn toàn bỏ qua không xem xét đến. Trong những ý kiến sau đây, chúng ta giả định rằng nạn nhân là một phụ nữ và bị cưỡng bức phải

giao hợp hay tham gia vào các hoạt động tình dục khác ngoài ý muốn. Những biện pháp ngăn ngừa cần được hướng dẫn trực tiếp và duy trì bởi những người làm công tác hỗ trợ khẩn cấp, kể cả ngày cũng như đêm, nếu ở nơi cư trú không có nhóm người hỗ trợ này, phải luôn giữ bên mình số điện thoại của cảnh sát hay của sở cứu hỏa. Gọi điện thoại cầu cứu ngay nếu thấy có dấu hiệu người nghi ngờ rằng nhà xóm đang bị đột nhập bởi kẻ bất lương. Khi chuẩn bị bước lên xe hơi, luôn cảnh giác với trường hợp có người lạ trốn ở nơi đông tối hay không? Hoặc có người trốn ở phía sau, phía dưới hay ở ngay trong xe. Khi phải rời khỏi khu vực có đèn sáng hay các vùng đông dân cư cần phải giữ chìa khóa xe trong tay để có thể tháo chạy khi cần thiết. Luôn để một tay trống không giữ hành lý, xách tay hay các vật dụng khác. Có thể kẹp chắc chìa khóa giữa các ngón tay, lúc đó nó có tác dụng như cái vuốt dùng làm vũ khí tấn công kẻ thù. Khi bước ra xe cần đi nhanh, nhìn vào trong xem có ai không trước khi mở khóa. Một khi thấy đã an toàn, bước nhanh lên xe, tránh lóng ngóng với chiếc chìa khóa. Sau khi vào xe, khóa nhanh cửa và lên kính cửa sổ nếu kính đang mở.

Khi bước vào nhà, luôn cảnh giác với các dấu hiệu lạ khi còn ở bên ngoài, ví dụ như: đèn trong phòng không hoạt động; có âm thanh lạ bên trong; có mùi lạ ngoài hành lang; có tiếng chó sủa một cách bất thường; không chốt cửa hay cửa bị hé mở bất thường; có người lạ mặt đi láng vãng bên ngoài hay đứng gần đó. Nói chung nếu cảm thấy bồn chồn, không an toàn, thì không nên vào nhà, mà phải nhanh chóng rời khỏi nơi đó, điện thoại ngay cho hàng xóm để nhờ sự giúp đỡ.

Không nên đi vào nhà trống hay sống một mình ở trong một căn hộ. Nếu không tránh được điều đó thì phải chú ý những điều sau đây: khi vào nhà bật ngay các đèn trước khi đóng cửa lại phía sau. Gọi to, nói chuyện như là có bạn đi cùng, giữ chìa khóa trong tay, gài chặt vào các ngón tay, xem xét toàn bộ căn nhà từ ngoài vào trong, kiểm tra nhà tắm, phía sau các cửa, toilet hay bất kỳ chỗ nào có thể lẩn trốn được. Luôn luôn để lại một lối ra thoát hiểm trước khi nhận thấy an toàn hoàn toàn, sau đó mới đóng lại.

Khi đã an toàn bên trong nhà, chốt cửa lại cho chắc lại. Nếu có người lạ đến, phải tuân thủ một loạt các biện pháp an toàn, sử dụng lỗ nhỏ nhìn qua cửa để liên lạc và biết được lý do chuyển viếng thăm. Nếu có nghi ngờ về lý do đến nhà hay thái độ của người lạ, thì từ chối mở cửa và điện thoại ngay xin giúp đỡ khẩn cấp.

Khi đi trên đường nên tránh các đường tối, công viên hay bãi đậu xe

có ánh sáng mờ. Nếu cho phép, đi bộ ngay trên lòng đường. Khi đi bộ trên lề, luôn đi ở giữa lề hay bờ sát mặt đường. Không đi vào hẻm tối. Bước đi thận trọng với các bước nhanh.

Nhiều vật dụng hàng ngày có thể dùng làm binh khí tự vệ như: đồng xu tròn được nắm chặt trong tay; keo xịt tóc hay bất cứ bình xịt khi nào để tấn công vào mắt kẻ thù; giày cao gót khi đạp mạnh vào mu bàn chân có thể tạo nên một lực ép lớn trên một vùng diện tích nhỏ; giỏ nặng; hay áo khoác, áo vest cũng có thể chụp lên đầu kẻ tấn công để làm bối rối giây lát đủ thời gian tháo chạy.

Nếu phải đối đầu hay đánh nhau, nhanh chóng lấy lại bình tĩnh. Trong vòng vài giây là có thể biết được rằng mình có đủ khả năng để thoát hiểm hay thậm chí có thể đánh thắng kẻ tấn công. Thường các ưu thế ban đầu thuộc về kẻ tấn công nhưng nếu nạn nhân có hành động phản ứng nhanh thì ưu thế này sẽ không phát huy được. Kẻ tấn công có thể bị rối trí khi nghe một chuỗi các âm thanh hay trông thấy các hành động kỳ quái. La càng to càng tốt và cố gắng gây chú ý bởi người đi đường. Nếu không chế ngự được kẻ tấn công, ném bất kỳ vật gì mang theo bên mình vào mặt nó để có thời gian tẩu thoát.

Làm bất cứ việc gì để tự cứu mình. Nếu tên hiếp dâm mang kính thì chụp lấy kính đập vỡ ra; khạc nhổ, cắn, thét lên, móc mắt, cào mặt; đá vào háng kẻ tấn công càng mạnh càng tốt. Nếu thoát được khỏi tay nó thì chạy nhanh và la lớn "Cháy!" (Vì người ta khi nghe kêu cháy thường phản ứng tiếp tay nhanh hơn là nghe "Hiếp dâm!" hay "Cứu tôi với!") Nếu bị cưỡng bức thoả mãn tình dục bằng miệng hay bằng lưỡi, nhanh chóng cắn mạnh vào dương vật để làm mất đi động cơ hãm hiếp vì nó sẽ làm kẻ hiếp dâm rất đau. Sau đó nhanh chóng tẩu thoát. Lẽ tất nhiên không nên thực hiện việc này nếu kẻ hiếp dâm có súng và đang đe dọa bắn hoặc dùng súng để đánh nạn nhân lúc đang thực hiện theo yêu cầu của nó.

Trường hợp đã bị hiếp dâm rồi, cố gắng nhớ lại tất cả chi tiết của kẻ tấn công như: quần áo, vóc dáng, chủng tộc, giọng nói, màu tóc, dấu hiệu nhận dạng, vết sẹo, khuôn mặt; xe cộ, các bằng chứng về việc đang sử dụng ma túy.

rape counseling. The emotional reaction and sequelae of rape may be devastating to the mental well-being of the victim. It is therefore important that the victim be reassured concerning what to expect both from internal feelings and potential reactions of society; and even the possibility that law enforcement officers will be less than sympa thetic. **Thái độ đối với người bị hãm hiếp** Vì việc biểu lộ cảm xúc, các đi chứng do bị ảnh hưởng tới tinh thần và cách cư xử của nạn nhân sau khi bị hãm hiếp, cho nên vấn đề quan trọng là nạn nhân phải được chăm sóc để phục hồi được cảm xúc bên trong cũng như việc tiếp xúc bên ngoài xã hội, và nếu có thể được thì nên phát hành thành điều luật để mọi người phải có thái độ đồng cảm đối với nạn nhân.

rapeseed [L. rapa, turnip]. Seed of Brassica campestris and other species. Rape oil, which is used in foods and industry, is obtained from this seed.*Hạt cải dầu Hạt của loại cây Brassica campestris và một số loài khác. Dầu của cây cải dầu được dùng làm thực phẩm, dùng trong công nghiệp thường được lấy từ hạt.*

raphania [Gr, rhaphanos, radish]. A spasmodic disease caused by eating seeds of the wild radish; allied to ergotism, q.v. SYN: rhaphania.*Ngộ độc cải củ dại Bệnh co thắt do nguyên nhân ăn phải hạt của cây củ cải dại; giống như ngộ độc nấm cựa gà. Đn: rhaphania.*

raphe [Gr. rhaphe]. [NA] A crease, ridge, or seam noting union of the halves of a part.*Đường đan Nếp nhăn, lằn gợn hay đường nối hai nửa để hợp nhất lại một bộ phận.*

r., abdominal. Linea alba.*Đường đan bụng Đường alba.*

r., buccal. Raphe on cheek indicating line of fusion of maxillary and mandibular processes.*Đường đan má Đường ở trên má, chỉ ra sự nối kết giữa hàm trên và hàm dưới.*

r.,of penis. [NA] A median ridge on the posterior surface of the penis, a continuation of the raphe of the scrotum.*Đường đan dương vật Đường lằn gợn ở mặt dưới của dương vật, nó kéo dài cho đến bìu.*

r.,of scrotum. A ridge in the midline of the scrotum.*Đường đan bìu Đường lằn gợn ở bìu dái.*

r.,of tongue. A median groove on the dorsum of the tongue.*Đường đan lưỡi Đường rãnh giữa ở mặt lưng của lưỡi.*

r., palatine. A line or ridge in the median line of the palate.*Đường đan vòm miệng Một đường hay lằn gợn dọc theo vùng giữa của vòm miệng.*

r., perineal. A line or ridge in the midline of the perineum.*Đường đan đáy chậu Một đường hay lằn gợn ở giữa dọc theo vùng đáy chậu.*

r., pterygomandibular. A tendinous line of fusion between the buccinator and superior pharyngeal constrictor muscles that passes between the pterygoid process and the mandible, serving as an important landmark in dental anesthesia.*Đường đan (dây chằng) chân bướm - hàm dưới. Một đường gân liên hợp giữa cơ mút và cơ co khít họng trên nó đi, giữa mỏm chân bướm và hàm dưới, là một điểm mốc quan trọng trong gây tê răng.*

rapport [Fr. rapporter, to bring back]. A relationship of mutual trust and understanding, esp. between the patient and physician, nurse, or other health care provider.*Quan hệ Mối quan hệ tin cậy và hiểu biết lẫn nhau, thường dùng để chỉ quan hệ giữa bệnh nhân đối với bác sĩ, y tá hay một dịch vụ chăm sóc sức khỏe nào khác.*

raptus [L.]. A sudden seizure or attack.*Cơn kịch phát Cơn hoặc co giật thình lình.*

rarefaction [L. rarefacere, to make thin]. Process of decreasing density and weight, as of air. The farther from the surface of the earth, the less dense the atmosphere becomes.*Loãng Tình trạng giảm mật độ và trọng lượng, ví dụ như không khí loãng. Tại một điểm cách xa bề mặt của trái đất, áp suất của không khí sẽ bị giảm đi.*

r.,of bone. The process of making bone more porous because of absorption of mineral substances. ETIOL: Disturbed calcium-phosphorus metabolism possibly resulting from excess parathyroid hormone. SEE: osteoporosis; parathyroid.*Chứng loãng xương Tình trạng xương bị xốp do thiếu chất khoáng. NGUYÊN NHÂN: Do rối loạn trong việc chuyển hóa calci - phospho do dư thừa hormon tuyến cận giáp. Xem: osteoporosis; parathyroid.*

rarefy To make less dense, or to increase porosity of.*Làm loãng Làm giảm mật độ, hay là gia tăng độ xốp.*

rarefying osteitis. Chronic bone inflammation marked by development of granulation tissue in marrow spaces with absorption of surrounding hard bone.*(làm) Loãng xương Loãng xương do viêm xương mạn tính vì trong tủy có phát triển các mô hạt và xung quanh nó bị thiếu vắng các xương cứng hỗ trợ nâng đỡ.*

RAS. reticular activating system. *RAS. Viết tắt của chữ: reticular activating system, có nghĩa là hệ thống hoạt hóa dạng lưới.*

rash [O. Fr. rasche]. General term applied to any eruption of the skin, esp. those associated with communicable diseases. Usually temporary. The rash usually is a shade of red, which varies with disease. SYN: exanthema. SEE: eruption; lesion; roseola. NURSING IMPLICATIONS: Assess the location, size, and characteristics such as color, height and diameter of lesion. Note associated symptoms and history of known allergies, drugs used, and contacts with communicable diseases during preceding two-week period. Hold suspect drugs and isolate potential communicable disease patient until physician can be contacted. Apply cool compresses to relieve itching. Apply topical preparations and dressings, and administer systemic medications as prescribed.

Instruct patient about treatment regimen.*Ban Sự phát ban trên da, đặc biệt là thường mắc cùng với các chứng bệnh hay lây. Là một bệnh nhất thời, biểu hiện chứng nổi các chấm đỏ trên da, biến đổi theo diễn tiến của bệnh. Đn: exanthema. Xem: eruption; lesion; roseola. CHĂM SÓC BỆNH NHÂN: xem xét vị trí, kích thước, các biểu hiện như: màu sắc, mức độ nổi lên, đường kính của vết ban. Ghi chú lại tất cả các triệu chứng đi kèm cũng như tiền sử về dị ứng, các loại thuốc đã sử dụng, tiếp xúc với các bệnh truyền nhiễm trong vòng hai tuần. Lưu giữ lại các loại thuốc nghi ngờ là nguyên nhân gây dị ứng, cách ly bệnh nhân để đề phòng các bệnh truyền nhiễm cho đến khi gặp được bác sĩ chẩn đoán bệnh. Dùng các gạc lạnh để làm dịu cơn ngứa. Bôi thuốc tại chỗ và băng cùng với dùng thuốc toàn thân theo toa. Hướng dẫn bệnh nhân về chế độ ăn kiêng.*

r., butterfly. Skin rash of both cheeks joined by an extension across the bridge of the nose. Seen in systemic lupus erythematosus, esp. after the patient's face has been exposed to sunlight. Also seen in seborrheic dermatitis, tuberous sclerosis, q.v., and dermatomyositis, q.v. SEE: lupus erythematosus.*Ban dạng bướm Chứng phát ban ở hai bên má và băng qua vùng sống mũi. Thường thấy trong lupus ban đỏ hệ thống, đặc biệt là sau khi mặt bệnh nhân bị phơi ra ngoài ánh nắng mặt trời. Cũng có triệu chứng này trong bệnh viêm da tiết bã nhờn, chứng xơ cứng dạng nốt, bệnh viêm da cơ, ... Xem: lupus erythematosus.*

r., cable. An acneiform eruption caused by contact with chlorinated waxes, which are used to lubricate cables.*Ban dị ứng dây cáp Chứng phát ban dạng viêm nang lông, do nguyên nhân tiếp xúc với xáp clo thường dùng để bôi trơn trên các dây cáp.*

r., diaper. Inflammation of skin of infants in the diaper area due to one or more diverse primary irritants. Improperly processed diapers and metabolic by-products of wastes are probable irritant sources.*Ban vùng tã lót Chứng viêm nhiễm da ở trẻ nhỏ tại vùng quấn tã lót do một hoặc nhiều chất gây kích ứng ban đầu. Quấn tã lót không đúng cách hay do quá trình chuyển hóa, phân hủy các chất thải gây phân.*

r., drug. Rash caused by use of certain drugs, such as bromide or iodine. SYN: dermatitis medieamentosa. SEE: drug rashes; idiosyncrasy.*Ban do thuốc Phát ban do dùng một loại thuốc nào đó, chẳng hạn như dùng thuốc có nhiều hay iod. Đn: dermatitis medicamentosa. Xem: drug rashes; idiosyncrasy.*

r., ecchymotic. R., hemorrhagic.*Ban do máu bầm xem R., hemorrhagic.*

r., gum. A red, papular eruption of the chin and anterior cheat area of children seen during teething. A form of miliaria due to excess saliva coming in contact with the skin. SYN: r., red; strophulus.*Ban dạng gôm Ban đỏ dạng sần trên vùng cằm và trước ngực của trẻ trong thời kỳ mọc răng. Là một dạng của kê do quá nhiều nước bọt tiếp xúc với da. Đn: r., red; strophulus.*

r., heat. Miliaria rubra.*Ban nhiệt Kê đỏ.*

r., hemorrhagic. Rash consistingchiefty of hemorrhages or ecchymoses.*Ban xuất huyết Ban có hiện tượng xuất huyết hay bầm máu.*

r., macular. Rash in which the lesions are fiat and level with the surrounding skin.*Ban không có hiện tượng nổi lên mà chỉ xuất hiện các vết tròn trên da.*

r., maculopapular. Rash in which there are discrete macular and papular lesions or a combination of these types of lesions.*Ban dát sần Ban có tổn thương dát và sần nổi riêng rẽ trên da hay có sự phối hợp cả hai dạng này trên một vùng tổn thương.*

r., mulberry. Rash seen in typhus fever; dusky in color.*Ban dâu tây Ban do mắc bệnh sốt Rickettsia, vết ban có màu tối mờ.*

r., nettle. Smooth, elevated, itchy, white patches. SYN: hives; urticaria. *Ban mày đay Ban nổi các mảng trắng, trơn và gây ngứa. Đn: hives; urticaria.*

r., red. R., gum.*Ban đỏ. xem R., gum.*

r., rose. Any rose-colored rash. SYN: roseola.*Ban hồng Ban có màu hồng. Đn: roseola.*

r., serum. Rash accompanying serum sickness resulting from injection of a foreign serum. SEE: serum sickness.*Ban huyết thanh Ban kèm theo các bệnh huyết thanh do tiêm truyền huyết thanh lạ vào người. Xem: serum sickness.*

r., sunburnlike. Macular rash resembling the reddened skin characteristic of a severe sunburn. It may be associated with circulating bacterial toxins.*Ban rám nắng Ban dát trên da có biểu hiện màu đỏ giống như là bị phỏng nắng. Nó có thể do nguyên nhân chất độc của vi khuẩn lưu thông đến vùng đó.*

r., tooth. R., gum q.v.*Ban răng. xem R., gum.*

r., wandering. Condition of tongue marked by numerous denuded patches on the dorsal surface coalescing into freeform shapes similar to geographic presentations on maps. SYN: geographic tongue.*Ban lan man Ban trên mặt lưng của lưỡi dạng các mảng với các hình thù tự do trông như các vị trí địa lý trên bản đồ. Đn: geographic tongue.*

rasion [L. rasio]. Grating of drugs by use of a file.*Sự mài thuốc Dùng một cái giũa để mài thuốc.*

raspatory [L. raspatorium]. File used in surgery, esp. for trimming surfaces of bone. SYN: xyster.*Dụng cụ nạo xương Một loại giũa dùng trong phẫu thuật, đặc biệt là dùng để mài nhẵn bề mặt của xương. Đn: xyster.*

RAST. radio all ergosorbent test.

RAST. *Viết tắt của chữ radioallergosorbent test, có nghĩa là thử nghiệm hấp thu dị nguyên phóng xạ.*

Rastafarian cult. A religious cult that originated in Jamaica in the 1930s and has members in the Caribbean Europe, Canada and the U.S. It is of medical importance because cult members' dietary practices may lead to vitamin B deficiency with subsequent neurological disease or megaloblastic anemia or both.*Giáo phái Rastafarian Là một giáo phái tôn giáo gốc Jamaica có từ thập niên 1930 và có những tín đồ ở vùng Caribê, châu Âu, Canada và Mỹ. Đây là một vấn đề rất quan trọng trong y học bởi vì lối ăn kiêng của các tín đồ đạo này thường dẫn đến thiếu vitamin B, từ đó gây ra các bệnh về thần kinh hay chứng thiếu máu nguyên hồng cầu khổng lồ hoặc mắc cả hai bệnh này.*

rasura [L. rasura, a scraping]. 1. Process of scraping or shaving. 2. Scrapings or filings. SYN: rasure.*Sự nạo, sự cạo 1. Tiến trình cạo hay nạo 2. Cạo hay giũa. Đn: rasure.*

rat [ME]. A rodent of the genus Rattus, found in and around human habitations. In addition to causing economic lose due to crop destruction rats are of primary importance in the spread of human and animal diseases. They serve as hosts of various protozoans, flukes, tapeworms, and thread worms; reservoirs of amebiasis, marine and scrub typhus, and plague (bubonic, aepticemic pneumonic). The plagues are transmitted to man principally through arthropods (rat = flea). Rats also transmit rat-bite fever, q.v. SEE: flea vector,*Chuột Là loài gậm nhấm thuộc họ Rattus, có hầu hết ở các khu dân cư. Thường gây tổn hại cho nền kinh tế vì nó phá hoại mùa màng, còn gây lây qua người các bệnh của súc vật. Chuột còn là nơi sống ký sinh của các động vật nguyên sinh, sán lá gan, sán móc, giun kim; là nơi chứa các trùng amíp, các bệnh dịch, sốt Rickettsia, dịch hạch (bệnh dịch hạch, nhiễm trùng huyết, viêm phổi). Bệnh dịch hạch được truyền qua người chủ yếu qua một loài động vật chân đốt (con bọ chét). Chuột cũng gây nên bệnh sốt chuột cắn, ... Xem: flea, vector.*

rat-bite fever. Either of two infectious diseases transmitted by the bite of a rat. One is Caused by Streptobacillus moniliformis, characterized by skin inflammation, headache, vomiting, and back and joint pain; the other is caused by Spirillum minus. Associated with it are ulceration, rash, and recurrent fever. The latter disease is rare in the U.S.*Sốt chuột cắn Có hai loại bệnh nhiễm trùng được truyền qua người bởi vết chuột cắn. Một loại bệnh do Streptobacillus moniliformis gây ra, có triệu chứng nhiễm trùng da, đau đầu, nôn, đau lưng, đau khớp; loại sau do Spirillum minus gây ra, có triệu chứng lở loét, nổi ban, sốt hồi quy. Trường hợp thứ hai hiếm xảy ra ở Mỹ.*

rate [L. rata, calculated]. The speed or frequency of occurrence of an event. Usually expressed with respect to time or some other known standard. *Tốc độ, tỷ lệ Tốc độ hay mức độ xuất hiện thường xuyên của một sự kiện. Thường được diễn tả theo yếu tố thời gian hay theo một vài chuẩn mực thông dụng khác.*

r., attack. Rate of occurrence of new cases of a disease.*Tốc độ tấn công Số lần xuất hiện những ca mới của một bệnh.*

r., basal metabolic. SEE: basal metabolic rate.*Tốc độ chuyển hóa cơ bản xem: basal metabolic rate.*

r., birth. The number of live births per 1000 in the population in a given year.*Tỷ lệ sinh Số lượng trẻ sinh ra, và sống sót so với 1000 dân cư trong một năm.*

r., case. R., morbidity, q.v.*Tỷ lệ ca bệnh xem R., morbidity.*

r., case fatality. The ratio of the number of deaths caused by a disease to the total number of people who contract the disease.*Tỷ lệ tử vong Tỷ lệ tính dựa trên số lượng những ca chết vì bệnh chia cho tất cả những người nhiễm bệnh.*

r., death. The number of deaths in a specified population. Usually expressed as number of deaths per 100,000 population. Also called mortality rate.*Tỷ lệ chết Số lượng người chết trong một cộng đồng dân cư. Thường tính toán dựa trên 100000 người. Cũng còn gọi là tỷ lệ tử vong.*

r., DMF. An expression concerning the dental caries experienced in school children in whom observations are made of the number of teeth that are: D, decayed; M, missing or requiring extraction- F filled or with restorations. SEE: DMF index.*Tỷ lệ DMF Một cách thống kê về răng ở các trường tiểu học và mầm non, trong đó người ta theo dõi và thống kê: D, số răng bị sâu, M, số răng bị mất hay có nhu cầu nhổ, F, số răng trám hay có nhu cầu phục hồi. Xem: DMF trong phần phụ lục.*

r., dose. The quantity of medicine administered per unit of time.*Liều dùng Số lượng thuốc để dùng được theo một đơn vị thời gian.*

r., erythrocyte sedimentation. ABBR: ESR. SEE: sedimentation rate.*Tốc độ lắng hồng cầu Viết tắt* *là: ESR. Xem: sedimentation rate.*

r., false-negative. Rate of occurrence of negative results of a test in individuals who actually have the attribute or disease being tested for.*Tỷ lệ âm tính giả Tỷ lệ xuất hiện kết quả âm tính của một loại xét nghiệm trên một số lượng người nhất định có mắc một loại bệnh nào đó.*

r., false positive. Rate of occurrence of positive results of a test in individuals who actually do not have the attribute or disease being tested for.*Tỷ lệ dương tính giả Tỷ lệ xuất hiện kết quả dương tính của một loại xét nghiệm, trên một số lượng người nhất định mắc một loại bệnh nào đó.*

r., glomerular filtration. Rate of filtrate formation as the blood passes through the glomeroli of the kidneys. *Tốc độ lọc cầu thận Tốc độ lọc máu tại các tiểu cầu ở thận.*

r., growth. Rate of growth of an individual, tissue, or organ. It may be expressed as rate per arbitrary unit of time such as hours, days, months, or years.*Tốc độ tăng trưởng Tốc độ của một người, của mô hay của một bộ phận nào đó. Nó có thể được tính dựa trên đơn vị lựa chọn một cách tùy tiện về thời gian như: giờ, ngày, tháng hay năm.*

r., heart The number of heart contractions per unit of time.*Nhịp tim Số lần đập của nhịp tim trong một đơn vị thời gian.*

r., morbidity. The number of cases per year of certain diseases in relation to the population in which they occur.*Tỷ lệ bệnh tật Số ca bệnh trong một năm của một loại bệnh nào đó tại một cộng đồng dân cư.*

r., mortality. The frequency of all deaths over a period of time, usually a year, in relation to the total population in which the deaths occur. SYN: r., death.*Tỷ lệ chết Số lượng người chết trong một giai đoạn nào đó, thường là một năm, tại một cộng đồng dân cư. Đn: r., death.*

r., periodontal disease. SEE: periodontal.*Tỷ lệ bệnh nha chu xem: periodontal.*

r., pulse. The number of contractions of the heart per unit of time that can be detected by palpating a peripheral artery.*Nhịp mạch Số lần đập của nhịp tim trong một đơn vị thời gian mà có thể nhận ra qua việc bắt mạch ngoại biên.*

r., respiration. The number of breaths per unit of time.*Nhịp thở Số lần thở tính theo một đơn vị thời gian.*

r., sedimentation. Sedimentation rate, q.v.*Tỷ lệ lắng đọng xem Sedimentation rate.*

Rathke's pouch [Martin H. Rathke, Ger. anatomist, 1793-1860] A depression in the mouth of the embryo. It is just anterior to the buccopharyngeal membrane. The anterior lobe of the pituitary arises from this structure.*Túi Rathke [Martin H. Rathke, Bác sĩ Cơ thể học người Đức, 1793 - 1860] Một chỗ lõm trong miệng của thai nhi. Ở ngay phía trước màng mút hầu. Thùy trước của tuyến yên phát tri63n từ túi này.*

ratio [L., computation]. Relationship in degree or number between two things.*Tỷ số, tỷ lệ Mức độ tương quan hay một con số ở giữa hai giá trị.*

r., A/G. R., albumin-globulin.*Tỷ lệ A/G. Xem R., albumin - globulin.*

r.,albumin-globulin. Ratio of albumin to globulin in blood plasma or serum. Normally 1.3:1 to 3.0:1.*Tỷ lệ albumin-globulin Tỷ lệ giữa albumin và globulin trong huyết thanh. Mức bình thường là từ 1,3 :1 đến 3,0 :1.*

r., arm. In chromosomes, the relation of the length of the long arm of the mitotic chromosome to the short arm.*Tỷ lệ nhánh Trong nhiễm sắc thể, chỉ sự tương quan giữa độ dài của nhánh dài ở nhiễm sắc thể phân chia và nhánh ngắn.*

r., body-weight. Body weight in grams divided by body height in centimeters.*Tỷ lệ trọng lượng cơ thể Trọng lượng cơ thể tính bằng gram chia cho chiều cao cơ thể tính bằng centimét.*

r., cardiothoracic. The relation of the overall diameter of the heart to the widest part of the inside of the thoracic cavity. Usually the heart diameter is one-half or less than that of the thoracic cavity.*Tỷ lệ tim - lồng ngực Sự tương quan giữa đường kính của tim và chiều rộng mặt trong của lồng ngực. Thường thì đường kính của tim chỉ bằng một nửa hay ít hơn một nửa độ rộng mặt trong của lồng ngực.*

r., curative. R., therapeutic.*Tỷ lệ điều trị. Xem R., therapeutic.*

r., dextrose-nitrogen. Ratio of dextrose to nitrogen in urine.*Tỷ lệ dextrose - nitơ Tỷ lệ giữa dextrose và nitơ trong nước tiểu.*

r., lecithin-sphingomyelin. ABBR: L/S ratio. The ratio of lecithin in the amniotic fluid to sphingomyelin. It is used to determine fetal maturity. The ratio increases as the pregnancy approaches term, so that by the time of delivery, it is two or more to one.*Tỷ lệ lecithin - sphingomyelin Viết tắt là: L/S ratio. Tỷ lệ về lượng lecithin sphingomyelin ở dịch màng ối. Số liệu này nhằm xác định độ trưởng thành của thai nhi. Tỷ lệ gia tăng khi bào thai tới kỳ hạn sinh nở, thường là 2 hay hơn 1.*

r., odds. In epidemiological, case-control studies, a relative measure of disease occurrence. The odds in favor of a particular event occurring in an exposed group are divided by the odds in favor of the disease occurring in an unexposed group. If the condition being studied is rare, the odds ratio is a close approximation to the relative risk. SEE: relative risk.*Tỷ lệ chênh lệch Trong các nghiên cứu bệnh - trứng của dịch tễ học, đó là sự tương quan giữa các ca bệnh được chữa khỏi và số người bệnh xét trong một loại bệnh nào đó. Độ chênh lệch có lợi của bệnh đó được tính bằng cách lấy độ chênh lệch giữa người mắc bệnh và người không mắc bệnh ở trong một nhóm dân cư. Nếu bệnh đưa ra thống kê thuộc loại hiếm, thì mức độ chênh lệch sẽ ở mức xấp xỉ với nguy cơ tương đối. Xem: relative risk.*

r., sex. Ratio of males to females in a given population. Usually expressed as number of males per 100 females.*Tỷ lệ giới tính Tỷ lệ phải nam và phải nữ trong cộng đồng dân cư. Thường được tính bằng cách đếm số lượng nam giới so với 100 nữ giới.*

r., therapeutic. Ratio obtained by dividing effective therapeutic dose by minimum lethal dose. SYN: r., curative.*Tỷ lệ chữa bệnh Tỷ lệ được tính bằng cách lấy liều trị hiệu quả chia cho gây tử vong. Đn: r., curative.*

ration Fixed allowance of food and drink for a certain period.*Khẩu phần lương thực Lượng thức ăn và đồ uống cố định cho phép sử dụng trong một thời gian nhất định.*

rational [L. rationalis, reason]. 1. Of sound mind. SYN: sane. 2. Reasonable or logical; employing treatments based on reasoning or general principles, opposed to empiric.*Có lý trí, phương pháp điều trị đúng, (toán học) hữu tỷ. 1. Có lý trí. Đn: sane. 2. Có lý, hợp lý; phương pháp điều trị dựa trên những nguyên nhân hợp lý, những yếu tố chủ yếu, trái nghĩa với từ làng bậm.*

rationale [L.]. The logical or fundamental reason for a course of action or procedure.*Lý do căn bản Nguyên nhân hợp lý và cơ bản cho một loạt các hành động hay tiến trình.*

rationalization In psychology, a justification for an unreasonable or illogical act or idea to make it appear reasonable.*Hợp lý hóa Trong tâm lý học, là sự bào chữa cho một hành động vô lý hay không logic hoặc một ý kiến làm cho nó có vẻ có lý.*

rattle [ME. ratelvn, to rattle]. A sound or rale heard on auscultation.*Tiếng lách cách Một âm thanh hay tiếng ran nghe được khi thính chẩn.*

r., death. A gurgling sound or subcrepitant rale heard in the trachea of the dying.*Tiếng ran chết Tiếng ùng ục hay tiếng ran kêu lớp bớp nghe được trong khí quản của người hấp hối.*

rattlesnake. A poisonous snake of the genus Crotalid. It has articulated cuticular extensions at the tip of the tail. These produce a characteristic rattle. SEE: snake.*Rắn chuông Một* *loài rắn độc thuộc họ Crotalid. Nó có lớp biểu bì dạng đốt kéo dài đến tận đuôi. Chính nhờ lớp này mà nó có thể phát ra âm thanh như tiếng rung chuông. Xem: snake.*

raucous [L. raucus, hoarse]. Hoarse, harsh, as the sound of a voice.*Khàn khàn Chỉ về giọng nói nghe khàn khàn.*

Raudixin. Trade name for rauwolfia serpentine, USP.*Raudixin Tên thương mại của cây rauwolfia serpentina, USP.*

Rauscher leukemia virus. [Frank J. Rauscher, U.S. virologist, b. 1931] Virus known to cause leukemia in mice.*Virus bệnh bạch cầu Rauscher. [Frank J. Rauscher, Bác sĩ virus học người Mỹ, sinh năm 1931] Một loại virus gây ra bệnh bạch cầu ở chuột.*

Rauwiloid. Trade name for alseroxylon.*Rauwiloid Tên thương mại của chất alseroxylon.*

rauwolfia serpentine [Leonhard Rauwolf, Ger. botanist, 1535-1596] USP. The dried roots of Raumolfia serpentine. Extracts are potent hypotensive agents and sedatives with low toxicity. Derivatives are serpentine, serpentinine, and reserpine, q.v. Trade name is Raudixin. *Rauwolfia serpentine [Leonhard Rauwolf, nhà thực vật học người Đức, 1535 - 1596] USP. Rễ khô của cây Rauwolfia serpentina. Chiết xuất của nó có tác dụng làm hạ huyết áp và làm an dịu với độc tính thấp. Những chế phẩm bao gồm: serpentin, serpentinin và reserpin, ... Tên thương mại là Raudixin.*

rave [ME. raven, to be delirious]. To talk irrationally, as in delirium.*Nói mê Nói chuyện một cách phi lôgic trong lúc đang ngủ.*

raving. 1. Irrational utterance. 2. Talking irrationally.*Sự nói sảng 1. Sự nói chuyện một cách phi lôgic. 2. Sự nói những câu vô nghĩa.*

ray [L. radius, ray]. 1. One of a number of lines diverging from a common center. 2. Line of propagation of any form of radiant energy, esp. light or heat; loosely, any narrow beam of light. RS: energy;energy,radiant;fluorescence; heat; radiation; "roentgen=" words; spectrum; x-ray.*Tia 1. Một số các đường rẻ ra từ một điểm chung. 2. Những đường phát tán của các loại năng lượng bức xạ như là ánh sáng hay nhiệt; chỉ về những tia sáng nhỏ và hẹp. THAM KHẢO: năng lượng; năng lượng bức xạ; huỳnh quang; nhiệt; phóng xạ; những từ bắt đầu bằng roentgen-; quang phổ; tia X.*

r., actinic. A solar ray of the spectrum, capable of producing chemical changes. SYN: r., chemical.*T i a quang hóa Một tia sáng mặt trời trong quang phổ, có khả năng tạo ra các biến đổi hóa học. Đn: r., chemical.*

r., alpha. Ray composed of positively charged particles of helium derived from atomic disintegration of radioactive elements. Velocity is one-tenth the speed of light. Alpha rays are completely absorbed by a thin sheet of paper and possess powerful fluorescent, photographic, and ionizing properties. They are less penetrative than beta rays.*Tia alpha Tia lấy từ các điện tích dương của nguyên tố heli trích xuất từ các nguyên tử phân rã trong các nguyên tố phóng xạ. Tốc độ của nó bằng một phần mười tốc độ ánh sáng. Tia alpha dễ bị hấp thu hoàn toàn chỉ bởi một tấm giấy mỏng và có đủ các tính chất như một tia huỳnh quang, nhiếp ảnh và ion. Khả năng thâm nhập của nó kém hơn tia beta.*

r., antirachitic. Ultraviolet ray from 2700 to 3020 A.U.*Tia chống còi xương Tia cực tím, tia tử ngoại, từ 2700 đến 3020 A.U.*

r., bactericidal. Ray between 1850 and 2600 A.U., which is strongly destructive to bacteria.*Tia diệt khuẩn Tia trong khoảng 1850 và 2500 A.U., có tác dụng diệt khuẩn mạnh.*

r.'s, Becquerel's. Rays emitted from radium, uranium, and other radioactive substances.*Tia Becquerel Các tia phát ra từ chất radi, urani hay các chất phóng xạ khác.*

r.'s. beta. Negatively charged electrons expelled from atoms of disintegrating radio active elements.*Tia beta Các điện tích âm phát ra từ các nguyên tử phân rã trong các nguyên tố phóng xạ.*

r.'s, border. R., grenz.*Tia biên giới xem R., grenz.*

r.'s. cathode. Negatively charged electrons discharged by the cathode through a vacuum, moving in a straight line and, upon hitting solid matter, producing roentgen rays.*Tia âm cực Các điện tử âm phóng ra từ cực âm ra khoảng chân không, nó di chuyển theo đường thẳng và khi cho va vào vật cứng, nó sản sinh ra tia Roentgen.*

r .'s. characteristic. Secondary roentgen rays, the wavelengths of which are determined by the chemical constitution of the object that emits, transmits, or scatters them.*Tia đặc trưng Loại tia Roentgen thứ cấp, các bước sóng của nó được xác định bởi các thành phần hóa học như là tính chất phát, truyền và phân tán (nhiệt, ánh sáng, ...) của nó.*

r., chemical R., actinic.*T i a h ơ a học xem R., actinic.*

r.'s, cosmic. Electromagnetic waves (radiation) coming from sources in outer space. Cosmic rays have a short wavelength and exceptionally high velocity and penetrative power. SYN: r.'s, Millikan.*Tia vũ trụ Các sóng điện từ (bức xạ) từ ngoài không gian vào trái đất. Các tia vũ trụ có bước sóng ngắn, tốc độ cao một cách khác thường và có sức thâm nhập mạnh. Đn: r.'s, Millikan.*

r.,`s, delta. Highly penetrative waves given off by radioactive substances.*Tia delta Các sóng có độ thâm nhập cao, phát ra từ các chất phóng xạ.*

r., erythema producing. Ray between 1800 and 4000 A.U., which produces erythema, with those around 2540 andbetween 2050 and 3100 A.U. being most effective.*T i a gây ban đỏ Các tia trong khoảng từ 1800 đến 4000 A.U., khi chiếu vào da thường gây ra ban đỏ, ở mức độ 2540 và khoảng từ 2050 đến 3100 A.U. sẽ gây tổn hại mức độ nghiêm trọng nhất.*

r.,`s. fluorescent roentgen. Secondary rays whose wavelengths are characteristic of the substance that emits them.*Tia Roentgen huỳnh quang Là các tia thứ cấp mà bước sóng của nó có tính chất giống như chất đã phát ra nó.*

r.,s, gamma. Heterogeneous vibrations caused by electronic disturbance in atoms of radioactive elements during their disintegration. They appear identical with roentgen rays except that the wavelengths range from about 1.4 to 0.01 A.U. and they derive from the nucleus rather than from the orbit of the element. They have high velocity and penetrative power.*Tia gamma Các tia có độ dao động không đồng nhất, được tạo ra bởi sự xáo trộn điện tử của các nguyên tố phóng xạ trong lúc đang phân hủy. Nó giống hệt như tia Roentgen trừ bước sóng ở vào khoảng từ 1,4 đến 0,01 A.U., nó phát ra từ hạt nhân nhiều hơn là từ quỹ đạo của nguyên tố. Nó cũng có tốc độ cao và lực thâm nhập.*

r.,s, grenz. Soft roentgen rays with an average wavelength of 2 A.U. (range from 1 to 3 A.U.); obtained with peak voltage of less than 10 kilovolts. They lie between ultraviolet and roentgen rays.*Tia grenz Tia Roentgen nhẹ với bước sóng trung bình là 2 A.U. (từ 1 đến 3 A.U.); nó đạt tối đa ở mức độ dưới 10 Kilovolt. Vị trí trong khoảng giữa tia tử ngoại và tia Roentgen.*

r.,`s, hard. Roentgen rays of short wavelength and great penetration.*Tia cứng Các tia Roentgen có bước sóng ngắn và thâm nhập mạnh.*

r.'s, heat. Visible rays from 3900 to 7700 A.U. and infrared rays from 7700 to 14,000 A.U. The heating effect of visible rays on deeper tissue is proportionately stronger than that of infrared rays, because the visible rays have greater penetrating power. SEE: heat.*Tia nhiệt Các tia nhìn thấy bằng mắt thường được, trong khoảng từ 3900 đến 7700 A.U. và tia hồng ngoại từ 7700 đến 14000 A.U. của tia nhiệt nhìn thấy được có ảnh hưởng đến các mô sâu mạnh hơn tia hồng ngoại bởi vì nó có lực thâm nhập mạnh hơn. Xem: heat.*

r.'s, hertzian. Electromagnetic

waves used in radio communication. *Tia Héc Các loại sóng từ trường radio dùng trong thông tin vô tuyến.*

r.,s, infrared. Radiations just beyond the red end of the spectrum. Their wavelengths range between 7700 and 500,000 A.U. The therapeutic range extends from about 7700 to about 14,000 A.U.*Tia hồng ngoại Các tia ở phía bên màu đỏ của quang phổ. Bước sóng của nó ở vào khoảng 7700 đến 500.000 A.U. Mức độ dùng trong trị bệnh ở vào khoảng 7700 đến 14000 A.U.*

r., luminous. One of the visible rays of the spectrum.*Tia sáng Một trong các tia nhìn thấy được của quang phố.*

r., medullary. In the kidney, one of many slender processes composed of straight tubules that project into the cortex from the bases of renal pyramids. SYN: pars radiata lobuli corticalis renis.*Tia trong thận Trong thận, một trong một vài quá trình nhẹ xảy ra ở trong các ống thẳng từ đó chiếu vào vỏ từ nền của tháp thận. Đn: pars radiata lobuli corticalis renis.*

r.,S, Milliken. R.'s, cosmic.*Tia Millikan Xem R.'s, cosmic.*

r.'s, monochromatic. Rays characterized by a definite wavelength, as secondary rays.*Tia đơn sắc Các tia có các độ dài bước sóng xác định, như là các tia thứ cấp.*

r.,s, pigment-producing. Rays between 2540 and 3100 A.U. are most effective in stimulating the production of pigment in the skin. This is due to a local response to irritation of cutaneous prickle cells,*Tia tạo sắc tố Các tia trong khoảng từ 2540 đến 3100 A.U., hầu hết đều tạo nên màu sắc khi chiếu lên da. Điều này là do vùng đó có sự kích thích của các tế bào cảm giác trên da.*

r.'s, positive. Rays of positively charged ions that, in a discharge tube, move from the anode toward the cathode.*Tia dương cực Các tia ion dương trong ống phóng điện, di chuyển theo chiều từ cực dương đến cực âm.*

r., primary. Ray discharged directly from a radioactive substance, as the alpha, beta, and gamma rays. *Tia căn bản Các tia phát ra trực tiếp từ các chất phóng xạ, nó bao gồm tia alpha, beta và gamma.*

r.'s, roentgen. X-rays discovered by Wilhelm Konrad Roentgen. They have a penetrative power through opaque substances; used for photographing internal organs and parts, and for diagnostic and therapeutic purposes.*Tia Roentgen Còn gọi là tia X, được khám phá ra bởi Wilhelm Konrad Roentgen. Nó có khả năng thâm nhập xuyên qua các chất cản quang; được dùng để chụp hình các bộ phận bên trong cơ thể để chẩn đoán cũng như mục đích.*

r.,`s, scattered. Roentgen rays or gamma rays that, in their passage through a substance, have been deflected and changed by an increase in wavelength.*Tia lác đác Là các tia Roentgen hay gamma khi chiếu qua một chất nào đó, nó bị lệch hướng và gia tăng bước sóng.*

r.'s, Schumann. Rays in the region bounded between 1220 and 1850 A.U.*Tia Schumann Các tia trong khoảng từ 1220 đến 1850 A.U.*

r.'s, secondary. Roentgen rays emitted in all directions by any matter irradiated with roentgen rays.*Tia thứ cấp Các tia Roentgen phát ra mọi hướng từ các chất phát tia Roentgen.*

r.,s, ultraviolet. Invisible rays of the spectrum that are beyond the violet rays, and of varying wavelengths. They may be refracted, reflected, and polarized, but will not traverse many substances impervious to the rays of the visible spectrum. They rapidly destroy the vitality of bacteria. They produce photochemical and photographic effects.*Tia tử ngoại Các tia không nhìn thấy bằng mắt thường được trong hệ thống quang phổ, ở về phía có màu tím và có các bước sóng khác nhau. Nó có thể bị khúc xạ, phản xạ và khuếch tán, nhưng không xuyên qua được một số chất cản ánh sáng thấy được trong quang phổ. Nó có khả năng diệt khuẩn cao, khả năng quang hóa và ảnh hóa.*

r.'s, x. R.'s, roentgen.*Tia X Xem R.'s, roentgen.*

Raynaud's disease [Maurice Raynaud, Fr. physician, 1834–1881] A peripheral vascular disorder found most frequently in females between the ages of 18 and 30. It is characterized by abnormal vasoconstriction of the extremities upon exposure to cold or emotional stress. A history of symptoms for at least 2 years is necessary for diagnosis.
SYM: Intermittent attacks of pallor or cyanosis of the digits (usually fingers) associated with cold or emotional disturbance, pallor or cyanosis that is bilateral or symmetrical, normal radial and ulnar pulse. No evidence of occlusive disease is present; gangrene may occur but is limited to the skin of the tips of the digits.
TREAT: Maintenance of warmth of extremities by wearing wool gloves, socks, avoidance of contact with cold materials, avoidance of use of tobacco. Vasodilators and tranquilizers may be helpful.
PROG: Attacks persist but can be controlled. No serious disability develops, but this condition is sometimes associated with the development of rheumatoid arthritis or acleroderma.
Bệnh Raynaud [Maurice Raynaud, Bác sĩ người Pháp, 1834 — 1881] Rối loạn mạch ngoại biên xảy ra chủ yếu ở các phụ nữ trong độ tuổi từ 18 đến 30. Triệu chứng biểu hiện là các mạch máu ở tay chân bị co lại một cách bất thường khi gặp khí hậu lạnh hay khi có cảm giác căng thẳng. Khi chẩn đoán bệnh cần tìm hiểu về bệnh sử ít nhất là trước đó hai năm.
TRIỆU CHỨNG: Bệnh phát theo từng cơn, các ngón (thường là ngón tay) bị xanh xao tái nhợt khi trời lạnh hoặc lúc bối rối, các dấu hiệu thường đối xứng ở hai bên, mạch quay và mạch trụ bình thường. Không có dấu hiệu về tắc mạch; hoại thư có thể xảy ra nhưng chỉ hạn chế ở đầu ngón.
ĐIỀU TRỊ: Giữ ấm các chi bằng cách mang bao tay, vớ, tránh tiếp xúc với các vật lạnh, kiêng thuốc lá. Các loại thuốc giãn mạch và an thần cũng có hiệu quả.
TIÊN LƯỢNG: Là một loại bệnh dai dẳng nhưng vẫn có thể kiểm soát được. Thường không phát triển tới mức nghiêm trọng nhưng đôi khi cũng liên kết dẫn tới phát triển một số bệnh khác như viêm khớp dạng thấp hay bệnh cứng bì.

Raynaud's phenomenon. Intermittent attacks of pallor followed by cyanosis, then redness of digits, before return to normal. Initiated by exposure to cold or emotional disturbance. Numbness, tingling, and burning may occur during the attacks. Secondary to such conditions as occlusive arterial disease, systemic sclero- derma, thoracic outlet syndrome, pulmonary hypertension, myxedema, or trauma. SEE: Nursing Diagnoses.
TREAT: Based on recognition and treatment of the underlying condition. *Hiện tượng Raynaud Các cơn tái nhợt sau đó xanh tím rồi đỏ lên ở các ngón tay sau đó trở lại bình thường. Thường xuất hiện khi gặp trời lạnh hay có điều bối rối trong lòng. Có thể bị tê, ngứa ran và rát bỏng trong. Hiện tượng này là thứ phát của một số tình trạng như bệnh động mạch tắc nghẽn, xơ cứng bì hệ thống, hội chứng lỗ ngực dưới, hội chứng chấn thương, tăng áp lực động mạch phổi phối, phù hay chấn thương. Xem: Nursing Diagnoses.*
ĐIỀU TRỊ: Tùy theo nguyên nhân cơ bản.

rayon, purified. USP. A fibrous form of regenerated cellulose manufactured by the viscose process, desulfured, washed, and bleached. It is used in surgical dressings and bandages. *Tơ nhân tạo, đã tinh chế USP. Là cellulose tái sinh dạng sợi, được chế tạo theo công nghệ Visco, khử sulfure, giặt và tẩy. Nó được dùng để sản xuất băng gạc cũng như quần áo dùng trong phẫu thuật.*

Rb. Chem. symb. for the element rubidium.*Rb. ký hiệu hóa học của nguyên tố rubidium.*

RBBB, right bundle branch block. *RBBB. Viết tắt của chữ right bundle branch block, có nghĩa là nhánh bloc bó phải.*

ROC, rbc. red blood cell; red blood

count.*ROC, rbc.* *Viết tắt của chữ red blood cell, có nghĩa là tế bào hồng cầu; hay red blood count, có nghĩa là đếm số lượng tế bào hồng cầu.*

R.B. E. relative biological effectiveness.*R.B. E.* *Viết tắt của chữ relative biological effectiverness, có nghĩa là hiệu lực sinh học tương đối.*

R.C. D. relative cardiac dullness.

R.C. D. *Viết tắt của chữ relative cardiac dullness, có nghĩa là diện đục tương đối của tim.*

R.C.P. Royal College o% Physicians.

R.C.P. *Viết tắt của chữ Royal College of Physicians, có nghĩa là trường Đại học Y Khoa Hoàng gia.*

R.C.S. Royal College of Surgeons.

R.C.S. *Viết tắt của chữ Royal College of Surgeons, có nghĩa là trường Đại học Phẫu thuật Hoàng gia.*

R.D.A. right dorsoanterior, presentation position of the fetus.*R.D.A.* *Viết tắt của chữ right dorsoanterior, có nghĩa là kiểu thế lưng phải trước của thai nhi trong tử cung.*

R.D.P. right dorsoposterior, presentation position of the fetus.*R.D.P.* *Viết tắt của chữ right dorsoposterior, có nghĩa là kiểu thế lưng phải sau của của thai nhi trong tử cung.*

RDS. respiratory distress syndrome.

RDS. *Viết tắt của chữ respiratory distress syndrome, có nghĩa là hội chứng trụy hô hấp.*

R.E. radium emanation; right eye; reticuloendothelium*R.E.* *Viết tắt của chữ radium emanation, có nghĩa là sự phát xạ Radi; right eye, có nghĩa là mắt phải; reticuloendothelium, có nghĩa là hệ lưới nội mô.*

Re. Chem. symb. for the element rhenium.*Re.* *Ký hiệu hóa học của nguyên tố reni.*

re- [L.]. Prefix meaning back or again.

re- tiếp đầu ngữ có nghĩa là phía sau hay một lần nữa.

reabsorb To absorb again.*Tái hấp thu Hấp thu một lần nữa.*

reabsorption The process of absorbing again. It occurs in the kidney when some of the materials filtered out of the blood by the glomerulus are reabsorbed as the filtrate passes through the nephron.*Tái hấp thu Quá trình hấp thu một lần nữa. Nó xảy ra trong thận khi một vài chất khoáng bị lọc ra khỏi máu bởi cầu thận sẽ được tái hấp thu khi lọc qua các nephron.*

reacher. A long grasping device for extending the reach of persons in wheelchairs or for those with limited strength or range of motion at the shoulder. SYN: reaching tongs.*Cái kẹp dài Một dụng cụ cầm tay dài dùng để nới rộng tầm với cho những người ngồi xe lăn khi sức mạnh cũng như khả năng di chuyển của họ bị hạn chế. Đn: reaching tongs.*

react [L. re, again, + agere, to act]. 1. To respond to a stimulus. 2. To participate in a chemical reaction.*Phản ứng 1. Đáp ứng lại một kích thích. 2. Tham dự vào một phản ứng hóa học.*

reactant A chemical or substance taking part in a chemical reaction.*Chất phản ứng Một chất nào đó hay chất hóa học tham gia vào phản ứng hóa học.*

reaction [LL. reactus, reacted]. 1. Response of an organism, or part of it, to a stimulus. 2. In chemistry, a chemical process or change; transformation of one substance into another in response to a stimulus. 3. An opposing action or counteraction. 4. Emotional and mental state created by a situation.*Sự phản ứng 1. Sự đáp ứng của một bộ phận hay một phần của bộ phận đó đối với kích thích. 2. Trong hóa học, một tiến trình hóa học hay sự thay đổi, chuyển hóa của một chất thành một chất khác để đáp ứng lại kích thích. 3. Một hành động đối kháng hay sự chống lại. 4. Trạng thái xúc động tinh thần được tạo ra bởi một trạng thái nào đó.*

r., alarm. The first stage in the general adaptation syndrome, q.v., which includes changes occurring in the body when subjected to stressful stimuli. Physiological changes that occur are direct results of damage, shock, or both, or reactions of the body to defend itself against shock.

Phản ứng báo động Là giai đoạn đầu trong triệu chứng hội ứng chung của cơ thể, nó bao gồm những thay đổi xảy ra trong cơ thể khi bị kích thích căng thẳng. Những thay đổi sinh lý xảy ra là sự tác trực tiếp của sự bị đe dọa, con sợ hãi hay cả hai, hoặc các phản ứng của cơ thể nhằm chống lại những con sợ hãi đó.

r., allergic. Reaction resulting from hypersensitivity to an antigen.*Phản ứng dị ứng Phản ứng do kết quả của sự nhạy cảm đối với kháng nguyên.*

r., anamnestic. The reappearance of antibodies that may occur when an antigen is injected a considerable time after the first injection.*Phản ứng ký ức Sự tái xuất hiện kháng thể có thể xảy ra khi tiêm kháng nguyên vào cơ thể sau một thời gian đáng kể so với lần tiêm đầu tiên.*

r, anaphylactic. Reaction that follows injection or administration of a foreign substance to an animal that has been sensitized to it. SYN: anaphylaxis.*Phản ứng phản vệ Phản ứng xảy ra sau khi tiêm vào cơ thể một con vật hay cho chúng uống một chất lạ có thể gây ra những nhay cảm đối với nó. Đn: anaphy lasis.*

r., antigen-antibody. The combination of molecules of an antigen with one or more molecules of its specific antibody.

Phản ứng kháng thể - kháng nguyên Sự liên kết các phân tử của kháng nguyên với một hay một vài phân tử của kháng thể đặc hiệu của nó.

r., anxiety. In current psychiatric terminology, this condition is classed as an anxiety disorder, q.v.*Phản ứng lo âu Là thuật ngữ dùng trong khoa tâm thần, tình trạng này được xếp vào rối loạn lo âu.*

r., Arias-Stella. Decidual changes in the endometrial epithelium. These changes consist of hyperchromatic cells with large nuclei; they may be associated with ectopic pregnancy.

Phản ứng Arias - Stella Những thay đổi màng rụng trong biểu mô. Những thay đổi này bao gồm cả các tế bào ưu sắc có nhân lớn; nó có thể kết hợp với thai ngoài tử cung.

r., biuret. 1. A test for measuring proteins in serum. 2. A chemical test for urea.*Phản ứng biuret 1. Một xét nghiệm để xác định protein trong huyết thanh. 2. Một xét nghiệm hóa học tìm urea.*

r., chain. A self-renewing reaction in which the initial stage causes the next reaction, which in turn causes the next reaction, etc.*Phản ứng chuỗi Phản ứng tự hồi phục trong đó giai đoạn khởi tạo sẽ gây nên phản ứng tiếp theo và phản ứng tiếp theo này sẽ gây nên phản ứng tiếp theo nữa, v.v...*

r., complement-fixation. Reaction seen when the complement enters into combinations formed between soluble or particulate antigens and antibody. Used for diagnosis of certain diseases, esp. syphilis. SEE: complement; fixation, complement.

Phản ứng cố định bố thể Phản ứng xảy ra khi bố thể vào trong cấu trúc liên kết ở dạng hòa tan hay dạng hạt của kháng nguyên và kháng thể. Nó được dùng để chẩn đoán một số bệnh, ví dụ như bệnh giang mai. Xem: complement; fixation, complement.

r., consensual. 1. An involuntary action. 2. A crossed reflex.*Phản ứng liên ứng 1. Một hành động không chủ tâm. 2. Phản xạ tréo.*

r., conversion. A conversion type of hysterical neurosis in which loss of or alteration in physical functioning suggests a physical disorder but instead represents the expression of a psychological conflict or need. The disturbance is not under voluntary control and cannot be explained by a disease process; it is not limited to pain or sexual dysfunction.*Phản ứng đảo ngược Một kiểu đảo ngược của chứng loạn thần kinh chức năng trong đó có sự mất đi hay chuyển đổi các chức năng thực thể do rối loạn thực thể nhưng thay vào đó là biểu hiện các xung đột hay nhu cầu tâm lý. Sự rối loạn này không thể điều khiển chủ động được và không thể giải thích như là tiến trình của một bệnh được; nó* không có mức độ giới hạn về cơn đau cũng như rối loạn về hoạt động giới tính.

r., cross. Reaction between an antibody and an antigen that is not specific for the antibody but is closely allied to the one that is.*Phản ứng tréo Phản ứng giữa một kháng thể và một kháng nguyên, không đặc hiệu cho kháng thể nhưng nó là một đồng minh rất thân cận của kháng thể.*

r., defense. A mental response the purpose of which is to protect the ego.*Phản ứng phòng vệ Một đáp ứng tinh thần nhằm để bảo vệ cái tôi.*

r., delayed. Reaction occurring a considerable time after a stimulus, esp. a reaction such as inflammation of the skin occurring hours or days after exposure to the allergen.*Phản ứng trì hoãn Phản ứng xảy ra sau khi bị kích thích một lượng thời gian đáng kể nào đó, ví dụ như trong viêm da, phản ứng xảy ra nhiều giờ hay thậm chí nhiều ngày sau khi bị kích thích.*

r, dissociative. A sudden, temporary alteration in the normal functions of consciousness, identity, or motor behavior. Thus the individuals may temporarily forget their identity; or important personal events cannot be recalled; or they may wander as if in a dream-state.*Phản ứng phân ly Sự luân phiên một cách đột ngột và tạm thời trong chức năng bình thường của ý thức, sự hiểu biết hay cư xử một cách máy móc. Vậy thì mọi người đều có thể tạm thời quên đi ý thức thực tại của họ và các sự kiện cá nhân quan trọng có thể gợi nhớ lại hoặc có thể miên man như là trong một giấc mơ.*

r., false-negative. A test result that is inaccurate in that it was negative when in reality it should have been positive.*Phản ứng âm tính giả Một kết quả phản ứng không chính xác với kết quả âm tính, nhưng trong thực tế nó là dương tính.*

r., false-positive. A positive reaction in a test, esp. test for syphilis, that is due to faulty technique or to presence of another disease.*Phản ứng dương tính giả Một phản ứng dương tính trong xét nghiệm, đặc biệt là xét nghiệm về bệnh giang mai, nó dương tính do có sự sai sót trong kỹ thuật hay do một bệnh khác.*

r., hemianopic. In some forms of homonymous hemianopia, the pupils of both eyes fail to react to a thin pencil of light from the blind side, but react normally to light from the normal side.*Phản ứng bán manh Trong một vài dạng của bán manh đồng danh, đồng tử ở cả hai mắt không hề có phản ứng với chùm ánh sáng nhỏ ở bên bị mù, nhưng bên kia vẫn có phản ứng ánh sáng bình thường.*

r., hemioplc pupillary. Reaction

in certain cases of hemianopia in which light from one side will cause the iris to contract but light from the other side will not cause the contraction.*Phản ứng bán manh đồng tử Phản ứng này xảy ra trong một số ca bán manh, trong đó, ánh sáng từ bên này có thể gây cho con ngươi co lại nhưng ánh sáng ở bên kia không có ảnh hưởng gì cả.*

r., immune. Reaction that demonstrates the presence of antibodies in the blood. Indicative of a high degree of immunity.*Phản ứng miễn dịch Phản ứng cho thấy có sự xuất hiện của các kháng thể trong máu. Nó chứng tỏ rằng cơ thể đang có sự miễn dịch cao.*

r., leukemic or leukemoid. Changes in the blood smear of peripheral blood that are consistent with those present in leukemia. This may occur in patients with an infection or tumor but who do not have leukemia.*Phản ứng dạng bệnh bạch cầu Sự thay đổi trong kính phết máu, ngoại vi và thấy có sự xuất hiện như trong bệnh bạch cầu. Điều này xảy ra ở những bệnh nhân bị nhiễm trùng hay có khối u nào đó nhưng không phải là bệnh bạch cầu.*

r., local. Reaction occurring at point of stimulation or injection of exciting substances.*Phản ứng cục bộ Phản ứng xảy ra ở ngay tại điểm kích thích hay nơi truyền kích thích.*

r., myasthenic. Gradual decrease and eventual cessation of muscle contractions when a muscle is stimulated repeatedly by direct current. *Phản ứng nhược cơ Sự giảm dần dần và sau cùng mất hẳn khả năng cơ co khi cơ bị kích thích lặp đi lặp lại bằng một dòng điện trực tiếp.*

r., neutral. In chemistry, a reaction indicating absence of acid oralka line properties. Expressed as pH 7.0.*Phản ứng trung tính Trong hóa học, chỉ về phản ứng không có mang tính acid hay tính kiềm, độ pH ở mức 7.0.*

r.,of degeneration. Change in muscle reactivity to electricity,seen in lower motor neuron paralysis.*Phản ứng của sự thoái hóa Những thay đổi trong phản ứng cơ đối với dòng điện, thường thấy trong chứng liệt thần kinh vận động bậc thấp.*

r, ophthalmic. Local reaction of conjunctiva to introduction of toxins of tuberculosis and typhoid fever; more severe in those having the diseases.*Phản ứng mắt Phản ứng cục bộ của kết mạc khi tiếp xúc với các độc tố của bệnh lao hay sốt thương hàn; nó nghiêm trọng hơn ở những bệnh nhân đang mắc bệnh.*

r., Prausnitz-Kütner. SEE: Prausnitz-Kütner reaction.*Phản ứng Prausnitz - Kütner Xem: Prausnitz - Kütner reaction.*

r., quellung. The swelling of capsules of bacteria when mixed with their specific immune serum.

Phản ứng chế ngự *Sự trương phồng lên ở vỏ bọc của vi khuẩn khi trộn nó với huyết thanh miễn nhiễm đặc biệt.*

r., transfusion. Reaction following transfusion of incompatible blood, which causes agglutination and hemolysis of the recipient's or donor's red blood cells or both.*Phản ứng truyền máu Phản ứng xảy ra khi truyền máu không hợp, nó gây ra sự dính kết và tan máu ở tế bào hồng cầu của người cho hay người nhận hoặc cả hai.*

r., whea land flare. The response within 10 to 15 minutes to an antigen injected into the skin. The area demonstrates an elevated blanched irregular wheel surrounded by erythema. *Phản ứng mày đay và ban đỏ Sự đáp ứng xảy ra khoảng từ 10 đến 15 phút sau khi tiêm kháng nguyên vào da. Vùng thí nghiệm nổi mày đay trắng và bao quanh bởi vết ban đỏ.*

reaction time. The time required to respond to a stimulus.*Thời gian phản ứng Khoảng thời gian cần thiết để đáp ứng lại một kích thích.*

reactivate. To make active again, esp. the process of returning activity to immune serum that has lost its potency by the addition of fresh normal serum, thus restoring the complement, which had become inactive through age, heat, or other factors.*Phục hồi hoạt động; tái hoạt động Làm cho hoạt động trở lại, đặc biệt là tiến trình hoạt động trở lại của huyết thanh miễn dịch khi nó bị mất hiệu lực bằng cách thêm vào lượng huyết thanh bình thường mới, vì vậy phục hồi bổ thể đã bị bất hoạt do tuổi tác, nhiệt độ hay các yếu tố khác.*

reactive depression. In psychology, mental disorder resulting from bereavement, sadness, or a situation causing such emotions, lasting longer and more marked than the normal reaction.*Trầm cảm phản ứng Trong tâm lý học, rối loạn tâm thần do bị mất đi một người thân, cơn buồn phiền hay hoàn cảnh nào đó gây nên cảm giác như thế, phản ứng sẽ kéo dài và rõ rệt hơn mức độ bình thường.*

reactivation Process of making something active again.*Sự tái hoạt Tiến trình làm cho một vài cái hoạt động trở lại.*

reactivity The action of reacting to a stimulus.*Mức độ phản ứng Hoạt động phản ứng lại trước một kích thích.*

reading. Interpreting or perusing written or printed characters or material. Reading may or may not include comprehension of the material.*Sự đọc Công việc dịch hay đọc chữ viết, chữ in hay chất liệu khác. Sự đọc có thể bao gồm cả ý nghĩa hiểu hay không hiểu vấn đề.*

r., lip. Interpretation of what is being spoken by watching movements of the speaker's lips.*Đọc môi Phương cách hiểu tiếng nói của người khác dựa trên việc nhìn vào độ mấp máy môi của người đó.*

reading disorders. Conditions that interfere with or prevent comprehension of written or printed material. A term used esp. in reference to children. The condition seen in some adults may have developed due to injury to the brain or may have persisted from infancy. SEE: dyslexia. *Các rối loạn chức năng đọc Chứng bệnh gây khó khăn hay trở ngại sự hiểu về chữ viết hay chữ in khi đọc. Bệnh thường gặp ở trẻ em, đôi khi cũng có ở người lớn do não bị tổn thương hay bệnh phát từ nhỏ và kéo dài cho tới lớn. Xem: dyslexia.*

read-only memory. ABBR: ROM. The portion of a computer's memory that contains permanent instructions as opposed to random access memory (RAM), which holds the temporary instructions (a program).*Bộ nhớ chỉ đọc Viết tắt là: ROM. Là phần bộ nhớ trong máy tính dùng để lưu trữ các thông tin cố định, nó trái nghĩa với từ bộ nhớ truy xuất ngẫu nhiên (RAM) chỉ lưu trữ những thông tin tạm thời (thông tin có thể là một chương trình).*

reagent [L. reagere, to react]. 1. A substance involved in a chemical reaction. 2. A substance used to detect the presence of another substance. 3. Subject of a psychological experiment, esp. one reacting to a stimulus. *Chất phản ứng 1. Một chất dùng trong các phản ứng hóa học. 2. Một chất dùng để nhận ra của chất khác. 3. Đối tượng của một thí nghiệm tâm lý, ví dụ như một phản ứng đối với một kích thích sự có mặt.*

reagin A type of immunoglobulin gamma E (IgGE) present in the serum of atopic individuals. Reagin does not cross the placental barrier. *reagin Một loại gamma globulin miễn dịch E (IgGE) có trong huyết thanh của người dị ứng. Reagin không thể vượt qua được hàng rào nhau thai.*

reaginic Concerning reagin.*reaginic (thuộc) reagin.*

reality principle Awareness of external demands andadjustment in a manner that meets these demands, yet assures continued self-gratification.*Nguồn gốc thực tế Nhận thức các nhu cầu từ bên ngoài và điều chỉnh hành động cho phù hợp với các đòi hỏi này, rồi cũng đảm bảo tiếp tục tự hài lòng với vấn đề này.*

reality testing. The attempt by the individual to evaluate and understand the real world and his or her relation to it.*Sát hạch thực tế Kỳ thi sát hạch cá nhân để đánh giá trình độ hiểu biết về thế giới thực tại và mối quan hệ của cá nhân đó đối với thế giới xung quanh.*

reality therapy. A psychiatric treatment based on the concept that some

patients deny the reality of the world around them. Therapy is directed to assist such patients to recognize and accept the present situation. The main technique is confrontation; the therapist consistently confronts the client with the reality of the situation. Illness or pathology is viewed as a defense against the real world. The purpose of the confrontation is to minimize distortion.*Liệu pháp thực tế Một phương pháp điều trị bệnh tâm thần dựa trên khái niệm là một vài bệnh nhân bị bệnh tâm thần là do họ từ chối về thế giới thực tại xung quanh. Liệu pháp này là trực tiếp khuyên nhủ, nhắc nhở bệnh nhân để họ nhận ra và chấp nhận vị trí thực tại của họ. Phương pháp kỹ thuật chính là sự đối chất; kiên định đối kháng với bệnh nhân trong môi trường thực tế. Bệnh lý biểu hiện có về như là phòng thủ trước thế giới thực tại. Mục đích của sự đối chất là làm giảm đi tình trạng sai lệch đến mức tối thiểu.*

reamer A small instrument used in dentistry for enlarging the root canal of a tooth.*Kim nạo ống tủy Một dụng cụ dùng trong nha khoa để khoét rộng ống chân răng.*

reanastomosis, surgical, The surgical procedure for rejoining structures, esp. vessels or tubes, that had been previously ligated.*Phẫu thuật nối lại Quá trình phẫu thuật để nối lại một kết cấu, thường chỉ về mạch máu hay các cấu trúc ống mà trước kia đã thắt lại.*

reanimate [L. re, again, + animare, fill with life]. To reactivate, restore to life, revive, resuscitate.*Hồi phục lại Làm hoạt động trở lại, phục hồi sức khỏe, sống lại, tính lại.*

reapers' keratitis Inflammation of the cornea caused by dust from grain. SEE: keratitis.*Viêm giác mạc của người gặt lúa Chứng viêm giác mạc do bụi của hạt lúa. Xem: keratitis.*

reasonable care. Those acts performed or omitted that an ordinary prudent medical practitioner or health care professional would have or have not done. A measure against which a defendant's malpractice conduct is compared.*Chăm sóc sức khỏe hợp lý Các công việc đã thực hiện hay cần phải thực hiện nhằm điều trị bệnh tốt cho bệnh nhân. Thuật ngữ này thường dùng so sánh trái nghĩa với trường hợp có sai sót trong chăm sóc y tế gây tổn hại cho bệnh nhân và bị đưa ra kiện tụng.*

reasonable charge. The reimbursement for any service provided for health care. Under Medicare this is the lowest customary charge by a particular physician for a service or the prevailing charge of other physicians in that area for the same service.*Tiền thù lao hợp lý Số tiền phải trả cho bất kỳ một dịch vụ chăm sóc sức khỏe nào đó. Trong chương trình chăm sóc người già,*

đây là một phí tổn quy định tối thiểu cho một phục vụ chăm sóc sức khỏe của bác sĩ tư hay phí tổn trung bình để được chăm sóc sức khỏe mà bệnh nhân phải trả cho một bác sĩ.

reasonable cost. The amount a third party (usually the medical insurer) will actually reimburse for health care based on the cost to the provider for delivering that service.*Phí tổn hợp lý Số tiền mà bên thứ ba (thường là công ty bảo hiểm y tế) phải trả cho một dịch vụ chăm sóc sức khỏe, số tiền này còn tùy thuộc vào mức phí đóng góp của cá nhân đó cho dịch vụ bảo hiểm y tế.*

reattachment 1. Recementing a dental crown. 2. Re-embedding periodontal ligament fibers into the cementum of a tooth that has become dislodged. 3. Rejoining parts that have been separated, as a finger that has been traumatically detached. *Gắn lại 1. Trám răng. 2. Dùng bao răng để gắn cố định lại mảnh răng bị vỡ. 3. Nối lại các bộ phận bị tách ra, ví dụ như ngón tay bị gẫy rời do chấn thương.*

rebase To refit a denture by replacing the base material without altering the occlusal characteristics.*Làm giả chân răng, đệm Làm răng giả bằng cách chỉ làm lại phần chân răng, phần mặt cắn vẫn giữ nguyên.*

rebound [ME. rebounden, to leap back]. Response even in reflexes in which sudden withdrawal of stimulus is followed by fresh activity, such as a atrongcontraction following a moderate one, marked relaxation following moderate relaxation, or contraction replacing inhibition.*Sự bật lại, hồi ứng Sự phản ứng lại kể cả trong các phản xạ mà các kích thích đột nhiên rút lui và được tiếp theo sau bởi một hoạt động mới, ví dụ như một cái co mạnh tiếp theo sau một cái co bình thường, sự hồi phục rõ rệt tiếp theo sau sự hồi phục mức độ vừa phải, cái co lại thay thế cho cái ức chế.*

rebound phenomenon. When a limb or a part is actingagainat a resistance and the resistance is suddenly removed, the limb will move forcibly in the direction toward which effort was being directed. This is indicative of a cerebellar lesion.*Hồi tượng hồi ứng Khi chân tay hay một bộ phận cơ thể nào đó đang vận động để chống lại một lực gì kháng nào đó, và lực này đột nhiên mất đi, lúc đó chân hoặc tay sẽ bị văng nhanh về phía đang nỗ lực của mình. Điều này chứng tỏ tiểu não đang bị tổn thương.*

recalcification [L. re, again, + calx, lime, + facere, to make]. The restoration of calcium salts to tissues from which they have been withdrawn.*Sự bù calci Hiện tượng các mô trở lại dạng các muối calci rồi sau đó sẽ bị phân hủy.*

recall [" + AS. ceallian, to call]. Act

of bringing back to mind that which has been previously learned or experienced.*Gợi nhớ lại Hành động mang lại trong trí nhớ những điều mà trước đây đã từng học hay những kinh nghiệm đã từng trải qua.*

recanalization. Re-establishment of an opening through a vessel that had been previously occluded.*Mở lại một mạch máu Thiết lập lại một đường thông mạch máu mà trước đây đã nghẽn lại.*

recapitulation theory [" + capitulum, a section]. The theory that an individual in its development from the ovum to maturity passes through successive stages that approximate the series of adult ancestors from which that organism has descended. Summarized in the statement, "ontogeny recapitulates phylogeny."*Học thuyết tóm tắt Học thuyết cho rằng người ta phát triển từ quả trứng đã chín và phát triển liên tục qua các giai đoạn như là tổ tiên của họ và từ đó các bộ phận cơ thể được phát triển ra. Nó được tóm lược lại trong một câu sau đây: "sự phát sinh cá thể là tóm tắt lại của sự phát sinh loài".*

receiver [" + capere, to take]. 1. Container for holding a gas or a distillate. 2. Apparatus for receiving electric waves or current, such as a radio receiver.*Bình chứa, máy thu thanh 1. Vật chứa hay lưu trữ gas, sản phẩm chưng cất. 2. Dụng cụ dùng để thu nhận các sóng hay dòng điện, ví dụ như máy thu thanh.*

receptaculum [L.]. (pl. receptacula) A vessel or cavity in which a fluid is contained.*Bể, chỗ chứa Phần mở ra hay cái khoang của cấu trúc hình ống để chứa chất lỏng.*

r.,chyll. Inferior, pear-shaped, expanded portion of the lower end of the thoracic duct, near 1st and 2nd lumbar vertebrae, into which the right and left lumbar trunks, an intestinal trunk, and some thoracic vessels empty. SYN: cisterns chyli.*Bể dưỡng trắp Có hình quả lê, vị trí thấp, trải dài ở phần đầu dưới của ống ngực, gần đốt sống thắt lưng một, hai; dẫn vào nó có các thân thắt lưng trái và phải, một thân ruột và vài mạch máu ngực rỗng. Đn: cisterna chyli.*

receptor [L., a receiver]. 1. In pharmacology, a cell component that combines with a drug or hormone to alter the function of the cell. SEE: Ehrlich's sidechain theory. 2. Various sensory nerve endings.*Thụ thể 1. Trong ngành dược lý, một thành phần tế bào kết hợp với thuốc hay hormon làm thay đổi chức năng của tế bào. Xem: Ehrlich's sidechain theory. 2. Các đầu thần kinh thụ cảm giác khác nhau.*

r., adrenergic. The area in certain cells that is thought to be the site of action of adrenergic stimulation whether produced by the body or drugs. There are two types of adrenergic receptors. Some act in response to sympathomimetic or adrenergic stimuli or drugs. These are called alpha-adrenergic receptors. Some react to inhibit the action of sympathomimetic or adrenergic stimuli, and these are called beta-adrenergic receptors. Epinephrine is a powerful activator of alpha-adrenergic receptors; and isoproterenol is a powerful activator of beta-adrenergic receptors.*T h u. thể gây tiết adrenalin Là vùng trong các tế bào được xem là vị trí hoạt động kích thích tiết adrenalin cho dù là được sinh ra bởi cơ thể hay bởi thuốc. Có hai loại thụ thể gây tiết adrenalin. Một vài hoạt động nhằm đáp ứng lại kích thích thần kinh giao cảm, hay tác nhân kích thích gây tiết adrenalin hoặc do thuốc. Các thụ thể này được gọi là thụ thể gây tiết alpha - adrenalin. Các thụ thể gây ức chế hoạt động kích thích tiết adrenalin của thần kinh giao cảm, gọi là thụ thể gây tiết beta - adrenalin. Epinephrin là tác nhân gây tiết alpha - adrenalin; và isoproterenol là tác nhân gây tiết beta - adrenalin.*

r., auditory. The hair cells in the organ of Corti in cochlea of the ear.*Thụ thể thính giác Các tế bào lông ở trong các bộ phận Corti của ốc tai ở trong tai.*

r., cell. SEE: r., drug.*Thụ thể tế bào Xem: r., drug.*

r., cholinergic. Sites in nerve synapses or effector cells that respond to the effect of acetylcholine.*Thụ thể tiết cholin Các vị trí trong các khớp thần kinh (xináp) hay các tế bào phản ứng lại kích thích nhằm đáp ứng lại tác động của acetylcholin.*

r., contact. Receptor that gives rise to a sensation such as touch temperature, or pain that can be localized in or on the surface of the body.*T h u. thể tiếp xúc Cơ quan thụ cảm dùng để nhận biết các cảm giác như là sờ mó, nhiệt độ hay cảm giác đau; nó có thể nằm ở bên trong hay trên bề mặt cơ thể.*

r., cutaneous. Receptor located in the skin.*Thụ thể da Cơ quan thụ cảm nằm trên da.*

r.,distance. Receptor that responds to stimuli originating at a distance from the body. Includes visual, auditory, and olfactory sense organs. SYN: teleceptor.*Thụ thể khoảng cách Cơ quan thụ cảm để nhận biết được một kích thích ở cách xa cơ thể. Nó bao gồm cơ quan thị giác, thính giác và khứu giác. Đn: teleceptor.*

r.,drug. Constituents of cells, including chemicals protein, and portions of a membrane, that serve to sense extracellular signals and to translate them into intracellular physiological or metabolic events. In the case of drugs, the receptors sense the presence of the pharmacologically active agent and produce the effects of the drug on the cell. There may be thousands of such receptors in each cell.*Thụ thể thuốc Là các thành phần của tế bào, bao gồm các chất hóa học, protein và các thành phần màng, nó có nhiệm vụ nhận những tín hiệu cảm giác từ bên ngoài và chuyển vào bên trong nội bào hay các sự kiện chuyển hóa. Trường hợp đối với thuốc, các cơ quan thụ cảm sẽ nhận được sự hiện diện của các tác nhân hoạt động dược lý và gây ra các hiệu ứng của thuốc trên tế bào. Có thể có hàng ngàn cơ quan thụ cảm trên mỗi tế bào.*

r.,`s, gravity. Macular hair cells of utricle and saccule, which respond to changes in position of the head and linear acceleration.*Thụ thể trọng lực Các tế bào lông rung ủa túi và túi bầu dục đáp ứng với những thay đổi vị trí của đầu và gia tốc đường.*

r.,`s, olfactory. The olfactory cells, bipolar nerve cells, found in olfactory epithelium, whose axons form fibers of olfactory nerve.*Thụ thể khứu giác Các tế bào khứu giác, các tế bào thần kinh lưỡng cực tìm thấy trong biểu mô khứu giác, những sợi trục của thần kinh khứu giác.*

r.`s, optic. The rods and cones of the retina.*Thụ thể thị giác Các tế bào hình que và hình nón của võng mạc.*

r.'s, proprioceptive. Muscle and tendon spindles, the receptors of the muscle or kinesthetic, or position, sense.*Thụ thể cảm thụ bản thể Cá c thoi cơ và gân, cơ quan thụ cảm của cơ hay các động lực, vị trí cảm nhận.*

r.,`s, rotary. The hair cells in the criatae of the ampulla of semicircular ducts of the ear, which are stimulated by angular acceleration or rotation.*Thụ thể quay Các tế bào lông tại thể màng trong mào bầu ống bán khuyên ở tai, nó thụ cảm được là nhờ gia tốc góc hay gia tốc quay.*

r., Sensory. A sensory nerve-ending, a cell or group of cells, or a sense organ that, when stimulated, gives rise to an afferent or sensory impulse.

CLASSIF: Exteroreceptors: those located on or near the surface that respond to stimuli of the outside world. Include eye and ear (receptors for remote stimuli) and touch, temperature, and pain receptors (contact receptors). Interoceptors: those in mucous linings of alimentary and digestive tracts that respond to internal stimuli; also called visceroceptors. Proprioceptors: those responding to atimuli arising within body tissues. Receptors also are classified on the basis of nature of stimuli to which they respond: chemoreceptors, those that respond to chemical substances (taste buds, olfactory cells, receptors in aortic and carotid bodies);

preasoreceptors, those that respond to pressure (receptors in aortic arch and carotidsinus); photoreceptors, those that respond to light (rods and cones); tangore ceptors, those that respond to touch (Meissner's corpuscle).*T h u, thể giác quan Là đầu thần kinh giác quan, một tế bào hay một nhóm các tế bào, hoặc cơ quan thụ cảm mà khi bị kích thích sẽ cho ra xung hướng tâm hay xung lực cảm giác.*
PHÂN LOẠI: Ngoại thụ quan: cơ quan thụ cảm nằm ngoài hay gần phía ngoài bề mặt cơ thể nhằm để cảm nhận những kích thích bên ngoài cơ thể. Nó bao gồm mắt, tai (cảm nhận kích thích từ xa) và xúc giác, cảm nhận nhiệt độ và đau đớn (tiếp xúc trực tiếp). Nội thụ quan: cơ quan thụ cảm nằm tại lớp niêm mạc đường tiêu hóa nhằm cảm nhận những kích thích từ bên trong cơ thể, cũng còn gọi là cơ quan thụ cảm nội tạng. Thần kinh cảm thụ bản thân: tiếp nhận kích thích từ các mô trong cơ thể.
Thụ cảm còn được phân loại theo cơ sở bản chất của kích thích mà nó đáp ứng: hóa thụ quan, tiếp nhận những kích thích của hóa chất (nụ vị giác, tế bào khứu giác, các thụ thể trong động mạch chủ và thân động mạch cảnh); áp thụ quan, tiếp nhận những kích thích áp suất (các thụ thể trong quai động mạch chủ); quang thụ quan, tiếp nhận những kích thích ánh sáng (các tế bào hình que và hình nón); xúc thụ quan, tiếp nhận những kích thích xúc giác (các tiểu thể Meissner).
r.,s, Stretch. Neuromuscular and neurondinar spindles and organs of Golgi, hic are stimulated by stretch. SEE: proprioceptor.*Thụ thể duỗi Các thoi thần kinh cơ và gân cùng các bộ phận Golgi mà có thể kích thích gây duỗi. Xem: proprioceptor.*
r.'s, taste. The gustatory cells of the taste buds.*Thụ thể vị giác Các tế bào thụ cảm ở các nụ vị giác.*
r.,s, temperature. Krause's end-bulbs (receptors of cold) and Ruffini's corpuscles (receptors for warmth).*Thụ thể nhiệt độ Các bầu Krause (cảm nhận lạnh) và tiểu thể Ruffini (cảm nhận nóng).*
r.,s, touch. Merkel's disks, Meissner's corpuscles, and nerve plexus about the roots of hairs.*Thụ thể xúc giác Các đĩa Merkel, tiểu thể Meissner và mạng lưới thần kinh ở chân tóc, lông.*
r., universal. SEE: universal recipient.*Thụ thể chung Xem: universal recipient.*
receptosome. SEE: endosome.*Thụ thể nội bào Xem: endosome.*
recess [L. recesses, receded]. A small indentation, depression, or cavity. SYN: recesses.*Ngách, hốc Một khe nhỏ, lõm vào, chỗ sụt xuống hay khoang. Đn: recessus.*
r., coshlear. A small concavity lying between the two limbs of the ves-

tibular crest in vestibule of ear that lodges the beginning of the cochlear duct.*Hốc ốc tai Là một khe nhỏ nằm giữa hai bờ của mào tiền đình trong phần tiền đình của tai tại vị trí bắt đầu của ống ốc tai.*
r., elliptical. A small concavity lying superiorly and posteriorly on medial wall of vestibule that lodges the utricle of the ear.*Hốc hình êlíp của tiền đình Là một khe nhỏ nằm ở phía trên và sau của vách giữa tiền đình, nó bắt đầu tại túi tai.*
r, epitympanic. That portion of the tympanic cavity that lies above the level of tympanic membrane. It contains the head of the malleus and short limb of the incus. SYN: attic.*Hốc trên hòm nhĩ Là bộ phận của hòm nhĩ nằm ở phía trên màng nhĩ. Nó chứa đựng của xương búa và phần cạnh ngắn của xương đe. Đn: attic.*
r., infundibular. A small projection of the third ventricle that extends into the infundibular stalk of the hypophysis.*Hốc hình phễu Là phần nhỏ lồi ra của não thất ba, trải dài vào trong cuống phễu của tuyến yên.*
r., lateral, of fourth ventricle. One of two lateral extensions of the 4th ventricle, forming narrow pockets on each side and around upper portions of the restiform bodies.*Hốc bên của não thất bốn Là một trong hai phần bên trải rộng ra của não thất bốn, tạo nên các túi hẹp trên mỗi bên và xung quanh các phần trên các thể thừng.*
r., nasopalatine. A small depression on the floor of the nasal cavity near the nasal septum. Lies immediately over the incisive foramen.*Ngách mũi vòm miệng Chỗ lõm nhỏ trên nền của hốc mũi, gần vách ngăn mũi. Nằm ngay phía trên của lỗ răng cửa.*
r., omental. One of three pocketlike extensions of the omental bursa. The superior recess extends upward behind the caudate lobe of the liver; the inferior recess extends downward into the great omentum; and the lineal recess extends laterally to the hilus of the spleen.*Ngách mạc nối Là một trong ba cái bìu mạc nối trông giống như cái túi. Ngách trên trải dài lên phía sau của thùy đuôi gan; ngách dưới trải dài xuống màng nối lớn; và ngách thẳng trải dài ra phần bên của cuống lách.*
r., optic. A pocket of the 3rd ventricle lying anterior to the infundibular recess. It is bound inferiorly by the optic chiasma.*Ngách thị giác Một túi của não thất ba, nằm phía trước của ngách phễu. Nó được bao bọc phía dưới bằng giao thoa thị giác.*
r., pharyngeal. Recess in the lateral wall of the nasopharyna lying above and behind the opening to the auditory tube. SYN: fossa, Rosenmüller's.*Ngách hầu Khe ở vách bên của mũi, nằm ngay phía*

trên và phía sau của lỗ ống tai. Đn: fossa, Rosenmüller's.*
r., pineal. Recess of the roof of the 3rd ventricle extending into the stalk of the pineal body.*Ngách tùng Khe nằm tại nóc của não thất ba trải dài vào trong cuống của thể tùng.*
r., pbiform. A deep depression in the wall of the laryngeal pharynx lying lateral to the orifice of the larynx. It is bounded laterally by thyroid cartilage and medially by cricoid and arytencid cartilages. It is a common site for lodgement of foreign objects.*Ngách quả lê Là một khe sâu tại vách của vùng bên hầu thanh quản cho tới lỗ thanh quản. Nó được bao bọc phần bên bằng sụn giáp và phần giữa được bao bởi sụn nhẫn. Đây là vị trí thường kẹt dị vật.*
r., sphenoethmoidal. Small apace in the nasal fossa lying above the superior concha. Lies between the ethmoid bone and the anterior surface of the body of the sphenoid bone and posteriorly receives the opening of the sphenoidal sinus.*Ngách bướm sàng Một khoảng không gian nhỏ ở trong hốc mũi, nằm ngay phía trên của xoăn mũi tai trên. Nằm giữa xương sàng và mặt trước phần thân của xương bướm, ngay tại lỗ sau của xoang bướm.*
r., spherical. Recess on medial wall of the vestibule of the inner ear that accomdates the saccule.*Hố bản cầu của tiền đình Khe ở vách giữa của tiền đình tai trong, nó tạo nên như một cái túi.*
r., suprapineal. A posterior extension of roof of the 3rd ventricle forming a small cavity above the pineal body.*Ngách trên tuyến tùng Phần trải rộng phía sau của nóc não thất ba tạo nên một hốc nhỏ phía trên tuyến tùng.*
r., tympanic membrane. One of two pouches of tympanic mucous membrane (anterior and posterior) lying between the tympanic membrane and anterior and posterior malleolar folds.*Ngách màng nhĩ Là một trong hai túi của màng nhĩ (trước và sau), nằm trong khoảng từ màng nhĩ đến phía trước và sau nếp xương búa.*
r., umbilical. A dilatation on the left main branch of the portal vein that marks the position where the umbilical vein was originally attached.*Hốc rốn Chỗ nở ra ở nhánh chính bên trái của tĩnh mạch cửa, nơi mà đánh dấu vị trí gắn với tĩnh mạch rốn.*
recession [L. recessus, recess]. 1. The withdrawal of a part from its normal position. 2. In dentistry, the shrinkage of gingival tissue in a direction toward the root of the tooth. This allows exposure of more of the tooth structure. SEE: periodontitis. Su ulatrophia.*Sự suy thoái, sự co lại của lợi 1. Sự thoái hóa của một bộ phận rời ra khỏi vị trí của nó. 2. Trong nha khoa, sự teo lại của mô*

lợi hướng về phía chân răng. Điều này cho phép có thể lộ ra ngoài nhiều dạng cấu trúc của răng. Xem: periodontitis. Đn: ulatrophia.

recessive. Tending to recede or go back; lacking control; not dominant. *Lùi, lặn Có khuynh hướng giảm sút hay thụt lùi; mất kiểm soát; tính lặn, không nổi trội.*

recessive gene. A gene that, in the presence of its dominant allele, does not express itself.*Gen lặn Một gen mà nó chỉ thể hiện tính chất khi đứng trong cặp alen trội của nó, không thể hiện tính chất khi chỉ đứng riêng lẻ một mình.*

recessus [L.]. A small hollow or recess.*Hốc Một lỗ nhỏ hõm vào hay một ngách.*

recidivation [L. recidivus, falling back]. 1. The relapse of a disease or recurrence of a symptom. 2. The return to criminal activity.*Sự tái phát, tái phạm 1. Sự tái phát của bệnh hay triệu chứng. 2. Sự tái phạm tội.*

recidivism. Habitual criminality; repetition of antisocial acts.*Xu hướng phạm tội Phạm tội lập lại thường xuyên; sự lặp lại các hành động phản lại xã hội.*

recidivist. 1. A confirmed criminal. 2. A patient, esp. one with mental illness who has repeated relapses into behavior marked by antisocial acts. *Người tái phạm tội 1. Một người có hành động phạm tội trở lại một cách hiển nhiên. 2. Một bệnh nhân, đặc biệt là bệnh tâm thần cứ lặp đi lặp lại các hành vi phản lại xã hội.*

recidivity. Tendency to relapse, or to return to a former condition.*(thuộc) tái phát Có khuynh hướng tái phát bệnh hay trở lại tình trạng trước kia.*

recipe [L., take]. 1. Take, indicated by the sign. 2. A prescription or formula for a medicine. SEE: prescription.*Toa thuốc 1. Ký hiệu thường dùng là R. 2. Đơn thuốc hay công thức cho một loại thuốc. Xem: prescription.*

recipient [L. recipiens, receiving]. One who receives anything, esp. those who receive blood, tissues, or organs provided by a donor, as in a blood transfusion or kidney transplant. SEE: donor.*Người tiếp nhận Người nhận các thứ như: máu, mô, bộ phận cơ thể được cho bởi người tình nguyện, ví dụ như truyền máu hay ghép thận. Xem: donor.*

recipiomotor [" + motor, mover]. Concerning the reception of motor stimuli.*Nhận cảm kích thích vận động Liên quan đến sự tiếp nhận một kích thích vận động.*

reciprocal [L. reciprocus, alternate]. Interchangeable in character.*Tương hỗ Đặc điểm có thể thay đổi lẫn nhau.*

reciprocal inhibition. Inhibition of muscles antagonistic to those being facilitated; this is essential for coordinated movement.*Sự ức chế tương hỗ Sự ức chế giữa các cơ tương*

---

phản để tạo thuận tiện cho hoạt động; điều này rất quan trọng trong các hoạt động liên hợp.

reciprocation [L. reciprocare, to move backward and forward]. The condition of one action countering another reaction. In dentistry, the action of one part of a dental device to counter the effect of another part.*Sự trao đổi qua lại Trường hợp nói về hành động này trái ngược lại với hành động khác. Trong nha khoa, sẽ có những hoạt động của phần này trái ngược với hoạt động của phần kia ở hai hàm răng.*

reciprocity. The recognition by one state of the license to practice granted to a health care professional by another state.*Sự dành đặc quyền cho nhau Sự chấp thuận của tiểu bang về việc được phép thực hiện các chăm sóc sức khỏe của tiểu bang kia.*

Recklinghausen, Friedrich D. von German pathologist, 18331910. *Recklinghausen, Friedrich D. von Bác sĩ bệnh học người Đức, 1833 - 1910.*

r.'s canals. Rootlets of the lymphatics, minute spaces in connective tissue. SYN: von Recklinghausen's canals.*Ống Recklinghausen Các rễ con của mạch bạch huyết, các khoảng không chi ly trong mô liên kết. Đn: von Recklinghausen's canals.*

r.'s disease. Multiple neurofibromata of nerve sheaths. They occur along peripheral nerves, where they are quite obvious, and on spinal and cranial nerve roots. Extremely variable in size, number, and shape. Area over tumor may be hyperpigmented. Symptoms may be completely absent or may be those of pain due to pressure on spinal cord or on the brain. SYN: neurofibromatosis; von Recklinghausen's disease. TREAT: Surgical as required to relieve symptoms.*Bệnh Recklinghausen Chứng u xơ ở lớp vỏ bọc dây thần kinh. Bệnh thường xảy ra dọc theo các dây thần kinh ngoại biên, nơi thường có những rất hiển nhiên và trên rễ dây thần kinh tủy sống, rễ thần kinh sọ. Kích thước, số lượng và hình thể rất khác nhau. Vùng trên khối u có thể tăng sắc tố. Cũng có thể không biểu hiện triệu chứng hay bệnh nhân rất đau đớn do sự đè lên của não. Đn: neurofibromatosis; von Recklinghausen `s disease. ĐIỀU TRỊ: Can thiệp bằng phẫu thuật khi cần để làm giảm triệu chứng.*

R.'s tumor. An adenoleiomyofibroma on wall of the fallopian tube or posterior uterine wall. SYN: von Recklinghausen's tumor.*Khối u Recklinghausen Chứng u xơ cơ trên vách thành dẫn trứng hay thành sau tử cung. Đn: von Recklinghausen's tumor.*

---

reclination [L. reclinatio, lean back]. The turning of the eye lens over into the vitreous with a cataract over into the vitreous to remove it from line of vision. SYN: couching.*Trật khớp thủy tinh thể Sự trượt thủy tinh thể vào thủy tinh dịch làm trệch khỏi trục thị giác gây đục thủy tinh thể. Đn: couching.*

recline [L. reclinare]. To be in recumbent position; to lie down.*Nằm tựa lên vật gì Vị trí nằm nghiêng; nằm xuống để nghỉ ngơi.*

Reclus' disease [Paul Reclus, Fr. surgeon, 1847-1914] Multiple, benign, cystic growths in the breast.*Bệnh Reclus. [Paul Reclus, bác sĩ phẫu thuật người Pháp, 1847 - 1914] Chứng u nang, lành tính ở vú.*

recombinant DNA. Artificial manipulation of segments of DNA from one organism into the DNA of another organism. Using a technique known as gene splicing, it is possible to join genetic material of unrelated species. When the host's genetic material is reproduced, the transplanted genetic material is also copied. This technique permits isolating and examining the properties and action of specific genes. SEE: plasmid; gene splicing. Studies in this area must be done in a carefully controlled environment. Levels of need for containment have been defmed and are designated as P-1 for the lowest level and P-4 for the highest. The P-4 level is for experiments involving animal virus DNA that contains potentially lethal genes. Experiments using DNA from pathogenic organisms, cancer-causing viruses, and viruses associated with certain toxins are prohibited in the U.S.*Sự tái tổ hợp ADN Dùng tác nhân nhân tạo để ghép các đoạn AND của bộ phận này với AND của bộ phận khác. Bằng cách sử dụng kỹ thuật ghép gen, người ta có thể ghép các loại gen của các loài sinh vật không liên quan. Khi gen được tái tạo trong cơ thể thì các gen cấy ghép cũng vẫn được sao chép đầy đủ. Kỹ thuật này cho phép cô lập và xem xét tính chất cũng như hoạt động của một gen nào đó. Xem: plasmid; gene splicing. Các nghiên cứu về lĩnh vực này phải được thực hiện trong môi trường kiểm soát. Các mức độ cần thiết bao gồm: thực hiện thế hệ P1 là thấp nhất và đến thế hệ P4 là cao nhất. Thế hệ P4 dùng cho các thí nghiệm AND virus động vật có chứa các gen gây chết người tiềm tàng. Các thí nghiệm sẽ sử dụng AND từ các bộ phận phát sinh bệnh, các virus gây ung thư và các virus có liên quan đến một số chất độc hiện đang bị cấm ở Mỹ.*

recombinant TPA. SEE: tissue plasminogen inactioator.*Sự tái tổ hợp ATP Xem: tissue plasminogen inacti- vator.*

recombination 1. Joining together again. 2. In genetics, the joining together of gene combinations in the offspring that were not present in the parents.*Sự tái tổ hợp* 1. Sự kết hợp lại một lần nữa. 2. Trong di truyền học, chỉ về sự tổ hợp của các gen ở thế hệ con mà nó không xuất hiện trong thế hệ cha mẹ.

recomposition [L. re, again, + composer, to place together]. The recombining of constituents or parts.*Sự tái tạo lại* Sự tổ hợp lại các thành phần hay các bộ phận.

recompression [" + LL. compressare, press together]. Resubjecting a person to increased atmospheric pressure, a procedure used in the treatment of caisson disease (bends).*Sự phục hồi áp suất* Đưa một người vào môi trường áp suất không khí tăng cao, cách này thường dùng để điều trị bệnh thợ lặn (bệnh khí ép).

recon In genetics, the smallest unit that can enter into recombination. *Recen,* đơn vị tái tổ hợp *Trong di truyền học, là đơn vị nhỏ nhất để đi vào tái tổ hợp.*

reconstitution Returning a substance, previously altered for preservation and storage, to its approximate original state, as is done with dried blood plasma.*Tái tạo, tổ chức lại* Sự tái lập thành phần ban đầu mà trước đó nó đã được làm biến đổi đi để dễ bảo quản và lưu trữ, điều kiện là chất lượng sử dụng phải tương đương với tình trạng nguyên thủy, kỹ thuật này được dùng để lưu trữ huyết tương khô.

record 1. A written account of something. SEE: problem-oriented medical record. 2. In dentistry, a registration of jaw relations in a malleable material or on a device.*Hồ sơ* Các tính toán ghi nhận lại về một vấn đề gì đó. *Xem: problem-oriented medical record.* 2. Trong nha khoa, chỉ về kỹ thuật dùng một loại chất dẻo hay một loại thiết bị đặc biệt để lấy ni sự tương quan giữa hai hàm răng.

r., functional chew-in. Record of the natural chewing action of the mandible made on an occlusion rim by the teeth or scribing studs.*Hồ sơ chức năng nhai* Hồ sơ về hoạt động nhai tự nhiên của hàm dưới tạo nên sự khít răng hay khít miệng.

r., interocclusal. Record of the positional relationship of teeth or jaws to each other. It is made by placing a plastic material that hardens between the teeth prior to biting down on the material.*Hồ sơ gian mặt cắn trong* Hồ sơ về vị trí tương quan giữa răng với nhau hay hàm với nhau. Nó ghi nhận được bằng cách đặt một miếng nhựa dẻo đủ cứng vào giữa hai hàm răng sau đó cắn vào nó để lấy ni.

recover [O. Fr. recouerer]. To regain health after illness; to regain a former state of health. To regain a normal state as to recover from fright.*Bình phục* Lấy lại sức khỏe sau cơn

bệnh; phục hồi sức khỏe lại như xưa. Trấn tĩnh lại sau cơn hoảng sợ.

recovery The process or act of becoming well or returning to a state of health.*Sự bình phục* Tiến trình hay việc làm phục hồi sức khỏe, sự trở lại tình trạng sức khỏe ban đầu.

recovery room. Area provided with equipment and nurses needed to care for patients who have just come from surgery. Patients remain there until they regain consciousness and are no longer drowsy and stuporous from the effects of anesthesia. SEE: postoperative care.*Phòng hồi sức* Phòng được trang bị đầy đủ các thiết bị và có điều dưỡng trực thường xuyên để chăm sóc bệnh nhân sau khi mổ. Bệnh nhân sẽ được lưu lại đây cho đến khi hồi tỉnh, qua khỏi trạng thái hôn mê hay sững sờ do hậu quả của thuốc mê. Xem: postoperative care.

recrement [L. recrementum, siftedagain].Secretion such as the saliva or part of the bile, that, after having performed its function, is reabsorbed by the body.*Chất nội xuất (dịch tiết do tái hấp thu)* Chất tiết từ bên trong cơ thể, ví dụ như nước bọt hay mật. Sau khi thực hiện chức năng chúng được cơ thể hấp thu trở lại.

recrudescence [L.recrudescere, to get worse]. Return of symptoms after a remission. SYN: relapse.*Tái phát* Trở lại triệu chứng của bệnh sau khi đã thuyên giảm. Đn: relapse.

recrudescent Assuming renewed activity after dormant or inactive period.*(thuộc) Tái diễn* Lấy lại trạng thái hoạt động trở lại sau thời gian ngủ hay ở giai đoạn ngưng hoạt động.

recruitment [G. Fr. recrute, new growth). 1. Condition in which response in a reflex action increases to a maximum when a stimulus is prolonged, even though strength of stimulus is unchanged; due to activation of increasingly greater numbers of motor neurons. Ex.: If, while testing the patellar reflex, the normal patient clasps his or her hands together and attempts to pull them apart, the intensity of the reflex response will be increased. SEE: Jendrassik's maneuver. 2. In audiology, an increase in the perceived intensity of a sound out of proportion to the actual increase in the sound level.*Tăng lực* 1. Trường hợp khả năng phản xạ được gia tăng đến mức cực đại trước một kích thích kéo dài, mặc dù lực kích thích này không thay đổi do có gia tăng số lượng lớn sự hoạt hóa trong hệ thần kinh vận động. Ví dụ: khi thử phản xạ xương bánh chè, người bình thường sẽ đan chéo, người bình thường sẽ chặt hai tay lại trong khi cố gắng kéo nó ra, cường độ phản xạ sẽ được gia tăng dần. Xem: Jendrassik's maneuver. 2. Trong thính học, chỉ sự gia tăng khả năng nhận biết âm thanh khác với tỷ lệ

gia tăng thật sự của mức độ âm thanh.

recruitment of end organs, Increase in discharge from sensory end organs, resulting from increase in number of end organs discharging and increase in frequency in discharge from each,*Sự tăng lực của cơ quan thụ cảm tận cùng* Sự gia tăng khả năng cảm nhận của cơ quan thụ cảm tận cùng do kết quả của sự gia tăng về số lượng cũng như sự gia tăng về khả năng cảm nhận của nó.

rectal [L. rectus, straight]. Pert. to the rectum.*(thuộc) Trực tràng* Liên quan đến trực tràng.

rectal alimentation. Rectal feeding. *Cấp dưỡng trực tràng* Sự cho ăn đường trực tràng.

rectal anesthesia. Introduction of anesthetic into rectum for local desensitization, used esp. in labor.*Gây tê trực tràng* Giới thiệu về phương pháp gây tê trực tràng trong các trường hợp gây tê cục bộ, thường được dùng trong phòng thí nghiệm.

rectal crisis. Tenesmus and rectal pain in locomotor ataxia.*Bệnh trực tràng* Cảm giác buốt mót đi tiêu và đau ở trực tràng trong các chứng mất điều hòa vận động trực tràng.

rectal feeding. Introduction of nutrients in fluid form into the colon through the rectum. SYN: enema, nutrient; nutritive enema.*Cho ăn đường trực tràng* Phương pháp đưa chất dinh dưỡng dạng lỏng vào trong ruột qua đường trực tràng. Đn: enema, nutrient; nutritive enema.

rectalgia [L. rectus, straight, + Gr. algos, pain]. Pain in rectum,*Đau trực tràng* Chứng đau ở trực tràng.

rectal reflex. The normal desire to evacuate feces present in rectum. *Phản xạ trực tràng* Cơn mót bài tiết phân ra khỏi trực tràng.

rectectomy [" + Gr. ektome, excision]. Excision of the rectum or anus. SYN: proctectomy.*Cắt bỏ trực tràng* Phẫu thuật cắt bỏ trực tràng hay hậu môn. Đn: proctectomy.

rectification [" + facere, to make]. 1. Process of refining orpurifying a substance. 2. Act of straightening or correcting. 3. Process of changing an alternating current into a pulsating direct current.*Sự chưng cất, hiệu chỉnh* 1. Quá trình lọc hay làm sạch một chất. 2. Uốn thẳng hay sửa chữa một vật. 3. Tiến trình nắn dòng điện xoay chiều thành dòng điện một chiều.

rectified Made pure or straight. Set right.*Lọc, sửa chữa* Làm cho sạch, cho thẳng. Sửa lại cho đúng.

rectifier [L. rectum, straight, + -ficare, to make). In electricity, a device for transforming an alternating current into a pulsating direct current.*Máy chỉnh lưu* Trong điện học, dụng cụ dùng để chỉnh lưu dòng điện xoay chiều thành dòng điện một chiều.

rectitis [" + Gr. itis, inflammation].

Inflamed condition of the rectum. SYN: proctitis.*Viêm trực tràng Tình trạng viêm ở trực tràng. Đn: proctitis.*

recto– [L. rectus straight]. Combining form meaning straight or the rectum. *recto- Tiếp đầu ngữ, dùng để chỉ sự thẳng hay trực tràng.*

rectoabdominal [" + abdomen, belly]. Concerning the rectum and abdomen.*Trực tràng - bụng Liên quan đến trực tràng và bụng.*

rectocele [" + Gr. kele, tumor, swelling]. Protrusion or herniation of posterior vaginal wall with anterior wall of rectum through the vagina. SEE: cystocele.*Sa trực tràng Sa hoặc trồi của thành sau âm đạo với thành trước trực tràng qua âm đạo. Xem: cystocele.*

rectoclysis [" + Gr. klysis, a washing]. Slow introduction of fluid into rectum.*Thụt trực tràng Đưa nước vào trực tràng để rửa.*

rectococcygeal [" + Gr. kokkyx, coccyx]. Concerning the rectum and coccyx.*Trực tràng - xương cụt Liên quan đến trực tràng và xương cụt.*

rectococcypexia [" + " + pexis, fixation]. Fixation of rectum by suturing it to coccyx.*Cố định trực tràng vào xương cụt Sự cố định lại trực tràng bằng cách khâu dính vào xương cụt.*

rectocolitis [" + Gr. kolon, colon, + itis, inflammation]. Inflamed condition of the rectum and colon. SYN: proctocolitis.*Viêm ruột kết - trực tràng Tình trạng viêm ở ruột kết và trực tràng. Đn: proctocolitis.*

rectocystotomy [" + Gr. krystis, bladder, + tome, incision]. Incision of the bladder through rectum, usually to remove a calculus.*Thủ thuật mở bàng quang qua đường trực tràng Phẫu thuật mở bàng quang bằng đường trực tràng, thường là để lấy sỏi.*

rectalabial [" + labium, lip]. Concerning the rectum and a labium of the vaginal introitus.*(thuộc) trực tràng - môi âm đạo Liên quan đến trực tràng và môi lỗ âm đạo.*

rectoperineorrhaphy Surgical repair of the anus and perineum. SYN: proctoperineoplasty.*Khâu đáy chậu - trực tràng Phẫu thuật chữa lại vùng hậu môn và đáy chậu. Đn: proctoperineoplasty.*

rectopexy [" + Gr, pexis, fixation]. Fixation of rectum by suturing to another part. SYN: proctopexy.*Phẫu thuật cố định trực tràng Cố định lại trực tràng bằng cách khâu dính nó vào một bộ phận khác. Đn: proctopexy.*

rectophobia [" + Gr. phobos fear]. Acute anxiety concerning the possibility of having cancer in those patients with rectal disease.*Chứng ám ảnh bệnh trực tràng Nỗi lo lắng quá đáng về việc có thể mắc bệnh ung thư đối với những bệnh nhân mắc bệnh trực tràng.*

rectoplasty [" + Gr, plassein, to form]. Plastic surgery on the anus and rectum. SYN: proctoplasty.*Phẫu thuật tạo hình trực tràng Phẫu thuật tạo hình tại vùng hậu môn và trực tràng. Đn: proctoplasty.*

rectorrhaphy [L. rectus, straight, + Gr. rhaphe, seam]. Suture of the rectum and anus. SYN: proctorrhaphy.*Khâu trực tràng Khâu trực tràng và hậu môn. Đn: proctorrhaphy.*

rectoscop [" + Gnskopein, to examine]. A speculum to examine the rectum.*Dụng cụ khám trực tràng Gương phản xạ dùng để khám trực tràng.*

rectoscopy Proctoscopy.*rectoscopy Soi trực tràng.*

rectosigmoid [" + Gr. sigma letter S, + eidos form, shape]. Upper part of rectum and adjoining portion of the sigmoid colon.*Trực tràng - kết tràng sigma Phần trên của trực tràng và nơi tiếp giáp với phần ruột hình sigma.*

rectosigmoidectomy [" + " + ektome, excision]. Surgical removal of the rectum and sigmoid colon.*Thủ thuật cắt bỏ trực tràng - kết tràng sigma Phẫu thuật cắt bỏ đại tràng và kết tràng sigma.*

rectostenosis [" + Gr. stenos, narrow]. Stricture of the rectum.*Chứng hẹp trực tràng Trực tràng bị co thắt hẹp lại.*

rectostomy [" + Gr. stoma, mouth]. Creation of an artificial opening into the rectum to relieve stricture. SYN: proctostomy.*Thủ thuật mở trực tràng Tạo nên một lỗ mở nhân tạo vào trong trực tràng để giảm bớt hẹp trực tràng. Đn: proctostomy.*

rectotomy [" + Gr. tome, incision). Incision for stricture of the rectum or other purposes. SYN: proctotomy.*Thủ thuật mở trực tràng Thủ thuật cắt bỏ phần tắc nghẽn ở trực tràng, hay vì một lý do nào khác. Đn: proctotomy.*

rectourethral [" + Gr. ourethro, urethra]. Concerning the rectum and urethra.*Trực tràng - niệu đạo Liên quan đến trực tràng và đường niệu đạo.*

rectouterine [" + uterus, womb]. Concerning the rectum and uterus.*Trực tràng - tử cung Liên quan đến trực tràng và tử cung.*

rectovaginal [" + vagina, sheath]. Concerning the rectum and vagina.*Trực tràng - âm đạo Liên quan đến trực tràng và âm đạo.*

rectovesical [" + uesica, bladder]. Concerning the rectum and bladder.*Trực tràng - bàng quang Liên quan đến trực tràng và bàng quang.*

rectovestibular [" + uestibulum, vestibule]. Concerning the rectum and vestibule of the vagina.*Trực tràng - tiền đình Liên quan đến trực tràng và của âm đạo.*

rectovulva [" + oulua, covering]. Concerning the rectum and vulva.*Trực tràng - âm hộ Liên quan đến*

trực tràng và âm hộ.

rectum [L., straight]. Lower part of large intestine, about 5 in. (12.7 cm) long, between sigmoid flexure and the anal canal. The centers for the defecation reflex are located in the medulla and 2nd, 3rd, and 4th sacral segments. SEE: colon for illus.
PREPARATIONS SOMETIMES GIVEN BY RECTUM: Chloral Hydrate: Prescribed done dissolved in 3 oz (90 ml) of warm olive oil; 3 oz (90 ml) of very warm milk; or 3 oz (90 ml) of thin boiled cornstarch water. This makes a good preparation or base to hold the medicine in suspension. If adverse effects are noticed, as indicated by a sudden change in vital signs, action should be taken to prevent further absorption. A cleansing enema will accomplish this. SEE: enema
Paraldehyde: Prescribed dose may be mixed with water in the proportion of 1: 8, and in this ratio it may be mixed with thin starch water for rectal medication. There should be about 3 oz (90 ml) of starch water.
Sodium Bicarbonate: Four grams to 500 ml, or 1 pt of water aids in the expulsion of the bowel content.
The neutralizing action on the acidity of the bowel content brought about by the sodium bicarbonate solution leaves the bowel soothed and with a bland reaction.
RS: anorectal; anus; archocele; archoptosis; archorrhagia; archostenosis; cloaca; colon; enema; feeding, rectal; hemorrhoid; sigmoid; "procb" or "rect-" words.*Trực tràng Là phần dưới của ruột già, dài khoảng 12,7 cm, là khoảng giữa sigma và hậu môn. Trung tâm của phản xạ đại tiện nằm ở tủy sống và đoạn xương cùng thứ 2, 3 và 4. Xem: colon để minh họa.*
MỘT VÀI CHUẨN BỊ CHO VIỆC CHĂM SÓC TRỰC TRÀNG: Chloral hydrat: công thức bao gồm hoà tan 3 oz (90 ml) dầu ô liu nhiệt độ ấm ấm, 3 oz (90 ml) sữa nhiệt độ ấm ấm hay 3 oz (90 ml) nước bột ngô. Đây là dung môi tốt để giữ hỗn hợp ở dạng huyền phù. Nếu có dấu hiệu phản ứng thuốc như đã chỉ ra trong các chú thích khuyến cáo, nhanh chóng ngăn chặn sự hấp thu hơn nữa. Có thể dùng cả biện pháp thụt rửa kèm theo. Xem: enema.
Paraldehyd: công thức bao gồm hòa trong nước với tỷ lệ 1:8, có thể cho thêm một chút tinh bột mịn làm dung môi cho thuốc điều trị trực tràng. Lượng nước tinh bột vào khoảng 3 oz (90 ml).
Natri Bicarbonat: 4 gam hòa tan trong 500 ml nước hay một lượng nước đủ để hỗ trợ trong việc tẩy ruột. Nó có tác dụng trung hòa lượng acid có trong ruột bằng phản ứng nhẹ.
Tham khảo: bệnh trực tràng; hậu môn; gốc viêm; gốc sa mi; gốc xuất huyết; gốc co thắt; lỗ huyết; ruột; sự thụt rửa; cho ăn, trực tràng;

bệnh trĩ; hình sigma; các từ bắt đầu bằng "proct-" hay "rect-".

rectus [L.]. Straight; not crooked. *Trực Thẳng, không cong.*

rectus muscles. 1. Two external abdominal muscles, one on each side, from pubic bone to the ensiform cartilage and 5th, 6th, and 7th ribs. 2. Four short muscles of the eye: exterior, interior, superior, and inferior. *Các cơ thẳng 1. Hai cơ bụng ngoài ở hai bên, từ xương mu cho đến sụn hình gươm và xương sườn thứ 5, 6 và 7. 2. Bốn cơ ngắn của mắt: ngoài, trong, trên, dưới.*

recumbency [L. recumbens, lying down]. State of leaning or reclining. *Tư thế nằm nghiêng Vị trí nằm có khuynh hướng dựa nghiêng.***recumbent.** 1. Lying down. SEE: left lateral recumbent position; position, unilateral recumbent; prone. 2. Inactive, idle.*Nằm nghiêng 1. Nằm xuống theo vị trí nghiêng. Xem: left lateral recumbent position; position, unilateral recumbent; prose. 2. Không hoạt động, không tác dụng.*

r., dorsal. Lying on one's back. SEE: supine.*Nằm nghiêng ngửa Nằm nghiêng dựa lưng. Xem: supine.*

r., lateral Lying on one's side.*Nằm nghiêng một bên Nằm nghiêng dựa một bên hông.*

r., ventral. Lying with one's anterior side down. SEE: prone.*Nằm nghiêng sấp Nằm sấp xuống dựa trên bụng. Xem: prone.*

recuperation [L. recuperare, to recover]. Restoration to normal health. *Sự hồi phục Sự trở lại sức khỏe bình thường.*

recurrence [L. re, again, + currere, to run]. Return of symptoms after a period of quiescence, as in recurrent fever and in yellow fever. SYN: relapse.*Sự tái phát Sự phát trở lại các triệu chứng bệnh sau một thời gian im ắng, ví dụ như trong sốt hồi quy hay bệnh sốt vàng. Đn: relapse.*

recurrent [L. recurrens, returning].Returning at intervals, as a fever.*Tái hồi Sự trở lại sau một thời gian nghỉ, ví dụ như một cơn sốt.*

recurvation [L. recurvus, bent back]. The act of bending backward.*Sự uốn cong ngược trở lại Chỉ về sự uốn cong người ra phía sau.*

recurve To bend backward.*Uốn cong ngược trở lại Hành động uốn cong về phía sau.*

red [AS. read]. A primary color of the spectrum.*Đỏ Là một trong các màu chính của quang phổ.*

r., Congo. An odorless red-brown powder used as an indicator in testing for free hydrochloric acid in gastric fluids. Also used in testing for amyloid. In polarized light, amyloid treated with Congo red produces a green fluorescence.*Đỏ Congo Chất bột màu nâu đỏ, không mùi, dùng trong xét nghiệm acid chlohydric tự do trong dịch vị ở dạ dày. Nó cũng được dùng trong thử nghiệm phát*

hiện bệnh thoái hóa dạng tinh bột. *Trong ánh sáng phân cực, chất dạng tinh bột xử trí bằng đỏ Congo sẽ sinh ra chất huỳnh quang xanh.*

r., cresol An indicator of pH. It is yellow below pH of 7.4 and red above 9.0.*Đỏ Cresol Chất thử độ pH. Nó có màu vàng khi pH dưới 7,4 và màu đỏ khi trên 9,0*

r., methyl. An indicator of pH. It is red at pH 4.4 and yellow at 6.2.*Đ o ̇ metyla Chất thử độ pH. Nó có màu đỏ khi pH là 4,4 và vàng khi pH là 6,2.*

r., neutral. An indicator of pH. It is red at pH 6.8 and yellow at 8.0.*Đ o ̇ trung tính Chất thử độ pH. Nó có màu đỏ tại pH là 6,8 và màu vàng tại 8,0.*

r.,phenol. Phenolsulfonphthalein, a chemical used in testing renal function. It is also an indicator of pH. It is yellow at pH 6.8 and red at 8.4.*Đ o ̇ phenol Là Phenolsulfonphthalein, một chất dùng trong xét nghiệm chức năng thận. Nó cũng thử được độ pH, màu vàng tại pH bằng 6,8 và màu đỏ tại pH bằng 8,4.*

r., scarlet An azo dye used in staining tissues for microscopic examination.*Đỏ tươi Một loại thuốc nhuộm azo dùng để nhuộm màu các mô khi quan sát dưới kính hiển vi.*

r., vital. A stain used in preparing tissues for microscopic examination. *Đỏ sống Loại chất nhuộm màu dùng để chuẩn bị các mô trước khi quan sát dưới kính hiển vi.*

red blindness. Inability to see red hues. The most frequent type of color blindness.*Bệnh mù màu đỏ Chứng không thể thấy được màu đỏ, dạng phổ biến nhất trong bệnh mù màu.*

red blood cell. Blood corpuscle containing hemoglobin. SYN: erythrocyte.*Tế bào hồng cầu Các tiểu thể máu chứa đựng hemoglobin. Đn: erythrocyte.*

r.b.c., splculed. Spiculed red cell, q.v.*Hồng cầu hình liềm Chỉ về một loại hình dạng lưới liềm của tế bào hồng cầu.*

red cross. A red cross on a white background is an internationally recognized sign of a medical installation or of medical personnel. It is also the emblem of the American Red Cross. *Chữ thập đỏ Một hình chữ thập màu đỏ trên nền trắng, là dấu hiệu quốc tế để nhận biết tổ chức chữ thập đỏ quốc tế hay những người hoạt động trong tổ chức này. Nó cũng được dùng để chỉ cơ quan chữ thập đỏ ở Mỹ.*

redia [Francesco Redi, It. naturalist, 1626-1698] (pl. rediae) Stage in life cycle of a trematode following the sporocys. The organisms are saclike structures, possessing an oral sucker and a blind gut. They arise parthenogenetically from germ masses within the sporocyst and in turn give rise to second- or third-generation rediae or to cercaria.*Ấu trùng redia [Francesco Redi, nhà tự nhiên học*

người Ý, 1626 - 1698] Là một loại ấu trùng trong chu trình biến thái của sán lá gan. Cấu trúc cơ thể giống như một cái túi với một miệng hút và ruột chưa rõ ràng. Nó phát triển theo lối sinh sản đơn tính từ một khối mầm trong bào tử và thay đổi dạng ấu trùng từ hai đến ba lần.

redifferentiation The resuming of the characteristics of mature cells by malignant cells.*Tái biệt hóa Biện pháp để nhận ra các tính chất của tế bào trưởng thành từ các tế bào ác tính.*

red in pulv. L. reductus in pulverum, let it be reduced to powder.*red in pulv. Viết tắt của từ gốc La Tinh reductus in pulverum, bị gây đi vì thuốc bột.*

redintegration [L. red integratio].1. Restitution of apart. 2. Restoration to health. 3.Recall by mental association.*Sự khôi phục lại hoàn toàn 1. Sự hồi phục lại của một bộ phận. 2. Sự hồi phục sức khỏe. 3. Sự hồi tưởng lại trong trí não.*

Redisol. Trade name for cyanocobalamin.*Redisol Tên thương mại của chất cyanocobalamin.*

red lead. Lead tetroxide, Pb_3O_4.*Chì đỏ Loại tetroxide chì, Pb_3O_4.*

red nucleus. Gray matter in the tegmentum of the midbrain. SYN: nucleus ruber, q.v.*Nhân đỏ Chất màu xám trong mái của não giữa. Đn: nucleus ruber ...*

fed-out A term used in aerospace medicine to describe what happens to the vision and central nervous system, i.e., seeing red and perhaps experiencing unconscious- ness, when the aircraft is doing part or all of an outside loop at high speed, or any other maneuver that causes the pilot to experience a negative force of gravity. The condition is due to engorgement of the vessels ofthe head including those of the retina.

Màu đỏ ảo Một thuật ngữ dùng trong y học không gian để diễn tả những gì xảy ra trong thị lực và hệ thần kinh trung ương, ví dụ như phi công sẽ thấy màu đỏ một cách vô thức khi máy bay đang thực hiện công việc lộn nhào với tốc độ cao, hay có hoạt động nào đó của máy bay làm cho phi công trải qua giai đoạn trọng lực âm. Hiện tượng này xảy ra do có sự ứ máu tại các mạch trên đầu và tại võng mạc.

redox. Combined form indicating oxidationreduction system or reaction.*Quá trình oxy hóa khử Dạng từ liên kết để chỉ phản ứng hay quá trình oxy hóa và khử.*

red precipitate. Red mercuric oxide. Poisoning symptoms are similar to those of mercuric chloride, q.v.*Chất kết tủa đỏ Dạng oxid thủy ngân có màu đỏ. Khi ngộ độc chất này gây ra triệu chứng giống như ngộ độc thủy ngân clorua.*

redressement [Fr.]. 1. Correction of a deformity. 2. Dressing of a wound more than once.*Sự uốn nắn, chỉnh lại 1. Sự sửa lại tình trạng bị méo mó. 2. Sự băng bó vết thương hơn một lần.*

reduce [L. re, again + ducere, to lead]. 1. To restore to usual relationship, as the ends of a fractured bone. 2. To weaken, as a solution. 3. To diminish, as in bulk or weight.*Làm giảm đi, nắn lại 1. Phục hồi lại các mối tương quan bình thường, ví dụ như nắn lại đầu xương gãy. 2. Làm yếu đi, ví dụ như trong một giải pháp. 3. Làm hạ bớt, như trong trọng tải và trọng lượng.*

reducible Capable of being replaced in a normal position, as a dislocated bone or a hernia.*Có thể nắn lại được Có thể đặt trở lại vị trí bình thường, trong trật khớp xương hay trong chứng sa ruột, thoát vị.*

reducing agent. A substance that loses electrons easily, hence causes other substances to be reduced. Ex.: hydrogen sulfide; sulfur dioxide. *Tác nhân gây khử Chỉ về một chất dễ bị mất điện tử, nó dễ gây ra biến đổi cho các chất khác. Ví dụ : Hydrô Sulphide, Sulphur Diôxít.*

reductant The atom that is oxidized in an oxidation-reduction reaction. *Chất khử Chỉ các nguyên tử bị oxy hóa trong phản ứng oxy hóa - khử.*

reductase [" + ducere,tolead, + ase, enzyme]. An enzyme accelerating process of reduction of chemical compounds.*reductase một enzym làm gia tăng quá trình của một hợp chất hóa học.*

reduction [L. reductio, leading back]. 1. Restoration to normal position as a fractured bone or a hernia. 2. In chemistry, a type of reaction in which a substance gains electrons and positive valence is decreased. SEE: oxidation.*Sự nắn, sự khử 1. Đặt trở lại vị trí bình thường của một đoạn xương gãy hay một khúc ruột bị thoát vị. 2. Trong hóa học, chỉ một loại phản ứng trong đó một chất hấp thu điện tử và hóa trị dương của nó giảm. Xem: oxidation.*

r.,of fractures closed. Treatment of fractures of bones by placing the bones in proper position, i.e., reducing the fragments without the use of surgery.*Nắn gãy xương kín Đặt lại cho đúng vị trí những mảnh xương vỡ mà không cần phải can thiệp bằng phẫu thuật.*

r., of fractures, open. Treatment of fractures of bones by the use of surgery to place the bones in proper position, i.e., reducing the fragments. *Nắn gãy xương mở Đặt lại cho đúng vị trí những mảnh xương vỡ có dùng phương pháp phẫu thuật.*

reduction division. Cell division occurring in game to genesis following synapsis in which diploid number of chromosomes is reduced to the haploid number (one-half the diploid number). SYN: meiosis.*Sự giảm phân Các tế bào phân chia xảy ra trong quá trình hình thành giao tử tiếp theo sau kỳ tiếp hợp trong đó lượng nhiễm sắc thể lưỡng bội sẽ giảm đi thành thể đơn bội (số lượng bằng một nửa thể lưỡng bội). Đn: meiosis.*

redundant [L. redundare, to overflow]. More than necessary.*Dư thừa Nhiều hơn mức cần thiết.*

reduplicated [L. re, again, + duplicare, to double]. 1. Doubled. 2. Bent backward upon itself, as a fold. *Lặp lại, gập đôi, sao lại 1. Lặp lại lần nữa. 2. Cong ngửa người ra phía sau như là gấp xếp lại.*

reduplication 1. A doubling, as of the heart sounds in some morbid conditions. 2. A fold.*Sự lặp lại, sự xếp lại. 1. Sự lặp lại lần nữa, ví dụ như tiếng tim trong một số bệnh tim. 2. Một nếp gấp.*

Reduviidae A family of the order Hemiptera, including the assassin bugs.*Rệp Reduviidae Một họ thuộc loại bọ cánh Hemiptera, bao gồm cả loại bọ ám sát.*

Reduvius A genus of true bugs belonging to the family Reduviidae. *Rệp Reduvius Một loại bọ thực, thuộc họ rệp Reduviidae.*

R.,personatus. A species that normally feeds on other insects, but sometimes attacks man, inflicting painful bites about the face. In some individuals, these bugs may cause severe allergic symptoms. SYN: kissing bug.*Rệp R. personatus Một loài rệp ăn côn trùng, nhưng đôi khi cũng tấn công người, gây ra các vết cắn rất đau trên mặt. Ở một vài người, vết cắn có thể gây nên những triệu chứng dị ứng nghiêm trọng. Đn: kissing bug.*

Reed-Stemberg cells. [Dorothy Reed, U.S. pathologist, 1874-1964; Karl Sternberg, Aust. pathologist, 1872-1935] Giant connective tissue cells with one or two large nuclei that are characteristic of Hodgkin's disease.*Tế bào Reed - Sternberg [Dorothy Reed, bác sĩ bệnh học người Mỹ, 1874 - 1964; Karl Sternberg, bác sĩ bệnh học người Áo, 1872 - 1935] Các tế bào mô liên kết kích thước lớn có một hay hai nhân lớn, đó là đặc trưng của bệnh Hodgkin.*

re-education [L. re, again, + educare, to educate]. 1. Training to partially restore lost competence to a disabled or mentally ill person. 2. Physical means for restoring muscular tone and activity.*Sự luyện tập lại, sự giáo dục lại 1. Luyện tập để lấy lại một phần năng lực bị mất đối với bệnh nhân tàn tật hay tâm thần. Về thể chất nó có nghĩa là lấy lại sự rắn chắc cho cơ bắp và hoạt động.*

reef A fold or a tuck, usually taken in redundant tissue.*Cuốn (gấp) lại Gấp p lại hay cuộn lại, thường dùng để xử lý các mô dư.*

re-entry In cardiology, the diversion of a repolarization wave going in one direction where it is blocked to another where it is not blocked.The wave then goes back up the pathway that was blocked but is no longer blocked to produce a contraction. This leads to a continuing series of premature beats.*Sự vào trở lại Trong bệnh tim, sự làm lệch đi một sóng phân cực đang đi theo một hướng mà hướng đó đang bị chặn lại bởi một sóng khác không bị chặn. Sóng này quay trở lại con đường đã bị chặn nhưng chẳng bao lâu khối chặn bị co lại. Điều này dẫn đến một loạt các tiếng đập sớm liên tục.*

refection [L. reficere, to refresh]. 1. Act of restoring. 2. In the laboratory rat, recovery from symptoms of vitamin B -complex deficiency on a diet deficient in vitamin B. Thought to be due to bacterial synthesis of vitamins by intestinal bacteria.*Làm khỏe lại, sự phục hồi 1. Hành động phục hồi. 2. Đối với chuột trong phòng thí nghiệm, chỉ sự phục hồi sau triệu chứng thiếu vitamin B-complex do quá trình ăn kiêng thiếu vitamin B. Có tư tưởng cho rằng sự tổng hợp vitamin do vi khuẩn đường ruột.*

reference man. Concept used in nutritional investigation and surveys. A man 22 years of age, weight 70 kg, living in an environment with a mean temperature of 20C, wearing clothing compatible with thermal comfort, engaged in light physical activity, and with an estimated caloric intake of 2800 kcal/ day.*Chuẩn tham khảo cho nam giới Khái niệm dùng trong khảo sát và điều tra dinh dưỡng. Một người 22 tuổi, nặng 70 kg, sống trong một môi trường nhiệt độ trung bình 20C, mặc đồ đủ ấm để giữ thân nhiệt, vận động cơ thể nhẹ thì sẽ tiêu thụ khoảng 2800 kcal một ngày.*

reference woman. A hypothetical model used in nutritional references, described the same as reference man, q.v., except in weight (58 kg) and caloric intake (2000 kcal/day).*Chuẩn tham khảo cho phụ nữ Một mẫu giả thuyết dùng tham khảo trong dinh dưỡng, tương tự như chuẩn tham khảo cho nam giới chỉ khác ở trọng lượng (58 kg) và calo tiêu thụ (2000 kcal một ngày).*

referred pain. Pain felt in a part removed from its point of origin. Referred pain is usually the result of visceral pain and it is usually referred to areas distant from the viscus. Pain from the heart, angina pectoris, may be referred to either arm, but most commonly the left, or to the ear, jaw, back, or teeth.*Đau lan Cảm giác đau ở một bộ phận cơ thể cách xa điểm xuất phát đau. Cảm giác đau liên quan thường xảy ra ở các chứng đau ở cơ quan nội tạng và nó thường gây cảm giác đau ở những nơi cách xa vùng bệnh chính. Đau ở tim, đau thắt ngực, có thể lan ra* *tay, đa số ở bên trái hay ở tai, hàm, lưng và răng.*

refine [L. re, again, + ME. fin, finished]. To purify or render free from foreign material.*Lọc, tinh chế Làm cho trong hay tách ra khỏi các chất khác.*

reflection [L. reflexio, a bending back].1. Condition of being turned back upon itself, as when the peritoneum passes from wall of a body cavity to and around an organ and back to the body wall. 2. The throwing back of a ray of radiant energy from a surface not penetrated. 3. Mental consideration of something previously considered.*Sự phản hồi 1. Sự quay trở lại nơi xuất phát, ví dụ như màng bụng xuất phát từ thành bụng trải dài ra bao bọc các bộ phận sau đó quay trở lại thành bụng. 2. Sự dội trở lại của tia năng lượng phóng xạ khi nó va chạm phải một vật không thể xuyên qua. 3. Sự hồi tưởng lại trong trí não những điều đã nghĩ tới trước kia.*

reflector [L. re, again, + flectere, to bend]. Device or surface that reflects waves or radiant energy or sound.

Vật phản xạ Dụng cụ hay bề mặt có tác dụng làm dội lại các sóng, năng lượng phóng xạ hay âm thanh.

reflex [L. reflexus, bend back]. An involuntary response to a stimulus; a reflex action. Reflexes are specific and predictable and are usually purposeful and adaptive. They depend upon an intact neural pathway between point of stimulation and responding organ (muscle or gland). This pathway is called reflex arc. In a simple reflex this includes a sensory receptor, afferent or sensory neuron, reflex center in brain or spinal cord, one or more efferent neurons and an effector organ (muscle or gland). Most reflexes, however, are more complicated and include internuncial or associative neurons intercalated between afferent and efferent neurons. SEE: arc, reflex, for illus.

RS: A c h i l l e s jerk; a r e f l e x i a; chemoreflex; hin jerk; conditioned reflex; consensual; intestinal reflex; jaw jerk reflex; jerk; reaction; reinforcement reflex; Setchenov's inhibitory centers; and reflexes under individual names.*Phản xạ Đáp ứng một cách không chủ tâm cho một kích thích; chỉ một hành động phản xạ. Các phản xạ đều rõ ràng, có thể dự đoán, thường có mục đích rõ ràng và có khả năng thích ứng. Nó phụ thuộc vào các đường thần kinh từ điểm kích thích đến bộ phận đáp ứng (cơ hay các tuyến). Các đường này được gọi là cung phản xạ. Một phản xạ đơn giản bao gồm: cơ quan thụ cảm, thần kinh cảm giác hay thần kinh hướng tâm, trung tâm phản xạ trên não hay tủy sống, một hay một vài thần kinh ly tâm, cơ quan phản ứng (cơ hay các tuyến). Dù sao, hầu hết các phản xạ đều phức tạp và bao gồm cả các thần kinh nối, các thần kinh liên kết xen*

vào giữa các thần kinh hướng tâm và ly tâm. Xem: arc, reflex, để minh họa.

THAM KHẢO: *phản xạ Achilles; mất phản xạ; phản xạ hóa học; liên ứng; phản xạ ruột; phản xạ hàm; phản xạ; phản ứng; phản xạ củng cố; trung tâm kiềm chế Setchenov; và các phản xạ có tên riêng.*

r., abdominal. SEE: abdominal reflexes.*Phản xạ bụng Xem: abdominal reflexes.*

r., abdominocardiac. A change in heart rate, usually a slowing, resulting from mechanical stimulation of abdominal viscera.*Phản xạ bụng - tim Sự thay đổi nhịp tim, thường làm chậm đi, do các kích thích hóa học của các cơ quan nội tạng vùng bụng.*

r.'s, accommodation. The changes that take place when the eye adjusts to bring light rays from an object to focus on the retina. This involves change in the size of the pupil, convergence or divergence of the eyes, and either a decrease or increase in the convexity of the lens depending upon the previous condition of the lens.*Phản xạ điều tiết Các phản xạ điều tiết mắt để đặt ảnh của vật trên võng mạc. Nó bao gồm sự thay đổi kích thước của thủy tinh thể, sự hội tụ hay phân kỳ của mắt, và sự gia tăng hay giảm độ lồi của thủy tinh thể tùy theo tình trạng trước kia của nó.*

r., Achilles. SEE: Achilles tendon reflex.*Phản xạ Achilles Xem: Achilles tendon reflex.*

r, acquired. R., conditioned.*Phản xạ có điều kiện R., conditioned.*

r., after-discharge of. Reflex activity that persists for a time after cessation of the stimulus.*Phản xạ khăng khăng Hoạt động phản xạ cứ tiếp diễn thêm một thời gian nữa mặc dù kích thích đã hết.*

r.,'s, allied. Reflexes initiated by several stimuli originating in widely separated receptors whose impulses follow the final common path to effector organ and reinforce one another.*Phản xạ liên minh Các phản xạ khởi tạo từ một vài nguồn kích thích khác nhau tại các cơ quan thụ cảm rải rác trên một diện rộng, tại đó xung lực đi theo đường dẫn chung đến các cơ quan phản ứng và tăng cường thêm đến các bộ phận khác.*

r., anal. SEE: anal reflex.*Phản xạ hậu môn Xem: anal reflex.*

r., ankle. SEE: ankle jerk.*Phản xạ mắt cá chân Xem: ankle jeck.*

r.'s, antagonistic. Two or more reflexes initiated simultaneously in different receptors that involve the same motor center but produce opposite effects. The most important or adaptive response takes place.*Phản xạ đối kháng Hai hay nhiều phản xạ tạo ra từ kích thích ở các cơ quan thụ cảm khác nhau tại cùng một trung tâm vận động nhưng tạo*

ra các hiệu quả trái ngược. Điều quan trọng nhất hay đáp ứng tốt nhất sẽ được ưu tiên.

r., auditory. SEE: auditory reflex. *phản xạ nghe. xem: auditory reflex.*

r., autonomic. Any reflex involving the response of a visceral effector (cardiac muscle, smooth muscle, glands). Such reflexes always involve two efferent neurons (a preganglionicand postganglionic).

Phản xạ tự quản Chỉ chung về các phản xạ của các cơ quan nội tạng (cơ tim, cơ trơn, các tuyến). Các phản xạ luôn bao gồm hai thần kinh ly tâm (trước hạch và sau hạch).

r., autonomic, true. A visceral response in which afferent impulses do not pass through central nervous system, but instead enter prevertebral ganglia where connections are made with efferent neurons.*Phản xạ tự trị thực Là một đáp ứng của cơ quan nội tạng đối với xung lực tác động nhưng không thông qua hệ thần kinh trung ương mà đi thẳng vào các hạch trước sống, ở đó các liên kết sẽ được tạo ra dưới tác dụng của các neuron ly tâm.*

r., axon. A reflex that does not involve a complete reflex arc, hence is not a true reflex. The afferent and efferent limbs of the reflex are branches of a single nerve fiber, the axon (axonlike dendrite) of a sensory neuron. An example is vasodilation resulting from stimulation of skin.

Phản xạ sợi trục Là một phản xạ không bao gồm một cung phản xạ đầy đủ vì nó không là một phản xạ thực. Các nhánh hướng tâm và ly tâm của phản xạ là các nhánh của sợi thần kinh đơn, trục (nhánh giống như trục) của một neuron thụ cảm. Ví dụ như phản xạ giãn mạch từ một kích thích trên da.

r., Babinski's. SEE: Babinski's reflex.*Phản xạ Babinski Xem: Babinski's reflex.*

r., Bainbridge. When an increase in blood pressure or distention of the heart occurs, the rate increases. SYN: Bainbridge effect.*Phản xạ Bainbridge Phản xạ tăng nhịp mạch khi tăng huyết áp hay trương tim. Đn: Bainbridge effect.*

r., biceps. Flexion of forearm upon percussion of tendon of biceps brachii.*Phản xạ cơ nhị đầu Phản xạ gập cẳng tay khi gõ vào dây chằng cơ nhị đầu cánh tay.*

r., Brain's. SEE: Brain's reflex.

Phản xạ Brain Xem: Brain's reflex.

r., carotid sinus. Pressure in the area of the neck over the carotid sinus causes reflex slowing of the heart.*Phản xạ xoang cảnh Ấn lên vùng cổ có thể gây nên phản xạ làm chậm nhịp tim.*

r., cat's eye. In children, a papillary flash or reflection from the eye that may be momentary, may be white, yellow, or pink, and is best seen under diminished natural illumination. This reflex, which maybe noticed first by a child's parent, may be caused by a variety of conditions, the most important of which is retinoblastoma. Also observed in tuberous sclerosis, inflammatory diseases of the eye, and certain congenital malformations of the eye. SEE: retinooblastoma.*Phản chiếu mắt mèo* Ở trẻ em, tia đồng tử hay các phản chiếu từ mắt nhất thời, có thể là màu trắng, vàng hay hồng, được thấy rõ nhất dưới ánh sáng tự nhiên mờ. Sự phản chiếu này sẽ được nhận ra đầu tiên bởi cha mẹ của trẻ, bệnh do nhiều nguyên nhân khác nhau, phổ biến nhất là do u nguyên bào giác mạc. Cũng thấy trong chứng u xơ dạng củ, các bệnh có viêm và khuyết tật bẩm sinh ở mắt. Xem: retinoblastoma.

r.'s, Chaddack's. SEE: Chaddock's reflexes.*Phản xạ Chaddock Xem: Chaddock's reflexes.*

r., chain. Reflex initiated by several separate aerial reflexes, each of which was activated by the preceding one.*Chuỗi phản xạ Là phản xạ được gây ra bởi một loạt các phản xạ khác nhau, mỗi cái trong đó được kích hoạt bởi một tác nhân riêng trước đó.*

r., chin. SEE: chin reflex.*Phản xạ cầm Xem: chin reflex.*

r., ciliary. SEE: ciliary reflex.*Phản xạ lông mi Xem: ciliary reflex.*

r., ciliospinal. SEE: ciliospinal reflex.*Phản xạ lông mi - cột sống Xem: ciliospinal reflex.*

r., clasp-knife. Quick inhibition of the stretch reflex when extensor muscles are forcibly stretched by flexing the limb. SYN: reaction, lengthening.*Phản xạ dao - móc Sự ức chế nhanh phản xạ duỗi khi cơ bị kích thích bởi ghập chi. Đn: reaction, lengthening.*

r., conditioned. Reflex acquired as a result of training in which the cerebral cortex is an essential part of the neural mechanism. Any reflex not inborn or inherited.*Phản xạ có điều kiện Phản xạ có được nhờ vào quá trình luyện tập, trong đó vỏ não đóng vai trò thiết yếu trong điều khiển. Chỉ chung về các loại phản xạ không bẩm sinh và không kế thừa.*

r., conjunctival. SEE: conjunctival reflex.*Phản xạ kết mạc Xem: conjunctival reflex.*

r., consensual. R., crossed.*Phản xạ đồng cảm Phản xạ chéo.*

r., convulsive. Condition in which a weak stimulus will induce a convulsion resulting in widespread uncoordinated and purposeless actions. Seen in strychnine poining.*Phản xạ co giật Tình trạng chỉ cần một kích thích nhỏ sẽ gây ra những cơn co giật rời rạc, rộng khắp và các hành động không mục đích. Thường thấy trong chứng ngộ độc mã tiền.*

r., corneal. SEE: corneal reflex

Phản xạ giác mạc Xem: corneal reflex.

r., cough. SEE: cough reflex.*Phản xạ ho Xem: cough reflex.*

r., cranial Any reflex whose center lies in the brain.*Phản xạ sọ não Chỉ chung về các phản xạ mà trung tâm điều khiển nằm trên não.*

r.,eremasteric. SEE: cremasteric reflex.*Phản xạ cơ bìu Xem: cremasteric reflex.*

r., crossed. Reflex in which stimulation of one side of the body results in response on the opposite side. SYN: r., consensual; r., indirect.*Phản xạ chéo Là phản xạ, trong đó, kích thích ở phía bên này cơ thể nhưng kết quả phản ứng lại xảy ra ở phía bên kia. Đn: r., consensual; r., indirect.*

r., crossed extension. Extension of the opposite side lower extremity when a painful stimulus is applied to the skin.*Phản xạ duỗi chéo Phản xạ duỗi ở chân bên kia khi tạo kích thích đau ở chân bên này.*

r., deep. Reflex caused by stimulation of parts beneath skin, like tendons or bones, as the jaw, elbow, wrist, triceps, knee, and ankle jerk reflexes.*Phản xạ sâu Phản xạ gây ra bởi những kích thích của các bộ phận ở dưới da như là gân hay xương, ví dụ như: phản xạhàm, khuỷu tay, cổ tay, cơ ba đầu, đầu gối và mắt cá.*

r., delayed. Reflex not taking place until some seconds after application of stimulus.*Phản xạ trì hoãn Là phản xạ diễn ra bị trì hoãn vài giây sau hành động kích thích.*

r., digital. SEE: digital reflex,*Phản xạ ngón Xem: digital reflex.*

r., diving. Slowing of the heart rate when the head is immersed in water.*Phản xạ thợ lặn Phản xạ gây chậm nhịp tim khi đầu bị ngâm trong nước.*

r., elbow. R., triceps.*Phản xạ khuỷu tay Phản xạ cơ ba đầu.*

r., elementary. A typical reflex common to all vertebrates. Includes postural, flexion, stretch, and extensor thrust reflexes.*Phản xạ cơ bản Các kiểu phản xạ cơ bản của động vật xương sống. Nó bao gồm: phản xạ tư thế, uốn cong, duỗi, ép cơ duỗi.*

r., embrace. SEE: embrace reflex. *Phản xạ ôm Xem: embrace reflex.*

r., extensor thrust. A quick and brief extension of a limb upon application of pressure to plantar surface. *Phản xạ ép cơ duỗi Phản xạ duỗi ngắn và nhanh cẳng chân khi ấn mạnh vào mặt lòng bàn chân.*

r., flexor withdrawal Flexion of the lower extremity when the foot receives a painful stimulus.*Phản xạ co cơ gấp Phản xạ co chân khi gây kích thích đau ở bàn chân.*

r., gag. SEE: gag reflex.*Phản xạ hầu họng Xem: gag reflex.*

r., gastrocolie. SEE: gastrocotic re-

flex.*Phản xạ dạ dày - ruột kết Xem: gastrocolic reflex.*

r., gastroileal. SEE: gastroileal reflex.*Phản xạ dạ dày - hồi tràng Xem: gastrolieal reflex.*

r., grasp. Grasping reaction of the fingers and toes when stimulated. *Phản xạ nắm chặt Phản xạ co các ngón tay hay ngón chân khi bị kích thích.*

r., Grüfelder's. SEE: Grüfelder's reflex*Phản xạ Grüfelder Xem: Grüfelder's reflex.*

r., Hering-Breuer. SEE: Hering-Breuer reflex.*Phản xạ Hering-Breuer Xem: Hering - Breuer reflex.*

r., Hoffmann's. Flicking of the tip of the nail of either the ring, middle, or index finger produces flexion of the terminal phalanx of the thumb and the second and third phalanges of another finger.*Phản xạ Hoffmann Khi gõ nhẹ lên đầu móng ngón áp út, ngón giữa hay ngón trỏ sẽ gây ra phản xạ co các đốt của ngón cái và các đốt thứ hai và thứ ba của các ngón còn lại.*

r., hung-up. Slowness of the relaxation phase of deep tendon reflexes. Present in hypothyroidism.*Phản xạ treo Sự chậm chạp ở giai đoạn nới lỏng của phản xạ gân sâu. Thường thấy trong giảm năng tuyến giáp.*

r., inborn. An unconditioned reflex; an innate or inherited reflex. *Phản xạ bẩm sinh Là loại phản xạ không điều kiện; phản xạ bẩm sinh hay phản xạ kế thừa.*

r., indirect. R., crossed.*Phản xạ gián tiếp Phản xạ chéo.*

r.'s, inhibition of. Prevention of a reflex action, as inhibiting a sneeze by pressure on facial nerve as it passes just under the upper lip.*Phản xạ ức chế Là sự ngăn chặn hành động phản xạ, ví dụ như ngăn chặn phản xạ hắt hơi bằng cách ấn mạnh lên thần kinh mặt ngay phía dưới của môi trên.*

r., intersegmenta A Reflex in which several segments of spinal cord are involved.*Phản xạ nhiều phân đoạn Là phản xạ trong đó có nhiều đoạn tủy sống tham gia.*

r.,intestinal. R., myenteric.*Phản xạ ruột Phản xạ ảo cơ ruột.*

r., intrasegmantal. Reflex that involves only a single segment of the spinal cord.*Phản xạ một phân đoạn Là phản xạ trong đó chỉ có một đoạn tủy sống tham gia.*

r.,`s, irradiation of The spreading of reflexes through the central nervous system whereby impulses entering the cord in one segment activate motor neurons located in many segments.*Phản xạ chiếu Nr lan tỏa của phản xạ thông qua hệ thần kinh trung ương nhờ đó xung lực sẽ đi vào sợi thần kinh vận động kích hoạt ở một đoạn nằm trên nhiều đoạn.*

r., jaw. Chin reflex, q.v.

Phản xạ hàm Còn gọi là phản xạ cằm.

r., kinetic. R., labyrinthine.***P h ả n xạ động lực*** *R., labyrinthine.*

r., knee-jerk. Extension of the leg resulting from percussion ofpatellar tendon. This is an example of a myotatic or stretch reflex of importance in the maintenance of posture. The reflex is diminished or abolished in lesions of the nerve supplying the muscle and tendon, lesions of posterior roots involving a sensory pathway as in tabes dorsalis, lesions of anterior root involving motor pathways, or lesions of lower motor neurons in anterior horns of gray matter of spinal cord, as in poliomyelitis. If, however, the upper motor neuron is destroyed, muscle tone and the motor response are greatly increased. So-called pathologic reflex under these conditions may appear. Reflexes are also modified by higher centers, e.g., emotional tension increases the knee jerk (and muscle tension generally). SEE: Babinski's reflex, Jendrassik's maneuver.***P h ả n xạ bánh chè*** *Phản xạ duỗi cẳng chân khi gõ vào gân xương bánh chè. Đây cũng là một ví dụ về xúc giác hay phản xạ duỗi trong việc duy trì tư thế. Phản xạ bị yếu đi hay không xảy ra khi có tổn thương ở thần kinh chi phối cho các cơ và gân ở vùng đó, khi tổn thương ở vùng rễ sau thần kinh cảm giác như trong bệnh tabet, khi tổn thương ở vùng rễ trước tức là các vùng vận động bị ảnh hưởng, hay khi tổn thương các thần kinh vận động vùng sừng trước của chất xám ở tủy sống trong chứng viêm tủy sống. Dù sao, nếu thần kinh vận động phía trên bị hư hại thì trương lực cơ và đáp ứng vận động sẽ gia tăng nhiều. Từ đó cái gọi là phản xạ không hợp lý có thể sẽ xuất hiện. Các phản xạ này cũng có thể được điều khiển bởi các trung tâm thần kinh bậc cao hơn, ví dụ như cảm thấy sự gia tăng độ căng ở vùng xương bánh chè (thường là căng cơ). Xem: Babinski's reflex; Jendrassik's maneuver.*

r., labyrinthine. Reflex, esp. a postural reflex, resulting from stimulation of receptors in semicircular ducts, utricle, and saccule of inner ear. SYN: r., kinetic.***P h ả n xạ mê đạo*** *Là các phản xạ tư thế, do kích thích ở các vùng thụ cảm trong các ống bán khuyên, túi bầu dục ở vùng tai trong. Đn: r. kinetic.*

r., light. SEE: light reflex.***Phản xạ ánh sáng*** *Xem: light reflex.*

r., local. Reflex that does not involve the central nervous system. Ex.: the myenteric reflex, which occurs even though extrinsic nerves to intestine have been cut.***Phản xạ cục bộ*** *Chỉ chung các loại phản xạ không liên quan đến hệ thần kinh trung ương.*
VÍ DỤ: phản xạ ảo cơ ruột, vẫn xảy

ra ngay cả khi các sợi thần kinh ngoại lai ở ruột bị cắt.

r., long. Reflex involving many segments of the spinal cord.***Phản xạ dài*** *Là phản xạ có sự tham gia của nhiều đoạn tủy sống.*

r., lung. Dilatation of the lung tissue under the area of the skin that is irritated by percussion or cold.***Phản xạ phổi*** *Phản xạ giãn nở các mô phổi ngay dưới vùng da bị kích thích bởi gõ vào hay khi thời tiết lạnh.*

r., Magnus-de Kleijn. In decerebrate rigidity, extension of the limbs on the side to which the chin is turned by rotating the head. There is flexion of the limbs of the opposite side.***Phản xạ Magnus-de Kleijn*** *Trong chứng cứng não, phản xạ duỗi chân theo hướng quay của cằm khi quay đầu, do độ cong của chân hướng về mặt đối diện.*

r., mass. Condition following a section of spinal cord in which a weak stimulus through radiation brings about widespread responses due to release from inhibition of higher cortical centers.***Phản xạ toàn khối*** *Tình trạng một đoạn tủy sống bị yếu cảm giác do bị nhiễm phóng xạ từ đó gây ra các đáp ứng rộng khắp vì mất sự ức chế của trung tâm thần kinh bậc cao ở vỏ não.*

r., Mayer's. Downward pressure on the index finger is followed by opposition and adduction of the thumb, flexion at the metacarpophalangeal joint,andextension at the interphalangealjoint.***Phản xạ Mayer*** *Phản xạ giảm huyết áp trên ngón trỏ do ép ngón cái vào trong, làm cong khớp ngón tay - cổ tay sau, và gây duỗi tại khớp đốt giữa.*

r., Mendel-Bekhterev. Plantar flexion of the toes in response to percussion of the dorsum of the foot.
Phản xạ Mendel-Bekhterev *Phản xạ co ngón chân khi gõ vào mu bàn chân.*

r., monosynaptic. Reflex involving only two neurons, an afferent and efferent.***Phản xạ tiếp hợp đơn*** *Là phản xạ chỉ bao gồm hai neuron, hướng tâm và ly tâm.*

r., Moro. SEE: Moro reflex.***P h ả n xạ Moro*** *Xem: Moro reflex.*

r., myenteric. Reflex caused by distension of the intestine, resulting in contraction above the point of stimulation, and relaxation below it. SYN: r., intestinal.***Phản xạ cơ ruột*** *Phản xạ gây bởi sự căng phồng của ruột, kết quả là thắt lại ở phía trên điểm kích thích, đồng thời giãn ra ở phía dưới vùng kích thích. Đn: r., intestinal.*

r., myotatic. R., stretch.***P h ả n xạ kéo cơ*** *Phản xạ duỗi.*

r., near. R., accommodation.***P h ả n xạ gần*** *Phản xạ thích nghi.*

r., neck-righting. In the infant, rotation of the trunk in the same direction in response to the direction the head of the supine infant is turned.

This reflex appears at age 4 to 6 months and is no longer obtainable by age 2 years.***Phản xạ cổ - đứng*** *Ở trẻ nhỏ, phản xạ chỉ quay hộp sọ theo một hướng khi điều khiển quay đầu. Phản xạ này xảy ra ở trẻ từ 4 đến 6 tháng và không kéo dài đến quá 2 tuổi.*

r., nociceptive. Reflex initiated by a painful stimulus.***Phản xạ nhận cảm đau*** *Phản xạ gây ra bởi các cảm giác đau.*

r., optical righting. Use of visual stimuli to maintain the normal position of the body and head.***Phản xạ đứng thị giác*** *Dùng tác nhân kích thích thị giác để duy trì vị trí đứng của cơ thể và đầu.*

r., palatal. SEE: palatal reflex,
Phản xạ vòm miệng *Xem: palatal reflex.*

r., palmar grasp. The lightly stimulated palm grasps the stimulating object. This reflex is present at birth and is gone by the age of 6 months.
Phản xạ nắm lòng bàn tay *Lòng bàn tay luôn nắm lại như đang cầm một vật gì. Phản xạ này xuất hiện ở trẻ mới sinh và kéo dài cho đến 6 tháng tuổi.*

r., palm-chin. Vigorous stroking or scratching of the thenar eminence, producing contraction of the skin and lower lip muscles on the same side.
Phản xạ lòng bàn tay - cằm *Đánh mạnh hay cào mạnh vùng nhô cao tại lòng bàn tay sẽ gây phản xạ co da và cơ môi dưới cùng bên.*

r.,(response), parachute. Extension of the arms, hands, and fingers when the infant is suspended in the prone position and dropped a short distance onto a soft surface. This reaction appears at 9 months of age and persists. If the response is asymmetrical, a motor nerve abnormality is present.***Phản xạ (đáp ứng) dù*** *Phản xạ duỗi cánh tay, bàn tay, ngón tay khi trẻ bị đưa lên lơ lửng ở tư thế sấp và rơi lên một mặt bằng mềm với khoảng cách gần. Phản ứng này xuất hiện lúc 9 tháng tuổi và vẫn tiếp tục duy trì. Đáp ứng không đối xứng chỉ ra thần kinh vận động bất thường.*

r., patellar. R., knee-jerk.***Phản xạ xương bánh chè*** *Xem: R., knee - jeck.*

r., pathologic. Abnormal reflex due to disease; the reflex is seen as one of the symptoms of the disease.***P h ả n xạ bệnh*** *Hiện tượng phản xạ bất thường do bệnh; lúc này phản xạ được xem như là một trong các triệu chứng của bệnh.*

r., pharyngeal. SEE: pharyngeal reflex.***Phản xạ họng*** *Xem: pharyngeal reflex.*

r., pilornotor. SEE: pilomotor reflex.***Phản xạ vận mao*** *Xem: pilomotor reflex.*

r., placing. When an infant is held erect and the dorsum of one foot is dragged along the under-edge of a table top, the response is flexion of that leg and then extension. This reflex is present at birth and is no longer present by the age of 6 weeks. *Phản xạ vị trí Khi đứa trẻ được bế đứng và mu bàn chân bị kéo lê dọc theo cạnh dưới của mặt bàn thì sẽ xảy ra phản xạ cong chân rồi sau đó lại duỗi ra. Phản xạ này xuất hiện từ lúc mới sinh và không kéo dài quá 6 tuần tuổi.*

r., plantar. SEE: Babinski's reflex; plantar reflex. *Phản xạ gan bàn chân Xem: babinski's reflex; plantar reflex.*

r., plantar grasp. Light stimulation of the sole of the foot produces a grasp reflex of the foot. This reflex is present at birth and is gone by the age of 10 months. *Phản xạ gập bàn chân Kích thích nhẹ lên lòng bàn chân sẽ gây ra phản xạ gập bàn chân. Phản xạ này xuất hiện từ lúc mới sinh và kéo dài cho đến 10 tháng tuổi.*

r., postural. Any reflex that is concerned with maintenance of posture. *Phản xạ tư thế Chỉ chung về các loại phản xạ liên quan đến việc duy trì tư thế.*

r., pressor. Reflex that results in elevation of blood pressure brought about by constriction of arterioles. *Phản xạ áp lực Các phản xạ dẫn đến tăng huyết áp bởi sự co tiểu động mạch.*

r.'s, proprioceptirve. Reflexes initiated by movement of the body to maintain the position of the moved part. Any reflex initiated by stimulation of a proprioceptor. *Phản xạ bản thể cảm thụ Là các phản xạ gây ra bởi sự di chuyển của cơ thể để duy trì vị trí của các bộ phận bị di chuyển. Chỉ chung các phản xạ bị kích thích bởi cơ quan thụ cảm.*

r., psychogalvanic. Decreased electric resistance of the skin in response to emotional stress or stimuli. *Phản xạ do tinh thần bị kích động mạnh Phản xạ giảm kháng điện của da nhằm tránh được áp lực hay tác nhân gây kích thích.*

r., pupillary. Reflex that occurs when a beam of light strikes the retina, causing the pupil to contract (protective against excessive stimulation). The same effect results with accommodation to near objects. *Phản xạ đồng tử Phản xạ xảy ra khi ánh sáng mạnh tác động lên võng mạc, gây nên phản ứng co đồng tử lại (nhằm chống lại sự dư thừa kích thích của ánh sáng). Cũng có cùng phản xạ như vậy khi đặt các vật ở gần mắt.*

r., quadriceps. R., knee-jerk, q.v. *Phản xạ cơ bốn đầu Phản xạ xương bánh chè.*

r., quadrupedal extensor. Brain's reflex, q.v. *Phản xạ duỗi tứ chi Phản xạ Brain.*

r., red. The red light reflection seen when examining the eye by use of the ophthalmoscope. *Phản xạ đỏ Sự phản chiếu ánh sáng đỏ thấy được khi khám mắt bằng đèn soi đáy mắt.*

r., righting. Any of the reflexes that enable an animal to maintain the body in a definite relationship to the head and thus maintain its body right side up. *Phản xạ thiết yếu Chỉ chung về các loại phản xạ ở động vật để duy trì sự tương quan về tư thế giữa đầu và thân mình và duy trì tư thế đứng thẳng.*

r., rooting. Stroking the cheek of the infant causes turning of the mouth toward the stimulus. This reflex is present at birth; by 7 months of age it is gone if done while the infant is asleep; and is gone by 4 months if done while the infant is awake. *Phản xạ gốc Ở trẻ em, khi đánh vào má sẽ gây phản xạ quay miệng về phía bị đánh. Phản xạ này xuất hiện từ khi mới sinh và chấm dứt vào lúc 7 tháng tuổi trong lúc đang ngủ, và chấm dứt vào lúc 4 tháng tuổi trong lúc thức.*

r., Rossolimo's. SEE: Rossolimo's reflex. *Phản xạ Rossolimo Xem: Rossolimo's reflex.*

r.'s, sexual. Reflexes concerned with sexual activities, esp. erection and ejaculation. *Phản xạ sinh dục Các phản xạ liên quan đến hoạt động giới tính, ví dụ như: sự cương và sự phóng tinh.*

r., short Reflex involving one or a few segments of spinal cord. *Phản xạ ngắn Phản xạ liên quan đến một hay một vài đoạn tủy sống.*

r., somatic. Reflex induced by stimulation of somatic sensory nerve endings. *Phản xạ cơ thể Các phản xạ có được do các kích thích từ các đầu thần kinh cảm giác ở phần ngoài cơ thể.*

r., spinal. Reflex whose center is in the spinal cord. *Phản xạ tủy sống Các phản xạ mà trung tâm điều khiển nằm ở tủy sống.*

r., startle. Moro reflex, q.v. *Phản xạ giật mình Còn gọi là phản xạ Moro.*

r., static. Reflex concerned with establishment and maintenance of posture when body is at rest. *Phản xạ tư thế Các phản xạ liên quan đến việc thiết lập và duy trì tư thế của cơ thể lúc đang ngủ, nghỉ ngơi.*

r.'s, statokinetic. Reflexes occurring when body is moving, e.g., walking or running. *Phản xạ tư thế động Các loại phản xạ xảy ra khi cơ thể đang di chuyển, ví dụ như phản xạ đi và phản xạ chạy.*

r., stepping. Movements of progression elicited when the infant is held upright, inclined forward, as the soles of the feet are touching a flat surface. This reflex is present at birth and is gone by 6 weeks of age. *Phản xạ bước Phản xạ bước về phía trước đối với trẻ em khi được giữ tư thế đứng thẳng, lòng bàn chân chạm đất. Phản xạ này xuất hiện từ lúc mới sinh cho đến 6 tuần tuổi.*

r., stretch. Contraction of a muscle as a result of stretching the same muscle. SYN: r., myotatic. *Phản xạ duỗi Sự co cơ như là kết quả của sự duỗi cơ đối kháng. Đn: r., myotatic.*

r., sucking. Sucking movement of the infant produced by stroking the lips. *Phản xạ mút Phản xạ mút ở trẻ nhỏ khi đưa vật nào đó chạm vào môi.*

r., superficial. Cutaneous reflex caused by irritation of the skin or areas depending upon the spinal cord as a motor center, such as the scapular, epigastric, abdominal, cremasteric, gluteal, and plantar reflexes, or upon centers in the medulla, such as conjunctival, papillary, and palatal reflexes. *Phản xạ bề nông Các phản xạ da do những kích thích ngoài da gây nên và được điều khiển bởi trung tâm vận động ở tủy sống, ví dụ như: vùng bụng, ngực, mông, bàn chân hay các phản xạ tác động lên trung tâm điều khiển ở tủy sống như phản xạ kết mạc, đồng tử và vòm miệng.*

r., swallowing. Production of the succession of reflexes and muscular activity concerned with swallowing when the palate is stimulated by food. *Phản xạ nuốt Phản xạ gây ra một chuỗi cử động liên tục của các cơ liên quan đến việc nuốt khi vòm miệng bị kích thích bởi thức ăn.*

r., tendon. Deep reflex obtained by sharply tapping skin over tendon of a muscle. It is exaggerated in disease of an upper neuron and diminished or lost in disease of lower neuron. *Phản xạ dây chằng Là loại phản xạ sâu, có được khi gõ vào vùng da ở gân. Phản xạ sẽ mạnh hơn đối với bệnh thần kinh phía trên và sẽ giảm hoặc mất hẳn đối với các bệnh thần kinh phía dưới.*

r., tonic neck. In the infant, forcibly turning the head causes extension of one or both extremities on the side to which the head is turned. There is flexion of the extremities on the other side. *Phản xạ trương lực cổ Ở trẻ nhỏ, phản xạ quay mạnh đầu về phía mà tay hoặc chân hoặc cả hai ở phía bên đó có phản ứng duỗi. Đó là phản xạ chi một bên.*

r., tonic neck, asymmetrical. Presence of the tonic neck reflex in which the reflex is abnormal on one side. SEE: r., tonic neck. *Phản xạ trương lực cổ không đối xứng Là phản xạ trương lực cổ nhưng bất thường ở một bên.*

r., triceps. Sharp extension of forearm resulting from tapping of triceps tendon while arm is held loosely in bent position. SYN: r., elbow. *Phản xạ cơ ba đầu Phản xạ bất ngờ duỗi cẳng tay khi gõ vào vùng gân cơ ba đầu trong khi tay đang ở vị trí thả lỏng. Đn: r., elbow.*

r., triceps surae. Achilles tendon reflex, q.v. *Phản xạ cơ ba đầu chân Phản xạ gân Achilles.*

r., unconditioned. A natural or inherited reflex action; one not acquired.*Phản xạ không điều kiện Là các phản xạ tự nhiên có được hay phản xạ kế thừa, không cần luyện tập.*

r., vascular. R., vasomotor, q.v. *Phản xạ mạch Là phản xạ vận mạch.*

r., vasomotor. Constriction or dilatation of a blood vessel in response to a stimulus, as in becomingpale from fright. SYN: r., vascular.*P h ản xạ vận mạch Phản xạ co hay giãn mạch do bị kích thích, ví dụ như mặt tái xanh khi sợ sệt. Đn: r., vascular.*

r., visceral. Any reflex inducedby stimulation of visceral nerves.*Phản xạ nội tạng Chỉ chung các phản xạ gây ra bởi kích thích từ các thần kinh nội tạng.*

r., visceromotor. Contraction or tenseness of skeletal muscles resulting from painful stimuli originating in visceral organs.*Phản xạ vận động nội tạng Phản xạ co hay duỗi các cơ xương do kích thích đau có nguồn gốc từ các cơ quan nội tạng.*

reflex action. An involuntary response to a stimulus; a reflex.*Hành động phản xạ Là các hành động phản xạ không chủ tâm nhằm đáp ứng lại kích thích, phản xạ.*

reflex arc. The neural pathway or circuit between the point of stimulation and the responding organ in a reflex action. SEE: arc, reflex, for illus. *Cung phản xạ Là vòng hay đường phản xạ từ điểm bị kích thích đến các bộ phận hoạt động đáp ứng phản xạ. Xem: arc., reflex, để minh họa.*

reflex center. A region, usually in the brain or spinal cord, where impulses from an afferent limb of a reflex arc initiate impulses in the efferent limb. *Trung tâm phản xạ Là một vùng ở trên não hay trên tủy sống, nơi tiếp nhận các xung lực hướng tâm từ các chi và khởi tạo các xung lực ly tâm đến các chi.*

reflexogenic [L. refiexus, bend back, + Gr. gennan, to produce]. Causing a reflex action.*Gây phản xạ Gây ra hành động phản xạ.*

reflexogenous Reflexogenic, q.v.*Sự gây phản xạ Sự gây ra hành động phản xạ.*

reflexograph [" + Gr. graphein, to write]. Device for recording and graphing a reflex, esp. one produced by muscular activity.*Máy ghi phản xạ Thiết bị dùng để ghi lại và vẽ một sơ đồ phản xạ, đặc biệt là hoạt động phản xạ của cơ.*

reflexology [" + Gr. logos, word, reason]. Study of reflexes.*Phản xạ học Ngành học nghiên cứu về các hoạt động phản xạ.*

reflexometer [" + Gr. matron, measure]. Instrument for measuring force of the tap required to produce a reflex.*Thước đo phản xạ Dụng cụ dùng để đo lực đập đủ để gây ra một phản xạ.*

reflexophil [" + Gr, philein, to love].

Characterized by activity of reflexes or by exaggerated reflexes.*Phản xạ linh hoạt Các đặc điểm của các hoạt động phản xạ hay của các phản xạ cường điệu.*

reflexotherapy [" + Gr. therapeia, treatment]. Treatment by manipulation, anesthetizing, or cauterizing an area distant from seat of the disorder. SEE: spondylotherapy.*Phản xạ liệu pháp Là phương pháp trị bệnh bằng cách gây hoạt động, gây tê hay đốt tại vùng gần với vùng bị bệnh. Xem: spondylotherapy.*

reflux [L. re, back, + fiuxus, flow]. A return or backward flow. SEE: regurgitation.*Hồi lưu Tình trạng một chất lỏng chảy ngược lại hướng bình thường. Xem: regurgitation.*

r., hepatojugular. Pressure on the liver in patients with congestive heart failure causes increased pressure in the cervical venous pressure, *Hồi lưu tĩnh mạch cảnh gan Ấn mạnh vào gan bệnh nhân bị suy tim sung huyết tĩnh mạch cổ gây tăng áp lực.*

r., vesicoureteral. Reflux of urine up the ureter during micturition.*Hồi lưu bàng quang - niệu quản Sự chảy ngược nước tiểu từ bàng quang lên niệu quản khi đi tiểu.*

refract [L. refractus, broken off]. 1. To turn back; to deflect. 2. To detect errors of refraction in the eyes and to correct them.*Khúc xạ 1. Quay trở lại; lệch hướng. 2. Nhận ra những lỗi khúc xạ trong mắt và sự điều chỉnh lại.*

refracts dosi [L.]. In divided doses, denoting a definite amount of a drug taken within a given time in a number of fractional equal parts.*Liều khúc xạ Trong các liều thuốc phân chia, sự chỉ ra lượng thuốc dùng có tác dụng vào một khoảng thời gian đối với một bộ bộ phận nào đó trong cơ thể.*

refraction [LL. refractio, break back]. 1. Deflection from a straight path, as of light rays as they pass through media of different densities; the change of direction of a ray when it passes from one medium to another of a different density. 2. Determination of amount of ocular refractive errors and their correction. RS: ametropia; anisometropia; astigmatism; emmetropia; hypermetropia; myopia; presbyopia.*Sự khúc xạ 1. Sự lệch hướng từ một đường thẳng, ví dụ như tia sáng khi chiếu qua một môi trường có mật độ khác; sự đổi hướng của tia sáng khi nó đi từ một môi trường này qua một môi trường khác có độ đậm đặc khác nhau. 2. Sự phát hiện ra các lỗi khúc xạ mắt và điều chỉnh lại. Từ tham khảo: loạn khúc xạ; tật chiết quang mắt không đều; chứng loạn thị; tình trạng mắt bình thường; viễn thị; tật cận thị; chứng viễn thị.*

r., angle of. The angle formed by a

refracted ray of light with a line perpendicular to surface at point of refraction.*Góc khúc xạ Góc tạo bởi tia bị khúc xạ với đường vuông góc với mặt phẳng tại điểm khúc xạ.*

r., coefficient of. The quotient or sine of angle of incidence divided by sine of angle of refraction.*H ệ s ố khúc xạ Là thương của giá trị sin của góc tới chia cho giá trị sin của góc khúc xạ.*

r., double. Possessing more than one refractive index, resulting in a double image. SEE: birefringent. *Khúc xạ kép Tình trạng có từ hai khúc xạ trở lên, dẫn tới hình ảnh kép. Xem: birefringent.*

r., dynamic. Static refraction of the eye plus that accomplished by accommodation; the reciprocal of the near-point distance.*Khúc xạ động lực Sự khúc xạ tĩnh của mắt cộng với sự điều tiết; sự tương hỗ của khoảng cách cận điểm.*

r., errors of. Condition in which parallel rays of light are not brought to a focus upon the retina because of a defect in shape of the eyeball or in refracting media of the eye. SYN: armtropia.*Tật khúc xạ Tình trạng mà các tia sáng song song không tập trung tại tiêu điểm của võng mạc bởi vì có khiếm khuyết về hình thể của nhãn cầu hay do khiếm khuyết tại môi trường khúc xạ của mắt. Đn: ametropia.*

r., index of. 1. Ratio of angle made by incident ray with the perpendicular (angle of incidence) to that made by emergent ray (angle of refraction). 2. The ratio of speed of light in air to its speed in another medium. The refractive index of water is 1.33; of crystalline lens of the eye it is 1.413.*Chỉ số khúc xạ 1. Tỷ số giữa góc tạo bởi tia tới với đường thẳng đứng (góc tới) và góc tạo bởi tia ló (góc khúc xạ). 2. Tỷ số giữa tốc độ ánh sáng trong không khí với tốc độ ánh sáng trong môi trường khác. Chỉ số khúc xạ của nước là 1,33, của thủy tinh thể mắt là 1,413.*

r., ocular. R. of eye.*Khúc xạ mắt Sự khúc xạ của mắt.*

r.,of eye. Ocular refraction brought about by refractive media of the eye (cornea, aqueous humor, crystalline lens, vitreou body).*Sự khúc xạ của mắt Sự khúc xạ gây ra bởi các môi trường khúc xạ của mắt (giác mạc, thể dịch, thủy tinh thể, thể thủy tinh).*

r., static. Refraction of the eye when accommodation is at rest or paralyzed.*Khúc xạ tĩnh Sự khúc xạ của mắt khi các bộ phận điều tiết đang ở trạng thái nghỉ hay bị liệt.*

refractionist [LL. refractio, break back]. One skilled in determining and correcting ocular refractive errors by use of appropriate glass lenses.*Chuyên viên khúc xạ mắt Một người được đào tạo để xác định và hiệu chỉnh khúc xạ ở mắt bằng dùng kính thích hợp.*

refractive [L. refractus, broken off]. Concerning refraction.*(thuộc) Khúc xạ Có tính khúc xạ, liên quan đến khúc xạ.*

refractive power. The degree to which a transparent body deflects a ray of light from a straight path. SEE: diopter.*khả năng khúc xạ Mức độ mà một chất trong suốt có thể làm lệch tia sáng thẳng. Xem: diopter.*

refractivity The quality of being refractive; the ability to refract.*Tính khúc xạ Có tính chất gây khúc xạ, có khả năng gây khúc xạ.*

refractometer [" + Gr. metron, measure]. Device for measuring refractive power, as of the eye.*Thước đo khúc xạ Dụng cụ dùng để đo mức độ khúc xạ, ví dụ như đo khúc xạ mắt.*

refractometry Measurement of refractive power of lenses.*Sự đo khúc xạ Sự đo mức độ khúc xạ của kính.*

refractory [L. refractarius]. 1. Obstinate, stubborn. 2. Resistant to ordinary treatment. 3. Resistant to stimulation, said of muscle or nerve. *Chống lại, kháng 1. Ngoan cố, bướng bỉnh. 2. Sự kháng lại cách điều trị bệnh bình thường. 3. Sự kháng lại một kích thích, nói về cơ hay thần kinh.*

refractory period, relative. Brief period of relaxation of a muscle during which excit ability is depressed. If stimulated, it will respond, but a stronger stimulus is required and response is less.*Thời kỳ chống, khánglại tương đối Giai đoạn giãn cơ ngắn trong lúc kích thích đang giảm đi. Nếu kích thích lại, nó sẽ đáp ứng, nhưng nó sẽ đòi hỏi gia tăng cường độ kích thích mạnh hơn và sự đáp ứng sẽ yếu dần đi.*

refracture [L. refractus, broken off]. 1. To break again, as a bone set wrongly. 2. Rebreaking of a fracture united in a malaligned or incorrect position.*Bẻ lại xương gãy, gãy lại 1. Sự gãy lại một lần nữa, đối với trường hợp hợp một xương bị đặt sai vị trí. 2. Sự gãy rời ra một lần nữa của một mảnh do sắp không thẳng hàng hay đặt không đúng vị trí.*

refrangible [L. re, again, + ME. frangible, breakable]. Capable of being refracted.*Khúc xạ được Có khả năng bị khúc xạ.*

refresh [O. Fr. refreschir, to renew]. 1. To restore strength; to relieve from fatigue; to renew; to revive. 2. To scrape epithelial covering from two opposing surfaces of a wound to facilitate the healing and joining together.*Làm khoẻ người 1. Phục hồi lại sức mạnh, làm dịu đi cơn mệt; làm mới lại, làm sống lại. 2. Việc cạo các biểu mô ở hai bên miệng vết thương để cho mau khỏi và để đang liền lại với nhau.*

refrigerant [L, refrigerans, making cold]. 1. Cooling. 2. Agent that produces coolness or reduces fever. SYN: algefacient.*Làm lạnh, giải nhiệt 1. Để đông lạnh. 2. Chất làm*

lạnh hay làm giảm cơn sốt. Đn: algefacient.

refrigerant gases. A number of gases used in ordinary household refrigerators; poisoning due to leaks, faulty connections or breakage, and gas dissipated into atmosphere may occur. *Khi làm lạnh Là một loại khí gas dùng để làm lạnh trong các tủ lạnh gia đình; gây ngộ độc khi bị rò rỉ do hỏng hay bể các mối nối và khi bay ra tản mạn lẫn vào trong không khí.*

refrigeration [L. refrigeratio, make cold]. Cooling; reduction of heat. *Làm lạnh Làm giảm nhiệt độ.*

refrigeration anesthesia. Anesthesia resulting from cold, such as that produced in a limb by immersion in cold water.*Bị tê do lạnh Trạng thái mất cảm giác do bị lạnh, ví dụ như tay chân sẽ bị tê khi ngâm trong nước lạnh.*

refringent. Refractive.*Chiết quang Có tính khúc xạ, thuộc khúc xạ.*

Refsum's disease [S. Refsum, Norwegian physician, b.1907] An inherited metabolic disease due to inability to metabolize phytanic acid. Clinically there are visual disturbances, ataxia, and heart disease. Diets low in animal fat and milk products may relieve some of the symptoms.*Bệnh Refsum [S. Refsum, bác sĩ người Na-uy, sinh năm 1907] Một bệnh chuyển hóa di truyền do không có khả năng chuyển hóa acid phytanic. Về phương diện lâm sàng có những rối loạn thị giác: mất điều hòa, bệnh tim. Chế độ ăn kiêng mỡ động vật và các sản phẩm sữa có thể làm giảm một vài triệu chứng.*

refusion [L. refusus, poured back]. The return of blood into the same circulatory system from which it was removed.*Sự đưa máu trở lại Sự truyền máu trở lại hệ tuần hoàn sau khi lấy ra vì một mục đích gì đó.*

regainer 1. Device that ameliorates or restores that which was lost. 2. Device that applies pressure between teeth on either side of the space left by a missing tooth. This is done to push the teeth away from the edentulous space.*Dụng cụ khắc phục 1. Dụng cụ dùng để giành lại hay phục hồi lại những cái bị mất. 2. Dụng cụ dùng để tạo áp lực giữa răng và khoảng không ở hàm đối diện do răng tại đó bị mất. Việc này nhằm để đẩy răng trở về đúng vị trí của nó và ra khỏi khoảng không hiện không có răng.*

regal [Gar.]. Menstruation.*Kinh nguyệt Sự thấy kinh.*

r.,kleine. Slight bloody discharge from the uterus at time of ovulation. *Máu kinh Máu loãng chảy ra từ từ cung vào thời kỳ rụng trứng.*

regeneration [L. re, again, + generare, to produce]. Repair, regrowth, or restoration of a part, as tissues. Opposite of degeneration.*Sự phục hồi, tái sinh, tái tạo Sự sửa chữa, phát triển trở lại hay sự phục hồi của một bộ phận hay một mô,*

nó trái nghĩa với từ sự thoái hóa.

regimen [L., rule]. A systematic plan of activities and regulation of diet, sleep, and exercise designed to improve or maintain health or to keep a certain condition under control.*Chế độ (trị liệu, ăn uống, sinh hoạt) Việc thiết lập một kế hoạch làm việc có hệ thống và ăn, ngủ, luyện tập có điều độ để phát triển và duy trì sức khỏe hay giữ gìn cơ thể ở một mức độ nào đó.*

regio [L.]. Region.*Vùng Từ gốc La Tinh, có nghĩa là khu vực, miền.*

region [L. regio, boundary]. A portion of the body with natural or arbitrary boundaries. RS: abdomen; epigastrium; inguinal region; Kiesselbach's area; temple. *Vùng Một phần nào đó của cơ thể có ranh giới tự nhiên hay bất kỳ. Từ tham khảo: vùng bụng; vùng thượng vị; vùng bẹn; vùng Kiesselbach; vùng thái dương.*

regional Concerning a region.*(thuộc) vùng. liên quan đến vùng.*

register [LL. regesta, list]. 1. An official recording of names or facts. 2. The compass or range of a voice. 3. A series of tones of like quality or character, as low or high register, chest or head register.*Đăng ký. 1. Sự ghi nhận chính thức các tên hay các sự kiện. 2. Phạm vi hay mức độ của âm thanh. 3. Một loạt các tính chất của âm thanh như: chất lượng, đặc điểm, trầm hay bổng, yếu hay mạnh.*

registered nurse. A nurse who has graduated from a school of nursing, passed the State Board Examination administered by a State Board of Nursing Examiners, and is granted the right to practice for hire. The nurse is registered and licensed to practice.*Y tá có đăng ký Chỉ về các y tá đã tốt nghiệp từ các trường đào tạo y tá và đã vượt qua kỳ thi sát hạch tiểu bang do ủy ban chấm thi sát hạch tổ chức và được phép hành nghề. Các y tá có đăng ký sẽ được cấp giấy phép hành nghề.*

registrant [L. registrons, registering]. A nurse who is named on the books of a registry as being "on call" or available to be called for duty.*Y tá đã đăng ký Chỉ về các y tá đã đăng ký, có tên trong sổ đăng ký và sẵn sàng đợi lệnh điều động.*

registrar [O. Fr. registreur]. The official manager of a registry.*Người quản lý đăng ký Người quản lý chính thức tại các cơ quan hay các hồ sơ đăng ký.*

registration [L. registrotio].The act of recording information such as births or deaths or the recording of those who are registered or licensed to practice within a state.*Sự đăng ký Sự ghi nhận lại các thông tin như: sinh, tử; hay sự ghi nhận lại các thông tin đăng ký, xin giấy phép hành nghề tại tiểu bang.*

registry [LL. regesta, list]. An office or book where a list of nurses ready for duty is kept; a placement bureau

for nurses.*Nơi đăng ký Văn phòng hay số đăng ký có chứa danh sách các y tá sẵn sàng đợi lệnh điều động; hay văn phòng quản lý các y tá hành nghề.*

Reglan. Trade name for metoclopramide hydrochloride. *Reglan Tên thương mại của metoclopramid hydro- chlorid.*

Regonol. Trade name for pyridostigmine bromide.*Regonol Tên thương mại của pyridostigmin bromid.*

regression [L. regressio, go back]. 1.A turning back or return to a former state. 2. A return of symptoms. 3. Retrogression. 4. In psychology, an abnormal return to earlier reaction, characterized by mental state and behavior in appropriate to the situation. Regression may occur as a result of frustration or in states of fatigue, dreams, hypnosis intoxication, illness and in certain psychoses (schizophrenia). 5. In statistics, a procedure used to predict one variable on the basis of data about one or more other variables.*Sự thoái triển, sự lùi lại 1. Sự quay trở lại trạng thái cũ. 2. Sự phát trở lại của các triệu chứng bệnh. 3. Sự thoái hóa, suy đổi. 4. Trong tâm lý học, chỉ sự phản ứng trở lại một cách bất thường, các biểu hiện của trạng thái tinh thần và cách cư xử không đúng với hoàn cảnh. Sự phản ứng bất thường có thể xảy ra do thất vọng hay đang trong tình trạng mệt, ngủ mơ, thôi miên, nhiễm độc, bị bệnh và một vài triệu chứng rối loạn tâm thần (tâm thần phân liệt). 5. Trong thống kê, là một tiến trình dùng để phỏng đoán một biến số trên nền tảng dữ liệu về một hay một vài biến khác nhau.*

r., filial. In biology, tendency of offspring to deviate less from the average of a population than their parents.*Thế hệ con cháu bị thoái trào Trong sinh học, chỉ về khuynh hướng về số dân ở thế hệ con cháu ít hơn ở thế hệ cha mẹ.*

regressive Concerning or marked by regression. *(thuộc) Thoái trào Liên quan đến thoái trào hay có dấu hiệu thoái trào.*

regressive resistive exercise. ABBR: RRE. A form of active resistive exercise that advocates gradual reduction in the amount of resistance as muscles fatigue.*Luyện tập chống lại thoái trào Viết tắt là: REE. Phương pháp luyện tập để chống lại tình trạng thoái hóa cơ trong chừng mệt ...*

regular [L. regula, rule]. 1. Conforming to rule or custom. 2. Methodical, steady in course, as pulse. SYN: normal; typical.*Bình thường 1. Tuân theo quy tắc hay phong tục. 2. Có phương pháp, diễn biến không thay đổi, ví dụ như mạch đập. Đn: normal; typical.*

regulation. 1. State of being controlled or directed. 2. The ability of an individual, such as a developing embryo, to develop normally in spite of experimental modifications.*Sự điều chỉnh, sự bình thường 1. Tình trạng được điều khiển hay hướng dẫn. 2. Khả năng của một con người như là: sự phát triển từ phôi, lớn lên bình thường, bổ sung các kinh nghiệm.*

regulation development. In embryology, condition in which a single blastomere, or a portion of an embryo, can give rise to a whole embryo. Opposite of mosaic development.*Sự phát triển bình thường Trong phôi học, tình trạng một phôi bào đơn hay một phần của phôi có thể phát triển thành một phôi đầy đủ. Từ trái nghĩa là: sự phát triển khảm nhiễm thể.*

regulative. Pert. to regulation. *(thuộc) bình thường, điều chỉnh Liên quan đến, thuộc sự bình thường, điều chỉnh.*

regulator. Device for adjusting or controlling the rate of flow or administration of fluids, oxygen, or blood. *Máy điều chỉnh Thiết bị dùng để điều chỉnh hay điều khiển mức độ chảy của các chất dịch, khí oxy hay máu.*

regurgitant [L. re, again, + gargitare, to flood]. Throwing back or flowing in a direction opposite to the normal. *Chảy ngược Ném ngược trở lại hay chảy ngược với hướng bình thường.*

regurgitation A backward flowing, as in the return of solids or fluids to the mouth from the stomach or the backward flow of blood through a defective heart valve.*Sự chảy ngược, ợ, trở Sự chảy ngược trở lại, ví dụ như nôn; đồ ăn, chất lỏng chảy ngược từ dạ dày ra khỏi miệng, hay sự chảy ngược của máu do có khiếm khuyết tại tim.*

r., aortic. Backflow of blood into the left ventricle as a result of incompetent aortic valves.*Hở van động mạch chủ Sự chảy ngược của máu vào tâm thất trái do có khiếm khuyết tại van động mạch chủ.*

r., cardiac. Backward flow of blood through the aortic, mitral, or tricuspid valves due to incomplete closure.*Hở van tim Máu bị chảy ngược về tim tại động mạch chủ, van hai lá, van ba lá do đóng không khít.*

r., duodenal. Return flow of chyme from the duodenum to stomach.*Sự chảy ngược qua tá tràng Sự chảy ngược của dưỡng trắp từ tá tràng vào bao tử.*

r.,functional. Regurgitation not due to valvular disorder but to dilatation of ventricles, the great vessels, or valve rings.*Máu chảy ngược do nguyên nhân chức năng Sự chảy ngược của máu không phải do van có khiếm khuyết nhưng do sự giãn rộng của tâm thất, các mạch máu lớn, hay tại các vòng van.*

r.,mitral. Backflow of blood from the left ventricle into the left atrium resulting from imperfect closure of the mitral or bicuspid valve.*M a ́ u chảy ngược qua van hai lá Sự chảy ngược của máu từ tâm thất trái vào tâm nhĩ trái do van hai lá đóng không khít.*

r.,pulmonic. Backflow of blood from the pulmonary artery into the right ventricle.*Máu chảy ngược qua van động mạch, hở van động mạch phổi Sự chảy ngược của máu từ động mạch phổi vào tâm thất phải.*

r.,tricuspid. Backflow of blood from the right ventricle into the right atrium.*Máu chảy ngược qua van ba lá, hở van ba lá Sự chảy ngược của máu từ tâm thất phải vào tâm nhĩ phải.*

r.,valvular. Flow ofblood back through a valve, esp. a heart valve, that is not completely closed as it would normally be.*M a ́ u c h a ̉ y ngược qua van Sự chảy ngược của máu qua van, đặc biệt là van tim do nó đóng không chặt hay do nguyên nhân hoạt động không bình thường.*

rehabilitation [L. rehabilitare).1. The processes of treatment and education that lead the disabled individual to attainment of maximum function, a sense of well-being, and a personally satisfying level of independence. The need for rehabilitation may be due to any disease that causes the person to be impaired either mentally or physically. The post-coronary patient, the post-trauma patient, and the post-surgical patient need and can benefit from rehabilitation efforts. The individual who is recovering from a mental disorder is also in need of rehabilitative support. The combined efforts of the individual, family, friends, medical, nursing, allied health personnel, and community resources are essential in order to make rehabilitation possible. 2. In dentistry, the methods used to restore dentition to its optimal functional condition. It may involve restoration of teeth by fillings, crowns, or bridgework; adjustment of occlusal surfaces by selective grinding; orthodontic realignment of teeth; or surgical correction of diseased or malaligned parts. It may be done to provide masticatory function; an acceptable aesthetic appearance of the face and teeth; improved phonetics; and preservation of the dentition and supporting tissues. Also called occlusorehabilitation; mouth or oral rehabilitation.*Phục hồi 1. Phương pháp điều trị và hướng dẫn bệnh nhân luyện tập để đạt lại được các chức năng cũ một cách tối đa; một cảm giác khỏe mạnh và mức độ thỏa mãn cá nhân về sự độc lập. Nhu cầu phục hồi có thể do bất kỳ bệnh nào gây tổn thương cho bệnh nhân về thể chất cũng như tinh thần. Các bệnh nhân sau khi phẫu thuật, chấn thương hay sau các bệnh mạch vành, thì cần phải nỗ* lực luyện tập để phục hồi. Những người vừa mới khỏi bệnh từ các rối loạn tinh thần cũng cần phải hỗ trợ hồi phục. Các nỗ lực hồi phục cần phải có sự liên kết giữa cá nhân với gia đình, bạn bè, bác sĩ, y tá, những bệnh nhân và cộng đồng dân cư xung quanh. 2. Trong nha khoa, chỉ chung các phương pháp để phục hồi chức năng tốt nhất của răng. Nó có thể bao gồm các việc như: trám, bịt, làm răng cầu, điều chỉnh mặt nhai, thuật điều chỉnh và tổ chức lại răng, phẫu thuật chữa các bệnh về răng hay sửa răng lại cho thẳng hàng. Có thể chỉ các công việc như cung cấp các chức năng nhai, thực hiện các công việc thẩm mỹ trên mặt và răng, cải thiện việc phát âm, giữ gìn răng và các mô hỗ trợ. Cũng chỉ các công việc như phục hồi khớp cắn, miệng hay chức năng nói.

r., cardiac. A structured, interdisciplinary program of supervised activity, progressive exercise psychological support, and patient education designed to enable attainment of maximum functional capacity by patients who have experienced a myocardial infarction.*Phục hồi tim* Là một cấu trúc, chương trình đa lĩnh vực để giám sát hoạt động, luyện tập tăng dần, hỗ trợ tâm lý, và hướng dẫn các bệnh nhân mắc bệnh nhồi máu cơ tim luyện tập để đạt được các thực hiện chức năng tốt nhất.

rehabilitee A person rehabilitated. *Người được phục hồi* Chỉ về một bệnh nhân sau khi hồi phục.

rehalation [L. re, again, + halare, to breathe]. Rebreathing process occasionally employed in anesthesia.*Sự tái hô hấp* Tiến trình tự thở trở lại được sau khi được gây mê.

rehydration [" + Gr. hydor, water]. Restoration of fluidvolume in a person who has been dehydrated. This may be done by use of fluids orally or parenterally.*Sự bù nước* Sự hồi phục thể tích dịch ở người bị mất nước qua đường uống hay ngoài đường tiêu hóa (tiêm truyền).

Reichert's cartilage [Karl B. Reichert, Ger. anatomist, 1811-1884] The second branchial arch of the embryo, which gives rise to stapes, styloid process, etylohyoid ligament, and lesser cornua to hyoid bone.*Sụn Reichert. [KarlB. Reichert, bác sĩ cơ thể học người Đức, 1811 - 1884] Cung mang thứ hai của phôi, sau này sẽ phát triển thành xương bàn đạp, mỏm trâm, dây chằng trâm - móng và sừng bé của xương móng.*

Reid's base line [Robert W. Reid, Scottish anatomist, 1851-1938] Line extending from lower edge of the orbit to center of aperture of extemalauditorycanal backward to center of occipital bone.*Đường đáy Reid [Robert W. Reid, bác sĩ cơ thể học người Scotland, 1851 - 1938] Đường trải dài từ bờ dưới của ổ mắt cho đến tâm khe hở ở phía sau*

ống tai ngoài và giữa xương chẩm. **Reil's island** (Johann C. Rail, Ger. anatomist, 1759-1813] Three or more small convolutions at bottom of fissure of Sylvius in the brain. SYN: insula [NA]; island of Refit. *Đảo Reil [Johann C. Reil, bác sĩ cơ thể học người Đức, 1759 - 1813] Ba hay hơn ba nếp cuộn tại đáy rãnh Sylvius ở não. Đn: insula [NA]; island of Reil.*

reimplantation [L. re, again, + in, into, + plantare, to set]. Replacement of a part from where it has been taken out, as a tooth, finger, hand, or arm. Also called replantation.*Sự cấy lại (trồng tại) Sự đặt lại một bộ phận sau khi cố ý hay vô tình lấy ra như: răng, ngón tay, bàn tay, hay cánh tay. Cũng còn gọi là ghép lại.*

reinfection [" + ME. in fecten, infect]. A second infection by the same organism. SEE: superinfection.*Sự tái nhiễm trùng Sự nhiễm trùng trở lại một lần nữa do cùng một loại sinh vật. Xem: superinfection.*

reinforcement [" + in foree, enforce]. Strengthening; augmentation of force. Part of the fundamental process of learning, along with motivation, stimulation, and action. The reward for the appropriate response in a learning situation.*Sự củng cố Làm cho mạnh thêm, làm tăng thêm sức lực. Là một phần nền tảng trong học tập, cùng với sự thúc đẩy, khuyến khích luyện tập. Sự tưởng thưởng dành cho thành tích học tập tốt.*

reinforcement of reflex. Strengthening of the response to one stimulus by concurrent action of another, the exaggeration of a reflex by nervous activity elsewhere. Thus, during the raising of a heavy weight the knee jerk is stronger. SEE: Jendrassik's maneuver.*Sự củng cố phản xạ Làm mạnh thêm khả năng đáp ứng một kích thích bằng cách gây tác động liên tục; sự gia tăng phản xạ của các hoạt động thần kinh. Ví dụ như khi luyện tập nâng vật nặng thì phản xạ xương bánh chè sẽ gia tăng.. Xem: Jendrassik's maneuver.*

reinforcer That which produces reinforcement.*Làm cho mạnh thêm Luyện tập để củng cố thêm một khả năng*

reinfusion [" + infusio, to pour in]. The reinjection of blood serum or cerebrospinal fluid.*Tái truyền dịch Sự truyền trở lại huyết thanh hay dịch não tủy trở lại cơ thể.*

reinnervation [" + in, into, + nerves, nerve]. I. Anastomosis of a paralyzed part with a living nerve. 2. Grafting of a fresh nerve for restoration of function in a paralyzed muscle.*Sự phân bố lại, phục hồi phân bố dây thần kinh 1. Sự nối lại một bộ phận bị tê liệt với một thần kinh sống. 2. Thủ thuật nối với một thần kinh khác để phục hồi lại chức năng của cơ đã bị liệt.*

reinoculation [" + in,into, + oculus,

bud]. A second inoculation with the same virus or organism. SEE: reinfection.*Sự tái cấy ghép hay tái tiêm chủng Sự cấy ghép một lần nữa đối với một bộ phận hay sự tiêm chủng một lần nữa đối với một loại virus. Xem: reinfection.*

reintegration. In psychology, the resumption of normal behavior and mental functioning following disintegration of personality in mental illness.*Sự tái hòa nhập Trong tâm lý học, sự lấy lại cách cư xử và chức năng tinh thần bình thường sau khi bị mất sự hòa nhập bình thường của các bệnh nhân tâm thần.*

reinversion [" + in, into, + versio, turning]. Correction of an inverted organ, as of an inverted uterus by pressure on the fundus.*Sự đảo lại Sự điều chỉnh lại cho đúng vị trí của một bộ phận bị đảo ngược, ví dụ như: sự sự lộn ngược của cung do bị chèn ép tại đáy tử cung.*

Reissner's membrane [Ernest Reisaner, Ger. anatomist, 1824-1878] Delicate membrane separating the cochlear canal from the scala vestibuli.*Màng Reissner [Ernest Reissner, bác sĩ cơ thể học người Đức, 1824 - 1878] Là màng mỏng ngăn cách ốc tai ra khỏi rãnh tiền đình.*

Reiter's syndrome [Hang Reiter, Ger. bacteriologist, 1881-1969] ABBR: RS. Syndrome consisting of urethritis, arthritis, and conjunctivitis. Urethritis usually appears first. Occurs mainly in young men. ETIOL: Chlamydia is the organism most frequently associated with RS. TREAT: There is no specific therapy. Tetracycline, or erythromycin, is used for urethritis. The sexual partner should be treated if RS was sexually transmitted. Arthritis is treated symptomatically. No treatment is necessary for the conjunctivitis. PROG: Generally good; however, recurrences are common.*Hội chứng Reiter [Hans Reiter, bác sĩ vi khuẩn học người Đức, 1881 - 1969] Viết tắt là: RS. Hội chứng bao gồm: viêm niệu đạo, viêm khớp và viêm kết mạc, triệu chứng viêm niệu đạo thường xảy ra trước. Bệnh xảy ra chủ yếu ở các thanh niên. NGUYÊN NHÂN: Chlamydia là loại vi sinh vật thường gặp nhất có liên quan đến bệnh này. ĐIỀU TRỊ: Hiện chưa có liệu pháp đặc trị. Dùng tetracycline hay erythromycin trong trường hợp viêm niệu đạo. Trường hợp viêm khớp thì điều trị triệu chứng. Không cần thiết điều trị viêm kết mạc. TIÊN LƯỢNG: Thường tiến triển tốt trong điều trị, nhưng tái phát bệnh cũng thường xuyên xảy ra.*

rejection [L. rejicere, to throw back]. 1. Refusal to accept or to show affection for. In lower animals the young may be ignored or driven away by their mother. 2. In transplantation of tissues and organs, destruction of transplanted material at the cellular level by the host's immune mechanism.*Sự loại bỏ 1. Sự từ chối chấp nhận hay từ chối yêu thương. Ở những động vật bậc thấp con nhỏ có thể bị xua đuổi bởi cha mẹ của chúng. 2. Trong cấy ghép mô hay bộ phận, sự tiêu diệt các chất cấy ghép ở mức độ tế bào bởi hệ miễn dịch.*

r., acute. Early destruction of grafted or transplanted material; usually begins a week after implantation. May be reversed by increased use of immunosuppressive agents. *Đào thải cấp tính Sự loại bỏ xảy ra ngay từ sớm đối với các mô hay các bộ phận cấy ghép; thường xảy ra ở tuần đầu tiên sau khi cấy ghép, nhưng cũng có thể chậm hơn do sử dụng các thuốc ức chế miễn dịch.*

r., chronic. Slow destruction of grafted or transplanted material. This may occur over a period of months or years.*Đào thải kinh niên Sự loại bỏ từ từ đối với các mô hay các bộ phận cấy ghép; thường xảy ra trong khoảng thời gian nhiều tháng hay nhiều năm.*

r., hyperacute. Immediate, intense, and irreversible destruction of grfted material due to preformed antibodies.*Đào thải tối cấp Xảy ra ngay tức thì, rất mạnh và không thể cứu vãn được khi các mô cấy ghép bị phá hủy bởi các kháng thể hình thành.*

rejuvenation [L. re, again, + juvenis, young]. A return to youthful conditions or to the normal.*Sự làm trẻ lại, hồi sức Sự trở lại tình trạng còn trẻ hay sự trở lại tình trạng bình thường.*

rejuvenescence [" + juuenescere, to become young). The renewal of youth or return to earlier stage of existence. *Trở nên trẻ Phục hồi lại tình trạng trẻ hay trở lại giai đoạn trước của cuộc sống.*

Rela. Trade name for carisoprodol. *Rela Tên thương mại của chất carisoprodol.*

relapse [L. relapsus]. Recurrence of a disease or symptoms after apparent recovery. *Sự tái phát Sự tái phát của bệnh hay các triệu chứng bệnh sau khi đã hồi phục.*

relapsing. Recurring after apparent recovery,*Tái phát Tái phát bệnh sau khi đã hồi phục.*

relapsing fever. An infectious disease marked by intermittent attacks of high fever.
ETIOL: Several species of spirochetes belonging to genus Borrelia and transmitted by head lice, body lice, and ticks of the genus Ornithodorus.
TREAT: A single dose of either tetracycline erythromycin, or procaine penicillin G and symptomatic treatment.*Sốt hồi quy Một bệnh nhiễm trùng biểu hiện bởi các cơn sốt cao.*
NGUYÊN NHÂN: Do loài xoắn trùng thuộc giống Borrelia gây ra và

lây truyền bởi chấy, rận và ve thuộc giống Ornithodorus.
ĐIỀU TRỊ: Chỉ cần dùng một liều tetracyclin hoặc erythromycin hay procain penicillin G và điều trị triệu chứng.

relation [L. relatio, a carrying back]. The condition, connection, or state of one thing compared to another.*Quan hệ, liên quan Trạng thái liên kết hay tình trạng một vật đang so sánh với vật khác.*

r., jaw. Any relation of the position of the maxilla to the mandible. *Tương quan hàm Chỉ về vị trí liên quan giữa hàm trên và hàm dưới.*

r., occlusal jaw Relation of the mandibular teeth to the maxillary teeth when the teeth are in contact. *Tương quan mặt cắn hàm Chỉ về vị trí răng hàm trên với vị trí răng hàm dưới khi răng đang tiếp xúc với nhau.*

r., unstrained jaw. Position of the jaw when normal tonus of all of the jaw muscles is present.*Tương quan hàm thẳng Vị trí của hàm khi trương lực của các cơ hàm đang được vận dụng.*

relative biological effect. Comparison of the effectiveness of types of radiation compared with that of x-rays or gamma rays.*Hiệu ứng sinh học tương đối Sự so sánh mức độ hiệu quả của các tia phóng xạ, thường đem nó so sánh với tia X hay tia gamma.*

relative risk. In epidemiological studies, a method of measuring the relative amount of disease occurring in different populations. The ratio of incidence rate in the exposed group to that in the unexposed group. SEE: ratio, odds.*Nguy cơ tương đối Trong nghiên cứu dịch tễ học, là phương pháp tính toán các mối liên quan của bệnh xảy ra trên các cộng đồng dân cư khác nhau. Tỷ lệ mắc bệnh giữa các nhóm phơi nhiễm và nhóm chưa phơi nhiễm. Xem: ratio, odds.*

relax [L. relaxare, to loosen]. To decrease tension or intensity, or to be rid of strain, anxiety, and nervousness.*Thư giãn Làm giảm căng thẳng hay giảm cảm xúc đang mãnh liệt, hay thoát khỏi trạng thái làm việc căng thẳng, lo lắng, sợ sệt.*

relaxant 1. Rel. to or producing relaxation. 2. A drug that reduces tension. 3. A laxative.*Chất thư giãn 1. Liên quan đến thư giãn hay làm cho thư giãn. 2. Một loại thuốc làm giảm căng thẳng. 3. Một loại thuốc nhuận tràng.*

r., muscle. A drug or therapeutic treatment that specifically relieves muscular tension.*Giãn cơ Một loại thuốc hay liệu pháp điều trị chuyên dùng để làm làm dịu sự căng của cơ.*

relaxation 1. A lessening of tension or activity in a part. 2. Phase or period in a single muscle-twitch following contraction in which tension decreases, fibers lengthen, and mus-

cle returns to resting position.*Thư giãn 1. Làm giảm đi một phần hay làm dịu đi sự căng thẳng. 2. Giai đoạn xoắn của một cơ đơn xảy ra tiếp theo sau giai đoạn co nhẹ mà trong đó độ căng co giảm, các sợi cơ dài và cơ trở về trạng thái nghỉ.*

r., general. Relaxation of the entire body.*Thư giãn chung Sự thư giãn toàn bộ cơ thể.*

r., local. Relaxation limited to a particular muscle group, or to a certain part.*Thư giãn cục bộ Sự thư giãn chỉ giới hạn ở trong một nhóm cơ nào đó hay tại một bộ phận nào đó.*

r., pelvic. SEE: pelvic relaxation. *Thư giãn vùng chậu Xem: pelvic relaxation.*

relaxation response. The physiological reaction that is sought and produced by sitting quietly and alone in a quiet place with eyes closed and arms and hands relaxed; paying careful attention to respiration; and repeating abrief word or phrase at each respiratory cycle. This is done for 15 to 30 minutes at a time, twice daily. This approach to quiet meditation is found in the practices of many religions, and in Transcendental Meditation.
It has been used by some physicians to produce therapeutic alteration in control of stress, as indicated by a reduction in blood pressure in hypertensive patients.*Đáp ứng thư giãn Là phản ứng sinh lý học thấy được khi ngồi yên lặng và đơn độc tại một nơi yên tĩnh, mắt nhắm lại, cánh tay và bàn tay thư giãn, chú ý vào việc thở; lặp đi lặp lại một từ hay một cụm từ ngắn tại mỗi lần thở. Thực hiện vào khoảng từ 15 đến 30 phút mỗi lần, ngày hai lần.
Việc này sẽ đạt tới mức thiền thường thấy trong nhiều tôn giáo (ngồi thiền).
Nhiều bác sĩ cũng áp dụng phương pháp này để chữa một số bệnh như stress, làm giảm huyết áp đối bệnh nhân cao huyết áp.*

relaxed movement. Form of bodily movement that the operator carries through without the assistance or resistance of the patient. SYN: passive exercise.*Động tác thư giãn Là một dạng động tác của cơ thể mà sự điều khiển nó không hề có sự hỗ trợ hay kháng cự của bệnh nhân. Đn: passive exercise.*

relaxin A polypeptide hormone secreted in the corpus luteum during pregnancy. Obtained commercially from ovaries of pregnant sows. In certain rodents, relaxin produces relaxation of the symphysis, inhibition of uterine contractions, and softening of the cervix.*Relaxin Là một loại hormon polypeptid được tiết ra bởi thể vàng trong thai kỳ. Trong thương mại, chất này được lấy ra từ buồng trứng của heo nái đang có bầu. Trong một số loài gặm nhấm, relaxin có tác dụng làm giảm đi mức độ kết dính màng, làm giảm* *các cơn co thắt tử cung và làm mềm cổ tử cung.*

releasing hormone. Hormone, releasing, q.v.*Hormon giải phóng Nói về hormon và sự tiết các hormon.*

relief [ME.]. Alleviation or removal of a distressing or painful symptom. *Sự giảm nhẹ Việc giảm nhẹ đi hay mất hẳn cơn đau hay triệu chứng đau.*

relieve [L. releuare, to raise]. To provide relief.*Làm giảm nhẹ Làm giảm đau.*

reline To replace of resurface the lining of a denture.*Chỉnh lại Thay thế hay đặt lại đường khớp của răng giả.*

REM. rapid eye movements. Cyclic movement of the closed eyes observed or recorded during sleep. SEE: sleep, stages of.*Cử động mắt nhanh Viết tắt của chữ rapid eye movement. Sự chuyển động tuần hoàn của nhãn cầu mặc dù mắt đang nhắm, như là đang quan sát hay nhìn một vật gì đó mặc dù đang ngủ. Xem: sleep, stages of.*

rem roentgen equivalent (in) man.*rem Đương lượng roentgen ở người*

Remak's axis cylinder (Robert Remak, Ger. neurologist, 1815-1865] The conducting part of a nerve.*Trục xi lanh Remak [Robert Remak, bác sĩ thần kinh học người Đức, 1815 - 1865] là phần điều khiển của thần kinh.*

Remak's band. The axis cylinder of a neuron.*Dải Remak Trục hình trụ của một tế bào thần kinh.*

Remak s fibers. The nonmedullated nerve fibers.*Sợi Remak Các sợi thần kinh không tủy.*

Remak s ganglion. A group of nerve cells in coronary sinus near its entry into the right atrium.*Hạch Remak Một nhóm tế bào thần kinh trong xoang hình vành gần lối vào tâm nhĩ phải.*

Remak's sign. [Ernest Julius Remak, Ger. neurologist, 1849-1911] A sign or symptom pertaining to perception of stimuli. It can be one of two types: one in which a single stimulus is perceived as if it were several stimuli applied in separate locations (polyesthesia) or one in which there is a delay in perception of stimuli. Both are seen in tabes dorsalis.*Dấu hiệu Remak [Ernest Julius Remak, bác sĩ thần kinh học người Đức, 1849 - 1911] chỉ dấu hiệu hay triệu chứng liên quan đến việc cảm nhận kích thích. Nó có thể là một trong hai loại sau: loại một với một kích thích được tiếp nhận như là có một vài kích thích tại một vị trí (đa cảm giác) hay loại kia, trong đó có sự trì hoãn trong tiếp nhận kích thích. Cả hai đều thường gặp trong chứng bệnh tabet.*

remedial [L. rernedialis]. Curative; intended for a remedy.*Sự điều trị Phép trị bệnh; đơn thuốc.*

remedy [L. remedium, medicine]. 1. To cure or relieve a disease. 2. Any-

thing that relieves or cures a disease. *Phép trị bệnh 1. Chữa hay làm dịu bệnh. 2. Chỉ chung về các biện pháp để làm giảm hay chữa khỏi bệnh.*

r., local. Agent to relieve a local condition, as a sore.*Điều trị tại chỗ Tác nhân làm giảm tình trạng tại một chỗ, như đau.*

r., systemic. Agent to relieve or cure a disease affecting the entire organism.*Điều trị tổng thể Tác nhân làm giảm hay chữa trị một bệnh có ảnh hưởng đến toàn bộ phận.*

remineralization Therapeutic replacement of the mineral content of the body after it has been disrupted by disease or improper diet.*Tái khoáng hóa, bù chất khoáng Liệu pháp bù chất khoáng vào cơ thể do cơ thể bị mất chất khoáng vì bệnh tật hay ví lý do ăn kiêng không đúng cách.*

remission [L. remissio, remit]. 1. Lessening of severity or abatement of symptoms. 2. The period during which symptoms abate.*Thuyên giảm 1. Giảm mức độ nghiêm trọng hay giảm các triệu chứng bệnh. 2. Giai đoạn, trong đó các triệu chứng bệnh được thuyên giảm.*

remittance Temporary abatement of symptoms.*Sự thuyên giảm Sự thuyên giảm tạm thời các triệu chứng bệnh.*

remittent [L. remittere, to send back]. Alternately abating and returning at certain intervals. SEE: fever.*Từng cơn (dịu đi) Sự giảm bệnh theo từng cơn và sau đó lại phát bệnh trở lại. Xem: fever.*

remittent fever. A fever alternately abating and returning, without intervals of afebrility. SEE: malaria.*Sốt từng cơn Cơn sốt sau đó thuyên giảm và cứ thế luân phiên nhau, đặc biệt là không có giai đoạn không sốt xen vào giữa. Xem: malaria.*

remnant. That which remains or is left over.*Dấu vết còn lại Chỉ những cái còn lại hay để lại ở phía sau.*

remnant radiation. Ionizing radiation that passes through the part being examined to make the radiographic image.*Dấu vết bức xạ Dùng để diễn tả trường hợp bức xạ ion đi xuyên qua một vật và để lại dấu vết trên phim X quang mà ta có thể quan sát được.*

remodeling. 1. The reshaping or reconstruction of a part or area. 2. Bone change or growth which is the net effect of all appositional growth and bone resorption and occurs continually in life to adapt the skeletal elements to the changing forces applied by muscular activity, gravity, or mechanical pressures.*Tái tạo mô hình Tạo lại hình dáng, xây dựng lại một phần hay một vùng. 2. Sự thay đổi hay phát triển xương, đó là hiệu quả chính của các việc phát triển thêm trong sự tái tạo xương,*

việc này đã xảy ra liên tục trong cuộc sống để cung cấp đủ các nguyên tố xương và tạo cho xương có thể đáp ứng được các lực thay đổi được áp đặt bởi các hoạt động cơ, trọng lực hay các tác động cơ học.

r., temporomandibular joint The slow changes in the articular surfaces of the temporomandibular joint as it adapts to changing occlusal forces, resulting in shape changes or irregularities of the condyle or articular eminence.*Tái tạo khớp thái dương - hàm dưới Các thay đổi từ từ tại bề mặt của khớp thái dương - hàm dưới khi đáp ứng lại các thay đổi của lực cắn, do những thay đổi bình thường hay khác thường của đầu xương hay gò khớp.*

Remsed. Trade name for promethazine hydrochloride. *Remsed Tên thương mại của chất promethazin hydro- chlorid.*

ren [L.J. (pl renes) [NA] The kidney. *Thận Chỉ về thận.*

r.,amyloidens. Amyloid degeneration of the kidneys.*Thoái hóa thận dạng tinh bột Chứng thoái hóa dạng tinh bột ở thận.*

r.,mobilis. Movable kidney.*Thận di động thận di chuyển được.*

r.,unguliformis. Horseshoe kidney. *Thận dạng guốc Thận có hình móng ngựa.*

renal [LL. rernalis, kidney]. 1. Pert. to the kidney. SYN: nephric. SEE: kidney and urinary tract for illus. 2. Shaped like a kidney.*(thuộc) thận 1. Liên quan đến thận. Đn: nephric. Xem: Kidney và urinary tract để minh họa. 2. Có hình thể giống như thận.*

renal clearance test. One of several kidney function tests based on the ability of the kidney to eliminate a given substance in a standard time. Urea, phenolsulfonphthalein (PSP), iodopyracet, and other substances are employed.*Xét nghiệm thanh thải thận Là các xét nghiệm về một trong các chức năng của thận dựa vào việc xem xét việc thận lọc hết một chất được đưa vào cơ thể trong một khoảng thời gian xem xét chuẩn nào đó. Ví dụ như: Ure, phenolsulfonphthalein (PSP), iodopyracet, và một số chất khác nữa.*

renal failure, acute. Acute failure of the kidney to perform its essential functions. May be due to trauma; any condition that impairs the flow of blood to the kidneys; certain toxic substances such as compounds of mercury, carbon tetrachloride, or ethylene glycol; bacterial toxins; glomerulonephritis; acute obstruction of the urinary tract.
NURSING IMPLICATIONS: Assist in identifying the cause and in its removal. Instruct patient regarding dietary restrictions including fluid limitations; implement dietary restrictions. Promote prevention of infec-

tion. Instruct patient concerning activity restrictions due to metabolic alterations; implement dietary restrictions.

Prevent complications of immobility by respiratory toilet, position changes, and range-of-motion exercises. Assess neurologic status and provide appropriate safety measures. Monitor intake and output, acid base and electrolyte balance, particularly for signs and symptoms of hyperkalemia, and weigh daily. Assess the patient for GI and cutaneous bleeding and anemia, and replace blood components as prescribed. Record vital signs and assess for signs of pericarditis or hypotension.

If failure is not reversed but progresses to chronic (end-stage) renal failure, arrange for follow-up care and provide evaluation and appropriate patient and family teaching. Establish learning plan for the patient and the family. Refer patient for vocational, sexual, or other counseling as needed. SEE: Nursing Diagnoses in Appendix.

TREAT: Specific therapy for primary disease; either peritoneal dialysis or hemodialysis.*Suy thận cấp tính Mất khả năng cấp tính để thực hiện chức năng thiết yếu của thận. Nguyên nhân có thể do: chấn thương, các bệnh làm giảm dòng máu vào thận, một vài chất độc như các hợp chất của thủy ngân, carbon tetrachlorid, hay ethylen glycol; các độc tố vi khuẩn; viên thận tiểu cầu, tắc nghẽn cấp tính đường tiểu. CHỈ THỊ CHĂM SÓC: Hỗ trợ trong việc tìm ra nguyên nhân và cách loại bỏ. Hướng dẫn bệnh nhân vấn đề chế độ ăn uống bao gồm cả hạn chế nước. Xúc tiến việc ngăn ngừa nhiễm trùng. Hướng dẫn bệnh nhân cách hạn chế hoạt động để giảm trao đổi chất, hạn chế trong chế độ ăn.*

Nhằm ngăn chặn các biến chứng do ít hoạt động, thực hiện vệ sinh hô hấp, thay đổi tư thế và các bài luyện tập về chuyển động có giới hạn. Đánh giá trạng thái thần kinh và cung cấp các biện pháp an toàn thích hợp. Giám sát các chất ăn vào và các chất thải ra, cân bằng toan - kiềm và cân bằng điện giải, đặc biệt là chú ý các dấu hiệu và triệu chứng tăng kali huyết và theo dõi trọng lượng cơ thể hàng ngày. Theo dõi xuất huyết tiêu hóa và da, thiếu máu và xét nghiệm các thành phần của máu. Theo dõi các dấu hiệu sống và dự đoán về các triệu chứng viêm màng ngoài tim hay xu huyết áp.

Nếu không thấy dấu hiệu hồi phục và bệnh có xu hướng chuyển sang giai đoạn suy thận mạn tính (giai đoạn cuối), xem xét lại việc chăm sóc và tính đến chuyện hướng dẫn việc chăm sóc bệnh cho chính bệnh nhân và gia đình. Lập một kế hoạch hướng dẫn học tập cho bệnh nhân và gia đình. Bệnh nhân vẫn có thể đi làm, hoạt động tình dục và tự thực hiện các công việc cần

thiết. Xem: Nursing Diagnoses trong phần phụ lục. ĐIỀU TRỊ: Điều trị bệnh nguyên phát, lọc màng bụng hay lọc máu.

renal insufficiency. The reduced capacity of the kidney to perform its functions.*Thiểu năng thận Sự giảm khả năng của thận trong việc thực hiện một số chức năng.*

renal papillary necrosis. Destruction of the papillae of the kidney. May be caused by a variety of conditions including diabetes mellitus, acute pyelonephritis, urinary obstruction, sickle cell trait, and repeated use of phenacetin. Management consists of ureteral catheter irrigation of renal pelvis to remove obstruction; appropriate antibiotics; and adequate hydration.*Hoại tử nhú thận Sự hủy hoại nhú thận. Nguyên nhân có thể do các bệnh như: tiểu đường, viêm thận - bể thận cấp tính, tắc đường tiểu, hồng cầu hình liềm vết và dùng nhiều phenacetin. Sự chăm sóc bao gồm: rửa thông niệu quản vùng chậu để lấy vật tắc; dùng kháng sinh thích hợp và bù nước.*

renal pelvis. SEE: pelvis, renal.*Bể thận Xem: pelvis, renal.*

renal scanning. Method of determining renal function and shape of the kidney. A radioactive substance that concentrates in the kidney is given intravenously. The irradiation emitted from the substance as it accumulates in the kidneys is recorded on a suitable photographic film.*Chụp quét thận Phương pháp xem xét chức năng và hình thể thận. Đưa chất phóng xạ tập trung vào thận bằng đường tĩnh mạch. Phóng xạ phát ra từ thận sẽ được ghi nhận lại bằng phim thích ứng.*

renal transplantation. Surgical implantation of a donor kidney to replace one removed from a patient. SEE: Nursing Diagnoses in Appendix.*Ghép thận Phẫu thuật để lắp đặt thận của người cho thận, thay thế vị trí thận bị lấy đi ở bệnh nhân. Xem: Nursing Diagnoses trong phần phụ lục.*

renal tubule. A nephron.*Tiểu quản thận Là một nephron.*

Rendu-Osier-Weber disease [Henri L. M. Rendu, Fr. physician, 1844-1902; Sir William Osler, Canadian-born physician, 1849-1919; Frederick P. Weber, Brit. physician, 1863-1962] Polycythemia vera, q.v. *Bệnh Rendu - Osier - Weber. [Henri L. M. Rendu, bác sĩ người Pháp, 1844 - 1902; William Osler, bác sĩ sinh tại Canada, 1849 - 1919; Frederick P. Weber, bác sĩ người Anh, 1863 - 1962] Chứng tăng hồng cầu vô căn.*

Renese. Trade name for polythiazide.*Renese Tên thương mại của chất polythiazide.*

reniculus [L.]. A lobule of the kidney.*Tiểu thùy thận Một thùy con của thận.*

renifleur [Fr.]. One stimulated sexually by certain odors, esp. by the urine of others.*Hoa thận Chỉ về một kích thích tình dục gây ra bởi một mùi vị nào đó, đặc biệt là chỉ về mùi nước tiểu của đồng loại.*

reniform [L. ren, kidney, + forma, shape]. Shaped like a kidney. SYN: nephroid.*Hình dạng thận Hình thể của thận. Đn: nephroid.*

renin An enzyme, produced by the kidney, that acts on angiotensin to form a pressor substance, angiotensin I. Resin is elevated in some forms of hypertension.*Renin Một enzym, được sản sinh ra bởi thận, nó tác động lên chất angiotensin để sinh ra angiotensin I, là một chất tăng huyết áp. Renin được xem như là một trong vài nguyên nhân gây cao huyết áp.*

resin substrate. Alpha-2-globulin of the plasma. SYN: hypertensinogen.*Chất nền thận Là chất Alpha-2-globulin của huyết tương. Đn: hypertensinogen.*

renipelvic [" + pelvis, basin]. Concerning the pelvis of the kidney.*Bể thận Liên quan đến bể thận.*

reniportal [" + ports, gate]. 1. Concerning the "hilum" of the kidney. 2. Concerning renal and portal circulations.*(thuộc) rốn thận 1. Liên quan đến rốn của thận. 2. Liên quan đến thận và tuần hoàn cửa.*

renipuncture [" + puactura, a piercing]. Surgical puncture of the capsule of the kidney.*Chọc bao thận Thủ thuật mở bao nang thận trong phẫu thuật.*

rennet [ME.]. 1. An infusion of inner coat of calf's stomach. 2. A fluid containing rennin, a coagulating enzyme, used for making junket or cheese.*Rennet 1. Một chất được tiết ra bởi lớp vỏ trong của dạ dày. 2. Một chất dịch có chứa rennin, enzym làm đông, được dùng để làm đông sữa hay phó mát.*

rennin An enzyme that coagulates milk. Present in the gastric juice of ruminants but not in the human stomach.*Rennin Một enzym làm đông sữa. Có trong dịch vị của động vật nhai lại nhưng không có trong dạ dày người.*

renninogen [ME. rennet, rennet, + Gr, gennan, to produce]. Antecedent or zymogen from which rennin is formed. The inactive form of rennin.*Tiền rennin Hay một loại enzym mà từ đó sẽ hình thành rennin. Dạng rennin bất hoạt.*

renocutaneous [" + cutis, skin]. Concerning kidneys and skin.*Thận - da Liên quan đến thận và da.*

renogastric [L. ren, kidney, + Gr. garter, belly]. Concerning the kidney and stomach.*Thận - dạ dày Liên quan đến thận và dạ dày.*

renogram [" + Gr. gramme, something written]. Record of rate of removal from the blood by the kidneys of an intravenously injected dose of radioactive iodine I).*Thận đồ Các* ghi nhận về tốc độ lọc khởi máu bởi thận sau khi tiêm iod phóng xạ (`I) tĩnh mạch.

renography [" + Gr. graphein, to write]. Radiography of the kidney. *Chụp X quang thận Phép chụp X quang thận.*

renointestinal [" + intestinum, intestine]. Concerning the kidney and intestine.*Thận - ruột Liên quan đến thận và ruột.*

renopathy [" + Gr, pathos, disease, suffering]. Any pathological condition of the kidneys.*Bệnh thận Chỉ chung các bệnh lý về thận.*

renoprival Related to lose of kidney function.*Mất chức năng thận Liên quan đến việc mất hay thiếu một chức năng của thận.*

Renoquid, Trade name for sulfacytine.*Renoquid Tên thương mại của chất sulfacytin.*

renotrophic [" + Gr. trophe, nourishment]. Having the ability to induce hypertrophy of the kidney.*(thuộc) phì đại thận Chỉ về khả năng dẫn đến tình trạng phì đại thận.*

renotropic [" + trope, a turn]. Having a special affinity for kidney tissue. *Hướng thận Có mối liên quan đặc biệt đến các mô thận.*

Renshaw cells [B. Renshaw, U.S. neurophysiologiat, 1911-1948] Small cells with short aeons that serve to connect motor nerve axons with each other. The process functions to inhibit motor neurons.*Tế bào Renshaw [B. Renshaw, bác sĩ thần kinh học người Mỹ, 1911 - 1948] Là các tế bào nhỏ, trục ngắn dùng để nối các trục thần kinh vận động lại với nhau. Các chức năng ức chế thần kinh vận động.*

reovirus [respiratory enteric orphan virus]. One of the viruses found in the respiratory and digestive tracts of apparently healthy persons. Their exact importance in producing disease is not known. The group of viruses was formerly classed as ECHO virus, type 10.*Reovirus Một loại virus tìm thấy ở đường hô hấp và đường ruột của người. Vấn đề quan trọng là virus này gây ra những bệnh còn chưa rõ. Nhóm virus này trước kia được xếp vào typ 10.*

rep. L. repetatur, let it be repeated*rep.* Viết tắt của chữ repetatur gốc La Tinh, có nghĩa là hãy để nó lặp lại.

repair [L. reparare, to prepare again]. To remedy, replace, or heal, as a wound or a lost part.*Sửa chữa Chữa, thay thế hay làm lành vết thương hay bộ phận bị mất.*

r., plastic. Utilization of plastic surgery to repair tissue.*Phẫu thuật sửa chữa Dùng phương pháp phẫu thuật tạo hình để sử chữa các mô.*

repellent [L. repellere, to drive back]. An agent that repels noxious organisms such as insects, ticks, and mites. Repellents may be applied to surface of body as a liquid, spray, or dust, or they may be used to impregnate clothing.*Thuốc trừ sâu bọ Một*

chất có thể loại trừ được các loài côn trùng độc hại như: con ve, con bét, mạt. Chúng được dùng để bôi lên da dạng thuốc nước, thuốc xịt, thuốc bột hay tẩm vào quần áo.

repercolation [L. re, again, + percolare, to filter]. Repeated percolation using same materials.*Sự lọc lại Sự dùng cùng một loại chất liệu để lọc lại một lần nữa.*

repercussion [L. repercussio, rebound]. 1. Reciprocal action. 2. Action involved in causing subsidence of a swelling, tumor, or eruption. 3. In obstetrics, diagnosis of pregnancy by insertion of a finger into the vagina to push the uterus, causing embryo to rise and fall. SYN: ballottement.*Sự dội lại 1. Sự tác động qua lại. 2. Chỉ chung các việc chữa, làm giảm chỗ sưng, khối khối u hay phát ban. 3. Trong sản khoa, chỉ việc khám thai bằng cách đưa ngón tay vào âm đạo đẩy tử cung, làm cho bào thai nổi lên hạ xuống. Đn: ballottement.*

repercussive 1. Causing repercussion. 2. An agent that repels; a repellent.*Gõ trở lại 1. Gây gõ trở lại. 2. Một tác nhân xua đuổi như xua côn trùng.*

replacement. The act of replacing.*Sự thay thế Việc làm thay thế.*

replantation [L. re, again, + planto, to plant]. Surgical reimplantation of that which has been removed from the body, esp. the surgical procedure of rejoining a hand, arm, or leg to the body after its having been removed as a result of an accident. In dentistry, replacement of a tooth that has been removed from its socket.*Cấy lại Phẫu thuật cấy lại những bộ phận đã bị đứt lìa khỏi cơ thể, ví dụ như quá trình phẫu thuật nối bàn tay, cánh tay, cẳng chân bị đứt lìa do tai nạn. Trong nha khoa, chỉ về trường hợp đặt lại răng bị gãy khỏi ổ răng.*

repletion [L. repletio, a filling up]. Condition of being full or satisfied. *Trạng thái đầy đủ Trạng thái no nê hay thỏa mãn.*

replication 1. A doubling back of tissue. 2. In medical investigations, the repetition of an experiment. 3. In genetics, the process of duplication of genetic material.*Gấp đôi, lặm lại, thí nghiệm sao chép 1. Cặp tế bào đã được phân chia. 2. Trong pháp y, chỉ về sự lặp lại một xét nghiệm. 3. Trong di truyền học, chỉ về tiến trình nhân đối của chất liệu di truyền.*

replicon Any genetic element that behaves as an autonomous unit of DNA replication. The element is able to replicate under its own control.*Gen tự tái tạo replicon Chỉ chung chất liệu di truyền mà nó có thể tự tái tạo ADN. Các phần tử có thể tự tái tạo dưới sự tự điều khiển của chính nó.*

repolarization. Re-establishment of the electrical polarized state in a

muscle or nerve fiber following contraction or conduction of a nerve impulse.*Tái phân cực Sự thiết lập trở lại tình trạng điện cực trong một cơ sau khi co cơ hay tại sợi thần kinh sau khi điều khiển bởi một xung lực thần kinh.*

report. The account of the nursing staff going off duty to the oncoming staff. The purpose is to provide continuity of care despite the change in staff. The report is usually verbal. Obviously the information provided is of the utmost importance in caring for the critically ill.*Bảo cáo Những số liệu ghi nhận từ nhóm điều dưỡng ra trực bàn giao lại cho nhóm điều dưỡng vào trực. Việc này nhằm mục đích làm cho công việc chăm sóc bệnh nhân luôn được liên tục mặc dù có sự thay đổi nhóm theo dõi bệnh. Bảo cáo này thường là truyền miệng. Hiển nhiên là hết sức quan trọng trong việc theo dõi các bệnh nặng.*

reportable diseases. Diseases that must be reported by the physician to the health authorities. The communicable diseases required by International Health Regulations to be reported universally are the internationally quarantinable diseases: plague, cholera, and yellow fever. Other diseases that require such a report are those under surveillance by the World Health Organization. These are louse-borne typhus fever, relapsing fever, paralytic poliomyelitis, malaria, and influenza. Special notification is required of all outbreaks or epidemics of diseases not listed above. Even a single case of a communicable disease long absent from a population or not previously recognized in that area is sufficient reason to require immediate reporting and institution of a full field investigation.*Các bệnh dịch, bệnh cần khai báo Chỉ về các bệnh mà người thầy thuốc cần phải báo các ngay cơn người có trách nhiệm. Các bệnh truyền nhiễm đã được tổ chức y tế thế giới xếp vào loại bệnh kiểm dịch như: bệnh dịch tả, bệnh tả và bệnh sốt vàng. Một số bệnh khác cũng đòi hỏi phải đặt dưới sự giám sát của tổ chức y tế thế giới như: sốt thương hàn, sốt hồi quy, sốt bại liệt, sốt rét, cúm. Các bệnh có cơn bộc phát mạnh hay các bệnh dịch tể không liệt kê ở trên cũng thuộc loại bệnh cần phải báo cáo ngay. Ngoài ra, các bệnh truyền nhiễm mặc dù chỉ mới có một người mắc phải hay các bệnh lạ chưa hề được biết trước đây cũng cần phải báo cáo ngay để được thiết lập ngay một cuộc điều tra nguyên nhân toàn diện trên mọi lãnh vực.*

reposition [L. repositio, a replacing]. Restoration of an organ or tissue to its correct or original position.*Đặt lại Đặt lại một bộ phận hay một mô vào đúng vị trí trước kia của nó.*

repositioning The placement of a part

in its original place.*Sự đặt lại Sự đặt lại một bộ phận vào vị trí cũ của nó.*

r., jaw. The changing of the position of the mandible in relation to the maxilla by altering occlusion of the teeth.*Đặt lại hàm Sự thay đổi vị trí của hàm dưới trong sự tương quan với hàm trên do có sự thay đổi về vị trí của răng.*

r., muscle Surgical placement of a muscle to another attachment point in order to enhance function.*Sự đặt lại cơ Thủ thuật đặt lại một cơ vào một điểm tiếp xúc khác để gia tăng thêm chức năng.*

repositor. Instrument for restoring a tissue or an organ to its normal position.*Dụng cụ hồi vị Dụng cụ dùng để đặt lại một mô hay một bộ phận nào đó vào đúng vị trí bình thương của nó.*

r., inversion. Instrument for replacement of an inverted uterus.

Dụng cụ hồi vị đảo ngược Dụng cụ dùng để đặt lại tử cung đang bị lộn ngược.

r., uterine. Lever for replacement of the uterus when out of normal position.*Dụng cụ hồi vị tử cung Cái đòn bẩy để đặt lại vị trí của tử cung khi nó bị lệch ra khỏi vị trí bình thường.*

repression [L. repressus, press back]. In psychology, refusal to entertain distressing or painful ideas, thus submerging them in the unconscious, where they continue to exert their influence upon the individual. Psychoanalysis seeks to discover and to release repressions.*Dồn nén, chế ngự, ức chế Trong tâm lý học, chỉ việc cố loại trừ một ý nghĩ đau buồn hay mỗi nỗi đau trong lòng nhưng nó vẫn tiềm tàng trong tiềm thức và vẫn tiếp tục tác động gây ảnh hưởng đến hành vi cá nhân. Khoa phân tâm học sẽ tìm kiếm và khám phá ra những điều đó và sẽ tìm cách làm giảm đi những dồn nén đó.*

r., coordinate. Simultaneous reduction of the levels of enzymes of a metabolic pathway.*Ức chế liên hợp Sự giảm đồng thời các mức enzym trong con đường chuyển hóa.*

r., enzyme. An enzyme that interferes with a metabolic pathway, usually the same pathway that produced the enzyme.*Ức chế enzym Hiện tượng một enzym xen vào con đường chuyển hóa, thường là đường chuyển hóa sản sinh ra emzym.*

repressor [L. repressus, press back]. Something, esp. an enzyme, that inhibits or interferes with the initiation of protein synthesis by genetic material.*Chất ức chế Chất thường là một enzym ức chế hay can thiệp vào sự khởi tạo trong việc tổng hợp protein bởi chất di truyền.*

reproduction [L. re, again, + productio, production]. 1. Process by which plants and animals give rise to

offspring. SEE: ovary for illus. 2. The creation of a similar structure or situation; the act of duplicating.*Sinh sản 1. Tiến trình sinh sản của loài thực vật hay động vật. Xem: ovary để minh họa. 2. Sự tạo ra một cấu trúc hay một tình trạng tương tự; hành động tự nhân đôi lên.*

r., asexual. Reproduction in which sex cells are not involved, as by fission or budding.*Sinh sản vô tính Sự sinh sản không dùng tới tế bào sinh dục như chỉ dùng cơ chế tự nhân đôi hoặc nẩy chồi.*

r., cytogeme. Reproduction by means of asexual single germ cells.

Sinh sản tế bào Sự sinh sản từ một tế bào mầm đơn tính.

r., sexual. Reproduction by means of sexual or germ cells. Usually a male cell (spermatozoon) fuses with a female cell (egg or ovum). SYN: syngamy. SEE: parthenogenesis.

Sinh sản hữu tính Sự sinh sản qua các tế bào mầm hay tế bào sinh dục. Thường là một tế bào sinh dục nam (tinh trùng) với một tế bào sinh dục nữ (trứng). Đn: syngamy. Xem: parthemogenesis.

r., somatic. Asexual reproduction by budding of somatic cells.*S i n h sản bằng khúc Sự sinh sản vô tính phát triển bằng cách nẩy chồi từ một tế bào thân thể.*

repullulation [" + pullulare, to sprout]. Renewed growth by budding or sprouting.*Sự mọc lại, nhú lại Sự phát triển cái mới qua việc phát triển hay nẩy chồi.*

repulsion [L. repulsio, a thrusting back].1. Act of driving back. 2. The force exertedby one body on another to cause separation. Opposite of attraction.*Sự đẩy, lực đẩy 1. Hành động đẩy lùi. 2. Một lực từ người này áp đặt lên người kia để đẩy cách xa nhau ra. Trái nghĩa với từ hút lại.*

required services. Those services that must be included in a health program for it to qualify for federal funds.*Phục vụ theo quy định Các quy định phục vụ y tế theo chương trình chăm sóc sức khỏe của ngân sách liên bang.*

RES. reticuloendothelial system.

RES. Viết tắt của chữ reticuloendothelial system, có nghĩa là Hệ lưới nội mô.

rescinnamine An antihypertensive drug derived from species of Rauwolfia. Trade name is Moderil.

Rescinnamine Một loại thuốc hạ huyết áp trích từ loài Rauwolfia. Tên thương mại là Moderil.

research [O. Fr. recerche, research]. Scientific and diligent study, investigation, or experimentation in order to establish facts and analyze their significance. Inherent in such study is an orderly approach with accurate record-keeping. A hallmark of acceptable research is that it is conducted and described so that other scientists may read the report and have suffi-

cient information concerning the design and methods to repeat it.*Nghiên cứu Chỉ chung các nghiên cứu khoa học, điều tra, thí nghiệm dựa trên việc thiết lập cơ sở lập luận và phân tích sự kiện. Tập hợp những tài liệu nghiên cứu vốn có nhằm tạo được một bộ hồ sơ nghiên cứu chính xác. Một nghiên cứu đã thành công và chấp nhận, được quản lý và mô tả sao cho các nhà khoa học khác có thể đọc, sử dụng các thông tin thiết yếu, và thực hiện lại phương pháp này.*

r., clinical. Research based mainly on bedside observation of the patient, rather than through laboratory work.*Nghiên cứu lâm sành Các nghiên cứu chủ yếu dựa trên việc xem xét các bệnh nhân trên giường bệnh hơn là thông qua các công việc nghiên cứu tại phòng thí nghiệm.*

r., laboratory. Research done principally in the laboratory.*Nghiên cứu tại phòng thí nghiệm Các nghiên cứu thực hiện chủ yếu tại các phòng thí nghiệm.*

r., medical. Research concerned with any phase of medical science.

Nghiên cứu y học Các nghiên cứu thuộc mọi lĩnh vực của ngành y học.

resect [L. resectus, cut off]. To cut off, or to cut out, a portion of a structure or organ, as to cut off the end of a bone or to remove a segment of the intestine.*Cắt bỏ Cắt bỏ một phần của cấu trúc hay một bộ phận, ví dụ như cắt đi một đầu xương hay một đoạn ruột.*

resectable Able to be removed, esp, by surgical means. Usually used in reference to malignant growths that can be removed completely by use of surgery.*Có thể cắt bỏ Có thể cắt bỏ được, đặc biệt là bằng các phương tiện phẫu thuật. Thường dùng để chỉ về một khối u ác tính mà có thể cắt bỏ hoàn toàn được bằng phương pháp phẫu thuật.*

resection [L. resectio, a cutting off]. Partial excision of a bone or other structure.*Cắt bỏ Cắt một phần xương hay cấu trúc khác.*

r., gastric. Surgical resection of a part of the stomach.*Cắt dạ dày Thủ thuật cắt đi một phần của dạ dày.*

r., transurethral. Surgical removal of the prostate by use of an instrument introduced through the urethra.

Cắt qua niệu đạo Thủ thuật cắt bỏ tuyến tiền liệt bằng dụng cụ đi qua đường niệu đạo.

r., wedge. Surgical removal of a wedgeshaped piece of tissue, esp. from the ovary as a means of treating polycysticovaries. SEE: polycystic ovary syndrome.*Cắt mô hình V Thủ thuật cắt bỏ hình V của một mô, ví dụ như buồng trứng để điều trị bệnh buồng trứng đa nang. Xem: polycystic ovary syndrome.*

r., window. Resection of a portion of the nasal septum after reflection of a flap of mucous membrane.*Cắt bỏ dưới niêm mạc Thủ thuật cắt bỏ một phần của vách ngăn mũi sau khi phản chiếu màng nhầy.*

resectoscope [L. resectus, cut off, + Gr. skopein, to examine]. In strument for resection of the prostate gland through the urethra.*Ống soi cắt qua niệu đạo Dụng cụ dùng để cắt bỏ tuyến tiền liệt qua niệu đạo.*

resectoscopy Resection of the prostate through the urethra.*Cắt bỏ soi tuyến tiền liệt Sự cắt bỏ tuyến tiền liệt bằng đường niệu đạo.*

reserpine USP. A chemically pure derivative of the plant Rauwolfia serpentine. A folk medicine used in India for centuries for snake bite, mental illness, and anxiety states. It lowers blood pressure and acts as a tranquilizer. Trade names are Sandril and Serpasil*Reserpine USP. Một chất bột hóa học chiết xuất từ cây Rauwolfia serpentina. Một loại thuốc dân gian được dùng tại Ấn Độ để trị độc rắn, bệnh tâm thần, trạng thái lo âu. Nó có tác dụng hạ huyết áp, an thần. Tên thương mại là Sandril và Serpasil.*

reserve [L. reseruare, to keep back]. 1. That which is held back for future use. 2. Self-control of one's feelings and thoughts.*,Dự trữ 1. Việc giữ lại để sử dụng trong tương lai. 2. Tự chủ trong các cảm giác và ý nghĩ.*

r., alkali. Alkali content of body available for neutralization of acid.

Dự trữ kiềm Chất kiềm trong cơ thể dùng để trung hòa acid.

r., cardiac. The ability of the heart to increase cardiac output to meet the needs of the body as energy output increases.*Dự trữ năng lượng tim Khả năng của tim có thể gia tăng cung lượng nhằm đáp ứng nhu cầu gia tăng năng lượng của cơ thể.*

reserve air. Additional amount of air that can be expelled from the lungs over the normal quantity, which is 1200 to 1600 cc.*Không khí dự trữ Thêm vào một lượng không khí do phổi thải ra vượt mức bình thường, vào khoảng từ 1200 đến 1600 cc.*

reservoir [Fr.]. A place or cavity for storage of fluids.*Nguồn (kho, ổ, bể) dự trữ Một vị trí hay khoang để lưu trữ các chất dịch.*

reservoir of infectious agents. Any person, animal, arthropod, plant, soil, or substance in which an infectious agent normally lives and multiplies, on which it depends primarily for survival, and in which it reproduces itself in such manner that it can be transmitted to a susceptible host. *Nguồn dự trữ các tác nhân lây nhiễm Người, động vật, động vật chân đốt, thực vật, đất hay chất nào đó đều có chứa các tác nhân lây nhiễm tại nơi mà nó có thể sống và phát triển, việc này còn phụ thuộc vào vấn đề chính là nó có thể tồn tại và sinh sản được hay không cũng như nó có thể lây nhiễm qua các cá thể nhạy cảm khác được hay*

không.

residency. A period of at least one year and often 3 to 4 years of on-the-job training, usually postgraduate, that is part of the formal educational program for health care professionals.*Giai đoạn tập sự Thời gian ít nhất là một năm, thông thường là từ 3 đến 4 năm tập sự nghề nghiệp sau khi đã tốt nghiệp, đó là chương trình đào tạo chính thức trong ngành y tế.*

resident. A physician who is obtaining further clinical training after internship. Usually this is done as a member of the house staff of a hospital.*Bác sĩ nội trú Là bác sĩ được tham gia khóa huấn luyện thêm sau khi tốt nghiệp tại bệnh viện. Thường được xem như là thành viên chính thức của bệnh viện.*

residual [L. residuum, residue]. 1, Rel. to that which is left as a residue. 2. In psychology, any aftereffect of experience influencing later behavior.*Phần dư 1. Liên quan đến những cái còn lại như là một phần dư. 2. Trong tâm lý học, chỉ chung những kinh nghiệm có được đã gây ảnh hưởng đến cách cư xử sau này.*

residual function. The functional capacity remaining after an illness or injury.*Chức năng còn lại Chỉ chung về những khả năng còn lại sau một bệnh hay sau tổn thương.*

residual urine. Urine left in bladder after urination. When this occurs, it is abnormal. May accompany enlargement of the prostate.*Nước tiểu còn lại Chỉ lượng nước tiểu còn lại trong bàng quang sau khi đi tiểu. Khi có hiện tượng này là bất thường, có thể do u tuyến tiền liệt tuyến.*

residue The remainder of something after a part is removed.*Phần còn lại, chất cặn, bã Chỉ phần còn lại của một cái gì đó sau khi đã lấy đi một phần.*

residue diet, high-. Diet with increased amounts of cellulose (fiber) and water.*Chế độ ăn giàu chất xơ Chế độ ăn gia tăng lượng cellulose và nước trong khẩu phần ăn.*

residue diet, low-. Diet that includes solid food, but in which residue is reduced to a minimum. SEE: rtonlaxatiue diet.*Chế độ ăn ít chất xơ Chế độ ăn kiêng bằng cách vẫn giữ khẩu phần ăn đặc, nhưng trong đó chất bã được giảm tới mức tối thiểu. Xem: nonlaxative diet.*

residue-free diet. Diet without cellulose or roughage. Semisolid and bland foods are included.*Chế độ ăn không có chất xơ Chế độ ăn không dùng cellulose hay chất xơ, khẩu phần ăn là nhạt và nhão.*

residuum [L.] (pl. residua) Residue; the remainder.*Chất bã Chất còn lại; chất dư lại.*

resilience [L. resiliens, leaping back]. The quality of coming back to normal shape after straining, as a stretched rubberband when released. SYN: elasticity.*Tính đàn hồi Tính*

chất trở lại hình dạng bình thường sau khi bị làm cho biến dạng. Ví dụ như dải cao su sẽ co lại sau khi buông tay đang kéo nó giãn ra. Đn: elasticity.

resilient Elastic; coming back to normal shape after straining.*Đàn hồi Co giãn, trở lại hình dạng bình thường sau khi bị làm cho biến dạng.*

resin [L. resins, fr. Gr. rhetine, resin of the pine]. 1. An amorphous, nonvolatile solid or soft-solid substance, a natural exudation from plants. It is practically insoluble in water, but soluble in alcohol. SEE: rosin. 2. Any of a class of solid or soft organic compounds of natural or synthetic origin. They are usually of high molecular weight, and most are polymers. Included are polyvinyl, polyethylene, and polystyrene. These are combined with chemicals such as epoxidea, plasticizers, pigments, fillers, and stabilizers to form plastics.*Nhựa thông 1. Là chất không cứng, không mềm, không có hình dạng nhất định, dễ bay hơi, chiết ra từ sáp trong cây. Nó không hòa tan được trong nước nhưng lại tan trong rượu. Xem: rosin. 2. Chỉ về một nhóm hợp chất hữu cơ cứng hoặc mềm, có nguồn gốc thiên nhiên hay nhân tạo. Nó thường có trọng lượng phân tử cao và là hợp chất cao phân tử. Bao gồm: chất nhựa tổng hợp, polyethylen và polystyrene. Các chất này thường liên kết với các chất hóa học khác như: epoxit, chất làm mềm, chất màu, filler và chất ổn định để tạo nên các chất dẻo.*

r., ion-exchange. Ionizable synthetic substances, which may be acid or basic, used accordingly to remove either acid or basic ions from solutions. Thus anionic-exchange resins may be used to absorb acid in the stomach. Cationic-exchange resins have the ability to remove basic (alkaline) ions from solutions.*Nhựa trao đổi ion Chất tổng hợp ion hóa, có thể là acid hay base tùy theo nhu cầu khử acid hay khử base trong dung dịch. Vậy thì nhựa trao đổi anionic có thể được dùng để hấp thu acid trong dạ dày. Nhựa trao đổi cation có thể khử ion base (kiềm) trong dung dịch.*

resinoid [" + Gr. eidos, form, shape]. Resembling a resin.*Giống như nhựa dẻo Giống như nhựa.*

resinous Of the nature of, or pert to resin.*(thuộc) Nhựa Có tính chất của nhựa, hay có liên quan đến nhựa.*

res ipsa loquitur [L.]. The thing that speaks for itself. In malpractice this concept is used for cases in which an injury occurs to the plaintiff in a situation solely under the control of the defendant. If the injury would not have occurred had the defendant exercised due care, the defendant is judged negligent. In medicine the classic example of this situation is when an object such as a sponge or clamp has been left in a patient's body after a surgical procedure.*res ipsa loquitur Từ gốc La Tinh chỉ về hành động tự biện hộ cho chính mình. Khi có sự sơ suất trong chữa bệnh, khái niệm này được dùng để chỉ về trường hợp bệnh nhân kiện một nhân viên ngành y tế sau khi có biến chứng về bệnh xảy ra. Nếu biến chứng bệnh không phải do lỗi của người bị đơn thì họ sẽ được các người có thẩm quyền bỏ qua. Trong y học có một thí dụ điển hình về trường hợp này là trường hợp để quên gạc hay kẹp trong cơ thể bệnh nhân sau khi mổ.*

resistance [L. resistens standing back]. 1. Opposition to, or the ability to oppose, anything, such as the power of a fluid to retard that which is passing through it; of the air; or opposition of the body to passage of an electric current. 2. The sum total of body mechanisms that interpose barriers to the progress of invasion, multiplication of infectious agents or damage by their toxic products. Immunity is resistance associated with the presence of antibodies having a specific action on infectious microorganisms. Inherent resistance is the ability to resist disease independently of antibodies. 3. The force exerted to penetrate the unconscious or to submerge memories in the unconscious. 4. In psychoanalysis, condition in which the ego avoids bringing into consciousness conflicts and unpleasant events responsible for neurosis; reluctance of subject to give up old patterns of thought and behavior. It may take a variety of forms such as silence, failure to remember dreams, forgetfulness, and undue annoyance with trivial aspects of the treatment situation.*Tính đề kháng, sức chịu đựng, lực cản 1. Chống lại hay có khả năng chống lại một cái gì đó, ví dụ như lực chảy của một chất lỏng, hay lực thổi của không khí khi sẽ bị cản lại khi nó đi qua một cái gì đó; sự kháng lại của cơ thể khi có dòng điện chạy qua. 2. Tổng các cơ chế của cơ thể có tác dụng làm rào cản các xâm nhập hay sự gia tăng lây nhiễm của vi trùng, của các chất độc. Sự miễn dịch là khả năng đề kháng của cơ thể đối với một loại vi khuẩn nào đó. Sự đề kháng vốn có là khả năng kháng bệnh sẵn có của cơ thể đối với một số bệnh nào đó. 3. Tác động đưa ra để nhớ lại những điều do vô tình quên đi hay đã nhấn chìm trong tiềm thức. 4. Trong phân tâm học, chỉ về điều kiện trong đó tránh để nhận thức đi vào trong các xung đột ý thức và các sự việc khó chịu để đáp ứng lại chứng loạn thần kinh chức năng; sự miễn cưỡng của một chủ thể để từ bỏ đi mất mẫu cũ của lối tư tưởng hay hành vi. Nó có thể là các dạng khác nhau như sự im lặng, không thể nhớ*

lại một giấc mơ, tính hay quên và sự phiền muộn đối với các khía cạnh không đáng kể do tình trạng bệnh tật.

r., peripheral The resistance of the arterial vascular system, esp. the arterioles and capillaries, to the flow of blood.*Sức cản ngoại biên Sức cản của hệ mạch, đặc biệt là các tiểu động mạch và mao mạch đối với dòng máu.*

resistance transfer factor. A genetic factor in bacteria that controls resistance to certain antibiotic drugs. The factor is spread by bacteria to bacteria. This makes it possible for nonpathogenic bacteria to become resistant to antibiotics and to tranaferthat resistance to pathogens, thereby establishing a potential source for an epidemic.*Yếu tố chuyển sức kháng thuốc Là một đặc tính di truyền của vi khuẩn có thể kháng lại một vài loại kháng sinh nào đó. Đặc tính này có thể truyền từ vi khuẩn này qua vi khuẩn kia. Làm cho nó trở thành vi khuẩn khó có thể tiêu diệt, kháng lại các loại kháng sinh và trở thành mầm bệnh, từ đó phát triển thành một nguồn tiềm tàng của một loại bệnh dịch.*

resolution [L. resolutio, a relaxing]. 1. Decomposition; absorption or breaking down of the products of inflammation. 2. Cessation of inflammation without suppuration. The return to normal. 3. The ability of the eye or series of lenses to distinguish fine detail.*Tiêu độc, phân giải 1. Sự phân hủy; sự đẩy lùi hay làm tiêu tan đi các sản phẩm viêm nhiễm. 2. Sự khởi mà không mưng mủ. Sự trở lại bình thường. 3. Năng lực của mắt hay của kính để nhận ra rõ các chi tiết sự vật.*

resolve [L. resolvere, to release]. 1. To return to normal as after a pathological process. 2. To separate into component parts.*Hồi phục, phân giải 1. Trở lại bình thường sau khi bị bệnh. 2. Phân chia ra thành những phần nhỏ.*

resolvent [ME. resolven, releasing]. 1. Promoting disappearance of inflammation. 2. That which reduces inflammation or swelling.*Tiêu độc 1. Thúc đẩy khỏi viêm. 2. Giảm viêm hay sưng tấy.*

resonance [L. resonantia, resound]. 1. Quality or act of resounding. 2. Quality of the sound heard on percussion of a hollow structure such as the cheat or abdomen. Absence of resonance is termed flatness and diminished resonance dullness. 3. In physics, modification of sound due to vibrations of a body that are set up by waves of another vibrating body. 4. In electricity, state in which two electrical circuits are in tune with each other.*Cộng hưởng, âm vang, dội tiếng 1. Tính chất hay hoạt động âm vang. 2. Là âm thanh nghe được khi gõ vào cấu trúc rỗng như lồng ngực hay ổ bụng. Không có âm*

vang gọi là âm bẹt, giảm âm vang là âm đục. 3. Trong vật lý, chỉ sự chuyển đổi âm thanh do sự chuyển động của một thể được tạo ra bởi sóng của một thể chuyển động khác. 4. Trong điện, chỉ trường hợp hai mạch điện được nhập làm một.

r., amphoric. Sound similar to that produced when blowing across mouth of an empty bottle.*Âm vang vò Âm thanh nghe được như là được thổi từ miệng vào một chai rỗng.*

r., bandbox. Pulmonary resonance heard in percussion of chests of patients with emphysema.*Âm vang hộp Âm vang ở phổi nghe được khi gõ vào vùng ngực của bệnh nhân bị khí thũng.*

r., bell-metal. Sound heard in pneumothorax in auscultation when coin is held against the chest wall and it is struck by another coin.*Âm vang chuông Âm nghe được trong tràn khí màng phổi giống như là treo một đồng tiền kim loại trước thành ngực và nó va phải một đồng kim loại khác.*

r., cracked-pot. Sound having a peculiar clinking quality sometimes heard on percussion of chest in cases of advanced tuberculosis when cavities are present.*Âm vang bình rạn Âm có tính chất khác lạ nghe được khi gõ vào ngực của bệnh nhân lao phổi vào thời kỳ các hang đã xuất hiện.*

r., normal. Normal pulmonary resonance.*Âm vang bình thường Âm vang ở phổi bình thường.*

r., skodaic. Increased percussion sound over upper lung when there is pleural effusion in lower part.*Âm vang đỉnh phổi Âm gõ nghe được ở vùng phổi trên khi có tràn dịch ở vùng phổi dưới.*

r., tympanic. Sound, low-pitched and drumlike, heard upon percussing over a large air-containing space.*Âm vang tiếng trống Âm vang và giống tiếng trống, nghe được khi phất mạnh tay vào một khoảng không lớn.*

r., tympanitic. Resonance obtained by percussion of a hollow structure, such as the stomach or colon, when moderately distended with air.*Âm vang trương hơi Âm vang nghe được khi gõ vào một cấu trúc rỗng, ví dụ như dạ dày hay ruột kết khi đang bị trương hơi.*

r., vesicular. Normal pulmonary resonance.*Rì rào phế nang Âm vang phổi bình thường.*

r., vocal In auscultation the vibrations of the voice transmitted to the ear, normally more marked over the right apex of the lung. Abnormally increased in pneumonic consolidation, in lunge infiltratedwith tuberculosis, or in cavities that freely communicate with a bronchus. Vocal resonance is diminished or absent in pleural effusion (air, pus, serum, lymph, or blood); emphysema;

pulmonary collapse; pulmonary edema; egophony, a modified bronchophony characterized by a trembling, bleating sound usually heard above the upper border of dullness of pleural effusions and occasionally heard in beginning pneumonia.*Âm cộng hưởng Âm nghe như âm thanh rung truyền đi trong tai, thường nghe rõ hơn tại đỉnh phổi phải. Tăng bất thường trong đông đặc do viêm phổi, lao phổi hay có các hang thông thương tự do với phế nang.*

Âm cộng hưởng bị giảm đi hay biến mất trong tràn dịch màng phổi (không khí, mủ, huyết thanh, bạch huyết hay máu); khí thủng, xẹp phổi, phù phổi, tiếng vang phế quản rung, tiếng be be thường nghe ở trên vùng ranh giới trên của vùng đục của tràn dịch màng phổi và viêm phổi giai đoạn đầu.

r., whispering. Auscultation sound heard when patient whispers.*Â m vang tiếng thầm Âm nghe được trong lúc nghe bệnh khi bệnh nhân đang nói thì thầm.*

resonant Producing a vibrating sound on percussion.*Âm vang Tạo âm vang qua việc gõ để khám cho bệnh nhân.*

resonating [L. resonantia, resound]. Vibrating sympathetically with a source of sound or electrical oscillations.*Sự vang lên Sự vang lên từ một nguồn âm thanh hay từ sự dao động điện.*

resonating cavities. The resonator of the human voice. Includes upper portion of the larynx, pharynx, nasal cavity, paranasal sinuses, and oral cavity.*Bộ phận phát âm Là bộ máy phát âm của cơ thể người, nó bao gồm các bộ phận sau: thanh quản, hầu, hốc mũi, xoang cạnh mũi và hốc miệng.*

resonator 1. A structure that is capable of being set into sympathetic vibration when sound waves of the same frequency from another vibrating body strike it. 2. In electricity, an apparatus consisting of an electrical circuit in which oscillations of a certain frequency are set up by oscillations of the same frequency in another circuit.*Bộ cộng hưởng Là một cấu trúc có thể phát ra sự rung động cộng hưởng cùng tần số với sóng âm do một người phát ra. 2. Trong điện tử, là một mạch điện, có thể tạo ra sự dao động âm thanh có tần số bằng với tần số âm thanh của một bộ phận khác phát ra.*

resort [L. resorbere, to suck in]. 1. To undergo resorption. 2. To absorb again.*Tái hấp thu Hấp thu trở lại. 2. Hấp thu một lần nữa.*

resorbent [L.resorbens,sucking in]. An agent that promotes the absorption of abnormal matters, as exudates or blood clots.
Ex.: potassium iodide, ammonium chloride.*Chất hấp thu Chất có tác dụng hấp thu một chất đặc biệt nào đó, ví dụ như các chất dịch hay cục*

máu.
Ví dụ: Kali iodid, amoni chlorid.

resorcin Resorcinol.*resorcin Xem Resorcinol.*

resorcinol USP. An agent with keratolytic,fungicidal, and bactericidal actions. It is used in treating certain skin diseases.*Resorcinol USP. Một chất bạt sừng, chống nấm và diệt khuẩn. Nó được dùng để điều trị một số bệnh da.*

resorcinolphthalein Fluorescein.
resorcinolphthalein Fluorescein.

resorption [L. resorbere, to suck in]. 1. Act of removal by absorption, as resorption of an exudate or pus. 2. Removal of enamel and other calciftc portions of a tooth as a result of lysis and other pathological processes.
Tiêu tan 1. Hành động loại trừ bằng phương pháp hấp thu, ví dụ như thấm chất xuất tiết hay mủ. 2. Tẩy chất men hay các phần calci khác của răng do hậu quả của bệnh hay vì lý do chữa bệnh.

respirable [L. respirare,breathe again]. Fit or adapted for respiration.
Có thể thở được Điều kiện thích hợp hay đáp ứng được cho việc thở.

respiration [L. respiratio, breathing]. 1. The interchange of gases between an organism and the medium in which it lives. More specifically the taking in of oxygen, its utilization in the tissues, and the giving off of carbon dioxide. 2. The act of breathing, i.e., inhaling and exhaling, during which the lungs are provided with air, and the carbon dioxide is removed by exhaling. It is, of course, not possible to have normal respiratory exchange of oxygen and carbon dioxide in the lungs unless the pulmonary tissue is adequately perfused with blood. There are various abnormal forma of respiration: jerking, spasmodic, stertorous, stridulous, whistling, wavy, lack of evenness, abdominal, and thoracic. SEE: ventilation; diaphragm for illus.
SOUNDS: Friction: These are produced by the rubbing together of roughened pleural surfaces; may be heardboth in inspiration and expiration. Often resemble subcrepitant ralea, but are more superficial and localized than the latter, and are not modified by cough or deep inspiration.
Metallic tinkling: Silvery bell-like sounds heard at intervals over a pneumohydrothorax or large cavity. Speaking, coughing, and deep breathing usually induce them. Must not be confounded with similar sound produced by liquids in the stomach.
Rales: Abnormal bubbling sounds heard in air cells or bronchial tubes.
Succussion-splash or hippocratic succession: A splashing sound produced by the presence of air and liquid in the chest, may be elicited by gently shaking the patient while auscultating. Nearly always indicates either a hydro- or a pyopneumothorax, although it has been detected over very large

cavities. Air and liquid in stomach produce similar sounds.
AUSCULTATION: Normal breath sounds: In the normal person, breath sounds are low-pitched and have a frequency of 200 to 400 cycles per second (cps) and rarely greater than 500 cps. These are produced by air passing in and out of the alveoli, and are called vesicular breath sounds.
Bronchial and tracheal breath sounds: These are produced by the air passing over the walls of the bronchi and trachea. These sounds are normally heard only over the bronchi and trachea. The vesicular sounds are heard over most of the lunge. These sounds are high-pitched and loud compared to vesicular sounds. Normally the inaipatory phase of respiration lasts longer than the expiratory.
Amphoric and cavernous breathing: These two are almost identical. Sounds are loud and the expiration is prolonged and hollow. Pitch of amphoric breathing is a little higher than cavernous type. May be imitated by blowing over the mouth of an empty jar. Heard in bronchiectatic cavities or pneumothorax when the opening to the lung is patulous; in the area of consolidation near a large bronchus; sometimes over a lung compressed by a moderate effusion.
METHOD OF COUNTING: With the hand in the same position as when taking the pulse, watch the patient's chest, without his or her knowledge if possible, because breathing is controlled by both the voluntary and involuntary muscles. Count each inspiration and expiration as one breath. Observe for one full minute by watching rise and fall of cheat or upper abdomen. When the movements are scarcely perceptible, place the hand gently but firmly on chest or back and count in this manner. Note hour, frequency, and any abnormal condition, such as pain associated with breathing. SEE: Rate of Respiration table.
Total lung capacity (TLC): In normal adult males, depending upon their size, TLC range is 3.6 to 9.4 liters, in females, 2.5 to 6.9 liters.*Hô hấp 1. Sự trao đổi khí giữa một bộ phận và môi trường xung quanh của là bộ phận đó. Cụ thể là hấp thu oxy để sử dụng trong mô và thải ra khí carbon dioxid. 2. Hoạt động thở, cụ thể là hít vào và thở ra, để cung cấp oxy và thải ra khí carbon dioxid qua phổi. Lẽ tất nhiên là mô phổi được tưới máu đầy đủ. Có nhiều dạng khác nhau của hô hấp bất thường như: thở giật, thở cơn co thắt, thở rống, thở lanh lảnh, thở gió, thở sóng, thở thiếu đều đặn, thở bụng và thở ngực. Xem: ventilation; diaphragm để minh họa.*

ÂM THANH: Tiếng cọ: tạo ra bởi sự cọ vào nhau của hai mặt thô ráp của màng phổi; có thể nghe được cả khi hít vào cũng như khi thở ra. Thường giống tiếng ran hai thì, nhưng nông hơn và khu biệt hơn, không thay đổi khi ho hay lúc hít thở sâu.

Tiếng kim loại: Âm thanh nghe như tiếng chuông nhóm trong chứng tràn dịch khí phế mạc hay các hốc lớn. Khi nói, ho và thở sâu làm giảm đi âm này. Không nên nhầm lẫn với âm tương tự nhưng phát ra bởi có chất dịch trong dạ dày.

Âm ran: Âm sùng sục bất thường nghe trong các tế bào khí hay ống phế quản.

Tiếng lắc: Là âm sóng vỗ do có sự xuất hiện cửa khí và chất dịch trong ngực, có thể gợi ra âm này bằng cách lắc nhẹ bệnh nhân khi nghe. Thường nghe được trong tràn dịch hay tràn mủ khí phế mạc, cho dù nó được che bởi một hốc lớn. Không khí và chất dịch trong dạ dày cũng sinh ra âm tương tự.

SỰ NGHE: Tiếng thở bình thường: ở người bình thường, tiếng thở có âm sắc thấp và có tần số âm từ 200 đến 400 vòng mỗi giây (cps) và hiếm khi lớn hơn 500 cps. Âm này tạo ra do không khí đi ra và đi vào phế nang và được gọi là rì rào phế nang.

Âm thở tiếng thổi phế quản và khí quản: Âm này tạo ra do không khí đi qua phế quản và khí quản. Các âm này thường chỉ nghe được tại vùng phế quản và khí quản. Rì rào phế nang nghe được ở hầu hết vùng phối, âm này có sắc cao và áp lực mạnh so với rì rào phế nang. Thường thì ở pha hít vào dài hơn ở pha thở ra.

Tiếng thổi vò và tiếng thổi hang: Cả hai hầu như giống nhau. Âm nghe nặng, tiếng thở ra kéo dài và rỗng. Âm sắc thổi vò thường thấp hơn một chút so với thổi hang. Có thể phát âm giả bằng cách thổi vào miệng một cái bình rỗng. Âm này nghe được trong chứng giãn phế quản hay tràn khí màng phổi khi phối bị giãn ra; hay nghe tại vùng đông đặc gần phế quản lớn; đôi khi cũng có trong trường hợp phổi bị ép bởi tràn dịch vừa phải.

PHƯƠNG PHÁP ĐẾM NHỊP THỞ: Với bàn tay ở vị trí giống như khi bắt mạch, quan sát vùng ngực bệnh nhân, tốt nhất là không để cho bệnh nhân biết vì có thể gây tác động làm họ thở mất tự nhiện. Đếm mỗi lần hít vào và thở ra là một lần thở. Quan sát trong một phút qua cách nhìn lồng ngực hay vùng bụng nâng lên hạ xuống. Khi sự chuyển động được nhận thấy là bình thường, đặt tay nhẹ nhàng lên vùng ngực hay lưng bệnh nhân để đếm nhịp thở bằng cách này. Chú ý một lúc xem có bất thường nào không, ví dụ như đau trong khi thở. Xem bảng: Rate of Respiration (Tốc độ thở).

Dung tích phối toàn bộ:(TLC): Ở nam giới trưởng thành bình thường, tùy thuộc vào thể trạng TLC, từ 3,6 đến 9,4 lít; còn ở nữ giới là 2,5 đến 6,9 lít.

r., abdominal. Respiration in which chiefly the diaphragm exerts itself, while walls of chest are nearly at rest. Utilized in normal, quiet breathing, esp. by males, and in pathological conditions as in pleurisy, pericarditis, and fracture of ribs. SYN: r., diaphragmatic.*Thở bụng Là thở mà trong đó sử dụng chủ yếu là cơ hoành còn thành ngực hầu như là nghỉ. Thường xảy ra trong lúc thở nhẹ bình thường, đặc biệt là ở nam giới, và trong một số tình trạng bệnh lý như: viêm màng phổi, viêm màng ngoài tim và gãy xương sườn. Đn: r., diaphragmatic.*

Rate of Respiration	
Premature infant	40-90/min
Newborn	30-80/min
1st year	20-40/min
2nd year	20-40/min
5th year	20 - 30/min
15th year	20-25/min
Adult	15 - 20/min
	15 -20/min

r., absent. Respiration in which respiratory sounds are suppressed.*Thở thiếu Tiếng thở bị hãm lại.*

r., accelerated. Respiration occurring at a rate that is faster than normal. Considered accelerated when it exceeds 25 per minute in the adult. Increased frequency may result from exercise, physical exertion, exposure to high altitudes, or mental disturbances, and frequently occurs in disease. It is present in many disorders of the lungs, such as pneumonia, bronchiectasis, advanced pulmonary tuberculosis, consolidation or compression of a lobe or of the entire lung, congestion, asthma, emphysema, abscess, tumors, aneurysms, diseases of the chest wall, hernia of the diaphragm and partial obstruction to the entrance of air into the lungs. It may he seen in diseases of the blood, such as the anemias; in kidney disease; febrile disease; diseases of the heart; and as a result of drugs or nervous conditions such as anxiety, panic, and hysteria.*T h ở nhanh Là thở với nhịp nhanh hơn bình thường. Được xem là nhanh khi số lần thở vượt quá 25 lần một phút ở người lớn. Vấn đề gia tăng nhịp thở thường xuyên có thể do luyện tập thể dục, làm nhiều công việc lao động chân tay, đang ở trên độ cao, rối loạn tâm thần và thường xảy ra trong bệnh. Nó cũng xuất hiện trong nhiều rối loạn phổi, như: viêm phổi, dãn phế quản, lao phối nặng, đông đặc hay chèn ép một thùy hoặc toàn bộ phổi, sung huyết, hen, khí thũng, áp xe, khối u, phình mạch, các bệnh ở thành ngực, thoát cơ hoành hay tắc nghẽn một phần đường thở. Cũng thấy*

trong các bệnh về máu như thiếu máu; bệnh thận; bệnh sốt; các bệnh tim hay do hậu quả của một số thuốc hay do các tình trạng tâm thần thần kinh như: lo âu, hốt hoảng và hysteria.

r., aerobic. Respiration in which air or free oxygen is utilized.*Hô hấp có sử dụng oxy Là sự thở trong đó không khí hay oxy tự do được sử dụng.*

r., amphonc. Respiration having amphoric resonance. SEE: resonance, amphoric.*Thở vò Thở có tiếng thổi vò. Xem: resonance, amphoric.*

r., anaerobic. Respiration in which oxygen is obtained from chemical reactions not involving the liberation of free oxygen.*Hô hấp không sử dụng oxy Là sự thở mà trong đó khi oxy được lấy từ các phản ứng hoá học chứ không lấy từ nguồn oxy tự do.*

r., apneustic. Breathing characterized by prolonged inspiration unrelieved by attempts to exhale. Seen in patients who have had the upper part of the pons of the brain removed or damaged.*Thở vào kéo dài Là sự thở biểu hiện việc kéo dài nhịp hít vào kéo dài, không giảm khi cố gắng thở ra. Thường thấy ở các bệnh nhân bị tổn thương hoặc cắt bỏ phần trên cầu não.*

r., artificial. Artificial methods to restore respiration in cases of suspended breathing. For specific methods, SEE: artificial respiration; cardiopulmonary resuscitation.*Hô hấp nhân tạo Là phương pháp thở đặc biệt dùng để lưu lại nhịp thở trong trường hợp bệnh nhân bị ngừng thở. Xem: artificial respiration; cardiopulmonary, resuscitation.*

r., Biot s. Breathing with irregularly alternating periods of apnea and hyperpnea. Occurs in meningitis and disorders of the brain that cause increased intracranial pressure.*T h ở Biot Thở với nhịp thay đổi bất thường xen lẫn giai đoạn ngừng thở và thở nhanh. Thường gặp trong viêm màng não và rối loạn não gây tăng áp suất trong sọ.*

r., cell. The combination of oxygen with various substances within cells resulting in formation of CO_2 and H_2O and release of energy. There are many intermediary reactions in which substances otherthan oxygen act as oxidizing agents, i.e., hydrogen or electron acceptors. Reactions are catalyzed by respiratory enzymes, which include the flavoproteins, cytochromes, and other enzymes. Certain vitamins (nicotinamide, riboflavin, thiamine, pyridoxine, and pantothenic acid) are essential in the formation of components of various intracellular enzyme systems.*Hô hấp tế bào Là quá trình kết hợp oxy với một số chất khác trong tế bào sinh ra CO_2 và*

HO đồng thời giải phóng năng lượng. Có nhiều phản ứng phụ với các chất khác oxy có tác dụng như là tác nhân oxy hóa, ví dụ như hydro hay các chất tiếp nhận điện tử. Các phản ứng được xúc tác bởi các enzym hô hấp, gồm flavoprotein, cytochrom và các enzym khác. Một số vitamin (nico- tinamid, vitamin B, vitamin B, vitamin B, và pantothetic acid) là các chất cần thiết để tạo nên các thành phần khác nhau của hệ thống enzym trong nội bào.

r., Cheyne-Stokes. A common, usually abnormal, and bizarre breathing pattern characterizedby a period of apnea lasting 10 to 60 seconds followed by gradually increasing and then decreasing respirations. It accompanies depression of frontal lobe and diencephalic dysfunction. Postulated to be due to an abnormality in the respiratory center. May be normal in the elderly and present in premature infants. SEE: illus.*T h ở*

Cheyne - Stokes Là triệu chứng khá phổ biến, thường là bất thường và biểu hiện nhịp thở kỳ lạ với giai đoạn ngừng thở kéo dài từ 10 đến 60 giây tiếp theo sau là hô hấp dần dần tăng lên sau đó lại giảm xuống. Nó thường đi kèm với chứng suy giảm thùy trán và rối loạn chức năng não giữa. Nguyên nhân là do bất thường tại trung tâm hô hấp. Có thể là bình thường ở người cao tuổi và gặp ở trẻ sơ sinh non tháng. Xem: minh họa.

r., cogwheel. R., interrupted.*H ô hấp kiểu bánh răng Xem: R., interrupted.*

r., costal. Respiration in which the chest cavity is enlarged by raising the ribs.*Hô hấp kiểu sườn Là thở bằng cách nâng xương sườn để mở rộng lồng ngực.*

r., decreased. Occurs in uremia, diabetic coma, most conditions that cause increased intracranial pressure, shock, hysteria, stenosis of the larynx, poisoning with opium or its derivatives, and approaching death.*H ô hấp suy giảm Xảy ra trong ure huyết, hôn mê do tiểu đường, hầu hết tình trạng gây tăng áp suất trong sọ, sốc, hysteria, hẹp thanh quản, ngộ độc thuốc phiện hay các dẫn chất và lúc hấp hối.*

r., diaphragmatic. R., abdominal. *Thở cơ hoành Xem: R., abdominal.*

r., direct. Respiration in which an organism, such as a one-celled ameba, secures its oxygen and gives up carbon dioxide directly to the surrounding medium,*Thở trực tiếp Là sự thở trong một tế bào, ví dụ như tế bào amip sẽ tự động hấp thu oxy và thải ra môi trường xung quanh khí dioxid carbon.*

r., electrophrenic. Application of intermittent electrical stimuli to cutaneous electrodes over the phrenic nerves in the neck to stimulate respi-

ration rhythmically. Used in patients whose respiratory center has been damaged. SEE: radiojrequency, electro phrenic respiration.*Hô hấp điện thần kinh cơ hoành Áp dụng phương pháp kích thích điện từng cơn đến các điện cực trên da đến thần kinh cơ hoành tại cổ để kích thích tạo nhịp thở. Dùng trong trường hợp trung tâm hô hấp bị tổn thương. Xem: radiofrequency electrophrenic respiration.*

r., external. The processes involved in ventilating the lungs (breathing) and the exchange of gases (O and CO) between the air in lungs and the blood within capillaries in the walls of alveoli. Inspiration or drawing in of air is accomplished by expansion of the thoracic cavity. This is brought about by contraction of the diaphragm and raising the ribs and sternum. Expiration or the expulsion of air may be active or passive. In ordinary breathing it is passive no muscular effort being needed to bring the chest wall back to normal position. In forced or labored respiration, muscular effort is involved.

If the aspiration of air is accomplished chiefly by contraction of the diaphragm, the abdomen will bulge with each inspiration because the diaphragm, forming at once the floor of the thorax and the roof of the abdominal cavity, is dome-shaped with its concavity downward. In contracting, it pushes the abdominal viscera down. This type of respiration is called diaphragmatic or abdominal. Its opposite is the thoracic type, in which the ribs and sternum must be raised. It is seen when the abdomen is confined by tight clothing.*Hô hấp phổi ngoại hô hấp Là quá trình thông khí phổi (thở) và sự hoán chuyển khí (O) và (CO) giữa không khí trong phổi và máu trong các mao mạch tại vách phế nang.*

Sự hit vào hay sự kéo không khí được thực hiện bởi sự mở rộng lồng ngực. Điều này hiện được do cơ hoành co lại và nâng xương sườn cùng xương ức lên. Sự thở ra hay sự tống không khí ra có thể thực hiện một cách chủ động hay thụ động. Trong hô hấp bình thường thì nó thụ động, không có nỗ lực của cơ nào để đưa lồng lực trở về vị trí bình thường. Nhưng trong trường hợp chủ động thở, thì có sự vận động cơ kèm theo.

Nếu sự hit không khí vào được thực hiện chủ yếu dựa vào việc co cơ hoành thì bụng sẽ phình lên với mỗi lần hit vào vì cơ hoành làm cho đáy của ngực và nóc của hốc bụng trở thành hình vòm với mặt lõm ở mặt dưới. Trong khi co, nội tạng vùng bụng sẽ bị đẩy xuống. Loại thở kiểu này sẽ gọi là thở cơ hoành hay thở bụng. Nó ngược lại với kiểu thở ngực thường thấy khi bụng bị bó chặt bởi quần áo chật.

r., fetal. Exchange of gases in the placenta between blood of fetus and

maternal blood. SYN: r., placental. *Hô hấp thai nhi Sự trao đổi khí tại rau thai giữa máu của thai nhi và máu của người mẹ. Đn: r., placental.*

r., forced. Voluntary hyperpnea (increase in rate and depth of breathing).*Thở (hô hấp) gắng sức Thở nhanh và sâu chủ ý.*

r., internal. The passage of oxygen from the blood into the cells its utilization by the cells, and the passage of carbon dioxide from i cells into the blood. Oxygen is carried in combination with hemoglobin. Oxyhemoglobin gives arterial blood its red color; reduced hemoglobin gives venous blood its dark red color. Carbon dioxide is carried in combination with metallic elements in the pblood as bicarbonates and also as carbonic acid. Normally the partial pressure of oxygen in the blood is 75 to 100 mmHg, depending upon age; and for CO it is 35 to 45 mm. SEE: r., cell.*Nội hô hấp Là quá trình oxy đi từ máu vào tế bào, được tế bào sử dụng, và chuyển khí dioxid carbon từ tế bào vào máu. Oxy được vận chuyển nhờ vào kết hợp với hemoglobin. Chính oxy-hemoglobin đã tạo nên màu đỏ của máu trong động mạch, khi giảm lượng hemoglobin máu sẽ trở nên đỏ sẫm như khi ở trong tĩnh mạch. Dioxid carbon được tải đi nhờ vào các phần tử kim loại trong máu như bicarbonat được biết như là một acid carbonic. Thông thường áp suất riêng phần của oxy trong máu ở vào khoảng từ 75 đến 100 mm thủy ngân nhưng còn tùy thuộc vào độ tuổi và CO ở vào khoảng từ 35 đến 45 mm thủy ngân. Xem: r., cell.*

r., interrupted. Respiration in which inspiration or expiration sounds are not continous. SYN: r., cogwheel.*Hô hấp ngắt quãng Sự thở mà trong đó hit vào và thở ra không được liên tục. Đn: r., cogwheel.*

r., intrauterine Respiration by fetus beFore birth. SEE: r., fetal.*H ô hấp trong tử cung Là sự thở của thai nhi trước khi sinh. Xem: r., fetal.*

r., Kussmaul's. Deep, gasping respiration characteristic of air hunger or diabetic coma.*N h ị p t h ở Kussmaul Là thở sâu thở dốc như là thiếu không khí hay trong hôn mê tiểu đường.*

r., labored. Dyspnea or difficult breathing; respiration that involves active participation of accessory inspiratory and expiratory muscles. *Hô hấp khó khăn Thở một cách khó khăn có sự tham gia tích cực của các cơ hô hấp phụ.*

r., muscles of. Inspiration: diaphragm and external intercostals. Forced inspiration: (assist in elevating ribs and sternum) scaleni, levatores costorum, sternocleidomastoideus, pectoralis major, platysma myoides, and serratus posterior superior. Expiration: (voluntary deep breathing or forced expiration) rectus abdominis, external and internal oblique, transverse abdominis. SEE: diaphragm, expiration; inspiration.

The following accessory muscles may assist in depressing the ribs: internal intercostals serratus posterior inferior, quadratus lumborum.*C ơ thở Hít vào: cơ hoành, cơ liên sườn ngoài. Hít mạnh vào: (với sự hỗ trợ nâng sườn và xương úc) cơ bậc thang, cơ nâng sườn, cơ úc - đòn - chũm, eo ngực to, cơ bám da cố và cơ răng cưa trên sau. Thở ra: (thở sâu tự ý hay thở ra gắng sức) cơ bụng thẳng, cơ chéo trong ngoài, cơ bụng ngang. Xem: diaphragm, expiration; inspiration.*

Những cơ phụ sau đây cũng đóng vai trò làm hạ xương sườn: cơ liên sườn trong, cơ răng cưa sau dưới, cơ vuông vùng thắt lưng.

r., paradoxical. 1. A type of respiratory activity seen in pneumothorax. The affected side bulges out on expiration and caves in on inspiration. 2. Condition seen in paralysis of diaphragm in which diaphragm ascends during inspiration. *Hô hấp nghịch lý 1. Một kiểu thở thường thấy trong tràn khí màng phổi. Bên bị giãn ra khi thở ra và xẹp hẳn xuống khi hít vào. 2. Thường thấy trong chứng liệt cơ hoành trong đó cơ hoành nhô lên trong lúc hít vào.*

r., periodic. Breathing of uneven rhythm as in Cheyne-Stokes respiration, q.v.*Thở chu kỳ Thở không đều nhịp giống như trong trường hợp thở Cheyne-Strokes.*

r.,placental. R., fetal.*Hô hấp rau thai Xem R., fetal.*

r., slow. Breathing in which there are fewer than 12 respirations each minute. Generally the result of some structural or functional derangement of the nervous system. Observed in apoplexy, increased intracranial pressure and hemorrhage, uremia, and in most of the circumstances that occasion coma. It may be induced by carbon monoxide, and opium or its derivatives.*Thở chậm Là thở với tốc độ dưới 12 lần trong một phút. Thường là do nguyên nhân về cấu trúc hay chức năng của hệ thần kinh. Thường thấy trong chứng tai biến mạch máu não, tăng áp lực trong sọ và xuất huyết sọ, ure huyết và trong hầu hết các trường hợp hôn mê. Cũng có thể do carbon monoxid, thuốc phiện hay các dẫn chất có nguồn gốc từ thuốc phiện.*

r., stertorous. Respiration characterized by rattling or bubbling sounds.*Thở rống Thở tạo ra âm thanh nghe ầm ầm hay sùng sục.*

r., stridulous. A high-pitched crowing or barking sound heard during inspiration caused by an obstruction in vicinity of glottis or in respiratory passageway.*Thở lanh lảnh Thở nghe như gáy hay sủa do có tắc nghẽn của vùng phụ cận thanh môn hay tắc nghẽn đường thở.*

r., thoracic. Respiration performed entirely by expansion of the chest when abdomen does not move. Observed when peritoneum or diaphragm is inflamed, when abdominal cavity is physically restricted by tight bandages or clothes, or during abdominal surgery.*Thở ngực Thở được tạo nên nhờ hoàn toàn vào việc nâng cao lồng ngực, vùng bụng hầu như không thay đổi. Thường thấy trong các chứng viêm màng bụng hay cơ hoành, hay khi vùng bụng bị bó chặt sau khi phẫu thuật bụng hay do quần áo chật.*

r., tissue. R., internal, q.v. *Thở mô Xem R., internal.*

respiration, wods pert. to: air; anapnea; apnea; asphyxia; Biot's breathing; chest; Cheyne-Stokes respiration; diaphragm; dyspnea;eupnea; hyperpnea; hypopnea; infant; inspiration; oligopnea; orthopnea; polypnea; respirator; respiratory; strider; stridulous; tachypnea; thermometry. *Các từ liên quan đến thở không khí; sự thở; ngừng thở; ngạt; thở Biot; ngực; thở Cheyne - Stokes; cơ hoành; khó thở; hô hấp bình thường; tăng hô hấp; giảm hô hấp; trẻ em; sự hít vào; thiếu năng thở; khó thở khi nằm; thở gấp; máy thở; sự thở; thở khò khè; thở lanh lảnh; thở nhanh; nhiệt biểu học.*

respirator [L. respirare to breathe]. A machine for prolonged artificial respiration. Mechanical methods of assisting respiration usually include the capability of producing either intermittent or continuous positive pressure in the lungs. SEE: Drinker respirator; ventilation, continuous positive-pressure; ventilation, intermittent positive-pressure.*Máy hô hấp Là máy hỗ trợ thở. Phương pháp cơ học hỗ trợ thở thường là tạo ra áp suất dương ngắt quãng liên tục hay liên tục trong phổi. Xem: Dinker respirator; ventilation, continuous positive-pressure; ventilation, intermittent positive-pressure.*

respiratory anemometer. A form of respirometer used in investigating pulmonary function. The passage of air through the mask or mouthpiece drives a vane so that it rotates. This motion is recorded by use of a clockwise mechanism that permits measurement of the amount of airpassedthrough the system.*Thiết bị đo lưu lượng thở Là một dạng của máy hô hấp kế dùng để đo chức năng phổi. Không khí sẽ đi qua một mặt nạ hay qua một ống thổi đến tới một cái van xoay, tại đây có một đồng hồ xác định lượng không khí đã đi qua hệ thống.*

respiratory arrest. Cessation of spontaneous respirations.

Ngừng thở Sự ngừng lại của các hoạt động thở.

respiratory center. A region in the medulla oblongata of the brain stem that regulates movements of respiration. Consists of an inspiratory center, located in the rostral half of the reticular formation overlying the olivary nuclei, and an expiratory center, located dorsal to the inspiratory center. A pneumotaxic center, located in the pons, also is concerned with respiratory movements.*Trung tâm thở Một vùng hành não điều hành hoạt động thở. Nó bao gồm trung tâm hít vào nằm ở nửa nhỏ ra có dạng lưới nằm vắt trên trám hành, và trung tâm thở ra nằm tại mặt lưng của trung tâm. Trung tâm tính lượng khí nằm tại cầu não cũng có liên quan đến hoạt động thở.*

respiratory distress syndrome of the premature infant. ABBR: RDS. Severe impairment of the function of respiration in the premature newborn. This condition is rarely present in a newborn of greater than 37 weeks' gestation or in one weighing at least 2.2 kg (5 lb). RDS is the leading cause of death in prematurely born infants in the U.S. SYN: hyaline membrane disease. SEE: adult respiratory distress syndrome. SEE: Nursing Diagnoses in Appendix.

SYM: Shortly after birth the premature infant will have a low Apgar score, q.v., and develop signs of acute respiratory distress due to atelectasis of the lung, impairedblood perfusion of the lung, and reduced pulmonary compliance; tachypnea, tachycardia, retraction of the rib cage during inspiration, cyanosis, and grunting during expiration will be present. In addition to these symptoms, the blood gas studies will reflect the impaired ventilatory function; and x-ray of the lung will be typical for generalized atelectasis.

ETIOL: Delivery of an infant prior to maturation of the enzymatic system essential to the production of pulmonary surfactant.

TREAT: Premature infants with RDS require treatment in a specially staffed and equipped neonatal intensive care unit. Supportive therapy to assure adequate hYdration and control of electrolytes. Every attempt should be made to reduce oxygen requirements by reducing fever if present and minimizing activity. Supplemental oxygen is used; and, if necessary, assisted ventilation is employed with great care to prevent the traumatic formation of pulmonary air leaks that could cause pulmonary emphysema and tension pneumothorax.*Hội chứng trụy hô hấp ở trẻ sơ sinh thiếu tháng Viết tắt là: RDS. Suy yếu chức năng hô hấp nghiêm trọng xảy ra ở trẻ sơ sinh thiếu tháng. Bệnh này hiếm xảy ra ở trẻ sơ sinh trên 37 tuần tuổi mang thai hay trọng lượng đạt được 2,2 kg (5 lb). RDS thường gây ra cái chết đối với nhiều trẻ sơ sinh thiếu tháng ở Mỹ. Đn: hyaline membrane disease. Xem: adult respiratory distress syndrome. Xem: Nursing Diagnoses trong phần phụ lục.*

TRIỆU CHỨNG: Ở trẻ sinh thiếu tháng, ngay từ khi mới sinh chỉ số Apga rất thấp, và có những dấu hiệu trụy hô hấp cấp tính do chứng xẹp phổi, giảm tưới máu phổi và giảm giãn suất phổi; nhịp thở nhanh, nhịp tim nhanh, lồng ngực co rút trong khi thở, xanh tím và phát ra âm thanh ủn ỉn trong khi thở. ra. Ngoài các triệu chứng, xét nghiệm khí máu phản ánh, giảm chức năng thông khí X quang phổi điển hình của xẹp phổi lan tỏa. .

NGUYÊN NHÂN: Chủ yếu là do chưa phát triển đầy đủ hệ thống enzym thiết yếu để sinh ra lớp bề mặt của phổi.

ĐIỀU TRỊ: Đối với trẻ sinh thiếu tháng trụy hô hấp cần phải đặt vào chế độ chăm sóc đặc biệt ở đơn vị sơ sinh tăng cường. Cung cấp các liệu pháp để cân bằng nước và điện phân giải. Nỗ lực thực hiện các biện pháp để giảm đi các nhu cầu về oxy như tránh để xảy ra tình trạng sốt, giảm các hoạt động đếm mức tối thiểu. Cho thở oxy và nếu cần thiết, có thể thông khí hỗ trợ với theo dõi sát để ngăn ngừa những chấn thương dạng rò rỉ khí phổi gây ra chứng khí thũng và chứng tràn khí màng phổi áp lực.

respiratory failure, acute. Inability of the lungs to perform their ventilatory function. This may be due to impairment of gas exchange in the lung or obstruction of the free flow of air to the lung.
TREAT: If due to obstruction, remove the cause. If due to impaired gas exchange, positive-pressure ventilation is indicated. If the combination of ventilation and perfusion of the lung does not maintain the arterial oxygen concentration (Pao) of 50 to 55 mmHg or greater, supplemental oxygen will be required.*Suy hô hấp cấp tính Do phổi không thể có khả năng thông khí. Bệnh có thể do giảm trao đổi khí trong phổi hay có sự tắc nghẽn luồng không khí tự do đi vào phổi.*
ĐIỀU TRỊ: Nếu do nguyên nhân tắc nghẽn thì loại bỏ nguyên nhân. Nếu do nguyên nhân giảm trao đổi khí thì chỉ định thông khí áp lực dương. Nếu vừa do nguyên nhân thông khí vừa do nguyên nhân tưới máu tại phổi không duy trì được nồng độ oxy động mạch (Pao) ở mức từ 50 đến 55 mmHg, cho thở oxy nếu thấy cần thiết.

respiratory failure, chronic. Any disease process that interferes with ventilation and perfusion of the lungs will cause pulmonary insufficiency. The degree will depend on the severity and duration of the disease process. A great number of diseases can cause chronic pulmonary insufficiency. Examples are: airway ob-

struction due to asthma, emphysema chronic bronchitis, or cystic fibrosis; chronic diseases of the pulmonary interstitial tissue such as sarcoidosis, pneumoconiosis, disseminated carcinoma, radiation sickness, and leukemia.*Suy hô hấp mạn tính Các bệnh làm gián đoạn sự thông khí và tưới máu tại phổi suy yếu chức năng phổi. Mức độ còn tùy thuộc vào mức độ trầm trọng của bệnh và thời gian mắc bệnh. Nguyên nhân chủ yếu thường do các vấn đề về chức năng phổi. Ví dụ như: tắc nghẽn đường thở do hen, khí phế thũng, viêm phế quản mạn tính hay xơ nang; các bệnh ở mô kẽ phổi như: bệnh sarcoid, bệnh bụi phổi, ung thư biểu mô lan tỏa, các bệnh do phóng xạ và bệnh bạch cầu.*

respiratory insufficiency. Inability of the respiratory system to function adequately.*Thiểu năng hô hấp Mất khả năng của hệ hô hấp do mất cân bằng chức năng.*

respiratory myoclonus. Leeuwenhoek's disease.*Máy cơ hô hấp Còn gọi là bệnh Leewenhoek.*

respiratory quotient. The relation of CO produced and O consumed. SEE: quotient, respiratory.*Tương quan hô hấp Là sự tương quan giữa lượng CO sinh ra và lượng O tiêu thụ. Xem: quotient, respiratory.*

respiratory syncytial virus. A virus that induces formation of syncytial masses in infected cell cultures. It is a major cause of acute respiratory disease in children.*Virus hợp bào hô hấp Một loại virus tạo ra các khối hợp bào trong các tế bào nuôi cấy bị lây nhiễm. Nó chủ yếu gây ra các bệnh hô hấp cấp tính ở trẻ em.*

respiratory system. The organs involved in the interchange of gases between an organism and the atmosphere. In the human, it consists of the nose, pharynx, larynx, trachea, bronchi, and lungs. SEE: lung for illus.*Hệ hô hấp Chỉ chung về các bộ phận có vai trò trao đổi khí giữa một bộ phận của cơ thể với bầu khí quyển. Ở người, nó bao gồm: mũi, hầu, thanh quản, khí quản, phế quản và phổi. Xem: lung để minh họa.*

respiratory therapist. Person who by training and background is qualified to provide respiratory therapy.*Bác sĩ chuyên khoa hô hấp Người được đào tạo trang bị đầy đủ các kiến thức chuyên môn chuyên sâu để điều trị các bệnh về đường hô hấp.*

respiratory therapy. Treatment to preserve or improve pulmonary function.*Liệu pháp hô hấp Phương pháp điều trị bao gồm việc đảm bảo và cải thiện các chức năng của phổi.*

respirometer [L. respirare, tobreathe, + Gr. metros, a measure]. Instrument to ascertain character of respirations. Several devices are available for measuring specific respiratory quali-

ties such as minute and tidal volume. SEE: respiratory anemometer.*Hô hấp kế Dụng cụ dùng để xác định các đặc tính của cơ quan hô hấp. Một vài thiết bị cụ thể như dụng cụ đo dung tích cặn và dung tích một phút của phổi. Xem: respiratory anemometer.*

response [L. respondere, to reply]. 1. A reaction, such as contraction of a muscle or secretion of a gland resulting from a stimulus. SEE: reaction. 2. The sum total of reactions of an individual to specific conditions, e.g., the response (favorable or unfavorable) of a patient to a certain treatment. *Phản ứng 1. Chỉ sự đáp ứng lại trước một kích thích, ví dụ như sự co của một cơ hay sự tiết của một tuyến. Xem: reaction. 2. Chỉ chung các phản ứng của cơ nhân đối với một tình trạng cụ thể nào đó, ví dụ như sự đáp ứng (thuận lợi hay không thuận lợi) của một bệnh nhân đối với một phương pháp điều rị nào đó.*

r., anamnestic. The rapid production of an antibody response after the injection of an antigen that had previously produced an immune response in the individual.*Phản ứng ký ức Sự nhanh chóng sản sinh ra kháng thể đáp ứng sau khi tiêm vào cơ thể một kháng nguyên mà trước đây đã được tạo đáp ứng miễn dịch trong cơ thể.*

r., conditioned. SEE: reflex, conditioned.*Phản ứng có điều kiện Xem: reflex, conditioned.*

r., galvanic skin. The measurement of the change in the electrical resistance of the skin in response to emotional stimuli.*Phản ứng điện da Sự đo lường những thay đổi trong điện kháng ở da nhằm đáp ứng lại một kích thích về một cảm giác nào đó.*

r., immune. SEE: immune response.*Phản ứng miễn nhiễm Xem: immune response.*

r., inflammatory. A localized protective response elicited by the injury or destruction of tissue. Histologically, it involves the dilatation and increased permeability of small blood vessels, which result in migration and accumulation of leukocytes and exudation of plasma proteins into the area. The result serves to dilute, destroy, or wall off the injurious agent and injured tissue and is characterized by the classic signs of inflammation: pain (dolor), heat (color), redness (rubor), swelling (tumor), and loss of function (functiolaesa).*Phản ứng viêm Một phản ứng phòng vệ cục bộ được tạo ra khi có tổn thương hay hủy hoại mô. Theo ngành mô học, nó bao gồm sự giãn nở và gia tăng tính thấm của các thành mạch máu nhỏ, điều này dẫn đến sự di chuyển và tập trung của bạch cầu cùng với sự tiết ra các protein huyết tương trong khu vực. Tất cả những việc này có tác dụng làm dịu đi, phá hủy hay* bao bọc lấy các tác nhân gây tốn thương, các mô tổn thương và các dấu hiệu kinh điển của viêm như: đau (dolor), nóng (color), đỏ (rubor), sưng (tumor) và mất chức năng (functio laesa).

r., reticulacyte. The increase in reticulocyte production in response to administration of a hematinic agent.*Phản ứng tế bào lưới* Sự gia tăng sản sinh ra các tế bào lưới nhằm đáp ứng lại các tác nhân hematin.

r., triple. Three phases of vasomotor reactions occurring when a pointed instrument is drawn across the skin. Includes, in order of appearance, red reaction, flare or spreading flush, and wheal.*Phản ứng ba pha* Ba pha phản ứng vận mạch xảy ra khi có chỉ thị phản ứng trên da. Tùy theo nhu cầu biểu hiện, nó bao gồm: phản ứng đỏ, sưng lan tỏa hay đỏ lan rộng, nổi mày đay.

r., unconditioned. An inherent response rather than one that is learned. SEE: r., conditioned.*Phản ứng không điều kiện* Là một phản ứng vốn có khác với phản ứng có được do quá trình học hỏi hay luyện tập. Xem: r., conditioned.

rest [AS. raest].1. Repose of body due to sleep. 2. Freedom from activity, as of mind or body. 3. To lie down; to cease voluntary motion. 4. A remnant of embryonic tissue that persists in the adult.*Nghỉ ngơi, phần sót lại* 1. Sự đáp ứng lại của cơ thể trong khi ngủ. 2. Không hoạt động, kể cả thể xác lẫn tinh thần. 3. Nằm nghỉ, giảm các hoạt động chủ ý. 4. Những dấu vết còn lại của mô phôi thai còn tồn tại ở người lớn.

restenosis [L. re, again, + Gr. stenos, narrow]. The recurrence of a stenosis condition as in a heart valve or vessel.*Chứng tái hẹp lại* Sự hẹp trở lại của một cơ quan trong cơ thể như van tim hay mạch máu.

restiform [L. restis rope, + forma, shape]. Ropelike; rope-shaped.*Dạng thừng* Giống như dây thừng, hình dạng của dây thừng.

restiform body. One of the inferior cerebellar peduncles of the brain. They are located on the lateral border of the 4th ventricle. The nerve fibers contained in these bodies connect the medulla oblongata and spinal cord with the cerebellum.*Thể thừng* Một trong những cuống tiểu não dưới. Nó nằm dọc theo bờ bên của não thất 4. Những sợi thần kinh có chứa thể này nối hành não và tủy sống với tiểu não.

resting. Inactive, motionless, at rest. *(thuộc) Nghỉ ngơi* Không hoạt động, không cử động, đang ở trạng thái nghỉ.

resting cell. 1. A cell not in the process of dividing. SEE: interphase. 2. A cell that is not performing its normal function, i.e., a nerve cell that is not conducting an impulse or a muscle cell that is not contracting.*Tế*

bào nghỉ 1. Một tế bào không trong thời kỳ phân chia. Xem: interphase. 2. Một tế bào đang không ở trạng thái chức năng bình thường của nó, ví dụ như tế bào thần kinh không truyền tải một xung lực hay tế bào cơ không co lại.

resting pan splint. Splint designed to position fingers and stabilize them in a functional position with the fingers held in opposition. Also called resting hand splint.*Nẹp chảo nghỉ* Cái nẹp được thiết kế thích hợp để nẹp các ngón tay và cố định bàn tay trong vị trí chức năng đối kháng nhau. Nó còn được gọi là nẹp bàng nghỉ.

resting potential. The potential difference that exists across a cell membrane between the outside and the inside of a resting cell.*Điện thế nghỉ* Sự khác biệt điện thế tại màng tế bào giữa ngoài và trong của một tế bào nghỉ.

restitutio ad integrum [L.]. Complete restoration to health.*restitutio ad integrum* Từ gốc La Tinh, có nghĩa là phục hồi sức khỏe hoàn toàn.

restitution [L. restitutio]. 1. A return to a former status. 2. The act of making amends. 3. The turning of a fetal head to the right or left after it has completely emerged through the vagina.*Hoàn lại, sự xoay của thai nhi ngoài âm đạo* 1. Sự trở lại tình trạng trước kia. 2. Sự làm cho tốt hơn. 3. Sự quay đầu thai nhi qua phải hay qua trái sau khi ra khỏi âm đạo.

restless legs. A condition of unknown etiology characterized by an intolerable creeping and internal itching sensation occurring in the lower extremities. Symptoms are worse at the end of the day when patient is either seated or in bed. Patient is compelled to move legs and this brings relief. This symptom is sometimes associated with the onset of renal colic due to the attempt to pass or actual passage of a renal stone, and is sometimes seen as a side effect of psychotropic drugs.*Chân động đậy*
Một tình trạng chưa biết nguyên nhân, biểu hiện cảm giác ngứa dần dần và không thể chịu đựng được ở hai chân. Triệu chứng xấu nhất vào cuối ngày khi bệnh nhân ngồi hay nằm nghỉ. Bệnh nhân bị bắt buộc phải cử động hai chân để cho bớt khó chịu. Triệu chứng này đôi khi kết hợp với cơn đau quận thận do sối thận và đôi khi cũng thấy trong các phản ứng phụ của các loại thuốc hướng thần.

restoration [L. restaurare, to fix]. 1. To return anything to its previous state. 2. In dentistry, any treatment, material, or device that restores a tooth surface, or replaces a tooth or all of the teeth and adjacent tissues.
Phục hồi 1. Trở lại tình trạng trước kia. 2. Trong nha khoa, chỉ chung về công việc chữa răng hay

các chất liệu, dụng cụ dùng để chữa bề mặt của răng, việc thay răng hay việc điều trị về răng và các mô liên quan.

r., temporary. The use of zinc oxide and eugenol or some plastic material to provide a temporary filling of a tooth cavity.*Phục hồi tạm thời* Sử dụng oxid kẽm và eugenol hay một vài loại chất dẻo để trám tạm thời lên lỗ sâu răng.

restorative [L. restaurare, to fix]. 1. Pert. to restoration. 2. An agent that is effective in the regaining of health and strength.*(thuộc) Phục hồi. 1. Liên quan đến sự phục hồi. 2. Một tác nhân có hiệu quả trong việc lấy lại sức khỏe và sức lực.

restraint [O. Fr. restraints]. 1. The process of confining from any action, mental or physical. 2. State of being hindered. 3. That which hinders or restricts; device or method used to keep a patient from injuring himself. Various states have laws concerning methods to be used in restraining patients.*Kiềm chế. 1. Tiến trình hãm lại một hành động, trạng thái tinh thần hay thể chất nào đó. 2. Tình trạng bị cản trở. 3. Chỉ chung về việc cản trở hay hạn chế; các dụng cụ hay phương pháp giữ bệnh nhân lại để họ không tự gây tổn thương cho họ. Các điều luật ở các tiểu bang khác nhau có liên quan đến các phương pháp được sử dụng để kiềm chế bệnh nhân.

r.,in bed. If a proper bed is not available, the following may be used as a makeshift alternative. Move bed against wall, place straight-backed chairs along open side of bed. Tie them into place by interlacing with rope and then tying to foot and head of bed, or place a wide board the length of bed on either side and fasten through three or four holes bored near ends of the boards. Fold sheet lengthwise to width of one foot. Place under patient's back and cross in front below armpits. At sides secure hem ends to side bar or springs of bed. This allows some freedom for turning from side to side. The hands and feet may be restrained by a clove hitch of wide bandage around wrists and ankles and tied to side or foot of bed.*Sự kiềm chế trên giường* Nếu không có sẵn một cái giường đặc biệt thì các biện pháp sau đây có thể dùng thay thế tạm thời. Đặt giường sát vách tường, cạnh giường bên kia đặt các lưng ghế che lại. Buộc bệnh nhân lại bằng dây thừng tại vị trí đầu và chân giường, có thể dùng một tấm bảng rộng đặt theo chiều dài của giường thay cho các lưng ghế và khoan ba hay bốn cái lỗ gần hai đầu của tấm bảng. Đặt những khăn trải giường đã xếp lại vắt ngang qua chân, dưới lưng và vùng ngực bệnh nhân, che lại các thanh ở hai đầu giường, bên hông hay các lò xo của giường để đảm bảo an toàn. Điều này cho *phép bệnh nhân tự do lăn qua lăn lại. Tay và chân có thể cố định bằng cách buộc dải băng rộng tại vùng cổ tay hay mắt cá chân cố định vào cạnh hay chân giường.*

r., mechanical. Restraint by physical devices, esp. restraint of insane. *Dụng cụ kiềm chế Các dụng cụ dùng để kiểm chế bệnh nhân, đặc biệt là các bệnh nhân tâm thần.*

r., medicinal. Restraint of violent mentally ill patients through use of narcotics or sedatives.*Thuốc kiềm chế Kiềm chế các bệnh nhân có tinh thần bạo lực bằng cách dùng các loại thuốc gây ngủ hay các loại thuốc an thần.*

r.,of lower extremities. Tie a sheet across knees and tie feet together with a figure-of-eight bandage. Start loop under ankles, cross between feet, bring ends around feet, and tie on top.

Caution: Restraint should not interfere with the circulation of blood to the legs.

Kiềm chế hai chi dưới Dùng dải băng buộc chặt hai chi dưới tại vùng mắt cá thành hình số tám. Bắt đầu cuộn tại dưới mắt cá, buộc tréo qua hai chân, sau đó thắt chặt đầu dây lại.
Thận trọng: Kiềm chế hai chi dưới tuyệt đối không được ngăn cản lưu thông máu ở chân bệnh nhân.

resuscitation [L. resuscitatio]. Revival after apparent death. SYN: anabiosis. SEE: artificial respiration. *Phương pháp hồi sức Sự hồi sinh sau khi có dấu hiệu của sự chết. Đn: anabiosis. Xem: artificial respiration.*

r., cardiopulmonary. SEE: cardiopulmonary resuscitation.*Hồi sức tim phổi. Xem: cardiopulmonary resuscitation.*

r., heart-lung. SEE: cardiopulmonary resuscitation.*Hồi sức tim - phổi Xem: cardiopulmonary resuscitation.*

r., oral. SEE: artificial respiration. *Hồi sức qua miệng Xem: artificial respiration*

resuscitator [L. resuscitare, to revive]. An automatic breathing-assist machine that forces oxygen into the lungs under pressure of 4 oz per sq in. (1.4 mm Hg) when back pressure of 3 oz (about 1 mm Hg) trips the machine for exhalation.*Máy hồi sức Là loại máy tự động có tác dụng hỗ trợ thở bằng cách đưa oxy vào phổi với áp suất 4 oz trên mỗi inch vuông (1,4 mm thủy ngân), khi ra, áp suất ở vào khoảng 3 oz (khoảng 1 mm thủy ngân), máy ngắt khi thở ra.*

ret. roentgen equivalent therapy. It is analogous to ram, q.v., used in describing radiation protection or exposure.*ret. Viết tắt của chữ roentgen equivalent therapy, tương tự như chữ rem, dùng để diễn tả sự bảo vệ bức xạ hay chiếu xạ.*

retainer 1. Any device or attachment for retaining or keeping something in place. 2. In dentistry, a device used in orthodontia for maintaining the teeth and jaws in position.*Vòng giữ, phương tiện giữ 1. Dụng cụ dùng để giữ lại hay kẹp lại một vật gì cho đúng vị trí. 2. Trong nha khoa, là dụng cụ dùng trong thuật chỉnh răng, giữ cho răng và hàm luôn ở đúng vị trí.*

retardate [L. retardare, to delay]. One who is mentally retarded.*Người chậm tâm thần chỉ về một người trí tuệ phát triển chậm.*

retardation [L. retardare, to delay]. 1. A holding back or slowing down; delay. 2. Delayed mental or physical response due to pathological conditions. SEE: mental retardation.*Thiếu năng chậm 1. Giữ lại hay chậm lại; trì hoãn. 2. Thiếu năng tâm thần hay thể chất do tình trạng bệnh lý nào đó. Xem: mental retardation.*

r., mental. SEE: mental retardation. *Thiếu năng tâm thần Xem: mental retardation.*

retch [AS. hraecan, to cough up phlegm]. To make an involuntary attempt to vomit, q.v.*Nôn khan Buồn nôn không phải do cố ý.*

retching Involuntary attempt to vomit.*Nôn khan Buồn nôn nhiều lần nhưng không nôn ra được cái gì hết.*

Rete [L.]. (pl. retia) [NA] A network. A plexus of nerves or blood vessels. *Mạng lưới Cấu trúc dạng lưới, ví dụ như hệ thống thần kinh hoặc mạch máu.*

r., arterial, r. arteriosum. A vascular, arterial network just prior to where arteries become capillaries.*Mạng lưới động mạch Chỉ chung về hệ thống động mạch hay các mạch máu ở phía trước mao mạch.*

r., articular. Rete about a joint, esp. a deep anastomosis at knee joint. *Mạng lưới khớp Chỉ chung về hệ khớp, ví dụ như các đường nối sâu tại khớp gối.*

r., cutaneum. A network of blood vessels at junction of the corium and superficial fascia.*Mạng lưới dưới da Chỉ về hệ mạch máu tại các mối nối của lớp mô mạch liên kết và cân mạc bề mặt.*

r., malpighian. Stratum germinativum, q.v.*Mạng lưới Malpighi Một trong các lớp của biểu bì.*

r.,mirabile. [NA] A plexus formed by sudden division of a vessel into small twigs that unite again to form one vessel, as in the glomeruli of the kidneys.*Mạng lưới kỳ diệu Một dạng của mạch máu đột nhiên chia làm hai nhánh nhỏ rồi sau đó nhập lại thành một, giống như trong các tiểu cầu ở thận.*

r.,olecrani. A network of vessels at back of elbow formed by divisions of the recurrent ulnar arteries.*Mạng lưới mấu khuỷu Hệ thống mạch*

máu tại phía sau khuỷu tay được tạo ra do sự phân chia của động mạch khuỷu tay quặt ngược.

r.,ovarii. A layer of cells lying in the broad ligament and mesovarium of the ovary. They are homologous to rete testes in males.*Mạng lưới trứng Một lớp các tế bào nằm trong dây chằng rộng và treo buồng trứng ở buồng trứng của phụ nữ. Từ này tương đương với mạng lưới tinh hoàn ở phái nam.*

r.,patellae. [NA] A superficial network of vessels lying about the patella. Formed by branches of genicular arteries.*Mạng lưới động mạch xương bánh chè Hệ thống mạch máu ở bề mặt xương bánh chè. Được tạo thành từ các nhánh động mạch đầu gối.*

r.,subpapillare. A network of vessels between papillary and reticular layers of the dermis.*Mạng lưới gai dưới Hệ thống mạch máu ở trong khoảng giữa tầng gai và tầng lưới của lớp hạ bì.*

r.,testis. [NA] A network of tubules in mediastinum testis that receives sperm through the tubuli recti from the seminiferous tubules. From the rete testis, efferent ducts convey sperm to the epididymis.*Lưới tinh hoàn Hệ thống ống nhỏ nằm tại vách của tinh hoàn, tại đây sẽ nhận tinh dịch qua các ống thẳng từ các ống sinh tinh. Từ mạng lưới tinh hoàn, sẽ có các ống đưa tinh dịch ra mào tinh.*

r.,venosum. Venous network. *Mạng lưới tĩnh mạch Chỉ chung về hệ thống tĩnh mạch.*

r., vertebral. Two plexuses within the vertebral canal that extend from the foramen magnum to the coccyx. They lie posteriorly and laterally to the dura and between the dura and arches of the vertebrae.*Mạng lưới đốt sống Hai hệ thống mạch máu trong tủy sống, trải dài từ hệ thống lỗ lớn đến xương cụt. Nằm ở mặt sau và mặt bên của màng cứng với não và trong khoảng từ màng cứng đến các vòng cung đốt sống.*

retention [L. retentio, a holding back]. 1. The act or process of keeping in possession of or of holding in place or position. 2. The persistent keeping within the body materials normally excreted, such as urine, feces, or perspiration. 3. In dentistry, any of several procedures or materials used to keep a dental device or dentures in place.*Sự giữ lại 1. Hành động hay tiến trình giữ làm sở hữu hay giữ để lưu lại cho đúng vị trí. 2. Sự giữ lại trong cơ thể các chất mà đáng lẽ phải bài tiết ra, ví dụ như: nước tiểu, phân, mồ hôi. 3. Trong nha khoa, chỉ các thủ trình hay các vật liệu dùng để giữ răng hay răng giả vào đúng vị trí.*

retention cyst. Cyst caused by retention of a secretion in a gland, due to closure of the gland's duct.*Sự tắc nang Nang sinh ra do chứng tắc* *tiết dịch tại một tuyến nào đó, có thể do nghẹt các ống tuyến.*

retention defect. Inability to recall a name, number, or fact shortly after the subject was requested to remember it.*Khuyết tật ghi nhớ Không thể nhớ lại được một tên, một con số hay một sự kiện ngắn sau khi đã học qua.*

retention enema. Enema to be retained to provide nourishment, medicate the mucosa, or act as anesthetic. SEE: enema.*Thụt rửa Dùng biện pháp thụt rửa để cung cấp chất dinh dưỡng, thuốc qua niêm mạc hay nhằm mục đích gây tê. Xem: enema.*

retention of urine. Inability to empty bladder. This may be due to a number of causes, such as loss of muscle tone of the bladder from anemia, old age, exposure to cold, or prolonged operation lesions involving nervous pathways to and from the bladder, lesions involving reflex centers in brain and spinal cord; obstruction of the urethra, which may result from inflammation, stricture, stones, diverticula, cysts, tumors, or pressure from the outside as in cases of hypertrophy of the prostate; psychogenic factors; and medication such as morphine or certain antihistamines.*Bí tiểu Không thể làm rỗng bàng quang. Điều này xảy ra có thể do một số nguyên nhân như: mất trương lực cơ bàng quang do thiếu máu, tuổi già, bị lạnh hay phẫu thuật kéo dài; có thương tổn ở các đường thần kinh đến bàng quang hay từ bàng quang đi ra; có thương tổn ở các trung tâm phản xạ trên não và tủy sống; sự tắc nghẽn niệu đạo có thể do viêm, hẹp, sỏi, túi thừa, nang, khối u hay chèn ép từ bên ngoài do u tuyến tiền liệt; các yếu tố tâm lý hay do hóa chất như thuốc phiện hoặc các thuốc kháng histamin.*

retention with overflow. Spasm of sphincter, causing failure to empty the bladder at one voiding, with only overflow dribbling away; due to same causes as urine retention.*Bí tiểu chảy tràn Chứng bí tiểu cùng với cơn co thắt các cơ vòng làm cho nước tiểu bị nhỏ giọt ra; bệnh này thường xảy ra cùng với chứng bí tiểu.*

retia [L.]. Pl. of rete.*Các mạng lưới Số nhiều của từ mạng lưới.*

retial Concerning a rete.*(thuộc) Mạng lưới Liên quan đến mạng lưới.*

reticule [L.]. Pl. of reticulum.*Các mô lưới Số nhiều của mô lưới.*

reticular [L. reticule, net]. Meshed, or in the form of a network.*Dạng lưới Lưới, hay có hình dạng giống như lưới.*

reticular activating system. ABBR: RAS. The alerting system of the brain consisting of the reticular formation, subthalamus, hypothalamus, and medial thalamus. It extends from central core of the brain stem to all parts of the cerebral cortex. This system is essential in initiating and maintaining wakefulness and introspection, and in directing attention. Some of the tranquilizing drugs act to depress this system.*Hệ lưới hoạt hóa Viết tắt: RAS. Hệ cảnh giác của não, bao gồm cấu tạo lưới, vùng áp dưới đồi não, vùng dưới đồi não, vùng đồi não giữa. Nó trải dài từ hạch trung tâm của thân não tỏa ra các phần của vỏ não. Đây là hệ thống thiết yếu trong việc khởi tạo và duy trì sự thức tỉnh, nội quan và sự chú ý trực tiếp. Một vài loại thuốc an thần ức chế có tác dụng làm yếu đi hệ này.*

reticular cells. 1. Phagocytic cells present in lymphatic and myeloid tissues. 2. The cells of reticular connective tissue. SEE: reticular tissue.*Các tế bào lưới 1. Các tế bào bạch cầu xuất hiện tại mô bạch huyết và mô dạng tủy. 2. Các tế bào lưới của các mô liên kết. Xem: reticular tissue.*

reticular fibers. Extremely fine argyrophilic (i.e., silver-staining) fibers found in reticular tissue, q.v.*Các sợi lưới Các sợi mịn lấp lánh bạc (như là nhuộm bạc) thường thấy ở trong các mô lưới.*

reticular formation. Groups of cells and fibers arranged in a diffuse network throughout the brain stem. These both fill the spaces and connect the tracts that ascend and descend through the area. They are important in controlling or influencing alertness, waking, sleeping, and various reflexes.*Thân lưới Một nhóm các tế bào và các sợi được sắp xếp trong một mạng lan tỏa, toả ra từ thân não. Nó vừa lấp kín các khoảng không vừa nối với các đường lên hoặc xuống qua nó. Nó có vai trò rất quan trọng trong việc điều khiển và ảnh hưởng tới sự tỉnh táo, thức, ngủ và các loại phản xạ khác nhau.*

reticular layer. Layer of connective tissue forming deeper portion of dermis. Lies beneath papillary layer.*Lớp lưới Các mô liên kết tạo nên phần sâu dưới lớp hạ bì. Nằm ngay bên dưới lớp nhú.*

reticular membrane. Membrane formed by cuticular plates of distal ends of supporting cells in the organ of Corti of the ear.*Màng lưới Màng được tạo nên bởi các mảng biểu bì của đầu ngoại biên ở các tế bào khung trong bộ phận Corti của tai.*

reticular tissue. A form of connective tissue consisting of a network of reticular fibers and cells. Cells are stellate with protoplasmic processes anastomosing with adjacent cells. Protoplasm also encloses and extends along the fibers. Found principally in bone marrow and lymphatic organs (lymph nodes). Also found in various organs (liver, kidney), in tissue underlying mucous membranes, and in walls of blood vessels.*Mô lưới Một dạng của mô liên kết, bao gồm một hệ thống các sợi và các tế bào lưới. Các tế bào có hình sao với các chất nguyên sinh nối tiếp nhau gắn kề các tế bào. Chất nguyên sinh cũng bao lại và trải dài ra dọc theo các sợi. Chủ yếu thấy trong tủy xương, hệ bạch huyết (hạch bạch huyết). Cũng thấy được trong các cơ quan khác (gan, thận), trong các mô ở dưới màng nhầy và các thành mạch máu.*

reticulate Of the nature of a network.*Có cấu trúc mắt lưới Có bản chất là mạng lưới.*

reticulated [L. reticules, net]. Netlike; pert. to a reticulum.*Có hình mắt lưới Giống như lưới, liên quan đến lưới.*

reticulate substance. Reticular formation.*Chất lưới Có hình dạng lưới.*

reticulation The formation of a network mass.*Cấu tạo hình lưới Hình dạng như là một tấm lưới lớn.*

reticulin [L. reticula, net]. An albuminoid or scleropro- tein substance in the connective tissue framework of reticular tissue.*Có bản chất lưới Một dạng albumin hay chất sừng trong sườn các mô liên kết tại mô lưới.*

reticulocyte [" + Gr. kytos, cell]. A redblood cell containing a network of granules or filaments representing an immature stage in development. Normally constitutes about 1% of circulating red blood cells.*Hồng cầu lưới Là tế bào hồng cầu có chứa một hệ lưới các hạt nhỏ hay các sợi nhỏ tiêu biểu cho giai đoạn còn non đang phát triển. Thường chiếm khoảng 1% tế bào hồng cầu.*

reticulocytopenia [" + " + penia, poverty]. Lowering of the number of the reticulocytes of the blood.*Chứng giảm hồng cầu lưới Bị giảm số lượng tế bào hồng cầu lưới ở trong máu.*

reticulocytosis [" + " + osis, condition]. Increase in number of reticulocytes in circulating blood. Indicative of active erythropoiesis in red bone marrow. Occurs after hemorrhage; during acclimatization to high altitude; and following treatment for pernicious anemia.*Chứng tăng hồng cầu lưới Sự gia tăng số lượng hồng cầu lưới ở trong máu chứng tỏ rằng có sự hoạt động tạo hồng cầu ở trong tủy xương. Thường xảy ra khi bị chảy máu, sống ở trên vùng cao hay sau khi điều trị thiếu máu ác tính.*

reticuloendothelial [" + Gr. endon, within, + there, nipple]. Pert. to the reticuloendothelial system.*(thuộc) Hệ lưới nội mô Liên quan đến hệ lưới nội mô.*

reticuloendothelial cell. A phagocytic cell of the reticuloendothelial system. SYN: histiocyte; macrophage.*Tế bào lưới nội mô Tế bào bạch cầu của hệ* *lưới nội mô.* Đn: *histiocyte; macrophage.*

reticuloendothelial system. ABBR: RES. Term applied to those cells scattered throughout the body that have the power to ingest (phagocytose) particulate matter (bacteria, colloidal particles). Includes macrophages (histiocytes, clasmatocytes, or resting wandering cells) of loose connective tissue; reticular cells of lymphatic organs and myeloid tissues; Kupffer cells of the liver, cells lining blood sinuses of spleen, bone marrow, adrenal cortex, and hypophysis, micreglia of central nervous system; adventitial cells about blood vessels; and dust cells of the lungs. The above types of cells are called fixed reticuloendothelial cells. Under certain conditions, esp. inflammatory stimuli, fixed cells may become wandering reticuloendothelial cells, i.e., they become actively motile. Monocytes of the blood also are included in this group. Reticuloendothelial cells function in elimination of worn out cells, esp. red blood cells; in repair of injured tissue; and in defense mechanisms, both local and general, of the body.
These cells act both by phagocytosing material and by pinocytosis.
The cells are also important in secreting products that are active in inflammation, and they have a role in the immune system. SYN: mononuclear phagocyte system (MPS).*Hệ lưới nội mô Viết tắt là: RES. Các tế bào sống rải rác khắp cơ thể có nhiệm vụ nuốt vào bụng (ăn theo lối thực bào) các chất hạt (vi khuẩn, phần tử keo). Nó bao gồm các đại thực bào (mô bào, thể thực bào ưu kiếm, hay các tế bào đang ở trạng thái nghỉ) của các mô liên kết lỏng lẻo; các tế bào lưới của hệ bạch huyết và các mô dạng tủy; các tế bào Kupffer ở gan, các tế bào lót xoang máu ở lách, tủy xương, vỏ thận, và não thùy, tiểu thần kinh đệm của hệ thần kinh trung ương; các tế bào vỏ mạch máu; các tế bào bụi ở phổi. Các loại tế bào trên được gọi là tế bào lưới nội mô cố định. Khi mắc phải một bệnh nào đó, đặc biệt là khi có sự kích thích của một yếu tố nhiễm trùng, các tế bào cố định này sẽ bị kích hoạt và sẽ đi lang thang. Các bạch cầu đơn nhân trong máu cũng tham gia vào nhóm này. Chức năng của các tế bào lưới nội mô là loại bỏ ra ngoài những tế bào bị hư hỏng, đặc biệt là bên trong tế bào máu; sửa chữa các mô bị tổn thương và là cơ cấu bảo vệ cả về tổng thể cũng như cục bộ ở cơ thể.
Các tế bào này hoạt động bằng cả hai cách ăn theo lối thực bào và ăn theo lối ẩm bào.
Các tế bào này cũng đóng vai trò quan trọng việc tiết ra những chất gây ra các phản ứng viêm và có vai trò trong hệ miễn dịch. Đn:*

mononuclear phagocyte system (MPS).

reticuloendothelioma ["+"+"+ oma, tumor]. A neoplasm composed of reticuloendothelial tissue.*U lưới nội mô Một khối u tạo thành bởi các tế bào lưới nội mô.*

reticuloendotheliosis ["+"+thele, nipple, + osis, condition]. Hyperplasia of reticuloendothelium.*Bệnh lưới nội mô Sự tăng sản sinh ra các tế bào lưới nội mô.*

reticuloendothelium Tissue of the reticuloendothelial system, q.v. SEE: reticuloendothelial system.*Mô lưới nội mô Chỉ về các mô của hệ lưới nội mô. Xem: reticuloendothelial system.*

reticulohistiocytoma [L. reticula, net, + Gr. histion, little web, + kytos, cell, + oma, tumor]. A giant cell granulomacytosis involving the skin, mucous membranes, and synovial membranes of the long bones.*U mô lưới nội mô Chứng u hạt các tế bào lớn tại vùng da, màng nhầy và màng hoạt dịch của các xương dài.*

reticulohistiocytosis ["+"+"+ osis, condition]. Reticuloendotheliosis, q.v.*Bệnh mô bào lưới Xem Reticuloendotheliosis.*

reticuloid ["+Gr. eidos, form, shape]. Resembling reticulosis.*Dạng lưới Giống như lưới.*

reticuloma ["+Gr. oma, tumor]. Neoplasm composed of reticuloendothelial cells.*U lưới Khối u tạo thành bởi các tế bào lưới nội mô.*

reticulopenia ["+Gr. penia, lack]. Decreased number of reticulocytes in the blood.*Giảm hồng cầu lưới Chứng giảm số lượng tế bào lưới trong máu.*

reticulopodium Rhizopodium, q.v.*Chân rễ Xem Rhizopodium.*

reticulosarcoma ["+Gr. sarx, flesh, + oma, tumor]. A neoplasm composed of large monocytic cells that originated in the reticuloendothelium of the lymph and other glands.*Sarcom lưới Khối u tạo thành bởi các tế bào lưới lớn có nguồn gốc từ hệ lưới nội mô bạch huyết và từ các tuyến khác.*

reticulosis ["+Gr. osis, condition]. Reticulocytosis,*Tăng tế bào lưới Xem Reticulocytosis.*

r., familial histiocytic. A severe and fatal type of lymphoma characterized by anemia; granulocytopenia; enlargement of the spleen, liver, and the lymph nodes; and phagocytosis of red blood cells.*Tăng tế bào lưới mô bào di truyền Một dạng rất nghiêm trọng và dễ gây chết người của u lympho biểu hiện qua các triệu chứng thiếu máu; giảm bạch cầu hạt; lách to, gan to, các hạch bạch huyết to và tăng các thực bào của tế bào hồng cầu.*

reticulum [L., a little net]. (Pl. reticule) A network.*Mô lưới Một hệ lưới.*

r., endoplasmie. SEE: endoplasmic

reticulum.*Hệ lưới nội chất Xem: endoplasmic reticulum.*

r.,of nucleus. A fine network of linin threads on which are arranged masses of chromatin.*Hệ lưới nhân Một hệ lưới mảnh của các sợi ty chất trong đó có các khối nhiễm sắc đã được sắp xếp.*

r., sarcoplasmic. The network of fine tubules, similar to endoplasmic reticulum, present in muscle tissues.*Hệ lưới cơ tương Hệ các ống nhỏ giống như hệ lưới nội chất, xuất hiện trong các mô cơ.*

r., stellate, The enamel pulp of a developing tooth, consisting of stellate cells lying between inner and outer epithelial layers of the enamel organ.*Hệ lưới hình sao Là phần men trong của một răng đã phát triển, nó bao gồm các tế bào hình sao nằm khoảng giữa phần trong và phần ngoài của các tầng biểu mô của phần men.*

retiform [L. rete, net, + forma, shape]. Resembling a network. SYN: reticular.*Hình lưới Giống như một hệ lưới. Đn: reticular.*

Retin-A. Trade name for tretinoin, USP.*Retin-A Tên thương mại của chất tretinoin, USP.*

retin [L.]. (pl. retinae) [NA] Innermost or third tunic of the eye, which receives image formed by the lens and is the immediate instrument of vision. SEE: illus.
The retina is a light-sensitive structure upon which light rays come to a focus. It extends from the point of entrance of the optic nerve anteriorly to the margin of the pupil, completely lining the interior of the eye. It consists of three parts: pars optica, the nervous or sensory portion extending from the optic disk forward to the ora serrata, a wavy line immediately behind the ciliary process; pars ciliaris, the part lining the inner surface of the ciliary process; and pars iridica, the part forming the posterior surface of the iris.
Slightly lateral to the posterior pole of the eye is a small, oval, yellowish spot, the macula lutea, in the center of which is a depression, the fovea centralis. This region contains only cones and is the region of most acute vision. About 3.5 mm nasally from the fovea is the optic papilla (optic disk), the point at which nerve fibers from the retina make their exit and form the optic nerve. This region is devoid of rods and cones and is insensitive to light, hence named the blind spot.
The retina, from without inward, consists of a layer of pigment epithelium, layer of rods and cones, external limiting membrane, external nuclear layer, eaternal plexiform layer, internal nuclear layer, internal plexiform layer, layer of ganglion cells, layer of nerve fibers, and internal limiting membrave.
COLOR: Normally a purple-red tint, varying with complexion. It is colorless in severe anemia or in ischemia, and is reddened in hyperemia.

VESSELS: The arteries shown in the illustration are branches of a single central artery, a branch of the ophthalmic artery. The central artery enters at the center of the optic papilla and it supplies the inner layers of retina. The outer layers including rods and cones, are nourished by capillaries of the choroid layer. The veins lack muscular coats. They parallel the arteries, blood leaving by a central vein that leads to the superior ophthalmic vein.

Võng mạc Là phần trong cùng hay phần vỏ thứ ba của mắt, có nhiệm vụ nhận hình ảnh từ thủy tinh thể của thị lực. Xem: minh họa.

Võng mạc là một cấu trúc nhạy cảm ánh sáng, nó có cấu tạo để nhận ánh sáng từ tiêu điểm. Nó trải dài từ các đầu thần kinh thị giác đến vùng bờ của đồng tử, là toàn bộ chất lót bên trong của mắt. Nó gồm có ba phần: phần thị giác, là phần thần kinh hay phần cảm giác trải dài từ đĩa thị giác đến bờ răng cưa, một đường gợn sóng ngay phía sau các tua mi; phần cơ thể mi, là phần nằm dọc theo mặt trong của phần mống mắt, là phần tạo nên mặt sau của mống mắt. Hơi lệch một bên ở cực sau của cầu mắt có một vùng nhỏ, hình bầu dục, là điểm vàng, có màu sắc hơi vàng, ở giữa hơi lõm vào, là hố trung tâm. Vùng này có chứa các tế bào hình nón và là vùng thị giác nhạy cảm nhất. Cách hố này khoảng 3,5 mm về phía mũi là gai thị giác (đĩa thị giác), là điểm mà các sợi thần kinh thị giác từ võng mạc đi ra và hình thành dây thần kinh thị giác. Vùng này không có các tế bào hình que và hình nón và hoàn toàn không nhạy cảm với ánh sáng còn được gọi là điểm mù.

Ngoài ra, võng mạc còn có một lớp biểu mô sắc tố, lớp các tế bào hình que và hình nón, màng giới hạn ngoài, lớp nhân ngoài, lớp hình đám rối ngoài và trong, lớp các tế bào hạch, lớp các sợi thần kinh, và màng giới hạn trong.

MÀU SẮC: thông thường là màu đỏ tía, thay đổi theo màu da. Nó sẽ nhạt màu hơn trong chứng thiếu máu nặng hay thiếu máu cục bộ và đỏ tươi hơn trong trường hợp bị sung huyết.

MẠCH MÁU: Các động mạch đều toả ra từ một động mạch chính đó là động mạch thị giác. Động mạch chính đi vào từ gai thị giác và nó cung cấp máu cho các lớp trong của võng mạc. Các lớp ngoài bao gồm các tế bào hình que và hình nón thì được nuôi dưỡng bởi các mao mạch của lớp màng mạch. Đối với tĩnh mạch thì lớp vỏ mỏng hơn. Nó chạy song song với động mạch và có nhiệm vụ dẫn máu qua tĩnh mạch trung tâm để vào tĩnh mạch thị giác.

r., coarctate. Condition in which there is an effusion of fluid between the retina and choroid, giving the retina a funnel shape. *Chứng võng mạc xuất tiết Là bệnh tiết dịch ở giữa*

lớp võng mạc và lớp màng mạch, làm cho võng mạc có hình phễu.

r., detachment of. Complete or partial separation of the retina from the choroid. May follow trauma, choroidal hemorrhages, or tumors. May also be associated with diabetes mellitus. SEE: illus. SEE: Nursing Diagnoses. *Bong võng mạc Võng mạc bị bong hoàn toàn hay một phần ra khỏi màng mạch. Nguyên nhân có thể do chấn thương, xuất huyết màng mạch hay do khối u. Cũng có thể kết hợp với bệnh tiểu đường. Xem: minh họa. Xem: Nursing Diagnoses.*

r., shot-silk. Retina having an opalescent appearance, sometimes seen in young persona. *Võng mạc lụa óng ánh Bệnh võng mạc có màu trắng đục như sữa, đôi khi gặp ở những người trẻ.*

r., tigroid. Retina having a spotted or striped appearance seen in retinitis pigmentosa. *Chứng vệt sọc võng mạc Bệnh võng mạc bị các nốt chấm hay vệt sọc thường thấy trong viêm võng mạc sắc tố.*

retinaculum [L., halter]. (pl. retinacula) [NA] A band or membrane holding any organ or part in its place. Thickenings of the deep fascia in distal portions of limbs that hold tendons in position when muscles contract, called retinaculum tendinum. *Dây chằng vòng Là một dải băng hay dạng màng nhằm giữ một bộ phận hay một phần nào đó ở vào đúng vị trí của nó. Nó làm dày thêm lớp cân mạc sâu trong phần ngoại biên của chi nhằm giữ gân ở đúng vị trí mỗi khi co cơ, được gọi là gân chằng vòng.*

r.,cutis. [NA] A fibrous band connecting the corium with underlying fascia. *Dây chằng vòng liên kết Một dải các sợi liên kết giữa màng đệm với lớp cân mạc phía dưới.*

r.,extensor, of ankle. 1. The superior estenaor, retinaculum, a band that crosses the extensor tendons of the foot and is attached to the lower portion of the tibia and fibula. 2. The inferior extensor retinaculum, a band located on dorsum of foot. Consists of two limbs having common origin on the lateral surface of the calcaneum. The upper limb is attached to the medial malleolus; the lower limb curves around the instep and is at tached to the fascia of the abductor hallucis on the medial side of the foot. *Dây chằng vòng cơ duỗi mắt cá 1. Dây chằng vòng duỗi trên, một dải nằm vắt ngang qua các dây chằng duỗi của bàn chân và gắn với phần dưới của xương chày và xương mác. 2. Dây chằng vòng duỗi dưới, một dải nằm tại mu bàn chân. Bao gồm hai quãng có gốc chung ở mặt bên của xương gót. Quãng trên gắn với mắt cá trong, quãng dưới vòng qua mu bàn chân và gắn với cân mạc cơ giạng ở mặt bên phía trong bàn chân.*

r., extensor, of wrist. An oblique band attached medially to the styloid process of the ulna, hammate bone, and medial ligament of the wrist joint. Laterally it is attached to the anterior border of the radius. Contains six separate compartments for passage of extensor tendons to hand. *Dây chằng vòng cơ duỗi cổ tay Một dải xiên gắn với phần giữa mỏm trâm của xương trụ, xương móc, và dây chằng bên trong của khớp cổ tay. Mặt bên gắn với mặt trước của xương quay. Gồm có sáu thành phần riêng rẽ cho từng gân duỗi bàn tay.*

r., flexor, of ankle. Retinaculum extending from the medial malleolus to the medial tubercle of the calcaneum. *Dây chằng vòng cơ gấp mắt cá Dây chằng vòng trải dài từ mắt cá trong đến lồi trong của xương gót.*

r., flexor, of hand. The fascial band that holds down the flexor tendons of the digits. *Dây chằng vòng cơ gấp bàn tay Dải cân mạc giữ chặt lại các gân cơ gấp của các ngón tay.*

r., flexor, of wrist Retinaculum extending from the trapezium and acaphoid bones laterally to the hammate and pisiform bonea medially. *Dây chằng vòng cơ gấp cổ tay Dây chằng vòng trải dài từ xương thuyên và xương thê ở bên ngoài đến xương móc và xương đậu.*

r. mammac. Strands of connective tissue in the mammary gland extending from glandular tissue through fat toward the skin, where they are attached to deep fascia. Over the cephalic portion of mammas, they are well developed and called suspensory ligaments of Cooper. *Dây chằng vòng vú Các sợi mô liên kết trong tuyến vú trải dài từ các mô tuyến, xuyên qua các mô mỡ cho tới da, tại đó nó gắn với các cân mạc sâu. Qua đến phần đầu của vú, nó phát triển rất tốt và được gọi là dây treo Cooper.*

r. of hip joint. Any one of three flat bands lying along the neck of the femur and continuous with the capsule of the hip joint. *Dây chằng vòng khớp hông Chỉ chung về một trong ba dải mỡ dọc theo cổ xương đùi và nối với bao của khớp hông.*

r. patellar. Two fibrous bands (medial and lateral) lying on either side of the knee joint and forming part of the joint capsule. They are extensions of the insertions of the medial and lateral vastus muscles. *Dây chằng vòng xương bánh chè Hai dải sợi (phía trong và phía ngoài) nằm dọc theo khớp và tạo nên phần bao khớp. Nó trải dài ra, gắn với phần trong và mặt ngoài của cơ rộng.*

r., peroneal. Two fibrous bands on lateral side of the foot that contain tendons of peroneus longus and brevis muscles. The superior peroneal retinaculum extends from the lateral malleolus to the lateral surface of the calcaneum; the inferior peroneal retinaculum is attached below to the calcaneum and above to the lower border of the inferior extensor retinaculum.*dây chẳng vòng xương mác* Hai dải sợi ở phía ngoài của bàn chân có chứa những gân của cơ mác dài và ngắn. Mấu xương mác trên trải dài từ mắt cá ngoài đến mặt ngoài của xương gót; mấu xương mác dưới, phần dưới gắn với xương gót và phần trên gắn với bờ dưới cơ duỗi dưới. **r.,tendinum**. The annular band of the wrist or ankle.*Dây chẳng vòng gân* Một dải hình khuyên ở cố tay hay mắt cá chân.

retinal [L. retina, retinal]. Concerning the retina.*(thuộc) Võng mạc* Liên quan đến võng mạc.

retinal break. A break in the continuity of the retina. Usually caused by trauma to the eye. Detachment of the retina may follow appearance of the break.*Nứt võng mạc* Vết nứt làm mất đi sự liên tục của võng mạc. Thường do nguyên nhân chấn thương mắt. Chứng bong võng mạc vcũng có thể gây ra nứt võng mạc.

retinal correspondence. Condition in which simultaneous stimulation of points in the retinae of both eyes results in formation of a single visual sensation. Such points are called corresponding points. They lie in the foveae of the two retinae, or in the nasal half of one retina and the temporal half of the other. Abnormal correspondence results in double vision (diplopia) and usually is the result of imbalance of ocular muscles. SEE: strabismus.*Tương ứng võng mạc* Là tình trạng mà trong đó các điểm kích thích ở võng mạc của cả hai mắt đều đồng thời dẫn tới một cảm nhận thị lực. Các điểm như thế được gọi là các điểm tương ứng võng mạc. Nó nằm tại hố của hai mũi của võng mạc bên này và nửa phía thái dương của võng mạc bên kia. Sự tương ứng bất thường sẽ dẫn đến song thị (nhìn đôi) và thường do mất cân bằng của cơ mắt. Xem:strabismus.

retinal detachment. Separation of the inner sensory layer of the retina from the outer pigment epithelium, leading to loss of retinal function. Usually caused by a hole or break in the inner sensory layer that permits fluid to accumulate between the two layers. SEE: retina, detachment of, for illus.*Bong võng mạc Tình trạng tách rời lớp thụ cảm bên trong của võng mạc ra khỏi lớp biểu mô sắc tố bên ngoài, điều này dẫn đến mất chức năng của võng mạc. Chứng này thường do nguyên nhân bị thủng hay bị vỡ lớp cảm nhận bên trong từ đó dẫn đến dịch tích tụ tại giữa hai lớp. Xem: retina, detachment of, để minh họa.*

retine A tissue extract that inhibits growth of certain tumors in mice. *Retin Là một mô chiết xuất ức chế phát triển khối u ở chuột.*

retinene An orange-yellow carotenoid pigment formed in the retina as a result of the action of light on rhodopsin; an aldehyde of vitamin A. In dark adaptation, rhodopsin is regenerated from*retinene Chất sắc tố carotenoid có màu vàng cam tạo nên võng mạc do sự tác động của ánh sáng trên rhodopsin một andehyd của vitamin A. Trong bóng tối, rhodopsin sẽ được phục hồi từ retinene. Đn: xanthopsin.*

retinitis [L. retina, retina, + Gr. iris, inflammation]. Inflamed condition of the retina.
SYM: Diminished vision, contractions of fields or scotomata, alteration in size of objects, photophobia.
TREAT: Absolute rest of eyes, protection from light, treatment of underlying cause.*Viêm võng mạc Chứng viêm nhiễm tại vùng võng mạc. TRIỆU CHỨNG: Mất thị lực, co thị trường hay ám điểm, thay đổi kích thước của vật thể, sợ ánh sáng. ĐIỀU TRỊ: Cho mắt nghỉ hoàn toàn, bảo vệ tránh ánh sáng, điều trị tùy theo từng nguyên nhân cụ thể.*
r., actinic. Retinitis due to exposure to intense light or other forms of radiant energy.*Viêm võng mạc quang hóa Viêm võng mạc do mắt bị chiếu sáng mạnh hay do các năng lượng phóng xạ.*
r., albuminuric. Retinitis associated with chronic kidney disease and malignant hypertension. General signs of retinitis are present; it is distinguished by white patches in the fundus, esp. surrounding the papilla and in the macular region.*Viêm võng mạc albumin niệu Viêm võng mạc kết hợp với bệnh thận mạn tính và tăng huyết áp cấp tính. Ngoài những triệu chứng chung về viêm võng mạc; nó cũng còn xuất hiện những mảng trắng tại đáy, đặc biệt là xung quanh gai thị và điểm vàng.*
r., apoplectic. Retinitis associated with hemorrhaging of retinal vessels.*Viêm võng mạc ngập máu Viêm võng mạc kết hợp với sự xuất huyết các mạch máu tại võng mạc.*
r., circirrate. Retinitis in which there is a circle of white spots about the macula.*Viêm võng mạc hình vòng Viêm võng mạc trong đó tạo thành một đường cong các chấm trắng tại điểm vàng.*
r., circumpapillar Retinitis in which there is a proliferation of outer layers of retina about the optic disk.*Viêm võng mạc xung quanh đĩa thị Viêm võng mạc trong đó có sự tăng sinh lớp ngoài của võng mạc tại vùng đĩa thị giác.*
r., diabetic. Retinitis occurring in diabetes, esp. that of long duration. Characterized by aneurysmal dilata-

tion of blood vessels, hemorrhages, and waxy and cottonwool exudates.
Viêm võng mạc do tiểu đường Viêm võng mạc xảy ra ở những người mắc bệnh tiểu đường, đặc biệt là đã bệnh trong một thời gian dài. Có biểu hiện của giãn phình mạch, xuất huyết, tiết dịch xáp và dịch bông len.
r., disciform. Retinitis accompanied by degeneration of retina in region of macula.*Viêm võng mạc dạng đĩa Chứng viêm võng mạc cùng với thoái hóa võng mạc tại vùng điểm vàng.*
r., exogenous purulent. Retinitis following introduction of infectious organisms into eye as a result of perforating wound or ulcer.*Viêm võng mạc mủ ngoại sinh Viêm võng mạc do lây nhiễm vi sinh vật gây bệnh như là do vết thương xuyên thủng hay loét.*
r., external exudative. Condition in which large masses of white and yellow crystals occur beneath retina as a result of organization of hemorrhages.*Viêm võng mạc dạng tiết dịch ngoài Là chứng bệnh xuất hiện các thể trắng và thể vàng ở phía dưới võng mạc do bị xuất huyết.*
r., exudative. Chronic inflammation of the retina with elevated areas around the optic disk.*Viêm võng mạc dạng tiết dịch Viêm mạn tính võng mạc cùng với các vùng gổlên tại đĩa thị giác.*
r., hemorrhagic. Retinitis with pronounced hemorrhage into the retina.*Viêm võng mạc xuất huyết Viêm võng mạc cùng với sự xuất huyết tại võng mạc.*
r., metastatic. Acute purulent retinitis resulting from presence of infective emboli in retinal vessels.*Viêm võng mạc di căn Viêm võng mạc mủ cấp tính do hậu quả của vật nghẽn mạch bị nhiễm trùng mạch máu võng mạc.*
r.,ofprematurity. SEE: retrolental fibroplasia.*Viêm võng mạc do sinh non Xem: retrolental fibro- plasia.*
r.,pigmentosa. A chronic progressive disease, which has its onset in early childhood. It is characterized by degeneration of retinal epithelium, esp. rods; atrophy of the optic nerve; and widespread pigmentary changes in the retina. A degenerative condition without inflammation. An early event is defective night vision followed by constricted field of vision.
ETIOL: Unknown, but a hereditary tendency is suspected.
TREAT: No specific therapy, but professional and vocational guidance and genetic counseling can be provided. Family members should be examined to determine if their vision is affected.
Viêm võng mạc sắc tố Bệnh tiến triển mạn tính, thường bắt đầu từ khi còn rất nhỏ. Nó biểu hiện sự thoái hóa lớp biểu mô, đặc biệt là

các tế bào hình que, teo dây thần kinh thị giác; và thay đổi sắc tố tại võng mạc. Bệnh không có dấu hiệu của viêm. Biểu hiện đầu tiên là kém thị lực trong bóng tối do thị trường bị thu hẹp.
NGUYÊN NHÂN: Hiện không rõ nguyên nhân nhưng nghi ngờ do yếu tố di truyền.
ĐIỀU TRỊ: Chưa có liệu pháp cụ thể, nhưng trước mắt có thể hướng dẫn bệnh nhân về di truyền học cũng như tư vấn về nghề nghiệp. Cần khám thị lực cho những người còn lại trong gia đình.
r.,proliferans. Vascularized masses of connective tissue that project from the retina into the vitreous. End result of recurrent hemorrhage from retina into the vitreous.*Viêm võng mạc tăng sinh Khối có mạch máu của mô liên kết phát triển lan từ võng mạc vào dịch kính. Kết quả dẫn đến xuất huyết định kỳ từ võng mạc vào dịch kính.*
r.,punctata albescens. A nonprogressive, degenerative, familial disease, characterized by presence of innumerable minute white spots scattered over entire retina, and without pigmentary changes. Usually starts early in life.*Viêm võng mạc đốm trắng Một loại bệnh thoái hóa, không diễn tiến, có tính gia đình, có triệu chứng xuất hiện rất nhiều đốm trắng nhỏ trên toàn bộ võng mạc, nhưng không làm thay đổi sắc tố. Bệnh thường phát từ rất sớm trong cuộc đời.*
r., punctate. Retinitis characterized by numerous white or yellow spots in fundus of eye.*Viêm võng mạc đốm Chứng viêm võng mạc có xuất hiện những đốm trắng và vàng tại vùng đáy mắt.*
r., solar. Retinitis resulting from exposure of retina to rays of sun. *Viêm võng mạc do ánh sáng mặt trời Dạng viêm võng mạc do võng mạc bị phơi nhiễm quá lâu ngoài ánh sáng mặt trời.*
r., stellate. Retinitis characterized by presence of exudates, hemorrhages, blurring of optic disk, and formation of a starshaped figure about macula.*Viêm võng mạc hình sao Viêm võng mạc có triệu chứng tiết dịch, xuất huyết, mờ đĩa thị giác và xuất hiện những hình sao tại vùng điểm vàng.*
r., suppurative. Retinitis associated with septicemia due to pyogenic organisms.*Viêm võng mạc mưng mủ Chứng viêm võng mạc cùng với nhiễm trùng huyết do sinh mủ.*
r., syphilitic. Retinitis resulting from or associated with, syphilis. May also involve optic nerve (syphilitic neuroretinitis).*Viêm võng mạc do bệnh giang mai Chứng viêm võng mạc do hoặc kết hợp với bệnh giang mai. Bệnh cũng có thể kết hợp với viêm dây thần kinh thị giác (viêm thần kinh võng mạc do giang mai).*

retinoblastoma [L. retina, retina, + Gr. blastos, germ, + oma, tumor]. A malignant glioma of the retina. Occurs in young children and shows a hereditary pattern. Usually unilateral. Initial diagnostic finding is usually a yellow or white light reflex seen at the pupil (cat's eye reflex).*U nguyên bào võng mạc U thần kinh đệm võng mạc ác tính. Thường xảy ra ở trẻ nhỏ và có dấu hiệu di truyền. Thường chỉ xảy ra ở một bên. Chẩn đoán ban đầu thường là các phản xạ ánh sáng vàng và trắng tại đồng tử (phản xạ mắt mèo).*
retinochoroid [" + Gr. chorioeides, skinlike]. Concerning the retina and the choroid of the eye.*Võng mạc - mạch mạc Liên quan đến võng mạc và mạch mạc của mắt.*
retinochoroiditis [" + " + iris, inflammation]. Inflamed condition of the retina and choroid.*Viêm võng mạc - mạch mạc Chứng viêm nhiễm tại võng mạc và mạch mạc.*
r.,uxtapapillaris.
Retinochoroiditis close to the optic nerve.*Viêm võng mạc - mạch mạc gai thị giác Chứng viêm võng mạc - mạch mạc gần khu vực thần kinh thị giác.*
retinocystoma [" + Gr. kysis, sac, + oma, tumor]. Glioma of the retina.*U võng mạc U thần kinh đệm tại võng mạc.*
retinodialysis [" + Gr, dialysis, separation]. Detachment of the retina at its periphery. SYN: disinsertion. *Bong võng mạc Võng mạc bị tách ra khỏi phạm vi của nó. Đn: disinsertion.*
retinoid 1. [" + Gr. eidos, form, shape] Like the retina. 2. [Gr. rhetine, resin, + eidos, form, shape] Resembling a resin; resinous.*Dạng võng mạc, giống nhựa 1. Giống như võng mạc. 2. Tương tự như chất nhựa, giống như chất nhựa.*
retinol A form of vitamin A present in animal tissue.*Retinol Một dạng của vitamin A có tại các mô của sinh vật.*
retinopapillitis [L. retina, retina, + papilla, nipple, + Gr. iris, inflammation]. Inflamed condition of the retina and optic papilla. SYN: papilloretinitis.*Viêm võng mạc - gai thị giác Chứng viêm nhiễm tại võng mạc và gai thị giác. Đn: papilloretinitis.*
retinopathy [" + Gr. pathos, disease, suffering]. Any disorder of the retina.*Bệnh võng mạc Chỉ chung về các bệnh hay các rối loạn tại võng mạc.*
r., arteriosclerotic. Retinopathy accompanying generalized arteriosclerosis and moderate hypertension. *Bệnh võng mạc - xơ cứng động mạch Bệnh võng mạc kèm với xơ cứng động mạch và tăng huyết áp vừa phải.*
r., circinafe. A ring of degenerated white exudative area of the retina

around the macula of the eye.*Bệnh võng mạc hình vòng Vùng thoái hóa màu trắng, hình khuyên, có tiết dịch tại vùng điểm vàng.*
r.,diabetic. Retinopathy occurring in diabetics.*Bệnh võng mạc do tiểu đường Bệnh võng mạc xảy ra ở những bệnh nhân bị tiểu đường.*
r., hypertensive. Retinopathy associated with hypertension, toxemia of pregnancy, or glomerulonephritis.*Bệnh võng mạc - tăng huyết áp Bệnh võng mạc kèm với tăng huyết áp hoặc thai nghén nhiễm độc hay do viêm thận tiểu cầu.*
r., solar. Pathological changes in the retina after looking directly at the sun. Seen frequently following an eclipse of the sun during which time the individual looks directly at the sun.*Bệnh võng mạc do ánh sáng mặt trời Những thay đổi về bệnh lý tại võng mạc do nhìn trực tiếp vào ánh áng mặt trời. Thường thấy trong những ngày nguyệt thực khi có nhiều người nhìn trực tiếp vào ánh sáng mặt trời.*
r., syphilitic. Retinopathy occurring in later stages of syphilis.*Bệnh võng mạc do giang mai Bệnh võng mạc xảy ra trong các thời kỳ của bệnh giang mai.*
retinoschisis [" + Gr. schisis, a splitting]. Splitting of the retina into two layers with cyst formation between the layers.*Chứng tách võng mạc Chứng võng mạc bị tách ra làm hai lớp với hình thành nang nằm giữa hai lớp.*
retinoscope [" + Gr. skopein; to examine]. An instrument used in performing retinoscopy.*Đèn soi võng mạc, máy soi bóng đồng tử Dụng cụ dùng để soi võng mạc.*
retinoscopy Objective method of determining refractive errors of the eye. The examiner projects light into eyes and judges error of refraction by movement of reflected light rays. SYN: skiascopy.*Đo khúc xạ bằng khúc xạ kế Là phương pháp khách quan dùng để xác định các lỗi khúc xạ của mắt. Người khám chiếu tia sáng vào mắt và xác định lỗi khúc xạ bằng cách di chuyển các tia sáng phản xạ. Đn: skiascopy.*
retinosis [" + Gr. osis, condition]. Any degenerative process of the retina not associated with inflammation. *Thoái hoá võng mạc Chỉ chung về các bệnh thoái hóa võng mạc mà không có triệu chứng nhiễm trùng.*
retisolution [L. rete, net, + solutio, dissolution]. Dissolution of the Golgi structures.*Phân rã cấu trúc lưới Sự phân rã cấu trúc lưới Golgi.*
retispersion [" + spersio, a scattering]. Transference of Golgi structures to periphery of the cell.*Chứng phân tán thể lưới Sự chuyển của các cấu trúc Golgi thành các thành phần ngoại vi của tế bào.*
retoperithelium [L. rete, net, + Gr. peri, around, + thele, nipple]. Epithe-

lium covering a reticulum.*Lớp bao hệ lưới nội mô* Biểu mô bao bọc lấy vùng mạng lưới.

retort [L. retortus, bent back]. A flasklike, long-necked vessel used in distillation.*Bình cổ cong Bình thót cổ, một loại bình cổ dài dùng trong việc chưng cất.*

retothelium [L. rete, net, + Gr. thele, nipple]. Cellular layers covering reticular tissue. SYN: reticutoendothe- lium.*Lưới nội mô Chỉ các lớp tế bào bao bọc lấy mô lưới. Đn: reticuloendothelium.*

retract [L. retractus]. To draw back. *rút lại Kéo lùi, rút lui.*

retractile [L. retractilis]. Capable of being drawn back or in.*Có thể co rút Có thể bị rút lại hay co lại.*

retraction A shortening; the act of drawing backward or state of being drawn back.*Sự co rút Sự ngắn lại, hành động kéo rút lại hay bị kéo rút lại.*

r., clot. The shrinking of the clot that forms when blood is allowed to stand. The contraction is due to the fibrin network formed in the clot.*Sự co cục nghẽn máu Sự co lại của một cục nghẽn đã từng chặn máu ở mạch. Sự co lại được thực hiện nhờ vào các sợi tơ huyết cấu tạo bên trong cục nghẽn.*

r., uterine. The process by which muscular fibers of the uterus remain permanently shortened to a small degree following each contraction or labor pain.*Sự co thắt tử cung Tiến trình các sợi cơ của tử cung co rút lại trong mỗi đợt co thắt hay trong trường hợp đau đẻ.*

retraction ring. A ridge sometimes felt on uterus above the pubes, marking line of separation between upper contractile and lower dilatable segments of the uterus. SEE: Bandl's ring.*Vòng co thắt Một cung lõm trên bề mặt tử cung, ở khoảng phía trên vùng mu, là đường phân chia giữa vùng co thắt trên và phần giãn nở phía dưới của tử cung. Xem: Bandl's ring.*

retractor. 1. Instrument for holding back the margins of a wound. 2. Muscle that draws in any part or part.*Dụng cụ banh vết mổ, cơ kéo 1. Dụng cụ dùng để banh rộng hai mép vết mổ. 2. Chỉ chung về cơ kéo tại các cơ quan hay các bộ phận trong cơ thể.*

tetrad [L. retro backward]. Toward the posterior part of the body.*Về phía sau Hướng về các bộ phận phía sau của cơ thể.*

retreat [ME. retret, draw back]. Act of retiring or withdrawing from difficult life situations. May be direct, as in physical flight, or indirect, as in malingering, illness, abnormal preoccupation, and self-deception.*Sự rút lui Hành động rút lui hay sự rút lui ra khỏi tình trạng khó khăn trong cuộc sống. Có thể là trực tiếp như qua hành động cụ thể của cơ thể, hay là gián tiếp như trong các*

trường hợp giả vờ ốm đau, bệnh tật, nổi lo lắng bất thường và trường hợp tự giả dối.

retrenchment [Fr. retrenchier, to cut back]. Procedure used in plastic surgery to remove excess tissue. *Phương pháp tạo sẹo co Thủ thuật dùng trong phẫu thuật tạo hình để cắt đi những mô dư thừa.*

retrieval In psychology, the process of bringing remembered information back to the conscious level.*Sự phục hồi Trong tâm lý học, chỉ về tiến trình mang lại những thông tin trong ký ức trở về lại với mức độ ý thức.*

retro- [L.]. Prefix meaning backward; back; situated behind.*retro- Tiếp đầu ngữ, dùng để chỉ phía sau; mặt lưng; vị trí đằng sau.*

retroaction Action in a reverse direction.*Hành động ngược lại Hành động theo một hướng ngược lại.*

retroauricular [L. retro, behind, + nuricula, ear]. Behind the auricle or ear.*Sau tai Phía sau tai.*

retrobuccal [L. retro, back, + bucca, cheek]. Concerning the back part of the mouth or area behind the mouth. *(thuộc) Phía sau miệng Liên quan đến đáy khoang miệng hay vùng phía sau miệng.*

retrobulbar [L. retro, behind, + Gr. bulbus, bulb]. 1. Behind the eyeball. 2. Posterior to the medulla oblongata.*Sau nhãn cầu, sau cầu não 1. Phía sau nhãn cầu. 2. Phía sau hành tủy.*

retrocecal [L. retro, back, + caecum, cecum]. Back of or pert. to the area posterior to the cecum.*Sau manh tràng Phía sau hay liên quan đến phía sau của manh tràng.*

retrocedent [L. retrocedere). 1. Going backward, returning. 2. A condition affecting some interior organ and disappearing from the surface. *Lùi lại, lặn vào trong 1. Đi lùi lại, quay trở lại. 2. Tình trạng ảnh hưởng đến một vài cơ quan bên trong và làm cho nó như bị mất đi khỏi bề mặt.*

retrocervical [L. retro, back, + cervix, neck]. Back of the cervix uteri. *Sau cổ tử cung Phía sau của cổ tử cung.*

retrocession [L. retrocessio, going back]. 1. A going back; a relapse. 2. Metastasis of a condition from the surface to an internal organ. 3. An abnormal position of the uterus; backward displacement.*Động tác lùi, sự lặn vào trong 1. Sự trở lại, sự tái phát. 2. Sự di căn của một bệnh từ bề mặt của một cơ quan nội tạng. 3. Vị trí bất thường của tử cung; lệch.*

retroclusion [" + claudere, to close]. A method of stopping arterial bleeding. A needle is placed through the tissues over a severed artery and then turned around and down so that it is passed back through the tissues under the artery. This causes compression of the vessel.*Sự ép chặt Là*

phương pháp cầm máu tại động mạch. Một cái kim được gài qua các mô phía trên động mạch và rồi vòng xuống phía dưới và gài vào các mô dưới động mạch, việc này sẽ tạo nên sự ép lên mạch máu.

retrocolic [L. retro, back, + Gr. kolon, colon]. Back of the colon.*Sau ruột kết Phía sau của ruột kết.*

retrocollic [" + collum, neck]. Concerning the back of the neck.*Sau cổ, gáy Liên quan đến phía sau của cổ.*

retrocollic spasm. Wryneck with spasms affecting posterior muscles of neck.*Sự co thắt sau cổ Chứng vẹo cổ do ảnh hưởng của sự co thắt các cơ phía sau cổ.*

retrocollis Spasm of posterior muscles of the neck with drawing of the head backward. SEE: torticollis.*Vẹo cổ ra phía sau Chứng co thắt các cơ phía sau cổ, từ đó kéo cổ ngửa ra phía sau. Xem: torticollis.*

retrocursive [L. retro back, + curro to run]. Stepping or turning backward. *Đi giật lùi Bước hay quay về phia sau.*

retrodeviation [" + deuiare, to turn aside]. Backward displacement, as of an organ.*Sự lệch ra sau Sự lệch vị trí về phía sau, đối với một bộ phận.*

retrodisplacement [" + Fr. desplacer, displace]. Displacement backward of a part.*Sự di chuyển ra phía sau Sự dịch vị trí ra phía sau của một bộ phận.*

retroesophageal [L. retro, behind, + Gr. oisophagos, gullet]. Located behind the esophagus.*Phía sau thực quản Vị trí ở phía sau thực quản.*

retrofllling Placement of filling material in a root canal by using an opening made in the apex of the tooth.*Cách trám phía dưới Sự đặt các chất liệu để trám lỗ ở chân răng bằng cách mở một đường ở trên đỉnh của răng.*

retroflexed [L. retro, backward, + fexus, bent]. Bent backward.*Gấp ra sau Gấp cong ra phía sau.*

retroflexion A bending or flexing backward.*Sự gấp ra sau Sự cong ra phía sau hay sự gấp ra sau.*

retroflexion of uterus. Condition of the womb in which its body is bent backward at an angle with the cervix, whose position usually remains unchanged.*Vị trí gấp ra sau của tử cung, tử cung ngả sau Là vị trí của tử cung với thân tử cung cong ra phía sau tạo thành một góc tại cổ tử cung. Vị trí này thường ít bị thay đổi.*

retrogasserian Referring to the posterior root of the gasserian ganglion. *Rễ sau hạch Gasser Liên quan đến rễ sau của một hạch khí.*

retrognathia [L. retro, back; + Gr. gnathos, jaw]. Location of the mandible back of the frontal plane of the maxilla.*Lùi hàm, thụt hàm Hàm dưới lùi về phía sau so với hàm trên.*

retrognathism [" + Gr. gnathos jaw].

Having retrognathia.*Chứng lùi hàm Sự có hàm thụt ra phía sau.*

retrograde [L. retro, backward, + gradi, to step]. Moving backward; degenerating from better to worse state.*Nghịch hành, thoái hóa Đi về phía sau; sự thoái hóa khỏi tình trạng đang tốt hay đang xấu.*

retrograde amnesia. Loss of memory for events and situations just preceding the time of patient's illness. *Quên về trước Mất trí nhớ các sự kiện và các tình huống vừa xảy ra ngay trước cơn bệnh.*

retrograde aortography. Roentgenography of the aorta by injecting a contrast medium into one of its branches, against the direction of blood flow.*Chụp X quang động mạch chủ bằng cách bơm cản quang ngược Phương pháp chụp X-quang động mạch chủ bằng cách bơm chất cản quang vào một trong các mạch nhánh của nó, đi ngược với dòng chảy của máu.*

retrograde flow. The flow of fluid in a direction opposite to that which is considered normal.*Chảy ngược Sự chảy của một chất dịch theo hướng ngược lại với hướng chảy bình thường của nó.*

retrograde pyelography. Pyelography wherein the radiopaque dye is injected into the kidneys from below, via the ureters.*Chụp X quang bể thận bằng ngược dòng Phương pháp chụp X quang bể thận bằng cách bơm chất màu cản quang vào thận từ phía dưới theo đường niệu quản.*

retrography [" + Gr. graphein, to write]. Mirror writing, a symptom of certain brain diseases. Also may be present in persons with dyslexia. *Chứng viết ngược Viết ngược, chỉ đọc được bình thường khi nhìn qua tấm gương trong. Là một triệu chứng bệnh não. Cũng có thể xuất hiện ở những người bị chứng khó đọc, khó viết.*

retrogression [L. retrogressus, go backward]. A going backward as in the involution, degeneration, or atrophy of a tissue or structure.*Sự lùi lại, sự thoái hóa Sự thụt lùi lại như trong chứng thoái triển, thoái hóa, hay sự teo lại của một mô, cấu trúc.*

retroinfection [L. retro, backward, + infectio, infection]. Infection communicated by the fetus in utero to the mother.*Nhiễm trùng ngược Nhiễm trùng lây truyền từ bào thai trong tử cung sang người mẹ.*

retroinsular [" + insula, island]. Situated behind the island of Reil in the brain.*Sau thùy đảo Vị trí ở phía sau đảo Reil ở trong não.*

retroiridian [L. retro, behind, + Gr. iridos, colored circle]. Posterior to the iris.*Sau mống mắt Vị trí ở phía sau mống mắt.*

retrojection [" + jacio, throw]. Washing out a cavity from withinby injection of a fluid.

Bơm ngược, thụt rửa Rửa một ổ hay một khoang nào đó bằng cách bơm chất dịch vào trong đó.

retrolabyrinthine [L. retro, behind + Gr. labyrinthos, a maze]. Situated behind the labyrinth of the ear.*Sau mê đạo tai Vị trí ở phía sau mê đạo của tai trong.*

retrolental. Behind the crystalline lens.*Sau thủy tinh thể Vị trí phía sau của thủy tinh thể.*

retrolentalfibroplasia. ABBR: RLF. Abilateral disease of the retinal vessels present in premature infants, some of whom were exposed to high postnatal oxygen concentrations. High oxygen concentration used in treating premature infants, esp. those weighing less than 1500 grams, causes vasoconstriction of the immature retinal vessels and eventually occlusion of the vessels. This may be followed by fibrous proliferation and invasion of the vitreous. Retinal detachment may occur at that time or many years later. Blindness develops within several weeks. Other factors can have an important role in the pathogenesis of RLF. Apnea, asphyxia, sepsis nutritional deficiencies, and a large number of blood transfusions given over a short period of time have all been related to RLF.
Prevention is possible by using only the lowest possible effective oxygen concentration in treating premature infants. Thus the lowest level possible without endangering the life of the infant is used. Too severe restriction of oxygen will increase the likelihood of hyaline membrane disease and neurologic disorders. All premature infants treated with supplemental oxygen should have careful examination by an ophthalmologist prior to discharge from the hospital. Once blindness develops, there is no effective treatment. SYN: retinopathy of prematurity.

*Tạo mô xơ sau thủy tinh thể Viết tắt là: RLF. Chứng bệnh mạch máu võng mạc, xảy ra ở cả hai bắt của trẻ sinh thiếu tháng, một vài trường hợp do nồng độ oxy sau sinh. Vì nồng độ oxy cao thường dùng để điều trị hỗ trợ thêm cho trẻ sinh thiếu tháng, đặc biệt là các trường hợp trọng lượng dưới 1500 gam, điều này để gây co mạch của mạch máu tại võng mạc và cuối cùng dẫn đến tắc mạch. Tiếp theo sau là sự tăng sinh mô xơ và xâm lấn thủy tinh thể. Chứng bong võng mạc có thể xảy ra sau vài năm. Bệnh có thể đến mù sau vài tuần. Một vài yếu tố khác cũng đóng vai trò quan trọng trong sự phát sinh bệnh RLF, đó là: ngừng thở, trạng thái ngạt, nhiễm trùng, thiếu dinh dưỡng và trường hợp phải truyền máu nhiều lần trong một khoảng thời gian ngắn.
Có thể ngừa bệnh bằng cách hạn chế tối đa việc thở oxy nồng độ cao đối với trẻ sơ sinh, mà chỉ nên dùng với độ thấp nhất có thể chấp nhận*

được. Tuy nhiên, khi hạn chế oxy, cũng có nguy cơ mắc bệnh màng trong và các rối loạn thần kinh. Cho nên, việc cung cấp oxy cho trẻ sơ sinh cần phải xem xét hết sức cẩn thận bởi bác sĩ nhân khoa để loại trừ các khả năng gây bệnh. Một khi bệnh đã dẫn đến mù thì sẽ không còn phương pháp nào để điều trị. Đn: retinopathy of prematurity.

retrolenticular [" + lenticularis, pert. to a lens]. Retrolental, q.v.*Sau thủy tinh thể Xem: Retrolental.*

retrolingual [L. retro, behind, + Lingua, tongue]. Behind the tongue.*Sau lưỡi Vị trí ở phía sau lưỡi.*

retromammary [" + mamma, breast]. Located behind the mammary gland. *Sau vú Vị trí nằm ở phía sau tuyến vú.*

retromandibular [" + mandibulum, jaw]. Located behind the lower jaw. *Sau hàm dưới Vị rí nằm ở phia sau hàm dưới.*

retromastoid [" + Gr. mastos, breast + eidos form, shape]. Situated behind the mastoid process.*Sau xương chũm vú Vị trí ở phía sau mỏm chũm.*

retromorphosis [" + Gr. morphe form, + osis, condition]. 1. Change in shape accompanying a transition from a higher to a lower type of structure. 2. Retrogressive changes within cells or tissues. SYN: catabolism.*Sự thoái biến 1. Sự thay đổi hình dạng cùng với sự chuyển hóa từ một cấu trúc cao sang một cấu trúc thấp. 2. Sự thay đổi thoái hóa xảy ra bên trong tế bào hay mô. Đn: catabolism.*

retronasal [L. retro, back, + nasus, nose]. Rel. to, or situated at, the back part of the nose.*Sau mũi Liên quan đến sau mũi hay vị trí nằm tại phía sau mũi.*

retroocular [L. retro, behind, + oculus, eye]. Located behind the eye. *Sau mắt Vị trí nằm ở phía sau mắt.*

retroparotid [" + Gr. Para, beside, + ous, ear]. Behind the parotid gland. *Sau tuyến mang tai Vị trí nằm ở phia sau tuyến mang tai.*

retroperitoneal [" + Gr. peritonaion, peritoneum]. Located behind the peritoneum and outside the peritoneal cavity, such as the kidneys.*Sau màng bụng Vị trí nằm ở phía sau màng bụng và phía ngoài ổ bụng, ví dụ như thận.*

retroperitoneal fibrosis. Development of a mass of fibrotic tissue in the retroperitoneal space. This may lead to physical compression of the ureters, and even the vans cava and aorta. This disease may be associated with taking methysergide for migraine, and other drugs. SYN: Ormond's syndrome.*Xơ hóa sau màng bụng Sự phát triển của khối mô sợi ở phia sau màng bụng. Điều này có thể dẫn đến sự chèn ép niệu quản, tĩnh mạch, động mạch chủ. Bệnh cũng có thể có liên quan đến việc* sử dụng methysergid để điều trị chứng đau nửa đầu hay do một vài loại thuốc khác. Đn: *Ormond's syndrome.*

retroperitoneum The space behind the peritoneum.*Sau màng bụng Chỉ khoảng không gian phía sau màng bụng.*

retroperitonitis Inflammation behind the peritoneum.*Viêm sau màng bụng Chứng viêm nhiễm ở phía sau màng bụng.*

retropharyngeal [" + Gr. pharynx, throat). Behind the pharynx.*Sau họng Phía sau họng.*

retropharyngitis [" + " + itis, inflammation]. Inflammation of the retropharyngeal tissue.*Viêm sau họng Chứng viêm nhiễm các mô ở phía sau họng.*

retropharynx [" + Gr. pharynx, throat]. Posterior portion of the pharynx.*Vị trí sau họng Phần sau họng.*

retroplacental [" + placenta, a flat cake]. Behind the placenta, or behind both the placenta and the uterine wall.*Sau rau thai Phía sau rau thai hay vị trí ở phía sau cả rau thai cùng với thành tử cung.*

retroplasia [" + Gr.plassein, to form]. Degenerative change of a cell or tissue into a more primitive form,*Di sản ngược, sự thay đổi Sự thoái hoá của tế bào hoặc mô thành dạng nguyên thủy hơn.*

retroposed [L. retro, backward, + positus, placed]. Displaced backward.*Vị trí phía sau Sự đổi chỗ đặt ra phía sau.*

retroposition Backward displacement of a tissue or organ.*Đổi chỗ ra phía sau Sự đổi vị trí ra phía sau của một mô hay một bộ phận cơ thể.*

retropulsion [" + pulsio, a thrusting]. 1. Pushing back of any part, as of the fetal head in labor. 2. A walking or running backward involuntarily, seen in some of the nervous system disorders.*Đẩy ngược, đi giật lùi 1. Sự đẩy một bộ phận ra phía sau, ví dụ như đẩy đầu thai nhi ra phía sau trong khi sinh. 2. Sự đi lùi hay chạy lùi một cách không chủ tâm, thường thấy trong một số rối loạn hệ thần kinh.*

retrospective study. A clinical study in which patients or their records are investigated after they have experienced the disease or condition. SEE: prospective study.*Nghiên cứu, hồi cứu Nghiên cứu lâm sàng trong đó bệnh nhân hoặc số liệu về bệnh nhân được thăm dò sau khi họ mắc bệnh. Xem: prospective study.*

retrospondylolisthesis [L. retro, behind + Gr. spondylos. vertebra, + olisthesis, a slipping]. Posterior displacement of a vertebra.*Trượt đốt sống ra sau Sự dịch vị trí ra phía sau của đốt sống.*

retrosternal [" + Gr. sternon, chest]. Behind the sternum.*Sau xương ức Vị trí phía sau của xương ức.*

retrosternal pulse. Venous pulse felt

over the suprasternal notch.*Mạch sau xương ức Nhịp tĩnh mạch cảm nhận qua hõm trên xương ức.*

retrotarsal [" + Gr. torsos, a broad, flat surface]. Located behind the tarsus of the eye.*Sau sụn mi Vị trí ở phía sau sụn mi.*

retrouterine [L. retro backward, + uterus, womb). Located behind the uterus.*Sau tử cung Vị trí nằm ở phía sau tử cung.*

retroversioflexion [" + versio, a turning, + ftexio, flexion]. Retroversion and retroflexion of the uterus.*Gấp ngã ra sau Vị trí nghiêng và gập ra sau của tử cung.*

retroversion [L. retro, back, + versio, a turning]. A turning, or state of being turned back, esp. an entire organ being tipped.*Ngã ra sau, đổ ra sau Sự ngã ra sau, đặc biệt là toàn bộ một bộ phận bị ngã.*

retroversion of uterus. Displacement of the uterus backward with the cervix pointing forward toward the symphysis pubis. Normally, the cervix points toward the lower end of the sacrum with the fondue toward the suprapubic region.*Tử cung ngả ra sau Sự thay đổi vị trí ngã ra phía sau của tử cung, cùng với cổ tử cung hướng về phía khớp xương mu. Bình thường, cổ tử cung hướng về phía đầu dưới xương cùng và đẩy tử cung hướng về phía vùng trên mu.*

Retrovir. The previously accepted trade name for azidothymidine (AZT). The new trade name is Zidovudine.*Retrovir Tên thương mại trước kia của chất azidothymidine (AZT). Tên mới là Zidovudine.*

retroviruses The common name for the family of Retroviridae; RNA containing tumor viruses some of which are oncogenic and induce sarcomas, leukemias, lymphomas, and mammary carcinomas in lower animals. These viruses contain reverse transcriptase.*Retroviruses Tên gọi chung của các loại virus thuộc họ Retroviridae; là loại virus gây khối u có chứa ARN, một số loại trong chúng gây nên bệnh ung thư, bao gồm cả sarcom, bệnh bạch cầu, u lympho, carcinoma vú ở những động vật bậc thấp. Các loại virus này có chứa bản sao ngược.*

retrude [L. re, back, + trudere, to shovel]. To force inward or backward.*Xô đẩy Ép vào trong hay ép về phía sau.*

retrusion 1. Process of forcing backward, esp. with reference to teeth. 2. Condition in which teeth are retroposed.*Ở vị trí lùi 1. Tiến trình đẩy về phía sau, đặc biệt là chỉ về răng. 2. Trường hợp vị trí của răng có hàm dưới thụt vào trong.*

Retzius, lines of [Magnus Gustav Retzius, Swedish anatomist, 1842-1919] Brownish, incremental lines seen in microscopic sections of tooth enamel. They appear as concentric lines in transverse sections through the enamel crown.*Đường

Retzius [Magnus Gustav Retzius, bác sĩ Cơ thể học người Thụy Điển, 1842 - 1919] các đường có màu hơi nâu, khá lớn khi nhìn qua kính hiển vi tại một lớp men răng. Nó trông như là các đường đồng tâm ở bên trong các phần ngang xuyên qua lớp bọc men răng.*

Retzius, space of [Anders Adolf Retzius, Swedish anatomist, 1796-1860] Space in lower portion of abdomen between bladder and pubic bones and bounded superiorly by peritoneum. Contains areolar tissue, fat, and a plexus of veins.*Khoảng Retzius [Anders Adolf Retzius, bác sĩ cơ thể học người Thụy Điển, 1796 - 1860] Khoảng ở phần dưới của bụng, nằm giữa bàng quang và xương mu, phía trên được bao bọc bởi màng bụng. Nó có chứa mô thừa, lớp mỡ và mạng lưới tĩnh mạch.*

Retzius, veins of. [A. A. Retzius] Veins forming communications between the mesenteric veins and inferior vena cava.*Tĩnh mạch Retzius [A. A. Retzius] chỉ chung các tĩnh mạch tạo nên sự thông thương giữa tĩnh mạch mạc treo ruột và tĩnh mạch chủ dưới.*

reunient [L. re, again, + unire, to unite]. 1. Connecting or uniting tissues. 2. The ductus reuniens, q.v.*Tái hợp lại 1. Sự nối lại hay tái hợp lại các mô. 2. Sự nối các ống lại.*

Reuss, August R. von (toys). Austrian ophthalmologist, 1841-1924.*Reuss, August R. von Bác sĩ nhãn khoa người Áo, 1841 - 1924.*

r.'s color charts. Colored letters printed on a colored background for use in testing color vision. To a color blind person, the letters will appear to be the same color as the background.*Bảng màu sắc R Các chữ màu được in trên nền màu để dùng vào việc thử về khả năng nhận biết màu sắc. Đối với người mắc bệnh mù màu, các chữ sẽ xuất hiện như là chỉ có một màu duy nhất.*

revaccination Vaccination for a second time.*Tái tiêm chủng Sự tiêm chủng lần thứ hai.*

revascularization Restoration of blood flow to a part. This may be done by using surgical means or by removing the obstruction from the original vessels.*Tái phân bố mạch Đặt lại dòng chảy của máu đến một bộ phận. Việc này thường thực hiện khi phải trải qua phẫu thuật hay khi có sự tắc nghẽn tại các mạch máu gốc của nó.*

revellent [L. re, back, + vellere, to draw]. 1. Producing revulsion, the diversion of disease or blood from one part of the body to another. 2. Agent producing revulsion.*Làm chuyển máu (bệnh) 1. Làm cho bệnh thuyên giảm, sự chuyển biến của một bệnh hay sự chuyển hướng của một dòng chảy của máu từ bộ phận này đến bộ phận khác trong cơ thể. 2. Tác nhân gây chuyển bệnh.*

reverberation [L. reoerberore, to cause to rebound]. 1. Process by which closed chains of neurons, when excited by a single impulse, will continue to discharge impulses from collaterals of their cells. 2. The repeated echoing of a sound.*Sự dội lại 1. Chỉ về các tiến trình chuỗi khép kín của các nơron khi bị kích thích bởi một xung lực, sẽ tiếp tục phát sinh ra một chuỗi các kích thích phản ứng từ các tế bào của nó. 2. Tiếng vang dội lại của một âm thanh.*

Reverdin's needle [Jacques L. Reverdin, Swiss surgeon, 1842-1929] A special needle with an eye at the tip that can be opened and closed by use of a lever.*Kim Reverdin [Jacques L. Reverdin, bác sĩ phẫu thuật người Thụy Sĩ, 1842 - 1929] Một loại kim đặc biệt với một lỗ tại đầu có thể mở và đóng được bằng cách dùng một cái đòn bẩy.*

reversal [L. reversus, revert]. 1. A change, or turning in the opposite direction. 2. In psychology, a change in an instinct to its opposite, as from love to hate.*Sự đổi chiều, đảo đôi 1. Sự đổi hướng hay sự quay theo một hướng ngược lại. 2. Trong tâm lý học, chỉ về sự thay đổi với khuynh hướng theo chiều ngược hẳn lại, ví dụ như sự thương hay ghét.*

r., sex. The process of changing an individual's sexual identity to that of the opposite sex. SEE: sex reassignment.*Sự thay đổi giới tính Chỉ về quá trình làm thay đổi giới tính của một người. Xem: sex reassignment.*

reversible Able to change back and forth.*Có thể đảo lộn Có thể thay đổi tiến hay lùi, thuận hay nghịch.*

reversion 1. Return to a previously existing condition. 2. In genetics, the appearance of traits possessed by a remote ancestor. SEE: atavism.*Sự trở lại, lại giống 1. Sự trở lại tình trạng như trước đây. 2. Trong di truyền học, chỉ về sự xuất hiện những đặc điểm của tổ tiên xa xưa, sự lại giống. Xem: atavism.*

revertant. An organism that has reverted to a less advanced type by mutation.*Sự trở lại tình trạng cũ Chỉ về một bộ phận cơ thể bị trở lại tình trạng kém hơn do nguyên nhân đột biến.*

review of systems. ABBR: ROS. In the process of examining and questioning a patient, esp. one not previously seen or examined, it is important to ask questions concerning each organ and region of the body. To fail to do this is to invite overlooking something in the history that is essential to the diagnosis of the disease process. This review is done in an orderly and systematic manner and is recorded. In general, it is true that if the examining person's findings are not recorded in the chart, they might as well have not been done- at least with respect to being available for others involved in the patient's care. In asking questions, keep in mind the possible differences between the examiner and the patient with respect to economic values, social and cultural mores, language, and life experiences. Thus questions concerning those areas generally considered to be personal, private, and confidential such as neuropsychiatric, sexual, and marital history must be tactful and done in a nonjudgmental manner. Also important is for the examiner to be aware constantly that the patient's vocabulary most probably does not include complex or abstruse medical, anatomical, and chemical terms. Most individuals who know slang terms for urine, feces, and sexual intercourse are unaware of the usual medical terms. It is sometimes useful to do the ROS during the physical examination. The ROS outline that follows should not be used slavishly for each patient. Obviously the questions asked of an adolescent will reasonably be leas detailed than those asked of an elderly patient.

The systems and regions and questions include, but are not restricted to, the following.

General. History of fatigue, weight loss, travel to other climates or countries, recent weight change, chills, fever, and lifestyle change. Has individual ever been refused for life insurance or military service? How many persons occupy the patient's dwelling? His relationship to persons with whom he lives. Is it a happy home? Hobbies, outside interests. Religious activities, if any. History of exposure to animal pets and the health of those pets. Obtain history of military service and in what locations, sources of income.

Skin. Rash, itching, sunburn, change in size of moles, vesicles, hair lose.

Head, face, and neck Headache, migraine, vertigo, trauma, stiffness, pain, swelling.

Eyes. Are glasses worn and when were eyes last examined concerning visual acuity and glaucoma? Pain, diplopia, scotomata, itch, discharge, redness, infection.

Ears. Acute or chronic loss of hearing, pain, discharge, tinnitus, vertigo. Does ear wax collect and periodically need to be removed? History of failure to adjust to descending from altitude.

Nose. Dryness, crust formation, bleeding, pain, discharge, obstruction, acuity of smell, malodor, sneezing. Do nose hairs have to be trimmed to prevent irritation?

Mouth and teeth. Soreness, ulcers, pain, dryness, infection, hoarseness, bleeding gums, swallowing difficulty, condition of teeth either real or false, bruxism, temporomandibular syndrome.

Breasts. Pain, swelling, tenderness, lumps, bleeding from nipple, infection, change in ability of nipples to become erect.

Respiratory. Cough, pain, sputum production, character of sputum, hemoptysis, exposure to persons with contagious diseases such as tuberculosis. History of occupational or other exposure to asbestos, silica, chickens, parrots, or dusty environment. Dyapnea, cyanosis, tuberculosis, pneumonia, pleurisy. If pulmonary function teats were done, the date(s). Extent and duration of use of tobacco.

Cardiac. Angina, dyapnea, orthopnea, palpitations, heart murmur, heart failure, cardiac infarction, surgical procedures on coronary arteries or heart valves, history of stress test results and how recently done, hypertension, rheumatic fever, cardiac arrhythmias, exercise tolerance, history of athletic participation including jogging and running and if these are current activities, the date(s) of ECG if ever taken.

Vascular. Claudication, history of cold intolerance esp. of extremities, history of frostbite, phlebitis, ulcers esp. of lower extremities.

Gastrointestinal. Appetite, history of recent gain or lose of weight, and has patient been on a particular diet for gaining or losing weight? Is patient a vegetarian? Difficulty in swallowing. Anorexia, nausea, vomiting and character of vomitus, diarrhea and possible explanation such as foreign travel or food "poisoning," belching, constipation, change in bowel habits, melena, hemorrhoids and history of surgery for this condition, use of laxatives or antacids, jaundice, hepatitis, other liver disease, use of injected "street" drugs.

Renal and urinary and genital tract. History and if positive time of last kidney or bladder atone, dysuria, hematuria, pyuria, nocturia, frequency, incontinence, urgency, history of antibiotics used for urinary tract infections, history of bedwetting, history of sexually transmitted diseases, libido, sexual preference, penile or urethral discharge, marital history, frequency of sexual activity.

In females, wlval proritus, vaginal discharge, vaginal malodor, history of menarche, frequency and duration of menstrual periods, amount of flow, type of menstrual protection devices used, type(s) of contraception used, total number of pregnancies, abortions, miscarriages, normal deliveries; number, sex, and ages of living children. Vaginal, cervical, uterine infections, pelvic inflammatory disease, tubal ligation, D & C, hysterectomy, dyepareunia.

In males, vasectomy, wet dreams, scrotal pain or swelling, prostate trouble.

Musculoskeletal. Muscle twitches, pain, heat, tenderness, swelling, loss of range of motion or strength, cramps, sprains, strains, trauma, fractures, stiffness, backache, osteoporosis, and character with respect to time of day of onset and duration esp. with respect to effect of exercise, backache, osteoporosis.

đặc biệt là những tác động lúc luyện tập.

Máu. Thiếu máu, chảy máu, bầm máu, tụ máu khớp, tiền sử về bệnh ưa chảy máu, bệnh hồng cầu hình liềm hay liềm vết, mất máu thời gian gần đây, vấn đề truyền máu và cho máu. Có bị chóng mặt mỗi khi mất máu không?

Nội tiết. Lịch sử trưởng thành của cơ quan sinh dục, cơ quan sinh dục phát triển đầy đủ hay có khiếm khuyết, vấn đề thay đổi trọng lượng, sức chịu đựng khí hậu nóng hay lạnh so với các người khác ở môi trường xung quanh, chứng khô tóc, khô da, rụng tóc, thay đổi giọng nói. Ở đàn ông, những thay đổi trong tỷ lệ phát triển râu, sự phát triển lông trên mặt đối với phụ nữ, sự tăng hay giảm ham muốn tình dục, chứng tiểu nhiều, chứng khát nhiều, chứng ăn nhiều, ngứa, tiểu đường, lồi mắt, bệnh bướu cổ, chứng đỏ bừng và đổ mồ hôi không lý do.

Hệ thần kinh. Sự thay đổi khả năng điều khiển cơ trong thời gian gần đây, ngất, đột quỵ ("sốc"), co giật, run, rối loạn kết hợp: rối loạn cảm giác, đau, thay đổi trí nhớ, chóng mặt, run.

Tình trạng tâm lý và sự xúc động. Tiền sử các bệnh tâm lý, lo âu, trầm cảm hoạt động, quá độ, trạng thái hưng cảm, mệt nhọc, thay đổi kiểu ngủ, mất ngủ, ngủ nhiều, cơn ác mộng, mộng du, ảo giác, cảm giác không thực, bệnh hoang tưởng, sợ hãi, nỗi ám ảnh, sự cưỡng chế, hành vi phạm tội, tăng hay giảm ham muốn về tình dục, bệnh cuồng dâm, chứng cuồng dâm ở phụ nữ, ý nghĩ muốn tự tử, tự thoả mãn với cuộc sống và nghề nghiệp hiện tại, tình trạng hôn nhân hay ly dị, mối bất hòa trong gia đình, tiền sử nghề nghiệp và những thay đổi trong thời gian gần đây, quá trình học tập và những thành tựu, sự tự nhận thức về bản thân. Nếu có thể được thì hỏi bệnh nhân về hiện trạng hạnh phúc gia đình và tình yêu.

revivescence Revivification, q.v.*Sự phục hồi Xem Revivification.*

revivification [L. re, again, + uiuere, to live, + facere, to make]. 1. Attempt to restore life to those apparently dead; restoration to life or consciousness. Also restoring life in local parts, as a limb after freezing. 2. Pairing of surfaces to facilitate healing, as in a wound.*Sự làm sống lại, sự làm khỏe mạnh lại* 1. Nỗ lực làm sống lại một ca bệnh đã có dấu hiệu của sự chết; sự phục hồi lại cuộc sống hay trạng thái tỉnh táo. Cũng có nghĩa phục hồi lại từng bộ phận trong cơ thể, ví dụ như chân tay đang bị tê cóng. 2. Sự kết dính hai bề mặt cho lành lại ở một vết thương.

revulsant [L. reuulsio, pulling back]. 1. Causing transfer of disease or blood from one part of the body to another. 2 Counterirritant that in-

creases blood flow to an inflamed part.*Làm chuyển máu* 1. Nguyên nhân lấy truyền bệnh hay động lực làm máu di chuyển từ bộ phận này đến bộ phận khác trong cơ thể. 2. Sự phản kích thích, làm gia tăng dòng chảy của máu đến vùng bị viêm nhiễm.

revulsion 1. Act of driving backward, as diverting disease from on part to another by a quick withdrawal of the blood from that part. 2. In physical therapy circulatory changes obtained by sudden and intense reactions to heat and cold. SEE counterirritation. *Sự làm chuyển bệnh (máu)* 1. Hành động gây chuyển bệnh, ví dụ như sự chuyển hướng bệnh từ bộ phận này sang bộ phận khác do bởi đường truyền máu từ bộ phận đó. 2. Trong vật lý trị liệu, chỉ về các thay đổi liên quan với nhau do các phản ứng mạnh và bất ngờ đối với nhiệt độ nóng hay lạnh. Xem: counterirritation.

revulsive 1. Causing revulsion. 2 A counterirritant.*Gây chuyển bệnh* 1. Nguyên nhân gây chuyển bệnh. 2. Một chất phản kích thích.

reward. Something given to an individual asrecognition of a good performance or or having achieved a certain level of competence in a field of endeavor.*Phần thưởng chỉ chung về những vật đem cho một người nào đó như là khen ngợi một biểu hiện tốt hay do có một thành tựu nào đó ở mức độ tài năng do có nổ lực.*

rewarming. The process of warming the body of an individual whose body temperature has dropped to a subnormal level. It is usu ally accomplished by providing a warm environment; one way of doing this is to immerse the hypothermic individual in warm water.*Làm ấm lại Tiến trình làm ấm lại cơ thể của một người nào đó khi nhiệt độ cơ thể bị hạ xuống dưới mức độ bình thường. Việc đó thường là cung cấp cho họ một môi trường ấm; có một cách thông dụng nhất là ngâm trong nước ấm.*

Reye's syndrome [R. D. K. Reye Australian pathologist, 1912-1977] A syndrome first recognized in 1963, character ized by acute encephalopathy and fatty in filtration of the liver and possibly of the pancreas, heart, kidney, spleen and lymph nodes. Seen in children under 15 years of age after an acute viral infection. The mortality rate is variable depending on severity, but may he as high as 80%.
SYM: Upper respiratory infection (viral followed in about 6 days by pernicious nausea and vomiting and a change in mental status (disorientation, agitation, coma, seizures), hepatomegaly without jaundice in 40% of cases. The disease should be suspected in any child with acute onset of encephalopathy and altered liver function.

ETIOL: Unknown, but association with increased use of aspirin is evident from epidemiological studies.
PROG: Outcome is related to severity of the central nervous system involvement.
TREAT: Supportive care including I. V. administration of fluids and electrolytes. Careful control of blood electrolytes.
NURSING IMPLICATIONS: Perform a neurological assessment at frequent intervals. Monitor temperature and perform prescribed measures to alleviate hyperthermia. Implement seizure precautions. Monitor intake and output carefully. Observe for impaired hepatic function such as signs of bleeding. Instruct the parent or guardian not to administer aspirin to a child experiencing chicken pox or influenza, because use of aspirin in those conditions may induce Reye's syndrome.*Hội chứng Reye [R. D. K. Reye, bác sĩ bệnh học người Úc, 1912 - 1977] Một hội chứng mới biết được từ năm 1963, có biểu hiện là bệnh não cấp tính và sự thâm nhiễm mỡ vào trong gan, có thể là tụy, tim, thận, lách và các hạch bạch huyết. Thường thấy ở trẻ em dưới 15 tuổi, sau khi bị nhiễm virus cấp tính. Tỷ lệ tử vong rất biến đổi, tùy theo mức độ nghiêm trọng, nhưng có thể lên cao tới 80%.*
TRIỆU CHỨNG: Nhiễm trùng đường hô hấp trên (do virus) khoảng 6 ngày, sau đó buồn nôn và nôn và có thay đổi tình trạng tinh thần (mất phương hướng, lo âu, hôn mê, co giật), gan to không vàng da khoảng 40% trường hợp. Bệnh này nghi ngờ ở những trẻ mắc bệnh não cấp tính và thay đổi chức năng gan.
NGUYÊN NHÂN: Không rõ, nhưng có liên quan đến việc sử dụng aspirin nghiên cứu dịch tể.
TIÊN LƯỢNG: Kết quả thường có liên quan đến mức độ tổn thương hệ thần kinh trung ương.
ĐIỀU TRỊ: Chăm sóc hỗ trợ bằng cách truyền dịch và chất điện giải. Cẩn thận trong kiểm soát điện giải trong máu.
CHĂM SÓC: Đánh giá hệ thần kinh thường xuyên. Giảm sát nhiệt độ và các biện pháp đã chỉ định làm hạ thân nhiệt. Phải đề phòng co giật. Giảm sát lượng đồ ăn và chất thải cẩn thận. Theo dõi sự suy yếu chức năng gan cũng như các dấu hiệu chảy máu. Hướng dẫn cha mẹ hay người giám hộ không nên cho trẻ dùng aspirin trong các bệnh như: thủy đậu, cúm bởi vì dùng trong trường hợp này dễ gây ra hội chứng Reye.

RF, Rf. rheumatoid factor.*RF, Rf. Viết tắt của chữ rheumatoid factor, có nghĩa là yếu tố dạng thấp khớp.*

R.,F.A. right froatoanterior fetal position.*R.,F.A. Viết tắt của chữ right frontoanterior fetal position, có nghĩa là vị trí thai nhi ngôi trán trước bên phải.*

R factor. Resistance transfer factor.*Yếu tố R Viết tắt của chữ Resis-*

tance transfer factor, có nghĩa là Yếu tố chuyển đổi đề kháng.

R.F.P. right frontoposterior fetal position.*R.F.P. Viết tắt của chữ right frontoposterior fetal position, có nghĩa là vị trí thai nhi ngôi trán sau bên phải.*

R.F.T. right frontotransuerse fetal position.*R.F.T. Viết tắt của chữ right frontotransverse fetal position, có nghĩa là vị trí thai nhi ngôi trán ngang bên phải.*

RH. releasing hormone.*RH. Viết tắt của chữ releasing hormone, có nghĩa là hormon giải phóng.*

Rh. 1. Chem. symb. for the element rhodium. 2. Rhesus, a monkey (Macaca rhesus) in which the Rh factor was first identified.*Rh. 1. Ký hiệu hóa học cho nguyên tố Rođi. 2. Viết tắt của chữ Rhesus, là tên một loài khỉ nâu (Macaca rhesus), trong đó chữ Rh thường dùng trong trường hợp viết tắt.*

Rhabditis [Gr. rhabdos, rod]. A genus of small nematode worms, some of which are parasitic.*Rhabditis Tên một loại giun tròn nhỏ, một số trong chúng là loài ký sinh.*

rhabdo- [Gr. rhabdos, rod]. Combining form meaning rod.*rhabdo- Tiếp đầu ngữ, có nghĩa là: roi, vi khuẩn hình que.*

rhabdoid [" + eidos, form, shape]. Resembling a rod.*Hình que Giống như một cây que.*

rhabdomyoblastoma [" + mys, muscle, + blastos, germ, + oma, tumor]. Rhabdomyosarcoma.*U nguyên bào cơ vân Xem Rhabdomyosarcoma.*

rhabdomyolysis [" + " + lysis, dissolution]. An acute, sometimes fatal disease characterizedby destruction of skeletal muscle.*Globin coniệu kịch phát Một loại bệnh cấp tính, đôi khi nguy hại đến tính mạng, biểu hiện bởi sự phân hủy các cơ vân.*

rhabdomyoma [" + " + oma, tumor]. A striated muscular tissue tumor. SYN: myoma strioeellulare.*U cơ vân U các mô cơ vân. Đn: myoma striocellulare.*

rhabdomyosarcoma [" + " + sarx, flesh, + oma, tumor]. An extremely malignant neoplasm originating in skeletal muscle.*Sarcom cơ vân U ung thư cực kỳ ác tính xuất phát từ cơ xương.*

rhabdophobia [" + phobos, fear]. Abnormal fear of being bit or beaten with a stick or rod.*Ám ảnh sợ roi Nỗi sợ hãi một cách bất thường khi bị đánh bằng gậy hay bằng roi.*

rhabdosarcoma [" + sarx, flesh, + oma, tumor]. Rhabdomyo sarcoma. *Sarcom cơ vân Xem: Rhabdomyosarcoma.*

rhabdovirus [" + L. virus, poison]. Any of a group of rod-shaped RNA viruses with one important member, the rabies virus, pathogenic to man. The virus has a predilection for tissue of mucus-secreting glands and the central nervous system. All warm-blooded animals are suscepti-

ble to infection with these viruses. *Rhabdo virus Chỉ chung về một nhóm virus ARN có hình roi, với một vài loại quan trọng là virus gây bệnh dại ở người. Các loại virus ưa tấn công vào các mô của các tuyến tiết chất nhầy và hệ thần kinh trung ương. Tất cả các động vật máu nóng đều dễ mắc phải các loại virus này.*

rhachialgia [Gr. rhachis, spine, + algos, pain]. Pain in the spine.*Đau cột sống Chứng đau tại cột sống.*

rhachiocampsis [" + kampsis, a bending]. Curvature of spine.*Vẹo cột sống Chứng bệnh cột sống bị cong lệch.*

rhachioscoliosis [" + skoliosis, curvature]. Curvature of the spine laterally.*Chứng vẹo cột sống bên Chứng bệnh cột sống bị cong lệch về một bên.*

rhachis [Gr.). Spinal column.*Cột sống Từ gốc Hy Lạp chỉ về cột sống.*

rhachischisis [" + schisis, a splitting]. A congenital cleft in the spinal column.*Nứt cột sống bẩm sinh Chứng bệnh bẩm sinh có vết chẻ nứt ở cột sống.*

rhachitis [" + itis, inflammation]. Constitutional disease of infancy marked by faulty nutrition and bone deformity. SYN: rachitis; rickets. *Còi xương Bệnh thể tạng ở trẻ em, biểu hiện là suy dinh dưỡng và dị dạng xương. Đn: rachitis, rickets.*

rhacoma [Gr. rhakoma, rags]. 1. Ragged, irregular abrasion, usually of the skin. 2. Relaxation of integument of scrotum.*Sùi lên 1. nhám, sùi lên một cách bất thường, ví dụ như ở da. 2. Chỉ tình trạng giãn mềm ra của phần da bọc bìu dái.*

rhagades [Gr., tears]. Linear fissures appearing in skin, esp. at the corner of the mouth or anus, causing pain. If due to syphilis, they form a radiating scar on healing.*Nứt nẻ Chỉ về các đường nứt xuất niện trên da, đặc biệt là tại góc của miệng hay hậu môn, gây đau. Nếu đường nứt do bệnh giang mai, nó có hình dạng như vết sẹo hình nan hoa trên vết thương đang lành.*

rhagadiform [Gr. rhagas, tear, + L. forma, shape]. Fissured; having cracks.*Hình dạng vết nứt Nứt ra, có vết nứt.*

-rhage, -rhagia [Gr. rhegnynai, to burst forth]. Suffix meaning bleeding, profuse discharge.*-rhage, -rhagia Tiếp vĩ ngữ, có nghĩa là chảy máu, chảy ra nhiều.*

Rh antiserum. Human serum that contains Rh antibodies.*Kháng huyết thanh Rh Một loại huyết thanh người có chứa các kháng thể Rh.*

rhaphania [Gr. raphanos, radish]. Spasmodic disease caused by eating the seeds of wild radish; allied to ergotism. SYN: raphania.*Bệnh do hạt cải Bệnh co thắt gây ra bởi ăn phải hạt của một loại củ cải dại; tương tự như bị ngộ độc nấm cựa

gà. Đn: raphania.*

rhaphe [Gr.]. A seam or ridge. SYN: raphe.*Đường đan đứng giữa Một vết hay lằn gợn. Đn: raphe.*

-rhaphy [Gr. rhaphe]. Suffix meaning joining in a seam, or suturation. *-rhaphy Tiếp vĩ ngữ, có nghĩa là sự liền sẹo hay sự khâu vết thương.*

Rh blood group. A blood group discovered on the surface of erythrocytes of the rhesus monkey. It is present to a variable degree in human populations. When present, an individual is designated Rh (Rh positive). In those without the factor (Rh or Rh negative) it causes, when injected, the formation of anti-Rh agglutinin. Subsequent transfusions of Rh blood may result in serious transfusion reactions (agglutination and hemolysis of red blood cells). A pregnant woman who is Rh negative may become sensitized by blood of an Rh fetus. In subsequent pregnancies, if the fetus is Rh, Rh antibodies produced in maternal blood may cross the placenta and destroy fetal cells, giving rise to erythroblastosia fetalia q.v.*Nhóm máu Rh Là nhóm máu tìm thấy trên bề mặt hồng cầu của khi rhenut. Nó xuất hiện với mức độ rất khác nhau ở người. Một người khi có nhóm máu này, sẽ được đánh dấu Rh+ (Rh dương). Nếu không có là Rh (hay Rh âm), điều này có nghĩa là khi được tiêm Rh vào máu nó sẽ tạo ra chất kết dính kháng Rh. Thông thường việc truyền máu có Rh thường dẫn đến những phản ứng truyền máu rất nghiêm trọng (sự kết dính và tan tế bào hồng cầu). Phụ nữ với nhóm máu Rh âm có thể bị nhạy cảm với máu Rh ở bào thai. Nếu thai nhi có nhóm máu Rh, kháng thể Rh sản sinh trong máu người mẹ có thể qua đường rau thai và phá hủy các tế bào của thai nhi, gây ra chứng tăng hồng cầu trong bào thai.*

-rhea [Gr. rhoia, flow]. Suffix meaning to flow.*-rhea Tiếp vĩ ngữ, có nghĩa là chảy.*

rhegma [Gr. rhegma, a tear]. Rupture, fracture, or rent.*Nứt, rách, gãy Sự gãy, sự vỡ, hay rách.*

rhegmatogenous [" + gennan, to produce]. Originating or due to a rhegma.*Làm cho gãy Gãy hay do gãy.*

rhenium SYMB: Re. At. wt. 186.2; at. no. 75. A metallic element similar to manganese.*rhenium Nguyên tố kim loại có ký hiệu hóa học là Re, nguyên tử lượng 186,2; vị trí thứ 75. Một nguyên tố kim loại giống như mangan.*

rheo- [Gr. rheos, current]. Combining form indicating current, stream, or to flow.*rheo- Tiếp đầu ngữ, chỉ về dòng điện, dòng chất lỏng hay dòng chảy.*

rheobase [" + basis, base]. In unipolar testing with the galvanic current using negative as active pole, the minimal voltage required to produce a stimulated response. This is the rheobase or threshold of excitation. SEE: chronaxie.*Ngưỡng dòng điện Trong thí nghiệm dùng dòng điện đơn cực, dùng cực âm với điện áp tối thiểu đủ để sinh ra đáp ứng kích thích. Điều này gọi là ngưỡng dòng điện hay ngưỡng của sự kích thích. Xem: chronaxie.*

rheobasic Concerning rheobase. *(thuộc) Ngưỡng dòng điện Có liên quan đến ngưỡng dòng điện.*

rheology [" + logos, word, reason]. Study of the deformation and flow of materials.*Lưu biến học Ngành học liên quan đến sự biến dạng và sự chảy của các chất.*

Rheomacrodex. Trade name for dextran 40.*Rheomacrodex Tên thương mại của chất dextran 40.*

rheometer [" + metron, measure]. 1. Instrument for qualitative determination of presence of an electric current. SYN: galvanometer. 2. Device for measuring rapidity of the blood current.*Điện kế, lưu tốc kế 1. Dụng cụ dùng để xác định lượng xuất hiện của dòng điện. Đn: galvanometer. 2. Dụng cụ dùng để đo tốc độ của dòng máu chảy.*

rheostat [" + statos, standing]. Device maintaining fixed or variable resistance for controlling the amount of electric current entering a circuit, *Cái biến trở Dụng cụ dùng để duy trì sự ổn định hay chống lại sự biến thiên để làm ổn định dòng điện đi vào mạch.*

rheostosis [" + osteon, bone]. A hypertrophying and condensing osteitis occurring in streaks, involving long bones.*Dày xương vết sọc Viêm xương có các vệt phì đại và dày lên tại các xương dài.*

rheotachygraphy [" + tachys, swift, + graphein, to write]. Graphic recording of variation of electromotive force in a muscle.*Phép ghi biến lưu điện cơ Đồ thị ghi lại các biến thiên của lực điện động tại một cơ.*

rheotaxis [" + taxis, arrangement]. Reaction to a current of fluid, causing the part acted upon to move against the current.*Lưu ứng động Bị tác động bởi dòng chảy, thường gây ra chuyển động theo sự di chuyển của dòng chảy.*

rheotropism [" + trope, a turn, + -ismos, condition]. Rheotaxis, q.v. *Lưu ứng động Xem: Rheotaxis.*

rheum, rheuma [Gr. rheuma, discharge]. Any catarrhal or watery discharge.*Số mũi Chỉ chung về các trường hợp về chảy nước mũi.*

rheumatic [Gr. rheumatikos]. Pert. to rheumatism.*(thuộc) Bệnh thấp khớp Liên quan đến bệnh thấp khớp.*

rheumatic fever. A systemic, febrile disease that is inflammatory and nonsuppurative in nature and variable in severity, duration, and sequelae. It is frequently followed by serious heart or kidney disease. SEE: table.

SYM: Following a streptococcal infection the patient will experience the sudden occurrence of fever and joint pain; this is the most common type of onset. Other symptoms include fever, migratory polyarthritis, pain upon motion, abdominal pain, chorea, cardiac involvement (pericarditis, myocarditis, and endocarditis). Later gives rise to precordial discomfort and development of heart murmurs. Skin manifestations include erythema marginatum or circinatum, and development of subcutaneous nodules. Epistaxis is common.

Rheumatic fever may occur without any sign or symptom of joint involvement. Two major manifestations (carditis, polyarthritis,chorea, erythema marginatum subcutaneous nodules) or one major and two minor criteria (fever, arthralgia, previous rheumatic fever, elevated erythrocyte sedimentation rate or positive C-reactive protein, prolonged P-R interval) are required to establish the diagnosis of acute rheumatic fever. The Jones criteria for diagnosis of acute rheumatic fever, as revised, include the major and minor manifestations of this disease.

ETIOL: Unknown, but its onset follows a preceding infection with a strain of group A streptococci. Attacks usually occur in childhood; an individual is esp. susceptible to subsequent attacks.

PROPHYLAXIS: Prompt and adequate treatment of streptococcal infections with penicillin preferably, or erythromycin or clindamycin in appropriate dose, for a minimum of 10 days. Following an attack of rheumatic fever, an individual should receive continuous prophylaxis with penicillin G or V, amoxicillin, or sulfadiazene for an indefinite period. Patients known to have carditis who must undergo dental or sugical procedures (especially those involving instrumentation of the urinary tract, rectum, or colon) should receive additional antibiotic coverage on the day of the treatment and for several days thereafter.

TREAT: Enforced bedrest until signs of active rheumatic fever have disappeared. Salicylates for symptomatic relief. Penicillin administered to eradicate streptococci. Complications, esp. those involving heart, require special treatment.

NURSING IMPLICATIONS: Ensure maintenance of bedrest by informing the patient of the significance of compliance. Monitor temperature frequently for elevation; institute appropriate nursing measures for fever reduction. Monitor pulse and notify the physician if an arrhythmia occurs. Instruct the patient concerning altered lifestyle and permitted activities. Instruct the patient concerning the prescribed bland, high-protein and high-carbohydrate diet. Force fluids unless the cardiac status contraindicates this, in which case the diet should also include salt restriction.

Rheumatic fever is a known sequels of streptococcal pharyngitis. Instruct parents about the importance of prescribed prophylactic administration of penicillin for such infections. SEE: Nursing Diagnoses in Appendix.*Sốt thấp Bệnh sốt hệ thống có bản chất viêm và không tạo mủ và rất khác nhau về mức độ nặng nhẹ, thời gian bệnh và di chứng. Nó thường diễn ra sau bệnh thận hay tim nặng.*

TRIỆU CHỨNG: Sau khi nhiễm liên cầu, bệnh nhân bị sốt đột ngột và đau khớp; đây là triệu chứng bắt đầu thường gặp nhất. Những triệu chứng khác bao gồm: sốt, viêm đa khớp di chuyển, đau khớp, đau bụng, múa giật, tổn thương tim (viêm màng ngoài tim, viêm cơ tim và viêm màng trong tim). Sau đó cảm thấy khó chịu vùng tim và nghe thấy tiếng tim. Các biểu hiện trên da như: ban đỏ có bờ hay hình vòng và phát triển các nốt dưới da. Thường hay bị chảy máu cam.

Sốt thấp cũng có thể xảy ra mà không hề có một triệu chứng hay dấu hiệu nào của bệnh khớp. Hai biểu hiện chính (viêm tim, viêm đa khớp, chứng múa giật, ban đỏ có bờ, các bướu nhỏ dưới da) hay một chính và hai phụ (sốt, đau khớp, tiền sử sốt thấp khớp, tăng tốc độ lắng hồng cầu hay protein phản ứng C dương tính, khoảng P-R kéo dài) phải được xem xét để chẩn đoán cấp tính. Tiêu chuẩn Jones được dùng để chẩn đoán sốt thấp cấp tính gồm các biểu hiện chính và phụ của bệnh này.

NGUYÊN NHÂN: Chưa rõ nguyên nhân, nhưng thường khởi phát sau cơn bệnh nhiễm liên cầu khuẩn A. Thường xảy ra vào thời thơ ấu; thường người nhạy cảm sẽ dễ mắc bệnh hơn.

PHÒNG BỆNH: Điều trị đúng và đầy đủ đối với các nhóm nhiễm cầu bằng penicillin, erythromycin hay clindamycin với liều thích hợp trong thời gian ít nhất 10 ngày. Sau cơn sốt thấp, nên tiếp tục điều trị dự phòng bằng penicilin G hay V, amoxillin hay sulfadiazen thêm một thời gian nữa.

Các bệnh nhân viêm tim, khi phải chữa răng hay phẫu thuật (đặc biệt là thực hiện tại đường tiểu, trực tràng, ruột kết) nên điều trị thêm kháng sinh bao vây trong thời gian điều trị và vài ngày sau đó.

ĐIỀU TRỊ: Nghỉ ngơi tuyệt đối cho đến khi các dấu hiệu sốt thấp đã mất hẳn. Dùng salicylat để làm giảm triệu chứng, penicilin để chữa nhiễm liên cầu khuẩn cầu chuỗi. Đối với các biến chứng, đặc biệt là về tim thì phải có các phương pháp điều trị đặc biệt.

CHĂM SÓC: Bệnh nhân tuyệt đối cần phải tuân thủ theo chế độ nghỉ ngơi. Theo dõi thân nhiệt để đề phòng sự tăng cao; thiết lập một chế độ chăm sóc thích hợp để hạ thân nhiệt. Theo dõi mạch và báo ngay cho bác sĩ nếu có loạn nhịp.

Hướng dẫn bệnh nhân thay đổi cách sống và hoạt động trong phạm vi cho phép. Bệnh nhân phải được ăn nhạt, giàu protein và carbohydrat. Uống nhiều nước, trừ khi tình trạng bệnh tim không cho phép. Ăn kiêng bao gồm cả hạn chế muối. Sốt thấp được biết như di chứng của viêm họng do liên cầu. Chỉ dẫn bệnh nhân vấn đề quan trọng của việc ngừa bệnh bằng cách dùng penicilin trong một số bệnh nhiễm trùng. Xem chū: Nursing Diagnoses trong phần phụ lục.

rheumatid Skin lesion associated with rheumatic disease.***Ban khớp*** *Tổn thương da kết hợp với bệnh thấp khớp.*

rheumatism [Gr. rheumatismos]. A general term for acute and chronic conditions characterized. inflammation, soreness and stiffness of muscles, and pain in joints and associated structures. It includes arthritis (infectious, rheumatoid, gouty); arthritis due to rheumatic fever or trauma; degenerative joint disease; neurogenic arthropathy; hydroarthrosis; myositis; bursitis; fibromyositis; and many other conditions. SEE: arthritis; rheumatic fever.***Bệnh thấp*** *Chỉ chung về các bệnh cấp tính và mạn tính biểu hiện triệu chứng viêm, đau, cứng cơ, đau ở khớp và các cấu trúc liên quan. Nó bao gồm viêm khớp (nhiễm khuẩn, đau khớp dạng thấp, bệnh gout); viêm khớp do bệnh sốt thấp hay do chấn thương; bệnh thoái hóa khớp; bệnh khớp do nguyên nhân thần kinh; bệnh thủy khớp; viêm cơ; viêm bao cơ; viêm sau cơ và nhiều bệnh khác. Xem: arthritis; rheumatic fever.*

r., acute articular. Rheumatic fever,***Thấp khớp cấp*** *Xem Rheumatic fever.*

r., chronic. Rheumatism associated with a joint disorder, such as rheumatoid arthritis, gout, or degenerative joint disease, usually resulting in deformity of the joint.***Thấp khớp mạn tính*** *Bệnh thấp khớp kết hợp với các rối loạn khớp, ví dụ như viêm khớp dạng thấp, bệnh gout hay bệnh thoái hóa khớp, kết quả thường dẫn đến biến dạng khớp.*

r., gonorrheal. Arthritis resulting from gonorrheal infection. SEE: gonorrhea.***Thấp khớp lậu cầu*** *Viêm khớp do nhiễm lậu cầu. Xem: gonorrhea.*

r., muscular. Term applied to a number of muscular conditions characterized by tenderness, soreness, pain, and local spasm. Includes such conditions as fibromyositis, myositis, myalgia, and torticollis, q.v.***Thấp cơ*** *Chỉ chung về nhiều loại loại bệnh ở cơ với các triệu chứng như nhậy cảm đau, đau và co giật cục bộ. Nó bao gồm các bệnh như viêm cơ dạng xơ, viêm cơ, đau cơ và chứng vẹo cổ.*

r., palindromic. Intermittent joint pain with tenderness, heat, and swelling that lasts from a few hours

to as long as a week. The knee is most often involved but the disease does not necessarily return to the same joint(s). Between attacks there is no evidence of the disease. The cause is unknown, and there is no specific treatment.***Viêm khớp hồi quy*** *Chứng đau khớp từng cơn cùng với nhậy cảm đau, nóng và sưng tấy kéo dài khoảng từ vài giờ cho đến một tuần. Khớp đầu gối thường hay mắc phải nhất nhưng triệu chứng bệnh không nhất thiết sẽ quay trở lại trên cùng một khớp. Giữa các cơn, thường không có dấu hiệu gì về bệnh. Hiện chưa biết nguyên nhân gây bệnh và chưa có biện pháp đặc trị.*

r., psychogenic. Rheumatism ofpsychic origin, esp. that occurring under emotional stress.***Thấp khớp do tâm lý*** *Là loại bệnh thấp khớp có nguồn gốc từ các yếu tố tâm lý, đặc biệt là thường xảy ra khi bị căng thẳng về cảm xúc.*

r., soft tissue. General term for a variety of localized and generalized conditions that cause pain around joints but are not related to or caused by joint disease. Included in this general classification are bursitis, tennis elbow, tendinitis, perichondritis, stiff man syndrome, and Tietze's disease. ***Bệnh thấp mô mềm*** *Là thuật ngữ chỉ chung về các bệnh khu trú hay lan tỏa gây đau ở xung quanh vùng khớp nhưng không hề liên quan gì đến bệnh khớp hay do bệnh khớp gây ra. Nó bao gồm các loại sau: viêm bao, đau khuỷu tay, viêm gân, viêm màng sụn, hội chứng cứng đơ và bệnh Tietze.*

rheumatismal Concerning or related to rheumatism.***(thuộc) Bệnh thấp*** *Có liên quan đến hay có liên hệ đến bệnh thấp.*

rheumatoid [Gr. rheuma, discharge, + eidos, form, shape]. Of the nature of rheumatism; resembling rheumatism.***Dạng thấp*** *Có bản chất của bệnh thấp, tương tự như bệnh thấp.*

rheumatoid arthritis. Form of arthritis with inflammation of the joints, stiffness, swelling, cartilaginous hypertrophy, and SEE: arthritis, rheumatoid.***Viêm khớp dạng thấp*** *Dạng viêm khớp với viêm ở các khớp, cứng khớp, sưng, phì đại sụn và đau. Xem: arthritis, rheumatoid.*

rheumatoid factor. An immunoglobulin present in serum of 50% to 95% of adults with rheumatoid arthritis. This factor, although not specific for rheumatoid arthritis, is quite helpful in diagnosing and investigating the disease.***Yếu tố dạng thấp khớp*** *Globulin miễn dịch trong huyết thanh của người lớn mắc bệnh thấp khớp ở vào khoảng từ 50% đến 95%. Mặc dù yếu tố này không hoàn toàn đặc trưng cho bệnh thấp khớp nhưng nó hoàn toàn hữu ích cho việc chẩn đoán và tìm hiểu về căn bệnh.*

rheumatologist A physician who specializes in rheumatic diseases.***Bác sĩ chuyên bệnh thấp*** *Bác sĩ được trang bị đầy đủ kiến thức chuyên môn để điều trị và nghiên cứu các bệnh thấp khớp.*

rheumatology The division of medicine concerned with rheumatic diseases.***Ngành thấp khớp*** *Là một ngành học được phân chia trong lĩnh vực y khoa, chuyên nghiên cứu và điều trị các bệnh thấp khớp.*

rhexis [Gr., rupture]. Rupture of any organ, blood vessel, or tissue.***Sự vỡ*** *Chỉ về sự vỡ hay gãy đứt của một bộ phận, mạch máu hay các mô.*

Rh factor. SEE: Rh blood group. ***Nhóm Rh*** *Xem: Rh blood group.*

Rh genes. A series of eight allelic genes that are responsible for the various Rh blood types and designated by A. S. Wiener as R, R', R", R, r, r', r", and r. Genes represented by small r's are responsible for Rh-negative (Rh) persons; those by large R's for Rh-positive (Rh) persona.***Gen Rh*** *Là một loạt tám gen alen với nhau tiêu biểu cho các loại nhóm máu Rh khác nhau được chỉ ra bởi A.S. Wiener, cụ thể là: R, R', R, R, r, r', r'' và r. Các gen xuất hiện nhóm r được xem là thuộc nhóm Rh - âm tính (Rh), các gen xuất hiện nhóm R được xem là thuộc nhóm Rh - dương tính (Rh).*

rhigosis [Gr., shivering]. Perception of cold.***Run lẩy bẩy*** *Có cảm giác lạnh.*

Rh immune globulin. A solution of gamma globulin containing anti-Rh. Given to an Rh-negative mother within 72 hours after delivery of an Rh-positive infant, it acts to prevent and suppress the Rh immune response. Also indicated in abortion done on an Rh-negative mother.***Globulin miễn nhiễm Rh*** *Là dung dịch globulin gamma có chứa kháng Rh. Được dùng cho người mẹ có Rh âm tính, trong vòng 72 giờ sau sinh con Rh dương tính ngăn cản và ức chế phản ứng miễn dịch Rh, nó cũng được chỉ định cho bà mẹ bị sẩy thai có Rh âm.*

rhinal [Gr. rhis, nose]. Concerning the nose. SYN: nasal.***(thuộc) mũi*** *Liên quan đến mũi. Đn: nasal.*

rhinalgia [" + algos, pain]. Pain in the nose; nasal neuralgia.***Đau mũi*** *Đau nhức tại vùng mũi, đau thần kinh mũi.*

rhinedema [" + oidema, swelling]. Edema of the nose.***(chứng) Số mũi*** *Tình trạng phù nề vùng mũi, số mũi.*

rhinencephalon [" + eakephalos, brain]. Portion of brain concerned with reception and integration of olfactory impulses. Includes olfactory bulb, olfactory tract and striae, intermediate olfactory area, pyriform area, paraterminal area, hippocampal formation, and fornix. It constitutes the paleopallium and archipallium. ***Khứu não*** *Là một vùng trên não* có liên quan đến việc tiếp nhận và hòa nhập các xung khứu giác. Nó bao gồm hành khứu giác, các đường và vân khứu giác, vùng khứu trung gian, thùy quả lê, vùng gần cuối, thùy và vòm hải mã gồm có áo não và não nguyên thủy.

rhinencephalus [" + enkephalos, brain]. Rhinocephalus.*Quái thai có vòi Xem Rhinocephalus.*

rhinesthesia [" + aistheses, sensation]. The sense of smell.*Khứu giác Sự cảm nhận mùi vị.*

rhineurynter [" + earyneti, to dilate]. Elastic bag used for dilating the nostrils.*Quả nong lỗ mũi Túi đàn hồi dùng để nong lỗ mũi ngoài.*

rhinion [Gr.]. Lower end of the suture between nasal bones; a craniometric point. SYN: punctum nasale iaferius. *Điểm thấp đường khớp gian mũi Điểm thấp tại đường nối giữa các xương mũi; là điểm mốc trong phép đo sọ. Đn: punctum nasale inferius.*

rhinism [Gr. rhis, nose, + -ismos, condition]. Nasal quality of the voice. *Tiếng nói giọng mũi Âm thanh phát ra khi nói nghe có giọng mũi.*

rhinitis [" + itis, inflammation]. Inflammation of the nasal mucosa. SEE: endorhinitis; ozena.*Viêm mũi Chứng viêm nhiễm vùng màng nhày ở mũi. Xem: endorhinitis; ozena.*

r.,acute. Acute congested condition of the nose with increased secretion of mucus. SYN: coryza. TREAT: No specific treatment is known. General measures include rest, adequate fluids, well-balanced diet. Analgesics and antipyretics may be used to make patient comfortable. Sulfonamides and other antibiotics are of no value and should not be administered. Antihistamines may relieve early symptoms but do not abort or alter course. Vasoconstrictors in form of inhalants, nasal sprays, or drops may give temporary relief. Their use helps prevent the development of middle ear infections by helping to maintain the patency of the eustachian tubes.*Viêm mũi cấp tính Bệnh Sung huyết mũi cấp tính kèm theo sự gia tăng tiết dịch nhầy. Đn: coryza. ĐIỀU TRỊ: Hiện chưa có biện pháp điều trị cụ thể. Các phương pháp chung bao gồm: nghỉ ngơi, căn bằng dưỡng chất và dịch. Dùng thuốc giảm đau và hạ sốt có thể làm cho bệnh nhân dễ chịu hơn. Sulfonamid và các thuốc kháng sinh khác không có hiệu quả và không nên dùng. Kháng histamin có thể làm giảm bớt các triệu chứng ban đầu nhưng không khởi khỏi bệnh hay làm thay đổi tiến trình bệnh. Thuốc co mạch dạng hít, phun hay nhỏ giọt có thể làm giảm triệu chứng tạm thời. Ngoài ra nó còn giúp hỗ trợ việc ngăn ngừa phát triển viêm tai giữa qua việc duy trì tình trạng mở vòi Eustachi.*

r., allergic. Rhinitis due to sensitivity of nasal mucosa to an allergen. SYN: hay fever, r., vasomotor.

Viêm mũi dị ứng Chứng viêm mũi do niêm mạc mũi nhạy cảm trước các dị nguyên. Đn: hay fever; r., vasomotor.

r., atrophic. Chronic inflammation with marked atrophy of mucous membrane and with considerable dry crusting and disturbance in the sense of smell. Usually accomatopanied by ozena. The throat is dry and, as a rule, contains crusts. A husky voice or hoarseness often is common. SYM: Fetid odor from nose and throat with considerable crusting. TREAT: Irrigation of nose with warm alkalinized saline solution twice daily. General hygienic measures. Correction of any associated disorders. Surgical treatment seldom helpful.*Viêm mũi teo Chứng viêm mạn tính cùng với có các dấu hiệu teo niêm mạc, có vảy khô và rối loạn cảm nhận khứu giác. Thường kèm theo bệnh trĩ mũi. Họng khô và có sự đóng váng. Giọng nói thường trở nên khàn đục. TRIỆU CHỨNG: Có mùi hôi khó ngửi ở mũi; họng có hiện tượng đóng váng. ĐIỀU TRỊ: Rửa mũi bằng dung dịch muối kiềm ẩm ấm khoảng hai lần trong một ngày. Áp dụng các phương pháp vệ sinh chung. Điều trị ngay nếu có các rối loạn kèm theo. Điều trị bằng phẫu thuật hiếm khi có hiệu quả.*

r.,caseosa. Rhinitis characterized by accumulation of offensive cheeselike masses in nose and sinuses and accompanied by a seropurulent discharge.*Viêm mũi phó mát Chứng viêm mũi dạng tích tụ hàng đống các chất giống như phó mát tại vùng mũi, xoang mũi và kèm theo việc tiết ra chất thanh dịch - mủ.*

r., chronic hyperplastic. Chronic inflammation of mucous membrane accompanied by polypoid formation and underlying sinus pathology. SEE: sinus.*Viêm mũi tăng sản mạn tính Viêm mạn tính niêm mạc mũi cùng với việc hình thành các dạng polyp và bệnh xoang cơ bản. Xem chú: sinus.*

r., chronic hypertrophic. Inflammation of the mucous membrane ofthe nose characterized by hypertrophy of the mucous membrane of the turbinates and the septum. SYM: Those of nasal obstruction, postnasal discharge, and recurrent head colds. TREAT: Consists in surgical removal of hypertrophic or mulberry ends of inferior turbinates and cauterization of mucosa of inferior turbinates and septum.*Viêm mũi phì đại mạn Viêm niêm mạc mũi biểu hiện triệu chứng phì đại niêm mạc ở vùng cuốn mũi và vùng vách ngăn. TRIỆU CHỨNG: Triệu chứng nghẹt mũi, tiết dịch sau mũi và chứng đau đầu hồi quy. ĐIỀU TRỊ: Bao gồm việc phẫu thuật để cắt bỏ phần phì đại hay*

mấu thừa tại vùng cuốn mũi trong và đốt niêm mạc cùng vách ngăn tại đó.

r., fibrinous. Rhinitis characterized by formation of a false membrane in nasal cavities.*Viêm mũi tơ huyết Viêm mũi có biểu hiện việc hình thành các màng giả tại vùng hốc mũi.*

r., hypertrophic. Rhinitis characterized by thickening and swelling of the nasal mucosa.*Viêm mũi phì đại Viêm mũi có biểu hiện sự dày và sưng lên ở niêm mạc mũi.*

r., membranous. Chronic rhinitis accompanied by a fibrinous exudate. *Viêm màng mũi Viêm mũi mạn tính cùng với sự tiết dịch tơ huyết.*

r., perennial. Rhinitis that is nonseasonal,but continues indefinitely with variations in severity. *Viêm mũi tái phát Viêm mũi xảy ra không theo mùa nhưng tái diễn với các mức độ nặng nhẹ rất khác nhau.*

r., periodic. R., allergic.*Viêm mũi định kỳ Xem R., allergic.*

r., pseudomembranous. R., fibrinous.*Viêm mũi màng giả Xem R., fibrinous.*

r., purulent. Chronic rhinitis accompanied by pus formation.*V i ê m mũi chảy mủ Viêm mũi mạn tính cùng với sự hình thành mủ.*

r., vasomotor. Rhinitis with rhinorrhea due to increased secretion of mucus from the nasal mucosa. May be caused by allergy or neurovascularimbalance.*Viêm mũi vận mạch Viêm mũi cùng với chảy nước mũi do sự gia tăng tiết chất nhầy từ niêm mạc mũi. Bệnh có thể do nguyên nhân dị ứng hay có mất cân bằng trị qua thần kinh mạch.*

rhino- [Gr. rhis]. Combining form indicating the nose.*rhino- Tiếp đầu ngữ dùng để chỉ về mũi.*

rhinoanemometer Device that determines the presence of nasal obstruction by measuring the rate of flow of air through the nasal passages. *Phong tốc kế Dụng cụ dùng để xác định có hiện tượng nghẹt mũi hay không bằng cách đo lượng không khí đi qua đường mũi.*

rhinoantritis [" + antron, cavity, + itis, inflammation]. Inflamed condition of the nasal cavities and one or both maxillary antra.*Viêm mũi - xoang hàm Chứng viêm nhiễm vùng hốc mũi và một hoặc cả hai xoang hàm trên.*

rhinobyon [" + byein, to plug]. A tampon or plug for the nose.*Nút mũi Dụng cụ bằng bông hay gạc để nút mũi.*

rhinocanthectomy [Gr. rhis, nose, + kanthos, canthus, + ektome, excision]. Excision of inner corner of the eye. SYN: rhinommectomy.*Cắt góc mắt trong Thủ thuật cắt bỏ vùng góc trong của mắt. Đn: rhinommectomy.*

rhinocele [" + koilia, cavity]. The ventricle or hollow of the olfactory lobe or rhinoencephalon.*Khoang khứu giác Vùng não thất hay phần hõm vào của thùy khứu giác hay vùng khứu giác trên não.*

rhinocephalus [" + kephale, head]. An individual with rhinoce phaly.

Quái thai có vòi Người dị dạng với mũi ở trên đầu.

rhinocephaly [" + kephale, head]. A congenital deformity in which the eyes are fused and the nose present as a fleshy protuberance above the eyes.*Quái thai có vòi Một dị dạng bẩm sinh, trong đó hai mắt như nối gần lại với nhau và mũi xuất hiện như một thớ thịt ở phia trên mắt.*

rhinocheiloplasty [" + cheilos, lip, + plastos, formed]. Plastic surgery of the nose and upper lip.*Tạo hình mũi và môi trên Phẫu thuật thẩm mỹ, tạo hình vùng mũi và môi trên.*

rhinocleisis [Gr.rhis, nose, + kleisis, closure]. Nasal obstruction. SYN: rhinostenosis.*Nghẹt mũi Chứng nghẹt mũi. Đn: rhinostenosis.*

rhinodacryolirth [" + dakryon, tear, + lithos, stone]. A nasal calculus.

Chứng sỏi mũi Một dạng bệnh kết sỏi ở trong mũi.

rhinodynia [" + odyne, pain]. Nasal pain. SYN: rhinalgia.*Đau mũi Chứng đau ở mũi. Đn: rhinalgia.*

Rhinoestrus A genus of flies belonging to the family Oestridae. Larvae may be deposited in eye, nasal, or buccal cavities of mammals.*Rhinoes trus Một loài ruồi thuộc họ Oestridae. Ấu trùng của nó có thể sống ký sinh ở vùng mắt, mũi hay vùng má, miệng ở các động vật hữu nhũ.*

R.,purpureus. Russian gadfly, whose larvae sometimes cause nasomyiasis and ophthalmomyiasis in man.*R.,purpureus Tên một loài mòng ở Nga, ấu trùng của nó có thể gây ra chứng giòi mũi và giòi mắt ở người.*

rhinogenous [" + gennan, to produce]. Originating in the nose.*Gốc từ mũi Có nguồn gốc hay bắt nguồn từ mũi.*

rhinokyphosis [" + kyphos, hump, + osis, condition]. A deformity of the bridge of the nose.*Tật gù mũi Một dị dạng tại vùng sống mũi.*

rhinolalia [" + lalia, speech]. Nasal quality of the voice. SEE: whinolalia.*Âm mũi Giọng nói có âm mũi. Xem: whinolalia.*

r.,aperta. Rhinolalia caused by undue patency of posterior nares.

Giọng mũi mở Giọng mũi do nguyên nhân mở quá rộng lỗ mũi sau.

r.,clause. Rhino lalia caused by closure of nasal passages.*Giọng mũi đóng Giọng mũi do nguyên nhân bị đóng các đường thông mũi.*

rhinolaryngitis [" + larynx, larynx, + itis, inflammation]. Simultaneous inflammation of mucosa of nose and larynx.*Viêm mũi - thanh quản Chứng viêm nhiễm đồng thời xảy ra tại niêm mạc mũi và thanh quản.*

rhinolith [" + lithos, stone]. Nasal concretion.*Sỏi mũi Chứng kết sỏi trong mũi.*

rhinolithiasis The formation of nasal calculi.*Bệnh sỏi mũi Chứng bệnh hình thành sỏi ở trong mũi.*

rhinologist [" + logos, word, reason]. A specialist in diseases of the nose.

Bác sĩ chuyên khoa mũi Bác sĩ chuyên các bệnh về mũi.

rhinology Science of the nose and its diseases.*Khoa mũi Một ngành khoa học chuyên nghiên cứu về mũi và các bệnh mũi.*

rhinomanometer [Gr. rhis, nose, + manos, thin, + matron, measure]. Device for measuring the amount of nasal obstruction.*Khí áp kế mũi Dụng cụ dùng để đo mức độ nghẹt ở trong mũi.*

rhirromanometry Measurement of the airflow through and air pressure in the nose.*Phép đo mũi Phương pháp đo luồng không khí đi qua và áp lực không khí trong mũi.*

rhinometer Device for measurement of the nose or its cavities.*Thước đo mũi, mũi kế Thước dùng để đo mũi và hốc mũi.*

rhinomiosis [" + meiosis, a lessening]. Surgical reduction in size of the nose.*Thủ thuật thu nhỏ mũi Thủ thuật làm nhỏ đi kích thước của mũi.*

rhinommectomy [" + omma, eye, + ektome, excision]. Surgical excision of theinnercanthusoftheeye. SYN: rhinocanthectomy.*Thủ thuật cắt góc mắt - hang mắt Thủ thuật cắt bỏ vùng khóe mắt trong. Đn: rhinocanthectomy.*

rhinomycosis [" + mykes, fungus, + osis, condition]. Fungi in mucous membranes and secretions of the nose.*Bệnh nấm mũi Bệnh nấm ở vùng màng nhầy và gây tiết dịch ở mũi.*

rhinonecrosis [" + nekrosis, state of death]. Necrosis of the nasal bones.

Hoại thư mũi Hoại tử các xương ở vùng mũi.

rhinopathy [" + pathos, disease]. Any nasal disease.*Bệnh mũi Chỉ chung về các bệnh ở mũi.*

rhinopharyngeal Concerning the nasopharynx.*(thuộc) Mũi - hầu Liên quan đến vùng mũi và họng.*

rhinopharyngitis [" + pharynx, throat, + itis, inflammation]. Inflamed condition of the nasopharynx.*Viêm mũi - họng Bệnh viêm nhiễm tại vùng mũi và họng.*

rhinopharyngocele [" + " + kale, tumor, swelling]. A nasopharyngeal tumor.*U mũi - hầu Khối u vùng mũi và hầu.*

rhinopharyngolith [" + " + lithos, stone]. Concretion in the nasal pharynx.*Sỏi vùng mũi - hầu Chứng kết sỏi tại vùng mũi và hầu.*

rhinopharynx Upper portion of pharynx continuous with the nasal passages. SYN: nasopharynx.*Vùng mũi - hầu; mũi - họng Phần trên của*

họng, nơi tiếp giáp với mũi. Đn: nasopharynx.

rhinophonia [" + phone, voice). A nasal tone in speaking.*Giọng mũi Có giọng mũi khi phát âm.*

rhinophycomycosis [" + phykos, seaweed, + mykes, fungus, + osis, condition). A fungus infection that may occur in man or animals. It affects the nasal and paranasal sinuses and may spread to the brain. It is caused by the phycomycete Entomophthora coronata.*Bệnh nấm mũi Nhiễm nấm xảy ra ở người và động vật. Nó có thể xảy ra ở vùng mũi, xoang cạnh mũi và có thể lan rộng lên đến não. Bệnh do loại nấm Entomophthora coronata gây ra.*

rhinophyma [" + phyma, growth]. Lobular hypertrophy of nose, with red coloration, congestion, and retention of sebum. SYN: acne rosacea.

Bệnh mũi sư tử Phì đại mũi, có màu đỏ, sung huyết và có nhiều bã nhờn. Đn: acne rosacea.

rhinoplasty [" + plastos, formed]. Plastic surgery of the nose.*Tạo hình mũi Phẫu thuật thẩm mỹ nhằm tạo hình mũi.*

rhinopneumonitis [Gr. rhis, nose, + pneumon, lung, + itis, inflammation]. Inflammation of the nasal and pulmonary mucous membranes.

Viêm mũi - phổi Chứng viêm nhiễm ở vùng mũi và vùng màng nhầy phổi.

rhinopolypus [" + polys, many, + pour, foot]. Polypus of the nose.

Polyp mũi Bệnh polyp ở vùng mũi.

rhinorrhagia [" + rhegnynai, to burst forth]. Profuse hemorrhage from the nose. SYN: epistaxis; nosebleed.

Chảy máu mũi, chảy máu cam Chứng chảy máu nhiều ở vùng mũi. Đn: epistaxis; nosebleed.

rhinorrhea [" + rhoia, flow]. Thin watery discharge from the nose.*Xổ mũi Chứng tiết nhiều nước ở mũi.*

r.,cerebrospinal. Discharge of spinal fluid from the nose due to a defect in or trauma to the cribriform plate.*Mũi dịch não tủy Chứng tiết dịch não tủy vào mũi do có khiếm khuyết hay do chấn thươnglá sàng của xương sàng.*

r.,gustatory. Flow of a thin watery material from the nose while eating.

Chứng xổ mũi dịch vị giác Chứng bệnh chảy ra chất dịch lỏng từ mũi trong khi ăn.

rhinosalpingitis [" + salpinx, tube, + itis, inflammation]. Inflammation of the mucosa of the nose and eustachian tube.*Viêm mũi vòi nhĩ Chứng viêm nhiễm niêm mạc mũi và vòi nhĩ.*

rhinoscleroma [" + skleros, hard, + oma, tumor]. A chronic, infectious disease involving nose and upper portions of respiratory tract in which growths of almost stony hardness develop, sometimes leading to marked deformity.

SYM: The disease presents a hard, nodular growth, which usually begins

at anterior end of nose and spreads to the lower respiratory tract. There usually is no pain and no tendency to ulceration. ETIOL: Klebsiella rhinoscleromatis, a gram-negative encapsulated bacillus.
TREAT: Surgical, in combination with streptomycin.*Bệnh xơ cứng mũi* Bệnh nhiễm trùng mạn tính tại vùng mũi và đường hô hấp trên, trong đó có sự phát triển xơ cứng, đôi khi còn dẫn đến biến dạng. TRIỆU CHỨNG: Có các nốt nhỏ, cứng, lớn dần ở vùng mũi trước, sau đó lan rộng ra tới đường hô hấp dưới. Bệnh thường không đau và không có xu hướng loét. NGUYÊN NHÂN: Bệnh do Klebsiella rhinoscleromatis, một loại trực khuẩn gram âm có bao nang gây nên. ĐIỀU TRỊ: Can thiệp phẫu thuật kèm với sử dụng streptomycin.

rhinoscope [" + skopein, to examine]. Instrument for examination of the nose.*Cái soi mũi* Dụng cụ dùng để khám mũi.

rhinoscopic Concerning rhinoscopy. *(thuộc) Phép soi mũi* Liên quan đến phép soi mũi.

rhinoscopy Examination of nasal passages.*Phép soi mũi* Khám bệnh tại mũi.

r., anterior. Examination through anterior nares.*Soi mũi trước* Quan sát vùng mũi từ lỗ mũi trước.

r., posterior. Examination through posterior nares, usually with a small mirror in the nasopharynx.*Soi mũi sau* Quan sát qua lỗ mũi sau, thường dùng một gương phản chiếu nhỏ đặt vào vùng mũi - hầu.

rhinosporidiosis [" + sporidion, little seed, + osis, condition]. Condition caused by a fungus, Rhinosporidium seeberi, characterized bydevelopment of pedunculated polyps on mucous membranes of nose, larynx, eyes, penis, vagina, and sometimes skin of various parts of body. Disease is contracted from cattle. Found in India, Sri Lanka, and other parts of the world.*Bệnh nấm Rhinospordium* Là loại bệnh gây ra bởi loại nấm Rhinospordium seeberi, biểu hiện sự phát triển polyp có cuống tại vùng màng nhầy ở mũi, vùng hầu, mắt, dương vật, âm đạo và đôi khi ở cả trên da của một số bộ phận cơ thể. Bệnh lây nhiễm từ loài bò, tìm thấy ở Ấn Độ, Sri Lanka và một số nước khác trên thế giới.

Rhinosporidium A genus of fungi that is pathogenic to man. *Rhinosporidium* Tên một loài nấm gây bệnh cho người.

R.,seeberi. Causative agent of rhinoaporidiosis.*R.,seeberi* Tác nhân gây nên bệnh nấm Rhinospordium.

rhinostenosis [" + stenos, narrow, + osis, condition]. Obstruction of the nasal passages. SYN: rhinocleisis. *Chứng hẹp mũi* Đường mũi bị hẹp.

Đn: Rhinocleisis.

rhinotomy [" + tome, incision]. Incision of the nose for drainage purposes.*Thủ thuật mổ mũi* Phẫu thuật rạch mũi nhằm mục đích dẫn lưu.

rhinotracheitis [" + tracheia, rough, + itis, inflammation]. Inflammation of the nasal mucous membranes and the trachea.*viêm mũi - khí quản* Chứng viêm niêm mạc mũi và khí quản.

rhinovaccination [" + L. oaccinus, pert. to cows). Vaccine applied to the mucosa of the nose.*Chủng ngừa đường mũi* Dùng vaccin qua vùng niêm mạc mũi.

rhinovirus One of a subgroup of picornaviruses, q.v., that causes the common cold in man. There are probably more than 100 rhinoviruses and they occur worldwide. There is no specific therapy. Viruses other than rhinoviruaes also cause the syndrome diagnosed as a cold. These include the A21 coxsackievirus and coronavirusea.*Rhinovirus* Một nhóm phụ của nhóm virus picorna, thường gây ra bệnh cảm lạnh thông thường ở người. Có khoảng hơn 100 loại virus trên khắp thế giới. Hiện chưa có liệu pháp đặc trị các loại virus này. Có một số virus khác cũng gây bệnh được chẩn đoán là cảm lạnh như virus coxsakie A21 và virus corona.

Rhipicephalus [Gr. rhipis, fan, + kephale, head). A genus of ticks belonging to the family Ixodidae. Several species, esp. R. sanguineus, serve as vectors for the organisms of spotted fever, bouton neuse fever, and other rickettsial diseases. *Rhipicephalus* Tên một giống ve thuộc họ Ixodidae. Vài loại trong chúng, đặc biệt là R. sanguineus, được xem là tác nhân truyền bệnh sốt đốm, sốt nút và các bệnh do khác rickettsia.

rhitidectomy [Gr. rhytis, wrinkle, + ektome, excision]. Removal of wrinkles by plastic surgery. SYN: rhytidectomy.*Cắt bỏ nếp nhăn* Phẫu thuật thẩm mỹ để cắt bỏ các vết nhăn. Đn: rhytidectomy.

rhitidosis [Gr. rhytidosis]. Wrinkling of the cornea, indicating its disintegration. One of the signs of approaching death. SYN: rhytidosis. *Nếp nhăn giác mạc* Nếp nhăn tại vùng giác mạc, chứng tỏ đang có sự phân hủy tại vùng đó. Một dấu hiệu gần chết ở bệnh nhân. Đn: rhytidosis.

rhizo- [Gr. rhiza]. Combining form meaning root.*rhizo-* Tiếp đầu ngữ, có nghĩa là rễ.

rhizodontropy [Gr. rhiza, root, + odour, tooth, + trope, a turning). Process of attaching an artificial crown upon the root of a tooth.*Sự quay chân răng* Quá trình gắn phần mũ răng giả lên trên một chân răng.

rhizodontrypy [" + " + trype, a hole). Puncture of root of a tooth.*Khoan lỗ*

chân răng Sự khoan lỗ ở chân của một chân răng.

rhizoid [" + eidos, form, shape]. 1. Rootlike. 2. A rootlike structure, usually one-celled, occurring in lower forms of plant life. 3. In bacteriology, term applied to a colony showing an irregular rootlike system of branching.*Dạng rễ* 1. Giống như rễ. 2. Chỉ một cấu trúc rễ, có trong thành phần tạo nên phần dưới của cây. 3. Trong ngành vi khuẩn học, thường chỉ một hệ nhánh có hình dạng rễ một cách khác thường.

rhizome [Gr. rhizoma, mass of roots]. A rootlike stem growing horizontal along or below the ground and sending out roots and shoots.*Thân rễ* Một cuống rễ mọc ngang dưới mặt đất và từ đó mọc ra các nhánh rễ con.

rhizomelic [Gr. rhiza, root, + melos, limb]. Concerning the hip joint and shoulder joint.*(thuộc) Gốc chi* Liên quan đến khớp hông và khớp vai.

rhizomeningomyelitis [" + meninx, membrane, + myelos, marrow, + itis, inflammation]. Radiculomeningomyelitis, q.v.*Chứng viêm rễ màng tủy - tủy sống* Xem Radiculomeningomyelitis.

Rhizopoda [" + pous, foot]. A subclass of the class Saroodina, phylum Protozoa, characterized by possession of lobase pseudopodia and lacking a central filament. Includes the amebae and foraminifera.*Rhizopoda* Một lớp phụ của lớp Sarcodina, ngành động vật nguyên sinh, đặc điểm là có thủy giả tức và không có dây trung tâm. Nó bao gồm loài amíp và loài foraminifera.

rhizotomy [" + tome, incision). Section of a root, as of a nerve ortooth. *Cắt rễ* Phẫu thuật cắt rễ của một thần kinh hay của một răng.

r., anterior. Section of the ventral root of the spinal nerve.*Cắt rễ trước* Phẫu thuật cắt rễ trước của thần kinh tủy sống.

r., posterior. Section of the dorsal root of the spinal nerve for the relief of pain.*Cắt rễ sau* Phẫu thuật cắt rễ sau của thần kinh tủy sống, thường nhằm mục đích làm giảm đau.

Rh₀(D) immune globulin. USP. Immune globulin prepared from the plasma of persons with a high concentration of Rh antibodies. Administration of the gamma globulin to an Rh-negative mother within 72 hours after delivery of an Rh-positive infant usually prevents isoimmunization and thus prevents hemolytic disease of the newborn in subsequent pregnancies. The dose must be repeated after each delivery. It is also given on the same schedule after an Rh-negative mother has an abortion and the fetus is Rh positive. Trade names are Gamulin Rh, Hydro-D, and RhoGAM. SEE: erythroblastosis fetalis.*Globulin miễn nhiễm Rh₀(D)* USP. Globulin *miễn nhiễm lấy từ huyết tương người với lượng kháng thể Rh cao. Dùng gamma globulin cho người mẹ Rh - âm tính, trong vòng 72 giờ sau sinh con có Rh- dương tính, nhằm ngăn cản miễn dịch đồng loại và từ đó ngăn ngừa được bệnh huyết tán cho trẻ sơ sinh ở những lần sinh sau. Liệu dùng phải lặp lại sau mỗi lần sinh. Nó cũng cần được thực hiện tương tự nếu người mẹ có nhóm Rh- âm tính bị sẩy thai và bào thai có nhóm Rh- dương tính. Tên thương mại là Gamulin Rh, Hydro-D và RhoGAM. Xem: erythroblastosis fetalis.*

rhodium SYMB: Rh. At. wt. 102.905; at. no. 45. A rare metallic element.

rhodium Nguyên tố Rodi, ký hiệu hóa học là Rh, nguyên tử lượng là 102,905, vị trí thứ 45 trong bảng phân loại tuần hoàn. Là một nguyên tố kim loại hiếm.

rhodo- [Gr. rhodon, rose]. Combining form meaning red. *rhodo- Tiếp đầu ngữ, có nghĩa là màu đỏ.*

rhodogenesis [" + genesis, generation, birth]. Regeneration of visual purple that has been bleached by light. *Sự tái tạo rodopsin Sự phục hồi lại sắc tía thị giác sau khi nó bị tẩy đi bởi ánh sáng.*

rhodophane [" + phainein, to show]. A red pigment found in retinal cones of birds and fish. *Vùng sắc tố đỏ Một sắc tố đỏ tìm thấy ở vùng võng mạc của loài chim và loài cá.*

rhodophylaxis [" + phylaxis, protection]. Ability of the retinal epithelium to regenerate visual purple that has been bleached by light. *Sự bảo vệ sắc tố tía Khả năng của biểu mô võng mạc có thể phục hồi lại sắc tía thị giác sau khi nó bị tẩy bởi ánh sáng.*

rhodopsin [" + opsis, vision]. Visual purple, a pigment in outer segment of retinal rods. *Sắc tía thị giác, rodopsin Là các tế bào hình que ở lớp ngoài võng mạc, có khả năng nhận ánh sáng.*

RhoGAM. Trade name for Rh(D) immune globulin. *RhoGAM Tên thương mại của globulin miễn nhiễm Rh (D).*

rhombencephalon [Gr. rhombos, rhomb, + enkephalos, brain]. [NA] A primary division of the embryonic brain that gives rise to metencephalon and myelencephalon. Includes the pons, cerebellum, and medulla oblongata. SYN: hindbrain. *Não sau, trám não Là phần chính của phôi não, nó cho ra phần não sau và não tủy. Nó bao gồm cầu não, tiểu não và hành tủy. Đn: hindbrain.*

rhombocele [" + koilos, a hollow]. The cavity of the rhombencephalon. *Não thất bốn Khoang của trám não.*

rhomboid [" + eidos, form, shape]. An oblique parallelogram. *Hình thoi Một dạng hình bình hành xiên.*

rhomboideus [L.]. One of two muscles beneath the trapezius muscle.

SEE: Muscles in Appendix; muscle for illus. *cơ thoi Một trong hai cơ nằm dưới cơ thang. Xem: Muscles trong phần Phụ lục; muscle để minh họa.*

rhomboid fossa. The 4th ventricle of the brain. *Hố thoi Vùng não thất bốn.*

rhombomere [Gr. rhombos, rhomb, + meros, apart]. Neuromere, q.v. *Thần kinh hình thoi Xem Neuromere.*

rhoncal, rhonchial [Gr. rhonchos, a snore]. Pert. to, or produced by, a rattle in the throat. *Tiếng ngáy Liên quan đến hay phát ra tiếng kêu từ cổ họng.*

rhonchi. Plural of rhonchus. *rhonchi Số nhiều của rhonchus, có nghĩa là ran ngáy.*

rhonchus (pl. rhonchi) A rale or rattling in the throat, esp. when it resembles snoring. *Ran ngáy Tiếng ran hay tiếng kêu nghe được tại cổ họng, đặc biệt là nghe giống như tiếng ngáy.*

rhopheocytosis [Gr. rhophein, gulp down, + hytos, cell, + osis, condition]. Mechanism of transfer of ferritin from one cell in the bone marrow to another. SEE: pinocytosis. *Cơ cấu di chuyển ferritin Cơ cấu di chuyển của hợp chất sắt - protein từ một tế bào trong tủy xương đến thành phần khác. Xem: pinocytosis.*

rhotacism [Gr. rhotakizein, to overuse letter "r"]. Overuse or improper utterance of "r" sounds, with too much emphasis upon this letter. *Chứng ngọng chữ r Sự phát âm quá đáng hay không đúng âm "r", với sự nhấn quá đáng trên âm này.*

rhubarb [ME. rubarbe]. Extract made from roots and rhizome of Rheum officinale, R. palmatum, and other species. Used as a cathartic and astringent. High in oxalic acid. Of little foodvalue, but desirable for its mineral content. *Cao đại hoàng Là loại cao làm từ rễ và thân rễ của cây Rheum officinale, R. palmatum và một số loại khác. Dùng để làm thuốc tẩy nhẹ và chất se trong y học. Hàm lượng acid oxalic cao, có ít chất dinh dưỡng nhưng có giá trị nhờ ở hàm lượng chất khoáng bên trong.*

Rhus [L.]. A genus of trees and shrubs, some of which are poisonous, i.e., poison ivy (R. toxicodendron) and poison sumac (R. uenenata), and which produce a severe dermatitis. *Cây muối Rhus Một giống cây bụi, một số loại thuộc giống này có độc, ví dụ như: cây thường xuân độc (R. toxicodendron) và cây sơn độc (R. venenata), chất độc của nó gây viêm da nghiêm trọng.*

rhypophobia [Gr. rhypos, filth, + phobos, fear]. Abnormal disgust at the act of defecation, feces, or filth. *Ám ảnh sợ rác Chứng ghê tởm một cách bất thường đối với đại tiện, phân hay rác.*

rhythm [Gr. rhythmos, measured mo-

tion]. 1. A measured time or movement; regularity of occurrence of action or function. 2. In electroencephalography, the regular occurrence of an impulse. *Nhịp 1. Thời gian hay sự di chuyển có chừng mực; một hành động hay chức năng thường xuyên xảy ra. 2. Đối với ghi điện não, chỉ về sự biểu hiện thường xuyên của một xung lực.*

r., alpha. In electroencephalography, oscillations in electric potential occurring at a rate of 8 1/2 to 12 per second. *Nhịp alpha Trong ghi điện não, sự dao động điện xảy ra với tốc độ từ 8 1/2 đến 12 lần trong một giây.*

r., atrioventricular. Rhythmic discharges of impulses from atrioventricular (A-V) node that occur when activity of sinoatrial (S-A) node is depressed or abolished. SYN: r., nodal. *Nhịp tim thất Chỉ xung lực phát ra mạch cách nhịp nhàng từ nút nhĩ thất (A-V), khi hoạt động của nút xoang nhĩ (S-A) bị giảm dần hay mất đi. Đn: r., nodal.*

r., beta. In electroencephalography, waves ranging in frequency from 15 to 30 per second and of lower voltage than alpha waves. More pronounced in frontomotor leads. *Nhịp beta Trong ghi điện não, chỉ các sóng tốc độ từ 15 đến 30 lần trong một giây và có hiệu điện thế thấp hơn sóng alpha. Nó rõ hơn khi thực hiện đo trên trán.*

r., bigeminal. The coupling of eztrasystoles with previously normal beats of the heart. SEE: bigeminal pulse. *Nhịp thể đôi Tiếng ngoại tâm thu đôi với tiếng đập bình thường trước đó của tim. Xem: bigeminal pulse.*

r., biological. Regular occurrence of certain phenomena in living organisms. SEE: circadian; clock, biological. *Nhịp sinh vật Là một hiện tượng nhịp thường xảy ra ở một sinh vật sống. Xem: circadian; clock; biological.*

r., cantering. R., gallop. *Nhịp ngựa phi xem R., gallop.*

r., cardiac. The nature of the cyclical activity of the heart. It may be determined by obtaining the pulse rate or electronically by use of the electrocardiograph. SEE: cardiac cycle; conduction system, cardiac; electrocardiogram. *Nhịp tim Nhịp động tuần hoàn bình thường của tim. Có thể xác định được bằng cách đo điện tim. Xem: cardiac cycle; conduction system, cardiac; electrocardiogram.*

r., circadian. The recurrence of certain biological activities approximately every 24 hours regardless of environmental influences. *Nhịp sinh lý, nhịp ngày đêm Sự tái diễn của các hoạt động sinh học nào đó vào khoảng cứ mỗi 24 giờ một lần và môi trường ảnh hưởng của nó.*

r., coupled. Rhythm in which every other heartbeat produces no pulse at the wrist.*Nhịp đôi Chỉ về các nhịp tại tim mà không có mạch cổ tay.*

r., delta. In electroencephalography, slow waves with a frequency of 4 or fewer per second and of relatively high voltage (20 to 200 microvolts). May be found over the area of a gross lesion such as a tumor or hemorrhage.*Nhịp delta Trong ghi điện não, chỉ các sóng chậm với tần số từ 4 trở xuống trong mỗi giây và với hiệu điện thế cao (từ 20 đến 200 micro vôn). Có thể thấy được tại vùng thương tổn có sưng lên như khối u hay xuất huyết.*

r., diurnal. Occurring during the day; a cycle of regular activities that occurs repetitively at approximately 24-hour intervals. Also called circadian rhythm.*Nhịp hàng ngày Xảy ra trong ngày; một chu kỳ hoạt động bình thường lặp lại khoảng sau mỗi 24 giờ. Cũng còn gọi là nhịp sinh lý.*

r., ectopic. A cardiac rhythm originating outside the sinoatrial node.*Nhịp lệch vị trí Là nhịp tim xuất phát từ vị trí bên ngoài của nút xoang nhĩ.*

r., escape. The heart rhythm when the supraventri- cular rate set by the sinoatrial node rhythm is completely blocked.*Nhịp thoát Là nhịp tim khi tốc độ nhịp trên tâm thất, do nhịp nút xoang nhĩ tạo ra, đã bị phong bế hoàn toàn.*

r., gallop. Abnormal heart rhythm with three sounds in each cycle, resembling the gallop of a horse. SYN: r., cantering.*Nhịp ngựa phi Nhịp tim bất thường có ba tiếng trong mỗi chu kỳ, nghe như nhịp phi ngựa nước đại. Đn: r., cantering.*

r., gamma. The 50/second rhythm seen in the electroencephalogram.*Nhịp gamma Là nhịp 50 lần/giây trong ghi điện não.*

r., idioventricular. Rhythm of ventricles occurring in heart block resulting from establishment of a new center of rhythmicity in ventricular myocardium, usually in bundle of His.*Nhịp thất đặc phát Là nhịp tâm thất xảy ra tại vùng tim từ việc thiết lập một trung tâm mới của nhịp cơ tâm thất, thường xảy ra trong bó His.*

r.,nodal R., atrioventricular.*Nhịp nút nhĩ thất Xem R., atrioventricular.*

r.,normal sinus. The normal cardiac rhythm. The stimulus arises in the sinoatrial node. It is characterized by a regular rhythm, ventricular rate of 60 to 100, upright P wave in lead II, P-R interval of 0.12 to 0.20 sec, and one P wave preceding each QRS complex.*Nhịp xoang bình thường Là nhịp tim bình thường. Tác nhân gây ra từ nút xoang nhĩ. Nó biểu hiện các nhịp bình thường, tốc độ nhịp tâm thất vào khoảng từ 60 đến 100, sóng P cao trong đạo trình II, khoảng P-R ở vào khoảng từ 0,12 đến 0,20 giây, và một sóng P đi*

trước phức bộ QRS.

r., nyctohemeral. Day and night rhythm.*Nhịp ngày đêm Nhịp xảy ra ban ngày và ban đêm.*

r., pendulum. Rhythm with the two heart sounds alike, similar to the sound of a ticking clock.*Nhịp quả lắc Nhịp giống như hai tiếng tim, giống như tiếng tích tắc đồng hồ.*

r., sinus. Normal cardiac rhythm proceeding from the sinoatrial node.*Nhịp xoang Là nhịp tim bình thường xuất phát từ nút xoang nhĩ.*

r., theta. The 4 to 7/second rhythm seen in the electroencephalogram.*Nhịp theta Nhịp từ 4 đến 7 lần một giây trong ghi điện não đồ.*

r., tic-tac. A state of cardiac distress in which the first and second heart sounds are the same quality. SYN: embryocardia.*Nhịp tích - tắc Nhịp tim trong tình trạng trụy tim, trong đó nhịp thứ nhất và nhịp thứ hai nghe gần như nhau. Đn: embryocardia.*

r., ventricular. Very slow ventricular contractions in heart block.*Nhịp tâm thất Là nhịp co tâm thất rất chậm trong bloc tim.*

rhythmic [Gr. rhythmos]. Pert. to, or marked by, rhythm.*(thuộc) Nhịp Có liên quan đến nhịp hay có biểu hiện nhịp nhàng.*

rhythmicity Characterized by rhythmic activity.*Hoạt động nhịp nhàng Biểu hiện hoạt động một cách nhịp nhàng.*

rhytidectomy [Gr. rhytis, wrinkle, + ektome, excision]. Excision of wrinkles by plastic surgery.*Cắt bỏ nếp nhăn Phẫu thuật thẩm mỹ để cắt bỏ các nếp nhăn.*

rhytidoplasty [" + plassein, to form]. Elimination of facial wrinkles by plastic surgery.*Cắt bỏ nếp nhăn trên mặt Phẫu thuật thẩm mỹ để cắt bỏ các nếp nhăn trên mặt.*

rhytidosis [" + osis, condition]. Wrinkling of cornea. Occurs in cases of great diminution in tension of eyeball, particularly after the escape of aqueous or vitreous humor, usually near death. SYN: rhitidosis.*Nhăn giác mạc Nếp nhăn ở giác mạc. Xảy ra trong trường hợp có sự giảm căng ở nhãn cầu, đặc biệt là do sự mất đi thể dịch hay dịch kính, một biểu hiện dẫn đến cái chết. Đn: rhitidosis.*

RIA. radeoimmunoassay.*RIA. viết tắt của chữ radioimmunoassay, có nghĩa là Thử nghiệm miễn dịch phóng xạ.*

rib [AS. ribb].One of a series of 12 pairs of narrow, curved bones extending laterally and anteriorly from sides of thoracic vertebrae and forming a part of the skeletal thorax. With the exception of the floating ribs, they are connected to the sternum by means of costal cartilages.*Xương sườn Một loạt gồm 12 cặp xương hẹp, cong, trải dài hai bên hông và phía trước, xuất phát từ xương sống ngực và là một phần cấu tạo nên*

lồng ngực. Ngoại trừ xương sườn cụt, nó được nối với xương ức nhờ vào các sụn sườn.

r., abdominal. False rib.*Xương sườn bụng, xương sườn giả Xem False rib.*

r.,s, external. R.'s, false.*Xương sườn không dính vào xương ức Xem R.'s, false.*

r., bicipital. Irregular condition resulting from fusion of two ribs, usually involving the first rib.*Dính hai xương sườn Tình trạng bất thường do bị dính hai xương sườn, thường là xương sườn đầu tiên.*

r., cervical. A supernumerary rib sometimes developing in connection with a cervical vertebra, usually the lowest.*Xương sườn cổ Là xương sườn bị dư đôi khi phát triển từ một đốt sống cổ, thường là đốt sống cổ thấp nhất.*

r.,`s, false. Five ribs on each side that are not directly attached to the sternum. SYN: r.'s, asternal.*Xương sườn giả Là năm xương sườn ở mỗi bên không trực tiếp nối với xương ức. Đn: r.'s, asternal.*

r.,s, floating. Lower two ribs that are not attached to the sternum.*Xương sườn nổi, xương sườn cụt Là hai xương sườn thấp không nối với xương ức.*

r., lumbar. A rudimentary rib that develops in relation to a lumbar vertebra.*Xương sườn thắt lưng Là xương sườn non phát triển liên quan đến xương sống thắt lưng.*

r., slipping. Rib in which the costal cartilage is repeatedly dislocating.*Xương sườn bất thường Là xương sườn mà phần sụn sườn bị lặp đi lặp lại không đúng vị trí.*

r.'s, sternal. R.'s, true.*Xương sườn ức Cem R.'s, true.*

r.,s, true. The upper seven ribs on each side, which join the sternum by separate cartilages.*Xương sườn thật Bảy xương sườn phía trên ở mỗi bên, nó được gắn với xương ức nhờ phần sụn của nó.*

r., vertebral. R., floating, q.v.*Xương sườn đốt sống Xem R., floating.*

r.,s, vertebrocostal. The upper three false ribs on each side.*Xương sườn - sống Ba xương sườn giả bên trên tại mỗi bên.*

r., vertebrosternal. True rib.*Xương sườn - ức Xem True rib.*

ribbon A ribbon or band-shaped structure.*Sải băng Là một dải băng hay có cấu trúc như dải băng.*

riboflavin USP. $C_6H_{20}N_4O_6$. A water-soluble vitamin of the B complex group. It is an orange-yellow crystalline powder comparatively stable to heat and air but unstable to light. SYN: vitamin B.
FUNCT: It is a constituent of certain flavoproteins that function as coenzymes in cellular oxidations. Essential for tissue repair.
SOURCES: Milk and milk products, leafy green vegetables, liver, beef, fish, dry yeast. Also synthesized by

bacteria in body.
DEFICIENCY SYM: Eye disorders, cheilosis, glossitis, seborrheic dermatitis, esp. of face and scalp.
DAILY REQUIREMENT: Adults: 0.55 mg/1000 Cal of food intake. Infants, children, and pregnant and lactating women require increased amounts.*riboflavin* USP. $C_,H_,N_,O_;$ *Một vitamin B tan trong nước. Ở dạng bột tinh thể nó có màu vàng cam, ổn định tương đối ở nhiệt độ cao và ngoài không khí nhưng bị thay đổi khi phơi ngoài ánh sáng. Đn: vitamin B.*
CHỨC NĂNG: Nó được tạo thành từ một số flavoprotein, có chức năng như một coenzym trong quá trình oxy hóa của tế bào. Đóng vai trò thiết yếu trong việc phục hồi các mô.
NGUỒN CUNG CẤP: Sữa và các sản phẩm từ sữa, lá xanh, gan, thịt bò, cá, men khô. Nó có thể được tổng hợp từ các vi khuẩn trong cơ thể.
TRIỆU CHỨNG THIẾU HỤT: Rối loạn mắt, khô nứt môi, viêm lưỡi, viêm da tăng tiết bã nhờn, đặc biệt là vùng mặt và đầu.
NHU CẦU HÀNG NGÀY: Người lớn: 0,55 mg / 1000 Calorie thức ăn. Trẻ em, phụ nữ có thai và cho con bú thì mức độ nhu cầu có thể cao hơn.
ribonuclease ABBR: RNase. An enzyme that catalyzes the depolymerization of ribonucleic acid (RNA) with formation of mononucleotides.*ribonuclease* Viết tắt là: RNase. *Là một enzym xúc tác giải phản ứng trùng hợp của acid ribonucleic (ARN) nhằm tạo ra các nucleotid đơn.*
ribonucleic acid A nucleic acid that controls protein synthesis in all living cells, and takes the place of DNA in certain viruses. It differs from DNA in that its sugar is ribose and the pynmidine uracil rather than thymine is present. RNA occurs in several forms that are determined by the number of nucleotides. SEE: deoxyribonucleic acid.
Messenger RNA (mRNA) carries the code for specific amino acid sequences from the DNA to the cytoplasm for protein synthesis.
Transfer RNA (tRNA) carries the amino acid groups to the ribosome for protein synthesis.
Ribosomal RNA exists within the ribosomea and is thought to assist in protein synthesis.*Acid ribonucleic Một acid nucleic điều khiển việc tổng hợp protein trong tất cả các tế bào sống, nó thay thế cho ADN trong một số loại virus. Khác với ADN ở chỗ nó có đường ribose và pyrimidin uracil xuất hiện nhiều hơn thymin. ARN có vài dạng và được phân biệt nhờ vào số lượng nucleotid. Xem: deoxyribonucleic acid.*
ARN thông tin (mRNA) mang mã số chuỗi của amino acid đặc hiệu của ADN đến tế bào chất để tổng hợp protein.
ARN vận chuyển (tRNA) mang các nhóm amino acid đến ribosom để tổng hợp protein.
ARN ribosom tồn tại trong các ribosom được xem là đóng vai trò hỗ trợ việc tổng hợp protein.
ribonucleoprotein A compound containing both protein and ribonucleic acid.*Acid ribonucleic - protein Là một hỗn hợp gồm có protein và acid ribonucleic.*
ribonucleotide A nucleotide in which the sugar ribose is combined with the purine or pyrimidine base.
Ribonucleotide Một loại nucleotid mà trong đó đường ribose được kết hợp với purin hay pyrimidin kiềm.
ribose $C_,H_,O_,$ a pentoae sugar present in ribonucleic acids, riboflavin, and some nucleotides.*ribose $C_,H_,O_,$, Một loại đường pentose có trong acid ribonucleic, vitamin B_, và một vài loại nucleotid khác.*
ribosome An extremely small portion of the submicroscopic structure of a cell. It contains ribonucleoprotein and functions to synthesize protein. Ribosomes may be single units or in clusters calledpolyribosomes or polysomes. The ribosome functions to receive genetic information and translates those instructions into protein.*ribosome Là phần rất nhỏ trong cấu trúc siêu hiển vi của một tế bào. Nó có chứa acid ribonucleic - protein và có các chức năng tổng hợp protein. Ribosom có thể là một thể đơn độc hay nằm trong cả cụm được gọi là polyribosom hay polysom. Chức năng của ribosom là tiếp nhận các thông tin di truyền và sau đó chuyển hoá thành các chỉ thị đưa vào các protein.*
ribosyl The compound glycosyl, $C_,H_,O_,$ formed from ribose.*ribosyl Hợp chất glycosyl, $C_,H_,O_,$ được tạo nên từ ribose.*
rice, polished. Rice that has been milled to produce the white product commercially available in Western countries. This treatment removes the hull, which contains the majority of the vitamin B_,.*Gạo đã được đánh bóng Gạo đã được chà cho trắng để tạo ra sản phẩm thương mại ở các nước phương Tây. Cách xử lý này đã làm mất đi lớp vỏ là thành phần chủ yếu có chứa vitamin B.*
ricin A white, amorphous, highly toxic protein (albumin) present in the seed of the castor bean, Ricinus communis.*ricin Là một loại protein độc, màu trắng, không kết tinh (albumin), có trong hạt của cây đậu hải ly, tên khoa học là Ricinus communis.*
ricinine A poisonous alkaloid present in the leaves and seeds of castor bean plant, Ricinus communis.*ricinine Một loại alkaloid độc, có trong lá và hạt của cây đậu hải ly, tên khoa học là Ricinus communis.*
ricinoleic acid. 12-hydroxy-9-octadecenoic acid. An unsaturated hydroxy acid comprising

about 80% of fatty acids in the glycerides of castor oil. Has a strong laxative action.*Acid ricinoleic Acid hydro-12-octadecenoic-9. Là một acid chưa bão hòa hydro có chứa khoảng 80% acid béo, nó có trong glycerid của dầu hải ly. Có tính nhuận tràng cao.*
rickets A deficiency condition in children that results in inadequate deposition of lime salts in developing cartilage and newly formed bone, causing abnormalities in shape and structure of bones. SYN: osteomalacia; rachitis. SEE: Nursing Diagnoses in Appendix.
SYM: Restlessness and slight fever at night (101 0 to 102 F or 38.3 to 38.9C); free perspiration about head; diffuse soreness and tenderness of body; pallor; slight diarrhea; enlargement of liver and spleen; delayed dentition and eruption of badly formed teeth; head large and more or less square in outline; craniotabes or skull bones often so thin they crackle like parchment.
Sides of thorax flattened; sternum prominent; nodules can be felt at sternal end of ribs, forming rachitic rosary. Deformity may be kyphosis, lordosis, or a coliosis. Liver and spleen may be considerably enlarged long bones are curved and prominent at their extremities.
ETIOL: Due primarily to vitamin D deficiency, which affects the absorption of calcium and phosphorus from the intestine and the reabsorption of phosphorus by the renal tubules. May also result from inadequate intake or excessive loss of calcium.
PREVENTION: Exposure to ultraviolet light (sunlight or artificial light) and administration of vitamin D in quantities to provide 400 LU. of vitamin D activity per day.
TREAT: Careful regulation of diet to meet nutritive requirements of the child, plus administration of 2200 IU. of vitamin D per day usually is effective. Some bone deformities may require surgery.
Caution: Excessive use of vitamin D (in infants, over 20,000 LU. daily; in adults over 100,000 LU. daily) is to be avoided because of danger of hypervitaminosis D.
PROG: Serum phoaphatase studies are helpful in making diagnosis and prognosis. Usually favorable. Deformity disappears in 90% of cases treated early.*Bệnh còi xương Một loại bệnh thiếu hụt ở trẻ em, do nguyên nhân mất cân bằng trong việc chuyển hóa chất vôi trong quá trình phát triển sụn và hình thành xương mới. Từ đó, xương có hình thể và cấu trúc khác thường. Đn: osteomalacia; rachitis. Xem: Nursing Diagnoses trong phần Phụ lục.*
TRIỆU CHỨNG: Cơ thể bồn chồn, sốt nhẹ vào ban đêm (từ 38,3 đến 38,9 C); toát mồ hôi đầu; đau lan tỏa và nhậy cảm đau; xanh xao; tiêu chảy nhẹ; gan và lách to; răng mọc chậm hình dạng rất xấu; đầu

to; phần sọ hay xương sọ mỏng, da nứt nẻ.

Hai bên họng dẹt; xương ức lồi lên; có thể thấy được các nút ở vùng sườn ức, xương cổi cọc. Có sự biến dạng như lưng bị gù hay bị ưỡn. Gan và lách to, các xương dài bị cong và lồi lên, thấy rõ ở vùng tứ chi.

NGUYÊN NHÂN: Chủ do thiếu vitamin D làm ảnh hưởng đến việc hấp thu calci và phospho từ ruột và tái hấp thu phospho từ ống thận. Bệnh cũng có thể do ăn thiếu hay mất quá nhiều calci.

NGỪA BỆNH: Chiếu tia tử ngoại (có thể dùng ánh sáng mặt trời hay ánh sáng nhân tạo), có thể uống vitamin D với số lượng cung cấp đủ 400 I.U. vitamin D mỗi ngày.

ĐIỀU TRỊ: Cẩn thận trong chế độ ăn có thể gây thiếu dinh dưỡng ở trẻ em, cho uống thêm 2200 I.U. vitamin D mỗi ngày thường rất hiệu quả. Một vài biến dạng xương cần phải can thiệp phẫu thuật.

Thận trọng: Việc dùng quá nhiều vitamin D (ở trẻ em, vượt quá 20000 I.U. mỗi ngày; ở người lớn, vượt quá 100000 I.U. mỗi ngày) có thể gây nguy hiểm bởi hội chứng thừa vitamin D.

TIÊN LƯỢNG BỆNH: Xét nghiệm huyết thanh rất có ích trong việc chẩn đoán và tiên lượng phosphatase. Bệnh thường tiến triển thuận lợi, nếu điều trị sớm thì khoảng 90% trường hợp biến dạng xương trở lại bình thường.

r., adult. Softening of bones, osteomalacia, occurring in adult life. It resembles rickets.*Nhuyễn xương* *Mềm nhuyễn xương xảy ra ở người lớn. Tương tự như bệnh còi xương.*

r., late. Rickets that has its onset in older children.*Còi xương ở trẻ lớn* *Chứng còi xương khởi phát ở trẻ lớn hơn.*

r., renal. A disturbance in epiphyseal growth during childhood due to severe chronic renal insufficiency resulting in persistent acidosis. Dwarfism and failure of gonadal development result. Prognosis is poor. TREAT: Diet low in meat, milk, cheese, and egg yolk. Administration of calcium lactate or calcium gluconate in large doses.*Còi xương thận Rối loại trong sự phát triển đầu xương trong thời thơ ấu do thiếu năng thận mạn tính nghiêm trọng dẫn tới nhiễm acid thường xuyên. Biểu hiện cơ thể còi cọc và tuyến sinh dục không phát triển. Tiên lượng bệnh xấu.*

ĐIỀU TRỊ: Chế độ ăn kiêng: ít thịt, sữa, phó mát, lòng đỏ trứng. Nên dùng thêm lactat calci hay calci gluconat với liều cao.

r., vitamin D-resistant. Defect of renal tubular function that causes excessive loss of phosphorus and calcium and results in rickets poorly responsive to vitamin D therapy.*Còi xương do kháng vitamin D Thiếu*

chức năng ống thận sẽ gây ra mất quá nhiều phospho và calci, từ đó dẫn đến còi xương.

Rickettsia [Howard T. Ricketts, U.S. pathologist, 1871- 1910] A genus of microorganisms, family Rickettaiaceae, order Rickettsiales, that occupy a position interediate between viruses and bacteria. They differ from bacteria in that they are obligate parasites requiring living cells for growth, and differ from viruses in that they are retained by the Berkefeld filter. They are the causative agents of many diseases and are usually transmitted by arthropods (lice, fleas, ticks, mites), which serve as vectors. SEE: rickettsial disease; ricketlsialpox; rickettsiosis.*Rickett-sia [Howard T. Ricketts, nhà nghiên cứu bệnh học người Mỹ, 1871 - 1910] Là một loài vi sinh vật, thuộc họ Rickettsiaceae, loại Rickettsiales, ở giữa virus và vi khuẩn. Nó khác vi khuẩn ở chỗ nó là loài ký sinh cần các tế bào sống để phát triển, và nó khác virus ở chỗ nó được tồn tại nhờ bộ lọc Berkefield. Nó là tác nhân gây ra nhiều bệnh và thường được truyền đi bởi động vật chân đốt (rận, bọ chét, con ve, con bét), đóng vai trò tác nhân mang mầm bệnh. Xem: rickettsial disease; rickettsialpox; rickettsiosis.*

R. typhi. The agent that causes fieaborne marine (endemic) typhus.*R. typhi Là loại bệnh địa phương gây ra cơn sốt Rickettsia, tác nhân lây truyền là loài bọ chét.*

rickettsia (pl. rickettsiae) Term applied to any of the microorganisms belonging to the genus Rickettsia.*Rickettsia Là thuật ngữ chỉ chung tất cả các loài vi sinh vật thuộc họ Rickettsia.*

rickettsial disease. A disease caused by an organism of the genus Rickettsia. The most common types are the spotted-fever group (Rocky Mountain spotted fever or rickettsialpox), epidemic typhus, endemic typhus, Brill's disease, Q fever, scrub typhus, and trench fever.*Bệnh do rickettsia Là bệnh gây ra bởi các loài vi sinh vật thuộc giống Rickettsia. Các bệnh tiêu biểu thuộc nhóm sốt phát ban (sốt phát ban dạng Rocky Mountain hay bệnh phát ban do rickettsia), bệnh dịch sốt rickettsia, sốt rickettsia địa phương, bệnh Brill, sốt Q, sốt còi và sốt chiến hào.*

rickettsialpox An acute, febrile, self-limited disease caused by Rickettsia akari. It is transmitted from the house mouse to man by a small colorless mite, Allodermanyssus sanguineus.*Bệnh do Rickettsia - akari Là bệnh sốt cấp tính, tự khỏi, gây ra bởi Rickettsia akari. Nó lây truyền từ chuột nhà và lan qua người bởi một loại ve nhỏ, không màu Allodermanyssus sanguineus.*

rickettsicidal Lethal to rickettsiae.

Diệt rickettsia *Diệt rickettsia.*

rickettsiosis Infection with rickettsiae.*Nhiễm rickettsia Bị nhiễm rickettsia.*

rickettsiostatic Preventing or slowing the growth of rickettsiae.*Kìm rickettsia Các biện pháp để ngăn cản hoặc làm chậm sự phát triển của rickettsia.*

riders' bone. Bony formation in the adductor muscle of the leg. Seen in those who ride horses extensively. SYN: cavalry bone.*Xương cưỡi ngựa Hình thành xương trong cơ khép ở cẳng chân. Thấy rất rõ trong tư thế của người cưỡi ngựa. Đn: cavalry bone.*

riders' Sprain. Sprain of adductor muscles of the thigh.*Bong gân cưỡi ngựa Là trường hợp bị bong gân tại cơ khép cẳng chân.*

ridge (ME. rigge). An elongated projecting structure or crest.*Mào, u Một cấu trúc thon, dài, nhô ra hay mào.*

r., alveolar. The bony process of the maxilla or mandible that contains the alveoli or tooth sockets; the alveolar process without teeth present.*U ổ răng Phần chóm xương ở hàm trên hay hàm dưới có chứa ổ răng hay để răng; nói đến chóp ổ răng tức là không âm chỉ đến răng.*

r., carotid. Sharp ridge between the carotid canal and the jugular fossa.*U động mạch cảnh Mào sắc ở giữa ống động mạch cảnh và hố tĩnh mạch cảnh.*

r., dental. Any elevation on the crown of a tooth.*Sống răng Chỉ chung các phần nhô cao trên mặt của mũ răng.*

r., dermal. One of the ridges on the surface of the fingers. These make up the fingerprints. SYN: cristae cubs.*Hoa tay Là phần chóp trên bề mặt của các ngón tay. Nó làm nên dấu tay. Đn: cristae cutis.*

r., epicondylic. One of two ridges for muscular attachments on the humerus.*mào xương Mỏm trong hai mỏm để cơ gắn với xương cánh tay.*

r., gastrocnemial Ridge on the posterior femoral surface for attachment of gastrocnemius muscles.*Mào cơ sinh đôi cẳng chân Mỏm cơ trên bề mặt của đùi sau, gắn cơ sinh đôi cẳng chân.*

r., genital. Ridge that develops on the ventromedial surface of the urogenital ridge and gives rise to gonads.*Mỏm sinh dục Mỏm phát triển trên bề mặt của vùng cuối bụng giữa của niệu - sinh dục, nó cho ra các tuyến sinh dục.*

r., gluteal. Ridge extending obliquely downward from the great trochanter of the femur for the attachment of the gluteus maximus muscle.*Mào cơ mông Mào trải xiên xuống từ mấu chuyển lớn của xương đùi để gắn cơ mông to.*

r., interosseous. Ridge on the fibula for attachment of the interosseous membrane.

Mào gian cốt Mào trên xương mác, gắn với màng gian xương.

r., inteiureteric. Ridge between the openings of the ureters in the bladder.**Mào trong niệu quản** Mào ở giữa của niệu quản trong bàng quang.

r., mammary. In the embryo of mammals, a ridge extending from the axilla to the groin. The breasts arise from this ridge. In the human, only one breast normally remains on each side. SYN: milk line.**Mỏm vú** Ở động vật có vú, mỗi bên có một mỏm trái dài từ nách đến háng. Các vú sẽ phát triển từ mỏm này. Ở người, chỉ còn lại duy nhất một vú phát triển ở mỗi bên. **Đn:** milk line.

r., mesonephric. Ridge that develops on the lateral surface of the urogenital ridge and gives rise to mesonephros. SYN: r., wolfian.

Mỏm trung thận Mỏm phát triển tại mặt bên của chóp vùng niệu - sinh dục và sẽ phát sinh trung thận. **Đn:** r., wolffian.

r., pronator. Oblique ridge on the anterior surface of the ulna, providing attachment to the pronator quadratus.**Mỏm cơ quay sấp** Mỏm xiên ở mặt trước của xương trụ, nơi gắn với cơ quay sấp vuông.

r., pterygoid. Ridge at angle of junction of temporal and infratemporal surface of great wing of the sphenoid bone.**Mào dưới thái dương** Mỏm tại góc nối của vùng thái dương và mặt dưới thái dương tại vùng cánh lớn của xương bướm.

r., supercillary. Curved ridge of the frontal bone over supraorbital arch.**Cung mày** Bờ cong của xương trán tại cung lông mày.

r., supracondylar. One of two ridges (lateral and medial) on the distal end of the humerus, extending upward from the lateral to medial epicondyles.**Mỏm trên lồi cu** Một trong hai mỏm (ngoài và trong) trên đầu dưới của xương cánh tay, trải dài lên phía trên từ mỏm lồi cầu ngoài đến mỏm lồi cầu trong.

r., tentorial Ridge on upper inner surface of the cranium to which is attached the tentorium.**Mỏm lá chấm** Mỏm ở mặt trong và phía trên của sọ, từ đó nó gắn với lá chấm.

r., trapezoid. Oblique ridge on the upper surface of the clavicle giving attachment to the trapezoid ligament.**Đường thang** Mỏm xiên ở mặt bên trên của xương đòn, nó nối với dây chằng thang.

r., urogenital. Ridge on dorsal wall of coelom that gives rise to genital and mesonephric ridges. SYN: urogenital fold. SEE: r., genital; r., mesonephric.**Mỏm niệu - sinh dục** Mỏm trên vách lưng của khoang cơ thể, nó phát sinh mỏm sinh dục và trung thận. **Đn:** urogenital fold. Xem: r., genital; r., mesonephric.

r., wolfan. R., mesonephric.**M o´ m wolffian** Xem: R., mesonephric.

ridge A male animal, esp. a horse,

with only one testicle, or only one descended testicle.**(con vật có) một tinh hoàn** Chỉ về một số loài động vật, đặc biệt là ở ngựa, con đực chỉ có duy nhất một tinh hoàn.

Riedel's lobe [Bernhard M. C. L. Riedel, Ger. surgeon, 1846-1916] A tongueshaped process of liver, frequently found protruding over the gallbladder in cases of chronic cholecystitis.**Thùy Riedel** [Bernhard M. C. L. Riedel, bác sĩ phẫu thuật người Đức, 1846 - 1916] Một khối hình lưỡi ở gan, thường nhô ra ở phía trên túi mật trong các trường hợp viêm túi mật mạn tính.

Rifadin. Trade name for rifampin.

Rifadin Tên thương mại của rifampin.

rifampin USP. An antibiotic synthesized from rifamycin B, which in turn is produced by fermentation of Strepto myces mediterranei. It is used in treating Mycobacterium tuberculosis and carriers of Neisseria meningitidis. Trade names are Rimactane and Rifadin.**Rifampin** USP. Một loại kháng sinh tổng hợp từ rifamycin B, được sản xuất từ sự lên men của Streptomyces mediterranei. Nó được dùng để đều trị bệnh lao do Mycobacterium và viêm màng não Neisseria. Tên thương mại là Rimactane và Rifadin.

rifamycin An antibiotic produced by certain strains of Streptomyces mediterranei.**Rifamycin** Một loại kháng sinh được sản xuất từ chất Streptomyces mediterrunei.

Riga-Fede's disease [Antonio Riga, It. physician, 1832-1919; Francesco Fede, It. physician, 1832-1913] Ulceration of frenum of the tongue with membrane formation. Occurs after abrasion by the lower central incisors.**Bệnh Riga-Fede** [Antonio Riga, bác sĩ người Ý, 1832 - 1919; Francesco Fede, bác sĩ người Ý, 1832 - 1913] Loét hãm dưới lưỡi tạo màng. Thường xảy ra khi lưỡi bị trầy bởi răng cửa dưới.

Riggs' disease. [John M. Riggs, U.S. dentist, 1810-1885] Periodontitis, q.v.**Bệnh Riggs** [John M. Riggs, nha sĩ người Mỹ, 1810 - 1885] Xem Periodontitis.

right [AS. riht]. ABBR: R; rt. Pert. to the right side of the body; the side that on most persons is the stronger or preferred. SYN: dexter.**Phải** Viết tắt: R; rt. Chỉ về phía bên phải của cơ thể; phía bên ưu thế hay bên thuận của hầu hết tất cả mọi người. **Đn:** dexter.

right-handedness. Condition of being more adept in use of the right hand. SYN: dextrality. SEE: sinistrality.**Thuận tay phải** Trường hợp sử dụng thường xuyên và thành thạo tay phải. **Đn:** dextrality. Xem: sinistrality.

right to know law. Law that dictates that employers will inform their employees of the health effects and

chemical hazards of the toxic substances used in each work place. The employer must provide information concerning the generic and chemical names of the substances used; the level at which the exposure is hazardous; the effects of exposure at hazardous levels; the symptoms of such effects; the potential for flammability, explosion, and reactivity of the substances; the appropriate emergency treatment; proper conditions for safe use and exposure to the substances; and procedures for cleanup of leaks and spills. The law provides that an employee may refuse to work with a toxic substance until he or she has received information concerning its potential for being a hazardous substance. SEE: hazardous material; health hazard; permissible exposure limits; toxic substance.**Quyền được biết luật** Luật pháp bắt buộc người thuê bao lao động phải thông báo cho người lao động biết về các yếu tố ảnh hưởng đến sức khỏe và các hóa chất độc hại được sử dụng tại nơi làm việc. Người lao động phải được cung cấp thông tin về tên và loại hóa chất đang được sử dụng, mức độ nguy hiểm, các ảnh hưởng của nó đối với con người, các triệu chứng khi bị nhiễm độc, khả năng tiềm tàng về vấn đề cháy, nổ và các phản ứng đối với cơ thể; các biện pháp cấp cứu tức thời; các điều kiện riêng biệt để sử dụng các hóa chất này một cách an toàn và các tiến trình làm sạch khi các hóa chất này khi bị rò rỉ hay bị đổ. Luật pháp cho phép người lao động có quyền từ chối không làm việc tại nơi có hóa chất độc hại cho đến khi họ nhận được thông tin liên quan đến mối nguy hại tiềm tàng của các hóa chất này.**Xem:** hazardous material; health hazard; permissible exposure limits; toxic substance.

rigid [L. rigidus]. Stiff, hard, unyielding.**Cứng** Cứng rắn, cứng cáp, khó uốn.

rigidity 1. Tenseness; immovability; stiffness; inability to bend or be bent. 2. In psychiatry, refers to one who is excessively resistant to change.**Sự cứng** 1. Tình trạng căng, không xê dịch được, sự cứng rắn, không thể bẻ cong hay bị cong được. 2. Trong tâm thần học, chỉ về một người có tính khăng khăng chống đối không sao thay đổi được.

r., cadaveric. Rigor mortis.**Cư ng đơ tử thi** Xem Rigor mortis.

r., cerebellar. Stiffness of body and extremities resulting from lesion of middle lobe of cerebellum.**Cứng đơ tiểu não** Cơ thể bị cứng và đơ ra do tổn thương thùy giữa của tiểu não.

r., clasp-knife. Passive flexion of the joint causes increased resistance of the extensors. This gives way abruptly if the pressure to produce flexion is continued.**Cứng dao gấp** Gập khớp bị động do tăng kháng cơ *duổi. Điều này có thể phát sinh đột ngột nếu gặp khớp kéo dài.*

r., cogwheel Condition noted upon passively stretching a hypertonic muscle in which resistance is jerky. *Cứng bánh răng Trường hợp có dấu hiệu duổi bị động của cơ ưu trương trong đó có sự kháng cự giật lại.*

r., decerebrate. Sustained contraction of extensor muscles of limbs resulting from a lesion in the brain stem between superior colliculi and vestibular nuclei.*Cứng đơ mất não Sự co rút kéo dài của các cơ duổi chi do bị tổn thương cuống não.*

rigor [L. rigor, stiffness]. 1. A sudden, paroxysmal chill with high temperature called the cold stage, followed by a sense of heat and profuse perspiration, called the hot stage. 2. A state of hardness and stiffness, as in a muscle.*Lạnh run, cứng 1. Chứng lạnh đột ngột, bất ngờ, cùng với thân nhiệt tăng cao, được gọi là giai đoạn lạnh, sau đó sẽ có cảm giác nóng và toát nhiều mồ hôi, được gọi là giai đoạn nóng. 2. Chỉ về tình trạng cứng và đơ như trong trường hợp cứng cơ.*

r.,mortis. The stiffness that occurs in dead bodies. SEE: Nysten's law. *Cứng đơ tử thi Tình trạng cứng xảy ra ở xác chết. Xem: Nysten's law.*

rim. An edge or border.*Bờ Chỉ về bờ, mép hay ranh giới.*

r., bite. R., occlusion, q.v.*Bờ cắn Xem R., occlusion*

r., occlusion. Occluding surfaces built on denture bases in order to make maxillomandibular relation records and for arranging teeth.*Gờ i sáp cắn Mặt khít được tạo nên trên nền răng giả nhằm ghi nhận mối tương quan giữa hàm trên và hàm dưới nhằm xếp đặt lại răng.*

rima [L., a slit]. (pl. rimae) INA] A slit, fissure, or crack.*Khe Rãnh, vết nứt hay vết rạn.*

r.,cornealis. Groove in the sclera holding edge of the cornea.*Khe giác - củng mạc Đường rãnh trong củng mạc để giữ bờ giác mạc.*

r.,glotfidis. INA] An elongated slit between the vocal folds. SYN: r. vocalis,*Khe thanh môn Một khe hở có hình thon và dài nằm ở giữa các nếp gấp dây thanh âm. Đn: r. vocalis.*

r.,oris. INA] Aperture of the mouth. *Khe miệng Chỉ về các kẽ hở ở trong miệng.*

r.,palpebrarum. INA] Slit between the eyelids.*Khe mi Đường rãnh ngay tại vùng mí mắt.*

r.,pudendi. INA] Space between the labia majors, through which urethra and vagina open.*Khe thẹn, khoảng gian môi âm hộ Chỉ về khoảng ở giữa hai mép môi lớn, từ đó có lỗ âm đạo và niệu đạo.*

r.,respiratoria. Space behind the arytenoid cartilages.*Khe hô hấp Khoảng phía sau sụn phễu.*

r.,vestibuli. INA] Space between the false vocal cords.*Khe tiền đình Khoảng ở giữa các dây thanh âm giả.*

r.,vocalis. R. glottidis.*Khe phát âm Xem R. glottidis.*

Rimactane. Trade name for rifampin. *Rimactane Tên thương mại của chất rifampin.*

rimose [L. rimosus]. Fissured or marked by cracks.*Vết nứt nẻ Vết nứt hay có dấu hiệu nứt nẻ.*

rimula [L.]. (pl. rimulae) A minute fissure or slit, esp. of the spinal cordorbrain.*Vết nứt nhỏ Vết nứt hay khe nứt nhỏ, đặc biệt là ở vùng tủy sống hay não.*

rind [AS.]. A thick or firm outer coating of an organ, plant, or animal.*Vỏ Phần cứng và chắc bao bọc phần ngoài của một trái cam, cây cối hay động vật.*

ring [AS. hring]. 1. Any round area, organ, or band around a circular opening. SEE: annulus. 2. In chemistry, a collection of atoms chemically bound in a circular form.*Vòng 1. Chỉ chung về một vùng hay một bộ phận có hình tròn, hoặc miệng hình khuyên. Xem: annulus. 2. Trong ngành hóa, chỉ sự thu thập các vô nguyên tử hoá học trong một cấu trúc vòng.*

r.,s, abdominal. Apertures in the abdominal wall. SEE: abdominal rings.*Vòng bụng Chỉ một vòng xung quanh thành bụng. Xem: abdominal rings.*

r., Albl's. A curved thin shadow seen on roentgenogram of an intracranial aneurysm.*Vòng Albl Chỉ về một bóng nhỏ và cong thấy trên phim X quang chụp phình mạch trong sọ.*

r., Bandl's. R., pathologic retraction, q.v.*Vòng Bandl Xem R., pathologic retraction.*

r., benzene. The closed ring of sixcarbon atoms.*Vòng benzen Là một vòng kín gồm sáu nguyên tử carbon.*

r., Cannon's. A contracted band of muscles in the transverse colon near the hepatic flexure.*Vòng Cannon Một dải cơ co trong đoạn đại tràng ngang gần gốc gan.*

r., ciliary. Portion of the ciliary body consisting of a bandlike zone lying directly anterior to the ora serrate. SYN: orbiculus ciliaris.*Vòng thể mao Là phần thế mi có chứa phần như dải băng nằm trực tiếp phía trước bờ răng cửa. Đn: orbiculus ciliaris.*

r.,conjunctival. A narrow ring at the junction of the edge of the cornea with the conjunctiva. SYN: anulus conjunctiva.*Vòng kết mạc Một vòng hẹp tại phần liên kết giữa bờ giác mạc và kết mạc. Đn: anulus conjunctiva.*

r., constriction. A stricture of the body of the uterus. A circular area of the uterus contracts around a part of the fetus.*Vòng thắt Chỗ thắt lại của tử cung. Chỉ về một vùng hình*

r., femoral. The superior aperture of the femoral canal.*Vòng đùi Vòng phía trên của ống đùi.*

r., inguinal, abdominal. The internal opening of the inguinal canal. SEE: abdominal rings.*Lỗ bẹn, bụng Lỗ trong của ống bẹn. Xem: abdominal rings.*

r., inguinal deep. The inguinal canal's opening deep inside the abdominal wall.*Lỗ bẹn, sâu Lỗ trong sâu phía trong của thành bụng.*

r.,inguinal, subcutaneous. The external opening of the inguinal canal. SEE: abdominal rings.*Lỗ bẹn nâng Miệng ngoài của ống bẹn. Xem: abdominal rings.*

r., inguinal, superficial. The opening of the superficial end of the inguinal canal,*Lỗ bẹn nâng Lỗ bề mặt của bẹn.*

r., Kayser-Fleischer. SEE: Kayser-Fleischer ring; Wilson's disease.*Vòng Kayser - Fleischer Xem: Kayser - Fleischer ring; Wilson's disease.*

r., lymphoid. A ringlike arrangement of lymphoid tonsillar tissue around the oronasal region of the pharynx. It consists of the palatine, pharyngeal, and lingual tonsils, and provides protection against invading bacteria viruses and other foreign protein. Also called Waldeyer's ring.*Vòng lympho Cấu trúc hình khuyên của mô amidan bạch huyết ở xung quanh vùng miệng và họng. Nó bao gồm: vòm miệng, hầu và amidan lưỡi, nó có nhiệm vụ bảo vệ sự xâm nhập của vi khuẩn, virus và các protein ngoại lai. Nó còn được gọi là vòng Waldeyer.*

r., pathologic retraction. During delivery, a prolonged contraction of the ring formed by the junction of the body and isthmus of the uterus.*Vòng co bệnh lý Trong lúc sinh đẻ, sẽ có sự co rút kéo dài bởi phần liên kết giữa phần thân và phần eo của tử cung.*

r., physiologic refraction. A normal contraction of the ring formed by the junction of the body and isthmus of the uterus.*Vòng co sinh lý Sự co rút bình thường của vòng tạo bởi phần giữa thân và eo của tử cung.*

r., Schatzki. SEE: Schatzki ring. *Vòng Schatzki Xem Schatzki ring.*

r., Schwalbe's. The thickened peripheral margin of the Descemet's membrane of the cornea of the eye. It is formed by a circular bundle of connective tissue.*Vòng Schwalbe P hần bờ ngoài dày lên của màng Descemet tại giác mạc mắt. Nó được tạo thành bởi một bó mô liên kết tròn.*

r., tympanic. A band of bone formed by three elements (squamous, petromastoid, and tympanic) that develop into the tympanic plate.*Vòng màng nhĩ Một dải xương được tạo thành bởi ba thành* *phần (lớp vảy, chùm đá và màng nhĩ) phát triển thành đĩa màng nhĩ.*

r., umbilical. The opening in the linea alba of the embryo. The umbilical vessels pass through this ring. *Vòng rốn Là miệng rốn của động vật. Nơi có những mạch máu rốn đi qua.*

r., vascular. An anomalous ring of vascular structures around the trachea and esophagus. *V ò n g m ạ c h máu Là một vòng dị tật của các cấu trúc mạch xung quanh khi quản và thực quản.*

r., Waldeyer's. SEE: lymphoid ring. *Vòng Waldeyer Xem: lymphoid ring.*

ring, removal from swollen finger. Technique for removal of ring from an injured or swollen finger. Pass one end of a length of string under the ring. Push the ring as far away from the swollen area toward the hand as is possible; wrap the string on the side of the swollen area around the finger for a dozen turns or so. Grasp the end of the string that extends under the ring and, while holding it firmly, unwind the string from the hand side of the ring. This will move the ring toward the free end of the finger. Continue this until the ring is free. *Cách tháo nhẫn ra khỏi ngón tay bị sưng tấy lên Đây là thủ thuật để tháo nhẫn ra khỏi ngón tay bị thương hay đang bị sưng tấy lên. Xỏ một đầu dây xuyên qua phía dưới cái nhẫn. Đẩy nhẫn ra xa khỏi chỗ sưng càng nhiều càng tốt, đầu dây còn lại quấn xung quanh chỗ sưng khoảng mười hai vòng trở lên. Nắm chắc đầu dây ở phía dưới chiếc nhẫn và tháo dây đó ra. Việc này sẽ đẩy chiếc nhẫn ra từ từ và cứ tiếp tục cho đến khi chiếc nhẫn ra hẳn khỏi bên ngoài.*

Ringer, Sydney British physiologist 1835-1910. *Ringer, Sydney Nhà sinh lý học người Anh, 1835 - 1900.*

r.'s injection, lactated. USP. A sterile solution of specified amounts of calcium chloride, potassium chloride, sodium chloride, and sodium lactate in water for injection. It is used intravenously to replace electrolytes. *Dịch truyền Ringer Lactated USP. Một dung dịch vô trùng gồm có calci chlorid, kali chlorid, natri chlotid và natri lactat được hòa tan trong nước. Nó được dùng như là một chất điện phân được truyền qua đường tĩnh mạch.*

R.'s irrigation. USP. A solution of recently boiled distilled water containing 8.6 gm sodium chloride, 0.3 gm potassium chloride, and 0.33 gm calcium chloride per liter. For topical use only. Previously used name was Ringer's solution. *Dung dịch Ringer. USP. Một dung dịch nước chưng cất có chứa 8,6 mg natri chlorid, 0,3 mg kali chlorid và 0,33 mg calci chlorid trong mỗi lít dung dịch. Chỉ dùng tại chỗ. Tên gọi trước đây là Ringer's solution.*

ringworm Popular term for a dermatomycosis due to various species of fungi belonging to the genera Microsporum and Trichophyton. Ringworm of the scalp is called tinea capitis; of the body, tinea corporis; of the beard, tinea barbae; of the nails, tinea unguium; of the feet, athlete's foot. SEE: tinea. SEE: Nursing Diagnoses in Appendix.

SYM: Red-ringed patch of vesicles, itching, pain, scaling.

TREAT: Griseofulvin may be helpful in certain types. At the same time, treatment with topical fungistatic preparations is important. *Bệnh nấm da Thuật ngữ phổ thông chỉ nấm da cơ do các loài nấm khác nhau thuộc họ Microsporum và Trichophyton. Nếu bệnh xảy ra ở trên đầu thì gọi là nấm da đầu, nếu ở trên người thì gọi là nấm da thân, tại vùng râu thì gọi là nấm râu, tại móng thì gọi là nấm móng, tại bàn chân thì gọi là nấm bàn chân. Xem: tinea. Xem: Nursing Diagnoses trong phần Phụ lục.*

TRIỆU CHỨNG: Mảng tròn, đỏ, giộp, ngứa, đau và có vảy ở trên da.

ĐIỀU TRỊ: Dùng Griseofulvin cũng có hiệu quả trong một số trường hợp. Đồng thời, cũng cần thiết phải điều trị bằng các loại thuốc kháng nấm tại chỗ.

Rinne test [Heinrich A. Rinne, Ger. otologist, 1819- 1868] Use of tuning fork to compare bone conduction hearing with air conduction. The vibrating fork is held by its stem on the mastoid process of the ear until it is no longer heard by the patient. Then it is held close to the external auditory meatus. If the subject still hears the vibrations, this is called a positive Rinne test. If the fork is not heard by air conduction the test is repeated; but first air conduction is tested until the sound is no longer heard, then the stem of the fork is placed on the mastoid process of the ear. If the sound is still heard, this is called a negative Rinne test. SEE: Weber test. *Thử nghiệm Rinne [Heinrich A. Rinne, bác sĩ chuyên khoa tai người Đức, 1819 - 1868] Dùng một âm thoa rung động để xác định âm thoa dẫn truyền hay điếc do nhận thức. Giữ âm thoa đang rung tại vùng xương chũm cho đến khi không nghe được âm thanh nữa. Sau đó đặt lại âm thoa đang rung tại vùng sát với tai ngoài. Nếu vẫn nghe được âm thanh, chứng tỏ rằng thử nghiệm Rinne dương tính - điếc do nhận thức. Nếu không nghe được thì lặp lại thử nghiệm nhưng tại vị trí tai ngoài trước và đặt tại vùng xương chũm sau, nếu vẫn nghe được âm thanh thì gọi là xét nghiệm Rinne âm tính - điếc do dẫn truyền. Xem: Weber test.*

Riolan's arch [Jean Riolan, Fr. anatomist, 1577-1657] Arch formed by the mesentery of the transverse colon. *Cung Riolan [Jean Riolan, bác sĩ*

cơ thể học người Pháp, 1577 - 1657] Màng treo ruột tại đại tràng.

Riolan's bouquet. Two ligaments and three muscles attached to styloid process of temporal bone. *Bó Riolan Hai dây chằng và ba cơ gắn với mỏm trâm của xương thái dương.*

Riolan's muscle. Ciliary portion of orbicularis oculi. *Cơ Riolan Phần thể mi của cơ vòng cung mi.*

Riopan. Trade name for magaldrate. *Riopan Tên thương mại của magaldrate.*

ripa [L., bank]. Any line of reflection of the ependyma of the brain from the ventricular wall to the choroid plexus. *ripa Chỉ chung các đường phản xạ của màng não thất từ thành não thất đến các mạch máu màng mạch.*

Ripault's sign [Louis H. A. Ripault, Fr. physician, 1807-1856] Change in shape of pupil produced by unilateral (external) pressure upon eyeball. *Dấu hiệu Ripault [Louis H. A. Ripault, bác sĩ người Pháp, 1807 - 1856] Những thay đổi về hình thể của đồng tử do có chèn ép từ ngoài tác động lên nhãn cầu.*

ripening. 1. Softening and dilatation of the uterine cervix during labor. 2. Maturation of a cataract. *Chín muồi 1. Sự mềm và giãn nở cổ tử cung trong khi sinh. 2. Đục thủy tinh thể chín.*

risk-benefit analysis. In medical care and decision analysis, q.v., it is important that both the physician and the patient understand as precisely as possible the risk of undertaking a therapeutic course of action as well as the potential benefit of taking that action. An example would be the risk of dying from a surgical procedure versus the outcome if the procedure were successful and the course of disease if the procedure were not done. *Phân tích lợi ích Trong công việc chăm sóc y tế và khi các liệu pháp điều trị, một điều quan trọng là cả bác sĩ lẫn bệnh nhân đều phải biết chính xác về các rủi ro có thể xảy ra trong khi thực hiện một liệu pháp điều trị cũng như lợi ích mang lại cho bệnh nhân. Ví dụ như trường hợp có thể rủi ro dẫn đến cái chết khi quá trình phẫu thuật không thành công và diễn biến của bệnh có thể tăng thêm nếu không thực hiện việc phẫu thuật.*

risk factors. Factors in the environment, or chemical, psychological, physiological or genetic elements that are thought to predispose an individual to the development of a disease.

Ex.: Known risk factors for coronary artery disease include: hypertension, high circulating blood lipids and cholesterol, obesity, cigarette smoking, diabetes mellitus, inability to cope with stress, physical inactivity, and a family history of atherosclerosis. *Các yếu tố nguy cơ Các yếu tố trong môi trường hoặc hóa học, tâm lý, sinh lý và di truyền cũng phải* được xem xét tới khi chẩn đoán về sự tiến triển của một bệnh đối với bệnh nhân.

Ví dụ: Các yếu tố nguy cơ đã biết có thể dẫn đến bệnh động mạch vành là: tăng huyết áp, lượng lipid và cholesterol trong máu cao, béo phì, hút thuốc, tiểu đường, gặp nhiều căng thẳng, ít hoạt động về thể chất và tiền sử gia đình về bệnh xơ cứng động mạch.

risorius [L., laughing]. Muscular fibrous band arising over masseter muscle and inserted into tissues at the corner of the mouth. SEE: Muscles in Appendix.*Cơ cười Dải cơ sợi nổi lên trên cơ cắn và xen kẽ vào trong các mô tại góc miệng. Xem: Muscle trong phần Phụ lục.*

ristocetin An antibiotic obtained from cultures of Nocardia lurida.

ristocetin Một loại kháng sinh lấy từ sự nuôi cấy Nocardia lurida.

risus [L.1. Laughter; a laugh.*Cười Sự cười, tiếng cười.*

  r.,sardonicus. A peculiar grin, as seen in tetanus, caused by acute spasm of facial muscles.*Cười nhăn Cười nhăn răng một cách bất thường, thấy trong bệnh uốn ván do các cơn co thắt mạnh của cơ mặt.*

Ritalin Hydrochloride. Trade name for methylpheni- date hydrochloride.

Ritalin Hydrochloride Tên thương mại của chất methylphenidat hydrochlorid.

Ritter's disease [Gottfried Ritter von Ritterahain, Ger. physician, 1820-1883] A generalized form of impetigo of the newborn.*Bệnh Ritter [Gottfried Ritter von Rittershain, bác sĩ người Đức, 1820 - 1883] Chỉ chung về các bệnh chốc lở ở trẻ sơ sinh.*

ritual 1. A routine that the individual feels is essential and should not fail to be carried out. 2. In psychiatry, any activity that is performed compulsively in an attempt to relieve anxiety.*Trình tự bắt buộc, nghi thức 1. Một chuỗi các công việc hàng ngày mà một người cảm thấy cần thiết và không thể không thực hiện được. 2. Trong ngành tâm thần học, chỉ chung về các hành động có xu hướng ép buộc nhằm làm dịu đi mối lo âu.*

ritualistic surgery. Surgical procedures without scientific justification. Performed in primitive societies without the purpose of treatment or prevention of disease. Included in this are alterations of the skin, ears, lips, teeth, genitalia, and head. In some cases, even in nonprimitive societies, surgical procedures without rational justification are considered to be ritualistic. SEE: circumcision.

Phẫu thuật nghi thức Chỉ về các thủ thuật phẫu thuật không nhằm mục đích khoa học. Đã được thực hiện từ thời xa xưa không nhằm mục đích trị bệnh hay ngừa bệnh. Nó bao gồm: sửa đổi da, tai, môi, răng, cơ quan sinh dục ngoài và đầu. Trong một vài trường hợp,

ngay cả trong xã hội ngày nay, các thủ thuật phẫu thuật không nhằm mục đích chữa bệnh đều được gọi là phẫu thuật nghi thức. Xem: circumcision.

rivalry Competition between two individuals, groups, or systems seeking to attain the same goal.*Sự ganh đua, cạnh tranh Sự cạnh tranh giữa hai cá nhân, nhóm, hay hệ thống để tìm kiếm hay đạt được cùng một mục đích.*

  r., binocular. The continuous alternation in the conscious perception of visual stimuli to the two eyes.*Cạnh tranh thị lực Sự thay đổi liên tục trong nhận thức cảm giác thị lực ở cả hai mắt.*

  r., retinal. R., binocular, q.v.*Cạnh tranh võng mạc Xem: R., binocular.*

  r., sibling. The competition between children for attention and affection of others, but esp. their parents.*Ganh đua giữa các anh chị em ruột Sự ganh đua giữa những đứa trẻ trong cùng gia đình để tham gia hay gây ảnh hưởng đối với người khác, đặc biệt là đối với cha mẹ của chúng.*

rivalry strife. Alternate sensations of color and shape when the fields of vision of the two eyes cannot combine in one visual image.*Xung đột cạnh tranh Sự thay đổi cảm giác về màu sắc, hình thể khi thị lực của hai mắt không cùng hòa hợp khi nhìn vào một hình ảnh.*

Rivinus canals [August Quirinus Rivinus, Ger. anatomist, 1652-1723] Ducts of the sublingual glands.*Ống Rivinus [August Quirinus Rivinus, bác sĩ cơ thể học người Đức, 1652 - 1723] Chỉ các ống của tuyến dưới lưỡi.*

Rivinus' gland. A sublingual gland. *Tuyến Rivinus Tuyến dưới lưỡi.*

Rivinus' incisure. The tympanic notch in the upper part of the tympanic portion of the temporal bone. It extends from the lesser to the greater tympanic spines and is occupied by the pares fiaccida of the tympanic membrane.*Khuyết Rivinus Khe hình chữ V tại phần trên của vùng tai giữa ở xương thái dương. Nó trải dài từ ngạnh tai giữa nhỏ đến ngạnh tai giữa lớn và được che bởi phần mềm của màng nhĩ.*

Rivinus' ligament. Small portion of the tympanic membrane in the notch of Rivinus. SYN: Shrapnell's membrane.*Dây chằng Rivinus Phần nhỏ của màng nhĩ tại vùng khuyết Rivinus. Đn: Shrapnell's membrane.*

rivus lacrimalis [L. riuus, little stream, -f- lascrima, tear]. The pathway under the eyelids for the tears to travel from their source in the lacrimal glands to the punctum lacrimale. *Dòng lệ Đường nhỏ dưới mi mắt để nước mắt chảy từ các tuyến lệ đến điểm lệ.*

riziform [Fr. riz, rice, + L. forma, form]. Resembling rice grains.*Hình*

hạt gạo Có hình dáng giống như hạt gạo.

R.L.E. right lower extremity.*R.L.E. Viết tắt của chữ right lower extremity, có nghĩa là chân phải, chi dưới phải.*

RLF. retrolental fibroplasia.*RLF. viết tắt của chữ retrolental fibroplasia, có nghĩa là sự tạo xơ phía sau thủy tinh thể.*

R.,L. L. right lower lobe of the lung.*R.,L. L. viết tắt của chữ right lower lobe of the lung, có nghĩa là thùy phổi dưới phải.*

RLQ. right lower quadrant (of abdomen).*RLQ. Viết tắt của chữ right lower quadrant (of abdomen), có nghĩa là góc tư dưới phải (vùng bụng).*

R.M.A. Registered Medical Assistant; right mentoante- rior presentation (of the fetal face).*R.M.A. Viết tắt của chữ Registered Medical Assistant, có nghĩa là hỗ trợ đăng ký hành nghề y tế; hay chữ right mentoanterior presentation (of the fetal face), có nghĩa là ngôi cằm phải trước (thuộc về mặt của thai nhi).*

R.M.P. right mentoposteriorpresentation (of the fetal face).*R.M.P. Viết tắt của chữ right mentoposterior presentation (of the fetal face), có nghĩa là ngôi cằm phải sau (thuộc mặt của thai nhi).*

R.M.T. right mentotransuerse fetal position.*R.M.T. Viết tắt của chữ right mentotransverse fetal position, có nghĩa là bào thai có ngôi cằm phải ngang.*

R.N. registered nurse.*R.N. Viết tắt của chữ registered nurse, có nghĩa là đăng ký hành nghề y tá.*

Rn. Chem. symb. for the element radon.*Rn. Ký hiệu hóa học của nguyên tố radon.*

RNA. ribonucleic acid.*RNA. Viết tắt của chữ ribonucleic acid, có nghĩa là ARN.*

RNase. ribonuclease.*RNase. Viết tắt của chữ ribonuclease, có nghĩa là một loại enzyme xúc tác gây phân hủy các acid nucleic.*

R.O.A. right occipitoanterior fetal position.*R.O.A. Viết tắt của chữ right occipitoanterior fetal position, có nghĩa là bào thai có ngôi chẩm phải trước.*

Robaxin. Trade name for methocarbamol.*Robaxin Tên thương mại của methocarbamol.*

Robert's pelvis [Heinrich L. F. Robert, Ger. gynecologist 1814-1874] Transverse contraction of the pelvis due to osteoarthritis of the sacroiliac joints.*Khung chậu Robert [Heinrich L. F. Robert, bác sĩ phụ khoa người Đức, 1814 - 1874] Sự co hẹp đường kính lớn xương chậu do viêm khớp vùng chậu.*

Robertson's pupil. Argyll Robertson pupil; q.v.*Đồng tử Robertson Xem: Argyll Robertson pupil.*

RobicillinVK. Trade name for penicillin V potassium.*Robicillin VK Tên thương mại của kali penicillin*

V.

Robimycin. Trade name for erythromycin.*Robimycin Tên thương mại của erythromycin.*

Robinul. Trade name for glycopyrrolate.*Robinul Tên thương mại của glycopyrrolate.*

Robitussin. Trade name for guaifeneain.*Robitussin Tên thương mại của guaifenesin.*

Rocaltrol. Trade name for calcitriol. *Rocaltrol Tên thương mại của calcitriol.*

Rochelle salt Potassium sodium tartrate; a colorless, transparent powder having a cooling and saline taste and used as a saline cathartic.*Muối Rochelle Muối kali nitrat, có dạng tinh thể trong suốt, không màu, có vị mặn và mát lạnh, được dùng như một loại muối tẩy nhẹ.*

rocker knife. Adapted device for persons with limited upper extremity function. Allows one-handed stabilization and cutting of food.*Dao có kẹp cong Dụng cụ dành cho những người có chức năng tay bị hạn chế. Nó cho phép chỉ dùng một tay mà có thể kẹp và cắt bánh mì hay thức ăn.*

rocking. A technique in neurodevelopmental rehabilitation designed to increase muscle tone in hypotonic patients through veatibular stimulation.*rocking Kỹ thuật kích thích phục hồi phát triển hệ thần kinh đối với những bệnh nhân bị chứng nhược trương lực cơ qua việc kích thích lên vùng tiền đình.*

Rocky Mountain spotted fever. An infectious disease caused by the parasite Rickettaia rickets,, transmitted by the wood tick Dermacentor andersoni or Derma- centor variabiles. Originally thought to exist only in the western U.S., it can occur anywhere that the tick vector is present.

The organism causes vasculitis, giving rise to fever, headache, myalgia, and a characteristic rash. The rash appears several i days after other symptoms, first erupting on the wrists and ankles, then on the palms and soles. It is nonpruritic and macular, and spreads to legs,arms,trunk,and face.Tetracycline is the drug of choice.*Sốt chấm Rocky Mountain Một bệnh truyền nhiễm do ký sinh trùng Rickettsia ricketsii truyền bởi một loài ve gỗ Dermacentor andersoni hay Dermacentor variabiles. Mới đầu người ta cho rằng bệnh chỉ tồn tại ở các vùng thuộc miền tây nước Mỹ, nhưng sau mới phát giác ra rằng bệnh có thể xảy ra bất cứ nơi nào mà có loài ve truyền bệnh.*

Vi sinh vật gây viêm mạch, sốt, đau đầu, đau cơ và phát ban. Ban thường thì hơn vài ngày sau các triệu chứng khác, lúc đầu ở cổ tay và mắt cá chân, sau đó là lòng bàn tay và lòng bàn chân. Nó không ngứa, dạng dát, lan rộng dần đến

cẳng chân, cánh tay, thân mình và mặt. Tetracyclin là loại trụ sinh được chọn để điều trị.

rod [AS. Todd, club]. 1. A slender, straight bar. 2. One of the slender, long, sensory bodies in the retina, which respond to faint light. 3. Bacterium shaped like a rod.*Tế bào que, trực khuẩn 1. Một thanh thẳng và mảnh. 2. Tế bào thụ cảm hình que, dài, mảnh, có tại vùng võng mạc, bị phân hủy bởi ánh sáng. 3. Trực khuẩn, một loại vi khuẩn có hình dạng thẳng như cái roi.*

r., Corti s. Pillar cells, q.v.*Q u e thính giác Corti. xem Pillar cells.*

r.'s, enamel. Minute calcareous rods or prisms laid down by ameloblasts and forming enamel of a tooth.*Thể men hình roi Thể với nhỏ hình que hay hình lăng trụ được sắp đặt dọc theo lớp nguyên bào tạo men hình thành của men răng.*

r., retinal. Visual cells in the eye that are the light-sensing elements of the retina, along with the cones. *Quevõng mạc Tế bào thị giác ở mắt, là các yếu tố thụ cảm ánh sáng ở võng mạc, nằm dọc theo các tế bào hình nón.*

rodent. Any mammal of the Rodentia order. Mice, rats, and squirrels are examples.*Loài gặm nhấm Động vật có vú thuộc loại Rodentia. Ví dụ như: chuột, chuột nhắt, sóc.*

rodenticide [L. rodens, gnawing, + eaedere, to kill]. An agent that kills rodents.*Thuốc diệt động vật gặm nhấm Một loại thuốc dùng để diệt các loài vật gặm nhấm.*

rodent ulcer [" + ulcus, ulcer]. A slowly growing, gnawing cancer that slowly destroys soft tissues and bones, causing great destruction. Usual sites are on outer angle of the eye, near side and on tip of nose, and on edges of the scalp. SYN: Jacob's ulcer.*Loét gặm nhấm Một khối ung thư phát triển chậm, ăn mòn, phá hủy các mô mềm và xương, gây ra phá hủy lớn. Các vị trí phát bệnh thường là góc ngoài của mắt, gần cánh mũi hay ở đỉnh trên của mũi, tại vùng bờ của da đầu. Đn: Jacob's ulcer.*

rodonalgia [Gr. rhodon, rose, + algos, pain]. Vasomotor condition marked by redness and neuralgic pain of the extremities, swelling, and fever. SYN: erythromelalgia.*Đỏ đau đầu chi Tình trạng thần kinh vận mạch, triệu chứng nổi các vết đỏ và đau dây thần kinh với chi, sưng và sốt. Đn: erythromelalgia.*

rods and cones. The light-sensitive portions of rod and cone visual cells of the retina. They form the second layer lying between the external limiting membrane and the pigment epithelium. The rods contain visual purple (rhodopsin), which is essential for vision in dim light. SEE: cone, ocular; night vision.*Tế bào que và tế bào nón Các tế bào thị giác có*

hình que và hình nón để cảm nhận ánh sáng tại võng mạc. Nó thuộc lớp thứ hai nằm khoảng giữa màng ngoài và lớp biểu mô sắc tố. Tế bào que có sắc tía thị giác (rodopsin), có khả năng nhận ra những ánh sáng mờ. Xem: cone, ocular, night vision.

Roentgen, Wilhelm Konrad German physicist, 1845- 1923, who discovered roentgen rays in 1895 and won the Nobel Prize in physics in 1901.*Roentgen, Wilhelm Konrad Một nhà vật lý người Đức, 1845 - 1923, người đã phát minh ra tia roentgen vào năm 1895 và đoạt giải Nobel về vật lý năm 1901.*

roentgen ABBR: R. Unit for describing an exposure dose of x- or γ-radiation. One unit is sufficient to liberate enough electrons and positrons to produce emissions of either charge of one electrostatic unit of electricity per 0.001293 gm of air. (One cc of air at 00C and at 760 mmHg weighs 0.001293 gm.)*roentgen Viết tắt là: R. Đơn vị dùng để đo phóng xạ từ tia x hay tia γ. Đơn vị thời gian đủ để phóng thích các âm điện tử và các dương điện tử để sản sinh ra một đơn vị tĩnh điện của dòng điện trên 0,001293 mg không khí. (Một cc không khí tại O C dưới áp suất không khí 760 mmHg, cân nặng 0,001293 mg).*

roentgenkymogram [roentgen + Gr. kyme, wave, + grammes, something written]. A record in the form of a tracing of the heart's action as determined by use of x-ray,*Chụp X quang chuyển động tim Kết quả dưới dạng biểu đồ sóng về hoạt động của tim khi đo bằng tia X.*

roentgenkymograph [" + " + graphein, to write]. Device for recording the movements of the heart and attached large vessels on a single a-ray film.*Thiết bị chụp X quang động tim Dụng cu dùng để đo và ghi nhận lại các hoạt động của tim và các vùng gắn với mạch máu lớn bằng cách sử dụng tia X.*

roentgenkymography Recording of heart movements by use of a roentgenkymograph.*Sự chụp X quang động Công việc đo và ghi lại các hoạt động của tim bằng cách dùng thiết bị sử dụng tia X.*

roentgenocinematography [" + Gr. kinema, motion, + graphein, to write]. Moving picture photography of x-ray studies.*Chụp X quang ảnh động Kỹ thuật chụp ảnh có chuyển động bằng cách sử dụng tia X.*

roentgenogram Film produced by roentgenography. SYN: radiogram. Preferred term is radiograph.*Phim chụp X quang Phim X quang. Đn: radiogram. Thuật ngữ radiograph thường dùng hơn.*

roentgenography [roentgen + Gr. graphein, to write]. The process of obtaining pictures by use of roentgen rays. Preferred term is radiography.*C hụp X quang Quá trình chụp X* *quang. Thuật ngữ radiography thường dùng hơn.*

r., body section. Tomography, q.v. *Chụp X quang cắt lớp xem To-mography.*

r., mucosal relief. X-ray of the intestinal mucosa after ingested barium has been removed, and air under slight pressure has been injected. This leaves a light coat of barium on the mucosa and permits x-ray pictures of the fine detail of the mucosa. *Chụp X quang niêm mạc nổi Chụp X quang niêm mạc ruột sau khi đã uống chất cản quang baryt và chỉ bơm vào ruột và tiêm không khí với áp suất nhẹ. Điều này nhằm tạo nên lớp vỏ mỏng baryt trên niêm mạc từ đó hình trên phim X quang sẽ cho thấy rõ từng chi tiết trên niêm mạc.*

r., serial. Taking repeated x-ray pictures of an area at defined but arbitrary intervals.*Chụp X quang hàng loạt Chụp liên tục nhiều phim X quang trên một vùng đã chỉ định với thời gian ngắt quãng tùy ý.*

r., spot-film. X-ray picture taken of a small area during the course of fluoroscopy.*Chụp X quang điểm khu trú Hình ảnh X quang được thu lại tại một điểm nhỏ trong phép huỳnh quang.*

roentgenologist [" + Gr. logos, word, reason]. A physician skilled in roentgen diagnosis, roentgenotherapy, or both. Preferred term is radiologist. *Chuyên gia X quang Một bác sĩ được đào tạo chuyên môn về chẩn đoán trên phim X quang, chữa bệnh bằng bức xạ liệu pháp, hay cả hai. Thuật ngữ thường dùng hơn là radiologist.*

roentgenology The science of applying roentgen rays for diagnostic and therapeutic purposes. Preferred term is radiology.*Ngành X quang Ngành khoa học chuyên áp dụng tia X vào mục đích chẩn đoán bệnh và các liệu pháp trị bệnh. Thuật ngữ thường dùng hơn là radiology.*

roentgenometer [" + Gr. metron, measure]. Radiometer q.v.*Máy đo X quang Xem Radiometer.*

roentgenoscope [" + Gr. skopein, to examine]. A fluoroscope q.v.*Máy soi X quang Xem A fluoroscope.*

roentgenoscopy Fluoroscopy. *Phương pháp soi X quang Phép nghiệm huỳnh quang.*

r o e n t g e n o t h e r a p y , roentgentherapy [roentgen + Gr. theropeia, treatment]. The treatment of disease by exposure of the patient to roentgen rays. Preferred term is radiotherapy.*X quang liệu pháp, liệu pháp tia X Phương pháp trị bệnh bằng cách chiếu tia X. Thuật ngữ thường dùng hơn là radiotherapy.*

roentgen ray. X-ray, q.v.*Tia roentgen Tia X.*

roeteln, roetheln [Ger.]. German measles; rubella.*Bệnh sởi Đức Một loại bệnh sởi xảy ra tại nước Đức.*

Roger's disease [Henri L. Roger, Fr.

physician, 1809-1891] Ventricular septal defect.*Bệnh Roger [Henri L. Roger, bác sĩ người Pháp, 1809 - 1891] Bệnh khiếm khuyết vách ngăn tâm thất.*

Rokitansky's disease [Karl Freiherr von Rokitansky, Austrian pathologist, 1804-1878] Acute yellow atrophy of the liver.*bệnh Rokitansky [Karl Freiberr von Rokitansky, nhà nghiên cứu bệnh học người Áo, 1804 - 1878] Bệnh teo, vàng da cấp tính ở gan.*

Rolaids. Trade name for dihydroxyaluminum sodium carbonate.*Rolaids Tên thương mại của dihydroxyaluminum natri carbonat.*

Rolando's area [Luigi Rolando, It. anatomist, 1773-1831] Motor area in the cerebral cortex.*Vùng Rolando [Luigi Rolando, bác sĩ cơ thể học người Ý, 1773 - 1831] Vùng vận động ở vỏ não.*

Rolando's fissure. Fissure between the parietal and frontal lobes. SYN: sulcus centralis.*Khe Rolando Khe ở giữa thùy đỉnh và thùy trán. Đn: sulcus centralis.*

role [O. Fr. rolle, roll of paper on which a part is written]. The characteristic social behavior of an individual in relationship to the group.*Vai trò [O. Fr. Rolle, một cuộn giấy để viết chữ] Là biểu hiện của một cá nhân đối với xã hội hay quan hệ của họ đối với một nhóm người.*

r., gender. SEE: gender role.*V a i trò giới tính Xem: gender role.*

role model. The demonstration of the behavior associated with a particular position or profession that serves as an example for others.*Vai trò kiểu mẫu Là sự biểu hiện về cách cư xử cùng với vị trí riêng hay nghề nghiệp riêng của một người trong xã hội.*

role playing. The assignment and acting out of a role in a treatment setting to provide individuals the opportunity to see themselves as others do. Also used as a method of teaching such skills as interviewing, taking history, and doing a physical examination.*Đóng vai Sự chuyển vai hay đóng một vai nào đó trong điều trị bệnh để tạo cho một người cơ hội để họ tự cảm thấy như là một người khác. Cũng sử dụng phương pháp này trong rèn luyện kỹ năng phỏng vấn, tìm hiểu bệnh sử và khám bệnh cho bệnh nhân.*

rolfing. [Ids Rolf, U.S. physiotherapist, 1897-1979] Deep massage of the tissues around muscles. The purpose is to increase the range of motion of the joints and to enhance suppleness.*rolfing [Ida Rolf, nhà vật lý trị liệu người Mỹ, 1897 - 1979] Xoa bóp sâu tại các vùng xung quanh cơ. Mục đích làm gia tăng khả năng vận động và nâng cao tính linh hoạt của các khớp.*

rolitetracycline USP. An antibiotic drug. Trade name is Syntetrin. *rolitetracycline USP. Một loại*

thuốc kháng sinh. Tên thương mại là Syntetrin.

roll. A usually solid, cylindrical structure.*Cuộn Là một cấu trúc hình trụ thường là cứng.*

r., cotton. A cylindrical mass of purified and sterilized cotton used as packing or absorbent material in various dental procedures.*Cuộn bông Là một khối bông hình trụ được làm sạch và vô trùng được dùng để băng hay làm chất hút trong các quá trình chữa răng.*

r., ilial. A sausage-shaped mass in the left iliac fossa. It is due to a collection of feces or in induration of the walls of the sigmoid colon.*Cuộn xương chậu Một khối hình xúc xích tại hố chậu trái. Nó là phần đại tràng sigma có vách cứng và là phần tập trung của phân.*

r., scleral. Spur, acleral, q.v.*Cuộn củng mạc Xem Spur, scleral.*

roller [O. Fr., roll] 1. Strip of muslin or other cloth rolled up in cylinder form for surgeon's use. 2. A roller bandage. SEE: bandage.*Gạc, băng cuộn 1. Loại vải mỏng được cuộn thành hình trụ được dùng trong phẫu thuật. 2. Loại băng tròn. Xem: bandage.*

ROM. read-only memory; rupture of membranes.*ROM. Viết tắt của chữ read-only memory, có nghĩa là bộ nhớ chỉ đọc; rupture of membranes, có nghĩa là sự rách màng.*

R.O.M. range of motion. SEE: exercise, range of motion.*R.O.M. Viết tắt của chữ range of motion, có nghĩa là lĩnh vực hoạt động. Xem: exercise, range of motion.*

roman numerals. Letters usedby the ancient Romans for numeration in contradistinction to the arabic numerals that we now use. In roman notations, values are changed either by adding one or more symbols to the initial symbol or by subtracting a symbol from one or more to the right of it. Ex.: V is 5, IV is 4, and VI is 6. Thus, since X is 10, IX is 9 and XI is 11. SEE: roman numerals in Appendix.*Chữ số La Mã Là ký tự được người La Mã xưa dùng để đánh số, nó khác với các chữ số Ả Rập mà chúng ta dùng hiện nay. Bằng cách sắp đặt luân phiên, các giá trị sẽ lần lượt thay đổi ngay cả trường hợp thêm vào một hay một vài ký tự vào vị trí ở bên trái hay bên phải của ký tự đầu tiên. Ví dụ: V là số 5, IV là số 4 và VI là số 6, trong khi đó như vậy X là số 10, IX là số 9, và XI là số 11. Xem: roman numerals trong phần Phụ lục.*

romanopexy [L. romanum, the sigmoid, + Gr. pexis, fixation]. Fixation of the sigmoid flexure for prolapse of the rectum. SYN: sigmoidopexy.*Cố định đại tràng sigma Cố định lại chỗ cong sigma của đại tràng khi nó bị sa xuống. Đn: sigmoidopexy.*

romanoscope [" + Gr. skopein, to examine]. Instrument for examining the sigmoid flexure.*Soi đại tràng*

sigma Dụng cụ dùng để quan sát góc sigma khi khám bệnh.

rombergism While standing, tendency to fall when the eyes are closed. SEE: Romberg's sign.*Dấu hiệu cảm giác Trong tư thế đứng thẳng, sẽ có xu hướng đổ khi hai mắt nhắm lại. Xem: Romberg's sign.*

Romberg's sign [Maritz Heinrich Romberg, Ger. physician, 1795-1873] Inability to maintain the body balance when the eyes are shut and the feet close together. The sign is positive if the patient sways and falls when the eyes are closed. Seen in sensory ataxia.*Dấu hiệu Romberg [Maritz Heinrich Romberg, bác sĩ người Đức, 1795 - 1873] Không có khả năng duy trì thăng bằng cơ thể khi hai mắt nhắm lại trong tư thế đứng thẳng hai chân khép. Dấu hiệu là dương tính nếu bệnh nhân lảo đảo và ngã khi nhắm mắt. Thường thấy trong chứng mất điều hòa cảm giác.*

Rondomycin. Trade name for methacycline hydrochloride. *Rondomycin Tên thương mại của chất methacycline hydrochloride.*

rongeur (Fr., to gnaw). An instrument for removing small amounts of tissue, particularly bone. A rongeur is a springloaded forceps with a sharp blade that may be either end cutting or side cutting. Also called bone nippers.*Kẹp cắt Dụng cụ dùng để cắt một miếng mô nhỏ, đặc biệt là ở xương. Trên kẹp cắt có gắn một cái kẹp lò xo cùng với một cái lưỡi dao sắc có thể cắt cả mặt mũi hay mặt lưỡi. Nó còn được gọi là kìm cắt xương.*

Roniacol. Trade name for nicotinyl alcohol.*Roniacol Tên thương mại của nicotinyl alcohol.*

roof nucleus. Small mass of gray matter in white substance of vermis of the cerebellum.*Nhân nóc Một khối nhỏ chất xám tại vùng chất trắng tại thùy nhộng của tiểu não.*

room [AS. rum]. An area or apace in a building, partitioned off for occupancy or available for specific procedures.*Phòng Một vùng hay khoảng không trong một tòa nhà, được ngăn ra cho việc sở hữu hay để thực hiện các tiến trình đặc biệt nào đó.*

r., clean. Room, particularly one housing delicate electronic medical instruments, that is constructed so as to be isolated from the free entry of air. Air that enters is filtered, and personnel wear special clothing to prevent particles from their bodies from becoming freely dispersed in the room.*Phòng sạch Phòng, được ngăn ra từ một căn nhà, được trang bị đầy đủ các thiết bị y tế, được cô lập với không khí bên ngoài. Gió lùa vào phải được xử lý qua bộ lọc và người ra vào phải mặc quần áo đặc biệt để tránh các phần tử từ cơ thể có thể phân tán vào trong phòng.*

r., dark-. SEE: darkroom.*Phòng tối Xem: darkroom.*

r., delivery. Room to which an obstetric patient is taken for childbirth. *Phòng sinh Phòng tại khoa sản dành cho các phụ nữ sinh con.*

r., dust-free. A type of room designed to eliminate or reduce particulate matter, including airborne microorganisms from circulating. This kind of room is useful in housing burn patients, in removing allergens from the air, in transplantation surgery, and in preparing drugs and solutions for intravenous use.*Phòng sạch bụi Một loại phòng được thiết kế để loại bỏ hay làm giảm bớt đi sự lưu thông của các vi sinh vật nhỏ trong không khí. Loại phòng này thường dành cho những bệnh nhân bỏng, trong trường hợp cần loại trừ đi các dị ứng nguyên từ không khí, trong phẫu thuật thay thế bộ phận, trong việc điều chế thuốc hay điều chế các dung dịch dùng tiêm tĩnh mạch.*

r., intensive therapy. Intensive care room in which patients who need close medical attention and use of various medical devices such as resuscitation equipment are treated.*Phòng điều trị tăng cường Là loại phòng săn sóc đặc biệt dành cho những bệnh nhân cần sự tập trung chú ý chăm sóc cao và cần sử dụng các thiết bị hồi sức trong điều trị.*

r., labor. Room in which an obstetric patient is placed during the first stage of labor, prior to being taken to the delivery room.*Phòng chờ đẻ Phòng dành cho các phụ nữ có thai đang ở giai đoạn đầu của chuyển dạ, họ sẽ được theo dõi ở đây trước khi chuyển vào phòng đẻ.*

r., operating. Room in a hospital used for surgical procedures.*Phòng mổ Phòng tại bệnh viện dùng để tiến hành các ca phẫu thuật.*

r., postdelivery. Room in which patients are kept following childbirth.*Phòng sau đẻ Phòng để các bà mẹ nghỉ ngơi và chăm sóc sau khi sinh con.*

r., recovery. Recovery room, q.v.*Phòng hồi sức Xem Recovery room.*

rooming-in. The placing of infants in the same hospital room as their mothers, begining immediately following birth.*Phòng sơ sinh Phòng tại các bệnh viện có khoa sản dành cho trẻ mới sinh nằm để được chăm sóc theo dõi vài ngày trước khi về nhà.*

root [AS. rot]. 1. Underground part of a plant. 2. Proximal end of a nerve. 3. Portion of an organ implanted in tissues. SYN: radix [NA]. 4. Part of the human tooth covered by cementum, and designated by location, i.e., mesial, distal, bucaal, lingual.*Rễ, gốc, chân răng 1. phần ở dưới mặt đất của một cây. 2. Đầu gốc của một dây thần kinh. 3. Gốc của một bộ phận cơ thể bao gồm các mô.*

Đn: radix [NA]. 4. Phần gốc của răng được bao bọc bởi xương răng và được xác định bởi vị trí của phần giữa hàm, phần ngoại biên, miệng và lưỡi.

r., anterior. One of two roots by which a spinal nerve is attached to the spinal cord. Contains efferent nerve fibers.*Rễ trước Một trong hai rễ mà qua đó thần kinh tủy sống gắn với tủy sống. Nó có chứa các sợi thần kinh ly tâm.*

r., dorsal. Radix dorsalis or sensory root of each spinal nerve.*Rễ sau Gốc lưng hay gốc cảm giác của mỗi thần kinh tủy sống.*

r., motor. The anterior and motor division of a spinal nerve.*Rễ vận động Phần trước và phần vận động của thần kinh tủy sống.*

r., posterior. One of two roots by which a spinal nerve is attached to the spinal cord. Contains afferent nerve fibers.*Rễ sau Một trong hai rễ mà qua đó thần kinh tủy sống gắn với tủy sống. Nó có chứa các sợi thần kinh ly tâm.*

r., sensory. R., dorsal, q.v.*Rễ cảm giác Xem R., dorsal.*

r., ventral. R. motor, q.v.*Rễ bụng Xem R., motor.*

root arteries. Arteries accompanying nerve roots into the spinal cord. *Động mạch - rễ thần kinh Động mạch cùng với rễ thần kinh gắn nối với tủy sống.*

root canal. Pulp cavity of root of a tooth; colloquially, the procedure for preserving a tooth by removing its diseased pulp cavity.*Ống rễ Khoang tủy răng; thông thường, trong quá trình chữa răng có thể lấy đi phần tủy trong ống rễ.*

rooting reflex. SEE: reflex, rooting. *Phản xạ rễ Xem: reflex, rooting.*

root resorption of teeth. Condition of the roots of teeth caused by endocrine imbalance or excessive pressure of orthodontic appliances. X-ray photographs demonstrate roots that appear to be sawed off or shortened.*Chứng tiêu chân răng Là chứng bệnh của chân răng do mất cân bằng nội tiết hay do chèn ép quá mạnh của thiết bị chỉnh răng. Hình chụp X quang cho thấy chân răng như bị bào mòn hay bị ngắn lại.*

root sheath. 1. Epithelium covering the hair follicle. 2. The epithelial covering that induces root formation in teeth. Also: Hertwig's root sheath.*Bao rễ. 1. Lớp biểu mô bao bọc lấy nang lông. 2. Lớp biểu mô bao bọc tạo nên phần chân của một răng. Cũng gọi là: bao gốc Hertwig.*

root zone. Burdach'a column of the spinal cord. Outer tract of posterior funiculus or white column of the cord. SYN: fasciculus cuneatus.*Vùng rễ Cột Burdach của tủy sống. Phần ngoài của bó sau hay phần trắng của dây tủy. Đn: fasciculus cuneatus.*

R.O.P. right occipitoposterior. Fetal presentation, in which the occiput of

the fetus is in relationship to the right sacroiliac joint of the mother.*R.O.P.*
Viết tắt của chữ right occipitoposterior có nghĩa là chẩm phải sau vị trí của bào thai trong đó vùng chẩm của thai nhi liên quan với khớp cùng chậu của người mẹ.

Rorschach test [Hermann Rorschach Swiss pyschiatrist, 1884-1922] A psychological test consisting of 10 different inkblot designs. The subject is asked to interpret each design individually. This may reveal disturbances in personality.*Thử nghiệm Rorschach [Hermann Rorschach, bác sĩ tâm thần người Thụy Sĩ, 1884 - 1922] Một thử nghiệm tâm thần bao gồm 10 dấu mực kiểm nghiệm. Để tài được hỏi để tìm hiểu ở mỗi mức độ cho mỗi người. Điều này nhằm khám phá ra các rối loạn nhân cách.*

rosy [L.]. Rose.*Hoa hồng Xem rose.*

rosacea [L. rosaceus, rosy]. A syndrome of unknown cause associated with varying degrees of papules, pustules, and hyperplasia of the sebaceous glands. Predominantly on the face. The onset is usually between 30 and 50 years of age, but may be as early as 10 or occur first in old age. In adults, it occurs three times as often in females as in males.
TREAT: Symptomatic. Tetracyclines in small doses may help. If sunlight makes the disease worse, chloroquine for six weeks should be tried. Firm massage, using a bland oil as a lubricant, repeatedly moving the fingers from the nose to the edge of the face for five to ten minutes each evening, is the single most effective measure.
Trứng cá đỏ Một hội chứng chưa rõ nguyên nhân biểu hiện ở các mức độ khác nhau của các sần, mụn mủ và sự tăng sản của các tuyến nhờn. Phần lớn xảy ra trên mặt. Bệnh thường phát ra trong độ tuổi từ 30 đến 50 nhưng cũng có thể sớm hơn 10 năm hay tại những năm đầu tiên của tuổi già. Ở người lớn, nó xảy ra ở phụ nữ nhiều gấp ba lần phái nam.
ĐIỀU TRỊ: Điều trị triệu chứng, dùng tetracycline liều thấp cũng có kết quả. Nếu ánh nắng làm cho bệnh nặng thêm thì dùng thêm chloroquine trong vòng sáu tuần. Xoa bóp, dùng loại dầu nhạt như dầu nhờn bôi lên mặt theo chiều từ cánh mũi sang hai bên má và vuốt như vậy khoảng từ năm đến mười phút vào mỗi buổi chiều cũng rất có hiệu quả.

rosaniline A basic dye used in preparing other dyes.*rosaniline Một loại thuốc nhuộm cơ bản dùng để chế ra các loại thuốc nhuộm khác.*

rosary Something that resembles a string of beads.*Chuỗi hạt Một chuỗi hạt gì đó tựa như những hạt.*
r., rachitic. Palpable areas at the site of joining of the ribs to their cartilages. This is seen in conjunction with rickets.*Chuỗi xương còi Các vùng lộ ra của bờ khớp tại xương*

sườn và phần sụn của nó. Điều này thường thấy ở trẻ còi xương.
Rose, Frank A. (rbz). British surgeon.*Rose, Frank A. Bác sĩ phẫu thuật người Anh.*
r.'s position. The patient's head in a fully extended position is allowed to hang over the end of the operating room table. This prevents aspiration of blood during surgery on the mouth and lips.*Vị trí Rose Đầu của bệnh nhân được đặt hoàn toàn ở vị trí duỗi thẳng điều này cho phép hạ thấp phia đầu của giường mổ, từ đó bệnh nhân sẽ tránh được trường hợp hít phải máu khi phẫu thuật vùng miệng và môi.*

rose bengal sodium I 131. USP. A standardized preparation of radioactive iodine and rose bengal used in photoscanning the liver and testing liver function.*Hồng bengal natri USP. Một chất pha chế chuẩn gồm có iod phóng xạ và bengal hồng dùng để chụp hình gan và thử nghiệm các chức năng gan.*

rose fever. Summer or June cold; hay fever of early summer attributed to inhaling rose pollen. SEE: hay fever.
Sốt hoa hồng Chứng lạnh mùa hè hay lạnh tháng sáu; chứng sốt mùa hè xảy ra vào đầu mùa hè do hít phải phấn hoa hồng. Xem: hay fever.

Rosenbach, Ottomar German physician 1851-1907.*Rosenbach, Ottomar Bác sĩ người Đức, 1851 - 1907.*
r.'s sign. 1. Fine rapid tremor of closed eyelids. Seen in hyperthyroidism. 2. In hysteria, inability to obey command to close eyes. 3. Absence of abdominal skin reflex in intestinal inflammation or hemiplegia.*Dấu hiệu Rosenbach 1. Máy nhẹ và nhanh vùng mí mắt trên. Thấy trong cường giáp. 2. Chứng hystheri, không điều khiển nổi hành động nhắm mắt. 3. Mất phản xạ da bụng trong viêm ruột hay liệt nửa người.*
r.'s test. A test for bile in the urine. Urine is passed several times through the same filter paper. After the paper has dried, a drop of nitric acid is added to it. If bile is present, a play of colors is produced.*Thử nghiệm Rosenbach Thử nghiệm tìm mật trong nước tiểu. Cho nước tiểu đi qua cùng một tờ giấy lọc vài lần. Sau đó tờ giấy được làm khô, nhỏ một giọt acid nitric lên đó. Nếu có mật thì có sự chuyển màu sắc xảy ra.*

Rosenmüller, Johann Christian German anatomist, 1771-1820.
Rosenmüller, Johann Christian Bác sĩ cơ thể học người Đức, 1771 - 1820.
r.'s body. A rudimentary structure located in the mesosalpinx. Consisting of a longitudinal duct (duct of Gartner) and 10 to 15 transverse ducts, it is the remains of the upper portion of the mesonephros and is

the homologue of the head of the epididymis in the male. SYN: epoophoron; parovarium.*Thể Rosenmüller Một cấu trúc sơ đẳng tại màng treo vòi noãn. Bao gồm một ống dọc (ống Gartner) và từ 10 đến 15 ống ngang, nó là phần còn lại của phần trên vùng trung thận ở nữ giới và nó tương ứng với phần đầu mào tinh của nam giới. Đn: epoophoron; parovarium.*
R.,'s cavity. Slitlike depression in the pharyngeal wall behind the opening of the eustachian tube.*Khe Rosenmüller Phần lõm vào như cái khe ở vách vùng hầu phía sau miệng của vòi nhĩ.*

roseo- [L. roseus, rosy]. 1. Combining form meaning rose-colored. 2. A prefix in chemical terms.*roseo- 1. Từ liên kết với từ khác có nghĩa là màu hồng. 2. Tiếp đầu ngữ trong các thuật ngữ hóa học.*

roseola [L. roseus, rosy]. Skin condition marked by maculae or red spots of varying sizes on the skin; any rose-colored rash.*Ban đào Chứng bệnh trên da nổi lên các dát hoặc chấm đỏ có kích cỡ khác nhau; chỉ chung về các chứng phát ban màu hồng.*
r.,idiopathica. Macular eruptions not associated with any well-defined symptoms.*Ban đào tự phát Chứng phát ban dạng dát trên da mà không có triệu chứng rõ ràng.*
r.,infantum. A noninfectious roseola occurring in infants. Characterized by high fever, splenomegaly, and a rash that appears just as the fever subsides. SYN: exanthem subitum.*Ban đào trẻ em Chứng ban đào không lây nhiễm xảy ra ở trẻ em. Biểu hiện bệnh là sốt cao, lách to và phát ban chỉ xuất hiện sau khi đã hạ sốt. Đn: exanthem subitum.*
r.,symptomatica. Macular eruption occurring in well-defined disease.*Ban đào triệu chứng Chứng nổi ban đào xa cùng với triệu chứng bệnh rõ ràng.*

roseolous [L. roseus, rosy]. Resembling or pert. to roseola.*(thuộc) Ban đào Giống như ban đào hay có liên quan đến ban đào.*

rosette [Fr., small rose]. 1. Something that resembles a rose. 2. A spherical group of fine red vacuoles surrounding cytocentrum of a monocyte.*Hình hoa hồng, hình hoa thị 1. Một vật có hình dạng như hoa hồng. 2. Các hốc nhỏ hình cầu màu đỏ hồng xung quanh trung tâm tế bào của bạch cầu đơn nhân.*

rose water. Saturated aqueous solution of the oil of rose. Used to impart agreeable odor to lotions.*Nước hoa hồng Là dung dịch dầu lấy từ hoa hồng. Dùng để tạo mùi thơm hay gây cảm giác dễ chịu cho mỹ phẩm hay thuốc.*

rose water ointment. USP. An emollient used to soften the skin. It contains waxes, almond oil, sodium borate, rose water, rose oil, and purified water.*Thuốc mỡ hoa hồng USP. Một chất làm dịu dùng ngoài da. Nó có chứa xáp, dầu quả hạnh, borat natri, nước hoa hồng, dầu hoa hồng và nước sạch.*

rosin [L. resina]. USP. Substance distilled from species of pine andused as a stiffening agent in preparing plasters.*Nhựa thông (rosin) USP. Chất chiết ra từ nhựa cây thông và được dùng như là một tác nhân gây dính trong các loại keo.*

Ross' bodies. (Edward Halford Ross, Brit. pathologist, 1875-1928) Copper-colored round bodies showing dark granules. Found in blood and tissue fluids in syphilis. Sometimes they exhibit ameboid movements. *Thể Ross [Edward halford Ross, nhà nghiên cứu bệnh học người Anh, 1875 - 1928] những thể tròn có màu đồng, biểu hiện thành các hạt đen. Có trong máu và dịch mô của các bệnh nhân giang mai. Đôi khi nó biểu hiện như các chuyển động dạng amíp.*

Rossolimo's reflex [Gregoriy 1. Rossolimo, Russian neurologist, 18601928] Plantar flexion of second to fifth toes in response to percussion of plantar surface of the toes.*Phản xạ Rossolimo [Gregoriy I. Rossolimo, bác sĩ thần kinh học người Nga, 1860 - 1928] Gấp bàn chân từ ngón thứ hai đến ngón thứ năm khi gõ vào mặt bàn chân của các ngón.*

rostellum [L., little beak]. (pl. rostella) A fleshy protrusion on anterior end of scolex of tapeworms bearing one or more rows of spines or hooks.*Mỏ chày Phần nút nhô ra phía trước của đầu sán dây, tại đây có mang một hay nhiều dãy kim hay móc.*

rostral [L. rostralis].1. Resembling a beak. 2. Toward the front or cephalic end of the body.*(thuộc) Mỏ 1. Giống như một cái mỏ. 2. Chỉ về phía trán hay phía đầu của cơ thể.*

rostrate [L. rostratus, beaked]. Having a beak or hook formation.*Có mỏ Có một cái mỏ hay có hình dạng móc.*

rostriform [" + forma, shape]. Shaped like a beak.*Hình dạng mỏ Có hình thể giống như cái mỏ.*

rostrum [L., beak]. (pl. rostrums, rostra) Any hooked or beaked structure. *Mỏ Chỉ chung về các cấu trúc có hình móc hay hình mỏ.*

rosulate [L. rosulatus, like a rose]. Shaped like a rosette.*Giống hoa hồng Có hìng dạng giống như một hoa hồng.*

R.O.T. right occipitotransverse fetal position.*R.O.T. Viết tắt của chữ right occipitotransverse fetal position, có nghĩa là vị trí của thai nhi ngôi chẩm phải ngang.*

rot [ME. rotes]. To decay or decompose.*Mục nát Làm nát hay phân hủy.* **r., jungle.** Common term for certain fungus diseases of the skin that occur in the tropics.*r., jungle Thuật ngữ*

chung để chỉ một số bệnh nấm trên da ở các vùng nhiệt đới.

rotameter Device for measuring the flow of gas or a liquid.*Lưu lượng kế Dụng cụ dùng để đo lưu lượng của chất khí hay chất lỏng.*

rotate [L. rotare, to turn]. To twist or revolve.*Quay Làm quay hay quay tròn.*

rotating tourniquet. SEE: tourniquet, rotating.*Cửa quay Xem: tourniquet, rotating.*

rotation [L. rotatio, a turning]. Process of turning on an axis.*Sự xoay Quá trình xoay quanh một trục.* **r., fetal.** Twisting of the fetal head as it follows the curves of the birth canal downward.*Xoay thai Sự quay đầu của bào thai hướng xuống đường sanh.* **r., optical.** SEE: optical activity. *Xoay thị giác Xem: optical activity.* **r., tooth.** The process by which a tooth is repositioned by turning it on its long axis to a more normal occlusal position.*Xoay răng Quá trình thay đổi vị trí của răng qua việc xoay dọc theo chiều trục của nó để làm đúng hơn vị trí mặt cắn bình thường.*

rotator (pl. rotatores) A muscle revolving a part on its axis.*Cơ quay Cơ có thể quay một phần trên trục của nó.*

rotaviruses [L. rata, wheel, + virus, poison]. A group of viruses that are a major cause of sporadic acute enteritis in infants and small children, and epidemic acute gastroenteritis. *rotaviruses Một nhóm virus chủ yếu gây viêm ruột non cấp tính từng cơn ở trẻ em và sơ sinh và bệnh dịch viêm dạ dày - ruột cấp tính.*

roteln, rötheln [Ger. rot, red]. German measles. SYN: roeteln; rubella.*r öteln, rötheln Bệnh sởi Đức. Đn: roeteln; rubella.*

rotenone A poisonous chemical, $C_6H_{23}O_6$, used as an insecticide. *rotenone Một loại hóa chất độc, $C_6H_{23}O_6$, được dùng làm thuốc trừ sâu.*

Roth's spots. [Moritz Roth, Swiss physician and pathologist, 1849-1914] Small white spots in the retina close to the optic disk. They are often surrounded by areas of hemorrhage. ETIOL: Systemic infection, particularly cases of acute infective endocarditis.*Chấm Roth [Moritz Roth, bác sĩ và nhà nghiên cứu bệnh học người Thụy Sĩ, 1849 - 1914] Các chấm trắng nhỏ tại vùng gần võng mạc và đĩa thị giác. Xung quanh nó thường có xuất huyết. NGUYÊN NHÂN: Bệnh nhiễm trùng hệ thống nhất là trường hợp viêm màng trong tim nhiễm trùng cấp tính.*

rotoxamine tartrate An antihistamine drug.*rotoxamin tartrat Một loại thuốc kháng histamin.*

Rouget's cells [Charles M. B. Rouget, Fr. physiologist, 1824-1904]

Contractile cells that surround the capillaries, observed in frogs and salamanders.*Tế bào Rouget [Charles M. B. Rouget, nhà sinh lý học người Pháp, 1824 - 1904] Các tế bào co lại xung quanh các mao mạch, thấy được ở loài ếch hay loài kỳ nhông.*

rough Not smooth.*Nhám không mượt.*

roughage [AS. ruh, rough]. Indigestible fiber of fruits, vegetables, and cereals, that acts as a stimulant to aid intestinal peristalsis. Plenty of water should be added to consumption of roughage. Should not be used in colitis or in intestinal irritation. SYN: fiber, dietary. SEE: cellulose,*Thức ăn thô Các dạng sợi, ăn không tiêu có ở trái cây, rau và ngũ cốc, nó đóng vai trò như tác nhân kích thích, hỗ trợ nhu động ruột trong sự tiêu hóa. Nước uống cũng nên thêm vào một số loại chất xơ. Không nên ăn nhiều chất xơ trong trường hợp viêm ruột kết hay kích ứng ruột. Đn: fiber, dietary. Xem: cellulose.*

rouleau [Fr., roll]. (pl. rouleaux) A group of red blood corpuscles arranged like a roll of coins.*Trụ hồng cầu Một nhóm hồng cầu được sắp xếp như một cuộn tiền đồng.*

round [O. Fr. ronde]. 1. Circular in shape. 2. Spherical globular.*Tròn 1. Có dạng hình tròn. 2. Hình cầu, có dạng hình cầu.*

round ligament. 1. Curved fibrous cord attached to the center of articular surface of the head of the femur. 2. Two round cordlike structures passing from front of the body of the uterus in anterior wall of broad ligament, below the fallopian tubes, outward through the inguinal canals to soft tissues of the labia majors. 3. Fibrous cord that is the remnant of the umbilical vein.*Dây chằng tròn 1. Dây chằng có dạng sợi, hình cong gắn vào phần giữa của mặt khớp tại đầu của xương đùi. 2. Hai cấu trúc vòng dạng sợi từ mặt trước của tử cung ở vách trước của dây chằng rộng, phía dưới ống dẫn trứng, bên ngoài xuyên qua ống bẹn đến các mô mềm của môi lớn. 3. Sợi xơ còn sót lại của tĩnh mạch rốn.*

roundworm. Any member of the phylum Nemathelminthes (Aschelminthes), esp. one belonging to the class Nematoda, q.v. SYN: threadworm.*Giun đũa Chỉ chung các sinh vật thuộc ngành Nemathelminthes (ASchelminthes), đặc biệt là một loài thuộc lớp Nematoda. Đn: threadworm.*

Roux-en-Y. Anastomosis of the distal divided end of the small bowel to another organ such as the stomach or esophagus. The proximal end is anastomosed to the small bowel below the anastomosia.*Roux-en-Y Đường nối ở đầu xa của ruột non nối với các bộ phận khác như dạ dày hay thực quản. Đầu gần là đường nối tại ruột non ở ngay phia dưới đường nối.*

Roven's IMDC. [Milton D. Raven, contemporary U.S. podiatrist] A new procedure for intramedullary metatarsal decompression performed through a small dorsal incision. It is less traumatic than previous procedures, allowing immediate ambulation and minimal postoperative pain and edema.*IMDC Roven [Milton D. Roven, bác sĩ chuyên điều trị bệnh ở chân đương thời tại Mỹ] Một phương pháp mới để làm giảm áp suất trong tủy của khối xương bàn chân là rạch một đường nhỏ tại mu bàn chân. Điều này sẽ gây ít tổn thương hơn phương pháp trước kia, cho phép đi lại ngay và ít đau hơn sau phẫu thuật và giảm thiểu phù nề.*

Royal Free disease. [After Royal Free Hospital London from which cases were reported in 1955] Postviral fatigue syndrome, q.v*Bệnh Royal Free [từ bệnh viện Royal Free đã báo cáo các trường hợp bệnh đầu tiên vào năm 1955] Hội chứng mệt do virus. Xem: Postviral fatigue syndrome.*

RPF. renal plasma flow.*RPF. Viết tắt của chữ renal plasma flow, có nghĩa là dòng huyết tương qua thận.*

rpm. revolutions per minute.*rpm. Viết tắt của ryvolutions per minute có nghĩa là số vòng quay mỗi phút*

RPS. renal pressor substance. SEE: renin.*RPS. Viết tắt của renal pressor substance có nghĩa là chất tăng huyết áp của thận. Xem: renin.*

R.Q. respiratory quotient.*R.Q. Viết tắt của respiratory quotient có nghĩa là thương số hô hấp.*

-rrhagia [Gr. rhegnynai, to burst forth]. Combining form indicating abnormal discharge, hemorrhage. *-rrhagia Tiếp vĩ ngữ, dùng liên kết với từ khác để chỉ sự chảy ra hay sự xuất huyết một cách bất thường.*

rRNA. ribosomal RNA.*rRNA. Viết tắt của chữ ribosomal RNA, có nghĩa là ARN ribosom.*

R.S.A. right sacroanterior fetal position.*R.S.A. Viết tắt của chữ right sacroanterior fetal position, có nghĩa là vị trí thai nhi xương cùng ở phía trước, bên phải.*

R.Sc.A. right scapuloanterior fetal position.*R.Sc.A. Viết tắt của chữ right scapuloanterior fetal position, có nghĩa là vị trí thai nhi xương bả vai ở phía trước, bên phải.*

R.Sc.P. right scapuloposterior fetal position.*R.Sc.P. Viết tắt của chữ right scapuloposterior fetal position, có nghĩa là vị trí thai nhi xương bả vai ở phia sau, bên phải.*

R.S.P. right sacroposterior fetal position.*R.S.P. Viết tắt của chữ right sacroposterior fetal position, có nghĩa là vị trí thai nhi xương cùng ở phia sau, bên phải.*

R.S.T. right sacrotransverse fetal position.*R.S.T. Viết tắt của chữ right sacrotransverse fetal position, có nghĩa là vị trí thai nhi xương cùng nằm ngang, bên phải.*

R.S.V. Rous sarcoma virus.*R.S.V. Viết tắt của chữ Rous sarcoma virus, có nghĩa là virus Rous sacroma.*

R.T. radiation therapy; reading test; registered technologist.*R.T. Viết tắt của chữ radiation therapy, có nghĩa là xạ trị; reading test, có nghĩa là thi đọc; registered technologist, có nghĩa là công nghệ đã đăng ký.*

R.T. (N.) registered technologist-nuclear medicine.*R.T. Viết tắt của chữ registered technologist - nuclear medicine, có nghĩa là công nghệ đã đăng ký - y học hạt nhân.*

R.T.(R.) registered technologist radiographer.*R.T.(R.) Viết tắt của chữ registered technologist radiographer, có nghĩa là công nghệ X quang đã đăng ký.*

R.T.(T.). registered technologist-radiation therapy.*R.T.(T.). Viết tắt của chữ registered technologist - radiation therapy, có nghĩa là công nghệ đã đăng ký - xạ trị.*

R.U. rat unit.*R.U. Viết tắt của chữ rat unit, có nghĩa là đơn vị rat.*

Ru. Chem. symbol for the element ruthenium.*Ru. Ký hiệu hóa học của nguyên tố rutheni.*

rub. Friction of one surface moving over another. In auscultation, a roughened surface moving over another causes a characteristic sound. *Chà xát Sự mài xát bề mặt của vật này lên trên bề mặt của vật kia. Trong nghe bệnh, chỉ về âm thô ráp nghe như âm thanh phát ra từ hai mặt nhám mài xát với nhau.*

r., pericardial. The sound heard by use of auscultation with each heartbeat when the inflamed pericardial surface moves over the heart.*Tiếng cọ ngoại tâm mạc Âm nghe được với mỗi nhịp tim khi viêm bề mặt ngoại tâm mạc.*

r., pleural friction. Friction rub caused by inflammation of the pleural space.*Tiếng cọ phế mạc Tiếng cọ xát nghe được do viêm khoang phế mạc.*

rubber dam. Thin rubber tissue used by dentists to seal off the tooth from saliva in the mouth during dental treatment.*Vách cao su Miếng cao su mỏng được các nha sĩ dùng để cô lập răng không cho dính nước bọt trong miệng trong lúc đang chữa răng.*

rubefacient [L. rubefaciens, making red]. 1. Causing redness, as of the skin. 2. Agent that reddens the skin, producing a local congestion, the vessels becoming dilated and the supply of blood increased. Rubefacients include mustard, turpentine capsicum, flaxseed, arnica, and liniments.*Chất gây sung huyết da 1. Sự gây nên đỏ, thường ở trên da. 2. Tác nhân gây đỏ trên da, tạo nên sự sung huyết cục bộ, các mạch máu bị giãn nở và cấp máu gia tăng. Các chất gây sung huyết da bao gồm: mù tạc, nhựa thông, ớt, hạt lanh, cây kim sa và các loại dầu xoa bóp.*

rubella [L. rubellus, reddish]. Acute infectious disease resembling both scarlet fever and measles, but differing from these in its short course, slight fever, and freedom from sequelae. SYN: German measles; roeteln; roteln. SEE: Nursing Diagnoses in Appendix.
SYM: Prodromes, slight or altogether absent. Drowsiness, alight fever, sore throat. Eruption first or second day. In some cases rash composed of pale red, scarcely elevated papules, more or less discrete rubella morbilliform; in others rash is bright red and diffuse like that of scarlet fever, rubella scarlatiniform. Rash begins on face, spreads rapidly over whole body, but fades so rapidly that face may be clear before extremities are affected. Slight desquamation frequently present, though not always. Superficial cervical and posterior auricular glands more swollen than in measles. Duration is 3 to 5 days.
INCUB:14 to 21 days. Rubella produces a maculopapular rash that desquamates and vanishes in from 2 to 3 days.
COMP: Rubella in pregnant women, esp in first two or three months of gestation, is serious in that it may give rise to fetal anomalies, esp. congenital cataract.
TREAT: Nonspecific. Local antipruritics for itching; rest; liquid diet; sponging with tepid water.
PROG: Good.*Bệnh ban đào, bệnh rubeon Là bệnh truyền nhiễm cấp tính gần giống bệnh tinh hồng nhiệt và bệnh sởi nhưng khác ở chỗ là diễn biến ngắn hơn, sốt nhẹ hơn và không có di chứng. Đn: German measles; roeteln; ruteln. Xem: Nursing Diagnoses.*
TRIỆU CHỨNG: Tiền triệu nhẹ hay hoàn toàn không có. Người uể oải, sốt nhẹ, đau họng. Phát ban ngày đầu hay vào ngày thứ hai. Một vài trường hợp xuất hiện những sần đỏ tái nhú lên vừa phải, có thể nhiều hay ít hơn trường hợp của bệnh sởi; một số trường hợp khác, các sần nổi lên đỏ tươi và khuếch tán giống như bệnh tinh hồng nhiệt, hay dạng sởi Đức - tinh hồng nhiệt. Phát ban ở trên mặt trước, sau đó lan nhanh khắp cơ thể, nhưng trên mặt có thể mất nhanh trước khi lan tới tay chân. Có sự tróc vảy nhẹ xuất hiện, tuy nhiên không nhất thiết xảy ra. Vùng da cổ và sau và nh tai bị phồng lên nhiều hơn so với trường hợp bệnh sởi. Thời gian phát bệnh từ 3 đến 5 ngày.
KỲ Ủ BỆNH: Từ 14 đến 21 ngày. Bệnh ban đào biểu hiện ở các ban dạng dát sần tróc vảy rồi hết trong vòng từ 2 đến 3 ngày.
BIẾN CHỨNG: Bệnh ban đào ở phụ nữ có thai, đặc biệt là vào tháng thứ nhất hay thứ hai trong kỳ thì rất nghiêm trọng vì nó dễ gây dị tật cho thai nhi, đặc biệt là gây đục thủy tinh thể bẩm sinh.
ĐIỀU TRỊ: Chưa có liệu pháp đặc

trị. Điều trị ngứa cục bộ; nghỉ ngơi; ăn thức ăn lỏng; rửa bằng nước ấm.
TIẾN TRIỂN: Thường là tốt.

rubella titter. Serology test to determine immune status to rubella.*Hiệu giá bệnh rubeon Xét nghiệm huyết thanh để xác định tình trạng miễn dịch đối với bệnh rubeon.*

rubella virus vaccine, live, USP. A standardized preparation of live rubella virus. Used to immunize against rubella. Trade name is Meruvax.*Vaccin virus rubella sống USP. Một chế phẩm chuẩn của virus rubella sống. Thường dùng để tạo miễn dịch đối với bệnh rubeon. Tên thương mại là Merruvax.*

rubeola [L. rubeolus, reddish]. 1. Acute contagious disease marked by fever, catarrhal symptoms, and a typical cutaneous eruption. SYN: measles. 2. Term occasionally applied to acute infectious disease with mild symptoms and rosecolored macular eruption.*Bệnh rubeon 1. Một loại bệnh cấp tính, hay lây biểu hiện bởi sốt, viêm long và phát ban trên da. Đn: measles. 2. Là thuật ngữ chỉ về một loại bệnh cấp tính, hay lây và nổi ban trên da thành những vết màu hồng.*

rubeosis iridis. A condition in which new blood vessels form on the anterior surface of the iris, associated with vascular disease that affects the retinal vein of the eye. Seen most frequently in diabetics although it is not limited to these patients. Leads to painful, hemorrhagic glaucoma.*Đỏ da mống mắt Chứng bệnh tạo nên những mạch máu mới tại mặt trước của mống mắt cùng với các bệnh về mạch máu làm ảnh hưởng đến tĩnh mạch vùng võng mạc mắt. Thấy ở hầu hết các bệnh nhân bị tiểu đường. Bệnh thường gây glocom xuất huyết và đau.*

ruber [L.]. Red.*Màu đỏ Xem Red.*

rubescent [L. rubescere, to grow red]. Growing red; flushing.*Trở thành đỏ Chuyển thành màu đỏ, nhuộm màu đỏ.*

rubidium [L. rubidus, red]. SYMB: Rb. At. wt. 85.47; at. no. 37. A soft, silvery metal that decomposes water with violence and bursts into flame spontaneously in air. Its salts are used medicinally.*rubidi Ký hiệu hóa học: Rb; nguyên tử lượng: 85,47; vị trí thứ 37. Kim loại mềm, màu trắng bạc phân hủy mạnh trong nước và tự động chảy bùng trong không khí. Muối của nó được dùng trong điều chế dược phẩm.*

robiginous [L. rubiginosus]. Rusty or rust-colored.*Có màu rỉ sắt Có màu sắc giống như rỉ sắt.*

rubigo [L., rust]. Rust; mildew.*Rỉ sắt Rỉ sắt; một loài nấm mốc sương.*

Rubin's test [Isidor Clinton Rubin, U.S., physician, 1883- 1958] Transuterine insufflation with carbon 'iaxide of the fallopian tubes to test their potency. SEE: sterility.*Thử nghiệm Rubin [Isidor Clinton Ru-*

bin, bác sĩ người Mỹ, 1883 - 1958] *Bơm vào ống dẫn trứng khí dioxid carbon qua đường tử cung để xét nghiệm trường hợp vô sinh. Xem: sterility.*

Rubner's test [Mar Rubner, Ger. physiologiat, 1854- 1932] 1. A test for lactose or glucose in the urine. 2. A test for carbon monoxide in blood. *Xét nghiệm Bubner [Max Rubner, nhà sinh lý học người Đức, 1854 - 1932] 1. Xét nghiệm để tìm đường lactose hay glucose trong nước tiểu. 2. Xét nghiệm tìm carbon monoxid trong máu.*

rubor [L.]. Discoloration or redress caused by inflammation. It is one of the four classic symptoms of inflammation. The others are color (heat), dolor (pain. and tumor (swelling). *rubor Dấu hiệu đổi màu hay có màu đỏ trong chứng viêm nhiễm. Nó là một trong bốn triệu chứng cơ bản của phản ứng viêm. Các triệu chứng còn lại là: calor (nóng), dolor (nhức) và tumor (sưng).*

Rubramin PC. Trade name for cyanorobalamin.*Rubramin PC Tên thương mại của chất cyanocobalamin.*

rubriblast [L. rubrica, red, + Gr. blasios, germ]. Pronormoblast.*Tiền nguyên hồng cầu Xem Pronormoblast.*

rubric [L. rubes, red]. Coneeming or being red.*(thuộc) Đỏ Liên quan đến màu đỏ hay được tô màu đỏ.*

rubricyte [L. ruber, red, + Gr. kytos, cell]. Polychromatic normoblast. *Nguyên hồng cầu đa sắc Xem Polychromatic normo- blast.*

rubrospinal [" + spina, thorn]. A descending tract consisting of a small bundle of nerve fibers in lateral funiculus of spinal cord. Fibers arise in cells of the red nucleus of midbrain and terminate in ventral horn of gray matter.*Thuộc nhân đỏ tủy sống Một đường đi xuống bao gồm một bó nhỏ sợi thần kinh vùng bên của tủy sống. Các sợi phát sinh từ các tế bào nhân đỏ của não giữa và ở phần cuối trong sừng trước của chất xám.*

rubrothalamic [" + Gr. thatamos, chamber]. Concerning the red nucleus of the brain and thalamus. *Nhân đối não Liên quan đến các nhân đỏ ở não và vùng đổi não.*

rubrum [L.,red]. Red nucleus of gray matter in crus cerebri near optic thalamus.*Nhân đỏ Là các nhân đỏ của chất xám tại cuống não gần vùng đổi não thị giác.*

r.scarlatinum. Scarlet red, a substance used as a healing agent and stain.*Thuốc đỏ Có màu đỏ tươi, một chất dùng để đều trị vết thương và làm chất nhuộm.*

ructus [L.]. Belching of air from stomach. SYN: eructation.*Ợ hơi Sự phun hơi từ dạ dày ra đường miệng. Đn: eructation.*

rudiment [L. rudimentum, beginning]. 1. That which is undeveloped. 2. In biology, a part just beginning to

develop. 3. Remains of a part functional at an earlier stage of an individual or in his ancestors.*Cơ quan chưa phát triển đầy đủ, cơ quan thô sơ 1. Chỉ về một bộ phận chưa được phát triển. 2. Trong sinh học, chỉ về một bộ phận cơ thể đang ở thời kỳ bắt đầu phát triển. 3. Một bộ phận còn sót lại ở một người mà chức năng của nó chỉ hữu dụng ở thời tố tiên xa xưa.*

rudimentary 1. Elementary. 2. Undeveloped; not fully formed; remaining from an earlier stage. SYN: vestigial. *Sơ đẳng, sơ khai 1. Trình độ căn bản. 2. Chưa phát triển; phát triển chưa đầy đủ; vẫn còn ở giai đoạn đầu của thời kỳ phát triển. Đn: vestigial.*

rudimentum [L., beginning]. Rudiment.*Sự chưa phát triển đầy đủ, thô sơ Xem Rudiment.*

Ruffini's corpuscles [Angelo Ruffini, It. anatomist, 1864-1929] Encapsulated sensory nerve endings found in subcutaneous tissue, thought to mediate sense of warmth. SYN: organ of Raini.*Hạt Ruffini [Angelo Ruffini, bác sĩ cơ thể học người Ý, 1864 - 1929] Đầu thần kinh cảm giác có bao nang thấy ở các mô da, được cho là nơi nhận biết cảm giác ấm. Đn: organ of Ruffini.*

rufous [L. to fus, red]. Ruddy; having a ruddy complexion and reddish hair. *Nâu đỏ Màu hung; tóc có màu hung và màu đỏ.*

ruga [L.]. (pl. rugae) A fold or crease, esp. one of the folds of mucous membrane seen on internal surface of the stomach.*Nếp gờ Một nếp xếp hay nếp gấp, đặc biệt là chỉ các nếp gấp trên niêm mạc thường thấy ở mặt trong của dạ dày.*

rugae of vagina. Small ridges on inner surface of the vagina extending laterally and upward from the columna rugarum (long ridges on anterior and posterior walls).*Nếp âm đạo Những bờ nhỏ tại mặt trong của âm đạo trải dài từ mặt bên và hướng lên trên theo nếp dọc (bờ dài tại vách trước và vách sau).*

Ruggen's reflex. [Ruggem Ruggeri, It. physician, d.1905]. Increase in pulse rate when eggs are strongly converged on a near object.*Phản xạ Ruggeri [Ruggero Ruggeri, bác sĩ người Ý, mất năm 1905] Sự gia tăng nhịp mạch khi mắt bị hội tụ mạnh do nhìn vật ở gần.*

rugine 1. Periosteal elevator. 2. A raspatory.*Dụng cụ nạo xương 1. Dụng cụ dùng để nâng màng xương. 2. Một thiết bị dùng để nạo xương.*

rugose, rugous [L. rugosus, wrirdfled]. Having many wrinkles or creases.*Nhăn nheo, nếp nhăn Có nhiều nếp gấp hay nếp nhăn trên da.*

rugosily [L. rugositas].1. Condition obeing folded or wrinkled. 2. A ridge

or wrinkle.*Tình trạng nhăn nheo*
1. Tình trạng da bị nhiều nếp nhăn.
2. Một nếp nhăn hay một vệt nhăn.
R.U.L. right upper lobe of lung.
   R.U.L. viết tắt của chữ right upper lobe of lung, có nghĩa là thùy trên, bên phải của phổi.
rule [ME. riule]. A guide or principle based on experience or observation.
   Quy tắc Sự hướng dẫn hay các nền tảng chính cần tuân theo dựa trên kinh nghiệm hay hiểu biết do quan sát mà có được.
r.,of nines. Formula for estimating percentage of body surface areas. It is particularly helpful in judging the portion of skin that has been burned. The head represents 9%; each upper extremity 9%; the back of the trunk is 18% , and the front is IS%; each lower extremity represents 18%; and the perineum makes up the remaining 1 % . SEE: burn for illus.*Quy tắc theo các con số chín Công thức để ước lượng phần trăm trên bề mặt cơ thể. Nó phần nào có ích trong việc đánh giá mức độ bỏng trên da. Vùng đầu là 9%, mỗi tay là 9%, vùng lưng là 18%, vùng ngực là 18%, mỗi chân là 18% và vùng đáy chậu cùng các phần còn lại là 1%. Xem: burn để minh họa.*
rum fits. A type of convulsive seizure associated with withdrawal from the state of chronic inebriation due to abuse of alcohol. Most occur during the 7- to 48-hour period following abstinence. There may be a single seizure, but in most cases they occur in bursts of two to six. It is unlikely that this type of seizure represents a form of epilepsy.*Cơn co giật do rượu Một dạng của cơn co giật cùng với sự dẫn tính của cơn say do uống quá nhiều rượu. Hầu hết các trường hợp đều xảy ra trong khoảng thời gian từ 7 đến 48 giờ sau khi ngừng uống rượu. Có thể chỉ xảy ra một cơn, nhưng hầu hết các trường hợp xảy ra từ hai đến sáu cơn. Nó không giống như các cơn co giật của bệnh động kinh.*
ruminant An animal that regurgitates food in order to chew it again. This is called chewing the cud.*Động vật nhai lại Là loài động vật nhai lại thức ăn do yêu cầu cần phải nhai lại một lần nữa. Nó được gọi là động vật nhai lại.*
rumination [L. ruminatio]. 1. Regurgitation, esp. with rechewing, of previously swallowed food. 2. In psychiatry, obsessional preoccupation of the mind by a single idea or a set of thoughts, and inability to dismiss or dislodge them.*Nghiền ngẫm 1. Sự nhai lại, đặc biệt chỉ về trường hợp nhai lại thức ăn đã nuốt vào bụng trước đây. 2. Trong tâm thần học, chỉ trường hợp có mối bận tâm ám ảnh trong tâm trí bởi chỉ một ý kiến hay một ý nghĩ đơn giản nhưng không thể từ bỏ hay loại bỏ ra được.*
rump [ME. rumpe]. Posterior end of

the back, the gluteal region, or buttocks.*Mông Phần cuối của vùng lưng, vùng cơ mông hay mông đít.*
Rumpf's symptom [Heinrich Theodor Rumpf, Ger. physician, 1851-1923] 1. In neurasthenia, quickening of the pulse when pressure is exerted over a painful spot. 2. Twitching after strong faradization, in traumatic neuroses.*Hội chứng Rumpf [Heinrich Theodor Rumpf, bác sĩ người Đức, 1851 - 1923] 1. Trong chứng suy nhược thần kinh, chỉ về trường hợp nhịp mạch tăng khi ấn mạnh lên điểm bị đau. 2. Chứng co giật sau liệu pháp điện ứng mạnh trong chứng loạn thần kinh chức năng.*
Run [AS. rinnan, run]. To exude pus or mucus.*Chảy Chảy mủ hay chảy nước nhầy.*
runaround, runround. Superficial infection encircling the fingernail. SYN: whitlow.*Chín mé, áp xe móng Sự nhiễm trùng xung quanh bề mặt móng tay. Đn: whitlow.*
runners' high. Many persons who partake of an intensive exercise program, such as running, have found that after achieving a new level of physical fitness, they experience a feeling of elation and euphoria as they continue to run and at the completion of a running session. Some evidence indicates that this feeling is due to the stimulation of endorphin production by the exercise. SEE: endorphins.*Trạng thái thành tích cao Nhiều người tham dự các chương trình luyện tập căng thẳng, ví dụ như chạy điền kinh, sau khi đạt được một thành tích mới, họ cảm thấy phấn chấn và trạng thái phởn phơ như là họ đang chạy và đang hoàn tất một phiên chạy. Một vài chứng cớ cho thấy rằng cảm giác này do sự kích thích của chất endorphin sinh ra trong khi luyện tập. Xem: endorphins.*
Rupia [Gr. rhypos, filth]. A cutaneous eruption, usually of tertiary syphilis, that first manifests itself by large elevations of the epidermis filled with a clear or bloodstained serum, soon becoming turbid and purulent. The bulla bursts and allows some fluid to escape. As it desiccates, it is covered with a crust that dries, accumulates new layers, and becomes covered with greenishbrown scales, sometimes to depth of 1/2 in. (13 mm). Thickest of all symphilides and presents most extensive ulcerations. TREAT: Antisyphilitic antibiotics. *Ban giang mai Chứng phát ban trên da, thường là là do bệnh giang mai thời kỳ thứ ba, biểu hiện đầu tiên của nó là nổi lên các mụn biểu bì lớn có thể có huyết thanh hay không và mau chóng tở lên đục và có mủ. Bọng vỡ ra và chất dịch tiết ra. Khi nó khô, nó sẽ được bao bởi một lớp vỏ cứng, khô và tích lũy thêm các lớp mới, và cứ như thế nó được bao bọc bởi lớp vảy nâu hơi xanh, đôi*

khi sâu tới 13 mm. Đó là loại ung nhọt to và dày nhất của bệnh giang mai.*
ropioid [" + eidos,. form, shape]. Resembling rupia.*Hình dạng ban giang mai Có hình thể giống như là ban giang mai.*
ropophobia [" + phobos, fear]. Abnormal dislike for dirt or filth. SYN: rhypophobia.*Ám ảnh sợ rác Chứng sợ đồ bẩn hay rác bẩn một cách khác thường. Đn: rhypophobia.*
rupture [L.ruptura,breaking].1.A breaking apart of an organ or tissue. 2. Herrutin*Vỡ 1. Sự vỡ ra một bộ phận hay mô. 2. Chứng thoát vị.*
r.,of membranes. Rupture of amniotic sac as normal result of dilation of the cervix uteri in labor.*Vỡ ối Sự vỡ túi màng ối, kết quả bình thường của sự giãn nở ở cổ tử cung trong khi sinh.*
r.,of perineum. Rupture of perineum in labor, a condition that can be prevented by episiotomy, q.v. More frequent in primiparae.*Rách tầng sinh môn Sự rách tầng sinh môn trong khi sinh, trường hợp này có thể tránh được qua việc rạch âm đạo, việc này thường áp dụng cho những người sinh lần đầu tiên.*
r.,of tubes. Rupture of a fallopian tube, a serious event in extrauterine pregnancy. May occur without the woman's knowledge of her pregnancy.*Vỡ ống dẫn trứng Vỡ ống dẫn trứng là một triệu chứng nghiêm trọng trong trường hợp có thai ngoài tử cung. Điều này có thể xảy ra mà người phụ nữ không hề biết mình có thai.*
r.,of uterus. Rare rupture due to unrelieved obstructed labor.*Vỡ tử cung Vỡ tử cung do chuyển dạ tắc nghẽn không được nhận biết.*
RUQ. right upper quadrant of abdomen.*RUQ. Viết tắt của chữ right upper quadrant of abdomen. có nghĩa là góc tư trên bên phải của vùng bụng.*
rush. 1. A strong contraction wave that moves down the small intestine. 2. The first surge of pleasure produced by a drug, esp. a narcotic drug. *Nhu động ruột, sự phấn chấn 1. Những cơn sóng co thắt xuống tại ruột non. 2. Sự dâng lên cảm giác vui thích do thuốc gây nên, đặc biệt là các loại thuốc.*
Russell bodies [William Russell, Brit. physician, 1852-1940] Small spherical hyaline bodies in cancerous and simple inflammatory growths. *Thể Russell. [William Russell, bác sĩ người Anh, 1852 - 1940] Các thể hình cầu nhỏ, trong suốt trong các khối u ung thư và các vùng nhiễm trùng nhẹ.*
Russell's viper venom [Patrick Russell, Irish physician who worked in India, 1727-1805] The venom from Russell's viper. It is used in investigating defective blood coagulation due to a deficiency of Factor X.*Nọc*

độc của loài rắn viper Rumssel *[Patrick Russel, bác sĩ người Ai Len làm việc tại Ấn Độ, 1727 - 1805] Là nọc độc lấy từ loài rắn viper Rumssel. Nó được dùng để kiểm tra khiếm khuyết đông máu do thiếu yếu tố X.*

Russian bath. Hot vapor bath followed by friction and a plunge in cold water.*TYắm kiểu Nga Xông hơi nóng sau đó xoa bóp và tắm nước lạnh.*

Rust's disease [Johann N. Rust, Ger. surgeon, 1775- 1840] Tuberculosis of cervical vertebrae and their articulations.*Bệnh Rust [Johann N. Rust, bác sĩ phẫu thuật người Đức, 1775 - 1840] Bệnh lao đốt sống cổ và các khớp liên quan.*

rusts. Members of an order of parasitic fungi (Uredinales), all of which are parasitic on plants. Many are allergens.*Gỉ, nấm cây Là một loại nấm ký sinh (Uredinales), hầu hết đều sống ký sinh trên cây. Nhiều loại trong chúng gây dị ứng cho người.*

rusty [AS. rustig]. Reddish in color. Resembling, or containing, rust. SYN: rubiginous.*Bị gỉ Có màu gỉ sắt. Giống như gỉ sắt, bị han rỉ hay bị nấm gỉ sắt. Đn: rubiginous.*

rut [O. Fr. ruit, roaring of deer]. In lower male animals, seasonal period of sexual excitement during which mating usually takes place. SEE: estrus; heat.*Thời kỳ động dục Ở các động vật bậc thấp, sẽ có mùa động dục trong năm, và trong thời gian đó các con vật sẽ ham muốn hoạt động tình dục và các hoạt động tình dục sẽ thường xuyên xảy ra trong bầy. Xem: estrus; heat.*

rut-formation. In psychology, loss of interest in environment, fixation upon a single object, and concentration of emotional or other interests in a groove or rut.*Dạng bản năng Trong tâm lý học, tình trạng lơ là không chú ý đến môi trường xung quanh, và sự tập trung của cảm giác hay sự chú ý chỉ theo một thói quen hay bản năng mà thôi.*

ruthenium SYMB: Ru. At. wt.101.07; at. no. 44. A hard, brittle, metallic element of platinum group.*rutheni Ký hiệu hóa học: Ru; nguyên tử lượng: 101,07; vị trí thứ: 44. Một nguyên tố kim loại cứng, giòn thuộc nhóm bạch kim.*

rutherford [Ernest Rutherford, Brit. physicist, 1871- 1937] ABBR: rd. A unit of radioactivity representing 10⁷ disintegrations per second.*rutherford [Ernest Rutherford, nhà vật lý người Anh, 1871 - 1937] Viết tắt là: rd. Một đơn vị hoạt tính phóng xạ đại diện cho 10⁷ lần phân hủy trong một giây.*

rutidosis [Gr. rhytis, wrinkle]. Contraction or puckering of cornea just before death. SYN: rhytidosis; rutidosis.*Nhăn giác mạc Sự co hay nhăn giác mạc lại, chỉ xảy ra lúc trước khi chết. Đn: rhytidosis; rutidosis.*

rutilism [L. rutilis, red, + Gr. -ismos, condition]. Having red or auburncolored hair.*Tóc nâu vàng C ó tóc màu đỏ hay màu nâu vàng.*

rutin A crystalline glucoside of quercetin, closely related to hesperidin. Derived from buckwheat but present in many plants.*Rutin Glucoside dạng kết tinh của quercetin, có liên quan rất gần với hesperidin. Chiết xuất từ bột kiều mạch, nhưng cũng có ở nhiều loại cây.*

RV. residual volume; right ventricle.*RV. Viết tắt của chữ residual volume - thể tích còn lại; right ventricle - tâm thất hay não thất phải.*

R. Symb. for recipe; take. SEE: prescription.*R. Ký hiệu của chữ recipe, có nghĩa là dùng. Xem: prescription.*

rye [AS. ryge]. A cereal grass that produces a grain used in food and beverage production. When rye grain is infected with a certain fungus, ergot is produced.*Lúa mạch Loại cây ngũ cốc thân có tạo các hạt dùng làm lương thực và sản xuất đồ uống. Khi hạt lúa mạch bị nhiễm một loại nấm nào đó, thì nó sẽ sản sinh ra hạt cựa lúa mạch.*

rytidosis Gr. rhytis, a wrinkle, + osis, condition]. Wrinkling or contraction of cornea preceding death. SYN: rhytidosis; rutidosis.*Chứng nhăn giác mạc Giác mạc bị nhăn hay co lại trước khi chết. Đn: rhytidosis; rutidosis.*

Ss

σ. Sigma, the eighteenth letter of the Greek alphabet. In statistics, the symbol for standard deviation.*σ. Ký tự thứ mười tám trong mẫu tự Hy Lạp. Trong tính toán, đây là ký hiệu về độ lệch chuẩn.*

Σ. Capital of the Greek letter sigma. In statistics, the symbol for summation. *Σ. Dạng ký tự in hoa của chữ sigma trong ký tự Hy Lạp. Trong tính toán, đây là ký hiệu về tổng.*

S. signa, mark, or let it be written-term used in prescription writing to indicate the instructions to the patient that the pharmacist will place on the dispensed medicine; smooth, description of bacterial colonies; spherical or spherical lens; subject (pl. Ss), participant in an experiment; chem. symb. for the element sulfur.*S. Viết tắt của chữ signa, có nghĩa là đánh dấu, hay chỉ các dấu gạch ngang (-) đánh trên toa thuốc để báo cho bệnh nhân biết rằng được sĩ sẽ bán loại thuốc pha chế; viết tắt của chữ smooth, để diễn tả một bầy vi khuẩn; viết tắt của chữ spherical hay spherical lens, có nghĩa là thủy tinh thể hình cầu; viết tắt của chữ subject (số nhiều là Ss), có nghĩa là tham gia vào một cuộc thí nghiệm; là ký hiệu hóa học của nguyên tố sulfur.*

s. semis, half; sinister, left.*s. Viết tắt của chữ semis, có nghĩa là một nửa; sinister, có nghĩa là bên trái.*

s̄, s. Symb. for [L.] sine, without; used as a form of shorthand in hospital charts and clinical records.*s̄, s. Ký hiệu của chữ sine, có nghĩa là ngoài ra; dùng làm ký hiệu viết tắt tại các biểu đồ ở bệnh viện và các hồ sơ bệnh án.*

S1, S2, etc. first sacral nerve, second sacral nerve.*S1, S2, etc. Viết tắt của chữ first sacral nerve, second sacral nerve, thần kinh xương cùng thứ nhất, thần kinh xương cùng thứ hai.*

S_1, S_2. Normal first and second heart sounds.*S_1, S_2. Tiếng tim thứ nhất và thứ hai bình thường.*

S_3. Ventricular gallop.*S_3. tâm thất nhanh.*

S-A, SA, S.A. sinoatrial.*S-A, SA, S.A. Viết tắt của chữ sinoatrial, có nghĩa là xoang nhĩ.*

saber shin. Anterior border of the tibia marked with sharp convexity, found in hereditary syphilis. *Cẳng chân cong Bờ trước của xương chày có bờ lồi rõ, thấy ở bệnh giang mai do bị lây truyền từ cha mẹ.*

Sabin vaccine. [Albert B. Sabin, U.S. virologist, 6.1906] An oral vaccine for poliomyelitis. SYN: live oral poldouirus vaccine. SEE: poliomyelitis.*vaccin Sabin. [Albert B. Sabin, nhà virus học người Mỹ, sinh năm 1906] Một loại virus uống ngừa bại liệt. Từ đồng nghĩa: live oral poliovirus vaccine. Xem chữ: poliomyelitis.*

sabulous [L. sabulosus, sand]. Gritty; sandy.*Cát Sạn; cát.*

saburra [NL., sand]. Foulness of stomach or mouth due to decayed food. SYN: sordes.*Chất gợn Chất dơ bẩn ở bao tử hay ở miệng do thức ăn phân rã. Từ đồng nghĩa: sordes.*

sac [L. saccus, sack, bag]. A baglike part of an organ, a cavity or pouch, sometimes containing fluid. SYN: saccus. SEE: cyst.*Túi Một phần của một bộ phận có hình dạng giống như cái bao, cái hốc hay túi nhỏ đôi khi có chứa chất dịch bên trong. Từ đồng nghĩa: saccus. Xem chữ: cyst.*

s., air. An alveolar cell in the lung. SEE: s., alveolar.*túi khí Một ngăn túi ở trong phổi. Xem chữ: s., alveolar.*

s., allantoic. The expanded end of the allantois,well developed in birds and reptiles.*Túi niệu Phần đầu trải giãn ra của túi niệu, phát triển mạnh ở loài chim và loài bò sát.*

s., alveolar. The terminal portion of an air passageway within the lung. Its wall contains pocketlike structures (alveoli), and each alveolar sac is connected to a respiratory bronchiole by an alveolar duct.*Túi phổi Phần cuối của một đường khí, giữa phổi và vách của nó có chứa những cấu rúc hình túi (túi phổi), và mỗi túi được nối với một nhánh cuống phổi nhỏ nhờ một ống túi.*

s., amniotic. A thin membrane, containing a serous fluid, enclosing the embryo. SYN: amnion.*Túi màng ối Một màng mỏng có chứa dịch huyết thanh, gói phôi thai bên trong. Từ đồng nghĩa: amnion.*

s., chorionic. Saclike structure, consisting of chorion, that encloses the developing embryo.*Túi màng đệm Cấu trúc giống như túi, bao gồm màng đệm và nó gói bên trong bào thai đang phát triển.*

s., conjunctival. The cavity, lined with conjunctiva, that lies between the eyelids and anterior surface of the eye.*Túi màng kết Hốc nối với màng kết, nằm ở khoảng giữa mi mắt và mặt trước của mắt.*

s., dental. The mesenchymal tissue surrounding a developing tooth.*Túi răng Là phần mô giữa bao quanh một răng đang phát triển.*

s., endolymphatic. The expanded distal end of the endolymphatic duct.*Túi nội dịch Là đầu ngoại biên trải rộng của ống nội dịch.*

s., heart. Pericardium.*Túi tim Màng ngoài tim.*

s., hernial. Saclike protrusion of the peritoneum containing a herniated organ. SEE: hernia; hernial sac.*Túi thoát vị Phần nhô ra như cái túi của màng bụng có chứa một bộ phận thoát vị. Xem chữ: hernia; hernial sac.*

s., lacrimal. Upper dilated portion of the nasolacrimal duct.*Túi lệ Phần giãn phía trên của ống mũi lệ.*

s., lesserperkoneal. A cavity within the layers of the peritoneum forming the great omentum. Its opening into the main peritoneal cavity is via the epiploic foramen. SYN: omental bursa.*Túi màng bụng nhỏ Hốc ở khoảng giữa của màng bụng tạo nên màng nối lớn. Miệng của nó chủ yếu ở trong ổ bụng theo đường lỗ màng nối. Từ đồng nghĩa: omental bursa.*

s., vitelline. S., yolk.*Túi noãn hoàn Xem chữ S., yolk.*

s., yolk. An extra-embryonic membrane that encloses the yolk in reptiles, birds, and monotremes. It is formed of an inner layer of entoderm invested by splanchnic mesoderm. In marsupials and placental mammals that lack a yolk mass, the yolk sac is a rudimentary vesicle lying within the chorionic sac.*Túi noãn hoàn Màng bọc noãn hoàng tron thời kỳ đầu của trứng ở loài bò sát, chim và động vật đơn huyệt. Nó tạo thành lớp màng bên trong của nội bì nhờ vào lớp trung bì nhau. Ở những động vật có túi và có nhau thì không có lớp noãn hoàn, túi noãn hoàn là cái túi thô sơ nằm trong khoảng túi màng đệm.*

saccades [Fr. saccade, jerk]. Fast, involuntary movements of the eyes as they change from one point of gaze to another.*Di chuyển mắt đột ngột Sự di chuyển mắt nhanh, bị động khi nó từ một điểm nhìn này chuyển sang một điểm nhìn khác.*

saccadic [Fr. saccade, jerk]. Pert. to rapid intermittent movements, esp. of the eye. This type of eye movement is important when the fovea follows a moving target. SEE: nystagmus; vergence.*(thuộc) Di chuyển đột ngột Liên quan đến sự di chuyển nhanh, liên tục, đặc biệt là chỉ về mắt. Loại di chuyển như thế này của mắt rất quan trọng khi hố mắt phải theo một mục tiêu di động. Xem chữ: nystagmus; vergence.*

saccate [NL. saccatus, baglike]. I. Pert. to, like, or enclosed in a sac. SYN: encysted. 2. In bacteriology, marking a sacshaped form, as in a type of liquefaction.*Có túi 1. Liên quan đến, giống như hay là gói trong túi. Từ đồng nghĩa: encysted. 2. Trong ngành vi khuẩn học, đánh dấu hình túi để diễn tả sự hóa lỏng.*

saccharase [Sanskrit sarkara, sugar]. An enzyme that catalyzes the breakdown of disaccharides to monosaccharides, esp. the hydrolysis of sucrose to dextrose. Ex.: sucrase, invertase.*saccharase Một loại enzyme xúc tác phân rã disaccharides thành monosaccharides, đặc biệt là thủy phân sucrose thành dextrose. Ví dụ như sucrase, invertase.*

saccharated Containing sugar. *saccharated Có chứa đường.*

saccharic acid. A dibasic acid, CH_2O_8 formed by the action of nitric acid on dextrose.*acid saccharic. một acid hai bazơ, CH_2O_8 được tạo thành bởi acid nitric tác dụng với dextrose.*

saccharide A group of carbohydrates including sugars. It is divided into the following classifications: monosaccharides, disaccharides, trisaccharides, and polysaccharides. *saccharide Một nhóm các hydrát các bon có chứa đường. Nó được chia ra làm các loại sau: monosaccha- rides, disaccharides, trisaccharides và polysaccharides.*

saccharferous [Sanskrit sarkara, sugar, + L. (erre, to carry]. Producing or containing sugar.*Có chất đường Sản xuất ra đường hay có chất đường.*

saccharification [" + L. (acere, to make]. Conversion into sugar.*Sự hóa đường Sự chuyển hóa thành đường.*

saccharin CH_7NO_3S. A sweet, white, powdered, synthetic product derived from coal tar, 300 to 500 times as sweet as sugar. Used as artificial sweetener.*Đường hóa học CH_7NO_3S. Chất bột trắng, ngọt, là sản phẩm tổng hợp trích từ nhựa than đá, nó ngọt hơn từ 300 đến 500 lần so với đường.*

saccharine [L. saccharum, sugar]. Of the nature of, or having the quality of, sugar. SYN: sweet.*Có đường vị ngọt Đn: sweet.*

saccharo- [Sanskrit sarkara, sugar]. Combining form meaning sugar. *saccharo- Dạng kết hợp có nghĩa là đường.*

saccharogalactorrhea [+ Gr, gala, milk + rhoia, flow]. Excessive lactose secreted in milk. *saccharogalactorrhea Sự tiết sữa nhiều chất đường.*

saccharolytic [" + Gr. lysis, dissolution]. Able to split up sugar. *saccharolytic Có thể tách đường.*

saccharomyces [Sanskrit sarkara, sugar, + Gr. mykes fungus]. (pl. saccharomycetes) A genus of fungi, reproducing by budding. SYN:

yeasts.*saccharomyces [Phạn, sakara, đường, Hy Lạp mykes, nấm]. (số nhiều. Saccharomycetes). Nấm men saccharomyces: Một loại nấm sinh sản bằng cách nảy chồi. Đn: yeasts.*

saccharomycosis [" + " + osis, condition]. Any disease or pathological condition due to yeasty or saccharomycetes.*saccharomycosis Bệnh nấm men, bệnh nấm saccharomycetes.*

saccharorrhea [" + Gr. rhoia, flow]. Presence of sugar in the body fluids, as in urine or perspiration. SEE: diabetes mellitus; glycosuria. *saccharorrhea Sự có mặt của đường trong dịch cơ cơ thể, như trong nước tiểu hay trong mồ hôi. XEM: diabetes mellitus, glycosuria.*

saccharose 1. Sucrose; cane, beet, or maple sugar. 2. One of the group of carbohydrates having the same chemical formula, CH_2O. *saccharose 1. sucrose; đường mía; đường củ cải hay đường cây thích. 2 một trong nhóm các carbohydrate có cùng công thức hóa học CH_2O.*

saccharosuria [Sanskrit sarkara, sugar, + Gr. ouron, urine]. Saccharose in the urine. *saccharosuria saccharose trong nước tiểu.*

saccharum [L.]. Sugar.*saccharum Đường.*

s.,album. White crystallized sugar. *s.,album Đường tinh thể trắng.*

s.,canadense. Maple sugar.*s. canadense. Đường từ cây thích.*

s.,candidum. Rock candy. *s.,candidum Kẹo hạnh nhân cứng.*

s.,lactis. Sugar of milk. SYN: lactose.*s.,lactis Đường sữa. Đn: lactose.*

s.,ustum. Burnt sugar; caramel. *s.,ustum Đường trắng, caramen.*

saccharuria [Sanskrit sarkara, sugar, + Gr. ouron, urine]. Sugar in the urine.*saccharuria Đường trong nước tiểu.*

sacciform [L. saccus, sack, bag, + forma, shape]. Bag-shaped or like a sac. SYN: saccate.*Hình túi hay giống túi Đn: saccate.*

saccular [NL. sacculus, smallbag]. Having the shape of or resembling a sac.*saccular Hình túi, giống túi.*

sacculated [NL. sacculus, small bag]. Consisting of small sacs or saccules. *sacculated Gồm những túi nhỏ.*

sacculation 1. Formation into a sac or sacs. 2. Group of sate, collectively. *sacculation 1. Sự hình thành túi. 2 tập hợp các túi.*

saccule [NL. sacculus, small bag]. 1. A small sac. 2. The smaller of two sacs comprising the portion of the membranous labyrinth occupying the vestibule of the inner ear. It communicates with the utricle cochlear duct, and endolymphatic duct, all of which are filled with endolymph. In its wall is the macula sacculi, a sensory area.*saccule 1. Túi nhỏ. 2 Phần nhỏ hơn của hai túi bao gồm*

phần mê đạo màng nằm ở tiền đình của tai trong. Nó thông với túi bầu dục, ống ốc tai và ống nội dịch tất cả chúng chứa đầy nội dịch. Trong vách của nó là các túi vết nhỏ, mọt vùng cảm giác.

s., laryngeal. A small diverticulum extending ventrally from the laryngeal ventricle lying between the ventricular fold and the thyroarytenoid muscle. SYN: ventricular appendix. *Ngách buồn thanh quản Một túi thừa nhỏ mở rộng về phía bụng từ buồng thanh quản nằm giữa nếp gấp buồng và cơ tuyến giáp sụn phễu. Đn: ventricula appendix.*

sacculocochlear [" + Gr. kokhlos, land snail]. Concerning the saccule and cochlea of the ear. *sacculocochlear Thuộc túi và ốc tai của tai.*

sacculus [NL., small bag]. (pl. sacculi) A saccule or little sac. *sacculus Túi nhỏ.*

s. laryngis. A blind sac extending up from the laryngeal ventricle to between the vestibular fold and the inner surface of the thyroid cartilage. *Ngách buồng thanh quản Một túi cùng mở lên từ buồn thanh quản tới giữa nếp gấp tiền đình và mặt trong sửa sụn thần giáp.*

saccus [L., sack, bag]. (pl. sacci) (NA) A sac or pouch. *saccus Túi.*

s.,endolymphaticus. [NA] Dilated, blind end of the ductus endolymphaticus. *Túi cùng nội bạch tuyết Túi cùng, giãn nở của ống nội bạch tuyết.*

s.,lacrimalis. [NA] The lacrimal sac, into which empty the two lacrimal ducts.*Túi lệ Nơi hai tuyến lệ đổ vào.*

sacred [L. sacrum, sacred, + ad, toward]. In the direction of the sacrum. *sacred Theo hướng xương cùng.*

sacral [L. sacralis]. Rel. to the sacrum.*sacral Thuộc xương cùng.*

sacral bone. A triangular bone made up of five fused vertebrae just above the coccyx. SYN: sacrum.*Xương cùng Một xương gam giác hình thành từ 5 đốt sống hợp nhất ngay trên xương cụt. Đn: Sacrum.*

sacral canal. Continuation of the vertebral canal in the sacrum.*Đường xương cùng Sự nối tiếp đường đốt sống trong xương cùng.*

sacral flexure. Rectal curve in front of the sacrum.*Nếp cong xương cùng Đường cong của trực tràng ở phía trước xương cùng.*

sacralgia [L. sacrum, sacred, + Gr. algos, pain]. Pain in the sacrum. SYN: hiernlgia.*Chứng đau xương cùng Đn: hieralgia.*

sacral index. Sacral breadth multiplied by 100 and divided by sacral length.*Chỉ số xương cùng Bề rộng xương cùng nhân 100 và chia cho chiều dài xương cùng.*

sacralitation Fusion of the sacrum and the 5th lumbar vertebra.*Sự xương cùng hoá Sự hợp nhất xương cùng và đốt sống thần lưng* số 5.

Sacral nerves. Five pairs of spinal nerves, the upper four of which emerge through the posterior sacralforamina, the fifth pairthrough the sacral hiatus (termination of sacral canal). All are mixed nerves (motor and sensory).*Dây thần kinh xương cùng 5 đôi thần kinh cột sống, 4 đôi trên nhỏ lên qua lỗ xương cùng sau, đôi thứ 5 qua khe xương cùng (đoạn cuối đường xương cùng). Tất cả chúng đều là dây thần kinh hỗn hợp (vận động và cảm giác).*

sacral plexus. Plexus of sacral nerves from which sciatic nerve originates. It is apart of the lumbosacral plexus. *Đám rối xương cùng Đám rối của thần kinh xương cùng nơi phát sinh dây thần kinh hông to. Nó là một phần của đám rối thắt lưng xương cùng.*

sacral vertebra. Fusedvertebraeformingthe sacrum. *Đốt sống xương cùng Các đốt sống hợp nhất tạo thành xương cùng.*

sacrectomy [L. sacrum, sacred, + Gr, ektome, excision]. Excision of part of the sacrum.*sacrectomy Thủ thuật cắt bỏ xương cùng.*

sacra- [L. sacrum, sacred]. Prefix indicating relationship to the sacrum. *sacra- Tiếp đầu ngữ chỉ mối quan hệ với xương cùng.*

sacroanterior [" anterior, before]. Denoting intrauterine fetal position in which the fetal sacrum is directed anteriorly.*Xương cùng trước Chỉ vị trí bào thai trong tử cung trong đó xương cùng của thai ở ngay phía trước.*

sacrococcygeal [" Gr. kokkyx, coccyx]. Concerningthe sacrum and coccyx.*sacrococcygeal Thuộc xương cùng - cụt.*

sacrococcygeus One of two small muscles (anterior and posterior) extending from the sacrum to coccyx. *sacrococcygeus Một trong hai cơ nhỏ (trước và sau) mở ra từ xương cùng tới xương cụt.*

sacrocoxalgia [" + coxa, hip, + Gr. algos, pain]. Pain in the sacroiliac joint, usually due to inflammation. SEE: sacrocoxilis. *Đau khớp xương cùng- cụt Thường do viêm. XEM: Sacrocoxitis.*

sacrocoxitis [" + " + Gr. ilis, inflammation]. Inflammation of the sacroiliac joint.*sacrocoxitis Viêm khớp cùng - cụt.*

sacrodynia [" + odyne, pain]. Pain in the region of the sacrum.*sacrodynia Đau xương cùng.*

sacroiliac [" + thorns, hipbone]. Of, or pert. to, the sacrum and ilium.*sacroiliac Thuộc xương cùng - chậu.*

sacroiliac joint. The articulation between the sacrum and the innominate bone of the pelvis. Joint movement is limited because of interlocking of the articular surfaces.*Khớp xương cùng chậu Khớp giữa xương cùng và*

xương hông của chậu. Hoạt động của khớp bị hạn chế bởi vì sự cài vàonhau của các bề mặt khớp. *Viêm khớp cùng chậu.*

sacroiliitis [" + " + Gr. it., inflammation). Inflammation of the sacroiliac joint,*Chứng trượt xương cùng Sự biến dạng trong đó xương cùng ở phía trước đốt sống thắt lưng cuối.*

sacrolisthesis [" + Gr. otisthesix a slipping). A deformity in which the sacrum is in front of the last lumbar vertebra.*sacrolisthesis Thuộc xương cùng - thắt lưng.*

sacrolumbar [" + lambus, loin]. Of, or concerning, the sacrumand lumbar area.*Góc xương cùng - thắt lưng Góc được tạo thành bởi khớp của đốt sống thắt lưng cuối và xương cùng.*

sacroposterior [" + posterns, behind]. Denoting intrauterine fetal position in which the fetal sacrum is directed posteriorly.*Xương cùng - sau Chỉ vị trí bào thai trong tử cung trong đó xương cùng bào thai hướng về phía sau.*

sacrosciatic [" + sciaticus, hipjoint]. Concerning the sacrum and ischium. *sacrosciatic Thuộc xương cùng - ụ ngồi.*

sacrospinal [" + spine, thorn]. Concerning the sacrum and spine. *sacrospinal Thuộc xương cùng - gai sống.*

sacrospinalis [" + spine, thorn]. A large muscle lying on either side of the vertebral column extending from the sacrum to the head. Its two chief components are the iliocostalis and longissimus muscles. SEE: Muscles in Appendix,*Cơ xương cùng - gai sống Một cơ lớn nằm trên một phía của cột sống kéo dài từ xứng cùng tới đầu. Hai thành phần chính của nó là cơ chậu cùng của lưng và cơ dài của đầu. XEM: Muscles trong phụ lục.*

sacrotomy [" + Gr. tome, incision]. Surgical excision ofthe lowerparl. of the sacrum.*sacrotomy Thủ thuật cắt xương cùng.*

sacrouterine [" + uterus, womb]. Concerning the sacrum and uterus. *sacrouterine Thuộc xương cùng - tử cung.*

sacrovertebral [" + vertebra, vertebra]. Concerning the sacrum and spinal column.*sacrovertebral Thuộc xương cùng - cột sống.*

sacrovertebral angle. Angle formed by the base of the sacrum and 5th lumbar vertebra.*Góc xươngcùng cột sống Góc tạo bởi chân xương cùng và đốt sống xương số 5.*

sacrum [L., sacred]. The triangular bone situated dorsal and caudal from the two ilia between the 5th lumbar vertebra and the coccyx. It is formed of five united vertebrae andiswedgedbetweenthetwoinnominate bones, its articulations forming the sacroiliac joints. It forma the base of the vertebral column and, with the coccyx, forms the posterior bound-

ary of the true pelvis. The sacrum in a male is narrower and more curved than in a female. SYN: vertebra magnum. SEE: illus.*Xương cùng Xương tam giác ở lưng và đui từ hai xương châu giữa đốt sống thứ 5 và xương cụt. Nó được tạo thành từ 5 đốt sống hợp nhất và được chèn giữa hai xương hông, các khớp của nó tạo thành các khớp xương cùng - châu. Nó tạo thành chân của cột sống và với xương cụt, tạo thành ranh giới sau của chậu hông. Xương cùng ở nam thì hẹp hơn và cong hơn ở nữ. Đn: Verteral magnum. XEM: minh họa.*

sactosalpinx [Gr. saktos, stuffed + salpinx, tube]. Dilated fallopian tube due to retention of secretions, as in pyosalpinx or hydrosalpinx.*Viêm giãn vòi tử cung Ống dẫn chứng bị giãn do bị sự tiết, như trong tích dịch vòi tử cung hay tích mũ vòi buồn trứng.*

SAD. seasonal affective disorder. *SAD. Rối loạn cảm xúc theo mùa.*

saddle. A surface or structure that resembles a seat used to ride a horse. The base of artificial dentures is often referred to as a saddle.*Yên Bề mặt hay cấu trúc mà giống chố ngồi cười ngựa. Chân của hàm răng giả thường được xem như một cài yên.*

saddle area. The portion of the buttocks, perineum, and thighs that would come in contact with the seat of the saddle when riding a horse. *Vùng yên Vùng mông, đáy chậu và đùi và sẽ tiếp xúc với yên khi cưỡi ngựa.*

saddle back. Term applied to an exaggerated curve of the lower back, lordosis, q.v,*Chứng ưỡn cột sống Thuật ngữ dùng để chỉ sự uốn cong qúa mức của lưng dưới.*

saddle block anesthesia. Type of anesthesia produced by introducing the anesthetic agent into the 4th lumbar interspace. This anesthetizes the perineum and buttocks area.*Sự gây mê phong bế yên Loại gây mê được thực hiện bằng cách đưa tác nhân gây mê vào vùng gian đốt sống thứ tư để làm mất cảm giác đáy chậu và vùng mông.*

saddle joint. Joint with articulating surfaces convex in one direction and concave in the other. Ex.: carpometacarpal joint of the thumb.*Khớp yên Khớp với bề mặt khớp lồi ở một phía và lõm ở phía kia. Ví dụ: khớp cổ tay - ngón tay của ngón tay cái.*

saddle nose. A nose with a depressed bridge due to congenital absence of bony or cartilaginous support or due to a disease such as leprosy or congenital syphilis.*Mũi hình yên Mũi với sống mũi lõm do sự thiếu giá đỡ xương hay sụn bẩm sinh hay do một bệnh như phong hay do giang mai bẩm sinh.*

sadism [Comte Donatien Alphonse Francois de Sade, Marquis de Sade, 1740-1814] Conscious or unconscious sexual pleasure derived from inflicting mental or physical pain on others. SEE: algolagnia; masochism.

Loạn dâm gây đau Sự thỏa mãn tình dục có ý thức hoặc vô ý thức bằng cách gây đau đớn về tinh thần hay thể xác cho người khác. XEM: algolagnia; masochism.

sadist One who practices sadism.*sadist Người bạo dâm.*

sadness. A normal emotional feeling of dejection or melancholy. A result of an unhappy event or situation that warrants a change in the emotional state. Not to be confused with depression, in which the person is melancholic for no apparent reason or the degree of depression is out of proportion to the cause for sadness. *Sự buồn bã, u sầu Kết quả của mộ sự kiện hay tình huống không vui làm thay đổi trạng thái cảm xúc. Đừng nhầm lẫn ơi sự chán trường (depession) trong đó con người u sầu không vì một lý do rõ rệt hay mức độ buồn chán đã vượt ra ngoài sự buồn bã.*

sadomasochism Sexual pleasure related to both sadism and masochism. *sadomasochism Chứng loạn dâm gây đau và thích đau.*

sadomasochist One whose personality includes sadistic and masochistic elements.*sadomasochist Người mà sở thích tình dục gồm cả ao gây đau và thích đau.*

Saemisch's ulcer [Edwin Theodor Saemisch, Ger. ophthalmologist, 1833-1909] Serpiginous infectious ulcer of the cornea.*Saemisch's ulcer Chứng loét nhiễm trùng vằn vệncủa giác mạc.*

safelight. Darkroom device that emits a light of a specified wave length that is harmless to undeveloped film.*Đèn an toàn Thiết bị phòng tối mà phát ra ánh sáng có độ dài sóng riêng vô hại đối ơi phim chưa tráng.*

safe sex. With respect to protecting oneself from AIDS, q.v., there are no absolutely safe sexual practices except celibacy and masturbation. Nevertheless, if both partners have no clinical or laboratory evidence of AIDS, then they could use condoms and engage in intimate sexual activities provided that neither partner has outside sexual partners or other risk factors for AIDS. Conversely, if both partners have evidence of infection with HIV (human immunodeficiency virus), then the main concern is that effective birth control measures be employed; and sex be avoided with partners having other sexually transmitted diseases. Any heterosexual person having casual sexual contacts should avoid anal intercourse and should use condoms. Homosexuals engaging in casual sexual activity should avoid anal intercourse and should use condoms for all other sexual activity in which orgasm could lead to semen contacting the skin or mucosa of the partner. It is important to realize that a single negative laboratory teat for AIDS may provide a false sense of security. Also, it is not known how much time is required for a test of AIDS to become positive after infection with the virus. SEE: AIDS; condom, instructions for use. *Tình dục an toàn Để bảo vệ mình khỏi bệnh AIDS, không có biện pháp nào tuyệt đối an toàn ngoại trừ sống độc thân và tự thoả mãn tình dục. Tuy nhiên, nếu cả hai không có chứng nào xét nghiệm hay lâm sàng nào của bệnh AIDS, họ có thể dùng bao cao su và có các hoạt động tình dục thân mật miễn là không có bên nào có bạn tình khác hay các nhân tố có nguy cơ lây bệnh AIDS khác. Trái lại, nếu cả hai có chứng cớ lây nhiễm HIV, mối quan tâm chính là sử dụng quả; và tránh quan hệ với những người có những căn bệnh lây nhiễm qua đường tình dục khác. Bất cứ người tình dục khác giới nào mà có quan hệ tùy tiện, nên tránh quan hệ qua hậu môn và nên dùng bao cao su cho tất cả hoạt động tình dục khác mà tinh dịch có thể tiếp xúc với da hay màng nhầy của bạn tình. Điều quan trọng là nên nhớ rằng một xét nghiệm âm tính duy nhất của bện AIDS có thể cho một cảm giác an toàn giả tạo. Ngoài ra, người ta cũng không biết là cần bao lâu cho một xét nghiệm AIDS dương tính sau khi nhiễm virus. XEM: AIDS; condom, intrustion for use.*

sagittal [L. sagittatis]. Arrowlike; in an anteroposterior direction.*sagittal Hình mũi tên , theo hướng trước sau.*

sagittalis [L.]. Sagittal, q.v.*sagittalis XEM: Sagittal.*

sagittal plane. A vertical plane through the longitudinal axis of the trunk dividing the body into two portions. If it is through the anterior-posterior midaxis and divides the body into right and left halves, it is called a median or midsagittal plane.*Mặt phẳng dọc Mặt phẳng đứng theo trục dọc của thân chia cơ thể thành hai phần. Nếu nó đi qua trục giữa à chia cơ thể thành hai nửa phải và trái, nó được gọi là mặt phẳng dọc giữa hay đứng dọc.*

sagittal sinus. The superior longitudinal sinus.*sagittal sinus Xoang dọc trên.*

sagittal sulcus. Groove on inner surface of parietal bones, forming a channel for the superior sagittal sinus.*Rãnh dọc Rãnh ở mặt trong của xương đính, tạo thành một đường dẫn cho xoang dọc trên.*

sagittal suture. Suture between the two parietal bones.*Đường khớp dọc Đường khớp giữa hai xương đính.*

sago [Malay sago]. A substance prepared from various palms, consisting principally of starches. Used as a demulcent and as a food with little residue.*Bột cọ sagus Một chất chế từ

một số loại cây cọ, gồm tinh bột là chính, dùng như một loại thuốc làm diệu hay thức ăn với ít chất bã.

St. Joseph's Cough Syrup for Children. Trade name for dextromethorphan hydrobromide.*St. Joseph's Cough Syrup for Children Tên thương mại của dextromethorphan hydromide.*

Saint Vitus' dance. Nervous disease with involuntary jerking motions. SYN: chorea, Sydenham's.*Bệnh thần kinh Với những động tác ngoài ý muốn. Đn: chorea, sydenham's.*

sal [L.] Salt; or a substance resembling salt.*sal Muối hay một chắc giống muối.*

salaam convulsion (Arabic salam, peace]. Clonic spasm of the sternomastoid muscles resulting in a bowing movement. SYN: nodding spasm.*salaam convulsion Chứng co thắt kinh niên của các cơ xương úc - chũm dẫn đến kếtquả là một động tác khom người như cuối chào. Đn: nodding spasm.*

salacious [L. salax, lustful]. Lustful or inciting to lust.*salacious Dâm ô hay kích thích tình dâm đảng.*

salicylamide The amide of salicylic acid, CHNO. An analgesic drug.*salicylamide Amide của acid salicylic CHNO. Một loại thuốc giảm đau.*

salicylanilide An antifungal drug.*salicylanilide Một loại thuốc chống nấm.*

salicylate Any salt of salicylic acid.*salicylate Muối của acid salocutic.*

s., methyl. The principal constituent of oil of wintergreen. It is applied externally as a counterirritant.*s . , methyl Thành phần chính của cây lộc đề. Nó được dùng ngoài da nhu một thuốc kích thích giảm đau.*

s., sodium. White crystalline substance with disagreeable taste, in some cases even nauseating. Used to reduce pain and temperature. SEE: acetylsalicylic acid.*s., sodium Chất kết tinh trắng với vị khó chịu, một số trường hợp thậm chí buồn nôn. Dùng để làm giảm đau và hạ sốt. XEM: acetylsalicylic acid.*

salicylated Impregnated with salicylic acid.*salicylated Bị nhiễm với acid salicytic.*

salicylate poisoning. SEE: aspirin poisoning.*salicylate poisoning XEM: aspirin poisoning.*

salicylazosulfapyridine Previously used name for sulfasalazine, q.v. *salicylazosulfapyridine Tên trước đây của sulfa- salazine.*

salicylic acid USP. CHO. A white crystalline acid derived from phenol. USES: In making aspirin; as a preservative and flavoring agent; and in external treatment of certain skin conditions.*salicylic acid USP. CHO. Một acid kết tinh trắng có nguồn gốc từ phenol. Cách dùng: Dùng trong sản xuất aspirin; một chắc bảo quản và tạo mùi; và điều trị một số bệnh ngoài da.

salicylism Toxic condition caused by an overdose of salicylic acid or its derivatives.*Nhiễm độc acid salycitic Do dùng quá liều acid salycitic hay các dẫn xuất của nó.*

salicylsulfonic acid test. Test for albumin in urine. SEE: albumin. *alicylsulfonic acid test Xét nghiệm tìm albumin trong nước tiểu. XEM: albumin.*

salicyluric acid Acid found in urine after an individual takes salicylic acid or its derivatives.*salicyluric acid Acid tìm thấy trong nước tiểu sau khi dùng acid salycitic hay các dẫn xuất của nó.*

salifiable [L. sal, salt, + fieri, to be made]. Capable of forming a salt by combining with an acid.*salifiable Có thể tạo muối bằng sự kết hợp với một acid.*

salify [" + (veri, to be made]. To convert to salt.*salify Hóa muối.*

salimeter [" + Gr. matron, a measure]. Device for testing strength of saline solutions.*salimeter Phù kế muối; dụng cụ để thử nồng độ của dung dịch muối.*

saline [L. salinus, of salt]. Containing or pert. to salt; salty.*saline Chứa muối hay thuộc muối.*

s., hypertonic. Aqueous solution of sodium chloride of greater than 0.85%.*Dung dịch muối ưu trương Dung dịch nước sodium chloride lớn hơn 0,85%.*

s., hypotonic. Aqueous solution of sodium chloride of less than 0.85%. *Dung dịch muối nhược trương Dung dịch nước sodium chloride nhỏ hơn 0,85%.*

saline cathartic. A salt, such as epsom salts, used to produce evacuation of the bowel.*Thuốc tẩy muối Một loại muối ví dụ muối epsom dùng để tẩy ruột.*

saline enema. Enema consisting of a salt solution, used to induce peristalsis and evacuation. The salt solutions most frequently used are physiological saline; 1 teaspoonful (4 gm) table salt (sodium chloride) dissolved in 1 pint (500 ml) of warm water (115F or 46.1°C); and epsom salts (magnesium sulfate) 15 to 113 grams in a sufficient quantity of warm water to dissolve the salt. *Dung dịch thực chứa muối Dùng để kích thích nhu động và bài tiết ruột. Các dung dịch muối được dùng thường xuyên nhất là muối sinh lý. 1. Một muỗng trà (4gm) muối table (sodium chloride) hòa tan trong một pint (500ml) nước ấm (115F hay 46,1°C) và muối epsom (magnesium sulfate) 15 tới 113 gram trong một lượng nước ấm đủ để hòa tan muối.*

saline solution. A solution of sodium chloride and distilled water. A 0.9% solution of sodium chloride is considered isotonic to the body. A normal saline solution (one having an osmolality similar to blood serum)

consists of 0.85% salt solution, which is necessary to maintain osmotic pressure and the stimulation and regulation of muscular activity. SEE: physiological salt solution. *Dung dịch muối Một dung dịch sodium chloride và nước cất. Một dung dịch 0,9 % sodium chloride được coi là đẳng trương đối với cơ thể. Một dung dịch muối bình thường (hay dung dịch có nồng độ osmol/kg nước dung dịch tương tự huyết thanh) gồm có 0,85 % dung dịch muối cần thiết để duy trì áp suất thẩm thấu và sự kích thích, điều tiết hoạt động cơ. XEM: physiological salt solution.*

salinometer [L. salinus, of salt, + matron, measure]. An instrument for determining the salt content of a solution.*Cái đo mặn Dụng cụ để xác định lượng muối ở một dung dịch.*

saliva [L., spittle]. Salivary gland and oral mucous gland fluid, the secretion that begins the process of digesting food.
CHARACTER: It is normally tasteless, clear, odorless, viscid, and weakly alkaline, being neutralized after being acted upon by gastric acid in the stomach. Sp. gr. 1.002 to 1.006. The amount secreted in 24 hours is estimated to be 1500 ml. The flow varies from 0.2 ml per minute from resting glands to 4.0 ml per minute with maximum secretion.
COMP: Inorganic substances: 99.5% water; salts (chlorides, carbonates, phosphates, sulfates); gases in solution; and sometimes abnormal substances being excreted from the body, e.g., acetone. Organic substances include enzymes (ptyalin, maltase, lysozyme); proteins (serum albumin and globulin, mucin); and small amounts of urea, uric acid, creatine, and amino acids. Cellular elements include epithelial cells and leukocytes.
FUNCT: To moisten food, facilitating mastication and deglutition; to moisten and lubricate mouth parts; to act as a solvent for excretion of waste products; to initiate digestion of starches; to assist in regulation of water balance.
RS: aptyalism; parotid; ptyalin; ptyalism; salivary digestion; salivary glands; sialagogue.*Nước bọt Dịch tuyến nước bọt và tuyến niêm mạc miệng, dịch tiết mà bắt đầu quá trình tiêu hóa thức ăn.*
Đặc tính: Nó thường không vị, trong, không mùi, sền sệt, và tính kiềm yếu, bị trung hòa sau khi bị tác động bởi dịch vị trong dạ dày. Tỷ trọng 1,002 tới 1,006. Số lượng tiết trong 24 giờ khoảng 1500 ml. Sự chảy thay đổi từ 0,2 ml mỗi phút từ các tuyến còn lại tới 4,0 ml mỗi phút với sự tiết tối đa.
Thành phần: Các chất vô cơ: 99,5 % nước; muối (chlorides, carbonases, phosphales, sulfate); các chất khí trong dung dịch; và đôi khi những chất khác thường được thải từ cơ thể. Ví dụ: acetone.

Các chất hữu cơ gồm có các enjyme (ptyalin, maltase, lysojyme); các protein (serum albumin và globulin, mucin); và một số lượng nhỏ urea, acid uric, creatine, và các acid amine. Các thành phần tế bào bao gồm các tế bào biểu mô và các bạch cầu.
Chức năng: Làm ẩm thức ăn, thuận tiện cho việc nhai và nuốt, làm ẩm cà bôi trơn các bộ phận miệng, hoạt động như một dung môi cho sự bài tiết các chất thải, khởi đầu cho sự tiêu hóa các tinh bột; giúp điều tiết cho sự cân bằng nước.
Các từ liên quan: aptyalism (chứng kiệt nước bọt); parotid (tuyến mang tai); ptylism (chứng ứa nước bọt); salivary digestion (tiêu hóa nước bọt); salivary glands (các tuyến nước bọt); sialagogue (chất lợi nước bọt).

s., artificial. A solution that is useful in treating excessive dryness of the mouth (xerostomia). One such formula is 20 ml of a 4% solution of methylcellulose, 10 ml of glycerin, sufficient normal saline to make 90 ml., and one drop of lemon oil.*Nước bọt nhân tạo Một dung dịch giúp điều trị chứng khô miệng (xerostomia). Công thức là 20ml của một dung dịch 4% methylcellulose, 10ml glycerin, dung dịch muối thông thường đủ để làm 90ml, và một giọt dầu chanh.*

salivant [L. saliva, spittle]. Something that stimulates the flow of saliva.*salivant Làm tiết nhiều nước bọt.*

salivary [L. saliuarius, slimy]. Pert. to, producing, or formed from saliva. *salivary Thuộc, sản xuất hay tạo từ nước bọt.*

salivary corpuscles. Nucleated spherical bodies in saliva thought to be modified leukocytes from lymphatic tissue.*Tiểu thể nước bọt Thể hình cầu có nhân trong nước bọt được cho là các bạch cầu bổ sung từ mô bạch huyết.*

salivary digestion. Digestion occurring in the mouth resulting from action of salivary enzymes. Ptyalin, a salivary enzyme, is an amylase that initiates the breakdown of starch and glycogen to maltose and a small amount of glucose. Oral digestion is limited because of the short time food remains in the mouth, but digestion continues in the stomach until food becomes acidified by gastric juice. The optimum pH for ptyalin activity is 6.9. SEE: digestion.*Sự tiêu hóa nước bọt Sự tiêu hóa xảy ra trong miệng do hoạt động của các enjyme nước bọt. ptyalin, một enjyme nước bọt, là một amylase mà bắt đầu sự phân hủy tinh bột và glycogen thành đường maltose và một lượng nhỏ đường glucose. Sự tiêu hóa nước bọt bị hạn chế bởi vì thức ăn ở trong miệng một thời gian ngắn nhưng sự tiêu hóa tiếp tục trong dạ dày cho đến khi thức ăn được được acid hoá bởi dịch vị. Độ* *pH tốt nhất cho hoạt động ptyalin là 6,9. XEM: Digestion.*

salivary glands. The glands of the oral cavity that secrete saliva. The major glands are paired and include: the parotid, below the ear and inside the ramus of the mandible; the sublingual, below the tongue in the anterior floor of the mouth; and the submandibular, below the posterior floor of the mouth medial to the body of the mandible. Minor salivary glands are numerous in the oral cavity and are named according to their locations: lingual, sublingual, palatal, buccal, labial, and glossopharyngeal. Salivary secretion is under nervous control, being reflexly initiated by mechanical, chemical, or radiant stimuli acting on taste buds (gustatory receptors) in the mouth olfactory receptors), visual receptors (eyes), or other sense organs. Secretion may also occur as a result of conditioned reflexes, as when one thinks about food or hears a dinner bell. NERVE SUPPLY: Facial and glossopharyngeal nerves and from the autonomic nervous system. BLOOD SUPPLY: Branches from the external carotid artery.*Các tuyến nước bọt Các tuyến của khoan miệng mà tiết nước bọt. Các tuyến chính đều có đôi và bao gồm: tuyến mang tai, bên dưới tai và bên trong nhánh của hàm dưới. Tuyến nước lưỡi, nằm dưới lưỡi và sàn trước của miệng; và tuyến dưới hàm dưới sàn sau của miệng giữa thân hàm trước. Các tuyến nước bọt phụ rất nhiều trong khoang miệng và được gọi tên theo vị trí của chúng, tuyến lưỡi, dưới lưỡi, tuyến vòm miệng, tuyến má, tuyến môi và tuyến lưỡi hầu. Sự tiết nước bọt nằm dưới sự kềm soát của thần kinh, được bắt đầu đầu một cách phản xạ bởi các kích thích nhiệt, cơ học, hay hoá học tác động lên các nụ vị giác trong miệng, các nụ khứu giáccác thực thể thị giác (mắt) hay những giác quang khác. Sự tiết cũng có thể xảy ra như một kết quả của phản xạ có điều kiện. Ví dụ: như khi một ngườinghĩ về thức ăn hay ngh một tiếng chuông báo cơm tối. Nguồn thần kinh: Các dây thần kinh lưỡi hầu và mặt và hệ thần kinh tự quản. Nguồn máu: Các nhánh từ động mạch cảnh ngoài.*

salivation [LL. saliuatio, to spit out]. 1. The act of secreting saliva. 2. Excessive secretion of saliva. SYN: ptyalism.*salivation 1. Sự tiết nước bọt. 2. Sự tiết quá nhiều nước bọt. Đn: plyalism.*

salivatory Producing secretion of saliva.*salivatory Gây tiết nước bọt.*

salivolithiasis [L. saliva, spittle, + Gr. lithos, stone, + -iasis, condition]. Sialolithiasis, q.v.*salivolithiasis XEM: Sialolithiasis.*

Salk vaccine [Jonas E. Salk, U.S. microbiologist, b. 1914] First successful poliomyelitis vaccine it contains three types of formalin-inactivated poliomyelitis viruses and induces immunity against the disease. SEE: poliomyelitis.*Salk vaccine Vaccine ngừa bệnh bại liệt thành công đầu tiên. Nó chứa ba loại virus bại liệt đã được khử hoạt tính formalin và kích thích sự miễn dịch chống lại bệnh. XEM: poliomyelitis.*

sallow [AS. salo]. Of a sickly, yellow color, usually said of complexion or skin.*sallow Có màu vàng, nhợt nhạt, thường nói về nước da.*

salmin(e) [L. salmo, salmon]. C$_{7}$H$_{N}$O$_{2}$. A toxic protamine obtained from spermatozoa of salmon. SEE: protamine; protein.*Chất độc tinh dịch cá hồi C$_{7}$H$_{N}$O$_{2}$.   XEM: Protamine; protein.*

Salmonella [NL.]. [Daniel E. Salmon, U.S. pathologist, 1850-1914]. A genus of bacteria belonging to the family Enterobacteriaceae. Salmonella are gramnegative, usually motile, rods. More than 1400 species have been classified. Several species are pathogenic, some producing mild gastroenteritis, others producing a se- vere and often fatal food poisoning. SEE: salmonellosis.*Salmonella Một loại vi khuẩn thuộc họ Enterobacteriacese Salmonella là các khuẩn hình que, gram âm, thường di động. Hơn 1400 loài đã được phân loại. Nhiều loại có khả năng gây bệnh, một số gây viêm dạ dày - ruột nhẹ, một số khác gây nhiễm độc thức ăn nghiêm trọng và thường chết người. XEM: Salmonellosis.*

S.,choleraesuis. Species often found to be the cause of septicemia.*S.,choleraesuis Loại vi khuẩn thường gây bệnh nhiễm khuẩn huyết.*

S.,enterrtidis. Species causing gastroenteritis and food poisoning in man.*S.,enterrtidis Loại vi khuẩn gây viêm dạ dày - ruột và nhiễm độc thức ăn ở người.*

S.,paratyphi. A group of Salmonella, types A, B, and C, that causes paratyphoid fever.*S.,paratyphi Một nhóm salmonella loại A,B và C gây bệnh phó thương hàn.*

S.,schottmulleri. Species causing paratyphoid fever, type B.*S.,schottmulleri Loại gây bệnh phó thương hàn, loại B.*

S.,typhimurium. Species frequently isolated from persons having acute gastroenteritis.*S.,typhimurium Loại vi khuẩn thường được cách ly khỏi người có bệnh viêm dạ dày - ruột cấp.*

S, typhi. Speciescausingtyphoidfeverin man.*S, typhi Loại vi khuẩn gây sốt thương hàn ở người.*

salmonellosis Infestation with bacteria of genus Salmonella Three forms of salmonella infection occur in man:

enteric fever (typhoid fever); septicemia, which usually is caused by Salmonella choleraesuis; and acute gastroenteritis, which can be caused by a variety of species of Salmonella.*Bệnh salmonella Sự nhiễm vi khuẩn Salmonella. Ba hình thức nhiễm salmonella ở người; bệnh thương hàn, nhiễm khuẩn huyết, mà thường do salmonella choleracsuis; và viêm dạ dày - ruột cấp mà có thể do nhiều loài salmonella.*

salmon patch. Salmon-colored areas of the cornea in syphilitic keratitis. SYN: Hutchinson's patch.*Bệnh đốm cá hồi Những vùng có màu cá hồi (hồng) ở giác mạc trong bệnh viêm giác mạc do giang mai. Đn: Hutchinson's patch.*

salpingectomy [Gr. salpinx, tube + ektome, excision]. Surgical removal of the fallopian tube.*salpingectomy Thủ thuật cắt bỏ vòi tử cung.*

salpingemphraxis Obstruction of the eustachian tube.*salpingemphraxis Sự tắc vòi nhĩ.*

salpingian Concerning the eustachian tube or fallopian tube.*salpingian Thuộc vòi nhĩ hay vòi tử cung.*

salpingion A point atthe inferior surface of the apex of the petrous portion of the temporal bone.*salpingion Một điểm ở mặt dưới của xương đá thuộc xương thái dương.*

salpingitis [Gr. salpinx, tube, + itis, inflammation]. Inflammation of the fallopian tube. ETIOL: The condition may be acute, subacute, or chronic. The organisms most often associated with salpingitis are the gonococcus, staphylococcus,streptococcus, colon bacillus, and tubercle bacillus.*salpingitis Viêm vòi tử cung. Nguyên nhân: Tình trạng có thể là cấp tính, bán cấp tính hay mạn tính. Các vi khuẩn hầu hết thường liên quan đến bệnh này là lậu cầu khuẩn, tụ cầu khuẩn, liên cầu khuẩn, trực khuẩn coli và trực khuẩn lao.*

s., eustachian. Inflammation of the eustachian tube. SYN: eustachitis.*Viêm vòi nhĩ Đn: eustachitis.*

s., gonococcal. Salpingitis due to gonococci.*s., gonococcal Viêm vòi tử cung do lậu cầu khuẩn.*

salpingo- [Gr. salpinx, tube]. Combining form indicating eustachian or fallopian tube.*salpingo- Dạng kết hợp để chỉ vòi nhĩ hay vòi tử cung.*

salpingocatheterism [" + halheter, something inserted, + -ismos condition]. Catheterization of the eustachian tube.*salpingocatheterism Sự thông vòi nhĩ.*

salpingoeele [" + kele, tumor, swelling]. Hernial protrusion of a fallopian tube.*salpingoeele Sự lồi thoái vị của vòi tử cung.*

salpingocyesis [" + kyesis pregnancy]. Pregnancy in which fetus begins to develop in a fallopian tube; tubal pregnancy.*Thai nghén vòi tử cung Bào thai phát triển trong vòi tử cung.*

salpingography [" + graphein, to write]. Radiographic study of the fallopian tubes into which a radiopaque dye has been introduced. Used in testing for patency of the tubes in investigating infertility.*Chụp rongen (tia X) vòi tử cung: Nghiêng cứu X quang vòi tử cung bằng cách đưa vào một chất nhuận của tia X. Dùng để xét nghiệm khả năng mở của vòi trong việc điều trị vô sinh.*

salpingolithiasis [" + lithos, stone, + iasis, condition]. Presence of calculi in the fallopian tube.*salpingolithiasi s Chứng sỏi vòi tử cung.*

salpingolysis [" + lysis, dissolution]. Surgical disruption of adhesions in the fallopian tube.*salpingolysis Thủ thuật tách dính vòi buồng trứng.*

salpingo-oophorectomy [" + ooa, egg, + phoros, a bearer, + ektome, excision]. Excision of an ovary and fallopian tube. SYN: salpirtgoouariectomy.

salpingo-oophorectomy Thủ thuật cắt bỏ buồng trứng - vòi.

salpingo-oophoritis [" + " + " + itis, inflammation]. Inflammation of a fallopian tube and ovary. SYN: salpingo-oothecitis.

salpingo-oophoritis Viêm buồng trứng - vòi.

salpingo-oophorocele [Gr. salpinx tube + oon, egg, + phoros, a bearer, + kele, tumor, swelling]. Hernia enclosing the ovary and fallopian tube.

salpingo-oophorocele Thoát vị buồng trứng - vòi.

salpingo-oothecitis [" + ootheke, ovary, + itis, inflammation]. Inflammation of a fallopian tube and ovary. SYN: salpingo-oophoritis.*Viêm buồng trứng vòi Đn: Salpingo-oophoritis.*

salpingo-oothecocele [" + " + kele, tumor, swelling]. Hernia of the ovary and fallopian tube.*Thoát vị buồng trứng-buồng trứng vòi Đn: Salpingo-oophorocele.*

salpingo-ovariectomy [" + LL. ouarium, ovary, + Gr. ektome, excision]. Surgical removal of an ovary and fallopian tube. SYN: salpingooophoreclomy.*Thủ thuật cắt bỏ buồng trứng-vòi Đn: Salpingo- oophorectomy.*

salpingoperitonitis [" + peritonaion, peritoneum, + itis, inflammation]. Inflammation of the serosal covering of the fallopian tubes.

salpingoperitonitis Viêm màng bụng vòi tử cung.

salpingopexy [" + pexis, fixation]. Fixation of a fallopian tube.

salpingopexy Cố định vòi tử cung.

salpingopharyngeal [" + pharynx, throat]. Concerning the eustachian tube of the ear and the pharynx.

salpingopharyngeal Thuộc vòi nhĩ - họng.

salpingopharyngeus [" + pharynx, throat]. The muscle arising near the opening of the eustachian tube. Raises the nasopharynx.

salpingopharyngeus Cơ vòi nhĩ -

họng.

salpingoplasty [" + plassein, to form]. Plastic surgery of the fallopian tube. Used in treating female infertility. SYN: tuboplasty.*Thủ thuật tạo hình vòi tử cung Dùng để điều trị chứng vô sinh nữ. Đn: Tuboplasty.*

salpingorrhaphy [" + rhaphe, seam, ridge]. Suture of a fallopian tube.

salpingorrhaphy Thủ thuật khâu vòi tử cung.

salpingosalpingostomy [" + salplnx, tube, + stoma, mouth]. The operation of attaching one fallopian tube to the other.*salpingosalpingostomy Thủ thuật gắn một vòi tử cung vào một vòi tử cung khác.*

salpingoscope [" + skopein, to examine]. Device for examining the nasopharynx and eustachian tube.

salpingoscope Dụng cụ soi mũi hầu và vòi nhĩ.

salpingostenochoria [" + stenos, narrow, + ehoreia, dance]. Stenosis or stricture of the eustachian tube.

salpingostenochoria Chứng hẹp vòi nhĩ.

salpingostomatomy [" + stoma, mouth, + tome, incision]. Creation of an artificial opening in a fallopian tube after it has been occluded as a result of inflammation and scarring.

salpingostomatomy Tạo một lỗ nhân tạo trong vòi tử cung sau khi nó bị đóng do viêm và thành sẹo.

salpingostomy Surgical opening of a fallopian tube that has been occluded, or for drainage purposes.

salpingostomy Thủ thuật mở thông vòi tử cung.

salpingotomy [" + tome, incision]. Incision of a fallopian tube.

salpingotomy Mở vòi tử cung.

salpingo-ureterostomy [" + oureter, ureter, + stoma, mouth]. Surgical connection of the ureter and the fallopian tube.*salpingo-ureterostomy Thủ thật nối niệu quản và vòi tử cung.*

salpingysterocyesis [" + hystera, uterus, + kyesis, pregnancy]. Pregnancy in which the embryo is located at the entrance of the fallopian tube into the uterus; ectopic pregnancy.

Thai lạc vị Thai nằm ở vòi, lối vào tử cung.

salpinx [Gr., tube]. (pl. salpinges) The fallopian or eustachian tube.*salpinx Vòi tử cung hay vòi nhĩ.*

salt [AS. sealt]. 1. White crystalline compound occurring in nature, known chemically as sodium chloride, NaCI. 2. Containing, or treated with salt. 3. To treat with salt. 4. In the plural, any mineral salt or saline mixture used as an aperient or cathartic, esp. epsom salts or Glauber's salt. 5. In chemistry, compound consisting of a positive ion other than hydrogen, and a negative ion other than hydroxyl. 6. A chemical compound resulting from the interaction of an acid and a base.

Salts and water are the inorganic or

mineral constituents of the body. They play specific roles in the functions of cells and are indispensable for life. The principal salts are chlorides, carbonates, bicarbonates, sulfates, and phosphates, combined with sodium, potassium, calcium, or magnesium.

In general, salts serve the following roles in the body: maintenance of proper osmotic conditions; maintenance of water balance and regulation of blood volume; maintenance of proper acid-base balance; provision for essential constituents of tissue, esp. bones and teeth; maintenance of normal irritability of muscle and nerve cells; maintenance of condition for coagulation of the blood; provision for essential components of certain enzyme systems, respiratory pigments, and hormones; regulation of cell membrane and capillary permeability. SEE: sodium chloride.

RS: chloride; low-salt diet; normal; sat; saline; salt-free diet; salt glow; secretion; sodium chloride.*Muối 1 một hợp chất kết tinh trắng, xuất hiện trong tự nhiên , được biết với tên hóa học sodium chloride, Nacl. 2. Có muối, hay được xử lý với muối. 3. Xử lý với muối. 4. Trong số nhiều, để chỉ bất kỳ muối khoáng hay hỗn hợp muối nào được dùng làm thuốc nhuận tràng hay thuốc xổ, đặc biệt là muối epsom hay muối Glauber. 5. Trong hóa học, để chỉ một hợp chất gồm một ion dương khác hydrogen và một ion âm khác hydroxyl. 6. Một hợp chất hóa học do phản ứng của một acid và một base.*

Muối và nước là những thành phần khoáng hay vô cơ của cơ thể. Chúng đóng những vai trò đặc biệt trong các hoạt động của tế bào và không thể trong cuộc sống. Các muối chính là chloride, carbonate, bicarbonate, sulfate và phosphate, kết hợp với sodium, potassium, calcium hay magnessium. Nói chung,muối đóng các vai trò sau đây trong cơ thể: Duy trì tình trạng thẩm thấu thích hợp; duy trì sự cân bằng nước và điều tiết thể tích máu, duy trì sự cân bằng acid-base thích hợp; nguồng dự trữ cho các thành phần chính của mô, đặc biệt là xương và răng; duy trì khả năng kích tích bình thường của cơ và các tế bào thần kinh; duy trì điều kiện cho sự đông máu. Nguồn cung cấp cho các thành phần chính của một số hệ thống enjyme, sắc tố hô hấp và hormone. Điều tiết tình thấm của màng tế bào và mao mạch. XEM: Sodium chloride.

Các chủ để liên quang: chloride; low-salt diet; normal; sal; saline; salt-free diet; salt-glow; secretion; sodium chloride.

s., acid. Salt in which one or more hydrogen atoms remain unreplaced by the hydroxyl (OH) radical.*Muối acid Muối trong đó một hay nhiều nguyên tử hydrogen không được thay thế bởi hydroxyl (OH) gốc.*

s., basic. Salt in which the ability to react with an acid radical still remains.*Muối base Muối trong đó khả năng phản ứng với một góc acid vẫn tồn tại.*

s., bile. Salt of glycocholic and taurocholic acid present in bile. *Muối mật Muối của acid glycocholic và taurocholic có mặt trong mật.*

s., buffer. Salt that fixes excess amounts of acid or alkali without a change in hydrogen-ion concentration.*Muối đệm Muối cố định số lượng quá mức acid hay kiềm mà không có một sự thay đổi trong nồng độ ion - hydrogen.*

s., double. Any salt formed from two other salts.*Muối kép Bất kỳ muối nào được tạo thành từ hai muối khác nhau.*

s., epsom. Magnesium sulfate.*s., epsom Magnesium sulfate.*

s., Glauber's. Sodium sulfate.*s., Glauber Sodium sulfate.*

s., haloid. Any salt of a halogen, i.e., chloride iodide, bromide, or fluoride.*Muối halogen Bất cứ muối nào của halogen: chloride, iodide, bromide hay fluoride.*

s., iodized. Salt containing 1 part sodium or potassium iodide to 10,000 parts of sodium chloride. An important source of iodine in the diet. Use of this form of salt will prevent goiter.*Muối iodide Muối chứa một phần iodide sodium hay potassium trong 10.000 phần sodium chloride. Một nguồn iodine quan trọng trong khẩu phần ăn. Dùng loại muố này sẽ ngừa được bệnh bứu cổ.*

s., neutral. Any salt that contains no replaceable hydrogen or hydroxyl groups. SYN: s., normal.*M u ố i trung hòa Muối mà khôngchứa hydrogen hay các nhóm hydroxyl có thể thay thế. Đn: s. normal.*

s., Rochelle. Potassium sodium tartrate, used as a saline cathartic.*s., Rochelle Potassium sodium tartrate, dùng như thuốc tẩy, xổ.*

s., rock. Native sodium chloride.*s., rock Sodium chloride tự nhiên.*

s., smelling. Aromatized ammonium carbonate.*s., smelling Ammonium carbonate thơm.*

saltation [L. saltatio, leaping]. 1. Act of leaping or dancing, as in chorea. 2. Abrupt variation in character of a species. SYN: mutation.*saltation 1. Sự nhảy, nhảy nhún trong chứng múa giật. 2. Sự đột biến: Sự thay đổi đột ngột trong đặc tính của một loài. Đn: mutasion.*

saltatory Marked by dancing or leaping.*saltatory Nhảy nhót.*

saltatory conduction. Skipping from node to node, said of movement of the potential along myelinated neurons.*Sự dẫn nhảy Sự nhảy từ hạch này tới hạch khác, nói về hoạt động của potention dọc theo các neuron có bao myelin.*

saltatory spasm. Tic of muscles of lower extremity, causing convulsive leaping upon attempt to stand. SEE: Jumping Frenchmen of Maine; miryachit; palmus.*Chứng co giật nhảy Sự máy của các cơ chi dưới gây ra sự nhảy co giật khi cố đứng. XEM: Jumping French-men of Maine; miryachit; palmus.*

salt-free diet. It is impractical to attempt to maintain a diet absolutely free of sodium chloride. Thus salt-free means a low-sodium diet that allows 500 mg (0.5 gm) or less of salt per day. On this diet, table salt should not. be added to the food. Also, it is important to know the amount of salt in the drinking water and in commonly used beverages such as beer, because water in some areas contains a large amount of sodium. Some medicines (for example, sodium salicylate) are quite high in sodium content. Exclusion of sodium-containing medicines is important in attempting to regulate the amount of sodium consumed. SEE: salt.*Khẩu phần không muối Sẽ không thực tế nếu duy trì khẩu phần ăn hoàn toàn không có sodium chloride. Vì thế, không muối nghĩa là một khẩu phần ít sodium cho phép 500 mg (o,5gm) muối hay ít hơn mỗi ngày. Trong khẩu phần này, muối ăn khôngđược thêm vào thức ăn. Ngoài ra, điều quang trọng là biết lượng muối trong nước uống và trong các loại giải khát được dùng phổ biến như bia bởi vì nước ở một số vùng chứa lượng sodium lớn. Một số thuốc (ví dụ: sodium salicylate) có thành phần sodium rất cao. Không dùng thuốc chứa sodium là rất quan trọng trong việc cố điều tiết lượng sodium tiêu thụ. XEM: salt.*

salt glow. A rub of the entire body with moist salt for stimulation. *salt glow Sự chà xát toàn bộ cơ thể với muối ẩm để kích thích.*

salting out. A method of separating a specific protein from a mixture of proteins by the addition of a salt, e.g., ammonium sulfate. *Sự khử bằng muối Phương pháp tách một protein cụ thể khỏi một hỗn hợp protein bằng cách thêm muối vào. Vídụ: Ammonium salfate.*

salt-losing syndrome. The condition of greatly increased loss of sodium from the body due to renal disease, adrenocortical insufficiency, or gastrointestinal disease. *Hội chứng mất muối Tình trạng mất sodium tăng mạnh của cơ thể do bệnh về thận, thiểu năng vỏ thượng thận, hay bệnh đường tiêu hoá.*

saltpeter, saltpetre [L. sat, salt, + petra, rock]. A common name for potassium nitrate.*Diêm tiêu Tên chung của potassium nitrate.*

s., Chile. A common name for sodium nitrate, NaNO. Crystalline powder, saline in taste and soluble in water. *s., Chile Tên thông dụng của sodium nitrate, NaNO. Một chất*

bột kết tinh, có vị mặn và tan trong nước.

salt-poor diet. Diet in which all food is prepared and served without the addition of salt, including salt-free bread and butter. Milk intake is limited. *Khẩu phần ăn ít muối Khẩu phần ăn trong đó tất cả thức ăn được chế biến và sử dụng đều không thêm muối. Bao gồm bánh mì và bơ không muối. Sữa được dung hạn chế.*

salts. Pl. of salt. *salts Số nhiều của salt.*

salt solution, normal. Salt solution, physiological. *salt solution, normal Dung dịch muối, trung hòa.*

salt solution, physiological. A sterile solution containing 0.9% of sodium chloride in chemically pure distilled water (9 gm sodium chloride in 1000 ml or 1 liter of distilled water). *salt solution, physiological Dung dịch muối vô trùng chứa 0,9% sodium chloride trong nước cất tinh khiết (99m sodium chloride trong 1000 ml hay 1 lít nước tinh khiết.*

salubrious [L. salubris, healthful]. Promoting or favorable to health; wholesome.*salubrious Có lợi cho súc khỏe, lành.*

saluresis [L. sat, salt, + Gr. ouresis, urination]. The excretion of sodium chloride in the urine.*saluresis Sự bài tiết muối trong nước tiểu.*

saluretic Something that promotes excretion of sodium chloride in the urine.*saluretic Kích thích bài tiết muối qua nước tiểu.*

Saluron. Trade name for hydroflumethiazide. *Saluron Nhãn hiệu cầu trúng của hydroflumethiazide.*

salutary [L. salutaris, health]. Healthful; promoting health curative.*salutary Tốt, lành, chữa được.*

Salvarsan [L. saluus, safe, + Gr. arsen, arsenic]. An arsenical, yellow powder preparation developed by Paul Ehrlich for treatment of syphilis. Since the development of penicillin, there has been little need for Salvarsan. SYN: arsphenamine.*Salvarsan Loại thuốc pha chế dạng bột vàng, có thạch tính do Paul Ehrlich phát triển để điều trị bệnh giang mai. Từ khi Penicillin được phát rộng rãi, có ít nhu cầu sử dụng Salvarsan. Đn: arsphenamine.*

salve [AS. sealf]. 1. An ointment applied to wounds. 2. In pharmacology, any ointment or cerate made with a base of a fat, oil, petrolatum, or resin. *salve 1. Một loại pômát dùng cho vết thương. 2. Trong dược lý học, để chỉ bất kỳ thuốc mỡ hay sáp nào được làm với một base của một chất béo, dầu, petrolatum hay nhựa cây.*

Samaritans. In England, a private organization providing 24-hour telephone service to befriend people passing through personal crises and in imminent danger of taking their own lives. In 1953, the founder, the Reverend Chad Varah, realized that persons in despair could be helped simply by talking with them. In 1985 the Samaritans received over 2 million telephone calls. *Samaritans Ở Anh, một tổ chức tư nhân cung cấp dịch vụ điện thoại 24 giờ để giúp đỡ người gặp khủng hoảng hay có nguy cơ tự sát. Năm 1953, nhà sáng lập, Đức cha chad varah nhận ra rằng những người đang tuyệt vọng có thể được giúp đỡ đơn giản bằng cách trò chuyện với họ. Trong 1985 tổ chức Samaritans nhận được trên 2 triệu cú điện thoại.*

samarium SYMB: Sm.   At. wt.150.35; at. no. 62; sp. gr. approx. 7.50. A very rare metallic element. *samarium Ký hiệu: Sm.At.wt.150.35; at,no.62; sp.gr. approx. 7.50. một nguyên tố kim loại rất hiếm.*

sample. 1. A piece or portion of a whole that will demonstrate the characteristics or quality of the whole, such as a specimen of blood. 2. In researc, a portion of a population selected to be representative of the entire population.*Mẫu 1. Một mẫu hay toàn phần của toàn thể mà sẽ biểu thị những đặc trưng hay tính chất của toàn thể. Ví dụ: một mẫu máu. 2. Trong điều tra, để chỉ một phần dân số được chọn đại diện cho toàn bộ dân số.*

s., biased. In epidemiology or medical research a sample of a group of which each member did not have an equal opportunity of being selected in the sample.*Mẫu thiên lịch Trong dịch tễ học hay nghiên cứu y học, để chỉ một mẫu của một nhóm mà mỗi thành viên không có một cơ hội ngay bằng trong việc được chọn trong mẫu.*

sampling. The process of selecting a portion or part to represent the whole.*sampling Sự chọn mẫu.*

s., random. One of several ways of selecting a sample of a population. This method involves using a listing of the entire population and a table of random numbers to select the sample.*Sự chọn mẫu ngẫu nhiên Một trong vài cách chọn mẫu dân số. Phương pháp này bao gồm việc dùng một bảng danh sách liệt kê toàn bộ dân số và một bảng số ngẫu nhiên để chọn mẫu.*

sanative [L. sanare, to cure]. Of a healing nature. SYN: curative. *sanativeChữa khỏi bệnh. Đn: carative.*

sanatorium [L. sanatorius, healing]. An establishment for preservation of health, or for the treatment of the chronically sick. SYN: sanitarium. *sanatorium Nhà điều dưỡng một nơi phục hồi sức khỏe hay điều trị các chứng kinh niên. Đồngnghĩa: Sanitarium.*

sanatory Curative; conducive to health.*sanatory Lành, có lợi cho sức khỏe.*

sand [AS.]. Fine grains of disinte-

grated rock.*Cát Những hạt mịn của đá bị nghiền nhỏ.*

s., auditory. Calcareous concretion in labyrinth of the ear. SYN: ear dust; otoconium; otolith.*Cát tai, sự kết vôi trong ốc tai Đn: ear dust; otoco- nium; otolith.*

s., brain. Concretion of matter near base of the pineal gland. SYN: aeeraulus cerebri.*Cát não Sự kết nối gần đấy của tuyến tùng. Đn: acervulus cerebri.*

sandflies. Flies of the order Diptera belonging to the genus Phlebotomus. They transmit sandfly fever, Oroya fever, and various types of leishmaniasis.*Ruồi cát Những con ruồi thuộc bộ hai cánh loài phlebotomus. Chúng truyền bệnh sốt ruồi cát, sốt oroya và các loại bệnh leishmania.*

sandfly fever. A mild virus disease that clinically resembles influenza, except for absence of respiratory symptoms. The causative organism, any one of three species of arboviruses, is transmitted by the common sandfly Phlebotomus papatasii, a small hairy blood-sucking midge that bites at night and has a limited flight range. The disease occurs in tropical and subtropical areas that experience long periods of hot, dry weather. There is no specific therapy. SYN: pappataci fever; phlebotomus fever.*sandfly fever Một loại bệnh do virus nhẹ về mặt làm sàng giống như bệnh cúm, ngoại trừ sự vắng mặt của triệu chứng hô hấp. Vi khuẩn gây bệnh, bất kỳ một trong ba loài arbovirus, được truyền bởi ruồi cát phổ biến phlebotomus papatassi, một loại ruồi nhỏ bé, hút máu, có nhiều lông, cắn vào buổi tối và có một tầm bay hạn chế. Bệnh xuất hiện ở vùng nhiệt đới và cận nhiệt đới nơi có thời tiết nóng, khô trong thời gian dài. Khôngcó cách chữa đặc hiệu. Đn: Papataci fever; phlebofomus fever.*

Sandhoff's disease. A rare form of TaySachs disease, q.v., in which two essential enzymes (hexosaminidase A and B) for metabolizing ganglioside are absent. In TaySachs disease only one enzyme, hexosaminidase A, is absent. *Sandhoff's disease Một dạng hiếm của một bệnh Tay-sachs trong đó hai enjyme cần thiết (Hexosaminidase A và B) cho việc chuyển hóa ganglioside đều vắng mặt. Trong bệnh tay sachs, chỉ một enjyme, hexosaminidase A vắng mặt.*

Sandril. Trade name for reserpine, USP.*Sandril Tên thương mại của reserpine, USP.*

Sandwith's bald tongue [Fleming M. Sandwith, Br. physician, 1777-1843] Abnormally clean tongue seen in late stages of pellagra. *Sandwith's bald tongue Lưỡi sạch một cách khác thường thấy ở các giai đoạn cuối của bệnh thiếu vitamin PP.*

sane [L. sanus, healthy]. Sound of mind; mentally normal.*sane Lành mạnh (tinh thần).*

Sanfilippo's disease. [S. J. Sanfilippo, contemporary U.S. pediatrician] A hereditary disease transmitted as an autosomal recessive. Characterized by severe progressive mental retardation and mild dwarfism, skeletal defects, and hepatosplenomegaly. SYN: mucopoly- saccharidosis III.

Sanfilippo's disease Một bệnh di truyền được truyền như một gen lặn nhiễm sắt thể thường. Được xác định bởi sự chậm tâm thần tiến triển nghiêm trọng và chứng lùn nhẹ, khiếm khích xương và chứng to gan lách. Đn: mucopolysacchrodosis III.

sanguicolous [L. sanguis, blood, + colere, to dwell]. Inhabiting the blood, as a parasite.*sanguicolous Sống trong máu, như một ký sinh.*

sanguiacient [" + facere to make]. Making blood.*sanguiacient Tạo máu.*

sanguiferous [" + ferre, to carry]. Conducting or containing blood, as the circulatory organs.*sanguiferous Vận chuyển, hay chứa máu.như các cơ quan tuần hoàn.*

sanguication [" + facere, to make]. Conversion into, or production of, blood. SYN: hematopoiesis.

sanguication Sự tạo máu. Đn: hematopoiesis.

sanguimotor, sanguimotory [" + motor, a mover]. Pert. to blood circulation.*sanguimotor, sanguimotory Thuộc tuần hoàn máu.*

sanguine [L. sanguineus, bloody]. 1. Optimistic; cheerful. 2. Plethoric, bloody; marked by abundant and active blood circulation, particularly a ruddy complexion. 3. Pert. to, or consisting of, blood.*sanguine 1. Lạc quan, yêu đời. 2. Đa huyết, đầm máu; được biểu thị bằng sự tuần hoàn máu tích cực và dồi dào, đặc biệt là nước da hồng hào. 3. Thuộc máu.*

sanguineous [L. sanguineus, bloody]. 1. Bloody; rel. to blood. 2. Having an abundance of blood. SYN: plethoric. *sangumeous 1. Vấy máu, liên quan tới máu. 2. Có nhiều máu. Đn: plethoric.*

sanguinolent [L. sanguinolentus, bloody]. Containing, or tinged with, blood.*sanguinolent Có máu hay nhuốm máu.*

sanguinopoietic [L. sanguis, blood, + poiein, to form]. Forming or making blood. SYN: hematopoietic; sanguifacient.*sanguinopoietic Tạo máu. Đn: hematopoietic; sanguifacient.*

sanguinopurulent [" + purulentus full of pus]. Concerning or containing blood and pus.

sanguinopurulent Có máu và mủ.

sanguinous [L. sanguineus, bloody]. Sanguineous, q.v.*sanguinous Xem: sanguineous.*

sanguirenal [L. sanguis, blood, + ren, kidney]. Pert. to the blood supply of the kidneys.*sanguirenal Thuộc sự cung cấp máu thận.*

sanguis [L.] [NA] Blood.*sanguis Máu.*

sanguisuga [" + sugere, to suck]. A leech or bloodsucker. SEE: Hirudo. *sanguisuga Con đĩa. Xem: Hirudo.*

sanguivorous [" + uouare, to eat]. Blood eating.*sanguivorous Hút máu.*

sanies [L., thin, fetid pus]. *sanies Chất mủ máu thối.*

saniopurulent [L. sanies, thin, fetid pus, + purulentus, full of pus]. *saniopurulent Mủ máu thối.*

sanioserous [" + serum, whey]. Composed of sanies and serum. *sanioserous Mủ máu thối và huyết thanh.*

sanitarian [L. sanitas, health]. A person who by training and experience is skilled in sanitation and public health.*Chuyên viên vệ sinh Một người được huấn luyện và có kinh nghiệm, giỏi về vệ sinh và sức khỏe cộng đồng.*

sanitarium [L. sanitas, health]. Institution for treatment and recuperation of persons having physical or mental disorders; occasionally limited to place where conditions are prophylactic rather than therapeutic. SYN: sanatorium.*Viện điều dưỡng Nơi điều trị và phục hồi người loạn thể chất hay tinh thần. Đôi khi được hạn chế tới việc phòng bệnh hơn chữa bệnh. Đn: sanatorium.*

sanitary [L. sanitas, health]. 1. Promoting or pertaining to conditions that are conducive to good health. 2. Clean, free of dirt.*sanitary 1. Thuộc vệ sinh. 2. Thuộc y tế. Làm tăng hay làm lợi cho sức khỏe.*

sanitary napkin. Perineal pad, esp. one used for absorbing menstrual fluid.*Khố kinh nguyệt Đệm đáy chậu, đặc biệt dùng để hấp thu chất dịch kinh nguyệt.*

sanitation [L. saaitas, health]. The formulation and application of measures to promote and establish conditions favorable to health, esp. public health. SEE: hygiene.*Sự cải thiện điều kiện vệ sinh Đề ra và áp dụng các biện pháp để tăng cường và củng cố các điều kiện có lợi cho sức khỏe, đặc biệt là sức khỏe cộng động. Xem: hygiene*

sanitization [L. sanitas, health]. The act of making sanitary.*sanitization Sự cải thiện vệ sinh môi trường.*

sanitize To make sanitary.*sanitize Làm vệ sinh.*

sanitizer. An agent that reduces the number of bacterial contaminants to safe levels as judged by public health requirements. Usually used to describe agents applied to eating and drinking utensils and dairy equipment.*Tác nhân vệ sinh Một tác nhân làm giảm số sự ô nhiễm tới mức an toàn theo những yêu cầu qui định. Thường được dùng để mô tả*

những người sử dụng các đồ dùng ăn uống và các thiết bị hàng ngày.

sanity Soundness of health or mind; normal mentality.*sanity Sự lành mạnh về sức khỏe hay trí tuệ.*

San Joaquin valley fever. Coccidioidomycosis, q.v.*San Joaquin valley fever Xem: coccidioidomycosis.*

SA node. Sinoatrial node of the heart. *SA node Nút xoang tâm nhĩ.*

Sanorex. Trade name for mazindol. *Sanorex Tên thương mại của mazindol.*

Sansert. Trade name for methysergide maleate, USP.*Sansert Tên thương mại của methysergide maleate. USP.*

santonin A colorless, transparent substance obtained from the unexpanded flower heads of species of the plant Artemisia cina.
ACTION/USES: A vermifuge against the roundworm. Because of its toxicity, it is not used.*santonin Một chất kết tinh không màu chiết xuất từ đầu hoa không nở của cây hoa ngải Artemisia cina.
Tác dụng/cách dùng: một loại thuốc giun chống giun tròn. Do có tính độc, nó không được dùng.*

sap [AS. saep]. 1. Any fluid essential to life and vitality of a living structure. 2. To cause gradual exhaustion or weakness, as to sap one's strength. *sap 1. Nhựa cây, nhựa sống. Bất kỳ chất dịch nào cần cho cuộc sống và quan trọng cho cấu trúc sống. 2. Làm kiệt lực lực hay dẫn, ví dụ: lấy hết sinh lực của ai.*

s., cell. The fluid portion of protoplasm. SYN: hyaloplasm.*Dịch tế bào Phần chất dịch của chất nguyên sinh. Đn: hyaloplasm.*

s., nuclear. Liquid portion of a cell nucleus. SYN: karyolymph.*Dịch nhân Phần chất lỏng của nhân tếbào. Đn: karyolymph.*

saphena [Gr. saphenes, manifest]. (pl, saphenae) Either of two large superficial veins of the leg. SEE: saphenous veins.*Tĩnh mạch hiển (số nhiều saphenae) Một trong hai tĩnh mạch nông, lớn của chân. Xem: saphenous veins.*

saphenectomy Surgical removal of the sa phenous vein.*saphenectomy Thủ thuật cắt bỏ tĩnh mạch hiển.*

saphenous Pert. to, or associated with, a saphenous vein or nerve in the leg. *saphenous Thuộc tĩnh mạch hiển.*

saphenous nerve. A deep branch of the femoral nerve. In the lower leg, it follows the long saphenous vein that supplies the medial side of the leg, ankle, and foot.*Thần kinh tĩnh mạch hiển Một nhánh sâu của thần kinh đùi. Ở chân dưới, nó đi theo một tĩnh mạch hiển dài mà tiếp tế phần giữa của chân, mắt cá và bàn chân.*

saphenous opening. An aperture in the fascia, oval in shape, in inner and upper part of the thigh, transmitting the saphenous vein below Poupart's

ligament. SYN: /ossa oualis.*Lỗ tĩnh mạch hiển Một lỗ trong mạc, hình oval, ở phần trong và trên của đùi, truyền tĩnh mạch hiển bên dưới dây chằng Poupart. Đn: fossa ovalis.*

saphenous veins. Two superficial veins, the great and small, passing up the leg. The great saphenous vein extends from the foot to the saphenous opening; the small vein runs behind the outer malleolus up the back of the leg, joining the popliteal vein. SYN: saphenae. SEE: vein.*Tĩnh mạch hiển Hai tĩnh mạch nông, lớn và nhỏ đi qua chân. Tĩnh mạch lớn kéo dài từ bàn chân tới lỗ tĩnh mạch hiển; tĩnh mạch nhỏ chạy phía sau mắt cá ngoài lên lưng của chân, nối tĩnh mạch kheo. Đn: saphenae. Xem: vein.*

sapid [L. sapidus, tasty]. Savory; tasty; opposed to insipid.*sapid Thơm ngon, trái với insipid (vô vị).*

sapo [L.]. Soap prepared from pure olive oil and sodium hydroxide.*Xà phòng Được làm từ dầu olive tinh chất và sodium hydroxide.*

saponaceous [NL.saponaceus, soapy]. Soapy; resembling soap in feel or quality.*saponaceous Thuộc xà phòng, có tính xà phòng.*

saponatus [L.]. Mixed with soap. *saponatus Trộn với xà phòng.*

saponification [L. sapo, soap, + /acere, to make]. 1. Conversion into soap; chemically, the hydrolysis or the splitting of fat by an alkali yielding glycerol and three molecules of alkali salt of the fatty acid, the soap. 2. In chemistry, hydrolysis of an ester into corresponding alcohol and acid (free or in form of a salt).*Sự xà phòng hóa 1. Biến thành xà phòng; về mặt hóa học, sự thủy phân hay khử chất béo bởi một tử của muối kiềm của acid béo, xà phòng. 2. Trong hóa học, chỉ sự thủy phân của một ester thành cồn và acid tương ứng (tự do hay có dạng một muối).*

saponification number. In analysis of fats, the number of milligrams of potassium hydroxide needed to saponify 1 gm of oil or fat. *saponification number Trong phân tích chất béo, chỉ số milligram của potassium hydroxide cần thiết để xà phòng hóa 1 gm dầu hay mỡ.*

saponify To convert into a soap, as when fats are treated with an alkali to produce a free alcohol plus the salt of the fatty acid. Thus, stearin, saponified with sodium hydroxide, yields the alcohol glycerol plus the soap sodium stearate.*saponify Biến thành xà phòng, như khi các chất béo được xử lý với một chất kiềm để tạo ra một chất cồn tự do cộng với muối của acid béo. Vì thế, stearin, được xà phòng hóa với sodium hydroxide, sinh ra một glycerol tính cồn cộng với sodium stearate tính xà phòng.*

saponin [Fr. saponine, soap].

Unabsorbable glucoside contained in the roots of some plants forming a lather in an aqueous solution. Saponins cause hemolysis of red blood cells even in high dilutions. When taken orally, they can produce diarrhea and vomiting.*saponin Glucoside không thể hấp thu, có trong rễ một số cây, sủi bọt trong dung dịch nước. Saponin gây sự tan hồng cầu ngay cả khi được pha rất loãng. Khi uống qua miệng, saponin có thể gây tiêu chảy và nôn mửa.*

sapophore [L. sapor, taste, + Gr. phoros, bearing]. The component of a molecule that imparts taste to it. *Nhóm mang vị Thành phần của một phân tử mang vị của nó.*

saporific [NL. saporificus, producing taste]. Imparting a taste or flavor. *saporific Mang vị hay hương vị.*

sapphism [Sappho, Gr. poetess, 7th-century B.C.]. Female homosexuality. SYN: lesbianism.*sapphism Đồng dâm nữ. Đn: lesbianism.*

sapro- [Gr. sapros, putrid]. Combining form meaning putrid or rotten. *sapro- Dạng kết hợp có nghĩa là thối hay rữa.*

saprobes [Gr. sapros, putrid, + bios, life]. Organisms that live as parasites because, in the case of fungi, they do not possess photosynthetic pigments. *Sinh vật gây thối Các sinh vật sống như loài ký sinh bởi vì, giống như các loài nấm, chúng không có các sắc tố quang hợp.*

saprogen [" + gennan, toproduce]. Any microorganism causing or produced by putrefaction.*saprogen Vi sinh vật gây thối.*

saprogenic Causing putrefaction, or resulting from it.*saprogenic Gây thối rữa.*

saprophilous [Gr. sapros, pu trid, + philein, to love]. Living on decaying or dead substances, as a microorganism. SYN: saprophytic.*Hoại sinh Sống trên chất thối rữa, như một vi sinh vật. Đn: saprophytic.*

saprophyte [" + phyton, plant]. Any organism living on decaying or dead organic matter. Most of the higher fungi are saprophytes. SEE: parasite. *Thực vật hoại sinh Bất kỳ sinh vật nào sống trên chất hữu cơ chết hay thối rữa. Hầu hết các loài nấm lớn đều là thực vật hoại sinh. Xem: parasite.*

saprophytic Living or growing in decaying or dead matter; characteristic of a saprophyte. SYN: metatrophic; saprophilous.*Hoại sinh, thuộc thực vật hoại sinh Đn: meta- trophic; saprophilous.*

saprozoic [" + zoon, animal]. Living on decaying or dead organic matter. *saprozoic Thuộc động vật hoại sinh.*

sarapus [Gr. sarapow]. A person having flat feet.*sarapus Người có bàn chân bẹt.*

Sarcina [L., bundle]. A genus of spherical saprophytic bacteria of the family Micrococcaceae. The individual organisms remain adherent to each other after splitting in two or three perpendicular directions. This process yields square tetrads or cubical packets.*Sarcina Một loài vi khuẩn hoại sinh hình cầu thuộc họ Micrococcaceae. Các cá thể riêng lẻ vẫn dính chặt với nhau sau khi tách ra thành hai hay ba hướng vuông góc. Quá trình này sinh ra những bộ bốn hình vuông hay những gói hình khối.*

sarcina (pl. sarcinas or sarcinae) Any organism of the genus Sarcina. SEE: bacteria for illus.*sarcina (số nhiều sarcinas hay sarcinae) Bất kỳ sinh vật nào thuộc loài Sarcina. Xem: bacteria để minh họa.*

sarcitis [Gr. sarx, flesh, + itis, inflammation]. Inflammation of muscle tissue. SYN: myositis.*Viêm mô cơ Đn: myositis.*

sarco- [Gr. sarx, flesh]. Combining form indicating flesh.*sarco- Dạng kết hợp chỉ thịt.*

sarcoadenoma [" + aden, gland, + oma, tumor]. A fleshy tumor of a gland. SYN: adenosarcoma.*Sarcoma tuyến Bướu thịt của tuyến. Đn: adenosar- coma.*

sarcobiont [" + bioun, to live]. A microorganism that lives on flesh.*sarco biont Vi sinh vật sống ở thịt.*

sarcoblast [" + blastos, a germ]. Embryonic cell that develops into a muscle cell. SYN: myoblast.*Nguyên bào cơ Một tế bào phôi mà phát triển thành tế bào cơ. Đn: myoblast.*

sarcocarcinoma [" + karkinos, crab, + oma, tumor]. A malignant tumor of sarcomatous and carcinomatous types.*sarcocarcinoma Một bướu độc loại sarcoma và carcinoma.*

sarcocele [" + kele, tumor, swelling]. A fleshy tumor of the testicle. *sarcocele U tinh hoàn.*

sarcocyst [" + kystis, bladder]. An elongated tubular body produced by Sarcocystis.*sarcocyst Một thân hình ống thon dài sinh ra bởi Sarcocystis.*

Sarcocystis [" + kystis, bladder]. A genus of sporozoons found in the muscles of higher vertebrates (reptiles, birds, and mammals). *Sarcocystis Nột loại trùng bào tử tìm thấy trong cơ của động vật có xương sống bậc cao (bò sát, chim, loài có vú).*

S.,lindemanni. A species infesting the muscles of man.*S.,lindemanni Một loài gây nhiễm trùng cơ của người.*

Sarcodina [" + eidos, form, shape]. A class of Protozoa characterized by absence of a thick pellicle and movement by pseudopodia. Sarcodina are typically holozoic and reproduce principally by asexual methods. Includes the families Amoebidae and Endamoebidae, the latter including many forms parasitic and pathogenic in man.*Sarcodina Một họ trùng bào tử được nhận dạng bởi sự thiếu một màng dày và di chuyển bằng chân giả. Sarcodina là điển hình của đinh dưỡng kiểu động vật và tái sinh chủ yếu bằng phương pháp vô tính. Gồm các họ Amoedidae và Endamoebidae. Loài sau gồm nhiều dạng ký sinh và gây bệnh ở người.*

sarcogenic [" + gennan, to produce]. Producing flesh or muscle. *sarcogenic Tạo thịt hay cơ.*

sarcoid [" + eidos, form, shape]. 1. Resembling flesh. 2. A small epithelioid tuberclelike lesion characteristic of sarcoidosis.*sarcoid 1. Giống thịt. 2. Một tổn thương giống như củ dạng biểu mô, đặc trưng của bệnh sarcoidosis.*

S., Boeck's. SEE: Boeck's sarcoid. *S., Boeck Xem: Boeck's sarcoid.*

sarcoidosis [" + " + osis, condition]. A disease of unknown etiology characterized by widespread granulomatous lesions that may affect any organ or tissue of the body. The liver is frequently affected, as are the skin, lungs, lymph nodes, spleen, eyes, and small bones of the hands and feet. Formerly called Boeck's sarcoid.*sarcoidosis Một bệnh chưa rõ nguyên nhân. Xác định bởi những tổn thương y hạt lan rộng mà có thể ảnh hưởng đến bất cứ cơ quan hay mô nào của cơ thể. Gan bị tác động thường xuyên, rồi đến da, phổi, hạch bạch huyết, lách, mắt và các xương nhỏ của bàn tay, bàn chân. Trước đây được gọi là Boeck's sarcoid.*

sarcolemma [" + lemma, husk]. A delicate membrane surrounding each striated muscle fiber.*sarcolemma Màng sợi cơ vân.*

sarcology [" + logos, word, reason]. Branch of medicine dealing with study of the soft tissues of the body. *sarcology Môn học mô mềm.*

sarcolysis [" + lysis, dissolution]. Decomposition of the soft tissues or flesh.*sarcolysis Sự phân hủy mô mềm hay thịt.*

sarcolytic Decomposing flesh. *sarcolytic Thuộc phân hủy mô mềm.*

sarcoma [" + oma, tumor]. (pl. sarcomata) Cancer arising from connective tissue such as muscle or bone. May affect the bones, bladder, kidneys, liver, lungs, parotids, and spleen.*sarcoma (số nhiều sarcomata) ung thư này sinh từ mô liên kết chẳng hạn như cơ hay xương. Có thể ảnh hưởng đến xương, bàng quang, thận, gan, phổi, tuyến mang tai và lách.*

s., alveolar soft part. Malignant neoplasm composed of a reticular stroma of connective tissue surrounding clumps of large round cells. *Sarcoma phần mềm hình nang Khối u ác tính gồm mô đỡ dạng lưới của mô liên kết xung quanh các khối kết của các tế bào tròn lớn.*

s., botryoid. Sarcoma of the uterus composed of a polypoid mass of soft edematous tissues. Most often seen in infants or children.*Sarcoma hình chùm Sarcoma của các tử cung bao gồm một khối dạng polypus của các mô phù mềm. Hầu hết được thấy ở trẻ sơ sinh hay trẻ em.*

s., chondro-. Sarcoma composed of masses of cartilage.*s., chondrosarcoma sụn.*

s., endometrial. Malignant neoplasm of the endometrial stroma. *Sarcoma màng trong tử cung U ác tính của mô đỡ màng trong tử cung.*

s., Ewing's. A diffuse endothelioma or endothelial myeloma forming a fusiform swelling on a long bone.*s., Ewing Một u nội mô hay u tủy nội mô tạo thành một chỗ lồi hình thoi trên một xương dài.*

s., fibro-. Malignant tumor with fibrous tissue, many spindle cells, and dilated vessels.*Sarcoma xơ U ác tính với mô xơ, nhiều tế bào hình thoi và các mạch bị giãn.*

s., giant cell. Sarcoma from cancellous bone tissue with large cells with many nuclei. A special type called an epulis is seen in the jaw. SYN: s., myeloid.*Sarcoma tế bào khổng lồ Sarcoma từ mô xương xốp với những tế bào lớn với nhiều nhân. Một loại đặc biệt được gọi là u lợi được thấy ở hàm. Đn: s., myeloid.*

s., Kaposi's. Kaposi's sarcoma, q.v. SEE: AIDS.*s., Kaposi Xem: Kaposi' sarcoma. Xem: AIDS.*

s., lipo-. A rare tumor of bone containing cells of various types with small vacuoles of fat.*Sarcoma mỡ Một u xương hiếm chứa các tế bào nhiều loại với những không bào chất béo nhỏ.*

s., lymphangio-. Sarcoma arising from endothelium of lymph vessels in a lymph gland.*Sarcoma bạch huyết Sarcoma nảy sinh từ nội mô của các mạch bạch huyết trong một hạch mạch huyết.*

s., myeloid. S., giant cell.*s., myeloid sarcoma tủy.*

s., osteogenic. Sarcoma composed of osseous tissue containing variously shaped cells.*Sarcoma niêm U lành của mô dạng niêm, ví dụ u của dây rốn rốn. Đn: myxoma.*

s., reticulumcell. Avarietyofmalignant lymphoma involving the lymph nodes and other lymphatic tissue.*Sarcoma tế bào lưới Nhiều u bạch huyết ác tinh bao gồm các hạch bạch huyết và mô bạch huyết khác.*

s., rhabdomyo-. An embryonal tumor of striated muscle containing multinucleated cells with a striated cytoplasm.*Sarcoma cơ vân Một u phôi của cơ vân chứa các tế bào nhiều nhân với một tế bào chất dạng vân.*

s., spindle cell. Sarcoma consisting of small and large spindle-shaped cells.*s., spindle cell Sarcoma tế bào hình thoi.*

sarcomatoid [Gr. sarx, flesh, + oma, tumor, + eidos, form, shape]. Resembling a sarcoma.*sarcomatoid Dạng sarcoma.*

sarcomatosis [" + " + osis, condition]. Condition marked by presence and spread of a sarcoma; sarcomatous degeneration. *sarcomatosis Bệnh sarcoma.*

sarcomatous Of the nature of, or like, a sarcoma*sarcomatous Thuộc sarcoma.*

sarcomere [" + meros, a part]. The portion of a striated muscle fibril lying between two adjacent dark lines called Krause's membranes.*Đơn vị cơ bản sợi cơ vân Một phần cơ vân hóa sợi giữa hai đường sẫm nằm kề gọi là các màng Krause.*

sarcomphalocele [" + omphalos, umbilicus, + kele, tumor, swelling]. Fleshy tumor of the umbilicus.*Sarcoma rốn U thịt của rốn.*

sarcomyces [" + mykes, fungus]. A fleshy growth having the appearance of a fungus.*sarcomyces Sarcoma dạng nấm.*

Sarcophagidae [Gr. sarx, flesh, + phagein, to eat). The family of the order Diptera that includes the flesh flies. Females deposit their eggs or larvae on decaying flesh of dead animals. Larvae of two genera, Saroophaga and Wohlfahrtia, frequently infest open sores and wounds of man, giving rise to cutaneous myiasis.*Họ của bộ hai cánh gồm những con ruồi ăn thịt Con cái để trứng hay ấu trùng lên xác động vật hay thịt thối rữa. Ấu trùng của hai loại Sarcophaga và Wohlfahrtia, thường tấn công các vết thương mở của người, gây chứng dòi trên da.*

sarcophagy Practice of eating flesh. *sarcophagy Sự ăn thịt.*

sarcoplasm [" + LL. plasma, form, mold]. Semifluid interfibrillary substance of striated muscle cells. The cytoplasm of muscle cells.*Cơ tương Chất gian sợi nhỏ bán lỏng của các tế bào cơ vân. Bào tương của các tế bào cơ.*

sarcoplasmic Concerning or containing sarcoplasm.*sarcoplasmic Thuộc hay chứa cơ tương.*

sarcopoietic [" + poiein, to form]. Forming muscle or flesh. *sarcopoietic Tạo cơ, tạo thịt.*

Sarcoptes A genus of Acarina that includes the mites that infest man and animals. Sarcoptes scabiei causes scabies in man.*Sarcoptes Một loài Acarina gồm các con ve mà tấn công người và động vật. Sarcoptes scabiei, tác nhân gây bệnh ghẻ hay ngứa ở người.*

Sarcoptidae A family of mites of the order Acarina, class Arachnids, that includes Sarooptes scabiei, the causative agent of scabies or itch in man and mange and scab in other animals. *Sarcoptidae Một họ ve thuộc bộ Acarina, lớp Arachnida gồm Sarcoptes scabiei, tác nhân gây bện*

ghé hay ngứa ở người ghẻ lở và vảy nốt ở các động vật khác.*

sarcosis [" + osis, condition]. 1. The development of multiple fleshy tumors. 2. Abnormal formation of flesh.*sarcosis 1. Bện sarcoma: Sự phát triển của các u nhiều thịt. 2. Sự tạo thịt khác thường.*

sarcosome [" + soma,body]. Term previously used for mitochondria, particularly of muscle cells.*Hạt cơ tương Thuật ngữ trước đây dùng để chỉ cá ty lạp thể, đặc biệt là của các tế bào cơ.*

Sarcosporidia [" + sporos, a seed]. An order of protozoa belonging to the class Sporozoa that are parasitic in the muscles of higher vertebrates. Includes the genus Sarcocystis. *Sarcosporidia Một bộ của động vật đơn bào thuộc lớp trùng bào tử mà ký sinh trong cơ của động vật có xương sống bậc cao kể cả loài Sarcocyshs.*

sarcosporidiosis [" + " + osis, condition]. Infestation with Sarcosporidia or condition produced by them.*sarcosporidiosis Chứng nhiễm sporidiosis.*

sarcostosis [" + osteon, bone, + osis, condition). Ossification of fleshy or muscular tissue.*sarcostosis Sự hóa xương của mô thịt hay mô cơ.*

sarcostyle [" + stylos, a column). Any one of the fine longitudinal fibrillae of a striated muscle fiber.*Sợi cơ Một trong những sợi dài và mảnh bất kỳ của một sợi cơ vân.*

sarcotic [Gr. sarx, flesh]. 1. Producing or pert. to flesh formation. 2. Agent producing growth of flesh. *sarcotic Kích thích tạo thịt.*

sarcotubules A continuous membranous tubule system present in striated muscle.*sarcotubules Một hệ ống nhỏ dạng màng liên tục xuất hiện trong cơ vân.*

sarcous [Gr. sarko, flesh]. Concerning flesh or muscle.*sarcous Thuộc cơ hay bắp thịt.*

sardonic laugh. Old term for a spasmodic affection of facial muscles that gives the appearance of laughter. SYN: risus sardonicus.*Cười nhân Thuật ngữ cũ để chỉ tình trạng co thắt của cơ mặt giống như cười. Đn: risus sardonicus.*

sarin [GB]. Isopropylmethylphosphonofluoratide. An extremely toxic "nerve gas."*sarin Isopropylmethylphosphonofluorida le. Một chất "khi thần kinh" cực độc.*

sartorius [L. sartor, tailor]. A long, ribbon-shaped muscle of the thigh. The longest muscle in the body, it aids in flexing the knee. So called from its use in crossingthe legs, as tailors do. SEE: Muscles in Appendix.*Một cơ hình ruy băng dài của đùi Cơ dài nhất trong cơ thể. Nó giúp uốn cong đầu gối. Vì thế được gọi tên theo tác dụng của nó là vắt qua chân, giống như công việc của thợ may. Xem: Muscles trong Phụ lục.*

SAS-500. Trade name for sulfasalazine.*SAS-500 Tên thương mại của sulfasalazine.*

sat. saturated*sat. saturated - bão hòa, no.*

satellite [L. satelles, attendant]. A small structure attached to a larger one, esp. a minute body attached to a chromosome by a slender chromatin filament.*Thể kèm Một cấu trúc nhỏ gắn với một cấu trúc lớn hơn, đặc biệt là một thể rất nhỏ gắn với một nhiễm sắc thể bởi một sợi chất nhiễm sắc mảnh.*

s., bacterial. A bacterial colony that grows best when close to a colony of another microorganism.*Vi khuẩn phụ thuộc Một tập đoàn vi khuẩn mà phát triển tốt nhất khi đi kèm một tập đoàn vi khuẩn.*

satellite cells. 1. Flat epithelium-like cells forming the inner portion of a doublelayered capsule which covers a neuron. 2. Neuroglial cells enclosing the cell bodies of neurons in spinal ganglia.*Các tế bào đi kèm 1. Các tế bào dạng biểu mô dẹt tạo thành phần trong của một bao hai lớp mà bao một neuron. 2. Các tế bào thần kinh đệm đi kèm các thể tế bào của các neuron trong các hạch tủy sống.*

satellitosis [" + Gr. osis, condition]. The accumulation of neuroglial cells about neurons of the central nervous system, seen in certain degenerative and inflammatory conditions. *satellitosis Sự tích lũy các tế bào thần kinh đệm xung quanh các neuron của hệ thần kinh trung ương, thấy trong một số tình trạng viêm và thoái hóa.*

satiety [L. satietas enough]. Being full to satisfaction, esp. with food.*satiety No, chán, đặc biệt với thử ăn.*

saturated [L. saturare, to fill]. Holding all that can be absorbed received, or combined, as a solution in which no more of a substance can be dissolved. Term is applied to hydrocarbons in which the maximum number of hydrogen atoms is present and there are no double or triple bonds between the carbon atoms.*Bão hòa, no Giữa tạ cả những dịch trong đó không có chất nào được hòa tan nữa. Thuật ngữ được dùng cho các hydrocarbon trong đó số tối đa của các nguyên tử hydrogen có mặt và không có các liên kết hai hay ba giữa các nguyên tử carbon.*

saturated compound. An organic compound with all carbon bonds filled. It does not contain double or triple bonds. SEE: unsaturated compound.*Hợp chất no Hợp chất có với tất cả các liên kết carbon no. Nó không chứa các liên kết hai hay ba. Xem unsaturated compound.*

saturated hydrocarbon. A carbon-hydrogen compound with all carbon bonds filled so there are no double or triple bonds. SEE: polyunsaturated.*saturated hydrocarbon Một hợp chất carbon-hydrogen với*

tất cả các liên kết carbon no. Xem: potyunsaturated.

saturated solution. Solution containing as much of the solid drug or other substance as can be dissolved.*Dung dịch bão hòa Dung dịch chứa tối đa chất thuốc rắn hay các chất khác mà có thể hòa tan.*

saturation 1. State in which all of a substance that can be is diasolvedin a solution. Adding more of the substance will not increase the concentration.2.Inorganic chemistry, to have all available carbon atom valences satisfied so that there are no double or triple bonds between the carbon atoms.*Sự bão hòa 1. Tình trạng trong đó tất cả thành phẩm của một chất có thể được hòa tan trong một dung dịch. Thêm vào nữa sẽ không làm tăng nồng độ. 2. Trong hóa học có tất cả sự kết hợp nguyên tử carbon có sẵn sao cho không có các liên kết hóa trị hai, ba giữa các nguyên tử carbon.*

s., oxygen. The ratio of amount of oxygen present in a known volume of blood to amount of oxygen that could be carried by that volume of blood.*Sự bão hòa oxy Tỉ lệ giữa số oxygen có mặt trong một khối lượng máu được biết với số oxygen mà có thể được mang bởi khối lượng máu đó.*

saturation index. In hematology, the amount of hemoglobin present in a known volume of blood compared to the normal.*Chỉ số bão hòa Trong huyết học, để chỉ số huyết cầu tố có mặt trong một khối lượng máu được biết so với bình thường.*

saturation time. Time required for arterial blood of a person inhaling pure oxygen to become saturated.*Thời gian bão hòa Thời gian cần cho máu động mạch của một người hút vào oxygen tinh khiết để trở nên bão hòa.*

Saturday night paralysis. Paralysis, occurring often in alcoholics, from lying immobile with arm pressed against a projecting surface so that the musculospiral nerve is compressed. SYN: paralysis, musculospiral.*Chứng liệt tối thứ bảy Chứng liệt xảy ra thường ở người nghiện rượu, do nằm bất động với tay bị ép trên một bề mặt lồi làm cho dây thần kinh quay bị ép. Đn: paralysis, musculospiral.*

saturnine [L. saturnus, lead]. Concerning or produced by lead. *saturnine Thuộc hay do chì.*

saturnine breath. Sweet breath produced by lead poisoning.*saturnine breath Hơi thở ngọt do nhiễm độc chì.*

saturnine gout. Goutlike symptoms produced by lead poisoning.*Bệnh gout chì Các triệu chứng giống bệnh gout do nhiễm độc chì.*

saturnism [" + Gr. -ismos, condition]. Lead poisoning. SYN: plumbism.*Sự nhiễm độc chì Đn: plumbism.*

satyriasis [LL.]. Excessive, and often

uncontrollable, sexual drive in men. SEE: nymphomania.*Chứng cuồng dâm (nam) Xem: nymphomania.*

satyromania Satyriasis, q.v. *satyromania Xem: satyriasis.*

saucerization Surgical creation of a shallow area in tissue; or the production of such a depression due to trauma. *saucerization Thủ thuật tạo hố trong mô hay sự gây ra một chỗ lõm như thể do chấn thương.*

sauna. An enclosure in which a person is exposed to high temperature and humidity, produced by pouring water on heated stones. This is done to produce temperatures from 43˚C to 120˚C and humidity of 3 % to 50%. After a stay in the enclosure, the person may bathe briefly in a cold lake or roll in snow.
Even though the sauna has no proven benefit in preventing illnesses or promoting fitness, the regimen is beneficial in relieving aches and pains and in helpingto loosen stiff joints.
Caution: Saunas are not advised for those with fever, those who are dehydrated or are unable to sweat. Those who have recently used alcohol or have participated in strenuous exercise should not use a sauna. Prolonged exposure to the sauna may be dangerous due to dehydration and renal failure.
Sự tắm hơi, nhà tắm hơi Nơi người ta tắm mình trần trong nhiệt độ và hơi ẩm cao, sinh ra do đổ nước lên đá nóng. Điều này được làm để sinh ra nhiệt độ từ 43 độ C tới 120 độ C và độ ẩm từ 3% tới 50%. Sau khi ở lại trong nhà tắm, người ta có thể tắm sơ trong một hồ lạnh hay tắm trong tuyết. Mặc dù tắm hơi không chắc có lợi trong việc ngừa bệnh hay cải thiện sức khỏe, chế độ điều trị này rất có lợi trong việc làm giảm đau nhức và giúp làm lỏng các khớp cứng. Thận trọng: Tắm hơi không tốt cho những người đang sốt, những người bị mất nước hay không thể đổ mồ hôi. Những người mới dùng rượu hay vừa có những bài tập luyện căng thẳng không nên tắm hơi. Tắm hơi mình trần kéo dài có thể nguy hiểm do mất nước và suy thận.

savory [O. Fr. saooure, tasty]. Having a pleasant or appetizing taste or odor. *savory Có mùi vị thơm ngon.*

saw [AS. sagu]. A cutting instrument with an edge of sharp toothlike projections; used esp. for cutting bone in surgery. *saw Một dụng cụ cắt với một cạnh lồi những răng nhọn; được dùng đặc biệt cho việc cắt xương trong phẫu thuật.*

saxifragant [L. saxum, rock, + frangere, to break]. Dissolving or breaking calculi, esp. in the bladder. *saxifragant Phá hoặc làm tan sỏi, đặc biệt là ở bàng quang.*

saxitoxin A toxin obtained from some forms of marine life, including mussels, clams, and plankton. *saxitoxin Một chất độc chiết xuất từ một số* *sinh vật biển như các loài trai và sinh vật trôi nổi.*

Sayre's jacket [Lewis Albert Sayre, U.S. surgeon, 1820-1900] A jacket of plaster of paris worn to support the spine in vertebral diseases. *Áo sayre Một áo jacket bằng thạch cao được mặc để nâng xương sống trong các bệnh đốt sống.*

Sb. Chem. symb. for the element antimony.*Sb Ký hiệu hóa học của nguyên tố Antimony.*

SbCl₃. Antimony trichloride.*SbCl₃ Antimon trichloride.*

Sb₂O₅. Antimonic oxide; antimony pentoxide. *Sb₂O₅ Antimonic oxide; antimony pentoxide.*

Sb₂O₃. Antimonious oxide.*Sb₂O₃ Antimonious oxide.*

Sc. Chem. symb. for the element scandium. *Sc Ký hiệu hóa học của nguyên tố scandium.*

s.c. subcutaneously.*s.c. Subcutancously dưới da.*

scab (ME. scabbe].1. Crust of a cutaneous sore, wound, ulcer, or pustule formed by drying up of the discharge. 2. To become covered with a crust. *scab 1. Vảy. Vỏ của một vết lở, vết thương, vết loét hay mụn mủ ở da tạo thành do sự khô của chất thải. 2. Đóng vảy.*

scabicide An agent that kills mites, esp. the causative agent of scabies. *Thuốc trị ghẻ Loại thuốc giết những con ve đặc biệt là những con gây bệnh ghẻ.*

scabies [L. scabies, itch]. A highly communicable skin disease caused by an arachnid, Sarcoptes scabiei, the itch mite. SEE: illus. SEE: Nursing Diagnoses in Appendix. SYN: itch (def. 2).

SYM: Papules, vesicles, pustules, burrows, and intense itching resulting in eczema.

The impregnated females live in burrows that appear as slightly discolored lines several millimeters to several centimeters in length. Eggs deposited within the tunnel hatch within 4 to 8 days. Parts most commonly affected are hands, between fingers, wrists, axillae, genitalia, beneath the mammae, and inner aspect of the thighs.

TREAT: 1% gamma benzene hexachloride or 25% benzyl benzoate cream or lotion, applied to the entire body, except the eyes, nose, and mouth, after the patient has taken a prolonged hot bath or shower. The affected areas are scrubbed thoroughly and then the medicine is applied. A second application is made the following morning.

PROG: Favorable.*Bệnh ghẻ Một bệnh ngoài da truyền nhiễm cao do một động vật lớp nhện, sarcoples scabiei. Xem minh họa. Xem Nursing Diagnoses torng phụ lục. Đn itch (nghĩa 2).*

Triệu chứng: Những nốt sần, mụn mủ, mụn nước hang và chứng ngứa dữ dội gây ra những vết chàm. Con cái có mang, sống trong các hang mà xuất hiện như những đường

không màu rất nhỏ vài mm tới vài cm dài. Trứng được để trong hang trong 4 tới 8 ngày. Các nơi dễ bị nhiễm là bàn tay, giữa các ngón tay, cổ tay, nách, cơ quan sinh dục, dưới và mặt trong của đùi.

Điều trị: Kem hay thuốc xức hexachloride bezene gamma 1% hay benzoate benzyl 25%, dùng cho toàn bộ cơ thể ngoài mắt, mũi và miệng sau khi bệnh nhân đã tắm nóng hay tắm hoa sen kéo dài. Những vùng ảnh hưởng được lau sạch và bôi thuốc. Lần bôi thứ hai vào sáng hôm sau.

Dự đoán: thuận lợi.

s., **Norwegian**. A rare form of scabies in which the mites are present in great number.*bệnh ghẻ Na Uy Dạng bệnh ghẻ hiếm trong đó các con cái ghẻ xuất hiện với số lượng lớn.*

scabietic [L. scabies, itch]. Concerning scabies.*scabietic Thuộc bệnh ghẻ.*

scabieticide [" + cidus, killing]. Scabicide.*scabieticide scabucide.*

scabiphobia [" + Gr. phobos, fear]. Abnormal fear of acquiring scabies. *scabiphobia Ám ảnh sợ ghẻ.*

scabrities [L. scaber, rough]. 1. Scaly, roughened condition of the skin. 2. A morbid roughness of inner surface of eyelids causing sensation as if sand were in eyes.*scabrities 1. Tình trạng da có vảy, nhám. 2. Một sự thô nhám bệnh lý mặt trong ở mi mắt gây cảm giác như cát trong mắt.*

s.,unguium. Morbid degeneration of the nails making them rough, thick, distorted, and separated from the flesh at the root. Symptomatic of syphilis and leprosy.*Chứng vảy móng Sự thoái hóa bệnh lý của móng làm chúng thô, dày, biến dạng và tách khỏi thịt ở chân móng. Triệu chứng của bệnh giang mai và bệnh phong.*

Scala [L. scales, staircase]. Any one of the three spiral passages of the cochlea.*Thang Một trong ba đường trôn ốc của ốc tai.*

s.,media. The cochlear duct that lies between the scales tympani and scale vestibuli. Its floor contains the spiral organ of Corti. It extends from the saccule to the tip of the cochlea and is filled with endolymph.*Ống ốc tai Nằm giữa thang màng nhĩ và thang tiền đình. Sàn của nó chứa cơ quan ốc Corti. Nó kéo dài từ túi tới đầu ốc tai và chứa đầy nội dịch.*

s.,tympani.

Thecochlearductfilledwith perilymph lying below the spiral lamina. Extends from tip of the cochlea to the round cochlear window. *Thang màng nhĩ Ống ốc tai chứa đầy ngoại dịch nằm dưới lá xoắn. Kéo dào từ đỉnh ốc tới cửa số ốc tai tròn.*

s.,vestibuli. The cochlear duct forming the upper portion of the osseous canal. Itlies above the spiral lamina and extends from the floor of

the vestibule to the tip of the cochlea, where it communicates with the scale tympani through an aperture, the helicotrema.*Thang tiền đình Ống ốc tai tạo thành phần trên của ống xương. Nó nằm trên lá xoắn và kéo dài từ sàn của tiền đình tới đỉnh của ốc tai, nơi nó thông với thang màng nhĩ qua một lỗ, gọi là khe tiền đình màng nhĩ.*

scal [ME. scalden, to burn with hot liquid]. 1. Burn to skin or flesh caused by moist heat and hot vapors, as steam. 2. To cause a burn with hot liquid or steam.

When the heat applied is approximately equivalent, a scald is deeper than a burn from dry heat and should be treated as a burn, q.v. Healing is slower and scar formation greater. Emergency treatment of a scalded area should be the immediate application of cold in the most readily available form, i.e., ice packs or immersion of the part in very cold water. This should be continued for at least an hour.*scal 1. Bỏng ở da hay thịt do hơi nóng ẩm, như hơi nước. 2. Gây bỏng (do chất lỏng nóng hay hơi nước).*

Khi nhiệt lượng cung cấp tương đương, một vết bỏng hơi nước sâu hơn một vết bỏng do sức nóng khô và nên được điều trị như vết cháy. Sự chữa lành sẽ chậm hơn và sẹo lớn hơn. Sự điều trị khẩn cấp vùng bị bỏng nên là sự dùng cái lạnh ngay lập tức được điều trị như cái hình thức có sẵn, như là các gói nước đá nhúng vào nước lạnh. Điều này nên được tiếp tục trong ít nhất một giờ.

scalded skin syndrome. Necrosis of the epidermal layer of the skin with very little damage to underlying dermis. As much as 80% of the skin may be affected.

ETIOL: Staphylococcal infection.

TREAT: Appropriate antibiotic.*Hội chứng da bị bỏng Sự hoại tử của lớp biểu bì với rất ít thiệt hại tới lớp da nằm dưới. Đến 80% da có thể bị ảnh hưởng.*

Nguyên nhân: nhiễm tụ cầu khuẩn. Điều trị: kháng sinh thích hợp.

scale 1. [O. Fr. escale,husk] A small, thin, dry exfoliation shed from upper layers of skin. Shedding of scales from skin in small amounts is normal. More shedding is seen in cutaneous disorders such as squamous eczema, seborrhea sicca, psoriasis, ichthyosis, syphilis, lupus erythematosus, pityriasis roses, and tines tonsurans. SEE: macule; rash. 2. Film of tartar encrusting the teeth. 3. To remove a film of tartar from the teeth. 4. To form a scale on. 5. To shed scales. 6. (ME. stole, balance] An instrument for weighing. 7. [L. scales, staircase]. A graduated or proportioned measure, a series of tests, or an instrument for measuring quantities or for rating, e.g., individual intelligence.*Vảy da 1. Phần tróc khô, mỏng, nhỏ từ lớp trên của da. Sự tróc vảy của da với một số* *lượng nhỏ là bình thường. Sự tróc nhiều hơn thấy trong các rối loạn da như bệnh chàm có vảy, chứng tăng tiết bã nhờn, bệnh vảy nến, bệnh bầy cá, giang mai, lupus ban đỏ, bệnh vảy phấn hồng, bệnh nấm da rụng tóc. Xem: macule, rash. 2. Lớp cao răng. 3. Lấy cao răng. 4. Tạo vảy. 5. Tróc vảy. 6. Cái cân. 7. Sự chia độ theo thang, dụng cụ đo số lượng, tỷ lệ.*

s., absolute. Scale used for indicating low temperatures based on absolute zero. SEE: absolute temperature; absolute zero.*Thang tuyệt đối Xem: absolute temperature; absolute zero.*

s., Baumd. Scale for indicating the specific gravity of liquids.*s., Baumd Thang để chỉ trọng lực cụ thể của các chất lỏng.*

s., Celsius. SEE: Celsius scale.*s., Celsius Xem: Celsius scale.*

s., centigrade. Celsius scale.*s., centigrade Celsius scale - thang bách phân.*

s., Fahrenheit. Scale in which the freezing point of water is 320 and the boiling point is 2120. SEE: Fahrenheit scale; thermometer for table.

Thang Fahrenheit Thang mà điểm đóng đặc của nước là 32 độ và điểm sôi là 212 độ. Xem: Fahrenheit scale; thermometer trong bảng.

s., French. SEE: French scale.*s., French Xem: French scale.*

s., Kelvin. SEE: Kelvin scale.*s., Kelvin Xem: Kelvin scale.*

s.,of contrast. The range of densities on a radiograph, the number of tonal grays that are visible.*T h a n g tương phản Vùng mật độ trên máy chụp X quang, số điểm xám có thể nhìn thấy được.*

scalene [Gr. skalenos, uneven]. 1. Having unequal sides and angles, said of a triangle. 2. Designating a scalenus muscle.*scalene 1. Có các cạnh và các góc không đều, nói về một tam giác. 2. Tên một cơ thang.*

s., tubercle. Tubercle on upper surface of the firstrib, theinsertionofthescalenusanticus muscle. SYN: tubercle, Lisfranc's.*s., tubercle Củ ở mặt trên của xương sườn đầu tiên, sự chen vào của cơ bậc thang trước. Đn: tubercle, lisfranc's*

scalenectomy [" + ektome, excision]. Resection of any of the scalenus muscles.*scalenectomy Thủ thuật cắt cơ thang.*

scaleniotomy [" + tome, incision]. Incision of scalenus muscles near their insertion to check expansive movements in tuberculosis of the apex of the lung.*scaleniotomy Thủ thuật rạch cơ thang gần chỗ chen vào của chúng để kiểm tra các chuyển động giãn nở trong bệnh lao đỉnh phổi.*

scalenotomy [" + tome, incision]. Surgical division of one or more of the scalenus muscles.*scalenotomy Thủ thuật mở cơ thang.*

scalenus [L., uneven]. One of three deeply situated muscles on each side of the neck, extending from the tubercles of the transverse processes of the 3rd through 6th cervical vertebrae to the 1st or 2nd rib. Known as scalenus anterior (anticus), medius, and posterior. SEE: Muscles in Appendix.*Cơ thang Một trong ba cơ nằm sâu ở mỗi bên cổ, kéo dài từ mỏm ngang của đốt sống cố số 3 qua số 6 tới xương sườn số 1 hay số 2. Được biết với cái tên cơ thang trước, giữa và sau. Xem: Muscles trong phụ lục.*

scalenus syndrome. A symptom complex characterized by brachial neuritis with or without vascular or vasomotor disturbance in the upper extremities. Also called sca7enus anticus syndrome.

SYM: Not clearly defined but pain, tingling, and numbness may occur anywhere from shoulder to fingers. Atrophy of small muscles of the hand or even the deltoid or other muscles of arm.

TREAT: Correction of posture, and sometimes immobilization of arm and shoulder. When relief is notobtained, surgical correction may be required.

Hội chứng cơ thang Một phức hợp các triệu chứng được xác định bởi chứng viêm dây thần kinh cánh tay với hay không có rối loạn mạch hay vận mạch ở các chi trên. Còn gọi là scalenus anticus (hội chứng cơ thang trước).

Triệu chứng: Không xác định rõ như đau, ngứa và tê cóng có thể xuất hiện bất cứ đâu từ vai đến các ngón tay. Sự teo các cơ nhỏ của bàn tay hay thậm chí cơ delta hay các cơ khác của cánh tay.

Điều trị: Chỉnh sửa lại tư thế và đôi khi làm bất động cánh tay và vai. Khi không thấy giảm đau, có thể cần chỉnh sửa bằng phẫu thuật.

sealer [O. Fr. escale, husk]. 1. A dental instrument used in the procedure of removing calculus from the teeth. 2. A device for counting pulses detected by a radiation detector.*sealer 1. Dụng cụ lấy cao răng. 2. Máy đếm mạch.*

scaling [O. Fr. escale, husk]. Removal of calculus from teeth.*scaling Sự lấy cao răng.*

stall [Norse skalli, baldhead]. Dermatitis of the scalp producing a crusted scabby eruption.*Chứng vảy da đầu Sự viêm da đầu gây mọc vảy.*

scalp [ME., sheath]. The hairy integument of the head. In anatomy, includes skin, dense subcutaneous tissue, occipitofrontalis muscle with the gales aponeurotica, loose subaponeurotictissue, andthecranial periosteum.*Da đầu Phần da đầy tóc của đầu. Trong giải phẫu học, nó gồm da, cơ chẩm trán với mạc trên sọ, mô dưới mạc chùng, và màng xương sọ.*

scalpel [L. scalpellum, knife]. A small, straight surgical knife with a convex edge and thin keen blade.

SEE: illus.*Dao mổ Một loại dao thẳng, nhỏ với một cạnh lồi và lưỡi sắc, mỏng. Xem: minh họa.*

scalpriform [L. scalprum, knife, + forma, shape]. Shaped like a chisel.*scalpriform Hình giống cái đục.*

scalprum [L., knife]. (pl. scalpra) 1. A toothed instrument for removal of carious bone or for trephining. 2. A large scalpel. 3. Cutting edge of an incisor tooth.*Cái nạo xương 1. Một dụng cụ có răng dùng để nạo xương mục hoặc khoang. 2. Một dao mổ lớn. 3. Lưỡi cắt của răng cửa.*

scaly [O. Fr. escale, husk]. Resembling or characterized by scales.*Giống vảy da, có vảy da Giống hoặc có tính chất vảy da*

scan. Short for scintiscan, q.v.*scan Nhấp nháy đồ.*

scandium [L. Scandia, Scandinavia]. SYMB: Sc. At. wt 44.956; at. no. 21. A rare metal belonging to the aluminum group.*Scandi Viết tắt Sc. Một kim loại hiếm thuộc nhóm aluminium*

scanning. Recording, on a photographic plate, the emission of radioactive waves from a specific substance injected into the body. The radioactive agent selected is one that is concentrated in a specific tissue such as thyroid, brain, or liver.*scanning Sự quét bằng chùm tia điện tử, scanning, sự xem xét kỹ một địa điểm, sự ngắm. Việc ghi trên một điểm hình ảnh, sự truyền các bước sóng phóng xạ từ một chất cụ thể vào cơ thể. Tác nhân phóng xạ này đu7ợc chọn là một chất tập rung vào một mô cụ thể như tuyến giáp, não hoặc gan.*

s., radioisotope. Recording of radioisotope emanations from tissues into which the radioactive substances have been injected. The scanner can be moved around the site and a multiview picture obtained.*P h é p đồng vị phóng xạ Việc ghi lại sự phát xạ đồng vị phóng xạ từ những mô vào đó các chất phóng xạ được tiêm vào. Máy quét có thể được di chuyển xung quanh vị trí và một hình ảnh đa chiều được nhận được.*

scanning electron microscope. ABBR: SEM. An electron microscope that scans an image point-by-point and displays the image on a photographic film or television screen. The SEM, unlike other types of microscopes, allows a three-dimensional view of the tissues, and tissues do not need to be extensively handled and prepared in order to be visualized. The magnification ranges from 20 to 100,000 times.*scanning electron micro-scope Viết tắt: SEM. Một kính hiển vi điện nó quét một ảnh từng điểm và hiển thị ản này trên phim hoặc màn hình tivi. SEM không như những loại kính khác, SEM cho phép một ảnh ba chiều của mô va2 những mô này không cần phóng đại để nhìn được. Sự phóng đại từ 20* *đến 100 ngàn lần.*

scanning speech. Pronunciation of words in syllables, or slowly and hesitatingly; a symptom of certain diseases of the cerebel lum and advanced multiple sclerosis. SEE: speech.*chứng nói dành từng tiếng Cách phát âm những từ trong những âm tiết, hoặc chậm và ngập ngừng; một triệu chứng của một số bệnh về tiểu não và xơ cứng. Xem: speech.*

scanty [ME. from O. Norse, skamt, short]. Not abundant; insufficient, as a secretion.*scanty Không phong phú; không đủ khi bài tiết*

scapha [NL., skiff]. [NA] Elongated depression of the ear between the helix and antihelix. SYN: scaphoid fossa.*Hố thuyền Hố lõm được kéo dài của tai giữa lưng tai và gờ vành tai. Xem: scaphoid fossa.*

scapho- [Gr. skaphe, skiff]. Combining form meaning boat.*scapho-Dạng kết hợp có ý nghĩa thuyền.*

scaphocephalic ["+ kephale, head]. Having a deformed head, projecting like a boat's keel.*Thuộc đầu hình thuyền Có đầu có dạng, thiết kế giống như sóng thuyền.*

scaphocephalism ["+ " + -ismos, condition]. Condition of having a deformed head, projecting like the keel of a boat.*Tật đầu hình thuyền Tình trạng có đầu biến dạng như sóng một chiếc thuyền.*

scaphocephalous ["+ hephale, head]. Scaphocephalic.*scaphocephalous Thuộc đầu hình thuyền.*

scaphocephaly ["+ kephale, head]. Scaphocephalism.*scaphocephaly Tật đầu hình thuyền.*

scaphohydrocephaly [" + hydor, water, + kephale, head]. Hydrocephalus combined with scaphocephalism. *Chứng tràn dịch não đầu hình thuyền Tràn dịch não kết hợp với tật đầu hình thuyền.*

scaphoid [" + eidos, form, shape]. 1. Boat- shaped, navicular, hollowed. 2. A proximal boat-shaped bone of the carpus or the tarsus. SYN: as scaphoideam.*Hình thuyền, xương thuyền 1. Có dạng chiếc thuyền. 2. Xương có dạng chiếc thuyền của xương cổ tay hoặc xương cổ chân. Đn: os scaphoideum*

scaphoid fossa. Scapha, q.v. *scaphoid fossa Hố thuyền.*

scaphoid-rtis [" + " + itis, inflammation]. Inflamed condition of the scaphoid bone.*Viêm xương thuyền Tình trạng viêm xương thuyền.*

scapula [L., shoulder blade]. (pl. scapulae) [NA] The large, flat, triangular bone that forms the posterior part of the shoulder. It articulates with the clavicle and the humerus. SYN: shoulder blade. SEE: illus.; triceps.*Xương vai Một xương hình tam giác dẹp, lớn tạo ra hình sau của vai. Nó nối khớp với xương đòn và xương cánh tay. Đn: shoulder blade. Xem: illus.; triceps.*

s., winged. Condition in which the

medial border of the scapulaisprominent,usually the result of paralysis of serratus anterior ortrapezius muscles. SYN: angel's wing.

RS: acromial; acromial angle; acromioclavicular joint; acromiocoracoid; acromion; glenoid cavity.*Xương vai có cánh Tình trạng mà trong đó bờ giữa thường xương vai nhô lên, thường là do chứng liệt cơ răng cưa trước hoặc cơ than. Đn: angel's wing. Tham khảo: acromial; acromial angle; acromio clavicular joint; acromiocoracoid; acromion; glenoid cavity.*

scapulalgia [L. scapula, shoulderblade, + Gr. algos, pain]. Painin the region of the shoulder blade.*Chứng đau vai Đau ở vùng bả vai.*

scapular Of, or pert. to, the shoulder blade.*Thuộc xương vai Thuộc về hoặc liên quan đến xương bả vai.*

scapular reflex. Muscular contraction following percussion or stimulus between the scapulae.*Phản xạ xương vai Sự co thắt xương bắp theo sự gõ khám hoặc kích thích giữa xương vai.*

scapulary A shoulder bandage for keeping a body bandage in place. A broad roller bandage is split in half. The undivided section of the roller bandage is fastened in front with the two ends passing over the shoulders and attached to the back of the body bandage.*Băng vai Một băng vai để giữ băng cơ thể đúng vị trí. Một băng cuống lớn được tách đôi. Phần không chia của băng cuộn được cột vào phía trước của hai đầu cuối băng, băng lên đôi vai và gắn vào lưng của băng cuộn cơ thể.*

scapulectomy [L. scapula, shoulder blade, + Gr. ektome, excision]. Surgical excision of the scapula.*Thủ thuật cắt bỏ xương vai Sự phẫu thuật xương vai.*

scapulo- [L. scapula, shoulder blade]. Combining form meaning shoulder. *scapulo- Dạng kết hợp có nghĩa vai*

scapuloclavicular [" + clauicula, little key]. Concerning the scapula and clavicle.*scapuloclavicular Liên quan đến xương vai và xương đòn.*

scapulodynia [" + odyne, pain]. Inflammation and pain in the shoulder muscles.*Chứng đau vai Viêm và đau các cơ vai.*

scapulohumeral [" + humerus, upper arm]. Concerning the scapula and humerus.*Thuộc vai cánh tay Liên quan đến vai và xương cánh tay*

scapulohumeral reflex. Reflex in which the upper arm is adducted and rotated outward when vertebral border of scapula is percussed.*Phản xạ xương vai cánh tay Phản xạ mà trong đó cánh tay được khép và xoay ra ngoài khi gờ đốt sống của xương vai được khám.*

scapulopexy [" + Gr. pexis, fixation].

Fixation of the scapula to the ribs.*Thủ thuật cố định xương vai Sự cố định xương vai đối với xương sườn*

scapulothoracic [" + Gr. thorax, cheat]. Concerning the scapula and thorax.*Thuộc vai ngực Liên quan đến xương vai và ngực.*

scapus [L. scapus, stalk]. (pl. scapi) A shaft or stem.*scapus Cán, thanh, cọng, cuống, mũi tên*

s.,penis Shaft of penis.*s.,penis Thanh dương vật*

s.,pili. [NA] Major portion of a hair, esp. that section extending beyond the outer scalp. SYN: shaft, hair. SEE: hair.*Thanh lông Phần chính của lông, đặc biệt phần kéo dài ra phía ngoài da đầu. Đn: shaft, hair. Xem: hair*

scar [Gr. eskhara, scab]. Mark left in skin or internal organ by healingof a wound, sore, or injury because of replacement by connective tissue of the injured tissue. Scars may result from wounds that have healed, lesions of diseases, or surgical operations. When first developed, a scar is red or purple, later white and glistening. SYN: cicatrix. SEE: keloid,*Sẹo Dấu còn lại trên da hoặc cơ quan nội tạng qua quá việc lành vết thương, viêm bị thương do thay đổi mô liên kết của mô bị thương. Những sẹo có thể dẫn đến những vết thương đã được lành. Những vết thương của bệnh tật, hoặc giải phẫu. Lúc đầu phát triển, một vết sẹo có màu đỏ hoặc màu tía, sau đó có màu trắng và lấp lánh. Đn: cicatrix. Xem: keloid*

s., cicatricial Scar or cicatrix with considerable contraction. It may be necessary to divide the scar and graft on new akin, as in burns. SEE: Z-plasty.*s., cicatricial Tình trạng mà trong đó ruột bị lan tỏa bởi phần. Xảy ra chủ yếu ở trẻ em*

s., keloid. A red, raised, smooth scar containing blood vessels, often irritable.*Sự rạch nông da Việc làm một số phẫu thuật cạn trên da.*

s., painful Scar that is painful because of involvement of a nerve during healing. The end of the nerve may become bulbous. TREAT: Dissection of scar or excision of nerve.*Dao rạch nông Dụng cụ dùng thực hiện các phẫu thuật nhỏ ở trên da. Đn: scarifier.*

scarifier. Scarificator, q.v.*scarifier Dao rạch nông.*

scarlatina [NL., red]. Scarlet fever.*scarlatina Bệnh tinh hồng nhiệt, scarlatin.*

s.,anginosa. A severe form of scarlatina with extensive necrosis and ulceration of the pharynx, and in some casesperitonsillar abscess. *Tinh hồng nhiệt viêm họng Dạng viêm họng của tinh hồng nhiệt có chứng hoại tử và lở loét rộng của họng và một số trường hợp áp xe quang amiđan.*

s.,hemorrhagica Scarlatina with

hemorrhage into the skin and mucous membranes.*Tinh hồng nhiệt xuất huyết Bệnh tinh hồng nhiệt với chứng xuất huyết vào da và màng nhầy niêm mạc.*

s.,maligns. A fulminant and usually lethal form of scarlatina.*tinh hồng nhiệt ác tính Bệnh tinh hồng nhiệt bộc phát và thường là dạng gây chết người.*

scarlatinal Concerning or due to scarlatina.*scarlatinal Thuộc tinh hồng nhiệt; thuộc scarlatina.*

scarlatinella [L.]. A mild disease resembling measles and scarlet fever. *scarlatinella Một bệnh nhẹ giống bệnh sởi và bệnh tinh hồng nhiệt.*

scarlatiniform [L. scarlatina, red, + forma, shape]. Resembling acarlatina or its rash.*Dạng tinh hồng nhiệt, dạng scarlatine Giống với bệnh tinh hồng nhiệt hoặc những nốt ban đỏ của chúng.*

scarlatinoid [" + Gr. eidos, form, shape]. Resembling scarlet*Bệnh tinh hồng nhiệt Gống với bệnh tinh hồng nhiệt*

scarlet fever [L. scarlatum, red]. *scarlet fever Bệnh tinh hồng nhiệt.*

scarlet rash. A rose-colored rash, specifically that of German measles, q.v.*Phát ban màu hồng, đặc biệt của bệnh sởi Đức.*

scarlet red. An azo dye, of the color its name suggests. Used to stimulate healing of indolent ulcers, burns wounds, etc., or in histology, as a stain. SYN: rubrum scarlatinum.*Đỏ tinh hồng nhiệt Một loại thuốc nhuộm nitơ, màu sắc là tên của nó. Được sử dụng để kích thích làm lành những vết thương, vết bỏng và lở loét không đau v.v..., hoặc trong ngành mô học như một loại thuốc nhuộm. Đồng ghĩa: rubrun scarlatinum.*

Scarpa's fascia [Antonio Scarps, It. anatomist, 1747-1832]. Deep layer of superficial abdominal fascia around edge of the subcutaneous inguinal ring.*Cân mạc Scarpa [Antonio Scarpa, It anatomist, bác sĩ giải phẫu người Ý 1747-1832] Lớp sâu của cân mạc mặt bụng xung quanh cạnh của vùng bẹn dưới da.*

Scarpa's fluid. Fluid in membranous labyrinth of the ear. SYN: endolymph.*Dịch Scarpa Dịch trong nê đạo mạc của tai. Đn: endolymph.*

Scarps's foramina. Bony passages opening into the incisor canal for passage of the nasopalatine nerves. *Lỗ Scarpa Xương dịch qua khe hở vào ống răng của để chuyển qua các dây thần kinh vòm miệng.*

Scarpa's ganglion. The vestibular ganglion. SEE: ganglion, vestibular. *Hạch Scarpa Hạch tiền định. Xem: ganglion, vestibular.*

Scarps's membrane. Membrane that closes the fenestra rotunda of the tympanic cavity.*Màng Scarpa Màng gần với cửa sổ vòm của hòm*

nhĩ.

Scarps's triangle. Triangular space bounded laterally by the inner edge of the sartorius, above by Poupart's ligament, and medially by the adductor longus.*Tam giác Scarpa Khoang tam giác được bao bọc hai bên bởi cạnh bên trong của cơ may, bên trên bởi dây chẳng oupart, và ở giữa bởi cơ khép.*

SCAT. sheep cell agglutination test. *SCAT. Viết tắt của sheep cell agglutination test - Kiểm tra sự ngưng kết tế bào cừu.*

scatemia [Gr. skato-, dung, + haima, blood]. Toxemia from absorption of material present in the intestines. *Nhiễm độc huyết phân Sự nhiễm độc huyết qua sự hấp thụ vật chất có mặt trong ruột.*

scato- [Gr. skato-, dung]. Combining form denoting relationship to dung or fecal matter.*scato- Dạng kết hợp cho biết mối quan hệ với phân hoặc chất phân*

scatologic Concerning fecal matter. *Thuộc phân, thuộc môn học về phân Liên quan đến chất phân.*

scatology [" + logos, word, reason]. 1. Scientific study and analysis of the feces. SYN: coprology. 2. Interest in obscene things, esp. obscene literature.*Môn học về phân 1. Ngành nghiên cứu khoa học và phân tích về phân. Đn: coprology. 2. Quan tâm đến những điều bần thỉu, đặc biệt văn chương bẩn thỉu.*

scatoma [" + oma, tumor]. Mass of inspissated feces in colon or rectum resembling an abdominal tumor. SYN: fecaloma; stercoroma.*Phân hòn Khối lượng phân đặc trong kết tràng hoặc trực tràng giống với khối u bụng. Đồng ghĩa: fecalama; stecoroma.*

scatophagy [" + phagein, to eat]. The eating of excrement. SYN: coprophagy*Sự ăn phân Việc ăn phân. Đn: coprophagy.*

scatoscopy [" + skopein, to examine]. Examination of excreta for diagnostic purposes.*Xét nghiệm phân Sự xét nghiệm chất bài tiết với mục đích chẩn đoán bệnh.*

scatter The diffusion of x-rays when they strike an object.*Khuếch tán, tán xạ Sự khuếch tán tia X khi chúng đập vào một vật thể.*

s., back-. The scattering of x-rays back to the source after they have been reflected by striking an object. *Khuếch tán ngược, tán xạ ngược Việc khuếch tán tia X ngược lại nguồn sau khi chung được phản xạ bởi việc đập vào mọt vật thể.*

scattered radiation. X-rays that have changed direction because of a collision with matter.*Phóng xạ khuếch tán Tia X thay đổi hướng vì một vấn đề va chạm.*

scattergram Display of data on a chart so that each value is indicated by a symbol. The symbols are not connected by a line.*Biểu đồ tán xạ Hiển thị dữ liệu trên một biểu đồ*

sao cho mỗi giá trị được cho biết bởi ký hiệu. Những ký hiệu này không được nối bởi một đường.

scavenger cell [ME. skawager, toll collector]. A phagocytic cell, such as a macrophage or a neutrophil leukocyte, that functions in the removal of disintegrating tissues.*Tế bào thực bào Một tế bào thực bào như một đại thực bào hoặc một bạch cầu trung tinh, nó có chức năng trong sự cắt bỏ những mô phânhủy.*

SC.D. Doctor of Science (degree). *SC.D. Viết tắt của Doctor of Science (degree) - Tiến sĩ khoa học*

scent An emanation from living or dead tissues, or materials that stimulate the olfactory sense.*scent Một sự phát ra từ những mô chết hoặc mô sống, hoặc những vật chất kích thích khứu giác*

Schafer's method of artificial respiration. [Sir   Edward   A. Sharpey-Schafer, Brit. physiologist, 1850-1935) A method of artificial respiration in which the subject lies prone with both arms extended forward, with one flexed so that hand rests under cheek and mouth. Operator kneels astride one or both thighs and places palms of hands on back over lower ribs. Operator rhythmically applies pressure with hands on the patient's back at a rate of 12 times per minute. This method, which is of little if any benefit, has been replaced by mouth-tomouth breathing technique. SEE: artificial respiration; cardiopulmonary resuscitation. *Phương pháp hô hấp nhân tạo Schafer [Sir Edward A. Sharpey-Schafer, nhà sinh lý học người Anh 1850-1935] Một phương pháp hô hấp nhân tạo trong đó nạn nhân nằm úp với hai tay duỗi về phía trước, một tay gập lại sao cho bàn tay đặt dưới cầm và miệng. Người thực hiện thi dang chân ra một khoảng cả hai đùi và đặt gang bàn tay trên lưng khắp các xương sườn dưới. Người thực hiện nhấn đôi bàn tay nhịp nhàng lên lưng của bệnh nhân với tỷ lệ 12 lần mỗi phút. Phương pháp này được thực hiện lại qua kỹ thuật thở bằng miệng. Xem: atificial respiration; cardiopulmonary resuscitation*

Schäffei s reflex [Max Schäffer, Ger. neurologist,   1852-1923] DoraiHexion of toes and flexion of foot resulting when middle portion of Achilles tendon is pinched.*Phản xạ Schäffer [Max Schäffer, bác sĩ chuyên gia thần kinh người Đức 1852 - 1923] gập mu bàn chân của ngón chân và gập bàn chân sải ra khi phần giữa của gân Achilles bị kéo lại*

Schatzki ring. [Richard   Schatzki, U.S. radiologist, b.1901] A lower esophageal mucosal ring composed of an annular, thin, weblike tissue located at the aquamocolumnar junction at or near the border of the lower esophageal sphincter. When the di-

ameter of the ring is less than 1.3 cm, dyaphagia is present,
TREAT: Stretch the ring with rubber dilators.*Vòng Schatzki [Richard Schatzki, bác sĩ chuyên khoa X quang người Mỹ sinh năm 1901]* Một vòng niêm mạc thực quản được tạo ra bởi một mô giống màng nhện mỏng, hình vòng nằm ở đường nối cột biểu mô vẩy tại hoặc gần ria của cơ thắt thực quản thấp. Khi đường kính của vòng này nhỏ hơn 1/3 cm, chứng khó nuốt có thể xảy ra.
Chữa trị: Kéo dãn vòng này với những quai nong bằng cao su
Scheie's syndrome. [H. G. Scheie, U.S. ophthalmologist, b. 1909] SEE: mucopolysaccharidosis.*Hội chứng Scheie [H.GScheie, bác sĩ nhãn khoa người Mỹ sinh năm 1909] Xem: mucopolysac-charidosis.*

schema [Gr., shape]. Shape, plan, or outline.*schema Sơ đồ hình dáng, biểu đồ hoặc bản phác thảo*

schematic [NL. schematicus, shape, figure]. Pert, to a diagram or model; showing part for part in a diagram.
Thuộc sơ đồ, sơ lược Liên quan đến một biểu đồ hoặc mẫu; cho thấy từng phần trong một biểu đồ

scheroma A condition caused by lack of)scrims) fluid. SYN: xerophthalmia.*Bệnh khô mắt Một tình trạng bị gây ra bởi thiếu nước mắt. Đn: xerophthalmia*

Schick test [Bola Schick, U.S. pediatrician 1877-1967] Test to determine degree of immunity to diphtheria. Injection intradermally of 0.1 ml of dilute diphtheria toxin, Yso MLD. (MLD: minimum lethal dose, the amount of diphtheria toxin that would kill a small guinea pig in 4 days.)
Results am obtained 3 to 4 days later. Susceptibility (positive test) is indicated by the development of a red inflamed area at point of injection, which slowly disappears after a few days. A negative test (little or no reaction) indicated the presence of antibodies sufficient to neutralize the toxin; hence the person is immune.
SEE: diphtheria.*Xét nghiệm Schick [Béla Schick, bác sĩ khoa nhi người Mỹ 1877-1967] Test để xác nhận mức độ sự miễn dịch đối với bệnh bạch hầu. Sự tiêm vào da 0.1 ml chất độc bệnh bạch hầu pha loãng, 1/50 MLD. (MLD: liều gây chết tối thiểu, lượng chất độc bệnh bạch hầu nó có thể giết chết một con lợn nhỏ trong 4 ngày.).
Kết quả sẽ nhận được sau 3 đến 4 ngày. Tính mẫm cảm (xét nghiệm dương tính) được biết bởi sự phát triển của một vùng viêm đỏ tại điểm tiêm, nó từ từ biến mất sau một vài ngày. Một xét nghiệm âm tính (ít hoặc không có phản ứng cho biết sự có mặt của những kháng thể đủ để làm trung hòa chất độc này; do đó con người có miễn nhiễm. Xem: diphtheria.*

Schick test control. USP. Inactivated

diphtheria toxin for Schick test. It is used in the Schick test as a control.
Điều khiển xét nghiệm Schick Độc tố bệnh bạch hầu bắt đầu dùng cho xét nghiệm Schick. Nó được sử dụng trong xét nghiệm Schick như một sự điều khiển.

Schildei s disease [Paul Ferdinand Schilder, Austrian-U.S. neurologist, 1886-1940] A rare but invariably fatal disease of the central nervous system characterized by adrenal atrophy and diffuse cerebral demyelination. This leads to mental deterioration and blindness. SYN: adrenoleulwdystrophy.*Bệnh Schilder [Paul Ferdinand Schilder, bác sĩ chuyên khoa thần kinh người Mỹ 1886-1940] Một bệnh hiếm nhưng gây chết người đối với hệ thần kinh trung ương được tạo ra bởi chứng teo thượng thận và sự mất myelin não khuếch tán. Bệnh này dẫn đến sự hư hại về tinh thần và mù mắt. Đn: adrenoleukodystrophy.*

Schiller's test [Walter Schiller, Austrian-U.S. pathologist, 1887-1960] Test forsuperficialcancer esp. ofthecervix uteri. The tissue is painted with solution of iodine. Cancer cells not containing glycogen fail to stain, thus revealing their presence.*Xét nghiệm Schiller [Walter Schiller , nhà bệnh lý học người Mỹ gốc Áo 1887-1960] Xét nghiệm ung thư bề mặt đặc biệt đối với cột tử cung. Mô bị thương với dung dịch iốt. Những tế bào ung thư không chứa carbo hydrat để nhuộm, vì vậy cho biết sự có mặt của chúng.*

Schilling's classification. [Victor Schilling, Ger. hematologist, 1883-1960] Method of classifying polymorphonuclear neutrophils into four categories according to number and arrangement of the nuclei in the cells.*Phân loại Schilling [Victor Schilling, bác sĩ huyết học người Đức 1883 1960] Phương pháp phân loại những bạch cầu trung tính, bạch cầu hạt thành bốn loại theo số lượng và sự sắp xếp của nhân trong các tế bào.*

Schilling test. [Robert F. Schilling, U.S. hematologist, b.1919] A test, utilizing radioactive vitamin B., for gastrointestinal absorption of vitamin B. For diagnosis of primary pernicious anemia.*Xét nghiệm Schilling [Robert F.Schilling, bác sĩ huyết học người Mỹ sinh năm 1919] Một sự xét nghiệm, sử dụng vitamin B. phóng xạ, đối với sự hấp thụ viatmin B. của ruột non. Sự chẩn đoán thiếu máu ác tính.*

schindylesis [Gr. schindylesis, a splitting]. A form of wedge and groove suture in which a crest of one bone fits into a groove of another.*Khớp nẹp Một dạng cái chêm và đường khớp mộng trong đó một mào của một xương khớp vào một máng của xương khác.*

Schirmer's test. [Rudolph Schirmer,

Ger. ophthalmologist, 1831-18961 Use of apiece of absorbent paper placed so that it hangs out of the conjunctiva) sac. The rate and amount of wetting of the paper provide an estimate of tear production.*Xét nghiệm Schimer [Rudolph Schirmer, bác sĩ nhãn khoa người Đức 1831-1896] Sử dụng một miếng giấy thấm được đặt vào sao cho nó thò ra ngoài nang kết mạc. tỷ lệ và số lượng làm ướt của tờ giấy này cung cấp cho một số lượng ước tính về sự tạo ra nước mắt.*

schisto- [Gr. schistos, divided]. Combining form meaning split or cleft.
schisto- Dạng kết hợp có ý nghĩa một đường nứt hay kẽ hở.

schistocelia [" + koilia, belly). Congenital abdominal fissure,*Tật nứt bụng Khe nứt bụng bẩm sinh.*

schistocephalus [" + kephale, head]. Fetus with a cleft head.*Quái thai nứt đầu Bào thai có đầu bị nứt.*

schistocormia [" + kormos, trunk]. Fetus with a cleft trunk.*Tật nứt thân Bào thai có thân bị nứt.*

schistocystis [" + kystis, bladder]. Fissure of the bladder.*Tật nứt bàng quang Khe nứt bàng quang.*

schistocyte [" + kytos, cell]. Fragmented red blood cells that appear in a variety of shapes from small triangular forms to round cells with irregular surfaces.*Mảnh vỡ hồng cầu Những hồng huyết cầu bị vỡ nó xuất hiện trong nhiều dạng từ những dạng tam giác nhỏ đến những tế bào tròn với các bề mặt không đều nhau.*

schistocytosis [" + " + osis, condition]. Schistocytes in the blood.
Chứng vỡ hồng cầu Những mạch vỡ hồng cầu trong máu.

schistoglossia [" + glossa, tongue]. A cleft tongue.*Tật nứt lưỡi Một lưỡi bị nứt.*

schistomelus [" + melos, limb]. Fetus with a cleft in a limb.*Quái thai nứt chi Thai nhi có một vết nứt ở chi.*

schistoprosopia [" + prosopon, face]. Congenital fissure of the face.*Tật nứt mặt Vết nứt bẩm sinh của mặt.*

schistorachis [" + rhachis, spine]. Protrusion of membranes through a congenital cleft in the lower vertebral column. SYN: spins bi/ida.*Tật nứt đốt sống Sự nhô các màng qua một vết nứt bẩm sinh trong cột sống thấp. Đn: spina bifida*

Schistosoma [" + soma, body].
Schistosoma Sán máng.

schistosome dermatitis Dermatitis resultingfrom penetration of skin of humans by cercariae of nonhuman blood flukes. Common in lake region of northern U.S. It is not associated with visceral schistosomiasis. SYN: seabather's eruption; swimmer's itch.
Viêm da do sán máng viêm da do ấu trùng có đuôi của loài sán lá máu không sống ở người xâm nhập qua da. Phổ biến ở những vùng hồ Bắc Mỹ. Nó không liên quan tới các

bệnh sán máng nội tạng. Đn seabather's eruption; swimmer's itch.

schistosomia [" + soma, body]. Deformed fetus with a fissure in the abdomen; the limbs are rudimentary if present.*schistosomia Quái thai nứt bụng với chi dưới thô sơ.*

schistosomiasis [Gr. schistos, divided, + soma, body, + Oasis, infection]. A parasitic disease due to infestation with blood flukes belonging to the genus Schistosoma, q.v. The disease is endemic throughout Asia, Africa, and tropical America. Infestation occurs by wading or bathing in water containing cercariae that have issued from snails. SYN: bilharziasis.*Bệnh sán máng Bệnh lý do nhiễm sán lá máu thuộc loại schistosoma. Bệnh đặc hữu ở vùng châu Á, châu Phi và châu Mỹ nhiệt đới. Sự xâm nhập xảy ra khi lội hoặc tắm trong nước có chứa ấu trùng có đuôi do ốc sên thải ra.đn vilharziasis*

schistosomicide [" + " + L. cidus, killing]. Something that destroys schistosomes.*schistosomicide Thuốc diệt sán lá.*

schistostemia [" + sternon chest]. Schistothorax.*schistostemia Thuốc diệt sán lá.*

schistothorax [" + thorax, cheat]. Fissure of the thorax.*schistothorax Thuốc diệt sán lá.*

schistotrachelus Fetus with a cleft in the neck.*schistotrachelus Quái thai nứt cổ.*

schizaxon [" + axon, axle]. An axon that divides in two equal, or nearly equal, branches.*schizaxon Trục chia thai nhánh đều.*

schizencephaly [" + enkephalos, brain]. Deformed fetus with a longitudinal cleft in the skull.*schizencephaly Quái thai đầu nứt dọc.*

schizo- [Gr. schizein, to split]. Combining form indicating division.*schizo- Dạng kết hợp chỉ sự phân chia.*

schizoblepharia [" + blepharon, eyelid]. Fissure of an eyelid.*schizoblepharia Tật nứt một mí mắt.*

schizocyte [" + kytos, cell]. Schistocyte, q.v.*schizocyte Xem: schistocytosis.*

schizogenesis [" + genesis, generation, birth]. Reproduction by fission.*schizogenesis Sự sinh sản phân tách (nứt rời).*

schizogony [" + gone, seed]. Reproduction by multiple asexual fission characteristic of aporozoana, esp. the life-cycle of the malarial parasite.*sch izogony Sự sinh sản bằng đặc tính nứt rời vô tính của ký trùng bào tử, đặc biệt là chu kỳ sống của ký sinh trùng sốt rét.*

schizogyria [" + gyros, a circle]. A cleft in the cerebral convolutions.*schizogyria Chứng nứt hồi não.*

schizoid [" + eidos, form, shape]. Re-

sembling schizophrenia.*schizoid Dạng tâm thần phân liệt.*

schizoid personality disorder. A disorder of the personality characterized by a persistent indifference to social interaction and a limited range of emotional experience and expression. It begins in early adulthood. These persons neither seek nor enjoy close relationships, nor do they want to be part of a family. They lead lonely lives and have no close friends or confidants; sexual interests and activity are almost nonexistent; rarely do they experience strong emotions such as anger and joy. They appear cold and aloof and rarely reciprocate gestures or facial expressions such as smiles or nods.

Rối loạn nhân cách gang tâm thần phân liệt Sự rối loạn nhân cách được xác định bằng sự thờ ơ với các giao tiếp xã hội kéo dài và một phạm vi giới hạn của sự trải nghiệm và biểu lộ cảm xúc. Nó bắt đầu ở người mới trưởng thành. Những người này cũng không tìm kiếm cũng không thích thú những mối quan hệ thân mật, họ cũng không muốn là một bộ phận của một gia đình. Họ sống cọ đơn hoặc không có bạn thân và người tin cẩn; mối quan tâm và các hoạt động tình dục hầu như không tồn tại; họ hầu như không trải qua những cảm xúc mạnh như giận dữ và vui sướng. Họ có vẻ lạnh lùng và xa cách và hầu như không đáp lại những cử chỉ hay nét mặt như mỉm cười hay gật đầu.

schizomycete [" + mykes, fungus]. Any organism belonging to the class Schizomycetea.*Vi sinh vật phân sinh Loài vi sinh vật hay nấm nhân lên bằng cách phân chia. Kể cả vi khuẩn.*

Schizomycetes [" + mykes, fungus]. Class of plant microorganisms or fungi that multiplies by fission. Includes the bacteria.*Schizomycetes Lớp vi sinh vật phsản sinh.*

schizont [" + ontos, being]. 1. A stage appearing in the life cycle of a aporozoan protozoon resulting from multiple division or achizogony. 2. Stage in asexual phase of life cycle of Plasmodium found in red blood cells. By achizogony, each gives rise to from 12 to 24 or more merozoites. An early schizont is called a presegmenter; a mature schizont is called a rosette or segmenter.*Thể liệt sinh 1. Một giai đoạn xuất hiện trong chu kỳ sống của sinh vật đơn bào trùng bào tử do sự bội sinh hay sinh sản nứt rời. 2. Giai đoạn trong kỳ vô tính của trùng Plasmodium tìm thấy trong hồng cầu. bằng cách sinh sản tách rời mỗi con cho ra đời từ 12 tới 24 hay hơn tiểu thể hoa cúc. Một thể liệt sinh sớm được gọi là một ký sinh trùng trước kỳ phân đoạn, một thể liệt trưởng thành được gọi là một thể hoa thị hay ký sinh trùng ở kỳ phân đoạn.*

schizonticide [" + " + L. cidus, killing). Something that destroys schizonts.*schizonticide Chất diệt thể liệt sinh.*

schizonychia [" + onyx, nail]. Split condition of the nails.*schizonychia Trứng nứt móng.*

schizophasia [" + phasis, speech]. Muttered and incomprehensible speech of the schizophrenic.

schizophasia Tiếng thì tầm khó hiểu của người tâm thần phân liệt.

schizophrenia A group of related disorders of unknown etiology in which there is a special type of disordered thinking, affect and behavior. Diagnosis is difficult to standardize because there are no specific physical findings or laboratory data. Because of this, the diagnosis of schizophrenia is imprecise. In addition, there may be a precise disease called schizophrenia but at this time, it is virtually impossible to distinguish it from a disease that may only resemble schizophrenia. Clinically, patients exhibit disturbances of content of thought with delusions, such as the feeling that thoughts that have been inserted into their head are now being broadcast to the world. Speech may be coherent in actual words used but entirely unassociated with plausible thoughts or reality. Alternatively, the patient may be mute or completely incoherent. Perception is disordered by all forma of hallucinations. Affect may be flat or inappropriate to the situation. There is loss of a feeling of identity, and self-direction may be disturbed. All activity may be disturbed so that the ability to work or carry a task to completion is severely impaired. Interpersonal relations are abnormal and may manifest as social withdrawal and emotional detachment. The patient may be catatonic or otherwise unaware of his or her surroundings. In general, these disturbances are present for six months before the diagnosis of schizophrenia is accepted. Prognosis is usually poor. Schizophrenia occurs equally in males and females and at any age, but the usual age of admission to a hospital is 28 to 34. It occurs more frequently in the lowest socioeconomic groups. An estimated 100,000 to 200,000 new cases occur each year in the U.S. There is little doubt that genetic factors are important in schizophrenia, but the precise mode of inheritance has not been determined. SEE: Nursing Diagnoses. TREAT: Supportive psychotherapy for the patient and the family; antipsychotic drugs used in the most effective dose.*Tâm thần phân liệt Một nhóm những rối loạn có liên quan chưa rõ nguyên nhân trong đó có một loại đặc biệt của ý nghĩ, tình cảm và hành vi bị rối loạn. Chẩn đoán thì khó để định ra tiêu chuẩn vì không có bất kỳ phát hiện*

vật lý cụ thể hay số liệu thực nghiệm nào. Do điều này, chẩn đoán tâm thần phân liệt thì không chính xác. Thêm vào đó, có thể có một bệnh chính xác được gọi là tâm thần phân liệt, nhưng vào lúc này, hầu như không thể phân biệt nó với một bệnh mà có thể chỉ giống tâm thần phân liệt. Về mặt lâm sàng, các bệnh nhân có những rối loạn ý nghĩ với chứng loạn hoang tưởng, chẳng hạn như cảm giác rằng những ý nghĩ nằm trong đầu họ đang được truyền ra thế giới. Phát ngôn có vẻ chặt chẽ nhưng lại không gắn dáng gì đến ý nghĩ hay thực tế. ngoài ra, bệnh nhân có thể im lặng hoặc nói hoàn toàn thiếu mạch lạc. Nhận thức bị rối loạn bởi tất cả các loại ảo giác. Tình cảm có thể buồn chán hay không hợp với tình huống. Có sự mất cảm giác nhận dạng và sự định hướng có thể rối loạn. Tất cả các hoạt động có thể bị rối loạn đến nỗi khả năng làm việc hay nhận trách nhiệm để hoàn thành sút kém nghiêm trọng. Quan hệ giữa các cá nhân bất thường và có thể biểu hiện dưới dạng xa lánh giao tiếp và tách rời tình cảm. Bệnh nhân có thể mất trương lực hay nói cách khác, không nhận thức được xung quanh. Nói chung, những rối loạn này xuất hiện trong 6 tháng trước khi chẩn đoán về tâm thần phân liệt được đưa ra tiên lượng thường kém. Tâm thần phân liệt xảy ra ngang nhau ở nam và nữ và ở bất kỳ tuổi nào, nhưng thường tuổi của người đến bệnh viện và từ 28 tới 34 tuổi. Nó xảy ra thường xuyên hơn với các nhóm kinh tế xã hội thấp nhất. Có khoảng 100.000 đến 200.000 trường hợp mới xảy ra mỗi năm ở Mỹ. Rõ ràng, yếu tố di truyền là quan trọng trong bệnh này, nhưng dạng chính xác của di truyền chưa được xác định. Xem. Nuring Diaghoses.
Điều trị: Phép chữa bệnh tâm lý có ích cho gia đình và bệnh nhân. Các thuốc chống loạn thần kinh được dùng với liều lượng thấp nhất.
s., catatonic. A schizophrenic disorder dominated by any of the following: catatonic stupor or mutism; catatonic negativism; catatonic rigidity; catatonic excitement; catatonic posturing. The patients need careful attention to prevent hurting themselves or others, and to treat malnutrition, exhaustion, hyperpyrexia, or injury.*Tâm thần phân liệt do giảm trương lực Dạng rối loạn nổi bật bởi những loại biểu hiện sau đây: sững sờ, câm, tiêu cực, cứng rắn, háo hức, tư thế liên quan đến chứng giảm trương lực. Các bệnh nhân thường được quan tâm cẩn thận để ngăn ngừa tổn hại chính họ hay người khác, và điều trị chứng suy dinh dưỡng, suy liệt, sốt cao hay thương tổn.*
s., disorganized. Schizophrenia characterized by incoherence, grossly disorganized behavior, flat or

inappropriate affect, fragmented (i.e., not systemized) delusions, stereotyped behavior with grimaces mannerisms, and social withdrawal. SYN: hebephrenic schizophrenia.
Tâm thần phân liệt rối loạn tổ chức Được xác định bởi sự thiếu mạch lạc, hành vi hết sức vô tổ chức, tình cảm không thích hợp hay trầm uất, hoang tưởng đứt đoạn (nghĩa là không hệ thống), hành vi rập khuôn với sự nhăn nhó, thói kiểu cách và xa lánh giao tiếp. ĐN: hebephrenic schizophrenia.
s., paranoid. A type of schizophrenic disorder wherein there are delusions of persecution, grandiosity, jealousy, or hallucinations with persecutory or grandiose content.*Tâm thần phân liệt dạng paranoia Một loại rối loạn trong đó có chứng hoang tưởng bị ngược đãi, hoang tưởng tự đại, ghen tuông hay các ảo giác với nội dung bị ngược đãi hoặc tự đại.*
s., undifferentiated. A type of schizophrenic disorder characterized by delusions, incoherence, or grossly disorganized behavior. It does not meet the criteria for some other type of schizophrenic disorder.*Tâm thần phân liệt không phân biệt được Một loại rối loạn được xác định bởi chứng hoang tưởng, sự thiếu mạch lạc, hay hành vi hết sức vô tổ chức. Nó không đáp ứng các tiêu chuẩn của một số loại rối loạn tâm thần phân liệt khác.*
schizophrenic [Gr. schizein, to divide, + phren, mind]. Afflicted with, or person afflicted with, schizophrenia.*schizophrenic Khốn khổ vì hoặc người khốn khổ vì tâm thần phân liệt.*
schizoprosopia [" + prosopon, face]. Fissure of the face, such as harelip or cleft palate.*schizoprosopia Chứng nứt mặt, chẳng hạn như nứt môi hay hở hàm ếch.*
schizotonia [" + torsos, tension]. Uneven tone of muscle groups.*schizotonia Trương lực không đều của các nhóm cơ.*
schizotrichia [" + thrix, hair]. Splitting of the tips of the hair.*schizotrichia Chứng nứt tóc.*
schizozoite [" + zoos, animal]. Merozoite.*Merozoite Tiểu thể hoa cúc.*
Schlatter-Osgood disease Osgood-Schlatter disease, q.v.*Schlatter-Osgood disease Xem: Osgood-Schlatter disease.*
Schlemm, canal of [Friedrich S. Schlemm, Ger. anatomist, 1795-1&58] Irregular space or spaces in the sclerocorneal region of the eye. It receives the aqueous humor from the anterior chamber of the eye.*Schlemm, canal of [Friedrich S.Schlemm, nhà giải phẫu người Đức,1795-1858). Khoảng trống hay khoảng trống không đều trong vùng củng giác mạc của mắt. Nó nhận dịch thủy tinh từ tiền phòng của*

mắt.
Schmorl's disease. [Christian G. Schmorl, Ger. pathologist, 1861-1932] Herniation of the nucleus pulposus.*Schmorl's disease Christian G. Schmorl, nhà bệnh lý học người Đức, 1861-1932]. Bệnh Schmorl sự thoát vị của nhân tủy.*
Schmorl's nodules. Schmorl's disease, q.v.*Schmorl's nodules Xem: Schmorl's disease.*
schneiderian membrane [Conrad Victor Schneider, Ger. physician, 1610-1680] The nasal mucosa.*schneiderian membrane [Conrad Victor Schneider, bác sĩ Đức, 1610-1680]. Niêm mạc mũi.*
Schönleiri s disease [Johann Lukas Schönlein, Ger. physician, 17931864] An allergic or anaphylactic purpura occurring in individuals, esp. children, with drug sensitivities, serum sickness, and other allergic disorders. It is usually accompanied by pains in joints and abdomen. SYN: purpura, idiopathic thrombo- cytopenic.*Schönleiri s disease [Johann Lukas Schönlein, bác sĩ Đức, 1793-1864]. Bệnh Schonlein một loại ban xuất huyết dị ứng, xuất hiện ở người, đặc biệt là trẻ em, nhạy cảm về thuốc, bệnh về huyết thanh và các rối loạn dị ứng khác. Nó thường kèm với đau trong khớp và bụng. ĐN. purpura, idiopathic, thrombocytopenic.*
Schönlein-Henoch purpura. SEE: HenochSchönlein purpura.*Schönlein-Henoch purpura Xem: Henoch-Schönlein purpura.*
school phobia. A child's refusal to go to school because of fear.*school phobia Chứng sợ đến trường của trẻ em.*
Schüffnei's dots [Wilhelm P. A. Schüffner, Ger. pathologist, 1867-1949] Minute granules present in red blood cells infected by Plasmodium uioax.*Schüffnei's dots [Wilhelm P.A. Schüffner, nhà bệnh lý học người Đức,1867-1949]. Những hạt rất nhỏ xuất hiện trong các tế bào hồng cầu do nhiễm Plasmodium virax.*
Schüllei's disease. SEE: Hand-SchüllerChristina disease.*Schüllei's disease Xem: Hand-Schüller-Christian disease.*
Schultz reaction. [Werner Schultz, Ger. physician, 1878-1947] A test that demonstrates the ability of muscle tissues from an animal that has been made anaphylactic to contract when re-exposed to the antigen. Either guinea pig uterine muscles or intestines are used. The test is very specific, as unrelated antigens will not cause the sensitized muscle to contract. Sir Henry Dale demonstrated the same phenomenon independent of Schultz's work. SYN: Dale reaction.*Schultz reaction Werner Schultz, bác sĩ Đức, 1878-1947]. Phản ứng Schultz một thử nghiệm chứng minh khả năng của các mô*

cơ từ một động vật đã được làm kháng với sự có khi được cho tiếp xúc với kháng nguyên. Các cơ hay ruột của chuột lang đã được dùng. Thử nghiệm này rất cụ thể, vì các kháng nguyên không liên quan sẽ không gây co các cơ cảm giác. Ngài Henry Dale đã chứng minh hiện tượng kỳ lạnày độc lập vớicông việc của Schultz. ĐN. Dale reaction.

Schultze's bundle [Max Johann Schultze, Ger. biologist, 1825-1874] Longitudinal mass of descending fibers, shaped like a comma, in the fasciculus cuneatus of spinal cord.
Schultze's bundle [Max Johann Schultze, nhà sinh học Đức, 1825-1874]. Bó Schultze bó thon dài của các sợi hướng xuống, có dạng như một dấu phẩy, trong bó chêm của dây cột sống.

Schultze's cells. Olfactory cells.
Schultze's cells Các tế bào khứu giác.

Schultze's granule masses. Fine, granular masses formed by breaking up of plaques in the blood.*Khối hạt Schultze Những khối hạt nhỏ mịn được tạo thành do sự vỡ tiểu cầu trong máu.*

Schwabach test [Dagobert Schwebach, Ger. otologist, 1846-1920] A test for hearing using five tuning forks, each of a different tone.*Schwabach test [Dagobert Schwabach, bác sĩ chuyên khoa tai Đức, 1846-1920]. Sự thử Schwabach sự thử để nghe năm âm thoa đang sử dụng, mỗi âm thoa có một âm khác nhau.*

Schwalbe's ring [Gustav A. Schwalbe, Ger. anatomist, 1844 - 19171 The peripheral edge of Descemet's membrane of the eye. Also: Schwalbe's line.*Schwalbe's ring [Gustav A.Schwalbe, nhà giải phẫu người Đức, 1844-1917]. Vòng Schwalbe rìa ngoài của màng Descemet của mắt. Còn gọi là Schwalbe's line.*

Schwann's cells [Theodor Schwann, Ger. anatomist, 1810-1882] Cells of ectodermal origin that comprise the neurilemma.*Schwann's cells [Theodor Schwann, nhà phẫau thuật người Đức, 1810-1882]. các tế bào Schwann các tế bào có gốc ngoại bì, kể cả màng bao myelin.*

schwannoma A benign tumor of the neurilemma or sheath of Schwann of a nerve.*U bao sợi thần kinh U lành của màng bao myelin hay bao schwann của thần kinh.*

schwannosis Hypertrophy of the sheath of Schwann of a nerve.
schwannosis Chứng phì đại bao sợi thần kinh.

Schwann's sheath. The neurilemma of a nerve fiber. SYN: neurilemma.
Bao sợi thần kinh. ĐN. neurilemma

Schwann's white substance. Myelin of a medullated nerve fiber.*Chất trắng của bao Schwann Myelin của một sợi thần kinh có bao.*

sciage [Fr., a sawing]. A movement of the hand in massage resembling that in sawing.*sciage Động tác xoa.*

sciatic [L. sciaticus]. 1. Pert. to the hip or ischium. 2. Pert. to, due to, or afflicted with sciatica, q.v. SYN: ischiac; ischiatic.*sciatic 1. thuộc xương hông hay xương ngồi. 2. đau dây thần kinh hông. ĐN. ischiac, sichiatic.*

sciatica [L.]. Severe pain in the leg along the course of the sciatic nerve felt at back of thigh running down the inside of the leg. SEE: meralgia; sciatic nerve. SEE: Nursing Diagnoses in Appendix.
SYM: May begin abruptly or gradually and is characterized by a sharp shooting pain running down back of thigh. Movement of limb generally intensifies the suffering. Pain may be uniformly distributed along the limb, but frequently there are certain spots where it is more intense; numbness, tingling, nerve may be extremely sensitive to touch. Symptoms grow worse at night and on approach of stormy weather. Duration of attack varies from few days to several months. In long-standing cases, muscles grow atrophied and rigid.
ETIOL: 1. Compression or trauma of the sciatic nerve or its roots, esp. that resulting from ruptured intervertebral disk or osteoarthrosis of lumbosacral vertebrae. 2. Inflammation of sciatic nerve resulting from metabolic, toxic, or infectious disorders. 3. Pain referred to sciatic nerve from other parts of body.
TREAT: Surgical intervention if due to ruptured intervertebral disk. In acute stage, rest is essential. Hot dressings may alleviate pain to some extent. Morphine or meperidine may be required to control pain, but the danger of habituation must be kept in mind. In arthritic patients, full doses of salicylates are useful. In chronically ill patients, prolonged rest. Improve general health; good, nourishing diet; hot applications often help to provide relief. Some patients are relieved by spraying ethyl chloride over course of the nerve, nerve stretching by pulling the affected leg, or a lift in the shoe of the affected limb.
PROG: Recovery follows in majority of cases when treatment is instituted early and is carried out persistently.
*Chứng đau dây thần kinh hông Đau dữ dội ở chân dọc theo đường thần kinh hông, cảm thấy ở lưng đùi chạy xuống bên hông chân. Xem. meralgia, sciatic nerve. Xem. Nursinh Diagnoses in Appendix.
Triệu chứng: có thể bắt đầu đột ngột hay từ từ và được xác định bởi một cơn đau nhói chạy dọc lưng đùi. Cử động của chân làm tăng cơn đau. Cơn đau có thể phân bố đồng nhất dọc theo chi, nhưng thường có một số chỗ căng hơn; sự tê cóng, ngứa, dây thần kinh có thể rất nhạy cảm với sự sờ. Các triệu chứng tồi tệ hơn về ban đêm và vào lúc giông bão. Thời gian đau lưng*

thay đổi từ vài ngày đến vài tháng. Trong trường hợp đứng lâu các cơ bị teo và cứng.
Nguyên nhân: 1. Bị ép hay chấn thương thần kinh hông hay rễ của nó, đặc biệt là do đĩa gian cột sống bị gãy hay thoái hóa xương khớp của các đốt sống thắt lưng-cùng. 2. Sự viêm dây thần kinh hông do các rối loạn chuyển hóa, chất độc hay nhiễm khuẩn. 3. Đau thần kinh hông do những phần khác của cơ thể gây ra.
Điều trị: Can thiệp phẫu thuật nếu do đĩa gian đốt sống bị gãy. Trong giai đoạn cấp tính, sự nghỉ ngơi là cần thiết. Các băng nóng có thể làm dịu đau ở một chừng mực nào đó. Morphine hay meperidine có thể cần để hạn chế đau nhưng phải luôn luôn nhớ nguy cơ nghiện. Ở các bệnh nhân viêm khớp, liều salicylate đủ thì có ích. Ở những bệnh nhân mạn tính, nghỉ ngơi kéo dài. Cải thiện sức khoẻ nói chung; chế độ ăn uống tốt, đầy đủ, chườm nóng thường giúp giảm đau. Một số bệnh nhân giảm đau bằng cách phun ethyl chloride trên đường thần kinh, thần kinh căng ra bằng cách kéo chân bị đau hay nhấc chân có mang giày.
Chẩn Đoán: sự phục hồi theo sau các trường hợp được điều trị sớm và tiến hành lâu dài.*

sciatic nerve. Largest nerve in the body, arising from the sacral plexus on either side, passing from the pelvis through the greater sciatic foramen, down the back of the thigh, where it divides into tibial and peroneal nerves. Lesions cause paralysis of flexion and extension of toes; abduction and adduction of toes; rotation inward and outward of foot; plantar flexion and lowering of ball of foot; anesthesia in cutaneous distribution (external popliteal nerve); paralysis of doraiflexion and adduction of foot; rotation of ball of foot outward and of raising external border of foot and of extension of toes; also anesthesia in cutaneous distribution. SEE: Nerves in Appendix.*Dây thần kinh hông Dây thần kinh lớn nhất trong cơ thể, mọc từ đám rối xương cùng, vắt từ chậu hông qua lỗ thần kinh lớn hơn, xuống lưng nơi nó chia thành dây thần kinh mác và thần kinh chày. các chấn thương gây liệt co và duỗi ngón; sự quay vào trong và giạng chân; sự uốn gan bàn chân và sự hạ thấp cầu bàn chân; sự mất cảm giác trong phân bố da (thần kinh theo ngoài); sự liệt gập mu bàn chân và giạng chân; sự quay cầu bàn chân ra ngoài; sự nâng bờ ngoài của bàn chân và sự kéo dài các ngón; cả sự mất cảm giác trong phạn bố da. Xem. nerve trong phụ lục.*

sciatic nerve, small. The posterior femoral cutaneous nerve,acutaneous nerve supplying skin of buttocks perineum, popliteal region, and back of thigh and leg.*Thần kinh hông nhỏ Thần kinh da đùi sau, một dây thần kinh da nối da của móng, đáy chậu, vùng kheo và lưng đùi và chân.*

science [L. scientia, knowledge]. The intellectual process for using all of the mental and physical resources available in order to better understand, explain, quantitate, and predict normal as well as unusual natural phenomena. Thus, the scientific approach to understanding anything involves observation, measurement of entities that can be quantitated, the accumulation of data, and analysis of the findings as distinguished from an intuitive approach.*Khoa học Quá trình sử dụng các nguồn vật chất và tinh thần sẵn có để hiểu, giải thích, định lượng và dự đoán tốt hơn những hiện tượng tự nhiên bình thường và khác thường. Vì thế, sự tiếp cận khoa học để hiểu bất cứ cái gì liên quan đến sự quan sát, đo lường các thực tế có thể xác định, sự tích lũy dữ liệu và sự phân tích các khám phá khác với một sự tiếp cận trực giác.* **s.,s, life.** SEE: life sciences.*s.,s, life Xem: life science.*

scieropia [Gr. skieros, shadow, + opsis, vision]. Abnormal vision in which things appear to be in a shadow.*scieropia Thị giác mờ.*

scintigram The record produced by a scintiscan, q.v.*scintigram Ghi chép thu được bởi một nhấp nháy đồ.*

scintillascope [L. scintilla, spark, + Gr. skopein to examine]. Device for viewing the effect of ionizing radiation, alpha particles, on a fluorescent screen.*Máy nhấp nháy Dụng cụ để xem kết quả của sự phóng xạ ion hóa các hạt alpha trên một màn ảnh huỳnh quang.*

scintillation [L. scintillatio]. 1. Sparkling; a subjective sensation, as of seeing sparks. 2. The emissions that come from radioactive substances. *scintillation 1. Sự nhấp nháy; một cảm giác chủ quan, như thất những tia lấp lánh. 2. sự phát xạ từ chất phóng xạ.*

scintiphotography Photographing the scintillations emitted by radioactive substances injected into the body. Used to determine the outline and function of organs and tissues in which the radioactive substance collects or is secreted.*Sự chụp tia phóng xạ Sự chụp các tia phát ra bởi chất phóng xạ được tiêm vào cơ thể. Được dùng để xác định đường nét và hoạt động của các cơ quan và các mô mà chất phóng xạ tập trung.*

Scintican Use of scintiphotography to create a map of scintillations produced when a radioactive substance is introduced into the body. The intensity of the record indicates the differential accumulation of a substance in the various parts of the body. *Nhấp nháy đồ Sự dùng phép chụp tia phóng xạ để tạo một bản đồ*

nhấp nháy sinh ra khi một chất phóng xạ được đưa vào cơ thể. Cường độ ghi chép chỉ sự tích lũy khác nhau của một chất trong những phần khác nhau của cơ thể.

scintiscanner The device used in doing a scintiscan.*scintiscanner Thiết bị chụp nhấp nháy.*

scirrho- [Gr. skirrhas, hard]. Combining form meaning hard, or indicating relationship to a hard tumor or scirrhus.*scirrho- Tiếp đầu ngữ có nghĩa là cứng hay chỉ mối quan hệ của một u cứng như ung thư chai.*

scirrhoid [" + eidos, form, shape]. Pert. to, or like, a hard carcinoma or acirrhus.*scirrhoid Dạng ung thư chai.*

scirrhoma [" + oma, tumor]. A hard carcinoma or scirrhus.*scirrhoma Một carrinoma cứng hay ung thư chai.*

scirrhosarca [" + sarx, flesh]. Hardening of the flesh, sap, of the newly born. SYN: sclerema neonatorum.*Sự hóa cứng thịt, đặc biệt ở trẻ sơ sinh ĐN. sclerema neonatoum.*

scirrhous [NL. scirrhosus, hard]. Hard, like a acirrhus.*scirrhous Cứng, giống như ung thư chai.*

scirrhus [Gr. skirrhos, hard tumor]. A hard, cancerous tumor due to overgrowth of fibrous tissue.*Ung thư chai Một bướu ung tư cứng do sự phát triển quá mức của mô sợi.*

scission [L. scindere, to split]. Dividing, cutting, or splitting.*scission Sự chia, cắt hay tách.*

scissor gait. Crossing the legs in walking. SEE: gait.*Dáng đi chéo chân Sự bắt chéo của chân trong khi đi.*

scissor leg. Abnormal tendency of the legs to cross due to contraction of thigh adductor muscles.*Chân bắt chéo Khuynh hướng khác thường của chân bắt chéo do sự co của cơ giằng đùi.*

scissors [LL. cisorium]. A cutting instrument composed of two opposed cutting blades with handles, held together by a central pin. This allows the cutting edge to be opened and closed.*Cái kéo Dụng cụ cắt gồm có hai lưỡi cắt với hai cán giữ với nhau bằng một chốt trung tâm, cho phép cạnh cắt mở và đóng.*

sclera [Gr. sk7eros, hard]. (pl. sclerae) [NA] A tough white fibrous tissue that covers the so-called white of the eye. It extends from the optic nerve to the cornea. SYN: sclerotica.*Cùng mạc Một mô sợi trắng dai mà bao phủ cái gọi là trong trắng của mắt. Nó kéo dài từ thần kinh thị giác tới giác mạc. ĐN. scleratica.*

s., blue. Abnormal degree of blueness of the sclera. It may be a sign of oateogeneais imperfecta.*Cùng mạc xanh Độ xanh khác thường của cùng mạc. Nó có thể là một dấu hiệu của sự tạo xương bất toàn.*

scleradenitis [" + aden, gland, + ilea, inflammation]. Inflammation and induration of a gland.

scleradenitis Viêm cứng hạch.

scleral [Gr. skleros, hard]. Concerning the sclera.*scleral Thuộc cùng mạc.*

scleratogenous Sclerogenous, q.v. *scleratogenous Xem: sclerogenous*

sclerectasia [" + ektasis, dilatation]. Protrusion of the sclera.*sclerectasia Sự hồi cùng mạc.*

sclerectoiridectomy [" + iris, colored circle + ektome, excision]. Formation of a filtering cicatrix in glaucoma by combined aclerectomy and iridectomy.*Thủ thuật cắt bỏ cùng mạc-mống mắt Sự hình thành một sẹo lọc trong chứng tăng nhãn áp bằng cách kết hợp cắt bỏ cùng mạc và mống mắt.*

sclerectoiridodialysis [" + " + dialysis, loosening]. Sclerectomy and iridodialyais for relief of glaucoma.*sclerectoiridodialysis Sự cắt bỏ cùng mạc và mống mắt để làm giảm chứng tăng nhãn áp.*

sclerectomy [" + ektome, excision]. *sclerectomy Thủ thuật cắt bỏ cùng mạc.*

scleredema [" + oidema, swelling]. A condition usually following an acute infection characterized by edema and induration of the skin. It is a benign selflimited disease occurring more frequently in females than in males. It is often confused with scleroderma, q.v.*Chứng phù cứng bì Tình trạng theo sau sự nhiễm khuẩn cấp được xác định bởi phù và cứng da. Nó là một bệnh tự giới hạn, lành, thường xảy ra ở nữ hơn nam. Nó thường bị nhầm với bệnh cứng bì.* **s.,adukorum.** S., Buschke's, q.v. **s.,adukorum** Xem: s. Buschke's. **s., Buschke's.** Generalized non-pitting edema that begins on the head or neck and spreads to the body. This lasts a year or leas and leaves no sequelae. The cause is unknown. *Phù cứng bì người lớn Bệnh phổ biến, bắt đầu ở đầu hay cổ và lan xuống cơ thể. Nó kéo dài một năm và ít hơn và hết mà không để lại di chứng. Nguyên nhân không rõ.* **s.,neonatorum.** Sclerema, q.v. **s.,neonatorum** Xem: sclerema **sclerema** [Gr. skleros, hard]. Hardening of the skin. SYN: scleroderrna.*Chứng phù cứng bì ĐN. scleroderma.* **s.,adiposum.** S. neonatorum.*P h u` cứng bì ở trẻ sơ sinh Thường tử vong.* **s.,adultorum.** Scleroderma.*s.,adultorum Xơ cứng não.*

scleriasis [Gr. skleriasis]. 1. Progressive hardening of the skin. 2. Hardening of the eyelid.*scleriasis 1. Phù cứng bì. 2. Chứng cứng mi mắt.*

scleriritomy [" + iris, colored circle + tome, incision]. Incision of the iris and sclera.*scleriritomy Thủ thuật mổ cùng mạc-mống mắt.*

scleritis [" + itis, inflammation]. Superficial and deep inflammation of the sclera. SYN: sclerotitis. SEE:

episderitis.*Viêm củng mạc nông và sâu ĐN.* *sclerotitis.* *Xem. episcleritis.*

s., annular. Inflammation limited to the area surrounding the limbus of the cornea. A complete ring is formed.*Viêm củng mạc vòng Viêm giới hạn ở vùng xung quanh bờ giác mạc.*

s., posterior. Scleritis limited to the posterior half of the globe of the eye. *Viêm củng mạc sau Viêm dưới ở nửa sau của nhãn cầu.*

scleroblasterna [Gr. skleros, hard, + blastema, sprout]. The embryonic tissue from which formation of bone takes place.*Nguyên bào xương Mô của phôi nơi tạo xương.*

scleroblastemic Rel. to or derived from scleroblastema.

scleroblastemic Thuộc nguyên bào xương.

sclerocataracta [" + katarrhaktes, sheer, abrupt]. A hard cataract.

sclerocataracta Bệnh đục thủy tinh thể nhân cứng.

sderochoroiditis [" + ehorioeides, akinlike, + itis, inflammation]. Inflammation of the sclera and choroid coat of the eye.*sderochoroiditis Viêm củng-mạch mạc.*

s., posterior. Myopic choroiditis, posterior staphyloma.*Viêm mạch mạc cận thị U lồi mắt sau.*

scleroconjunctival [" + L. conjunctiva to bind together). Pertaining to the sclera and conjunctiva. *scleroconjunctival Thuộc củng-kết mạc.*

sclerocomea [" + L. corneus, horny]. The sclera and cornea together considered as one coat.*sclerocomea Củng-giác mạc.*

sclerodactylia [" + daktylos, a finger]. Induration of the skin of the fingers and toes. SYN: acroscleroderma.*Chứng cứng bì ngón ĐN. acroscleroderma.*

scleroderma [Gr. skleros, hard, + derma, skin]. A chronic disease of unknown etiology that occurs four times as frequently in women as in men. It causes sclerosis of the skin and certain organs including the gastrointestinal tract, lungs, heart, and kidneys. The skin is taut, firm, and edematous and is firmly bound to subcutaneous tissue; it feels tough and leathery, may itch, and later becomes hyperpigmented. The skin changes usually precede the development of signs of visceral involvement. For a limited period the only findings may be the CREST syndrome: calcinosis, Raynaud's phenomenon, esophageal dysfunction, aclerodactyly, and telangiec- tasia. SYN: progressive systemic sclerosis. SEE: collagen diseases. SEE: Nursing Diagnoses in Appendix.

TREAT: There is no specific therapy. General supportive therapy is indicated. A great number of drugs including corticosteroids, vasodilators,

n-penicillamine, and immunosuppressive agents have been tried. Physical therapy will help in maintaining muscular strength but will not influence the course of joint disease.

PROG: Variable and unpredictable with respect to rate of pathological changes. Progression is worse in white males than in white females and is worse in black females than in black males. When the onset of the disease is later in life, the prognosis is poor.

Bệnh cứng bì Bệnh mạn tính không rã nguyên nhân xuất hiện ở nữ gấp bốn lần ở nam. Nó gây cứng da và một số cơ quan kể cả đường tiêu hóa, phổi, tim và thận. Nó có vẻ dai, như da bò, có thể ngứa và về sau sinh chứng tăng sắc tố. Sự thay đổi da thương có trước sự phát triển của những dấu hiệu có liên quan đến nội tạng. Trong một giai đoạn giới hạn, phát hiện duy nhất có thể là hội chứng CREST: calcinosis (chứng ngấm vôi), Raynad's phenomenon (hiện tượng raynand), esophageal dysfunction (chứng loạn chứa năng thực quản), sclerodactyly (cứng bì ngón) và telangiectasia (giãn mao mạch). ĐN. progressive systemic sclerosis. Xem. collagen disease. Xem. Nursing Dianoses in Appendix.

Điều trị: không có cách chữa đặc hiệu. Cách chữa hỗ trợ được chỉ định. Một số lớn thuốc gồm corticosteroids, vasodilator, D-penicillamine, và các tác nhân chặn miễn dịch đã được thử. Phép chữa trị vật lý sẽ duy trì lực cơ nhưng không tác dụng đến quá trình bệnh.

Tiên lượng: Thay đổi và khó đoán về tỷ lệ biến đổi bệnh lý. Tiến triển bệnh thì tồi tệ ở đàn ông da trắng hơn phụ nữ da trắng và tồi tệ ở phụ nữ da đen hơn đàn ông da đen. Khi bệnh bắt đầu ở tuổi già, tiên lượng rất kém.

s., circumscribed. Localized patches of linear sclerosis of the skin. There is no systemic involvement and the course of the disease is usually benign.*Bệnh cứng bì khu trú Những mảng xơ cứng da dài khu trú. Không có sự liên quan một cách hệ thống và diễn biến của bệnh thường lành.*

s.,neonatonrm. Hardness and tightness of the skin in early infancy. SYN: sclerema neonatorum.*,Bệnh cứng bì trẻ sơ sinh ĐN: sclerema neonatorum.*

sderodermatitis [Gr. skleros, hard, + derma, skin, + itis, inflammation].

sderodermatitis Viêm cứng bì.

sclerodermatous [" + derma, skin]. Concerning scleroderma.

sclerodermatous Thuộc bệnh cứng bì.

sclerogenic [" + gennan, to produce]. Sclerogenous, q.v.*sclerogenic Xem: sclerogenous.*

sclerogenous [" + gennan, to produce]. Causing sclerosis or harden-

ing of tissue.*sclerogenous Gây xơ cứng mô.*

seleroid [" + eidos, form, shape]. Having a hard or firm texture.

seleroid Kết cấu cứng.

scleroiritis [" + iris, coloredcircle + itis, inflammation]. Inflammation of both the sclera and iris.*scleroiritis Viêm củng mạc-mống mắt.*

sclerokeratitis [" + keras, horn, + iris, inflammation]. Cellular infiltration with inflammation of the sclera and comes.*sclerokeratitis Viêm cứng-giác mạc.*

sclerokeratoiritis [" + " + iris, colored circle, + itis, inflammation]. Inflamed condition of the sclera, cornea, and iris.*sclerokeratoiritis Viêm cứng-giác mạc-mống mắt.*

sclerokeratosis [" + " + osis, condition]. Sclerokeratitis.*Bệnh xơ cứng Cứng ở mô hạt trong niêm mạc hay da. Xem. sclerosis.*

scleromalacia [Gr. skleros, hard, + malakia, softening]. Softening of the sclera.*scleromalacia Bệnh nhuyễn củng mạc.*

s.,perforans. Scleromalacia accompanied by perforation.*s.,perforans Bệnh nhuyễn củng mạc kèm theo thủng.*

scleromere [" + meros a part]. 1. Any segment of metamere of the skeleton. 2. The caudal half of a aclerotome, q.v.*scleromere 1. Bất kỳ đoạn nào của đốt khung xương. 2. nửa đuôi của đoạn mô tạo xương.*

scleromyxedeme [" + myxa, mucus, + oidema, swelling].

scleromyxedeme Bệnh phù niêm cứng.

scleronychia [" + onyx, nail]. Thickening and hardening of the nails.

scleronychia Chứng cứng và dày móng.

scleronyxis [Gr. skleros, hard, + nyxis, apiercing]. Surgical puncture of the sclera.*scleronyxis Sự chọc củng mạc.*

sclero-oophoritis [+ oophoros, bearing eggs, + iris, inflammation]. Induration and inflammation of the ovary.*sclera-oophoritis Viêm xơ buồng trứng.*

sclerophthalmia [" + ophtbalmos, eye]. Congenital condition in which opacity of the sclera advances over the cornea.*Chứng củng mạc lấn Tình trạng bẩm sinh trong đó phần mờ của củng mạc lấn lên giác mạc.*

scleroplasty [" + plassein, to form]. Plastic surgery of the sclera.

sclera-oophoritis Thủ thuật tạo hình củng mạc.

scleroprotein [" + protos, first]. A group of proteins noted for their insolubility in most chemicals. Found in skeletal tissue, cartilage, hair, nails, and in animal claws and horns.

Protein xơ Một nhóm protein được chú ý vì sự không thể hòa tan của chúng trong hầu hết các chất hóa học, tìm thấy trong mô xương, sụn, tóc móng, và trong móng và sừng động vật.

sclerosal Sclerous.*sclerosal Cứng, rắn.*

sclerosant [Gr. skleros, hard]. Something that produces sclerosis. *sclerosant Gây xơ xứng.*

sclerose [Gr. skleros, hard]. To become hardened.*sclerose Trở nên cứng dần.*

sclerosed [Gr. skleros, hard]. Having sclerosis; hardened. SYN: indurated. *Xơ cứng, hóa cứng ĐN. indurated.*

sclerosing Causing or developing sclerosis.*sclerosing Gây xơ cứng.*

sclerosis [Gr. sklerosis, to harden]. 1. A hardening or induration of an organ or tissue, esp. that due to excessive growth of fibrous tissue. 2. Hardening within the nervous system, esp. of the brain and spinal cord, resulting from degeneration of nervous elements, as the myelin sheath. SYN: cerebrosderosis. 3. Thickening and hardening of the layers in the wall of an artery. SEE: arteriosclerosis; atherosclerosis. R S: cerebrosclerosis; Charcot-MarieTooth disease; scleritis.*chứng xơ cứng 1. Sự hóa cứng của một cơ quan hay mô, đặc biệt là sự hóa cứng do sự phát triển quá mức của sợi. 2. sự hóa cứng trong hệ thần kinh, đặc biệt là não và dây cột sống do aụ thoái hóa của các yếu tố thần kinh như muelin. ĐN. cerebrosclerosis. 3. sự dày và cứng của các lớp trong thành một động mạch. Xem. asteriosclerosis; atherosclerosis. Các từ liên quan: cerebrosclerosis (xơ cứng não); Charcot-Marie-Tooth disease; scleritis.*

s., Alzheimer's. Hyaline degeneration affecting small blood vessels of the brain.*s., Alzheimer Sự thoái hóa hyaline ảnh hưởng đến các mạch máu nhỏ của não.*

s., amyotrophic lateral. Progressive muscular atrophy resulting from disease conditions, degenerative in nature, involving anterior horn cells and the pyramidal tracts. It is rapidly progressive, usually ending in bulbar paralysis.*Xơ cứng cột bên teo cơ Chứng teo cơ tiến triển do tình trạng bệnh, tính chất thoái hóa, kể cả các tế bào sừng trước và các bó tháp. Nó tiến triển nhanh, thường kết thúc bằng chứng liệt hành tủy.*

s., annular. Sclerosis in which hardened substance forma a band about the spinal cord.*Xơ cứng hình vòng Xơ cứng trong đó chất hóa cứng tạo thành một băng xung quanh tủy sống.*

s., arterial. Hardening of the coats of the arteries. SYN: arteriosclerosis. *Xơ cứng động mạch ĐN: arteriosclerosis.*

s., arteriolar. Sclerosis of arterioles.*s., arteriolar Xơ cứng tiểu động mạch.*

s., diffuse. Sclerosis affecting large areas of the brain and spinal cord.*Xơ cứng lan toả Xơ cứng tác động lên một vùng rộng của não và tủy sống.*

s., disseminated. S., multiple.*s., disseminated Xơ cứng rải rác.*

s., hyperplastic. S., medial.*s., hyperplastic Xơ cứng màng giữa mạch.*

s., insular. S., multiple.*s., insular Xơ cứng rải rác.*

s., intimal. Atherosclerosis.*s., intimal Xơ vữa động mạch.*

s., lateral. Sclerosis of the lateral column of the spinal cord. SEE: s., amyotrophic lateral.*Xơ cứng cột bên (tủy sống) Xem: s., amyotrophic lateral.*

s., lobar. Sclerosis of the cerebrum resulting in mental disturbances.*X ơ cứng thùy não Gây ra những rối loạn thần kinh.*

s., medial. Sclerosis involving the tunics media of arteries, usually the result of involutional changes accompanying aging. SYN: s., hyperplastic.*Xơ cứng màng giữa mạch Thường là kết quả của sự thoái hóa đi kèm với sự lão hóa. ĐN; s., hyperplastic.*

s., multiple. A chronic, slowly progressive disease of the central nervous system characterized by development of disseminated demyelinated glial patches called plaques. Symptoms and signs are numerous, but common early symptoms include pareathesias and visual disturbances and, in later stages, those of Charcot's triad (nystagmua scanning speech, and intention tremor) are common. Occurs in the form of many clinical syndromes, the moatcommon being the cerebral, brain stem-cerebellar, and spinal. A history of remissions and eaacerbationa is diagnostic. Etiological factors are unknown and there is no specific therapy. SYN: s., disseminated*Xơ cứng rải rác Một bên tiến triển chậm, mạn tính của hệ thần kinh trung ương, xác định bởi sự phát triển của cá vết thần kinh đệm bị hủy myelin nằm rải rác gọi là các mảng. Các triệu chứng và dấu hiệu thì có nhiều nhưng các triệu chứng sớm phổ biến là chứng dị cảm và rối loạn thị giác. Ở giai đoạn sau, các triệu chứng của bộ ba bệnh charcot (chứng rung giật nhãn cầu, chứng nói quét và chứng run vận động tự ý) là phổ biến. Xuất hiện dưới dạng của nhiều triệu chứng lâm sàng, phổ biến nhất là não, tiểu não và tủy sống.Bệnh được chẩn đoán và có lịch sử tái phát và tăng nặng. Nguyên nhân không rõ và không có cách chữa đặc hiệu. ĐN; s., disseminated.*

s., neural. Sclerosis with chronic inflammation of a nerve trunk with branches.*Xơ cứng thần kinh Xơ cứng với sự viêm mạn tính của một dây thần kinh với các nhánh.*

s., renal. Nephroscleroais.*s., renal Xơ cứng thận*

s., tuberous. SEE: tuberous sclero-

sis.*s., tuberous Xem: tuberous sclerosis.*

s., vascular. Sclerosis of the walls of blood vessels; arterial and venous sclerosis.*Xơ cứng mạch Xơ cứng thành mạch máu-động mạch và tĩnh mạch.*

s., venous. Phleboscleroais.*s., venous Xơ cứng tĩnh mạch.*

scleroskeleton [Gr. skleros, hard, + skeleton, a dried-up body]. Skeletal changes resulting from ossification of fibrous structures, such as ligaments, fasciae, and tendons.*scleroskeleton Những thay đổi của xương do sự thoái hóa xương của cấu trúc xơ như dây chằng, mạc gân.*

sclerostenosis [" + stenosis, act of narrowing]. Contraction and induration of tissue, esp. those about an orifice.*Xơ cứng hẹp Sự co và cứng các mô, đặc biệt là xung quanh một lỗ.*

s.,cutanea. Induration of the skin. SYN: seleroderma.*Xơ cứng hẹp da ĐN: scleroderma*

sclerostomy [" + stoma, mouth]. Surgical formation of an opening in the sclera.*sclerostomy Thủ thuật mở thông củng mạc.*

sclerotherapy [" + thernpeia, treatment]. Use of sclerosing agents in treating diseases, esp. hemorrhoids. *Liệu pháp xơ hóa Dùng các tác nhân xơ để chữa bệnh đặc biệt là bệnh trĩ.*

sclerothrix [" + thrix, hair]. Brittleness of the hair.*sclerothrix Tình trạng tóc cứng (tóc rễ tre).*

sclerotic [L. scleroticus, hard]. Pert. to or affected with sclerosis.*sclerotic Thuộc hay tác động bởi sự xơ cứng.*

sclerotia [L. scleroticus, hard]. The exterior white coat of the eye. SYN: sclera*Củng mạc Lớp trắng phía ngoài của mắt. ĐN. sclera.*

sclerotic acid. An amorphous brown powder from ergot. A hemostatic and osytocic.*sclerotic acid Chất bột nâu vô định hình của nấm cụa gà. Chất cầm máu và giúp đẻ.*

sclerotic dentin. Areas of dentin where the tubules have been filled by mineralization producing a more dense, radiopaque dentin; it is often produced in response to caries, attrition, and abrasion.*Ngà răng cứng Một vùng ngà nơi các ống nhỏ ngấm chất khoáng nhiều làm ngà dày lên và cản tia X. Việc này để chống răng sâu, mòn.*

scleroticectomy [" + Gr. ektome, eaeiaior]. Eacision of a part of the sclera. SYN: sderectomy.*Thủ thuật cắt bỏ củng mạc ĐN. sclerectomy.*

scleroticochoroiditis [" + Gr. chorioeides, akinlike, + itis, inflammation]. Inflammation of sclerotic and choroid coats of the eye. SYN: sclerochoraiditis.

scleroticochoroiditis Xem sclerochoroiditis

scleroticonyxis [" + Gr. nyxis, a

piercing]. Surgical puncture of the sclera. SYN: scleronyxis.

scleroticonyxis Xem: scleronyxis

scleroticopuncture [" + punetura, a piercing]. Surgical puncture of the sclera. SYN: scleronyxis; scleroticonyxis.*scleroticopuncture Xem: scleronyxis.*

scleroticotomy [" + Gr. tome, incision]. Incision of the sclerotic coat of the eye. SYN: aclerotomy.*Thủ thuật mở cùng mạc Đn sclerotomy.*

sclerotic teeth. Teeth that are hard and highly resistant to caries.*sclerotic teeth Răng cứng và chống sâu cao.*

sclerotium Hardened mass formed by growth of certain fungi. That formed by ergot on rye is of medical importance.*Khối nấm cứng Khối cứng được tạo thành bởi sự phát triển của một số loại nấm. Khối cứng được tạo thành do nấm cựa gà trên lúa mạch đen rất quan trọng trong chữa bệnh.*

sclerotome [" + tome, incision]. 1. Knife used in incision of the sclera. 2. One of a series of segmentally arranged masses of mesenchymal tissue lying on either side of the notochord. They give rise to the vertebrae and ribs.*sclerotome 1. Dao để mở cùng mạc. 2. Khối cứng một trong những chuỗi của các khối trung mô sắp xếp từng đoạn nằm trên một phía của nguyên sống(notochord). Chúng sinh ra đốt sống và xương sườn.*

sclerotomy Surgicalincision of sclera. SYN: scleroticotomy.*Thủ thuật mở cùng mạc ĐN. scleroticotomy.*

s., anterior. Incision made at angle ofthe anterior chamber of the eye in glaucoma.*Thủ thuật mở cùng mạc trước Vết sạch được làm ở tiền phòng mắt trong bệnh đau mắt hột.*

s., posterior. Incision through the sclera into the vitreous for detached retina, or removal of a foreign body. *Thủ thuật mở cùng mạc sau Vết sạch qua cùng mạc vào thủy tinh thể để tách võng mạc hay lấy dị vật.*

sclerotrichia [Gr. sclerosis, hard, + thrix, hair]. Hardness and brittlenesa of the hair.*sclerotrichia Tình trạng cưng và giòn của tóc.*

sclerous Hard indurated.*sclerous Cứng, rắn.*

scobinate [L. acobina, rasp]. Having a rough, uneven, nodular surface. *scobinate Có bề mặt nhám, hạt, không đều.*

scoleciasis [Gr. skolex, worm, + Oasis, condition]. Presence of larval forms of butterflies or moths in the body.*Bệnh dòi Sự có mặt của các loại ấu trùng bướm trong cơ thể.*

scoleciform [" + L. forma, form]. Resembling a acolex.*scoleciform Dạng đầu sán*

scolecoid [" + eidos, form, shape]. Resembling a worm.*scolecoid Giống con giun.*

scolecology [" + logos, word, reason].

Helminthology.*Helminthology Môn học về giun.*

scolex [Gr. skolex, worm]. (pl. scolices) The portion of a tapeworm, the socalled head, by which it attaches itself to the wall of the intestine. Scolices usually possess organs such as hooks, suckers, or grooves (bothria) for attachment.*Đầu sán Phần được gọi là đầu sán được dùng để gắn vào nó thành ruột. Các đầu sán thường có các cơ quan như móc, giác hút hay các rãnh (mồm hút) để gắn.*

scoliokyphosis [Gr. skolias, twisted, + kyphoais, humpback]. Combined acoliosis and kyphosis. *scoliokyphosis Chứng sẹo gù cột sống.*

scoliometer [" + metron, measure]. Device for measuring curves, esp. lateral ones of the spine.*scoliometer Các đo vẹo cột sống.*

scoliorachitic [" + rhachis, spine]. Pert. to, or afflicted with, spinal curvature from rickets.*scoliorachitic Thuộc chứng vẹo cột sống do còi xương.*

scoliosiometry [" + metron, measure]. Measurement of degree of spinal curvature. SYN: scoliosometry. *Sự đo mức vẹo cột sống ĐN. scoliosometry*

scoliosis [Gr. skoliosis, crookedness]. Lateral curvature of the spine. Usually consists of two curves, the original abnormal curve and a compensatory curve in the opposite direction. NURSING IMPLICATIONS: Make provisions to assist the adolescent and family to meet the psychosocial needs associated with the illness. Teach the patient and family concerning treatment modality (cast, brace, traction, or electrical stimulation), exercises, activity level, skin care, prevention of complications, and breathing exercises. Provide preoperative teaching when necessary, including anesthetic, breathing exercises apparatus that will be used postoperatively (such as a Stryker frame or Circ-O-Lectric bed), exercises, diet, and analgesics. Encourage socialization with peers and expend every effort to help the adolescent feel accepted and worthwhile. Provide patient and family with access to educational and support resources, such as the National Scoliosis Foundation, the Scoliosis Association. and the Scoliosis Research Society. SEE: Nursing Diagnoses in Appendix.*Chứng vẹo cột sống Thường cả hai đường vẹo, đường vẹo khác thường ban đầu và đường vẹo bù theo hướng ngược lại. Những điều cần biết: cung cấp thông tin để giúp trẻ và gia đình đáp ứng nhu cầu tâm lý xã hội liên quan đến bệnh. Hướng dẫn bệnh nhân và gia đình phương thức điều trị có liên quan (bó bột, dùng nẹp, kéo, kích thích điện), các bài thể dục, mức độ hoạt động, chăm sóc da, ngăn ngừa biến chứng và các bài tập thở. Cung cấp những hướng*

dẫn lúc mổ khi cần, bao gồm gây mê, các bài tập thở, các thiết bị mà sẽ được dùng khi mổ (vì dụ như khung Stryker hay giường Circ-O-Lectric) các bài thể dục, khẩu phần ăn và thuốc giảm đau. Khuyến khích giao tiếp với người ngang hàng và mở rộng mọi nỗ lực làm cho trẻ cảm thấy được chấp nhận và xứng đáng. Cung cấp cho bệnh nhân và gia đình một nguồn tài trợ và giáo dục như cơ quan vẹo cột sống quốc gia, hội những người vẹo cột sống và nghiên cứu chứng vẹo cột sống. Xem. Nursing Diagnous trong phụ lục.*

s., cicatrisial. Scoliosis due to cicatricial contraction resulting from necrosis. *s., cicatrisial Vẹo cột sống do co sẹo hậu quả của sự hoại tử.*

s., congenital. Scoliosis present at birth, usually the result of defective embryonic development of the spine. *Vẹo cột sống bẩm sinh Thường do sự phát triển phôi khiếm khuyết ở cột sống.*

s., coxitic. Scoliosis in the lumbar spine due to tilting of the pelvis in hip disease.*s., coxitic Vẹo cột sống do nghiêng vùng chậu trong bệnh khớp háng.*

s., empyemadc. Scoliosis following empyema and retraction of one side of the chest.*s., empyemadc Vẹo cột sống do viêm mủ màng phổi và sự co một bên ngực.*

s., habit. Scoliosis due to habitually assumed improper posture or position.*s., habit Vẹo cột sống do mang một tư thế hay vị trí không thích hợp theo thói quen.*

s., inflammatory. Scoliosis due to disease of the vertebrae.*s., inflammatory Vẹo cột sống do viêm đốt sống.*

s., ischiatic. Scoliosis due to hip disease.*s., ischiatic Vẹo cột sống do bệnh khớp háng.*

s., myopathic. Scohosis due to weakening of spinal muscles. SYN: s., osteopathic.*s., myopathic Vẹo cột sống do sự yếu của cơ cột sống. ĐN: s.,osteopathic.*

s., ocular. Scoliosis from tilting of the head because ofviaualdefectsofextraocular muscle imbalance.*Vẹo cột sống do bệnh mắt Sự mất cân bằng của các cơ ngoài mắt làm đầu bị nghiêng.*

s., osteopathic. S., myopathic.*s., osteopathic Vẹo cột sống do còi xương*

s., rheumatic. Scofioais due to rheumatism of dorsal muscles.*s., rheumatic Vẹo cột sống do thấp khớp cơ lưng.*

s., sciatic. Scoliosis due to sciatica. *s., sciatic Vẹo cột sống do đau dây thần kinh hông.*

s., static. Scoliosis due to difference in length of legs.*Vẹo cột sống tĩnh Do độ dài hai chân khác nhau.*

scoliosometry [" + metron, measure]. Determination of degree of spinal curvature. SYN: scoliosiometry.*Sự*

đo độ cong cột sống ĐN.
scoliosometry

scoliotic Suffering from, or related to, ecoliois.*scoliotic Thuộc vẹo cột sống.*

scoliotone [Gr. skolios, twisted, + torsos, tension]. An apparatus for correcting the curve in scoliois by stretching the spine.*scoliotone Dụng cụ chỉnh độ cong trong chứng vẹo cột sống bằng cách kéo căng cột sống.*

scombrine A protamine present in mackerel sperm.*scombrine Một protamine có trong tinh dịch cá thu.*

scombroid. Fish of the suborder Scombroidea. Included in this group are mackerels, tuna, bonitos, albacores, and akipjacks.*cá thuộc bộ phận scombroidea Bao gồm trong số này là cá thu, các loại cá ngừ và cá nhảy.*

scombroid poisoning. Intoxication due to eating raw or inadequately cooked fish of the suborder Scombroidea. Certain bacteria act on the fish after they arc caught to produce a histamine-like toxin.
SYM: Nausea, vomiting, abdominal cramps, diarrhea, flushing, headache, urticaria, and a burning sensation in the mouth. The incubation period varies from 15 minutes to 3 hours and averages 45 minutes. Symptoms last less than one day.
TREAT: There is no specific therapy.
scombroid poisoning Sự ngộ độc do ăn cá thuộc bộ phận Scombroidea sống hay nấu chưa chín. Một số vi khuẩn sống trên cá sinh ra chất độc loại histamine. Triệu chứng: buồn nôn, nôn mửa, chuột rút dữ dội, tiêu chảy, đỏ bừng, nhúi đầu, nổi mày day và cảm giác bỏng trong miệng. Thời kỳ nung bệnh từ 15 phút đến 3 giờ, trung bình là 45 phút, các triệu chứng kéo dài không quá một ngày. Điều trị: Không có cách chữa đặc hiệu.

scoop [ME., a ladle]. Spoon-shaped surgical instrument.*Thìa nạo Dụng cụ phẫu thuật hình thìa.*

s., bone. Instrument for scraping or removing necrosed bone or contents of suppurative tracts.*s., bone Thìa nạo xương.*

s., bullet. Instrument for dislodging bullets.*s., bullet Dụng cụ gỡ đạn.*

s., cataract. Instrument for removing fluids or foreign growths.*s., cataract Dụng cụ nạo đục thủy tinh thể.*

s., ear. Instrument for removing middle ear granulations.*s., ear Dụng cụ nạo các hạt ở tai giữa.*

s., lithofomy. Instrument for dislodging encysted calculi or removing atones, debris, etc.*s., lithofomy Dụng cụ lấy sỏi.*

s., mastoid. Instrument used in mastoid operations.*s., mastoid Dụng cụ dùng trong phẫu thuật xương chũm.*

s., renal. Instrument to dislodge or remove small atones from pelvis of kidney.*s., renal Dụng cụ lấy sỏi thận.*

scoparius The fresh or dried tops of broom, Cysticus scoparius. It acts as a diuretic and emetic.*scoparius Đầu tươi hay khô của cây đậu chổi, Cysticus scoparius có tác dụng như một chất lợi tiểu và gây nôn.*

-scope [Gr. skopein, to examine]. Combining form meaning an instrument or device for viewing or examining. *-scope Hậu tố có nghĩa là một dụng cụ có tác dụng quan hay kiểm tra.*

scopolamine hydrobromide USP. The hydrobromide of alkaloids obtained from plants of the nightshade family.
ACTION/USES: As a sedative; locally as a mydriatic; and with morphine and pentobarbital in labor to produce "twilight" sleep. SYN: hyoscirte hydrobromide.*scopolamine hydrobromide USP. Hydrobromide của các alkacoid chiết xuất từ cây trhuộc họ lulu đực. Tác dụng/cách dùng: là thuốc an thần; cụ thể là thuốc làm giãn đồng tử với morphine và pentobarbital trong sinh nở để gây giấc ngủ "chập chờn". ĐN. hyoscine hydrobromde.*

scopometer [Gr. skopein, to examine, + metron, measure]. Instrument for measuring the density of a suspension.*Độ đục kế Dụng cụ để đo nồng độ của dịch huyền phù.*

scopophilia [" + philein, to love]. Sexual pleasure derived from visual sources such as nudity and obscene pictures. SEE: voyeur.*Loạn dâm nhìn Thỏa mãn tình dục bằng cách nhìn; ví dụ xem tranh ảnh khỏa thân, khiêu dâm. Xem. voyeur.*

scopophobiac One who is afraid of being seen.*scopophobiac Người sợ bị nhìn.*

-scopy [Gr. skopein, to examine]. Combining form meaning examination.*-scopy Dạng kết hợp có nghĩa là sự xem xét.*

scoracratia [Gr. skor, dung, + akratia, lack of control]. Inability to retain the feces. SYN: fecal incontinence.*Không có khả năng giữ phân Ỉa đùn. ĐN. fecal incontinence.*

scorbutic [NL. scorbuticus, scurvy]. Concerning or affected with scurvy.
scorbutic Thuộc bệnh scorbu, bệnh thiếu vitamin C.

scorbutigenic [LL. scor6utus,ecurvy, + Gr. gennan, to produce]. Something that causes scurvy.
scorbutigenic Gây bệnh scobut, gây bệnh thiếu vitamin C.

scorbutus [LL., scurvy]. A deficiency disease due to lack of vitamin C in the diet. SYN: scurvy. SEE: vitamin C.*scorbutus Bệnh scobut, bệnh thiếu vitamin C trong khẩu phần ăn. ĐN. scurvy. Xem. vitamin C.*

scordinema [Gr. skordinema yawning]. Yawning and stretching with fatigue and heaviness of the head, a prodtomal symptom of an infectious disease.*scordinema Ngáp và căng thẳng với mệt và nặng đầu, một triệu chứng của bệnh nhiễm khuẩn.*

score 1. A rating or grade as compared to a standard of other individuals esp. in a competitive event. 2. To mark the skin with lines in order to have landmarks available, as in plastic surgery. 3. In dentistry, a rating that represents some assessment of the oral health or history of the individual. A DMF score or index represents decayed-miasingfilled teeth; a periodontal score, or periodontal disease index, represents the relative health of the soft tissue of the mouth.
SEE: index, DMF; index, periodontal.*score 1. Số điểm: Tỷ lệ hay mức độ khi so sánh về một tiêu chuẩn của các cá nhân khác đặc biệt trong một cuộc thi. 2. Vạch những đường trên da để làm dấu như trong phẫu thuật tạo hình. 3. Trong nha khoa: Một tỷ lệ cho thấy sự đánh giá tình trạng hay lịch sử miệng của một cá nhân. Một chỉ số (score) DMF (decayed-missing-filled) cho thấy răng đầy đủ, thiếu hay hư, một chỉ số quanh răng cho thấy tình trạng mô mềm của miệng. Xem. index, DMF, index periodontal.*

s., Apgar. SEE: Apgar score.*s., Apgar Xem: Apgar score.*

scoretemia [Gr. skor, dung, + harms, blood]. Scatemia.*scoretemia Nhiễm độc huyết phân.*

scorpion [Gr. skorpios, to cut off]. An arachnid belonging to the order Scorpionida confined principally to warm countries. Scorpions are capable of inflicting a dangerous and sometimes fatal sting by means of an erectile tail equipped with a stinger. The venom contains neurotoxins, hemolysins, cardiac toxins, and agglutinins. SEE: spider, black widow.
Bọ cạp Một loài động vật lớp nhện thuộc bộ Scorpionnida, sống chủ yếu ở các nước nhiệt đới. Bọ cạp có khả năng gây một vết đốt nguy hiểm và đôi khi gây chết người bằng một cái đuôi dựng đứng chứa nọc độc. Chất độc của các độc tố thần kinh, tan huyết tố, độc tố tim và các ngưng kết tố. Xem. spider, black window.

scorpion sting. Symptoms resemble those of a black widow spider bite or of strychnine poisoning. Severity of symptoms depends on age of victim. Stings often are fatal to children under 3 years of age; adults usually recover.
TREAT: Immediate immersion of the injured area in hot water (approximately 45°C for 30 to 90 minutes or until pain subsides. The venom is heat labile, andthis treatment inactivates it. If available, specific antivenin should be administered. Its nearest available source and information concerning its use can be secured from Poisonous Animals Research Laboratory, Arizona State College, Tempe, Arizona, phone: (606) 626-6016. SEE: Poison

Control Centers.*Vết đốt bọ cạp Triệu chứng giống như loài nhện quả phụ ảo đen cắn hay ngộ độc strychnine. Tính trầm trọng của các triệu chứng phụ thuộc nào tuổi của nạn nhân. Vết đốt thường gây tử vong cho trẻ dưới 3 tuổi, người lớn thường phục hồi.*
Điều trị: Lập tức nhúng vùng bị thương vào nước nóng (khoảng 45 độ) từ 30 đến 90 phút hay đến khi bớt đau. Nọc độc thì không bền trong nhiệt và sự điều trị này làm mất hoạt tính của nó. Nếu có sẵn nên dùng thuốc trị nọc độc đặc hiệu. Nguồn thuốc gần nhất và cách sử dụng có thể ở phòng nghiên cứu các động vật có nọc độc, trường đại học Arizona State, Tempe, Arizona, điện thoại: (606)_ 626_6016. Xem. Poison Control Centers.

scoto- [Gr. skotos, darkness]. Combining form indicating a relation to darkness.*scoto- Dạng kết hợp chỉ sự liên quan đến bóng tối.*

scotochromogen [" + chroma, color, + gennan, to produce]. Any microorganism that produces a chromogen when grown in light or darkness.
scotochromogen Vi sinh vật tạo sắc tố trong bóng tối.

scotodinia [" + dinos, whirling]. Vertigo with black spots before the eyes and faintness of vision.*scotodinia Chứng chóng mặt với các chấm đen trước mắt và sức nhìn yếu ớt.*

scotogram, scotograph [" + gramma, something written; ' + grnphein, to write]. Any radiation effect recorded in the dark on a photographic plate.*Ảnh chụp tia X Ảnh chụp trong bóng tối.*

scotoma [Gr. skotoma, to darken]. (pl. scotomata) Islandike blind gap in the visual field.*Điểm tối, ám điểm Khoảng trống mù giống hòn đảo trong thị trường.*

s., absolute. An area in the visual field in which there is absolute blindness.*s., absolute Điểm tối hoàn toàn.*

s., annular. A acotomatous zone that encircles the point of fixation like a ring, not always completely closed, but leaving the fixation point intact.*s., annular Điểm tối hoàn toàn.*

s., arcuate. Arc-shaped scotoma near the blind spot of the eye. It is caused by a nerve bundle defect on the temporal side of the optic disk.
Điểm tối hình vòng cung Gần điểm mù của mắt. Nó do một khuyết tật bó thần kinh trên phía thái dương của đĩa thị giác.

s., central. An area of depressed vision involving the point of fixation, seen in lesions of the macula.*Điểm tối trung tâm Một vùng thị giác bị lõm liên quan tới điểm cố định thấy trong tổn thương vết.*

s., centrocecal. Defect in vision that is oval-shaped and includes the fixation point and the blind spot of the eye.

Điểm tối trung tâm điểm mù Một khuyết tật thị lực có hình oval và gồm điểm cố định và điểm mù của mắt.

s., color. Color blindness in a limited portion of the visual field.*A ́ m điểm màu Điểm mù màu trong một phần giới hạn của thị trường.*

s., eclipse. An area of blindness in the visual field due to having looked directly at the sun during an eclipse.
Ám điểm nhật thực Một vùng mù trong thị trường do đã nhìn thẳng vào mặt trời lúc nhật thực.

s., flittering. S. scintillating.*S ., scintillating Ám điểm nhấp nháy.*

s., negative. Scotoma not perceptible by the patient, being a blind spot in the visual field.*Ám điểm âm tính Ám điểm mà bệnh nhân không thể nhận biết, là một điểm mù trong thị trường.*

s., peripheral. A defect in vision removed from the point of fixation of the vision.*Ám điểm ngoại vi Một khuyết tật trong thị lực mà được dời đi khỏi điểm cố định của thị lực.*

s., physiological. Blind spot due to absence of rods and cones where the optic nerve enters the retina.*s., physiological Điểm mù do sự vắng mặt của các tế bào hình que và hình nón nơi thần kinh thị giác đi vào võng mạc.*

s., positive. Area that patient perceives in the visual field as a black spot.*Ám điểm dương tính Điểm tối mà bệnh nhân có thể nhận biết được.*

s., relative. Scotoma in which perception of the object is impaired but not completely lost.*Ám điểm tương đối Điểm tối trong đó nhận biết đồ vật bị giảm sút kém nhưng không hoàn toàn mất.*

s., sing. SEE: s., annular.*s., sing Xem: s.,annular*

s., scintillating. An irregular outline around a luminous patch in the visual field following mental or physical labor, eyestrain, or in migraine. SYN: s., flittering.*Ám điểm nhấp nháy Một đường nét không đều xung quanh một vệt sáng trong thị trường sa khi lao động thần kinh hay thể xác, sự căng mắt hay đau nửa đầu. ĐN: s., flittering*

scotomagraph [Gr. skotoma, to darken, + graphein, to write]. Device for recording acotomata.
scotomagraph Dụng cụ ghi các ám điểm.

scotomata [Gr.]. Pl. of acotoma.
scotomata Số nhiều của scotoma.

scotomatous [Gr. skotoma, to darken]. Rel. to, of the nature of, or afflicted with acotoma.*scotomatous Thuộc điểm tối, thuộc ám điểm.*

scotometer [" + metro n, a measure]. Device for detecting and measuring acotomats in the visual field.*Ám điểm kế Dụng cụ thăm dò và đo các ám điểm trong thị trường.*

scotometry The locating and measurement of scotomata.

scotometry Phép đo ám điểm.

scotomization [Gr. sko toma, to darken]. Development of blind spots, particularly mental ones, in which the patient denies, or fails to be aware of, that which his or her ego finds unpleasant.*Sự ám điểm hóa Sự phát triển của các điểm mù, đặc biệt là các điểm mù tinh thần, trong đó các bệnh nhân phủ nhận hay không nhận biết những gì mà cái tối của anh ta cảm thấy không thú vị.*

scotophilia [" + philein, to love]. Preference for darkness or for the night. SYN: nyctophilia.*Sự ưa bóng tối ĐN. nyctophilia.*

scotophobia [" + phobos, fear]. Abnormal dread of darkness. SYN: noctiphobia; nyctophobia.*Chứng sự bóng tối ĐN.   noctiphobia: nyctophobia.*

scotopia [" + ops,eye]. Adjustment of the eye for vision in dim light. Opposite of photopia.*Dạ thị Sự điều tiết của mắt để nhìn trong ánh sáng mờ mờ. Trái với photopia (sự thích nghi ánh sáng).*

scotopic Pert, to scotopia.*scotopic Thuộc dạ thị.*

scotopic vision. Dark adaptation; the adjustment of the eyes for vision in dark or dim light. SYN: night vision.*Sự thích nghi bóng tối Sự điều tiết của mắt để nhìn trong bóng tối hay ánh sáng mờ mờ. ĐN. night vision.*

scotopsin The protein portion of the rods of the retina of the eye. It combines with retinal to form rhodopain.
Phần protein trong que võng mạc của mắt Nó kết hợp các võng mạc để tạo thành rhodopsin.

scotoscopy [Gr. skotos, darkness, + skopein, to examine]. Examination of internal organs by use of the fluoroscope. SYN: skiascopy.*Khúc xạ kế mắt Sự kiểm tra các cơ quan gên trong mắt bằng cách dùng kính huỳnh quang. ĐN. skiascopy.*

scout film. In radiology, an x-ray, esp. of the abdomen, for detecting abnormalities. These films are of assistance in excluding or including certain diseases being considered as diagnostic possibilities.*scout film Trong rơnghen học để chỉ một tia X đặc biệt của bụng, để dò tìm sự khác thường. Các tia này giúp loại trừ hay bao gồm một số bệnh được coi như có khả năng chẩn đoán.*

scr. scruple.*scr. scruple - đơn vị trọng lượng bằng 1,296 gm.*

scratch [ME. cracchen, to scratch]. 1. A mark or superficial injury produced by scraping with the nails on a rough surface. 2. To make a thin, shallow cut with a sharp instrument. 3. To rub the skin, esp. with fingernails, to relieve itching. Scratching temporarily relieves itching by soothing the cutaneusnerves, but in the long run, it may worsen the condition that caused the itching. SEE: pruritus.*scratch 1. Vết xước một dấu vết hay một tổn thương nông do*

cào bằng móng trên bề mặt nhám.
2. làm một vết cắt nông, móng với
một dụng cụ nhọn. 3. Gãi cọ vào
da, đặc biệt là với ngón tay cho đỡ
ngứa. Sự gãi làm giảm ngứa tạm do
làm dịu thần kinh về lâu dài, nó có
thể làm tồi tệ hơn tình trạng gây ra
ngứa. Xem. prusritus
scratch test. Placement of an appro-
priate dilution of a teat material, sus-
pected of being an allergen, in a
lightly scratched area of the skin. If
the material is an allergen, a wheel
will develop within 15 minutes.*Xét*
nghiệm vết xước Đặt một dung
dịch loãng của chất xét nghiệm mà
nghi ngờ gây dị ứng, trong một
vùng trầy sơ của da. Nếu chất này
gây dị ứng, một vết bỏng sẽ phát
triển trong 15 phút.
screatus [L., a hawking]. A neurosis
characterized by paroxysmal fits of
hawking or snorting.*screatus Một*
chứng loạn thần kinh được xác định
bằng cơn kịch phát của tầng hẳng
hay khịt mũi.
screen [O. Fr. escren]. 1. A flat area
upon which movies or slides are
viewed, or suitable for visualizing
x-ray pictures. 2. To make a
fluoroscopic examination. 3. To ex-
amine using physical and mental ex-
aminations and laboratory teats to
determine the presence of a certain
disease or characteristics. 4. A struc-
ture or substance used to protect,
guard, or shield from a damaging in-
fluence such as x-rays or sun rays. 5.
A system used to select or reject per-
sonnel. 6. In psychiatry, the blocking
of one memory with another.*screen*
1. Màn chiếu: một vùng phẳng để
xem phim hay phim đèn được chiếu
trên đó, hoặc thích hợp cho việc
xem ảnh tia X. 2. Làm một kiểm tra
bằng màn huỳnh quang. 3. kiểm tra
việc dùng các kiểm tra tinh thần vơi
thể xác và sự thử phòng thi nghiệm
để xác định sự có mặt của một số
bệnh hay một số đặc trưng. 4. Một
cấu trúc được dùng để bảo vệ hay
che chắn khói các ảnh hưởng có
hại như tia X hay tia mặt trời (màn
chắn). 5. Một hệ thống dùng để
chọn hay thải nhân sự. 6. Trong
bệnh học tâm thần: để chỉ sự phong
tỏa mộ trí nhớ bằng một trí nhớ
khác.
s., Bjerrum. [P. J. Bjerrum Danish
ophthalmologist,   1827-1872]   A
one-meter square planar surface
viewed from a distance of one meter.
It is used to plot the physiological
blind spot, scotomata, and other vi-
sual field defects. SYN: s., tangent.
s., Bjerrum *[P.J.Bjerrum, bác sĩ*
nhãn khoa Đan Mạch, 1827-1872].
Màn Bjerrum: một mặt phẳng một
mét vuông được xem từ khoảng
cách 1mét. Nó được dùng để đánh
dấu điểm mù sinh lý, các điểm tối
và các khuyết tật thị trường khác.
ĐN: s., tangent.
s., fluorescent. A flat screen cov-
ered with a material that in a dark-
ened room will light up when x-rays

pass through it. Used in studying the
image produced on the screen during
fluoroscopy.*Màn huỳnh quang*
Một màn phẳng phủ một chất mà
trong phòng tối sẽ sáng lên khi tia X
đi qua nó. Dùng để nghiên cứu hình
ảnh trên màn chiếu trong phép soi
huỳnh quang.
s., intensifying. An apparatus for
intensifying the image produced by
x-ray pictures.*Màn nổi Một thiết bị*
làm nổi ảnh do ảnh tia X tạo ra.
s., tangent. SEE: s., Bjerrum.*s.,*
tangent Xem: s., Bjerrum.
screening. 1. The testing, usually us-
ing one diagnostic procedure includ-
ing laboratory studies, of large
groups of people to determine the
presence of a particular disease or of
certain risk factors known to be asso-
ciated with that disease.
Ex.: chest x-ray or tuberculin test for
tuberculosis, urinalysis for diabetes,
serum cholesterol for potential arte-
riosclerosis,intraocular pressure for
glaucoma. 2. In psychiatry, the initial
examination to determine the mental
status of an individual and the appro-
priate initial therapy.*screening 1.*
Sự điều tra tình hình bệnh tật trong
dân một thứ nghiệm, thường sử
dụng một quá trình chẩn đoán, kể
cả nghiên cứu trong phòng thi
nghiệm, một nhóm người rộng rãi
để xác định sự xuất hiện của một
bệnh hay một nhân tố nguy cơ có
liên quan đến bệnh đó.
Thí dụ: xét nghiệm tia X ngực để
tìm bệnh lao, phân tích nước tiểu để
tìm bệnh tiểu đường, xét nghiệm
cholesterol huyết thanh để tìm bệnh
xơ động mạch, nhãn áp để tìm bệnh
mắt hột. 2. Trong bệnh học tâm
thần, chỉ sự kiểm tra bước đầu để
xác định tình trạng tinh thần của
một cá nhân cả cách chữa bước
đầu thích hợp.
s., multiphasic. The ass of many di-
agnostic tests to determine the pres-
ence of one or more diseases.*s.,*
multiphasic Điều tra nhiều phương
thức dùng nhiều xét nghiệm chẩn
đoán để xác định sự có mặt của một
hay nhiều bệnh.
Scribner shunt. [Belding   Scribner,
U.S. physician, b.1921] A tube usu-
ally made of synthetic material used
to connect an artery to a vein. It is
used in patients requiring frequent
venipuncture as in hemodialysis.
This type of device and others have
greatly simplified the care of patients
requiring hemodialysis. Neverthe-
less, the shunts may develop compli-
cations such as infection, thrombo-
sis, and release of septic emboli.
Scribner shunt *[Belding Scribner,*
bác sĩ Mỹ, 1921]. Ông chuyền
Scribner một ống, thường được làm
bằng cách tổng hợp, để nối một
động mạch với một tĩnh mạch. Nó
được dùng cho các bệnh nhân cần
thường xuyên chọc tĩnh mạch như
trong sự thẩm tách máu. Loại dụng
cụ này và các loại dụng cụ khác đã
đơn giản hóa tối đa việc chăm sóc

các bệnh nhân cần thẩm tách máu.
Tuy nhiên ống chuyền có thể sinh
biến chứng như nhiễm khuẩn,
chứng huyết khối và cho ra các vật
nghẽn mạch nhiễm khuẩn.
scrobiculate [L. scro6iculus, little
trench]. Having shallow depressions;
pitted.*scrobiculate Có chỗ lõm*
nông, có hố.
scrobiculus [L., little trench]. A small
groove or pit.*scrobiculus Hố, lõm.*
s.,cordis. Pit   of   the   stomach;
precordial or epigastric depression.*H*
ố thượng vị, lõm thượng vị Hố
bụng; lõm vùng trước ti mhay
thượng vị.
scrofula [L., breeding sow], Avariety
of tuberculous adenitis that is moat
frequently encountered. It is thought
to be a secondary involvement of
cervical lymph nodes as a result of a
localized hematogenous spread from
a pulmonary lesion. Most common in
childhood.
TREAT: Responds to specific
antituberculosis chemotherapy.*Lao*
hạch Một loại lao viêm hạch mà
rất thường gặp. Nó được cho là có
liên quan đến hạch bạch huyết cổ
do sự lan truyền theo đường máu từ
một tổn thương phổi. Rất phổ biến
ở trẻ em.
Điều trị: phản ứng vơi liệu pháp
hóa học kháng lao đặc hiệu.
scrofulid(e) Scrofulo derma.
scrofulid(e) scrofuloderma
scrofuloderma [L. scrof ula, breed-
ing sow, + Gr. derma, akin]. A skin
manifestation of tuberculous origin,
usually secondary to scrofula.
Marked by ulcers usually resulting
from a tuberculous sinus. Occurs
most commonly on chest, neck and
in the axillae and groins, esp. in chil-
dren and adolescents. Now very rare.
TREAT: Responds to ultraviolet light
treatments and specific chemother-
apy for tuberculosis.*Lao da Biểu*
hiện ở nguồn gốc lao ở da, thường
có liên quan đến lao hạch. Được
đánh dấu bằng các vết loét thường
do lao xoang. Xuất hiện rất phổ
biến ở ngực, cổ, và ở nách, háng,
đặc biệt là ở trẻ em và trẻ vị thành
niên. Hiện giờ rất hiếm.
Điều trị: phản ứng với điều trị
bằng đèn cực tím và liệu pháp hóa
học đặc trị cho bệnh lao.
scrofulosis [" + Gr. osis, condition].
Scrofula.*scrofulosis scrofula.*
scrofulous [L.   scrofula,   breeding
sow]. Of the nature of, or afflicted
with, scrofula.*scrofulous Thuộc lao*
hạch.
scrotal [L. scrotum, a bag]. Concern-
ing the scrotum.*scrotal Thuộc bìu.*
scrotal reflex. Slow vermicular con-
traction of scrotal muscle when peri-
neum is stroked or cold applied.
Phản xạ bìu Sự co như giun, chậm
ở cơ bìu khi đáy chậu bị gõ hay tiếp
xúc với lạnh.
scrotectomy [" + Gr. ektome, exci-
sion]. Excision of part of the scro-
tum.*scrotectomy Thủ thuật cắt bìu.*
scrotitis [" + Gr. iris, inflammation].

Inflamed condition of the scrotum.
scrotitis Viêm bìu.

scrotocele [" + Gr. kele, tumor, swelling]. Hernia in the scrotum.
scrotocele Thoát vị bìu.

scrotoplasty [" + Gr, plassein, to form]. Plastic surgery on the scrotum.*scrotoplasty Thủ thuật tạo hình bìu.*

scrotum [L., a bag]. (pl. scrota, -ums) [NA] The double pouch of the male, which contains the testicles and part of the spermatic cord, found in most mammals. Constituent parts of the scrotum are skin; a network of nonatriated muscular fibers called dartos; cremasteric, spermatic, and infundibuliform fasciae; cremasteric muscle; and tunics vaginalis.
RS: chimney-sweeps' cancer; chyloderma; dartos; oscheal; oscheitis; oscheoncus; rhacoma; urocele; varicocoele.*Bìu Túi đôi của giống đực, chứa các tinh hoàn và một phần thừng tinh tìm thấy ở hầu hết loài có vú. Các bộ phận cấu thành của bìu là da, lưới sợi cơ không vân gọi là cơ trơn bìu; mạc cơ bìu; mạc tinh trùng; và mạc hình phiễu; cơ bìu và lớp tinh mạc.
Các từ liên quan: chimney-sweeps' cancer (ung thu nghề nạo ống khói); chyloderma; dartos (cơ trơn bìu); oscheal (thuộc bìu); oscheitis (viêm bìu); oscheonous (u bìu); rhacoma (bìu lủng lẳng); urocele (tràn niệu bìu); varicocoele (giãn tĩnh mạch thừng tinh).*

scrubbing [MD. schru6ben]. Term applied to washing the hands, fingernails, and lower arms in preparation for performing surgery. The precise procedure to follow usually is posted in a special area where the washing is done.
METHOD: Scrubbing with soap and water and a nail brush, immersion in a mild germicidal solution, and the wearing of sterilized rubber gloves, cap, gown, and mask.*Sự cọ rửa Thuật ngữ dành cho việc rửa tay, móng tay và cánh tay dưới để chuẩn bị cho việc giải phẫu. Quá trình này thường được diễn ra ở một nơi đặc biệt.
Phương pháp: rửa tay với xà phòng và nước cùng với bàn chải móng, nhúng trong một dung dịch sát trùng nhẹ, và găng tay cao su khử trùng, mũ, áo và khẩu trang.*

scrub nurse. Term applied to operating room nurse who hands instruments to the surgeon; and who has previously scrubbed his or her hands and wears a mask, sterile rubber gloves, and gown.*Y tá phụ mổ Thuật ngữ dùng để chỉ y tá phòng mổ, người trao dụng cụ cho bác sĩ phẫu thuật, và người trước đó đã rửa ráy mang khẩu trang, găng và áo.*

scrub typhus. An acute febrile illness caused by Rickettsia tsutsagamushi transmitted by several species of mites, including Trombicula akamushi and T. deliensis. Common

in the Asiatic-Pacific area. If untreated, fever lasts for about 14 days. Fatality rate varies in untreated cases from 1% to 4%. SYN: tsutsugamushi disease.
TREAT: Tetracycline or chloramphenicol.*Bệnh sốt scrub Bệnh sốt cấp tính do vi khuẩn richettsia tsutsugamushi truyền bởi một loài ve, gồm Trombicula akamushi và T. deliensis. Phổ biến ở vùng châu Á-Thái Bình Dương. Nếu không được điều trị, sốt kéo dài khoảng 14 ngày. Tỷ lệ tử vong thay đổi ở những trường hợp không điều trị từ 1% tới 4%. ĐN. tsutsugamushi disease.
Điều trị: Tetracyline hoặc chloramphenicol.*

scruple [L. scrupulus, small, sharp stone]. ABBR: scr. A Twenty grains in apothecaries' weight; 1.296 gm.
scruple Viết tắt scr. Hai mươi hạt cho trọng lượng của người bào chế; 1,296 gam.

Scultetus bandage [Johann Schultes (Scultetus), Ger. surgeon, 15951645] A many-tailed bandage or binder, applied around the abdomen so that the ends overlap each other as if they were roof shingles. The binder holds dressings in place and supports abdominal muscles postoperatively.
SEE: binder, Scultetus, for illus.
Scultetus bandage Johann Schultes (Scultetus), nhà phẫu thuật người Đức, 1595-1645]. Băng scultetus loại băng nhiều đuôi quấn xung quanh bụng để các đầu gối lên nhau như thể chúng là những ván lợp mái nhà. Băng dùng giữ cho băng lót cố định và nâng các cơ bụng sau phẫu thuật. XXem binder, Scultetus, để minh họa.

Scultetus position. Position in which the head is low and the body is on an inclined plane.*Vị trí Scultetus Vị trí trong đó, đầu thấp và cơ thể ở trên mặt phẳng nghiêng.*

scum [ME. scume]. Slimy floating islands of bacteria or impurities on the surface of a culture; an interrupted pellicle of bacterial growth.*scum Ca 'c đảo nổi nhầy nhớt của vi khuẩn hay chất bẩn trên bề mặt của sự nuôi cấy: một màng mỏng đứt quãng của sự phát triển vi khuẩn.*

scurf [AS. scurf]. A branny desquamation of the epidermis, esp. on the scalp. SEE: dandruff.*scurf Vảy cám (da):sự tróc vảy cám của biểu bì, đặc biệt ở da đầu. Xem. dandruff.*

scurvy [L. scorbutus]. A deficiency disease characterized by hemorrhagic manifestations and abnormal formation of bones and teeth.
SYM: Preceded by period of ill health characterized by sallow complexion; loss of energy; pains in legs, limbs, and joints.
Anemia; great weakness; spongy, bleeding gums; fetor of breath; loosening of teeth; subcutaneous hemorrhages and hemorrhages from mucous membranes; painful, brawny induration of muscles characterize

overt symptoms.
ETIOL: Deficiency of vitamin C usually resulting from lack of fresh fruits and vegetables in diet.
TREAT: For infants, 300 mg of vitamin C (ascorbic acid) daily for 1 week then 150 mg daily for 1 month, or 4 to 8 oz (52 to 104 ml) of orange juice or 12 to 24 oz (155 to 311 ml) of tomato juice daily. For adults, 300 to 500 mg of ascorbic acid daily until symptoms have disappeared.
PROG: Favorable in early stages.
*Bệnh scobut, bệnh thiếu vitamin C Bệnh được xác định bởi sự xuất huyết và sự cấu tạo bất thường của xương và răng.
Triệu chứng: xuất hiện trước một giai đoạn sức khỏe kém được xác định bởi nước da tái xám; mất sức; đau ở chân, chi và khớp. Thiếu máu, yếu ớt, lợi chảy máu và xốp; hơi thở hôi; răng lung lay; xuất huyết dưới da và xuất huyết từ niêm mạc. Sự cứng chắc và đau của cơ xác định các triệu chứng rõ ràng.
Nguyên nhân: sự thiếu vitamin C thường do sự thiếu trái cây và rau quả tươi trong khẩu phần ăn.
Điều trị: đối với trẻ em, 300mg vitamin C (acid ascorbic) mỗi ngày trong vòng một tuần, tức là 150mg trong vòng một tháng, 4-8oz (52đến 104 ml) nước cam hay 12-24oz (155 đến 311ml) nước cà chua mỗi ngày. Với người lớn 300 tới 500mg acid ascorbic mỗi ngày cho đến khi triệu chứng chấm dứt.
Dự đoán: thuận lợi của giai đoạn đầu.*

s., infantile. A form of scurvy that sometimes follows the prolonged use of condensed milk, sterilized milk, or proprietary foods that do not contain supplementary vitamin C. SYN: Barrow's disease.
SYM: Anemia, immobility of legs, pseudoparalysis, extreme tenderness, swelling without pitting, thickening of bones from subperiosteal hemorrhage, ecchymoses, and tendency toward fractures of epiphyses of bones.
*Bệnh scobut trẻ em Một loại scobut mà theo sau sự dùng kéo dài sữa đặc, sữa tiệt trùng và thức ăn dồi dào mà không chứa vitamin C bổ sung cần thiết. Đn: Barlow's disease.
Triệu chứng: thiếu máu, sự bất động chân, liệt giả, rất yếu ớt, xưng mà không có hố, dày của xương do tiểu máu dưới màng xương, và khuynh hướng gãy đầu xương.*

scute [L. scutum, shield]. 1. A thin plate or scale, esp. the horny plates found on the carapace of turtles. 2. Term formerly applied to the tegmen tympani.*scute 1. Vảy một vảy mỏng, đặc biệt là vảy sừng tìm thấy trên mai rùa biển. 2. Thuật ngữ trước đây dùng để chỉ trần hòm nhĩ.*

scutfform [" + forma, shape]. Shield-shaped.*scutfform Hình khiên.*

scutular [L. scutulum, a little shield]. Having small indented crusts of the skin.*scutular Hình vảy cám.*

scutulum [L., a little shield]. (pl. scutula) Lesion of the scalp caused by the fungus Trichophyton schoenleini. A yellow cup-shaped crust consisting of a dense mass of mycelia and epithelial debris. The cup faces up,and its center is pierced by the hair around which it has developed. SEE: faous.*Bệnh vảy favus Tổn thương da đầu do nấm Trichophi- ton schoenleini. Một vảy hình chén hướng lên và sợi tóc chọc qua giữa nó. Xem. favus*

scutum [L., shield]. Plate of bone resembling a shield.*scutum Phiến xương dạng hình khiên.*

scybalous [Gr. skybalon, dung]. Of the nature of hard fecal matter.

scybalous Thuộc hòn phân cứng.

scybalum (pl. scybala) A hard rounded mass of fecal matter.

scybalum Hòn phân cứng.

scypho- [Gr. skyphos, cup]. Combining form meaning cup.*scypho-Dạng kết hợp nghĩa là chén.*

scyphoid [" + eidos,form,shape]. Cup-shaped.*scyphoid Hình chén*

S.D. skin dose; standard deviation.

S.D. *Viết tắt của skin dose - liều trên da; standard deviation - độ lệch chuẩn.*

SDA. 1. specific dynamic action. 2. Abbreviation for Latin sacrodextra anterior. The right sacroanterior fetal position.*SDA. 1. Viết tắt của Specific dynamic action - tác động lực đặc thù của thức ăn. 2. Từ viết tắt của tiếng Latinh Sacrodextra anterior. Vị trí bào thai ở xương cùng trước bên phải.*

S.E. standard error.*S.E. Viết tắt của standard error - sai số chuẩn.*

Se. Chem. symb. for the element selenium.*Se Ký hiệu hóa học của nguyên tố selenium.*

seabathei s eruption. Itching red papules that may appear on the skin within a few hours of swimming in the sea. The lesions progress to form crusted papules and disappear spontaneously in 7 to 10 days. Treatment is symptomatic. Caused by a form of schistosome found in coastal and inland waters of North America. SYN: schistosome dermatitis; swimmer's itch.*Ban do tắm biển Những nốt sần đỏ, ngứa mà có thể xuất hiện trên da trong vài giờ bơi ở biển. Tổn thương phát triển tạo thành các nốt sần có vảy và biến mất tự động trong 7 đến 10 ngày. Điều trị chứng. Gây bởi một loài sán máng tìm thấy ở vùng nước biển và lục địa Bắc Mỹ. ĐN. schistosome dermatitis; swimmer's itch.*

seal. 1. To close firmly. 2. A material such as an adhesive or wax used to make an airtight closure.*seal 1. Niêm phong. 2. Xi: một chất như keo hay sáp dùng để niêm kín không khí.*

s., border. Edge of a denture that contacts the tissues in order to close the area under the denture to entrance by food, air, or liquids.*Bờ niêm Bờ của một hàm răng mà tiếp xúc với các mô để làm kín vùng dưới răng không cho thức ăn, không khí và chất lỏng lọt vào.*

s., posterior palatal. Seal at the posterior border of a denture.*S ư . niêm vòng miệng sau Sự niêm kín bờ sau của răng.*

s., velopharyngeal. Seal between the oral and nasopharyngeal cavities. *Niêm màng hầu-hầu Niêm giữa các hốc miệng và mũi-hầu.*

sealant. A substance applied to prevent leakage into or out of an area.*Xi niêm Một chất dùng để ngăn rò rĩ vào hoặc ra một vùng.*

s., dental. Some type of resin that will bond to etched enamel of a tooth and form a protective coating resistant to chemical or physical breakdown.*Xi niêm răng Một loại nhựa mà sẽ làm kín men bị ăn mòn của răng tạo thành một lớp bảo vệ chống lại sự gãy vỡ hóa học hay vật lý.*

s., pit and fissure. A method of helping to prevent dental caries by applying adhesive resins to teeth to fill the deep pits and fissures of the occlusal surfaces. This prevents accumulation of debris or decay-producing bacteria from entering these vulnerable areas.*Xi niêm hố và rãnh Một biện pháp giúp ngăn ngừa sa6u răng bằng cách dùng nhựa dính trám đầy những hố và rãnh bị sâu của bể mặt khớp cắn. Điều này ngăn sự tích lũy chất bẩn hoặc vi khuẩn gây sâu không vào vùng bị tổn thương này.*

seal finger. An infection of the finger following contact with the blood of a seal. The infectious agent has not been identified, but it is carried in the blood of the seal. It is sensitive to tetracycline.*seal finger Ngón tay hải cấu một sự nhiễm trùng ngón tay sau khi tiếp xúc với máu hải cấu. Tác nhân gây nhiễm chưa được rõ nhưng nó ở trong máu hải cấu. Nó rất nhạy với tetraceline.*

searcher [ME. serchen]. Instrument for locating openingo- furetervprevious to inserting catheter or exploring sinuses, and esp. for detecting stones in the bladder. SYN: sound.*Cái thông trên sới Dụng cụ định vị lỗ niệu quản trước khi luồn que thông và dò xoang, và đặc biệt là dò sỏi trong bàng quang. ĐN. sound*

seasickness [AS. sae sea, + seocness, illness]. Disorder due to motion of a boat, or riding in cars, trains, and elevators. A similar condition affects some air travelers. SYN: motion sickness.

SYM: Giddiness, vomiting, headache, nausea, and often extreme drowsiness, retching, prostration.

ETIOL: Motion affects the middle ear, and the vomiting center in the brain stem is stimulated. There is wide individual variation in susceptibility.

PREVENTION: Select position in craft where up-and- down motion is least; avoid dietary and alcoholic excesses; avoid reading or unusual visual stimuli; assume a supine or recumbent position.

TREAT: 50 mg of Dramamine (dimenhydrinate) every four hours as necessary. This medicine causes some people to experience drowsiness; those individuals should not operate a motor vehicle or dangerous machinery when takingDramamine. Sedatives and supportive therapy, such as intravenous fluids, may be required in severe and prolonged cases. Generally, antinauseapills should not be given to pregnant women during early pregnancy.*Chứng say sóng Rối loạn do chuyển động theo một chiều tàu hay đi xe hơi, xe lửa hay thang máy. Một tình trạng tương tự tác động lên một số người đi máy bay. ĐN. motion sickness. Triệu chứng: chóng mặt, nôn mửa, nhức đầu, buồn nôn và hết sức uể oải, nôn ọe, nằm phủ phục. Nguyên nhân: chuyển động tác động lên tai giữa và trung tâm gây nôn ở thân não bị kích thích. Có rất nhiều người dễ bị chứng này. Phòng ngừa: chọn vị trí trên tàu nơi chuyển động lên xuống là tối thiểu; tránh ăn uống quá mức; tránh đọc hay những kích thích thị giác khác thường; chọn vị trí nằm tựa hay nằm ngửa. Điều trị: 50mg Dramamine (dimenhydrinate) 4 giờ một lần khi cần. Thuốc này giúp một số người qua được sự uể oải. Không nên lái xe có động cơ nguy hiểm khi dùng Dramamine. Thuốc an thần là phép chữa phụ như truyền dịch tĩnh mạch, có thể cần trong trường hợp nghiêm trọng và kéo dài. Nói chung, thuốc viên chống buồn nôn không nên cho phụ nữ có thai thời kỳ đầu dùng.*

seasonal affective disorder. ABBR: SAD. Mental depression related to a certain season of the year, esp. winter. Symptoms include daytime drowsiness, fatigue, and diminished concentration. Symptoms usually begin during adulthood. It is four times as common in women as in men. The part played by the decreased amount of sunlight during the winter is not clear. Nevertheless the disorder is improved by exposure to bright light, esp. if it is used in the early morning.*seasonal affective disorder Viết tắt SAD. Rối loạn theo mùa chứng trầm cảm có liên quan tới mùa nhất định của năm, đặc biệt là mùa đông. Các triệu chứng bao gồm uể oải vào ban ngày, mệt mỏi và giảm sức tập trung. Các triệu chứng thường bắt đầu ở tuổi trưởng thành. Nó diễn ra ở phụ nữ gấp bốn lần ở đàn ông. vai trò của lượng ánh sáng mặt trời giảm sút trong mùa đông thì không rõ. Tuy nhiên sự rối loạn được cải thiện bằng cách phơi nắng đặc biệt là vào buổi sáng sớm.*

seat. The structure upon which another structure rests or is supported.
Cấu trúc ngồi Cấu trúc làm chỗ tựa hay nâng cấu trúc khác.

s., basal. Tissues in the mouth that support a denture.*Cấu trúc ngồi nền Các mô trong miệng mà nâng một hàm răng.*

s., rest. An area upon which a denture or restoration rests.*Cấu trúc tựa Một vùng làm chỗ tựa cho một hàm răng hay cấu trúc thay thế.*

Seattle foot [after the city Seattle, Washington, U.S., where it was developed]. An artificial foot that has a spring-back quality that makes it feel like a real foot. Use of this device allows single- or double-foot amputees to run and engage in other sports.*Seattle foot [sau thành phố Seattle, Washington, Mỹ nơi nó được phát triển]. Bàn chân seattle một bàn chân nhân tạo có tính đàn hồi làm nó cảm giác như một bàn chân thật. Sự dùng thiết bị này cho phép người cụt một hay hai bàn chân chạy và chơi các môn thể thao khác.*

seatworm. A species of nematode worms, Enterobius oermicularis, that commonly infest man. Adult worms inhabit large intestine in region of cecum and appendix. Gravid females migrate nightly to anus where they deposit eggs in the perianal region. Movement of the worms about anus causes intense itching. SYN: pinworm.*Giun kim Một loại giun tròn Enterobius vermicularis mà thường nhiễm ở người. Giun trưởng thành thường cư trú trong ruột già trong vùng ruột tịt và ruột thừa. Con cái có mang di trú về đêm tới hậu môn để đẻ trứng ở vùng quanh hậu môn. Hoạt động của giun kim quanh hậu môn gây ngứa rất dữ dội. ĐN. pinworm.*

sebaceous [L. sebaceus, made of tallow]. Containing, or pert. to, sebum, an oily, fatty matter secreted by the sebaceous glands.*sebaceous Thuộc chất nhờn, một chất béo tiết bởi chất bả nhờn.*

sebaceous cyst. A cyst filled with sebum from a distended sebaceous gland. These cysts are sometimes known as wens. They frequently form on the scalp and consist of a small sac, containing sebaceous matter, that may grow to a large size. They may result from impairment of localized circulation and closure of sebaceous glands or ducts. Drainage does not remove them permanently because they will recur unless entirely extirpated. Extirpation, q.v., should be done with an electric current or cutting knife. One should never attempt to drain such a cyst without taking every precaution against infection.*U nang bả Một u đầy chất nhờn từ tuyến bả nhờn sưng to. U nang này đôi khi đượcgọi là wen (u nang bả) chúng thường hình thành trên da đầu và gồm một*

túi nhỏ chứa chất nhờn, mà có thể phát triển to hơn. Chúng có thể do sự suy yếu tuần hoàn tại chỗ hay sự bít kín tuyến hoặc ống bả nhờn. Sự dẫn lưu không làm hết chúng lâu dài bởi vì chúng sẽ tái phát trừ phi được cắt bỏ hoàn toàn. Sự cắt nên được làm với một dòng điện hay dao cắt điện. Đừng bao giờ phá những u nang như thế nếu khọng có cách ngừa nhiễm khuẩn.

sebaceous gland. Oil-secreting gland of the skin. The glands are simple or branched alveolar glands, most of which open into hair follicles. They are holocrine glands, their secretion, sebum, arising from disintegration of cells filling the alveoli. Most sebaceous glands have a hair follicle associated with them.*Tuyến bả nhờn Tuyến tiết dầu của da. Các tuyến là tuyến phế nang phân nhánh hay đơn, hầu hết mở thông vào nang tóc. Chúng la2 những tuyến toàn tiết. Chất tiết của chúng, chất nhờn, gia tăng từ sự phân rã làm đầy các nang. Hầu hết tuyến bả nhờn có một nang tóc liên quan với chúng.*

sebastomania [Gr. sebastos, reverend + mania, madness]. Religious insanity. SYN: theomania.*Bệnh tâm thần tôn giáo ĐN. theomania.*

sebiferous [L. sebum, tallow, + ferre to carry]. Producing fatty or sebaceous matter. SYN: sebiparous.*Tiết bả nhờn ĐN. sebiparous.*

sebolite, sebolith [" + Gr. lithos, a stone]. Concretion in a sebaceous gland. SYN: sebolith.*sebolite, sebolith Sỏi trong tuyến bả nhờn.*

seborrhagia [" + Gr. rhegnynai, to burst forth]. Excessive secretion of sebaceous glands. SYN: seborrhea.*Tăng tiết bả nhờn ĐN. seborrhea.*

seborrhea [" + Gr. rhoia, flow]. Functional disease of the sebaceous glands marked by increase in the amount, and often alteration of the quality, of the sebaceous secretion. TREAT: Mild dandruff may be treated with a shampoo containing selenium sulfide or sulfur. If severe, a lotion or cream containing corticosteroids, preferably in the form of hydrocortisone, is rubbed into the affected areas two or three times a day.*Tăng tiết bả nhờn Một bệnh chức năng của tuyến bả nhờn biểu hiện ở sự tăng về số lượng và thường thay đổi chất lượng của chất bài tiết. Điều trị: gàu nhẹ có thể chữa bằng dầu gội đầu chứa selenium sulfide hay sulfur. Nếu nghiêm trọng, một loại thuốc xức hay kem chứa corticosteroid thường dùng dưới dạng hydrocortisone xức vào vùng bị nhiễm hai hoặc ba lần mỗi ngày.*
s.,capiti. Seborrhea of the scalp.
s.,capiti Tăng tiết bả nhờn da đầu do hói.
s.,congestive. Facial form of seborrhea with elevated patches with red borders and covered with crusts and scars. SYN: lupus

erythematosus.*Tăng tiết bả nhờn xung huyết Một dạng tăng tiết bả nhờn ở mặt với các đốm có rìa đỏ gia tăng và phủ với vảy và sẹo. ĐN: lupus erythematosus.*

s.,corpons. Seborrhea of the trunk.
s.,corpons Tăng tiết bả nhờn thân.

s., faciei. Seborrhea of the face.*s., faciei Tăng tiết bả nhờn mặt .*

s.,furfuracea. Dermatitis seborrheica.*s.,furfuracea Viêm da do tăng tiết bả nhờn.*

s.,nigricans. Dark-colored crusts occurring in seborrhea.*Tăng tiết bả nhờn đen Những vảy và xuất hiện trong tăng tiết bả nhờn.*

s., oleosa. Seborrhea in which fat elements predominate. Shows shiny skin with widely dilated follicular orifices, many of which contain comedones.*Tăng tiết bả nhờn béo Trong đó phả tử béo chiếm ưu thế. Da sáng bóng với các lỗ nang giãn rộng, nhiều trong số đó chứa nhân trứng cá.*

s.,sicca. Seborrhea with gray-brown or yellow scale and crust formation in addition to abnormal oiliness. Differentiation from seborrheic dermatitis is difficult. This form is most. frequently observed on scalp and constitutes what is popularly called dandruff. Examination reveals an encrustation composed of thin yellowish-gray scales. In uncomplicated cases the skin is pale but often becomes hyperemic or inflamed from irritation. When allowed to continue, nutrition of hair is interfered with, and baldness results.
On the body, seborrhea sicca appears as yellowish-gray, slightly elevated patches covered with greasy scales. Outlets of follicles are often dilated. There is generally more or less redness of the skin from hyperemia (seborrheal eczema).*Tăng tiết bả nhờn khô Tăng tiết bả nhờn với những vảy xám nâu hay vàng cộng với tính chất nhờn khác thường. Sự phân biệt với viêm da do tăng tiết bả nhờn thì khó. Dạng này rất thường được thấy trên da đầu và tạo ra thứ mà được gọi phổ biến là gàu. Sự kiểm tra cho thấy một sự hình thành các vảy hơi vàng, mỏng. Trong những ca phức tạp da thường tái nhưng lại sung huyết và viêm khi bị kích thích. Nếu tiếp tục, sự nuôi dưỡng tóc bị cản trở và kết quả là chứng hói.
Trên cơ thể, tăng tiết bả nhờn khô xhất hiện dưới dạng các đốm văng nhẹ, xám hơi vàng phủ một lớp vảy láng. Lối ra của nang thường giãn nở. Nói chung có sự đỏ của da ít nhiều do sung huyết (tăng tiết bả nhờn dạng chàm).*

seborrheic [L. sebum tallow, + Gr. rhoia, flow]. Afflicted with or like seborrhea.*seborrheic Bị tác động hay giống với tiết bả nhờn.*

seborrheid [" + Gr. rhoia, flow]. Seborrheic dermatitis.*seborrheid Mụn bả nhờn.*

seborrhoic Suffering from or like seborrhea. SYN: seborrheic.

seborrhoic Xem: seborrheric.

sebum [L., tallow]. A fatty secretion of the sebaceous glands of the skin. It varies in different parts of the body. Sebum from the ears is called cerumen, q.v.; that from the foreskin is called smegma, q.v. *Bã nhờn Một chất tiết béo của tuyến bã nhờn của da. Nó thay đổi ở những phần khác nhau của cơ thể. Bã nhờn từ tai gọi là ráy tai; bã nhờn từ bao quy đầu gọi là bựu sinh dục.s. palpebrale.*

Lema, q.v.*s. palpebrale Nhữ mắt (ghèn).*

secement [L. secernens, secreting]. 1. Secreting. 2. A secreting organ.

secement *1. Sự tiết. 2. Bộ phận tiết.*

seclusion of pupil. Shutting off of the pupil due to adherence of iris to the lenticular capsule. SYN: synechia, annular. *seclusion of pupil Sự tách đồng tử do sự dính của mống mắt với bao thủy tinh thể. ĐN. synechia, annular.*

seclusio pupillae siderosis bulbi. Deposit of iron pigment within the eyeball. Seen in cases of iron foreign bodies retained in the eye. *Sự lắng sắc tố mắt trong nhãn cầu Thấy trong các trường hợp dị vật sắt lưu trong mắt.*

secobarbital. USP. A barbiturate used for its sedative and hypnotic effects.*secobarbital USP. Thuốc gây ngủ và an thần.*

secodont [L. secare, to cut, + Gr. odous, tooth]. Having molar teeth with cutting edges on the cusps. *secodont Có răng cối với các cạnh cắt trên các núm.*

Seconal. Trade name for secobarbital, USP. *Seconal Tên thương mại của secobarbital. VSP.*

Seconal Sodium. Trade name for secobarbital sodium. *Seconal Sodium Tên thương mại của secobarbital soaium.*

secondary. 1. Next to or following; second in order. 2. Produced by a primary cause.*secondary 1. Kế tiếp, thứ hai trong thứ tự. 2. thứ phát phát sinh bởi nguyên nhân chính.*

secondary areola. Pigmentation around the nipples during pregnancy. SEE: areola. *Quầng thứ phát Màu da xung quanh núm vú thời kỳ mang thai. Xem. areola.*

secondary care. Health care beyond the primary. Included are more sophisticated diagnostic methods and techniques, and laboratory facilities. This level of care is more nearly available in medical care institutions serving a large population. SEE: primary care; tertiary care. *Săn sóc tiếp theo Sự chăm sóc y tế vượt khỏi sự chăm sóc ban đầu. Bao gồm những phương pháp và kỹ thuật chẩn đoán tinh vi hơn, kể cả tiện nghi phòng thí nghiệm. Mức độ chăm sóc này hầu như sẵn có hơn các viện ch8am sóc y tế phục vụ một dân số lớn. Xem. primary care; tertiary care.*

secondary gain. SEE: gain, secondary. *secondary gain Xem: gain, secondary.*

secondary hemorrhage. 1. Hemorrhage appearing more than 24 hours after an injury or operation that is due to sepsis and septic ulceration into a blood vessel. 2. Uterine bleeding due to septic infection or from infant's umbilicus due to same cause. *Xuất huyết thứ phát 1. xuất huyết xảy ra hơn 24 giờ sau tổn thương hay mổ do nhiễm trùng và sự tạo loét nhiễm trùng trong mạch máu. 2. Chảy máu từ cung do nhiễm trùng máu hay chảy máu từ rốn trẻ con do cùng nguyên nhân.*

secondary nursing care. Nursing care aimed at early recognition and treatment of disease. It includes general nursing intervention and teaching of early signs of disease conditions so that prompt medical care can be obtained. *Sự chăm sóc nhằm nhận ra và điều trị bệnh sớm Nó gồm sự chăm sóc tổng quát và hướng dẫn những dấu hiệu đầu tiên của tình trạng bệnh để sự chăm sóc y tế sớm được tiến hành.*

secondary radiation. X-rays produced by the interaction between primary radiation and the substance being examined. *Bức xạ tiếp theo Các tia X sinh ra bởi phản xạ những bức xạ đầu tiên và chất được kiểm tra.*

second cranial nerve. A sensory nerve that conveys visual impulses from eye to thalamus. The two optic nerves undergo partial decumation at the optic chimma. SEE: cranial nerves; Cranial Nerves in Appendix. *Thần kinh sọ thứ hai Một dây thần kinh cảm giác mà chuyển chở những xung động thị giác từ mắt tới đồi. Hai thần kinh thị giác chịu sự giao thoa một phần ở vùng giao thoa thị giác. Xem. cranial nerve; Cranial Nerve trong phụ lục.*

second intention. Healing by granulation or indirect union. Granulation tissue is formed to fill the gap between the edges of the wound with a thin layer of fibrinous exudate. It bars bacteria and aids in checking bleeding by the coagulation of the blood. Connective tissue cells support the new capillaries. This form of healing is slower than that by first intention, and its grayish-red surface may become pale and flabby if the healing is too long delayed. If the granulations show above the surface, they may have to be removed with caustics. If the granulations first form at the top instead of the bottom ofthe wound, the wound may have to be kept open with drainage. SEE: intention; resolution.*Cách liền sẹo thứ hai Sự lành vết thương bằng kết hạt hay liên kết gián tiếp. Mô hạt được tạo ra để làm dày lỗ hổng giữa các vết thương với một lớp mỏng chất dịch rỉ fibrin. Nó căn vi khuẩn và giúp kiểm tra sự chảy*

máu bằng sự đông máu. Các tế bào mô liên kết đỡ các mao mạch mới. Dạng lành vết thương này chậm hơn cách liền sẹo đầu tiên, và bề mặt đỏ hơi xám của nó có thể trở nên tái nhợt và mềm nhũn nếu sự lành bị trì hoãn quá lâu. Nếu sự kết hạt lộ trên bề mặt, chúng có thể phải được gỡ đi bằng một chất ăn da. Nếu hạt đầu tiên hình thành ở mặt thay vì đáy vết thương, vết thương có thể phải được để mở với sự dẫn lưu. Xem. intention; resolution.

second sight. Alteration in refractive powers of the lens so that reading is possible again without glasses. This temporary condition occurs as a cataract develops over aperiodof years. SYN: senopia.*Thị giác thứ hai Sự biến đổi trong năng lực khúc xạ của các thấu kính sao cho có thể đọc thở lại mà không cần kính. Tình trạng tạm thời này xảy ra như một bệnh đục thủy tinh thể phát triển qua một giai đoạn trong năm. ĐN. senopia.*

second stage of labor. Period in labor between complete dilation of the cervix and delivery of the child. Duringthis stage involuntary contractions of the uterus become quite strong. This stage normally lasts 2 to 4 hours in primiparm and about 1 hour in multiparae. SEE: labor.*Giai đoạn hai của kỳ sinh nở Giai đoạn giữa sự giãn hoàn toàn của cổ tử cung và sự sinh em bé. Trong giai đoạn này, sự co ngoài ý muốn của tử cung là rất mạnh. Giai đoạn này thường kéo dài 2đến 4 giờ ở người sinh con so và kkhoảng 1giờ ở người sinh nhiều lần. Xem. labor.*

second wind. Condition occurring following strenuous exercise in which the feeling of subjective breathlessness subsides.*Hơi thứ hai Tình trạng xảy ra theo sau bài tập thể dục quá sức trong đó cảm giác hụt hơi chủ quan giảm bớt.*

secrete [L.]. The products of secretion.*secrete Chất tiết.*

seeretagogue [L. secretum, secretion, + Gr. agogos, leading]. 1. That which stimulates secreting organs. 2. An agent that causes secretion. SYN: secretogogue.*seeretagogue 1. Lợi tiết kích thích các cơ quan tiết. 2. chất lợi tiết ĐN. Secretogogue.*

secrete [L. secretio, separation]. To separate from the blood, living organism, or gland; more specifically, to form a secretion.*Tiết Tách rời khỏi máu; cơ quan sống hay tuyến; đặc biệt cụ thể hơn, tạo ra một chất tiết.*

secretin A hormone that stimulates pepsinogen secretion by the stomach and inhibits the secretion of acid by the stomach. It is also important in stimulating the secretion of bicarbonate (HCO) from both the pancreas and the liver. SEE: cholecystokinin.*secretin Một hormon kích thich sự tiết pepsinogen bởi dạ dày và ức chế sự* *tiết acid bởi dạ dày. Nó cũng quan trọng trong sự tiết bicarbonate (HCO) từ tuyến tụy và gan. Xem. chilecystokinin.*

secretinase An enzyme in blood that inactivates secretin.*secretinase Một elzyme trong máu mà khử hoạt tính chất tiết.*

secretion [L. secretio, separation]. 1. The process whereby cells of glandular organs produce certain materials from the blood. 2. The substance produced by glandular organs.

If the material flows out through a duct (e.g., saliva) it is called an external secretion; if it is returned to the blood or lymph (e.g., insulin) it is called an internal secretion.

FLUIDS OF BODY: Blood: Composed of 79% water, 21% solids including the cellular elements of blood Bile: Emulsifies fats and precipitates soluble peptones, 20 to 24 oz (259 to 311 ml) are produced daily. Sp. gr. 1.026 to 1.032. Reaction alkaline. Chyle: Absorbed by lacteals, the lymphatics of the small intestines. Contains fat absorbed from food. Chyme: Food that has undergone gastric digestion only. Gastric juice: Clear, acid, watery secretion of the glands of the stomach. Principal ingredients are hydrochloric acid, mucus, and pepsin. Intestinal juice: Has combined action of saliva and gastric and pancreatic juices. Starch and complex sugars are converted into monosaccharides. Reaction alkaline. Lymph: Characteristics vary with site of origin. If derived from a limb, it may be clear and have less than 1 gm of protein/100 ml. If derived from gut, protein is increased and fluid may have milky appearance. Menstrual Menstrual flow. Average 60 ml during each period. Consists of blood, cellular tissue, and mucus. Blood clots are not usually abnormal. Pancreatic juice: Contains enzymes that act on fats, proteins or products of protein digestion, and carbohydrates. Approx. 2000 ml of a fluid of pH 7.5 to 8.0 secreted daily. Perspiration: The secretion of sweat glands. From 100 to 1000 ml/day under normal conditions. May be many times that amount in extremely hot and dry conditions. Saliva: Composition varies with particular glands, being watery if from parotid and viscous from submandibular glands. Approx. 1500 ml secreted/day. Serves to lubricate food and break down starch and glycogen. Urine: 1000 to 2500 ml/24 hours but highly variable. Sp. gr. 1.003 to 1.025. Reaction acid. Contains 50 to 70 gm of solids 12 to 20 gm/day of urea nitrogen, and chlorides 110 to 250 nmol/liter depending upon chloride intake. SEE: urine.*secretion 1. Sự tiết: Quá trình qua đó các tế bào của các cơ quan tuyến sản xuất một chất từ máu. 2. Chất tiết: Chất được sản xuất bởi các cơ quan tuyến. Nếu chất chảy qua một ống dẫn (ví dụ: nước bọt), nó được gọi là chất*

ngoại tiết. Nếu nó quay trở về máu và bạch huyết (ví dụ: insulin), nó được gọi là chất nội tiết. Các chất dịch của cơ thể: Máu: gồm 79% nước, 21% chất rắn kể cả các thành phần tế bào máu. Mật: nhũ tương hóa chất béo và kết quả của peptone hòa tan, 20-40 oz (159 đến 311ml) được sản xuất hàng ngày. Trọng lượng riêng: 1,026 tới 1,032. Phản ứng kiềm. Nhũ trấp: hấp thu bởi mạch nhũ trấp ruột non. chứa chất béo được hấp thu từ thức ăn. Dưỡng trấp: thức ăn mà đã qua tiêu hóa dạ dày. Dịch vị: chất tiết dạng nước, có tinh acid, trong các tuyến dạ dày. Các thành phần chính của acid hydrochloric, niêm mạc và pepsin. Dịch ruột: kết hợp hoạt động của nước bọt và dịch tụy, dịch vị. Các loại đường tinh bột và đường phức hợp được chuyển hóa thành monosaccharide. Phản ứng kiềm. Bạch huyết: các đặc trưng thay đổi theo vị trí phát sinh. Nếu sinh ra từ một chi nó có thể trong và có ít hơn một gam protein/10ml. Nếu sinh ra từ ruột, protein tăng lên và dịch có thể có dạng sữa. Dịch kinh nguyệt: trung bình 60ml trong mỗi chu kỳ, gồm có máu, mô tế bào và niêm dịch. những cục máu đông thường không bất thường. Dịch tụy: chứa các elzyme và tác động lên chất béo, protein hay các sản phẩm của sự tiêu hóa protein, và carbohydrate. Khoảng 200ml chất dịch có độ pH 7,5 đến 8,0 được tiết hàng ngày. Mồ hôi: chất tiết của các tuyến mồ hôi. Từ 100 đến 1000ml/ngày dưới điều kiện bình thường. có thể nhiều hơn số đó trong điều kiệncực kỳ nóng và khô. Nước bọt: thành phần thay đổi theo các tuyến cụ thể, dạng nước nếu từ tuyến mang tai và nhớt từ tuyến dưới hàm dưới. Khoảng 1500ml được tiết/ngày. Dùng để bôi trơn thức ăn và phá vỡ tinh bột và glycogen. Nước tiểu: 1000-2500ml/24 giờ, nhưng thay đổi lớn. Trọng lượng riêng 1,003 tới 1,025. Phản ứng acid. Chứa 50-70 gm chất rắn, 12 tới 20gm/ngày urea nitrogen và các chloric 110 tới 250mmol/lít tùy theo lượng nhận vào. Xem. urine.

s., apocrine. Secretion in which the apical end of a secreting cell isbroken off and its contents extruded, as in the mammary gland.*Sự tiết ly tiết (tiết rụng đầu) Sự tiết trong đó đầu ngọn của tế bào tiết bị gãy lìa các thành phần của nó bị đẩy ra, như trong tuyến vú.*

S., external. Secretion that passes through a duct and is discharged upon an epithelial surface, either internal or external. Also called exocrine secretion or glands.*Ngoại tiết Sự tiết qua một ống dẫn và được thải trên một bề mặt biểu mô, bên trong hoặc bên ngoài>*

s., holocrine. Secretion in which the entire cell and its contents are extruded as a part of the secretory product, as in sebaceous glands.

***Toàn tiết** Sự tiết trong đó toàn bộ tế bào và các thành phần của nó bị đẩy ra như một phần của sản phẩm tiết như trong tuyến bã nhờn.*

s., internal. Secretion imparted to the blood instead of being eliminated by a duct. Also called endocrine secretion or glands.*Nội tiết Sự tiết vào máu thay vì được bài tiết qua ống dẫn.*

s., merocrine. Secretion in which the product is elaborated within cells and discharged through the cell membrane, the cell itself remaining intact.*Tiết nguyên vẹn Sự tiết trong đó các sản phẩm được tạo ra trong tế bào và được thải qua màng tế bào, chính tế bào vẫn nguyên vẹn.*

s., paralytic. Continuous abundant watery secretion from a gland after section of its secretory nerves.*Tiết liệt dây thần kinh Sự tiết nước nhiều và liên tục từ một tuyến sau khi cắt các dây thần kinh tiết ra nó.*

secretion, words pert. to: acrinia; amyxia; apolepsis; asteatosis; athyreosis; athyroidism; cerumen; ceruminal; ceruminosia; ceruminous; choleresis; chromocrinia; crinogenic; diacrisis; endocrine; errhine; exocrine; exsiccant; hormone; interstitial; as liva; sebum; secretagogue; secrete; secretin; semen; smegma; succorrhea.*Các từ có liên quan: acrinia; amyxia (không niêm dịch); apolepsis (sự ngừng tiết); asteatosis (không tiết nhờn); athyreosis (vô năng tuyến giáp); athyroidism (vô năng tuyến giáp); cerumen (ráy tai); ceruminal (thuộc ráy tai); ceruminosis (tăng tiết ráy tai); ceruminous (ceruminal); chloeresis (sự tiết mật); chromocrinia (sự tiết màu); crinogenic (kich tiết); diacrisis (con bài tiết); endocrine (nội tiết); errhine (gây số nủi); exocrine (ngoại tiết); exsiccant (chất hút ẩm); hormon; interstitial (thuộc khe; salva (nước bọt); sebum (bả nhờn); secretagogue (chất lợi tiểu); secrete (tiết); secretin; semen (tinh dịch); smegma (bựa sinh dục); succorhea (đa tiết).*

secretogogue [L. secretio, separation, + Gr. agogos, leading]. SEE: secretagogue.*secretogogue Xem: secretagogue.*

secretoinhibitory Inhibiting secretion.*secretoinhibitory Ức chế tiết.*

secretomotor Something, esp. a nerve, that stimulates secretion.*Vận tiết Cái mà kích thích sự tiết, đặc biệt là thần kinh.*

secretor [L. secretio, separation]. A person who secretes ABO blood group substances into mucous secretions such as saliva or gastric juice. ***Người tiết dịch cùng nhóm máu** Người tiết các chất nhóm máu ABO vào niêm dịch như trong nước bọt và dịch vị.*

secretory Pert. to or promoting secretion; secreting.*secretory Thuộc sự tiết.*

secretory capillaries. Very small canaliculi receiving secretion discharged from gland cells.*Mao quản tiết Các tiểu quản rất nhỏ nhận chất tiết thải từ tế bào tuyến.*

secretory fibers. Centrifugal nerve fibers that excite secretion.*Sợi tiết Cá sợi thần kinh ly tâm kích thích sự tiết.*

sectarian [L. sectus, having cut]. A medical practitioner who follows a dogma, tenet, or principle based on some unscientific belief.*sectarian Thầy thuốc mà theo một giáo điều, giáo lý hay nguyên tắc dựa trên một số tin ngưỡng phi khoa học.*

sectile [L. sectilis]. Capable of being cut.*sectile Có thể cắt được.*

sectio [L., a cutting]. Section or cut. *sectio Sự cắt hay vết cắt.*

section [L. sectio, a cutting]. 1. Process of cutting. 2. A division or segment of a part. 3. A surface made by cutting.*section 1. Sự cắt. 2. Đoạn cắt. 3. Mặt cắt, tiết diện.*

s., abdominal. Any incision through the abdomen. SYN: laparotomy.*Thủ thuật mở bụng ĐN: lapalotomy.*

s., cesarean. Incision of the uterus for delivery of a fetus through the abdominal wall.*Thủ thuật cesar Thủ thuật mở tử cung để sinh bảo thai qua màng bụng.*

s., cesarean, postmortem. SEE: cesarean section, postmortem.*s., cesarean, postmortem Xem: cesarean section, postmortem.*

s., coronal. s., frontal.*s., coronal s., frontal.*

s., frontal. Section dividing the body into two parts, dorsal and ventral. SYN: s., coronal.*s., frontal. Mặt cắt chia cơ thể thành hai phần, lưng và bụng. ĐN: s., coronal.*

s., frozen. A thin section of the body, an organ, or a piece of tissue that has been frozen before being sectioned and then studied microscopically.*Lát cắt đông lạnh Một lát cắt mỏng của cơ thể, một cơ quan hay một mẫu mô được đông lạnh trước khi cắt và được nghiên cứu qua kính hiển vi.*

s., midsagittal. Section that divides the body into right and left halves. *Mặt cắt dọc Mặt cắt chia cơ thể ra hai nữa trái phải.*

s., paraffin. Section of a tissue that has been infiltrated with paraffin.*s., paraffin Lát cắt của một mô đã được thấm paraffin.*

s., perineal. External incision into the urethra to relieve stricture.*T h u thuật mở đáy chậu Vết rạch từ bên ngoài vào niệu đạo để làm giảm sự hẹp.*

s., Pihes'. One of the series of sections made through the brain for postmortem examination.*L a t c a t Pitres Một trong một loạt lát cắt được thực hiện trên não để kiểm tra sau khi chết.*

s., sagittal Section cut parallel to the median plane of the body.*M ă t cắt đứng dọc giữa Mặt cắt song song với mặt phẳng giữa của cơ thể.*

s., serial. Microscopic sections made and arranged in consecutive order.*Sự cắt hàng loạt Sự cắt hiến vi được làm và sắp xếp theo thứ tự liên tục.*

s., vaginal. Incision into the abdominal cavity through the vagina.*s., vaginal Vết rạch vào khoang bụng qua âm đạo.*

sectioning [L. sectio, a cutting]. The slicing of thin sections of tissue for examination under the microscope. SEE: microtome.*sectioning Lát cắt mỏng của mô để kiểm tra qua kính hiển vi.*

s., ukrafhin. The cutting of sections extraordinarily thin (less than 1 micron in thickness), esp. for use in electron microscopy.*s., ukrafhin Lát cắt cực mỏng (không tới 1 micron), đặc biệt dùng trong kính hiển vi điện tử.*

sector [L., cutter]. The area of a circle included between two radii and an arc.*Hình quạt Phần của vòng tròn giữa hai bán kinh và một cung.*

sectorial Havingcuttingedges, as teeth.*sectorial Có các cạnh cắt, như răng.*

secundigravida [L. secundus, second, + graoida, pregnant]. A woman in her second pregnancy.*secundigravida Người có thai lần thứ hai.*

secundina [L., from secundinus, following]. That which follows.*secundina Kế tiếp.*

secundines [LL. secundinae]. The placenta, umbilical cord, and fetal membranes expelled during the third stage of labor. SYN: afterbirth.*secundines Rau thai, dây rốn và các màng bào thai được đẩy ra trong giai đoạn ba của sự sinh sản. ĐN. afterbirth.*

secundipara [L. secundus, second, + parere, to bring forth, to bear]. A woman who has produced two infants at separate times that have weighed 500 grams or more, regardless of their viability. SEE: grauida; para.*secundipara Người đẻ hai lần cách nhau mà nặng hơn 500mg không kể khả năng nhận của chúng. Xem. gravida, para.*

secundiparity The condition of being a secundipara.*secundiparity Tình trạng để lần thứ hai.*

secundum artem [L.]. In an approved manner; according to rule or science.*secundum artem 1. nhân tạo. 2. Khéo léo, khoa học.*

S.,E. D. skin erythema dose.*S.,E. D. Viết tắt của skin erythenma dose - liều đó da.*

sedation [L. sedatio, from sedare, to calm]. 1. Process of allaying nervous excitement. 2. State of being calmed. *sedation 1. Sự làm giảm kích thích thần kinh. 2 An toàn.*

sedative [L. sedatiuus calming]. 1. Quieting. 2. An agent that exerts a soothing or tranquilizing effect. Sedatives may be general, local, nervous, or vascular.*sedative 1. Làm dịu. 2. thuốc an thần một nhân tố gây hiệu quả êm và dịu. các thuốc an thần có thể tác dụng tổng quát, tại chỗ, lên thần kinh hay lên mạch.*

s., cardiac. Sedative that decreases the heart's force.*s., cardiac Thuốc làm dịu tim.*

s., nervous. Sedative affecting nervous system.*s., nervous Thuốc an thần.*

sedentary [L. sedentarius]. 1. Sitting. 2. Pert. to an occupation or mode of living requiring minimal physical exercise.*sedentary 1. Tư thế ngồi. 2. ngồi một chỗ thuộc ngề nghiệp hay lối sống cần sự vận động tối thiểu.*

sedentary living. A lifestyle involving little exercise, even of the least strenuous type. Increasing evidence indicates that this lifestyle is not conducive to maximum enjoyment of health or to longevity.*Lối sống tĩnh tại Ngày càng có chứng cứ rằng lối sống này không đưa đến sức khoẻ tối đa và sự trường thọ.*

sediment [L. sedimeatum, a settling]. The substance settling at bottom of a liquid. SYN: hypostasis. SEE: precipitate.*Chất lắng ở đáy chất lỏng ĐN. hypostasis. Xem. precopitate.*

s., urinary. Material that separates and accumulates at the bottom of a container of urine. This process may be accelerated by centrifuging the urine specimen. SEE: urinary sediment.*Chất lắng của nước tiểu Quá trình này có thể đẩy nhanh bằng sự ly tâm mẫu nước tiểu. Xem: urinary sediment.*

sedimentation Formation or depositing of sediment.*sedimentation Sự lắng.*

sedimentation rate. ABBR: ESR (erythrocyte sedimentation rate). A nonspecific laboratory teat of speed at which erythrocytes settle. In this teat, blood to which an anticoagulant has beer. added is placed in a long, narrow tube, and the distance the red cells fall in one hour is the rate ESR. Normally, in males, it is less than 10 mm/hr; and is slightly higher in females. The speed at which the cells settle depends upon the size of the clumps into which the red cells aggregate, and the size of the clumps appears to depend upon the amount of fibrinogen in the blood. The sedimentation rate is a nonspecific indicator of disease, esp. inflammatory conditions, and a great number of other abnormal conditions in which it is usually elevated. Some conditions retard sedimentation. These include polycythemia, congenital heart disease, and hypochromic microcytic anemia.*sedimentation rate Viết tắt ESR (erythrocyte sedimentation rate) Tốc độ lắng hồng* cầu Một thử nghiệm không đặc trưng về sự lắng hồng cầu. Trong thí nghiệm này cho máu có thêm chất chống đông được đặt trong một ống dài và hẹp, và khoảng cách mà các tế bào đỏ rơi trong một giờ là tốc độ. ESR. thường ở đàn ông, nó dưới 10mm/giờ và cao hơn ở phụ nữ một phút.

Tốc độ lắng của tế bào dựa trên kích thước khối kết của các tế bào đó, và kích thước khối kết lại dựa trên số lượng fibrinogen trong máu. Tốc độ lắng hồng cầu là một chỉ số không đặc trưng của bệnh, đặc biệt là tình trạng viêm và một số lớn tình trạng khác thường khác trong đó tốc độ lắng gia tăng. Một số tình trạng sự lắng trễ bao gồm chứng tăng hồng cầu, bệnh tỉ bầm sinh và sự thiếu máu tiểu hồng cầu giảm sắc.

sedimentetor A centrifuge.

sedimentetor Máy lắng, máy li tâm.

seed [AS. saedJ. 1. The ripened owls of a spermatophyte plant usually consisting of the embryo (germ), and a supply of nutrient material enclosed within the seed coats. It is a resting sporophyte. 2. Sperm; semen. 3. Capsule containing radon or radium for use in treatment of cancer. 4. Offspring. 5. To introduce microorganisms into a culture medium.

seed 1. hạt giống một noãn đã chín của một cây có hạt thường gồm phôi (mầm) và một nguồn chất dinh dưỡng bên trong vỏ hạt. Nó là một thể bào tử còn sót lại. 2. Tinh dịch. 3. Bao chứa radon và radium dùng trong điều trị ung thư. 4. con cái. 5. Đưa vi sinh vật vào môi trường nuôi cấy.

Seessel's pouch [Albert Seesael, U.S. embryologist and neurologist, 18501910] In the embryo, a small ectodermal diverticulum of the foregut close to the buccopharyngeal membrane. It disappears in man.*Seessel's pouch [Albret Seessel, nhà phối học, chuyên gia thần kinh Mỹ, 1850-1910]. Túi Seessel trong phối một túi thừa ngoại bì nhỏ của cơ quan tiêu hóa nguyên thủy sát với màng miệng hầu. Nó biến mất ở người.*

segment [L. segmerttum a portion]. 1. A part or section, esp. a natural one, of an organ or body. 2. One of the serial divisions of an animal.*segment 1. Một đoạn, đặc biệt là một phần tự nhiên của cơ thể. 2. Đốt một trong chuỗi các đoạn của một động vật.*

s., bronchopulmonary. A small subdivision of the lobes of the lung. *Phân thùy phối Một phân đoạn nhỏ của thùy phối.*

**s.,`s, hepatic.** Subdivision of the lobes of the liver.*s.,`s, hepatic Phân thùy gan.*

s., iliteiennular. Portion of a neuron between two nodes of Ranvier. *Đoạn gian vòng Phần của một neuron giữa hao mạch Ranvier.*

s., **mesodermal**. A somite.*s., mesodermal Khúc trung bì.*

s., s, **uterine**. Segments of the uterus during labor. The upper portion becomes thicker end the lower segment is thinnedout.*Các đoạn tử cung trong khi sinh Phần trên trở nên dày hơn và phần dưới trở nên mỏng đi.*

segmental Pert. to, resembling, or composed of segments.*segmental Thuộc, giống, gồm các đốt, khúc.*

segmental refiex. A reflex action in which afferent impulses enter the cord in the same segment or segments from which the efferent impulses emerge.*Phản xạ đoạn Phản xạ mà lực đẩy hướng tâm đi vào cùng một đoạn hay các đoạn nơi mà lực đẩy li tâm đi ra.*

segmental static reactions. Postural reflexes in which movements of one extremity result in a movement in an opposite extremity.*Phản ứng cân bằng từng đoạn Phản xạ tư thế, trong đó các hoạt động của chi một dẫn đến một hoạt động ở một chi đối diện.*

segmentation [L. segmentum, a portion]. 1. Division into similar parts. 2. Division of a fertilized egg into many smaller cells or blastomerea. SYN: cieoaage. SEE: blastomere; cleavage, embryo.*segmentation 1. sự phân đoạn. 2. Sự phân bào sự phân chia một trứng đã thụ tinh thành nhiều tế bào nhỏ hơn hay tế bào phôi. ĐN. cleavage. Xem. blastomere; cleavage; embryo.*

s., **rhythmic**. Division of the intestine and the chyme within it into segments by contraction of circular muscle fibers.*Sự phân đoạn nhịp nhàng Sự phân ruột non và dưỡng trắp trong nó thành đoạn bằng sự co của các sợi cơ vòng.*

segmenter. Stage in development of the malarial organism (Plasmodium) in which the organism is undergoing echizogony. SYN: rosette. SEE: sckizont.*Sự sinh sản phân đoạn Giai đoạn phát triển của trùng sốt rét (plasmodium) trong đó trùng đang trải qua sự sinh sản nứt rời. ĐN. rosette. Xem. schizont.*

segmemum [L.]. Aportionor part of a structure.*Đoạn Một phần của cấu trúc*

segregation [L. segregare, to separate]. I. Setting apart, separating. 2. In genetics, the process that takes place in the formation of germ cells (gametogenesis) in which each gamete (egg or sperm) receives only one of each pair of genes.*segregation 1. sự phân tách. 2. Trong di truyền học, chỉ quá trình diễn ra trong sự tạo thành tế bào phôi (sự sing giao tử) trong đó mỗi giao tử (trứng hoặc tinh trùng) nhận chỉ một trong mỗi cặp gen.*

segregator. Instrument composed of two ureteral catheters for securing urine from each kidney separately. *Dụng cụ phân chia Gồm hai ống*

niệu quản, để bảo đảm nước tiểu từ thận phải tách riêng.

Séguin's signal symptom [Edouatd Séguin, 1812-1880] Involuntary contractions of muscles just before an epileptic attack.*Séguin's signal symptom [Edouard Séguin, 1812-1880]. Triệu chứng dấu hiệu Séguin sự co cơ ngoài ý muốn ngay trước một cơn động kinh.*

SeHCAT. Selenium-75 labeled artificial bile salt; homologue to taurocholate.*SeHCAT Muối mật nhân tạo được dán nhãn Selenium-75: chất đồng đẳng của taurocholate.*

Seidlitz powder [Seidlitz, village in Bohemia] Effervescent cathartic composed of tartaric acid, sodium bicarbonate, and sodium and potassium tartrate.*Seidlitz powder [Seidlitz, một làng ở Bohemia]. Thuốc xổ sủi gồm acid tartaric, sodium bicarbonate, sodium và potassium tartrate.*

seisesthesia [Gr. seisis, concussion, + aisthesis, sensation]. Perception of a concussion.*seisesthesia Cảm giác chấn động.*

seismesthesia [Gr. seismos, a shaking, + aisthesis, sensation]. Perception of vibrations.*seismesthesia Cảm giác lắc rung.*

seizure [O. Fr. seisir, to take possession of]. A sudden attack of pain, of a disease, or of certain symptoms.*Cơn Một cơn đau đột ngột của bệnh hay của một số triệu chứng.*

s., **absence**. SEE: epilepsy.*s., absence Xem: apilepsy.*

s., **convulsive**. 1. A convulsion. 2. An attack of epilepsy. SEE: epilepsy. *s., convulsive 1. Cơ co giật. 2. cơn động kinh. Xem: apilepsy.*

s., **grand mal**. SEE: epilepsy.*s., grand mal Xem: epilepsy*

s., **jacksonian**. SEE: jacksonian epilepsy.*s., jacksonian Xem: jacksonian epilepsy.*

s., **pent mal**. SEE: epilepsy.*s., pent mal Xem: epilepsy.*

Seldinger technique. Method for introducing a catheter into a vein or artery. The vessel is located with a special needle that contains a wire. The needle is removed. The catheter is threaded into the vein while being guided by the wire over which it is moving. The wire is then removed from the catheter.*Kỹ thuật Seldinger Phương pháp đưa một ống thông vào tĩnh mạch hay động mạch. Mạch máu được định vị với một kim đặc biệt chứa một dây kim loại; kim được gở ra. Ống thông được luồn vào tĩnh mạch trong khi được hướng dẫn bởi dây kim loại mà nó chuyển động theo. Dây kim loại sau đó được tháo khỏi ống thông.*

selection [L. aelectus, having chosen]. 1. Choice. the process of choosing or selecting. 2. In biology, the factors that determine the reproductive ability of a certain genotype.*selection 1. Sự chọn lọc. 2. trong sinh học, chỉ* *các yếu tố xác định khả năng tái sinh của một cấu trúc di truyền.*

s., artificial. Process by which man selects desirable characteristics in animals and breeds for these phenotypes.*Sự chọn lọc nhân tạo Quá trình qua đó con người chọn lọc những đặc tính mà mình mong muốn ở động vật và nuôi dưỡng chúng nhằm phục vụ cho mình.*

s., natural Mechanism of evolution proposed by Darwin stating that the genotypes best adapted to their environment have a tendency to survive and reproduce-*Sự chọn lọc tự nhiên Cơ chế tiến hóa do Darwin đề xướng phát triển rằng các cấu trúc di truyền tốt nhất thích nghi với môi trường của chúng có khuynh hướng sống sót và tái sinh.*

s., sexual. Theory originated to account for differences in secondary sea characteristics between males and females. It assumes that individuals preferentially mate with individuals of the opposite sex who possess these characteristics. *Sự chọn lọc giới tính Lý thuyết được hình thành để giải thích sự khác nhau trong các đặc tính giới tính phụ giữa giống đực và giống cái. Nó cho rằng các cá thể thích kết bạn với các cá thể khác giới tính mà có những đặc trưng này hơn.*

selenium [Gr. selene, moon]. SYMB: Se. At. wt. 78.96; at. no. 34. A chemical element resembling sulfur. It is poisonous to certain animals that feed on plants grown on soil that contains anezceas of selenium.*Ký hiệu Se.wt. 78. 96.at.no.34. Một nguyên tố hóa học giống sulfur. Nó độc đối với một số động vật ăn cây cỏ mọc trên đất và chứa quá nhiềuselenium.*

s.,sulfide. USP. A drug used in treating dandruff and tines. versicolor. Trade names for preparations including selenium sulfide are Easel, Selsun, and Selsun Blue.

s.,sulfide Một loại tuốc dùng trị gàu và bệnh nấm da nhiều màu. Nhãan hiệu cấu chứng của nững phế phẩm có selenium sulfide là Exsel, Selsun, và Selsun Blue.

selenoid cells. SEE: achromacytes. |
selenoid cells Xem: achromacytes.

selenomethionine Se 75 injection USP. Radioactive L-selenomethionine in which the sulfur atom in the methionine has been replaced by selenium. The compound is used intravenously to investigate methionine metabolism.

selenomethionine Se 75 injection USP. L-seleno- methionine phóng xạ trong đó nguyên tử sulfur trong methionine đã được thay thế bằng selenium. Hợp chất được dùng trong tĩnh mạch để nghiên cứu sự chuyển hóa methionine.

self. In immunology, an individual's own antigenic make-up. *self Trong miễn dịch học, để chỉ bản chất kháng nguyên của chính cá thể.*

self-acceptance. Being realistic about oneself and at the same time comfortable with that personal assessment. *Tự chấp nhận Biết rõ mình đồng thời dễ chịu với đánh giá cá nhân đó.*

self-conscious. Being aware of oneself, especially overly aware of appearance and actions, and thus being ill at ease. *Tự ý thức Ý thức về mình, đặc biệt là ý thức quá mức về sự có mặt và hành động; và vì thế không thoái mái.*

self-defeating personality disorder. A behavior pattern involving not only self-defeatbut in many cases, avoidance of pleasurable situations. Socially this disorder manifests in persons who choose to relate to one who is abnormal, incompetent, or unavailable. The patient's response to positive personal events may be depression or guilt. Efforts to assist these individuals is rejected. *Rối loạn nhân cách chủ bại Mẫu thuẫn hành vi gồm không chỉ chủ bại mà trong nhiều trương hợp còn tránh những tình huống gây hưng phấn. Về mặt xã hội, rối loạn này biểu hiện ở người chọn chơi với người bất thường, thiếu năng lực hoặc không sẵn sàng. Phản ứng của bệnh nhân đối với những hành vi cá nhân tích cực có thể là trầm cảm hay phạm tội. Cố gắng giúp những cá nhân này điều bị từ chối.*

self-differentiation. The differentiation of tissues even though they are isolated. *self-differentiation Sự phân hóa các mô hoặc dù chúng cô lập.*

self-digestion. Destruction or disintegration of a cell or tissue by its own juice, as that of the walls of the stomach by the gastric juice occurring in certain diseases of that organ. SYN: autodigestion.*self-digestion Sự hủy hay tự tiêu của một tế bào hoặc mô bằng dịch của chính nó. ví dụ tự tiêu của thành dạ dày bởi dịch vị xảy ra trong một số bệnh của cơ quan đó. ĐN. autodigertion.*

self-hypnosis. Hypnotizing oneself. *self-hypnosis Tự thôi miên*

self-infection. Autoinfection. *self-infection Tự nhiễm khuẩn.*

self-limited disease. Disease that, without treatment, runs a definite course within a limited time.*Bệnh tự giới hạn Bệnh mà không cần điều trị, diễn biến rõ ràng trong một thời gian giới hạn.*

self-tolerance. In immunology, tolerance to self-antigens.*Tự dung nạp Trong miễn dịch học, để chỉ sự dung nạp các kháng nguyên.*

sellar Concerning the sells turcica. *sellar Thuộc yên bướm.*

sells turcica [NL., Turkish saddle]. (NA) A concavity on superior surface of body of sphenoid bone that houses the hypophysis cerebri (pituitary gland). SEE: empty-sella syndrome.*Yên bướm Một chỗ lõm ở mặt trên của thân xương bướm mà

cung cấp chỗ trú cho tuyến yên. Xem. empty-sella syndrome.*

Selsun. Trade name for selenium sulfide, USP.*Selsun Tên thương mại của selenium sulfide. USP.*

Selsun Blue. Trade name for selenium sulfide. USP.*Selsun Blue Tên thương mại của selenium sulfide. USP.*

settler water. 1. Naturally occurring water with a high mineral and carbon dioxide content. 2. Water that has been artificially charged with carbon dioxide.*settler water 1. Nước khoáng seltzer nguồn nước thiên nhiên với lượng carbondioxide và chất khoáng cao. 2. Nước đã được nạp carbondioxide một cách nhân tạo.*

semantics [Gr. semaatikos, significant]. The area of linguistics concerned with meaning.*semantics Ngữ nghĩa học.*

semeiography [Gr. semeion, sign + graphein, to write]. Description of the signs and symptoms of a disease. *semeiography Sự mô tả dấu hiệu và triệu chứng bệnh.*

semeiology [" + logos, word, reason]. The branch of medicine dealing with the study of signs and symptoms. SYN: symptomatology.*Triệu chứng học Một ngành thuộc y học chuyên nghiên cứu dấu hiệu và triệu chứng. ĐN. symptomatology.*

semeiotics 1. Branch of medicine concerned with signs and symptoms. SYN: semiotics; symptomestology. 2. Symptoms of a disease in aparticular case considered as a whole.*semeiotics 1. Triệu chứng học. ĐN. semiotics; symptomatology. 2. Các triệu chứng của một bệnh trong một cụ thể được xem như toàn thể*

semelincident [L. semet, once, + incidens, falling upon]. Occurring only once in a person.*semelincident Chỉ gây bệnh một lần ở một người.*

semen [L., seed). (pl. semina) A thick, opalescent, viscid secretion discharged from the urethra of the male at the climes of sexual excitement (orgasm). Constaina the spermatozoa. Semen is the mined product of various glands (prostate and bulbourethral) plus the spermatozoa, which, having been produced in the testicles, are stored in the seminal vesicles.

Normal values for the seminal fluid ejaculate: volume, 2 to 5 ml; pH, 7.8 to 8.0; leukocytes, absent or only an occasional one seen per high-power field; sperm count, 60 to 150 million/ml; motility, 80% or more should be motile; morphology, 80% to 90% should be normal.

RS: aspermatiam; azoospermia; bradyspermatism; coitus; copulation; ejaculation; emission; erection; fertilization insemination; libido; orgasm; penis; prostate; sexual intercourse; sperm; vesicle, seminal; eemenarche.

*Tinh dịch Một chất tiết sền sệt, trắng đục đi ra từ niệu đạo của giống đực vào vào lúc cực khoái của kích thích giới tính. chứa các tinh trùng. tinh dịch là một sản phẩm hỗn hợp của khác tuyến khác nhau (tuyến tiền liệt , tuyến hành, niệu đạo) cộng với các tinh trùng đã được sản sinh trong tinh hoàn được trữ trong túi tinh.

Trị số bình thường cho sự phóng tinh: khối lượng 2 tới 5ml; độ pH 7,8 đến 8,0; các bạch cầu, không có hoặc chỉ một ít lúc ở úc năng lực cao; số tinh trùng, 60-150 triệu/ml; sự chuyển động, 80% hay hơn là tốt; hình thái học,80% tới 90% bình thường.

Các từ liên quan: aspermatism (không tạo tinh trùng); azoospermia (không có tinh trùng); bradyspermatism (chứng xuất tinh chậm); coitus (sự giao cấu); aopulation (sự giao hợp); ejaculation (sự phóng tinh); emission (sự xuất tinh); erection (sự cương); fertilization (sự thụ tinh); insemination (sự thụ tinh); libido (tình dục); orgasm (cực khoái); penis (dương vật); prostate (tuyến tiền liệt); sexual intercourse (sự giao hợp); sperm (tinh dịch); versicle (túi tinh); seminal (thuộc tinh dịch); semenarche (bắt đầu có tinh trùng).

s., frozen. Semen stored in a bank for future use in insemination. It offers a supply of donors in small communities where it would be impossible to maintain anonymity of local donors. However, in artificial insemination the number of successful pregnancies is lower with frozen semen than with fresh.*Tinh dịch đông lạnh Tinh dịch được trữ trong một ngân hàng dùng cho sự thụ tinh sau này. Nó chào mời nguồn cung cấp từ người cho trong các cộng đồng nhỏ nơi chúng không thể giữ nặc danh những người cho. tuy nhiên trong sự thụ tinh nhân tạo, số ca có thai với tinh trùng đông lạnh thấp hơn so với tinh trùng tươi.*

semenarche [" + cache, beginning]. Duringpuberty the beginning of production of semen. SEE: pubarciee; the(arche.*semenarche Trong giai đoạn dậy thì, sự bắt đầu sản xuất tinh trùng.*

semenuria [L. semen, seed, + Gr. ouron, urine]. Excretion of semen in the urine. SYN: aeminuria; spermaturia.*Sự bài tiết tinh dịch trong nước tiểu ĐN. seminuria: spermaturia.*

semi- [L. semis, half]. Prefix meaning half*semi- Tiếp đầu ngữ nghĩa là nửa.*

semicanal [" + canalis, channel). A duct open on one side.*Ống bịt Ống mở một phía.*

semicanalis [L., aemicanal]. A channel open on one side.*semicanalis Ống mở thông một phía.*

s.,musculi tensoris tympani. Semicanal of tensor tympani muscle in the temporal bones.*,musculi tensoris tympani Ống cơ cung*

màng nhĩ trong xương thái dương.

s.,tubas auditae. Semicanal of the auditory tube.*s.,tubas auditae Ống vòi nhĩ.*

semicartilaginous [" + cartilago, gristle]. Partially cartilaginous. *semicartilaginous Nửa sụn.*

semicircular [" + circulus, a ring]. In the form of a half circle.*semicircular Dạng hình bán nguyệt.*

semicircular canals. Superior, posterior, and inferior passages forming part of inner ear.*Các đường bán nguyệt Đường dẫn trên, sau và dưới tạo thành bộ phận của trong tai trong.*

semicoma [" + Gr. koma, a deep sleep]. Mild degree of impaired consciousness from which it is possible to arouse the patient.*Bán hôn mê Mức độ nhẹ có ý thức bị giảm, từ đó có tể đánh tức bệnh nhân.*

semicomatose In acondition of impaired consciousness from which patient may be aroused. SEE: consciousness.*Tình trạng bán hôn mê Xem. consciousness*

semicrista [L.]. A small or rudimentary crest.*semicrista Một mào nhỏ hay thô sơ.*

s.,incisiva. The nasal treat of the manilla. *s.,incisiva Mào mũi của xương hàm trên.*

semidecussation [" + decussare, to make an X]. Incomplete crossing of nerve fibers.*Nửa bắt chéo Sự bắt chéo không hoàn toàn của các sợi thần kinh.*

semierection [" + erigere, to erect]. An incomplete erection.*semierection Sự cương không hoàn toàn.*

semiflexion [" + ffexio, bending]. Halfway between flexion and extension of a limb.*Nửa gấp Nửa đường giữa gấp và duỗi của một chi.*

semi-Fowler's position. Semisitting position with knees flexed and supported by pillows on the bed.*Vị trí bán Fowler Vị trí nửa ngồi với đầu gối gập lại và được đỡ bởi các gối trên giường.*

semilunar [L. semis, half, + (ones moon]. Shaped like a crescent. *semilunar Hình bán nguyệt.*

semilunar bone. Half-moon-shaped bone of tarpon. Also called the (orate bone.*semilunar bone Xương cổ tay hình bán nguyệt.*

semilunar cartilages. Two crescentic cartilager (medial and lateral) in the knee joint between the femur and tibia.*semilunar cartilages Hai sụn hình bán nguyệt (giữa và bên) ở khớp khối giữa xương đùi và xương chày.*

semilunar cusps. The three segments of the aortic valve between the left ventricle and the ascending aorta. *Núm bán nguyệt Ba đoạn valve động mạch chủ giữa tâm thất trái và động mạch chủ lên.*

semilunar [L.]. (The orate bone of the wrist.*semilunare Xương bán nguyệt của cổ tay.*

semilunar ganglion. The ganglion associated with the sensory root of the 5th cranial nerve. SYN: gasserian ganglion; trigem.inal ganglion.*Hạch án nguyệt Hạch nối với rễ cảm giác của dây thần kinh tố 5. ĐN. gasserian ganglion; trigeminal ganglion.*

semilunar line. SEE: line, semilunar. *semilunar line Xem: line, semilunar.*

semilunar lobe. Lobe on upper surface of the cerebellum.*Thùy bán nguyệt Thùy ở mặt trên của tiểu não.*

semilunar notch. Notch at the proximal end of the ulna for articulation with trochlea of the humerus.*Khuyết bán nguyệt Khuyết ở đầu gần xương trụ nối khớp ròng rọc của xương cánh tay.*

semilunar valves. Heart valves between the ventricles and the vessels leaving the ventricles, i.e., the pulmonary artery and the aorta.*Van bán nguyệt Các van tim giữa tâm thất và các mạch rời tâm thất, nghĩa là động mạch phối và động mạch chủ.*

semiluxation [" + luxatio, dislocation]. Sublusation.*semiluxation Sai khớp nhẹ*

semimembranous [" + L. membranes, membrane]. Composed partly of a membrane.*Bán mạc Cơ lớn của phần trong và sau của đùi. Xem. Muscles trong phụ lục.*

seminal [L. semirwlis]. Concerning the semen or seed.*seminal Thuộc tinh dịch.*

seminal duct. Any duct that conveys sperm, esp. the ductua deferens and the ejaculatory duct. SYN: spermatic duct.*seminal duct Ống dẫn tinh dịch đặc biệt là ống dẫn và ống phóng.*

seminal emission. Discharge of semen.*seminal emission Sự xuất tinh*

seminal fluid. Semen.*seminal fluid Tinh dịch*

seminal vesicle. One of two saclike structures in the male lying behind the bladder close to the prostate and connected to the doctor defetena on each side. They secrete a thick viscous fluid that forma a part of the semen.*Túi tinh Một trong hai cấu trúc hình túi ở giống đực, nằm sau bàng quang sát với tuyến tiền liệt và nối với ống dẫn tinh ở mỗi bên. chúng tiết ra một dịch nhờn tạo nên một phần tinh dịch.*

semination [L. aeminatio, a begetting]. Introduction of semen into the female genital tract. Occurs during sexual intercourse or may be introduced artificially. SYN: insemination.*Sự thụ tinh Sự đưa tinh dịch vào đường sinh dục của giống cái. xảy ra trong giao hợp hoặc trong thụ tinh nhân tạo. ĐN. insemination.*

s., arficial. Introduction of semen into the vagina or uterus by artificial means. SYN: artificial insemination,

Sự thụ tinh nhân tạo ĐN: artificial insermination.

seminiferous [L. semen, seed + ferre, to produce]. Producing or conducting semen, as the tubules of the testes.*seminiferous Sinh tinh hay dẫn tinh, như các ống của tinh hoàn.*

seminoma [" + Gr. oma, tumor]. A tumor of the testis.*seminoma U tinh hoàn.*

seminortnal [L. semis, half, + norms, rule]. One-half the normal atandard. *Bán dương lượng Một nửa tiêu chuẩn bình thường.*

seminormal solution. Solution having half the quantity of the substance in the normal solution. Indicated thus: 0.5 N or N/2.*seminormal solution Dung dịch nửa số lượng chất trong dung dịch bình thường, vì thế được chỉ số là 0.5N hay N/2.*

semiology [Gr. semeion, sign, + logos, word, reason]. Semeiology, q.v. *semioogy Xem: semeiology.*

semiorbicular [L. semis, half, + orbiculus, a small circle]. Semicircular.*semiorbicular Hình bán nguyệt.*

semiotic [Gr. semeiotikos]. Like or pert. to symptoms of disease. SYN: semeiotic; symptomatic.*Thuộc triệu chứng bệnh ĐN. semeiotic: symptomatic.*

semrotics Scientific study of symptoms as a whole, or in one particular case. SYN: semeiotics; symptomatology.*Khoa triệu chứng học nói chung Triệu chứng nói riêng. ĐN. semeiotics: symptomatology.*

semipenniform [L. semis, half, + penno, feather, + forma, shape]. Penniform on one side. *semipenniform Dạng lông chim một bên.*

semipermeable [" + per, through, + meare, to pass]. Half permeable; said of a membrane that will allow fluids but not the dissolved substance to pass through it. SEE: membrane; osmosis.*Nửa thấm Nói về một màng không cho phép các chất dịch nhưng không phải chất hoà tan đi qua nó. Xem. membrane: osmosis.*

semipronation [" + pronus, prone]. A semiprone position.*semipronation Tư thế nằm nửa sấp.*

semiprone [" + pronus, prone]. In a position on left side and cheat, with both thighs flexed on abdomen, the right higher than the left, and left arm back. SYN: Sims'position.*Nằm nửa sấp Nằm trên phía trái và ngực; với tất cả hai đùi co lên bụng, phía phải cao hơn phía trái và cánh tay trái ở phía sau. ĐN. Sim's position.*

semirecumbent [" + recumbere, to lie down]. Reclining, but not fully recumbent.*semirecumbent Nửa nằm, tựa người nhưng không nằm hoàn toàn.*

semis [L.]. ABBR: as. Half.*semis Viết tắt ss, một nửa.*

semisideratio, semisideration [" + sideratio, a blight]. Paralysis on one side of the body. SYN: hemiplegia

Liệt nửa người. ĐN. hemiplegia.

sernisopor [" + sopordeep sleep]. Light coma from which patient can be roused. SYN: semicoma*Bán hôn mê Hôn mê nhẹ từ đó bệnh nhân có thể được đánh thức. ĐN. semicoma.*

semispinalis [L.]. Deep layer of muscle of back on either side of spinal column, divided into three parts. SEE: Muscles in Appendix.

semispinalis Lớp sâu của cơ lưng trên một phía của cột sống, được chia làm ba phần. Xem. Muscle trong phụ lục.

semisuleus [L. semis, half, + sulcus, groove]. A small sulcus or channel in a structure. It usually joins with another small channel to form a complete aulcus.*Nửa máng Một máng hay một kênh nhỏ trong một cấu trúc, nó thường nối với một kênh nhỏ khác để tạo thành một máng đầy đủ.*

semisupination [" + supinus, lying on the back]. A position halfway between supination and pronation. *semisupination Tư thế nửa quay ngửa, vị trí giữa nằm ngửa và nằm sấp.*

semisupine [" + supinus, lying on the back]. Not completely supine. *semisupine Nửa quay ngửa.*

semisynthetic [" + Gr. syntheWma, synthetic]. Chemical alteration of a portion of a natural substance.*Bán tổng hợp Sự thay thế hóa học một phần của một chất tự nhiên.*

semitendinosus [L.]. Fusiform muscle of posterior and inner part of thigh SEE: Muscles in Appendix, *semitendinosus Thuộc một phần gân.*

senescence [L.senescens,growing old]. 1. The process of growing old. 2. The period of old age.*senescence 1. sự già yếu. 2. thời kỳ lão hóa.*

Sengstaken-Blakemore tube [Robert W. Sengataken, U.S. neurosurgeon, b. 1923; Arthur H. Blakemore, U.S. surgeon, 1897-1970] A three-lumen tube used to treat bleeding esophageal varices. One tube leads to the stomach; another to a balloon at the gastric end-it is used to inflate the ballon after the tube is in place; the third lumen leads to an inflatable cuff around a portion of the entire tube. This latter lumen allows the cuff to be inflated and provide pressure against the varices. The gastric ballon permits the balloon to resist being inadvertently removed and to keep the entire tube in place.

Sengstaken-Blakemore tube [Robert W.Sengstaken, nhà phẫu thuật thần kinh Mỹ,1923; Arthur H. Blakemore, nhà phẫu thuật Mỹ, 1897-1970]. Ống Sengstaken-Blakemore một ống nó có ba lòng ống dùng để điều trị sự xuất huyết giãn tĩnh mạch thực quản. Một ống dẫn tới dạ dày, một ống dẫn tới một bình ở đầu dạ dày, nó được dùng để bơm bình sau khi ống được gắn; ống thứ ba dẫn tới một dãi quấn có

thể bơm phồng xung quanh một phần ống lớn. Ống thứ ba cho phép dãi quấn được bơm lên và cung cấp sức ép chống lại sự giãn tĩnh mạch. bình dạ dày cho phép chống lại sự bị sút và giữ ống lớn đúng chỗ.

senile [L. senilis, old]. Pert. to growing old and the mental or physical weakness with which it is sometimes associated.*senile Thuộc sự lão hóa*

senilism [" + Gr. ismos, condition]. Old age, particularly when premature. SEE: progeria.*senilism Sự lão suy, đặc biệt là khi tuổi còn nhỏ (lão hóa sớm).*

senility [L. sensilis, old]. Mental or physical weakness that may be associated with old age.*senility Sự lão suy.*

s., premature. Onset of senile characteristics before old age, as early as 40 years.*Sự lão hóa sớm Bắt đầu có triệu chứng lão hóa trước tuổi già, mới 40.*

s., psychosis of. Mental disorder in old age.*s., psychosis of Rối loạn tinh thần ở tuổi già.*

senium [L.]. Old age, esp. its debility. *senium Sự lão suy.*

senne [Arabic sans]. USP. The dried leaves of the plant Cassia acutifolia and C. angustifolia. Used as a cathartic.*senne USP. Lá khô của cây cassia acutifolia và C. angustifolia, dùng như một loại thuốc xổ.*

sennosides USP. Anthraquinone glucoaides present in senna that are used as cathartics. Trade name is Glysennid.*sennosides Anthraquinone glucoside có mặt trong senna được dùng như thuốc xổ. Tên thương mại là Glysennid.*

senopia [L. senilis, old, + Gr. ops, eye]. Improvement in near vision of old people. Usually precedes the development of nuclear cataract. SYN: second sight.*senopia Sự cải thiện chứng cận thị ở người già. Thường xảy ra trước bệnh đục thủy tinh thể. ĐN. second sight.*

sensation [L. seesatio]. A feeling or awareness of conditions within or without the body resulting from the stimulation of sensory receptors. *Cảm nhận Nhận thức tình trạn trong hay ngoài cơ thể do sự kích củaco quan nhận cảm.*

s., cincture. S., girdle.*s., cincture. S., girdle.*

s., cutaneous. Sensation arising from receptors of the skin.*s., cutaneous Cảm giác da.*

s., delayed. Sensation not experienced immediately following a stimulus.*Cảm giác chậm trễ Cảm giác không xảy ra ngay sau sự kích thích.*

s., epigastric. A sinking feeling in the stomach.*Cảm giác tượng vị Cảm giác hạ xuống trong dạ dày.*

s., external. Effect upon the mind of stimuli produced from a source outside the body.*Ngoại cảm giác Hiệu quả trên tri óc của kích thích từ ngoài cơ thể.*

s., girdle. A painful sensation, as a bandage tightened about a limb or the trunk as in spinal disease. SYN: mneatheaia.**s., girdle** *Cảm giác bị bó quanh người, đau như trong bệnh tủy sống. ĐN: zonesthesia.*

s., gnostic. One of the more finely developed senses such as touch, tactile discrimination position sense, and vibration.*Cảm giác nhận thức Một trong những cảm giác được phát triển tinh vi hơn. Chẳng hạn như sờ mó, sự phân biệt bằng xúc giác, cảm giác vị trí hay sự rung động. s., internal*

s., internal S., subjective.**s., internal** *Nội cảm giác.*

s., palmesthetic. Sensation felt in the skin from vibration.*Cảm giác rung Cảm giác cảm thấy ở da do sự rung động.*

s., primary. Sensation that results from a direct stimulus.*Cảm giác nguyên sinh Cảm giác do một sự kích thích trực tiếp*

s., proplioceptive. Proprioceptive sensation. This use is inappropriate because this sense rarely is at the conscious level.*Cảm giác cảm thụ bản thể Cách dùng này không thích hợp vì cảm giác này hầu như không ở mức độ ý thức.*

s., referred. Sensation that seems to arise from a source other than the actual one. SYN: s., reflex.*Cảm giác lạc vị Cảm giác này dường như sinh ra từ một nguồn kháncguồn thật sự. ĐN: s., reflex.*

s., reflex, S., referred.**s., reflex** *S., referred*

s., somesthetic. Sense, proprioception.**s., somesthetic** *Cảm giác thụ bản thể.*

s., subjective. Sensation that does not result from any external stimulus and is perce~ptible only by the subject. SYN: s., inter-*Cảm giác chủ quan Cảm giác không có kích thích bên ngoài nào và được nhận thức chỉ do chủ thể. ĐN: s., internal.*

s., tactile. Sensation produced through the sense of touch.*C a ´ m giác cảm xúc Cảm giác do cơ quan xúc giác gây ra.*

Sense [L. senses, a feeling]. 1. To perceive through s sense organ. 2. The general faculty by which conditions outside or inside the body are perceived. 3. Any special feculty of sensation connected with a particular organ. 4. Normal power of understanding.

The most important of the senses are sight, heating, smell, taste touch and pressure, temperature, weight, resistance and tension (muscle sense), pain, position, proprioception, visceral and sexual sensations, equilibrium, and hunger and thirst.*Sense 1. cảm thấy, cảm giác nhận thức qua một cơ quan cảm giác. 2. Cảm giác khả năng tổng quát qua đó tình trạng bên ngoài hay bên trong cơ thể được nhận biết. 3. Giác quan. 4. Nhận thức năng lực hiểu bình thường.*

Phần quan trọng nhất của cơ quan

cảm giác là nhìn, nghe, nếm, sờ và sức ép, nhiệt độ, trọng lượng, lực kéo và lực căng (cảm cơ quan), đau, vị trí, cảm thụ bản thân, nội tạng và cảm giác giới tính, tình trạng cân bằng và đói, khát.

s., color. SEE: color sense.**s., color** *Xem: color sense: giác quan màu*

s., kinesthetic. S., muscular.**s., kinesthetic** *Giác quan vận động.*

s., light. SEE: light sense.**s., light X** *em: light sense.*

s., muscular. Consciousness of muscular movement required in a given act. SYN: s., kinesthetic.*Giác cơ quan Ý thức chuyển động cơ cần cho một hoạt động cơ. ĐN: s., kinesthetic.*

s., posture. Ability through muscle sense to differentiate positions of the body or its structures.*Giác quan tư thể Khả năng thông qua cảm giác cơ để phân biệt tư thế của cơ và cấu trúc của nó.*

s., pressure. Faculty of feeling various degrees of pressure on the body surface. SYN: baresthesia.*G i a ´ c quan nén Khả năng cảm nhận các mức độ khác nhau trên bề mặt cơ thể. ĐN: baresthesia.*

s., proprioception. The correlation of unconscious sensations from the skin and joints that allows conscious appreciation of the position of the body.*Cảm giác bản thể Tương quan giữa cảm giác vô ý thức của da và các khớp mà cho phép tự đánh giá có ý thức tư thế của nó.*

s., sixth. General feeling of normal functioning of the body in general. SYN: cenesthesia.**s., sixth** *Cảm giác tổng quát về các hoạt động bình thường của cơ thể nói chung. ĐN: cenesthesia*

s., space. Sense by which we recognize objects in space, their relationship, and dimensions.*C a ´ m giác không gian Cảm giác qua đó ta nhận biết các vật thể trong không gian, mối quan hệ của chúng và các chiều.*

s.,s, special. The five senses of sight, hearing, smell, touch, and taste.*Năm giác quan Nhìn, nghe, ngửi, sờ, nếm.*

s., static. Sense that makes it possible to maintain equilibrium.*C a ´ m giác cân bằng Cảm giác mà làm cho cơ thể duy trì sự cân bằng*

s., stereognostic. Ability to judge consistency and shape of objects held in the fingers.*Giác quan lập thể Khả năng đánh giá độ chắc và hình dáng vật giữ trong tay.*

s., temperature. Ability to detect differences of temperature.*G i a ´ c quan nhiệt độ Khả năng dò biết sự khác nhau của nhiệt độ.*

s., time. Ability to detect differences in time intervals.*Giác quan thời gian Khả năng dò biết sự khác nhau trong các khoảng thời gian.*

s., tone. Ability to distinguish between different tones.**s., tone** *Khả năng phân biệt các giọng khác*

nhau.

s., visceral. Subjective perception of the sensations of the internal organs.*Giác quan nội tạng Nhận thức chủ quan của cảm giác về các cơ quan nội tạng.*

sensibility [L. aensibilitas]. Capacity to receive and respond to stimuli.*Tri giác, cảm giác Khả năng nhận thức và phản ứng với các kích thích.*

s., deep. 1. Sensibility existing after an area of the skin is made anesthetic. 2. Sensation by which the position of a limb and estimation of difference in weight and tension are apparent.*Tri giác sâu 1. cảm giác tồn tại sau khi một vùng da được gây tê. 2. cảm giác qua đó tư thế của một chi và sự đánh giá trọng lượng và lực căng rõ ràng.*

s., mesoblastic. S., deep.**s., mesoblastic** *s., deep.*

s., palmesthetic. The sensibility existing in the skin to vibration.*T r i giác rung Cảm giác tồn tại trong da đối với chấn động.*

sensibilization 1. The process of making sensitive; sensitization. 2. Production of hyperauaceptibility to a foreign substance by injecting it into the body. SYN: sensitization.

sensibilization 1. sự gây nhạy cảm. 2. Sự gây ra tình trạng tăng thụ cảm đối với một chất lạ bằng cách tiêm nó vào cơ thể. ĐN. sesitizaton.

sensible [L. senaibilis, capable of being perceived]. 1. Capable of being perceived by the senses; perceptible. 2. Capable of receiving sensations. SYN: sensitive. 3. Having reason.

sensible 1. Có thể cảm giác được. 2. Nhạy cảm. ĐN. sensitive. 3. Hợp lý.

sensfferous [L. senses, a feeling, + Jerre, to bear]. Causing, conducting, or transmitting sensations.

sensfferous Gây, dẫn hay truyền cảm giác.

sensigenous [" + Gr. gennan, to produce]. Causing or starting a sensory impulse.*sensigenous Gây hay bắt đầu một xung động cảm giác.*

sensimeter [" + Gr. matron, measure]. Machine for recording the degree of sensitiveness of various stews of the body.*Cảm giác kế Máy ghi mức độ cảm giác ở các vùng khác nhau của cơ thể.*

sensitinogen [" + Gr. gennan, to produce]. The collective of antigens which sensitize the body.

sensitinogen Tập hợp các kháng nguyên mà làm cơ thể nhạy cảm.

sensitive [L. sensitises, of sensation]. 1. Capable of transmitting a sensation. 2. Able to feel a sensation. 3. Subject to destructive action of a complement. 4. Susceptible to suggestions, as a hypnotic. 5. Abnormally susceptible to a substance, as a drug or foreign protein. SEE: allergy.

sensitive 1. Có khả năng truyền cảm giác. 2. có thể cảm thụ. 3. dễ cảm xúc. 4. dễ bị sai khiến như người bị thôi miên. 5. *Nhạy cảm khac thường với một chất như thuốc hay protein lạ. Xem. allergy.*

sensitivity. A term used in sasessingthe value of a diagnostic test, procedure, or clinical observation. It is the proportion of people who truly have a specific disease and are so identified by the teat. SEE: specificity, diagnostic.*Tính nhạy cảm Một thuật ngữ dùng để đánh giá về giá trị của một xét nghiệm, thủ tục chẩn đoán hay quan sát lâm sàng. Nó là một thành phần thực sự của người có bệnh và vì thế được nhận dạng bằng xét nghiệm. Xem. specificity, diagnotic.*

sensitivity tests, antimicrobial. Laboratory method of determining the susceptibility of the patient's bacterial infection to antibiotics or antibacterials. The specimen obtained from the patient is cultured in various liquid dilutions of the drugs or on solid media containing various concentrations of the drugs in disks placed on the surface of the media. The disk-type test is not completely reliable. *Xét nghiệm độ nhạy cảm bằng kháng vi sinh Xét nghiệm để xác định tính dễ nhiễm khuẩn của bệnh nhân bằng kháng sinh hay kháng vi khuẩn. Mẫu vật lấy từ bệnh nhân được cấy trong thuốc pha loãng khác nhau hay trên môi trường chất rắn chứa đầy nồng độ thuốc khác nhau trên các đĩa đặt trong bề mặt môi trường. Cách thử bằng đĩa này không hoàn toàn đáng tin cậy.*

sensitivity training. A form of group therapy in which individuals are given the opportunity to relate verbally and physically with complete candor and honesty with other members of the group. The goals of therapy are to increase self-awareness, learn constructive ways of dealing with conflicts, establish a better sense of inner direction, and relate to persons with warmth and affection. *Huấn luyện tính nhạy cảm Một hình thức chữa bệnh nhóm trong đó các cá nhân được cho cơ hội giao tiếp bằng ngôn ngữ và cơ thể hoàn toàn chân thật với các thành viên khác của nhóm. Mục tiêu của phép chữa này là gia tăng sự tự ý thức, biết cách giải quyết xung đột tích cực, xây dựng cảm giác hướng nội tốt hơn và quan hệ với người khác bằng sự nhiệt tình và lòng yêu thương.*

sensitization A condition of being made sensitive to a specific substance (i.e., antigen) such as a protein or pollen. *sensitization Sự làm cho nhạy cảm với một chất cụ thể như protein hay phấn hoa.*

s., active. Sensitization produced by injecting an antigen into a susceptible person.*Cảm thụ hóa chủ động Gây nhạy cảm bằng cách tiêm một kháng nguyên vào một người dễ xúc cảm.*

s., autoerythrocyte. A syndrome characterized by spontaneous appearance of painful ecchymoses, usually at a site of a bruise. The areas itch and burn. The lesions may come and go, and in general, they are benign. The cause is assumed to be due to autosensitivity to a component of the red blood cell membrane. There is no specific therapy.*Sự mẫn cảm của bản thân hồng cầu Một hội chứng được xác định bởi sự xuất hiện tự phát của các vết bầm máu gây đau, thường ở chỗ bị va chạm. Chúng ngứa và rát. Các tổn thương có thể đến và đi, và nói chung, chúng lành. Nguyên nhân được cho là một sự nhạy cảm của màng tế bào hồng cầu với thành phần nào đó. Không có cách chữa đặc hiệu.*

s., passive. The production of sensitization in a normal person by injecting the person with the serum from a sensitized animal or man.*Cảm thụ hóa tự động Sự làm nhạy cảm ở một người bình thường bằng cách tiêm cho người đó huyết thanh từ một người hay một con vật đã được làm cho nhạy cảm.*

s., protein. Sensitization as a result of previous injection of a foreign protein into the body. *Mẫn cảm protein Sự làm nhạy cảm bằng cách tiêm một prtein lạ vào cơ thể.*

sensitized Made susceptible to a specific substance. *sensitized Được làm nhạy cảm với một chất cụ thể.*

sensitized vaccine. A live culture that has been mixed with its antiserum before introduction. *sensitized vaccine Một chất nuôi cấy sống và được trộn với huyết thanh của nó trước khi đưa vào cơ thể.*

sensitizer [L. sensitivous, of sensation]. In allergy and dermatology, a substance that makes the susceptible individual react to the same or other irritants. *Chất làm nhạy cảm Trong khoa da hay dị ứng, để chỉ một chất mà làm người nhạy cảm phản ứng với các chất kích thích giống nhau hay khác nhau.*

sensitometer [" + Gr. metron, a measure]. Device for determining the penetrating power of light. *Cảm thụ kế Dụng cụ xác định mức thâm nhập của ánh sáng.*

sensomobile [L. senses, a feeling, + mobilis, mobile]. Movement in response to a stimulus. *Chuyển động cảm ứng Chuyển động phản ứng lại một kích thích.*

sensomobility [" + mobilitas, mobility]. The capacity for movement in response to a stimulus.

sensomobility Khả năng chuyển động cảm ứng.

sensomotor. Sensorimotor, q.v.

sensomotor Xem: sensorimotor

sensorial [L. sensorialis]. Pert. to the sensorium, the seat of sensation.

sensorial Thuộc trung tâm cảm giác.

sensoriglandular [L. senses, a feeling, + glandula, little acorn]. Con-

cerning glandular excretion in response to stimulation of a nerve.

Giác quan tuyến Thuộc sự tiết của tuyến phản ứng lại sự kích thích của dây thần kinh cảm giác.

sensorimetabolism [" + Gr. metaballe" to alter, + -ismos, condition]. Metabolic activity in response to sensory nerve stimulation. *Giác quan huyền hóa Hoạt động chuyển hóa phản ứng lại sự kích thích của dây thần kinh cảm giác.*

sensorimotor [L. sensus, a feeling, + motus, moving]. Both sensory and motor. SYN: sensomotor. *Giác quan vận động Vừa cảm giác vừa vận động. ĐN. sensomotor.*

sensorimuscular [" + muscularis, muscular]. Muscular activity in response to a sensory stimulus. *Giác quan cơ Hoạt động cơ phản ứng lại kích thích cảm giác.*

sensorineural [" + neuralis, neural]. Concerning a sensory nerve.

sensorineural Thuộc thần kinh cảm giác.

sensorium [L., organ of sensation]. (pl. sensoriums, sensoria) 1. That portion of the brain that functions as a center of sensations. 2. The sensory apparatus of the body taken as a whole. *sensorium 1. Trung tâm cảm giác của não. 2. Bộ máy cảm giác của cơ thể nói chung.*

sensorivasomotor [L. senses, a feeling, + vas, vessel, + motor, a mover]. Vascular changes induced by sensory nerve stimulation.

sensorivasomotor Sự thay đổi mạch do kích thích thần kinh cảm giác.

sensory [L. sensorius].1. Conveying impulses from sense organs to the reflex or higher centers. SYN: agerent. 2. Pert. to sensation. *sensory 1. Sự chuyển chở xung lượng từ các cơ quan cảm giác tới các trung tâm phản xạ hay cao hơn. ĐN. afferent. 2. Thuộc cảm giác.*

sensory amusia. Musical deafness; inability to comprehend music or musical sounds. *Mất nhạc năng cảm thụ Điếc nhạc, không có khả năng hiểu nhạc hay tiếng nhạc.*

sensory aphasia. Inability to understand written or spoken words. *Mất ngôn ngữ giác quan Không có khả năng hiểu những từ được nói hay viết.*

sensory area. Any area of the cerebral cortex in which sensations are perceived.*Vùng cảm giác Bất cứ vùng vỏ não nào nơi cảm giác được thu nhận.*

s.a., somesthetic. Area occupying the postcentral gyrus of the cerebral cortex and extending into adjacent areas in which sensations of general somatic sensibility are perceived.

Vùng cảm giác cảm thụ bản thân Vùng chứa hồi sau trung tâm của vỏ não và mở rộng ra các vùng bên cạnh trong đó các cảm giác của khả năng cảm thụ cơ thể nói chung được thu nhận.

sensory deprivation. Enforced absence of usual and accustomed sensory stimuli. Ex.: patients whose eyes are bandaged for extended periods following eye surgery, patients in respirators, astronauts, those who are isolated as would be the case of a sailor adrift alone following an accident, or those imprisoned in completely dark and soundproof cells. The absence of normal stimuli will, if continued, lead to severe mental changes including auditory and visual hallucinations, anxiety, depression, and insanity.
In psychological experimentation, sensory deprivation is achieved by confining a volunteer in a small soundproof room while wearing gloves, an eye mask, and ear muffs. Deprivation may also be produced by immersing an individual equipped with underwater breathing in a tank of water that is devoid of stimuli except for the sound of breathing. *Sự mất cảm giác Sự vắng mặt bắt buộc của các kích thích cảm giác quen thuộc, bình thường. Ví dụ: các bệnh nhân bị băng mắt kéo dài sau một phẫu thuật mắt, các bệnh nhân trong máy thở, các nhà du hành vũ trụ, những người bị cô lập như trường hợp các thủy thủ bị trôi dạt một mình sau tai nạn, hay những người bị nhốt trong xà lim hoàn toàn tối và cách âm. Sự vắng mặt của các kích thích nếu tiếp tục, sẽ dẫn tới những thay đổi thần kinh nghiêm trọng gồm có ảo giác nghe nhìn, lo âu, trầm cảm và hóa điên.
Trong các thực nghiệm tâm lý, sự mất cảm giác đạt được bằng cách giam một người tình nguyện trong một phòng cách âm nhỏ trong khi mang găng, bịt mắt và nhét tai. Sự mất cảm giác cũng có thể có bằng cách nhận một người mang máy thở dưới nước vào một bồn nước ở không có các kích thích ngoại trừ tiếng thở.*

sensory ending. A termination of an afferent nerve fiber that upon stimulation gives rise to a sensation. SEE: receptor, sensory. *Đầu tận cùng của cảm giác Nơi cuối cùng của một sợi thần kinh tới mà sinh ra cảm giác khi được kích thích. Xem. receptor, sesory.*

sensory epilepsy. Disturbances of sensation that replace epileptic convulsions. *Động kinh cảm giác Sự rối loạn cảm giác thay thế con co giật động kinh.*

sensory integration. Skill and performance required in the development and coordination of sensory input, motor output, and sensory feedback. Includes sensory awareness, visual spatial awareness, body integration, balance, bilateral motor coordination, visual-motor integration, praxis, and other components. *Sự hòa hợp cảm giác Kỹ năng và sự thực hành cần thiết trong sự phát triển và kết hợp đầu vào cảm giác, đầu ra vận động và sự phản hồi*

cảm giác. Chúng bao gồm nhận thức cảm giác, nhận thức không gian nhìn, sự hòa hợp vận động-nhìn, sự hành động và các thành phần khác.

sensory nerve. An afferent nerve conveying sensory impulses to the sensorium, or one composed of sensory fibers. *Thần kinh cảm giác Một thần kinh tới chuyên chở các xung lực cảm giác tới trung tâm cảm giác hay thần kinh bao gồm các sợi cảm giác.*

sensory unit. A single sensory nerve fiber with all its branches and their terminal nerve endings. *Đơn vị cảm giác Một thần kinh cảm giác đơn với tất cả các nhánh của nó và các đầu thần kinh tận cùng của chúng.*

sensual [L. senses, a feeling]. Concerning or consisting in the gratification of the senses; indulgence of the appetites; not spiritual or intellectual; carnal, worldly. *sensual Thuộc xác thịt, thuộc nhục dục, ham khoái lạc xác thịt.*

sensualism State or condition of being sensual; condition in which one's actions are dominated by emotions. *Sự ham thích nhục dục Sự duy cảm tình trạng trong đó các hành động được thống trị bởi cảm xúc.*

sensuous [L. senses, a feeling]. 1. Pert. to or affecting the senses. 2. Susceptible to influence through the senses. *sensuous 1. Thuộc hay tác động đến giác quan. 2. Dễ ảnh hưởng qua giác quan.*

sentient [L. sentiens, perceive]. Capable of perceiving sensation. SYN: sensitive. *Có thể có cảm giác. ĐN. sensitive*

sentiment [L. sentio, to feel].*sentiment 1. tình cảm. 2. sự đa cảm.*

sentinel gland. SEE: sentinel node. *sentinel gland Xem: sentinel node*

sentinel node. An enlarged, superclavicular lymph node that is infiltrated with cancer cells that have metastasized from an obscurely located primary cancer. *Hạch báo hiệu Hạch bạch huyết trên xương đòn, lớn dần mà bị thâm nhiễm với các tế bào ung thư đã bị di căn từ một ung thư ban đầu không rõ.*

separation. The process of disconnecting, disuniting, or severing.*separation Sự tách.*

separator [LL. separator]. 1. Anything that prevents two substances from mingling. 2. Any device or instrument used for separating two substances such as cream from milk. *separator 1. Cái tách; bất cứ cái gì mà ngăn hai chất khỏi lẫn lộn. 2. Máy tách; thiết bị dùng để tách hai chất như tách em khỏi sữa.*

separatorium [L.]. Instrument for separating the pericranium from the skull. *separatorium Dụng cụ tách xương sọ ngoài khỏi sọ.*

sepsis [Gr., putrefaction]. Pathologic state, usually febrile, resulting from the presence of microorganisms ortheir poisonous products in the

bloodstream. Maybe manifested as cellulitis (local dissemination of infection), lymphangitis or lymphadenitis (dispersion along lymphatic channels), or bacteremia (widespread dissemination by way of the bloodstream). The latter is commonly called blood poisoning. SYN: bacteremia; septicemia*Sự nhiễm khuẩn Tình trạng bệnh lý, thường sốt, do sự có ủa các vi khuẩn hay hất độc của chúng trong máu. Có thể biểu hiện dưới dạng viêm mô tế bào (sự phát tán tại chỗ của viêm), viêm bạch huyết hay viêm hạch bạch huyết (phân tán dọc theo các ống bạch huyết) hay vi khuẩn huyết (phát tán rộng theo đường máu), mà được gọi phổ biến là nhiễm máu. ĐN. bacteremia; septicemia.*

s., puerperal. Infection of the genital tract following childbirth. The infection may occur through exogenous or endogenous means. Organisms most commonly associated with this type of infection are streptococci, staphylococci, and F,scherichia coli. SYN: chUdbed (ever. SEE: Nursing Diagnoses in Appendix.
SYM: Onset may be gradual or sudden. Patient begins to have general malaise, headache, chilly sensations or shaking chills, and rise in temperature. The uterus is tender and there is some abdominal distention.
PATH: In minor cases of ulceration, the vaginal tract is covered by a dirty membrane. In streptococcal and staphylococcal infections, the endometrium is smooth and the lymphatics are congested with the invading organisms. As a rule, the uterine cavity is filled with very little lochia. The uterus shows poor involution. If the infection extends farther than the uterus, the parametrium or cellular tissues show edema, inflammation, and in some cases purulent infection. Extension of the process to the veins produces infectious thrombi, which in turn produce localized abscesses in other parts of the body.
COURSE: Early diagnosis and appropriate therapy will effectively control the course of the infection in most cases.
TREAT: Appropriate antibiotic and general measures include absolute bedrest, light or liquid diet, maintenance of fluid balance by parenteral injections if necessary, and analgesics for pain.*Nhiễm khuẩn sản Nhiễm khẩn đường sinh dục sau khi sinh. Có thể xảy ra do các tác nhân ngoại sinh hay nội sinh cácvi khuẩn phổ biến nhất liên quan đến loại nhiễm khuẩn này là liên cầu khuẩn, tụ cầu khuẩn và Escherichia coli. ĐN: childbed fever. Xem: Nursing Diagnoses trong phụ lục.
Triệu chứng: sự bắt đầu có thể từ từ hoặc đột ngột. Bệnh nhân có cảm giác khó ở, nhức đầu, cảm giác ớn lạnh hay run lạnh, nhiệt độ*

tăng. *Tử cung nhạy cảm và có sự căng bụng.*

Bệnh lý: trong các trường hợp loét nhỏ, âm đạo bị phủ một màng bẩn. Trong sự nhiễm liên cầu khuẩn và tụ cầu khuẩn, màng trong tử cung trơn láng và các bạch huyết bị các vi khuẩn xâm nhập làm sung huyết. Thông thường, khoang tử cung đầy sản dịch nhỏ. Tử cung trở lại tình trạng ban đầu kém. Nếu sự nhiễm khuẩn lan xa hơn tử cung, các mô cận tử cung bị phù, viêm và trong một số trường hợp mưng mủ. Sự mở rộng quá trình tới các tĩnh mạch sinh ra các cụ khối huyết nhiễm khuẩn, mà trở lại gây adscess tại chỗ ở các phần khác của cơ thể.

Diễn biến: sự chuẩn đoán sớm và phép hữa trị thích hợp sẽ kiểm soát hậu quả nhiễm khuẩn trong hầu hết trường hợp.

Điều trị: Kháng sinh thích hợp và các biện pháp tổng quát gồm nghỉ ngơi trên giường tuyệt đối, khẩu phần ăn nhẹ hay lỏng, duy trì sự cân bằng chất dịch bằng cách tiêm ngoài đường tiêu hóa nếu cần, và thuốc giảm đau nếu bị đau.

septa [L. saeptum, a partition]. PL of septum.*septa Số nhiều của septum.*

septet [L. saeptum, a partition]. Concerning a septum.*Thuộc vách septan.*

septan [L. septern, seven]. Recurring every seventh day, as the paroxysms of malarial fever.*Sự tái phát cách bảy ngày, ví dụ Các cơn kịch phát ở sốt rét.*

septate [L. saeptum, a partition] Having a dividing wall.*septate có vách ngăn.*

septectomy [" + Gr. ektome, excision]. Excision of a septum, esp. the nasal septum or a part of it.

septectomy Thủ thuật cắt vách, đặc biệt là vách mũi hoặc một phần của nó.

septenlia Septicemia.*septenlia septicemia.*

septic [Gr. septikas, putrefying]. 1. Pert. to sepsis. 2. Pert. to pathogenicorganisms or their toxins. *septic 1. thuộc sự nhiễm khuẩn. 2. Thuộc các vi khuẩn gây bệnh hay cac chất độc của nó.*

septicemia [" + haima, blood]. Presence of pathogenic bacteria in the blood. If allowed to progress, the organisms may multiply and cause an overwhelming infection and death. Symptoms and signs usually include chills and fever, petechiae, purpuric pustules, andabsceseea. Shock may be present. SYN: blood poisoning. SEE: Nursing Diagnoses in Appendix.*Nhiễm khuẩn huyết Sự có mặt của vi khuẩn gây bệnh trong máu. Nếu được phép phát triển, các vi khuẩn có thể nhân lên và gây sự nhiễm khuẩn tràn ngập và tử vong. Các triệu chứng gồm ớn lạnh và sốt, các đốm xuất huyết và các abscess. Sự choáng có thể xuất hiện. ĐN. blood poisoning. Xem. Nursing Diagnoses trong phụ lục.*

s., bronchopulmonery. Septicemia following entry, usually by aspiration, of infected material into the bronchi.*Nhiễm khuẩn huyết viêm phế quản phổi Sự nhiễm khuẩn theo sau sự vào, thường qua đường thở, các chất nhiễm khuẩn trong cuống phổi.*

s., cryptogenic. Septicemia in which no primary focus of infection can be found.*Nhiễm khuẩn huyết căn nguyên ẩn Nhiễm khuẩn huyết mà không có bất kỳ ổ nhiễm khuẩn nào được tìm thấy.*

s., fungal. Presence of pathogenic fungi in the blood. May be seen as a complication of parenteral hyperalimentation. SYN: fungemia *Nhiễm khuẩn huyết do nấm Sự có mặt của nấm gây bệnh trong máu. Có thể được xem như một biến chứng của sự tấm bố quá mức. Đn: fungemia.*

s., puerperal. Septicemia occurring following prolonged and difficult labor or incomplete abortion. SYN: puerperal sepsis.*Nhiễm khuẩn huyết sản Xảy ra sau sự sinh khó và kéo dài hay sự phá thai không hoàn toàn. Đn: puerperal sepsis.*

septicemic Relating to, resulting from, or of the nature of septicemia. *septicemic Thuộc nhiễm khuẩn huyết.*

septic fever. Fever or infection due to presence of pathogenic organisms or their products in the blood. SYN: septicemia*Sốt nhiễm khuẩn Sốt hay nhiễm khuẩn do sự có mặt của các vi khuẩn gây bệnh hay các sản phẩm của chúng trong máu. Đn: septicemia.*

septicophlebitis [Gr. septikos, putrefying, + phleps, vein, + itis, inflammation]. Septic inflammation of a vein.*septicophlebitis Nhiễm khuẩn huyết viêm tĩnh mạch.*

septicopyemia [" + pyon, pus, + hairna, blood]. Septicemia and pyemia together.*septicopyemia Nhiễm khuẩn và nhiễm mủ huyết.*

septic shock. SEE: shock, septic.*septic shock XEM: shock, septic.*

septic sore throat. Streptococcal inflammation of the throat with fever and marked prostration.*septic sore throat Sự viêm họng do liên cầu khuẩn với sốt và sự mệt là rõ rệt.*

septigravida [L. septem, seven, + grauida, pregnant]. A woman pregnant for the seventh time.

septigravida Người mang thai lần thứ bảy.

septimetritis [Gr. septos, putrid, + rnetra, uterus, + itis, inflammation]. Inflammation of uterus due to sepsis.*septimetritis Viêm tử cung do nhiễm khuẩn.*

septipara [L. septern, seven, + parere, to bring forth]. A woman who has had seven pregnancies, each of which produced an infant, alive or dead, weighing 500 gm or more.

septipara Người mang bảy thai nhi, mỗi thai nhi sinh ra một em bé,

sống hoặc chết, nặng 500gm hay hơn.

septivalent [" + oalere, tobe strong]. *septivalent Hóa trị bảy.*

septornarginal [L. saeptum, a partition, + morginaus, border]. Pert. to the margin or the border of a septum. *septornarginal Thuộc rìa hay bờ vách.*

septometer 1. [L. saeptum, a partition, + Gr. matron, measure] Calipers for measuring the width of the nasal septum. 2. [Gr. sepsis, putrefaction, + metron, measure] Device for determining bacterial contamination of air.*septometer 1. Compa đo độ rộng của vách mũi. 2. Thiết bị xác định sự nhiễm vi khuẩn của không khí.*

septonasal [L. saeptum, a partition + nasus, nose]. Concerning the nasal septum.*septonasal Thuộc vách mũi.*

septoplasty [" + Gr.pktssein, to form]. Plastic surgery of the nasal septum. sth].*septoplasty Phẫu thuật tạo hình vách mũi.*

septotome [" + Gr. tome, incision]. An instrument for cutting or removing a section of the nasal septum. *septotome Phẫu thuật tạo khe trong vách.*

septotomy [" + Gr. tome, incision]. Incision of a septum, esp. the nasal septum.*septotomy Dụng cụ cắt hay tách một phần vách mũi.*

septula [L.]. Pl. of septulum.*septula Số nhiều của septulum.*

s.,testis. [NA] Thin partition extending inward from mediastinum testis and separating testis into the lobuli testis.*Vách tinh hoàn Vách ngăn mỏng mở vào phía trong từ trung thất tinh hoàn và chia inh hoàn thành hai tiểu thùy.*

septulum [L.]. (pl. septula) A small partition or septum.*septulum Vách nhỏ, vách.*

septum [L. soepturn, a partition]. (pl. septa) A wall dividing two cavities. *septum (Số nhiều septa) vách.*

s., atrial. A wall between the atria of the heart.*s., atrial Vách giữa các tâm nhĩ*

s.,atribrum cardis. A wall between the atria of the heart. SYN: s., interatrial.*Vách tâm nhĩ Đn: s. interatrial.*

s., atrioventricular Septum that separates the right and left atria of the heart from the respective ventricles.*Vách tâm nhĩ thất Vách tách tâm nhĩ phải và trái của tim khối tâm thất.*

s., femoral. Connective tissue that closes the femoral ring.*Vách đùi Mô liên kết mà đóng vòng đùi.*

s., interdenfel. The bony partition across the alveolar process between adjacent teeth that contributes to the tooth sockets.*Vách giữa hai răng Vách xương ngang qua mỏm ổ răng giữa các răng kế nhau.*

s., intermusculai
Laconnectivetissue septum that separates two muscles, esp. one from which muscles may take their origin.2. One of two connective tissue septa that separate the muscles of the leg into anterior, posterior, and lateral groups.*Vách giữa hai cơ 1. Một vách mô liên kết mà tách hai cơ, đặc biệt là vách nơi cơ bắt nguồn. 2. Một trong hai vách mô liên kết tách các cơ chân thành các nhóm trước, sau và bên.*

s., interventricular The thin bony partitions between the roots of a multirooted tooth which contribute to walls of the tooth socket.*V a' c h giữa hai chân răng Vách xương móng giữa các chân của một răng nhiều chân.*

s., lingual. A sheet of connective tissue separates the halves of the tongue.*Vách lưỡi Một mảnh mô liên kết tách đôi lưỡi.*

s.,kreldum. 1. A translucent septum, the interior boundary of lateral ventricles of the brain. SYN: s. peducidum [NA]. 2. The stratum corneum layer of the epidermis.
s.,kreldum 1. Lớp trong mờ, bờ bên trong của não thất bên. Đn: s. pellucidum. 2. Lớp sừng nền của biểu mô.

s., mediastinat Mediastinum. *s., mediastinat**Trung thất.***

s., nasal. The partition that divides the nasal cavity into two nasal tosses. Bony portion formed by the perpendicular plate of ethmoid and the vomer bone; cartilaginous portion formed by septal and vomeronasal cartilages and medical crura of greater alar cartilages.*Vách mũi Vách chia khoang mũi thành hai hốc mũi. Phần xương được tạo bởi lá thẳng đứng của xương sàn và xương lá mía, phần sụn được tạo bởi sụn vách và sụn lá mía - sống mũi và phần giữa của sụn cánh mũi.*

s., orbital.
AfibrouasheetextendingpartiaVy across the anterior opening of the orbit and partially closing it.*Vách hốc mắt Một mảnh sợi mà mở rộng một phần qua khe trước của hốc mắt và đóng nó một phần.*

s.,pecdyforme. Comblike partition that separates the corpora cavernosa *Vách hình lược Phân chia các thể hang.*

s.,pellucidum. [NA] A thin triangular sheet of nervous tissue consisting of two laminae attached to the bus caliosum above and the fornixbelow.It formatbe ine dial wall of the lateral ventricles. SYN: s. sucidurn.*Vách trong suốt Một dải tam giác mỏng của mô thần kinh gồm hai phiến gắn với thể chai ở trên và cấu trúc vòm ở dưới. Nó tạo thành vách giữa của các não thất bên. Đn: s. lucidum.*

s.,prirnum. In the primitive, embryonic heart, a septum between the right and left chambers.*Vách thô sơ Trong tim phôi ban đầu, một vách giữa buồng phải và trái.*

s., rectovaginal. Partition between the rectum and the vaginas.*, rectovaginal Vách màng giữa trực tràng và âm đạo.*

s.,scrod. [NA] Partition dividing the chambers of the scrotum.*Vách bìu Vách chia các buồng của bìu.*

s., ventricular. Partition between the ventriclesofthe heart. SYN: s., interuentricular.*Vách tâm thất Đn: s. interventricular.*

septuplet [L. septuplus, sevenfold]. One of seven children born from the same gestation.*Trẻ sinh bảy Một trong bảy trẻ được sinh cùng một lần mang thai.*

sequel [L. sequels, sequel]. Sequela. *sequel sequela.*

sequela [L., sequel]. (pl. sequelae) A condition following and resulting from a disease.*Di chứng, di tật Tình trạng sau và do một bệnh.*

Sequence [L.]. Theorderoroccurrence of a series of related events.*Đoàn, chuỗi, dãy Thứ tự hay sự xuất hiện của chuỗi sự kiện có liên quan.*

sequester [L. sequestrare, to separate]. 1. To isolate. 2. A piece of necrosed bone separated from surrounding tissue. SYN: sequestrum.
sequester 1. Cách ly, tách ra. 2. Một mẫu xương bị hoại tử tách khỏi mô xung quanh. Đn: sequestrum.

sequestra [L.]. Pl. of sequestrum. *sequestra Số nhiều của sequestrum.*

sequestral Concerning a sequestrum. *sequestral Thuộc mảnh xương mục bị tách.*

sequestration [L. sequestrntio, a separation]. 1. The formation of sequestrum. 2. Isolation of a patient for treatment or quarantine. 3. Reduction of hemorrhage of headof trunkbytemporarily stopping the return of blood from the extremities by applying tourniquets to the thighs and arms.*sequestration 1. Sự tạo mảnh xương mục. 2. Sự cách ly một bệnh nhân để điều trị hay kiểm dịch. 3. Sự đình lưu máu sự làm giảm chảy máu ở đầu hay mình bằng cách tạm ngưng sự hồi lưu máu từ các chi nhờ garô buộc ở đùi và cánh tay.*

s., pulmonary. A nonfunctioning area of the lung that receives its blood supply from the systemic circulation.*Mảnh phổi cách ly Một vùng phổi không hoạt động mà nhận cung cấp máu từ tuần hoàn hệ thống.*

sequesrnectamy [" + Gr. ektome, excision]. Excision of a neerosed piece of bone.*sequestnectamy Thủ thuật lấy mảnh xương vụn.*

sequestrum [L, something set aside]. (pl. sequestra) Fragent of a necrosedbonethat has become separated from surrounding tissue. Designated primary if piece is entirely detached, secondary if still loosely attached, and tertiary if it is partially detached but still remaining in place.*Mảnh xương mục bị tách khỏi các mô xung quanh Gọi như thế nếu thứ nhất, mảnh xương tách rời tuần hoàn, thứ hai, nếu nó vẫn dính sơ và thứ ba nếu nó tách rời một phần nhưng vẫn nằm đúng chỗ.*

sera [L.]. Pl. of serum.*sera Số nhiều của serum.*

seralbumin [L. serum, whey, + albumen, white of egg]. Albumin of the blood.*seralbumin Albumin của máu.*

Serdx. Trade name for oxazepam. *Serdx Tên thương mại của oxazepam.*

serendipity The gift of finding, by chance and wisdom, valuable or agreeable things not sought for. In medical research an unexpected reaction or result may produce new insights intosome area totally unrelated to that which prompted the investigation.*Món quà bất ngờ Trong nghiên cứu y học, để chỉ một phản ứng không mong đợi mà có thể sinh ra một cái nhìn mới thấu suốt một vùng hoàn toàn không liên quan tới vùng kích thích sự nghiên cứu.*

serial [L. series, row, chain]. In numerical order, in continuity or sequence, as in a series.*serial Theo từng dãy, liên tiếp.*

serial sevens test. Test of mental status. The patient is asked to subtract seven from 100 and to take seven from that value and continue serially. The number of correct responses out of the 14 possible is the score.*Sự thử chuỗi bảy Xét nghiệm tình trạng tinh thần. Bệnh nhân được yêu cầu trừ bảy từ 100 và lấy đi bảy từ giá trị đó và cứ thế tiếp tục. Số lần trả lời chính xác ngoài 14 là sự ghi điểm.*

sericeps [L. serious, silken, + coput, head]. Silk sac used in making traction on fetal head*sericeps Túi lụa dùng để kéo đầu thai nhi.*

series [L. series, row, chain]. 1. Arrangement of objects in succession or in order. 2. In electricity, batteries or mode of arranging the parts of a circuit by connecting them successively end to end to form a single path for the current. The parts so arranged are said to be "in series."*series 1. Sự sắp xếp các đồ vật nối tiếp hay theo thứ tự. 2. Điện mắc nối tiếp.*

s., aliphatic. Chemical compounds with a structure of an open chain of carbon atoms.*Dãy kéo Hợp chất hóa học mà một cấu trúc của một chuỗi mở các nguyên tử carbon.*

s., aromatic. Any series of organic compounds containing the benzene ring.*Dãy thơm Bất kỳ chuỗi hợp chất hữu cơ nào chứa vòng benzen.*

s., erythrocytic. The group of immature cells that develop into mature erythrocytes.*Chuỗi hồng cầu Nhóm tế bào chưa trưởng thành* *phát triển thành hồng cầu trưởng thành.*

s., fatty. Aliphatic series, esp. those similar to methane.*s., fatty Dãy béo, đặc biệt là dãy tương tự với methane.*

s., granulocytic. The immature cells in the bone marrow that develop into mature granular leukocytes. *Chuỗi bạch cầu hạt Các tế bào chưa trưởng thành trong tủy xương mà phát triển thành các bạch cầu hạt trưởng thành.*

s., homolovous. In chemistry, compounds that proceed from one to the next by some constant such as a CH₂ group.*Dãy đồng đẳng Trong hóa học, các hợp chất đi lên từ một tới số kế tiếp bởi một hằng số nào đó chẳng hạn như một nhóm CH₂.*

s., monocytic. The immature cells that proceed to develop into the mature mono.*Chuỗi bạch cầu đơn nhân to Các tế bào chưa trưởng thành phát triển thành các bạch cầu đơn nhân trưởng thành.*

s., thrombocytic. The immature cells that proceed to develop into platelets.*Chuỗi tiểu cầu Các tế bào chưa trưởng thành phát triển thành các tiểu cầu.*

serine. 2-amino-3-hydroxypropionic acid. An amino acid present in many proteins in. cluding casein, vitellin, and others. Found in the urine of normal human beings.*serine Một acid amin có mặt trong nhiều protein gồm có casein, vitellin và các protein khác tìm thấy trong nước tiểu của người bình thường.*

sedscission [L. sericum silk, + scindere, to cut]. Division of soft tissues, as a pedicle, by tying a silk ligature around it. *Sự tách các mô mềm, ví dụ một cuống, bằng cách cột một sợi chỉ tơ quanh nó.*

Sera- [L.]. Combining form pert. to serum.*Sera- Dạng kết hợp có nghĩa là huyết thanh.*

seroalbuminuria [L. serurr whey, + albumen, white ofegg, + Gr. ouron, urine]. Serum albumin in the urine. *seroalbuminuria albumin huyết thanh trong nước tiểu.*

serocolitis [" + Gr, kolon, colon, + itis, inflammation]. Inflammation f serous coat of the colon. SYN: pericoritis.*Viêm thanh mạc kết tràng Đn: perioclitis.*

seroconversion. Development of evidence of antibody response to a disease or vaccine.*seroconversion Sự phát triển chứng cớ của phản ứng kháng thể tới bệnh hay vaccine.*

seroculture [L. serum, whey, + culture, tillage]. A bacterial culture on blood serum.*seroculture Nuôi cấy vi khuẩn trên huyết thanh.*

serocystic [" + Gr. kystis, bladder, sac]. Composed of cysts containing serous fluid.*serocystic Thuộc nang chứa thanh dịch.*

serodermatosis [" + Gr. derma, akin, + osis, condition]. Skin disease with serous effusion into tissues of the

epidermis.*serodermatosis Bệnh da với sự tràn thanh dịch vào các mô của biểu mô.*

serodiagnosis [" + Gr. die, through, + gnosis, knowledge]. Diagnosis by observing the reactions of blood serum.*serodiagnosis Chẩn đoán bằng cách quan sát phản ứng của huyết thanh.*

seroenteritis [" + Gr. enteron, intestine, + itis, inflammation]. Inflammation of serous covering of the in testine.*seroenteritis Viêm thanh mạc ruột non.*

seroepidemiology [` + epi, upon, + demos, people, + logos, word, reason]. Study of the epidemiology of a pathological condition by investigating the presence of a diagnostic characteristic in the serum.*Dịch tễ học huyết thanh Sự nghiên cứu dịch tễ học một tình trạng bệnh lý bằng cách nghiên cứu sự có mặt của đặc tính chẩn đoán trong huyết thanh.*

serofibrinous ["+ fibre, fiber]. 1. Composed of both serum and fibrin. 2. Denoting a serofibrinous exudate. *serofibrinous 1. Thuộc thanh dịch fibrin. 2. Dịch rỉ thanh dịch fibrin.*

serofibrous [" + (bra, fiber). Concerning serous and fibrous surfaces. *serofibrous Thuộc thanh mạc sợi.*

serolfocculation [" + flocculus, little tuft]. Flocculation produced in serum by an antigen.*Huyết thanh kết bông Sinh ra bởi một kháng nguyên.*

serohepatitis [" + Gr. hepar, liver, + ills, inflammation]. Inflammation of the peritoneal covering of the liver. *serohepatitis Viêm màng bụng của gan.*

seroimmunity [" + immunitas, immunity]. Immunityproducedby the administration of an antiserum. *Huyết thanh miễn dịch Sự miễn dịch sinh ra do sự uống một kháng huyết thanh.*

serolipase [" + Gr. Gpos fat + use, enzyme]. Lipase found in blood serum. *serolipase Lipase tìm thấy trong huyết thanh.*

serologic, serological [" + Gr. logos, word, reason]. Pert. to or the study of sera.*serologic, serological Thuộc huyết thanh học.*

serologist [" + Gr. logos, word, reason]. One who has special knowledge and ability in serology.*serologist Chuyên gia huyết thanh học.*

serology [" + Gr. logos, word, reason]. The scientific study of serum. *serology Huyết thanh học.*

serolysin [" + Gnlysis, dissolution]. A bactericidal substance or lyain found in the blood serum.*serolysin Một chất diệt khuẩn hay tiêu tố tìm thấy trong huyết thanh.*

seroma [" + Gr. oma, tumor]. A localized collection of serum that resembles a tumor.*U huyết thanh Một sự tập hợp tại chỗ huyết thanh giống như u.*

seromembranous [" + membruna, membrane]. Both serous and membranous; rel. to a serous membrane.

seromembranous *Thuộc thanh dịch - màng.*

seromucous [" + mucus, mucus]. Pert. to or composed of both serum and mucus.*seromucous Thuộc thanh - niêm dịch.*

seromuscular [" + muscularis, muscular]. Concerning the serous and muscular coats of the intestines. *seromuscular Thuộc thanh mạc - cơ của ruột non.*

seronegative Producing a negative reaction to serological tests.*Huyết thanh âm tính Sinh ra trong sự thử huyết thanh học.*

seroperitoneum [" + Gr. peritonaion, peritoneum]. Fluid in the peritoneum. SYN: ascites; hydroperitoneum.*Huyết thanh màng bụng. Đn: ascites; hydroperi- toneum.*

seropositive Producing a positive reaction to serological tests.*seropositive Huyết thanh dương tính.*

seroprevention. Seroprophylaxis. *seroprevention Huyết thanh phòng bệnh.*

seroprognosis ["+ Gr. pro, before, + gnosis, knowledge]. Prognosis of disease determined by seroreactiona. *Huyết thanh tiên lượng Sự tiên lượng bệnh được xác định bởi các phản ứng huyết thanh.*

seroprophylaxis [" + Gr. prophylatikos, guarding]. Prevention of a disease by injection of serum. SYN: seropreuention.*Huyết thanh phòng bệnh Sự phòng bệnh bằng cách tiêm huyết thanh. Đn: seroprevention.*

seropurulent ["+ purulentus, full of pus]. Composed of serum and pus, as an exudate.*seropurulent Thanh dịch - mủ.*

seropus [" + pus, pus]. A collection of serum and pus.*seropus Tập hợp thanh dịch và mủ.*

seroreaction [" + re, back, + actio, action]. 1. Any reaction taking place in or involving serum. 2. Reaction to an injection of serum marked by rash, fever, pain, etc.*seroreaction 1. Bất cứ phản ứng nào xảy ra trong hoặc liên quan đến huyết thanh. 2. Phản ứng tới sự tiêm huyết thanh dưới dạng ban, sốt, đau v.v...*

seroresistance Failure of a serum reaction to become negative or be reduced in titer following treatment.*Sự tồn lưu của phản ứng huyết thanh Phản ứng huyết thanh không thể trở nên âm tính hay bị giảm hàm lượng sau điều trị.*

seroresistant The serum becoming positive after exposure to a pathogen and after being treated*seroresistant Huyết thanh trở nên dương tính sau khi tiếp xúc với tác nhân gây bệnh và sau khi điều trị.*

serosa [L. serum, whey]. A serous membrane. Examples are the peritoneum, pleura, and pericardium. *Thanh mạc Các ví dụ là phúc mạc, màng phổi và màng ngoài tim.*

serosamucin [L. serosus, serous, + mucus, mucus]. A mucinlike substance in ascitic fluid from inflamed sites.*serosamucin Chất dạng nhầy trong dịch cổ trướng từ các chỗ bị viêm.*

serosanguineous [L. serum, whey, + sanguineus, bloody]. Containing or of the nature of serum and blood.
serosanguineous Thuộc huyết thanh và máu.

seroserous [L. serosus, serous, + serum, whey]. Pert. to two serous surfaces.*seroserous Thuộc hai thanh mạc.*

serositis [" + Gr. itis, inflammation]. (pl. serosLides) Inflamed condition of a serous membrane.*serositis (Số nhiều serositides) Viêm thanh mạc.*

serosity [Fr. serosite]. The quality of being serous.*serosity Tính chất thanh dịch.*

serosynovial [L. serum, whey, + synouia, joint fluid]. Concerning serous and synovial material.
serosynovial Thuộc thanh dịch và hoạt dịch.

serosynovitis ["+ synouia, joint fluid, + Gr. iris, inflammation]. Synovitis with increase of synovial fluid.*Viêm thanh - hoạt dịch Viêm hoạt dịch với sự tăng hoạt dịch.*

Serotherapy [" + Gr. therapeia, treatment]. The treatment of disease by the injection of blood serum, either human or animal, containing antibodies. This type of therapy is concerned with producing temporary artificial immunity in a person by injecting the blood serum of an animal that has acquired active immunity to the disease in question. SYN: orotherapy.*Liệu pháp huyết thanh Điều trị bệnh bằng cách tiêm huyết thanh, người hay động vật, chứa các kháng thể. Cách chữa này liên quan với sự gây miễn dịch nhân tạo tạm thời ở một người bằng cách tiêm huyết thanh của một động vật đã được sự miễn dịch chủ động đối với căn bệnh đang xem xét. Đn: orotherapy.*

serotomin A chemical, 5-hydroxytryptamine (5-HT), present in platelets, gastrointestinal mucosa mast cells, and in carcinoid tumors. Serotonin is a potent vasoconstrictor. It is thought to be involved in neural mechanisms important in sleep and sensory perception. SEE: carcinoid syndrome.*serotomin Một hóa chất, 5-hydroxytryptamine có mặt trong tiểu cầu, niêm mạc dạ dày ruột, dưỡng bào và mạng các u carcinoid. Serotomin là một tác nhân gây co mạch tiềm tàng. Nó được cho là có liên quan đến các cơ chế thần kinh, quan trọng trong giấc ngủ và nhận thức cảm giác. XEM. carcinoid syndrome.*

serotype A microorganism determined by the kinds and combinations of constituent antigens present in the cells.*Vi sinh vật kiểu huyết thanh Một vi sinh vật được xác định bởi các loại và sự kết hợp của các*

kháng nguyên hợp thành có mặt trong tế bào.

serous [L. serosus]. 1. Having the nature of serum. 2. Producing a serous secretion, or containing serum or a seromlike substance.*serous 1. Có tính chất huyết thanh. 2. Sản xuất huyết thanh, hay chứa huyết thanh hoặc một chất như huyết thanh.*

serous cavity. Cavity lined by a serous membrane, specifically the pleural, peritoneal, and pericardial cavities.*Khoang huyết thanh Khoang được bao bởi một thanh mạc, cụ thể là khoang màng phổi, khoang màng bụng và khoang màng ngoài tim.*

serous cell. Cell that secretes a thin, watery, albuminous secretion.*Tế bào huyết thanh Tế bào tiết một chất dạng albumin, loãng, nhiều nước.*

serous effusion. Escape of serum into tissues or a body cavity.*serous effusion Sự tràn huyết thanh vào các mô hay một khoang cơ thể.*

serous exudate. Exudate consisting mostly of serum.*Dịch rỉ huyết thanh Dịch rỉ gồm phần lớn huyết thanh.*

serous fluids. Liquids of the body, similar to blood serum, that are in part secreted by serous membranes. *Dịch huyết thanh Các dịch cơ thể tương tự như huyết thanh mà được tiết một phần bởi thanh mạc.*

serous glands. Glands secreting a watery, albuminous fluid, as the parotid gland.*Tuyến huyết thanh Các tuyến tiết chất dịch dạng albumin, nhiều nước, như tuyến mang tai.*

serous inflammation. Inflammation of a part with serous exudate, or inflammation of a serous membrane. *Sự viêm huyết thanh Sự viêm một bộ phận với dịch rỉ huyết thanh hay viêm thanh mạc.*

serous membrane. Membrane lining a serous cavity.*Thanh mạc Màng bao một khoang huyết thanh.*

serovaccination. A process with combined injection of serum to secure immediate passive immunity, and bacterial vaccine, to acquire subsequent active immunity.*Sự chủng huyết thanh Một quá trình với sự tiêm kết hợp huyết thanh để đảm bảo miễn dịch thụ động ngay lập tức, và vaccine vi khuẩn để tạo miễn dịch chủ động sau này.*

serovar. Subdivision of a species on the basis of its antigenic character. Previously called aerotype.*serovar Phân nhánh của một loài dựa trên tính kháng nguyên của nó. Trước đây gọi là serotype.*

serozymogenic [L. serum, whey, + Gr. zyme, ferment, + gennan, to produce]. Pert. to a serous fluid and enzymes.*serozymogenic Thuộc thanh dịch và enzyme.*

serpiginous [L. serpere, to creep]. Creeping from one part to another. *serpiginous Lan vằn vèo.*

serrate [L. serratus, toothed].

Notched; toothed. SYN: dentate.*Có răng cưa Đn: dentase.*

Serratia [Serafmo Serrati, 18th-century It. physicist] A genus of bacteria of the family Enterobacteriaceae.
Serratia Một loài vi khuẩn thuộc họ Enterobacteri- aceac.

S., marcescens. Formerly called Chromo6acterium prodigiosum, and erroneously believed to be nonpathogenic to man. Causes septicemia and pulmonary disease, esp. in immunocompromiaed patients. Found in water, soil milk, and stools. *S., marcescens Trước đây được gọi là chromobacterium prodigiosum, và được tin một cách sai lầm là không truyền bệnh cho người. Gây bệnh nhiễm khuẩn huyết và bệnh phổi, đặc biệt ở các bệnh nhân bị hỏng hệ thống miễn dịch. Tìm thấy trong nước, đất, sữa và phân.*

serration [L. serrotio, a notching]. 1. Formation with sharp projections like the teeth of a saw. 2. A single tooth or notch in a serrated edge.*serration 1. Sự tạo răng cưa. 2. Một răng đơn hay chỗ lõm trong một cạnh răng cưa.*

Senatus muscle. Any of several muscles arising from the ribs or vertebrae by separate slips. SEE: Muscles in Appendix.*Cơ răng cưa Bất kỳ cơ nào trong số cơ sinh ra từ sườn hay đốt sống bởi các mảnh tách rời. XEM. Muscles trong phụ lục.*

serrefine [Fr.]. A small wire spring forceps for compressing bleeding vessels.*serrefine Một kẹp lò xo nhỏ để ép các mạch máu.*

serrenoeud [Fr. serrer, to squeeze, + noeud, knot]. Device for tightening ligatures, esp. those placed on vessels in a deep cavity out of reach of fingers.*serrenoeud Dụng cụ để cột chặt các dây buộc, đặc biệt là các dây đặt trên các mạch máu trong khoang sâu, ngón tay không với tới.*

serrolate [L. serrulatus]. Finely notched or serrated.*serrolate Có răng cưa nhỏ.*

Sertoli's cells [Enrico Sertoli, It. histologist, 1842-1910] Supporting elongated cells of seminiferous tubules that nourish spermatida.*Tế bào Sertoli Các tế bào nuôi dưỡng hình thon dài của các ống nhỏ sinh tinh mà nuôi các tinh tử (tiền tinh trùng).*

serum [L. whey]. (pl. serums, sera) 1. Any serous fluid, esp. the fluid that moistens the surfaces of serous membranes. 2. The watery portion of the blood after coagulation; a fluid found when clotted blood is left standing long enough for the clot to shrink. 3. Serum from an animal rendered immune against a pathogenic organism, to be injected into a patient with the disease resulting from the same organism. It consists of plasma minus fibrinogen.*serum (Số nhiều serums, sera). Huyết thanh. 1. Bất kỳ chất dịch huyết thanh nào, đặc biệt là các dịch làm ẩm bề mặt* *các thanh mạc*. 2. *Phần có nước của máu sau khi đông; một chất dịch tìm thấy khi máu đông được để đủ lâu để phần máu đông lắng xuống*. 3. *Huyết thanh từ một động vật đã được làm miễn dịch chống lại các vi khuẩn gây bệnh, để được tiêm vào một bệnh nhân với bệnh do cùng một loại vi khuẩn. Nó gồm huyết tương trừ fibrinogen.*

s., albumin. A protein found in blood serum. SEE: blood; protein, simple.*Huyết thanh albumin Một protein tìm thấy trong huyết thanh. XEM: blood; protein, simple.*

s., anticrotalus. Serum used in treating rattlesnake poison.*s., anticrotalus Huyết thanh kháng nọc độc rắn chuông.*

s., antidiphtheritic. Serum used to counteract the effects of diphtheria. *s., antidiphtheritic Huyết thanh chống bạch hầu.*

s., antilymphocytic. ABBR: AhS. Serum used to reduce host rejection response to transplanted tissues. Produced by inoculating animals with certain tissues from other species.*s., antilymphocytic Viết tắt: ALS. Huyết thanh chống tế bào bạch huyết: Huyết thanh được dùng để làm giảm sự loại trừ của cơ thể phản ứng lại các mô cấy truyền. Sản xuất bằng cách cấy vào các động vật một số mô của các loài khác.*

s., antimeningococcal. Serum antagonistic to meningococcal infection.*s., antimeningococcal Huyết thanh kháng màng não cầu khuẩn.*

s., antipneumococcal Serum used in treating pneumococcal infection. *s., antipneumococcal Huyết thanh kháng phế cầu khuẩn.*

s., anf'rtetanic. Serum given to counteract tetanus toxin.*s., anf'rtetanic Huyết thanh kháng uốn ván.*

s., antitoxic. Serum containing antitoxin.*s., antitoxic Huyết thanh kháng độc.*

s., antityphoid. Serum containing antibodies of the typhoid bacillus.*s., antityphoid Huyết thanh kháng thương hàn.*

s., bactericidal. Serum having no effect on toxins but destructive to bacteria.*s., bactericidal Huyết thanh diệt khuẩn (không có tác dụng với chất độc).*

s., bacteriolytic. Serum containing a lysin that destroys certain bacteria. *Huyết thanh tiêu khuẩn tố Huyết thanh chứa một tiêu tố mà phá hủy vi khuẩn.s., blood.* The clear liquid portion of blood without its fibrin and corpuscles. SEE: plasma.*Huyết thanh Phần chất lỏng, trong của máu không có các tơ huyết (fibrin) và các tiểu thể. XEM: plasma.*

s., convalescent. Blood serum from a person convalescing from an infection, the serum to be used in treating others having the same disease.

Huyết thanh của người dưỡng bệnh Huyết thanh từ một người đang điều trị một bệnh nhiễm khuẩn, huyết thanh được dùng để điều trị những người khác có cùng một bệnh.

s., foreign. Serum from one animal injected into one of another species, or into man.*Huyết thanh ngoại lai Huyết thanh từ một động vật được tiêm vào một trong số các loài khác hay vào người.*

s., immune. Serum containing antibodies for specific antigens.*Huyết thanh miễn dịch Huyết thanh chứa các kháng thể cho các kháng nguyên cụ thể.*

s., polyvalent. Serum containing antibodies to several types of the same bacterial species.*Huyết thanh đa trị Huyết thanh chứa các kháng thể nhiều loại của cùng một loài vi khuẩn.*

s., pooled. Mixed blood serum from several persons.*s., pooled Huyết thanh hỗn hợp từ nhiều người.*

s., pregnancy. Blood serum from pregnant women.*s., pregnancy Huyết thanh thai phụ.*

s., pregnant mare's. Serum derived from the blood of pregnant mares; source of hormones, esp. chorionic gonadotrophin. *s., pregnant mare Huyết thanh chiết xuất từ máu ngựa cái mang thai, nguồn các hormone đặc biệt là chorionic gonadotrophin.*

serum, words pert. to: agglutinin; agglutinogen; antigen; antitropin; antivenin; autoserodiagnosis; autoserotherapy; autoserous; autoserum; complement; icteric index; isohemagglutinin; opsonic index; op. sonin; serology; serous.

Các từ liên quan tới huyết thanh agglutinin (ngưng kết tố); agglutinogen (ngưng kết nguyên); antigen (kháng nguyên); antivenin (huyết thanh trị nọc rắn); autoserodiagnosis (huyết thanh bản thân chẩn đoán); autoserotherapy (liệu pháp huyết thanh bản thân); autoserous (thuộc huyết thanh bản thân); autoserum (huyết thanh bản thân); complement (bổ thể); icteric index (chỉ số vàng da); isohemagglutinin (ngưng kết tố hồng cầu đồng loại)l opsonic index (chỉ số opsonin); opsonin; serology (huyết thanh học); serous (thuộc huyết thanh).

serumal [L. serum, whey]. Rel. to serum.*serumal Thuộc huyết thanh.*

serum-fast. Capable of resisting the destructive forces present in serum. *serum-fast Kháng huyết thanh.*

serum glutamic-oxaloacetic transaminase. ABBR: SGOT. An intracellular enzyme involved in amino acid and carbohydrate metabolism. It is present in high concentrations in muscle, liver, and brain. An increased level of this enzyme in the blood indicates necrosis or disease in these tissues. SYN: aspartate

aminotransferase, *serum glutamic-oxaloacetic transaminase Viết tắt SGOT. Một enzyme nội bào liên quan đến acid amin và sự chuyển hóa carbohydrate. Nó có mặt với nồng độ cao trong cơ, gan và não. Một mức độ gia tăng của enzyme này trong máu cho thấy sự hoại tử hay bệnh trong các mô này. Đn: aspartate aminotransferase.*

serum glutamic pyruvic transaminase. ABBR:- SGPT. An intracellular enzyme involved in amino acid and carbohydrate metabolism. It is present in high concentrations in muscle, liver, and brain. An increased level of this enzyme in the blood indicates necrosis ordiseaseinthesetissues. SYN: alanine aminotransferase. *serum glutamic pyruvic transaminase Viết tắt SGPT Một enzyme nội bào liên quan đến acid amin và sự chuyển hóa carbohydrate. Nó có mặt với nồng độ cao trong cơ, gan và não. Một mức độ gia tăng của enzyme này trong máu cho thấy sự hoại tử hay bệnh trong các mô này. Đn: alanine aminotransferase.*

serum protein. Any protein in blood serum. Serum protein forms weak acids mixed with alkali salts; this increases the buffer effects of the blood but to a lesser extent than cell protein. *Protein huyết thanh Bất kỳ protein nào trong huyết thanh. Protein huyết thanh tạo thành các acid yếu trộn lẫn với các muối kiềm; điều này gia tăng tác dụng đệm của máu nhưng tới một mức độ ít hơn protein tế bào.*

serum rash. Rash first seen at site of an injection of serum. It remains thickest there, but may invade other parts of the body. It resembles a combination of urticarial, morbilliform, and acarlatiniform rashes.

SYM: Severe irritation; marked swelling of skin, lisp. of the face; malaise; and constitutional symptoms.

Ban huyết thanh Ban được thấy đầu tiên ở chỗ tiêm huyết thanh. Nó dày nhất ở đó nhưng có thể lấn sang các phần khác của cơ thể. Nó giống sự kết hợp của các ban mày đay, ban dạng sởi và ban dạng tinh hồng nhiệt.

TRIỆU CHỨNG: Kích thích dữ dội, sưng da rõ rệt, đặc biệt là da mặt; khó ở của sự triệu chứng thể tạng.

serum sickness. A hypersensitivity reaction that may occur from several days to 2 to 3 weeks after administration of antisera or following certain drug therapy. SEE: Nursing Diagnoses in Appendix.

SYM: Fever, enlarged lymph nodes and spleen, skin rash, and painful joints.

TREAT: Symptomatic and adrenal cortical hormones if needed.*Bệnh huyết thanh Phản ứng rất nhạy cảm mà có thể xảy ra trong một vài ngày tới hay hai ba tuần sau khi dùng kháng huyết thanh hay sau liệu pháp thuốc nào đó. XEM. Nursing Diagnoses trong phụ lục. TRIỆU CHỨNG: Sốt, các hạch bạch huyết và lách lớn dần, phát ban da, và đau khớp. ĐIỀU TRỊ: Các hormone triệu chứng và các hormone vỏ tuyến thượng thận nếu cần.*

servomechanism In biology and physiology, a control mechanism that operates by negative or positive feedback. For example, when in the normal person the blood glucose level rises, the pancreas responds by releasing insulin, which enables the glucose to be metabolized. The level of hormones is also regulated by this mechanism when the anterior pituitary responds tothelevelsofhonnonescirculating in the blood.*Cơ chế phụ Trong sinh học và sinh lý học, một cơ chế kiểm soát mà hoạt động bởi các tác động ngược âm tính và dương tính. Ví dụ khi mức glucose máu gia tăng ở người bình thường, tuyến tụy phản ứng bằng cách phóng thích insulin, mà cho phép glucose chuyển hóa. Mức homrmone cũng được điều tiết bởi cơ chế này khi thùy trước tuyến yên phản ứng lại mức hormone đang lưu thông trong máu.*

SES. socioeconomic status.*SES. Tình trạng kinh tế xã hội.*

sesame oil. Oil obtained from the seeds of Sesamum indicum. It is used as a pharmaceutical aid and as a cooking oil.*Dầu vừng (mè) Dầu thu được từ hạt cây vừng Sesamum indicum. Nó được dùng như một trợ dược và như một loại dầu ăn.*

sesamoid [L. sesamoides]. Resembling a grain of sesame in size or shape.*sesamoid Giống một hạt vừng về kích thước hay hình dáng.*

sesamoid bone. An oval nodule of bone or fibrocartilage in a tendon playing over a bony surface. The patella is the largest one.*Xương vừng Một hay nhiều hình oval của xương hay xơ sụn trong một gân đang chơi trên bề mặt xương. Xương bánh chè là xương vừng lớn nhất.*

sesamoid cartilage. One or more small cartilage plates present in fibrous tissue between the lateral nasal and greater alar cartilages of the nose.*Sụn vừng Một hay nhiều các phiến sụn nhỏ có mặt trong mô xơ giữa sụn cánh mũi và sụn bên của mũi.*

sesamoiditis [" + Gr. itis, inflammation]. Inflammation of a sesamoid bone. *Viêm xương vừng.*

sesqui- [L.]. Prefix meaningone undone-half.*sesqui- Tiền tố có nghĩa là một và một nửa.*

sesquihora [L.]. Every one and one-half hours.*sesquihora Mỗi một giờ rưỡi.*

sesquioxide Any oxide in which three parts of oxygen combine with two atoms of another element.*sesquioxide Bất kỳ loại oxide nào trong đó ba phần oxygen kết hợp với hai nguyên tử của một nguyên tố khác.*

sessile [L. sessilis, low]. Having no peduncle but attached directly by a broad base.*sessile Không uống.*

set. 1. To fix firmly in place, as to set a bone in reduction of a fracture. 2. To allow an amalgam or plaster to harden. 3. In psychology, a group of conditions or attitudes that favor the occurrence of a certain response.*set 1. Nắn lại, như nắn một cái xương để chữa một chỗ xương gãy. 2. Se lại Ví dụ, một hỗn hống (amalgam) hay thạch cao se lại. 3. Trong tâm lý học, để chỉ một nhóm tình trạng hay thái độ thuận lợi cho sự xuất hiện một phản ứng nào đó.*

seta [L-, bristle]. (pl. setae) A stiff, bristlelike structure. SEE: uibrissae. *seta (Số nhiều setac). Một cấu trúc cứng, như lông. XEM. vibrissac.*

setaceous [L. setaceus]. Bristly, hairy; resembling a bristle.*setaceous Có lông cứng, giống như lông cứng.*

Setchenow's inhibitory centers [Ivan M. Setchenow, Russian neurologist, 1829-1905] Centers in the spinal cord and medulla oblongata involved in reflex inhibition of muscular and visceral activity.*Trung tâm ức chế setchenow Trung tâm trong tủy và hành tủy liên quan đến sự ức chế phản xạ của hoạt động cơ và nội tạng.*

setiferous [L. seta, bristle, + setdgerous ferre, to bear]. Having bristles. *setiferous Có lông cứng.*

seton [L. seta, bristle]. A thread or threads drawn through a fold of skin to act as a counterirritant or as a guide for instruments. *Chỉ xuyên Một hay các sợi chỉ luồn qua một nếp gấp của da để hoạt động như là một kích thích giảm đau hay một hướng dẫn cho các dụng cụ.*

setose Having bristlelike appendages.*setose Có phần phụ như lông cứng.*

set point weight. SEE: weight, set point. *set point weight XEM: weight, set point.*

setup. The arrangement of teeth on a trial denture base. *setup Sự sắp xếp răng để thử nền hàm răng giả.*

seventh cranial nerve. Facial nerve; nervus facialis. SEE: cranial nerves. *Thần kinh sọ số bảy Thần kinh mặt. XEM. cranial nerves.*

seven-year itch. Scabies. *Ngứa bảy năm Bệnh ghẻ.*

sevum [L.]. Tallow or suet. *sevum Mỡ rắn (của bò, cừu).*

sewer gas. Gas produced by biodegradation of sewage. Contains methane and hydrogen sulfide. May be used for fuel. SEE: carbon monoxide. *Khí cống Khí sinh ra bởi sự phân hủy sinh học của cống. Chứa methane và hydrogen sulfide. Có thể dùng làm chất đốt. XEM. carbon monoxide.*

sex [L. sexes]. 1. The characteristics that differentiate males and females in most plants and animals. 2. Motivation, both psychological and physiological, for behavior associated with procreation and erotic pleasure.

sex 1. Giới tính Các đặc tính mà phân biệt giống đực và giống cái ở hầu hết thực vật và động vật. 2. Động cơ giới tính: động cơ, tâm và sinh lý, cho các hành vi liên quan đến sinh sản và tình dục.

s., chromosomal. Sex as determined by the presence of the female XX or male XY genotype in somatic cells.*Giới tính nhiễm sắc thể Giới tính được xác định bởi sự có mặt của các cấu trúc di truyền xx ở nữ hay yy ở nam trong các tế bào somatic.*

S., morphological. Sex of an individual as determined by the form of the external genitalia.*Giới tính hình thái Giới tính của một cá thể được xác định bởi hình dạng của cơ quan sinh dục ngoài.*

s., nuclear. The genetic sex of an individual determined by the absence or presence of sex chromatin in the body cells, particularly blood cells. *Giới tính nhân Giới tính di truyền của một cá thể được xác định bởi sự vắng mặt hay có mặt của chất nhiễm sắc trong các tế bào cơ thể, đặc biệt là các tế bào máu.*

s., psychological. The individual's selfimage of his or her gender. This may be at variance with the anatomical or morphological sex. *Giới tính tâm lý Sự tự hình dung của cá nhân về giống của anh ta hay cô ta. Điều này có thể khác với giới tính phẫu thuật hay hình thái.*

sex chromatin. Mass seen within the nuclei of normal female somatic cells. According to the Lyon hypothesis, one of the two X chromosomes in each somatic cell of the female is genetically inactivated. The sex chromatin represents the inactivated X chromosome. SYN: Burr body. *Chất nhiễm sắc giới tính Chất tìm thấy trong nhân của các tế bào somatic nữ bình thường. Theo giả thuyết Lyon, một trong hai nhiễm sắc thể x trong mỗi tế bào somatic của nữ bị khử hoạt tính về mặt di truyền. Chất nhiễm sắc giới tính thay thế cho nhiễm sắc thể x bị khử hoạt tính. Đn: Barr body.*

sex chromosomes. Chromosomes associated with determination of sex. In humans, these are the X (female) and Y (male) chromosomes. The normal female has two X chromosomes, and the normal male has one X and one Y chromosome. SEE: Barr body. *Nhiễm sắc thể giới tính Nhiễm sắc thể có liên quan đến sự xác định giới tính. Ở người đó là các nhiễm sắc thể x (nữ) hay y (nam). Người nữ bình thường có hai nhiễm sắc thể x, và người nam bình thường có một nhiễm sắc thể x và một nhiễm sắc thể y. XEM. Barr body.*

sex clinic. Clinic for diagnosis and treatment of an individual or couple with sexual problems. *Lâm sàng giới tính Khám để chẩn đoán và điều trị một cá nhân hay một đôi có* *những vấn đề về giới tính.*

sex determination. The concept that a couple may choose the sex of their offspring. To date, all efforts to make this a reality have been in vain. This concept should not be confused with determining the sexual identity of the fetus by analysis of cells obtained by amniocentesis or sampling of the chorionic villus.*Sự quyết định giới tính Quan niệm rằng một cặp vợ chồng có thể chọn giới tính cho con họ. Ngày nay, tất cả các nỗ lực để hiện thực hóa điều này là vô ích. Không nên nhầm lẫn quan niệm này với sự xác định đặc điểm giới tính của bào thai bằng cách phân tích các tế bào thu được từ việc chọc màng ối qua bụng hay lấy mẫu các lông nhung màng đệm.*

sexdigital [L. sex, six, + digitus, digit]. Having six fingers and toes. *sexdigital Có 6 ngón tay và ngón chân.*

sexduction Process of transfer of bacterial genes from one cell to another by means of the sex factors within which they are incorporated.*Sự dẫn truyền giới tính Quá trình truyền các gene vi khuẩn từ tế bào này sang tế bào khác bằng các nhân tố giới tính.*

sexism. All of the actions and attitudes that relegate individuals of either sex to a secondary and inferior status in society.*Sự chuyển đổi giới tính Tất cả các hoạt động và thái độ ma chuyển các cá nhân từ giới tính này sang giới tính khác trong xã hội.*

sexivalent [" + ualere, to be strong]. Capable of combining with six atoms of hydrogen.*Hóa trị sáu Có thể kết hợp với 6 nguyên tử hydrogen.*

sex-limited. Expression of a genetic character or trait in one sex only. *Giới hạn ở giới tính Sự biểu hiện tính chất hay đặc điểm trong một giới tính duy nhất.*

sex-linked. A character that is controlled by genes on the sex chromosomes.*Liên kết giới tính Một tính chất được kiểm soát bởi các gene trên các nhiễm sắc thể giới tính.*

Sexology [L.sexus, sex, + Gr. logos, word, reason]. Scientific study of sexuality.*Sexology Môn học về giới tính.*

sex ratio. Ratio of females to males. Used in defining proportion of births of the two sexes or in the representation by sexual distribution in certain diseases.*Tỉ lệ giới tính Tỉ lệ nam và nữ, được dùng trong sự xác định tỉ lệ sinh của hai giới tính hay sự phân bố giới tính trong một số bệnh.*

sex surrogate. In sex therapy, a person serving as a surrogate sexual partner to assist in the therapeutic process.*Người thay thế giới tính Trong liệu pháp giới tính, để chỉ một người dùng như một đối tác giới tính thay thế giúp trong quá trình điều trị.*

sextan [L. sextanus, of the sixth]. Occurring every sixth day.*sextan Xảy ra sáu ngày một lần.*

sextigravida [L. sextus, six, + grauida, a pregnant woman]. A woman pregnant for the sixth time.*sextigravida Người có thai lần thứ sáu.*

sextipara [" + parere, to bear a child]. *sextipara Người đẻ lần thứ sáu.*

sextuplet [L. sextus, six]. One of six children born of a single gestation. *sextuplet Trẻ sinh sáu.*

sexual [L. sexualis].1. Pert. to sex. 2. Having sex.*sexual 1. Thuộc giới tính. 2. Có quan hệ tình dục.*

sexual dysfunction. Inadequate enjoyment or failure to enjoy sexual activity. The areas of importance are desire, arousal, orgasm, satisfaction, and pain. The dependence of most of these phases on the mental attitude of the partners is considerable, as is the hormonal balance of the patient(s). A careful history and physical examination will help to determine the possible pathological aspects of the various phases. Is desire absent, overactive, or is there aversion? Is arousal sufficient to maintain desire and, in the case of the male, to attain erection? Does orgasm occur and, if so, is it delayed or premature? Do the partners experience satisfaction at the completion of orgasm? Is pain present at any stage of the sexual activity?
ETIOL: A great number of physical and mental forces interact to culminate in enjoyable and fulfilling sexual activity. It is therefore important to keep this in mind in evaluating patients; and to realize that a great number of drugs have the undesired side effect of causing sexual dysfunction. Aging does not necessarily cause sexual dysfunction nor obliteration of sexual capability.
Many commonly used drugs can cause sexual dysfunction in men and women e.g., some antihypertensive agents; histamine H receptor antagonists antipsychotic drugs; central nervous system depressants; and anticancer drugs.
TREAT: Treat the physical or mental factors that are involved; and attempt to use alternate drugs for those that appear to be the cause of the disorder.
Loạn chức năng sinh dục Sự thích thú không đủ hay không thể có các hoạt động giới tính. Các phần quan trọng là sự ham muốn, sự kích thích, sự cực khoái, sự thỏa mãn và sự đau. Các giai đoạn này hầu hết phụ thuộc đáng kể vào thái độ tinh thần của bạn tình vì nó đem lại sự cân bằng hormone của bạn tình. Sự kiểm tra sinh lý và lịch sử cẩn thận sẽ giúp xác định các mặt bệnh lý có thể của các giai đoạn khác nhau. Sự ham muốn có vắng mặt hay không, hay là hoạt động quá mức, hay có một sự không thích? Sự kích thích có đủ để duy trì sự ham muốn không, và trong trường hợp

người nam, có đủ để đạt được sự cương cứng? Sự cực khoái có xảy ra hay không và, nếu có, nó có bị trễ hay sớm không? Người bạn tình có trải qua sự thỏa mãn lúc kết thúc sự cực khoái? Sự đau có xuất hiện ở giai đoạn nào của hoạt động sinh dục không?
NGUYÊN NHÂN: Một số lớn các lực thể chất và tinh thần tác động lẫn nhau đưa đến các hoạt động giới tính đầy đủ và thỏa mãn. Vì thế, điều quan trọng là nhớ kỹ điều này khi đánh giá bệnh nhân, và cần nhận ra rằng một số lớn thuốc có tác dụng phụ ngoài ý muốn gây ra loạn chức năng sinh dục. Sự lão hóa không nhất thiết gây loạn chức năng sinh dục cũng không làm mất khả năng sinh dục.
Nhiều thuốc được dùng rộng rãi có thể gây loạn chức năng sinh dục ở đàn ông và đàn bà thí dụ: một số thuốc chống cao huyết áp, các chất đối kháng histamine - H, - receptor; các thuốc chống loạn tinh thần, các chất làm suy yếu hệ thần kinh trung ương; và các thuốc chống ung thư.
ĐIỀU TRỊ: Điều trị các nhân tố thể chất và tinh thần có liên quan; và cố dùng các loại thuốc xen kẽ để chữa những gì mà có vẻ là nguyên nhân rối loạn.

sexual health. The World Health Organization has defined three elements of sexual health: a capacity to enjoy and control sexual behavior in accordance with a social and personal ethic; freedom from fear, shame, guilt, false beliefs, and other psychological factors inhibiting sexual response and impairing sexual relationships; and freedom from organic disorder, disease, and deficiencies that interfere with sexual and reproductive functions. SEE: AIDS.
Sức khỏe giới tính Tổ Chức Y Tế Thế Giới đã xác định ba yếu tố của sức khỏe giới tính Khả năng có và kiểm soát hành vi giới tính phù hợp với đạo đức cá nhân và xã hội; không bị sự sợ hãi, xấu hổ, tội lỗi; niềm tin giả tạo và các nhân tố sinh lý khác kiềm hãm phản ứng giới tính và làm giảm quan hệ tình dục; và không bị các rối loạn tổ chức, bệnh tật và khiếm khuyết cản trở các hoạt động tình dục và sinh sản. XEM. AIDS.

sexual intercourse. Sexual union between a male and a female. SYN: coition; coitus; copulation.
RS: clitoris; coitus interruptus; dyspareunia; ejaculation; emission; excitation; orgasm; penis; semen; vagina.*Sự giao hợp Sự kết hợp giới tính giữa nam và nữ. Đn: coition; coitus; copulation.*
CÁC CHỦ ĐỀ LIÊN QUAN: Clitoris (âm vật); coitus interruptus (giao hợp gián đoạn); dyspareunia (chứng giao hợp đau); ejaculation (sự phóng tinh); emission (sự xuất tinh); excitation (sự kích thích); orgasm (sự cực khoái); penis (dương vật); semen (tinh dịch); vagina (âm

đạo)

s.i., homosexual. Sexual union between persons of the same sex. *Giao hợp đồng tính Sự giao hợp giữa người cùng giới tính.*

sexuality [L. sexes, sex]. 1. State of having sex; the collective characteristics that mark the differences between the male and the female. 2. Constitution and life of individual as related to sex; all the dispositions related to the love life whether associated with the sex organs or not. *sexuality 1. Hoạt động tình dục; tính chất giới tính Đánh dấu sự khác nhau giữa nam và nữ. 2. Đời sống tính dục; tính ham thích tình dục.*

sexually transmitted disease. Disease acquired as a result of sexual intercourse with an infected individual. A more inclusive term than venereal disease, including conditions such as syphilis, gonorrhea, lymphogranuloma venereum, chancroid, granuloma inguinale, and other conditions such as trichomoniasis, genital candidiasis, genital herpes, genital warts, and nonspecific urethritis due to chlamydiae. SEE: AIDS; Reiter's syndrome; venereal disease. SEE: Nursing Diagnoses in Appendix. *Bệnh lây qua đường sinh dục Bệnh bị lây do giao hợp với người bị nhiễm. Một thuật ngữ bao quát hơn bệnh hoa liễu (venereal disease) bao gồm các tình trạng giang mai, lậu, bệnh Nicolas. Favre, hạ cam, u hạt bẹn và các tình trạng khác như bệnh do Trichomonas, bệnh nấm canida sinh dục, herpes sinh dục, mụn cóc sinh dục, và viêm niệu đạo không đặc trưng do chlamydiae. XEM. AIDS; Reiter's syndrome; venereal diseare. XEM. Nursing Diagnoses trong phụ lục.*

sexual reassignment. Legal, surgical, or social action or decision to assign the appropriate sexuality to an individual who has been considered previously to be of the opposite sex. *Sự tái phân công theo giới tính Hoạt động hay quyết định về mặt xã hội, phẫu thuật hay pháp luật nhằm phân công theo giới tính thích hợp cho một cá nhân người trước đây được coi là thuộc giới tính khác.*

sexual reflex. Erection and ejaculation resulting from direct genital stimulation or indirectly from emotion, whether asleep or awake. *Phản xạ tính dục Sự cương và phóng tinh do sự kích thích sinh dục trực tiếp hay gián tiếp từ cảm xúc, có thể là ngủ hay thức.*

Sezary cell. [A. Sezary Fr. dermatologist, 1880-1956] A cell, probably a lymphocyte, that contains an abundance of vacuoles filled with a mucopolysaccharide. Present in the blood of patients with S6zary syndrome. *Tế bào Sézary Một tế bào, có thể là tế bào bạch huyết, chứa một khối lượng lớn các không bào đầy với mucopolysaccharide. Có*

mặt trong máu của các bệnh nhân mắc hội chứng Sézary.

Sezary syndrome. Skin disease characterized by infiltration with atypical Sezary cells. The exfoliative dermatitis is considered a variant form of mycosis fungoides. *Hội chứng Sézary Bệnh da được xác định bởi sự thâm nhiễm các tế bào Sézary không điển hình. Viêm da tróc vảy được coi là một dạng khác của các bệnh dạng nấm.*

SGA. small for gestational age. *SGA. Nhỏ so với tuổi thai nghén.*

SGOT. serum glutamic-oxaloacetic tronsaminase. SEE: tronsaminase, aspartate. *Huyết thanh glutamic - oxaloacetic transaminase XEM. transaminase, aspartate.*

SGPT. serum glutamicpyruoie transaminase. SEE: transaminase, alanine. *Huyết thanh glutamic pyruvic transaminase XEM. transaminase, alamine.*

SH. serum hepatitis. *SH. Viêm gan huyết thanh.*

shadow [AS. sceaduwe]. A hemolyzed erythrocyte. SYN: ghost corpuscle; phantom corpuscle. *Bóng mờ hồng cầu Hồng cầu bị làm tan máu. Đn: ghost corpuscle; phantom corpuscle.*

shadow-casting. A technique to increase the definition of the material being examined by use of electron microscopy. The object is sprayed from an oblique angle with a heavy metal. *Kỹ thuật bóng khuôn đúc Một kỹ thuật làm tăng độ nét của vật liệu được kiểm tra bằng cách dùng kính hiển vi điện tử. Đồ vật được phun từ một góc xiên với một kim loại nặng.*

shadowgram, shadowgraph [" + Gr. graphein, to write]. A print on a photographic plate exposed to x-rays. *shadowgram, shadowgraph Ảnh chụp X quang.*

shaft [AS. sceaft]. 1. The principal portion of any cylindrical body. 2. The diaphysis of a long bone. *shaft 1. Cái cán. 2. Thân xương.*

s., hair. The keratinized portion of a hair that extends from a hair follicle beyond the surface of the epidermis. SEE: hair. *Thân lông Phần bị sừng hóa của lông, kéo dài từ nang lông qua khỏi mặt biểu bì. XEM. hair.*

shakes [AS. sceacen]. 1. Shivering caused by a chill, esp. in intermittent fever. 2. Colloquial term for state of tremulousness and extreme irritability often seen in chronic alcoholics. SYN: jitters. *Run 1. Cơn run do ớn lạnh, đặc biệt là trong chứng sốt từng con. 2. Thuật ngữ thông tục để chỉ tình trạng run và rất kích thích thường thấy ở người nghiện rượu kinh niên. Đn: jitters.*

shaking. A passive movement in Swedish massage. *shaking Động tác thụ động trong massage kiểu Thụy Điển.*

shaking palsy. A basal ganglion disease with progressive rigid tremu-

lousness, peculiar gait, muscular contraction, and weakness. SYN: paralysis agitans; Parkinson's disease. *Chứng liệt rung Một bệnh hạch cơ bản với chứng rung cứng tăng dần, dáng đi khác thường, sự co cứng cơ, và suy nhược. Đn: paralysis agilans; Parkinson's disease.*

shaman [Rues., ascetic]. A traditional healer who, while in a trance, uses spirits, rather than techniques of western medicine, to heal. Shamans have multifaceted holistic roles in their societies, which include judge, psychotherapist, magician, holder of the mores and traditions of the group, as well as medicine man or woman. SYN: medicine man. SEE: shamanism. *shaman Một người chữa bệnh truyền thống, người, trong lúc hôn mê, dùng tinh thần hơn là kỹ thuật của y học phương tây để chữa bệnh. Các shaman có vai trò nhất quán về nhiều mặt trong xã hội của họ, bao gồm quan tòa, người chữa bệnh tâm thần, thầy pháp, người giữ gìn thuần phong mỹ tục và truyền thống của cộng đồng, cũng như là thầy thuốc (nam hay nữ). Đn: medicine man. XEM. shamanism.*

shamanism 1. Primitive religion of certain peoples of northern Asia who believe good and evil spirits pervade the world and can be influenced only by shamans acting as mediums. 2. Any similar form of primitive spiritualism, such as practiced among American Indian tribes. *shamanism 1. Tôn giáo nguyên thủy của một số dân tộc bắc Á, những người tin rằng cái thiện, cái ác tràn ngập thế giới và chỉ chịu ảnh hưởng của các shaman với tư cách trung gian. 2. Bất kỳ hình thức nào của đạo thờ thần linh nguyên thủy, chẳng hạn tín ngưỡng của các bộ lạc da đỏ Mỹ.*

shank [AS. sceanca]. 1. The tibia or portion of leg from knee to ankle. SYN: shin. 2. The tapered portion of a dental hand instrument between the handle and the blade or nub. It may be straight or angled to provide better access or leverage in its use. *shank 1. Cẳng chân xương chày hay phần chân từ gối tới mắt cá. Đn: shin. 2. Phần shon nhỏ của dụng cụ chữa răng giữa cán và lưỡi. Nó có thể thẳng hay xếp góc để làm lối vào hay lực đòn bẩy tốt hơn khi sử dụng.*

shape [AS. sceapan]. 1. To mold to a particular form. 2. Outward form; contour.

RS: aliform; arcate; arciform; arcuation; asteroid; bilateralism; bosselated; bosselation; bulbiform; calculus; caudate; circle; circumvallate. *shape 1. Tạo hình. 2. Đường nét bên ngoài, hình thù. CÁC TỪ LIÊN QUAN: aliform (hình cánh); arcate (hình cung); arciform (hình cung); arcuation (sự cong); asteroid (hình sao); bilateratism (sự đối xứng hai bên); bosselated (có bướu); bulbiform (hình bầu); calculus (sỏi); caudate (có đuôi); circle (vòng tròn); circumvallate (có rãnh bao quanh).*

sharkskin. Condition seen in pellagra (nicotinic acid deficiency) in which openings of sebaceous glands become pluggedwith a dry yellowish material.*da cá mập Tình trạng thấy ở chứng thiếu vitamin PP (thiếu aicid nicotinic) trong đó các lỗ tuyến bã nhờn bị bít với một chất khô hơi vàng.*

Sharpey's intercrossing fibers [William Sharpey, Scot, physiologist, 1802-1880] Fibers forming the lamellae constituting the walls of the haversian canals in bone.*Các sợi chéo Sharpey Các sợi tạo phiến làm thành vách của ống Havers (ống nuôi xương) trong xương.*

Sharpey's perforating fibers. 1. Fibers extending from the periosteum into the lamellae of bone. 2. Fibers extending from the periodontal membrane into the cementum of a tooth.*Sợi xuyên Sharpcy 1. Các sợi kéo dài từ màng xương vào trong phiến xương. 2. Các sợi kéo dài từ màng quanh răng vào trong xương răng.*

shear A force applied parallel to the planes of an object but opposite in direction to whatever force was present.*shear Một lực song song với các mặt phẳng của một vật nhưng ngược hướng với tất cả các lực có mặt.*

sheath [AS. sceath]. A covering structure of connective tissue, usually of an elongated part, such as the membrane coverings muscle.*Bao Một cấu trúc bao của mô liên kết, thường là một bộ phận dài, như màng bao một cơ.*

s., araahnoid. Delicate partition between pial sheath and duralsheath of the optic nerve.*Bao màng nhện Vách ngăn mỏng giữa bao màng cứng và bao màng mềm của thần kinh thị giác.*

s., axon. The myelin sheath or neurilemma. SEE: s., myelin.*B a o sợi trục (bao myclin) XEM: s. myelin.*

s., carotid. Portion of cervical or pretracheal fascia enclosing the carotid artery, interior jugular vein, and vague nerve.*Bao động mạch cảnh Phần mạc cổ và mạc trước khí quản bao quanh động mạch cảnh, tĩnh mạch cảnh trong và dây thần kinh phế vị.*

s., crural Fascial covering of femoral vessels.*s., crural Mạc bao mạc xương đùi.*

s., dentinal. An obsolete term that was used when less complete microscopic information was available; no such sheath exists in dentin. It is an interface between peritubular and intertubular dentin that is apparent because of differing degrees of mineralfization of the two areas, but it is of no significance and is not named. SYN: s. of Neumann.*Bao*

ngà răng Một thuật ngữ lỗi thời được dùng khi các thông tin hiển vi hoàn hảo không có sẵn: không có bao nào như thế tồn tại trong ngà răng. Nó là một bềmặt chung giữa lớp ngà ngoài và lớp ngà giữa, là hai lớp khác nhau rất rõ do mức độ tạo khoáng của hai vùng, nhưng nó không quan trọng và không có tên. Đn: s. of Neumann.

s., dural. A fibrous membrane or external investment of the optic nerve.*Bao màng cứng Một màng sợi hay lớp bao ngoài của thần kinh thị giác.*

s., femoral. The fascia[covering of femoral vessels.*s., femoral Mạc bao mạch xương đùi.*

s., lamellar. Connective tissue sheath covering a bundle of nerve fibers. SYN: s., nerve; *s., lamellar Bao mô liên kết phủ một bó sợi thần kinh. Đn: s. nerve; perineurium.*

s., medullary. SEE: a., myelin.*s., medullary XEM: s. myelin.*

s., myelin . Layers of lipid and protein substances that from a semifluid covering of nerves. The layers are an extension of the plasma membrane of the Schwanm cell-The sheath is relatively insensitive to the action of temperature and electrolytes. SEE: nerve fiber,- neuron,*Bao myelim Lớp lipid và protein tạo thành lớp phủ hơi lỏng của thần kinh. Các lớp là sự mở rộng màng chất nguyên sinh của tế bào Schwann. Bao tương đối nhạy cảm với tác động của nhiệt độ và các chất điện phân. XEM. nerve fiber: neuron.*

s., of Henle. Sheath of Key and Retzius.*s., of Henle Bao Key và Retzius.*

s., of Key and Retakes. Connective tissue. Dehoate reticular fibrils around individual nerve fibers.*s., Key and Retakes Các tơ huyết (fibrin) dạng lưới, móng xung quanh các sợi thần kinh riêng lẻ.*

s., of Neumann. An obsolete term. SEE: s., dentinal.*Một thuật ngữ cũ XEM: s. dentinal.*

s., of Schwann. Membranous covering of myelin sheath of a nerve fiber.*s., of Schwann Lớp màng của bao myelin của một sợi thần kinh.*

s., of Schweigger-Seidel. The thickened wall of a sheathed artery of the spleen.*s., of Schweigger-Seidel Vách dày lên của một động mạch có bao thuộc lách.*

s., pial. Extension of the pies, closely investing surface of the optic nerve.*Bao màng mềm Phần mở rộng của màng mềm, ôm sát bề mặt của thần kinh thị giác.*

s., root. The layers of a hair follicle derivedfromthe epidermis. Includes the outer root sheath, which is a continuation of the stratum germinativum, and the inner root sheath, which consists of three layers of cells closely investing the root of the hair. SEE: hair.*Lớp bao chân lông Lớp nang lông sinh ra từ biểu*

bì. Gồm lớp bao ngoài là phần nối tiếp của lớp mầm, và lớp bao trong, gồm ba lớp tế bào ôm sát chân lông. XEM. hair.

s., synovial. A double-walled tube-like bursa that encloses a tendon. Consists of an inner visceral layer lying upon and adhering to a tendon and an outer parietal layer, the two being separated by a space filled with synovial fluid. Found esp. in the hands and feet where tendons are confined to asteo&brous canals and pass over bony surfaces.*Bao hoạt dịch Một túi dạng ống, vách đôi bao quanh gân. Gồm một lớp nội tạng nằm trên và dính chặt với gân, và một lớp vách ngoài. Hai lớp được tách rời bởi một khoảng trống đầy chất hoạt dịch. Đặc biệt, tìm thấy trong bàn tay và bàn chân nơi gân gắn chặt với các ống xơ xương hay vắt qua mặt xương.*

s., tendon. A dense fibrous sheath that confines a tendon to an osseous groove converting it into an oateofibrous canal. Found principally in the wrist and ankle. SEE: s., synovial*Bao gân Một bao sợi dày gắn một dây gân tới một rãnh tạo bằng xương, biến nó thành một ống sợi xương. Tìm thấy chủ yếu ở cổ tay và mắt cá. XEM. s. synoval.*

shedding [ME. sheden, shed]. 1. The loss of deciduous teeth. 2. Casting off of surface layer of the epidermis. 3. Loss of bacteria from the skin.*Sự rụng 1. Sự rụng răng. 2. Sự thải một lớp mặt của biểu bì. 3. Sự biến mất của vi khuẩn khỏi da.*

Sheehan's syndrome. Hypopituitarism resulting from an infarct of the pituitary following postpartum shock or hemorrhage. Damage to the anterior pituitary gland causes partial to complete loss of thyroid, adrenocortical, and gonadal function.*Hội chứng Sheehan Sự giảm năng tuyến yên do sự nhồi máu tuyến yên sau sốc hay xuất huyết hậu sản. Tổn thương tuyến yên trước gây mất chức năng sinh dục, chức năng vỏ thượng thận, và chức năng tuyến giáp một phần hay hoàn toàn.*

sheep cell agglutination test. ABBR_ SCAT. A test for rbemmatoid factor in serum. Sheep erythrocytes sensitized with rabbit antisheep erythrocyte immune globulin willbeagglutinatedifseromcontaining the rheumatoid factor is added.*sheep cell agglutination test Viết tắt SCAT. Sự thử ngưng kết tế bào cừu Một sự thử để tìm nhân tố thấp khớp trong huyết thanh. Các hồng cầu của cừu mà đã được làm nhạy cảm với globulin miễn dịch hồng cầu kháng cừu của thỏ sẽ ngưng kết nếu huyết thanh chứa nhân tố thấp khớp được thêm vào.*

sheet [AS. aciete, cloth]. Linen or cotton bedcovering next to the sleeper.*sheet Tấm trải giường bằng vải* *hay lạnh.*

s., draw. Sheet folded under a patient so sheet, lift that it maybe withdrawn without liftingthe patient. This is accomplishedbyturning the patient to the side of the bed to allow one side of the sheet to be removed and replaced with a clean one. The patient is then turned to the other side of the bed. The soiled sheet is removed and placement of the clean one is completed. SEE: draw sheet. *Tấm trải rút Tấm trải giường được xếp dưới một bệnh nhân sao cho nó có thể được rút đi mà không phải nhấc bệnh nhân lên. Điều này được thực hiện bằng cách quay bệnh nhân về một phía giường, cho phép rút tấm trải giường đi và thay một tấm sạch. XEM: draw sheet.*

s., lift. Sheet folded under a patient over the bottom sheet to assist with moving the patient up in bed.*Tấm trải nâng Tấm trải xếp giúp đưa bệnh nhân lên giường.*

shelf. Any ehelflike structure.*Giá Bất kỳ cấu trúc nào giống như cái giá.*

s., dental. The epithelial invagination formed by the dental ridge. The dental papillae are formed beneath this shelf.*Giá răng Chỗ lõm biểu mô được tạo bởi cạnh răng. Các nhú răng được tạo dưới giá này.*

shelf-life. The time a food may be kept on a store shelf and still be considered safe to eat.*Thời hạn trên giá Thời gian một loại thực phẩm được giữ trên giá và vẫn được coi như an toàn để ăn.*

shell. A hard covering, as that for an egg or turtle.*Vỏ, mai, bao Lớp bọc cứng, như vỏ trứng hay mai rùa.*

shellac A refined resinous substance obtained from plants that contain the secretions of certain insects. It is used in paints, varnishes, and as a coating for pills.*shellac Một chất nhựa tinh chế chiết xuất từ cây chứa chất tiết của một số côn trùng. Nó được dùng trong sơn, véc ni, và như lớp bọc thuốc viên.*

shell shock. An obsolete term used during World War I to designate a wide variety of psychotic and neurotic disorders associated with the stress of combat. SEE: hysteria.*Sốc vì tiếng đại bác Thuật ngữ cũ dùng trong thế chiến thứ nhất để chỉ nhiều loại rối loạn tinh thần và tâm lý có liên quan đến sự căng thẳng trong chiến đấu. XEM. hysteria.*

Shenton's line [Thomas Shenton, Brit. radiologist, 1872-1955] A radiographic line used to determine the relationship of the head of the femur to the acetabulum. The line follows the inferior border of the ramus of the pubic bone and continued outward follows the curve down the medial border of the neck of the femur. *Đường Shenton Một đường X quang dùng để xác định mối quan hệ giữa đầu xương đùi với ổ cối. Đường đi theo bờ dưới của nhánh xương mu và tiếp tục đi ra theo đường cong xuống của bờ giữa cổ xương đùi.*

shield [AS. acild, shield].*shield Tấm chắn, lưới chắn.*

s., embryonk. The two-layered blastoderm or blastodisk from which a mammalian embryo develops. SYN: disk, embryonic.*Tấm chắn phôi Bì phôi hay đĩa phôi hai lớp từa đó, phôi động vật có vú phát triển. Đn: disk, embryonic.*

s., gonadal. A lead device that is to be placed over the gonadal area to help reduce radiation exposure to this tissue.*Tấm chắn tuyến sinh dục Một dụng cụ bằng chì được đặt trên vùng tuyến sinh dục để giúp giảm sự tiếp xúc tia X tới mô này.*

s., nipple. A cover to protect sore nipples of a nursing woman.*s., nipple Lớp phủ bảo vệ các núm vú bị đau của một phụ nữ cho con bú.*

s., phallic. An antiseptic covering for the male genitals during operations.*Tấm chắn dương vật Lớp phủ chống nhiễm khuẩn cho bộ phận sinh dục nam trong khi mổ.*

shift [AS.sciftan, to arrange]. A change in position or direction.*shift Đối chỗ, chuyển dịch.*

s., chloride. The shift of chloride ions from the plasma into red blood cells upon the addition of carbon dioxide from the tissues and the reverse movement when carbon dioxide is released in the lungs. It is a mechanism for maintaining constant pH of the blood.*s., chloride Sự chuyển đổi ion chloride từ huyết tương vào các tế bào hồng cầu khi carbon dioxide được bổ sung từ các mô và hoạt động ngược lại khi carbon dioxide được phóng thích trong phổi. Nó là một cơ chế cho sự duy trì hằng số pH của máu.*

s., to the left Arneth's term for an increase in the number of young polymorphonuclear leukocytes in the blood. SEE: Arneth's classification of neutrophils.*Sự chuyển đổi bên trái Thuật ngữ của Arneth để chỉ sự gia tăng số bạch cầu hạt trẻ trong máu. XEM. Arneth's classification of neutrophils.*

s., to the right. Arneth's term for an increase in the number of older polymorphonuclear leukocytes in the blood. SEE: Arneth's classification of neutrophils.*Sự chuyển đổi bên phải Thuật ngữ của Arneth để chỉ sự gia tăng số bạch cầu hạt già hơn trong máu. XEM. Arneth's classification of neutrophils.*

Shiga's bacillus [Kiyoshi Shiga, Japanese physician, 1870-1957] The bacillus causing a form of dysentery. SYN: Shigella dysenteriae.*Trực khuẩn gây một dạng bệnh ly Đn: Shigella dysenteriae.*

Shigella [Kiyoshi Shiga] A genus of non-lactose-fermenting, nonmotile, gram-negative rods belonging to the family Enterobacteriaceae. It contains a number of species that cause digestive disturbance ranging from mild diarrhea to a severe and often fatal dysentery. SEE: dysentery, bacillary.*Shigella Một loài khuẩn que gram âm, bất động, lên men không sữa thuộc họ Entero bacteriaceac. Nó gồm một số loài gây rối loạn tiêu hóa từ tiêu chảy nhẹ tới ly nghiêm trọng chết người. XEM. dysentery bacillary.*

S., boydii. A species that causes acute diarrhea in man. SYN: Group C dysentery bacilli.*S., boydii Một loài gây tiêu chảy cấp ở người.*

S., dysenteriae. Shiga's bacillus, a virulent form isolated during a severe epidemic of dysentery in Japan in 1896.*S., dysenteriae Trực khuẩn Shiga, một dạng độc đã được cô lập trong một dịch ly nghiêm trọng ở Nhật Bản năm 1896.*

S., Hexneil. A species that is a frequent cause of acute diarrhea in man. SYN: Group B dysentery bacilli.*S ., Hexneil Một loài gây bệnh tiêu chảy cấp thường xuyên ở người. Đn: Group B dysentery bacilli.*

S., sonnel. A species that is a frequent cause of bacillary dysentery. SYN: Group D dysentery bacilli.*S ., sonnel Một loài thường xuyên gây bệnh ly trực khuẩn. Đn: Group D dysentary bacilli.*

shigellosis [Shigella + osis, condition]. The disease producedby infection with Shigella.*shigellosis Bệnh do nhiễm trực khuẩn Shigella.*

shin [AS. scinu, shin]. Anterior edge of tibia, portion of leg between the ankle and knee. SYN: shank.*Mào xương chày, cẳng chân Cạnh trước của xương chày, phần chân giữa mắt cá và đầu gối. Đn: shank.*

s., saber. Condition seen in congenital syphilis in which anterior edge of tibia is extremely sharp.*Xương chày hình kiếm Tình trạng thấy ở bệnh giang mai bẩm sinh trong đó, cạnh trước của xương chày rất nhọn.*

shingles [L. cingulus, a girdle]. Eruption of acute, inflammatory, herpetic vesicles on the trunk of the body along a peripheral nerve; occasionally elsewhere. SYN: herpes zoster, q.v.*Bệnh zona Sự bùng phát của các mụn rộp herpes viêm, cấp, trên thân cơ thể dọc theo dây thần kinh ngoại vi, đôi khi ở nơi khác. Đn: herpes zoster.*

shinsplints. Pain in the anterior compartment of the tibia. It usually follows strenuous exercise. The cause is ischemia of the muscles in the compartment and minute tears in the tissues.*Đau ngăn trước xương chày Nó thường đến sau bài tập gắng sức. Nguyên nhân là do chứng thiếu máu tại chỗ của cơ trong ngăn và sự rách nhỏ trong mô.*

shin spots. Hyperpigmented and retracted scars of the skin on the anterior lower legs. Condition is usually, but not always, associated with diabetes.*Sẹo xương chảy Các sẹo co và sậm màu của da ở phần cẳng chân phía trước. Tình trạng thường, nhưng không luôn luôn, liên quan đến bệnh tiểu đường.

Shlrodkar operation. [Shirodkar, contemporary Indian physician] Surgical placement of a purse-string suture around an incompetent cervical os to attempt to prevent premature onset of labor. The suture material used for this cerolage procedure is nonabsorbable and must be removedpriorto delivery.*Thao tác Shirodkar* Sự đặt một mũi khâu dây thắt ở xung quanh một xương cổ tử cung thiếu khả năng để có ngăn sự sinh sớm. Chất liệu khâu dùng cho thủ thuật buộc vòng này là chất không thể hấp thu và phải được lấy đi trước khi sinh.

shiver [ME. chiueren]. 1. Involuntary increased muscle activity in response to fear, onset of fever, or exposure to cold. The activity leads to increased heat production. 2. To tremble or shake.*shiver 1.* Sự rét run: Hoạt động cơ gia tăng ngoài ý muốn phản ứng lại sự sợ hãi, cơn sốt hay tiếp xúc với lạnh. Hoạt động dẫn tới tăng thân nhiệt. 2. Rùng mình hay rung lắc.

shock [ME. schokke]. A clinical syndrome in which the peripheral blood flow is inadequate to return sufficient blood to the heart for normal function, particularly transport of oxygen to all organs and tissues. Shock may be caused by a variety of conditions including hemorrhage, infection, drug reaction, trauma poisoning, myocardial infarction, and dehydration. Every injury is accompanied by some degree of shock and should be treated promptly. Syncope is caused by insufficient blood supply to the brain :n certain persons and the clinical picture resembles shock. SEE: catalepsy; insulin shock; s., septic; toxic shack syndrome. SEE: Nursing Diagnoses in Appendix. SYM: The moat outstanding symptoms are marked paleness of the skin; evidence of decreased oxygenation of the skin as shown by cyanosis as the process continues; the face is pinched and without expression; there may be a staring of the eyes, which often lose their characteristic loafer, andthe pupils may be dilated; the pulse is weak and rapid; the breathing rate is increased and is shallow; the blood pressure is decreased and may be unobtainable; there may be urinary retention and incontinence of feces; occasionally there is an unusual restlessness or excitement; and very often the patient expresses an extreme thirst. If conscious, the patient seems quite disinterested in the surroundings and complains little of pain even though he or she may be groaning.
F.A.: Depends on diagnosis.'In general, treat specific etiological factor

and maintain body heat by warm but not hotblanketa or water bottles. Keep body either flat or with head lower than feet. Do not move patient except to transport to a medical care facility. Give fluids sparingly but, in case of head injuries or suapectedinternal bleeding, do not give stimulants. Call a physician immediately.
TREAT: Maintain circulation by keeping patient lying down with head lower than body. The lower extremities can be slightly elevated by placing the lower half of the body on pillows, or by elevating the foot of the bed.
Patient should be kept comfortably warm, but application of external heat is not advisable. Avoid unnecessary questions and noises. Do not move patient unnecessarily.
Even though thirst is present, give fluids by mouth sparingly in order to reduce the possibility of vomiting and aspirating vomitus. If bleeding is present, it should be controlled. If internal hemorrhage is suspected or head injuries are present, no stimulants are permissible.
The use of intramuscular and intravenous injections such as norepinephrine, dopamine or dobutamine may be recommended by the physician. Oxygen may be necessary. Blood transfusion or even artificial respiration may be required, depending on the seriousness of the condition.
Relieve pain by splints, posture, supporting bandages, and drugs. Morphine is valuable. Blood transfusions may be lifesaving. If blood is not available, artificial substances for increasing plasma volume may be used. Respiration may be sided by administration of oxygen preferably mixed with 4% to 10% carbon dioxide as a respiratory stimulant. Constant, kindly, tactful encouragement and extreme gentleness in all procedures are of importance.
Caution: The shock syndrome is a serious life endangering medical emergency and requires very careful therapy and monitoring. If the patient does not respond at once, it is essential that he be treated and monitored in the best facility available, such as an intensive care unit. It is importantthat the ECG arterial and central venous blood pressures, blood gases. core and skin temperatures, pulse rate, blood volume, blood glucose, hematocrit, cardiac output, urine flow rate, changes in size, shape, and reaction of pupils, and mental state be monitored as frequently as needed. An electroencephalogram may be required.
Artificial blood has been used experimentally in treating shock due to blood lose.*Sốc* Một hội chứng lâm sàng trong đó, dòng máu ngoại vi không đủ để đưa máu trở về tim cho các chức năng bình thường, đặc biệt là chuyển oxygen tới tất cả các cơ quan và mô. Sốc có thể do nhiều

tình trạng, gồm có xuất huyết, nhiễm trùng, phản ứng thuốc, chấn thương, ngộ độc, nhồi máu cơ tim, và mất nước. Mọi tổn thương đều kèm theo một mức độ sốc và nên được điều trị tức thời. Ngất là do bởi sự cung cấp máu tới não không đủ ở một số người và hình ảnh lâm sàng giống như sốc. XEM. catalepsy: insulin shock; s. septic: toxic shock syndrome. XEM. Nursing Diagnoses trong phụ lục.
TRIỆU CHỨNG: Triệu chứng nổi bật nhất là sự tái nhợt của da; bằng chứng của sự oxy hóa giảm của da. Mặt co rúm và không biểu hiện xúc cảm; có thể có sự hoa mắt, mắt thường mất đi vẻ long lanh đặc trưng, và đồng tử có thể bị giãn; mạch yếu và nhanh; nhịp thở tăng và không sâu; huyết áp giảm và có thể không ghi nhận được; có thể bí tiểu tiện và không ngăn được đại tiện; đôi khi có một sự xáo động hay kích thích khác thường; và bệnh nhân rất thường biểu lộ cơn khát dữ dội. Nếu có ý thức, bệnh nhân dường như thờ ơ với tất cả xung quanh và it kêu ca về sự đau đớn mặc dù có thể rên rỉ.
SƠ CỨU: Tùy theo chẩn đoán. Nói chung, điều trị nguyên nhân cụ thể và duy trì nhiệt độ cơ thể bằng chăn hay các chai nước ấm nhưng không nóng. Giữ cơ thể thẳng hay với đầu thấp hơn chân. Đừng xê dịch bệnh nhân ngoại trừ chuyển tới một cơ quan y tế. Cho uống nước một cách dè xỉn nhưng trường hợp đầu tổn thương hay nghi ngờ xuất huyết bên trong, đừng cho chất kích thích. Gọi bác sĩ ngay lập tức.
ĐIỀU TRỊ: Duy trì tuần hoàn bằng cách giữ đầu bệnh nhân thấp hơn thân. Có thể nâng chi dưới lên một chút bằng cách lót gối ở phần thân dưới hoặc nâng chân giường.
Bệnh nhân nên được giữ ấm dễ chịu nhưng không nên sử dụng nhiệt từ bên ngoài. Tránh những câu hỏi và sự ồn ào không cần thiết. Đừng xê dịch bệnh nhân một cách không cần thiết.
Dù cơn khát xuất hiện, cho uống nước tiết kiệm thôi để giảm khả năng nôn mửa. Nếu chảy máu xuất hiện, cần cầm máu. Nếu nghi ngờ xuất huyết bên trong hay tổn thương đầu, không được cho chất kích thích.
Việc sử dụng thuốc tiêm trong cơ hay trong tĩnh mạch như norepinephrine, dopamine, hay dobutamine có thể do bác sĩ giới thiệu. Oxygen có thể cần. Sự truyền máu hay thậm chí hô hấp nhân tạo có thể cần tùy theo sự nghiêm trọng của tình hình.
Làm giảm đau bằng nẹp, tư thế, băng đỡ và thuốc. Morphine tác dụng tốt. Sự truyền máu có thể cứu mạng sống. Nếu máu không có sẵn, các chất nhân tạo làm tăng khối lượng huyết tương có thể được dùng.
Có thể trợ thở bằng oxygen hỗn hợp với 4% đến 10% carbon diox-

ide như là một chất kích thích hô hấp. Sự khích lệ khéo léo, tử tế, bền bỉ và sự dịu dàng hết mực trong tất cả các thủ thuật là rất quan trọng. Thận trọng: Hội chứng sốc là một tình trạng sức khỏe khẩn cấp, nghiêm trọng, nguy hiểm đến tính mạng và cần chữa trị và kiểm tra rất cẩn thận. Nếu bệnh nhân không phản ứng ngay lập tức, rất cần điều trị và kiểm tra bằng các phương tiện tốt nhất sẵn có, chẳng hạn một đơn vị y tế mạnh. Điều quan trọng là ECG, huyết áp tĩnh mạch trung tâm và động mạch, áp lực khí trong máu, nhiệt độ bên trong và da, nhịp mạch, thể tích máu, glucose máu, tỉ lệ thể tích huyết cầu, hiệu suất tim, tốc độ lưu thông nước tiểu, những thay đổi trong kích cỡ, hình dáng và phản ứng của tròng, và tình trạng tinh thần được kiểm tra thường xuyên khi cần. Điện não đồ cũng có thể cần.

Máu nhân tạo đã được dùng thử nghiệm trong điều trị sốc do mất máu.

s., anaphylactic. Shock resulting from injection of protein substance to which patient is sensitized. SEE: anaphylaxis.

NURSING IMPLICATIONS: Open airway, ventilate and oxygenate. Start IN. and administer fluids and therapeutic agents as ordered. Teach patient to avoid allergens and how to use anaphylaxis kit.*Sốc quá mẫn Sốc do tiêm chất protein cho bệnh nhân quá mẫn cảm với nó.*

NHỮNG ĐIỀU CẦN BIẾT: Thông đường thở, thông gió và cung cấp oxy. Bắt đầu I.V. và cho dùng nước và của dịch và thuốc chữa bệnh theo chỉ định. Hướng dẫn bệnh nhân tránh các chất dị ứng và cách dùng các chất phản vệ.

s., anesthesia. Shock due to an overdose of anesthesia. This calls for the immediate cessation of anesthesia. Artificial respiration, oxygen, and appropriate stimulants should be given at once. The condition is manifested by a weak rapid pulse, a fall or drop in blood pressure, cold clammy akin, and shallow respirations.*Sốc gây mê Sốc do liều gây mê quá mức. Cần ngừng gây mê ngay lập tức. Hô hấp nhân tạo, oxygen, và các chất kích thích thích hợp cần cho ngay lập tức. Tình trạng biểu hiện bằng mạch nhanh, yếu, tụt huyết áp, da lạnh và ẩm ướt, và hơi thở không sâu.*

s., cardiogenic. Shock resulting from failure to maintain blood supply to the circulatory system and tissues because of inadequate cardiac output. SEE: Nursing Diagnoses in Appendix.*Sốc do tim Sốc do không thể duy trì lượng máu cung cấp tới hệ tuần hoàn và các mô bởi vì hiệu suất tim yếu. XEM. Nursing Diagnoses trong phụ lục.*

s., deferred. Late manifestation of shock following injury or burns. May

appear in 3 to 30 hours and may be due to transportation, emotional stress, hemorrhage, dehydration, acidosis, or toxemia- SYN: s., secondary.*Sốc tri hoãn Biểu hiện trễ của sốc sau tổn thương hay bỏng. Có thể xuất hiện từ 3 tới 30 giờ do xúc động, căng thẳng tình cảm, xuất huyết, mất nước, nhiễm độc axid, nhiễm độc huyết.*

s., electric. Shock resulting from the passage of electric current through any part of the body.*Sốc điện Sốc do sự dẫn điện qua bất cứ phần nào của cơ thể.*

s., elrdotoxin. Septic shock due to toxins from gram-negative bacteria. SEE: a., septic.*Sốc nội độc tố Sốc nhiễm khuẩn do các chất độc từ các vi khuẩn gram âm. XEM: s. septic.*

s., epigastrrc. Shock resulting from a blow or other trauma (surgery) in upper abdomen.*Sốc thượng vị Do một cú đấm hay một chấn thương khác ở vùng bụng trên.*

s., hemorrhsgk. Shock due to loss of blood.*Sốc xuất huyết Sốc do mất máu.*

s., hypovokmic. Condition occurring when there is an insufficient amount of blood in the circulatory system.*Sốc giảm lưu lượng máu Tình trạng xảy ra khi bị thiếu máu trong hệ thống tuần hoàn.*

s., insulin. Shock resulting from an overdosage of insulin with subsequent hypoglycemia.

F.A_: Give orange juice, glucose, candy, lump of sugar. If unconscious, inject glucose intravenously. SEE: insulin shock therapy.*Sốc insulin Sốc do quá liều insulin với chứng giảm glucose huyết về sau.*

SƠ CỨU: Cho nước cam, glucose, kẹo, đường cục. Nếu mất ý thức, tiêm glucose vào tĩnh mạch. XEM. insulin shock therapy.

s., metal Shock due to emotional stress or to seeing an injury or accident. SEE: s., psychic.*Sốc tinh thần Sốc do căng thẳng tình cảm, hay do thấy một tổn thương hay tai nạn. XEM. s. psychic.*

s., peptone. Shock reaction resulting from parenteral administration of a protein.*Sốc peptone Phản ứng sốc do sự dùng một protein ngoài đường tiêu hóa.*

s., psychic. Shock due to excessive fear, joy, anger, grief. SEE: s. mental. s., secondary. S., deferred.*Sốc tâm thần Sốc do sợ, vui, giận, đau khổ quá mức. XEM. s. mental. secondary. s. deferred.*

s., septic. Shock causedby bacteria, esp. gram-negative bacteria, within the body. Generally seen in pelvic procedures that are not performed in a sterile manner, and in severe systemic infections. The patient may appear cold and clammy as in "typical shock" or "hot and flushed." Hyperthermia generally develops.

Sốc nhiễm khuẩn Sốc do vi khuẩn, đặc biệt là vi khuẩn gram âm, trong

cơ thể. Nói chung tìm thấy trong các thủ thuật vùng chậu hông mà không được làm trong điều kiện vô trùng và trong các sự nhiễm khuẩn hệ thống nghiêm trọng. Bệnh nhân có thể cảm thấy lạnh và ẩm như trong "sốc đặc trưng" hay "nóng và đỏ bừng". Sốt cao nói chung phát triển.

s., serum. Shock occurring as part of a reaction to injection of serum.*Số c huyết thanh Sốc xảy ra như một phản của một phản ứng đối với sự tiêm huyết thanh.*

s., Immediate flaccid paralysis and loss of all sensation and voluntary and involuntary reflex activitybelow the level of injury inacutetranaversespinalcordinjury.

Sốc tủy sống Sự liệt nhũn tức thì và mất tất cả cảm giác và hoạt động phản xạ tự nguyện và không tự nguyện bên dưới mặt tổn thương tủy sống ngang cấp.

s., surgical Shock following operations and including traumatic shock. SEE: s., traumatic.*Sốc phẫu thuật Sốc sau phẫu thuật và bao gồm sốc chấn thương. XEM. s. traumatic.*

s., syndrome, toxic. SEE: toxic shock syndrome.*s., syndrome, toxic XEM: toxic shock syndrome.*

s., traumatic.

Shockduetoinjuryorsurgery. May occur as the result of abdominal injury from any cruse. Shock is proportional to the extent of injury. Esp. severe in upper abdomen and more marked when viscera are damaged. If prolonged, indicates hemorrhage or peritonitis or both

Cerebral injury: Concussion of brain or skull fracture. May come on immediately or later from edema or intracramal hemorrhage. Chemical injury: Shock due to pain from the effect of chemicals, esp. corrosives. Crushing injury: The greater the extent of injury, the more severe the degree of shock. Fracture: Esp. in compound fracture. Often extensive blood loss into tissues and hence circulation is impaired. Heart damage: As in angina pectoris, myocardial infarctions, pericarditis, or myocarditis. Inflammation: As acute general peritonitis of fulminating sepsis anywhere in the body. Intestinal obstruction: Shock is present when obstruction is acute. Nerve injury: Contusion of highly sensitive parts, as testicle, solar plexus eye, urethra. Operations: May occur even after minor operations, as paracentesis and catheterization. Perforation or rupture of viscera: As in acute pneumothorax, ruptured aneurysm, perforated peptic ulcer, perforation in appendicitis, ectopic pregnancy. Strangulation: As in hernia, intussusception, volwlus. Thermal injury: As burns, frostbite, heat exhaustion. Torsion of viscera: As of an ovary, testicle.*Sốc chấn thương Sốc do tổn thương hay phẫu thuật. Có thể xảy ra do tổn thương vùng bụng vì bất kỳ nguyên nhân nào.*

Sốc tỉ lệ với qui mô tổn thương. Đặc biệt nghiêm trọng ở vùng thượng vị và rõ ràng hơn khi nội tạng bị tổn thương. Nếu kéo dài, xuất hiện xuất huyết hay viêm màng bụng hay cả hai.

Tổn thương não: Chấn động não hay vỡ xương sọ. Có thể phát thình lình hay về sau do phù hay xuất huyết trong sọ. Tổn thương hóa học: Sốc do đau vì tác động của chất hóa học, đặc biệt là chất ăn mòn. Tổn thương nghiền nát: phạm vi tổn thương càng lớn, mức độ sốc càng cao. Gãy xương: Đặc biệt là gãy xương hở. Thường sự mất máu mở rộng trong mô và do đó, tuần hoàn máu bị giảm. Tổn thương tim: như trong chứng đau thắt ngực, nhồi máu cơ tim, viêm màng ngoài tim, viêm cơ tim. Chứng viêm: Như viêm màng bụng cấp nói chung với nhiễm khuẩn bạo phát bất cứ nơi nào trong cơ thể. Chứng tắc ruột: sốc xuất hiện khi bị tắc ruột cấp. Tổn thương thần kinh: có thể xảy ra ngay cả sau những phẫu thuật nhỏ như sự chọc hay sự thông. Sự thủng hay vỡ nội tạng: như trong tràn khí màng phổi cấp, chứng phình mạch vỡ, loét tiêu hóa thủng, thủng ruột thừa, có thai lạc vị. Sự thắt nghẹt: như trong chứng thoát vị, chứng lồng ruột, chứng xoắn ruột. Tổn thương do nhiệt: Như phỏng, cước (tổn thương do lạnh), suy nhiệt. Sự xoay nội tạng: như xoay buồng trứng, tinh hoàn.

shock therapy. Form of treatment in mental illness. In electric shock therapy, convulsions are induced by passage of electric current through the brain, used chiefly in depression. *Liệu pháp sốc Hình thức điều trị bệnh tinh thần. Trong liệu pháp sốc điện. Những cơn co thắt được kích thích bởi đường dẫn điện qua não, dùng chủ yếu trong chứng trầm cảm.*

shoemakers' cramp. Spasm of muscles of hand and arm occurring in shoemakers.*Chứng chuột rút thợ giày Sự co rút cơ cánh tay và bàn tay xuất hiện ở thợ làm giày.*

Shohl's solution. A sterile solution of 140 gm of citric acid and 90 gm of sodium citrate dihydrate in one liter of water. Used in treating electrolyte disturbances, esp. in renal tubular acidosis.*Dung dịch Shohl Một dung dịch vô trùng 140gm acid citric và 90gm sodium citrate dihydrate trong một lít nước. Dùng để điều trị rối loạn điện phân, đặc biệt trong chứng nhiễm acid tiểu quản thận.*

short bowel syndrome. Inadequate absorption of ingested nutrients due to a surgical procedure in which a considerable length of the intestinal tract has been removed or bypassed. *Hội chứng ruột ngắn Sự hấp thu không đủ các chất dinh dưỡng qua đường tiêu hóa do phẫu thuật trong đó một đoạn dài đáng kể của ruột đã bị cắt hay bị bỏ qua.*

shortsightedness A condition of not being able to see very far, due to light rays coming to a focus in front of the retina SYN: myopia; nearsightedness.*Chứng cận thị Tình trạng không thể nhìn rất xa do các tia sáng hội tụ ở tiêu cự phía trước võng mạc. Đn: myopia; nearsighted ness.*

shat. A hypodermic injection.*shat Sự tiêm dưới da.*

shotgun prescription. Prescription containing many drugs given with hope that one of them may prove effective. Not a recommended approach to the treatment of disease. *Toa thuốc súng ngắn Toa thuốc chứa nhiều thuốc với hy vọng một trong số chúng có thể phát huy tác dụng. Không có phương thức tiếp cận được để nghị nào để chữa bệnh.*

shoulder [AS.sculdorl. The junction of the clavicle and scapula where the arm meets the trunk. SEE: scapula. *Vai Chỗ nối của xương đòn và xương vai nơi cánh tay tiếp giáp có thể. XEM. scapula.*

s., dislocation of. Displacement of shoulder joint. Because dislocation of the shoulder is frequently accompanied by a fracture, surgeons advise making an x-ray examination of affected bones. Attempting to reduce dislocations without knowledge of the presence of fractures is very dangerous and sometimes results in serious paralysis of the entire upper extremity or grave damage to the large blood vessels in the armpit.

ETIOL: Usually the result of a fall on an outstretched arm or a blow to the arm in some unusual position. It is very common among athletes, esp. football and basketball players. Apatient witha dislocatedahoulder usually has a hollow in place of the normal bulge of the shoulder. There seems to be a slight depression at the outer end of the clavicle, and such patients cannot place their hand at their opposite shoulder while their elbow is on their cheat. Always compare both sides.

F.A.: Send for a physician as soon as possible. Lay the patient on the back, with a pillow (or folded pad) between the shoulders. Place a large, soft pad under the elbow on the affected side, then bind the forearm horizontally across the cheat using an open sling that is reinforced by a broad cravat bandage, and apply cold applications to the affected shoulder. Treat for shock if present. *Sự sai khớp vai Do sự sai khớp vai thường kèm theo gãy xương, các nhà phẫu thuật khuyên nên chụp x quang xương bị ảnh hưởng. Cố gắng làm giảm sai khớp mà không có kiến thức về sự có mặt của xương gãy thì rất nguy hiểm và đôi khi dẫn đến sự liệt nghiêm trọng toàn bộ chi trên hay tổn thương trầm trọng tới các mạch máu lớn trong nách.*

NGUYÊN NHÂN: Thường do bị ngã trên cánh dang ra hay một cú đánh

tới cánh tay ở một vị khác thường. Nó rất phổ biến ở các vận động viên, đặc biệt là các cầu thủ bóng đá và bóng rổ. Một bệnh nhân với vai bị sai khớp thường có một lỗ ở chỗ lồi bình thường của vai. Dường như có một vết hơi lõm ở đầu ngoài của xương đòn, và các bệnh nhân này không thể đặt tay của họ ở vai đối diện trong khi khuỷu để trên ngực. Nhớ luôn luôn đối chiếu hai phía.

SƠ CỨU: Mời thầy thuốc càng sớm càng tốt. Đặt bệnh nhân năm ngửa, với một cái gối (hay đệm gấp) giữa hai vai. Đặt một tấm đệm mềm, lớn dưới khuỷu trên phía bị đau, rồi buộc cẳng tay theo chiều ngang qua ngực bằng cách dùng một dây đeo mở mà được làm chắc bởi một băng cravat rộng, và chườm nước đá vai bị tổn thương. Điều trị sốc nếu xuất hiện.

shoulder blade. The scapula. *shoulder blade Xương vai.*

shoulder girdle. The two scapulae and two clavicles attaching the bones of the upper extremities to the axial skeleton, i.e., the vertebrae of the backbone. *Đai vai Hai xương vai và hai xương đòn gắn xương chi trên tới xương trục, tức là đốt sống của xương sống.*

shoulder joint. Joint formed by humerus and glenoid cavity of the scapula.*shoulder joint Khớp vai, khớp được tạo bởi xương cánh tay và ổ chảo của xương vai.*

show [AS. scewian, to look at]. The sanguinosemus discharge from the vagina during the first stage of labor or just preceding menstruation. *Nước đầu ối Sự thải huyết thanh máu từ âm đạo trong giai đoạn đầu của kỳ sinh hay ngay trước kỳ kinh nguyệt.*

Shrapnell's membrane [Henry]. Shrapnel., Brit. anatomist 17611841] A small triangular portion of the tympanic membrane lying above the malleolar folds. It is thin and lax and attached directly to the petrous bone at the tympanic notch (notch of Rivinus). SYN: pads flaccida. *Màng Shrapell's Bộ phận hình tam giác nhỏ của màng nhĩ nằm trên nếp xương búa. Nó mỏng và chùng và được gắn trực tiếp tới xương đá ở khuyết phần nhĩ xương thái dương (khuyết Rivinus). Đn: pars flaccida.*

shreds [AS. screade]. Slender strands of mucus seen in freshly voided urine, indicative of inflammation of the urinary tract or associated organs. *shreds Những sợi mảnh của niêm dịch thấy trong nước tiểu mới tiểu, cho thấy sự viêm đường niệu hay các cơ quan có liên quan.*

shrink. 1. To reduce in size [from headshrinker). 2. Slang term for psychiatrist. *shrink 1. Co lại; giảm kích thước. 2. Tiếng lóng chỉ chuyên gia tâm thần.*

shudder [ME. shuddren]. A temporary convulsive tremor resulting from fright, horror, or aversion. *Sự*

rùng mình *Sự rung co thắt tạm thời do sợ, khủng khiếp hay ác cảm.*

shunt [ME. shunten, to avoid]. 1. To turn away from; to divert. 2. Anomalous passage or one artificially constructed to divert flow from one main route to another. 3. Electric conductor connecting two points in a circuit to form a parallel circuit through which a portion of the current may pass.*shunt 1. Chuyển hướng, chệch hướng. 2. Đường dẫn chuyển hướng đường dẫn khác thường hay được dẫn nhân tạo để làm chệch hướng dòng chảy sang hướng khác. 3. Sun: Cái dẫn điện nối hai điểm trong một mạch để tạo một mạch song song, qua đó một phần dòng điện có thể qua.*

s., arteriovenous. An abnormal connection between an artery and the venous system.*s., arteriovenous Một sự nối bất thường giữa một động mạch và một hệ thống tĩnh mạch.*

s., cardiovascular. An abnormal connection between the cavities of the heart or between the systemic and pulmonary vessels.*s., cardiovascular Sự nối bất thường giữa các khoang tim hay giữa các mạch hệ thống và mạch phổi. (sun tim mạch).*

s., dialysis. An arteriovenous shunt created for use during renal dialysis. *Sun thẩm tách Một sun động tĩnh mạch được tạo để dùng trong sự thẩm tách thận.*

s., left-to-right. Passage of blood from the left side of the heart to the right side through an abnormal opening, as in patent ductus arteriosus. *Sun trái qua phải Đường dẫn máu từ trái qua phải tim qua một khe bất thường, như trong ống động mạch mở.*

s., LeVeen. SEE: Le Veen shunt.*s., LeVeen XEM: LeVeen shunt.*

s., porfacaval Surgical creation of a connection between the portal vein and the vena cave.*Sun tĩnh mạch cửa chủ Sự tạo bằng phẫu thuật một chỗ nối giữa tĩnh mạch cửa và tĩnh mạch chủ.*

s., reversed. SEE: s., right-to-left. *s., reversed XEM: s. right to left.*

s., right-to-left. Passage of blood from the fight to left side through some abnormal opening such as a septa. defect. The shunted blood has no opportunity to become oxygenated because of having failed to pass through the lungs.*Sun phải qua trái Đường dẫn máu từ phải qua trái tim qua một số khe bất thường chẳng hạn như một khuyết tật về vách. Máu được sun không có cơ hội được oxy hóa bởi vì không thể qua phổi.*

Shy-Drager syndrome. [G. M. Shy, U.S. neurologist, 1919-1967; G. A. Drager, U.S. physician, 1917-1967]. Chronic orthostatic hypotension due to primary autonomic nervous system insufficiency.*Shy-Drager syn-*

drome *Hội chứng Shy-Drager. Hạ huyết áp thể đứng mạn tính do thiếu năng hệ thần kinh tự quản.*

SI. Systems International; International System of Measurement. SEE: SI Units.*Hệ đo lường quốc tế XEM. SI Units.*

Si. Chem. symb. for the element silicon.*Si Ký hiệu hóa học của nguyên tố silicon.*

siagonantrrtis [Gr. siagon, jawbone, + antron cavity, + ills, inflammation]. Inflammation of the maxillary sinus.*siagonantrrtis Sự viêm xoang xương hàm trên.*

sial [Gr. sialon, saliva]. Combining form meaning saliva.*sial Dạng kết hợp có nghĩa là nước bọt.*

sialaden [" + aden, gland]. A salivary gland.*sialaden Tuyến nước bọt.*

sialadenitis [" + " + itis, inflammation]. Inflamed condition of a salivary gland.*sialadenitis Sự viêm tuyến nước bọt.*

sialadenoncus [" + " + onkos, tumor]. Tumor of salivary gland. *sialadenoncus U tuyến nước bọt.*

sialagogue [" + agogos, leading]. Agent increasing flow of saliva. Also spelled sialogogue.*Chất lợi nước bọt Chất làm tăng chảy nước bọt.*

sialaporia [" + aporia, lack]. Deficiency in secretion of saliva. *sialaporia Giảm tiết nước bọt.*

sialectasia, sialectasis [" + ektasis, dilatation]. Hypertrophy or swelling of the salivary glands.*sialectasia, sialectasis Phì hay sưng tuyến nước bọt.*

sialemesis [" + emein, to vomit]. Vomiting of saliva or vomiting caused by an excessive secretion of saliva.*sialemesis Sự nôn nước bọt hay sự nôn do tiết nước bọt quá nhiều.*

sialic Concerning or resembling saliva.*sialic Thuộc nước bọt.*

sialine [Gr. sialon, saliva]. Concerning saliva.*sialine Thuộc nước bọt.*

sialism, sialismus [" + -ismos, condition]. An excessive secretion of saliva. SYN: ptyolism; salivation. *Chứng tiết quá nhiều nước bọt Đn: ptyalism; salivation.*

sialitis [" + itis, inflammation]. Inflammation of a salivary gland. *sialitis Viêm tuyến nước bọt.*

sialoadenitis [" + aden, gland, + itis, inflammation]. Inflammation of a salivary gland SYN: sialadenitis. *Viêm tuyến nước bọt Đn: sialadenitis.*

sialoadenotomy [" + " + tome, incision]. Incision of a salivary gland. *sialoadenotomy Thủ thuật mở tuyến nước bọt.*

sialoaerophagy ["+ aer, air, + phagein, to eat]. Constant swallowing, thus taking saliva and air into the stomach.*Chứng nuốt nước bọt khí Sự nuốt liên tục, vì thế, lấy nhiều không khí và nước bọt vào dạ dày.*

sialoangiectasis [Gr. sialon, saliva, + angeion, vessel, + ektasis, dilatation]. Dilation of a salivary gland

duct.*sialoangiectasis Sự giãn tuyến nước bọt.*

sialoangitis, sialoangiitis [" + " + itis, inflammation]. Inflamed condition of the salivary ducts. *sialoangitis, sialoangiitis Sự viêm ống nước bọt.*

sialocele [" + kale, tumor, swelling]. Cyst or tumor of a salivary gland. *sialocele U nang tuyến nước bọt.*

sialodochitis [" + doche, receptacle, + itis, inflammation]. Inflamed condition of salivary ducts.*sialodochitis Viêm ống nước bọt.*

s., hbrinosa. Sialodochitis with duct obstructed by a fibrinous exudate.*s., hbrinosa Viêm ống nước bọt với ống bị nghẽn một dịch rỉ fibrin.*

sialodochoplasty [" + " + plassein, to form]. Plastic surgery of a salivary gland.*sialodochoplasty Thủ thuật tạo hình một tuyến nước bọt.*

sialoductitis [" + L. ductus, duct, + Gr. itis, inflammation]. Inflamed condition of Stensen's duct. *sialoductitis Sự viêm ống Stensen.*

sialogenous [" + gennan, to produce]. Forming saliva.*sialogenous Sinh nước bọt.*

sialogogic Producing or promoting a secretion of saliva.*sialogogic Sản xuất hay kích thích tiết nước bọt.*

sialogogue [" + agogos, leading]. 1. An agent that stimulates the secretion of saliva. 2. Producing or promoting the secretion of saliva. Also spelled nialagogue. SYN: ptyalagogue.*sialogogue 1. Chất lợi nước bọt. 2. Sự lợi nước bọt. Đn: ptyalagogue.*

sialogram [" + gramme, something written]. A radiographic record of sialography, q.v.*sialogram Phim chụp X quang ống nước bọt.*

sialography [" + graphein, to write]. Examination of salivary ducts and glands with x-rays. SYN: ptyalography.*sialography Xét nghiệm ống và tuyến nước bọt bằng ảnh X quang. Đn: ptyalography.*

sialolith [" + lithos, atone]. A salivary concretion or calculus.*sialolith Sỏi nước bọt.*

sialolithiasis Presence of salivary calculi.*sialolithiasis Chứng sỏi nước bọt.*

sialolitilotomy [Gr. sialon, saliva, + lithos, stone, + tome, incision]. Removal of a calculus from a salivary gland or duct.*sialolitilotomy Thủ thuật lấy sỏi nước bọt.*

sialoncus [" + onkos, bulk, mass]. A tumor under the tongue caused by obstruction of a salivary gland or duct.*sialoncus U dưới lưỡi do nghẽn ống hay tuyến nước bọt.*

sialoporia [" + aporia, lack]. Deficient secretion of saliva.*sialoporia Giảm tiết nước bọt.*

sialorrhea [" + rhoia, a flow]. Excessive flow of saliva. SYN: sialiam. SEE: transtympanic neurectomy. *Chứng tiết nước bọt quá nhiều Đn: sialism. XEM. transtympanic* *neurectomy.*

sialoschesis [" + schesis, suppression]. Suppression or retention of saliva.*sialoschesis Sự chặn hay ứ nước bọt.*

sialosemeiology [" + semeion, sign, + logos, word, reason]. Diagnosis based upon examination of saliva. *Lâm sàng học nước bọt Sự chẩn đoán dựa trên xét nghiệm nước bọt.*

sialosis [" + osis, condition]. The flow of saliva.*sialosis Chứng ứa nước bọt.*

sialostenosis [" + stenosis, act of narrowing]. Closure of a salivary duct. *sialostenosis Chứng hẹp ống nước bọt.*

sialosyrinx [" + syrinx, a pipe]. 1. Fistula into the salivary gland. 2. A syringe for washing out salivary ducts. 3. Drainage tube for a salivary duct. *sialosyrinx 1. Sự rò tuyến nước bọt. 2. Bơm dùng rửa ống nước bọt. 3. Ống tháo nước bọt.*

sialotic [Gr. sialon, saliva]. Concerning the flow of saliva.*sialotic Thuộc chảy nước bọt.*

Siamese twins [After Chang and Eng (1811-1874), joined Chinese twins born in Siam] Congenitally united twins. In some cases the individuals are joined in a small area and are capable of activity, but the extent of union may be so great that survival is impossible. Nevertheless, modern surgical techniques have made it possible to separate infants who in the past would not have been expected to survive and have a good prognosis. SEE: twin.*Trẻ sinh đôi dính liền Sinh đôi dính bẩm sinh. Trong một số trường hợp, các cá thể nối nhau ở một vùng nhỏ và có khả năng sinh hoạt, nhưng phạm vi dính có thể lớn đến nỗi sự sống sót là không thể. Tuy nhiên, kỹ thuật phẫu thuật hiện đại có khả năng tách đôi các bé mà trước đây khó lòng sống sót và có được sự đánh giá tốt ban đầu. XEM. twin.*

sib [AS. sibb, kin). 1. A brother or sister. SYN: sibling. 2. A blood relative. *sib 1. Anh em hay chị em ruột. Đn: sibling. 2. Bà con.*

sibilant [L. sibilans, hissing]. *sibilant Ran rít.*

sibilation. Pronunciation in which the hissing sound is predominant. *sibilation Sự phát âm, với âm rít nổi trội.*

sibilismus. A hissing sound. *sibilismus Âm rít.*

s., aurfum. Tinnitus.*s., aurfum Tiếng ù tai.*

sibilus [L. sibilans, hissing]. A hissing rate.*sibilus Ran rít.*

sibling [AS. sibb, kin, + -ling, having the quality of].*sibling Anh chị em ruột.*

s., half. A half brother or sister.*s., half Anh chị em cùng cha khác mẹ hay cùng mẹ khác cha.*

sibship. Brothers and sisters of a single family.*sibship Anh chị em ruột.*

siccant [L. siccus, dry]. Drying.

siccant Làm mau khô.

siccative [L. siccatiuus, drying]. Drying or that which dries. SYN: siccant. *siccative Làm mau khô hay chất làm mau khô. Đn: siccant.*

sicchasia [Gr. sikchasia, loathing]. Nausea.*sicchasia Chứng buồn nôn.*

siccolabile [L. siccus, dry, + labilis, unstable]. Altered or destroyed by drying.*siccolabile Bị thay đổi hay bị hủy khi khô cạn.*

siccostabile [" + stabilis, stable]. Resistant to drying.*siccostabile Chịu được khô.*

siccus [L.].Dry.*siccus Khô.*

sick [AS seoc, ill]. 1. Not well. SYN: si(I, 2. Mentally ill or disturbed. 3. Nauseated.*sick 1. Ốm, bệnh. 2. Ốm hay rối loạn tinh thần. 3. Buồn nôn.*

sickle cell. Abnormal red blood corpuscle that has a crescent shape. SYN: meniscocyte.*Tế bào hình liềm Tiểu hồng cầu bất thường có hình lưỡi liềm. Đn: meniscocyte.*

sickle cell anemia. A hereditary chronic form of anemia in which abnormal sickle or crescent-shaped erythrocytes are present. Due to the presence of abnormal type of hemoglobin, hemoglobin S, in the red blood cells. The frequency of the gene that causes this disease is high in Mediterranean and African populations and in black populations of the U.S. SEE: anemia; hemoglobin. *Chứng thiếu máu tế bào hình liềm Một dạng thiếu máu mạn tính để truyền trong đó, các hồng cầu hình liềm bất thường xuất hiện. Do sự có mặt của loại hemoglobin bất thường, huyết cầu tố S, trong các tế bào hồng cầu. Tần số xuất hiện của gene mà gây ra bệnh này thì cao ở dân Địa Trung Hải và châu Phi và dan da đen ở Mỹ. XEM. anemia: hemoglobin.*

sickle cell crisis. The pickled cells interfere with oxygen transport, obstruct capillary blood flow, and cause fever and severe pain in joints and the abdomen. The abdominal pain may simulate that caused by appendicitis or other indications for surgical intervention. The crisis is precipitated by decreased amount being as can occur during flying at high altitude without use of supplemental oxygen.*Cơn tế bào hình liềm Các tế bào hình liềm cản trở vào sự truyền oxygen, cản trở lưu thông mao mạch, gây sốt và đau dữ dội ở các khớp và bụng. Đau bụng có thể kích thích đau do viêm ruột thừa hay các biểu hiện khác cho sự can thiệp phẫu thuật. Cơn đến nhanh do oxygen xung quanh giảm như có thể xảy ra trong khi bay ở độ cao mà không dùng oxygen bổ sung.*

sicklemia [AS. sicol, sickle, + Gr. haima, blood]. Sickle cells in the blood.*sicklemia Các tế bào hình liềm trong máu.*

sickling. Tendency of red blood cells to be sickle shaped. SEE: sickle cell anemia*sickling Khuynh hướng hóa

hình liềm của các tế bào hồng cầu. XEM. sickle cell anemia.*

sickness [AS. seoc, ill]. State of being unwell. SYN: illness.*sickness Tình trạng ốm, bệnh. Đn: illness.*

s., balloon. Discomfort or illness due to ascent in a balloon to an altitude sufficient to cause symptoms of anoxia*Chứng ốm khi cầu Sự khó chịu hay ốm do lên trong một khí cầu tới một độ cao đủ để gây triệu chứng thiếu ôxy mô.*

s., bleeding. Abnormal tendency to bleed. SYN: hemophilia.*Chứng ốm chảy máu Sự dễ chảy máu một cách bất thường. Đn: hemophilia.*

s., car. Nausea and malaise from riding in vehicles such as trains or automobiles. SYN: motion sickness. *Chứng say xe Sự buồn nôn hay khó chịu do đi xe như xe lửa hay xe hơi. Đn: motion sickness.*

s., falling. Epilepsy.*s., falling Bệnh động kinh.*

s., green. Form of anemia with greenish pallor. SYN: chlorosis.*s., green Bệnh xanh lướt do thiếu máu (của thiếu nữ). Đn: chlorosis.*

s., morning. Nausea of early pregnancy.*s., morning Ốm nghén.*

s., motion. Nausea and vomiting caused by avariety of motions, such asthow experienced on boats, airplanes, trains, automobiles, or rides in amusement parks.*Chứng say tàu xe Sự buồn nôn và nôn mửa do nhiều loại chuyển động như đi tàu, máy bay, xe lửa, xe hơi hay những trò quay trong công viên.*

s., mountain. Nausea and dyspnea caused by insufficient oxygen at high altitudes.*Say leo núi Chứng buồn nôn và khó thở do sự thiếu oxygen ở độ cao.*

s., sea. Sickness caused by motion of a vessel while at sea.*Say sóng Ốm khi đi tàu lắc lư trên biển.*

s., serum. Sickness following injection of serum.*Bệnh huyết thanh Bệnh sau khi tiêm huyết thanh.*

s., Sleeping. 1. Infection with genus of Trypanosomes with involvement of central nervous system and ultimately continuous sleeping. The disease is transmitted by the bite of an infected Glassine, the tsetse fly. The disease can be transmitted congenitally. SYN: trypanosomiasis. 2. Acute infectious disease with increasing lethargy. SYN: encephalitis lethargica,*Bệnh ngủ 1. Sự nhiễm khuẩn với loài Trypanosomes có liên quan đến hệ thần kinh trung ương và cuối cùng ngủ liên tục. Bệnh truyền bởi vết đốt của Glossina, loại ruồi tsetse. Bệnh có thể được truyền bẩm sinh. Đn: trypanosomiasis. 2. Bệnh truyền nhiễm cấp với chứng ngủ lịm gia tăng. Đn: encephalitis lethargica.*

side sinus syndrome. ABBR: SSS. Several electro- cardiographic abnormalities due to malfunction of the sinoatrinl node of the heart. They may include persistent sinus

bradycardia that may alternate with tachyarrhythmias; einoatrial block; and sinus arrest for brief or prolonged periods. SEE: Nursing Diagnoses in Appendix.
SYM: Lightheadedness, dizziness, fainting, dyapnea, fatigue, and angina pectoris.
TREAT: Insertion of a pacemaker; and anticoagulant therapy may be required to prevent thromboembolism.
side sinus syndrome Viết tắt SSS. *Hội chứng xoang: Một số bất thường điện tâm đồ do sự sai chức năng của nút xoang tâm nhĩ của tim. Chúng có thể bao gồm chứng xoang tim đập chậm dai dẳng xen kẽ với loạn nhịp tim đập nhanh; phong bế xoang tâm nhĩ, và sự dừng xoang trong một giai đoạn ngắn hay dài. XEM. Nursing Diagnoses trong phụ lục.*
TRIỆU CHỨNG: Đầu óc quay cuồng, chóng mặt, ngất, khó thở, mệt, và đau thắt ngực.
ĐIỀU TRỊ: Dùng máy điều nhịp tim; và liệu pháp chống đông có thể cần để ngăn chứng huyết khối tắc mạch.
SICU. surgical intensive care unit.
SICU. *Đơn vị điều trị tăng cường phẫu thuật.*
S.I.D. Society for Investigative Dermatology.*S.I.D. Tổ chức nghiên cứu khoa da.*
side [AS. side]. 1. Left or right part of trunk of the body. 2. An outer portion considered as facing in a particular direction.*side 1. Sườn Phần bên (trái hay phải) của thân cơ thể. 2. Cạnh, bên.*
side effect. The action or effect of a drug other than that desired. Commonly it is an undesirable effect such as nausea, headache, insomnia, acute toxic reaction, or drug interaction.
Tác dụng phụ Tác dụng hay hậu quả của thuốc ngoài ý muốn. Nói chung, nó là hậu quả không mong muốn như buồn nôn, nhức đầu, mất ngủ, phản ứng độc tố cấp, hay tác động qua lại của thuốc.
side position. Position in which patient is lying on one side, thighs flexed, with underarm behind back. SYN: Sims'position. SEE: position for illus.*Thế nằm nghiêng Vị trí trong đó, bệnh nhân nằm nghiêng, đùi co lại với cánh tay dưới phía sau. Đn: Sim's position. XEM. position để minh họa.*
sideration [L, siderari, to be struck by a star]. 1. Therapeutic application of electric sparks. 2. A sudden stroke of disease, as in apoplexy. 3. Lightning stroke.*sideration 1. Điều trị bằng tia điện. 2. Cơn bệnh đột ngột, như trong chứng ngập máu. 3. Đột quỵ.*
siderism, sidersimus [Gr. sideros, iron, + -iamos, condition]. Therapeutic application of metals to the skin. SYN: metaflotherapy.*Liệu pháp kim loại Dùng kim loại trên da để chữa bệnh. Đn: metallotherapy.*
sidero- [Gr. sideros, iron]. Combining form meaning iron or steel.

sidero- Dạng kết hợp có nghĩa là sắt hay thép.
sideroblast [" + b(astos, germ]. A ferritin-containing normoblsat in the bone marrow. They constitute from 20% to 90% of normoblasta in the marrow. The ferritin gives a positive Prussian-blue reaction, indicating the iron is ionized and not bound to the hems protein.*Một nguyên hồng cầu chứa ferritin trong tủy xương Chúng gồm từ 20% đến 90% nguyên hồng cầu trong tủy. ferritin cho một phản ứng dương Prussian-xanh, cho thấy sắt bị ion hóa và không gắn với protein heme.*
siderocyte [" + kytos, cell]. A red blood cell containing iron in a form other than hematin.*siderocyte Hồng cầu chứa sắt với dạng khác hematin.*
siderodertna [" + derma, skin]. Bronzed coloration of the skin from disordered hemoglobin disintegration.*Bệnh da nhiễm sắt Sự hóa màu đồng của da do sự phân hủy huyết cầu tố bị rối loạn.*
siderodromophobia [" + dramas, a way, + photos, fear]. Morbid fear of railway travel.*siderodromophobia Chứng sợ đi xe lửa.*
siderofibrosis [" + L. febra, fiber, + Gr. osis, condition]. Fibrosis associated with deposits of iron.
siderofibrosis Sự xơ hóa liên quan tới các chất lắng của sắt.
siderogenous [" + gennan, to produce]. Producing or forming iron.
siderogenous Tạo sắt, sinh sắt.
sideropenia [" + penis, poverty]. Iron deficiency; deficiency of iron in the blood.*Sự thiếu sắt sự thiếu sắt trong máu.*
sideropenic Characterized siderophil by deficiency of iron in the blood.
sideropenic Được xác định bởi sự thiếu sắt trong máu.
siderophil A cell that has affinity for iron.*siderophil Tế bào ưa sắt.*
siderophilous [" + philein, to love]. Having a tendency to absorb iron, as the red blood corpuscles.*Ưa sắt Có khuynh hướng hấp thu sắt, như các tiểu hồng cầu.*
siderophone A telephonelike device used to detect intraocular, iron-containing foreign bodies.*siderophone Dụng cụ hình điện thoại dùng để dò dị vật chứa sắt trong mắt.*
siderophore [" + phoros, bearing]. A macrophage that contains hemosiderin.*siderophore Đại thực bào chứa hemosiderin.*
sideroscope [" + skopein, to examine]. Instrument for finding particles of iron in the eye.*sideroscope Dụng cụ tìm các hạt sắt trong mắt.*
siderosis [" + osis, condition]. A form of pneumoconiosis resulting from inhalation of dust or fumes containing iron particles. SYN: arc-welder's disease. SEE: hemosiderosis.*Bệnh bụi sắt phổi Một dạng bệnh bụi phổi do hít bụi hay lông chứa các hạt sắt. Đn: arc. Welder's disease.*

XEM. hemosiderosis.
s., hepatic. Accumulation of an abnormal amount of iron in the liver.
Nhiễm sắt gan Sự tích lũy một lượng sắt khác thường trong gan.
s., urinary. Hemosiderin granules in the urine.*Nhiễm sắt niệu Các hạt hemosiderin trong nước tiểu.*
siderosome [" + soma, body]. A reticulocyte in which iron-containing granules are present.*siderosome Hồng cầu lưới có các hạt chứa sắt.*
siderotic Concerning siderosis.
siderotic Thuộc siderosome.
SIDS. sudden infant death syndrome.
SIDS. *Hội chứng chết sơ sinh đột ngột.*
SIECUS. Sex Information and Education Council of the U.S.*SIECUS. Hội đồng thông tin và giáo dục giới tính Mỹ.*
Siemens' syndrome. [H.W. Siemens, Ger. physician, b. 1891] Ichthyosia congenita.*Hội chứng Siemens Bệnh vảy cá bẩm sinh.*
sieve A device consisting of a mesh with holes of uniform size. Used to separate particles above a certain size from solutions or powders.*Cái sàng, cái rây Một dụng cụ gồm một cái lưới với các lỗ cùng kích thước. Dùng để tách các hạt lớn hơn một cỡ nào đó khỏi các dung dịch hay chất bột.*
s., molecular. A type of sieve in which the molecular material present in the gel or crystal will adsorb certain sized molecules and let others pass.*Sàng phân tử Một loại sàng trong đó chất phân tử xuất hiện trong thể keo đặc (gel) hay tinh thể sẽ hấp thu các phân tử có kích thước nhất định và để các phân tử khác đi qua.*
sig. An abbreviation for the Latin signa, meaning in prescription writing to label it.*sig. Một từ viết tắt của tiếng La tinh signa, có nghĩa là kê đơn.*
Sigault's operation [Jean Rene Sigault, Fr. obstetrician, b. 1740] Division of the symphyais pubis to facilitate childbirth by enlarging the pelvic outlet. SYN: symphysiotomy.*Thủ thuật Sigault Thủ thuật tách khớp mu để làm cho sự sinh dễ dàng hơn bằng cách làm rộng lối ra của hông. Đn: symphysiotomy.*
sigh [AS. sican]. A deep inspiration followed by a slow audible expiration.*sigh Tiếng thở dài.*
sight [AS. sihth]. 1. Power or faculty of seeing. 2. Range of sight. 3. A thing or view seen. SYN: vision.
sight 1. Sức nhìn, thị lực. 2. Tầm nhìn. 3. Vật nhìn, cảnh. Đn: vision.
s., blind. SEE: blind sight.*s., blind XEM: blind sight.*
s., day. Night blindness. SYN: nyctalopia.*Quáng gà Mù ban đêm. Đn: nyctalopia.*
s., near. Rays of tight focusingbefore the retina. SYN: myopia*Cận thị Tia sáng tập trung phía trước võng mạc.*
s., night. Day blindness. SYN:

hemerolopia.*Dạ thị Mù ban ngày.* *Đn: hemeralopia.*

s., **old**. Loss of accommodation of near point: SYN: presbyopia.*Lão thị Mất sự điều tiết điểm gần. Đn: presbyopia.*

s., **second**. Alteration in refractive powers of the lens of the eye so that reading is again possible without glasses. May be caused by incipient cataract. SYN: senopia*Thị lực thứ hai Sự thay đổi năng lực khúc xạ của thủy tinh thể của mắt để có thể đọc mà không dùng kính. Có thể do bệnh đục thủy tinh thể bắt đầu.*

sight, words pert. to: achromatopaia; afterimage; alexia; amaurosis; amblyopia; ametropia;aniseikonia; anisocoria; anisoiconia; anisometropia; anorthopia; aprosexia; asthenopia; astigmatism; blindness; brachymetropia; cataract; gerontopia; hemeralopia; hypermetropia; hyperopia; myopia; night blindness; nyetalopia; -phoria words; photophobia; presbyopia; squint.*Các từ liên quan đến sight achromatopsia (chứng mù màu); after image (thị giác lưu tồn); alexia (chứng mù đọc); amaurosis (mù không do thương tổn mắt); amblyopia (giảm thị lực); ametropia (không chính thị); aniseikonia (hình trên võng mạc không đều); anisocoria (đồng tử không đều); anisoiconia (); anisometropia (khúc xạ hai mắt không đều); anorthopia (không chính thị); aproxesia (mất tập trung tư tưởng); asthenopia (chứng mỏi mắt); astigmatism (loạn thị); blindness (mù); brachymetropia (cận thị); cataract (đục thủy tinh thể); gerontopia (lão thị); hemeralopia (chứng quáng gà); hyperopia (); hypermetropia (viễn thị); myopia (cận thị); night blindness (mù ban đêm); nyctalopia (quáng gà); phoriawords; photophobia (chứng sợ ánh sáng); presbyopya (lão thị); squint (lác mắt).*

sigma The eighteenth letter, E or a, in the Greek alphabet.*sigma Mẫu tự thứ 18 trong bảng chữ cái Hy Lạp ()*

sigmatism [Gr. sigma, letter S, -iemos, condition]. Excessive or defective use of "s" sounds in speech. *sigmatism Sự dùng quá nhiều hay sai sót âm "s" trong phát ngôn.*

sigmoid [Gr. sigmoeides]. 1. Shaped like the capital Greek letter sigma, E.2. Pert. to the sigmoid flexure ofthe colon.*sigmoid 1. Có hình sigma. 2. Thuộc kết tràng sigma.*

sigmoidectomy [" + ektome, excision]. Removal of all or part of the aigmoid flexure.*sigmoidectomy Thủ thuật cắt bỏ kết tràng sigma.*

sigmoidoproctostomy [Gr. sigmoeides, shaped like Gr. letter S, + proktos, anus, + stoma, mouth]. Establishment of artificial passage by anastomosia of the sigmoid flexure with the rectum.*thủ thuật mở thông sigma trực tràng Sự làm một đường nhân tạo bằng cách nối*

kết tràng sigma với trực tràng.

sigmoidorectostomy [" + L. rectus, straight, + Gr. stoma, mouth]. SYN: sigmoidproctostomy.

sigmoidorectostomy XEM: sigmoidoproctostomy.

sigmoidoscope [" + skopein, to examine]. Tubular speculum for examination of sigmoid flexure.

sigmoidoscope Dụng cụ soi kết tràng sigma.

s., **flexible**. Sigmoidoacope that utilizes fiberoptica. This permits the tubular extension to flex, enabling the examiner to visualize a greater portion of the colon.*Dụng cụ soi kết tràng sigma mềm dẻo Dụng cụ làm bằng sợi quang học. Điều này cho phép dụng cụ uốn cong giúp người kiểm tra thấy được phần kết tràng lớn hơn.*

sigmoidoscopy [" +skopein, to examine]. Use of a sigmoidoacope to inspect the sigmoid colon.

sigmoidoscopy Sự soi kết tràng sigma.

sigmoidosigmoidostomy [" + sigmoeides, sigmoid, + stoma, mouth]. Surgicalcreation of a connection between two segments of the sigmoid colon.

sigmoidosigmoidostomy Thủ thuật tạo đường thông giữa hai đoạn kết tràng sigma.

sigmoidostomy [" + stoma, mouth]. Creation of an artificial anus in the sigmoid flexure.*sigmoidostomy Thủ thuật tạo một hậu môn nhân tạo trong kết tràng sigma.*

sigmoidotomy [" + tome, incision]. Incision of the sigmoid.

sigmoidotomy Thủ thuật mở kết tràng sigma.

sigmoidovesical [" + L. uesica, bladder]. Concerning a connection between the sigmoid colon and the urinary bladder.*sigmoidovesical Thuộc chỗ nối giữa kết tràng sigma và bàng quang.*

sign [L. signum].1. Symbol or abbreviation, esp. one used in pharmacy. 2. Any objective evidence or manifestation of an illness or disordered function of the body. Signs are more or less definitive and obvious, and apart from the patient's impressions, in contrast to symptoms, which are subjective. SEE: symptom. 3. To use sign language to communicate.*sign 1. Ký hiệu hay từ viết tắt, đặc biệt là ký hiệu dùng trong ngành dược. 2. Dấu hiệu bất kỳ chứng cớ hay biểu hiện khách quan nào của một bệnh hay chức năng bị rối loạn của cơ thể. Các dấu hiệu it nhiều xác định và rõ ràng và tách rời cảm giác của bệnh nhân, trái với các triệu chứng có tính chủ quan. XEM. symptom. 3. Dùng ngôn ngữ ký hiệu để liên lạc.*

s., **objective**. In physical diagnosis, a sign that can be seen, heard, measured, or felt by the diagnostician. Finding of such aign(s) can be used to confirm or deny the diagnosti-

cian's impressions of the disease suspected of being present. SYN: s., physical.*Dấu hiệu khách quan Trong chẩn đoán bệnh, để chỉ một dấu hiệu mà có thể được thấy, nghe, đo hay cảm thấy bởi một thầy thuốc. Việc tìm ra những dấu hiệu này có thể được dùng để xác định hay phủ nhận cảm giác của thầy thuốc về bệnh nghi ngờ xuất hiện. Đn: s. physical.*

s., **'s**, **vital**. Those physical signs concerning functions essential to life, i.e., pulse, rate of respiration, blood pressure, and temperature.

Dấu hiệu quan trọng Những dấu hiệu liên quan đến chức năng cần thiết của mạng sống, nghĩa là mạch, tốc độ hô hấp, huyết áp, và nhiệt độ.

signs [L.]. ABBR: S or sig. A term used in writing prescriptions, q.v., meaning to label the subscription according to the dose and frequency of medication.*signs Viết tắt: S hay sig. một từ dùng trong đơn thuốc nghĩa là dùng theo liều và tần số thuốc.*

signal. Any form of communication that provides information. It is usually visual, verbal, or written, or it could be transmitted by electronic means, i.e., telephone, TV, radio, laser, or via optical fibers.*Tín hiệu Bất kỳ hình thức liên lạc nào mà cung cấp thông tin. Nó thường là tin hiệu nhìn, nghe hay viết hay nó có thể được truyền bởi các phương tiện điện tử như điện thoại, ti vi, radio, laser hay qua sợi quang học.*

signature [L. signatura, to mark]. The part of a prescription, q.v., giving instructions to the patient.*signature Phần củamột đơn thuốc, cho sự hướng dẫn tới người bệnh.*

significance, statistical. SEE: statistical significance.*significance, statistical Xem: statistical significance.*

significant Important.*significant Quan trọng.*

significant others. Persons with whom a patient or client has a close relationship. They may or may not include relatives or a spouse.*Những người có mối quan hệ mật thiết với bệnh nhân Họ có thể là hay không là bà con hoặc vợ chồng.*

signing. The use of sign language to communicate with hearing-impaired persona.*signing Sự dùng ngôn ngữ dấu hiệu để liên lạc với những người bị suy giảm thính lực.*

sign language. Representing words by signs made with the position and movement of the fingers and hand. SEE: American Sign Language; Manual Alphabet in Appendix.*Ngôn ngữ dấu hiệu Sự thay thế từ bằng dấu hiệu được làm bằng vị trí và hoạt động của các ngón tay và bàn tay. XEM. American Sign Language: Manual Alphabet trong phụ lục.*

Silain. Trade name for simethicone. *Silain Tên thương mại của* simethicone.

Silastic. Trade name for a silicone material that because of its inertness and compatibility with biological tissues is used in plastic surgery to help form body structures.*Silastic Tên thương mại của một chất silicone mà, do tính trơ và tính tương thích của nó với các mô sinh học, được dùng trong phẫu thuật tạo hình để giúp tạo các cấu trúc cơ thể.*

silent. Free from noise; mute; still. *Không có tiếng ồn Câm: yên lặng.*

silent disease. Disease that produces no clinically obvious symptoms or signs.*Bệnh yên lặng Bệnh mà không có triệu chứng hay dấu hiệu lâm sàng nào rõ rệt.*

silent period. Period in a tendon reflex that immediately follows the contraction of the responding muscles during which the motor neurons do not respond to afferent impulses entering the reflex center.*Giai đoạn yên lặng Giai đoạn trong sự phản xạ của gân mà theo sau ngay sự co của các cơ phản ứng. Trong giai đoạn này, các neuron vận động không phản ứng lại xung lực tới đi vào trung tâm phản xạ.*

silicate [L. silicus, flintlike]. A salt of ailicic acid.*silicate Một muối của acid silicic.*

siliceous, silicious Containing silica. *siliceous, silicious Chứa silica.*

silicic Pert. to silica or silicon.*silicic Thuộc silica hay silicon.*

silicoanthracosis [L. silex, flint, + Gr. anthrax, coal, + osis, condition]. Silicosis combined with anthracosis, in coal miners.*silicoanthracosis Bệnh bụi phổi và bụi silic kết hợp, trong các thợ mỏ than.*

silicofluoride A compound of silicon, fluorine, and the fluoride of a metal. *silicofluoride Một hợp chất gồm silicon, fluorine và fluoride của một kim loại.*

silicon [L. silex, flint]. SYMB: Si. At. wt. 28.086; at. no. 14; sp. gr. 2.33. A nonmetallic element found in the soil. Silicon makes up approximately 25% of the earth's crust, being exceeded only by oxygen. It occurs in traces in skeletal structures (bones and teeth). Silicon is commonly combined with oxygen to form silicon dioxide, SiO, which occurs in many forma, both crystalline and amorphous. In a pure state it forma quartz or rock crystal. It is present in many abrasive materials and is the principal constituent of glass.*Ký hiệu Si Một nguyên tố không kim loại tìm thấy trong đất. Silicon tạo nên khoảng 25% vỏ trái đất, chỉ sau oxygen. Nó xuất hiện trong các cấu trúc xương (xương và răng). Silicon được kết hợp phổ biến với oxygen để tạo thành silicon dioxide, SiO, mà có mặt trong nhiều dạng cá tinh thể và vô định hình. Ở trạng thái tinh khiết, nó tạo thành thạch anh. Nó có mặt trong nhiều chất mài mòn và là thành phần chính của* thủy tinh.

silicone 1. An organic compound in which carbon has been replaced by silicon. 2. Any of a group of polymeric organic silicon compounds. Used in adhesives, lubricants, synthetic rubber, and prostheses.*silicone 1. Một hợp chất hữu cơ trong đó carbon đã được thay bằng silicon. 2. Bất kỳ nhóm nào thuộc các hợp chất silicon hữu cơ polyme. Dùng trong băng dính, dầu nhớt, cao su tổng hợp, và các bộ phận giả (răng, hàm...)*

s., injectable. Medical-grade silicone compounds suitable for implantation in the body. Used in plastic surgery. Use of nonmedical-grade silicone for cosmetic breast augmentation has produced unfortunate result.*Silicone có thể tiêm silicone dùng trong ngành y thích hợp cho việc cấy vào cơ thể. Dùng trong phẫu thuật tạo thành. Sự dùng silicone công nghiệp để làm căng ngực đã mang lại những hậu quả không may.*

silicosiderosis [" + Gr. sideros, iron, + osis, condition]. A type of pneumonoconiosis in which the inhaled particles contain silicates and iron.*Bệnh bụi silicate - sắt phổi Một loại bệnh bụi phổi trong đó, các hạt hít vào chứa silicate và sắt.*

silicosis [" + Gr. osis, condition]. A form ofpneumonoconiosis resulting from inhalation of silica (quartz) dust, characterized by formation of small discrete nodules. In advanced cases, a dense fibrosis and emphysema with impairment of respiratory function may develop.*Bệnh bụi silic phổi Một dạng bệnh bụi phổi do hít phải bụi silica, được xác định bởi sự hình thành các hạt nhỏ riêng rẽ. Trong các trường hợp nghiêm trọng, một sự xơ hóa dày đặc và bệnh khí thủng với sự suy giảm chức năng hô hấp có thể phát triển.*

silicotic 1. Relating to silicosis. 2. One affected with silicosis.*silicotic 1. Thuộc bệnh bụi silic phổi. 2. Người bị bệnh bụi silic phổi.*

silicotuberculosis [" + tuberculum, a little swelling, + Gr. osis, condition]. Silicosis associatedwith pulmonary tuberculosis.*silicotuberculosis Bệnh bụi silic phổi có liên quan đến bệnh lao.*

siliqua olives [L.]. Fibers that appear to encircle the olive of the brain. *Chứng vỏ trám Các sợi xơ xuất hiện bao quanh trám (olive) của não.*

siliquose [L. siliqua, pod]. Resembling a two-valve capsule or a pod. *siliquose Giống một bao hay một vỏ quả hai mảnh.*

siliquose cataract. Cataract with a dry, wrinkled capsule.*siliquose cataract Bệnh đục thủy tinh thể với một bao ngoài khô, nhăn nheo.*

siliquose desquamation. Shedding of dried vesicles from the skin. *siliquose desquamation Chứng* tróc vảy những mụn nước khô trên da.

silo-filler's disease. Damage to the lungs produced in silo workers when they are exposed to nitrogen dioxide and nitric acid. These gases are produced by the fermenting organic matter in the silo.*Bệnh silo filler Tổn thương phổi ở các công nhân ủ silo (ủ thức ăn tươi cho vật nuôi) khi họ tiếp xúc với nitrogen dioxide và acid nitric. Các loại khí này sinh ra bởi chất hữu cơ lên men trong hầm silo.*

Silvadene. Trade name for silver sulfadiazine.*Silvadene Tên thương mại của sulfadiazine bạc.*

silver [AS. siolfor]. SYMB: Ag. At. wt. 107.870; at. no. 47; sp. gr.10.5. A white, soft, ductile malleable metal, its salts being widely used in medicine for their caustic astringent, and antiseptic effects. In dentistry, silver is used in prosthetic devices, as an alloy with copper or mercury, as silver solder, and as tapering points to obliterate root canals in endodontic treatment of teeth. Silver nitrate has been used as a germicidal astringent with treatment of caries, root canal therapy, tooth sensitivity, and gingival diseases. SEE: argyria.*silver Ký hiệu Ag Bạc Một kim loại mềm, trắng, dễ uốn, dễ dát mỏng, các muối của nó được dùng rộng rãi trong y học nhờ hiệu quả kháng khuẩn, làm se da, ăn mòn của chúng. Trong nha khoa, bạc được dùng trong các thiết bị phục hình, như một hợp kim với đồng hay thủy ngân, như một chất hàn bạc, và như chất viền các ống dẫn chân răng bị tắc trong việc điều trị bên trong răng. Nitrate bạc đã được dùng như một chất se da diệt vi khuẩn để chữa sâu răng, chữa ống dẫn chân răng, sự nhạy cảm của răng và các bệnh về lợi. XEM. argyria.*

s., amalgam. Analloyofailverwithvarying amounts of tin or copper, using mercury as a major component to produce a silvery, malleable restorative material used in dentistry. It is mixed and condensed in place in a cavity preparation and hardens into a solid mass that can be shaped to the desired tooth form.*s., amalgam Một hợp kim của bạc với số lượng thay đổi của thiếc hay đồng, dùng thủy ngân như thành phần chính để sản xuất một chất phục hồi, dễ dát mỏng, có tính bạc, dùng trong nha khoa. Nó được trộn và nén lại một chỗ trong khuôn và cứng dần, có thể nặn thành hình răng như ý muốn.*

s., chloride. SYMB: AgCl. An insoluble salt of silver.*s., chloride Ký hiệu: AgCl. Một muối bạc không hòa tan.*

s., colloidal. Silver preparations in which the particles of silver or silver proteinate are suspended in the solution rather than being dissolved in it.

Bạc keo Chất thuốc bạc trong đó các hạt bạc hay proteinate bạc treo lơ lửng trong dung dịch chứ không hòa tan.

s., halide. The active ingredient in the radiographic film emulsion that, when exposed to radiant energy and developed, forms the image on the film.*s., halide Thành phần hoạt tính trong film, khi tiếp xúc với năng lượng bức xạ và được tráng, sẽ tạo thành hình ảnh trên phim.*

s., nitrate. USP. AgNO. A toxic preparation made from silver. Most of its former uses have passed out of vogue, but it remains important as a germicide and local astringent. INCOMPAT: Aspirin, sodium chloride. SEE: silver nitrate poisoning. *Nitrate bạc Một chất độc làm từ bạc. Hầu hết công dụng trước đây của nó nay đã lỗi thời, nhưng nó vẫn quan trọng như là một chất làm seda, diệt khuẩn. KỲ: Aspirin, sodium chloride. XEM. silver nitrate poisoning.*

s., nitrate, toughened. USP. A mixture of silver nitrate and silver chloride used as a caustic on wounds and granulation tissue, and in treating warts.*s., nitrate, toughened Một hỗn hợp của nitrate bạc và chloride bạc dùng như một chất ăn da trên các vết thương và mô hạt, và trong điều trị mụn cóc.*

s., picrate. A compound of silver and picric acid, containing 30% silver. Useful as an antiseptic, similar to other preparations of silver. *picrate bạc Một hợp chất bạc và acid picric, chứa 30% bạc. Dùng như một chất kháng khuẩn, tương tự với các chất có bạc khác.*

s., protein. A combination of silver and protein containing from 7.5% to 8.5% (strong) silver.*Bạc protein Một sự kết hợp của bạc và protein, chứa từ 7,5% (nhẹ) tới 8,5% (mạnh) bạc.*

s., sulfadiazine. A medicine used topically in treating burns of the skin. It is composed of silver and sulfadiazine. Trade name is Silvadene.*s., sulfadiazine Một chất thuốc được dùng khu trú để điều trị phỏng trên da. Tên thương mại là Silvadene.*

silver fork deformity. Deformity in Colles' fracture of wrist and hand resembling curve on back of a fork.*Dị dạng nĩa bạc Dị dạng do gãy xương Colles của cổ tay và bàn tay giống như chỗ cong phía sau một cái nĩa.*

silver nitrate poisoning. When taken by mouth, silver nitrate causes a grayish discoloration of mucous membranes. SYM: Burning in throat and stomach; rather prompt vomiting. When small amounts of silver are taken over a long period, as in nose or eye drops, patient develops argyria, a peculiar bluish discoloration of all the exposed tissues of body including the gingiva. F.A.: Large volumes of ordinary table

salt in water precipitate the silver as a slightly soluble chloride; follow with egg whites, oils, and other demulcents.*Sự ngộ độc nitrate bạc Khi được uống qua miệng, nitrate bạc gây một sự đổi màu hơi xám của niêm mạc. TRIỆU CHỨNG: Bỏng trong cổ họng và dạ dày; nôn mửa khá nhanh. Khi một số lượng nhỏ bạc được dùng qua một giai đoạn dài như trong thuốc nhỏ mũi hay mắt, bệnh nhân bị chứng nhiễm bạc, một sự đổi màu hơi xanh rất đặc trưng của tất cả các mô bị nhiễm của cơ thể kể cả lợi. SƠ CỨU: Một khối lượng lớn muối ăn thông thường trong nước làm kết tủa bạc như một chloride hòa tan nhẹ; kèm theo lòng trắng trứng, dầu ăn và các thuốc làm dịu khác.*

Silvestei s method. [Henry Robert Silvester, Brit. physician, 1829-1908] A method of artificial respiration in which the patient lies on his or her back, with arms raised to the sides of the head, held there temporarily, then brought down and pressed against the cheat. Movement repeated 16 times per minute. This method is ineffective. SEE: artificial respiration; cardiopulmonary resuscitation.*Phương pháp silvester Một phương pháp hô hấp nhân tạo trong đó bệnh nhân nằm ngửa, tay đưa lên ngang đầu, giữ một chút ở đó rồi đưa xuống và ép vào ngực. Động tác lập lại 16 lần một phút. Phương pháp này không hiệu quả. XEM. artificial respiration: cardiopulmonary resuscitation.*

simesthesia. [Gr. aisthesis, sensation]. Sensibility felt in a bone. *simesthesia Cảm giác được cảm thấy trong xương.*

simethicone USP. A mixture of liquid demethylpoly- siloxanes that because of its antifoaming properties is used in treating intestinal gas. Trade names are Mylicon and Silain. *simethicone Một hỗn hợp demethylpolysiloxanes lỏng mà, do tính kháng bọt của nó, được dùng để điều trị hơi trong ruột. Tên thương mại là Mylicon và Silain.*

simian crease. Crease on the palm of the hand, so termed because of its similarity to the transverse flexion crease found in some monkeys. Normally the palm of the hand at birth contain a several flexion creases, twoof which are separate and approx. transverse. When these two appear to fuse and thus form a single transverse crease, it is termed simian crease. The crease may be present in a variety of developmental abnormalities including Down syndrome, rubella syndrome, Turner's syndrome, Klinefelter's syndrome, q.v., pseudo- hypoparathyroidism, q.v., and gonadal dysgenesis, q.v. SEE: illus.*Nếp nhăn khỉ (nếp ngang bàn tay) Nếp ngang trên lòng bàn tay, được gọi như thế vì nó giống nếp

nhăn cơ ngang tìm thấy ở một số loài khỉ. Bình thường lòng bàn tay khi sinh ra chứa vài nếp nhăn. Hai trong số đó là cơ ngang tách rời và gần giống nhau. Khi hai đường này hợp nhất lại và vì thế tạo thành một nếp ngang đơn, nó được gọi là nếp nhăn khỉ. Nếp nhăn có thể xuất hiện trong nhiều dị dạng phát triển gồm hội chứng Down, hội chứng Turner, hội chứng Klinefelter, hội chứng rubella, giảm năng tuyến cận giáp giả, và loạn phát tuyến sinh dục. XEM. minh họa.*

similia similibus curantur [L ., likes are cured by likes). The homeopathic doctrine that a drug producing pathological symptoms in those who are well will cure such symptoms in disease states.*Lấy độc trị độc Học thuyết liệu pháp vi lượng đồng căn cho rằng một chất thuốc gây ra các triệu chứng bệnh lý ở người khỏe mạnh sẽ chữa được các triệu chứng như thế trong tình trạng bệnh.*

similimum [L. most like]. A medicine that causes a symptom quite similar to that produced by the disease. This therapeutic concept and practice is used in homeopathic medicine. *similimum Một loại thuốc gây một triệu chứng hoàn toàn giống với triệu chứng do bệnh gây ra. Khái niệm và thực tiễn trị bệnh này được dùng trong phép chữa vi lượng đồng căn.*

Simmonds' disease [Morris Simmonds, Ger, physician, 1855-1925] Condition in which complete atrophy of the pituitary body causes loss of function of the thyroid, adrenals, and gonads, premature senility, psychic symptoms, and cechexia. SYN: cachexia, pituitary. *Bệnh Simonds Tình trạng trong đó chứng teo hoàn toàn tuyến yên gây mất chức năng tuyến giáp, tuyến thượng thận và tuyến sinh dục, sự lão hóa sớm, các triệu chứng tâm thần và chứng suy mòn. Đn: cachexia, pituitary.*

Simon's position [Gustav Simon, Ger. surgeon, 1824-1876] An exaggerated lithotomy position in which the hips are somewhat elevated with thighs strongly abducted. Employed in operations on the vagina.*Tư thế Simon Một tư thế mở bàng quang lấy sỏi được cường điệu trong đó hông được nâng lên một chút với đùi giạng mạnh ra. Được dùng trong các phẫu thuật trên âm đạo.*

simple [L. simplex). 1. Not complex; not compound. 2. A medicinal plant. *simple 1. Đơn giản. 2. Một cây thuốc.*

simple fracture. Fracture without rupture of ligaments and skin.*Gãy xương đơn Gãy xương không đứt dây chẳng và da.*

simple inflammation. Inflammation without pus or other inflammatory exudates.*Viêm đơn Sự viêm không có mủ hay các dịch rỉ do viêm khác.*

simple reflex. A reflex in which only two or possibly three neurons are interposed between receptor and effector organs.*Phản xạ đơn* Một phản xạ trong đó chỉ hai hay ba neuron được chen vào giữa các cơ quan tác động và tiếp nhận.

Simons' position [J. Marion Sims, U.S. gynecologist, 1813-1883] A semiprone positionwithpatient on left side, right knee and thigh drawn well up, left arm along patient's back, and cheat inclined forward so patient rests upon it. It is the position of choice for administering enemas, because the sigmoid and descending colon are locared on the left side of the body. Fluid is readily accepted in this position. Also employed in curettement of uterus, intrauterine irrigation after labor, and rectal examination.*Tư thế Sims* Một tư thế nửa sấp với bệnh nhân nghiêng bên trái, đầu gối và đùi phải kéo hẳn lên, cánh tay trái dọc theo lưng và ngực nghiêng về phía trước để bệnh nhân tựa trên nó. Nó là tư thế thích hợp cho sự thụt rửa bởi vì kết tràng xuống và kết tràng sigma nằm ở bên trái cơ thể. Chất lỏng được nhận vào dễ dàng ở tư thế này. Cũng được dùng trong sự nạo tử cung, sự tưới trong tử cung sau khi sinh và sự soi trực tràng.

simul [L.]. At once or at the same time; term used in signature of prescription.*Một lần hay đồng thời* thuật ngữ dùng trong sự kê đơn thuốc.

simulation [L. semulatio, imitation]. 1. Pretense of having a disease; feigning of illness. SEE: malingerer. 2. Imitation of symptoms of one disease by another.*simulation 1.* Sự giả dò bệnh, bệnh giả dò. XEM. *malingerer. 2.* Bệnh tương tự sự bắt chước các triệu chứng của một bệnh bởi một bệnh khác.

simulator Any situation or device that creates a condition or situation similar to one that might be encountered. This technique is useful in teaching.*Tình trạng giả vờ, thiết bị giả vờ* Để tạo ra tình trạng hay hoàn cảnh tương tự với thực tế có thể xảy ra. Kỹ thuật này có ích trong việc giảng dạy.

Simulium A genus of insects of the order Diptera that includes the black flies (buffalo gnats), which are important annoyers of domestic animals and man. The females are vicious blood suckers.*Simulium* Một loài côn trùng thuộc bộ hai cánh (Diptera) gồm có ruổi đen (ruổi trâu), là kẻ gây khó chịu đáng kể cho gia súc và người. Con cái hút máu rất dữ.

S., damnosum. Species that serves as intermediate host of a filarial worm OncFwcerca uoluulus.*S., damnosum* Loài côn trùng dùng làm vật chủ trung gian của một loài giun chỉ Onchocerca volvulus.

S., venustum. A very annoying species common in North America *S., venustum* Loài côn trùng gây

khó chịu phổ biến ở Bắc Mỹ.

Sinapis [Gr. ainapi, mustard]. A genus of plants, the mustard plant. *Sinapis* Một loài cây, cây mù tạc (mustard).

sinapism [Gr. sinapismos]. A mustard plaster used to produce counteritritation by applying it to the skin. Enough water is added to flour to make a paste in these proportions: Adult: 3 to 4 parts wheat flour to 1 of mustard flour; child: 8 to 10 parts wheat flour to 1 of mustard flour; and infant: 10 to 12 parts wheat flour to 1 of mustard flour.*sinapism* Cao dán mù tạc, dùng để gây kháng kích thích bằng cách dán nó vào da. Nước được thêm vào bột mì đủ để làm một chất bột nhào theo tỉ lệ sau: Người lớn, 3 tới 4 phần bột mì cho một phần bột mù tạc; trẻ con 8 tới 10 phần bột mì cho một phần mù tạc; và trẻ sơ sinh 10 tới 12 phần bột mì cho một phần mù tạc.

sincipital [L. sinciput, half a head]. Concerning the einciput.*sincipital* Thuộc đỉnh đầu.

sinciput [L., half a head]. [NA] 1. Fore and upper part of the cranium. 2. Upper half of the skull. SYN: cdvaria.*Đỉnh đầu* Phần trước và trên của sọ. Đn: calvaria.

Sinemet. Trade name for a combination of levodopa and carbidopa. *Sinemet* Tên thương mại của một hợp chất của levodopa và carbidopa.

Sinequan. Trade name for doxepin hydrochloride.*Sinequan* Tên thương mại của doxepin hydrochloride.

sinew [AS. sonu]. A tendon.*sinew* Gân cơ.

s., weeping. A ganglion cyst that contains synovial fluid.*s., weeping* Một nang hạch chứa chất hoạt dịch.

sing. L. singulorum, of each.*sing.* Latinh singulorum, mỗi.

singer's node. A swelling between the arytenoid cartilages of singers. SYN: chorditis nodosa.*Hạch ca sĩ* Một chỗ sưng giữa các sụn phễu ở thanh quản các ca sĩ. Đn: chorditis nodosa.

singleton. One of something described, esp. a single infant rather than a twin.*singleton* Vật duy nhất, con một.

singultation [L. singultua, a hiccup]. A hiccup.*singultation* Nấc cục.

singultus [L.]. Hiccup.*singultus* Nấc cục.

sinister [L.]. In anatomy, left; or present on the left site of the body.*sinister* Trong giải phẫu học, để chỉ bên trái hay sự xuất hiện ở bên trái của cơ thể.

sinistrad [L. sinister, left, + nil, toward]. Toward the left.*sinistrad* Về bên trái.

sinistral [L.]. 1. Pert. to or showing preference for the left hand, eye, or foot in certain actions. 2. On the left side.*sinistral* Thuộc hay thuận tay trái, mắt trái, chân trái hơn trong

một số hoạt động.

sinistrality Left-handedness. *sinistrality* Sự thuận bên trái.

sinistraural [" + auris, ear]. Having better hearing with the left ear. *sinistraural* Tai trái nghe rõ hơn.

sinistro- [L. sinister, left]. Combining form meaning left.*sinistro-* Dạng kết hợp có nghĩa là bên trái.

sinistrocardia [" + Gr. kardia, heart]. Displacement of the heart to left of the medial line; opposed to deatrocardia.*Tim sang trái* Sự lệch chỗ của tim về bên trái của đường giữa: trái với tim sang phải (dextrocardia).

sinistrocerebral [" + cerebrum, brain]. Located in the left cerebral hemisphere.*sinistrocerebral* Nằm ở bán cầu não trái.

sinistrocular [" + oculus, eye]. Having stronger vision in the left eye. *sinistrocular* Thuận mắt trái.

sinistrocularity Condition of having stronger vision in the left eye. *sinistrocularity* Sự thuận mắt trái.

sinistrogyration ["Gr. gyros, a circle]. Inclination to the left. *sinistrogyration* Sự quay (xoay) sang trái.

sinistromanual [" + manus, hand]. Left-handed.*sinistromanual* Thuận tay trái.

sinistropedal [" + pas, foot]. Left-footed.*sinistropedal* Thuận chân trái.

sinistrotorsion [" + torsio, a twisting]. A twisting or turning toward the left.*sinistrotorsion* Xoay trái, xoắn trái.

sinistrous Awkward, clumsy, unskilled; the opposite of dextrous. *sinistrous* Vụng về, lóng ngóng, không kỹ năng, trái với khéo léo (dextrous).

sinoatrial Pertaining to the sinus venosus and atrium. SYN: sinoauricutar.*sinoatrial* Thuộc xoang tĩnh mạch và tâm nhĩ. Đn: sinoauricular.

sinoatrial node. Node at junction of superior vena cava with right cardiac atrium, regarded as starting point of the heartbeat.*Hạch xoang nhĩ* Hạch ở đường nối của tĩnh mạch chủ trên, được coi như điểm bắt đầu của nhịp tim.

sinobronchitis [L. sinus, curve, + bronchos, windpipe, + Gr. itis, inflammation]. Paranasal sinusitis with bronchitis.*sinobronchitis* Viêm xoang quanh mũi và viêm phế quản.

sinograrn [L. sinus, curve, + Gr. gramma, something written]. Roentgenogram of a sinus injected with a radiopaque dye to determine the range and course of the sinus. *sinograrn* Ảnh tia X của một xoang mà được tiêm một chất nhuộm cản tia X để xác định phạm vi và chiều hướng của xoang.

sinter 1. The calcium or silica deposits formed from water obtained from mineral springs. 2. To reduce material to a solid form by heating without melting.*Khối dung kết 1. Chất lắng silic hay calci tạo thành từ nước lấy từ các suối khoáng. 2. Làm giảm chất thành dạng rắn bằng nhiệt mà không cháy tan.*

sinuitis [" + Gr. itis, inflammation]. Inflammation of a sinus. SYN: sinusitis.*sinuitis Chứng viêm xoang. Đn: sinusitis.*

sinuotomy [" + Gr,tome,incision]. Surgical incision into a sinus. SYN: sinusotomy. *sinuotofny Thủ thuật mở xoang. ĐN: sinusotomy.*

sinuous [L. sinuosus, winding]. Winding; wavy; tortuous.*sinuous Quanh co, dợn sóng, khúc khuỷu.*

sinus [L., curve, hollow]. (pl. sinuses, sinus) 1. A canal or passage leading to an abscess. 2. A cavity within a bone. 3. Dilated channel for venous blood. 4. Any cavity having a relatively narrow opening. RS: antritis; antronasal; antrotympanic; antrum; cephalhematocele; lateral sinus; sinusitis; transillumination.*Xoang, ố (Số nhiều sinuses, sinus). 1. Một đường dẫn tới một abscess. 2. Một khoang trong xương. 3. Một ống giãn nở cho máu tĩnh mạch. 4. Bất kỳ một hố nào có một khe tương đối hẹp. CÁC CHÚ ĐỀ LIÊN QUAN: antritis (viêm hang); antronasal (thuộc xoang hàm mũi); antrotympanic (thuộc hang hòm nhĩ); antrum (hang); cephalhematocele (bọc máu dưới màng xương sọ ngoài); lateral sinus (xoang bên); sinusitis (viêm xoang); transillumination (phương pháp chiếu sáng qua mô).*

s., 's, accessory nasal The paranasalsinuses: frontal, maxillary, ethmoidal, and sphenoidal. Anterior group: frontal, maxillary, and anterior ethmaids. Posterior group: posterior ethmoids and sphenoid. Sinuses develop embryologically from nasal cavities, are lined with the same type of epithelium, are filled with air, and communicate with nasal cavities through their various ostia. Function of sinuses not definitely known. Various theories give them the same function as nasal cavities, namely, warming, moistening, and filtering the air.*các xoang phụ của mũi Các khoang xung quanh mũi: xoang trán, xoang hàm trên, xoang sàng và xoang bướm. Nhóm trước xoang trán, xoang hàm trên, xoang sàng trước. Nhóm sau xoang sàng sau và xoang bướm. Các xoang phát triển về mặt phôi học từ các khoang mũi, được lót cùng một loại biểu mô, được làm đầy với không khí và thông với các khoang mũi qua các lỗ đa dạng của chúng. Chức năng của các xoang không được biết một cách rõ ràng. Nhiều lý thuyết cho chúng có cùng chức năng với các khoang mũi, cụ thể là làm ấm, làm ẩm và lọc không khí.*

s., anal The saclike recesses behind the anal columns.

Xoang hậu môn Ngách hình túi phía sau cột hậu môn.

s., aortic. A dilatation of the aorta or pulmonary artery opposite the segment of the semilunar valve. SYN: sinus of Valsalua.*Xoang động mạch chủ Một chỗ giãn nở của động mạch chủ hay động mạch phổi đối diện đoạn valve hình bán nguyệt. Đn: sinus of Valsalva.*

S., carotid. SEE: carotid sinus.

Xoang cảnh XEM: carotid sinus.

s., cavemosus. [NA] A large sinus from the sphenoidal fissure to the apex of the petroua portion of the temporal bone.*Xoang hang Một xoang lớn từ khe bướm tới mõm đá của xương thái dương.*

S., cerebral. Any ventricle of the brain.*S., cerebral Não thất.*

s., circular. A venous sinus around the pituitary body, communicating on each side with the cavernous sinus.*Xoang vòng Một xoang tĩnh mạch quanh tuyến yên, thông trên mỗi phía với xoang hang.*

s., coccygeal. Sinus in the midlineofthe natal cleft just over the coccyx.*Xoang cụt Xoang ở đường giữa của khe mông ngay trên xương cụt.*

s., coronary, of heart. A vein in the transverse groove between the left cardiac atrium and ventricle.

Xoang vành Một tĩnh mạch trong rãnh ngang giữa tâm nhĩ và tâm thất trái.

s., 's, cranial. Venous canals between folds of the dura.*Xoang sọ Các ống tĩnh mạch giữa các nếp của màng cứng.*

s., dermal. A congenital sinus tract connecting the surface of the body with the spinal canal.*Xoang da Một dải xoang bẩm sinh nối bề mặt cơ thể với đường cột sống.*

s., draining. An abnormal passageway leading from inside the body to the outside. This is usually due to an infectious process.*Xoang tháo Một đường dẫn bất thường từ bên trong cơ thể ra bên ngoài. Điều này thường do một quá trình nhiễm khuẩn.*

s., 's, ethmoidel. Air cavities in the ethmoid bone.*Xoang sàng Khoang không khí trong xương sàng.*

s., frontal. An irregular cavity in the frontal bone on each side of the midline above the nasal bridge. One may be larger than the other. A duct carries secretions to the upper part of the nostrils.*Xoang trán Một khoang không đều trong xương trán trên mỗi phia của đường giữa phia trên sống mũi. Xoang này có thể rộng hơn xoang khác. Một ống dẫn mang chất tiết tới phần trên của lỗ mũi ngoài.*

s., hair. The sinus formed when hair is embedded in the skin and acts as a foreign body.*Xoang lông Xoang được tạo khi lông được ấn vào trong da và hoạt động như một dị vật.*

s., inferior longitudinal. A venous sinus along the posterior half of the lower border of the fats cerebri. *Xoang dọc dưới Một xoang tĩnh mạch dọc theo nửa sau của bờ dưới liềm não.*

s., inferior petrosal A large venous sinus from the cavernous sinus, running along the lower margin of the patrons portion of the temporal bone. *Xoang đá dưới: Một xoang tĩnh mạch lớn từ xoang hang, chạy dọc lề dưới mõm đá của xương thái dương.*

s., inferior Sagittal A venous sinus in the inferior margin of the fall cerebri.*Xoang dọc dưới Một xoang tĩnh mạch ở lề dưới của liềm não.*

s., 's, intercavernous. The anterior and posterior halves of the circular sinus.*Xoang gian hang (giữa các hang) Nửa trước và sau của xoang vòng.*

s., lateral. One of two large venous sinuses in inner side of skull passing near the mastoid antrom and emptying into the jugular vein.*Xoang bên Một trong hai xoang tĩnh mạch lớn ở phía trong sọ đi qua gần hang chũm và đổ vào tĩnh mạch cổ.*

s., 's, lymph. Small spaces throughout the parenchyma of a lymphatic gland.*Xoang bạch huyết Các khoảng trống nhỏ xuyên qua mô mềm của một hạch bạch huyết.*

S., marginal. 1. A large venous sinus around part of the margin of the placenta. 2. Small bilateral venous sinuses of the dura mater at the edge of the foramen magnum. 3. A venous sinus around a portion ofthe white pulp of the spleen.*Xoang rìa 1. Xoang tĩnh mạch lớn quanh rìa của rau thai. 2. Hai xoang tĩnh mạch nhỏ hai bên của màng cứng ở bờ lỗ chẩm. 3. Một xoang tĩnh mạch quanh phần tủy trắng của lách.*

s., maxillary. A cavity in the maxillary bone communicating with the middle meatus of the nasal cavity. SYN: antrum of Highmore.*Xoang hàm trên Một khoang trong xương hàm trên thông với ngách giữa của khoang mũi. Đn: antrum of Highmore.*

s., occipital. A small venous sinus in the attached margin of the falx cerebelli extending to the margin of the foramen magnum.*Xoang chẩm Một xoang tĩnh mạch nhỏ ở rìa dính của liềm tiểu não kéo dài tới rìa lỗ chẩm.*

s., of the pulmonary trunk. One of the dilatations in the pulmonary trunk, across from a cusp of the pulmonary valve of the heart.*Xoang thân động mạch phổi Một trong các phần giãn của thân động mạch phổi, băng qua từ một lá của valve động mạch phổi của tim.*

s., ofspleen. A venous sinusoid in the reticulum of the spleen.*Xoang lách Một dạng xoang tĩnh mạch trong mô lưới của lách.*

s., of Valsalva. A dilatation of the

aorta or pulmonary artery opposite the segment of the semilunar valve. SYN: s., aortic.*Xoang Valsalva Một chỗ giãn nở của động mạch chủ hay động mạch phổi đối diện đoạn valve bán nguyệt. Đn: s. aortic.*

s., of venal canal, S. venarom cavarum. The portion of the right atrium of the heart posterior and to the left of the criata terminalis. The inferior and superior vans caval veins empty into it.*Xoang tĩnh mạch chủ Phần tâm nhĩ phải phía sau và về bên trái của mào tận. Tĩnh mạch chủ dưới và trên đổ vào trong nó.*

s., s, paranasal. Accessory nasal sinuses.*s., s, paranasal Xoang quanh mũi.*

s., pilonidal. SEE: pilonidal fistula *s., pllonidal XEM: pilonidal fistula.*

s., 's, pleural. Spaces in the pleural sac along the lower and inferior portions of the lung that the lung does not occupy.*Xoang màng phổi Các khoảng trống trong túi màng phổi dọc theo phần thấp và dưới của phổi.*

s., pocularis. Lacuna in prostatic part of the urethra. SYN: a. prostaticus.*Xoang tiền liệt Hốc ở phần tuyến tiền liệt của niệu đạo. Đn: s. prostaticus.*

s., rectus. Venous sinus at the junction of the fall cerebri and the cerebellar tentorium. SYN: s. of the dura mater, straight; straight sinus.*Xoang thẳng Xoang tĩnh mạch ở đường nối của liềm não và lều tiểu não. Đn: s. of the dura mater, straight; straight sinus.*

s., renal. The area in the kidney composed of the renal pelvis, renal calicea, vessels, nerves, and fatty tissue.*Xoang thận Vùng trong thận gồm bể thận, đài thận, mạch máu, thần kinh và các mô mỡ.*

s., rhomboid. The fourth cranial ventricle.*Xoang hình thoi Não thất IV.*

s., sigmoid. Continuation, on both sides, of the transverse sinuses down along the posterior border of the petrous part of the temporal bone to the jugular foramen and jugular veins. *Xoang sigma Phần nối tiếp, trên cả hai phía, của các xoang ngang dọc theo bờ sau của mớm đá xương thái dương tới lỗ cảnh và tĩnh mạch cảnh.*

s., 's, sphenoidal. Air sinuses that occupy the body of the sphenoid bone and connect with the nasal cavity.*Xoang bướm Các khoang không khí mà nằm ở thân xương bướm và nối với khoang mũi.*

s., sphenoparietel. 1. Venous sinus uniting the cavernous sinus and a meningeal vein. 2. The portion of the cavernous sinus below the enaiform process.*Xoang bướm đỉnh 1. Xoang tĩnh mạch kết hợp xoang hang và một tĩnh mạch màng não.*

2. Phần xoang hang dưới mớm hình kiếm.

s., straight. SEE: s. rectos.*s., straight XEM: s. rectus.*

s., superior longitudinal A triangular sinus along the upper edge of the fall cerebri.*Xoang dọc trên Một xoang tam giác dọc theo bờ trên của liềm não.*

s., superior petrosal A venous canal running in a groove in the patrons portion of the temporal bone.*Xoang đá trên Một ống tĩnh mạch chạy vào trong một rãnh trong mớm đá của xương thái dương.*

s., superior sagittal Large venous sinus along the attached border of the fall cerebri from the trials galli to the internal occipital protuberance where it joins either the right or left transverse sinuses or both. SYN: s. of the dura mater, superior sagittal *Xoang dọc trên Xoang tĩnh mạch lớn dọc theo bờ dính liền của liềm não từ mào gà tới lồi chẩm trong nơi nó nối với xoang ngang bên phải, bên trái hoặc cả hai. Đn: s. of the dura mater, superior sagittal.*

s., tarsal. A tunnel between the calcaneua and talus of the ankle. *Xoang cổ chân Một ống giữa xương gót và xương sên của mắt cá chân.*

s., tentorial SEE: s. rectos.*s., tentorial XEM: s. rectus.*

s., terminal A veinencirclingthevascular area of the blastoderm.*Xoang tận cùng Một tĩnh mạch bao quanh vùng mạch của bì phôi.*

s., transverse. 1. Sinus that unites the two inferior petrosal sinuses. 2. Venous network in the over the basilar process of the occipital bone. SYN: s., basilar.*Xoang ngang 1. Xoang kết hợp hai xoang đá dưới. 2. Mạng tĩnh mạch trong màng cứng trên mớm đáy của xương chẩm. Đn: s. basilar.*

s .'s, transverse, of the duia mater. Large, bilateral venous sinuses alongthe attached margin of the cerebellar tentorium. They receive the superior sagittal and straight sinuses and drain into the sigmoid sinuses and then to the jugular veins.*Xoang ngang màng cứng Các xoang tĩnh mạch lớn hai bên dọc theo rìa dính liền của lều tiểu não. Chúng nhận các xoang dọc trên và xoang thẳng và thảo vào các xoang sigma rồi tới các tĩnh mạch cảnh.*

s., transverse, of the pericardium. A channel posterior to the aorta and the pulmonary trunk but in front of the atria.*Xoang ngang màng ngoài tim Một ống phía sau động mạch chủ và thân động mạch phổi nhưng phía trước các tâm nhĩ.*

s., tympanic. A deep recess in the labyrinthine wall of the tympanic cavity. It opens into the fenestra of the cochlea.*Xoang màng nhĩ Một ngách sâu trong vách mê đạo của khoang màng nhĩ. Nó mở vào cửa*

số của ốc tai.

s., urogenital 1.Duct into which, in the embryo, the wolffian ducts and bladder empty; it opens into the cloaca. 2. The common receptacle of the genital and urinary ducts. SYN: s., genitourinary.*Xoang niệu sinh dục 1. Ống mà, trong phôi, các ống nguyên thủy và bàng quang đổ vào; nó mở vào ổ nhớp (cloaca). 2. Bể chứa chung của các ống niệu và sinh dục. Đn: s. genitourinary.*

S., uterine. Venous channels in the walls of the uterus during pregnancy. *Xoang tử cung Các ống tĩnh mạch trong vách tử cung lúc mang thai.*

s., s, uteroplacental. Slanting venous channels from the placenta serving to convey the maternal blood from the intervillous lacunae back into the uterine veins.*Xoang tử cung rau thai Các ống tĩnh mạch dốc từ rau thai dùng để chở máu người mẹ từ khoang gian lóng nhung trở lại các tĩnh mạch tử cung.*

s., venous. Sinus conveying venous blood.*Xoang tĩnh mạch Xoang chở máu tĩnh mạch.*

s., 's, venous, oliheduramater. Venous channels between the two layers of the dura mater. They drain the venous blood from the brain.*Xoang tĩnh mạch màng cứng Các ống tĩnh mạch giữa hai lớp màng cứng. Chúng thảo máu tĩnh mạch từ não.*

s., venous, ofscra. Acircular channel at the sclero-corneal junction in the sclera. It drains into the anterior ciliary vein. Aqueous humor leaves the eye via this sinus. SYN: Schlemm's canal.*Xoang tĩnh mạch củng mạc Một ống hình vòng ở đường nối củng giác mạc. Nó dẫn vào tĩnh mạch mi trước. Thủy dịch rời mắt qua xoang này. Đn: Schlemm's canal.*

sinus arrhythmia. Cardiac irregularity characterized by an increased heart rate during inspiration anddecrease in heart rate on expiration. This arrhythmia has no clinical significance except in older patients in whom it may occur in coronary artery disease.*Chứng loạn nhịp xoang Sự không đều của tim xác định bởi nhịp tim gia tăng khi thở ra. Chứng loạn nhịp này không đáng kể ngoại trừ ở người già, những người hay mắc bệnh động mạch vành.*

sinusitis [L. sinus, curve, hollow, + Gr. itis, inflammation]. Inflammation of a sinus, esp. a paranasal sinus. SYN: sinuitis. ETIOL: A number of causative agents including viruses, bacteria, or allergy. PREDISPOSING FACTORS: Inadequate drainage, which may result from presence of polyps, enlarged turbinatea, or deviated septum; chronic rhinitis;general debility; or dental abscess in maxillary bone.*sinusitis Sự viêm xoang, đặc biệt là các xoang quanh mũi. ĐN: sinuitis.*

NGUYÊN NHÂN: Một số tác nhân gây bệnh gồm có các virus, vi khuẩn hay dị ứng.
CÁC NHÂN TỐ DỄ MẮC BỆNH: Sự dẫn lưu không đủ, có thể là do sự có mặt của các polyp (thịt dư mũi), các xương xoăn bị lớn hay vách bị lệch; viêm mũi mạn tính; sự yếu ớt nói chung; hay abscess răng trong xương hàm trên.

s., acute catarrhal. Inflammation accompanying a similar process in the nose.*Viêm xoang xố mũi cấp Sự viêm kèm theo một quá trình tương tự trong mũi.*

s., acute suppurative. Purulent inflammation with symptoms of pain over the sinus, fever, chills, and headache. TREAT: Conservative. Shrinkage in the nasal mucoea to facilitate ventilation and drainage of the sinus. Rest in bed, force fluids, decongestants, hot packs. If inflammation is due to bacterial infection, antibiotic therapy is indicated.*Viêm xoang mủ cấp Viêm có mủ với các triệu chứng đau trên xoang, sốt, ớn lạnh và nhức đầu.*
ĐIỀU TRỊ: Thận trọng làm co thắt trong niêm mạc mũi để thông mũi và dẫn lưu xoang tốt. Nghỉ ngơi trên giường, hút các chất dịch, dùng các chất làm tân máu, các túi chườm nóng. Nếu viêm do nhiễm khuẩn, liệu pháp kháng sinh được chỉ định.

s., chronichyperplastic. Polypapreaent in sinuses and nose and underlying osteitis of sinus walls. TREAT: Surgical. Conservative, removal of polyps and intranasal opening into sinuses for adequate ventilation and drainage; and radical, complete removal of sinus mucosa either through external or intranasalroute.
Viêm xoang tăng sản mạn tính Các polyp xuất hiện trong xoang và nằm dưới sự viêm xương của vách xoang.
ĐIỀU TRỊ: Bằng phẫu thuật. Cắt các polyp đi và mở rộng bên trong mũi vào xoang cho sự thông khí và dẫn lưu, và trị tận gốc, lấy hết niêm mạc xoang qua tuyến ngoài hoặc tuyến trong.

s.,, chronichypertrophic. Inflammation found in conjunction with chronic hypertrophic rhinitis. Living in a climate where the temperature fluctuations are not extreme may be beneficial.*Viêm xoang phì đại mạn tính Sự viêm thấy trong sự kết hợp với viêm mũi phì đại mạn tính. Sống trong vùng khí hậu nơi sự dao động nhiệt độ không quá nhiều thì có thể có lợi.*

sinusoid [" + Gr. eidos, form, shape]. 1. Resembling a sinus. 2. A minute blood vessel found in such organs as the liver, spleen, adrenal glands, and bone marrow. It is slightly larger than a capillary and has a lining of reticuloendothelium.*sinusoid 1. Giống như xoang. 2. Một mạch máu nhỏ tìm thấy trong các cơ quan như*

gan, lách, tuyến thượng thận, và tủy xương. Nó hơi lớn hơn một mao mạch và có một lớp lót mô lưới, nội mô.

sinusoidal Pert. to a sinusoid.*sinusoidal Thuộc sinusoid.*
sinusoidal current. Dòng điện hình sin.
sinusoidalization [L. sinus, hollow, curve, + Gr. eiders, form, shape]. Use of a sinusoidal current.
sinusoidalization Sự dùng một dòng điện hình sin.
symsotomy [" + Gr. toms, incision]. The operation of incising a sinus.
symsotomy Thủ thuật mở xoang.
sinus rhythm. The normal cardiac rhythm commencing at the sinoatrial node.*Nhịp xoang Nhịp tim bình thường bắt đầu ở nút xoang tâm nhĩ.*
SiO,. Silicon dioxide.*SiO, Silicon dioxide.*
Sioux alarm. Long ago native American Indians of the Sioux tribe learned, after carefully controlled experiments, that they could use a full urinary bladder as a kind of alarm clock. By drinking a certain amount of fluids at bedtime, they found they would awaken in s specific number of hours. Were they to increase the amount of fluid taken they would awaken earlier, and if they took leas, they would awaken later.*Đồng hồ báo thức kiểu Sioux Cách đây rất lâu, người da đỏ thuộc bộ lạc Sioux đã biết, sau những thực nghiệm được kiểm chứng cẩn thận, rằng họ có thể dùng một bàng quang đầy nước tiểu như một loại đồng hồ báo thức. Bằng cách uống một lượng chất lỏng nhất định. Lúc đi ngủ, họ thấy rằng họ sẽ thức sau một số giờ cụ thể. Nếu họ tăng số lượng chất lỏng, họ sẽ thức sớm hơn: và nếu họ uống ít hơn, họ sẽ thức muộn hơn.*
siphon [Gr. siphon, tube]. A tube bent at an angle to form two unequal lengths for transferring liquids from one container to another by atmospheric pressure. One container moat be higherthan the other for this to work.*Ống truyền nước Một ống uốn cong ở một góc để tạo thành hai độ dài không đều dùng để truyền chất lỏng từ bình chứa này sang bình chứa khác bằng áp suất khí quyển. Một bình chứa có thể cao hơn bình kia.*
siphonage Use of a siphon to drain a body cavity such as the stomach or bladder.*Sự dẫn nước bằng siphon Để tháo nước một khoang cơ thể như dạ dày hay bàng quang.*
Siphonaptera [" + apteros,wingless]. An order of insects commonly called fleas. They are wingless, undergo complete metamorphosis, and have piercing and sucking mouth parts, their food being the blood of birds and mammals. The body is compressed laterally and the legs ere adapted for leaping. In addition to

being annoying pests, they transmit the causative organisms of several diseases (bubonic plague, endemic or marine typhus, and among rodents, tularemia). They also serve as intermediate boats of certain tapeworms. SEE: flea.*Một bộ côn trùng được gọi phổ biến là bọ chét Chúng không có cánh, trải qua sự biến thái hoàn toàn và có bộ phận miệng để chích và hút máu, thức ăn của chúng là máu của chim và loài có vú. Cơ thể bị ép một bên và chân được dùng để nhảy. Cùng với việc là một con vật gây khó chịu, chúng còn truyền các vi khuẩn gây nhiều loại bệnh (dịch hạch, sốt Rickettsia, và cho các loài gặm nhấm, bệnh tularemia. Chúng cũng là vật chủ trung gian của một số loài sán dây. XEM. flea.*
siphonoma [" + oma, tumor]. A tumor made up of fine tubes.
siphonoma Một u hình thành từ các ống nhỏ.
Sipple syndrome. [John H. Sipple, U.S. physician, b. 1930] Multiple endocrine neoplasia, type III, q.v.*Hội chứng Sipple Sự u đa nội tiết, loại III.*
Sippy diet [Bertram W. Sippy, U.S. physician, 1866-1924] Treatment of gastric ulcer by diet, neutralizing acidity of gastric juice. Small amounts of milk and cream every hour and alkaline powders every half hour. This diet is no longer in general use.
Average mixture: $1\frac{1}{2}$ oz (44.4 ml) each of cream and milk given once each hour for a total of 13 feedings during the day. For the neat 3 to 4 days continue these feedings but substitute an egg and fine cereal for one feeding inthe morning andone at night. The next day, 3 oz (85 gm) soft ceral added to afternoon feeding; another egg the next day; and finally 3 servings of cereal and 3 eggs per day added to the milk and cream. Puree, custards, and toast added the neat week. Decreased feedings as amount of each feeding is increased until six feedings are given p e r d a y . Eacbfeedingreplaceetheacheduled milk and cream.
This schedule is monotonous, deficient in vitamins, and provides no feeding at night. It is usually modified to compensate for these deficiencies.
Ăn không kiểu Sippy Sự điều trị loét dạ dày bằng ăn kiêng, trung hòa tính acid của dịch vị. Một lượng nhỏ sữa và sữa và va các bột kiểm mỗi nửa giờ. Sự ăn kiêng này nói chung không được dùng nữa.
Một hỗn hợp trung bình: 44,4 ml mỗi thứ kem và sữa được cho mỗi giờ một lần trong tổng số 13 bữa ăn trong ngày. Trong 3 tới 4 ngày tiếp theo, tiếp tục các bữa ăn này nhưng thay thế trứng và ngũ cốc trong một bữa vào buổi sáng và một bữa vào buổi tối. Ngày tiếp theo, 85 gm ngũ cốc nhẹ được thêm

vào bữa ăn trưa; một cái trứng nữa ngày hôm sau và cuối cùng, 3 bữa ngũ cốc và ba quả trứng mỗi ngày thêm vào sữa và kem. Súp đặc nghiền nhừ, thạch sữa và bánh mì nướng thêm vào tuần sau. Các bữa ăn giảm khi số lượng mỗi bữa tăng lên cho đến khi 6 bữa được cho mỗi ngày. Mỗi bữa ăn thay thế sữa và kem theo lịch.

Lịch ăn này đơn điệu, thiếu vitamin và không cung cấp dinh dưỡng vào buổi tối. Nó thường được bổ sung để bù vào sự thiếu hụt này.

sirenomelia [Gr. seiren, mermaid, + melos, limb]. Congenital anomaly in which the lower extremities are fused. *Quái thai cẳng chân dính.*

siriasis [Gr. seirian, to be hot]. Sunstroke, q.v.*siriasis Cảm nắng.*

-sis. Gr. suffix indicating condition or state. Depending upon the precedingvowel, it may appear in the form of -asis, -axis, -iasis, or -osis.
-sis Hậu tố Gr. để chỉ tình trạng hay điều kiện. Tùy theo nguyên âm đứng trước, nó có thể xuất hiện dưới dạng asis, esis, iasis, hay -osis.

sister. A term used by the British for nurse, esp. a senior or head nurse.*Y tá, chị y tá trưởng Một từ được dùng ở Anh để chỉ nữ y tá, đặc biệt là y tá lớn tuổi hay y tá trưởng.*

Sister Mary Joseph nodule. SEE: nodule, Sister Mary Joseph.*Sister Mary Joseph nodule XEM: nodule, Sister Mary Joseph.*

site [L. silos, place]. Position or location.*site Nơi, chỗ, vị trí.*

s., active. The active portion of a chemical substance, esp. a catalyst or enzyme, which binds to the materiel it is acting upon.*Vị trí hoạt tính Phần hoạt tính của một chất hóa học, đặc biệt là một chất xúc tác hay enzyme, mà kết hợp với chất trên đó nó đang hoạt động.*

s., binding. The particular location on a cell surface or chemical to which other chemical substances bind or attach.*Vị trí kết hợp Vị trí đặc biệt trên một bề mặt tế bào hay chất hóa học nơi các chất hóa học khác kết hợp hay gắn vào.*

s., receptor. The particular component of a cell surface that has the ability to react with certain molecules such as proteins, or a virus.*Vị trí nhận Thành phần đặc biệt của một tế bào có khả năng phản ứng với một số phân tử như protein hay một virus.*

sitieirgia [Gr. sition, food, + eirgein, to shut out]. Hysterical refusal to take food. *Chứng từ chối ăn một cách điên cuồng.*

sitio-, sito- [Gr.sition, silos, food]. Combining forms meaning bread or made from grain; food.*sitio-, sito- Dạng kết hợp có nghĩa là bánh mì hay được làm từ hạt: thực phẩm.*

sitophobia [" + photos, fear]. Psychoneurotic abhorrence of food, or morbid dread of or repugnance to food, whether generally or only to specific dishes.*sitophobia Chứng*

sợ ăn nói chung hay có thể là một món cụ thể.

sitosterols 1.A group of similar organic compounds that occur in plants. They contain the steroid nucleus, perhydrocyclopentanopbenanthrene, q.v. 2. A pharmaceutical compound that contains several sitosterols. Used in treating hypercholesterolemia.*sitosterols 1. Một nhóm hợp chất hữu cơ tương tự mà xuất hiện trong cây. Chúng chứa các nhân steroid, perhydrocyclopentanophenanthren e. 2. Một hợp chất được chứa vài sitosterols. Dùng trong việc điều trị chứng tăng cholesterol huyết.*

sitotaxis [" + taxis, arrangement]. Sitotropism, q.v.*sitotaxis sitotropism.*

sitotherapy ["peia treatment]. The therapeutic use of food.*Liệu pháp thực chế Phép chữa bệnh bằng chế độ ăn.*

sitotoxin [" + toxikon, poison]. Any poison developed in food, esp. one produced by bacteria growing in a cereal or grain product.*sitotoxin Độc tố thức ăn ngũ cốc.*

sitotoxism [" + " + -ismos, condition]. Poisoning by vegetable foods infested with molds or bacteria.*sitotoxism Sự ngộ độc thức ăn do rau quả bị nhiễm mốc hay vi khuẩn.*

sitotropism [" + tropos, a turning, + -ismos, condition]. Response of cells to the attraction or repulsion of food elements.*Sự hướng dinh dưỡng Phản ứng của tế bào đối với lực hút hay lực đẩy của các nguyên tố thực phẩm.*

situation 1. A set of circumstances. 2. The location of an entity in relation to other objects, e.g., between a rock and a hard object.*situation 1. Hoàn cảnh, tình huống. 2. Vị trí của một thực thể trong mối quan hệ với các vật thể khác. Ví dụ Giữa một hòn đá và một vật cứng.*

situs [L.j. A position.*situs Vị trí.*

s., inversus viscerum. Abnormal relation and displacement of viscera to opposite side of the body.*situs inversus viscerum Mối quan hệ và vị trí bất thường của phủ tạng ở phía đối nhau của cơ thể.*

s., perversus. Malposition of any visceralstructure.*s., perversus Vị trí sai của cấu trúc phủ tạng.*

size bath Bath to sit in with waterabove and covering the hips. The water may be warm and contain medication. The tub or fixture is usually shaped to allow the leg's to be out of the water.*Sự tắm ngồi Tắm ngồi nước cao tới hông. Nước có thể ấm và chứa dược liệu. Bồn tắm thường được tạo dáng cho phép chân thò ra khỏi nước.*

SI units. International System of Units, from Fr. Systems International d'Unitea. A13BR: SI. SEE: tables; SI Units in Appendix.*SI units. Viết tắt của International System of Units,*

từ tiếng Pháp Système International d'Unités. Viết tắt SI. Hệ thống đơn vị quốc tế. XEM. bảng; SI Units trong phụ lục.

sixth cranial nerve. Abducena nerve that supplies the external rectos of the eye. SEE: cranial nerves.*Dây thần kinh số 6 Thần kinh giạng cung cấp rectus ngoài củamắt.*

Sjögren's syndrome. Syndrome occurring in post- menopausal women including rheumatoid arthritis, zerostomia, and keratoconjunctivitis sicca. It is thought to be a form of collagen disease.*Hội chứng Sjögren: Hội chứng xuất hiện ở phụ nữ sau kỳ mãn kinh gồm có viêm đa khớp dạng thấp khớp, chứng khô miệng và viêm giác kết mạc thô. Nó được cho là một dạng của bệnh collagen.*

SK-65. Trade name for proposyphene hydrochloride.*SK-65 Tên thương mại của propoxyphene ydrochloride.*

SK-Apap. Trade name for acetaminophen with codeine.*SK - Apap Tên thương mại của acitaminophen với codeine.*

skateboard. A therapeutic device used for upper extremity rehabilitation. It consists of a forearm platform mounted on ballbearing rollers. It assists the patient in making coordinated movements.*Ván trượt Một dụng cụ chữa bệnh dùng cho việc phục hồi chi trên. Nó gồm một cái bệ đỡ cẳng tay gắn trên các con lăn ổ bi. Nó giúp bệnh nhân làm các cử động kết hợp.*

skatol(e) [Gr. skatos, dung]. Betamethyl indole, CJ-4N, a malodorous, solid, heterocyclic nitrogen compound found in feces, formed by protein decomposition in the intestines and giving them their odor.*skatol(e) Betamethyl indole, C9H9N, một hợp chất nitrogen dị vòng, rắn, nặng mùi tìm thấy trong phân, được tạo thành bởi sự phân hủy protein trong ruột và cho chúng mùi của chúng.*

skatoxyl A derivative of skatole.*skatoxyl Một dẫn xuất của skatole.*

SK-Bamate. Trade name for meprobamate.*SK-Bamate Tên thương mại của meprobamate.*

SK-Chlorothiazide. Trade name for chlorothiazide.*SK-Chlorothiazide Tên thương mại của chlorothiazide.*

SK-Dexamethasone. Trade name for dexamethasone.*SK-Dexamethasone Tên thương mại của dexamethasone.*

skein A continuous tangled thread. SYN: spireme.*skein Một sợi rối liên tục (nhiễm sắc thể). ĐN: spireme.*

skelalgia [Gr. skelis, leg, + algos, pain]. Pain in the leg.*skelalgia Chứng đau cẳng chân.*

skeletal [Gr. skeleton, a dried-up body]. Pert. to the skeleton.*skeletal Thuộc khung xương.*

skeletal muscle. Muscle fibers that

with few exceptions are attached to parts of the skeleton and involved primarily in movements of the parts of the body. SYN: striated muscle; voluntary muscle.*Cơ khung xương Các sợi cơ mà hầu hết được gắn liền phần khung xương và liên quan chính đến các cử động của các bộ phận cơ thể. Đn: striated muscle; voluntary muscle.*

skeletal survey. Procedure in which entire skeleton is radiographed to determine the presence of pathology. *Khảo sát khung xương Thủ thuật trong đó toàn bộ khung xương được chụp X quang để xác định sự có mặt của bệnh lý.*

skeletal traction. Pulling force applied directly to the bone through surgically applied pins and tongs. NURSING IMPLICATIONS: Place the patient on a firm mattress and in prescribed position while in traction. Daily assess ropes, weights, and pulleys for wear, chafe, and improper position. Care must be taken to keep the insertion points of pins and tongs on the skin clean and free of infection. Infection at the insertion sites can lead to osteomyelitis of the bone. Prevent such infection by assessing the area for odor and other signs of infection and cleansing the area utilizing aseptic technique, applying prescribed medication and a sterile dressing. Perform daily skin inspection for signs of pressure or friction, and institute appropriate nursing measures to alleviate any pressure or friction. Maintain proper traction alignment at all times; adjust as necessary. Establish exercise regimen for unaffected extremities. Assess any patient complaint without delay. Implement respiratory toilet regimen to prevent pulmonary complications. Administer analgesics as prescribed. Promote adequate nutrition and fluid intake for tissue healing and repair. Prevent constipation and fecal impaction by dietary and medical management. Assess affected extremity daily or more frequently if necessary for complications such as phlebitis, nerve or circulatory impairment, and, for lower extremity, examine for foot drop. Promote social and diversional activities. Teach the patient the use of a trapeze, exercises, and activity limitations. Establish discharge plan and follow-up. *Sự kéo khung xương Lực kéo cung cấp trực tiếp tới xương qua các đinh ghim và kẹp dùng cho phẫu thuật. NHỮNG CHĂM SÓC CẦN THIẾT: Đặt bệnh nhân trên một tấm đệm cứng và trong một tư thế cho phép trong khi kéo. Đánh giá hàng ngày các dây treo, quả cân, ròng rọc xem có bị mòn, bị xơ và đặt có đúng vị trí không. Sự chăm sóc phải được làm để giữ các điểm gắn đinh và kẹp trên da được sạch sẽ và không bị nhiễm trùng. Sự nhiễm trùng ở những chỗ cài có thể dẫn tới viêm xương tủy. Ngừa nhiễm trùng bằng cách kiểm tra các vùng xem có mùi*

và các dấu hiệu nhiễm trùng khác không và làm sạch vùng bằng cách dùng kỹ thuật vô trùng, dùng các vật liệu được phép và băng vô trùng. Kiểm tra da hàng ngày để tìm dấu hiệu của sức ép hay ma sát và lập các biện pháp chăm sóc thích hợp để làm giảm các sức ép hay ma sát. Duy trì sức kéo thẳng hàng ở mọi lúc, điều chỉnh khi cần. Đề ra chế độc thể dục cho các chi không bị ảnh hưởng. Đánh giá mọi phàn nàn của bệnh nhân không trì hoãn. Thực hiện các chế độ vệ sinh hô hấp để ngăn ngừa các biến chứng phổi. Uống thuốc giảm đau khi được chỉ định. Tăng cường nạp các chất dịch và dinh dưỡng đầy đủ cho sự chữa lành và phục hồi mô. Ngừa táo bón và đóng cứng phân bằng cách điều chỉnh thuốc và khẩu phần ăn. Kiểm tra phần chi bị ảnh hưởng hàng ngày hay thường xuyên hơn nếu cần để tìm các biến chứng như viêm tĩnh mạch, suy giảm thần kinh hay tuần hoàn, và đối với các chi dưới, kiểm tra xem bàn chân có bị rủ. Tăng cường các hoạt động giải trí và xã hội. Hướng dẫn bệnh nhân dùng một xà treo, các bài thể dục, và sự giới hạn của các hoạt động. Lập kế hoạch ra viện và tiếp theo.*

skeletization 1. Excessive emaciation. 2. Removal of soft parts of the body leaving only the skeleton, *skeletization 1. Sự gầy trơ xương. 2. Sự lóc bỏ các phần mềm của cơ thể chỉ còn lại phần khung xương.*

skeleto- [Gr.skeleton, a dried-up body]. Combining form meaning skeleton.*skeleto- Dạng kết hợp có nghĩa là khung xương.*

skeletogenous [" + gennan, to produce]. Forming skeletal structures or tissues.*skeletogenous Tạo các cấu trúc hay các mô khung xương.*

skeletology [" + logos, word, reason]. The special division of anatomy and biomechanics concerned with the skeleton.*Môn học về bộ xương Một nhánh đặc biệt của giải phẫu học và hóa sinh liên quan đến bộ xương.*

skeleton [Gr., a dried-up body]. The bony framework of the body consisting of 206 bones: 80 axial or trunk and 126 of the limbs (appendicular).This number does not include teeth or sesamoid bones other than the patella. The various bones follow. SEE: illus.*Khung xương Khung xương của cơ thể gồm có 206 xương 80 xương trục hay thân, và 126 xương chi (xương phụ). Con số này không gồm có răng hay các xương vừng không phải xương bánh chè. Các xương khác nhau như sau. XEM minh họa.*

s., appendkular. Bones of the appendages and their supporting pectoral and pelvic girdles.*Xương chi Xương của các phần phụ và đai chậu, ngực nâng của chúng.*

s., axial. Bones of the head and trunk.*Xương trục Xương của đầu*

và thân.

s., cartilaginous. The part of the skeleton formed by cartilage; it serves as support and protection but gives greater flexibility and resistance to resorption due to pressure than bone.*Xương sụn Phần khung xương tạo bởi sụn: nó có tác dụng nâng đỡ và bảo vệ nhưng cho độ uốn và kháng lại sự tiêu lớn hơn xương nhờ chịu được sức ép.*

Skene's glands [Alexander J. C. Skene, U.S. gynecologist, 1838-1900] Glands lying just inside of and on the posterior of the urethra in the female. If the margins of the urethra are drawn apart and the mucous membrane gently everted, two small openings of Skene's tubules or glands, one on each side of the floor of the urethra, become visible. Trauma frequently causes a gaping of the urethra and ectropion of the mucous membrane. In acute gonorrhea, these glands are almost always infected. SYN: glands, paraurethroL*Tuyến Skene Các tuyến nằm ngay bên trong và trên phía sau niệu đạo của nữ. Nếu rìa niệu đạo được kéo ra xa và niêm mạc được lộn ra một cách nhẹ nhàng, hai khe nhỏ của tuyến Skene, mỗi cái ở một bên của sàn niệu đạo, có thể nhìn thấy được. Chấn thương thường gây ra một lỗ hổng của niệu đạo và sự lộn mí của niêm mạc. Trong bệnh lậu cấp, các tuyến này hầu như luôn luôn bị nhiễm khuẩn. Đn: glands, paraurethral.*

skenitis [Skene + Gr. itis, inflammation]. Inflamed condition of Skene's glands.*skenitis Tình trạng viêm tuyến Skene.*

skeocytosis [Gr. akaios, left, + kytos, cell, + osis, condition]. Immature white corpuscles in the peripheral blood; also called deviation to the left.*skeocytosis Các bạch cầu chưa trưởng thành trong máu ngoại biên: còn được gọi là sự lệch sang trái.*

SK-Erythromycin. Trade name for erythromycin atearate. *SK-Erythromycin Tên thương mại của erythromycin stearate.*

skew [ME. skewer, to escape]. Turned to one side; asymmetrical.*Lệch sang một phía Không đối xứng.*

skew deviation *Sự lệch nhân cầu*

skis- [Gr., shadow]. Combining form indicating a concern with shadows. *skis- Tình trạng một nhân cầu hướng lên và hướng ra, cái còn lại hướng vào và hướng xuống.*

skiascopy. 1. An objective method of determining refractive errors of the eye. The examiner projects light into the eyes of the patient and judges the error of refraction by the movement of reflected light rays. SYN: retinoscopy. 2. Use of a fluoroscope for medical diagnosis. SYN: fluoroscopy.*skiascopy 1. Sự đo khúc xạ mắt Một phương pháp khách quan* *để xác định những sai lầm khúc xạ của mắt. Người kiểm tra chiếu đèn vào mắt bệnh nhân và đánh giá những sai lầm khúc xạ bằng các chuyển động của tia phản xạ. Đn: retinoscopy. 2. Sự dùng một kính huỳnh quang để chẩn đoán bệnh. Đn: fluoroscopy.*

skin [Old Norseskinn].The integument or external covering of the body. It represents one of the largest organ systems in the body. The skin consists essentially of two layers, the epidermis and the corium. The epidermis (cuticle, acarfskin) is composed of four main layers of stratified epithelium. The outermost, the stratum corneum, is formed by several layers of flattened cells that have become homy, lost their nuclei, and contain keratin. They form a protective covering for the body surfaces. Underneath this layer is the stratum lucidum, which is formed of translucent flattened cells. The third layer, the stratum granulosum, consists of two or three layers of flattened cells containing granules of eleidin, the precursor of keratin. The fourth and last layer is the stratum germinativum (stratum mucosum, stratum malpighii). The cells in the upper portion of this layer are cuboidal; those nearest the corium are columnar. Cells of this layer possess well-defined intercellular bridges that appear as spines projecting from the surface hence these cells are often calledprickle cells and the entire layer, stratum spinosum. These cells contain peculiar fibrils, tonofibrils, which pass through the intercellular bridges. The color of the skin is due principally to the presence of a pigment, melanin, present as granules in stratum germinativum. Melanin is absent from the skin in albinism.

The corium (cutis, dermis, derma, and true skin) is formed of connective tissue that contains lymphatics, nerves and nerve endings, blood vessels, sebaceous and sweat glands, and elastic fibers. It is divided into two layers: a superficial papillary layer and a deep reticular layer. The papillary layer contains conical protuberances, the papillae, which fit into corresponding depressions in the epidermis. Within each papilla is a capillary loop that furnishes the epidermis with a supply of blood. The reticular layer is made up in the main of white fibrous tissue that supports the blood vessels and other structures in it. It rests on the subcutaneous connective tissue. Appendages of the skin are the hair, q.v., and nails, q.v. SEE: illus.; hair for illus.

DIFF. DIAGNOSIS: Abnormal dryness: May indicate abnormal deficiency of thyroid function, diabetes, and other conditions. Ashy: Malignant diseases, severe anemia, cancer, tuberculosis, chronic interstitial nephritis. Bronzing: Addison's disease, poisoning with certain dyes or metals, early stages of pellagra. Brownish-yellow spots (liver spots): May be due to aging, noted in pregnancy (chloasma uterinum), in exophthalmic goiter, and uterine and liver malignancies; also freckles, sunburn, cosmetics, mustard, turpentine, and other irritants.

Cherry red: Carbon monoxide poisoning. Cold sweats: Indicate great prostration, fear, anxiety, or depression.

Cyanosis: May be congenital; if acquired, may be due to asthma, pulmonary tuberculosis, whooping cough, advanced emphysema, croup, tracheal obstruction, aneurysm, goiter, flushing (hyperemia), emotion, febrile disorders, pulmonary tuberculosis, convulsions, large ovarian tumor, plethora, polycythemia. Cyanosis alternating with pallor: Cerebrospinal diseases, typhoid, vasomotor disturbances, menopause, argyria associated with ingestion of silver salts. May be noted in lips, mucous membranes, fingertips, and external ear. If extreme, entire body shows dusky, leaden tint. Indicates lack of oxygen and excess of carbon dioxide in blood. May be due to inflammation or abscess of pharynx and larynx, Ludwig's angina, croup, and disorders affecting respiration. Also to overdose of drugs or asphyxiation by gas.

Discolorations: Seen in icterus, chlorosis, leprosy, administration of silver nitrate, jaundice, carotenemia, vitiligo, albinism, malignant diseases, and asphyxia from gas. Edema Seen in anemia hydremia, obstruction, inflammation, and cardiac, circulatory and renal decompensation. If local, may be due to obstruction of return circulation or heart failure, in which case it will be evident in ankles and often legs, esp. at night. May also be due to renal diseases. Emphysema: Due to free air or gas in subcutaneous tissue. Hot and dry: Indicates fever, mental excitement, or excessive salt intake. Moist: Increased perspiration (hyperhidrosis) may be due to fevers, such as malarial, rheumatic, relapsing, or septic fever pneumonic crisis; pulmonary tuberculosis; Graves' disease; neuralgia; migraine; drugs; hot drinks; exercise. Lack of moistness noted in dehydration and in ichthyosis.

Paleness: Nervous prostration dropsy, paralysis, malnutrition. Pallor: Occurs in those living an indoor life, esp. in prisoners and night workers. May be due to anemia. Temporary pallor occurs in syncope, chills, shock, rigors, and some vasomotor instability. If sudden and persistent, may be sign of internal hemorrhage. Also seen in lead poisoning. If it gradually becomes permanent, may indicate chronic febrile disease, chronic gastrointestinal disease, cancer, arsenical poisoning, chronic suppuration, chronic mercurial poisoning, hemorrhages, leukemia, cachexia, nephrosis, nephritis, syphilis, parasitic diseases, tuberculosis, or malaria. Purplish: Interference of circulation common in asthma and typhus.

Rashes: SEE: rash. Redness: Local redness seen in inflammation, skin diseases, chronic alcoholism, vasomotor disturbances, and pyrexia. Local redness with pain indicates inflammation. Sunburn (actinic dermatitis). Sallowness: Cachexia, syphilis, chronic gallbladder disease, arthritis deformans, constipation, some anemias, gastric, pancreatic, enteric, or hepatic disorders.

Temperature: Usually correlates with internal temperature, unless raised by local applications of heat or exposure to cold. If generally cold, may be due to poor circulation or obstruction of same, vasomotor spasms, venous or arterial thrombosis, exposure to cold General abnormal heat seen in febrile disorders, although in some of them a cold and clammy skin is present. Wrinkling: If permanent, may be due to aging, temporary due to prolonged immersion in water or dehydration. Yellow: May be due to increased carotene intake;jaundice, liver disease. If jaundiced, plethoric, hyperemic, orpigmen- ted, it should be noted. Miscellaneous: Rashes, scars, and their causes are also diagnostic. Texture andtemperature of skin are important signs. Undue moisture, cold or hot spots on body, dryness of skin are other points to look for in diagnosis. SEE: anemia, pernicious; biliousness; endocarditis; face; liver.

FUNCT: Protection against injuries and parasitic invasion- regulation of body temperature; aids in elimination; prevention of dehydration; reservoir for food and water; sense organ for the cutaneoussenses;source of antirachitic vitamin (vitamin D) when the skin is exposed to sunlight.*Da*

Bộ phận bọc hay lớp phủ ngoài của cơ thể. Nó đại diện cho một trong những hệ thống cơ quan lớn nhất trong cơ thể. Da gồm chủ yếu hai lớp, biểu bì và chân bì. Lớp biểu bì gồm bốn lớp biểu mô chính xếp thành tầng. Lớp ngoài cùng, lớp sừng nền, được tạo bởi nhiều lớp tế bào được dát mỏng đã hóa sừng, mất nhân của chúng, và chứa keratin. Chúng tạo thành một lớp bảo vệ cho bề mặt cơ thể. Dưới lớp này là lớp trong nền, do các tế bào dát mỏng trong mờ tạo thành. Lớp thứ ba, lớp hạt nền, gồm có hai hay ba lớp tế bào dát mỏng chứa các hạt eleidin, tiền thân của keratin. Lớp thứ tư và la lớp cuối cùng là lớp mầm nền (niêm mạc nền). Các tế bào ở phần trên của lớp này có hình lập phương. Các tế bào gần lớp chân bì nhất có hình cột. Các tế bào của lớp này có các cầu nối gian bào rõ rệt mà xuất hiện như những cái gai bảo vệ từ bề mặt. Vì thế các tế bào này thường được gọi là các tế bào gai và cả lớp được gọi là lớp gai nền. Các tế bào này chứa các sợi tơ đặc thù, tơ biểu bì, mà đi qua các cầu nối gian bào.

Màu của da chủ yếu do sự có mặt của một sắc tố, melanin, xuất hiện dưới dạng hạt trong lớp mầm nền. Melamin vắng mặt khỏi da trong chứng bạch tạng.

Lớp chân bì (da) được tạo thành từ các mô liên kết mà chứa các mạch bạch huyết, thần kinh và các đầu mút thần kinh, mạch máu, các tuyến mồ hôi và tuyến bã nhờn, và các sợi đàn hồi. Nó được chia thành hai lớp: một lớp nhú nông và một lớp lưới sâu. Lớp nhú chứa các lồi hình nón, các nhú mà gắn vào các chỗ lõm tương ứng trong biểu bì. Trong mỗi nhú là một nút mao mạch cung cấp nguồn máu cho biểu bì. Lớp lưới được tạo bởi phần chính của mô sợi trắng mà đỡ các mạch máu và các cấu trúc khác trong nó. Nó tựa trên mô liên kết dưới da. Các phần phụ của da là lông, và móng. XEM. minh họa; hair để minh họa.

CHẨN ĐOÁN PHÂN BIỆT: sự khô bất thường: có thể biểu hiện thiểu năng tuyến giáp bất thường bệnh tiểu đường và các tình trạng khác. Xám như tro: các bệnh ác tính, thiếu máu trầm trọng, ung thư, lao, viêm thận kẽ mạn tính. Màu đồng thiếc: bệnh Addison, nhiễm độc với một số thuốc nhuộm hay kim loại, giai đoạn đầu của chứng thiếu vitamin PP. Các đốm vàng hơi nâu: có thể do sự lão hóa, đặc biệt trong lúc mang thai (chứng rám ra tử cung), bướu giáp mất lồi, các chứng ác tính gan và tử cung; ngoài ra còn có tàn nhang, cháy nắng, mỹ phẩm, mù tạc, dầu thông và các chất kích thích khác. Màu đỏ anh đào: nhiễm độc monoxide carbon. Mồ hôi lạnh: biểu hiện sự mệt lả, sợ hãi, lo âu, hay trầm cảm. Chứng xanh tím: có thể do bẩm sinh, nếu do bệnh, có thể do hen, lao phổi, ho gà, khí thủng cấp, viêm tắc thanh quản, nghền khí quản, phình mạch, bướu giáp, chứng đỏ bừng (sung huyết), xúc động, các rối loạn sốt, chứng co giật, u buồng trứng, tình trạng đa huyết, chứng tăng hồng cầu. Chứng xanh tím xen kẽ với xanh nhợt: các bệnh não tủy, thương hàn, rối loạn vận mạch, thời kỳ mãn kinh, chứng nhiễm bạc có liên quan đến việc ăn các muối bạc. Có thể thấy ở môi, niêm mạc, đầu ngón tay và tai ngoài. Nếu nghiêm trọng, toàn bộ cơ thể trở nên tối, nhuốm màu chì. Biểu hiện sự thiếu oxy và quá nhiều dioxide carbon trong máu. Có thể do viêm hay abscess họng và thanh quản, viêm họng Ludwig, viêm tắc thanh quản, và các rối loạn ảnh hưởng đến hô hấp. Ngoài ra là sự dùng thuốc quá liều hay sự ngạt do khí.

Sự đổi màu: thấy ở chứng vàng da, chứng xanh lướt (thiếu nữ), bệnh phong, dùng nitrat bạc, chứng caroten huyết, chứng bạch biến (lang trắng), chứng bạch tạng, bệnh ác tính và ngạt do khí. Phù: thấy ở chứng thiếu máu, chứng loãng máu, sự tắc nghền, sự viêm, và sự mất bù tim, tuần hoàn và

thận. Nếu tại chỗ, có thể do sự tắc nghền của tuần hoàn trở lại hay suy tim, trong trường hợp đó phù sẽ thấy rõ ở mắt cá và thường ở chân đặc biệt là ban đêm, cũng có thể do các bệnh về thận. Bệnh khí thủng: do không khí hay khí thoát ra trong mô dưới da. Nóng và khô: biểu hiện của sốt, kích thích tinh thần hay dùng quá nhiều muối. Ấm: chứng tăng tiết mồ hôi có thể do các bệnh sốt, như sốt rét, thấp khớp, sốt tái phát hay sốt nhiễm khuẩn; cơn viêm phổi; lao phổi; bệnh Graves; đau thần kinh; đau nửa đầu; các loại thuốc, các thức uống nóng; tập thể dục. Sự thiếu ấm thấy trong chứng mất nước và bệnh vảy cá. Chứng tái xanh: mệt mỏi thần kinh, chứng tràn dịch, liệt, suy dinh dưỡng. Xanh nhợt: xuất hiện ở người hay sống trong nhà, đặc biệt là các tù nhân và các công nhân làm đêm. Có thể do thiếu máu. Xanh nhợt tạm thời xuất hiện khi ngất, ớn lạnh, sốc, rét run, và một số rối loạn vận mạch. Nếu đột ngột và kéo dài, có thể là dấu hiệu của xuất huyết nội. Cũng thấy trong nhiễm độc chì. Nếu nó dần dần trở thành mạn tính, có thể là biểu hiện của các bệnh sốt mạn tính, bệnh đường tiêu hóa mạn tính, ung thư, ngộ độc arsenic (thạch tín), sự mưng mủ mạn tính, nhiễm độc thủy ngân mạn tính, xuất huyết, bạch bạch cầu, chứng suy mòn, bệnh hư thận, viêm thận, giang mai, bệnh ký sinh trùng, bệnh lao, hay sốt rét. Hơi đỏ tía: sự cản trở tuần hoàn phổ biến là bệnh hen suyễn và sốt phát ban.

Ban: Xem: rash. Da bị đỏ: chứng đỏ tại chỗ thấy trong sự viêm, các bệnh da, chứng nghiện rượu mạn tính, các rối loạn vận mạch, và chứng sốt, chứng đỏ tại chỗ xem đau biểu hiện sự viêm nhiễm. Da tái xám: chứng suy mòn, bệnh giang mai, bệnh túi mật mạn tính, viêm khớp biến dạng, chứng táo bón, một số chứng thiếu máu, các rối loạn máu, tụy, ruột và gan. Nhiệt độ: thường có liên quan tới nhiệt độ bên trong trừ phi tăng lên do sự cung cấp nhiệt tại chỗ hay sự tiếp xúc với sự lạnh. Nếu lạnh nói chung, có thể do tuần hoàn kém hay bị tắc nghền, co thắt vận mạch, chứng huyết khối tĩnh mạch hay động mạch, sự tiếp xúc với lạnh. Sự nóng bất thường nói chung được thấy trong các rối loạn sốt mặc dù torng một số chứng, một làn da lạnh và ấm xuất hiện. Da nhăn nheo: Nếu kéo dài, có thể do lão hóa; tạm thời thì do ngâm lâu trong nước hay mất nước. Da vàng: có thể do lượng caroten tăng lên; chứng vàng da; các bệnh về gan. Nếu da bị vàng, đa huyết, sung huyết hay nhiễm sắc tố. Nó sẽ được ghi nhận.

Những thứ khác: Ban, sẹo và các nguyên nhân của nó cũng được chẩn đoán. Kết cấu và nhiệt độ của da là những dấu hiệu quan trọng.

Các chỗ nóng, lạnh, hay ấm quá mức trên cơ thể, sự khô da là các điểm cần tìm khác trong chẩn đoán. XEM. anemia, pernicious, biliousness; endocarditis; face; liver.

CHỨC NĂNG: bảo vệ chống lại các tổn thương và sự xâm nhập ký sinh; điều tiết nhiệt độ cơ thể; trợ giúp bài tiết; ngừa mất nước; nơi trữ thức ăn và nước; cơ quan cảm giác của xúc giác; nguồn vitamin chống còi xương (vitamin D) khi da tiếp xúc với ánh sáng mặt trời.

s., alligator. Severe scaling of the skin with formation of thick plates resembling hide of an alligator. SEE: ichthyosis.*Da cá sấu* Sự đóng vảy nghiêm trọng của da với sự tạo các mảng dày giống như da một con cá sấu. XEM. *ichthyosis.*

s., deciduous. Shedding of the epidermis. SYN: keratolysis.*Da bong* Sự rụng của biểu bì. ĐN. *keratolysis.*

s., elastic. Skin that has property of great elasticity.*Da quá giãn* Da có đặc tính co giãn lớn.

s., glossy. Shining atrophy of the skin.*Da sáng* Chứng teo sáng của da.

s., hidebound. Scleroderma.*s., hidebound* Bệnh cứng bì.

s., loose. Hypertrophy of the skin. *Da chùng* Chứng phì đại của da.

s., parchment. Atrophy of the skin with stretching.*s., parchment* Chứng da khô.

s., piebald. Vitiligo.*s., piebald* Chứng bạch biến.

s., scarf. Cuticle, epidermis, the outer layer of the skin.*s., scarf* Biểu bì, lớp ngoài của da.

s., true. Corium or inner layer of the skin.*s., true* Chân bì, lớp trong của da.

skin cancer. Cancer that may arise on the surface of the body and manifest as a small ulcer, pimple, or mole. It may be red, brown, black, or white, according to the type. It may be single or occur in a group, open or ulcerated. It may be localized or invade the blood vessels, lymph glands, and connecting ducts.*Ung thư da* Ung thư có thể phát sinh trên bề mặt cơ thể và biểu hiện như một vết loét nhỏ, mụn nhỏ, hay nốt ruồi nhỏ. Nó có thể đỏ, nâu, đen, hay trắng tùy theo loại. Nó có thể đơn lẻ hay xuất hiện thành đám, hé mở hay lở loét. Nó có thể khu trú hay tấn công vào các mạch máu, các hạch bạch huyết và các ống dẫn.

skinfold thickness. Measurement with calibrated calipers of thickness of a fold of skin at a selected body site. The sites usually are upper arm or triceps, subacapular region, and upper abdomen. The measurements are used in evaluating nutritional status by estimating the amount of subcutaneous fat.*Độ dày nếp da* Sự đo, bằng một compa, độ dày một nếp da ở một vị trí cơ thể chọn lọc. Các vị trí thường là phần trên cánh tay *hay cơ ba đầu, vùng dưới xương bã vai, và bụng trên. Sự đo được dùng để đánh giá tình trạng dinh dưỡng bằng cách đánh giá lượng chất béo dưới da.*

skin graft. Using the skin from another part of the body, or from a donor, to repair a defect or trauma of the skin. SEE: graft; Thiersch's graft. *Sự ghép da Dùng da từ một phần khác của cơ thể, hay từ một người cho để chữa một khiếm khuyết hay một chấn thương da.*

skin-marking. Application of nontoxic paints or dyes to the skin to provide landmarks during plastic surgery or to permit accurate alignment of the wound edges at the time the skin is closed. *Sự làm dấu da Dùng sơn hay thuốc nhuộm không độc bôi lên da để đánh dấu trong phẫu thuật tạo hình hay cho phép phân chia chính xác các mép vết thương lúc da khép miệng.*

Skinner box [Burrhus F. Skinner, U.S. psychologist, b. 1904] A device used in experimental psychology. It is designed so that an animal presses a lever or button and is rewarded by receiving food. *Hộp Skinner Một dụng cụ dùng trong tâm lý học thực nghiệm. Nó được thiết kế sao cho một con vật ấn một đòn bẩy hay một nút và được thưởng bằng thức ăn thu được.*

skin rash. A usually temporary eruption of the skin covering a small area, a portion of the body, or the entire body. The rash may consist of macules, papules, vesicles, or pustules and is usually red or red-blue. It may be itchy. A rash is often indicative of a systemic disease such as measles or lupus, or it may indicate a local irritation such as contact dermatitis or diaper rash. *Ban ngoài da Một sự phát tạm thời bao phủ một vùng nhỏ, một phần hay toàn bộ cơ thể. Ban có thể bao gồm các nốt dát, sần, mụn nước hay mụn mủ và thường đỏ hay đỏ xanh. Nó có thể ngứa. Một chứng ban thường biểu hiện một bệnh hệ thống như sởi hay lupus, hay nó có thể do một kích thích tại chỗ như chứng viêm da tiếp xúc hay nổi sảy (ở trẻ em).*

skin test. Any test in which a suspected allergen or sensitizer is applied to the skin. *Sự thử phản ứng da Bất kỳ sự thể nào trong đó một chất nghi ngờ dị ứng hay một chất nhạy cảm được phết lên da.*

sklero- [Gr.]. SEE: words beginning with sclera-. *sklero- XEM: Những từ bắt đầu với sclero-*

SK-Lygen. Trade name for chlordiazepoxide hydrochloride. *SK-Lygen Tên thương mại của chlordiazepoxide hydrochloride.*

skodaic Concerning Josef Skoda. SEE: Skoda's resonance. *Thuộc Josef Skoda XEM. Skoda's resonance.*

Skoda's rates [Josef Skoda, Austrian physician, 1805-1881] Bronchial rales heard through consolidated tissue of the lungs in pneumonia. *Tiếng ran Skoda Ran phế quản nghe được qua mô đông đặc của phổi trong bệnh viêm phổi.*

Skoda's resonance. Tympanic resonance above the line of fluid in pleuritic effusion, or above consolidation in pneumonia. *Âm vang đinh phổi Âm vang tiếng trống ở trên dòng chất dịch trong tràn dịch màng phổi hay trên chỗ đông cứng trong bệnh viêm phổi.*

SK-Penicillin VK. Trade name for penicillin V potassium. *SK-Penicillin VK Tên thương mại của penicillin V potassium.*

SK-Phenobarbital. Trade name for phenobarbital. *SK-Phenobarbital Tên thương mại của phenobarbital.*

SK-Potassium Chloride. Trade name for potassium chloride. *SK-Potassium Chloride Tên thương mại của potassium Chloride.*

SK-Pramine. Trade name for imipramine hydrochloride. *SK-Pramine Tên thương mại của imipramine hydrochloride.*

SK-Prednisone. Trade name for prednisone. *SK-Prednisone Tên thương mại của Prednisone.*

SK-Probenecid. Trade name for probenecid. *SK-Probenecid Tên thương mại của Probenecid.*

SK-Quinidine Suffate. Trade name for quinidine sulfate. *SK-Quinidine Suffate Tên thương mại của quinidine sulfate.*

SK-Tetracycline. Trade name for tetracycline hydrochloride. *SK-Tetracycline Tên thương mại của tetracycline hydrochloride.*

SK-Tolbutamide. Trade name for tolbutamide. *SK-Tolbutamide Tên thương mại của tolbutamide.*

skull [ME. skulk, bowl]. The bony framework of the head, composed of eight cranial bones the 14 bones of the face, and the teeth. SYN: caloaria; cranium. SEE: illus.; skeleton. *Xương sọ Khung xương của đầu, gồm tám xương sọ, mười bốn xương mặt, và răng. Đn: calvaria; cranium. XEM. minh họa; skeleton.*

s., fracture of. Classified according to whether the fracture is in the vault or the base, but from the point of view of treatment, a more useful classification is as follows: Simple uncomplicated fractures: Not common. Compound fractures: If in vault of skull the bone is depressed and driven inward with possible damage to brain. Treatment is operative. *Sự vỡ xương sọ Được phân loại tùy theo sự vỡ ở trong vòm hay đáy, nhưng từ quan điểm điều trị, một sự phân loại có ích hơn như sau:*
- Gãy xương kín không biến chứng: Không phổ biến.
- Gãy xương hở: Nếu ở vòm sọ, xương bị lõm và bị đấy vào phía trong với khả năng tổn thương não. Điều trị bằng phẫu thuật.

skullcap. Upper round portion of skull covering the brain. Also called calvaria. *Mũ sọ Phần tròn phía trên của sọ bao bọc não. Còn gọi là vòm sọ.*

slant. Tube of solid culture medium that is slanted to increase the surface area of the medium. Used in culturing bacteria. *Bề mặt dốc Ống của môi trường nuôi cấy đặc mà được nghiêng để làm tăng bề mặt của môi trường. Dùng trong nuôi cấy vi khuẩn.*

slave. A device that allows the body movements to be transferred to a machine either directly or by remote control.
Ex.: apparatus for lifting, squeezing, and turning laboratory equipment containing radioactive materials. The remote "hands" are controlled by the operator from sufficient distance and proper shielding to prevent exposure to radiation or other highly toxic materials. Artificial arms and legs equipped to respond to physical or electrical stimulation have been developed. *slave Một thiết bị cho phép cơ thể cử động để truyền tới một cái máy hoặc trực tiếp hoặc bằng sự điều khiển từ xa.*
Ví dụ: Thiết bị dùng để nhấc, ép, và quay dụng cụ thí nghiệm chứa các chất phóng xạ "những bàn tay" từ xa được điều khiển bởi người sử dụng từ một khoảng cách vừa đủ và một sự che chắn thích hợp để ngăn sự tiếp xúc với phóng xạ hay các chất độc khác. Những cánh tay hay cẳng chân nhân tạo được trang bị để phản ứng với các kích thích vật lý hay điện đã được phát triển. SLE. systemic lupus erythematosus. SLE. Lupus ban đỏ hệ thống (toàn thân).

sleep [AS. slaep]. A periodic state of rest accompanied by varying degrees of unconsciousness and relative inactivity. Although sleep is thought of as something that occurs once each 24-hour period, at least one-half the world's population has an afternoon nap or siesta as part of their lifelong sleep-wake pattern. The need for and value of sleep is obvious, yet the explanation of why it is so effective in providing a daily renewal of a feeling of health and well-being is lacking. The sleep-wake cycle varies with age. The newborn may sleep as much as 20 hours each day; a child, 8 to 14 hours depending on age; adults 3 to 12 hours with a mean of 7 to 8; and this may decrease to 6.5 hours in the elderly. Women past age 35 tend to sleep more than men. There is great individual variation in the amount and depth of sleep. Reports that some individuals never sleep ere difficult to verify. Investigators of sleep, using techniques involving recording of the electrical activity of the brain (electroencephalogram or EEG); muscles (electromyogram or EMG); eye movements (electro-oculogram or BOG); heart rate; respiratory rate; blood pressure; monitoring the state of the penis; and biochemical studies including analysis of hormone levels, have provided extensive information about the physiological changes that occur during sleep.

Sleep has been found to have two states: one with no rapid eye movements (NREM sleep) and one with rapid eye movements (REM sleep). In addition, four stages of sleep have been defined. During these stages, the person falling asleep passes from relaxed wakefulness to an early stage of light sleep and then to increasing degrees of deep sleep. Progression through these stages is discernible by alterations in the EEG, EMG, BOG, and eye movements.

The first four stages of sleep occur during a state of NREM, and the last stage is accompanied by REM. Moat dream activity occurs during REM sleep, and the dream content is usually recallable if the subject is awakened at that time. A person may be easily awakened from REM sleep; but arousal from NREM sleep may require more than five minutes, and the person may be confused and disoriented during that arousal time. SEE: sleep drunkenness.

During normal sleep the body is not continually in one sleep state, but there is first a progression through the various stages of sleep; and, after more than one hour, REM sleep may occur. There is then a return to NREM sleep followed by REM sleep. This will be repeated several times during the sleep period. The time in each stage of the cycle will vary with age, and elderly persons may have little if any time in the deep sleep stages III and IV.

PHYSIOLOGIC CHANGES DURING SLEEP: A fall in body temperature; decreased secretion of urine; heart rate and respiration become slower and more regular during NREM sleep; then more rapid and less regular during REM sleep. Blood flow to the brain is increased during REM sleep; during REM sleep autonomic nervous functions tend to be activated, breathing is more irregular, heart rate and blood pressure vary, cerebral blood flow and metabolic rate increase; occurrence of penile erections, usually during REM sleep; increased secretion of growth hormone during the first two hours of sleep; surges of secretion of adrenocorticotropic hormone (ACTH) and cortisol occur in the last half of the sleep period; luteinizing hormone secretion is increased in both boys and girls during puberty; prolactin secretion is increased in both men and women during sleep, sap, immediately after onset of sleep.

In evaluating sleep, it is important to know that hand waving, arm swinging, nose scratching, leg kicking, moaning, laughing, and flatus occur during normal sleep. Snoring may be clinically insignificant, but when accompanied by apnea, it can be harmful to the individual; and the sound aggravating to those close by. *Giấc ngủ* Một tình trạng nghỉ ngơi giai đoạn kèm theo nhiều mức độ mất ý thức và sự bát động tương đối. Mặc dù giấc ngủ được cho là một cái gì đó mà xảy ra mỗi 24 giờ một lần, ít nhất một nửa dân số thế giới có một giấc ngủ trưa ngắn như một phần của hoạt động thức - ngủ suốt đời của họ. Nhu cầu ngủ và giá trị của nó thì quá rõ, tuy nhiên, sự giải thích tại sao nó lại hiệu quả như thế trong sự cung cấp sự đổi mới về một cảm giác khỏe khoắn và sảng khoái hàng ngày thì còn thiếu.

Chu kỳ thức - ngủ thay đổi theo tuổi tác. Trẻ sơ sinh có thể ngủ đến 20 giờ một ngày; một đứa bé, 8 tới 14 giờ tùy theo tuổi; người lớn, 3 tới 12 giờ với mức trung bình 7 tới 8; và mức này có thể giảm tới 6,5 giờ ở người cao tuổi. Phụ nữ qua tuổi 35 có khuynh hướng ngủ nhiều hơn đàn ông. Có một sự khác nhau lớn giữa các cá nhân về khối lượng và chiều sâu của giấc ngủ. Các báo cáo rằng một số cá nhân không bao giờ ngủ thì khó kiểm chứng.

Các nhà nghiên cứu về giấc ngủ, dùng kỹ thuật bao gồm ghi lại hoạt động điện của não (điện não đồ hay EEG); cơ (điện cơ đồ hay EMG); các cử động của mắt (điện nhãn đồ hay EOG); nhịp tim; nhịp thở; huyết áp; kiểm tra tình trạng dương vật; và các nghiên cứu hóa sinh bao gồm phân tích các mức hormone, đã cung cấp thông tin rộng rãi về những đổi thay sinh lý xảy ra trong lúc ngủ.

Giấc ngủ được phát hiện có hai tình trạng: một không có các cử động mắt nhanh (NREM) và một có các cử động mắt nhanh (REM). Ngoài ra, bốn giai đoạn ngủ đã được xác định. Trong các giai đoạn này, người rơi vào giấc ngủ trải qua từ sự thức hoàn toàn có thư giãn tới giai đoạn đầu của giấc ngủ nhẹ và rồi tới mức độ ngày càng tăng của giấc ngủ sâu. Tiến triển qua các giai đoạn này được nhận biết rõ bởi sự thay đổi trong EEG, EMG, EOG và các cử động của mắt.

Bốn giai đoạn đầu của giấc ngủ xảy ra trong tình trạng NREM, và giai đoạn cuối thì kèm theo REM. Hầu hết hoạt động mơ xảy ra trong giấc ngủ REM, và nội dung của giấc mơ có thể được nhớ lại nếu đối tượng được đánh thức vào lúc đó. Một người có thể được đánh thức dễ dàng từ giấc ngủ REM; nhưng việc đánh thức từ giấc ngủ NREM có thể cần hơn 5 phút, và người đó có thể bị lẫn lộn và không định hướng trong thời gian đánh thức đó. XEM. sleep drunkenness.

Trong giấc ngủ bình thường cơ thể không liên tục ở trong tình trạng ngủ, nhưng, đầu tiên, có một sự tiến triển qua các giai đoạn khác nhau của giấc ngủ, và, sau hơn một giờ, giấc ngủ REM có thể xảy ra. Rồi có một sự trở lại của giấc ngủ NREM được nối tiếp bằng giấc ngủ REM khác. Điều này lặp lại vài lần trong lúc ngủ. Thời gian ở mỗi giai đoạn của chu kỳ sẽ thay đổi theo tuổi tác, và những người đối theo tuổi tác, và những người lớn tuổi có thể có ít, nếu không muốn nói là không có thời gian trong giấc ngủ sâu giai đoạn III và IV.

NHỮNG THAY ĐỔI SINH LÝ TRONG GIẤC NGỦ: Một sự giảm nhiệt độ cơ thể; sự tiết nước tiểu giảm; nhịp tim và hô hấp trở nên chậm hơn và đều hơn trong giấc ngủ NREM; rồi nhanh hơn và ít đều hơn trong giấc ngủ REM. Máu chảy tới não tăng lên trong giấc ngủ REM; trong giấc ngủ REM, các hoạt động thần kinh tự quản có khuynh hướng hưng phấn, hơi thở dồn dập hơn, nhịp tim và huyết áp thay đổi, máu về não và tốc độ chuyển hóa gia tăng; xuất hiện sự cương của dương vật, thường trong giấc ngủ REM; sự tiết các hormone sinh trưởng gia tăng trong hai giờ đầu của giấc ngủ; các đợt tiết dồn dập hormone adrenocorticotropic (ACTH) và cortisol xảy ra ở nửa cuối của giấc ngủ; sự tiết hormone lutein hóa gia tăng ở cả bé trai và bé gái trong tuổi dậy thì; sự tiết prolactin gia tăng ở cả nam và nữ trong giấc ngủ, đặc biệt, ngay sau khi bắt đầu giấc ngủ.

Trong sự đánh giá giấc ngủ, điều quan trọng là biết rằng sự vẫy tay, sự lắc lư cánh tay, sự cào mũi, sự đá chân, sự rên rỉ, cười, và đánh rắm xảy ra trong giấc ngủ bình thường. Sự ngáy có thể không quan trọng về mặt lâm sàng nhưng khi kèm theo ngạt nó có thể gây tổn hại; và âm thanh có thể gây hại cho người nằm bên.

s., hypnotic. 1. Sleep induced by hypnotic suggestion. 2. Sleep induced by the use of medicines classed as hypnotica. *Giấc ngủ thôi miên* Giấc ngủ gây ra do thôi miên.

s., NREM Nonrapid eye movement sleep. SEE: sleep*Giấc ngủ với cử động mắt không nhanh XEM: sleep.*

s., pathological. A term used in encephalitis lethargica (sleeping sickness). Here sleep is excessive. SEE: encephalitis lethargica. *Giấc ngủ bệnh lý* Thuật ngữ dùng để chỉ chứng viêm não ngủ lịm (bệnh ngủ). Giấc ngủ ở đây kéo quá dài. XEM. encephalitis lethargica.

s., REM Rapid eye movement sleep. SEE: sleep.*Giấc ngủ cử động mắt nhanh XEM: sleep.*

s., twilight. A procedure of injection of scopolamine and morphine to abolish the subsequent memory of pain without completely abolishing pain at the time. At one time widely used during labor and delivery. *Giấc ngủ lờ mờ* Một thủ thuật tiêm scopolamine và morphine để loại bỏ ký ức đau về sau mà không hoàn toàn loại bỏ cơn đau vào lúc đó. Đã có lúc được dùng rộng rãi trong sự *sinh nở.*

sleep, words pert. to: bruxiam; dreams; hypnosis; hypnotic; hypnotism; insomnia; myoclonus; narcolepay; noctambuliam; sleep apnea;   somnambulism; somnifacient; somniloquy; somnolence; somnolent; sopor; soporific.

Những từ liên quan đến giấc ngủ bruxism (chứng nghiến răng trong lúc ngủ); dreams (giấc mơ); hypnosis (sự thôi miên); hypnotic (thuộc thôi miên); hypnotism (thuật thôi miên); insomnia (chứng mất ngủ); myoclonus (chứng giật rung cơ); narcolepsy (cơn ngủ rũ thoảng qua); noctambulism (bệnh mộng du); sleep apnea (ngạt thở trong lúc ngủ); somnambulism (chứng miên hành); somnifacient (thuốc ngủ); somniloquy (chứng nói mớ); somnolence (ngủ gà ngủ gật); somnolent (ngủ gà ngủ gật); sopor (chứng ngủ thiếp); soporific (gây ngủ thiếp).

sleep deprivation, effects of. Persona deprived of sleep for several days or more become irritable, fatigued, unable to concentrate, and usually disoriented. Performance of mental and physical tasks deteriorates. Some individuals will experience auditory, visual, and tactile illusions or hallucinations; and paranoid thoughts. Deprivation of REM sleep may cause anxiety, overeating, and hypersexuality. The effects of sleep deprivation are reversed when normal sleep-wake cycle is resumed.

Những hậu quả của chứng mất ngủ Những người mất ngủ nhiều ngày hay hơn trở nên bứt rứt, mệt mỏi, không thể tập trung, và thường mất phương hướng. Việc thực hiện các nhiệm vụ thể xác và tinh thần trở nên tồi tệ. Một số cá nhân sẽ trải qua các ảo giác nghe, nhìn, sờ mó, và chứng hoang tưởng bộ phận. Sự mất giấc ngủ REM có thể gây lo âu, ăn quá mức, tăng bản năng giới tính. Hậu quả của chứng mất ngủ bị đẩy lùi khi chu kỳ thức ngủ bình thường được tái lập.

sleep, disorders of. Any condition that interferes with sleep. This definition does not include the environmental factors that can disrupt sleep such as environmental noise, excess heat or cold, or movement, as on a train, bus, or ship. SEE various conditions below.

Cataplexy: The brief, sudden loss of muscle control brought on by strong emotion, such as a hearty laugh, excitement, surprise, or anger. Even though this may cause collapse, the patient remains fully conscious. The episode will last from seconds to minutes. Once the condition begins, it usually continues, but may be less severe with age. Most patients with narcolepsy (see below) will also have cataplexy.

TREAT: Imipramine hydrochloride (trade names are SK-Pramine and Tofranil) is of benefit.

Hypersomnia: Condition in which the total time asleep is greatly increased during each 24-hour period. This maybe associated with mental illness, drug or alcohol abuse, hypothyroidism, certain infectious diseases, and exposure to toxic chemicals.

Hypersomnolence: Excessive sleepiness.

Insomnia (disorders of initiating or maintaining sleep): Inability to sleep at a time when the person expected sleep to occur. The difficulty may be in either falling asleep or remaining asleep, or both. The disorder may be primary or secondary to some other illness, condition, or circumstance. Primary insomnia exists when there are no signs or symptoms of a mental or physical condition to account for the sleep disturbance. Secondary insomnia is usually readily explained by the existence of a condition that causes anxiety, stress, or pain; or by the use of a drug that interferes with sleep. The need for a careful sleep history is obvious. In addition to a careful search for mental or physical causes of insomnia, it is important that evidence of insomnia be obtained. It is also essential that the bed partner be questioned about the patient's sleep history.

TREAT: A great variety of drugs are available for insomnia. Their use on a short term basis could be advisable but all may have undesired side effects, such as overdose, habituation, tolerance, addiction, daytime drowsiness, lethargy, or amnesia. Insomnia requiring medication should be treated by a physician and the patient carefully advised of the possible undesired side effects. The use of drugs should be limited to short periods for primary insomnia. In secondary insomnia, the treatment consists of determining the condition causing the insomnia and then treating that disorder. If drugs are used, the benzodiazepines should be used only for short periods; insomnia should not be treated continuously with any drug. The benzodiazepines used for insomnia are: triazolam, a drug with short duration of action (trade name is Halcion); temazepam, which has an intermediate duration of action (trade name is Restoril); and fiurazepam with a long duration of action (trade name is Dalmane). A great number of other medicines are available for treating insomnia including over-the-counter preparations. In addition, some antihistamines promote drowsiness, but their use is not advised because they also cause diminished alertness during waking hours. The insomniac should be advised that the body will eventually get as much sleep as is needed and that part of the treatment schedule should include not going to bed until drowsiness is present; and, if wakefulness occurs during the night, it would be appropriate to stay awake and do something pleasurable such as read, work, or study.

Other self-help measures include attempting to reduce the tension in one's lifestyle; establish a regular sleep routine; avoid anything that tends to excite just prior to attempting to sleep, such as horror movies, alcoholic beverages, coffee or tea, or strenuous exercise; a warm bath just prior to bed will relax tense muscles; avoid afternoon naps; sleep in a quiet, clean, cool, dark environment; orgasm may relax men but not women; a snack or glass of warm milk prior to going to bed may be helpful.

Narcolepsy: This disease of unknown etiology is not related to epilepsy or migraine. It is characterized by excessive daytime sleepiness and irresistible sleep attacks. These episodes may last from seconds to minutes and occur two to six times a day. In addition, the narcoleptic may have episodes of lapse of consciousness accompanied by automatic behavior, followed by amnesia. The diagnosis is confirmed by finding short-period REM sleep during the time the patient would normally be awake.

TREAT: The taking of naps prior to the time an attack might be expected may be beneficial; use of analeptic drugs or antidepressants is effective. It is important that patients be warned of the potential danger of the sleep attacks, and that they should avoid all activities in which a sleep attack could cause injury or death to themselves or others; thus, driving should be avoided.

Nightmares: These "bad dreams" occur in children and adults during REM sleep. The dream usually involves falling, death, or fear of attack. In the usual circumstance, nightmares are of no clinical importance, but they may be an indication of chronic alcohol or drug intoxication or withdrawal of drugs such as barbiturates.

Night Starts: Sudden "starts" or jerks that come during the transition between wakefulness and sleep. They maybe intense enough to awaken the person. Even though these sudden movements may be of concern to the individual, he should be told that they are of no clinical importance. SYN: hypnic jerks; somnolescent starts.

Night Terrors: Shortly after falling asleep, the person awakens in fright, crying or screaming or moaning. There is tachycardia and hyperventilation. The episode lasts for only a few minutes, and it is not usually remembered the next morning. These usually begin in childhood but do occur in adults.

Sensory Paroxysms: At the onset of sleep, a sensation of hearing a sudden loud sound, a flash of light, or of being lifted and hurled to earth. Except for the disruption of sleep, these events are benign.

Sleep Apnea: The symptom of a group of disorders characterized by cessation of breathing during sleep. In order to be so classified, the apnea lasts for at least 10 seconds and occurs 30 or more times during a seven-hour period of sleep. This strict definition may not apply to older persons in whom periods of sleep apnea are increased. The disorder is classified according to the mechanism involved: obstructive apnea during which respiratory effort is present but is ineffective because of obstruction to the upper airway; central sleep apnea is associated with absence of respiratory muscle activity; and mixed apnea when the apnea begins with absence of respiratory effort that is followed by upper airway obstruction.

Patients with obstructive sleep apnea are usually middle-aged, obese men with a history of excessive daytime sleepiness and sleep apnea associated with loud snorting, snoring, and gasping sounds.

The patient with central sleep apnea may present with excessive daytime sleepiness, but the snorting and gasping sounds during sleep are absent.

TREAT: Primary therapy is to assist breathing with continuous positive airway pressure. Correct the underlying disease; weight loss; surgical correction of palatal obstruction by uvulopalatopharyngoplasty, q.v. Medroxyprogesterone (trade name is Provers) and protryptiline (trade name is Triptil) may be of benefit.

Sleep Paralysis: Condition of being unable to speak or move even though fully aware of external events. Most commonly occurs upon falling asleep. The attack usually is of short duration, but, to the patient, the elapsed time may seem like hours. The exact cause or explanation of this condition is unknown.

Sleepwalking: This condition occurs mostly in children, and each episode usually lasts for less than 10 minutes. The patient appears to awaken, sits on the edge of the bed, and may walk. The eyes are open and the facial expression is blank. Even though their movements are clumsy, patients avoid obstructing objects. Night terrors (see above) may accompany sleepwalking. There is little if any memory of the event.

TREAT: The principal concern is to prevent injury by removing objects that could be dangerous and lock doors and windows, and prevent from falling down stairs. Children usually outgrow this benign condition. SYN: somnambulism.**Những rối loạn của giấc ngủ** Bất kỳ tình trạng nào mà can thiệp vào giấc ngủ. Định nghĩa này không bao gồm những nhân tố môi trường mà có thể phá vỡ giấc ngủ như tiếng ồn, nóng hay lạnh quá mức, hay các chuyển động như trên xe lửa, xe buýt hay tàu thủy. XEM. Các tình trạng khác nhau bên dưới.

Chứng mất trương lực: Sự mất kiểm soát cơ ngắn, đột ngột gây ra bởi sự xúc động mạnh như cười, hảo hức, ngạc nhiên, giận dữ thật tình. Mặc dù điều này có thể gây ra suy sụp bệnh nhân vẫn rất tỉnh táo. Tình huống sẽ kéo dài từ nhiều

giây tới nhiều phút. Một khi tình trạng bắt đầu, nó thường tiếp tục nhưng có thể ít trầm trọng hơn với tuổi tác. Hầu hết bệnh nhân mắc chứng ngủ rũ (xem bên dưới) cùng sẽ mắc chứng mất trương lực.

ĐIỀU TRỊ: *Imipramine hydrochloride (Tên thương mại là SK-pramine và Tofranil) có tác dụng tốt.*

Chứng ngủ lịm: Tình trạng trong đó, tổng số giờ ngủ tăng lên quá mức trong mỗi 24 giờ. Điều này có thể liên quan đến các bệnh tâm thần, thuốc, hay nghiện rượu, giảm năng tuyến giáp, một số bệnh nhiễm khuẩn và sự tiếp xúc với các hóa chất độc.

Chứng ngủ quá nhiều.

Chứng mất ngủ (rối loạn trong sự khởi đầu hay duy trì giấc ngủ): Không có khả năng ngủ vào lúc mà người đó mong giấc ngủ sẽ đến. Khó khăn có thể ở sự rơi vào giấc ngủ hay sự duy trì giấc ngủ, hay cả hai. Rối loạn có thể là nguyên nhân chính hay phụ của một bệnh, tình trạng hay hoàn cảnh nào đó khác.

Chứng mất ngủ chính tồn tại khi không có dấu hiệu hay triệu chứng nào của một tình trạng thể chất hoặc tinh thần để giải thích cho sự rối loạn giấc ngủ. Chứng mất ngủ phụ (thứ phát) thường được giải thích dễ dàng bởi sự tồn tại của một tình trạng gây lo âu, căng thẳng hay đau đớn; hay bởi sự dùng một loại thuốc can thiệp vào giấc ngủ. Nhu cầu cho một giấc ngủ kỹ thì rõ ràng. Cộng với sự nghiên cứu cẩn thận các nguyên nhân thể chất và tinh thần của chứng mất ngủ, điều quan trọng là có được chứng cớ của chứng mất ngủ. Việc hỏi người bạn chăn gối về lịch sử giấc ngủ của bệnh nhân cũng là điều cần thiết.

ĐIỀU TRỊ: Rất nhiều loại thuốc có sẵn cho chứng mất ngủ. Sự sử dụng chúng trên cơ sở ngắn hạn có thể là khôn ngoan nhưng tất cả có thể có những tác dụng phụ ngoài ý muốn như tăng liều, quen thuốc, lờn thuốc, nghiện thuốc, ngủ gật ban ngày, ngủ lịm hay mất trí nhớ. Chứng mất ngủ cần thuốc nên được điều trị bởi một thầy thuốc và bệnh nhân cần được tư vấn cẩn thận về các tác dụng phụ có thể ngoài ý muốn. Sự dùng thuốc nên hạn chế trong giai đoạn ngắn cho chứng mất ngủ chính. Trong chứng mất ngủ phụ, sự điều trị bao gồm xác định tình trạng gây mất ngủ và điều trị rối loạn đó. Nếu các thuốc được dùng, benzodiazepines nên được dùng chỉ trong những giai đoạn ngắn. Chứng mất ngủ không nên được điều trị liên tục với bất kỳ loại thuốc nào.

Benzodiazepines dùng cho chứng mất ngủ gồm: triazolam, một loại thuốc với thời gian tác dụng ngắn (Tên thương mại là Halcion); temazepam, một loại thời hạn tác dụng trung bình (Tên thương mại là Restoril); và flurazepam với thời hạn tác dụng dài (Tên thương mại

là Dalmane). Một số lớn các thuốc khác có sẵn cho điều trị mất ngủ gồm có các loại thuốc có thể bán không cần đơn bác sĩ. Ngoài ra, một số antihistamines kích thích ngủ gật, nhưng sự dùng chúng là không nên bởi vì chúng cũng gây giảm tính táo những lúc thức.

Những người mất ngủ nên được khuyên rằng cơ thể cuối cùng sẽ ngủ nhiều theo nhu cầu và rằng phần kế hoạch chắng trong trí nên bao gồm chỉ đi ngủ khi nào cơn buồn ngủ đến; và nếu sự thức xảy ra trong đêm, sẽ là thích hợp nếu cứ thức và làm cái gì đó thú vị như đọc sách, làm việc hay nghiên cứu. Các biện pháp tự cứu khác bao gồm sự cố làm giảm căng thẳng trong lối sống; thành lập một biểu thời gian ngủ đều đặn; tránh bất cứ cái gì kích thích ngay trước lúc cố ngủ, như phim kinh dị, thức uống có cồn, cà phê hay trà, hay các bài thể dục căng thẳng; một sự tắm ấm ngay trước khi ngủ sẽ thư giãn các cơ căng thẳng; tránh giấc ngủ trưa; ngủ trong một môi trường tối, mát, sạch, yên lặng; cực khoái có thể làm thư giãn đàn ông nhưng không thư giãn phụ nữ. Một bữa ăn nhẹ hay một ly sữa nóng trước khi ngủ có thể có ích.

Chứng ngủ rũ: Căn bệnh chưa rõ nguyên nhân này không liên quan tới bệnh động kinh hay chứng đau nửa đầu. Nó được xác định bởi sự ngủ quá mức ban ngày và những cơn ngủ không thể kháng lại được. Các tình huống này có thể kéo dài từ nhiều giây đến nhiều phút và xảy ra hai tới sáu lần một ngày. Ngoài ra, những người ngủ rũ có thể có những tình huống mộng lẫn về ý thức kèm theo hành vi tự động, kiếp theo là chứng mất trí nhớ. Sự chẩn đoán được khẳng định bằng việc tìm ra giấc ngủ REM giai đoạn ngắn vào lúc mà bệnh nhân thường thức.

ĐIỀU TRỊ: Chợp mắt một lúc trước giấc ngủ chính có thể có ích; dùng các loại thuốc hồi sức hay các thuốc chống trầm cảm cũng có kết quả. Điều quan trọng là các bệnh nhân được cảnh báo về nguy cơ tiềm tàng của các cơn ngủ, và rằng họ nên tránh tất cả các hoạt động trong đó một cơn ngủ có thể gây ra thương tật hay cái chết cho chính họ hay những người khác; vì thế việc lái xe cần tránh.

Ác mộng: Những "giấc mơ xấu" này xảy ra ở trẻ em và người lớn trong giấc ngủ REM. Giấc mơ thường bao gồm ngã, chết, hay sợ bị tấn công. Trong tình huống bình thường, ác mộng không quan trọng về mặt lâm sàng, nhưng chúng có thể là biểu hiện của sự nhiễm độc thuốc hay rượu mạn tính hay sự ngưng dùng các thuốc như barbiturates.

Giật mình ban đêm: Sự "giật" hay giật nảy mình đột ngột đến trong giai đoạn chuyển tiếp giữa thức và ngủ - chúng có thể đủ căng thẳng để đánh thức một người. Mặc dù *các cử động đột ngột này có thể liên quan tới cả nhân, anh ta nên được bảo rằng chúng không quan trọng. Đn: hypnic jerks; somnolescent starts.*

Hoảng hốt về đêm: Chỉ một lát sau khi ngủ, một người thức dậy trong sự sợ hãi, kêu khóc, la hét hay rên rỉ - Có chứng tim đập nhanh va thở sâu nhanh. Các tình huống kéo dài hay chỉ một vài phút và nó không thường được nhớ sáng hôm sau. Điều này thường bắt đầu ở tuổi thơ nhưng không xảy ra ở người trưởng thành.

Những cơn kịch phát cảm giác: Lúc bắt đầu ngủ, một cảm giác nghe một âm thanh lớn đột ngột, một tia chớp sáng, hay bị nhấc lên và ném mạnh xuống đất. Ngoại trừ sự làm mất giấc ngủ, những hiện tượng này nói chung lành.

Ngạt trong khi ngủ: Triệu chứng của một nhóm rối loạn được xác định bởi sự ngừng thở trong khi ngủ, để được phân loại như thế, sự ngạt kéo dài ít nhất 10 giây và xảy ra 30 lần hay hơn trong một giấc ngủ 7 giờ. Định nghĩa giới hạn này không áp dụng cho người già, những người mà giai đoạn ngạt càng lúc càng tăng. Sự rối loạn được phân loại theo cơ chế gồm: ngạt do tắc nghẽn trong đó, cố gắng thở thì có nhưng không hiệu quả do sự tắc nghẽn đường thở trên; ngạt trung tâm có liên quan đến sự vắng mặt của các cơ thở; và ngạt hỗn hợp khi sự ngạt bắt đầu với sự vắng mặt của cố gắng thở mà theo sau bởi sự tắc nghẽn đường thở.

Các bệnh nhân với ngạt tắc nghẽn trong khi ngủ thường là những người béo, trung niên với lịch sử ngày quá mức và sự ngạt có liên quan với tiếng thở hổn hển, tiếng ngáy và tiếng khụt khịt lớn.

Bệnh nhân với chứng ngạt trung tâm có thể có chứng ngủ ngày quá mức nhưng không có tiếng thở hổn hển va tiếng khụt khịt trong khi ngủ.

ĐIỀU TRỊ Liệu pháp đầu tiên là giúp sự thở bằng cách ép đường thở liên tục, chữa các chứng tiếp theo, giảm cân; chỉnh sửa phẫu thuật tắc nghẽn vòm miệng bằng uvulopalatopharyngopplasty; Medroxyprogesterone (Tên thương mại là Provera) và protryptiline (Tên thương mại là Triptil) có thể có ích.

Liệt trong khi ngủ: Tình trạng không thể nói hay cử động mặc dù ý thức rõ các sự kiện xung quanh. Xảy ra phổ biến nhất lúc mới bắt đầu giấc ngủ. Tình trạng liệt thường ngắn, nhưng đối với bệnh nhân, thời gian trôi qua dường như rất lâu. Nguyên nhân chính xác hay sự giải thích cho tình trạng này chưa được rõ.

Mộng du: Tình trạng này xảy ra hầu hết ở trẻ em, và mỗi lần thường kéo dài không đầy 10 phút. Bệnh nhân có vẻ như đang thức, ngồi trên thành giường, và có thể đi bộ.

Mắt vẫn mở và biểu hiện trên gương mặt trống rỗng. Mặc dù các cử động của họ vụng về, nhưng các bệnh nhân tránh được các vật cản. Hoảng hốt về đêm (xem ở trên) có thể kèm chứng mộng du. Có rất ít hay không có chút trí nhớ nào về chuyện xảy ra.

ĐIỀU TRỊ: Điều quan tâm chính là ngừa tổn thương bằng cách di chuyển các đồ vật mà có thể gây nguy hiểm đi chỗ khác la khóa cửa cái và cửa sổ, và đề phòng té cầu thang. Trẻ con thường khỏi chứng bệnh lành tính này khi lớn lên. Đn: somnambulism.

sleep drunkenness. The condition present in persons who require a great period of time to become fully alert upon awakening from deep sleep. During this transition period they may become ataxic, disoriented, or aggressive. Persons whose usual awakening sequence includes sleep drunkenness should not attempt to make decisions until they are fully alert and awake. SEE: sleep, disorders of.*Chứng nghiện rượu ngủ Tình trạng này xuất hiện ở người cần một thời gian dài mới hoàn toàn tỉnh táo sau khi thức dậy từ giấc ngủ sâu. Trong giai đoạn chuyển tiếp này, họ có thể bị mất điều hòa vận động, mất định hướng, hay hung hăng. Người mà quá trình thức bình thường có cả tình trạng nghiện rượu ngủ thì không nên có quyết định cái gì trước khi họ tỉnh táo và thức hoàn toàn. XEM. sleep, disorders of.*

sleeping sickness. 1. Acute infectious disease marked by increasing lethargy, drowsiness, muscular weakness, and cerebral symptoms. SYN: encephalitis lethargica 2. African trypanosomiasis caused by a protozoon introduced into the blood and cerebrospinal fluid by the bite of a tsetse fly; characterized by fever, protracted lethargy, weakness, tremors, and wasting.*Bệnh ngủ 1. Bệnh nhiễm khuẩn cấp biểu hiện ở chứng ngủ lịm tăng lên, ngủ gật, yếu cơ, và các triệu chứng não. Đn: encephalitis lethargica. 2. Bệnh trypanosomia châu Phi do một động vật nguyên sinh được đưa vào máu và dịch não tủy qua vết đốt của ruồi tsetse, biểu hiện bởi sốt, ngủ lịm kéo dài, yếu, rung, và suy mòn.*

sleepwalking. SEE: sleep, disorders of.*sleepwalking Xem sleep, disorders of.*

slide. 1. A thin glass plate on which an object is placed for microscopic examination. 2. A photograph prepared so that it may be used in a film slide projector. 3. To move along a smooth surface in continuous contact, as in dentistry, the movement of the mandibular teeth toward a centric position with the teeth in contact before closing completely in occlusion.
slide 1. Bản kính mang vật Một tấm kính mỏng trên đó một vật

được đặt để soi qua kính hiển vi. 2. **Bán kính dương** *Một tấm ảnh được làm để dùng trong máy chiếu phim slide. 3. Trượt Di chuyển dọc theo một bề mặt trơn trong sự tiếp xúc liên tục, như trong nha khoa, chuyển động của răng hàm dưới tới vị trí trung tâm với các răng tiếp xúc nhau trước khi đóng hoàn toàn trong khớp cắn.*

slime mold. A primitive mold that is not easily classified. It has been claimed by both the zoologists and the botanists.*Mốc slime Một loại mốc nguyên sinh mà rất khó phân loại. Nó đã được cả nhà động vật học và thực vật học tuyên bố công nhận.*

slimy [AS. slim, smooth]. Resembling slime or a viscid substance; of a growth, adhering to needle so it can be drawn out as a long thread.*slimy Giống mốc slime hay là một chất nhớt, thuộc một sự sinh trưởng, dính chặt vào một cây kim đến nỗi nó có thể được kéo ra như một sợi chỉ dài.*

sling [AS. slingan, to wind]. A support for an injured upper extremity: SEE: bandage; triangular bandage for illus.*Băng treo Một vật đỡ cho một chi trên bị thương. XEM. bandage: triangular bandage để minh họa.*

s., clove-hitch. Sling made as follows: Place a clove hitch in center of roller bandage. Fit to hand and carry ends over shoulder. Tie beside neck with square knot, making longer ends. They may be carried over and behind the shoulders, brought under each axilla, and tied over chest.*Băng treo thòng lọng Băng được làm như sau Đặt một nút thòng lọng ở trung tâm băng cuộn. Gắn vào bàn tay vàéo hai đầu trên vai. Cột bên cổ với một cái nút vuông, làm cho hai đầu dài hơn. Chúng có thể được mang trên và phía sau vai, mang dưới nách và cột trên ngực.*

s., counterbalanced. A rehabilitation device to assist upper extremity motion; it suspends the arm by way of an overhead frame and pulley and weight system. SYN: deltoid aid; suspension sling.*Băng treo đối trọng Một thiết bị phục hồi giúp cử động chi trên: nó treo cánh tay bằng một khung ở trên đầu và hệ thống quả cân và ròng ròng. Đn: deltoid aid; suspension sling.*

s., cravat. Sling made by placing the center of the cravat under wrist or forearm with ends tied around the neck.*Băng treo cravat Băng treo được làm bằng cách đặt phần giữa của cravat dưới cổ tay hay cẳng tay với hai đầu cột xung quanh cổ.*

s., folded cravat. Lower-arm sling made by placing a broad fold of cloth in position on the chest with one end over affected shoulder and other hanging down in front of chest. Flex arm as desired across sling. Bring lower end up over sound shoulder, and secure with a knot located where it will not press on the affected shoulder.*Băng treo cravat xếp* Băng treo cánh tay dưới được làm bằng cách đặt một nếp gấp vải rộng lên trên ngực với một đầu trên vai bị ảnh hưởng và đầu kia rũ xuống trước ngực. Cánh tay uốn cong như ý muốn qua băng treo. Kéo đầu dưới lên vai lành và cố định với một cái nút được đặt nơi nó sẽ không ép lên vai bị ảnh hưởng.

s., open. Sling made by placing the point of a triangular cloth at tip ofelbow. The ends are brought around at back of neck and tied. The point should be brought forward and pinned or tied in a single knot, forming a cup to prevent elbow from slipping out.*Băng treo mở* Băng treo được làm bằng cách đặt đầu nhọn của một miếng vải hình tam giác ở đầu khuỷu tay. Các đầu được kéo vòng qua sau cổ và cột lại. Đầu nhọn sẽ được kéo ra và được kẹp hay cột thành một cái nút đơn, tạo thành một cái chén để ngăn khuỷu bị tuột ra.

s., St. John's. Sling made by applying a triangular bandage with point downward under elbow, upper end over sound shoulder. Flex arm acutely on chest. Bring lower end under affected arm and around back to knot with upper end on sound shoulder. Bring arm up over elbow and fasten to base. Support is wholly for injured shoulder.*Băng treo thánh John* Dùng một băng tam giác với đầu nhọn hướng xuống dưới khuỷu, đầu trên choàng qua vai lành. Cánh tay uốn nhọn góc trên ngực. Kéo đầu thấp dưới cánh tay và xung quanh lưng để thắt nút với đầu trên vai lành. Kéo đầu nhọn lên trên khuỷu và buộc chặt tới đáy. Sự nâng thì hoàn toàn cho vai bị thương.

s., simple figure-of-eight roller arm. Sling made as follows: Flex arm on chest in desired position, then fix bandage with single turn toward uninjured side around arm and chest, crossing elbow just above external epicondyle of humerus. Make second turn overlapping two-thirds of first and bring bandage forward under tip of elbow, then upward along flexed forearm to root of neck of sound side. Then bring downward over scapula and cross chest and arm horizontally, overlapping, turn above, and continue as in progressive figure-of-eight.*Băng treo cánh tay cuộn hình số 8* Băng treo được làm như sau: Cánh tay cong lên ngực ở vị trí mong muốn, rồi cố định băng với vòng cuộn đơn hướng tới phía lành quanh cánh tay và ngực, qua khuỷu ngay trên mỏm lồi cầu ngoài của xương cánh tay. Làm vòng cuộn thứ hai chồng hai phần ba lên vòng cuộn đầu và lực băng ra dưới đầu khuỷu, rồi hướng lên dọc theo cẳng tay uốn cong tới chân

cổ của phía lành. Sau đó, kéo xuống trên xương vai và qua ngực, cánh tay theo chiều ngang, chồng, quấn lên và tiếp tục như trong một hình số 8 tăng dần.

s., swathe arm orcravat. Sling made as follows: Use folded cloth band. Place center under acutely flexed elbow, carry front and upward across the forearm and over affected shoulder. Proceed obliquely across back to sound axilla. Bring other end around front of arm and across body to sound axilla, where it is pinned to other end, continuing around back to part of sling surrounding affected elbow and pinned again.*Băng quấn* Dùng một băng vải xếp. Đặt phần giữa dưới khuỷu tay nhọn góc, kéo ra phía trước và hướng lên qua cẳng tay và trên vai bị ảnh hưởng. Tiếp tục đi chéo qua lưng tới nách lành. Kéo đầu kia vòng phía trước cánh tay qua thân tới nách lành, nơi nó được buộc với đầu trước, tiếp tục vòng lại tới phần băng treo xung quanh khuỷu bị thương và buộc một lần nữa.

s., triangular. Sling made with suspension from uninjured side (brachioscapular sling). Place triangle on chest with one end over sound shoulder, the point under affected extremity, and fold the base. Flex injured arm outside of triangle. Carry lower end upward under axilla of injured side, back of shoulder, and tie with upper end behind back. Bring point of triangle anteriorly and medially around back of elbow and fasten to body of bandage. This bandage changes point of carrying and also relieves the clavicle on injured side ofthe load. SEE: triangular bandage for illus.*Băng treo tam giác* Băng treo được làm với sự treo từ phía không bị thương (băng treo cánh tay vai). Đặt tam giác trên ngực với một đầu trên vai lành, đầu nhọn dưới tay bị thương và xếp đáy lại. Cong cánh tay bị thương ra ngoài tam giác. Kéo đầu thấp lên dưới nách của phía bị thương, phía sau vai và cột với đầu trên phía sau lưng. Kéo đầu nhọn của tam giác về phía trước và phía giữa quanh lưng khuỷu và cột chặt tới thân băng. Băng này thay đổi điểm mang và cũng làm giảm gánh nặng cho xương đòn phía bị thương.

s., triangular, reversed. Sling made as follows: Apply triangular bandage with one end over injured shoulder, point toward the sound side, base vertical under injured elbow. Flex arm acutely over triangle. Lower end is brought upward over front of arm and over sound shoulder. Pull ends taut and tie over sound shoulder. The point is pulled taut over forearm and fixed to anterior and posterior layers between forearm and arm. Holds elbow more acutely flexed-the weight is supported by the elbow.*Băng treo tam giác lộn*

ngược Dùng một băng tam giác với một đầu trên vai bị thương, đầu nhọn hướng tới phía lành, đáy thẳng đứng dưới khuỷu bị thương. Cánh tay cong nhọn góc trên tam giác. Đầu thấp hơn được kéo lên phía trước cánh tay và trên vai lành. Đầu nhọn được kéo thẳng trên cẳng tay và được cố định tới lớp trước và sau giữa cẳng tay và cánh tay. Giữ khuỷu cong nhọn góc hơn - sức nặng được nâng bởi khuỷu.

slit [ME. slitte]. A narrow opening.*slit* Một khe hẹp.

s., vestibular. The opening between left and right ventricular folds of the larynx.*Khe tiền đình* Khe giữa nếp gấp buồng phải và trái của thanh quản.

slit lamp. SEE: lamp, slit.*slit lamp* XEM: lamp slit.

slope. 1. An inclined plane or surface. 2. Tube of solid culture medium that is slanted to increase the surface area of the medium. Used in culturing bacteria. SYN: slant.*slope 1.* Mặt nghiêng, mặt dốc. 2. Ống của môi trường nuôi cấy đặc mà được nghiêng để tăng diện tích mặt của môi trường. Dùng để nuôi cấy vi khuẩn. Đn: slant.

s., lower ridge. The slope of the crest of the mandibular residual ridge from the third molar forward as viewed in profile.*Dốc ụ dưới* Mặt dốc của mào ụ thừa hàm dưới từ răng cối thứ ba đếm ra như được thấy trong gương mặt trong nghiêng.

Slo-Phyllin. Trade name for theophylline.*Slo-Phyllin Tên thương mại của theophylline.*

slough [ME. slughe, a skin]. 1. Dead matter or necrosed tissue separated from living tissue or an ulceration. 2. To separate in the form of dead or necrosed parts from living tissue. 3. To cast off, as dead tissue. SEE: escharotic.*slough 1.* Da tróc, vảy kết chất chết hay mô hoại tử tách rời khỏi mô sống hay một vết loét. 2. Tróc vảy, bong vảy. 3. Vứt bỏ, như một mô chết. XEM. escharotic.

sloughing The formation of a slough; separation of dead from living tissue. Sự tạo vảy Sự tróc vảy.

slow [AS. slaw, dull]. 1. Mentally dull. 2. Exhibiting retarded speed, as the pulse. 3. Said of a morbidcondition or of a feverwhen it is not acute. SEE: words beginning with brndy-.*slow 1. Chậm tinh thần. 2. Cho thấy một tốc độ chậm, như mạch đồng hạn. 3. Nói về một tình trạng bệnh hay một cơn sốt mà không cấp tính. XEM. Các từ bắt đầu với brady.*

Slow K. Trade name for potassium chloride. *Slow K Tên thương mại của potassium chloride.*

slow-reacting aubstance of anaphylaxis.   ABBR: SRS-A. A substance releasedby certain tissues including   the   lunge   during anaphylaxis. It causes slow contraction of smooth muscle tissue and may be of major importance in allergic bronchospasm.*slow-reacting aubstance of anaphylaxis Viết tắt SRS-A. Chất phản vệ phản ứng chậm: Một chất được phóng thích bởi một số mô bao gồm phổi trong giai đoạn phản vệ. Nó gây sự co thắt chậm của mô cơ trơn và có thể có tầm quan trọng lớn trong chứng co thắt phế quản dị ứng.*

slows A condition resulting from ingestion of plants such as snakeroot (EuPatorium urtica%lium) or jimmyweed (HaPlopappus heterophyllus). Common in domestic animals and may occur in humans as a result of ingesting the plants or, more commonly, from drinking milk creating the meat of poisoned animals. Symptoms are weakness; anorexia; nausea and vomiting; prostration; and possibly death. SYN: trembles.*slows Tình trạng do ăn phải một số loại cây như cây rễ rắn hay cây jimmyweed. Phổ biến ở gia súc và có thể xảy ra ở người do ăn phải cây hay phổ biến hơn là uống sữa hay ăn thịt của con vật bị nhiễm độc. Các triệu chứng là yếu ớt: biếng ăn: buồn nôn và nôn mửa: mệt lử: và có thể tử vong. Đn: trembles.*

slow virus infection. An infection caused by a virus that remains dormant in the body for a prolonged periodprior to causing signs and symptoms of illness. Such viruses may require years to incubate prior to causing such diseases as scrapie in sheep or kuru in man. Diseases of a chronic degenerative nature that are now suspected to be due to slow viruses include subacute sclerosing panencephalitis and progressive multifocal leukoencephalopathy.*Sự nhiễm vi rút chậm Một sự nhiễm do một virus mà vẫn nằm im trong cơ thể trong một giai đoạn dài trước khi gây ra những dấu hiệu và triệu chứng bệnh. Các virus này có thể cần nhiều năm ủ bệnh trước khi gây ra các bệnh như thần kinh ở cừu hay sốt vàng da ở người. Các bệnh có tính thoái triển chậm mà hiện được cho là do các virus chậm bao gồm viêm màng não xơ cứng bán cấp và bệnh chất trắng đa điểm tiến triển ở não.*

sludge Under the Resource Conservation and Recovery Act of 1976, sludge is defined as any solid, semisolid, or liquid waste generated from a municipal, commercial, or industrial wastewater treatment plant, or air pollution control facility, or any such waste having similar characteristics or effects.*Chất lắng, cặn, bùn Theo đạo luật phục hồi và bảo tồn tài nguyên năm 1976, sludge được định nghĩa như là bất kỳ chất thải lỏng, đặc, hay rắn nào được thảo ra từ các nhà máy xử lý nước thải công nghiệp hay thương mại, đô thị, hay phương tiện kiểm soát ô*

nhiễm không khí hay bất kỳ chất thải nào có đặc tính và tác dụng tương tự.

sludged blood. Condition of the blood in certain abnormal states such as tissue injury or shock in which volume of plasma is reduced and the cells show apronounced tendency to agglutinate and form large clumps or masses that move slowly through the vessels and sometimes clog the smaller vessels.*Máu đóng cặn Tình trạng máu trong một số trường hợp khác thường như sự tổn thương mô hay sốc, trong đó, khối lượng huyết tương bị giảm và các tế bào cho thấy một khuynh hướng rõ rệt là kết dính lại và tạo thành tảng hay khối lớn di chuyển chậm chạp qua mạch máu và đôi khi làm tắc những mạch nhỏ hơn.*

slurry [ME. slory]. A thin, watery mixture.*slurry Một hỗn hợp với nước, loãng.*

Sm. Chem. symb. for the element samarium.*Sm Ký hiệu hóa học của nguyên tố samarium.*

SMA-12. Trade name of device that does 12 blood chemistry tests on a single blood sample.*SMA-12 Tên thương mại của thiết bị mà làm 12 xét nghiệm hóa học máu trên một mẫu máu duy nhất.*

small-for-gestational age. Term describing an infant whose stage of maturity at birth is less than would be considered normal for the length of the calculated gestation period.*Thai chưa đủ tuổi Thuật ngữ mô tả một trẻ sơ sinh mà giai đoạn trưởng thành của nó khi sinh nhỏ hơn bình thường so với độ dài của giai đoạn mang thai được tính.*

smallpox [AS. smael, tiny, + poc, pustule]. An acute, contagious febrile disease, the constitutional symptoms of which are followed by the appearance of an eruption. SYN: variola SEE: table. For complete description SEE: variola. NOTE: Smallpox is considered to have been eradicated.*Bệnh đậu mùa Một bệnh sốt, lây nhiễm, cấp tính mà các triệu chứng tạo thành của nó được tiếp theo bởi sự xuất hiện của sự phát ban. Đn: variola. XEM. bảng. Để có sự mô tả hoàn toàn, xem variola.*
GHI CHÚ: Bệnh đậu mùa được xem như đã bị loại trừ.

smallpox vaccine. USP. A standardized preparation of the living virus of vaccinia. It was used in immunizing against smallpox, but its use is no longer thought to be necessary since smallpox is considered to have been eradicated worldwide.*Vaccine đậu mùa Một loại thuốc đã được tiêu chuẩn hóa của virus đậu mùa sống. Nó được dùng để gây miễn dịch chống lại bệnh đậu mùa, nhưng sự dùng nó được cho là không cần thiết nữa từ khi bệnh đậu mùa được xem như đã bị loại trừ khắp thế giới.*

smear [AS. smerian, to anoint]. 1. In

bacteriology, material spread on a surface, as a microscopic slide or a culture medium. 2. Material obtained from infected matter spread over solid culture media.*smear 1. Kính phết Trong vi khuẩn học, để chỉ chất lan rộng trên bề mặt, như một bản kính hiển vi hay một môi trường nuôi cấy. 2. Chất thu được từ chất bị nhiễm khuẩn lan trên môi trường nuôi cấy đặc.*

s., blood. A thin film of blood on a glass slide. Blood is prepared in this manner for staining and microscopic examination.*Kính phết máu Một lớp máu mỏng trên bản kính. Máu được chuẩn bị trong cách này để nhuộm và soi trên kính hiển vi.*

s., Pap, s., Papanicolaou. SEE: Papanieolaou test.*s., Pap, s., Papanicolaou XEM: papanicolaou test.*

smegma [Gr. smegma, soap]. Secretion of sebaceous glands, specifically, the thick, cheesy, odoriferous secretion found under the labia minors. about the glans clitoridis and under the male prepuce from Tyson's glands.*Bựa sinh dục Chất tiết của các tuyến bã nhờn, đặc biệt là chất tiết nặng mùi, như phó mát, đầy tìm thấy dưới môi bé xung quanh tuyến âm vật và dưới bao qui đầu của nam từ tuyến Tyson.*

s., clitordis. Odoriferous secretion of the glands of the clitoris.*Bựa sinh dục nữ Chất tiết nặng mùi của các tuyến âm vật.*

s., embryonum. Vernix caseosa.*s., embryonum Gây (vernix caseosa).*

s., praeputii. Cheesy odoriferous substance collecting under prepuce in the male.*Bựa sinh dục nam Chất nặng mùi như phó mát, tập trung dưới bao qui đầu của nam.*

smegmatic Pert. to or made up of amegma.*smegmatic Thuộc bựa sinh dục.*

smegmolith [Gr. smegma, soap, + lithos, a atone]. Calcareous mass in the smegma.*smegmolith Sỏi trong bựa sinh dục.*

smell [ME. smellen, to reek]. 1. To perceive by stimulation of the olfactory nerves. 2. To emit an odor, pleasant or offensive. In clinical medicine the smell arising from the patient's body, feces, breath, urine, vagina, and clothing may provide valuable information concerning the diagnosis. The smell on clothing may be due to a toxic chemical that spilled on the clothes. Also, a patient may attempt to alter or mask the smell of alcohol on his breath by use of a medicated or flavored lozenge or mint. 3. A chemical sense dependent upon end-organs on the surface of the upperpart ofthe nasal septum and the superior nasal concha. These sensory cells live for an average of 30 days and are affected by a variety of factors including age, nutritional and hormonal states, drugs, and therapeutic radiation. 4. Property of a

thing affecting the olfactory organs, pleasant or unpleasant. SYN: odor.
The sense of smell may be affected by many conditions, some of which are the following:

Anosmia: A loss of the sense. of smell. It maybe a local and a temporary condition resulting from acute and chronic rhinitis, mouth breathing, nasal polyps, dryness of the nasal mucous membrane, pollens, or very offensive odors. It may also result from disease or injury of the olfactory tract, bone disease near the olfactory nerve, disease of the nasal accessory sinuses, basal meningitis, or tumors or gumma affecting the olfactory nerve. It is sometimes found in locomotor ataxia, and frequently in hysteria and neurasthenia. Disease of one cranial hemisphere or of one nasal chamber may account for anosmia. SYN: anodmia; anosphrasia

Hyperosmia: An increased sensitivity to odors.

Kakosmia: The perception of bad odors where none exist; it may be due to head injuries or occur in hallucinations in certain psychoses. SYN: cacosmia.

Y arosmia: A perverted sense of smell. Odors that are considered agreeable are assumed to be offensive, and disagreeable odors may be found pleasant to those suffering from certain functional derangements and in some catarrhs. SYN: parosphresia. SEE: cacosmia. *smell 1. Đánh hơi Cảm nhận bằng sự kích thích của thần kinh khứu giác. 2. Tỏa mùi Phát ra mùi, thú vị hoặc khó chịu. Trong y học lâm sàng, mùi phát ra từ cơ thể, phân, hơi thở, nước tiểu, âm đạo và quần áo bệnh nhân có thể cung cấp những thông tin giá trị liên quan đến việc chẩn đoán. Mùi trên quần áo có thể do một hóa chất độc tràn ra trên quần áo. Ngoài ra một bệnh nhân có thể cố thay đổi hay che giấu mùi rượu trên hơi thở bằng cách dùng các viên có mùi thuốc, mùi thơm, hay kẹo bạc hà. 3. Khướu giác Một giác quan hóa học dựa trên các cơ quan đầu mút trên bề mặt phần trên của vách mũi và xoăn mũi trên. Các tế bào cảm giác này sống trung bình 30 ngày và chịu ảnh hưởng bởi nhiều nhân tố gồm tuổi tác, tình trạng hormone và dinh dưỡng, thuốc, và nguồn gốc bệnh. 4. Mùi Tình chất của vật tác động đến các cơ quan khứu giác, thú vị hoặc không thú vị. Đn: odor.*
*Cảm mất về mùi có thể chịu ảnh hưởng của nhiều điều kiện, trong đó có.
Chứng mất khứu giác: Sự mất cảm giác mùi. Nó có thể là một tình trạng tại chỗ và tạm thời do viêm mũi cấp và mạn tính, sự thở bằng miệng, thịt dư mũi, sự khô niêm mạc mũi, phần hoa, hay các mùi quá khó chịu. Nó cũng có thể do bệnh hay tổn thương đường khứu giác, bệnh xương gần thần kinh khứu giác, bệnh của xoang quanh*

*mũi, viêm màng não nền não, hay u, yhay gôm tác động đến thần kinh khứu giác. Nó đôi khi được thấy ở chứng mất điều hòa vận động và thường xuyên ở chứng quá kích động và suy nhược thần kinh. Bệnh của một bán cầu não hay của một buồng mũi cũng có thể giải thích cho chứng mất khứu giác. Đn: anodmia; anosphrasia.
Chứng tăng khứu giác: Một sự nhạy cảm với mùi gia tăng.
Ảo giác mùi thối: Cảm nhận về các mùi thối không tồn tại; nó có thể là do tổn thương đầu hay xuất hiện trong chứng ảo giác từ một số chứng loạn tâm thần. Đn: cacosmia.
Chứng loạn khứu giác: Cảm giác trái ngược về mùi. Mùi mà được coi như dễ chịu thì gây khó chịu và mùi khó chịu lại làm dễ chịu cho những người bị một số chứng rối loạn chức năng và một số chứng viêm chảy. Đn: parosphresia. XEM. cacosmia.*

smell, words pert. to.   anodmia; anosmia; anosphrasia; aroma; aromatic;   cacosmia;   dysosmia; hyperosmia; jumentous; kakosmia; odor; odoriferous; olfaction; olfactory; organoleptic tests; osmesthesia; oephresis; oxyosphresia. *Các từ liên quan đến khứu giác anodmia (mất khứu giác): anosmia (mất khứu giác): anosphrasia (mất khứu giác): aroma (mùi thơm): aromatic (thuộc mùi thơm): cacosmia (ảo giác mùi thối): dysosmia (loạn khứu giác): hyperosmia (tăng khứu giác): jumentous (mùi khai nồng nặc): kakosmia (ảo giác mùi thối): odor (mùi): odoriferous (nặng mùi): olfaction (khứu giác): olfactory (thuộc khứu giác): organoleptic tests (các thử nghiệm gây ấn tượng lên giác quan): osmesthesia (khả năng phân biệt mùi): osphresis (khứu giác): oxyosphresis (khứu giác tinh bất thường).*

Smith's fracture. [Robert W. Smith, Irish physician 1807-1873] Fracture of the lower end of the radius, with forward displacement of the lower fragment. *Sự gãy xương Smith Gãy đầu thấp của xương quay với sự đổi chỗ ra phía trước của phần dưới.*

Smith-Petersen nail. [Marius N. SmithPetersen, U.S. orthopedic surgeon, 18861953] A special nail that on cross-section has three flanges, used for stabilizing fractures of the neck of the femur. *Đinh   Smith Petersen Một loại đinh đặc biệt mà trên phần chữ thập có 3 mũi nhỏ, dùng để cố định phần xương gãy của cổ xương đùi.*

Smith-Strong disease. An inherited disease due to malabsorption of methionine and in which the urine has a characteristic oasthouse odor. The patients have white hair, mental retardation, convulsions, diarrhea, and increased respiratory rate. SYN: oasthouse urine disease. *Bệnh Smith-Strang Một bệnh di truyền*

do sự hấp thu kém methionine và trong đó nước tiểu có một mùi của nhà sấy hoa bia đặc trưng. Các bệnh nhân có tóc trắng, chậm tâm thần, co rút co, tiểu chảy và tốc độ thở gia tăng. Đn: oasthouse wrine disease.

smog [blend of smoke and fog]. Dense fog combined with smoke and other forms of air pollution. *Khói lẫn sương mù Sương mù dày đặc kết hợp với khói và các dạng không khí ô nhiễm khác.*

smoke inhalation. Persons exposed to gases produced by burning materials are at risk of developing acute injury to their lungs; and, depending upon the composition of the smoke and the duration of the exposure, the combination of heat and gases may be lethal. Firefighters are especially at risk from this kind of exposure. Modern construction and decorating materials produce a variety of volatile and irritating substances when burned. Repeated exposure to some of these gases may lead to chronic irritation of the respiratory tract. Firefighters should be aware that the "blackness" smoke produced by a fire may not be a true indicator of the amount of toxic substances including carbon monoxide in the smoke. SEE: smoke poisoning. *Sự hít khói Những người tiếp xúc với các chất khí sinh ra do đốt các chất có nguy cơ phát triển tổn thương cấp tới phổi của họ, và tùy theo thành phần của khói và thời gian tiếp xúc, sự kết hợp nhiệt và khí có thể gây tử vong. Những người lính cứu hỏa đặc biệt có nguy cơ của loại tiếp xúc này. Các vật liệu xây dựng và kiến trúc hiện đại sinh ra rất nhiều chất kích và dễ bay hơi khi bị đốt. Sự tiếp xúc nhiều lần với một số khí này có thể dẫn tới sự kích thích mạn tính đường hô hấp. Những người lính cứu hỏa nên biết rằng luồng khói "đen đủa" sinh ra do một đám cháy có thể không phải là biểu hiện thật sự của một số chất độc bao gồm monoxide carbon trong khói. XEM. smoke poisoning.*

smokeless tobacco. Tobacco used in the form of snuff, tobacco powder, or chewing tobacco. These products irritate the oral mucosa and gingiva, and their continue duse results in an increased risk of cancer of the mouth, larynx, throat, and esophagus. Use of smokeless tobacco leads to addiction in the same manner as smoked tobacco products. *Thuốc lá không khói Thuốc lá được dùng dưới dạng hít, bột, hay thuốc nhai. Các sản phẩm này kích thích lợi và niêm mạc miệng. Và sự tiếp tục dùng sẽ dẫn đến nguy cơ ung thư miệng, thanh quản, họng, và thực quản. Việc dùng thuốc lá không khói cũng dẫn đến nghiện hệt như các sản phẩm thuốc lá có khói.*

smoke poisoning. Toxicity produced by inhalation of gases and smoke

produced by burning materials. The usual gas is carbon monoxide; but many combustion products will form corrosive acids or alkalies when they reach the moisture present in the upper respiratory tract. This will cause varying degrees of injury to the mucosa depending upon the extent of exposure. This may lead to acute pulmonary edema, shock, and death.
TREAT: Administration of corticosteroids; oxygen; and therapy for pulmonary edema. SEE: smoke inhalation.*Ngộ độc khói* Ngộ độc do hít phải khí và khói do các vật liệu cháy sinh ra. Khi thông thường là monoxid carbon, nhưng nhiều sản phẩm cháy sẽ tạo ra các acid ăn mòn hay các chất kiềm ăn mòn khi chúng tới được nơi ẩm ướt như đường hô hấp trên. Điều này sẽ gây nhiều mức độ tổn thương tới niêm mạc tùy thuộc vào mức độ tiếp xúc. Điều này có thể dẫn tới phù phổi cấp sốc, và tử vong.
ĐIỀU TRỊ: dùng corticosteroids; oxygen; và chữa chứng phù phổi. XEM. smoke in halation.

smoker's cancer. Cancer of the lip, throat, or lung caused by irritation from excessive smoking.*Bệnh ung thư của người hút thuốc* Ung thư môi, họng, hay phổi do sự kích thích từ việc hút thuốc quá độ.

smoking, passive. The exposure of persons not smoking tobacco products to the smoke produced by other smokers. The extent and importance of such exposure in the workplace, the home, or in any other circumstance is directly related to the number of cigarettes and other tobacco products used by the smokers. It can lead to injury of the respiratory tract of the nonsmoker and to an increased incidence of all the other pathological conditions caused by smoking. Prevention of this type of exposure in a home in which smoking is allowed and where children have no alternative but to breathe the tobacco smoke is particularly important. SYN: involuntary smoking.*Hút thuốc thụ động* Sự tiếp xúc của người không hút thuốc với khói của người hút. Mức độ và tầm quan trọng của sự tiếp xúc như thế ở nơi làm việc, ở nhà hay bất kỳ môi trường nào khác có liên quan trực tiếp đến số thuốc mà người hút dùng. Nó có thể dẫn tới tổn thương đường hô hấp của người không hút và tỉ lệ mắc gia tăng tất cả các tình trạng bệnh lý khác gây ra bởi sự hút thuốc. Ngăn ngừa sự tiếp xúc này ở một ngôi nhà nơi hút thuốc được phép và nơi trẻ em không còn cách chọn lựa nào khác hơn là thở khói thuốc là đặc biệt quan trọng. *Đn: involuntary smoking.*

SMON. subacute myelo-optic neuropathy.*SMON* Bệnh thần kinh mắt bán cấp.

smooth muscle. SEE: muscle, smooth.*smooth muscle XEM: muscle, smooth.*

smudging A speech defect in which difficult consonants are omitted
smudging Tật nói nuốt phụ âm khó.

Sn [L.stannun]. Chem. symb.for the element tin.*Sn* Ký hiệu hóa học của nguyên tố thiếc.

snail [ME.]. A small mollusk having a spiral shell and belonging to the class Gastropods. Snails are important as intermediate hosts of many species of parasitic flukes.*Ốc sên* Một loài nhuyễn thể nhỏ có một cái vỏ hình xoắn ốc và thuộc lớp Gastropoda. Ốc sên đóng vai trò quan trọng như vật chủ trung gian của nhiều loài sán lá ký sinh.

snake [ME.]. A creeping reptile possessing scales and lacking limbs, external ears, and functional eyelids.
Rắn Một loài bò sát có vảy và thiếu chi, tai ngoài, và mi mắt chức năng.

s., poisonous. A venom-producing snake. Venom is produced in a poison gland, which is connected by a tube or groove to a poison fang, one of two sharp elongated teeth present in the upper jaw. The following are poisonous snakes of the U.S.: coral snake, copperhead, water moccasin (cottonmouth), and rattlesnake, of which there are 15 species. All except the coral snake belong to a group known as pit vipers because of presence of a distinct pit between eye and nostril. SEE: illus.; venom, snake.
A polyvalent antivenin serum for bites by pit vipers is prepared by Wyeth Lab. Inc., Radnor, PA. Antivenin for coral snake bite is also available from Wyeth.
Information concerning the nearest source of antivenin may be obtained from the National Institutes of Health, IIethesda, MD; the Reptile Institute, Silver Springs, FL; or from large zoos.
RS: antivenin; ophidism; ophiotoxemia; venenation; venene; veneniferous; venom.*Loài rắn có nọc độc* Nọc độc do một tuyến chất độc sản xuất, tuyến này được nối tới răng độc bằng một ống hay một rãnh, răng độc là một trong hai răng dài, nhọn ở hàm trên. Những loại sau đây là rắn độc ở Mỹ rắn san hô, rắn hổ mang, hố nước (cotton mouth) và rắn chuông. Riêng rắn chuông có 15 loài. Ngoại trừ rắn san hô, tất cả thuộc một nhóm gọi là pit vipers (pit có nghĩa là hốc, lỗ) bởi vì chúng có một hố đặc biệt giữa mắt và mũi. XEM. minh họa venom, snake.
Một huyết thanh kháng nọc độc đa hóa trị dùng cho vết cắn của loài pit viper đã được pha chế bởi wyeth Lab. công ty Radnor. Huyết thanh kháng nọc độc PA dùng cho vết cắn của rắn san hô cũng có sẵn từ Wyeth.
Thông tin liên quan đến nguồn huyết thanh trị nọc rắn gần nhất có thể tìm ở viện sức khỏe quốc gia,

Bethesda, MD; Viện Bò sát, Siwer Springs, FL; hay từ các sở thú lớn.
CÁC TỪ LIÊN QUAN: antivenin (huyết thanh trị nọc rắn); ophidism (trúng nọc rắn); ophiotoxemia (trúng nọc rắn); venenation; venene; veneniferous (có nọc độc); venom (nọc).

snake bite. All snakes should be considered poisonous, although only a few secrete an amount of venom sufficient to inoculate poison deeply into the tissues.
F.A.: Apply tourniquet just tight enough to stop venous return of blood, but it should not be tight enough to prevent arterial circulation. Application of cold to the area will impede spread of the venom. Then incise and induce bleeding. Immobilize patient immediately in order to delay spread of venom. If swelling persists, incise again. This may need to be done frequently. Inject antivenin. If the type of snake cannot be determined, use mixed antivenin. Release tourniquet cautiously for 90 seconds every 10 minutes and observe effect. At the same time, cooling of the entire limb or area is effective in preventing transfer of the venom from the area to the general circulation.
If the antivenin is not available, consideration should be given to the use of a high voltage (i.e., 25 kilovolt), low current (i.e., less than one milliamp) electric shock applied directly to the bite. The area is grounded as close to the site of the bite as possible and the current is applied by use of an insulated probe directly to the bite for one to two seconds. This is repeated four or five times with five to ten seconds between applications. The current should be applied as soon after the bite as possible. The biological basis for the effectiveness of this treatment is not known, but its use could be life saving.
Caution: A tourniquet should not be applied too tight or remain on too long. Alcoholic stimulants moat not be taken, and nothing should be done to increase circulation. Do not cauterize with strong acids or depend upon home remedies. Antibiotics and tetanus prophylaxis are essential.
Vết rắn cắn Tất cả rắn nên được coi là có nọc độc mặc dù chỉ một vài loài tiết lượng độc tố đủ để truyền chất độc sâu vào các mô.
SỞ CỨU: Dùng garô vừa đủ chặt để ngừng lưu thông máu độc nhưng không nên quá chặt đến nỗi ngăn cản lưu thông động mạch. Cung cấp lạnh tới vùng sẽ cản trở nọc độc lan truyền, rồi rạch vết thương và nặn máu độc. Bất bệnh nhân ngồi yên để trì hoãn sự lan nọc độc. Nếu sưng kéo dài, rạch vết thương một lần nữa. Điều này có thể cần phải làm thường xuyên. Tiêm huyết thanh kháng nọc độc. Nếu loại rắn không xác định được, dùng huyết thanh hỗn hợp. Nới garô một cách thận trọng trong 90

giây mỗi 10 phút và quan sát kết quả. Cùng lúc đó làm mát toàn bộ tay chân hay vùng có tác dụng ngăn nọc độc lan truyền. Nếu huyết thanh kháng nọc độc không có sẵn. Nên cân nhắc việc sử dụng một số điện với điện áp cao (nghĩa là 25 kilovolt), dòng điện thấp (không đầy một milliamp) cung cấp trực tiếp tới vết cắn. Vùng được tiếp đất càng sát chỗ vết cắn càng tốt, và dòng điện được cung cấp bằng cách dùng một que cách điện trực tiếp tới vết cắn trong một tới hai giây. Lập lại công việc bốn hay năm lần với năm tới mười giây giữa hai lần cung cấp. Bóng điện nên được cung cấp càng sớm càng tốt sau khi bị cắn. Cơ sở sinh học cho hiệu quả của cách điều trị này thì chưa rõ, nhưng nó có thể cứu được mang sống. Thận trọng: Một garô không nên quá chật hay duy trì quá lâu. Những chất kích thích có cồn không được sử dụng, và không nên làm bất cứ gì để tăng lưu thông. Đừng đốt vết cắn với acid mạnh hay tin vào các thuốc gia truyền. Các kháng sinh và điều trị dự phòng uốn ván thì cần thiết.

snap. A sharp cracking sound. *Tiếng đập dòn.*

s., closing. The intense first heart sound heard in mitral stenoais.*Tiếng đập đóng Tiếng tim đầu tiên mạnh nghe trong chứng hẹp lỗ van hai lá.*

s., opening. A sharp sound of increased pitch heard in early systole. It is associated with opening of the abnormal valve in mitral atenosis. *Tiếng đập mở Âm thanh giòn, cao nghe trong tâm thu sớm. Nó có liên quan tới sự mở van bất thường trong chứng hẹp lỗ van hai lá.*

snapping finger. A snapping sound or feeling produced by bending the finger. In adults it is usually caused by tenosynovitis; in children by the sliding of tendons out of a cramped space when the finger is extended. *Tiếng kêu ngón tay Một tiếng kêu giòn hay cảm giác đo bẻ ngón tay. Ở người lớn nó thường do chứng viêm bao gân: ở trẻ em, do sự trượt gân ra khỏi một chỗ bị co rút khi ngón tay được duỗi ra.*

snapping hip. Slipping of the hip joint with a snap due to displacement over the great trochanter of a tendinous band*Tiếng kêu khớp hông Sự trượt khớp hông với một tiếng tách do sự đời chỗ trên mấu chuyển lớn của một băng gân.*

snare [AS. sneare, noose]. Device for excision of polyps or tumors by tightening wire loops around them. *Thòng lọng Dụng cụ để cắt bỏ thịt dư hay bướu bằng cách cột chặt thòng lọng kim loại xung quanh chúng.*

sneeze [AS. fneosan, to pant]. 1. To expel air forcibly through the nose and mouth by spasmodic contraction of muscles of expiration due to irritation of nasal mucosa. The sneeze re-

flex may be produced by a great number of stimuli. Placinga foot on a cold surface will provoke a sneeze in some people, while looking at a bright light or sunlight will cause it in others. Firm pressure applied to the middle of the upper lip and just under the nose will sometimes prevent a sneeze that is about to occur. SEE: photic sneezing; ptarmus. 2. The act of sneezing. SEE: sternutation; sternutatory.*sneeze 1. Hắt hơi Tống mạnh không khí một cách bắt buộc bởi sự co thắt các cơ thở ra do sự kích thích niêm mạc mũi. Phản xạ hắt hơi có thể sinh ra do nhiều loại kích thích. Việc đặt một bàn chân trên bề mặt lạnh sẽ gây hắt hơi ở một số người, trong khi nhìn ánh sáng chói hay nắng sẽ gây hắt hơi ở một số khác. Ép mạnh lên giữa môi trên và ngay dưới mũi sẽ thỉnh thoảng ngăn được một sự hắt hơi sắp xảy ra. XEM. photic sneering; ptarmus. 2. Sự hắt hơi. XEM. sternutation; sternutatory.*

sneeze reflex, solar. Sneeze that occurs following exposure to bright sunlight. This benign condition may affect a great number of normal persons, and it may also be associated with rhinitis. The mechanism of the cause of this type of sneeze reflex is unknown.*Phản xạ hắt hơi do nắng Hắt hơi xảy ra sau khi tiếp xúc với nắng chói. Tình trạng lành này có thể ảnh hưởng đến nhiều người bình thường, và nó cũng có thể liên quan đến viêm mũi. Cơ chế của nguyên nhân loại phản xạ hắt hơi này chưa được rõ.*

Snelleti s chart [Herman Suellen, Dutch ophthalmologist, 1834-1908] Chart imprinted with lines of black letters graduating in size from smallest on the bottom to largest on top. Used for testingvisual acuity. *Biểu đồ Snellen Biểu đồ được in với những dòng chữ đen xếp loại theo kích cỡ từ nhỏ nhất ở đáy tới lớn nhất trên đỉnh. Dùng để thử độ tinh của mắt.*

Snelleri s reflex. Congestion of ear on same side upon stimulation of the distal end of the divided auriculotemporal nerve. SYN: auriculocervical nerve re/%x.*Phản xạ Snellen Sự xung huyết của tai ở cùng một phía trên sự kích thích đầu xa của thần kinh tai thái dương phân chia. Đn: auriculocervical nerve reflex.*

Snelleri s test. Test for visual acuity where the patient reads Snellen's chart at a certain distance with one eye, then with the other eye, and then with both eyes.*Sự thử Snellen Sự thử độ tinh của mắt bằng cách cho bệnh nhân đọc biểu đồ Snellen ở một khoảng cách nào đó với một mắt, rồi với mắt kia, và rồi với cả hai mắt.*

snore [AS. snoro]. During sleep, the noise produced while breathing through the mouth. The noise is

caused by air passing through related tissues in the pharynx. The majority of people snore to some extent. Snoring is of no clinical importance to the snorer unless it is prolonged and chronic, in which case it seems to be related to an increased risk of developing ischemic heart disease. Also, it is of importance if the snoring is so loud as to cause discomfort and lack of sleep in those sharing the sleeping space. Indeed, one man's snore was recorded at 88 decibels (equivalent to the sound produced by a loud motorcycle); and persons in the armed forces have had to be discharged because of their snoring interfering with the sleep of others. TREAT: In some cases, the snoring is of such clinical and social importance that plastic surgery, uwlopalatopharyngoplasty, q .v., for correcting the relaxed tissues in the pharynx is indicated. SYN: atertor. *Tiếng ngáy Trong khi ngủ, tiếng ồn sinh ra trong khi thở qua miệng. Tiếng ồn do không khí đi qua các mô bị giãn trong hầu đa số mọi người ngáy ở mức độ nào đó. Sự ngáy không quan trọng về mặt chẩn đoán đối với người ngáy trừ khi nó kéo dài và mạn tính, trong trường hợp đó, nó dường như có liên quan đến một nguy cơ ngáy càng tăng của sự phát triển một chứng bệnh tim thiếu máu cục bộ. Ngoài ra nó quan trọng nếu sự ngáy lớn đến mức gây khó chịu và mất ngủ cho những người nằm gần. Thật vậy, tiếng ngáy của một người đàn ông được ghi nhận ở mức 88 decibel (tương đương với âm thanh của một xe gắn máy lớn); và những người trong quân đội đã phải được cho giải ngũ vì tiếng ngáy của họ cản trở giấc ngủ của người khác. ĐIỀU TRỊ: Trong một số trường hợp, sự ngáy có tầm quan trọng xã hội và chẩn đoán bệnh đến nổi, phẫu thuật tạo hình, sự tạo hình hầu - họng - lưỡi gà để sửa các mô bị giãn trong hầu được chỉ định. Đn: stertor.*

snoring tale A sonorous tale, low in pitch, resembling a snore.*Tiếng ran ngáy Một tiếng ran giòn, cao độ thấp, giống tiếng ngáy.*

snow, carbon dioxide. SEE: carbon dioxide solid therapy.*snow, carbon dioxide XEM: carbon dioxide solid therapy.*

snow blindness. Irritation of the conjunctiva caused by reflection of the sun on the snow. SEE: Nursing Diagnoses inAppendix. SYM: Photophobia, blepharoapaem, burningpain in the eyes, hyperemia, or temporary blindness.*Chứng mù huyết Sự kích thích của kết mạc do sự phản xạ của mặt trời trên huyết. XEM. Nursing Diagnoses trong phụ lục. TRIỆU CHỨNG: Sợ ánh sáng, co thắt mi mắt, đau rát trong mắt, sung huyết, hay mù tạm thời.*

SNS. Society of Neurological Surgeons.*SNS. Hiệp hội các bác sĩ phẫu thuật thần kinh.*

snuff. 1. A medicinal powder inhaled through the nose. 2. A powdered form of tobacco inhaled through the nose, or placed in the posterior part of the buccal cavity on one side.

snuff 1. Thuốc bột để hít qua mũi. 2. Một dạng bột của thuốc lá được hít qua mũi, hay được đặt ở phần sau của khoang miệng trên một phía.

snuffbox, anatomical. Triangular area of the doraum of the hand at the base of the thumb. When the thumb is extended, the tendons of the long and short extensor muscles of the thumb bound this area, which appears as a depression. When snuff was used, a small pinch could be placed in this "boa" and snuffed up into the nose from that site. Tenderness in this area may be present when the navicular bone is fractured.*Hố lão Vùng tam giác ở mu bàn tay ở chân ngón tay cái. Khi ngón tay cái được duỗi ra, gân của các cơ duỗi dài, ngắn của ngón cái bao bọc vùng này, tạo thành một vết lõm. Khi thuốc bột được dùng, một nhúm nhỏ có thể được đặt trong "hộp" này và được hít vào mũi từ chỗ đó. Sự nhạy cảm đau ở vùng này có thể xuất hiện khi xương thuyền bị gãy.*

snuffles [D. srue/felen, to snuff]. Obstructed nasal breathing with discharge from the nasal mucoea, esp. in infants, chiefly in congenital syphilis.*Chứng sổ mũi trẻ em Sự thở đường mũi bị tắc nghẽn với chất thải từ niêm mạc mũi, đặc biệt ở trẻ em, chủ yếu do giang mai bấm sinh.*

SOAP. Acronym for an organized structure for keeping progress notes in the chart. Each entry contains date, number, and title of the patient's particular problem, followed by the SOAP headings: Subjective findings; Objective findings; Assessment, the documented analysis and conclusions concerning the findings; and Plan for further diagnostic or therapeutic action. If the patient has multiple problems, a SOAP entry on the chart is made for each problem.

SOAP Các chữ đầu của một cơ cấu tổ chức để ghi nhận diễn biến trong biểu đồ. Mỗi cổng vào chứa ngày tháng, số, và tiêu đề thuộc vấn đề chi tiết của bệnh nhân theo các đầu đề của SOAP Những phát hiện chủ quan (Subjective findings); Những phát hiện khách quan (Objective findings); Sự đánh giá (Assessment), phân tích dựa trên tài liệu và kết luận liên quan đến các phát hiện; và kế hoạch (Plan) cho hoạt động chẩn đoán và điều trị sau này. Nếu bệnh nhân có nhiều vấn đề, một cổng vào SOAP trên biểu đồ được làm cho mỗi vấn đề.

soap [AS. saps]. A cleansing chemical compound formed by an alkali acting on a fatty acid, such as sodium stearate, NaC$_H_H_O$. Castile soap is made by saponifying olive oil with sodium hydroxide, and contains mainly sodium oleate, NaC$_H_O$. SEE: detergent; saponification.*Xà phòng Một hợp chất hóa học dùng cho tẩy rửa được tạo bởi một chất kiềm tác dụng trên một acid béo như sodium stearate, NaC$_H_O$. Xà phòng cứng được làm bằng dầu olive với sodium hydroxide và chứa chủ yếu sodium oleate, NaC$_H_O$. XEM. detergent: saponification.*

s., soft medicinal. A liquid soap made by saponification of vegetable oils excluding coconut oil and palm kernel oil and without removal of glycerin. Used in the treatment of skin diseases. SYN: s., green.*Xà phòng thuốc mềm Xà phòng lỏng được làm bằng xà phòng hóa dầu thực vật ngoại trừ dầu dừa và dầu hạt cọ và không có khử glycerin. Dùng để điều trị các bệnh về da. Đn: s. green.*

soap liniment. A solution of soap and camphor in alcohol and water. Used as a stimulant and rubefacient. *Thuốc xoa xà phòng Một dung dịch xà phòng và long não trong cồn và nước. Dùng như một chất kích thích và gây sung huyết da.*

soapsuds edema. Enema given so that the irritating action of the soap will stimulate the bowel. Less harsh forms of enema are preferred. SEE: enema, soapsuds.*Sự thụt nước xà phòng Sự thụt được làm để tác dụng kích thích của xà phòng sẽ kích thích ruột. Các loại thụt ít dữ dội hơn được ưa thích hơn. XEM. enema, soapsuds.*

SOB short of breath.*SOB Viết tắt của short of breath - Sự thiếu thở.*

Sob [ME. sobben, to catch breath]. 1. To weep with convulsive movements of the cheat. 2. A cry or wail resulting from a sudden convulsive inspiration accompanied by spasmodic closure of the glottis. SEE: sigh.*Sob 1. Khóc thổn thức Khóc với những chuyển động co thắt của ngực. 2. Một tiếng kêu hay rên do một sự hít vào co thắt đột ngột kèm theo sự đóng bất thường của thanh môn. XEM. sigh.*

socialization The process of adapting an individual to the social customs of society; in the process he or she becomes a useful member of the society.*Sự xã hội hóa Quá trình hội nhập xã hội của một cá nhân. Trong quá trình này, cá nhân tuân theo các tập quán xã hội và trở thành một thành viên có ích của xã hội.*

social phobias. Persistent irrational fears and the need to avoid any situation in which one might be exposed to scrutiny by others and potentially embarrassed or humiliated. Even anticipating a phobic-producing situation, such as speaking in public, urinating in a restroom with others present, or eating in public, may cause extreme anxiety.

TREAT: Relaxation therapy, desensitization, or use of beta blockera, such as propanolol, alprazolam, or atenolol may be of benefit.*Chứng sợ xã hội Mỗi sợ vô lý kéo dài và nhu cầu tránh bất kỳ tình huống nào trong đó một người có thể tiếp xúc bởi sự theo dõi của người khác và dễ cảm thấy xấu hổ hay thấp kém. Ngay cả việc tham gia một tình huống gây sợ như nói trước đám đông, tiểu tiện trong nhà vệ sinh khi có mặt người khác hay ăn nơi công cộng cũng có thể gây lo lắng cực kỳ. ĐIỀU TRỊ: Liệu pháp thư giãn, giảm bớt nhạy cảm, hay dùng các loại thuốc nhẹ như propanolol, alprazolam, hay atenolol có thể có ích.*

socioacusis [L. socius, companion, + Gr. akoustikos, hearing]. The long-range ill effects of environmental noise on auditory acuity. *socioacusis Các tác động xấu lâu dài của tiếng ồn môi trường trên thính lực.*

sociobiology [" + Gr. bias, life, + logos, word, reason]. Analysis of social behavior in terms of modem evolutionary theory. It is the study of the social life of animals or humane on the assumption that populations evolve and adapt to their environments in different ways, through individual learning, cultural tradition, or genetic inheritance.*Sinh học xã hội Sự phân tích hành vi xã hội dưới góc cạnh thuyết tiến hóa hiện đại. Nó là sự nghiên cứu đời sống xã hội của loài vật hay con người, trong khi thừa nhận rằng con người tiến hóa và mô phỏng môi trường của họ bằng những cách khác nhau, thông qua hiểu biết cá nhân, truyền thống văn hóa, hay sự kế thừa thế hệ.*

socioeconomic status. The combined social and economic level of individuals or groups. Such classification is useful in studying the relationship of income and livingconditions on the prevalence and incidence of various diseases.*Địa vị xã hội Mức độ kinh tế xã hội kết hợp của cá nhân hay nhóm sự phân loại như thế có ích trong việc nghiên cứu mối quan hệ của điều kiện sống và thu nhập đối với sự lan truyền và dễ mắc các bệnh khác nhau.*

sociology [" + logos, word, reason]. Study of human social behaviorand the origins, institutions, and functions of human groups and societies. *Xã hội học Nghiên cứu hành vi xã hội và nguồn gốc con người, các thể chế, và các hoạt động của các nhóm người và các tổ chức xã hội.*

sociomedical. Pert. to sociology and medicine, esp. the inter relationships between the two.*sociomedical Thuộc xã hội học và y học, đặc biệt là những mối quan hệ qua lại giữa hai ngành.*

sociometry [" + Gr. metron, measure]. The science concerned with measuring social behavior.*Khoa* *trắc nghiệm xã hội Khoa học liên quan tới sự đo lường các hành vi xã hội.*

sociopath [" + Gr. pathos, disease, suffering]. An individual with antisocial personality disorder. SEE: personality, antisocial.*Bệnh ghét xã hội Một cá nhân với sự rối loạn nhân cách chống xã hội. XEM. personality, antisocial.*

sociopathic personality. SEE: personality, antisocial.*sociopathic personality XEM: personality, antisocial.*

sociopathy [" + Gr. pathos, disease, suffering]. The condition of being antisocial.*sociopathy Tình trạng chống lại xã hội.*

socket [ME. soket, a spearhead]. 1. A hollow in a joint or part for another corresponding organ, as a bone socket or an eye socket. SEE: acetabulum. 2. The proximal portion of a prosthesis, into which the stump of an amputated extremity is fitted. *socket 1. Lỗ, hốc Một lỗ trong một khớp hay bộ phận cho một cơ quan tương ứng khác, ví dụ một hố xương hay hố mắt. XEM. acetabulum. 2. Phần giữa của một bộ phận giả, nơi mỏm cụt của một chi bị cắt cụt được lắp vào.*

s., alveolar. The bony apace occupied by the tooth and periodontal ligament.*Hố ổ răng Chỗ xương mà răng và các dây chẳng quanh răng chiếm giữ.*

s., dry. Alveolitis following tooth extraction characterized by extreme pain but without suppuration.*s., dry Viêm ổ răng sau khi nhổ răng biểu hiện bởi sự đau dữ dội nhưng không mưng mủ.*

s., tooth. A dental alveolus of the maxilla or mandible; a cavity that contains the root of a tooth.*Ổ răng Ổ răng hàm trên hay hàm dưới: một hố chứa chân răng.*

soda [Medieval L., barilla, from which soda is made]. 1. Term loosely applied to various salts of sodium, esp. to caustic soda (sodium hydroxide) and baking soda (sodium bicarbonate). SEE: sodium. 2. Short for soda water, which is water charged with carbon dioxide.*soda 1. Thuật ngữ chỉ chung các muối sodium đặc biệt là xút ăn da (sodium hydroxide) và baking xôđa (sodium bicarbonate). XEM. sodium. 2. Từ ngắn chỉ nước xôđa, là nước được nạp carbon dioxide.*

s., caustic. Sodium hydroxide.*s., caustic natri hydroxide - xút ăn da.*

s., lime. A white granular substance consisting of a mixture of calcium hydroxide and sodium hydroxide or potassium hydroxide or both. Used to absorb carbon dioxide.*s., lime Một chất hạt trắng gồm một hỗn hợp calcium hydroxide và sodium hydroxide hay potassium hydroxide hay cả hai. Dùng để hấp thu carbon dioxide.*

Soda Mint. Trade name for sodium bicarbonate.*Soda Mint Tên thương mại của sodium bicarbonate.*

soda water. A solution of carbon dioxide under pressure; carbonic acid.*s oda water Một dung dịch carbon dioxide dưới áp suất, acid carbonic.*

Sodestrin. Trade name for estrogens, conjugated.*Sodestrin Tên thương mại của estrogens, conjugated.*

sodic Relating to or containing soda or sodium.*sodic Thuộc hay chứa soda hay sodium.*

sodio-. Combining form denoting a compound containing sodium.*sodio- Dạng kết hợp để chỉ một hợp chất chứa sodium.*

sodium [LL.]. SYMB: Na. At. wt. 22.9898; at. no. 11; sp. gr. 0.971. Sodium constitutes approximately 0.15% of elements of the body. Sodium (Nam), K+, Ca'-`, and Mgr constitute the principal cations of the body, their relative concentration determining the integrity of cell membranes and the bioelectric potentials of tissues. Na* is the principal cation found in extracellular fluids.

FUNCT: Sodium salts are found in the fluids of the body, serum, blood, and lymph, and in the tissues. They are necessary to preserve a balance between calcium and potassium to maintain normal heart action and the equilibrium of the body. They regulate osmotic pressure in the cells and fluids, act as an ion balance in tissues, produce a buffer action in the blood, and guard against an excessive loss of water from the tissues.

DEFICIENCY SYM: Weakness, nerve disorders, loss of weight, "salt hunger," miner's cramps, disturbed digestion.*sodium (natri) Ký hiệu: Na. natri tạo thành xấp xỉ 0,15% các nguyên tố của cơ thể, sodium (Na+), K+, Ca++ và Mg++ tạo thành các cation chính của cơ thể, nồng độ tương đối của chúng quyết định tính toàn vẹn của các màng tế bào và các thể điện sinh học của các mô. Na+ là cation chính tìm thấy trong các chất dịch ngoài tế bào.*

CHỨC NĂNG: Các muối sodium được tìm thấy trong các chất dịch của cơ thể, huyết thanh, máu, bạch huyết, và trong các mô. Chúng cần để duy trì sự cân bằng giữa calcium và potassium để suy trì hoạt động tim bình thường và tình trạng cân bằng của cơ thể. Chúng điều tiết áp suất thẩm thấu trong các tế bào và các chất dịch, tác dụng như một sự cân bằng ion trong các mô, tạo ra một tác dụng đệm trong máu và bảo vệ chống lại sự mất quá nhiều nước từ các mô.

TRIỆU CHỨNG THIẾU: Yếu ớt, các rối loạn thần kinh, giảm cân, "đói muối", chuột rút, tiêu hóa rối loạn.

s., acetate. USP. A chemical compound that is used to alkalize the urine, and is used in kidney dialysis solutions.*s., acetate Một hợp chất hóa học được dùng để kiềm hóa*

nước tiểu, và được dùng trong các dung dịch thẩm tách thận.

s., alginate. A purified carbohydrate product extracted from certain species of seaweed. It is used as a food additive and as a pharmaceutic aid.*s., alginate Một sản phẩm carbonhydrate tinh chế được chiết xuất từ một số loài tảo biển. Nó được dùng làm chất phụ gia thực phẩm và chất trợ dược.*

s., amobarbital. The monosodium salt of isoamylethyl barbituric acid. Trade name is Amytal Sodium. ACTION/USES: Sedative and hypnotic in control of insomnia; preliminary to surgical anesthesia and in labor.*s., amobarbital Muối monosodium của acid isoamylethylbarbituric. Tên thương mại là Amytal Sodium. TÁC DỤNG CÁCH DÙNG: An thần và gây ngủ để trị chứng mất ngủ; chuẩn bị bước đầu cho gây mê phẫu thuật và sinh nở.*

s., ascorbate. USP. The sodium salt of ascorbic acid, vitamin C. It may be used in a sterile solution when parenteral administration of vitamin C is required.*Muối sodium của acid ascorbic, vitamin C Nó có thể được dùng trong một dung dịch vô trùng khi sự dùng vitamin C ngoài đường tiêu hóa được yêu cầu.*

s., benzoate. A white, odorless powder with sweet taste. Used as a food preservative.*Một chất bột trắng không mùi, vị ngọt Dùng như một chất bảo quản thực phẩm.*

s., bicarbonate. USP. $NaHCO$, White odorless powder with saline taste. Used intravenously to treat acidosis, as in diabetic ketoacidosis or cardiopulmonary arrest. ACTION/USES: Orally as an antacid. Effectiveness for this purpose is questionable. Externally, mild alkaline wash. INCOMPAT: Acids, acid salts, ammonium chloride, lime water, ephedrine hydrochloride, iron chloride.*s., bicarbonate $NaHCO$. Chất bột trắng không mùi, vị mặn. Dùng trong tĩnh mạch để điều trị chứng nhiễm acid, như trong chứng nhiễm ketoacid đái tháo đường hay sự ngừng tim phổi. TÁC DỤNG&CÁCH DÙNG: Dùng qua đường miệng như một chất chống acid. Tính hiệu quả của mục đích này còn đang được nghiên cứu. Dùng bên ngoài, là một chất rửa có tính kiềm nhẹ. CÁC CHẤT KỴ: Các acid, các muối acid, ammonium chloride, nước vôi, ephedrine hydrochloride, iron chloride.*

s., carbonate. $NaCO$. White crystalline powder (washing soda). Used as an alkali employed chiefly in alkaline baths.*s., carbonate $NaCO$. Chất bột kết tinh trắng (soda rửa). Dùng như một chất kiềm, dùng chủ yếu trong tắm kiềm.*

s., carboxymethylkellulose. USP. The sodium salt of

carboxymethylcellulose, q.v.*s.*,
carboxymethykellulose Muối sodium của carboxymethylcellulose.
s., chloride. USP. NaCl. Common table salt.
ACTION/USES: In preparation of normal saline solution, emetic, and to add flavor to foods.
INCOMPAT: Silver nitrate.
In aqueous solution sodium chloride, a neutral salt, is a strong electrolyte, being almost completely ionized. The sodium and chlorine ions are important in maintaining the proper electrolyte balance in body fluids. The kidneys control excretion of sodium chloride in the urine. This control mechanism is complex but the hormones vasopressin and aldosterone are essential to the process. Sodium chloride is also present in sweat, milk, and intestinal juices.*s., chloride NaCl. Muối ăn nói chung.*
TÁC DỤNG CÁCH DÙNG: Dùng để pha chế các dung dịch muối bình thường, chất gây nôn, và thêm hương vị cho thức ăn.
CHẤT KỴ: nitrate bạc.
Trong dung dịch nước sodium chloride, một muối trung tính, là một chất điện phân mạch, hầu như bị ion hóa hoàn toàn. Các ion sodium và chlorine quan trọng trong việc duy trì sự cân bằng điện phân thích hợp trong các chất dịch cơ thể. Thận kiểm soát sự bài tiết sodium chloride trong nước tiểu. Cơ chế kiểm soát này thì phức tạp nhưng các hormone vasopressin và aldosterone cần thiết cho quá trình. Sodium chloride cũng có mặt trong lúa mì, sữa và các dịch tiêu hóa.
s., citrate. USP. White granular powder, saline in taste and soluble in water. Used as an anticoagulant for blood in transfusion.*s., citrate Chất bột hạt trắng, vị mặn và có thể hòa tan trong nước. Dùng như một chất chống đông trong sự truyền máu.*
s., fluoride. USP. NaF. White crystalline powder, saline in taste, soluble in 25 parts of water.
ACTION/USES: In drinking water and in solution for local application to teeth for prevention of dental caries. Commercially, in etching glassware, for eradication of rats, insects, ants, and other pests. SEE: fluoridation; sodium fluoride poisoning.*s., fluoride NaF. Chất bột kết tinh trắng, vị mặn, có thể hòa tan trong 25 phần nước.*
TÁC DỤNG CÁCH DÙNG: Trong nước uống và trong dung dịch dùng riêng cho răng để ngừa sâu răng. Trong thương mại, dùng để khắc acid các đồ thủy tinh, dùng để diệt chuột, kiến và các vật gây hại khác. XEM. fluoridation; sodium fluoride poisoning.
s., hydroxide. NaOH. A whitish solid; soluble in water, making a clear solution. SYN: soda, caustic; soda, lye.
ACTION/USES: Antacid and caustic. In the laundry and in commercial

compounds, in cleaning sink traps, toilets, etc., and in the preparation of soap.
Caution: Use great care in handling it as it rapidly destroys organic tissues. Protective glasses should be worn while workingwith this chemical. If splashed in eye, may cause blindness.
s., hydroxide NaOH. Một chất rắn hơi trắng: có thể tan trong nước, tạo thành một dung dịch trong. Đn: soda, caustic; soda, lye.
TÁC DỤNG CÁCH DÙNG: Khác acid và ăn mòn. Dùng trong giặt ủi và trong các hợp chất thương mại, làm sạch các ống chữ U trong bồn rửa bát, làm sạch toalet v.v... và trong chế tạo xà phòng.
Thận trọng: Cẩn thận khi xử lý nó vì nó phá hủy rất nhanh các mô cơ quan. Các kính bảo vệ sẽ bị mòn trong khi làm việc với hóa chất này. Nếu văng trúng mắt, có thể gây mù.
s., hypochlorite (solution). USP. An antiseptic used in root canal therapy.
Caution: This solution is not suitable for application to wounds.
s., hypochlorite (Dung dịch) Một chất kháng khuẩn dùng để chữa các đường chân răng.
Thận trọng: Dung dịch không thích hợp để dùng cho một vết thương.
s., iodide. USP. NaI. A salt resembling in appearance and action potassium iodide.*s., iodide NaI một muối giống với bề ngoài và tác dụng của potassium iodide.*
s., lactate (injection). USP. Sodium salt of inactive lactic acid. In one-sixth or onefourth molar solution, it is used I. V. to control electrolyte disturbances, esp. acidosis.
Thuốc tiêm Muối sodium của acid lactic kém hoạt động. Trong một dung dịch phân tử gam một phần sáu hay một phần tư nó được dùng I.V. để chữa rối loạn điện phân, đặc biệt là sự nhiễm acid.
s., lauryl sulfate. An anionic surface-active agent that is used as a pharmaceutic aid.*s., lauryl sulfate Một tác nhân kích hoạt bề mặt anion, được dùng như một acid dược.*
s., monofluorophosphate. USP. An agent suitable for topical application to teeth to prevent dental caries.
s., monofluorophosphate Một chất thích hợp dùng riêng cho răng để ngừa sâu răng.
s., morrhuate[injection]. USP. Thesodium salt of the fatty acids, found in cod liver oil. Used as a sclerosing agent for the obliteration of varicose veins.*Thuốc tiêm Muối sodium của các acid béo, tìm thấy trong dầu gan cá tuyết. Dùng như một chất gây cứng trong sự tắc các tĩnh mạch giãn.*
s., nitrite. USP. NaNO. White crystalline powder. Antidote for cyanide poisoning.*s., nitrite NaNO. Chất bột kết tinh trắng: Dùng làm chất*

giải độc cho chứng nhiễm độc cyanide.
s., nitroprusside. USP. A powerful vasodilator used when rapid reduction in blood pressure is required.*s., nitroprusside Một tác nhân gây giãn tĩnh mạch mạnh được dùng khi cần giảm nhanh huyết áp.*
s., phosphate, dibasic. USP. Chemical that is used as a cathartic.
s., phosphate, dibasic Chất hóa học được dùng như thuốc xổ.
s., phosphate P 32 (solution). USP. A standardized preparation of radioactive phosphorus (32P).*s., phosphate P 32 (Dung dịch) Một chế phẩm được tiêu chuẩn hóa của phosphorus phóng xạ (32P).*
s., polystyrene sulfonate. USP. A cation-exchange resin used to lower the potassium in the body.*s., polystyrene sulfonate Một chất nhựa trao đổi cation được dùng để làm giảm potassium trong cơ thể.*
s., propionate. A pharmaceutic aid that also has antifungal action.*s., propionate Một chất trợ dược mà cũng có tác dụng chống nấm.*
s., salicylate. USP. CHNaO. White powder or scales with sweet saline taste. Used as an analgesic and antipyretic.
INCOMPAT: Caffeine citrate, caffeine sodium benzoate.*s., salicylate CHNaO. Chất bột trắng với vị mặn ngọt. Dùng làm thuốc giảm đau và hạ nhiệt.*
CÁC CHẤT KỴ: Caffeine citrate, caffeine sodium benzoate.
s., sulfate. USP. A salt used as a saline cathartic and diuretic. Also has some uses in veterinary medicine. SYN: Glauber's salt.*s., sulfate Một muối được dùng làm thuốc xổ và thuốc lợi tiểu. Cũng có một số công dụng trong thuốc thú y. Đn: Glauber's salt.*
s., thiosuffate. USP. White crystalline substance, having a cooling taste. Used externally to remove stains of iodine and intravenously as an antidote for cyanide poisoning.*s., thiosuffate Một chất kết tinh trắng, có vị mát. Dùng ngoài da để khử màu chất iodine và trong tĩnh mạch làm chất giải độc cho chứng nhiễm độc cyanide.*
sodium fluoride poisoning. Reaction to exposure to a toxic dose of sodium fluoride. This material is normally used in dentistry or in fluoridating water supplies. Symptoms include conjunctivitis, retching, vomiting, nausea, eventual cardiac weakness, kidney disturbances, and interference with coagulation of blood.
F.A.: In addition to washing affected areas, precipitate by addition of soluble calcium salts such as lime water, calcium gluconate, or calcium lactate. Give emetics and soothing drinks such as milk, cream, or egg whites.
Chứng ngộ độc sodium fluoride Phản ứng tới sự tiếp xúc với một liều độc sodium fluoride. Chất này

thường được dùng trong nha khoa hay trong nguồn nước fluor. Các triệu chứng bao gồm viêm kết mạc, nôn ọe, mửa, buồn nôn, yếu tim, rối loạn thận và cản trở sự đông máu. *SƠ CỨU: Cùng với rửa sạch các vùng bị nhiễm, làm kết tủa bằng cách thêm vào các muối calcium có thể hòa tan như nước vôi, calcium gluconate, hay calcium lactate. Cho các chất gây nôn và các thức uống trơn như sữa, kem, hay lòng trắng trứng.*

Sodium Versenate. Trade name for edetate disodium.*Sodium Versenate Tên thương mại của edetate disodium.*

sodoku Infectious febrile disease due to Spirillum minus transmitted by rat bite. SEE: rat-bite fever. SYN: rat-bite fever; sodokosis.*Bệnh chuột cắn Bệnh sốt nhiễm khuẩn do Spirillum minus truyền bởi vết cắn của chuột. XEM. rat-bite fever. Đn: rat-bite fever; sodokosis.*

sodomist, sodomite [LL. Sodoma, Sodom]. A person who practices sodomy.*sodomite Một người loạn dâm hậu môn.*

sodomy [LL. Sodoma, Sodom]. Anal intercourse, usually between males. *sodomy Sự giao cấu qua hậu môn, thường giữa đàn ông.*

Soemmering's bone [Samuel T. von Soemmering, German anatomist, 1755-1830] Marginal process of malar (zygomatic) bone.*Xương Soemmering Mỏm rìa của xương gò má.*

Soemmering's foramen. The fovea centralis retinal.*Lỗ Soemmering Một hố trung tâm võng mạc.*

Soemmering's ring. Annular swelling of the periphery of the lens capsule.*Vòng Soemmering Chỗ sưng hình vòng của ngoại biên bao thủy tinh thể.*

Soemmering'sspot. The macula luteaofthe retina.*Điểm Soemmering Điểm vàng võng mạc.*

soft [AS. softe].Not hard, firm, or solid.*Mềm Không cứng, rắn hay chắc.*

soft diet. A diet conaistingof nothing but soft or semi-solid foods or liquids. Includes fish, egg, and cheese dishes, chicken, cereals, bread, toast, and butter. Excluded are red meats, vegetables or fruits having seeds or thick skins, cellulose, raw fruits, and salads. SYN: convalescent diet.*Chế độ ăn nhẹ Chế độ ăn không có gì ngoài các thức ăn nhẹ, sền sệt hay lỏng. Gồm có cá, trứng, các món phó mát, thịt gà, ngũ cốc, bánh mì, bánh mì nướng và bơ. Không gồm các loại thịt đỏ, rau quả có hạt hay các loại da dày, celluloze, trái cây sống và các món rau trộn. Đn: convalescent diet.*

soft palate. The posterior portion of the roof of the mouth, partly separating the mouth and the pharynx. SYN: velum palatinum.*Vòm miệng mềm Phần sau của miệng, ngăn cách một phần miệng và hầu. Đn: velum*

palatinum.

soft sore. A highly infectious nonsyphilitic venereal ulcer caused by Ducrey's bacillus. SYN: chancroid, 4.v.*Hạ cam Một loét hoa liễu không do giang mai, nhiễm khuẩn cao do vi khuẩn Ducrey gây ra. Đn: chancroid.*

softening [AS.]. Process of becoming soft. SYN: malaeia; mollifies.*softening Chứng nhũn. ĐN: malacia; mollities.*

s., anemic. White softening of the brain from lack of blood.*s., anemic Chứng nhũn trắng của não do thiếu máu.*

s., colliquative. The liquefying of tissues.*s., colliquative Chứng nhũn hóa nước của các mô.*

s., gray. Softening of the brain with absorption of fat following yellow softening.*Chứng nhũn xám Sự nhũn não với sự hấp thu chất béo theo sau chứng nhũn vàng.*

s., hemorrhagic. S., red.*C h ứ n g nhũn xuất huyết. XEM: s. red.*

s., mucoid. Myxomatous degeneration.*s., mucoid Sự thoái hóa u niêm mạc.*

s., of bones. Oateomalacia.*s., of bones Chứng nhũn xương (nhuyễn xương).*

s., of brain. Paresis with progressive dementia. SYN: encephalonwlacia*Chứng nhũn não Liệt nhẹ với sự sa sút trí tuệ dần dần. Đn: encephatomalacia.*

s., of heart. Myomahtciacordis.*s., of heart Chứng nhũn cơ tim.*

s., of stomach. Gastromalacia.*s., of stomach Chứng nhũn dạ dày.*

s., red. Softening ofthe brain with bleeding into necroaed portions. SYN: a., hemorrhagic.*Chứng nhũn đỏ Sự nhũn não với sự chảy máu vào trong các bộ phận bị hoại tử. Đn: s. hemorrhagic.*

sol [Gr. sole, salt water]. SEE: gel *Dung dịch keo lỏng XEM. gel.*

sol. Solution.*sol Dung dịch.*

solace. An object or resource that does or seems to soothe pain or mental stress. In children a teddybear or a "security" blanket may provide solace. In later life, one's spouse, a friend, or a hobby may be a source of comfort and security.*Nguồn an ủi Một vật hay một nguồn mà làm hay dường như làm giảm đau đớn hay căng thẳng tinh thần. Ở trẻ em, một con gấu bông hay một tấm mền "bảo vệ" có thể là nguồn an ủi. Về sau, một người bạn đời, một người bạn hay một sở thích có thể là một nguồn dễ chịu và an toàn.*

Solanaceae A family of herbs, shrubs, and trees from which several important drugs such as scopolamine and belladonna are derived. The potato is one of the species.*Solanaceae Một họ cây cỏ, cây bụi và cây to mà có thể chiết xuất một vài loại thuốc quan trọng như scopolamine và belladonna. Khoai tây là một trong những loại này.*

solanaceous Concerning the family

Solanaceae.*solanaceous Thuộc họ solanaceae.*

solanine Apoisonouanarcotic alkaloid obtained from potato sprouts and tomatoes. SEE: poisoning, potato.

solanine *Một chất kiềm gây mê, độc chiết xuất từ mầm cây khoai tây, và cây cà chua. XEM. poisoning, potato.*

solar [L. solaria]. 1. Pert. to the sun or its rays. 2. The solar plexus.*solar 1. Thuộc mặt trời hay các tia mặt trời. 2. Đám rối dương.*

solarium [L. solarium, terrace]. 1. A room or porch exposed to the sun. 2. A room designed for heliotherapy or for the application of artificial light. 3. Day or recreational room for patients; often used as a waiting area for family or visitors.*solarium 1. Một phòng hay hành lang tiếp xúc với mặt trời. 2. Phòng tắm nắng, phòng điều trị bằng tia nhân tạo. 3. Ngày, hay phòng giải lao cho các bệnh nhân, thường được dùng như nơi chờ cho gia đình hay khách đến thăm.*

solar plexus. The celiac plexus, behind the stomach and between the suprarenal glands and consisting of two large ganglia, the celiac and superior mesenteric ganglia, from which sympathetic fibers pass to visceral organs.*Đám rối dương Đám rối bụng, phía sau dạ dày và giữa các tuyến thượng thận và gồm có hai hạch lớn hạch bụng và hạch mạc treo ruột trên từ đó các sợi thần kinh giao cảm đi qua tới các cơ quan nội tạng.*

solar therapy. Treatment with the sun's rays.*Liệu pháp mặt trời Điều trị bằng tia mặt trời. Đn: heliotherapy.*

solution In colloidal chemistry, the transformation of a gel into a sol. *Dung dịch keo hóa, sự sol hóa Sự chuyển từ một dung dịch keo đặc thành keo lỏng.*

solder Any fusible alloy usually made of tin and lead but may be mostly silver or gold for use in dentistry. The alloy is applied in a melted state tobuild up or join metal parts.*Chất để hàn Bất kỳ hợp kim nấu chảy nào thường được làm bằng thiếc hay chì nhưng có thể làm như là bạc hay vàng để dùng trong nha khoa. Hợp kim được dùng trong trạng thái tan chảy để tạo nên hay nối các bộ phận kim loại.*

s., building. An alloy of silver with large amounts of copper used to increase the height or bulk of contact areas of dental inlays or crowns. Also called sticky solder.*Chất hàn xây Một hợp kim bạc với một lượng lớn đồng, để làm tăng độ cao hay độ lớn của mặt tiếp xúc của chất đặt trong hay chụp ngoài răng. Còn được gọi là chất hàn dính.*

s., gold. A solder alloy with a high proportion of gold in it.*Chất hàn vàng Một hợp kim hàn với thành phần vàng cao trong đó.*

s., hard. A solder used in dentistry with a high fusion point that is stronger and more tarnish-resistant than softer, low-meltingpoint solders.*Chất hàn cứng Một chất hàn dùng trong nha khoa với một điểm tan chảy cao, mạnh hơn và kháng được xỉn màu hơn chất hàn mềm, với điểm tan chảy thấp.*

s., soft. A low-melting-point solder with less strength or tarnishing resistance than hard solder.*Chất hàn mềm Chất hàn với điểm tan chảy thấp, không mạnh và không kháng được xỉn màu bằng chất hàn cứng.*

soldering. The joining of two pieces of metal by use of a lower melting-point alloy. When the melted solder cools and solidifies, itjoina the parts together. Soldering is used to join many components of dental appliances or orthodontic bands and to add bulk or contours to crowns or inlays.*Sự hàn Sự nối hai mẫu kim loại bằng cách dùng một hợp kim có điểm tan chảy thấp. Khi chất hàn tan chảy nguội đi và cứng lại, nó nối các phần lại với nhau. Sự hàn được dùng để nối nhiều thành phần của các thiết bị răng hay bằng nơ hàm và để thêm độ lớn hay đường viền tới chụp ngoài hay chất độn bên trong răng.*

sole [AS. sole]. 1. Underpart of the foot. SYN: plants 2. The portion of a motor endplate at termination of a motor nerve fiber that is directly adjacent to the contractile substance of a muscle fiber. A large number of muscle nuclei are usually aggregated here. SEE: antithenar, thenar.*sole 1. Gan bàn chân. Đn: planta. 2. Phần đĩa cuối vận động ở cuối một sợi thần kinh vận động mà nằm kề trực tiếp tới một chất co của một sợi cơ. Một số lớn nhân cơ thường tập hợp ở đây. XEM. antithenar; thenar.*

solenoid A coil ofinsulatedwire in which a magnetic force is created in the long axis of the coil when an electric current flows through the wire. It may be used to activate switches.*solenoid Một cuộn dây kim loại cách điện trong đó một lực từ tính được tạo ra trong trục dài của cuộn khi một dòng điện chạy qua dây kim loại. Nó có thể được dùng để kích hoạt cái chuyển mạch.*

sole reflex. Plantar flexion of the foot muscles when tickling the sole. SYN: plantarreflex.*Phản xạ gan bàn chân Phản xạ của cơ chân khi cù vào gan bàn chân. Đn: plantar reflex.*

soleus [L. soles, sole of foot]. A Hat, broad muscle of the calf of the leg. SEE: Muscles in Appendix.*Một cơ rộng, dẹt của bắp chân XEM. Muscles trong phụ lục.*

Solfoton. Trade name for phenobarbital,USP.*Solfoton Tên thương mại của phenobarbital.*

Solganal. Trade name for aumthioglucose, USP.*Solganal Tên thương mại của aurothioglucose.*

solid [L. solidusJ. 1. Not gaseous, hollow, or liquid. 2. A substance not gaseous, liquid, or hollow.*solid 1. Rắn, chắc. 2. Chất rắn.*

solipsism [L. solos, alone, + ipse, self). Thetheory thatthe self may know only its feelings and changes and there is then only subjective reality.*Thuyết duy ngã Lý thuyết cho rằng bản thân chỉ có thể biết những cảm xúc và những thay đổi của nó và sau đó chỉ có những hiện thực chủ quan.*

solitary [L. solitaries, aloneness]. Alone; single or existing separately.*solitary Đơn độc, cô đơn.*

solitary lymph nodules. Small spherical lymphatic nodules found in the lamina propria of the small and large intestine.*Các hạch bạch huyết đơn Các hạch bạch huyết hình cầu nhỏ tìm thấy trong ruột non và ruột già.*

solo practitioner. A physician, dentist, or other practitioner who practices alone rather than with a group or partner.*Thầy thuốc độc lập Một bác sĩ, nha sĩ hay thầy thuốc đang hành nghề khác người hành nghề một mình chứ không với nhóm hay đồng sự.*

solubility [LL. solubilis, to loosen, dissolve]. Capability of being dissolved.*solubility Khả năng hòa tan.*

soluble Able to be dissolved.*soluble Có thể hòa tan.*

Solo-Cortef. Trade name for hydrocortisone sodium succinate, USP.*Solo-Cortef Tên thương mại của hydrocortisone sodium succinate.*

Solo-Medrol. Trade name for methylprednisolone sodium auccinate, USP.*Solo-Medrol Tên thương mại của methylprednisolone sodium succinate.*

solum tympani [L.]. The floor of the tympanic cavity.*solum tympani Đáy khoang nhĩ.*

solute [L. solutes, to loosen, dissolve]. The substance that is dissolved in a solution.*solute Chất được hòa tan trong dung dịch.*

solutio [L. solutes, to loosen, dissolve]. Solution.*solutio Dung dịch.*

solution [L, solutes, to loosen, dissolve]. 1. Liquid containing dissolved substance. 2. Process by which a solid is homogeneously mixed with a fluid, solid, or gas so that the dissolved substances cannot be distinguished from the resultant fluid. 3. Mixture formed by dissolution of substances. The liquid in which the substances are dissolved is called the solvent, q.v., and the substance dissolved, the solute, q.v.*solution 1. Chất hòa tan Chất lỏng chứa chất được hòa tan. 2. Sự hòa tan Quá trình qua đó một chất rắn được trộn một cách đồng nhất với một chất lỏng, chất rắn, hay chất khí sao cho chất được hòa tan không thể được phân biệt trong hỗn hợp. 3. Dung dịch hợp chất được*

tạo bởi sự hòa tan các chất. Chất lỏng trong đó các chất được hòa tan gọi là dung môi (solvent), và chất được hòa tan gọi là chất tan (solute).

s., aqueous. Solution containing water as the solvent.*Dung dịch nước Dung dịch có nước là dung môi.*

s., buffer. Solution of a week acid and its salt (e.g., carbonic acid, sodium bicarbonate) of importance in maintaining a constant pH, esp. of the blood.*Dung dịch đệm Dung dịch của một acid yếu và muối của nó (ví dụ acid carbonic, sodium bicarbonate) có tầm quan trọng trong việc duy trì một hằng số PH đặc biệt là của máu.*

s., colloidal. Solution in which the solute is suspended and not dissolved, such as gelatin or albumin.*Dung dịch keo Dung dịch mà chất tan lơ lửng chứ không hòa tan, ví dụ gelatin hay albumin.*

s., contrast. Solution containing a radiopaque substance. These solutions are used to facilitate x-ray examination of body cavities.*Dung dịch tương phản Dung dịch chứa một chất cản phóng xạ. Các dung dịch này giúp sự kiểm tra bằng tia X các hốc cơ thể được dễ dàng.*

s., hyperbaric. Solution with a specific gravity greater than one, or greater than the solution to which it is being compared. This is important in injecting medicines or anesthetic agents into the spinal fluid in the spinal canal.*Dung dịch tỉ trọng cao Dung dịch với một tỉ trọng lớn hơn một hay lớn hơn dung dịch mà nó được so sánh với. Điều này quan trọng trong việc tiêm thuốc hay các chất gây mê vào dịch tủy sống.*

s., hyperonic. Solution havingagreater osmotic pressure than that of cells or body fluids; a solution that draws water out of cells, thus inducing phasmolysis. Ex.: A concentrated solution of sodium chloride.*Dung dịch ưu trương Dung dịch có áp suất thẩm thấu lớn hơn áp suất thẩm thấu của các tế bào hay các dịch cơ thể: một dung dịch hút nước ra khỏi tế bào, vì thế bao gồm cả sự co chất nguyên sinh. Ví dụ: Một dung dịch đậm đặc của sodium chloride.*

s., hypotonic. Solution having an osmotic pressure lesathan that of cells orbody fluids; a solution that will cause water to enter cells, thus inducing turgor and possibly hemolysis. Ex.: A sodium chloride solution containing less than 0.9 gm of NaCI in each 100 ml of water.*Dung dịch nhược trương Dung dịch có một áp suất thẩm thấu nhỏ hơn các tế bào hay các dịch cơ thể: một dung dịch mà sẽ làm nước thấm vào tế bào, vì thế bao gồm cả sự cương phồng và khả năng tan máu. Ví dụ: Một dung dịch sodium chlo-*

ride *chứa ít hơn 0,9mg NaCl trong 100ml nước.*

s., iodine. Solution of iodine and potassium iodine used as a source of iodine.*Dung dịch iốt Dung dịch iodine và potassium iodine, dùng như một nguồn iodine.*

s., isobaric. Solution with a specific gravity equal to one or equal to the solution with which it is being compared SEE: a., hyperbaric.*Dung dịch đẳng tỉ trọng Dung dịch với tỉ trọng tương đương một hay tương đương với dung dịch mà nó được so sánh với.*

s., isosmotic. Solution having the same hydrogen ion concentration or pH as another.*Dung dịch đồng hydro Dung dịch có cùng nồng độ hydrogen hay pH với một dung dịch khác.*

s., isosmotic. Solution with the same osmotic pressure as the solution with which it is being compared. *s., isosmotic Dung dịch đồng áp suất thẩm thấu (so với một dung dịch khác).*

s., isotonic. Solution that has the same osmotic pressure as that of body cells or fluids. Ex.: A sodium chloride solution containing 0.9 gm of NaCl in each 100 ml of water.*Dung dịch đẳng trương Dung dịch có cùng áp suất thẩm thấu như của các tế bào hay các dịch cơ thể. Ví dụ: Một dung dịch chứa 0,9mg NaCl trong 100 ml nước.*

s., molar. Solution containing a gram molecular weight or mole of the reagent dissolved in one liter (1000 ml) of solution. Designated 1M.*Dung dịch phân tử gam Dung dịch chứa một gram trọng lượng phân tử hay phân tử gam của chất phản ứng hòa tan trong một lít dung dịch. Được gọi là 1M.*

s., normal Solution containing one gram equivalent weight of reagent in one liter (1000 ml) of solution. Designated 1N.*Dung dịch nguyên chuẩn Dung dịch chứa trọng lượng tương đương một gam chất phản ứng trong một lít dung dịch. Được gọi là 1N.*

s., normalseline. An isotonic saline solution. SEE: s., isotonic.*D u n g dịch muối đẳng trương XEM: s. isotonic.*

s., ophthalmic. A sterile preparation suitable for instillation in the eye.*Thuốc nhỏ mắt Một loại thuốc vô trùng thích hợp cho việc nhỏ vào mắt.*

s., physiological saline. An isotonic solution of sodium chloride. SEE: s., isotonic.*s., physiological saline Dung dịch sodium chloride đẳng trương. XEM: s. isotonic.*

s., repair. Any solution given intravenouslyto treat an electrolyte ormetabolic disturbance.*Dung dịch phục hồi Bất cứ dung dịch nào được cho vào trong tĩnh mạch để điều trị một rối loạn chuyển hóa*

hay điện phân.

s., Ringer's. Solution containing chlorides of sodium, calcium, and potassium in moat favorable concentration. It contains 8.6gm sodium chloride, 0.3 gm calcium chloride, 0.3 gm potassium chloride, and sufficient distilled water to make one liter (1000 ml).*Dung dịch Ringer Dung dịch chứa các chloride của sodium, calcium, và Potassium trong nồng độ có lợi nhất. Nó chứa 8,6gm sodium chloride, 0,3gm calcium chloride: 0,3gm potassium chloride, và nước cất đủ để làm một lít.*

s., saline. Solution of a salt, usually sodium chloride.*s., saline Dung dịch muối, thường là sodium chloride.*

s., saturated. Solution containing all the solute it can dissolve. This limit is called the saturation point. *Dung dịch bảo hòa Dung dịch chứa toàn bộ chất tan nó có thể hòa tan. Giới hạn này được gọi là điểm bảo hòa.*

s., sclerosing. An irritating substance that produces sclerosis when applied to tissues or injected into a vein.*Dung dịch làm xơ cứng Một chất kích thích sinh ra sự xơ cứng khi cung cấp tới mô hay tiêm vào tĩnh mạch.*

s., seminormal. ABBR: 0.5N or N/2. A solution containing one-half of a gram equivalent weight of reagent in one liter (1000 ml) of solution.*s., seminormal Viết tắt: 0,5N hay N/2. Dung dịch bán nguyên chuẩn Dung dịch chứa trọng lượng tương đương nửa gam chất phản ứng trong một lít dung dịch.*

s., standard. Solution containing a definite amount of a substance as a normal solution. Used for comparison or analysis.*Dung dịch tiêu chuẩn Dung dịch chứa một lượng xác định của một chất như một dung dịch nguyên chuẩn. Dùng trong so sánh hay phân tích.*

s., supersaturation. Solution in which the saturation point is reached, but when heated, it is possible to dissolve more of the solute.*Dung dịch siêu bảo hòa Dung dịch trong đó điểm bão hòa đã đạt tới, nhưng khi được đốt nóng nó có thể hòa tan nhiều hơn lượng chất tan.*

s., test. A reagent solution, one used in performing a particular test.*Dung dịch thử nghiệm Dùng để tiến hành một thử nghiệm đặc biệt.*

s., Tyrode's. A modified Ringer's solution containing, in addition, a small amount of magnesium chloride and acid and sodium phosphates.*Dung dịch Tyrode Một dung dịch Ringer được bổ sung một lượng nhỏ magnesium chloride và acid và sodium phosphates.*

s., volumetric. A standard solution containing a definite amount of a substance in one liter (1000 ml) of solution. Used in volumetric analysis.*Dung dịch thể tích Một dung*

dịch tiêu chuẩn *chứa một lượng xác định của một chất trong một lít dung dịch dùng trong phân tích thể tích.*

solv. L. solve, dissolve.*solv Hòa tan.*

solvate A compound formed by reaction between solvent and solute.*solvate Một hợp chất được tạo bởi phản ứng giữa dung môi và chất tan.*

solvation The formation of a solvate.*solvation Sự solvate hóa.*

solvent [L. soluens]. 1. Producing a solution, dissolving. 2. A liquid holding another substance in solution. 3. A liquid that reacts with a solvent bringing it into solution.*solvent 1. Hòa tan. 2. Dung môi Một chất lỏng chứa một chất khác trong dung dịch.*

solvolysis General term for reactions involving decomposition by hydrolysis, ammonolysis, and sulfolysis. *Sự dung phân Thuật chung để chỉ các phản ứng bao gồm sự phân hủy bởi sự thủy phân, sự phân hủy amoniac, và sự phân hủy sulfo.*

Soma. Trade name for carisoprodol. *Soma Tên thương mại của carisoprodol.*

soma [Gr. soma, body]. 1. The body as distinct from the mind. 2. All of the body cells except the germ cells. 3. The body exclusive of the extremities.*soma 1. Thân thể (để phân biệt với tâm trí). 2. Tất cả các tế bào cơ thể ngoại trừ tế bào mầm. 3. Phần thân cơ thể (ngoại trừ các chi).*

soman. Pinacolyl methylphosphonofluoridate. An extremely toxic "nerve gas."*soman Pinacolyl methylphosphonofluoridate. Một "khí thần kinh" cực độc.*

somasthenia [" + astheneia, weakness]. A condition of chronic bodily weakness. SYN: somatasthenia.*somasthenia Sự suy nhược cơ thể kinh niên. ĐN: somatasthenia.*

somat(o)- [Gr. soma, body]. Combining form indicating a relationship to the body.*somat(o)- Dạng kết hợp để chỉ mối quan hệ với cơ thể.*

somatasthenia Chronic bodily weakness usually with low blood pressure, but not neurasthenia. SYN: somasthenia.*somatasthenia Sự nhận thức thân thể, cảm nhận về cơ thể.*

somatic [Gr. soma, body]. 1. Pert. to nonreproductive cells or tissues. 2. Pert. to the body. 3. Pert. to structures of the body wall, e.g., skeletal muscles (somatic musculature) in contrast to structures associated with the viscera, e.g., visceral muscles (splanchnic musculature).*somatic 1. Thuộc các tế bào hay các mô không sinh sản. 2. Thuộc cơ thể. 3. Thuộc các cấu trúc xây dựng cơ thể, ví dụ các cơ khung xương, trái với các cấu trúc liên quan đến nội tạng, ví dụ các cơ nội tạng.*

somaticovisceral [" + L. viscera, body organs]. Concerning the body and the viscera.*somaticovisceral* *Thuộc thân thể - nội tạng.*

somatist [Gr. soma, body]. One who believes mental disorders have an organic basis.*somatist* *Một người tin rằng các rối loạn tinh thần có nguồn gốc cơ thể.*

somatization The process of expressing a mental condition as a disturbed bodily function.*Thực thể hóa Sự biểu hiện tình trạng tinh thần như một hoạt động thân thể bị rối loạn.*

somatization disorder. Condition of recurrent and multiple somatic complaints of several years' duration for which medical attention has been sought but no physical basis for the disorder has been found. The age of onset is usually prior to 30. The somatic complaints may be related to virtually any organ system.*Rối loạn tinh thần thực thể hóa Tình trạng các cơn bệnh cơ thể tái phát và phức tạp trong nhiều năm trong đó sự quan tâm sức khỏe được chú trọng nhưng không tìm thấy cơ sở thể chất nào cho sự rối loạn. Tuổi bắt đầu thường là trước 30. Sự kêu ca về thân thể có thể đụng đến hầu như mọi cơ quan.*

somatoceptors Term applied to proprioceptors and exteroceptors collectively.*Bộ phận nhận cảm thân thể Thuật ngữ dùng để chỉ sự kết hợp thần kinh cảm thụ bản thân và thần kinh ngoại cảm thụ.*

somatochrome [" + chroma, color]. A nerve cell in which the nucleus is completely surrounded by cytoplasm.*somatochrome Một tế bào thần kinh mà nhân được bao bọc hoàn toàn bởi tế bào chất. (cytoplasm).*

somatocrinin. Growth hormone-releasing factor.*somatocrinin Chất kích thích giải phóng hocmon sinh trưởng.*

somatoform disorders. A group of disorders in which there are symptoms of a disease but no evidence of a physical disorder to explain the symptoms. Included are: body dysmorphic disorder in which there is preoccupation with some imagined defect in physical appearance; conversion disorder in which psychological factors are thought to be related to an alteration in or loss of physical functioning due to a physical disorder; hypo- chondriasis, q.v.; and psychogenic pain disorder characterized by preoccupation with pain that cannot be attributed to any other mental or physical disorder. Patients are noted for continually seeking another medical opinion for vague complaints. As a result, they may receive a great variety of medicines or have multiple surgical procedures, none of which affect the course of their disorder.

TREAT: Repeated reassurance that the disorder is benign. Patient shouldbe seen by as few health care professionals as possible in order to prevent needless repetition of tests and prescriptions for drugs.*Rối loạn dạng thân thể Một nhóm rối loạn trong đó, có các triệu chứng của một bệnh nhưng không có chứng cớ nào của một rối loạn thể chất để giải thích các triệu chứng. Gồm có rối loạn biến dạng cơ thể trong đó có một số lo lắng về một số khuyết tật tưởng tượng của bề ngoài cơ thể. Rối loạn chuyển hóa trong đó các nhân tố tâm lý được cho là có liên quan tới một sự thay đổi hay sự mất chức năng thể chất do sự rối loạn thể chất. Bệnh tưởng và những rối loạn đau tâm thần biểu hiện bởi sự lo lắng với cơn đau mà không thể xác định bởi rối loạn thể chất hay tinh thần nàokhác. Các bệnh nhân được lưu ý vì liên tục tìm kiếm những lời khuyên cho những căn bệnh mơ hồ. Kết quả là họ nhận được hàng đống thuốc và trải qua nhiều ca phẫu thuật mà không có cái nào ăn nhập đến rối loạn của họ.*

ĐIỀU TRỊ: Bảo đảm nhiều lần rằng rối loạn của bệnh nhân là không có gì. Bệnh nhân được khám bởi càng ít chuyên gia sức khỏe càng tốt để tránh những xét nghiệm và sự kê toa lặp đi lặp lại không cần thiết.

somatogenic [" + gennan, to produce]. Originating in the body. SEE: psychogenic.*Bắt nguồn trong cơ thể XEM. psychogenic.*

somatology [" + logos, word, reason]. Comparative study of structure, functions, and development of the human body.*Cơ thể học Sự nghiên cứu đối chiếu các cấu trúc, chức năng và sự phát triển của cơ thể con người.*

somatome [" + tome, incision]. 1. A device for cutting the body of the fetus. 2. A somite.*somatome 1. Dao cắt thân bào thai. 2. Một khúc thân của phôi. Đn: somite.*

Somatomedin. ABBR: SM. somatotropinmediating. A group of insulinlike growth factors, somatomedin C and somatomedin A, that require growth hormone in order to exert their function of stimulating growth. These proteins are produced in the liver and other tissues.

Somatomedin Viết tắt SM. somatotropin-mediating. Một nhóm các nhân tố sinh trưởng dạng insulin, somatomedin C và somatomedin A mà cần các hormone sinh trưởng để sử dụng chức năng kích thích sinh trưởng của chúng. Các protein này được sản xuất trong gan và các mô khác.

somatomegaly [" + megas, large]. Abnormally large size of the body.

somatomegaly Kích thước cơ thể lớn bất thường.

somatometry [" + metron measure]. Measurement of the body.

somatometry Phép đo cơ thể.

somatopagus [" + pagos, thing fixed]. A deformed twin fetus with the trunks merged.*somatopagus Quái thai đôi chung thân.*

somatopathic [" + pathos, disease suffering]. Organically ill, as distinguished from neuropathic or psychopathic diseases.*somatopathic Bệnh cơ thể, để phân biệt với bệnh tâm thần hay tâm lý.*

somatoplasm [Gr. soma, body, + LL. plasma, form, mold]. The protoplasm of all the body cells as distinguished from that of the germ plasm.

somatoplasm Chất nguyên sinh tế bào thân thể, để phân biệt với chất nguyên sinh tế bào mầm.

somatopleural Concerning somatopleure.*somatopleural Thuộc lá thành phôi.*

somatopleure [" + pleura side].

somatopleure Lá thành phôi.

somatopsychic [" + psyche, mind]. Pert. to both body and mind.

somatopsychic Thuộc thân thể tâm thần.

somatopsychosis [" + " + osis, condition]. Any mental disorder that is a symptom of a bodily disease.*Bệnh tâm thần thân thể Bất kỳ một rối loạn tâm thần nào mà là một triệu chứng của bệnh thân thể.*

somatoschisis [" + schistos, a splitting]. A deformed fetus with a cleft in the trunk.*somatoschisis Quái thai nứt thân.*

somatoscopy [" + skopein, to examine]. Physical examination of the body.*somatoscopy Sự kiểm tra cơ thể.*

somatosexual [" + L. sexus, sex]. Concerning the body and sexual characteristics.*somatosexual Liên quan đến cơ thể và các đặc tính sinh dục.*

somatostatin A hormone that inhibits the release of somatotropin. It is a hypothalamic peptide that also inhibits the secretion of insulin and gastrin. This hormone also inhibits the target tissues of the hormones it inhibits. It has been used experimentally to inhibit hormone production by tumors. SYN: somatotropin release inhibitory factor (SRIF).

somatostatin Một hormone mà ngăn chận sự phóng thích hormone tăng trưởng (somatotropin). Nó là một peptide dưới đồi mà cũng ngăn chận sự tiết insulin và gastrin. Hormone này cũng ngăn chận các mô mục tiêu của các hormone mà nó ngăn chận. Nó đã được dùng một cách thực nghiệm để ngăn chận sự sản xuất hormone của các u. Đn: somatotropin release inhibitory factor (SRIF).

somatotonia [" + L. tonus a stretching].*somatotonia Tướng người lực lưỡng.*

somatotopic [" + topos, place]. Concerning the correspondence between a particular part of the body and a particular area of the brain.

somatotopic Thuộc sự tương ứng giữa một phần đặc biệt của cơ thể và một vùng đặc biệt của não.

somatrophic [" +tropos, a turning].

somatrophic *Kích thích sinh trưởng.*

somatotrophin [" + trophe, nourishment]. Growth hormone, somatotropin.*somatotrophin Hormone tăng trưởng.*

somatotropic [" + trope, a turn]. Influencing the body or body cells.*somatotropic Tác động đến cơ thể hay các tế bào cơ thể.*

somatotropin [" + tropos, a turning]. The anterior pituitary lobe's growth-stimulating principle. In the human, this is called human growth hormone (HGH).*somatotropin Chất kích thích tăng trưởng của thùy trước tuyến yên. Ở người, nó được gọi là hormone tăng trưởng người (HGH).*

somatotype A particular build or type of body, based on physical characteristics. SEE: ectomorph; endomorph; mesomorph.*somatotype Kiểu thân hình, dựa trên các đặc điểm cơ thể. XEM: ectomorph: endomorph: mesomorph.*

Sombulex Trade name for hexobarbital.*Sombulex Tên thương mại của hexobarbital.*

somesthesia [" + aisthesis, sensation]. Awareness of bodily sensations. SYN: somatesthesia.*somesthesia Ý thức về sự cảm nhận cơ thể. ĐN: somatesthesia.*

somesthetic Pert. to sensations and sensory structures of the body.*somesthetic Thuộc cảm giác và các cấu trúc cảm giác của cơ thể.*

somesthetic area. The region in the cortex in which the terminations of the axons of general sensory conduction paths.*Vùng cảm giác Vùng vỏ não, nơi có các đầu cuối của các trục đường dẫn cảm giác chung.*

somesthetic path. General sensory conduction path leading to the cortex.*somesthetic path Đường dẫn cảm giác chung, dẫn tới vỏ não.*

somite [Gr. soma, body]. Embryonic blocklike segment formed on either side of the neural tube and its underlying notochord. Each aomite gives rise to a muscle mass supplied by a spinal nerve and each pair gives rise to a vertebra.*somite Khúc thân của phối được tạo thành trên một phía của ống thần kinh và nguyên sống (notochord) nằm dưới nó. Mỗi khúc thân sinh ra một khối cơ được cung cấp bởi thần kinh tủy sống và mỗi đôi sinh ra một đốt sống.*

somnambulance [L. somnus, sleep, + ambulare, to walk]. Somnambulism.*somnambulance XEM: Somnambulism.*

somnambule. A person who walks while asleep.*somnambule Người vừa đi vừa ngủ.*

somnambulism [L. sornnus, sleep, + ambulare, to walk]. Sleepwalking, an affection that prompts the sleeping person to perform, unconsciously, acts that naturally belong to the waking state.*Chứng miên hành Một chứng bệnh mà kích thích người đang ngủ làm một cách vô ý thức những hoạt động lẽ ra chỉ làm lúc thức.*

somnambulist One who is subject to sleepwalking.*somnambulist Người mắc chứng miên hành.*

somnifacient [" + facere, to make]. 1. Producing sleep. SYN: hypnotic. 2. A medicine producing sleep. SYN: soporific.*somnifacient 1. Gây ngủ. Đn: hypnotic. 2. Thuốc gây ngủ. Đn: soporific.*

somniferous [" + ferre, to bear]. Sleep-producing; pert. to that which promotes sleep.*Gây ngủ Thuộc cái gì mà kích thích sự ngủ.*

somnific Producing sleep.*somnific Gây ngủ.*

somniloquence [` + loqui, to speak]. Somniloquiam, q.v.*somniloquence XEM: somniloquism.*

somniloquism [" + " + -ismos, condition]. Talking in one's sleep.*Chứng nói mớ Nói chuyện trong khi ngủ.*

somniloquist [" + loqui, to speak]. One who talks in his sleep.*somniloquist Người nói mơ.*

somniloquy [" + loqui, to speak]. Act of talking during sleep or in a hypnotic condition.*somniloquy Nói trong lúc ngủ hay trong tình trạng thôi miên.*

somnipathist [" + Gr. pathos, disease, suffering). 1. One who is susceptible to hypnosis, or who is under the influence of hypnosis. 2. A person who experiences somnipathy.*somnipathist 1. Chứng mất ngủ. 2. Tình trạng thôi miên.*

somnipathy [" + Gr. pathos, disease, suffering]. 1. Any disorder of sleep. 2. Hypnotism.*somnipathy 1. Một người dễ bị thôi miên hay một người đang bị thôi miên. 2. Một người chứng mất ngủ.*

somnocinematograph [" + Gr. kinema, motion, + graphein, to write]. Device for recording motions of those who are asleep.*somnocinematograph Thiết bị ghi lại cử động của người đang ngủ.*

somnolence [L. somnolentia, sleepiness]. Prolonged drowsiness or a condition resembling trance that may continue for a number of days; sleepiness.*Ngủ gà ngủ gật Ngủ gật kéo dài hay một trạng thái ngủ lịm mà có thể liên tục trong một số ngày; sự buồn ngủ.*

somnolent [L. somnolentus]. Sleepy; drowsy.*somnolent Buồn ngủ, ngủ gà ngủ gật.*

somnolentia [L.]. 1. Drowsiness. 2. The sleep of drunkenness in which the faculties are only partially depressed.*somnolentia 1. Sự ngủ gà. 2. Giấc ngủ do chứng nghiện rượu trong đó năng lực chỉ bị đè nén một phần.*

somnolism [" + -ismos, condition]. Condition of being in a hypnotic trance.*somnolism Tình trạng ngủ lịm do bị thôi miên.*

Somogyi phenomenon. [Michael Somogyi, U.S. biochemist,

1883-1971] In diabetes mellitus, rebound hyperglycemia following an episode of hypoglycemia due to counter regulatory hormone release. Reduction of insulin dose will help control this condition. SEE: dawn phenomenon; diabetes mellitus.*Hiện tượng Somogyi Trong chứng đái tháo đường, để chỉ sự tăng đường trong máu mạnh trở lại sau một tình trạng giảm đường trong máu do phản ứng lại sự phóng thích hormone điều tiết. Sự giảm bớt liều insulin sẽ giúp kiểm soát tình trạng này. XEM. dawn phenomenon: diabetes mellitus.*

Somophyllin-CRT. Trade name for theophylline.*Somophyllin-CRT Tên thương mại của theophylline.*

sone [L. sonus, sound]. A unit of loudness; the loudness of a pure tone of 1000 cycles per second, 40 decibels above the listener's threshold of audibility.*Một đơn vị tiếng ồn Tiếng ồn của một âm 1000 chu kỳ mỗi giây, 40 decibel trên ngưỡng khả năng của người nghe.*

sonicate [L. sonus, sound]. To expose to sound waves.*sonicate Tiếp xúc với sóng âm thanh.*

sonication Exposure to high frequency sound waves. Used to destroy bacteria.*sonication Sự tiếp xúc với sóng âm tần số cao. Dùng để diệt vi khuẩn.*

sonic boom [L. sonus, sound]. Noise caused by shock waves from an airborne object traveling at a speed in excess of the speed of sound. When the waves hit the ground, they may break windows and also affect the hearing.*Tiếng gầm âm thanh Tiếng ồn gây ra bởi các sóng chấn động mạnh từ một vật thể bay với tốc độ vượt qua tốc độ âm thanh. Khi sóng này đập xuống đất, chúng có thể làm vỡ cửa số và tác động đến thính giác.*

sonitus [L.]. Subjective noises in the ear. SYN: tinnitus curium.*Chứng ù tai Tiếng ồn chủ quan trong tai. Đn: tinitus aurium.*

sonogram [L. sonus, sound, + Gr. gramma, something written]. The record obtained by use of ultrasonography.*Biểu đồ âm thanh Ghi nhận thu được bằng cách dùng phép ghi siêu âm.*

sonographer. Technologist trained in the application of ultrasound fordiagnostic and therapeutic purposes.*Chuyên gia siêu âm Kỹ thuật viên chuyên dùng siêu âm cho mục đích chẩn đoán và điều trị.*

s., diagnostic medical. One who provides patient services for those using diagnostic ultrasound under the supervision of a doctor of medicine or osteopathy.*Thầy thuốc chẩn đoán siêu âm Người cung cấp cho bệnh nhân các dịch vụ chẩn đoán siêu âm dưới sự giám sát của một bác sĩ y khoa hay chuyên khoa về bệnh xương.*

sonography [" + Gr. grophein, to write]. Ultra- sonography.
sonography Phép ghi siêu âm.

sonolucent In ultrasonography, the condition of not reflecting the ultrasound waves back to their source.
sonolucent Trong phép ghi siêu âm, để chỉ tình trạng không phản xạ của sóng siêu âm trở lại nguồn của nó.

sonometer [" + Gr. metron, a measure]. Device to cause sound for production of anesthesia; used by dentists.*Âm kế Thiết bị gây ra âm thanh để làm mất cảm giác đau. Được dùng bởi các nha sĩ.*

sonorous [L.]. Giving forth a loud and rounded sound.*sonorous Gây ra một âm vang và dội.*

sonorous role. A dry or low-pitchedrale often caused by vibration of mucous secretion in a bronchus.*Tiếng ran dòn Tiếng ran trầm và khô thường do sự rung động của chất tiết nhầy trong cuống phổi.*

sophistication [Gr. sophistikos, deceitful]. In medicine, the adulteration of any substance.*Sự làm giả Trong y khoa, chỉ sự làm giả bất cứ chất gì.*

sophomania [Gr. sophos, wise, + mania, madness]. Unrealistic belief in one's own wisdom.*Ám ảnh tự cao Niềm tin không có thật về sự thông thái của chính mình.*

sopor [L.]. Deep, lethargic sleep. SYN: stupor.*Sự ngủ thiếp Sự ngủ lịm, sâu. Đn: shipor.*

soporiferous [" + ferre, to bring]. Promoting sleep.*soporiferous Gây ngủ thiếp.*

soporific [" + facere, to make]. 1. Inducing sleep. 2. Narcotic; a drug producing sleep.*soporific 1. Gây ngủ thiếp. 2. Thuốc ngủ.*

soporose, soporous [L.]. Marked by or resembling sound sleep or coma.
soporose, soporous (Thuộc, gây) ngủ thiếp, ngủ ngon.

sorbefacient [L. sorbere, to suck up, + facere, to make]. Causing or that which causes or promotes absorption.*sorbefacient 1. Làm dễ hấp thu. 2. Thuốc dễ hấp thu.*

sorbitol. CHO. A crystalline alcohol present in some berries and fruits. It is used as a sweetening agent and as an elcipient in formulating tablets.
sorbitol C H O. Một chất cồn kết tinh có mặt trong một số loại quả mọng và trái cây. Nó được dùng như một chất làm ngọt và như một tá dược trong điều chế thuốc viên.

sorcery. The invoking of the force of evil spirits, magic, or witchcraft by a person to influence negatively the health and happiness of another person. The person against whom the force is directed may become seriously ill or even die even though there is no physical evidence of disease. SEE: voodoo.*Yêu thuật, tà thuật Sự cầu khẩn sức mạnh của ma quỷ, phù thủy của một người để*

làm hại đến sức khỏe và hạnh phúc của người khác. Người chống lại anh ta có thể bị bệnh nặng hay thậm chí bỏ mạng mặc dù không có bất kỳ triệu chứng bệnh tật nào. *XEM. voodoo.*

sordes [L. sordere, to be dirty]. Foul brown crusts or accumulations on the teeth sore and about the lips from foul stomach or secretions of the mouth in low forms of fever.
NURSING IMPLICATIONS: The nurse's main goal is prevention. Good oral hygiene must be provided for the debilitated person at regular intervals. The nurse may prescribe and administer hydrogen peroxide mouthwash (one part hydrogen peroxide to three parts water) to remove crust formations. *Bựa răng, vảy môi Các vảy nâu hôi hay chất tích lũy trên răng và xung quanh môi, từ dạ dày bị hôi hay các chất tiết của miệng dưới dạng sốt nhẹ.*
NHỮNG CHĂM SÓC CẦN BIẾT: Mục tiêu chính của người chăm sóc là ngăn chặn. Vệ sinh răng miệng phải được làm cho những người suy nhược một cách đều đặn. Y tá có thể chỉ định và dùng nước súc miệng hydrogen peroxide (một phần hydrogen peroxide cho ba phần nước) để loại bỏ sự tạo vảy.

sore [AS. car, sore]. 1. Tender, painful. 2. Any type of tender or painful ulcer or lesion of the skin or mucous membrane.*sore 1. Nhạy cảm; đau. 2. Mụn, lở, loét Bất kỳ vết loét đau hay tổn thương da, niêm mạc nào.*

s., bed. Gangrene of skin due to pressure. For detailed description, SEE: bedsore. SYN: decubitus; pressure sore.*Chứng loét do nằm liệt giường Cho sự mô tả chi tiết, XEM: bedsore. Đn: decubitus; pressure sore.*

s., canker. A small lesion of mucous membrane of the mouth. Often accompanies a number of systemic conditions. Cause is unknown. SEE: stomatitis, aphthous.*Loét miệng Một tổn thương nhỏ của niêm mạc miệng, thường kèm theo một số tình trạng toàn thân. Nguyên nhân chưa rõ. XEM. stomatitis, aphthous.*

s., cold. Blister on the lips. SEE: herpes simplex.*Mụn nước trên môi XEM: herpes simplex.*

s., Delhi. Cutaneous leishmaniasis.*s., Delhi Bệnh Leishmania da.*

s., desert. An ulcer of the skin associated with being in the desert.*Loét sa mạc Một chứng loét da có liên quan đến việc sống trong sa mạc.*

s., hard. Syphilitic chancre, q.v., primary lesion of syphilis.*Loét cứng Săng giang mai. Tổn thương chính của bệnh giang mai.*

s., Oriental. Cutaneous leishmaniasis.*s., Oriental Bệnh leishmania da.*

s., pressure. A bedsore.*s., pressure Chứng loét do nằm liệt giường.*

s., soft venereal. Soft nonsyphilitic venereal sore occurring on the geni-

talia. SYN: chancroid; s., oenereaL
s., soft venereal Loét hoa liễu nhẹ, khoảng do giang mai, xuất hiện ở cơ quan sinh dục. ĐN: chancroid; s. veneral.

sore throat. Any inflammation of the tonsils, pharynx, or larynx.*sore throat Viêm họng (hạnh nhân, hầu, thanh quản).*

s.t., diphtheritic. Croupous tonsillitis.*s.t., diphtheritic Viêm họng bạch hầu.*

s., t., quinsy. Peritonsillar abscess. SEE: quinsy.*s., t., quinsy Ápxe quanh hạch hạnh nhân.*

s.t., septic. Severe, epidemic, pseudomembranous inflammation of fauces and tonsils caused by the hemolytic streptococcus. *s., t., septic Viêm màng giả thành dịch, nghiêm trọng của hạng và hạch hạnh nhân do liên cầu khuẩn.*

soroche [Sp.]. Mountain sickness, esp. that occurring in the Andes.*soroche Chứng say núi, đặc biệt xảy ra ở vùng núi Andes.*

sororiation [L. sororiare, to increase together]. Growth of the breasts at puberty.*sororiation Sự phát triển của ngực ở tuổi dậy thì.*

sorption [L. sorbere, to suck in]. The condition of being absorbed.*sorption Sự hút thấm bề mặt.*

s.o.s. L. si opus sit, if necessary or required. *s.o.s. Latinh. si opus sit. Nếu cần hay được yêu cầu.*

sotalol hydrochloride An antiadrenergic medicine. *sotalol hydrochloride Một thuốc không adrenalin.*

soterenol hydrochloride An adrenergic medicine used as a bronchodilator. *soterenol hydrochloride Một thuốc gây tiết adrenalin dùng như một chất làm giãn phế quản.*

souffle [Fr. soulfrer, to puff]. A soft blowing sound heard in auscultation; a bruit; an auscultatory murmur.
souffle Tiếng thổi nhẹ, nghe trong phép thính chẩn.

s., cardiac. Heart murmur.*s., cardiac Tiếng thổi tim.*

s., fetal. The soft blowing sound heard over the location of the umbilical cord of the sounds, heart fetus in utero and synchronous with the fetal heartbeat during late pregnancy. SYN: s., funic.*Tiếng thổi thai nhi Tiếng thổi nhẹ nghe trên vị trí gây rốn của thai nhi trong tử cung và đồng bộ với nhịp tim thai nhi ở thai kỳ cuối. Đn: s. funic.*

s., placental. SEE: placenta! souffle.*s., placental XEM: placental souffle.*

s., splenic. Sound heard over spleen in malaria.*Tiếng thổi lách Âm thanh nghe trên lách trong bệnh sốt rét.*

s., uterine. Sound causedbyblood-entering dilated arteries of the uterus in last months of pregnancy; synchronous with maternal pulse. It is more frequent than the fetal souse and is heard as a loud blowing murmur along left side of uterus, and frequently all over it. An enlarged uterus may cause it. That of pregnancy is variable, whereas other forms are constant.*Tiếng thổi tử cung Âm thanh nghe được do máu đi vào các động mạch giãn của tử cung ở tháng cuối của thai kỳ: đồng bộ với mạch của mẹ. Nó thường xuyên hơn tiếng thổi thai nhi và được nghe như một tiếng thổi lớn dọc theo phía trái tử cung, và thường xuyên khắp trên nó. Một tử cung nở lớn có thể gây ra nó.*

sound [L. sonus, sound]. 1. Auditory sensations produced by vibrations; noise. It is measured in decibels, which is the logarithm of the intensity of sound; thus 20 d. represents not twice 10 d., but ten times as much. Exposure to excessively loud noises, esp. in certain frequencies, if repeated will cause permanent injury to the hearing. SEE: decibel; noise; sonic boom. 2. A form of vibrational energy that gives rise to auditory sensations. SEE: cochlea; ear; organ of Corti; sonic boom. 3. Healthy, not diseased. 4. Heart sounds. SEE: diastole; systole. 5. [Fr. sander, to probe]. Instrument for introduction into a cavity or canal for exploration. SYN: searcher.*sound 1. Tiếng, tiếng động Cảm giác nghe sinh ra do các chấn động, tiếng ồn. Nó được đo bằng decibel, mà là logarith của cường độ âm thanh; vì thế 20d. thay cho không phải hai lần 10d. mà là mười lần như thế. Sự tiếp xúc với những tiếng ồn quá lớn, đặc biệt, ở các tần số nhất định, nếu lập đi lập lại sẽ gây tổn thương lâu dài cho thính giác. XEM. decibel; noise; sonic boom. 2. Âm, âm thanh một dạng lực chấn động sinh ra cảm giác nghe. XEM. cochlea; ear; organ of Corti; sonic boom. 3. Khỏe mạnh. 4. Tiếng tim. XEM. diastole; systole. 5. Que thăm; que thông. Đn: searcher.*

s., anasarcous. Moist sound heard on auscultation when skin is edematous.*Tiếng da bị phù Âm thanh ẩm ướt nghe được trên sự thinh chẩn khi da bị phù.*

s., blowing. Organic murmur as of air from an aperture expelled with moderate force.*Tiếng thổi Tiếng thổi cơ quan như tiếng không khí từ một lỗ được tống ra với một lực trung bình.*

s., bottle. Noise as of fluid in a bottle. SEE: amphoric.*Tiếng chai Tiếng ồn như tiếng một chất lỏng trong chai.*

s., 's, breath. Respiratory sounds heard on auscultation of the chest. In a normal chest, they are classified as vesicular, tracheal, and bronchovesicular.*Tiếng thở Nghe được trên thinh chẩn ngực trong một ngực bình thường, chúng được phân loạn thành, phế nang, khí quản, và phế quản - phế nang.*

s., bronchial. Sound not heard in normal lung but occurring in pulmonary disease, indicating infiltration and solidification of lung.*Tiếng phế quản Âm thanh không nghe được trong phổi bình thường nhưng xuất hiện trong bệnh phổi, để chỉ sự thâm nhiễm và sự cứng lại của phổi.*

s., 's, bronchovesicular. A mixture of bronchial and vesicular sounds.*s., 's, bronchovesicular Hỗn hợp tiếng phế quản và phế nang.*

s., cracked-pot. A tympanic resonance heard over pulmonary cavities.*Tiếng bình sạn Nghe trên các khoang phổi.*

s., ejection. High-pitched clicking sound heard just after the first heart sound*Tiếng phụt Tiếng click cao nghe được ngay sau tiếng tim đầu tiên.*

s., fetal heart. Sound made by the fetal heart.*s., fetal heart Tiếng tim thai nhi.*

s., friction. Sound produced by rubbing together two inflamed mucous surfaces.*Tiếng ma sát Âm thanh sinh ra do sự cọ sát hai bề mặt bị viêm với nhau.*

s., 's, heart. The two sounds "lubb" and "dupp" resulting from closure of atrial, pulmonic, mitral, and tricuspid valves. Third and fourth heart sounds may be present in some conditions. SEE: heart.*Tiếng tim Hai tiếng "lubb" và "dupp" do sự đóng của các valve tâm nhĩ, valve động mạch phổi, valve hai lá và valve ba lá. Tiếng tim thứ ba và thứ tư có thể xuất hiện trong một số tình trạng. XEM. heart.*

s., 's, Korotkoff's. SEE: Korotho/fs sounds.*s., 's, Korotkoff's XEM: Korotkoff's sounds.*

s., percussion. SEE: percussion.*s., percussion XEM: percussion.*

s., 's, physiological. Sound perceived when the auditory canals are closed. The sound is produced by the blood flowing through adjacent vessels.*Tiếng sinh lý Tiếng nhận được khi các ống nghe bị đóng. Âm thanh được sinh ra do máu chảy qua các mạch kế cận.*

s., respiratory. Any sound heard over the lungs, bronchi, or trachea.*Tiếng thở Bất kỳ âm thanh nào được nghe trên phổi, phế quản, hay khí quản.*

s., succussion. Splashing sound heard over a cavity with fluid in it.*Tiếng lắc Tiếng róc rách nghe được trên một hố với chất dịch trong nó.*

s., to-and-fro. Rasping friction sounds of pericarditis.*s., to-and-fro Tiếng cọ sát kèn kẹt của chứng viêm màng ngoài tim.*

s., tracheal. Sound normally heard over the trachea or larynx.*s., tracheal Tiếng thở Nghe được trên thinh chẩn khí quản hay thanh quản.*

s., tubular. Sound heard overthetrachea or large bronchi.

Tiếng thổi ống Tiếng nghe trên khí quản hay các phế quản lớn.

s., urethral. A device suitable for use in exploring the urethra.*Que thông niệu đạo Một dụng cụ thích hợp cho việc thăm dò niệu đạo.*

s., vesicular. Sound heard over the entire lung during inspiration resulting from distention of alveoli with air.*Tiếng phế nang Tiếng nghe được trên toàn bộ phổi khi hít vào do sự căng phổng không khí của các phế nang.*

s., white. Sound made up of all audible frequencies.*Tiếng trắng Âm làm nên từ tất cả các tần số có thể nghe được.*

sound, words pert. to: amphoric; aspirate; auscultation; capotement; clang; clapotage; heart; hyperacusis; murmur; rale; resonance; souffle; stridulous; succussion.*Các từ liên quan đến âm amphoric (thuộc tiếng thổi vò); aspirate (tiếng thở rít); auscultation (sự thinh chẩn); clang (tiếng dội kim); clapotage (tiếng óc ách); heart (tim); hyperacusis (sự tăng thính lực); murmur (tiếng thổi); rale (tiếng ran); resonance (sự dội tiếng); souffle (tiếng thổi); shidulous (rít); succussion (tiếng lắc thân thể).*

Souques' phenomenon. [A. A. Souques, Fr. neurologist, 1860-1944] Finger extension on the involved side of a hemiplegic patient when the extremity is raised to a position above 900 of shoulder flexion or abduction.*Hiện tượng Souques Sự duỗi ngón tay trên phía bị ảnh hưởng của một bệnh nhân bị liệt nửa người khi chi được nâng lên tới một vị trí trên 90 độ của cơ gấp hay cơ giạng của vai.*

source-skin distance. In radiation therapy, the distance from the radiation source to the skin of the patient.*Cự ly từ nguồn đến da Trong liệu pháp phóng xạ, để chỉ khoảng cách từ nguồn phóng xạ đến da của bệnh nhân.*

soybean oil, USP. The refined oil obtained from seeds of the soya plant.*Dầu đậu nành Dầu tinh luyện thu được từ hạt cây đậu nành.*

Spa [Spa, a Belgium resort town]. A mineral spring, esp. one having healing properties.*Spa Suối khoáng, đặc biệt là suối có tính chất chữa bệnh.*

space [L. spatium, space]. 1. An area, region, or segment. 2. A cavity of the body. SYN: spatium [NA]. 3. The expanse in which the solar system, stars, and galaxies exist; outside the Earth's atmosphere.*space 1. Khoảng trống. 2. Khoang trong cơ thể. 3. Không gian Khoảng rộng trong đó hệ mặt trời, các ngôi sao, các ngân hà tồn tại; bề bầu khí quyển trái đất.*

s., anatomical dead. The area in the trachea, bronchi, and air passages containing air that does not reach the alveoli during respiration. Certain lung diseases, such as chronic obstructive pulmonary disease (emphysema), increase the amount of this dead space, thereby decreasing the effectiveness of respiration. SEE: s., physiological dead.*Khoang chết giải phẫu Vùng trong khí quản, phế quản và đường thở chứa không khí mà không tới được phế nang trong lúc thở. Một số bệnh phổi như bệnh phổi tắc nghẽn mạn tính (khí thũng), làm tăng số khoang chết này, do đó làm giảm hiệu quả hô hấp. XEM. s. physiological dead.*

s., axillary. The axilla or apace beneath the arm.*s., axillary Nách hay khoang dưới cánh tay.*

s., circumlental Space between the equator of the lens and the ciliary body.*s., circumlental Khoang vòng giữa xích đạo thủy tinh thể và thể mi.*

s., dead. 1. In respiratory physiology, the apace between the nose and bronchioles that does not exchange oxygen and carbon dioxide. 2. Unobliterated apace remaining after closure of a surgical wound. This space favors the accumulation of blood, and eventually infection.*K h o a n g chết 1. Trong sinh lý học hô hấp, để chỉ khoảng trống giữa mũi và các tiểu phế quản mà không trao đổi oxygen và carbon dioxide. 2. Khoảng trống không bị tắc còn lại sau sự đông của một vết thương phẫu thuật. Khoảng trống này thuận lợi cho việc tụ máu và cuối cùng là nhiễm trùng.*

s., epidural. Space between the dura mater and vertebral periosteum, or between the bones of the cranium and the dura mater,assumed to be lymph spaces.*Khoang trên màng cứng Khoảng trống giữa màng cứng và màng xương đốt sống, hay giữa các xương sọ và màng cứng, được cho là các khoang bạch huyết.*

s., intercostal. The interval between ribs.*s., intercostal Khoang gian sườn.*

s., interfascial S., Tenon's*Khoang gian bó s. Tenon's.*

s., interpleural The mediastinum. *Trung thất Khoang giữa hai màng phổi.*

s., inteiproximal. Space between the surfaces of adjacent teeth in the dental arch; it is divided into the septalspace,gingivalto the contact point of the teeth and occupied normally by the interdental papilla of the gingiva, and the embrasure, the apace occlusal to the contact point of the teeth.*Khoang giữa hai mặt của hai răng kề trong cung răng nó được chia thành hai phần: phần khoang vách từ lợi tới điểm tiếp xúc của răng do nhú gian răng chiếm giữ và phần khoang tiếp cận, từ khoang khớp cắn tới điểm tiếp xúc của răng.*

s., interradicular. The area between the roots of a multirooted tooth, which contains an alveolar

bony septum and the periodontal ligament.*Khoang kẽ chân răng Vùng giữa các chân của một răng nhiều chân mà chứa một vách xương ổ răng và dây chằng quanh răng.*

s., intervillous. Space in the placenta that develops from early chorionic trophoblast. It forms a blood sinus in which chorionic villi of fetus are bathed in matemal blood received from uterine vessels.*Khoang gian mùi rau thai Khoang trong rau thai mà phát triển từ lá mười màng đệm. Nó tạo thành một xoang máu trong đó các lông nhung màng đệm của bào thai được tẩm trong máu mẹ chảy từ các mạch tử cung.*

s., lymph. Any apace occupied by lymph tissue.*Khoang bạch huyết Bất kỳ khoang nào do các mô bạch huyết chiếm giữ.*

s., Meckel's. Cavum trigeminale, q.v.*Khoang Meckel Ổ dây thần kinh sinh ba.*

s., mediastinal. The mediastinum. *s., mediastinal Trung thất.*

s., medullary. The marrow-containing area of cancellous bone. *Khoang túy Vùng chứa túy của xương xốp.*

s., Nuel's. Space between outer hair cells and rods in the organ of Corti. *Khoang Nuel Khoang giữa các tế bào lông ngoài và các que trong cơ quan Corti.*

s., 's of Fontana. Spaces in acleral meshwork in angle of the iris through which aqueous humor passes from the anterior chamber to the canal of Schlemm.*Khoang Fontana Các khoang ở lưới cũng mạc trong góc của mống mắt qua đó, thủy dịch đi qua từ buồng trước tới ống Schlemm.*

s., palmar. The mid-palmar and thenar spaces of the hand.*Khoang lòng bàn tay Các khoang mô cái và khoang giữa lòng bàn tay.*

s., 's, parasinoidal. Lateral spaces in the dura mater adjacent to the superior sagittal sinus that receive meningeal and diploic veins. *Khoang cận xoang Các khoang bên ở màng cứng kề xoang dọc trên mà nhận tĩnh mạch màng não và tĩnh mạch túy xương.*

s., perforated. Space pierced by blood vessels at base of brain. SYN: subatantea perforota*Khoang thủng Khoang bị chọc thủng bởi các mạch máu ở đáy não. Đn: substantia perforata.*

s., 's, perivascular. Spaces within adventitia of larger blood vessels of the brain. They communicate with subarachnoid space.*Khoang quanh mạch Các khoang trong ngoại mạc của các mạch máu lớn của não. Chúng thông với khoang dưới nhện.*

s., personal. In psychiatry, an individual's personal area and the surrounding space. This space is important in interpersonal relations. *Khoang cá nhân Trong bệnh học tâm thần, để chỉ một vùng riêng của

một cá nhân và khoang xung quanh. Khoang này quan trọng trong các mối quan hệ giữa các cá nhân.*

s., physiological dead. In the respiratory tract, the air in the alveoli not exposed to the capillary walls, plus the air in the anatomical dead apace. SEE: s., anatomical dead.*Khoang chết sinh lý Trong đường hô hấp, không khí trong các phế nang mà không được tiếp xúc với các thành mao mạch, cộng với không khí trong khoang chết giải phẫu. XEM. s. anatomical dead.*

s., plantar. One of four spaces between the fascial layers of the foot. When the foot is infected, pus may be found there.*Khoang gan bàn chân Một trong bốn khoang giữa các lớp mạc của bàn chân. Khi bàn chân bị nhiễm trùng, mủ có thể được thấy ở đó.*

s., pneumatic. Air-containing spaces in bone, esp. those in the paranasal sinuses.*Khoang khí Các khoang chứa không khí trong xương, đặc biệt là khoang trong các xoang quanh mũi.*

s., popliteal. Space back of the knee joint, containing the popliteal artery and vein and small sciatic and popliteal nerves.*Khoang kheo Khoang phía sau khớp gối, chứa động mạch và tĩnh mạch kheo và các thần kinh kheo và thần kinh hông nhỏ.*

s., prezonular. The anterior portion of the posterior chamber of the eye. *s., prezonular Phần trước của buồng sau của mắt.*

s., Piussak's. Space in tympanum behind Shrapnell's membrane. *Khoang Prussak Khoang trong hòm nhĩ, phía sau màng Shrapnell.*

s., retroperitoneal The potential space outside the parietal peritoneum of the abdominal cavity.*s., retroperitoneal Khoang sau màng bụng.*

s., retropharyngeal Space behind pharynx separating prevertebral from visceral fascia.*s., retropharyngeal SYN: retropharyngeal (-cial cleft. Khoang sau hầu. ĐN: retropharyngeal fascial cleft.*

s., 's, subarachnoid. Spaces between the pia mater and arachnoid containing the cerebrospinal fluid. The spaces, esp. in the cranium, are traversed by numerous trabeculae. *Khoang dưới nhện Khoang giữa màng mềm và màng nhện chứa dịch não túy.*

s., subdural Narrow space between the dura and the arachnoid. *Khoang dưới màng cứng Khoang hẹp giữa màng cứng và màng nhện.*

s., subphrenic. Space between the diaphragm and the abdominal organs.*Khoang dưới hoành Khoang giữa cơ hoành và các cơ quan bụng.*

s., suprastemal Triangular space immediately above the sternum between layers of deep cervical fascia. *Khoang trên xương ức Khoang tam giác ngay trên xương ức giữa các lớp mạc cổ sâu.*

s., Tenon's. Lymph space between the sclera and Tenon's capsule. SYN: s., interjascial.*Khoang Tenon Khoang bạch huyết giữa củng mạc và bao Tenon. Đn: s. interfascial.*

s., thenar. A deep fascial apace in the hand lying anterior to the adductor pollicis muscle.*Khoang mô cái Một khoang mạc sâu trong bàn tay nằm trước cơ khép ngón tay cái.*

s., tissue. Any apace within tissues not lined with epithelium and containing tissue fluid.*Khoang mô Bất kỳ khoang nào trong mô không được lót với biểu mô và chứa chất dịch mô.*

s., 's, zonulai. Spaces within the zonule (suspensory ligament of lens).*Khoang vòng Các khoang trong vòng (dây chằng treo của thủy tinh thể).*

space maintainer. An appliance placed within the dental arch to prevent adjacent teeth from moving into the space left by a missing tooth; it is a temporary placement until the permanent tooth erupts into the space, or until a bridge is placed to replace the missing permanent tooth.*Cái giữ khoảng trống Một dụng cụ đặt trong cung răng để ngăn các răng kề di chuyển vào khoảng trống để lại do một răng bị nhổ: nó là sự đặt tạm cho đến khi răng vĩnh viễn mọc vào chỗ trống, hay đến khi một cầu răng được đặt để thay thế răng vĩnh viễn bị nhổ.*

Space medicine. Branch of medical science concerned with the physiological and pathological problems encountered by humans who enter the area beyond the Earth's atmosphere. Included in space medicine are investigation of effects of weightlessness (zero gravity), sensory deprivation, motion sickness, enforced inactivity during lengthy travels in apace, and the heat and decelerative forces encountered at the time of reentry into the Earth's atmosphere. SEE: aerospace medicine. *Y học không gian Một ngành y học liên quan đến các vấn đề sinh lý và bệnh lý mà những người vượt qua khí quyển trái đất gặp phải. Bao gồm trong y học không gian là sự điều tra các tác động của sự mất trọng lực, sự mất cảm giác, sự ốm vận động, sự bất động bắt buộc trong chuyến du hành dài ngày trong không gian, và sức nóng, và các lực bị giảm sau khi trở về khi quyển trái đất. XEM. aerospace medicine.*

space sickness. A transient form of physiological vertigo encountered when the head is actively moved in a weightless environment. It may be accompanied by general malaise and nausea, with or without vomiting.

The condition resembles seasickness but may or may not occur in individuals who normally experience that disorder and, conversely, may occur in persons known to be resistant to seasickness.*Sự ốm không gian Một dạng quá độ của chóng mặt sinh lý gặp phải khi đầu cử động một cách tích cực trong một môi trường không trọng lực. Nó có thể kèm theo khó ở và buồn nôn nói chung, với có hay không có nôn mửa. Tình trạng giống như say sóng nhưng có thể xảy ra hoặc không xảy ra ở người thường trải qua rối loạn đó, và ngược lại, vẫn có thể xảy ra ở người được cho là kháng được chứng say nóng.*

spallation 1. The process of breaking into very small parts. The term may be applied to gross structures or to atomic particles. 2. The release of inert particles into the bloodstream. An example would be splintering of bite of plastic from the pump used in hemodialysis.*spallation 1. Tình trạng vỡ thành những mảnh rất nhỏ. Thuật ngữ này có thể dùng cho các cấu trúc lớn hay các hạt nguyên tử. 2. Sự phóng thích các hạt trơ vào trong máu. Một ví dụ sẽ là sự vỡ vụn của các hạt chất dẻo từ một cái bơm được dùng trong sự thẩm tách máu.*

span. The distance from one fixed point to another, as the distance, when the hand is fully expanded, from the tip of the thumb to the tip of the little finger. Each individual should know that measurement of his or her own hand so that it may be used in estimating the length or size of objects.*Gang tay Khoảng cách từ một điểm cố định tới một điểm khác, như là khoảng cách từ đầu ngón tay cái đến đầu ngón tay út khi bàn tay duỗi ra. Mỗi cá nhân nên biết cách đo này để có thể dùng nó trong việc đánh giá độ dài hay kích cỡ của đồ vật.*

Spanish fly. A strong rubefacient and blistering agent produced from these beetles. Believed by laymen to be an aphrodisiac, which it is not. SYN: cantharules.*Ruồi Tây Ban Nha Một chất gây sung huyết da và mụn rộp mạnh sinh ra từ loài này. Được người không chuyên môn tin là một chất kích thích tình dục, mà thật ra là không. Đn: cantharides.*

sparer [AS. sparian, to refrain]. A substance destroyed by catabolism but that, nevertheless, decreases catabolic action upon other substances.*sparer Một chất bị phá hủy bởi sự giải hóa, tuy nhiên lại làm giảm hoạt động giải hóa trên các chất khác.*

s., protein. Carbohydrates and fate, so designated because their presence in diet prevents tissue proteins from being utilized as a source of energy.*Các carbohydrate và chất béo Được gọi như thế là vì sự có mặt của chúng trong khẩu phần ăn ngăn cản các protein mô được dùng*

như một nguồn năng lượng.

sparganosis Infestation with a variety of Sparganum.*Bệnh sán thái Sự nhiễm một số loài sán Sparganum.*

Sparganum [Gr. spargaaon, swathing band]. (pl. spargana) The plerocercoidlarvaoftapeworms, esp. thoseofthe genus Diphyl(obothriurn. *Sparganum (Số nhiều spargana). Ấu trùng plerocercoid của loài sán dây, đặc biệt là loài Diphyllobothrium.*

S., mansoni. An elongated plerocercoid species, 3 to 14 in. (7.6 to 35 em) in length, found in muscles and connective tissue, esp. that around the eye. Common in the Far East.*S., mansoni Một loài plerocercoid dài, từ 7,6 tới 35cm, tìm thấy trong cơ và mô liên kết, đặc biệt là các cơ, mô quanh mắt. Phổ biến ở Viễn Đông.*

S., mansonoides. Species occasionally occurring in U.S. The adult form is unknown.*S., mansonoides Một loài thỉnh thoảng xuất hiện ở Mỹ. Dạng trưởng thành không rõ.*

S., proliferom. Minute species infesting man and producing acnelike nodules. It is thought to proliferate by means of budlike outgrowths.*S., proliferom Loài rất nhỏ, lây nhiễm ở người và gây ra các nốt như mụn trứng cá. Nó được cho là sinh sản rất nhanh theo cách giống như cây đâm chồi.*

sparge [L. spargere, to scatter]. To introduce air or gas into a liquid. *sparge Đưa không khí hay khí vào một chất lỏng.*

spargosis [Gr. spargosis, swelling]. 1. Distention of the female breasts with milk. 2. Swelling or thickening of the skin. SYN: elephantiasis.*spargosis 1. Sự căng vú sữa ở phụ nữ. 2. Sự sưng phồng da. Đn: elephantiasis.*

Sparine. Trade name for proms iris hydrochloride.*Sparine Tên thương mại của promazine hydrochloride.*

spark coil. Coil consistingof primary and secondary coils with an interrupted current passing through them. *Cuộn cảm ứng Cuộn gồm cuộn sơ cấp và cuộn thứ cấp với một cuộn điện ngắt quãng đi qua chúng.*

spark gap. 1. Arrangement of opposed points or surfaces between which an electric spark may jump. 2. An adjustable gap between needle points or between spheres used to measure high potentials.*Khoảng đánh lửa 1. Một sự sắp xếp các điểm hay các bề mặt đối nhau sao cho một tia lửa điện có thể phóng qua. 2. Một khoảng trống điều chỉnh được giữa các đầu kim hay giữa các hình cầu dùng để đo các điện thế cao.*

s.g., quenched. A multiple spark gap with numerous electrodes about 0.3 mm apart and equipped with a copper air-cooling device.*Khoảng đánh lửa được làm nguội Một khoảng đánh lửa phức tạp với số* điện cực cách nhau khoảng 0,3mm và được trang bị một thiết bị làm mát không khí bằng đồng.

spasm [Gr. spasmos, convulsion]. An involuntary sudden movement or convulsive muscular contraction. Spasms may be clonic (characterized by alternate contraction and relaxation) or tonic (sustained). They may involve either visceral (smooth) muscle or skeletal (striated) muscle. When contractions are strong and painful, they are called cramps. The effect depends upon the part affected. Asthma is assumed to be due to spasm of muscular coats of smaller bronchi; renal colic to spasm of muscular coat of the ureter.
TREAT: General measures to reduce tension, induce muscle relaxation, and improve circulation. Specific measures include analgesics for relief of pain and physiotherapy (heat, diathermy, electrical therapy). Special orthopedic supports or braces are sometimes effective. For vascular spasm, chemical sympathectomy may give relief.*Chứng co giật, co thắt* Cử động hay sự co cơ ngoài ý muốn, đột ngột. *Chứng co thắt có thể là giật rung (biểu hiện bởi sự co và giãn xen kẽ) hay co cứng (kéo dài). Chúng có thể liên quan đến các cơ nội tạng (cơ trơn) hay cơ xương (cơ vân). Khi sự co thắt mạnh và đau, chúng được gọi là chứng chuột rút. Hậu quả tùy thuộc vào phần bị ảnh hưởng. Chứng hen được cho là do sự co thắt của các bao cơ của các phế quản nhỏ: cơn đau thận quặn là do sự co thắt của các bao co niệu quản.*
ĐIỀU TRỊ: Các biện pháp chung làm giảm căng thẳng, giúp thư giãn cơ và cải thiện tuần hoàn. Các biện pháp cụ thể gồm thuốc giảm đau và liệu pháp vật lý (nhiệt, nhiệt điện, điện). Các giá đỡ hay vật nối chính hình đặc biệt đôi khi hiệu quả. Đối với chứng co thắt mạch, sự cắt bỏ thần kinh giao cảm hóa học có thể làm giảm bớt.

s., Bell's. Convulsive tic of the face. *s., Bell Chứng máy cơ mặt.*
s., bronchial. Contraction of the muscle fibers around bronchial tubes. This occurs in asthma.*s., bronchial Co thắt các sợi cơ quanh phế quản. Xảy ra ở chứng hen.*
s., chorelform. Spasmodic movements resembling chorea.*s., chorelform Co thắt giống như chứng múa giật.*
s., clonic. Intermittent contractions and relaxation of muscles.*Co giật rung Co thắt và giãn cơ từng cơn.*
s., habit. Spasm due to habit.*s., habit Co thắt do thói quen.*
s., nodding. A psychogenic condition in adults, causing nodding of the head from clonic spasms of the sternomastoid muscles. A similar nodding in babies with head turning from side to side.*Co giật gật đầu Một tình trạng tâm thần ở người lớn, gây ra gật đầu từ sự co giật*

rung của các cơ xương ức chũm. Một chứng gật đầu tương tự ở trẻ em với đầu quay từ phía này sang phía kia.
s., of esophagus. Paroxysmal dysphagia (inability to swallow), often associated with a sense of constriction in the chest. Characterized by intense dyspnea and occurs in spasmodic croup, true croup, ulceration of larynx, laryngismus stridulus, whooping cough, tetany,hysteria,hydrophobia laryngeal crises of locomotor ataxia, when foreign bodies have lodged in larynx, and when aneurysms or mediastinal tumors press on the recurrent laryngeal nerve and irritate it.
TREAT: Search for exciting cause and remove. Treatment largely dietetic, hygienic, and psychologic. Dilation by passage of a bougie may be of great value.
PROG: Indefinite regarding duration, not threatening to life.*Co thắt thực quản Chứng khó nuốt kịch phát, thường có liên quan với cảm giác nghẹt ở ngực. Biểu hiện bởi chứng khó thở dữ dội và xảy ra trong chứng viêm tắc thanh quản rít, viêm tắc thanh quản thật, loét thanh quản, co thắt thanh quản rít, ho gà, co cứng cơ, chứng cuồng loạn, chứng sợ nước, cơn co thắt thanh quản, mất điều hòa vận động, khi các dị vật lưu trú trong thanh quản, và khi chứng phình mạch hay các u trung thất ép lên thần kinh thanh quản và kích thích nó.*
ĐIỀU TRỊ: Điều tra tìm nguyên nhân kích thích và loại bỏ nó. Điều trị mở rộng sang chế độ ăn uống, vệ sinh và tâm thần. Làm giãn cơ bằng một cái nong có thể có giá trị lớn.
DỰ ĐOÁN: Thời gian không xác định, không đe dọa mạng sống.

s., saftatory. Term employed to designate a condition allied to hysteria in which a violent spasm seizes the muscles ofthe leg as soon as the feet touch the ground and, as a result, patient is thrown violently in the air.
Co thắt nhảy nhót Thuật ngữ dùng để gọi một tình trạng rất gần chứng cuồng loạn trong đó, một cơn co thắt dữ dội siết các cơ chân ngay sau khi bàn chân đụng đất, kết quả là bệnh nhân bị ném mạnh vào không trung.
s., tetanic. Spasm in which contractions continue for a time without interruption.*s., tetanic Chứng co cứng liên tục trong một thời gian.*
s., tonic. Continued involuntary contractions.*s., tonic Co cứng liên tục ngoài ý muốn.*
s., torsion. Spasm characterized by a turning of a part, esp.theturningofthebody at the pelvis.*Chứng co vặn xoắn Biểu hiện bởi một bộ phận bị vặn xoắn đặc biệt là phần cơ thể ở vùng chậu hông.*
s., toxic. Convulsions due to poison. *s., toxic Co giật do nhiễm độc.*

s., winking. Spasm of the muscles of the eyelids; may be unilateral. SYN: blepharospasm.*Co giật nháy mắt Sự co các cơ mi mắt: Có thể ở một bên. Đn: blepharospasm.*

spasm, words pert. to: campospasm; cardiospasm; carpopedal; child crowing; chirospasm; Chvostek's sign; clonic; clonospasm; clonus; face; habit; hypertonus; mobile; Raynaud's disease; spasticity; tetanus; tetany; tic douloureux; tonic spasm; torticoilis; trismus; vaginismus.*Các từ liên quan đến co giật campospasm; cardio- spasm (chứng co thắt tâm vị); carpopedal (thuộc khớp xương bàn tay - bàn chân); child crowing (viêm thanh quản trẻ con); chirospasm (co thắt bàn tay - bàn chân); clonic (giật rung); clonospasm (chứng giật rung); clonus (giật rung); face (mặt); habit (thói quen); hypertonus (chứng tăng trương lực); mobile (chuyển động); Raynaud's disease (bệnh Raynaud); spasticity (tình trạng co cứng); tetanus (bệnh uốn ván); tetany (co cứng cơ), tic douloureux (chứng máy cơ mặt đau); tonic spasm (chứng co cứng); torticollis (chứng vẹo cổ); trismus (chứng cứng khít hàm); vaginismus (chứng co đau âm đạo).*

spasmatic [Gr. apasmos, convulsion]. Pert. to, like, or marked by spasm. SYN: spasmodic.*spasmatic Thuộc co giật, co thắt. ĐN: spasmodic.*

spasmatic asthma. Asthma caused by spasm of the bronchioles.
spasmatic asthma Bệnh hen do sự co thắt các tiểu phế quản.

spasmatic croup. Laryngismus stridulus.*spasmatic croup Chứng co thắt thanh quản rít.*

spasmatic stricture. Temporary narrowing of any canal, as the urethra, due to localized spasmodic muscular contraction of its coat.*Cấu trúc co thắt Sự hẹp tạm thời của bất kỳ ống nào, như niệu đạo, do sự co thắt cơ tại chỗ của bao niệu đạo.*

spasmodic [Gr. spasmos, convulsion]. Concerning spasms.*spasmodic Thuộc sự co thắt.*

spasmogen [" + gennan, to produce]. Something that causes spasms.*spasmogen Chất gây co thắt.*

spasmology [" + logos, word, reason]. The study of spasms, their nature and cause.*spasmology Môn học nghiên cứu chứng co thắt, tính chất và nguyên nhân.*

spasmolygmus [" + lygmos, a sob). 1. Spasmodic hiccup. 2. Spasmodic sobbing.*spasmolygmus 1. Chứng nấc co thắt. 2. Chứng khóc co thắt (thổn thức).*

spasmolysin Something that abolishes spasms.*spasmolysin Chất chống co thắt.*

spasmolytic [" + lysis, dissolution]. Arresting spasms or that which acts as an antispasmodic.*spasmolytic Chống co thắt.*

spasmophemia [" + pheme, speech].

A spasmodic disorder of speech. SYN: stuttering.*spasmophemia Chứng nói lắp do co thắt. ĐN: stuttering.*

spasmophilia [" + philein, to love]. A tendency to tetany and convulsions; almost always associated with rickets.*Khuynh hướng dễ bị co giật, co cứng Hầu như luôn luôn liên quan tới bệnh còi xương.*

spasmous [Gr. spasmos, convulsion]. Of the nature of a spasm.*spasmous Có tính chất của chứng co thắt.*

spasmus [Gr. spasmos, convulsion]. A spasm.*spasmus Chứng co thắt.*

s., agitans. Paralysis agitans.*s., agitans Chứng liệt kích động.*

s., bronchialis. Bronchial asthma. *s., bronchialis Hen phế quản.*

s., caninus. Spasm of face causing a constant grin. SYN: rises sardonieus. *s., caninus Co giật kết hợp.*

s., cynicus. Spasmodic contraction of muscles on both sides of the mouth.*s., cynicus Chứng co thắt cơ cả hai bên miệng.*

s., Dubink Rhythmic contractions, in rapid succession, of a group or groups of muscles, starting at an extremity or half of the face, and covering a large part or all of the body. Usually fatal.*s., Dubink Chứng co thắt nhịp nhàng, trong một chuỗi nhanh, của một nhóm hay nhiều nhóm cơ, bắt đầu ở một chi hay nửa mặt, và lan rộng phần lớn hay khắp cơ thể. Thường tử vong.*

s., glottidis. Spasm of larynx. SYN: laryngismus stridulus.*s., glottidis Co thắt thanh môn. ĐN: laryngismus stridulus.*

s., nictitans. A winking movement of the eyelid. SYM: bLpharospasm. *s., nictitans Co thắt nháy mi mắt. ĐN: blepharospasm.*

s., nutans. Nodding spasm. *s., nutans Co thắt gật đầu.*

spastic [Gr. spastikos, convulsive]. 1. Resembling or of the nature of spasms or convulsions. 2. Produced by spasms.*spastic 1. Co giật. 2. Co cứng.*

spastic colon. A syndrome of disordered motility of the small and large intestines accompanied by pain, usually in the lower abdominal area, and constipation alternating with diarrhea. For complete description and treatment, SEE: colon, irritable. *Chứng co thắt ruột Một hội chứng các hoạt động bị rối loạn của ruột non và ruột già, kèm đau, thường ở vùng bụng dưới, và táo bón xen kẽ với tiêu chảy. Để có sự mô tả và điều trị đầy đủ, XEM colon, irritable.*

spastic gait. A stiff movement with toes seeming to catch together and to drag. *Dáng đi co giật Chuyển động cứng đờ, với các ngón chân dường như quặp lấy nhau và lôi đi.*

spastic hemiplegia. *Liệt nửa người co thắt.*

spasticity Increased tone or contractions of muscles causing stiff and

awkward movements: the result of upper motor neuron lesion. *Tình trạng co cứng Làm cho cử động cứng đờ và khó chịu. Kết quả của tổn thương thần kinh vận động trên.*

spastic paraplegia. Paraplegia due to transverse lesions of the cord or sclerosis. *spastic paraplegia Liệt hai chi dưới do các tổn thương ngang của tủy sống hay sự xơ cứng.*

spatial Pertaining to space. *spatial Thuộc không gian.*

spatial discrimination. *Sự phân biệt không gian.*

spatium [L.]. (pl. spatia) [NA] Space. *spatium Khoảng, khoảng trống.*

spatula [L. spatula, blade]. Instrument for spreading or mixing semisolids. It is usually flat, thin, somewhat flexible, and shaped like a knife but without a cutting edge.*Cái bay Một dụng cụ để cán hay trộn các chất sền sệt. Nó thường dẹt, mỏng, hơi dễ uốn, và có hình một con dao nhưng không có cạnh cắt.*

s., eye. Blades for separating lips of corneal wounds, arresting hemorrhage, or for making pressure; made of sheet metal or rubber.*s., eye Lưỡi dao dùng để tách hai mép của các vết thương giác mạc, làm ngừng chảy máu, hay làm một sức ép, được làm bằng kim loại mỏng, hay cao su.*

s., nasal. Device for holding mucous flaps in place or to guard against burning from cautery. *s., nasal Dụng cụ dùng để giữ các vạt màng nhầy cố định hay bảo vệ chống bỏng do sự đốt.*

spatulate To mix somethingby use of a spatula. In dentistry, to mix or manipulate certain dental materials with a spatula to achieve a uniform, homogenous mass.*Trộn bằng tay Trong nha khoa, để chỉ trộn một số chất dung cho răng bằng bay để có một chất thống nhất.*

spay, spaying [Gael. spoth, castrate]. Surgical removal of ovaries, usually said of animals. SEE: castration. *spay, spaying Thủ thuật cắt bỏ buồng trứng, thường nói về động vật.*

SPCA. Society for the Prevention of Cruelty to Animals.*SPCA. Tổ chức ngăn ngừa hành vi độc ác với loài vật.*

specialist [L. specialis]. A dentist, nurse, physician, or other health professional who has advanced education and training in one clinical area of practice such as internal medicine, pediatrics, surgery, opthalmology, neurology, maternal and child health, or cardiology. In most specialized areas of health care, there are organizations offering qualifying examinations. When an individual meets all of the criteria of such a board, he or she is called "board certified" in that area.*Chuyên gia Một nha sĩ, y tá, bác sĩ, hay chuyên viên y tế khác, người có trình độ cao trong một lĩnh vực thực hành chữa bệnh như nội khoa, nhi khoa, phẫu thuật,*

mắt, thần kinh, chăm sóc bà mẹ trẻ em, hay khoa tim. Trong hầu hết các lĩnh vực chuyên môn về chăm sóc sức khỏe, có các tổ chức để kiểm tra chất lượng. Khi một cá nhân đáp ứng tất cả tiêu chuẩn của một hội đồng, anh ta được gọi là "được hội đồng công nhận" trong lĩnh vực đó.

specialization The limitation of one's practice to a particular branch of medicine, surgery, dentistry, or nursing. This is customarily done after having received postgraduate training in the area of specialization.*Sự chuyên khoa hóa Giới hạn hành nghề của một người ở một ngành cụ thể như y, phẫu thuật, nha, hay chăm sóc sức khỏe. Điều này được làm theo thông lệ sau khi đã nhận sự đào tạo sau tốt nghiệp trong một lĩnh vực chuyên môn.*

specialty The branch of medicine, surgery, dentistry, or nursing in which a specialist practices.*specialty Chuyên khoa.*

speeiation [L. species, a kind]. The evolutionary process by which new species of living organisms are formed.*Sự hình thành loài Quá trình tiến hóa qua đó, loài mới được hình thành.*

species [L. species, a kind]. Inbiology, a category of classification for living organisms. This group is just below genus and is usually capable of interbreeding.*Loài Trong sinh học, để chỉ một phạm trù phân loại các tổ chức sống. Nhóm này xếp ngay dưới giống (genus) và thường có khả năng lai giống.*

species-specific. The characteristics of a species, esp. the immunological nature that differentiates that species from another.*species-specific Đặc trưng của loài, đặc là những đặc tính miễn dịch học mà phân biệt loài đó với các loài khác.*

species type. The original species that served as the basis for identifying a new genus or subgenus.*Mẫu loài Loài gốc được dùng làm cơ sở cho sự nhận dạng một giống hay phân giống mới.*

specific [L. specificus, pert. to a kind]. 1. A remedy having a curative effect on a particular disease or symptom. 2. Pert. to a species. 3. A disease always caused by the same organism. 4. Restricted, explicit; not generalized.*specific 1. Thuốc đặc trị Một loại thuốc có tác dụng chữa bệnh trên một số bệnh hay triệu chứng cụ thể. 2. Thuộc loại. 3. Một bệnh luôn do cùng một loại vi khuẩn gây ra. 4. Đặc trưng, riêng biệt.*

specific dynamic action. ABBR: SDA. The increase in metabolic rate resulting from absorption of food. For protein it amounts to about30% for carbohydrates,7%, and for fats, 4%. After a general meal the increase would be 10% to lb%. This effect lasts for 4 to 6 hours.*specific dynamic action Viết tắt SDA. Sự gia* *tăng tốc độ chuyển hóa là kết quả của sự hấp thu thức ăn. Đối với protein nó lên tới khoảng 30%, đối với carbohydrate 7%, và đối với chất béo, 4%. Sau một bữa ăn, sự gia tăng này sẽ là 10% tới 15%. tác dụng này kéo dài từ 4 tới 6 giờ.*

specific gravity. Weight of a substance compared with an equal volume of water. For solid and liquid materials, water is used as a standard and considered to have a specific gravity of one (1.000). For gases, the weight per unit volume is compared with dry air at a specified temperature.*Tỉ trọng Trọng lượng của một chất so với một thể tích nước tương đương. Đối với chất rắn và chất lỏng, nước được dùng như tiêu chuẩn và coi như có tỉ trọng là một. Đối với chất khí, trọng lượng mỗi đơn vị thể tích được so sánh với không khí khô ở một nhiệt độ cụ thể.*

specificity State of being specific; having& relation to a definite result or to a particular cause.*specificity Tính đặc thù, tính riêng biệt, có một mối quan hệ tới một kết quả xác định hay tới một nguyên nhân cụ thể.*

s., diagnostic. For a diagnostic or screening test, the proportion of people who are truly free of a specific disease and are so identified by the test. SEE: sensitivity.*s., diagnostic Trong một xét nghiệm chẩn đoán hay xét nghiệm màn hình, để chỉ tỉ lệ người không bị bệnh và được nhận dạng qua sự xét nghiệm. XEM: sensitivity.*

speeillum [L. specere, to look). (pl. specilla)1. Lens. 2. Button-shaped silver probe.*speeillum 1. Thấu kính. 2. Que thông bằng bạc hình cái nút. (Số nhiều specilla).*

specimen [L. specere, to look). A part of a thing intended to show kind and quality of the whole, as a specimen of urine.*Vật mẫu, tiêu bản Một phần của một vật dùng để trình bày loại và tính chất của toàn bộ vật, ví dụ như nước tiểu.*

spectacles [L. spectore, to see). Two lenses supported by a nose bridge and side pieces passing over the ears. Used to aid vision or protect the eyes. SYN: glasses.*Kính đeo mắt Hai thấu kính được nâng bởi một sống mũi và hai bên tai. Dùng để trợ sức nhìn hay bảo vệ mắt. Đn: glasses.*

spectinomycin hydrochloride, sterile. USP. A sterile preparation of the antibiotic spectinomycin hydrochloride. When diluted with the appropriate amount of sterile water for injection, the medicine may be used intramuscularly.*spectinomycin hydrochloride, sterile Một chế phẩm vô trùng của kháng sinh spectinomycin hydrochloride. Khi được pha loãng với một lượng nước vô trùng thích hợp dùng để tiêm, thuốc có thể dùng tiêm trong cơ.*

spectral [L. spectrum, image). Con-

cerning a spectrum.*spectral Thuộc quang phổ.*

spectro- [L. spectrum, image). Combining form meaning appearance, image, form, spectrum.*spectro-Dạng kết hợp có nghĩa là bề ngoài, hình ảnh, hình dạng, quang phổ.*

spectrocolorimeter [" + color, color, + Gr. matron, measure). Device for detecting colorblindness by isolating a single spectral color.*Cái đo màu quang phổ Dụng cụ dò chứng mù màu bằng cách có lập một màu quang phổ đơn.*

spectrofluorometer Instrument for measuring degree of fluorescence.*spectrofluorometer Cái đo mức độ phát huỳnh quang.*

spectrograph [" + Gr.graphein, to write). Instrument designed to photograph spectra on a sensitive photographic plate.*Máy quang phổ Máy được thiết kế để chụp các quang phổ trên một tấm ảnh nhạy.*

s., mass. Device that separates ions of different masses by employing a magnetic field to deflect them as they travel along a given path.*s., mass Thiết bị tách các ion của các khối khác nhau bằng cách dùng một từ trường để làm lệch chúng khi chúng đi qua theo một đường đã cho.*

spectrometer [" + Gr. metron, measure). A spectroscope so constructed that angular deviation of a ray of light produced by a prism or by a diffraction grating thus indicates the wavelength.*Quang phổ kế Một kính quang phổ được lắp đặt sao cho độ lệch góc của một tia sáng sinh ra từ một lăng kính hay một lưới nhiễu xạ chỉ ra bước sóng.*

spectrometry [" + Gr. matron, measure). The process of determining the wavelength of light rays by use of a spectrometer.*spectrometry Quá trình xác định bước sóng của các tia sáng bằng cách dùng một quang phổ kế.*

spectrophotometer [" + Gr. photos, light, + matron, measure). Device for measuring amount of color in a solution by comparison with the spectrum.*Máy quang phổ trắc quang Thiết bị đo số lượng màu trong một dung dịch bằng cách so sánh với quang phổ.*

spectrophotometry Estimation of coloring matter in a solution by use of the spectroscope or spectrophotome-ter.

spectrophotometry Sự đánh giá chất màu trong một dung dịch bằng kính quang phổ hay máy quang phổ trắc quang.

spectropolarimeter [" + polaris, pole, + metron, measure). Device for measuring the rotation of light rays of a specific wavelength by passage through a translucent solid.*Phổ kế phân cực Thiết bị đo sự quay của các tia sáng có một bước sóng cụ thể bằng cách cho đi qua một chất rắn trong mờ.*

spectropyrheliometer [" + Gr. pyr, fire, + helios, sun, + metron, measure). Instrument to measure solar radiation.*spectropyrheliometer Thiết bị dùng để đo bức xạ mặt trời.*

spectroscope [" + Gr. skopein, to examine). An instrument for separating radiant energy into its component frequencies or wavelengths by means of a prism or grating to form a spectrum for inspection.*Kính quang phổ Thiết bị dung để tách năng lượng bức xạ thành các tần số hay bước sóng hợp thành của nó bằng một lăng kính hay lưới để tạo thành một quang phổ cho sự kiểm tra.*

spectroscopic Concerning a spectroscope.*spectroscopic Thuộc kính quang phổ.*

spectroscopy The branch of physical science that treats the phenomena observed with the spectroscope, or those principles on which the action is based; also, the art of using the spectroscope.*Quang phổ học Một nhánh của khoa vật lý học mà xử lý các hiện tượng được quan sát với một kính quang phổ.*

spectrum [L., image). (pl. spectra) Charted band of wavelengths of electromagnetic vibrations obtained by refraction and diffraction of ray of white light.*spectrum (Số nhiều spectrac). Quang phổ Băng ghi bước sóng của các sóng điện từ thu được từ sự khúc xạ hay nhiễu xạ của tia sáng trắng.*

s., absorption. Spectrum recorded after light rays have passed through a substance that is capable of absorbing some of the wavelengths passing through. This spectrum is specific for various chemicals.*Phổ hấp thụ Quang phổ được ghi nhận sau khi các tia sáng đã đi qua một chất mà có khả năng hấp thu một số bước sóng đi qua. Quang phổ này đặc trưng cho các hóa chất khác nhau.*

s., broad. A term that refers to antibiotics effective against a variety of microorganisms.*Phổ rộng Thuật ngữ chỉ các kháng sinh có tác dụng chống lại nhiều loại vi khuẩn.*

s., chromatic. That portion of the spectrum that produces visible light. Wavelengths of about 7700 to 3900 angstrom units are visible.*Phổ màu Phần quang phổ mà sinh ra ánh sáng có thể nhìn thấy các bước sóng khoảng từ 7700 tới 3900 angstrom có thể nhìn thấy được.*

s., invisible. Spectral portion either below the red (infrared) or above the violet (ultraviolet), which is invisible to the eye, the waves being too long or too short to affect the retina. The invisible spectrum includes rays less than 3900 angstrom units (A.U.) in length (ultraviolet, roentgen or X, gamma, and cosmic rays) and those exceeding 7700 A.U. in length (infrared, high-frequency oscillations used in short- and longwave diathermy, radio, hertzian, and very long waves). These range in length from 7700 A.U. to 5,000,000 meters.

s., *invisible* *Phổ không nhìn thấy: Phần quang phổ dưới đỏ (hồng ngoại), hay trên tím (cực tím) mà không thể nhìn thấy bằng mắt, các sóng này quá dài hay quá ngắn, không thể tác động đến võng mạc. Phổ không nhìn thấy gồm các tia có độ dài nhỏ hơn 3900 angstrom units (A.V.) (tia cực tím, tia roentgen hay tia X, tia gamma và các tia vũ trụ) và có độ dài vượt quá 7700 A.V (tia hồng ngoại, các dao động tần số cao dùng trong phép nhiệt điện sóng ngắn và dài, radio, hertzian, và các sóng rất dài. Phạm vi độ dài này từ 7700 A.V. tới 5.000.000 mét.*

s., **visible**. Portion of spectrum that is visible. The visible spectrum consists of the colors from red to violet with wavelengths of 3900 A.U. to 7700 A.U. When white light is passed through a prism, the various colors, because of different wavelengths, are refracted to various degrees giving rise to the diverse colors of the rainbow. These are in order from the shortest wavelength to the longest violet, indigo, blue, green, yellow, orange, and red.*Phổ nhìn thấy được Phần quang phổ này gồm các màu từ đỏ tới tím với các bước sóng từ 3900 A.V. tới 7700 A.V. Khi ánh sáng trắng đi qua một lăng kính, các màu khác nhau, do các bước sóng khác nhau, được khúc xạ với các mức độ khác nhau sinh ra đủ các màu của cầu vồng. Các màu này theo thứ tự từ bước sóng ngắn nhất tới bước sóng dài nhất tím, chàm, lam, lục, vàng, cam, và đỏ.*

s., **visible electromagnetic**. The complete range of wavelengths of electromagnetic radiation.*s., visible electromagnetic Phổ điện từ có thể nhìn thấy.*

spectrum emission. In spectroscopy and fiuorometry, the range of wavelengths emitted by a substance. In the case of atoms, the lines of emission.

Sự phát quang phổ Trong quang phổ học và huỳnh quang học, để chỉ phạm vi của các bước sóng phát ra bởi một chất.

speculum [L., a mirror]. (pl. specula) 1. Instrument for examination of canals. 2. Membrane separating anterior cornua of lateral ventricles of brain. SYN: septum pellucidum.*spec ulum 1. Cái banh Dụng cụ kiểm tra các đường ống. 2. Màng tách các sừng trước của não thất bên. Đn: septum pellucidum.*

s., **ear**. Short, funnel-shaped tubes, tubular or bivalve; former preferable. *Cái banh tai Ống hình phễu, ngắn dạng ống hay có hai vỏ, trước đây được dùng nhiều.*

s., **eye**. Device for separating eyelids. Plated steel wire, plain, Von Graefe's, Steven's, and Luer's are most common.*Dụng cụ tách mi mắt Loại dây thép bọc, trơn, Von Graefe, Steven và Luer là phổ biến*

nhất.

s., **vaginal**. A speculum, usually with two opposing portions that, after being inserted, can be pushed apart, for examining the vagina and cervix.

NOTE: A vaginal speculum should be warmed prior to use.*s., vaginal Cái banh âm đạo, thường có hai phần đối nhau, để sau khi luồn vào, có thể đẩy ra, dùng để kiểm tra âm đạo và cổ tử cung.*

LƯU Ý: Một cái banh âm đạo nên được làm ấm trước khi dùng.

speech [AS. spaec]. 1. Verbal expression of one's thoughts. 2. The act of uttering articulate words or sounds. 3. Words that are spoken. It is thought that certain crude sounds served as warnings or threats in much the same way as did facial and bodily expressions. As sounds became highly differentiated, each became associated and gradually identified with a certain idea. These word-symbols are a most valuable tool in ideation, and thinking is very largely dependent on this internal speech. Further identifications have made possible visual symbols (written language), though primitive written language was entirely unrelated a series ofpictures andcrude representations. External speech requires the coordination of larynx, mouth, lips, chest, and abdominal muscles. These have no special innervation for speech but the upper neurons respond to complex motor pattern fields that convert the idea into suitable motor stimuli.

speech 1. Diễn đạt ý nghĩ bằng lời. 2. Sự phát ngôn. 3. Lời nói, tiếng nói.

Người ta cho rằng một số âm thanh thô sơ được dùng để cảnh báo hay đe dọa bằng nhiều cách giống như diễn tả bằng nét mặt hay cơ thể. Khi các âm được phân biệt rõ, mỗi âm bắt đầu có liên quan và được nhận ra dần dần với một ý tưởng nào đó. Các ký hiệu từ này là một công cụ giá trị nhất của tư duy, và ý nghĩ phụ thuộc rất lớn vào một ngôn này. Sự phân biệt cao hơn đã làm nên các ký hiệu nhìn (ngôn ngữ viết), mặc dù ngôn ngữ viết nguyên thủy hoàn toàn không có liên quan - một chuỗi những bức tranh và các ký hiệu thô sơ.

Ngoại ngôn (phát ngôn ra ngoài) đòi hỏi sự kết hợp của thanh quản, miệng, môi, ngực và cơ cơ bụng. Các cơ quan này không được phân bố đặc biệt cho phát ngôn nhưng các neuron trên phản ứng lại tới các trường vận động phức tạp mà biến ý tưởng thành những kích thích vận động thích hợp.

s., **aphonic**. Whispering.*s., aphonic Tiếng thì thào.*

s., **ataxic**. Defective speech resulting from muscular incoordination usually the result of cerebellar disorder.*Mất điều hòa ngôn ngữ Khuyết tật nói do sự không kết hợp cơ thường là kết quả của rối loạn tiểu não.*

s., **echo**. Parrotlike repetition of words spoken by others. SYN: echolalia*Chứng lắp lời Sự lập lại như một con vẹt những từ người khác vừa nói. Đn: echolalia.*

s., **esophageal**. In persons who have had laryn- gectomies, the modulation of sir expelled from the esophagus to produce sound that can be used in speech. The mouth, tongue, and pharynx participate in this.*Nói bằng thực quản Ở những người bị cắt bỏ thanh quản. Luồng không khí được đẩy ra từ thực quản có thể được dùng trong phát ngôn. Miệng, lưỡi và hầu tham gia quá trình này.*

s., **explosive**. Sudden loud sounds produced by persons with organic brain disease or mental disorders.

Lời nói bật hơi Các âm lớn, đột ngột tạo ra ở người bị bệnh não hay các rối loạn tinh thần.

s., **interjectional**. Speech characterized by inarticulate sounds.*s., interjectional Nói những âm không rõ.*

s., **mirror**. Speech characterized by reversing the order of syllables of a word.*Chứng nói lái Biểu hiện ở sự đảo trật tự các âm tiết của một từ.*

s., **scamping**. Speech characterized by omission of consonants or syllables when unable to pronounce them. SYN: s., clipped.*Chứng nói líu nhíu Bỏ các phụ âm hay âm tiết khi không thể phát âm chúng. Đn: s., clipped.*

s., **scanning**. A staccatolike speech with pauses between syllables.*s., scanning Nói nhanh và ngắt từng tiếng.*

s., **slurring**. Slovenly articulation of letters difficult to pronounce.*s., slurring Nói cấu thả những từ khó phát âm.*

s., **staccato**. Slow and labored speech with each syllable pronounced separately, as in multiple sclerosis.*s., staccato Nói chậm và nặng nhọc với mỗi âm tiết được phát âm riêng lẻ như trong chứng xơ cứng rải rác.*

speech abnormalities. Speech failure results in motor aphasia, in which the patient is speechless but there is no paralysis of muscles of articulation. Although unable to express thoughts in words, the patient can still understand what he or she hears and reads.

Labialism is the excessive use of labial sounds.

Absence of speech or hoarseness may be part of a hysteria.

Word deafness is the condition in which a word is heard but the patient has no idea of its meaning.

Similarly, word blindness means that the written symbol might as well be a foreign word. This is sometimes called alexia, q.v. Aphasia, q.v., in right-handed patients is classically referable to left-sided brain lesions, but the concept of centers for internal speech esp. is rather misleading. It is probably a diffuse cortical activity and countless minor distortions occur in addition to those mentioned. Chief of those not enumerated is the slurring speech of paresis, q.v., in which letters and syllables are omitted without recognition of defect, and this further **identifies the abnormality.** Dysarthria, q.v., describes any defect of articulation; muscular tone disturbances as seen in cerebellar disease, chorea, paralysis agitans, lenticular degeneration, or multiple sclerosis, producing jerky, monotonous, or scanning speech.

Paralysis due to bilateral medullary pathology results in indistinct enunciation (mouthful speech) often entirely unintelligible. Pseudobulbar palsy (as in cases of double hemiplegia) adds a slow spastic characteristic. Peripheral nerve lesions, cleft palate, adenoids, and myasthenia gravis merely suggest the many possible modifications. Stammering and stuttering are usually psychogenic.

Emotional values may be added to speech qualities; tremulousness and tension may render the voice high-pitched, irritating, or unsustained and broken. Emotional flattening may occur in the neuroses and psychoses. In the latter, diagnostic changes may occur in the stream of talk.

When complete (mutism), it suggests the negativism esp. likely to occur in schizophrenia. Aphonic-like aphasia patients will find some means of communication.

Deaf persons may "speak" by using sign language at a slower rate if the normal speech is slow in their geographic area.

Excessive talk is generally seen in mania and excited states. When merely volublebut relevant, it constitutes circumstantiality. If the goal of the speech is lost, it may become a meaningless stream of words.

Neologisms are words created by the patient, often of no apparent significance.

Stereotyped speech is constant repetition of a word or phrase. It should be distinguished from perseveration in which the repetition is against the intention or wishes of the patient.

Amentia, q.v., invariably delays speech appearance and its faulty development is of diagnostic value. Its delayed or non-appearance may be referable to deafness (deafmutism). Childish indistinctness (e.g., "r's" replaced by "w's") may persist in feeble-minded adults. **Những bất thường trong phát ngôn** *Không nói được do chứng mất ngôn ngữ vận động, trong đó, bệnh nhân không nói nhưng không có sự liệt cơ phát âm nào. Mặc dù không thể diễn đạt ý nghĩ bằng lời, bệnh nhân vẫn có thể hiểu được những gì nghe được và đọc được.*

Chứng nói âm môi là sự dùng quá nhiều các âm môi.

Sự mất tiếng hay sự khản giọng có thể là một phần của chứng quá kích động (hysteria).

Sự điếc từ là tình trạng trong đó, một từ được nghe nhưng bệnh nhân không biết nghĩa của nó. Tương tự, sự mù từ nghĩa là ký hiệu được viết có thể là một từ nước ngoài. Chứng này đôi khi được gọi là chứng mù đọc hay chứng mất ngôn ngữ, ở những bệnh nhân thuận tay phải, có thể qui cho những tổn thương bên não trái, nhưng khái niệm về các trung tâm cho nội ngôn thì khá sai lầm. Nó có thể là một hoạt động vỏ não khuếch tán và rất nhiều sự lệch lạc nhỏ xảy ra thêm vào những thứ kể trên. Đứng đầu của các chứng không được kể là chứng nói cẩu thả các từ khó phát âm của bệnh liệt nhẹ, trong đó, các từ và các âm tiết được bỏ mà không nhận thấy, và điều này xác nhận thêm sự bất thường. Chứng loạn vận ngôn mô tả bất kỳ khuyết tật phát âm nào; sự rối loạn trương lực cơ như thấy trong bệnh tiểu não, chứng múa giật, chứng liệt rung, sự thoái hóa thủy tinh thể, hay chứng xơ cứng rải rác, gây ra chứng nói gằn, nói đều đều hay nói ngắt từng tiếng.

Chứng liệt do bệnh lý tủy hai bên dẫn đến sự phát âm không rõ (nói trong miệng), thường hoàn toàn không thể hiểu. Chứng liệt hành não giả (như trong liệt nửa người) cộng thêm co cứng chậm. Các tổn thương thần kinh ngoại biên, nứt vòm miệng, viêm VA, chứng nhược cơ năng càng gây ra nhiều biến đổi.

Chứng nói lắp thường là các bệnh có nguồn gốc tâm thần.

Các giá trị xúc cảm có thể cộng thêm tính chất phát ngôn. Sự rung và căng thẳng có thể làm cho giọng cao, khó chịu, không giữ được và bị vỡ. Sự giảm xúc cảm có thể xuất hiện trong các bệnh thần kinh và tâm thần. Ở chứng sau, những thay đổi chẩn đoán có thể xảy ra trong lúc trò chuyện.

Sự chậm chạp thường biểu hiện ở tất cả các trạng thái bị suy nhược. Khi kết thúc nó nảy sinh ra tiêu cực một cách đặc biệt, nó hay gây rối loạn tâm thần. Câm giống như các bệnh nhân bị mất ngôn ngữ do tổn thương não sẽ tìm ra các phương pháp trao đổi thông tin khác.

Những người điếc có thể "nói" bằng cách dùng ngôn ngữ dấu hiệu ở một mức thấp hơn nếu lời nói bình thường trong vùng địa lý của họ chậm.

Nói nhiều thường thấy ở các trạng thái bị kích thích và điên. Khi thì lưu loát một cách đơn giản nhưng có khi thì thích hợp, điều đó tạo thành sự phong phú về chi tiết. Nếu mục đích của lời nói bị mất thì lời nói trở nên vô nghĩa.

Các từ mới được tạo ra bởi bệnh nhân thường không có ý nghĩa rõ ràng. Lời nói chuẩn thường lặp lại sự bắt chước của một từ hoặc một đoạn. Nó sẽ khác với sự kiên định

mà sự bắt chước trái với dự định hoặc điều ước của bệnh nhân.

Chứng lẫn (tham khảo) làm ngăn cản sự xuất hiện lời nói hay và sự phát triển không hảo của nó là giá trị chẩn đoán. Sự chậm trễ hoặc không xuất hiện có thể ám chỉ chứng điếc tai (điếc câm). Sự không rõ ràng ở trẻ con (ví dụ "r's" được lặp lại bởi "w's") có thể vẫn còn ở những bé trưởng thành kém thông minh.

speech pathologist. An individual educated and trained to plan, direct, and conduct programs to improve communicative skills of children and adults with language and speech impairments arising from physiologic disturbances, defective articulation, or dialect. This individual can evaluate programs and may perform research related to speech end language problems. *Nhà nghiên cứu về các bệnh nói Một sự hướng dẫn huấn luyện và đào tạo riêng và các chương trình hướng dẫn để cải thiện các kỹ năng giao tiếp của trẻ và những người lớn rằng ngôn ngữ và sự suy kém về lời nói xuất hiện do các rối loạn về sinh lý, cách phát âm rõ ràng không hoàn toàn, hoặc tiếng địa phương. Đặc điểm này có thể xác định được các chương trình và có thể tiến hành nghiên cứu mối quan hệ giữa lời nói và các vấn đề về ngôn ngữ.*

speech synthesizer. An electronic device for producing speech. Activated by a keyboard, it permits persons lacking ability to a peakto communicate. *speech synthesizer Một thiết bị điện tử tạo ra ngôn ngữ. Nó hoạt động bởi một bàn phím để giúp những người không có khả năng nói giao tiếp được.*

speech therapy. The study, diagnosis, and treatment of defects and disorders of the voice and of spoken and written communication. *Phương cách điều trị về bệnh nói Sự nghiên cứu các chẩn đoán và phương pháp chữa trị các bệnh tật và các chứng rối loạn về giọng nói và lời nói và sự giao tiếp bằng cách viết chữ.*

speech, words pert. to: alliteration; alogia; aphasia; aphonia; aphrasia; Broca's area; articulation; bradyarthria; bradylalia; deafmute; dyslalia; dyslexia; dysphasia; dysphonia; egophony; monophasia; mute; mutism; onomatomania; onomatopoiesis; perseveration; scanning speech; sign; stammering; stutter; tachyphasia; Wernicke's syndrome. *Lời nói Các từ thô tục gồm có Sự lặp lại âm đầu; chứng mất khả năng nói; chứng mất ngôn ngữ; chứng mất tiếng; chứng loạn ngôn ngữ; vùng broca; sự ăn khớp với nhau; chứng phát âm chậm; chứng phát âm chậm; chứng câm điếc; chứng nói ngọng; loạn năng đọc; loạn phối hợp từ ngữ; khó phát âm; tiếng be be; chứng nói một từ; mất tiếng; câm; ám ảnh danh từ; tạo từ* vô nghĩa; sự du trì tiếp diễn; lời nói sơ qua; ra dấu hiệu; chứng nói cà lăm; nói lắp; chứng nói nhanh; hội chứng vernicke.

sperm [Gr. sperms, seed]. 1. The ejaculate from the male; contains spermatozoa. SYN: semen. 2. Spermatozoa. SEE: illus.*sperm 1. Xuất ra từ nam giới; chứa nhiều tinh trùng. Đn semen. 2. Tinh trùng. Xem. illus.*

spemra [Gr.). 1. Testicular secretion containing the male reproductive cells, spermatozoa. SYN: semen. 2. Individual male germ cell. 3. Also used as a combining form.*Tinh dịch. 1. Sự phân tiết chất từ tinh hoàn chứa tinh trùng; các tế bào sinh sản của nam giới. Đn semen. 2. Tế bào sinh dục giới tinh đặc thù. 3. Cùng được dùng như một dạng kết hợp.*

spermacrasia [Gr. sperms, seed, + akrssia, bad mixture]. Lack of spermatozoa in the semen. SYN: aspermia.*spermacrasia Thiếu tinh trùng trong tinh dịch. Đn: aspermia*

spermagglutination. Agglutination of spermatozoa.*spermagglutination Sự kết hợp các tinh trùng.*

spertnatemphraxis [" + emphraxis stoppage]. An obstruction to emission of semen.*sự tắc nghẽn Sự cản trở tiết ra tinh dịch.*

spermatic [Gr. sperms, seed]. Pert. to semen or sperm.*Tinh trùng Thổ tục tinh trùng hoặc tinh dịch.*

spermatic arteries. Two long slender vessels, branches of the abdominal aorta, following each spermatic cord to the testes.*Động mạch tim Hai mạch máu thon dài, các nhánh của động mạch chú vùng bụng, nằm dọc theo mỗi dây dẫn tinh đến tinh hoàn.*

spermatic cord. The cord suspending the testis composed of veins, arteries, lymphatica, nerves, and the ductus deferens. SEE: cold, spermatic; infundebulum; uaricocele.*dây chửa các ống dẫn tinh Dây tinh hoàn lơ lửng gồm có các tĩnh mạch, động mạch, các mạch bạch huyết, các dây thần kinh, và các ống dẫn tinh. Xem. cord, spermatic, infundibulum, varicocele.*

spermatic duct. Canal for passage of semen, esp. the ductua deferens and the ejaculatory duct. SYN: seminal duct.*Ống dẫn tinh, đặc biệt Ống dẫn tinh và ống xuất tinh. Đn seminal duct.*

spermatieidal [Gr. sperms, seed, + L. cidus, kill]. Destructive to or causing death of speimatozoa.*Diệt tinh trùng Hủy diệt hoặc gây chết các tinh trùng.*

spermatic vein. One of two veins draining the testes. The right one empties intothe inferior yens cava, the left into the left renal vein. In the spermatic cord, each forms a dilated pampiniform plexus.*Tinh mạch tinh dịch Một trong hai ống dẫn tinh dịch đến tinh hoàn. Ống bên phải dẫn vào phía dưới tĩnh mạch*

chú, ống bên trái dẫn vào tĩnh mạch thận. Trong dây chứa các ống dẫn tinh, mỗi ống tạo thành một cụm mạch máu dạng tua cuốn đã giãn ra.

spertnatid A cell arising by division of the secondary spermatocyte to become a spermatozoon. SYN: spermatoblast.*Tinh tử Một tế bào được phát sinh do sự phân chia của tinh bào cấp 2 để tạo thành một tinh trùng. Đn spermatoblast.*

spertnatin A mucilaginous substance in the semen.*spertnatin Một loại chất nhầy trong tinh dịch.*

spermatism [" + -ismos, condition]. Ejaculation of semen, voluntarily or otherwise.*Sự phóng tinh Sự xuất tinh một cách có chủ động hoặc một điều kiện khác.*

spermatitis [" + ills, inflammation]. Inflammation of the spermatic cord or of the ductus deferens. SYN: deferentitis; funicslitis.*spermatitis Sự viêm dây dẫn tinh hoặc ống dẫn tinh. ĐN: deferentitis; funiculitis.*

spermato- [Gr.sperms, spermatos, need]. Combining form meaning sperm, to sow seed.*spermato- Sự kết hợp tạo tinh dịch trung bình để gieo tinh.*

spermatoblast [" + blastos, germ]. The rudimentary spermatozoon. SYN: spermatid.*spermatoblast Tinh trùng chưa phát triển. ĐN: spermatid.*

spermatocele [" + kale,tumor, swelling]. A cystic tumor of the epididymis containing spermatozoa.*spermatocele Một khối u dạng túi của mào tinh hoàn chứa tinh trùng.*

spermatocidal [" + L. cidus, kill]. Destroying spermatozoa.*spermatocidal Diệt tinh trùng.*

spermatocyst [" +kystis, bladder]. 1. A seminal vesicle. 2. Tumor of epididymis containing semen. SYN: spermatocele.*spermatocyst 1. Túi chứa tinh. 2. Túi của mào tinh hoàn chứa tinh trùng. Đn spermatocele.*

spermatocystectomy [" + " + ektome, excision]. Removal of the seminal vesicles.*spermatocystectomy Sự di chuyển các túi chứa tinh.*

spemlatocystrtis [" + " + iris, inflammation]. Inflammation of a seminal vesicle. SYN: seminal oesiculitis.*spemlatocystrtis Viêm túi chứa tinh. ĐN: seminal vesiculitis.*

spermatocystotomy [" + " + tome, incision]. Drainage of the seminal vesicles by use of a surgical incision into the vesicle.*Thủ thuật mở thông túi tinh Sự chảy tinh vào túi tinh bằng cách nhờ một vết mổ phẫu thuật.*

spermetocytal [" + kytos, cell]. Concerning apermatocytea.*spermetocytal Thuộc tinh bào.*

spertnatocyte [" + kytos, cell]. A cell originating from a apermatogonium that forms by division the apermatids, which give rise to spermatozoa.*spertnatocyte Tinh bào*

được tạo nên bởi một nguyên bào tinh từ sự phân chia các tinh tử bắt nguồn từ tinh dịch.

s., primary. Cell arising by growth and development from a spermatogonium.*Tinh bào cấp 1 Tinh bào được tạo nên bởi sự sinh trưởng và phát triển của một nguyên bào tinh.*

d., Secondary. Cell arising from primary spermatocyte by a meiotic division. It undergoes a second meiotic division, giving rise to two apermatids with haploid, q.v., number of chromosomes.*Tinh bào cấp 2 Tinh bào được tạo nên từ tinh bào cấp 1 do sự giảm phân. Nó phải trải qua sự giảm phân thứ hai bắt nguồn từ 2 tinh tử ở thể đơn bội. Thăm khảo: số nhiễm sắc thể.*

spermatocytogenesis [" + " + genesis, generation, birth]. The initial stage of sperm formation.*Sự sinh tinh bào Thời kỳ đầu của sự tạo thành tinh trùng.*

spermatogenesis [" + genesis, generation, birth]. The formation of mature functional spermatozoa. In the process, undifferentiated apermatogonia become primary spermatocytes, each of which divides to form two secondary spermatocyteaEach of these divides to form two spermatids, which transform into functional motile spermatozoa. In the process the chromosome number is reduced from the diploid to the haploid number. SEE: gametogenesis; maturation; meiosis.*Sự sinh tinh trùng Sự tạo thành các tinh trùng có chức năng trưởng thành. Trong quá trình phân chia, các nguyên bào tinh khác nhau tạo nên tinh bào cấp 1, sau đó mỗi tinh bào này phân cắt tạo thành hai tinh bào cấp 2. Mỗi tinh bào cấp 2 này phân cắt tạo thành hai tinh tử di chuyển tới các tinh trùng có thể di chuyển có chức năng. Trong quá trình phân chia số nhiễm sắc thể biến đổi từ thể nhị bội thành thể đơn bội. Xem. gametogenesis: maturation: meiosis.*

spermatogenic, spermatogenous Producing sperm.*spermatogenic, spermatogenous Dinh tinh dịch, sinh tinh trùng.*

spemlatogeny Spermatogenesis.*spemlatogeny Sinh tinh trùng.*

spermatogonium [" + gone, generation]. (pl. spernwtogonia) A large unspecialized germ cell that in spermatogenesis gives rise to a primary apermatocyte. SYN: spermatospore. SEE:spermatogenesis.*Nguyên bào tinh Là một tinh bào phôi không đặc biệt lớn từ sự sinh tinh trùng bắt nguồn từ một tinh bào cấp một. Đn spermatospore. Xem. spermatogenesis.*

spermatoid [" + eidos, form, shape]. Resembling a spermatozoon.*Dạng tinh trùng Có hình dạng giống như* *một tinh trùng.*

spermatology [" + logos, word, reason]. The study of the seminal fluid.
Môn học tinh trùng Nghiên cứu về tinh trùng.

spermatolySsn [" + lysis, dissolution]. A lysin destroying spermatozoa.*Sự hủy tinh trùng, phân hủy tinh trùng Một tiết tố trong phân hủy các tinh trùng.*

spermetolysis [" + lysis, dissolution]. Dissolution or destruction of spermatozoa.*spermetolysis Sự phân hủy hoặc tiêu diệt các tinh trùng.*

spermatopathia, sperntatopathy [Gr. spermatos, seed, + pathos, disease]. Disease of sperm cells or their secreting glands or ducts.
spermatopathia, sperntatopathy Bệnh tinh trùng hoặc các ống dẫn tinh hoặc các tuyến chứa tinh.

spermatophobia [" + photos, fear]. Abnormal fear of being afflicted with apermatorthea, involuntary loss of semen.*spermatophobia Sự sợ hãi khác thường việc làm khó khăn sự mộng tinh, sự mất tinh.*

spermatopoietic [" + poiein, to make]. Promoting the formation and secretion of semen.*Sự tạo tinh trùng Thúc đẩy sự tạo tinh và xuất tinh trùng.*

spermatorrhea [" + rhoia, flow]. Abnormally frequent involuntary loss of semen without orgasm.*Sự mộng tinh Sự xuất tinh không có ý thường xuyên không bình thường không cực khoái.*

spertnatoschesis ["+ schesis, checking]. Suppression of the semen.
spertnatoschesis Sự cạn tinh.

spermatospore [" + sporos, a seed]. A primitive cell from which spermatozoa arise. SYN: apermatogonium.
spermatospore Nguyên bào tinh. ĐN: spermatogonium.

spermatotoxin [" + toxikon, poison]. A toxin that destroys spermatozoa. SYN: spermatoxin.*Độc tố tinh trùng Một độc tố phân hủy tinh trùng. Đn spermatoxin.*

spermatovum [" + L. ovum, egg]. A fecundated or impregnated ovum.
Noãn thụ tinh Trứng đã thụt thai hoặc đã thụ tinh.

spemlatoxin [" + toxikon, poison]. A toxin that causes destruction of spermatozoa. It is formed by injecting spermatozoa from an animal of another species.*Độc tố tinh trùng Độc tố gây sự phân hủy các tinh trùng. Nó được hình thành bởi các tinh trùng tiêm chích từ các loài động vật khác.*

spermatozoa Pl. of spermatozoon.
spermatozoa Số nhiều của spermatozoon.

spermatozoicide [" + " + L. cidus, kill]. Spermicide.*spermatozoicide Thuốc tinh trùng.*

spermatozoon [" + zoon, life]. (pl. spermatozoa) The mature male sex or germ cell formed within the seminiferous tubules of the testes. The spermatozoon has a broad oval

flattened head with a nucleus and a protoplasmic neck or middle piece and tail. It is about 51 microns long and resembles a tadpole. It has the power of self-propulsion by means of a flagellum. Develops after puberty from the spermatids in the testes in enormous quantities. The head pierces the envelope of the ovum and loses its tail when fusion of the two cells takes place. This process is called fertilization. SEE: fertilization; sperm for illus.
RS: acrosome; contraception; fertilization; gamete; ovum; semen; sperm; zygote.*Tinh trùng Tinh bào hoặc giới tính trưởng thành được tạo nên bên trong các ống dẫn tinh của các tinh hoàn. Tinh trùng có một đầu dẹt hình oval lớn chứa các nhân và một đuôi và mảnh giữa hoặc cổ chứa chất nguyên sinh. Nó dài khoảng 51 micrô và giống như một con nòng nọc. Nó tự di chuyển nhờ tiêm mao. Sự phát triển sau tuổi dậy thì các tinh tử trong tinh hoàn với số lượng rất lớn. Đầu xuyên qua bọc chứa tinh và mất đuôi khi sự hợp nhất của hai tinh bào xảy ra. Quá trình này được gọi là sự thụ tinh. Xem. fertilization, sperm.
RS: chú từ quan hệ: cực đầu của tinh trùng; sự ngừa thai; sự thụ tinh; giao tử; noãn - tế bào trứng; tinh dịch; tinh trùng; hợp tử*

spermaturia [" + ouron, urine]. Semen discharged with the urine.*Tinh trùng niệu Tinh trùng tuôn ra cùng với nước tiểu.*

spermectomy [" + ektome, excision]. Resection of a portion of the spermatic cord and duct.*spermectomy Sự cắt bỏ một phần dây và ống chứa tinh.*

spermic Concerning sperm, male reproductive cells.*spermic Thuộc tinh trùng, các tinh bào tái sinh giới tính.*

spermicidal [" + L. cidus, kill]. Killing spermatozoa.*spermicidal Diệt tinh trùng.*

spermicide An agent that kills spermatozoa.*spermicide Chất diệt tinh trùng.*

spermidine An amine present in semen.*spermidine Một loại amine có trong tinh dịch.*

speffniduct [" + L. ductus, a duct]. The ejaculatory duct and ductus deferens considered as one.
speffniduct Ống xuất tinh và ống dẫn tinh được xem là một.

spermine An amine present in semen and other animal tissues.*spermine Một loại amine hiện diện trong tinh dịch và các mô động vật khác.*

spermiogenesis The processes involved in the transformation of a spermatid to a functional spermatozoon.*spermiogenesis Quá trình chuyển hóa một tinh dịch thành một tinh trùng có chức năng.*

spermiogram [" + gramma, something written]. Record of examining and classifying sperm in a semen

sample.*Tinh trùng đồ Sự ghi chép các sự kiểm tra và sự phân loại tinh trùng trong một mẫu tinh dịch.*

spermoblast ["+ blastos, a germ]. A cell developing into a spermatozoon. SYN: spermatid; spermatoblast.
spermoblast Một tinh tử phát triển trong một tinh trùng. ĐN: spermatid; spermatoblast.

spermolith [" + lithos, stone]. A calculus in the seminal vesicle or spermatic duct.*Sỏi tinh Một hạt sỏi trong túi tinh hoặc ống tinh.*

spermolysin A cytolysin formed followingthe inoculation of spermatozoa.*spermolysin Một siêu tế bào được tạo thành sau sự nhiễm truyền các tinh trùng.*

spermolytic [" + lysis, dissolution]. Causing the destruction of spermatozoa.*spermolytic Sự phân hủy tinh trùng.*

spertnoneuralgia [" + neuron, nerve, + algos, pain]. Neuralgic pain in the testicles and spermatic cord.*Đau thần kinh thừng tinh Đau thần kinh ở tinh hoàn và dây chứa ống dẫn tinh.*

spermophlebectasia [" + phlebos, vein, + ektasis, dilatation]. Varicosity of the spermatic veins.
spermophlebectasia Giãn tĩnh mạch tinh.

spermoplasm [" + LL. plasma, form, mold]. The protoplasm of a male germ cell.*spermoplasm Chất nguyên sinh của một tinh tử giới tính.*

spermosphere [" + aphaira, a circle]. Mass of spermatoblasts derived from spermatogonia.*spermosphere Một lượng lớn các tinh tử phát triển trong tinh trùng phát sinh từ nguyên bào tinh.*

spertnospore [" + sporos, seed]. A primitive cell from which spermatozoa originate. SYN: spermatogonium.*Nguyên bào tinh Một nguyên bào tinh phát sinh từ tinh dịch. Đn spermatogonium.*

spermotoxin [" + toxikon, poison]. Something that destroys sperm.*Độc tốc tinh trùng Vật chất phân hủy tinh trùng.*

sp. gr. specific gravity.*sp. tỷ trọng tương đối.*

sph. spherical.*sph. hình cầu.*

sphacelate [Gr. sphakelos, gangrene]. 1. To affect with gangrene. 2. Gangrenous. SYN: mortified; necrosed.
sphacelate 1. Hoại thư. 2. Thuộc hoại thư. Đn mortified; necrosed.

sphacelation Mortification; formation of a mass of gangrenous tissue. SYN: gangrene; necrosis.
sphacelation Sự hoại thư, sự hình thành một lượng lớn các mô hoại thư. ĐN: gangrene; necrosis.

sphacelism ["+ -ismos, condition]. Condition of being affected with sphacelus or gangrene. SYN: necrosis.*sphacelism Điều kiện tác động mãnh hoại thư hoặc hoại thư. ĐN: necrosis.*

sphacelodertna [" + derma, skin].

Gangrene of the skin, esp. when symmetrical. SEE: Raynaud's disease.*sphacelodertna Hoại thư da, đặc biệt khi có sự đối xứng. Xem. Raynaud's disease.*

sphacelotoxin [" + toxikon, poison]. Poisonous principle obtained from ergot used to produce abortion. *sphacelotoxin Nguyên tắc này dựa vào bệnh nấm lúa để phá thai.*

sphacelous [Gr. sphakelos, gangrene]. Pert. to a slough or patch of gangrene. SYN: gangrenous; necrosed; necrotic.*Thuộc hoại tử Thô tục. Đối với một hoại tử vụn hoặc tróc ra. Đn gangrene; necrosed; necrotic.*

sphacelus 1.A necrosed mass of tissue. SYN: dough. 2. Process of becoming gangrenous. SYN: gangrene; mortification; necrotic.*Mảnh chết, mảnh hoại thư 1. một lượng lớn mô đã hoại tử. Đn slough. 2. Quá trình hình thành hoại tử. Đn gangrene; mortification; necrosis.*

sphagiasmus [Gr. sphagiasmos, a slaying]. Spasm of neck muscles occurring in an epileptic seizure. *sphagiasmus Chứng co cứng cơ cổ con động kinh.*

sphagitis [Gr. sphage, throat, + itis, inflammation]. Inflammation of the throat.*sphagitis 1. Viêm họng. 2. Viêm tĩnh mạch cảnh.*

sphenethmoid [Gr, sphen, wedge, + ethmos, sieve]. Sphenoethmoid, q.v. *Xương sàng hình nêm Tham khảo Sphenoethmoid.*

sphenion [Gr. sphen, wedge]. (pl. sphenia) Point at apex of the sphenoidal angle of the parietal bone. *Thóp bên trước Điểm tại đỉnh của góc xương bướm của xương đỉnh.*

spheno- [Gr.sphen, wedge]. Combining form meaning a wedge; the sphenoid bone.*Chi xương bướm Sự kết hợp tạo thành vật hình nêm: xương bướm.*

sphenobasilar [" + L. basilaris, basal]. Concerning the sphenoid bone and basilar portion of the occipital bone.*Bướm nền Sự quan tâm tới xương bướm và các phần của xương chẩm.*

sphenoccipital [" + L. occipitahs, occipital]. Concerning the sphenoid and occipital bones,*Bướm chẩm Sự quan tâm về xương bướm và xương chẩm.*

sphenocephalus [" + kephale, head]. A deformed fetus in which the head is wedge-shaped.*sphenocephalus Q uái thai đầu hình nêm, quá thai đầu hình thuyền.*

sphenoethmoid [" + ethmos, sieve, + eidos, form, shape]. Pert. to the sphenoid and ethmoid bones.*Xương có lỗ rây, xương sàng Thô tục chỉ những xương bướm và xương sàng.*

sphenoethmoid recess. Groove back and above the superior concha, or turbinate bone.*sphenoethmoid recess Rãnh xương sống và xoắn tai thượng trên, hoặc xương cuống mũi.*

sphenofrontal [" + L. frontalis, frontal]. Concerning the sphenoid and frontal bones.*sphenofrontal Xương trán và xương bướm.*

sphenoid [" + eidos, form]. Cuneiform or wedge-shaped.*Xương bướm Dạng hình nêm hoặc hình nêm.*

sphenoidal Concerning the sphenoid bone.*sphenoidal Thuộc xương bướm.*

sphenoid bone. Large bone at base of the skull between the occipital and ethmoid in front, and the parietal and temporal bones at the side.*Xương bướm Xương lớn tại khung sọ giữa xương sàng và xương chẩm trước, và xương sọ với xương thái dương.*

sphenoid fissure. Fissure in sphenoid and frontal bones for nerves and blood vessels.*sphenoid fissure Khe giữa xương bướm và xương trán để các dây thần kinh và máu dẫn vào các túi chứa.*

sphenoiditis [" + " + itis, inflammation]. 1. Inflammation of the sphenoidal sinus. 2. Necrosis of the sphenoid bone.*sphenoiditis 1. sự viêm xoang xương bướm. 2. Chứng hoại tử xương bướm.*

sphenoidostomy [" + " + stoma, mouth]. Surgically producing an opening into the sphenoid sinus. *sphenoidostomy Thủ thuật cắt bỏ thành trước xoang bướm.*

sphenoidotomy [" + " + tome, incision]. Incision into the sphenoid bone.*sphenoidotomy Thủ thuật mở thành xoang bướm.*

sphenomalar [" + L. mala, cheek]. Concerning the sphenoid and malar bones.*sphenomalar Thuộc xương bướm - gò má.*

sphenomaxillary [" + L. maxilla, jawbone]. Concerning the sphenoid and maxilla.*sphenomaxillary Thuộc xương bướm - xương hàm.*

spheno-occipital [" + L. occipilalis, occipital]. Concerning the sphenoid and occipital bones.*spheno-occipital Thuộc xương bướm - xương chẩm.*

sphenopalatine [" + L. palatum, palate]. Concerning the sphenoid and palatine bones.*sphenopalatine Thuộc xương bướm khẩu cái, xương bướm vòm miệng.*

sphenoparietal ["+ L. paries, a wall]. Concerning the sphenoid and parietal bones.*sphenoparietal Thuộc xương sọ và xương bướm.*

sphenorbital [" + L. orbits, track]. Concerning the sphenoid bone and the orbits.*sphenorbital Thuộc xương bướm - ổ mắt.*

sphenosis [Gr., wedging]. Condition in which fetus becomes wedged in the pelvis.*sphenosis Trạng thái đang có thai trở nên có khung chậu hình nêm.*

sphenosquamosal [Gr, sphen, wedge, + L. squamosa, scaly]. Concerning the sphenoid bone and squamous portion of the temporal bone. *Thuộc xương bướm trai Thuộc xương bướm và thái dương có hình vảy.*

vảy.

sphenotemporal [" + L. temporalis, temporal]. Concerning the sphenoid and temporal bones.*thuộc xương bướm - thái dương sphenotic*

sphenotic [Gr. aphen, wedge, + eidos, form, shape]. A fetal bone that becomes part of the sphenoid bone. *sphenotic Một xương thuộc thai nhi trở thành xương bướm.*

sphenotresia [Gr. sphen, wedge, + tresis, boring]. Perforating of the basal part of the fetal skull in craniotomy.*sphenotresia Sự khoan nền sọ.*

sphenotribe [" + tribein, to crush]. Instrument for breaking up basal part of the fetal cranium.*sphenotribe Dụng cụ khoan nền sọ.*

sphenoturbinal [" + turbo, whirl]. A thin curved bone anterior to each of the lesser wings of the sphenoid. *sphenoturbinal Mơn của xương bướm.*

sphenovomerine [" + L. uomer, plowshare]. Concerning the sphenoid and vomer bones.*sphenovomerine Thuộc xương bướm - xương lá mía.*

sphenozygomatic [" + zygoma, cheekbone]. Concerning the sphenoid and zygomatic bones.*sphenozygomatic Thuộc xương bướm - gò má.*

sphere [Gr.sphaira a globe].1.A ball or globelike structure. 2. The environment one controls or in which one lives and works.*sphere 1. Cầu hoặc cấu trúc dạng cầu. 2. Những vật kiểm soát sự sống và công việc.*

s., attraction. A clear region in cytoplasm close to nucleus and usually containing a centriole or diplosome (a divided centriole).*T r u n g t h ể, trung cầu, cầu hấp dẫn Một vùng trống trong bào tương nằm sát nhân và thường ở vị trí chính giữa hoặc thể trung tâm kép.*

s., segmentation. The segmented ovum or monula.*s., segmentation Phôi dâu, tế bào phôi.*

spheresthesia [" + aisthesis, sensation]. A morbid sensation, as of a ball or lump ascending from stomach to throat. Seen in hysteria and other neuroses. SYN: globus hystericus. *spheresthesia Cảm giác bệnh, cũng như một quả cầu hoặc một cụ chạy ngược từ dạ dày ra cuống họng. Hãy xem về các chứng ictesi và các chứng loạn thần kinh khác. Đn globus, hystericus.*

spherical [Gr. sphairikos]. Having the form of, or pert. to, a sphere. SYN: globular.*spherical Thuộc hình cầu. ĐN: globular.*

spherocylinder [Gr. sphaira, globe, + kylindros, cylinder]. A lens with a spherical surface and a cylindrical surface.*spherocylinder Một thấu kính có bề mặt hình cầu và một mặt hình trụ.*

spherocyt [" + kytos,cell].An erythrocyte that assumes a spheroid shape. *spherocyt Hồng cầu tròn.*

spherocytosis [" + " + osis, condition]. Condition in which erythrocytes assume a spheroid shape. Occurs in certain hemolytic anemias. *Hồng cầu hình tròn Xảy ra khi thiếu máu tan huyết.*

s., hereditary. An inherited chronic disease characterized by hemolysis, anemia, spherocytosis, jaundice, and splenomegaly. The only effective treatment is splenectomy.*s., hereditary Một bệnh mạn tính di truyền đã được đặc điểm hóa bởi chứng tan máu, thiếu máu, hồng cầu hình tròn, chứng vàng da, và chứng phì đại lách. Chỉ có duy nhất phương pháp có hiệu quả là thủ thuật cắt bỏ lá lách.*

spheroid [" + eidos, form, shape]. 1. A body shaped like a sphere. 2. Sphere-shaped.*Sự tạo tiểu cầu 1. Một cơ thể có hình dạng như một quả cầu. 2. Hình cầu.*

spheroidal Shaped like a sphere. *spheroidal Có hình dạng như quả cầu.*

spherolith [" + lithos, stone]. A minute concretion in the kidney of the newborn.*spherolith Sỏi hình cầu, sạn thận trẻ sơ sinh.*

spheroma [" + oma, tumor]. A tumor of spherical form.*spheroma U hình cầu.*

spherometer ["+ metron, measure]. Device to ascertain curvature of a surface.*spherometer Cầu kế.*

spheroplast In bacteriology, the cell wall remaining after gram-negative organisms have been lysed. Spheroplasts may be formed when synthesis of the cell wall is prevented by the action of certain chemicals while cells are growing. SEE:protoplast.*Tế bào có áo ngoài bị tiêu Trong vi trùng học, vách tế bào vẫn còn lại sau khi các cơ quan gam âm đã bị phân giải. Các tế bào có áo ngoài bị tiêu có thể được tạo thành khi sự tổng hợp vách tế bào bị ngăn chặn bởi một số hoạt động của các chất hóa học trong khi các tế bào đang phát triển. Xem protoplast.*

spherospermia [" + sperma, seed]. Round spermatozoa without tails. *Tinh trùng Quanh tinh trùng không có đuôi.*

spherule [L. sphaerula, little globe]. 1. A very small sphere. 2. A minute granule found in the center of a centromere of a chromosome. 3. The structures present in tissues infected with Coccidioides immitis. These epherules contain up to hundreds of endospores.*Cầu nhỏ 1. Một cầu rất nhỏ. 2. Một hạt cực nhỏ được tìm thấy ở trung tâm tâm động nhiễm sắc thể. 3. Các cấu trúc hiện diện trong các mô đã bị nhiễm bệnh nấm. Coccidioides immitis. Các cầu nhỏ này chứa lên tới hàng trăm nội nhũ.*

sphincter [Gr. sphinkter, band]. Circular muscle constricting an orifice. In normal tonic condition, it closes

the orifice, i.e., the muscle must relax in order to allow the orifice to open. *Cơ thắt Cơ vòng thắt lại thành miệng. Trong điều kiện co cứng bình thường, nó đóng miệng lại, nghĩa là cơ phải giãn ra để miệng mở ra.*

s., ampullae. Delicate network of fibers about papilla of Vater, occasionally present in adults, a part of sphincter of oddi.*Cơ thắt bóng Hệ cơ về gai Vater mảnh mai, thường hiện diện ở người lớn, một phần ở cơ thắt Oddi.*

s., ani. Sphincter that closes the anus, the external one being of striated muscle, the internal one, of plain muscle.*Cơ thắt hậu môn Bên ngoài những cơ vân, bên trong các cơ trơn.*

s., bladder. Plain muscle about opening of bladder into the urethra. *Cơ thắt bàng quang Cơ trơn để mở bàng quang vào niệu đạo.*

s., cardiac. Plain muscle about the esophagus at cardiac opening in to the stomach.*s., cardiac Cơ thắt tâm vị.*

s., choledochus. Smooth muscle investing common bile duct just before its junction with pancreatic duct; a part of sphincter of Oddi.*s., choledochus Cơn trơn bọc túi chứa mật, chức năng của nó chỉ thực hiện ở tuyến tụy, một phần ở cơ thắt Oddi.*

s., ileocecal. Plain muscle about the ileum at its opening into the cecum. *s., ileocecal Cơ thắt thuộc hồi manh tràng.*

s., Oddi. Contracted region in common bile duct at papilla of Vater.*s., Oddi Cơ thắt Oddi.*

s., pancreadcus. Smooth muscle encircling pancreatic duct just before it joins the ampulla.*s., pancreadcus Cơ thắt tuyến tụy.*

s., pyloric. A thickening of the muscular wall around the pyloric orifice. *Cơ thắt môn vị Vách cơ mỏng quanh miệng môn vị.*

sphincteral Concerning a sphincter. *sphincteral Thuộc cơ thắt.*

sphincteralgia [Gr.sphinkter, band, + algos, pain]. Pain in the sphincter ani muscles.*sphincteralgia Đau cơ thắt.*

sphincterectomy [" + ektome, excision]. 1. Excision of any sphincter muscle. 2. Excision of part of the iris' pupillary border.*Cắt bỏ cơ thắt 1. Cắt bỏ bất kỳ cơ thắt nào. 2. Cắt một phần khung đồng tử mống mắt.*

sphincteric Concerning a sphincter. *sphincteric Thuộc cơ thắt.*

sphincterismus [" . + -ismos, condition]. Spasm of sphincter ani muscles.*sphincterismus Sự co thắt cơ thắt.*

sphincteritis [" + itis, inflammation]. Inflammation of any sphincter muscle.*sphincteritis Sự viêm cơ thắt.*

sphincterolysis [" + tysis, dissolution]. Freeing of the iris from the cornea in anterior synechia affecting

only the pupillary border.*Thủ thuật phân tách mống mắt Việc thảo gỡ mống mắt từ giác mạc trong sự dính mống mắt trước chỉ tác động vào đồng tử.*

sphincteroplasty [" + plassein, to form]. Plastic operation upon any sphincter muscle.*sphincteroplasty Thủ thuật tạo hình cơ thắt.*

sphincteroscope [" + skopein, to examine]. Instrument for inspection of the anal sphincter.*sphincteroscope Dụng cụ soi cơ thắt hậu môn.*

sphincteroscopy Inspection of the internal anal sphincter. *sphincteroscopy Sự soi cơ thắt hậu môn.*

sphincterotome [" + tome, incision]. Surgical instrument for cutting a sphincter.*sphincterotome Dụng cụ để cắt cơ thắt, dụng cụ phẫu thuật cơ thắt.*

sphincterotomy [" + tome, incision]. Cutting of a sphincter muscle. *sphincterotomy Thủ thuật cắt cơ thắt.*

sphingolipid [Gr. sphingein, to bind, + Lipos, fat]. Lipid containing one of several long-chain bases such as sphingosine, q.v., or dihydrosphingosine, q.v., or bases of similar chemical structure but containing longer chains.*sphingolipid Một chất béo chứa một trong số các chuỗi cơ bản dài như sphingosine, ..., hoặc dihydros-phingosine, ..., hoặc các gốc cấu trúc hóa tương tự nhưng chứa các chuỗi dài hơn.*

sphingolipidosis [" + " + ask condition]. Any disease characterized by defective metabolism of sphingolipids. These genetically determined errors of metabolism include Sandhoffs disease, Fabry's disease, Tay-Sachs disease, Kufs' disease, Gaucher's disease, Krabbe's leukodystrophy, and Niemann-Pick disease. They are characterized by neurological deterioration, usually beginning a few months after birth, eventually leading to death except in the adult form of Gaucher's disease. These diseases can be detected by examining fluid obtained by amniocentesis.*Bệnh tích sphingolipid Bất kỳ bệnh nào được biểu hiện bởi sự chuyển hóa không hoàn toàn của chất béo sphingolipid. Các nhược điểm được xác lập có tính di truyền của sự chuyển hóa gồm bệnh Sandhoff, bệnh Fabrym bệnh Tay-Sach, bệnh Kuf, bệnh Gaucher, chứng loạn dưỡng chất trắng não Krabbe, và bệnh Niemann-Pick. Chúng biểu hiện bởi sự hư hỏng thần kinh, thường bắt đầu vài tháng sau khi sinh, cuối cùng dẫn tới sự tử vong ngoại trừ trường hợp bệnh này ở người lớn. Các bệnh này có thể không hoàn toàn xác định bởi dịch đạt được bởi thủ thuật chọc màng ối ngoài ổ bụng.*

sphingolipodystrophy [" + dys, bad, + trophe, nutrition]. A group of diseases caused by defective aphingolipid metabolism.

sphingolipodystrophy Thuộc về các bệnh được gây ra bởi sự chuyển hóa không hoàn toàn của sphingolipid.

sphingomyelins A major group of phosphorus-containing aphingolipids, q.v. They are found primarily in nervous tissue and in lipids in the blood. They are derived from choline phosphate and a ceramide.*sphingomyelins Một nhóm phosphorua chính chứa các chất béo sphingolipid, ..., chúng được tìm thấy trong các mô thần kinh chính và trong chất béo trong máu. Chúng được tìm thấy từ choline phosphate và từ một ceramide.*

sphingosine A long-chain base, $CHON$, present in aphingolipids. SEE: dihydrosphingosine; sphingolipid.*sphingosine Một chuỗi bazơ dài hiện diện trong sphingolipid có công thức $CHON$. Xem. dihydro- sphongosine: sphingolipid.*

sphygmic [Gr. sphygmikos]. Rel. to the pulse.*sphygmic Thuộc mạch.*

sphygmo- [Gr.sphygmos, pulse]. Combining form indicating pulse.

sphygmo- Chỉ mạch.

sphygmobolometer [" + bobs, mass, + metron, a measure]. Device to measure force of the pulse rather than the blood pressure.

sphygmobolometer Mạch lực kế.

sphygmocardiogram [" + kardia, heart, + grammes, something written]. A tracing made by a aphygmocardiograph of the heartbeat and radial pulse.

sphygmocardiogram Mạch tâm đồ.

sphygmocardiograph [" + , + graphein, to write]. Device for simultaneous recording of the radial pulse and the heartbeat.

sphygmocardiograph Mạch tâm ký.
sphygmocardioscope [" + " + skopein, to examine]. Device for recording the action of the pulse and heart. SYN: sphygmocardiograph.

sphygmocardioscope Mạch tâm ký. ĐN: sphymocar- diograph.

sphygmochronograph [" + chronos, time, + graphein, to write]. A sphygmograph graphically recording time between the heartbeat and the pulse.*sphygmochronograph Đồ thị mạch ký ghi lại thời điểm giữa nhịp tim và xung mạch.*

sphygmograph [" + graphein, to write]. Instrument for recording the shape and force of the pulse wave. SYN: polygraph.*sphygmograph Mạch đồ. Đn: polygraph.*

sphygmography Recording the arterial pulse by use of a aphygmograph.

sphygmography Phép mạch ký, phép ghi mạch.

sphygmoid [Gr. sphygmos, pulse, + eidos, form, shape]. Resembling the pulse.*sphygmoid Dạng mạch.*

sphygmology [" + logos, word, rea-

son]. Scientific study of the pulse.

sphygmology Môn học về mạch.

sphygmomanometer [" + manos, thin, + metron, measure]. Instrument for determining arterial blood pressure indirectly. The two types are aneroid and mercury. SEE: blood pressure.*sphygmomanometer Dụng cụ để xác định huyết áp một cách trực tiếp. Hai loại đó là cái đo khi áp hợp và thủy ngân. Xem. blood pressure.*

s., random-zero. A special type of sphygmomanometer that allows the blood pressure to be taken without the observer knowing where zero pressure is on the device. After the pressure is obtained, the mercury comes to rest at a point. The observed pressure is then corrected by subtracting the at-rest value on the device from the pressure obtained. Even though this device was developed to prevent subjective bias in determining blood pressure, it is not necessarily effective in achieving this goal.*s., random-zero Một loại huyết áp kế để đo huyết áp mà không cần biết điểm áp suất zero trên dụng cụ. Sau khi huyết áp đạt được, cột thủy ngân dừng tại một điểm. Huyết áp được giảm sát chính xác lúc đó bằng cách trừ đi giá trị lúc dừng trên dụng cụ từ mức huyết áp đạt được. Mặc dù thiết bị này được phát triển để ngăn chặn các vật có ảnh hưởng tới việc xác định huyết áp. Không cần thiết có hiệu quả trong việc đạt được mục đích này.*

sphygmometer [" + metron, measure]. Instrument for measuring the pulse. SYN: sphygmograph.

sphygmometer Mạch kế. ĐN: sphygmograph.

sphygmopalpation [" + L. palpatio, palpation]. Palpating the pulse.

sphygmopalpation Sự bắt mạch.

sphygmophone [Gr. sphygmos, pulse, + phone, voice]. Instrument for hearing the pulse beat.

sphygmophone Máy tăng âm mạch.

sphygmoplethysmograph [" + plethysmos, to increase, + graphein, to write]. Device that traces the pulse with its curve of fluctuation in volume.*sphygmoplethysmograph Biên đồ mạch ký.*

sphygmoscope [" + skopein, to examine]. Instrument for showing the heart's movements or pulsations of arteries and veins.*sphygmoscope Máy nghiệm mạch đập.*

sphygmosystole [Gr. sphygmos, pulse, + systole, contraction]. The segment of the sphygmogram that corresponds to the heart's systole.

sphygmosystole Đoạn mạch đồ tương xứng với tâm thu tim.

sphygmotonograph [" + tonos, tension, + graphein, to write]. Instrument for simultaneous recording and timing of arterial blood pressure, jugular or carotid pulse, and the brachial

pulse.*Huyết áp mạch cảnh ký Dụng cụ để ghi đồng thời thời gian đo huyết áp động mạch, cố hoặc xung mạch cảnh và xung mạch nang.*

sphygmotonometer [" + " + metrort, measure]. Instrument for ascertaining elasticity of walls of an artery.

Trương lực mạch ký Dụng cụ để xác định tính co giãn của các vách động mạch.

sphygmus [Gr. sphygmos, pulse]. A pulse or pulsation.*sphygmus Xung mạch hoặc tiếng đập.*

sphyrectomy [Gr. sphyra, malleus, + ektome, excision]. Surgical excision of the malleus of the foot.

sphyrectomy Thủ thuật cắt bỏ xương búa.

sphyrotomy [" + tome, incision]. Surgical excision of a portion of the malleus of the foot.*sphyrotomy Thủ thuật cắt bỏ phần xương búa.*

spice [L., ear of grain]. A reverse spiral bandage, the turn of which crosses like the letter V. SEE: bandage, spices.*Băng bó hình số 8 Băng xoắn ốc mặt trái, lật ngược bắt chéo giống như chữ V. Xem. bandage, spica.*

spice hip cast. A cast containing the lower torso and extending to one or both lower extremities. If only one lower extremity is included, it is called a single hip apices; if two are included, it is called a double hip apices. These are used for treating pelvic and femoral fractures.*spice hip cast Một miếng băng bột nén chặt phần dưới thân trên và kéo dài tới một hoặc cả hai đầu thấp hơn. Nếu chỉ có một đầu thấp hơn được tính vào thì nó được gọi là một băng hông đơn; còn nếu có hai đầu được tính vào thì nó được gọi là băng hông kép. Những vật này được ứng dụng để chữa trị chứng gãy xương đùi và xương chậu hông.*

spicular [L. spiculum, a dart]. Pert. to or resembling a spicule; dartlike.*Thể hình kim Thô tục giống spicule; dartlike.*

spicule A small, needle-shaped body.

Thể hình kim Một cơ thể hình kim, nhỏ.

s., bony. A needle-shaped fragment of bone.*s., bony Một đoạn xương hình kim.*

spiculed red cell. Crenated red blood cells with surface projections. In most instances, this is a normal variation in red cell equilibrium, and is reversible.*spiculed red cell Các tế bào hồng cầu có khia răng cưa với bề mặt các chỗ nhô ra. Những hết các trường hợp, đây là một sự khác nhau bình thường trong sự cân bằng tế bào hồng cầu, và có thể hủy bỏ được.*

spiculum [L., a dart]. (pl. spicula) A sharp, small spike. SYN: spicule.

spiculum Các tế bào hồng cầu có khia răng cưa với bề mặt có các chỗ nhô ra. Hầu hết các trường hợp, đây là một sự khác nhau bình thường trong sự cân bằng tế bào hồng cầu, và có thể hủy bỏ được.

spider 1.An arachnid, belonging to the order Araneae, subclass Arachnids, class Arachnoidea, phylum Arthropods. The body is divided into cephalothorax and abdomen joined by a narrow waist. A spider usually possesses four pairs of legs as well as poison fangs. It often possesses spinnerets. 2. Anything resembling a spider in appearance.*Con nhện 1. Động vật thuộc lớp nhện, liên quan tới bộ, lớp phụ, lớp, dòng. Cơ thể phân thành phần ngực và bụng được nối liền nhau bởi vùng hông hẹp. Một con nhện thường có 4 đôi chân cũng như các nọc độc. Nó thường có nhiều mạng nhện. 2. Bất kỳ thứ gì giống một con nhện về bề ngoài.*

s., black widow. The female of Latrodectus mactans. It is glossy black in color with a brilliant red or yellow spot, usually shaped like an hourglass or two triangles, on undersurface of the abdomen. Its bite causes excruciating pain and may prove fatal.*s., black widow Thuộc giống cái của Latrodectus mactans. Nó có màu đen bóng lồng trong màu đỏ sáng hoặc chấm màu vàng, thường giống như một đồng hồ cát hoặc hai hình tam giác ở mặt dưới bụng. Vết cắt của nó gây đau nhức và có thể gây tử vong.*

s., brown recluse. Loxosceles reclusa, a small, three-eighth in. (10 mm) long spider native to North America. Its venom is quite toxic and is capable of causing death. The venom produces a large area of necrosis at the site of the bite. Treatment is symptomatic.*Sự trùng độc Loxosceles reclusa, một loại nhện nhỏ có chiều dài bằng 3/8 so với nhện, nó sống ở các quốc gia Bắc Mỹ. Nọc độc của nó rất độc và có khả năng gây tử vong. Chất độc từ nọc của nó gây hoại tử một vùng lớn tại vết cắn. cách chữa trị dựa vào triệu chứng.*

spider bites or poisoning. Not all spider bites are dangerous.
SYM: Local symptoms include slight burning followed in about one-half hour by severe radiating pains, often extending long distances from puncture. Sloughing at site and along lymphatics may occur. Collapse, unconsciousness, convulsions, and death sometimes follow.*Nhện cắn hoặc sự nhiễm độc Không phải tất cả các loại bệnh đều nguy hiểm. Triệu chứng: Các triệu chứng nội bộ gồm: đau nhẹ sau khoảng 1 giờ rưỡi bởi một số con đau phát ra, thường làm cho các vết bị đâm chọc với một khoảng cách ra. Sự tróc vảy ở tại bề mặt và các mạch bạch huyết có thể bị vỡ ra. Sự làm xẹp, mất ý thức bất tỉnh, chứng co giật, và đôi khi có sự tử vong ngay sau đó.*

s.b. or poisoning, black widow.
SYM: Initially the sensation resembles the prick of a pin. Pain usually lasts for a short period of time, subsides, and later the abdominal muscles become rigid. Within one-half hour severe abdominal cramps begin. The venom, which is neurotoxic, causes an ascending motor paralysis. Because of the extreme abdominal pain, the patient may be suspected of having an acute condition requiring abdominal surgery.
TREAT: Avoid all stimulants. Suction is of little value as the toxin is rapidly absorbed. Calcium gluconate intravenously often gives relief from pain. Large doses of morphine, repeated when necessary, given slowly by vein, also control pain. Apply heat either locally or by using a hot tub bath. Forcing fluids is also recommended. A specific antivenin, Latrodectus mactans, is available. This horse serum-containing preparation should be given intramuscularly as soon as the diagnosis is made, provided the patient is not sensitive to horse serum. SEE: bites or stings.

s.b. or poisoning, black widow
Triệu chứng: Ban đầu cảm giác giống như vật hình kim kích vào. Sự đau thường kéo dài trong một thời gian ngắn, sau đó giảm dần và cơ bụng trở nên cứng. Trong khoảng một thời gian ngắn sau đó một số chứng co cứng cơ bắt đầu xảy ra. Nọc độc gây độc dây thần kinh làm tăng chứng liệt dây thần kinh vận động. Vì quá đau bụng, nên bệnh nhân có thể nghi ngờ tình trạng nghiêm trọng, yêu cầu phải phẫu thuật bụng.
Cách chữa trị: Tránh tất cả các tác nhân kích thích. Sức hút có nghĩa chất độc được hấp thụ một cách nhanh chóng. Calcium glaconate bên trong tĩnh mạch thường làm giảm vết thương. Liều lượng móc phin lớn được lặp lại khi cần thiết, hãy cho vào tĩnh mạch một cách chậm rãi, cũng phải kiểm soát bồn tắm có nước nóng. Các dung dịch tác dụng mạnh cũng được giới thiệu. Một loại chất kháng nọc đặc trưng là Latrodectus mactans có thể được sử dụng để trị. Sự chuẩn bị kháng huyết thanh ngựa được tiêm vào các cơ ngay được chuẩn đoán miễn là bệnh nhân này không bị nhạy do phản ứng với huyết thanh ngựa. Xem. bites or stings.

s., b. or poisoning, brown recluse.
SEE: s., brown recluse. SYM: The venom of the brown recluse spider may produce a large area of necrosis at the site of the bite.
TREAT: Cleanse ulcers with solution of hydrogen peroxide suitable for topical applications; corticosteroids. Debridement if eschar develops. An antivenin is being investigated experimentally.*s., b. or poisoning, brown recluse Xem: s., brown recluse.*
Triệu chứng: Chất độc trong nọc nhện có thể gây ra một vùng hoại tử lớn tại chỗ bị thương.
Cách điều trị: Hãy làm sạch các vết loét bằng dung dịch hydrogen peroxide thích hợp với sự ứng dụng thông thường; dung dịch corticosteroids. Hãy cắt bỏ mô hoại tử nếu da lột tăng. Một chất kháng nọc nên được nghiên cứu để thử nghiệm.

spider-burst. An area on the leg in which capillaries radiate from a central point. The veins though dilated are not varicosities.*Giãn mao mạch hình mạng nhện Một vùng mao mạch trên chân lộ ra từ một điểm chính giữa. Mặc dù có tĩnh mạch đã lộ ra nhưng không giãn ra.*

spider cells Branching cells in neuroglia. SYN: Deiters' cells; cells, neuroglia, ...*Tế bào nhện Các tế bào nhánh trong thần kinh đệm. Đn: Deiters' cells; cells, neuroglia, ...*

spider fingers. Abnormally long phalanges of the hands. SYN: arachnodactyly. SEE: Marfan's syndrome.*Ngón tay nhện Các đốt ngón tay dài một cách khác thường. Đn arachnodactyly. Xem Marfan's syndrome.*

spider nevus. A branched growth of dilated capillaries on the skin resembling a spider. SYN: nevus araneus.*spider nevus Sự phát triển nhánh của các mao mạch đã bị giãn ra trên da giống như một con nhện. ĐN: nevus araneus.*

Spielmeyer-Vogt disease. [Walter Spielmeyer, Ger. neurologist, 1879-1935; Oskar Vogt, Ger. neurologist, 1870-19591 Latejuvenile cerebral sphingolipidosis. SYN: Batten disease.*Spielmeyer-Vogt disease [Walter Spielmeyer, bác sĩ chuyên khoa thần kinh người Đức, 1879-1935; Oskar Voyt bác sĩ chuyên khoa thần kinh người Đức, 1870-1959] Nguyên là các bác sĩ chuyên về bệnh tích sphingolipid não thiếu niên. Đn Batten disease.*

spigelian line (Adrian van der Spieghel, Flemish anatomist, 1578-1625) Line on abdomen lying parallel to median line and marking edge of rectus abdominis muscle. SYN: lines semilunaris; semilunar line.*spigelian line [Adrian van der Spieghel, bác sĩ giải phẫu Flemish, 1578-1625]. Đường trên bụng nằm song song với đường giữa và tạo ra các gờ thẳng ở cơ bụng. Đn: linea semilunaris; semilunar line.*

spigelian lobe. A small lobe behind right lobe of liver.*spigelian lobe Một thùy nhỏ trước thùy phải gan.*

spike. The main peak in an oscillographic record of the action potential.*Mõm nhọn, mũi nhọn Cao điểm chính trong dao động ký để ghi thế động tác.*

spikeboard. Adapted device for persons with limited upper extremity or one-handed function that allows for stabilization of food while it is being prepared.*spikeboard Một phương pháp để chữa trị những người có chứng cực đoan cao hoặc hoạt động một tay cần phải chú ý đến sự ổn định của thực phẩm trong khi* *chuẩn bị.*

spill [AS. spillan, to squander]. An overflow.*spill Sự tràn ra.*

s., cellular. Dissemination of cells through lymph or the blood resulting in metastasis.*s., cellular Sự gieo rắc các tế bào bạch huyết và hồng cầu trong các chứng di căn.*

s., radioactive. Massive leak of radioactive materials from any source of those materials. SEE: radiation accidents, emergency handling of.*Sự tạo ra lỗ lỗ hở lớn từ các chất phóng xạ Xem. radiation accidents, emergency handling of.*

spillway The contour of the teeth that allows food to escape from the cusps during mastication.*spillway Đường vòng quanh chân răng giúp thực phẩm tránh được các vật có mũi nhọn trong khi nhai.*

spiloma, spilus [Gr. spiloma, spilos, spot]. A mole or discoloration of skin. SYN: nevus.*spiloma, spilus Nốt ruồi hoặc sự biến đổi màu da. ĐN: nevus.*

spiloplania [" + plane, a wandering about]. Transient and wandering erythema of the skin.*spiloplania Sự phát ban đỏ quanh co và ngắn ngủi của da.*

spiloplaxia [" + plax, plate]. A red spot appearing in leprosy.*Ban đỏ Một sự xuất hiện vết đỏ như bệnh phong.*

spine [L., thorn]. (pl. spinae) [NA] 1. Any spinelike protuberance. 2. The spine.*Gai 1. Gai nhô ra bất kỳ. 2. Cột sống.*

s., birlda. Congenital defect in walls of the spinal canal caused by lack of union between the laminae of the vertebrae. Lumbar portion is section chiefly affected. SYN: rachischisis.

SYM: As result of this deficiency, the membranes of the cord are pushed through the opening, forming a tumor known as spins bifida, due to condition of spine that gives rise to the deformity, and hydrorrhachis caused by the fluid contained in the tumor.*s., birlda Sự khiếm khuyết của các vách ống xương được gây ra do thiếu sự liên kết giữa các màng mỏng của xương sống. Vùng lưng là sự phân chia được hình thành trước tiên. Đn: rachischisis.*

Triệu chứng: Khiếm khuyết này mà các màng của dây sống được đẩy qua lỗ, hình thành nên một vết sưng được biết như là: spina bifida, vì điều kiện của gai làm tăng sự dị dạng, và chứng xuất tiết dịch do dịch chứa trong vết sưng.

s., bifida occuha. Failure of vertebrae to close without hernial protrusion.*s., bifida occuha Sự hổng đốt sống không sát với sự nhô ra của thoát vị.*

s., ventosa. Tuberculosis of the bone. The bone is expanded and the cortex thins.*Sự nhiễm khuẩn xương Xương giãn ra và vỏ trở nên mỏng.*

spinal [L. spinalis]. Pert. to the spine

or spinal cord.*Thuộc cột sống Thỏ tục xương sống, hoặc tủy sống.*

spinal accessory nerve. Accessory nerve, q.v.*spinal accessory nerve Thần kinh gai sống.*

spinal anesthesia. Anesthesia produced by an anesthetic injected into the spinal canal. SYN: narcosis, medullary. *spinal anesthesia 1. Mất cảm giác do túy. 2. Gây tê tủy sống. Sự mất cảm giác sinh ra do sự gây tê được tiêm vào ống xương sống. Đn narcosis, medullary.*

spinal canal. Canal of the vertebral column that contains the spinal cord. *spinal canal Ống của cột đốt xương sống chứa tủy sống.*

spinal column. The vertebral column enclosing the spinal cord and consisting of 33 vertebrae: 7 cervical, 12 dorsal or thoracic, 5 lumbar, 5 sacral fused to form 1 bone, and 4 in the coccyx fused to form 1 bone. The number is sometimes increased by an additional vertebra in one region, and sometimes one may be absent in another. SEE: illus.*spinal column Cột sống gồm có tủy sống và 33 đốt xương sống 7 đốt sống cổ, 12 đốt sống lưng hoặc ngực, 5 đốt sống thắt lưng, 5 xương cùng hợp lại để tạo 1 xương, và 4 xương cụt để tạo 1 xương. Số xương này đôi khi tăng lên do thêm vào một đốt xương sống trong một vùng, và đôi khi một xương có thể bị mất đi ở một xương khác. Xem. illus.*

spinal cord. An ovoid column of nervous tissue averaging about 44 cm in length, flattened anteroposteriorly, extending from the medulla to the 2nd lumbar vertebra in the spinal canal. All nerves to the trunk and limbs are issued from the spinal cord, and it is the center of reflex action containing the conducting paths to and from the brain. In cross section, it does not fill the vertebral space, being surrounded by the pia mater, the cerebrospinal fluid, the arachnoid, and the dura mater, which fuses with the periosteum of the inner surfaces of the vertebrae.

The gray substance approximates the shape of an "H," there being a posterior and anterior horn in either half. The anterior horn is composed of motor cells from which the fibers making up the motor portions of the peripheral nerves arise. Sensory neurons enter posteriorly. The "H" also divides the surrounding white matter into posterior, lateral, and anterior bundles. These serve to connect brain and cord in both directions (i.e., with efferent and afferent nerves) as well as variousportions of the cord itself.

Dây cột sống, tuy sống Một cột đỡ các mô thần kinh trung bình dài khoảng 44 cm, dẹt mỏng từ trước ra sau, kéo dài từ tủy xương đến đốt xương sống thắt lưng thứ hai ở ống xương sống. Các dây thần kinh từ thân và chân tay được thoát ra từ túy sống, và nó là khu trung tâm điều khiển các cử động có phản xạ

đến và truyền đi từ não. Trong mặt phẳng cắt ngang, nó không chiếm hết khoảng không gian của đốt xương sống, đang được bao quanh bởi một màng mỏng, dịch não tủy, màng nhện, và màng cứng, hợp lại tạo thành màng trong của đốt xương sống.

Chất xám thích hợp với dạng hình chữ "H", có một sừng trước và sau ở một trong hai nửa. Sừng trước được tạo nên từ các tế bào vận động từ các sợi cơ tạo nên các vùng hoạt động của các dây thần kinh ngoại vi. Các dây thần kinh bắt đầu hoạt động tiếp nhận ngay sau đó. Xương hình chữ "H" cũng tạo ra chất trắng bao quanh cho các bó cơ trước, bên và sau. Các chất này giúp liên kết với não bộ và dây cột sống ở cả hai chiều (nghĩa là: đối với những dây thần kinh hướng tâm và dây thần kinh vận động) cũng như các phần khác nhau của dây sống.

spinal curvature. Abnormal curvature of the spine, frequently constitutional in children. It may be angular, lateral (scoliosis), or anteroposterior (kyphosis, q.v., lordosis, q.v.).*Sự cong cột sống, độ cong cột sống Độ cong khác thường của cột sống, thường xuyên thuộc thể tạng ở trẻ em. Nó có thể bị cong ở góc, ở phía bên (chứng vẹo cột sống) hoặc ở trước sau (tật gù, tật ưỡn lưng)*

spinal curvature, angular. Caries of the spine. SYN: Pott's disease.*Sự cong cột sống ở góc Các chất mang dây sống. Đn Pott's disease.*

spinal curvature, lateral. Deviation of spine to one side or the other causing a twist of the spine.*Sự cong cột sống bên Sự lệch hướng của dây sống so với một mặt hoặc mặt khác tạo nên một khúc cong của cột sống.*

spinal fluid. Cerebrospinal fluid. When normal, it contains 50 to 75 mg of sugar per 100 ml. The sugar content is lower than that in the blood.

DIAG: Cell count: If normal, 0 to 5 mononuclear cells per ml. Increased in all diseased states, several hundred or thousands in meningitis, when fluid becomes opaque. Lymphocytes: Found in encephalitis and tuberculous meningitis; polymorphonuclears predominate in septic meningitis and epidemic meningitis. Bloody fluid: Brain hemorrhages due totarteriosclerosis, high blood pressure, tumors, and other causes. Spinal fluid may contain blood due to needle having punctured a small blood vessel. Encephalitis: Sugar content is increased, fluid clear, cell count 100 plus. Globulin: Its presence is abnormal.

Microorganisms: Meningococci, streptococci, pneumococci, tubercle bacilli, and influenza bacilli may be present, any of which may be indicative of meningitis. Epidemic meningitis indicated by gram-negative, intracellular diplococcus biscuit-shaped microorganisms. Typhoid bacilli may produce meningeal symptoms in typhoid fever. Streptococci enter the meninges through the ear, the invading point of pneumococci, influenza bacilli, and pneumobacilli is the lungs. All these may be found in smears though sometimes missed and found in cultures. Meningitis: Lower spinal fluid sugar than sugar content of blood; 25 to 15 mg. If suppurative meningitis, spinal fluid is puslike and turbid, but it is clear in tuberculous meningitis, encephalitis, and poliomyelitis.

Poliomyelitis: Same as encephalitis. RS: anhydromyelia; calcinorrhachia; cerebrospinal fluid; meningitis; poliomyelitis.*Dịch cột sống Chất lỏng của cột sống: dịch não tủy. Bình thường nó chứa khoảng 50 đến 70 miligam đường trong 100 ml. Đường chứa trong dịch này thấp hơn trong máu.*

Sự chẩn đoán: Số lượng tế bào: Nếu bình thường có từ 0 đến 5 tế bào đơn nhân cho mỗi (ml) thì nó sẽ tăng lên ở tất cả các trạng thái bị bệnh tật khoảng hàng trăm hoặc hàng ngàn trong chứng viêm màng não khi dịch trở nên đục. Các bạch huyết bào: Được tìm thấy ở các chứng viêm màng não và viên não lao; các chứng bạch cầu hạt chiếm ưu thế trong các chứng viêm màng não do nhiễm khuẩn và các chứng viêm màng não do dịch tễ. Dịch huyết: Não xuất huyết vì chứng xơ cứng động mạch, huyết áp cao, bướu và các nguyên nhân khác. Dịch dây sống có thể chứa huyết vì nó len lỗi qua các lỗ nhỏ của mạch huyết. Chứng viêm màng não: do lượng đường tăng, dịch hết, số lượng tế bào tăng lên tới 100 tế bào. Globulin: sự hiện diện của chất này bất thường.

Vi sinh vật: Những màng não cầu khuẩn, những liên cầu khuẩn, phế cầu khuẩn, trực khuẩn lao và các trực khuẩn bệnh cúm có thể hiện diện, và bất kỳ sinh vật nào có thể gây chứng viêm màng não. Chứng viêm màng não do nhiễm khuẩn được chỉ định bởi các vi khuẩn gram âm (G), song cầu khuẩn nội bào, các vi sinh vật có dạng hình bánh bích qui. Trực khuẩn bệnh thương hàn có thể sinh ra nhiều triệu chứng về màng não qua tai. Địa điểm xâm nhập vào của phế cầu khuẩn, trực khuẩn bệnh cúm, và trực khuẩn phế cầu khuẩn là phổi. Tất cả các dạng sinh vật này có thể được thấy thông qua những kinh phết đôi khi mất đi và được tìm thấy bằng cách nuôi cấy. Chứng viêm màng não: do hàm lượng đường của dịch cột sống thấp hơn của máu từ 25 đến 15 mg. Nếu các chứng viêm màng não có mủ, thì dịch cột sống bị đục, nhưng nó ở chứng viêm màng não do nhiễm trực khuẩn, viêm não và viêm tủy xám. Poliomyelitis: giống encephalitis (viêm não, viêm tủy xám, bệnh bại liệt).

Các đại từ quan hệ:

anhydromyelia, calcinorrhachia; cerebrospinal fluid; meningitis; poliomyelitis.

spinal fusion. Surgical immobilization of adjacent vertebrae. This procedure may be done for several conditions including herniated disk.*Sự kết hợp của cột sống Sự ổn định của việc phẫu thuật của các đốt xương sống sát cạnh nhau. Thủ thuật này có thể được làm bởi một số điều kiện gồm có đĩa thoái vị.*

spinal ganglion. Enlargement on dorsal or posterior root of a spinal nerve composed principally of cell bodies of somatic and visceral afferent neurons. Also called dorsal root ganglion.*Hạch dây thần kinh tủy sống Là sự nới rộng ra của lưng hoặc phần chân phía sau của một dây thần kinh cột sống được hợp nên chủ yếu bởi các cấu trúc tế bào của các dây thần kinh dẫn tới nội tạng và tới cơ thể. Cũng được gọi là hạch chân lưng.*

spinal nerves. Nerves arising from the spinal cord: 31 pairs, consisting of 8 cervical, 12 thoracic, 5lumbar, 5 sacral, and 1 coccygeal, corresponding with the spinal vertebrae. Each spinal nerve is attached to the spinal cord by two roots: a dorsal or posterior sensory root and a ventral or anterior root. The former consists of afferent fibers conveying impulses to the cord; the latter of efferent fibers conveying impulses from the cord. A typical spinal nerve, on passing through the intervertebral foramen, divides into four branches, a recurrent branch, a dorsal ramus or posterior primary division, a ventral ramus or anterior primary division, and two rami communicantes (white and gray), which pass to ganglia of the sympathethic trunk.*Các dây thần kinh cột sống Các dây thần kinh mọc lên từ dây cột sống gồm 31 đôi 8 dây đôi ở cổ, 12 đôi ở ngực, 5 đôi ở thắt lưng, 5 đôi ở xương cùng, và 1 đôi ở xương cụt, tương với với đốt xương sống của cột sống. Mỗi dây thần kinh cột sống được gắn vào dây cột sống bởi hai chân gồm 1 chân cảm giác sau hoặc thuộc lưng và chân trước hoặc thuộc bụng. Trước đó gồm có các sợi cơ hướng tâm, truyền xung điện tới dây sống; sau đó các sợi cơ hướng tâm phát các xung điện từ dây sống đi. Một dây thần kinh cột sống đặc trưng đi qua các lỗ bên trong các đốt xương sống, chia thành 4 nhánh, một nhanh hồi qui, một nhánh ở lưng hoặc một sự phân chia có nguyên tắc sau đó, một nhánh vùng bụng hoặc sự phân chia có nguyên tắc trước đó, và hai nhánh thông nhau (chất trắng và chất xám) đi qua nhiều hạch của dây thần kinh giao cảm.*

spinal puncture. Puncture of the spinal cavity with a needle to extract the spinal fluid for diagnostic purposes, to introduce anesthetic agents into the spinal canal, or to remove fluid so other fluids such as radiopaque substances may be injected. SEE: headache, postlumbar puncture; Queckenstedt's sign.

SITE OF PUNCTURE: To prevent injury of the nerve fibers, the puncture is usually made at the juncture between the 3rd and 4th lumbar vertebrae. A line drawn posteriorly from the crest of one ilium over the crest of the other will usually pass over the tip of the spinous process of the 4th lumbar vertebra. The point for the needle injection is directly above this line (i.e., toward the head).

NURSING IMPLICATIONS: Assess the patient's understanding of the procedure and correct any misinterpretations. Obtain permission or consent if necessary. Procure the equipment needed to perform the procedure. Have the patient void and defecate if possible. Provide privacy and position the patient properly. Assist as necessary during the procedure, and provide verbal and nonverbal reassurance to the patient. Send specimens to the laboratory as requested. Instruct patient concerning the need to remain flat, preferably in a prone position for the first several hours immediately following the procedure. This will help to prevent postspinal puncture headache. Document the specimens that were sent as well as the patient's response to the procedure.

Caution: If the cerebrospinal fluid pressure is elevated, it may be dangerous to perform spinal puncture.

Chọc cột sống Chọc của khoang cột sống bằng một đầu hình kim để chiết xuất ra dịch cột sống để cho các mục đích chẩn đoán, để đưa các tác nhân gây mê vào cột sống, hoặc để di chuyển đi dịch cũng như các dịch khác ví dụ như các chất có tính cản quang có thể được tiêm vào. Xem. postlumbar puncture: Queckenstedt's sign.

Site of puncture: Để ngăn các chấn thương của sợi cơ thần kinh, chọc thường được thực hiện ở nơi nối liền giữa đốt xương sống vùng thắt lưng thứ ba và thứ tư. Một đường thẳng kéo từ đỉnh trước của một xương chậu qua đỉnh của một xương khác thường sẽ qua đỉnh của sự tạo thành đốt xương sống thứ tư ở thắt lưng. Vị trí để tiêm mũi kim vào một cách trực tiếp là ở phía trên đường này (nghĩa là về phía đầu).

Nursing implications (các vấn đề liên quan đến việc nuôi nấng, chăm sóc): Việc đánh giá sự hiểu biết của bệnh nhân về các thủ tục và chấn chỉnh lại bất kỳ một sự hiểu sai nào. Sự chấp nhận hoặc đồng ý các điều đạt được nếu cần thiết. Trang thiết bị, thu được cần để thực hiện các thủ tục. Các bệnh nhân có thể bài tiết và thải ra. Hãy cung cấp những điều bí mật và các quan điểm cho bệnh nhân một cách chính xác. Hãy giúp đỡ khi cần thiết trong quá trình thi hành thủ tục, và cung cấp một sự cam đạm bằng lời nói hoặc không bằng lời nói cho bệnh nhân. Hãy gửi các mẫu đến phòng xét nghiệm khi được yêu cầu. Dạy cho bệnh nhân tầm quan trọng cần phải giữ vững tính chỉnh xác, đáng thích hơn là vị trí nằm úp sấp trong vài giờ ngay sau khi hoàn tất các thủ tục. Việc này sẽ giúp ngăn chặn chứng đau đầu do thủng dây sống sau. Các mẫu được gửi cũng như sự đáp lại của bệnh nhân đối với các thủ tục. Chú ý: Nếu áp dịch não tủy cao có thể làm nguy hiểm khi thực hiện chọc cột sống.

spinal reflex. Any reflex centering in the spinal cord.*Sự phản xạ của dây sống bất kỳ một phản xạ nào ở trung tâm dây sống.*

spinal shock. Effects resulting from transverse section of the spinal cord and occurring in segments below level of section. Principal effects are anesthesia, paralysis, loss of muscle tone, and suppression of reflexes, both visceral and somatic. *Cú sốc dây sống Những tác động do sự phân chia cơ ngang của dây sống và xảy ra trong từng đoạn theo sau sự phân chia. Những tác động chính là chứng mất cảm giác, chứng liệt, chứng mất trương lực cơ, và sự triệt mất các phản xạ, ở cả hai bộ phận nội tạng và thân thể.*

spinalgia [L. spires, thorn, + Gr. algos, pain]. Pain in a vertebra under pressure.*spinalgia Đau gai đốt sống.*

spinalis [L.]. A muscle attached to the spinal process of a vertebra. SEE: Muscles in Appendix. *Thuộc gai Một cơ được gắn vào mõm một đốt xương sống của dây sống. Xem. Muscles trong Phụ lục.*

spinate Having spines or shaped like a thorn. *spinate Có gai, hình gai.*

spindle [AS. spinel]. 1. A fusiformshaped body. 2. The portion of the achromatic apparatus seen in mitosis consisting of a bundle of delicate fibrils that connect the two centrosomes or asters. The chromosomes arrange themselves on the spindle in an equatorial plate.*Thoi. 1. Hình thoi. 2. Thành phần của bộ phận tiêu sắc được thấy ở thời kỳ giản phân gồm có một bó cơ mãnh liên kết với hai thể trung tâm hoặc các thể sao. Các nhiễm sắc thể tự sắp xếp thành hình thoi trong một đĩa xích đạo.*

s., aortic. A dilatation of the aorta following the aortic isthmus.*T h o i động mạch chủ Sự giãn động mạch chủ theo sau eo động mạch chủ.*

s., enamel. A tubular hypomineralized structure extending a short distance from the dentinoenamel junction into enamel, seen in ground sections of teeth.*Thoi men răng Cấu trúc hình ống làm giảm chất khoảng có thể kéo dài một khoảng ngắn từ mối nối men*

răng tới lớp men ngoài được tìm thấy ở vùng nền răng.

s., muscle. A nerve receptor present in voluntary muscle tissues. This specialized tissue is involoyed in the stretch and myotatic reflexes.*T h o i cơ Thụ thể thần kinh hiện diện trong mô cơ. Mô đặc biệt này liên quan tới các phản xạ kéo cơ và duỗi ra.*

s., neuromuscular. A complex sensory nerve ending consisting of muscle fibers enclosed within a capsule and supplied by an afferent nerve fiber. It mediates proprioceptive sensations and reflexes.*Thoi thần kinh cơ Một dây thần kinh cảm giác hỗn hợp có phần cuối gồm cố các sợi cơ nằm sát với vỏ và được tạo bởi sợi thần kinh hướng tâm. Nó điều hòa các phản xạ và các cảm giác của các cơ quan tự cảm.*

s., neurotendinous. A proprioceptive nerve ending found in a tendon, in muscle septa or sheaths, in a muscle tissue, or at junction of a muscle or tendon. SYN: organ of Golg.*Thoi thần kinh gân Một đoạn cuối dây thần kinh của các cơ quan tự cảm được tìm thấy ở gân, ở các vùng lọc hoặc vách, ở mô cơ, hoặc mối liên kết của một cơ hoặc một gân. Đn: organ of Golgi.*

s., sheep. Specific waves that appear in the electroencephalogram during sleep. *Thoi ngủ Những sóng đặc biệt xuất hiện ở trong điện não đồ trong khi ngủ.*

spine 1. A sharp process of bone. 2. The spinal column, consisting of 33 vertebrae: 7 cervical, 12 thoracic, 5 lumbar, 5 sacral, 4 coccygeal. The bones of the sacrum and coccyx are ankylosed in adult life and counted as one each. SYN: backbone. RS: cephalorhachidian; cord, spinal; cramp; curvature; rachialgia; rachilysis, "rach-" words; acoliosis. *spine 1. Gai. Một mõm xương nhọn. 2. Cột sống, gồm 33 đốt xương sống 7 đốt cổ, 12 đốt ngực, 5 đốt thắt lưng, 5 đốt xương vùng, và 4 đốt xương cụt. Các đốt xương cùng và xương cụt bị cứng ở người lớn và được tính như mỗi một cái. Đn backbone. C a c đ ạ i t ừ q u a n h ệ : cephalorhachidian; cord, spinal; cramp; curvature; rachialgia; rachilysis, "rach-" words; scoliosis.*

s., alar. Spinous process of the sphenoid bone.*s., alar Gai xương bướm.*

s., anterior nasal. *Gai mũi trước.*

s., bid. Spins bifida.*s., bid Gai hai nhánh.*

s., fracture of. A fractured spine often is treated in a plaster jacket with the spine hyperextended to reduce the fracture after essential treatment with skeletal traction. A window is cut over the abdomen. If the fracture is high, the neck is included. The jacket must be short enough to

allow flexion of the thighs. The patient is allowed to walk in the jacket, which is left on for 3 or 4 months. A vest is put on under this plaster, and the prominences are padded with felt.

Traction, Balkan, and Stryker frames are used if the fracture involves the cord with paralysis below the injury. Bedsores and cystitis must be prevented. An enema is given when needed.*Gãy xương quai Một gai đã gãy thường được chữa trị bằng một vải có cao dán để làm lành vết gãy xương sau khi đã chữa trị đặc biệt bằng cách kéo xương ra. Một cửa sổ được cắt ở ngoài bụng. Nếu xương gãy nặng thì bao gồm cả phần cổ. Vải bao phủ ngắn để uốn cong các vật. Bệnh nhân được phép đi dạo bộ khi có bọc vải bên tay trái khoảng 3 hoặc 4 tháng. Một vài lót được bọc dưới vải dán có cao này, và sự nhỏ lên được đệm bằng da. Kéo xương, khung đỡ xương Balkan và Stryker được sử dụng nếu gãy cột sống bởi do chứng liệt sau khi chấn thương. Các chứng thối loét và các chứng viêm bàng quang phải được ngăn chặn. Dung dịch thụt vào khi cần.*

s., frontal. Sharp-pointed medial process extending downward from nasal process of the frontal bone. SYN: s., nasal.*Gai xương trán Mõm nhọn ở giữa kéo dài xuống dưới từ mõm mũi của xương trán. Đn: s., nasal.*

s., hemal. That part of the hemal arch of a typical vertebra that closes it in.*Gai Động mạch máu của một đốt xương sống đặc biệt nằm sát bên trong động mạch.*

s., Henle's. S., suprameatal.*Gai Henle Gai trên lổ tai ngoài.*

s., iliac. One of four spines of the ilium, namely the anterior and posterior inferior spines and the anterior and posterior superior spines.*s., iliac Một trong 4 gai xương chậu, đó là các xương gai chậu trước và sau ở dưới và ở trên.*

s., ischial Spine of the ischium, a pointed eminence on its posterior border. SYN: s., sciatic.*Gai ụ ngồi Một ụ nhọn ở khung xương sau. Đn: s., sciatic.*

s., mental. Small process on the inner surface of mandible at back of the'symphysis formed of one or more small projections (genial tubercles). *Ụ cằm Mõm nhỏ của mặt nằm trong hàm dưới tại phần sau của chỗ nối dính để tạo nên một hoặc nhiều ụ nhỏ.*

s., nasal. Sharp process descending in the middle line from the inferior surface of the frontal bone between the superior maxillae.*Gai mũi Mõm nhỏ hướng xuống ở đường giữa từ mặt dưới của xương trán giữa các xương hàm trên.*

s., neural. Spinous process of a vertebra. The posterior projection of the neural arch.*Gai thần kinh Mõm gai của một đốt xương sống. Mối nối*

phia sau của nguyên thủy thần kinh.
s., of pubis. A prominent tubercle on upper border of the pubis.*G a i của xương mu* Một khối u nhỏ lên trên khung của xương mu.

s., of scapula. An osseous plate projecting from the posterior surface ofthe scapula.*Gai xương vai* Một thanh xương ngang nối liền từ mặt sau xương vai.

s., of sphenoid. Spinous process of the greater sphenoid wing.*s., of sphenoid* Móm gai của vòng xương bướm lớn hơn.

s., pharyngeal. Ridge under the basilar process of the occipital bone. *Củ hầu Chỏm dưới móm đáy của xương.*

s., posteriornasal Spine formedbymedial ends of the horizontal processes of the palatine bones. *Gai mũi sau Gai được tạo thành bởi phần giữa cuối của móm ngang của xương vòm miệng.*

s., sciatic. S., ischial.*s., sciatic Gai xương hông.*

s., suprameatal A small spine at junction of superior and posterior walls of the external auditory meatus. SYN: s., Henle's.*s., suprameatal Gai nhỏ tại chỗ nối liền của các vách ống tai ngoài ở trước và sau. ĐN: s., Henle's.*

s., typhoid. Acute arthritis due to infection causing spinal ankylosis during or following typhoid fever. *Dây thương hàn Chứng viêm khớp cấp vì viêm nhiễm gây ra chứng cứng dây cột sống trong quá trình sốt thương hàn hoặc sau.*

spinifugal [L. spina, thorn, + fugare, to flee]. Moving away from the spinal cord*spinifugal Ly cột sống, rời cột sống*

spinipetal [" + petere, to seek]. Conducting nerve impulse toward the spinal cord.*spinipetal Tới tủy sống, hướng về cột sống.*

spinnbarkeit [Ger.]. The elasticity of cervical mucus. The cervical secretion is aspirated and placed on a slide. Spinnbarkeit (SBK) is measured by pulling upward on the secretion with a forceps. Before ovulation there is no elasticity. On the day of ovulation there is good elasticity, measuring 12 to 24 cm or more. The day after ovulation, elasticity diminishes. Not all women have SBK changes that are clear-cut. Therefore, this test is used in conjunction with other signs of ovulation. SEE: basal temperature chart; fern pattern; mittelschmerz; mucorrhea.*Sự co giãn của cơ cổ Sự tiết ra các chất ở cổ được hút ra và đưa vào để trượt. Sự co giãn cơ cổ được đo lường bởi sự đẩy về phía trên bởi một vật kềm kẹp. Trước khi rụng trứng không có sự co giãn. Vào những ngày trong thời kỳ rụng trứng có sự co giãn tốt, đo được khoảng 12 đến 24 cm hoặc hơn. Những ngày sau khi rụng trứng thì sự co giãn giảm bớt.*

Không phải tất cả các phụ nữ đều có sự thay đổi sự co giãn cơ cổ một cách rõ ràng. Bởi vậy, sự kiểm tra này được dùng cùng với các dấu hiệu khác của sự rụng trứng. Xem. basal temperature chart; fern pattern; mittelschmerz; mucorrhea.

spinobulbar [" + Gr. bulbos, a bulb]. Concerning the spinal cord and medulla oblongata.*spinobulbar Thuộc tủy sống hành não và ...*

spinocellular [" + cellula, little cell]. Pert. to or like prickle cells.*Tế bào gai Liên quan hoặc giống các tế bào hình kim.*

spinocerebellar [" + cerebellum, little brain]. Concerning the spinal cord and cerebellum.*spinocerebellar Thuộc tủy sống tiểu não.*

spinocordical [" + cortex, rind]. Pert. to the spinal cord and cerebral cortex. SYN: corticospinal. *spinocordical Thuộc tủy sống vỏ não. ĐN: corticospinal.*

spinocostalis [" + costa, rib]. The combination of the superior and inferior serratus muscles.*spinocostalis Các cơ răng cưa sau trên và dưới.*

spinoglenoid [" + Gr. glene, socket, + eidos, form, shape]. Rel. to the spine of the scapula and the glenoid cavity. *spinoglenoid Thuộc gai xương bả vai ổ chảo.*

spinoglenoid ligament. Ligament joining the spine of the scapula to the border of the glenoid cavity. *spinoglenoid ligament Dây chằng gai xương bả vai ổ chảo.*

spinose [L. spina, thorn]. Spinous. *spinose 1. Dạng gai. 2. Thuộc cột sống, thuộc móm gai.*

spinotectal [" + tectum, roof]. Pert. to the spinal cord and the tectum, the dorsal portion (corpora quadrigemina) of the midbrain. *spinotectal Thuộc mái gian não - tủy sống.*

spinous [L. spina, thorn]. Pert. to or resembling a spine.*Dạng gai Giống như một gai. Đn Spinose.*

spinous point. Spot over a apinous process very sensitive to pressure. *spinous point Chấm, vết ở ngoài móm gai rất nhạy cảm để đo áp suất.*

spinous process. Prominence at posterior part of each vertebra.*Móm gai Gò sau mỗi đốt xương sống.*

spinthensm [Gr. spintherizein, to emit sparks]. Sensation of sparks before the eyes.*spinthensm Chứng nảy đom đóm mắt.*

spintheropia [Gr. spinther, spark, + ops, eye]. Subjective sensation of sparks before the eyes.*spintheropia Chứng nảy đom đóm mắt. ĐN: spitherism.*

spiradenitis [Gr. speira,coil, + aden, gland, + itis, inflammation]. A funiculus beginning in coil of a sweat gland. SEE: hidrosadenitis. *spiradenitis Viêm mủ tuyến mồ hôi nách.*

spiradenoma [" + " + oma, tumor]. Benign tumor of the sweat glands.

spiradenoma U tuyến mồ hôi.

spiral [L. spiralis]. Coiling around a centei like the thread of a screw.*spiral 1. Đường xoắn ốc. 2. Thế xoắn, sợi xoắn.*

s., Curschmann's. SEE: Curschmann's spirals.*s., Curschmann Xem: Curch mann's spirals.*

spiral bandage. Roller bandage to be applied spirally.*spiral bandage Băng xoắn.*

spiral canal of cochlea. The bony cochlea enclosing the scala tympani, acala vestibuli, and cochlear duct. *Ống xoắn ốc tai Ống tai gồm nhiều xương thang màng nhĩ, thang tiền đình, ống ốc ai.*

spiral canal of modiolus. Canal that runs spirally around the modiolus and contains the spiral ganglion.*Ống xoắn cột ốc tai Ống chạy xoắn quanh cột ốc tai và chứa hạch xoắn.*

spiral lamina. A thin, bony plate projecting from the modiolus into the cochlear canal, dividing it into two portions, the upper scala vestibuli and lower scala tympani. SYN: lamina spiralis.*Lá xoắn Một lá xoắn nhỏ ra từ cột ốc tai tới ống xoắn cột ốc tai, phân thành hai phần thang tiền đình trên và thang màng nhĩ dưới. Đn limina spiralis.*

spiral organ of Corti. Structure in floor of cochlear duct resting on basilar membrane. It contains hair cells, the receptors of stimuli produced by sound. SEE: Corti, organ of*Cơ quan Corti Cơ quan Corti. Cấu trúc trong tầng ống cột ốc tai nằm trên màng nền. Nó chứa những tế bào lông, thể kích thích tạo âm. Xem. Corti, organ of.*

spirilla [L.]. Pl. of spirillum.*Xoắn khuẩn Số nhiều của spirillum.*

spirillicidal [L. spirillum, coil, + cidus, kill]. Destroying spirochetes or spirilla.*spirillicidal Diệt xoắn khuẩn.*

spirillicide Destructive to spirilla. *Diệt xoắn khuẩn Tác nhân diệt xoắn khuẩn.*

spirillolysis [" + Gr. lysis, dissolution]. The destruction of apirilla. *spirillolysis Sự phân hủy xoắn khuẩn.*

spirillosis [" + Gr. osis, condition]. A disease caused by presence of apirilla in the blood.*spirillosis Bệnh xoắn khuẩn.*

spirillotropic [" + Gr. trope, a turning]. Having an attraction to spirilla. *spirillotropic Thuộc sự cuốn hút xoắn khuẩn.*

spirillotropism [" + " + -ismos,condition]. The ability to attract apirilla. *spirillotropism Tính hướng xoắn khuẩn.*

Spirillum [L., coil]. (pl. Spirilla) A genus of spiral-shaped motile microorganisms belonging to the family Pseudomonadaceae, tribe Spirilleae. Found in fresh water and salt water. *Spirillum (số nhiều của spirilla)* *xoắn khuẩn. Một giống vi sinh vật di động dạng xoắn liên quan với họ Pseudomonadaceae, bộ Spirilleae. Được tìm thấy trong nước ngọt và nước mặn.*

s., minus. Species found in the blood of rats and mice. The causative agent on one form of rat-bite fever. *Xoắn khuẩn âm Được tìm thấy trong máu chuột. Tác nhân gây ra chứng sốt chuột cắn.*

spirillum. (pl. spirilla) A flagellated aerobic bacterium with an elongated spiral shape, of the genus Spirillum. SEE: bacteria for illus.*spirillum (số nhiều của spirilla) Một loại vi khuẩn hiếu khí có roi di chuyển bằng cách kéo dài hình xoắn ra, thuộc giống spirillum. Xem. bacteria for illus.*

spirit [L. spiritus, breath]. 1. A solution of essential or volatile liquid. 2. Any distilled or volatile liquid. *spirit 1. Tinh dầu. 2. Cồn tinh dầu*

s., of ammonia. A pungent solution of approximately 4% ammonium carbonate in 70% alcohol flavored with lemon, lavender, and myristica oil. It is used to elicit reflex stimulation of respiration and as smelling salts to stimulate patients who have fainted.*Tinh dầu amôniắc Một dung dịch có mùi hăng chứa khoảng 4% ammonium carbonate trong 70% hương vị cồn có thanh, hương của hoa oải hương, và dầu nhục đậu khấu. Nó được dùng để tạo ra các phản ứng kích thích sự chín và cũng như có mùi vị mặn để kích thích các bệnh nhân bị chóng mặt.*

s., of bitter almond. A mixture of oil of bitter almond, almond, and distilled water, employed as a flavoring agent.*Tinh dầu hạch nhân đẳng Một hỗn hợp gồm dầu hạch nhân đẳng, hạch nhân và nước cất, được dùng như một tác nhân gây hương vị.*

s., of camphor. A mixture of camphor and alcohol, employed locally as a counterirritant.*Tinh dầu long não Một hỗn hợp gồm long não và cồn, được dùng phổ biến như một loại thuốc kích thích giảm đau.*

s., of juniper. A mixture of oil of juniper and alcohol.*Tinh dầu bách xù Một hỗn hợp gồm dầu cây bách xù và cồn.*

s., of lavender. A mixture of oil of lavender flowers and alcohol, employed as a flavoring agent.*T i n h dầu oải hương Một hỗn hợp gồm dầu hoa oải hương và cồn, được dùng như một tác nhân tạo hương vị.*

s., of mustard. A solution of volatile oil of mustard in alcohol, employed as a counterirritant.*Tinh dầu mù tạt Một hỗn hợp hòa tan dầu dễ bay hơi của cây mù tạt trong cồn, được dùng như một loại thuốc kích thích giảm đau.*

s., of peppermint. A mixture of oil of peppermint, peppermint, and alco-

hol, employed as a carminative.*Tinh dầu từ cây bạc hà Một hỗn hợp gồm dầu bạc hà, lá cây bạc hà và cồn, được dùng như một thuốc đánh rắm.*

spiritual therapy [L.spiritus, breath, + Gr. therapeia, treatment]. The application of spiritual knowledge in the treatment of mental and physical disorders. Based upon the assumption that man is a spiritual being living in a spiritual universe, that in proportion to his acceptance of this idea and in proportion to his success in using it, he may control his body and maintain the material elements in harmony with a divine plan.*spiritual therapy Sự ứng dụng kiến thức hiểu biết về tinh dầu để chữa trị các chứng rối loạn về sinh lý và tâm thần. Dựa vào kết quả trên mà nam giới đang sống trong thế giới tâm thần, đó là sự cân đối sự công nhận ý tưởng này và cân đối sự thành công của họ trong việc ứng dụng nó, có thể họ kiểm soát được cơ thể và duy trì được các yếu tố vật chất bằng sự hài hòa bằng một kế hoạch đã phân phối.*

spirituous [L., spiritus, breath]. 1. Pert. to alcohol. 2. An alcoholic.*Có rượu Có cồn.*

spiritus [L., breath]. Alcoholic solution of a volatile substance. Usually, 5% to 10% strength. SYN: spirit.*Sự hòa tan cồn vào một chất dễ bay hơi Thường thường nồng độ từ 5% đến 10%. Đn Spirit.*

s., frumenti. Whiskey.*s., frumenti Rượu whisky.*

s., juniperi. Gin.*s., juniperi Rượu gin.*

s., myrciae. Bay rum.*s., myrciae Rượu rum nguyệt quế.*

s., vini gallici. Brandy.*s., vini gallici Rượu brandy, rượu mạnh.*

Spirochaeta [Gr. speira, coil, + chaite, hair]. A genus of slender, spiral, motile microorganisms belonging to the family Spirochaetaceae, order Spirochaetales.*Giống xoắn khuẩn Các vi sinh vật di động, với họ spirochaetaceae, bộ spirochaetales.*

S., icterohaemorrhagine. Species found in Weil's disease or acute febrile jaundice. SYN: Leptospira icterohaemorrhagiae.*S., icterohaemorrhagine Loài được tìm thấy trong chứng bệnh Weil - bệnh do Leptospira gây ra hoặc do chứng sốt vàng da cấp tính. ĐN: Leptospira icterohaemorrhagiae.*

S., palfida. The microorganism that causes syphilis. SYN: Treponema pallidum.*S., palfida Vi khuẩn gây bệnh giang mai. ĐN: Treponema pallidum.*

Spirochaetales An order of slender spiral organisms belonging to the class Schizomycetes. It includes the families Spirochaetaceae and Treponemataceae.*Bộ xoắn khuẩn Gồm có các họ spirochaetaceae và treponemataceae.*

spirochetal [" + chaite, hair]. Pert. to spirochetes, esp. infections caused by them.*spirochetal Nhiễm xoắn khuẩn.*

spirochetalytic [" + " + lysis, dissolution]. Destructive of spirochetes. *spirochetalytic Sự tiêu diệt xoắn khuẩn.*

spirochete Any member of the order Spirochaetalea.*spirochete Xoắn khuẩn.*

spirochetemia [" +chaite, hair, + haima, blood]. Spirochetes in the blood.*spirochetemia Xoắn khuẩn huyết.*

spirocheticidal [" + " + L. cidus, kill]. Destructive to spirochetes. *spirocheticidal Tiêu diệt xoắn khuẩn.*

spirocheticide Anything that destroys spirochetes.*spirocheticide Chất diệt xoắn khuẩn.*

spirochetolysis [" + chaite, hair, + lysis, dissolution]. The destruction of spirochetes by specific antibodies, chemotherapy, or lyains.*spirochetolysis Sự tiêu hủy xoắn khuẩn.*

spirochetosis [" + " + osis, condition]. Any infection caused by spirochetes.*spirochetosis Bệnh xoắn khuẩn.*

spirochetotic Pert. to or marked by spirochetosis.*spirochetotic Thuộc bệnh xoắn khuẩn.*

spirocheturia [Gr. speira, coil, + chaite, hair, + ouron, urine]. Spirochetes in the urine.*spirocheturia Xoắn khuẩn niệu, spirochaeta niệu.*

spirogram [L. spirare, to breathe, + Gr, gramma, something written]. A record made by a spirograph indicating respiratory movements.*Phế dung đồ Một sự ghi các cử động hô hấp bằng máy phế động ký.*

spirograp [" + Gr.graphein, to write]. Graphic record of respiratory movements.*spirograp Phế dung ký.*

spiroid [Gr, speira, coil, + eidos, form, shape]. Resembling a spiral. *spiroid Dạng xoắn ốc.*

spirokinesis [" + kinesis, movement]. The tendency of motile organisms, including man, to veer or move in a spiral direction when deprived of external reference points.*spirokinesis Hướng của các sinh vật di động, kể cả người, đổi hướng hoặc di chuyển vào bằng sự xoắn trực tiếp khi các mốm liên quan ở ngoài bị lấy đi.*

spiroma [" + oma, tumor]. Multiple, benign, cystic epithelioma of the sweat glands. SYN: spiradenoma. *spiroma U tuyến mồ hô. ĐN: spiradenoma.*

spirometer [L. spirare, to breathe, + Gr. metros, measure]. An apparatus consisting of a cylindrical bell immersed in water and so equipped with outlets that gases can be exhaled into it or inhaled out of it while measurements of volume are made. The following are typical measurements made on normal men by using the apirometer:

Complemental air (inspiratory reserve volume): 1600 cc, the amount that a subject can still inhale by special effort after a normal inspiration.

Dead space air. 150 cc, the air inhaled through the nose that gets only as far as nasopharynx, bronchi, bronchioles, and trachea and does not reach the lungs.

Functional residual air (functional residual capacity): About 2600 cc, the sum of the supplemental and residual air.

Minimal air. Less than 1000 cc, that which remains in the lungs after complete collapse as in pneumothorax.

Reserve air. Supplemental air. Residual air (residual volume): 1000 cc that are left in the lungs after a complete expiration.

Supplemental air (expiratory reserve volume): 1600 cc that can still be exhaled after a normal exhalation.

Tidal volume: 500 cc, the amount exhaled or inhaled during normal respiration.*Phế dung kế Một loại máy đo cường độ hô hấp gồm có một chuông hình trụ được nhúng chìm trong nước và được trang bị bởi các khung sườn có các cổng có thể hút vào hoặc thở ra trong khi điều chỉnh bằng volum. Tiếp theo là sự đo lường đặc biệt trên người bình thường bằng cách sử dụng phế quang kế.*

Khí bổ sung (điều chỉnh để dự trữ khí hít vào): 1600cc khí mà một vật có thể vẫn thở ra bằng sự tác động đặc biệt sau một sự hít vào bình thường.

Khí tử: 150cc là khí thở ra qua mũi, chỉ xa bằng mũi hầu, phế quản, những tiểu phế quản, và khí quản và không tới phổi.

Khí dư có chức năng: Khoảng 2000cc tổng số khi dự trữ và bổ sung vào.

Lượng khí tối thiểu: Ít hơn 1000cc để duy trì trong phổi sau khi đã hoàn toàn xẹp như trong chứng viêm mủ khi màng phổi.

Khí dự trữ: khí bổ sung.

Khí dư: 1000cc khí phổi sau khi hoàn tất sự thở ra.

Khí bổ sung: 1600cc khí có thể vẫn được hít vào sau một sự hít vào bình thường.

Thể tích triều: 500cc lượng khí được hít vào hoặc thở ra trong sự hô hấp bình thường.

Spirometry [L. spirare, to breathe, + Gr. metron, measure]. Measurement of air capacity of the lungs.

Spirometry Phép đo phế dung, đo phế dung

spironolactone USP. A diuretic drug that blocks the action of aldosterone on the renal tubules. It acts to decrease potassium loss in the urine. Trade name is Aldactone.

spironolactone USP. Một loại corticosteroid tổng hợp. Có tính ức chế hoạt động của hormone aldosterone, dùng chữa suy tim, cao huyết áp và lưu giữ dịch (phù nề). Tên thương mại là Aldactone.

spissated [L. spissatus]. Thickened.

SYN: inspissated.*spissated Cô đặc. ĐN: inspissated.*

spissitude [L. spissitudo]. Condition of being inspissated, as a fluid thickened by evaporation almost to a solid; thickness.*Tình trạng cô đặc Dung dịch được cô đặc bằng cách bay hơi một chất lỏng.*

spit [AS. spittan].1. Saliva. SYN: expectoration; spittle; sputum. 2. To expectorate spittle.*spit 1. Nước bọt, nước dãi. 2. Khạc, nhổ đờm, nước bọt.*

spittle [AS. spatl. The digestive fluid of the mouth. SYN: saliva.*Nước bọt Dịch tiêu hóa của miệng. Đn saliva.*

splanchna [Gr.]. The intestines or the viscera.*splanchna Ruột hoặc nội tạng.*

splanchnapophysis [Gr. splanchnos, viscus + apophysis, offshoot]. 1. Any skeletal element involved with the function of the alimentary canal, as the lower jaw. 2. Outgrowth of a vertebra on opposite side of vertebral axis, enclosing some viscus.

splanchnapophysis 1. Bất kỳ yếu tố cấu thành xương cũng có chức năng của ống cấp dưỡng cũng như hàm dưới. 2. Sự mọc quá nhanh của một đốt xương sống ở mặt đối diện của trục đốt xương sống, gồm có một số nội tạng.

splanchnectopia [" + ektopos, out of place]. Dislocation of a viscus or of the viscera.*splanchnectopia Sự chuyển vị nội tạng.*

splanchnemphraxis [" + emphraxis, stoppage]. Obstruction of any internal organ, particularly of the intestine.*splanchnemphraxis Sự tắc ruột.*

splanchnesthesia [" + aisthesis, sensation]. Visceral sensation.

splanchnesthesia Cảm giác nội tạng.

splanchnesthetic Rel. to visceral consciousness or sensation.

splanchnesthetic Sự hiểu biết về nội tạng hoặc cảm giác.

splanchnic [Gr. splanchnikos]. Pert. to the viscera.*splanchnic Thuộc nội tạng.*

splanchnicectomy [Gr. splanchnos, viscus, + ektome, excision]. Resection of the aplanchnic nerves.

splanchnicectomy Thủ thuật cắt bỏ dây thần kinh tạng.

splanchnic nerves. Three nerves from the thoracic sympathetic ganglia distributed to the viscera.

splanchnic nerves Các dây thần kinh nội tạng.

splanchnicotomy [" + tome, incision]. Section of a splanchnic nerve.

splanchnicotomy Thủ thuật cắt dây thần kinh tạng.

splanchnoblast [" + 6lastos, germ]. Incipient rudiment of a viscus. SEE: anlage; proton,*Nội tạng thô sơ (phôi) Xem. anlage: proton.*

splanchnocele 1. ["+ koilos, a cavity]. That part of the coelom persisting in the adult, giving rise to the vis-

ceral cavities. SYN: splanchnocoele. 2. [" + kele,tumor,swelling]. Protrusionofany abdominal viscus.

splanchnocele 1. *Khoang tạng phôi. Phần khoang cơ thể phôi vẫn còn ở người lớn, làm tăng khoang nội tạng. Đn splanchnocoele. 2. Sự nhô ra của bất kỳ nội tạng nào ở bụng.*

splanchnocranium [" + kranion, skull]. The portion of the skull derived from the visceral or branchial skeleton.*splanchnocranium Phần sọ tạng (phôi).*

splanchnodiastasis [" + diastasis, a separation]. Displacement or separation of any viscus.*Sự di chuyển nội tạng Sự phân tách nội tạng.*

splanchnodynia [Gr. splanchnos, viscus, + odyne, pain]. Pain in the abdominal region.*splanchnodynia Chứng đau nội tạng bụng.*

splanchnography [" + graphein, to write]. Descriptive treatise on anatomy of the viscera.

splanchnography Sự mô tả nội tạng.

splanchnolith [" + lithos, stone]. An intestinal calculus.*splanchnolith Sỏi ruột.*

splanchnology [" + logos, word, reason]. The study of the viscera.

splanchnology Môn học nội tạng.

splanchnomegaly [" + megas, large]. Visceromegaly, q.v.

splanchnomegaly Chứng phì đại nội tạng

splanchnomicria [" +mikros, small]. The condition of having small splanchnic organs.*splanchnomicria Nội tạng nhỏ bé.*

splanchnopathia [" + pathos, disease, suffering]. Pathological conditions of the viscera.

splanchnopathia Bệnh nội tạng.

splanchnopleural [" + pleura, side]. Concerning the splanchnopleure.

splanchnopleural Thuộc lá tạng.

splanchnopleure [" + pleura, side]. The embryonic layer formed by the union of the visceral layer of the mesoderm with the entoderm. SEE: somatopleure.*Lá tạng Lớp màng đĩa phôi được hình thành bởi sự kết hợp các lớp tạng trung bình với nội phôi bì. Xem. somatopleure.*

splanchnoptosia, splanchnoptosis [" + ptosis, a dropping]. Prolapse of the viscera. SYN: ptosis, abdominal; enteroptosis; uisceroptosis.

splanchnoptosia, splanchnoptosis Chứng sa nội tạng. ĐN: ptosis, abdominal; enteroptosis; visceroptosis.

splanchnosclerosis [" + sklerosis, to harden]. Hardening of any of the viscera through overgrowth or infiltration of connective tissue.

splanchnosclerosis chứng sơ cứng nội tạng.

splanchnosoopy [" + skopein, to examine]. Examination of the viscera with aid of roentgen rays or transillumination.*splanchnosoopy Sự soi nội tạng.*

splanchnoskeleton [" + skeleton, a dried-up body]. 1. In primitive vertebrates such as fishes, the cartilaginous or bony arches (branchial) that encircle pharyngeal portion of digestive tract. 2. In higher vertebrates, the bones derived from the branchial arches, which include the maxilla, mandible, malleus, incus, stapes, hyoid bone, and cartilages of the larynx.*Cấu trúc xương nội tạng 1. Các động vật nhỏ có xương sống sơ khai như thủy hải sản, các động mạch to và thuộc sụn (thuộc mang) bao quanh đường tiêu hóa họng. 2. Các động vật bậc cao hơn, các xương đương phân chia từ các động mạch mang gồm có hàm trên, hàm dưới, xương búa, xương đe, xương bàn đạp, xương móng, và các sụn của thanh quản.*

splanchnosomatic [" + soma, body]. Viscerosomatic, q.v.
splanchnosomatic *Thuộc nội tạng thân thể*

splanchnotomy [" + tome, incision]. Dissection of the viscera.
splanchnotomy *Giải phẫu nội tạng.*

splanchnotribe [" + tribein, to rub]. A crushing instrument for temporarily closing the lumen of the intestine prior to resection.
splanchnotribe *Dụng cụ bóp xương thái dương sát với khoảng trong một bộ phận hình ống hay hình túi như mạch máu hay dạ dày.*

splayfoot [ME. splayen, to spread out, + AS. lot, foot]. A flatfoot or the deformity flatfoot. SYN: pes planus; talipes ualgus.*splayfoot Người có chân bẹt vẹo ra. ĐN: pes planus; talipes valgus.*

spleen [Gr. splen]. The largest collection of reticuloendothelial cells (monocytic phagocytes) in the body; an elongated, dark red, ovoid body lying in upper left quadrant of abdomen posterior and inferior to the stomach. It is composed of spongelike tissue (splenic pulp) consisting of lymphatic tissue differentiated into white pulp and pulp infiltrated with red blood cells (red pulp). It is enclosed by a dense capsule from which trabeculae extend into substance of the spleen. On one side is the hilus through which the splanic vessels and nerves enter and exit. SYN: lien [NA]. SEE: abdominal quadrants for illus.
FUNCT: Blood formation: In the embryo, all types of blood cells are formed by the spleen but in the adult, only lymphocytes and monocytes. In the adult, if bone marrow is damaged, the spleen can function to produce various blood cells. Blood storage: Smooth muscle and elastic tissue fibers in the capsule and trabeculae enable the spleen to contract and discharge blood cells into circulation. Blood filtration: By which bacteria and particulate matter, esp. aged, nonfunctioning red blood cells, are re-moved from circulation. The spleen also removes inclusion bodies such as Heinz bodies and the nuclei of immature red blood cells from circulating red blood cells.
DISORDERS OF: Acute and chronic infections and certain infectionlike states, hypersplenism, primary splenic thrombocytopenia, primary splenic neutropenia, Felty's syndrome, Banti's disease, congestive splenomegaly, tumors. SEE: thrombosis.*Lách Cơ quan lớn màu đỏ đậm ở bên trái cơ thể, bên dưới và phia sau dạ dày. Lách được bao bọc trong một nang xơ, nang này cũng chạy vào phần xốp trong túy lách để tạo thành một khung nâng đỡ. Túy lách gồm một kết tập các mô dạng lymphô (túy trắng) trong một mạng các sợi lưới chứa đầy hồng cầu (túy đỏ). Lách được bao quanh bởi một hệ nang dày đặc kéo dài từ các bó xương vào chất túy lách. Một mặt là rốn xuyên qua các túi lách và dây thần kinh vào và ra. Đn lien. Xem. abdominal quadrants for illus.
Chức năng: Sự hình thành máu: trong phôi, tất cả các loại tế bào huyết được tạo nên bởi túy lách nhưng ở người lớn chỉ được tạo nên từ các bạch cầu đơn nhân và các thể lymphô bào. Ở người lớn, nếu túy xương bị hư hại, thì túy lách có thể có chức năng đối với việc tạo ra các tế bào huyết. sự tích lũy máu: cơ trơn và sợi mô có sợi bào màu trong sự lưu thông. Sự lọc máu: do vi khuẩn và chất đặc trưng, đặc biệt là: ở người già các tế bào hồng cầu không còn chức năng này, nó được rời khỏi sự lưu thông máu. Lách cũng di chuyển cả cơ thể ví dụ như cơ Heinz và nhân của các tế bào hồng cầu còn non nớt từ sự lưu thông các tế bào hồng cầu.
Sự rối loạn: Những chứng viêm cấp tính và mạn tính và một số trạng thái giống như viêm, nhiễm như: chứng tăng năng lách, sự giảm bạch cầu trung tính lách xung huyết, các khối u. Xem. htombosis.*

s., accessory. Splenic tissue nodules near the spleen.*s., accessory Các nốt mô lách gần túy lách, lách phụ.*

s., floating. An enlarged movable spleen that is not protected by the ribs.*s., floating Lách có thể chuyển động rộng không được bảo vệ bởi các xương sườn. Lách di động.*

s., lardeceous. Enlargement of spleen due to fatty tissue. SEE: degeneration, amybid.*s., lardeceous Lách dạng mỡ. Xem. degeneration amyloid.*

s., sago. Spleen having appearance of grains of sago, q.v.*s., sago Lách hột cọ.*

splenadenoma [Gr. splen, spleen, + aden, gland, + oma, tumor]. Enlargement of the spleen caused by hyperplasia of its pulp.*splenadenoma Chứng tăng sinh mô lách.*

splenalgia [" + algos, pain]. Neuralgic pain in the spleen. SYN: splenodynia.*splenalgia Chứng đau lách. ĐN: splenodynia.*

splenceratosis [" + keras, horn, + osis, condition]. Induration of the spleen.*splenceratosis Chứng cứng lách.*

splenectasia, splenectasis [" + ektasis, dilatation]. Enlargement of the spleen.*splenectasia, splenectasis Chứng to lách.*

splenectomy [" + ektome, excision]. Surgical excision of the spleen.
splenectomy *Thủ thuật cắt bỏ lách.*

splenectomy, infections following. Because of the importance of the spleen in the control of bacteria in the bloodstream, its removal in young children has resulted in abnormal risk of their developing fulminant infections. Removal of the spleen in otherwise healthy adults causes only a slight alteration in their ability to resist infections.*Các chứng nhiễm lách Vì tầm quan trọng của lách trong việc kiểm soát các vi khuẩn trong máu, nên sự tiêu diệt nó khi còn trẻ thì có hậu quả ở các nguy cơ tăng các chứng nhiễm bao phát bất thường. Sự tiêu mất lách ở các người lớn khỏe mạnh chỉ gây ra một sự thay đổi nhẹ trong khả năng kháng bệnh của họ.*

splenectopia, splenectopy [" + ektopos, out of place]. Displacement or mobility of the spleen. SYN: spleen, floating.*splenectopia, splenectopy Sự chuyển vị lách, lách di động. ĐN: spleen, floating.*

splenelcosis [" + helkosis, ulceration]. Ulceration or abscess of the spleen.*Loét lách Loét lách.*

splenemia [Gr. splen, spleen, + haima, blood]. 1. Splenic congestion with blood. 2. Leukemia with splenic hypertrophy.*splenemia 1. Sự sung huyết lách. 2. Chứng phì đại lách bạch cầu.*

splenemphraxis [" + emphraxis, an obstruction]. Congested condition of the spleen.*splenemphraxis Chứng xung huyết lách.*

spleneolus Accessory spleen
spleneolus *Lách phụ.*

splenetic 1.Pert. to the spleen 2. Suffering with chronic disease of the spleen. 3. Surly, fretful, impatient.
splenetic 1. Mắc bệnh lách. 2. sự thiệt hại bởi các chứng bệnh mạn tính của lách. 3. Cáu kỉnh, gắt gỏng, bực bội, thiếu kiên nhẫn.

splenetic cords. Poorly defined cords of red pulp of the spleen.*Các dây lách Các dây lách này được xác định thiếu túy đỏ.*

splenetic nodule. A concentrated mass of white pulp in the spleen. SYN: malpighian body (def. 2).
Lượng lớn túy trong lách ĐN: malpighian body.

splenetic sinus. One of a series of wide channels with thin walls forming an anastomosing plexus throughout red pulp of spleen SYN: terminal veins.*splenetic sinus Một trong các nhóm ống dẫn rộng bêntrong các vách hình thành nên một mạng lưới kết nối với nhau xuyên suốt tủy đỏ lách. ĐN: terminal veins.*

splenetic vein. Vein carrying blood from spleen to the portal vein.*Tĩnh mạch lách Tĩnh mạch mang máu từ lách tới tĩnh mạch cửa.*

splenial [Gr. splen, spleen]. Concerning the spleen.*splenial Thuộc lách.*

splenic [Gr. splenikos]. Splenetic. *splenic Thuộc lách.*

splenic flexure. Junction of transverse and descending colon, making a bend on the left side near the spleen.*splenic flexure Sự uốn cong lách, chỗ uốn cong lách.*

splenicterus [Gr. splen, spleen, + ikteros, jaundice]. Inflammation of the spleen associated with jaundice *splenicterus Chứng nhiễm lách có liên quan tới chứng bệnh vàng da.*

splenification [" + L lacere, to make]. Change in a structure whereby it resembles splenic tissue. SYN: splenization.*splenification Sự thay đổi cấu trúc tạo ra sự giống mô lách. ĐN: splenization.*

spleniform [" + L. forma, form]. Resembling the spleen,*spleniform Có hình dạng lách*

splenitis [" + itis, inflammation]. Inflamed condition of the spleen. Comprises acute and chronic hypertrophy, proliferative splenitis, and suppurative inflammation, the result of acute infectious disease.
SYM: Indefinite or absent. Usually little pain or tenderness unless perisplenitis exists. Considerable enlargement may be attended by sense of weight, tension, or distress in left hypochondrium, accompanied perhaps by slight dyspnea, sudden pain appearing in gastric region followed by vomiting of pus and blood in course of infectious disease, which may be due to abscess of spleen.
PROG: Depends upon systemic condition.*Chứng nhiễm lách Gồm có chứng phì đại cấp tính và mạn tính, chứng nhiễm lách, phát sinh và nhiễm nặng, hậu quả của bệnh nhiễm cấp tính.*
Triệu chứng: Không rõ ràng hoặc mập mờ. Thường ít đau hoặc đau trừ khi bị chứng viêm lách. Sự gia tăng đáng kể có thể kèm theo khả năng phán đoán về trọng lượng, tình trạng kiệt sức hoặc tình trạng căng thẳng ở vùng hạ sườn trái, có lẽ được kèm theo các chứng khó thở nhẹ, con đau đột ngột xuất hiện ở vùng dạ dày sau cơn nôn mửa ra mủ và máu trong suốt quá trình diễn biến chứng bệnh viêm nhiễm, điều này có thể vì chứng áp xe lách.
Tiên lượng: Phụ thuộc vào tình trạng toàn cơ thể.

splenium [Gr. splenion, bandage] *splenium Dải băng, gạc.*
s., corporis callosi. [NA] The thickened posterior end of the corpus callosum.*s., corporis callosi Lồi*

trai.
splenius A flat muscle on either side of back of neck and upper thoracic area. SEE: muscle for illus.*splenius Cơ dẹt nằm ở phía sau ngực và trên vùng ngực. Xem. muscle minh họa.*

splenization The change in a tissue, as of the lung, when it resembles splenic tissue.*Lách hóa Sự thay đổi trong một mô, ví dụ như phổi, khi nó giống mô lách.*

splenocele [Gr. splen, spleen, + kele, tumor, swelling].1 . A hernia of the spleen. 2. A splenic tumor. *splenocele 1. Thoát vị lách. 2. Chứng lối lách.*

splenoceratosis [" + keras horn + osis, condition]. Induration of the spleen.*splenoceratosis Chứng cứng lách.*

splenocleisis [" + kleisis, closure]. Friction on the surface of the spleen or wrapping with gauze in order to induce the formation of fibrous tissue.*splenocleisis 1. Thủ thuật bọc lách. 2. Ghép lách ngoài màng bụng. Sự áp sát bề mặt lách hoặc bọc bằng vải gạc để tạo sự hình thành các mô sợi.*

splenocolic [" + kolon, colon]. Pert. to the spleen and colon or reference to a fold of peritoneum between the two viscera.*splenocolic Thuộc lách kết tràng.*

splenocyte [" + kytos, cell]. A unicellular leukocyte or lymphocyte of the spleen. It probably originates elsewhere in the body.*Tế bào đơn nhân lách Một bạch cầu chỉ có một tế bào hoặc bạch huyết bào của lách. Nó có thể bắt đầu ở một nơi khác trong cơ thể.*

splenodynia [" + odyne, pain]. Pain in the spleen. SYN: splenalgia. *splenodynia Chứng đau lách. ĐN: splenalgia.*

splenogenic, splenogenous [" + gennan, to produce]. Originating in the spleen.*splenogenic,*
splenogenous Do lách, xuất phát từ lách.

splenography [" + grapkein, to write]. A treatise on, or a description of, the spleen.*splenography 1. Sự chụp rongen lách, chụp tia lách. 2. Sự mô tả lách.*

splenohemia [Gr. splen, spleen, + haima, blood]. Congestion of the spleen with blood. SYN: splenemia. *Chứng sung huyết lách ĐN: splenemia.*

splenohepatomegaly [" + kepar, liver, + megas, large]. Enlargement of the spleen and liver.*splenohepatomegaly Chứng to lách gan.*

splenoid [" + eidos, form, shape]. Resembling the spleen.*splenoid Dạng lách.*

splenokeratosis [" + keras, horn, + osis, condition]. Induration of the spleen.*splenokeratosis Chứng cứng lách.*

splenolaparotomy [" + lapara, flank, + tome, incision]. Incision through

the abdominal wall into the spleen. *splenolaparotomy Thủ thuật cắt xuyên qua vách bụng vào trong lách.*

splenology [" + /ogos,word, reason]. The study of functions and diseases of the spleen.*splenology Lách học, môn học về lách.*

splenolymphatic [" + L. lympha, lymph]. Concerning the spleen and lymph nodes.*splenolymphatic Thuộc lách và hạch bạch huyết.*

splenolysin [" + lysis, dissolution]. An antibody that destroys aplenic tissue.*splenolysin Tiêu tố lách.*

splenolysis Destruction of aplenic tissue.*splenolysis Sự tiêu hủy lách.*

splenoma [" + oma, tumor]. (pl. splenomas, -mats) A tumor of the spleen. SYN: splenocele.*splenoma Vi lách. ĐN: splenocele.*

splenomalacia [" + malakia, softening]. Softening of the spleen. *splenomalacia Chứng nhuyễn lách.*

splenomedullary [" + L. medulla, marrow]. Concerning the spleen and bone marrow, or originating in the spleen and bone marrow. *splenomedullary Thuộc lách thủy xương.*

splenomegalia, splenomegaly [" + megas, large]. Enlargement of the spleen.*splenomegalia,*
splenomegaly Chứng to lách, phì đại lách.

s., congestive. A syndrome consisting of anemia splenic enlargement hemorrhages, and ultimately cirrhosis of the liver. SYN: Banti's syndrome.*Bệnh to lách xung huyết Chứng to lách, xuất huyết, và cuối cùng là chứng xơ gan. Đn: Banti's syndrome.*

s., hemolytic. Enlargement of the spleen in association with hemolytic disease of the blood.*s., hemolytic To lách tan huyết.*

splenometry [" + metron, measure]. Determining the size of the spleen. *splenometry Sự xác định kích thước lách.*

splenomyelogenous [" + myelas, marrow, + gennan, to produce]. Splenomedullary, q.v, *splenomyelogenous Thuộc lách tủy xương*

splenomyelomalacia [" + " + malakia, softening]. Abnormal softening of the spleen and bone marrow.*splenomyelomalacia Chứng nhũn lách và tủy xương.*

splenoncus [Gr. splen, spleen, + onkos, tumor]. Tumor of the spleen. *splenoncus U lách.*

splenonephric [" + nephros, kidney]. Rel. to the spleen and kidney. SYN: lienorenal.*splenonephric Thuộc lách thận. ĐN: lienorenal.*

splenonephroptosis [" + " + ptosis, a dropping]. Downward displacement of the spleen and kidney.*splenonephroptosis Chứng sa lách thận.*

splenopancreatic [" + pankreas, pancreas]. Rel. to the spleen and pancreas.*splenopancreatic Thuộc lách tụy.*

splenopathy [" + pathos, disease, suffering]. Any disorder of the spleen. *splenopathy Bệnh lách*

splenopexy [" + pexis, fixation]. Artificial fixation of a movable spleen. *splenopexy Thủ thuật cố định lách.*

splenophrenic [" + phren diaphragm]. Concerning the spleen and diaphragm.*splenophrenic Thuộc lách cơ hoành.*

splenopneumonia [" + pneumonia, inflammation of lung]. Pneumonia with splenization, q.v., of the lung. *splenopneumonia Viêm phổi dạng lách, tham khảo phổi.*

splenoportography [" + L. ports, gate, + Gr. graphein, to write]. X-ray study of the spleen and portal vein after injection of a radiopaque dye into the spleen.*splenoportography Phương pháp chụp tia X tĩnh mạch cửa.*

splenoptosis [" + ptosis, a dropping]. Downward displacement of the spleen.*splenoptosis Chứng sa lách.*

splenorenal Pert. to the spleen and kidney.*splenorenal Thuộc lách thận.*

splenorenal shunt. Anastomosia of splenic vein to renal vein to enable blood from portal system to enter general venous circulation. Performed in cases of portal hypertension.*Ống dẫn lách thận Một ống nối hai đường ống giải phẫu học và chuyển máu từ ống này sang ống khác. Được thực hiện trong các trường hợp tăng huyết áp cửa.*

splenorrhagia [" + rhegnynai, to burst forth]. Hemorrhage from a ruptured spleen.*splenorrhagia Xuất huyết lách.*

splenorrhaphy [" + rhaphe, seam, ridge]. Suture of wound of the spleen.*splenorrhaphy Thủ thuật khâu lách.*

splenotomy [" + tome, incision]. Incision of the spleen.*splenotomy Thủ thuật mổ mô lách.*

splenotoxin [" + toxikon, poison]. Cytotoxin having specific action on splenic cells. SYN: lienotoxin. *splenotoxin Độc tố lách. ĐN: lienotoxin.*

splenulus [L., a little spleen]. A rudimentary or accessory spleen. *splenulus Lách phụ.*

splenunculus Accessory spleen. *splenunculus Lách phụ.*

splint [MD. splinte, a wedge]. An appliance made of bone, wood, metal, or plaster of paris, used for the fixation, union, or protection of an injured part of the body. It may be movable or immovable.*Cái nẹp, thanh nẹp Được làm từ xương, gỗ, kim loại hoặc cao thạch, dùng để kết chặt, nối liền hoặc bảo vệ phần bị thương của cơ thể.*

s., acrylic resin bite-guard. Device fashioned to cover the incisal and occlusal surfaces of a dental arch for the purpose of stabilizing the teeth, treating bruxism, or facilitating proper occlusal positioning.*s., acrylic resin bite-guard Thủ thuật bao phủ mặt cắt và mặt cắn của động mạch răng để làm chắc răng, trị thói nghiến răng, hoặc làm cho phù hợp với các vị trí mặt cắn.*

s., Agnew's. Splint used in fractures of the patella and metacarpus.*s., Agnew's thanh nẹp dùng trong các chứng gãy xương bánh chè và nhóm xương bàn tay.*

s., airplane. An appliance usually used on ambulatory patients in the treatment of fractures of the humerus. It takes its name from the elevated (abducted) position in which it holds the arm suspendedaway from the body.*s., airplane Một dụng cụ thường dùng đối với các bệnh nhân cấp cứu để trị chứng gãy xương cánh tay. Nó được đặt từ trên cao ở đó nó mang cánh tay treo lơ lửng cách xa cơ thể.*

s., anchor. Splint for fracture of the jaw with metal loops fitting over the teeth and held together by a rod.*s., anchor Thanh nẹp xương hàm gãy, các vòng kim loại phù hợp tất cả các răng và giữ chặt nhau bởi một cái que.*

s., Ashhurst's. A bracketed splint of wire with a footpiece to cover the thigh and leg after excision of the knee joint.*s., Ashhurst Một loại nẹp dây có móc để bọc phần đùi và chân sau khi cắt khớp gối ra.*

s., Balkan. Splint used for continuous extension in fracture of the femur.*s., Balkan Nẹp dùng để duỗi thẳng liên tục chứng gãy xương đùi.*

s., banjo traction. Splint made out of a steel rod bent to resemble the shape of a banjo. Used for the treatment of contractures and fractures of the fingers.*s., banjo traction Nẹp bằng que thép uốn cong giống đàn banjo. Dùng để trị các chứng co cứng và chứng gãy ngón tay.*

s., Bavarian. An immovable dressing in which the plaster is applied between two layers of flannel.*s., Bavarian Sự băng bó cố định bằng loại băng dán được gắn chặt vào giữa hai lớp vải flannel.*

s., blow-up. Tubular material that fits around the injured extremity. It contains compartments that can be inflated. These immobilize the injured part when filled with air.*V a ' i hình ống quanh đầu bị thương Nó có nhiều ngăn có thể được thổi phồng lên. Điều này làm cố định phần bị thương khi được làm đầy không khí.*

s., Bond's. Splint used for fracture of the lower end of the radius.*s., Bond Nẹp để kẹp chỗ gãy ở phần cuối của xương quay.*

s., Bowlby's. Splint used for fracture of the shaft of the humerus.*s., Bowlby Nẹp để kẹp chỗ gãy ở phần thân xương cánh tay.*

s., bracketed. Splint composed of two pieces of metal or wood united by brackets.*s., bracketed Nẹp được tạo bởi hai mảnh kim loại hoặc gỗ được kết lại bằng những cái móc.*

s., Cabot's. Splint composed of a metal structure placed posterior to the thigh and leg.*s., Cabot Nẹp bằng kim loại được đặt phía sau bắp đùi và chân.*

s., Carter's intranasal. A steel bridge with wings connected by a hinge. Used for operation of depressed nasal bridge.*s., Carter's intranasal Vật bằng thép dạng cầu có các cánh được nối bởi một bản lề. Được dùng để đè cầu mũi trong phẫu thuật.*

s., coaptation. Small splint adjusted about a fractured part to prevent overriding of the fragments of bones. Usually covered by a longer splint for fixation of entire section.*s., coaptation Nẹp nhỏ điều chỉnh các phần xương gãy để ngăn chặn sự gối lên của các mảnh vỡ. Thường được bao bởi một nẹp dài hơn để làm cố định toàn bộ các phần.*

s., Denis Browne. Splint used to treat talipes equinovarus (clubfoot) and consisting of a curved bar attached to the soles of a pair of high-topped shoes. Often used in late infancy and applied at bedtime. Generally employed following casting and manipulation which have reduced the deformity.*s., Denis Browne Nẹp để trị chứng vẹo bàn chân ngựa và nó gồm có một thanh cong gắn chặt vào các đế của một đôi giày cao đế. Thường dùng ở lứa tuổi sau thời vị thành niên và áp dụng lúc ngủ. Thông thường được dùng sau sự sắp đặt và thao tác bằng tay để giảm nguy cơ bị méo mó, dị hình dị dạng.*

s., dental. A rigid or flexible device or compound used to support, protect, or immobilize teeth that have been loosened, replanted, fractured, or subjected to surgical procedures.*s., dental Một chất cứng hoặc dẻo hoặc một hợp chất dùng để chống đỡ, bảo vệ, hoặc làm cố định những răng đã bị nới lỏng, trồng lại, gãy, hoặc đã trải qua các thủ thuật trong phẫu thuật.*

s., Dupuytren's. Splint used to prevent eversion in Pott's fracture, q.v. *s., Dupuytren Nẹp dùng để ngăn chặn sự lộn ra ở chứng gãy xương Pott, ...*

s., dynamic. Splint that assists in movements initiated by the patient. *s., dynamic Nẹp dùng để tham gia vào các cử động được xuất phát từ sự kiên nhẫn.*

s., Fox's. Splint used for fractured clavicle.*s., Fox Nẹp dùng cho các xương đòn đã gãy.*

s., functional. S., dynamic, q.v.*s., functional Đn: s., dynamic ...*

s., Gibson walking. Splint that is a modification of Thomas splint.*s., Gibson walking Nẹp được cải biến từ nẹp Thomas.*

s., Gordon's. A side splint used for

the arm and hand in Colles' fracture, q.v.**s., Gordon** *Nẹp dùng cho chứng gãy xương tay và cánh tay trong chứng gãy xương Colles, ...*

s., inflatable. Inflatable device for immobilizing part or all of an extremity. The hollow tubular device is placed around the part and then inflated. SEE: s., blow-up.

Caution: Do not inflate tightly enough to prevent flow of blood to and from the extremity. If the patient is to he transported by air, an inflatable splint should not be used without carefully monitoring and adjusting the pressure during flight and at time of descent.

s., inflatable *Vật hình ống để làm cố định các phần hoặc tất cả các chi. Vật hình ống rỗng được đặt quanh các bộ phận cơ thể và sau đó được bơm phồng lên. Xem: s., blow-up.*
Chú ý: Không nên bơm quá căng để ngăn chặn chứng xuất huyết từ các chi. Nếu bệnh nhân bị gây tác động mạnh bởi không khí thì không nên dùng nẹp bơm phồng để giảm sát và điều chỉnh một cách bất cẩn huyết áp trong suốt chuyến bay và trong lúc máy bay hạ cánh.

s., Jones'nasal
Splintusedforfracture of nasal bones.
s., Jones'nasal *Nẹp dùng cho chứng gãy xương mũi.*

s., Kanavel Splint used for stiffened hands.**s., Kanavel** *Nẹp để làm cứng thêm các tay.*

s., Levis. Splint of perforated metal extending from below the elbow to the end of the palm; shaped to fit the arm and hand.**s., Levis** *Nẹp kim loại có khoét lỗ kéo dài từ sau khuỷu tay tới cuối lòng bàn tay: hình dạng phù hợp với cánh tay và bàn tay.*

s., McIntire's. Splint shaped like a double inclined plane, used as a posterior splint for leg and thigh.**s., McIntire** *Nẹp có hình dạng như một cặp cánh máy bay nghiêng, được dùng như một nẹp phía sau chân và bắp đùi.*

s., permanent fixed. A nonremovable prosthesis firmly attached to an abutment used to stabilize or immobilize teeth. A fixed bridge may serve as a permanent fixed splint for such support.**s., permanent fixed** *Sự lắp ráp bộ phận giả cố định một cách chắc chắn gắn chặt vào chỗ tiếp giáp để làm vững chắc răng. Một vật hình chiếc cầu có thể sử dụng như một nẹp phụ trợ cố định lâu dài.*

s., Sayre's. One of three varieties of splint: ankle, knee, and hip joint disease.**s., Sayre** *Tên của một trong ba loại nẹp ở: cổ chân, khớp gối, chứng tật ở khớp háng.*

s., Stromeyer's. Splint with two hinged sections that can be set at any angle, used esp. for the knee.**s., Stromeyer** *Nẹp có hai bản lề có thể đặt ở bất kỳ góc nào, được dùng đặc biệt đối với khớp khối.*

s., temporaryremovable.
Oneofavariety of splints used for temporary or intermittent support and stabilization of teeth.**s., temporaryremovable** *Một trong các loại nẹp để phụ trợ tạm thời và làm cố định răng.*

s., Thomas. A long wire splint with a proximal ring. The ring fits over the lower extremity and is placed as far as it will go toward the hip. Used in emergency treatment of femoral fracture.**s., Thomas** *Một loại nẹp dây dài có một vòng tròn ở đầu. Vòng tròn này phù hợp phần dưới chân tay và được đặt xa hông. Được dùng để chữa trị chứng gãy xương đùi.*

s., Thomas' knee. A rigid metal used to remove pressure of body weight from a weak knee joint by transferring weight to the ischium and perineum.**s., Thomas' knee** *Một nẹp kim loại cứng dùng để di chuyển áp lực của cơ thể từ trạng thái khớp gối không thể đứng vững sang trạng thái ngồi và đẩy chậu.*

s., Thomas' posterior. SEE: Thomas splint.**s., Thomas' posterior** *Xem: Thomas splint.*

s., Volkmann's. Splint used for fracture of lower extremity, consisting of a footpiece and two lateral supports.**s., Volkmann** *Nẹp dùng cho chứng gãy xương chi dưới, gồm một mảnh chân và hai vật phụ ở bên.*

splinter [MD. splinte, a wedge]. 1. A fragment from a fractured bone. 2. A slender, sharp piece of material piercing or imbedded in the skin.
splinter *1. Mảnh vụn. 2. Một vật nhọn, bén và mảnh được ăn vào da.*

splinter hemorrhage. Small linear hemorrhage under the finger- or toenails. May be due to subacute bacterial endocarditis.**splinter hemorrhage** *Đường xuất huyết nhỏ dưới ngón tay hoặc móng chân. Có thể do chứng viêm nội mạc tim do vi khuẩn bán cấp.*

splinter skill. Any trained, developed, or learned skill that is acquired in an intermittent or inconsistent pattern and is unrelated to any variety or integration of skills a person possesses.**splinter skill** *Bất kỳ các kỹ năng được huấn luyện, phát triển, hoặc học được trong một mẫu gián đoạn hoặc đối chứng và không liên quan tới bất kỳ sự hòa hợp các kỹ năng nào khác của con người.*

splinting. Fixation of a dislocation or fracture with a splint.**splinting** *Làm cố định xương gãy bằng một nẹp.*

split [D. splitten, to divide]. 1. A longitudinal fissure. 2. Characterized by a deep fissure.**split** *1. Vết nứt dọc. 2. Vết nứt sâu đặc trưng.*

split foot. Congenital deformity, the division of the toes extending into the metatarsal region.**split foot** *Sự biến dạng bẩm sinh, sự phân chia các ngón chân kéo dài sang vùng xương bàn chân.*

split hand. Congenital deformity, the division between the fingers extending into the metacarpal region. SYN: cleft hand.**split hand** *Sự biến dạng bẩm sinh, sự phân chia giữa các ngón tay kéo dài sang vùng xương bàn tay. Đn cleft hand.*

split pelvis. Congenital failure ofpubic bones to form a union at the symphysis.**split pelvis** *Chứng suy năng xương mu bẩm sinh tạo sự dính liền ở khớp bán động.*

splitting [D. splitten, to divide]. In chemistry, the breaking up of complex molecules into two or more simpler compounds.**splitting** *1. Tách, phân tách. 2. Sự tẻ Trong hóa học, là sự hủy hợp chất phân tử thành hai hoặc nhiều đơn chất hơn.*

split tongue. A cleft or bifid tongue resulting from developmental arrest.
split tongue *1. Khe, kẽ, nứt, vết chẻ. 2. Khe hở của lưỡi hậu quả do sự ngừng phát triển.*

spodogenous [Gr. spodos, ashes, + gennan, to produce]. Caused by waste material.**spodogenous** *Thuộc mảnh vụn trong một cơ quan, do mảnh hồng cầu.*

spodophagous [" + phagein, to eat]. Destroying the waste matters in the body; said of scavenger cells.
spodophagous *Hủy chất thải cơ thể.*

spondee Two-syllable words that receive equal stress on each syllable.
spondee *Những từ hai vần với âm bằng ở mỗi vần.*

spondyl- [Gr. spondylos, vertebra]. Combining form for vertebra.
spondyl- *Chỉ một đốt sống hay cột sống.*

spondylalgia [" + algos, pain]. Painful condition of a vertebra.
spondylalgia *Chứng đau đốt sống*

spondylarthritis [" + arthron, joint, + itis, inflammation]. Inflammation of a vertebra; arthritis of the spine.
spondylarthritis *Viêm khớp đốt sống.*

spondylarthrocace [" + " + kake, badness]. Tuberculous condition of the vertebrae.**spondylarthrocace** *Lao đốt sống.*

spondylexarthrosis [" + exarthrosis, dislocation]. Dislocation of a vertebra.**spondylexarthrosis** *Chứng sai khớp đốt sống.*

spondylitic [" + itis, inflammation]. 1. A person with spondylitis. 2. Concerning spondylitis.**spondylitic** *1. Viêm đốt sống. 2. Thuộc viêm đốt sống.*

spondylitis [" + itis, inflammation]. Inflammation of one or more vertebrae; esp. tuberculous disease of the vertebrae, Pott's disease, q.v.*Viêm đốt sống* *Viêm một hoặc nhiều đốt sống; đặc biệt chứng lao đốt sống, bệnh Pott, ...*

s., ankylosing. S., rheumatoid.**s., ankylosing** *Đn: s., rheumatoid.*

s., deformans. Inflammation of the vertebral joints resulting in the outgrowth of bonylike deposits on the

vertebrae, which may fuse and cause rigid and distorted spine.*s.,*
deformans *Đn: Viêm khớp đốt sống, có thể làm chảy ra và gây cứng và làm méo mó xương sống.*
s., hypertrophic. *Viêm đốt sống phì đại.*
s., Kummell's. Traumatic apondylitis in which symptoms do not appear until some time after the injury.*s., Kummell Viêm đốt sống do chấn thương.*
s., Marie-Stnumpell. S., rheumatoid.*s., Marie-Stnumpell Đn: S., rheumatoid.*
s., rheumatoid. A chronic progressive disease involving the joints between articular processes, costovertebraljoints,and sacroiliac joints. Bilateral sclerosis of sacroiliac joints is a diagnostic sign. Changes occurring in joints are similar to those seen in rheumatoid arthritis. Ankylosis may occur, giving rise to stiff back (poker spine). SYN: s., ankylosing.*Viêm đốt sống dạng thấp Bệnh tăng không ngừng mạn tính liên quan tới các khớp xương giữa các khối u ở khớp. Các khớp xương sườn đốt sống, và các khớp chậu. Chứng xơ cứng xương chậu là một dấu hiệu để chẩn đoán. Các thay đổi ở khớp tương tự như ở chứng viêm thấp khớp. Chứng cứng khớp có thể xảy ra, tăng cứng cột sống. Đn: s., ankylosing.*
s., tuberculous. SEE: Pott's disease.*s., tuberculous Xem: Pott's disease.*
spondylizema [Gr. spondylos, vertebra, + izema, depression].
spondylizema Chứng tụt đốt sống.
spondylo- [Gr.spondylos, vertebra]. Combining form meaning a vertebra.
spondylo- Sự kết hợp như một đốt sống.
spondylocace [" + kake, badness]. Tuberculosis of the vertebrae. SYN: spondylarthrocace.*spondylocace Chứng lao đốt sống. ĐN: spondylarthrocace.*
spondylodiagnosis [" + din, through, + gnosis, knowledge]. Diagnosis by means of visceral reflexes obtained by percussion of the vertebrae.
spondylodiagnosis Một phương pháp chẩn đoán bằng các phản xạ nội tạng đạt được từ sự gõ khám đốt sống.
spondylodymus [" + didymos, twin]. Twin fetuses joined at the vertebrae.
spondylodymus Chứng quái thai đôi dính đốt sống.
spondylodynia [" + odyne, pain]. Pain in a vertebra.*spondylodynia Chứng đau đốt sống.*
spondylolisthesis [" + oblisthesis, aslipping]. Forward subluxation of the lower lumbar vertebrae on the sacrum.*spondylolisthesis Chứng tuột đốt sống.*
spondylolisthetic Concerning spondylolisthesis.*spondylolisthetic Thuộc chứng tuột đốt sống.*
spondylolysis [" + lysis, dissolution].

The breaking down of a vertebral structure.*spondylolysis Sự tiêu hủy đốt sống.*
spondylomalacia [" + malakia, softening]. Softening of the vertebrae.
spondylomalacia Chứng nhũn đốt sống.
spondylopathy [" + pathos, disease, suffering]. Any disorder of the vertebrae.*spondylopathy Bệnh đốt sống.*
spondyloptosis [" + ptosis, a dropping]. Spondylolisthesis, q.v.
spondyloptosis Chứng tuột đốt sống. ĐN: spondylolisthesis.
spondylopyosis [" + pyosis, suppuration]. Suppuration with inflammation of a vertebra.*spondylopyosis Sự mưng mủ với viêm của một đốt sống.*
spondyloschisis [" + schisis, a splitting]. Congenital fissure of one or more of the vertebral arches. SYN: rhachioschisis.*spondyloschisis Tật nứt đốt sống. ĐN: rhachioschisis.*
spondylosis [Gr. spondylos, vertebra, + osis, condition]. Vertebral ankylosis.*spondylosis Chứng thoái hóa đốt sống.*
s., cervical or lumbar. Degenerative arthritis, osteoarthritis, of the cervical or lumbar vertebrae and related tissues. It may cause pressure on nerve roots with subsequent pain or paresthesia in the extremities.*s., cervical or lumbar Viêm khớp thoái hóa, viêm xương khớp của đốt sống cổ và thắt lưng và các mô liên quan. Nó có thể gây áp lực lên các rễ dây thần kinh bằng các chứng đau ngay sau đó hoặc chứng dị cảm ở các chi.*
s., rhizomelic. Ankylosis interfering with movements of hips and shoulders.*s., rhizomelic Chứng cứng khớp gây trở ngại sự chuyển động của hông và vai.*
spondylosyndesis [" + syndesis, a binding together]. Surgical formation of an ankylosis between vertebrae.*spondylosyndesis Thủ thuật làm cứng khớp đốt sống.*
spondylotherapy [" + therapeia, treatment]. Spinal therapeutics; spinal manipulation in the treatment of disease.*Liệu pháp cột sống Trị liệu cột sống.*
spondylotomy [" + tome, incision]. Removal of part of the vertebral column to correct a deformity or facilitate delivery of a fetus. SYN: rachitomy.*spondylotomy Thủ thuật mở đốt sống. ĐN: rachiotomy; rachitomy.*
spondylous [Gr. spondylos, vertebra]. Concerning a vertebra.*spondylous Thuộc đốt sống.*
sponge [Gr. sphongos, sponge]. 1. Elastic, porous mass forming internal skeleton of certain marine animals; or rubber or synthetic substance that resembles sponge in properties and appearance. Used to hold liquids for washing or mopping up spillage. 2. An absorbent pad made of gauze and cotton used to ab-

sorb fluids and blood in surgery or to dress wounds. 3. Short term for sponge bath. 4. To moisten, clean, or wipe with a sponge.*Bọt biển, que bông 1. Khối có lỗ, đàn hồi tạo thành bộ xương bên trong của một số động vật biển; hoặc các chất cao su tổng hợp có đặc điểm và bề ngoài giống bọt biển. Được dùng để giữ các chất lỏng để rửa hoặc thu dọn sạch sự đổ tháo. 2. Đệm hấp thu bằng bông gòn và gạc được dùng để hấp thu dịch và máu trong phẫu thuật hoặc để băng bó vết thương. 3. Lau bằng bọt biển trong thời hạn ngắn. 4. Làm ấm, sạch hoặc lau chùi bằng bọt biển.*
s., abdominal. Flat sponges from Sh to 1 in. (1.27 to 2.54 cm) thick, 3 to 6 in. (7.62 to 15.24 em) in diameter, used as packing, to prevent closing or obstruction by intrusion of viscera, as covering to prevent tissue injury, and as absorbents.*bông dẹt dày khoảng từ 1/2 đến 1 in (1,27 đến 2,54 cm): đường kính khoảng 3 đến 6 in. (7,26 đến 15,24 cm) được dùng như bao gói để ngăn sự tắc nghẽn bởi sự điều khiển của các cơ quan nội tạng, cũng như bao bọc lại để ngăn ngừa sự tổn thương mô, và sử dụng như thuốc hấp thu.*
s., contraceptive. A sponge impregnated with a spermicide. It is used intravaginally during sexual intercourse as a method of contraception. SYN: spermicidal sponge.*Bông thấm chất diệt tinh trùng Nó được dùng trong suốt quá trình quan hệ tình dục ở âm đạo như một phương pháp tránh thai. Đn: spermicdal sponge.*
s., gauze. A sterile pad made of absorbent material. It is used during surgery.*s., gauze Một loại đệm vô trùng làm bằng chất hấp thu. Nó được dùng trong phẫu thuật.*
s., gelatin. Spongy substance prepared from gelatin. It is a nonantigenic, readily absorbable material used esp. to stop internal bleeding. Sold under trade name of Gelfoam.*Bông thấm làm từ gelatin Nó không là một chất có thể hấp thu, không có tác dụng kháng nguyên đặc biệt được dùng để ngăn chặn chứng xuất huyết nội. Tên thương mại của Gelfoam.*
sponge graft. Sponge placed in an ulcer to cause granulation.*sponge graft Bông thấm đặt ở vết loét để tạo sự kết hột.*
spongia [Gr. sphongos, sponge]. Sponge.*spongia Que bông.*
spongiform [Gr. sphongos, sponge, + L. forma, shape]. Having the appearance or quality of a sponge.
spongiform Có bề ngoài hoặc đặc tính của một que bông.
spongioblast [" + blastos, germ]. Cell that develops from embryonic neural tube and serves as forerunner of ependymal cells and astrocytes.
Nguyên bào xốp Tế bào phát triển từ các ống dây thần kinh phôi và

trước các màng ống nội tủy và các tế bào hình sao.

spongioblastoma [" + " + oma, tumor]. A glioma of the brain derived from spongioblasts.
spongioblastoma U nguyên bào xốp.

spongiocyte [" + kytos, cell]. A neuroglial cell.*spongiocyte Tế bào xốp.*

spongioid [" + eidos, form, shape]. Resembling a sponge. SYN: spongiform.*spongioid Dạng xốp. ĐN: spongiform.*

spongioplasm [Gr. sphongos, sponge, + LL. plasma, form, mold]. Fibrillar network supporting protoplasm. SYN: cytoreticulum.
spongioplasm Chất xốp bào trương. ĐN: cytoreticulum.

spongiosis [" + osis, condition]. Intercellular edema of the spongy layer of the skin.*Chứng nề lớp Malpighi Phù gian bào của lớp da.*

spongiositis [" + itis, inflammation]. Inflammation of the corpus apongiosum of the urethra.
spongiositis Viêm thể xốp.

spongy Resembling a sponge in texture.*Dạng xốp Xốp.*

spontaneous [L.]. Occurring unaided or without apparent cause; voluntary.
spontaneous 1. Tự ý. 2. Tự phát, tự sinh.

spontaneous fracture. Fracture of a demineralized bone asin osteoporosis. This type of fracture may be painless.*Chứng tự gãy xương Xương gãy có thể ít đau.*

spontaneous version. The unaided conversion of a transverse presentation of a fetus into a vertex or breech presentation.*spontaneous version Sự chuyển biến hướng của thai nhi từ hướng ngang thành hướng thẳng đứng.*

spoon [AS.spon, a chip]. Instrument consisting of a small bowl on a handle, used in scooping out tissues, tumors, or in measuring quantities.*Cái thia, cái muỗng Dụng cụ dùng cùng với tô chén trên một tay, được dùng để nạo mô, u bướu, hoặc dùng trong phân phối số lượng thuốc.*

spoon nail. A toenail or fingernail having a concave outer surface.
spoon nail Chứng lõm mặt ngoài móng tay hoặc móng chân.

sporadic [Gr. sporadikos].Occurring occasionally or in scattered instances, as a disease. SEE: endemic; epidemic; pandemic.*Đơn phát, phát lẻ tẻ Xem. endemic: epidemic: pandemic.*

sporangiophore [Gr. sporos, seed, + angeion, vessel, + pharos, a bearer]. In bacteriology, the supporting stalk for a spore sac of certain fungi.
sporangiophore Cuống túi bào tử.

sporangium A sac enclosing spores, seen in certain fungi.*sporangium Túi bào tử, bào tử nang.*

spore [Gr. sporos, seed]. A reproductive cell, usually unicellular, produced by plants and some

protozoons. Usually spores are asexual, but certain fungi form sexual spores (oospores, zygospores, or ascospores). Spores usually possess a thick wall enabling the cell to withstand unfavorable environmental conditions.
Sparing is an asexual method of reproduction in many unicellular animals and plants. Certain bacteria also form spores, but more in the nature of a defensive mechanism than for reproduction. The spores of bacteria are difficult to destroy because they are very resistant to heat and require prolonged exposure to high temperatures to destroy them.*Bào tử Tế bào sinh sản, thường có một tế bào, được sinh ra bởi thực vật hoặc các động vật đơn bào, động vật nguyên sinh. Thường các bào tử là vô tính, nhưng có một số bào tử hữu tính dạng nốt sùi (bào tử noãn oospores, hợp bào tử (zygospores, hoặc bào tử túi (ascospores). Bào tử thường hình thành một màng mỏng có thể chống lại các điều kiện bất lợi của môi trường.
Bào tử là một phương pháp sinh sản vô tính ở nhiều động vật đơn vào và thực vật. Một số loại vi khuẩn cũng tạo bào tử, nhưng nhiều loại có đặc tính bảo vệ hơn là sự sinh sản. Bào tử của vi khuẩn khó phân hủy vì chúng rất kháng nhiệt và cần phải phơi kéo dài ở nhiệt độ cao để diệt chúng.*

sporicidal [" + L. cidus, kill]. Destructive to spores.*sporicidal Diệt bào tử.*

sporicide An agent that destroys bacterial and mold spores. Because spores are more difficult to kill than vegetative cells, a sporicide also acts as a sterilizing agent.*Chất diệt bào tử Tác nhân diệt vi khuẩn và bào tử mốl. Vì bào tử khó tiêu diệt hơn các tế bào sinh dưỡng. Chất diệt bào tử cũng tác động như một tác nhân khử trùng.*

sporiferous [" + L. ferre, to bear]. Producing spores.*sporiferous Có bào tử, chứa bào tử.*

spork. Adapted utensil for persons with limited upper extremity function. Distal end may swivel to allow food to remain level due to gravitational force. The bowl end is shaped like a spoon but has modified tines, like a fork.*spork Dụng cụ thích hợp cho nhiều người với các chức năng ở chi trên có giới hạn. Xa đoạn cuối có thể quay để cho thức ăn duy trì đủ hàm lượng bởi lực hút. Chén cuối cùng có hình dạng giống như một cái muỗng nhưng có những răng phụ, giống như cái nĩa.*

sporoblast [" + 6lastos, germ]. Structure within the oocyst of certain parasitic protozoons (Eirneria and Isospora) that gives rise to a sporocyst and eventually to a spore.
Tiền khoa trùng Cấu trúc bên trong noãn nang của một số động vật đơn bào có khả năng diệt ký sinh trùng. (Eimieria và Isospora),

có khả năng làm tăng bào tử xác và bào tử.

sporocyst [" +kystis, sac]. 1. Any sac containing spores or reproductive cells. 2. Sac secreted around a aporoblast by certain protozoons prior to spore production. 3. Stage in life cycle of a trematode worn usually found in tissues of first intermediate host, a mollusk. It develops from a miracidium and is essentially a germinal sac containing germ cells. It gives rise to daughter sporocysts or redia.*Bào tử nang, trái bào tử, kèn bào tử 1. Bất kỳ một loại túi, bọc bữa các tế bào sinh sản và các bào tử. 2. Túi tiết ra tiền khoa trùng bởi một số động vật đơn bào trước đó để sinh ra bào tử. 3. Vòng đời của một con sán lá thường được thấy ở các mô của sán vật chủ trung gian, nhuyễn thể. Nó phát triển từ giai đoạn của các loài sán lá ký sinh và đặc biệt là từ một túi mầm chứa các tế bào phôi. Nó tăng lên ở bào tử xác mỡ hoặc ở ấu trùng giai đoạn ba của sán lá ký sinh.*

sporogenesis [Gr. sporos, seed, + genesis, generation, birth]. The production or formation of spores.
sporogenesis Sự hình thành bào tử, sự phát sinh bào tử.

sporogenic [" + gennan, to produce]. Having the ability of developing into spores.*sporogenic Thuộc tạo bào tử*

sporogenous [" + gennan, to produce]. Concerning sporogenesis.
sporogenous Thuộc tạo bào tử

sporgeny Sporogenesis.*sporgeny Đn sporogenesis.*

Sporogony [" + goneia, generation]. Reproducing by development of spores. SYN: sporogenesis.
Sporogony Sự sinh bào tử, giai đoạn sinh bào tử. Đn: sporogenesis.

sporophore [" + phoros, bearing]. The spore-bearing portion of an organism.*sporophore Cuống bào tử.*

sporophyte [" + phyton, plant]. The spore-bearing stage of a plant exhibiting alternation of generation.
sporophyte Thực vật bào tử.

sporoplasm [" + LL. plasma, form, mold]. The cell protoplasm of spores.*sporoplasm Chất nguyên sinh bào tử.*

Sporothrix A genus of fungi of the family Moniliaceae.*Sporothrix Một gen di truyền của họ nấm Moniliaceae.*

S., schenckii. Causative agent of sporotrichosis.*S., schenckii Chất gây bệnh nấm sporotrichum.*

sporotrichin Antigenic substance derived from Sporothrix and used for diagnostic purposes.*sporotrichin Chất kháng nguyên có từ Sporothrix và được dùng để chẩn đoán bệnh.*

sporotrichosis [" + thrix, hair, + osis condition]. A chronic granulomatous infection usually involving the skin and superficial lymph nodes; charac-

sprain [O. Fr. espraindre, to wring]. Trauma to a joint that causes pain and disability depending upon degree of injury to ligaments. In severe sprain, ligaments may be completely torn. The ankle joint is the most often sprained. SEE: fracture; strain.

SYM: The signs of a sprain are rapid swelling, heat, and disability; often discoloration and limitation of function. It is important to understand that the intensity of the symptoms and signs may not be accurate indicators of the difference between a sprain and a fracture.

TREAT: During the first 24 to 48 hours use cold compresses, bandage, and elevate the joint. After initial treatment with cold, apply heat. If recovery proves slow, immobilization of the joint is indicated followed by careful massage.*Bong gân Chấn thương ở khớp gây đau và sự tàn tật phụ thuộc vào mức độ bị thương của dây chằng. Trong một số chứng bong gân, các dây chằng có thể hoàn toàn bị xé rách. Khớp cổ chân là phần thường bị bong gân nhất. Xem. fracture: strain.*

Triệu chứng: Các dấu hiệu của một sự bong gân là vết sưng nhanh, nóng, và mất khả năng; thường đổi màu và hạn chế các chức năng. Điều quan trọng là phải hiểu được mức độ mạnh của các triệu chứng và các dấu hiệu có thể là các chỉ định không chính xác của sự khác nhau giữa một sự bong gân và một sự gãy xương.

Cách điều trị: Trong 24 đến 48 giờ đầu, hãy dùng vật đắp lạnh, keo dán, và nâng khớp xương lên cao. Sau khi xử lý bằng cách lạnh ban đầu, hãy cung cấp nhiệt. Nếu bình phục chậm, sự cố định khớp xương xương cần phải mất xa cẩn thận.

s., of ankle or foot. Trauma to the ankle or foot or both, with soft tissue and possibly ligament and tendon injury, but without fracture. SEE: Nursing Diagnoses in Appendix.

SYM: Pain, tenderness, swelling, ecchymosis of area, and limitation of motion.

TREAT: Treat as a fracture until the results of radiological studies of the ankle and foot are available. If there is no fracture, immobilize and elevate the lower extremity, apply cold for 24 hours (do not apply ice directly to the foot and ankle). Analgesics and nonateroidal anti-inflammatory agents may be required. If a ligament is partially or completely torn, it may be necessary to immobilize the lower extremity by applying a cast.*s., of ankle or foot Chấn thương ở cổ chân hoặc ở chân hoặc cả hai ở các mô mềm và dây chằng và gân, nhưng không gẫy xương. Xem: Nursing Diagnoses in Appendix.*

Triệu chứng: Đau, nhạy cảm, sưng, vùng bầm máu và it di chuyển.

Cách chữa trị: Hãy trị như một xương gẫy cho tới khi cổ chân hoặc chân có thể chụp X quang. Nếu không gẫy xương, hãy làm cố định

và nâng cao chi ở dưới thấp lên, giữ lạnh khoảng 24 giờ (đừng ướp đá trực tiếp vào cổ chân hoặc chân). Thuốc chống đau và chất chống nhiễm Phistesoid có thể cần thiết. Nếu dây chằng bị rách một phần hoặc hoàn toàn, có thể cần phải làm cố định chi dưới bằng cách sắp xếp lại.

s., of back. Overstretching of muscles, ligaments, or other spinal structures, often associated with small fractures.

SYM: Pain, esp. on extreme movements; tenderness; muscle spasm.

TREAT: If patient is supine, keep him in that position; if not have him lie down on rigid support; do not allow to sit up or walk until fracture is ruled out. Intermittent heat, rest, with adhesive strapping, brace, etc. After acute symptoms have subsided, physical therapy is prescribed.*s., of back Sự căng cơ, dây chằng, hoặc các cấu trúc dây sống khác quá mức, thường kèm theo các chứng gãy xương nhỏ.*

Triệu chứng: Đau, đặc biệt ở cử động của các chi; sự nhạy cảm đau; chứng co giật cơ.

Cách chữa trị: Nếu bệnh nhân đang nằm ngửa thì hãy giữ nó ở tư thế đó; nếu không, hãy đặt nó nằm trên vùng cứng; không nên để nó đứng dậy và đi bộ cho tới khi bệnh xương gẫy đã được chữa hẳn. Băng vết thương bằng chất dính, dây theo từng đoạn. Sau các triệu chứng cấp tính đã giảm xuống, phương pháp vật lý được áp dụng.

s., riders'. Sprain of the adductor longus muscles of the thigh, resulting from strain in riding horse-back.*s., riders' Sự bong gân cơ đùi dài khép, hậu quả do việc cười ngựa.*

sprain fracture. The separation of a tendon or ligament from its insertion, taking with it a piece of the bone.

Chứng gãy xương bong gân Sự phân chia của một gân hoặc dây chằng từ chỗ đính.

spray [MD. spraeyen, to sprinkle]. 1. A jet of fine medicated vapor applied to a diseased part or discharged into the air. 2. A pressurized container. SYN: atomizer. 3. To discharge fluid in a fine stream.*Khí dung 1. Một vòi phun thon dài có tầm thuốc để phun vào những vùng bệnh tật hoặc phun trong không khí. 2. Một thùng chứa áp suất. Đn atomizer. 3. Tiết ra dịch lỏng dạng dòng thon dài.*

spray tube. Device for converting liquid into a spray.*spray tube Dụng cụ đẩy chất lỏng sang khí dung.*

spreader 1. An instrument for distributing something evenly over a tissue or culture plate. 2. A bacterial culture that, as it grows, spreads over the surface of the culture medium.*Máy rải, máy rắc Thiết bị để rải bằng một mô trên đĩa nuôi cấy. 2. Sự nuôi cấy vi khuẩn trên đĩa, nó sinh trưởng phát triển rộng khắp bề mặt của môi trường nuôi cấy.*

s., bladder-neck. An instrument used to expose the bladder neck and prostatic cavity while doing a retropubic prostatectomy.*s., bladder-neck Một dụng cụ để mổ những túi vùng cổ và tuyến tiền liệt trong thủ thuật cắt bỏ tuyến tiền liệt.*

s., root canal. In dentistry, an instrument that is pointed and of variable diameter and taper. It is used to apply force to the material used in filling a root canal.*s., root canal Trong khoa nha, nó là một dụng cụ để đánh dấu và có nhiều kích thước khác nhau và đầu nhọn. Nó được dùng để tạo lực tới các chất được dùng trong việc làm đầy ống gối.*

spreading [AS. sproedan, to strew]. Term indicating a growth on a bacterial culture, extending much (several millimeters or more) beyond the site of inoculation.*Sự trải rộng, sự tỏa rộng Giới hạn phát triển của vi khuẩn nuôi cấy (nó lan rộng khoảng vài milimet hoặc nhiều hơn).*

spreading factor. A substance produced by staphylococci that increases the permeability of connective tissue. SYN: hyaluronidase.

spreading factor Chất được sinh ra bởi staphylococci: làm tăng tính thấm các mô liên kết. Đn hyaluronidase.

spring [AS. springan, to jump]. 1. The season of the year that comes after winter and before summer. SYN: vernal season. 2. A flying back of a body to its original position through its elasticity.*Mùa xuân 1. Mùa giữa mùa đông và mùa hè. Đn vernal season. 2. Sự trở lại trạng thái ban đầu một cách nhanh chóng của cơ thông qua tính đàn hồi.*

spring conjunctivitis. A form of conjunctivitis recurring each year in the spring but disappearing with the first frost. SYN: vernal conjunctivitis.*spring conjunctivitis Một dạng viêm màng kết phát lại trong mỗi năm vào mùa xuân nhưng sẽ biến mất trước mùa lạnh. ĐN: vernal conjunctivitis.*

spring fever. A feeling of lassitude, rejuvenation, or increased sex drive that affects some people in the spring.*Chứng sốt mùa xuân Cảm giác mệt nhọc, làm trẻ lại hoặc tăng dục tính do tác động từ một số người trong mùa xuân.*

spring ligament. Interior calcaneoscaphoid ligament of the sole of the foot. It joins the os calcis to the scaphoid bone.*spring ligament Chứng viêm dây chằng xương thuyền trong của chân.*

sprue [D. sproume]. 1. A disease endemic in many tropical regions and occurring sporadically in temperate countries, characterized by weakness, loss of weight, steatorrhea, and various digestive disorders, esp. impaired absorption of glucose, fats, and vitamins. It occurs in two forms, tropical and idiopathic or nontropical sprue. Its cause is unknown. 2. In dentistry, the wax, metal, or plastic used to form the aperture(s) through which molten gold or resin will pass to make a casting; also the part of the casting that later fills the sprue hole.

sprue *l. Bệnh spru. Bệnh địa phương ở nhiều vùng nhiệt đới và xảy ra không thường xuyên ở các quốc gia có khí hậu ôn hòa, đặc điểm bệnh là sự ốm yếu, giảm trọng lượng, chứng phân mỡ, và rối loạn tiêu hóa, đặc biệt là sự giảm hấp thu đường glucose, chất béo, và vitamine. Nó xảy ra ở hai dạng bệnh spru phi nhiệt đới. Các nguyên nhân của nó không được biết. 2. Trong khoa nha, chất sáp, kim loại, hoặc nhựa được dùng để tạo các lỗ thông qua vàng đã nấu chảy hoặc nhựa cho qua để tạo một mẫu khuôn đúc, sau đó khuôn được làm đầy các lỗ spru.*

spud [ME. spudde, short knife]. Short, flattened, spadelike blade to dislodge a foreign substance.***Kim rút*** *Một kim đầu tà dùng lấy đi các vật lạ nằm trong giác mạc mắt.*

spur [AS.spura, a pointed instrument]. 1. A sharp or pointed projection. 2. A sharp horny outgrowth of the skin.***spur*** *l. Lồi xương. 2. Cựa.*

s., calcaneal An exostosis of the heel, often painful and resulting in disability.***s., calcaneal*** *Lồi xương gót.*

s., femoral. Spur sometimes present on medial and underside of neck of femur.***s., femoral*** *Lồi xương đùi.*

s., scleral. A pointed portion of sclera that projects into the deeper part of cornea immediately behind canal of Schlemm at angle of iris.***s., scleral*** *Lồi củng mạc.*

spurious [L. spurius]. Not true or genuine; adulterated; false.***spurious*** *Giả, giả mạo.*

Sputum [L.]. (pl. sputa) Substance expelled by coughing or clearing the throat.

It may contain a variety of material from the respiratory tract including one or more of the following: cellular debris, mucus, blood, pus caseous material, and microorganisms. SEE: Charcot-Leyden crystals.

DIFF. DIAG: Amount: Copious; seen in chronic inflammations of lower respiratory tract. Scanty; in all pulmonary bronchial acute inflammations and the early stages of lobar pneumonia and beginning bronchopneumonia.

Color. This varies with the origin, cause, and amount of decomposition. Conditions: Anthracosis (coal dust): sputum is black. Bronchiectasis: sputum is mucopurulent and foul if expectoration is infrequent. Bronchial asthma: scanty sputum and frothy, later becoming purulent and grayish, containing eosinophils. Bronchitis: sputum is mucous, later purulent, and in chronic cases, greenish-yellow and thick. Bronchopneumonia: frothy, mucoid, thin, mucopurulent, copious often with blood, or prune juice in color. Calcinosis: shows a sputum containing particles of lime or chalky deposits such as plaster of paris. Empyema: if accompanied by perforations, the sputum resembles that of pulmonary abscess. Gangrene of lung and putrid bronchitis: sputum has an obnoxious odor and is purulent, separates on standing into three layers containing pus cells, hematoidin crystals, and leukocytes. Lobar pneumonia: scanty and viscid yellowish and somewhat mucopuruent during early stages; in later stages, rusty, bloody, tenacious and viscid, esp. near or soon after crisis. Pulmonary abscess: usually purulent and fetid with many pus cells and pieces of lung tissue. Pulmonary tuberculosis: in early stages, scanty, whitish, or grayish-yellow, frothy, and expectorated in small quantities during coughing; later when consolidation takes place, it becomes more copious, tenacious, and yellowishgray; and in the late stages, it becomes mucopurulent musty and fetid, containing fibers and tubercle bacilli, sometimes blood-tinged or mixed with blood. Pneumonoconiosis: depends upon character of inhaled dust that produced the disease. Siderosis: contains particles of iron or other metals and resembles sputum of chronic bronchitis. It also contains alveolar cells. Silicosis: contains particles of silica or other stone dusts.

NURSING IMPLICATIONS: Inspect sputum produced for color, consistency, and odor. Question the patient about times when sputum is raised, changes in volume, color, consistency, odor, and presence of blood previously and currently, and whether this changes with coughing. Provide appropriate disposal equipment. Instruct the patient on the proper use of the disposal equipment to prevent contamination and to wash hands after disposing of sputum. Instruct the patient how to expectorate to prevent air contamination. The nurse should turn his or her own head away when the patient is coughing. Wash hands after handling items containing sputum. Wear a face mask if the patient is suspected of having a contagious disease that can be spread through the air. Keep the patient clean and comfortable. Promote frequent mouth and nose care to minimize mouth and breath odors and eliminate unpleasant taste. Hard candy may be sucked on to freshen mouth between meals. Administer prescribed medications to loosen secretions and alleviate irritation. Encourage cessation of smoking to increase ciliary action and decrease inflammation. Conduct physical examination of the chest, inspecting skin color and general appearance, respiratory rate, depth, and rhythm, and symmetry of chest wall movements. Palpate for thoracic excursions, areas of tenderness, and tactile fremitus. Percuss for dullness related to fluid or consolidation of lung fields. Auscultate for normal and adventitial breath sounds, noting timing and region. Promote adequate hydration of the patient to help liquefy secretions. Use disposable equipment whenever possible.***Đờm*** *Chất được tiết ra bởi sự ho, khạc hoặc làm sạch cuống họng. Nó có thể chứa nhiều chất từ đường hô hấp như mảnh vụn xoang, cơ, máu, mủ, chất phó mát, và các vi sinh vật. Xem. Charcot-Leyden crystals.*

Sự chẩn đoán khác: Số lượng dồi dào, phong phú ở chứng viêm đường hô hấp dưới mạn tính. Rất ít ở tất cả chứng nhiễm cấp tính phế quản phổi và các giai đoạn viêm phổi thùy trước đó và sự bắt đầu viêm phổi phế quản.

Màu sắc: Điều này khác với nguồn gốc, nguyên nhân và số lượng phân hủy.

Các trạng thái: bệnh nhiễm bụi than phổi: có đàm màu đen. Chứng giãn phế quản: đàm có nhầy mủ và hôi thối nếu sự khạc nhổ thường xuyên. Hen phế quản: ít đà và đàm có bọt khí sau đó trở nên chảy mủ và hơi xám, chứa các bạch cầu ưa eosin. Viêm phế quản: đàm nhầy, sau đó có mủ, và trong một số trường hợp mạntính có màu xanh, vàng-xanh và đặc sệt. Chứng viêm phế quản phổi: dịch có bọt khí nhầy, nông, hôi thối, thường có nhiều máu, hoặc có màu mận. Chứng ngấm vôi: xuất hiện đàm có bột chút vôi hoặc các chất lắng trắng như vôi ví dụ như thạch cao. Chứng viêm mủ màng phổi: đàm giống áp xe phổi. Chứng hoại thư phổi và hôi thối của hủa phế quản: đàm có mùi độc và có mủ, chia thành ba lớp gồm có: các tế bào mủ, các tinh thể máu và nhiều bạch cầu. Chứng viêm phổi thùy: ít và sền sệt, hơi vàng, và một số chất gì giống viêm mủ nhầy trong suốt các giai đoạn trước đó; ở các giai đoạn sau đó giọng khàn khàn, đỏ như máu, dính và sền sệt, đặc biệt gần hoặc sớm trước cơn bệnh. Chứng áp xe phổi: thường chảy mủ và hôi thối do có nhiều tế bào mủ và các mảnh mô phổi. Chứng lao phổi: ở vào giai đoạn đầu, ít, hơi trắng, hoặc vàng hơi xám, có bọt khí, và được khạc ra với số lượng ít trong khi ho, sau khi sự hợp nhất xảy ra, nó trở nên nhiều, dính, và xám hơi vàng; và ở các giai đoạn sau đó, nó trở nên viêm mủ nhầy, có mùi mối và hôi, chứa nhiều sợi cơ và khuẩn que, đôi khi máu bị nhuốm màu hoặc trộn lẫn với nhau. Chứng bụi phổi: phụ thuộc vào đặc tính của bụi hít vào mà sinh ra bệnh. Bệnh bụi sắt phổi, chứng nhiễm sắt mô: chứa các mảnh sắt hoặc các kim loại khác và giống đàm của chứng viêm phế quản phổi. Nó cũng chứa các tế bào túi phổi. bệnh bụi silic phổi: chứa các silic hoặc các chất bụi đá.

Những gợi ý chăm sóc: kiểm tra màu sắc đàm, độ đặc và mùi đàm. Hãy hỏi bệnh nhân về thời điểm

đàm tăng lên, sự thay đổi về hàm lượng, màu sắc, độ đặc, và sự hiện diện màu trước đó và hiện tại, và điều này thay đổi giọng cười. Chuẩn bị một dụng cụ thích hợp. Hướng dẫn bệnh nhân phương pháp sử dụng riêng của dụng cụ đó để tránh làm bẩn và rửa tay sau khi khử đàm. Hướng dẫn bệnh nhân cách để khạc đàm để tránh làm bẩn môi trường không khí. Bác sĩ nên quay đầu đi hướng khác khi bệnh nhân đang ho. Hãy rửa tay sau khi cầm các vật chứa đàm. Hãy mang khẩu trang che mặt nếu bệnh nhân bị nghi ngờ có bệnh có khả năng lây nhiễm, có thể lan rộng qua không khí.
Hãy giữ bệnh nhân sạch và thuận tiện. Thường xuyên quan tâm tới mũi và miệng và mùi hơi thở và loại trừ các mùi vị khó chịu. Kẹo cứng có thể ngậm để làm trong sạch miệng giữa các bữa ăn. Người chăm sóc kê đơn nhiều thuốc để làm mất những chất tiết ra và làm giảm bớt sự kích thích. Khuyến khích chấm dứt hút thuốc để tăng hoạt động của lông và giảm viêm nhiễm. Hướng dẫn kiểm tra vùng ngực, kiểm tra kỹ màu da và bề ngoài chung, cường độ hô hấp, độ sâu, nhịp đập, và tính cân đối của các cử động của lồng ngực. Hãy sờ theo những di chuyển có chức năng của ngực, sờ theo các vùng nhạy cảm đau, và sờ rung. Hãy gõ vào vùng ứ đọng dịch lỏng hoặc sự hợp chất các vùng phổi. Hãy nghe các âm thở ngẫu nhiên và bình thường, hãy để ý thời gian và vùng. Kích thích sự hydrat hóa (sự loại nước) của bệnh nhân để giúp sự tiết chất lỏng. Hãy dùng các thiết bị sẵn có bất kỳ lúc nào có thể.

s., bloody. Condition occurring most often in hemorrhages, although sputum can be blood-tinged from vigorous coughing. If the blood is mixed with the sputum, the hemorrhage is in the finer bronchioles. Large quantities of blood indicate rupture of a larger vessel. SYN: hemoptysis.**s., bloody** Trạng thái xảy ra ở hầu hết các chứng chảy máu, mặc dù đàm có thể bị nhuốm màu của máu từ sự khạc mạnh. Nếu máu lẫn đàm thì sự chảy máu xuất phát từ trong tiểu phế quản. Lượng máu nhiều chứng tỏ mạch máu lớn đã bị rách. Đn: hymoptysis.

s., nummular. Round, coin-shaped, fiat forms that sink in water; seen in bronchiectasis and advanced pulmonary tuberculosis.**s., nummular** Dạng vòng tròn quanh, dẹt trong chậu nước: được thấy ở chứng giãn phế quản và chứng lao phổi.

s., prune juice. Thin, reddish, bloody sputum seen in gangrene, cancer of the lung, and certain pneumonias.**s., prune juice** Đàm có máu, hơi đỏ, loãng được tìm thấy ở chứng hoại thư, ung thư phổi, và một số chứng viêm phổi.

s., rusty. Sputum seen in lobar pneumonia.**s., rusty** Đàm được tìm

thấy ở chứng viêm phổi thùy.

s., septicemia. Sputum acquired from inoculation with organisms in saliva or sputum.**s., septicemia** Đàm có từ sự tiêm chủng bởi các sinh vật trong nước bọt hoặc trong đàm.

sputum specimen. A specimen of material expectorated from the mouth. If produced after a cough, it may contain, in addition to saliva, material from the throat and bronchi. The physical and bacterial character of the sputum depend upon the disease process involved and the ability of the patient to cough up material. Some bronchial secretions are quite tenacious and difficult to cough up.
NURSING IMPLICATIONS: Explain the procedure to the patient. Have the patient rinse the mouth to remove food particles. Provide the appropriate collection container. Encourage deep coughing. Have the patient collect the specimen in the early morning prior to ingesting food or drink if possible. Examine the specimen to differentiate between sputum and saliva. Document characteristics (color, viscosity, odor) and volume, and record date and time the specimen was sent to the laboratory and reason for specimen. If the patient is unable to produce a specimen, heated aerosol maybe prescribed to induce expectoration, or the airway may be suctioned using a sputum trap attached to the suction catheter to collect the specimen. If the specimen is to be sterile, give the patient explicit instructions on the usage of the container. Sendthe specimen to the laboratory immediately or refrigerate. Treat all sputum specimens as infective until proved otherwise. Thus specimens are handled by using appropriate isolation procedures.*Mẫu đàm* Một mẫu chất khạc ra từ miệng. Nếu được sinh ra sau khi ho, thì nó có thể chứa cả nước bọt, các chất từ cuống họng và phế quản. Đặc tính về vi khuẩn và vật lý của đàm phụ thuộc vào sự hình thành bệnh, bao gồm: khả năng của bệnh nhân ho ra các chất. Một số sự tiết ra các chất từ phế quản rất ít dính và khó khạc ra.
Những gợi ý chăm sóc: Hãy giải thích rõ các thủ tục cho bệnh nhân biết. Hãy để cho bệnh nhân súc miệng để loại bỏ hết tất cả các thức ăn còn trong miệng và nước. Khuyến khích ho sâu. Hãy lấy mẫu xét nghiệm của bệnh nhân vào lúc sáng sớm trước khi phân hủy thức ăn hoặc uống nếu có thể. Xác định các dấu hiệu phân biệt đặc trưng giữa mẫu đàm và nước bọt. Các đặc điểm dẫn chứng như màu, độ sệt, mùi, thể tích, và ngày, giờ lấy mẫu để gửi tới phòng phân tích thí nghiệm để phân tích mẫu. Nếu bệnh nhân không thể sinh ra một mẫu, thì khí nóng có thể truyền vào để gây sự khạc, hoặc đường thông khí có thể được hút bằng cách dùng một ống đàm áp sát vào ống tống

hút để lấy mẫu. Nếu mẫu khô, hãy hướng dẫn bệnh nhân sử dụng các thùng trừ chứa. Sau đó giữ mẫu đến phòng thí nghiệm ngay lập tức hoặc làm lạnh đông. Phân tích tất cả các mẫu đàm. Vì vậy, các mẫu được bảo quản bằng cách sử dụng các thủ tục cách ly phù hợp.

Sq. subcutaneous.*Sq.* Dưới da
squalene An unsaturated carbohydrate present in shark-liver oil and some vegetable oils. It is an intermediate in the biosynthesis of cholesterol.*squalene* Một loại sợi carbon hydrate không bão hòa có trong dầu gan cá mập và một số loại dầu thực vật. Nó là một chất trung gian trong sự tổng hợp cholesterol.

squama [L.]. (pl. squamae)1. [NA] A thin plate of bone. 2. A scale from the epidermis.*squama* 1. vảy, vảy da, 2. Lớp biểu bì.

squamate [L. squama, scale]. Scaly; squamous.*squamate* Thuộc vảy, vảy da. ĐN: squama

squamatization [L. squama, scale]. The changing of cells into squamous cells.*squamatization* Sự biến thành tế bào da

squame [L.squama, scale]. Squama. *Vảy da* Đồng ghĩa squama
squamocellular [L. squama, scale, + celfula, little cell]. Rel. to or having squamous cells.*squamocellular* Tế bào vảy da

squamofrontal [" + frontalis, frontal]. Concerning or belonging to the orbital palate.*squamofrontal* Thuộc vảy vòm miệng

cách [" + Gr. mastos, breast, + eidos, form, shape]. Concerning the squamous and mastoid portions of the temporal bone.*squamomastoid* Thuộc trai chũm.

squamo-occipital [" + occipitalis, occipital]. Concerning the squamous portion of the occipital bone.
squamo-occipital Thuộc xương gian đỉnh
squamoparietal [" + paries, a wall). Rel. to the squamous and parietal bones.*squamoparietal* Thuộc xương đỉnh

squamopetrosal [" + petrosus, stony]. Concerning the squamous and petrosal portions of the temporal bone.*squamopetrosal* Thuộc xương trai đá

squamosa [L. scaly]. The squamous part of the temporal bone.*squamosa* Vảy xương thái dương

squamosal [L. squama, scale). Squamous.*squamosal* Thuộc vảy da. ĐN: Squamous

squamosphenoid [" + Gr. sphen, wedge, + eidos, form, shape]. Concerningthe squamous portion of the temporal bone and the sphenoid bone. *squamosphenoid* Vảy xương thái dương và xương bướm

squamous [L. squamosus]. Scale-like.*squamous* Có vảy, có vảy da

squamous bone. Upper anterior portion of temporal bone.*squamous bone* Phần trơn trước của xương

thái dương
squamous cell. Flat, scaly, epithelial cell. *squamous cell Tế bào biểu mô vảy, dẹt.*
squamous epithelium. Flat form of epithelial cells. *squamous epithelium Dạng tế bào biểu mô dẹt.*
squamous suture. Line uniting aquamosa and parietal bone.
squamous suture Đường nối phần vảy xương thái dương và xương đỉnh.
Squamozygomatic [" + zygoma, cheekbone]. Concerning the squamous and zygomatic parts of the temporal bone.*Squamozygomatic Thuộc vảy của xương gò má và xương thái dương.*
square knot. Double knot in which ends and standing parts are together and parallel to each other. This knot is used universally because it holds well. It is quite easy to tie but may be very difficult to untie. SEE: knot for illus.
Hold one end in each hand, carry right end over left end, and make a simple knot. Now reverse by carrying left end over right end and again tying, thus forming a simple symmetrical knot. If this is not done correctly a false or granny knot results, a type of knot that usually slips. To untie, steady the knot, take one end and draw it over knot, and then continue pulling in this direction until knot slips or jumps and forms two half hitches that may be slipped off. *square knot Cặp u ở phần cuối và những phần đứng tương ứng với mỗi cái. U này được dùng phổ biến vì nó vững chắc. Nó dễ buộc nhưng có thể rất khó mở ra. Xem. knot for illus.*
Hãy cầm phần cuối vào mỗi tay, mang phần cuối tay phải sang phần cuối tay trái, và tạo ra một u đơn. Lúc này làm ngược lại bằng cách mang phần cuối tay trái sang phần cuối tay phải và buộc lại để tạo một u đối xứng. Nếu điều này được làm không đúng hoặc một loại u thường mắc lỗi. Để mở ra, hãy cố định u, tháo phần cuối và kéo nó ra khỏi bướu, và sau đó tiếp tục đẩy vào theo hướng dẫn này tới khi các u mắc lỗi hoặc các củ giật mạnh bất ngờ có thể tháo ra được.
square lobe. 1. The quadrate lobe of the liver. 2. A lobe on upper surface of the cerebellum. squarrose, *square lobe 1. Thùy vuông gan. 2. Thùy trên tiểu não.*
squarrous [L. squarrosus]. Scurfy or scaly; full of scabs or scales.
squarrous Có vảy, có gàu
squatting position. Position in which person crouches with legs drawn up closely in front of, or beneath, body; sitting on one's haunches and heels.
squatting position Thế ngồi xổm
squeeze-bottle. Bottle made of a flexible, semirigid material that can be deformed by applying hand pressure to it. Used to contain irrigating solutions, esp. those required in ophthalmology. *Chai ép, chai nén Một*

loại chai được sản xuất từ một chất dẻo, bàn cứng có thể bị biến dạng bởi sự tạo áp lực tay vào nó. Được dùng để chứa dung dịch sữa dạng hòa tan, đặc biệt nó cần trong khoa mắt.
squill [Gr. skills]. A drugderived from a liliaceous plant that was once popular as an expectorant and diuretic.
squill Cây hàm biển
squint [ME. asquint, sidelong glance]. 1. Abnormality in which the right and left visual axes do not bear toward an objective point simultaneously. SYN: strabismus. 2. To close the eyes partly as in excess light. 3. To be unable to direct both eyes simultaneously toward a point.
Lác 1. Sự khác thường của trục máy trái và phải, không tập trung về một điểm chính một cách đồng bộ. Đn strabismus. 2. Nhắm mắt một phần khi ánh sáng mạnh. 3. Không thể nhìn trực tiếp cả hai mắt về một điểm một cách đồng thời.
s., convergent. Condition existingwhen eyes are turned toward the medial line. SYN: esotropia.*s., convergent Lác hội tụ. ĐN: esotropia*
s., divergent. Condition existing when eyes are turned outward. SYN: exotropia.*Lác phân kỳ Đn s., divergent*
SR. sedimentation rate. *SR. Viết tắt của sedimentation rate - Cường độ lắng, tốc độ lắng.*
Sr. Chum. symb. for the element strontium.*Sr Ký hiệu hóa học. Thuộc hóa strontium*
SRF. somatotropin releasing factor.
SRF. Viết tắt của somatotropin releasing factor - Yếu tố phóng thích hormon tăng trưởng, chất phóng thích hormon tăng trưởng.
sRNA. soluble ribonucleic acid.
sRNA. Viết tắt của soluble ribonucleic acid - Acid ribonucleic hòa tan
SRS, SRS-A. slow-reacting substance. *SRS, SRS-A. Viết tắt của slow-reacting substance - Chất phản ứng lại chậm*
SS. saliva sample; soapsuds; sterile solution.*SS. Viết tắt của saliva sample: soapsuds: sterile solution. Mẫu nước bọt, nước xà phòng: dung dịch vô trùng.*
ss. [L. semis, half] One-half; subjects, as in as of an experiment or clinical study. *Một nửa Các vật trong nghiên cứu thí nghiệm trong bệnh viện chuyên khoa*
SSD. source-skin distance. *SSD. Viết tắt của source-skin distance - Khoảng cách da với nguồn*
SSE. soapsuds enema. *SSE. Viết tắt của soapsuds enema - Dung dịch xà phòng*
SSS. sterile saline soak. *SSS. Viết tắt của sterile saline soak - Sự ngâm muối tiệt trùng*
SSSS. Society for the Scientific Study of Sex. *SSSS. Viết tắt của Society for the Scientific Study of Sex - Hội nghiên cứu về khoa học giới tính*
ST. sedimentation time. *ST. Viết tắt*

của sedimentation time - Thời gian lắng
S.T. 37. Proprietary germicide and disinfectant. SYN: hexylresoreirtol
S.T. 37. Chất diệt côn trùng và vi sinh vật thích hợp. ĐN: hexylresorcinol.
stab [ME. stab, stick]. 1. To pierce with a knife. 2. Wound produced bypiercingwith a knife or pointed instrument. 3. A stab culture. *stab 1. Vết đâm, vết thương do đâm. 2. Vết thương do đâm hoặc dụng cụ nhọn. 3. Đường đâm cấy*
stab culture. Bacterial culture in which organism is introduced into a solid gelatin medium with a wire or needle. *stab culture Cấy vi khuẩn trên mặt thạch rắn, ở giữa mặt bằng một dây kim loại hoặc qua kim*
stabile [L. stabilis, stable]. Not moving; fixed.*stabile Cố định, vững vàng*
stabilization [L. stabilis, stable]. 1. Act of making something, such as a structure or chemical reaction, stable. 2. The fixation or seating of a fixed or partial denture so that it will not be displaced in function.*stabilization 1. Làm ổn định, làm vững vàng do sự tác động vào một vật, ví dụ như sự ổn định một cấu trúc hoặc phản ứng lại của chất hóa học. 2. Sự ổn định, sự cố định hoặc tư thế ngồi cố định hoặc hàm răng giả cố định để nó sẽ không thay đổi chức năng.*
stable Firm; steady. staccato.*stable Cứng, chắc*
speech [It. stoccare, to detach]. Jerky pronunciation with words and syllables separated by pauses. SYN: scanning speech. SEE: speech. *speech Lời nói nhanh và ngắt âm tiết. Đn: scanning speech. Xem. speech*
stachyose. A nonabsorbable carbohydrate present in beans. Because the substance is not absorbed or metabolized in the small intestine, it passes into the colon where it is acted upon by bacteria to form gas. This is responsible for the flatus producedby eating beans. *stachyose Một loại carbohydrate không thể hấp thụ hoặc trao đổi chất ở ruột non, nó chuyển động vào ruột. Về ở đây nó được tác động bởi vi khuẩn để tạo khi. Điều này có thể hơi thở được sinh ra bởi việc ăn đậu*
stactometer [Gr. staktos, dropping, + metron, measure]. Instrument for measuring fluid in drops.
stactometer Dụng cụ đếm giọt
stadium [Gr. stadion, alteration]. A stage or period in the progress of a disease. SEE: fastigium.*stadium Giai đoạn, thời kỳ hình thành bệnh. Xem. stadium*
s., acmes. The height of a disease.
s., acmes Mức nặng của bệnh
s., augments. Period of rising temperature or other symptoms.*s., augments Giai đoạn tăng nhiệt hoặc các triệu chứng khác*
s., calons. The hot stage in a fever

or disease.*s.*, *calons* Thời kỳ phát nóng ở chứng sốt hoặc bệnh tật

s., decrements. Period of defervescence or decrease of symptoms.*s.*, *decrements* Giai đoạn hạ sốt hoặc giảm triệu chứng

s., fluorescendae. Stage of eruption in an exanthe matous disease.*s.*, *fluorescendae* Giai đoạn phát ban ở bệnh ngoại ban

s., frigoris. Cold shivering stage in intermittent fevers, as malaria.*s.*, *frigoris* Tình trạng run do lạnh ở chứng sốt từng cơn, như bệnh sốt rét.

s., incrementi. S. augmenti.*s.*, *incrementi* Đn: augmenti.

s., invasionis. Incubation period of an infectious disease.*s.*, *invasionis* Giai đoạn xâm nhập bệnh.

s., sudods. Sweating stage of a paroxysm of malaria.*s.*, *sudods* Giai đoạn ra mồ hôi.

staff (ataf) [AS. staef, a stick]. 1. An instrument to be introduced into the urethra and bladder as a guide to a surgical knife. 2. The medical, nursing, and other personnel attached to a hospital.*staff (ataf)* 1. Cái gặp rãnh tựa. 2. Toàn thể nhân viên bệnh viện.

s., attending. The group of physicians and surgeons who are in regular attendance at a hospital.*s.*, *attending* Toàn thể bác sĩ của một bệnh viện.

s., consulting. Physicians and surgeons attached to a hospital who may be consulted by members of the attending staff.*s.*, *consulting* Toàn thể bác sĩ tham vấn.

s., house. SEE: house staff.*s.*, *house* Xem: house staff.

s., of Wrisberg. Prominence of the cuneiform cartilage seen in the normal larynx during examination.*s.*, *of Wrisberg* Sự lồi lên của sụn chân được thấy ở thanh quản trong suốt quá trình kiểm tra.

stage [O. Fr. estage]. 1. Period in the course of a disease or in the life history of an organism. SYN: stadium. 2. The platform of a microscope on which the slide is placed.*stage* 1. Giai đoạn thời kỳ phát bệnh hoặc tiền sử của các sinh vật. Đn stadium. 2. Bàn soi (kính hiển vi).

s., algid. Period of chilliness at the beginning of a fever.*s.*, *algid* Giai đoạn ớn lạnh.

s., amphibolia. Stagethatintervenesbetween acme of a disease and its outcome, at a time when the outcome is unknown.*s.*, *amphibolia* Giai đoạn thăng giảm.

s., asphyxial. Preliminary stage of Asiatic cholera.*s.*, *asphyxial* Giai đoạn đầu của dịch tả Asiatic.

s., cold. Chillorrigorofamalarialparoxysm.*s.*, *cold* Giai đoạn ớn lạnh hoặc rùng mình của chứng cực điểm sốt rét.

s., defervescent. Period in which temperature is declining.*s.*, *defervescent* Giai đoạn giảm nhiệt.

s., eruptive. 1. Period in which an exanthem appears. 2. The middle stage in the preeruptive, eruptive, or posteruptive categorization of tooth eruption. It is characterizedby root elongation and movement ofthe tooth mesially and toward the occlusal plane.*s.*, *eruptive* 1. Giai đoạn phát ban. 2. Giai đoạn giữa của trước khi phát ban. Nó được đặc trưng bởi sự dài ra của chân răng và sự chuyển động của răng ở giữa và về phía mặt cần.

s., expulsive, of labor. Stage of dilatation of the cervix uteri during which the child is expelled from uterus; second stage of labor, q.v.

Giai đoạn xổ Là giai đoạn giãn cổ tử cung trong khi bé được lọt ra khỏi cổ tử cung; giai đoạn thứ hai của sự đau đẻ, tham khảo.

s., first of labor. Period when the fetal head is molded and the cervix is dilated.*Giai đoạn đầu của sự đau đẻ* Là giai đoạn trước khi đầu thai nhi được nặn ra và cổ tử cung được giãn ra.

s., fourth, of labor. The postpartum period immediately following delivery of the placenta.*Giai đoạn thứ tư của sự đau đẻ* Là giai đoạn sau khi đẻ tiếp ngay đó là sự ra nhau.

s., hot. Febrile stage in a malarial paroxysm.*Giai đoạn nóng* Là giai đoạn cực điểm của chứng bệnh sốt rét.

s., ofinvasion. Period in which the causative agent is present in the body prior to the onset of a disease.*G i a i đoạn xâm nhập* Là giai đoạn các tác nhân gây bệnh hiện diện trong cơ thể trước khi tấn công vào một bệnh nhân.

s., of latency. The incubation period of an infectious disorder.*s.*, *of latency* Giai đoạn tiềm tàng.

s., placental, of labor. Period of labor during which placenta and fetal membranes are discharged; third stage of labor, q.v.*Giai đoạn ra nhau* Là giai đoạn nhau và màng thai nhi được thoát ra; đây là giai đoạn thứ ba của sự đau đẻ, tham khảo.

s., preeruptive. Stage following infection and before appearance of eruption.*s.*, *preeruptive* Giai đoạn trước khi phát ban

s., pyrogenedc. Stage of onset in a febrile disease.*s.*, *pyrogenedc* Giai đoạn bắt đầu sốt

s., resting. Stage of relative inactivity between periods of activity as in a cell between mitotic divisions; a dormant stage.*s.*, *resting* Giai đoạn nghỉ của nhân tế bào.

s., second, of labor. Expulsive stage of labor.*Giai đoạn xổ* Là giai đoạn thứ hai của sự đau đẻ.

s., sweating. The third or terminal stage of malaria during which sweating occurs.*s.*, *sweating* Giai đoạn cuối hoặc giai đoạn thứ ba của chứng sốt rét trong lúc ra mồ hôi.

s., third, of labor. S., placental.*s.*, *third, of labor* Đn: s., placental.

staggers Vertigo and confusion that occur in decompression illness.*staggers* 1. Một bệnh lảo đảo của gia súc. 2. Chứng choáng váng, lảo đảo.

staging. Process of classifying tumors, esp. malignant tumors, with respect to their degree of differentiation, to their potential for responding to therapy, and to the patient's prognosis.*staging* Sự hình thành các loại u, bướu, đặc biệt là các u ác tính, liên quan tới mức độ khác biệt của chúng, liên quan tới sự tiềm năng của phép chữa trị, và sự sự đoán về bệnh nhân.

stagnation [L. stagnans, stagnant]. 1. Cessation of motion. 2. In pathology, a stoppage of motion of any fluid in the body, as blood. SYN: stasis.*stagnation* 1. Sự ngừng chuyển động. 2. Trong bệnh học là sự ngừng chuyển động của bất kỳ dịch lỏng nào trong cơ thể , ví dụ như máu. Đn stasis.

stain [O. Fr. desteindre, deprive of color]. 1. Any discoloration. SEE: anti-stain formulary. 2. A pigment or dye used in coloring microscopic objects and tissues. 3. To apply pigment to a tissue or microscopic object.*Về biến màu, sự mất màu Xem. anti-stainformulary. 2. Chất màu, hoặc thuốc nhuộm: được dùng trong việc nhuộm màu cho các mô và các tiêu bản. 3. Tạo màu cho các mô hoặccác tiêu bản.

s., acid. Stain in which the color-bearing ion (chromatophore) is the anion. Ex.: eosin, commonly used for staining the cytoplasmic or basic elements of cells.*s.*, *acid* Chất nhuộm chứa sắc tế bào cơ bản chất anion.

s., acid-fast. Stain used in bacteriology, esp. for staining Mycobacterium tuberculosis. A special solution of carbolfuchsin is used, which the organism retains in spite of washing with the decolorizing agent acid alcohol. SEE: Ziehl-Neelsen method.

s., acid-fast Chất nhuộm được dùng trong nghiên cứu vi khuẩn học, đặc biệt đối với vi khuẩn lao. Một loại dung dịch màu đỏ để nhuộm vi khuẩn được sử dụng, có tác dụng giữ lại các sinh vật khi rửa bằng chất tẩy màu như cồn axit. Xem: Ziehl-Neelsen method.

s., basic. Stain in which the color-bearing ion is the cation. Ex.: methylene blue, commonly used to stain the nucleic or acidic elements of cells.*s.*, *basic* Chất nhuộm chứa sắc tế bào cơ bản chất cation.

Ví dụ dung dịch xanh methylene, được sử dụng phổ biến trong nhuộm màu các yếu tố có tính acit hoặc phân tử nucleic của tế bào.

s., Commission Certified. Stain that has been certified by the Biological Stain Commission.*s.*, *Commission Certified* Cơ quan có nhiệm vụ chứng nhận chất nhuộm màu.

Chất nhuộm đã được chứng nhận bởi ủy ban về chất nhuộm sinh học.

s., contrast. Stain used to color one part of a tissue or cell unaffected when another part is stained by another color.*Chất nhuộm tương phản Là một loại chất nhuộm thường dùng để nhuộm màu một phần mô hoặc tế bào mà không gây tác động đến phần tế bào nhuộm màu bởi một màu khác.*

s., counter. Stain, usually a contrast stain, used following the staining of specific elements of a tissue.*s., counter Chất nhuộm tương phản, được sử dụng sau khi nhuộm màu cho các yếu tố đặc trưng của một mô.*

s., dental. A discoloration accumulating on the surface of teeth, denture or denture base material, most. often attributed to use of tea, coffee, or tobacco. Many stains are due to inhalation through the mouth of metal-containing dust or orally administered drugs. Copper and nickel produce a green stain; manganese and silver produce a black stain; mercury produces a green-black stain; and iron produces a brown color. A green or green-yellow stain is often present on the gingival third of maxillary teeth of children and is thought to be caused by bacteria such as Penicillium and Aspergillus. Both the metallic and bacterial stains are thought to be localized in the enamel cuticle remnants on the crown. Yellow, brown, or green fluorescent lines may be incorporated into the calcified structure of teeth due to medication with tetracyclines. Some orange dental stains seen on both labial and lingual surfaces of teeth are thought to be caused by chromogenic bacteria; e.g., Serratia marcescens.*s., dental Sự đổi màu tích lũy trên bề mặt răng, hàm răng, chất tạo răng, hầu hết thường do dùng trà, cà phê hoặc thuốc lá. Nhiều loại chất màu được hút vào miệng chứa các bụi kim loại hoặc sự uống thuốc bằng miệng. Chất bằng đồng hoặc niken sinh ra chứa màu xanh: mangan và bạc sinh ra chất màu đen: thủy ngân sinh ra chất màu đen xanh: và sắt sinh ra màu nâu. Một chất có màu vàng xanh hoặc xanh thường hiện diện ở phần lợi của hàm răng trên của trẻ và được gây ra bởi vi khuẩn như: Penicillium và Aspergillus. Cả hai loại chất màu từ vi khuẩn và từ các chất kim loại gây ra được định vị ở biểu bì men răng trên thân răng. Các đường có màu huỳnh quang xanh, nâu hoặc vàng có thể được hợp tạo cấu trúc răng hóa vôi vì sự uống các loại thuốc tetracyclines. Các chất có màu cam ở răng được thấy ở cả hai bề mặt lưới và môi của răng được gây ra bởi vi khuẩn tạo hợp chất màu; ví dụ như: Serratia marcescens.*

s., differential. In bacteriology, a stain such as Gram's stain that enables one to differentiate between different types of bacteria.*s., differential Trong ngành vi khuẩn học là một loại chất màu ví dụ như: màu Gram để có thể thấy sự khác biệt giữa các loại vi khuẩn khác nhau.*

s., double. A mixture of two contrasting dyes, usually an acid and a basic stain.*s., double Một chất gồm hai chất nhuộm màu tương phản nhau: thường là một chất màu cơ bản và một chất có tính acid.*

s., Giemsa. Stain that contains azur Ileosin and azur 11. It is used in staining tissues including blood cells, Negri bodies, and chromosomes.*s., Giemsa Một loại chất được dùng trong nhuộm màu các mô bào, gồm có các tế bào huyết. các thể Negsi, và các nhiễm sắc thể.*

s., Gram's. SEE: Gram's stain.*s., Gram Xem: Gram's stain.*

s., hematoxylin-eosin. A widely used method of staining tissues for microscopic examination. It stains nuclei deep blueblack, and cytoplasm pink.*s., hematoxylin-eosin. Phương pháp phổ biến về nhuộm màu các mô bào sinh học để thí nghiệm. Nó nhuộm nhân tế bào màu đen xanh đậm và thể bào tương màu hồng.*

s., intravital A nontoxic dye that, when introduced into an organism, selectively stains certain cells or tissues. SYN: s., vital.*s., intravital Một chất màu không có tính độc hại khi vào cơ thể sinh vật, tạo màu cho một số các tế bào hoặc các mô bào một cách có lựa chọn. ĐN: s., vital*

s., inversion. A basic stain that, when under the influence of a mordant, acts as an acid stain.*s., inversion Chất màu nền, tạo ra khi chịu tác động của một chất rắn màu, tác động như một chất màu có axit.*

s., metachromatic. Stain with which the constituents of cells or tissues develop a color different from the stain itself.*s., metachromatic Chất màu mà các thành phần của các tế bào hoặc các mô bào sẽ nhiễm một màu sắc khác biệt với màu chính nó.*

s., neutral. A combination of an acid and a basic stain.*s., neutral Sự kết hợp một chất màu nền và màu có tính acid*

s., nuclear. A basic stain affecting nuclei.*s., nuclear Màu nền của nhân tế bào.*

s., port-wine. Nevus fiammeus, q.v.*s., port-wine Tham khảo Nevus flammeus*

s., substantive. Stain that is directly absorbed by the tissues when they are immersed in the staining solution.*s., substantive Màu được hấp thụ trực tiếp bởi các mô bào khi chúng được ngâm vào trong dung dịch màu nhuộm.*

s., supravital. Stain that will color living cells or tissues that have been removed from the body.*s., supravitel Màu để nhuộm màu cho các tế bào sống hoặc các mô đã bị loại thải ra từ cơ thể.*

s., tumor. In arteriography, an abnormally dense area in an x-ray caused by the collection of contrast medium in the vessels. This may be a sign of neoplastic growth.*s., tumor Trong ngành chụp tia X động mạch, vùng răng khác thường trong một tia X được gây ra bởi sự tích tụ các chất pha màu tương phản trong các bể máu. Điều này có thể là một dấu hiệu của sự phát triển màng da mới.*

s., vital. S., intravital.*s., vital Đn: intravital*

s., Wright's. A polychrome stain used for staining blood smears. SEE: Wright's technique.*s., Wright Một chất đa màu sắc được dùng để nhuộm các vết bẩn màu. Xem: Wright's technique*

staining [O. Fr. desteindre]. Process of impregnating a substance, esp. a tissue, with pigments so that its component parts may be visible under a microscope. SEE: Wright's technique.*Sự nhuộm, nhuộm màu Là quá trình làm cho thấm một chất, đặc biệt là một mô bào bởi các chất sắc tố để các thành phần của nó có thể thấy được dưới một kính hiển vi. Xem. Wright's technique.*

staircase breaths. In basic life support, q.v., the serial application of several small breaths rather than a single large volume breath. SEE: cardiopulmonary resuscitation.*Những hơi thở lồng cầu thang Sự hỗ trợ sự sống cơ bản, tham khảo, sự áp dụng theo thứ tự những hơi thở nhỏ hơn hơi thở lớn đơn. Xem. cardiopulmonary resuscitation.*

staircase phenomenon. The effect exhibited by skeletal and heart muscle when subjected to rapidly repeated maximal stimuli following a period of rest. In the resulting series of contractions, each is greater than the preceding one until a state of maximum contraction is reached. SYN: treppe. SEE: stress test.*tượng phenotype lồng cầu thang Sự tác động được thể hiện bởi cơ tim và cơ xương phụ thuộc vào thời điểm mà sự kích thích cực đại được lặp lại một cách nhanh chóng sau một giai đoạn nghỉ ngơi. Theo kết quả cho thấy các sự co bóp, mỗi lần lớn hơn lần co trước đó tới khi một phản ứng co cực đại được giãn ra. Đn treppe. Xem. stress test.*

stalagrnometer [Gr. stalagmos, dropping, + melron, a measure]. Instrument for measuring number of drops in a given amount of fluid.*stalagrnometer Dụng cụ đo giọt.*

stalk [ME]. An elongated structure usually serving to attach or support an organ or structure.*stalk Cuống, thân*

s., belly. Structure in embryo that develops into umbilical cord.

Cuống bụng, thân bụng Cấu trúc bên trong phôi phát triển tạo thành dây rốn.

s., body. A bridge of mesoderm that connects the caudal end of the embryo with chorion. Into it grow the allantois andembryonic blood vessels, the latter forming the umbilical arteries and vein, which connect the embryo with the placenta.*C u ố´n g thân* Một cầu trung bì nối đoạn cuối đuôi phôi với màng đệm. Nó phát triển bên trong các bể máu phôi và niệu nang, sau đó tạo thành động mạch và tĩnh mạch rốn, nối phôi với nhau.

s., cerebellar. *Cuống tiểu não*

s., infundibular. Stalk that connects the diencephalon with the neural lobe of the hypophysis. SYN: infundibulum.*Cuống hình phễu Nối mô trung gian với thùy thần kinh tuyến yên. Đn: infundibulum.*

s., optic. Structure that connects the optic vesicle or cup to the forebrain. *Cuống nhị phôi Cấu trúc nối túi mắt , hoặc chèn mắt với mô trước.*

s., yolk. The narrow constricted portion by which the yolk sac is connected to the midgut of the embryo. SYN: uitelline duct.*Cuống noãn Phần bị bóp lại hẹp bởi túi nõn hoàn được nối với đoạn ruột giữa phôi. Đn: vitelline duet.*

stamina [L., thread of the warp, thread of human life]. Inherent force, constitutional energy; strength; endurance.*stamina Sức dai, sức bền.*

stammering [AS. stamerian]. Hesitant or faltering speech disorder. May be due to hesitation, mispronunciation, ,transposing the letters 1, r, or s, or repetition. This condition may be made worse by anxiety and fear. Even though there is no known cause for this condition, it can be improved by speech therapy. SYN: anarthria literalis; apasmophemia; stuttering.*Tật nói lắp Có lẽ vì sự do dự, sự đọc sai, sự chuyển vị các chữ cái b, r hoặc s hoặc sự lặp lại. Điều kiện này cólể tệ hơn bởi sự lo lảng và sự hãi. Mặc dù không có nguyên nhân nào được biết cho điều kiện này, nó có thể được cải thiện bằng sự điều trị về lời nói. Đn narthria literalis; spasmophemia; stuttering.*

s., of bladder. Interrupted and irregular flow of urine, the muscles which control micturition acting spasmodically.*s., of bladder Dòng nước tiểu đã bị gián đoạn hoặc không đều, cac cơ kiểm soát sự tiểu tiện đang hoạt động một cách không đều.*

standard [G.Fr. estandard, marking rallying place]. *standard Tiêu chuẩn, chuẩn , mẫu.*

s., biological. The standardization of drugs or biological products (vitamins, hormones, antibiotics) by testing their effects upon animals. Utilized when chemical analysis is impossible or impracticable. **s., biolog-**ical Sự tiêu chuẩn hóa của các sản phẩm sinh học và thuốc (các vitamin, các hormon, các thuốckháng sinh) bằng cách kiểm tra sự tác động của chúng lên các động vật. Sử dụng các phép phân tích hóa học có thể không thích hợp hoặc không thể thựchiện được.

standard deviation. SYMB: σ. ABBR: S.D. In statistics, commonly used measure of dispersion or variability in a distribution. The square root of the variance, q.v.*Độ lệch tiêu chuẩn Viết tắt S.D.. Trong thống kê thường dùng để đo lường sự phân tán, hoặc sự biến thiên trong một sự phân phối.*

standardization. The process of standardizing, esp. that of determining the strength or scale value of a substance or device by comparing with some standard, as standardization of solutions or thermometers.*Sự tiêu chuẩn hóa Quá trình hình thành tiêu chuẩn, đặc biệt là sự xác định thể lực hoặc thang giá trị của một chất hoặc đó là phương pháp xác định bởi sự so sánh với một số tiêu chuẩn, cũng như sự tiêu chuẩn hóa các dung dịch hoặc các dụng cụ đo nhiệt.*

standards of practice. The criteria against which one measures one's practice; for example, the American Nurses' Association Standards of Practice. *Các tiêu chuẩn thực tế Tiêu chuẩn trái với một sự đo lường thực tế: vi dụ sự kết nạp các tiêu chuẩn thựctế về chăm sóc ở Mỹ.*

standing orders. Orders, rules, regulations, or procedures prepared by the professional staff of a hospital or clinic. Used as guidelines in preparation for and carrying out medical and surgical procedures. Standing orders serve to assure that such procedures are carried out correctly without being dependent upon an individual's fallible memory. *Các nội quy hiện hành, các thủ tục hiện hành Các nguyên tắc hiện hành được biên soạn bởi ban khoa học của một bệnh viện đa khoa hoặc chuyên khoa. Được dùng như những nguyên tắc chỉ đạo trong sự chuẩn bị và tiến hành các thủ tục về phẫu thuật và thuốc. Các nguyên tắc hiện hành đáp ứng đảm bảo rằng những thủ tục được thực hiện một cách chính xác không phụ thuộc vào các ký ức có thể sai lầm đo cá nhân.*

standstill. A cessation of activity. *standstill Sự ngừng hoạt động.*

s., atrial Cessation of atrial contractions.*s., atrial Sự ngừng tâm nhĩ.*

s., cardiac. Cessation of contractions of the heart.*s., cardiac Sự ngừng tim.*

s., inspiratory. *Sự ngừng hô hấp.*

s., ventricular. Cessation of ventricular contractions. *s., ventricular Sự ngừng tâm thất.*

stannic [L. stannum, tin]. 1. Resembling or containingtin. 2. In chemistry, containing tetravalent tin.

ical 1. Giống như thiếc hoặc có chứa thiếc. 2. Trong hóa học. Thiếc có hóa trị (IV)

stannous [L. stannum, tin]. 1. Resembling or containing tin. 2. In chemistry, containing divalent tin.*stannous 1. Giống như thiếc hoặc có chứa thiếc. 2. Trong hóa học. Thiếc có hó atrị (II).*

stannous fluoride. USP. A fluoride compound used in toothpaste to prevent dental caries. *stannous fluoride USP. Một loại hợp chất flo được dùng trong thuốcđánh răng để ngăn chứng sâu răng.*

stannum [L.]. Tin. *stannum Thiếc.*

stanolone An anabolic steroid drug. *stanolone Hormon sinh dục nam tổng hợp*

stanozolol USP. An anabolic steroid. Trade name is Winstrol. *stanozolol USP. Một steroid đồng hóa. Tên thương mại là winstrol*

Stanton's disease. Melioidosis, q.v. *Stanton's disease Bệnh stanton, tham khảo.*

stapedectomy [L. stapes, stirrup, + Gr. ektome, excision]. Excision of the stapes in order to improve hearing, esp. in cases of otosclerosis. The stapes is replaced by a prosthesis. During the first 24 hours following surgery, the patient remains flat in bed, head movements are kept to a minimum, and the patient is instructed to refrain from blowing his or her nose or sneezing (if possible). In the second 24 hours the patient moves or arises only if assisted. The patient should not allow the ear to get wet for at least ten days postoperatively. For 30 days following surgery, the patient should not fly, climb to high altitudes, or be exposed to loud sounds such as those produced by jet aircraft. Sudden movements, even in elevators, shouldbe avoided. SEE: Nursing Diagnoses in Appendix.*Thủ thuật cắt bỏ xương bàn đạp Sự cắt bỏ xương bàn đạp để cải thiện thính giác đặc biệt trong trường hợp xo cứng tai. Các xương bàn đạp được thay thế bằng một bộ xương giả. Trong suốt 24 giờ đầu sau khi phẫu thuật, bệnh nhân vẫn nằm liệt giường, sự chuyển động của đầu được giữ tới mức tối thiểu, và bệnh nhân được hướng dẫn để tránh đánh vào mũi bật hơi. trong 24 giờ tiếp theo bệnh nhân di chuyển hoặc đứng dậy nếu được trợ giúp. Bệnh nhân không nên để ướt tai trong tối thiểu là 10 ngày sau khi phẫu thuật. trong khoảng 30 ngày sau phẫu thuật, bệnh nhân không nên đi nhanh , leo trèo lên đường dốc cao, hoặc bị xoay về hướng âm thanh lớn. Sự chuyển động thình lình, thậm chí các cơ năng, nên tránh. Xem. Nursing Diagnoses trong bảng phụ lục.*

stapedial Rel. to the stapes.*stapedial Thuộc xương bàn đạp*

stapediotenotomy [" + Gr. tenon, tendon, + tome, incision]. Division of the tendon of the stapedius muscle.*stapediotenotomy Thủ thuật cắt*

gân cơ bàn đạp
stapediovestibular [" + uestibulum, an antechamber]. Rel. to the stapes and vestibule of the ear.
stapediovestibular Thuộc xương bàn đạp và tiền đình tai
stapedius [L. stapes, stirrup]. A small muscle of the middle ear inserted in the stapes. SEE: Muscles in Appendix.*stapedius Cơ nhỏ của tai giữa được chèn vào trong xương bàn đạp. Xem. Muscles trong bảng phụ lục.*
stapes [L., stirrup]. [NA] Ossicle in the middle ear that articulates with the incus. Commonly called stirrup. The footplate of the stapes fits into the oval window. SEE: ear.*stapes Xương bàn đạp. Xem. ear*
Staphcillin. Trade name for methicillin sodium.*Staphcillin Tên thương mại của methicillin sodium*
staphylagra [Gr. staphyle, a bunch of grapes, + agra, a way of catching]. An instrument for holding the uvula.
staphylagra Cái kẹp lưỡi gà
staphyle [Gr. staphyle, a bunch of grapes]. Pendulous, fleshy mass hanging from the soft palate. SYN: cion; uvula.*staphyle Lưỡi gà. ĐN: cion: uvula*
staphylectomy [" + ektome, excision]. Amputation of the uvula. SYN: staphylotomy (def. 1); uuulotomy.*staphylectomy Thủ thuật cắt bỏ lưỡi gà. ĐN: staphylotomy; uvulotomy*
staphyledema [" + oidema, swelling]. Swelling of the uvula.*staphyledema Chứng sưng lưỡi gà, chứng phù lưỡi gà*
staphyline [Gr. staphyle, a bunch of grapes]. 1. Resembling a bunch of grapes. SYN: botryoid. 2. Rel. to the uvula. SYN: uvular.*staphyline 1. Hình chùm nho. Đn botryoid. 2. Thuộc lưỡi gà. Đn uvular.*
staphylion [Gr., little grape]. 1. Craniometric point at median line of posterior border of hard palate. 2. Uvula. 3. A nipple or teat.*staphylion 1. Lưỡi gà. 2. Núm vú hoặc đầu vú.*
staphylitis [Gr. staphyle, a bunch of grapes, + itis, inflammation]. Inflammation of the uvula.*staphylitis Viêm lưỡi gà.*
staphylo- [Gr.staphyle, a bunch of grapes]. Combining form indicating the uvula, pert. to or resembling a bunch of grapes, or pert. to Staphylococcus.*Sự kết hợp của một lưỡi gà Giống như chùm nho hoặc giuống như staphylococcus.*
staphyloangina [" +L. angina, sore throat]. Sore throat due to staphylococcus.*staphyloangina Chứng đau họng, chứng viêm họng do staphlococcus.*
staphylococcal [" + kokkos, berry]. Pert. to or caused by staphylococci.
staphylococcal Thuộc tụ cầu khuẩn, gây nên do tụ cầu khuẩn.
staphylococcal actinophytosis. Botryomycosis, a condition characterized by granulomatous lesions re-

sembling those of actinomycoses; however, when organisms recovered from the lesions are cultured, they grow as staphylococci.*chứng bệnh do stseptothrix tụ cầu khuẩn Bệnh do Micrococcus ascoformans (ở ngựa), tình trạng biểu thị đặc điểm của các chứng tổn thương do u hạt giống như những chứng bệnh do actinomycoses: tuy nhiên các sinh vật từ các tổn thương được nuôi cấy thì chúng phát triển như staphylococci.*
staphylococcal food poisoning. Poisoning by food containing any one of several heatatable enterotoxins produced by certain strains of staphylococci. When ingested, the toxin causes nausea, vomiting, diarrhea, intestinal cramps, and in severe cases prostration and shock. Attack usually lasts three to six hours. Fatalities are rare.*Sự hư hỏng thực phẩm do staphylococcus Sự hư hỏng thực phẩm chứa bất kỳ một loại độc tố ruột non bền với nhiệt độ được sinh ra bởi một số vi khuẩn thuộc dòng dõi của staphylococci. Khi được tiêu hóa, độc tố gây ra chứng nôn, mữa, tiêu chảy, các co thắt ruột, và trong một số trường hợp xảy ra sự kiệt sức và sốc. Tấn công thường sau 3 đến 4 giờ. Sự rủi ro it khi xảy ra.*
staphylococcemia [" + " + karma blood]. The presence of staphylococcus in the blood.*staphylococcemia Tụ cầu khuẩn huyết*
Staphylococci Pl. of staphylococcus. *Staphylococci Số nhiều của staphylococcus*
Staphylococcus [Gr. staphyle a bunch of grapes, + kokkos, berry]. A genus of micrococci belonging to the family Micrococcaceae, order Eubacteriales. They are gram-positive and on agar produce white, yellow, or orange-colored colonies. Some species are pathogenic, causing suppurative conditions and elaborating endotoxins destructive to tissue cells. Some produce enterotoxins and are the cause of a common type of food poisoning.*Tụ cầu khuẩn staphylococcus Một giống vi cầu khuẩn thuộc họ Micrococcaceae, thuộc lớp Eubacteriales. Chúng là Gram dương và trong thạchagar sinh màu trắng, vàng, hoặc các cụm vàng cam. Một số loại là tác nhân gây bệnh, gây ra các tình trạng làm mưng mủ và tiết ra các chất độc tố phá hủy các mô tế bào. Một số sinh nhiều độc tố và là nguyên nhân của một loại hư hỏng thực phẩm thông thường.*
S., aureus. A species commonly present on skin and mucous membranes, esp. those of nose and mouth, characterizedby production of a golden-yellow pigment. They are gram-positive, coagulase-positive anaerobes. A cause of suppurative conditions such as boils, carbuncles, and internal abscesses in man. Vari-

ous strains of this species produce toxins including those that cause food poisoning, staphylococcal scalded skin syndrome, and toxic shock syndrome. Some strains also produce hemolysins and staphylokinase.*Tụ cầu khuẩn vàng Một loại vi khuẩn thường hiện diện trên da và các màng nhầy, đặc biệt ở mũi và miệng, được đặc trưng bởi sự sinh một sắc tố có màu vàng. Chúng là Gram dương, vi khuẩn kỵ khí. Một số nhân gây các tình trạng mưng mủ. Ví dụ như nhọt, nhọt độc, các áp xe ở bên trong cơ thể nam giới. Nhiều chủng vi sinh vật sinh ra các độc tố làm hư hỏng thực phẩm, các hội chứng phỏng nhiệt da, và hội chứng sốc do độc tố gây ra. Một số loài vi sinh vật cũng sinh ra chất tan huyết tố và staphylokinase.*
S., epidermidis. Aspeciesoflowpathogenicity characterized by formation of white colonies. Previously termed S. albus.*S., epidermidis Một loại vi sinh vật có khả năng gây bệnh thấp có đặc điểm là tạo thành các cụm khuẩn trắng. trước đây được gọi là S. albus.*
S., saprophyticus. A newly recognized species. It can cause urinary tract infections.*S., saprophyticus Một loài vi sinh vật mới được xac1 nhậnNó có thể gây ra nhiễm độc bộ máy tiêu hóa.*
staphylococcus [pl. staphylococci) Term applied loosely to any pathogenic micrococci. SEE: bacteria for illus.; Staphylococcus.*Tụ cầu khuẩn staphylococcus Thuật ngữ được ứng dụng đối với bất kỳ một loại vi cầu khuẩn gây bệnh nào. Xem. bacteria for illus: Staphylococcus*
staphyloderma [" + derma, skin]. Cutaneous infection with staphylococci.*staphyloderma Bệnh da tụ cầu khuẩn*
staphylodermatitis [" + " + itis, inflammation]. A dermatitis caused by staphylococci.*staphylodermatitis Viêm da tụ cầu khuẩn.*
staphylodialysis [" + die, through, + lysis, dissolution]. Relaxed and elongated condition of the uvula.
staphylodialysis Trạng thái giãn dài ra của lưỡi gà
staphylohemia [" + haima, blood]. Staphylococci in the blood. SYN: atophylococcemia.*staphylohemia Tụ cầu khuẩn huyết. ĐN: staphylococ- cemia*
staphylokinas Material produced by some strains of Staphylococcus aureus that can convert plasminogen to plasmin.*staphylokinas Chất được sinh ra bởi các loài Staphylococcus, aureus mà nó có thể làm biến đổi plasminogen thành plasmin (chất gây làm tan sợi protein và fibrin cục đông).*
staphylolysin [" + lysis, dissolution]. A hemolysin produced by staphylococci.*staphylolysin Tụ cầu khuẩn*

tiêu tố.

staphyloma [Gr.]. A protrusion of the cornea or sclera of the eye.

staphyloma U lồi mắt.

s., anterior. Globular enlargement of anterior part of the eye. SYN: keratoglobus.*s., anterior Sự nới rộng thành hình cầu của phần mắt trước. ĐN: keratoglobus.*

s., ciliary. Staphyloma in region of the ciliary body.*s., ciliary U lồi ở vùng có lông mao.*

s., corneae.
Thinningandbulgingofthe cornea.*s., corneae Sự mỏng manh và lồi ra của giác mạc*

s., equatorial. Staphyloma in equatorial region of the eye.*s., equatorial U lồi ở vùng trung tâm mắt*

s., intercalary.
Staphylomaintheregion of union of the sclera with periphery of the iris.

s., intercalary U lồi ở vùng kết hợp các màng cứng với chu vi của mống mắt.

s., partial. Staphyloma that extends in one direction displacing the pupil; the remainder of the cornea is clear.

s., partial U lồi dàn trông ra trong một sự điều khiển vị trí đồng tử: phần còn lại của giác mạc là phần trong suốt.

s., posterior. Bulging of sclera backward.*s., posterior Sự lồi ra từ phía sau màng cứng.*

s., total. Opaque, protuberant cicatrix found in place of the cornea.
ETIOL: Perforation of cornea resulting in poor vision, increased tension, rupture of thin scar.
TREAT: Incision, excision, ablation.

*s., total Cái sẹo lồi l ên, mờ đục được tìm thấy ở một vị trí trong giác mạc.
Nguyên nhân bệnh: Sự thủng giác mạc gây hậu quả yếu kém thị lực, tăng trạng thái căng, rách sẹo.
Cách chữa trị: Rạch, cắt, sự cắt bỏ.*

s., uveal. Protrusion of any portion of the uvea through the sclera.*s., uveal Sự nhô ra của bất kỳ phần màng mạch nhỏ nào qua màng cứng.*

staphylomatous Concerning or similar to a staphyloma.*staphylomatous Thuộc u lồi mắt hoặc giống một u lồi ở mắt.*

staphyloncus [Gr. staphyle, abunchofgrapes, + onkos,bulk,mass].A tumor or enlargement of the uvula.*staphyloncus Một khối u hoặc sự nới rộng của lưỡi gà.*

taphylopharyngeus [" + pharynx, throat]. Muscle of soft palate narrowing fences and occluding nasopharynx. SYN: palatopkaryngeus.

taphylopharyngeus Cơ thuộc vòm miệng, hầu. ĐN: palatopharyngeus

staphylopharyngorrhaphy [" + " + rhapke, seam, ridge]. Term used to describe several different operations on the soft palate and uvula.

staphylopharyngorrhaphy Thủ

thuật khâu màng hầu - hầu

staphyloplasty [" + plow" to form]. Plastic surgery of the uvula or soft palate.*staphyloplasty Thủ thuật tạo hình vòm miệng mềm*

staphyloptosia, staphyloptosis [" + ptosis, a dropping]. Relaxation or elongation of the uvula. SYN: atnphylodialysis.*staphyloptosia, staphyloptosis Chứng sa màng hầu. ĐN: staphylodialysis*

staphylorrhaphy [" + rhaphe, seam, ridge]. Suture of a cleftpalate.

staphylorrhaphy Thủ thuật khâu vòm miệng mềm

staphyloschisis [" + schisis, a splitting]. Fissure of the uvula. SYN: cleft palate.*staphyloschisis Tật nứt lưỡi gà vòm miệng mềm. Đn cleft palate.*

staphylotome [" + tome, incision]. Instrument for cutting the uvula.

staphylotome Dụng cụ cắt lưỡi gà, dụng cụ cắt u lồi mắt

staphylotoxin [Gr. staphyle, a bunch of grapes, + toxikon, poison]. A toxin elaborated by one of the staphylococci, esp. S. nureus. Among some of the toxins produced are an enterotoxin, a cause of food poisoning, and exotoxins, including ahematoxinthatlysesredbloodcells adermonecrotic toxin, toxic shock syndrome toxin-1, and leukocidins.

Tụ cầu khuẩn độc tố Một loại độc tố được tiết ra bởi staphylococci, đặc biệt là S.aureus. Ngoài ra một số độc tố được sinh ra là một độc tố ở ruột, là nguyên nhân của sự hư hỏng thực phẩm, và ngoại độc tố, gồm có một huyết độc tố, để tiêu hủy tế baào hồng cầu, hội chứng sốc độ độc tố lần thứ nhất.

staple food. Any food that supplies a substantial part, at least 25% to 35%, of the caloric requirement and is regularly consumed by a certain population.*Thực phẩm chủ yếu, lương thực chủ yếu Bất kỳ mộ loại thực phẩm nào cung cấp một phần quan trọng tối thiểu là 25% đến 35% năng lượng cần và được tiêu thụ một cách hợplý bởi một số người.*

stapling. In surgery, a means of fastening tissues together by using special staples compatible with tissues. The staples are uahaped lengths of wire that are pushed through the tissues. The ends are then bent over on an anvil.*Trong phẫu thuật có nghĩa Sự buộc chặt các mô với nhau bằng cách dùng một cái đinh kẹp hình chữ U đặc biệt. Đinh kẹp hình chữ U dài bằng dây được xó vào các mô. Cuối cùng nó được uốn cong xuống bên ngoài xương đe.*

star [AS.steorra]. Any structure resembling a star. SYN: aster.*star Thế sao, sao, hình sao. ĐN: aster*

s., lens. A starlike structure developing in the lens of the eye as a result of unequal growth of lens fibers.*s., lens Một cấu trúc giống hình sao phát triển trong thủy tinh thể mắt cũng như sự phát triển kghông bình*

thường của các sợi cơ thủy tinh thể.

s., 's of Verheyen. Star-shaped masses of veins on the surface of the kidney. SYN: uenulae stellatae; stellate veins.*s., 's of Verheyen Một lượng lớn tĩnh mạch hình sao trên bề mặt thận. ĐN: venulae stellatae; stellate veins.*

starch [AS.stercan]. Noncrystalline carbohydrate of the polysaccharide group found in plants. Included are vegetable starches, pectins, dextrins, and gums. All are rather easily decomposed, have high molecular weights, and yield monosaccharides on complete hydrolysis. Those that the body can hydrolyze into hexoses are useful as concentrated energy-giving foods. All are reduced to simple sugars before they are absorbed. When some fruits ripen, the starch is changed to sugar, while some vegetables (peas and corn) change sugar into starch as their seeds develop. SEE: table.
The amylases of saliva and pancreatic juice hydrolyze starches to dextrins and maltose. These in turn are hydrolyzed to glucose, which is absorbed into the bloodstream. Glucose not immediately needed for energy is converted into glycogen, a form of starch that is stored in the liver or in muscle tissue.
Pure starches, having the formula $(C_6H_{10}O_5)$, if normally metabolized, leave no residue and give rise only to carbon dioxide and water.*starch Mô . t loại carbonhydrat không kết tinh của gốc polysacchaside được tìm thấy trong thực vật. Bao gồm tinh bột từ rau quả, các pectin, dextrin, và các chất gôm. Tất cả được phân hủy một cách dễ dàng, có trọng lượng phân tử cao, và sinh ra nhiều đường đơn (monosac- charides) khi bị thủy phân hoàn toàn. Cơ thể có thể thủy phân thành hexoza có ích cho các thực phẩm giàu năng lượng. tất cả được biến đổi thành các đường đơn trước khi chúng được cơ thể hấp thụ. khi một số loại trái cây chin, tinh bột biến đổi thành đường, trong khi một số loại rau quả (đậu và ngũ cốc) biến đổi đường thành tinh bột cũng như những phối của chúng phát triển. Xem. table.
Các enzyme amylase của nước bọt và dịch tụy thủy phân tinh bột thành dextrin và đường maltose. Chúng lần lượt được thủy phân thành đường glucose, được hấp thụ vào máu. đường glucose không cần trực tiếp cho năng lượng mà nó được biến thành glycogen, một loại tinh bột được dự trữ trong gan hoặc mô cơ.
Tinh bột tinh khiết có công thức là $(C_6H_{10}O_5)$, nếu được trao đổi chất một cách bình thường.*

s., animal. Glycogen.*s., animal Tinh bột có nguồn gốc động vật đó là: glucogen*

s., corn. Starch obtained from ordinary corn or maize (Zea ways). It is used as a dusting powder and an absorbent and is a constituent in many pastes and ointments. It is widely used in industry and as a food. *T i n h bột ngũ cốc Tinh bột có từ ngũ cốc hoặc bắp (cây ngô). Nó được dùng như một thứ bột lau bụi và như một chất hấp thụ và là một thành phần trong nhiều loại bột nhào và các dạng thuốc mỡ. Nó được ứng dụng một cách rộng rãi trong công nghiệp và cũng như trong thực phẩm*

starch glycerite. A combination of starch, benzoic acid, purified water, and glycerin. Used as an emollient in formulations for external use.*starch glycerite Một sự kết hợp của các loại bột, axit benzoic, nước tinh khiết và glycerin. Được sử dụng như một loại thuốc làm mềm trong nhiều công thức cho các ứng dụng bên ngoài.*

stare [AS. starian]. To gaze fixedly at anyone or anything.*stare Cái nhìn chòng chọc, nhìn không chớp mắt*

Starling's law of heart. [Ernest Henry Starling, Brit. physiologist, 1866-1927] The force of the heartbeat is determined primarily by the length of the fibers constituting its muscular wall, i.e., an increase in diastolic filling increases force of heartbeat.*Starling's law of heart [Nhà sinh lý học người Anh Ernest Henry Starling, 1866 - 1927]. Lực nhịp tim được xác định đầu tiên bằng cách đo chiều dài của sợi cơ tạo thành vách cơ của nó, có nghĩa là, tăng chứng trương tim sẽ tăng lực nhịp tim.*

Starling's law of intestine. A stimulus within the intestine, i.e., the presence of food, initiating a band of constriction on proximal side and relaxation on distal side. This results in a peristaltic wave.*Starling's law of intestine Tác nhân kích thích bên trong ruột nghĩa là sự hiện diện của thực phẩm, sự bắt đầu một loạt các co thắt chặt ở đầu gần và sự dãn ra ở đầu ngoại biên. kết quả này ở trong một làn sóng nhu động*

starter. A pure culture of bacteria or other microorganism used to initiate a particular fermentation, as in the making of cheese.*starter Sự cấy các vi khuẩn hoặc vi sinh vật thuần chủng được ứng dụng tiên phong cho sự lên men đặc trưng cũng như trong sản xuất phô-mát.*

startle syndrome. The uncontrollable startle reaction that follows any stimulus for which there is usually no adaptation, such as a sudden noise, flash of light, or touching of a person. This causes a stiffening of the body, flexion of the arms, and sometimes a shout and fall to the ground. The verbal portion of the response may be related to what the individual is thinking or viewing at the time and may be a source of embarrassment. This syndrome was originally described as the Jumping

Frenchmen of Maine, but it exists in other areas of the world.
TREAT: Clonazepam is beneficial. *Chứng giật mình, chứng hoảng hốt Phản ứng giật mình không thể kiểm soát được sau bất kỳ sự kích thích nào thường do chưa thích nghi, ví dụ như một tiếng ồn bất thình lình, sự lóe sáng, hoặc sự sờ của một người. Điều này gây ra sự cứng cơ thể, sự cong các cánh tay, và đôi khi hét to và té xuống đất. Lời nói đáp lại có thể liên quan tới những gì mà cá thể đang suy nghĩ đến và nhìn thấy lúc đó và có thể là một nguồn gốc của sự lúng túng. Cách chữa trị: Một loại thuốc có tính chất co thắt sẽ có ích hơn.*

starvation [AS. ateorfan, to die]. 1. Condition of being without food for a long period of time. When everything but air and water is withheld, the sequence of events is as follows: (1)hunger, beginning about four hours after the last meal, accompanied by special activity of the stomach and general restlessness, becoming more acuteperiodically, esp. at times when meals were customarily taken; (2) loss of weight; (3) utilization of glycogen stored in liver and muscles; (4) utilization of stored fat; (5) spells of nausea and diminishing acuteness of the sensation of hunger; (6) destruction of bodyprotein. The greatest loss of weight is in the fatty tissues, spleen, and liver. 2. Condition in which the supply of a specific food is below minimum bodily requirements, such as protein starvation. SEE: kwashiorkor. 3. Condition resulting from failure of the body to digest and absorb essential foodstuffs. SEE: deficiency disease; diet; dietetics.*starvation 1. Sự đói lâu dài. Trong khi mà mọi thứ đều dung được nhưng chỉ có không khi và nước bị từ chối, thường xuyên có các sự kiện sau (1)đói, bắt đầu khoảng 4 giờ sau khi ăn, được kèm theo bởi các tác động đặc biệt của dạ dày và sự thiếu nghỉ ngơi, trở nên cấp tính một cách định kỳ, đặc biệt là vào những thời điểm mà các bữa ăn được diễn ra một cách thông thường; (2) Giảm trọng lượng; (3) Sự sử dụng glycogen được dự trữ trong gan và cơ; (4) Sự sử dụng chất béo dự trữ; (5) Đợt ói và giảm bớt sự cấp tính của cảm giác đói; (6) Sự phân hủy đạm cơ thể. Sự giảm trọng lượng lớn nhất ở trong các mô béo, lách và gan. 2. Trạng thái cung cấp thựcphẩm thấp hơn yêu cầu tối thiểu của cơ thể, ví dụ như sự thiếu đạm kwashiorkor. Trạng thái do không xảy ra tiêu hóa và hấp thụ các thực phẩm thiết yếu của cơ thể. xem; deficiency disease; diet; dietetics.*

stasibasiphobia [Gr. stasis, a standing, + basis, step, + phobia, fear]. Delusion of one's inability to stand or walk, or fear to make the attempt. *stasibasiphobia Chứng sợ đứng đi.*

stasimorphia, stasimorphy [" + morphe, form]. Deformity due to failure to develop and grow. *stasimorphia, stasimorphy Sự biến hình ngừng phát triển.*

stasiphobia [" + phabos, fear]. Delusion of one's inability to stand erect or hesitation to make the attempt. *stasiphobia Chứng sợ đứng.*

stasis [Gr. stasis, a standing]. Stagnation of normal flow of fluids, as of the blood or urine, or of the intestinal mechanism.*stasis Sự đọng, ngừng trệ của các dòng dịch lỏng bình thường, cũng như của dòng máu hoặc nước tiểu hoặc của các cơ trong ruột.*

s., diffusion. Stasis with diffusion of lymph or serum.*s., diffusion Sự ngừng trệ tuần hoàn lan tỏa.*

s., intestinal. Condition in which peristaltic movements fail to move food along the intestine.*s., intestinal Sự ngừng trệ ruột.*

s., venous. Stasis of blood caused by venous congestion.*s., venous Sự ngừng trệ máu được gây ra bởi sự tắt nghẽn tĩnh mạch.*

slat. [L.] statim., immediately.*slat Ngay lập tức, ngay tức thì.*

state [L.status, condition]. 1. A condition. 2. A mode or condition of being.*state Trạng thái, tình trạng.*

s., anxiety. Condition characterized by more or less continuous anxiety and apprehension. SEE: neurosis, anxiety.*s., anxiety Trạng thái lo âu. Xem: neurosis, anxiety.*

s., central excitatory. ABBR: CES. Condition of increased excitability in the central nervous system, esp. in the spinal cord, following an excitatory stimulus.*s., central excitatory Viết tắt: CES. Trạng thái cung cấp trung tâm.*

s., dream. State of diminished consciousness in which the surroundings are perceived as if in a dream.*s., dream Trạng thái mộng du.*

s., excited. The new state produced when energy is added to a nucleus, atom, or molecule. The energy is added by the absorption of photons or by collisions with other particles.*s., excited Trạng thái mới được sinh ra khi năng lượng được thêm vào nhân tế bào, nguyên tử hoặc phân tử. Năng lượng được thêm vào bằng sự hấp thụ các photon hoặc bằng các va chạm với các hạt khác.*

s., fatigue. Nervous exhaustion, commonly following depressed states. SYN: neurasthenia.*s., fatigue Trạng thái mệt mỏi, tình trạng mệt nhọc. Đn: neurasthenia.*

s., ground. State of the lowest energy of a system such as an atom or molecule.*s., ground Trạng thái kháng, trạng thái trơ.*

s., steady. In physiology, the condition in which the metabolic needs of a system such as the muscles being supplied with nutrients at the same rate the energy is expended. Dynamic equilibrium.*s., steady Trạng thái* *cân bằng động lực.*

static [Gr. statikos, causing to stand]. At rest; in equilibrium; not in motion.*static Tĩnh, cân bằng.*

static electricity. Electricity produced by friction.*Điện cân bằng Điện được sinh ra bởi sự ma sát.*

static equilibrium. Equilibrium concerned with recognition of position of head in relation to gravity. Opposite of dynamic equilibrium.*Trạng thái cân bằng Sự cân bằng thuộc về vị trí đầu với trọng lượng. Trái với sự cân bằng động lực.*

static pressure. The pressure existing in all points in the circulation when the heart is stopped. It provides a measure of how well the circulatory bed is filled with blood.*Trạng thái khẩn cấp Áp lực trong tất cả các điểm trong suốt sự lưu thông khi tim ngừng đập. Điều này giúp cách lưu thông của các lớp được làm đầy huyết như thế nào.*

static reflex. A reflex action having to do with maintenance of posture or maintenance of muscle tone.*Trạng thái phản xạ Một phản xạ để duy trì tư thế hoặc duy trì trương lực cơ.*

statics Study of matter at rest and forces bringing about equilibrium. SEE: dynamics.*Tĩnh học Sự nghiên cứu về vấn đề nghỉ ngơi và tác dụng từ sự cân bằng. Xem. dynamics.*

static splint. Any orthosis without movable parts used for positioning, stability, protection, or support.*Tình trạng bó xương gãy bằng nẹp Bất kỳ tư thế nào không cần các phần cơ thể cử động được dùng để định vị, cố định, bảo vệ, hoặc phụ trợ.*

statim [L.]. ABBR. stat. Immediately; at once.*statim Viết tắt stat. Ngay lập tức.*

station [L. static, standing). 1. The manner of standing. 2. A stopping place.*station 1. Tư thế đứng, cách đứng. 2. Một nơi dừng, trạm.*

s., aid. Site in the army for collecting the wounded in battle.*s., aid Trạm sơ cứu.*

s., dressing. A temporary station for wounded soldiers in the field.*s., dressing Trạm cấp cứu tạm thời cho các binh lính trên đồng ruột.*

s., rest. A temporary relief station for the sick on a military road or railway.*s., rest Trạm cấp cứu tạm thời cho chứng ốm đau trên một đường hoặc xa lộ quân đội.*

stationary [L. stationarius, belonging to a station). Remaining in a fixed condition.*stationary Dừng một chỗ, không di chuyển, tĩnh lại.*

statistical Pert. to statistics.*statistical Thuộc thống kê học.*

statistical significance. In statistics, after appropriate analysis of the data, the conclusion that the event being investigated had a certain probability of being due to chance, but the probability was so slight that it is presumed that the event did not occur due to mere chance. Probability is re-

ferred to as the p value; and, if the analysis indicated that there was only a one in 20 chance or less (i.e., p equal to or less than 0.05) that the observed results occurred due to chance, then the study results are arbitrarily considered to be statistically significant.*Tầm quan trọng của thống kê học Sau sự phân tích các dữ liệu phù hợp, sự kết luận rằng sự kiện đã được phát minh có một số có khả năng xảy ra vì sự ngẫu nhiên, nhưng khả năng xảy ra này rất ít, nó được cho là sự kiện không xảy ra vì biến ngẫu nhiên đơn giản. Khả năng xảy ra được quy cho giá trị p; và, nếu phép phân tích xác định rằng chỉ có 1 trong 20 biến ngẫu nhiên hoặc ít hơn (nghĩa là p bằng hoặc nhỏ hơn 0.05) thì chấp nhận kết quả được xảy ra vì sự ngẫu nhiên, sau đó các kết quả nghiên cứu được xét một cách tùy ý để thấy tầm quan trọng của thống kê.*

statistics [LL. statisticus]. The systematic collection, organization, analysis, and interpretation of numerical data pert. to any subject. SEE: statistical significance.*statistics Thống kê học, sự tố chức, phân tích và sự giải thích các số liệu về bất kỳ chủ đề nào. Xem. statistical significance.*

s., medical. Statistics pert. to medical sciences, esp. data pert. to human disease.*s., medical Thống kê học thuộc về khoa học dược phẩm, đặc biệt là các dữ liệu về bệnh người*

s., morbidity. Statistics pert. to sickness.*s., morbidity. Thống kê thuộc về sự ốm đau.*

s., vital. Statistics dealing with births, deaths, and marriages.*s., vital Thống kê đối phó với sự sinh đẻ, sự tử vong, và hôn nhân.*

statoacoustic [Gr. statos, placed, + akoustikos, acoustic]. Concerning balance and hearing.*statoacoustic Thuộc sự cân bằng và khả năng nghe*

statoconia [" + konos, dust]. Minute bits of calcium adhering to the hair cells of the maculae of the utricle and saccule of the middle ear. These are important in sensing the orientation to gravity.*statoconia Một số mảnh canxi bám chặt vào các tế bào lông của các vết của các túi nhỏ ở tai giữa. Những chất này quan trọng trong việc nhận ra hướng của lực hút.*

statokinetic [" + kinetikos, moving]. Pert. to reactions of the body produced by movement.*statokinetic Thuộc các phản ứng của cơ thể được sinh ra bởi sự cử động*

statokinetic reflexes. Reactions that are the result of movement of the body (positive or negative acceleration) or movements of the head. SYN: accelerator reflexes; reflexes, kinetic.*statokinetic reflexes Các phản ứng do sự chuyển động của cơ thể hoặc các cử động của đầu. ĐN: accelerator reflexes; reflexes, ki-

netic.

statolith [" + lithos, stone]. Statoconia, q.v.*statolith Đn Statoconia, tham khảo.*

statometer [" + metron, a measure]. Instrument for measuring amount of abnormal protrusion of eyeball.*statometer Lồi mắt kế.*

statosphere [" + sphaira, a globe]. Centrosome.*statosphere Trung câu, cầu trung tâm.*

stature [L. statura]. Height of the body in a standing position.*stature Chiều cao, tầm vóc.*

s., short. Body height below the level obtained at that age by 70% of the population. A number of disease states including hormonal, nutritional, and intrauterine growth retardation may cause this condition. TREAT: It is important to initiate therapy as soon as possible.*s., short Chiều cao cơ thể thấp hơn mức đạt được khoảng 70% số dân. Một số tình trạng bệnh tật gồm có: hormon, dinh dưỡng, và sự phát triển chậm trễ bên trong tử cung có thể gây ra trạng thái này. Cách chữa trị: Điều quan trọng là bắt đầu chữa trị càng sớm càng tốt.*

status [L.]. (pl. statuses) A state or condition.*status Trạng thái hoặc tình trạng.*

s., anginosus. A sustained attack of angina pectoris.*s., anginosus Trạng thái đau thắt ngực.*

s., arthritkus. Predisposition to having attacks of gout.*s., arthritkus Trạng thái thống phong, tình trạng gút.*

s., asthmaticus. Persistent and intractable asthma.*s., asthmaticus Cơn hen.*

s., dysgrephicus. Condition resulting from imperfect closure of neural tube of embryo.*s., dysgrephicus Tình trạng hở ống thần kinh phôi.*

s., epileptieus. SEE: epilepsy.*s., epileptieus Xem: epilepsy.*

s., perathyreoprivus. Condition resulting from loss of parathyroid tissue.*s., perathyreoprivus Trạng thái mất mô tuyến cận giáp.*

s., preesens. The state of a patient at time observed.*s., preesens Tình trạng một bệnh nhân ở vào thời điểm được theo dõi.*

s., reptus. A state of ecstasy.*s., reptus Tình trạng ngây ngất, trạng thái mê đi.*

s., sternuens. Continual sneezing that may be caused by transient irritation of the nasal mucosa. TREAT: Application of topical anesthetic to the nasal mucosa.*s., sternuens Sự hắt hơi liên tục có thể được gây ra bởi sự kích thích nhất thời của tuyến nhầy ở mũi. Cách chữa trị: Dùng thuốc tê đối với tuyến nhầy ở mũi.*

s., verrucosus. Defective development of the cerebral gyri with many small gyri. This gives a warty appearance to the surface of the brain.*s., verrucosus Sự phát triển không hoàn toàn của hồi não với nhiều* *hỏi nhỏ. Điều này dẫn đến sự xuất hiện mụn mụn cơm ở bề mặt não.*

s., vertiginosus. Persistent condition of vertigo.*s., vertiginosus Tình trạng chóng mặt lâu dài*

staunch [0. Fr. estanche, firm]. To stop the flow of blood from a wound. SYN: stanch.*staunch Ngăn chặn máu chảy ra khỏi vết thương. ĐN: stanch*

staurion [Gr. stauros, little cross]. Craniometric point where transverse palatine suture crosses the median one.*staurion Dụng cụ có mũi nhọn đo sọ ở vùng đường nối ngang vòm miệng chéo qua giữa.*

stauroplegia [" + plege, stroke]. Alternate hemiplegia.*stauroplegia Liệt nửa thân chéo.*

S.T.D. *1. skin test dose.* SEE: *Dick test. 2. sexually transmitted disease.* **S.T.D.** *1. skin test dose. Xem. Dick test. 2. sexually transmitted disease.*

steal The deviation of blood flow from its normal course or rate of flow.*steal Sự lệch hướng dòng máu từ nguồn bình thường của nó hoặc tốc độ dòng máu chảy.*

s., subclavian. SEE: subclauian steal syndrome.*s., subclavian Xem: subclavian steal syndrome*

steam [AS. steam, vapor]. 1. Invisible vapor into which water is converted at boiling point by heat. 2. Mist formed by condensation of water vapor. 3. Any vaporous exhalation.

steam 1. Sự bay hơi nước do nhiệt độ. 2. Xương mù được tạo thành bởi sự ngưng tụ của sự bốc hơi nước. 3. bất kỳ một sự bốc hơi nào.

steam tent. Device that permits inhalation of vapors. If no tent is available, a makeshift tent may be improvised. It is important that the method used does not burn the patient.

SOLUTIONS: Approx. 1 quart (or 1 liter) of boiling water to which is added a teaspoonful (5 ml) of compound tincture of benzoin or a teaspoonful (5 ml) of tincture of benzoin (this does not contain aloe), a few crystals of menthol or camphor, or a few drops of methyl salicylate. These ingredients are pleasant to smell but have relatively little therapeutic effect. Most of the value is in the water vapor.*steam tent Vật sáng chế dùng cho sự hit các hơi vào. Nếu không có hướng dẫn nào có thể áp dụng, thì sự hướng dẫn tạm thời có thể được ứng biến. Quan trọng là phương pháp được ứng dụng không làm tốn thương đến bệnh nhân.*

Cách giải quyết: Approx một lit Anh nước sôi cho vào một thìa trà đầy hợp chất cồn thuốc benzoin hoặc một thìa trà đầy khoảng 5 ml cồn thuốc benzoin (không chứa dầu cây lô hội), một ít tinh thể menthol hoặc long não, hoặc một ít giọt methyl salicylate. Các thành phần này để ngửi nhưng ít hậu quả trị liệu. Hầu hết có ý nghĩa trong hơi nước.

steapsin [Gr. stear, fat, + pepsin, digestion]. A lipolytic enzyme present in pancreatic juice that hydrolyzes fats to fatty acid and glycerine. The bile salts prepare the fats for the action of steapsin by emulsifying them. SYN: lipase, pancreatic. SEE: enzyme; pancreas.*Sự tiêu hóa chất béo Sự hiện diện của enzyme phân hủy chất béo trong dịch tụy để thủy phân chất béo thành axit béo và glycerine. Các mùi mật chuẩn bị cho sự tác động của sự tiêu hóa chất béo bằng nhủ tương của chúng. Đồng nghĩa lipase, pancreatic. Xem. enzyme, pancreas.*

stearic acid [Gr. stear, fat]. A white, fatty acid found in solid animal fats and a few vegetable fats.*Một axit béo Màu trắng được tìm thấy trong chất béo động vật dạng đặc và một số chất béo từ rau quả.*

steariform [" + forma, shape]. Resembling fat.*steariform Dạng mỡ.*

stearin [Gr. stear, fat]. A white crystalline solid in animal and vegetable fats; $CH(C_3H_5O)_3$; any of the esters of glycerol and stearic acid specifically glyceryl tristearate. One of the commonest fats in the body, esp. the solid ones. It breaks down into stearic acid and glycerol.*stearin Tình thể rắn màu trắng trong mỡ động vật và thực vật: có công thức là $CH(C_3H_5O)_3$; bất kỳ các ester nào của glycerol và acid stearic, đặc biệt là tri-stearat. Một trong các chất béo thông dụng nhất trong cơ thể, đặc biệt là ở thể rắn. Nó phân hủy thành acid stearic và glycerol.*

stearodermia [" + derma, akin]. Disease of the sebaceous glands of the skin.*stearodermia Bệnh tuyến bã nhờn da.*

stearopten(e) [" + ptenos, volatile]. The more solid portion of a volatile oil as distinguished from the more fluid portion or eleoptene. Ex.: menthol, thymol.*Chất rắn dễ bay hơi Ví dụ menthol, thymol.*

tearrhea [Gr. stear, fat, + rhoia, flow]. Excessive secretion of sebum or fat. SYN: seborrhea oleosa.*tearrhea Sự tiết chất béo. ĐN: seborrhea oleosa.*

s., flevescens. Stearrhea with yellow sebaceous matter deposited on the skin.*s., flevescens Sự tiết bã nhờn màu vàng được lắng đọng ở trên da.*

s., nigricans. Stearrhea with black sweat due to presence of indican. SEE: chromidrosis; chromodermatosis.*s., nigricans Sự tiết chất mật đen vì sự hiện diện của một hợp chất tiết ra theo nước tiểu như một chất khử độc của indoxyl. Xem: chromidrosis; chromoder matosis.*

s., simplex. Excessive discharge of sebum.*s., simplex Sự tiết bã nhờn, sự tiết chất nhờn.*

steatadenoma [Gr. steatos, fat, + aden, gland, + oma, tumor]. Tumor of the sebaceous glands.*steatadenoma Chứng u bướu của các tuyến bã nhờn.*

steatite Talc.*steatite Chất khoáng steatit.*

steatitis [" + itis, inflammation]. Inflammation of adipose tissue.*steatitis Viêm mô mỡ.*

steato- [Gr.steatos, fat]. Prefix meaning fatty.*steato- Tiền tố của chất béo.*

steatocele [" + kele, tumor, swelling]. Fatty tumor within the scrotum.*steatocele U mỡ bìu.*

steatocryptosis [" + krypte, a sac, + osis, condition]. Any disease of sebaceous glands. SEE: stearodermia.*steatocryptosis Chứng bệnh tuyến bã nhờn. Xem. stearodermia.*

steatogenous [Gr. steatos, fat, + gennan, to produce]. 1. Causing fatty degeneration. 2. Producing any sebaceous gland disease.*steatogenous 1. Tạo mỡ. 2. Phát sinh bệnh tuyến bã nhờn.*

steatolysis [" + lysis, dissolution]. 1. The process by which fats are first emulsified and then hydrolyzed to fatty acids and glycerine preparatory to absorption. 2. The decomposition of fat. SYN: lipolysis.*steatolysis 1. Quá trình chất béo được phân hủy và thủy phân thành các acid béo và glycerine chuẩn bị cho sự hấp thu. 2. Sự phân hủy chất béo. Đn lipolysis.*

steatolytic Concerning ateatolysis.*steatolytic Thuộc phân hủy chất béo.*

steatoma [" + oma, tumor]. 1. Sebaceous cyst. SYN: wen. 2. Benign tumor composed of fat cells. SYN: lipoma. Smooth, shiny, globular, cutaneous or subcutaneous tumor from pea or orange size arising from sebaceous glands, single or multiple, usually on neck, scalp, back, or scrotum. ETIOL: Duct occlusion is causative in some.

TREAT: Surgical excision by dissection without perforating sac. Packing in suppurative cases.

PROG: Prolonged irritation may cause suppuration.*steatoma 1. Túi bã nhờn. Đn wen. 2. U ôn hòa cấu tạo từ các tế bào chất béo. Đn lipoma.*

U trơn, bóng, tròn ở da hoặc dưới da từ da đến các cơ quan bên trong làm tăng kích thước từ các tuyến bã nhờn, dạng đơn hoặc đa, thường ở cố, da, đầu, lưng, hoặc bìu dái. Nguyên nhân bệnh: sự tắc nghẽn ruột.

Cách điều trị: Cắt phẫu thuật bằng cách cắt ra từng khúc không cần dùng túi có lỗ. Hãy bao bọc đối với các trường hợp mưng mủ. Tiên lượng: sự kích thích kéo dài có thể gây mưng mủ.

steatotnatous Presence of multiple sebaceous cysts.*steatotnatous Sự hiện diện nhiều túi bã nhờn.*

steatonecrosis [" + nekros, corpse + osis, condition]. Necrosis of fatty tissue in small patches.*steatonecrosis Chứng hoại tử các mô mỡ.*

steatopathy [" + pathos, disease, suffering]. Disease of the sebaceous glands of the skin.*steatopathy* Bệnh các tuyến bã nhờn ở da.

steatopygia [" + pyge, buttock]. Abnormal fatness of the buttocks occurring more frequently in women than in men. Seen in some tropical areas of Africa. Location of this excess fat accumulation in the buttocks may represent an adaptation to a very hot climate. If this fat were evenly spread throughout the subcutaneous tissue, it is thought that normal cooling of the skin would be severely limited.*M ông quá nhiều mỡ Được tìm thấy ở các vùng nhiệt đới của châu Phi. Sự xác định dư mỡ ở mông có thể tượng trưng cho một sự thích nghi với khí hậu rất nóng. Nếu chất béo được tỏa bằng hết các mô dưới da, điều đó được cho rằng sự lạnh bình thường của da sẽ bị hạn chế.*

steatorrhea [Gr. steatos, fat + rhoia, flow]. 1. Increased secretion of sebaceous glands. SYN: seborrhea 2. Fatty stools, as seen in pancreatic diseases.*steatorrhea 1. Chứng tăng tiết tuyến bã nhờn. Đn seborrhea. 2. Chứng phân mỡ, được tìm thấy ở bệnh tụy.*

s., idiopathic. Term applied to gastrointestinal disorders characterizedby impaired absorption. SYN: spree.*s., idiopathic Thuật ngữ được áp dụng đối với các chứng rối loạn ở dạ dày được biểu thị bởi sự hấp thu yếu kém. ĐN: sprue.*

s., simplex. Excessive secretion of sebaceous glands of the face.*s., simplex Sự tiết chất nhờn mặt.*

steatosis [" + osis, condition]. 1. Fatty degeneration. 2. Disease of the sebaceous glands.*steatosis 1. Sự thoái hóa chất béo. 2. Bệnh tuyến bã nhờn.*

stage [Gr. stegos, roof]. The internal pillar of the organ of Corti of the ear. *stage Cột trong của các cơ quan của vỏ tai.*

stegnosis [Gr. stegnosis, obstruction]. 1. Checking of a secretion or discharge. 2. Closing of a passage. SYN: stenosis. 3. Constipation. SYN: costiveness.*stegnosis 1. Kiểm tra về sự tiết hoặc chảy mủ. 2. Chứng hẹp, co khít lại. Đn stenosis. 3. Chứng táo bón. Đn costiveness.*

stegnotic Bringing about ategnosis. SYN: astringent; constipating. *stegnotic Thuộc kiểm tra tiết hoặc chảy mủ. ĐN: astringent, constipating.*

Stegomyia A subgenus of mosquito of the genus Aedes, family Culicidae,suspectedoftransmittingth ecausative organism of yellow fever. *Stegomyia Sự phân giống mũi Aedes, họ Culicidae, bị nghi ngờ truyền bệnh sốt vàng da.*

Steinert's disease [Hans Steinert, Ger. physician, b. 1875] A hereditary disease characterized by muscular wasting, myotonia, and cataract. SYN: dystrophia myotonia. *Steinert's disease Bệnh di truyền*

được thể hiện bởi sự suy yếu phẩm chất cơ đùi, tăng trương lực cơ, và bệnh đục thủy tinh thể. ĐN: dystrophia myotonia.

Stein-Leventhal syndrome [Irving F. Stein, Sr., U.S. gynecologist, 6.1887; Michael L. Leventhal, U.S. obstetrician and gynecologist, 1901-1971] The polycystic ovary syndrome characterized by normal growth and development with or without hirsutism. Menses may or may not be regular, but later oligomenorrhea develops and then amenorrhea, but infrequently ovulation will occur. Infertility is usually persistent but may be treated with clomiphene, gonadotropins, or wedge resection of the ovary. SYN: polycystic ovary syndrome.

Stein-Leventhal syndrome [Irving F. Stein., Sr., bác sĩ phụ khoa Mỹ, sinh năm 1887; Michael L. Leventhal, bác sĩ chuyên khoa sản và bác sĩ phụ khoa Mỹ, 1901-1971). Hội chứng đa u nang buồng trứng được thể hiện bởi sự sinh trưởng và phát triển rậm lông hoặc không rậm lông. Kinh nguyệt có thể đều hoặc không đều, nhưng sau đó chứng ít kinh nguyệt phát triển và sau đó vô kinh, nhưng sự rụng trứng sẽ xảy ra một cách thường xuyên. Sự cằn cỗi thường bền nhưng có thể được xử lý bằng chất hướng sinh dục, hoặc cắt bỏ vật hình nêm buồng trứng. Đn polycystic ovary syndrome.

Steinmann's extension [Fritz Steinmann, Swiss surgeon, 1872-1932] Traction applied to a limb by applying weight to a pin placed through the bone at right angles to the direction of pull of the traction force.*Steinmann's extension Sức kéo được áp dụng đối với một chi bằng cách dùng lực để gắn một định ghim qua xương góc phải để chỉ hướng đẩy của lực kéo.*

Steinmann pin A sturdy pin placed in the distal end of along bone so that a weight may be attached in order to apply traction.*Steinmann pin Một cái đinh cứng được đặt vào đoạn cuối của xương dài ngoại biên để lực có thể được bám vào để kéo.*

Stelazine. Trade name for trifluoperazine hydrochloride. *Stelazine Tên thương mại của trifluoperazine hydrochloride.*

stella [L.]. (pl. stellae) Star.*stella Hình sao, sao.*

s., lends hyaloidea. Posterior pole of the crystalline lens of the eye.*s., lends hyaloidea Cực sau của thể thủy tinh.*

s., lends iridica. Anterior pole of the crystalline lens of the eye.*s., lends iridica Cực trước của thể thủy tinh.*

stellate Star-shaped; arranged with parts radiating from a center.*Hình sao Được sắp xếp bởi các phần tỏa ra từ một vùng trung tâm.*

stellate bandage. Bandage that is

wrapped on the back, crossways.*stellate bandage Băng keo được bao bọc qua lưng, theo những đường chéo.*

stellate cell. Any cell that appears starshaped. Ex.: neurons ofmolecularlayerofcerebellum; Kupffer's cells of the liver sinusoids; astrocytes.*stellate cell Bất kỳ tế bào nào có hình sao. Ví dụ: Các nơ ron của lớp phân tử tiểu não; các tế bào hình sao của gan của Kupffer; các tế bào hình sao.*

stellate fracture. Fracture with numerous fissures radiating from central point of injury.*stellate fracture Sự gãy xương có nhiều vết nứt tỏa ra từ vùng trung tâm của vết thương.*

stellate ganglion. A sympathetic ganglion formed by the fusion of inferior cervical and first thoracic ganglions.*stellate ganglion Hạch giao cảm được tạo nên bởi sự kết hợp các hạch ở ngực và cổ trước.*

stellate ligament. One of the anterior costovertebral ligaments.*Dây chằng hình sao Một trong những dây chằng thuộc xương sườn đốt sống.*

stellate veins. Venous plexuses beneath the kidney's capsule. SYN: stars of Verheyen.*Tĩnh mạch hình sao Đám rối tĩnh mạch giữa các nang thận. Đn star of Verheyen.*

stellectomy [" + ektome, excision]. Surgical removal of the stellate ganglion.*stellectomy Thủ thuật cắt bỏ hạch não.*

Stellwag's sign [Carl Stellwag von Carion, Austrian oculist, 1823-1904] Widening of palpebral aperture with absence orlessenedfrequencyofwinking,seen in Graves' disease.*Stellwag's sign [Carl Stellwayvon Carion, bác sĩ nhãn khoa; bác sĩ mắt người Úc, 1823-1904] Sự mở rộng lỗ mí mắt do thường xuyên thiếu và giảm sút sự nháy của mắt, được thấy ở bệnh Graves (bưới giáp lộ nhãn).*

stem. 1. [AS. stemn, tree trunk] Any stalklike structure. 2. To derive from or originate in. 3. [ME. stemmen] To check, stop, or hold back.*stem 1. Thân. 1. Được tìm từ, tìm thấy nguồn gốc từ hoặc khởi đầu, phát sinh, tạo thành. 3. Kiểm tra, dừng hoặc giữ ngược phía sau.*

s., brain. The lower portion of the brain excluding the cerebrum and cerebellum. Includes the medulla oblongata, pons, midbrain, and diencephalon.*Thân não Phần dưới não ngăn chặn não và tiểu não. Gồm có: hành tủy tủy sống, cầu não, não giữa, và não trung gian.*

stem cell. A cell that gives rise to a specific type of cell as in hematopoiesis.*Tế bào mầm Một tế bào sinh ra một loại tế bào đặc biệt trong sự hình thành máu, huyết.*

stenion [Gr. stenos, narrow]. Craniometric point at extremities of the smallest transverse diameter in the temporal region.*stenion Địa điểm tại đầu có đường kính ngang nhỏ nhất trong vùng thái dương để đo sọ.*

steno- [Gr.stenos, narrow]. Combining form meaning narrow or short. *steno- Chật, hẹp, ngắn.*

stenobregmatic [" + bregma, front of head]. Term applied to a skull with narrowing of the upper and frontal portion.*stenobregmatic Chứng tràn hẹp.*

stenocardia [" + kardia, heart]. Angina pectoris.*stenocardia Đau thắt ngực.*

stenocephaly [" + kephale, head]. Narrowness of the cranium in one or more diameters.*stenocephaly Chứng đầu hẹp.*

stenochoria [" + choros, space]. Partial constriction, esp. of the lacrimal duct. SYN: stenosis.*stenochoria Chứng hẹp. ĐN: stenosis.*

stenocompressor [" + L. compressor, that which presses together]. An instrument for compressing Stensen's ducts to stop the flow of saliva. *stenocompressor Thiết bị dùng để nén, đè ống Stensen để ngăn uyển nước bọt.*

stenocoriasis [" + kore, pupil, + -iasis, state]. Narrowing of pupil of the eye.*stenocoriasis Sự co đồng tử mắt.*

stenocrotaphia [" + krotaphos, the temple]. Abnormal narrowness of the temporal area of the head. *stenocrotaphia Tật hẹp vùng thái dương.*

stenopaic, stenopeic [Gr. stenos, narrow, + ope, opening]. *stenopaic, stenopeic Có lỗ nhỏ.*

stenosal [Gr. stenos, narrow]. Stenotic.*stenosal Hẹp, hẹp trít.*

stenosed Characterized by stenosis; constricted.*stenosed Hẹp, hẹp trít.*

stenosis [Gr., act of narrowing]. Constriction or narrowing of a passage or orifice. SYN: stricture.
ETIOL: May result from embryonic maldevelopment, hypertrophy and thickening of a sphincter muscle, inflammatory disorders, or excessive development of fibrous tissue. It may involve almost any tube or duct. *Chứng hẹp ĐN: stricture. Nguyên nhân bệnh: Có thể do tăng chứng đau phổi, chứng phì đại mạch và móng cơ thắt, các rối loạn về viêm nhiễm, hoặc sự phát triển quá mức của mô cơ. Nó có thể gồm hầu hết bất kỳ ống nào.*

s., aortic. Constriction of the aortic orifice at cardiac base, or narrowing of the aorta.*s., aortic Hẹp lỗ động mạch chủ.*

s., cardiac. A narrowing or constriction of any of the orifices leading into or from the heart or between chambers of the heart.*s., cardiac Hẹp tim.*

s., cicatricial. Stenosis resulting from any contracted cicatrix.*s., cicatricial Hẹp do sẹo.*

s., mitral. Stenosis of mitral valve or orifice of heart, or of both. Usually the result of rheumatic heart disease. *s., mitral Hẹp lỗ van hai lá.*

s., pulmonary. SEE: pulmonary stenosis.*s., pulmonary Xem: pulmonary stenosis.*

s., pyloric. Obstruction caused by hypertrophy of walls of the pyloric orifice.*s., pyloric Hẹp môn vị.*

s., subaortic. Congenital constriction of aortic tract below aortic valves.*s., subaortic Động mạch phụ.*

s., tricuspid. Narrowing of the opening to the tricuspid valve.*s., tricuspid Hẹp lỗ van ba lá.*

stenostomia [Gr. stenos, narrow, + stoma, mouth]. Narrowing of the mouth.*stenostomia Tật mồm hẹp, miệng hẹp.*

stenothermal [" + therme, heat]. Resisting only a small change of temperature.*Chịu nhiệt trong phạm vi hẹp Hẹp nhiệt.*

stenothorax [" + thorax, chest]. An unusually narrow thorax. *stenothorax Tật ngực hẹp.*

stenotic [Gr.stenosis, act of narrowing]. Produced by or characterized by stenosis.*stenotic Hẹp, hẹp trít.*

Stensen's duct [Niels Stensen, Danish anatomist, 1638-1686] The excretory duct of the parotid gland. *Stensen's duct [Niels Stensen, bác sĩ phẫu thuật, nhà giải phẫu học Đan Mạch, 1638-1686] ống bài tiết của tuyến mang tai.*

Stensen's foramina. Incisive foramina of the hard palate, transmitting anterior branches of the descending palatine vessels.*Lỗ Stensen Lỗ nhỏ của vòm miệng cứng, chuyển các nhánh của các túi vòm miệng xuống.*

stent. [Charles R. Stent, Brit. dentist, 1845 1901] 1. Originally a compound used in making dental molds. 2. Any material used to hold tissue in place or to provide a support for a graft or anastomosis while healing is taking place.*stent [Charles, R. Stent, nha sĩ người Anh, 1845-1901] răng hàm mặt. 1. Một hợp chất đầu tiên được sử dụng để tạo hình răng. 2. Bất kỳ một chất được dùng để giữ cố định hoặc tự cho mô ghép hoặc sự thông nhau của hai mạch máu trong khi đang lành bệnh.*

step. A series of rests for the foot in ascending or descending.*step Bước, bước đi, bậc, cấu trúc hình bậc.*

s., Rdnne's. A steplike defect in the visual field.*s., Rdnne Một cấu trúc có hình dạng bậc trong vùng thị giác.*

stephanion [Gr. stephanos, crown]. Point at intersection of the superior temporal ridge and coronal suture. *Điểm stephanion Điểm tại chỗ giao nhau của đỉnh thái dương trên và đường khớp đỉnh.*

steppage gait. *Dáng đi bàn chân rủ.*

stepping reflex. SEE: reflex, stepping.*stepping reflex Xem: reflex, stepping.*

Steradian The unit of measurement of solid angles. It encloses an area on the surface of a sphere equal to the square of the radius of the sphere. *Đơn vị đo góc Nó gồm có một vùng trên mặt của một hình cầu bằng với hình mộng có bán kính bằng bán kính hình cầu.*

Sterane. Trade name for prednisolone, USP.*Sterane Tên thương mại của prednisolone, được điển Mỹ.*

Sterco- [L, stercus, dung]. Combining form indicating a relationship to feces.*Sterco- Phân, phân thú vật.*

stercobilin [" + bills, bile]. A brown pigment derived from the bile giving the characteristic color to feces. SEE: urobilin.*stercobilin Sắc tố màu nâu xuất phát từ mật tạo màu đặc trưng cho phân. Xem. urobilin.*

stercobilinogenc A colorless substance derived from urobilinogen. It is present in the feces and turns brown on oxidation. *stercobilinogenc Một chất không màu từ urobilinogen. Nó hiện diện trong phân và biến thành màu nâu khi bị ôxi hóa.*

stercolith [" + Gr. lithos, stone]. A fecal calculus.*stercolith Sỏi phân.*

stercoraeeous [L. stercor aceus]. Havingthe nature of, pert. to, or contailing feces.*stercoraeeous Thuộc phân.*

stercoral [L. stercus, dung]. Pert. to feces. SYN: stercoraceous.*stercoral Phân, phân thú vật. ĐN: stercoraceous.*

stercorin A sterol, C_3H_5OH, in feces. *stercorin Một loại sterol trong phân có công thức C_3H_5OH.*

stercorolith [" + Gr. lithos, stone]. A fecal concretion. SYN: coprolith; fecalith.*stercorolith Sỏi phân. ĐN: coprolith; fecalith.*

stercoroma [" + Gr, oma, tumor]. A fecal tumorlike mass in the rectum. SYN: coproma; fecaloma; scatoma. *stercoroma Phân hòn. ĐN: coproma; fecaloma; scatoma.*

stercorous [L. stercorosus]. Resembling excrement. SYN: stercoral; stercoraceous.*stercorous Thuộc phân. ĐN: stercoral; stercoraceous.*

stercus [L.]. (pl. stercora) Feces. SYN: excreta; excrement.*stercus (số nhiều stercora) phân. Đn excreta; excrement.*

stere [Gr. stereos, solid]. Combining form meaning solid or indicating threedimensional.*stere Sự kết hợp các thể rắn.*

stereoagnosis [" + a-, not, + gnosis, knowledge]. Astereognosis, q.v. *stereoagnosis Mất nhận thức vật.*

stereoanesthesia [" + an-, not, + aisthesis, sensation]. Inability to recognize objects by feeling their form. *stereoanesthesia Sự mất nhận cảm vật.*

stereoarthrolysis [" + arthron, joint, + lysis, dissolution]. Surgical formation of a movable new joint in bony ankylosis.*stereoarthrolysis Thủ thuật giải trừ khớp xương cứng.*

stereoauscultation [" + L. auscultare, listen to].*stereoauscultation Phương pháp thính chẩn lập thể.*

stereocampimeter [" + L. campus, field, + Gr. matron, measure]. Device for measuring the visual field of both eyes simultaneously.*Thị trường trung tâm kế nổi Thị trường trung tâm kế lập thể.*

stereochemical [" + chemeia, chemistry]. Concerning stereochemistry. *stereochemical Thuộc hóa học lập thể.*

stereochemistry *Hóa học lập thể.*

stereocilia (sing. stereocilium) Nonmotile protoplasmic projections from free surfaces of cells of ductus epididymis and ductus deferens. *stereocilia Sự nhô ra thuộc bản chất của chất nguyên sinh không di động được từ mặt trống rỗng của các tế bào ống mào tinh hoàn và ống dẫn tinh.*

stereocinefluorography Motion picture photography of the images produced by stereofluorography. This provides a three-dimensional visualization.*stereocinefluorography Phép điện ảnh hình soi huỳnh quang nổi.*

stereoencephalotomy [" + enkephalos, brain, + tome, incision]. Surgical incision by use of stereotaxis.*stereoencephalotomy Thủ thuật mở não bằng phương pháp định vị não nổi.*

stereognosis [" + gnosis, knowledge]. Ability to recognize form of solid objects by touch.*stereognosis Sự nhận cảm giác lập thể.*

stereogram [" + gramma, something written]. Stereoscopic roentgenogram.*stereogram 1. Phim chụp tia X nổi. 2. Hình vẽ nổi, hình vẽ lập thể.*

stereoisomer A substance exhibiting stereoisomerism.*stereoisomer Chất đồng phân lập thể.*

stereoisomerism Condition in which two or more substances may have the same empirical formula, but a different structural formula, structuralfor mulas being mirror images of each other. Ex.: dextrose and levuloae differ in optical activity with regard to their effect on a plane of polarized light. *stereoisomerism Đồng phân lập thể. Ví dụ: dextroza và lovuloza khác nhau về hoạt động quang học về tác động của chúng vào một mặt phẳng ánh sáng đã phân cực.*

stereology [Gr. stereos, solid, + bgos, word, reason]. Study of three-dimensional aspects of objects.*stereology Sự nghiên cứu về khía cạnh của những vật thể ba chiều.*

stereometer [" + matron, measure]. An instrument used in stereometry. *stereometer Dụng cụ đo dung tích.*

stereometry [" + matron, a measure]. The measurement of a solid body or

the cubic contents of a hollow body.*s tereometry Phép đo dung tích.*

stereo-ophthalmoscope [" + ophthalmos, eye, + skopein, to examine]. An ophthalmoscope that is designed to permit the fundus to be seen simultaneously by botheyes of the examiner.*stereo-ophthalmoscope Kính soi đáy mắt lập thể, kính soi đáy mắt nổi.*

stereo-orthopter [" + orthas, straight, + opsis, vision]. A mirror reflecting device for treatment of strabismus. *stereo-orthopter Phương pháp soi gương phản chiếu để trị tật lác mắt.*

stereophantoscope [" + phantos, visible, + skopein, to examine]. A stereoscopic device with rotating disks for testing vision. *stereophantoscope Phương pháp soi kính nổi với các đĩa xoay quanh để kiểm tra thị lực.*

stereophorometer [" + phoros, a bearer, + matron, measure]. A prism-refracting device for use in correcting defective vision. *stereophorometer Phương pháp khúc xạ lăng trụ ứng dụng trong việc hiệu chỉnh tật thị lực.*

stereophotography [" + phos, light, + graphein, to write]. Photography that produces effect of solidity or depth in the pictures.*stereophotography Phép chụp ảnh lập phương, chụp ảnh nổi.*

stereophotomicrograph [" + " + mikros, tiny, + graphein,towrite]. A photograph showing solidity or depth of a microscopic subject. *stereophotomicrograph Phép chụp ảnh vi thể lập phương, chụp ảnh nổi vi thể.*

stereopsis [" + opsis, vision]. Stereoscopic vision.*stereopsis Thị giác lập phương.*

stereoradiography [" + L. radius, ray, + Gr,graphein, to write]. *stereoradiography Phép đo lập thể bằng tia X.*

stereoroentgenography [" + roentgen, + Gr. graphein, to write]. Stereoradiography. *stereoroentgenography Đn stereoradiography.*

stereoscope [" + skopein, to examine]. Instrument that creates an impression of solidity or depth of objects seen by combining images of two pictures.*stereoscope Kính soi lập thể.*

stereoscopic, stereoscopical. Pert. to the stereoscope or its use.*stereoscopic, stereoscopical Thuộc tinh hướng tiếp xúc thể rắn.*

stereoscopic vision. Vision in which things have the appearance of solidity and relief as though seen in three dimensions. Binocular vision produces this effect.*stereoscopic vision Thị giác lập thể.*

stereospecific Specific for only one of the possible receptors on a cell. *stereospecific Có vị trí xác định trong không gian.*

stereotactic Stereotaxic, q.v.

stereotactic *Tham khảo stereotaxic.*

stereotaxie [Gr. stereos, solid, + taxis, arrangement]. Concerning stereotaxis.*stereotaxie Thuộc vị trí xác định trong không gian.*

stereotaxis [" + taxis, arrangement]. A method of precisely locating areas in the brain; use of this technique is essential in certain neurosurgical procedures.*stereotaxis Tĩnh hướng tiếp xúc thể rắn.*

stereotropic [" + trope, a turn]. Concerning stereotropism.*stereotropic Thuộc hướng tiếp xúc thể rắn.*

stereotropism [" + tropos, a turning, + -ismos, condition]. A response toward (positive stereotropism) or away from (negative atereotropism) a solid object. SYN: thigmotropism. *stereotropism Thuộc hướng tiếp xúc thể rắn. ĐN: thigmotropism.*

stereotypy ["+ typos, type]. Persistent repetition of words, posture, or movement without meaning; seen in catatonic partial stupors.*stereotypy Chứng lắp lời, lắp động tác.*

steric Concerning the spatial arrangement of atoms in a chemical compound.*steric Thuộc hóa học lập thể.*

sterile [L. sterilis, barren]. 1. Free from living microorganisms.2. Not fertile; unable to reproduce young. SYN: barren. SEE: sterility*sterile 1. Vô khuẩn. 2. Vô sinh. Đn barren. Xem. sterility.*

sterility [L. aterilitas, barrenness]. 1. Condition of being free from living microorganisms. 2. Inability ofthe female to become pregnant or for the male to impregnate a female. Investigation into the cause of sterility includes investigation of both partners. A routine examination for sterility in the female includes a study of the vaginal secretions, a bimanual pelvic examination, visualization of the cervix, in some cases a test for patency of the fallopian tubes, and a record of basal body temperature. A history of pelvic disorder in the female is of great importance. The male shouldhave the seminal fluid examined for the number, motility, viability, and normality of the spermatozoa. TREAT: Treatment of sterility depends upon the finding and correction of any or all causes of the condition. A highpercentage of couples who have an infertility problem in the first year of marriage will, without treatment, produce offspring within two to three years.*sterility 1. Vô khuẩn. 2. Vô sinh, tình không sinh sản. Sự nghiên cứu về tính vô sinh gồm cả hai vợ và chồng. Sự kiểm tra hàng ngày về tính vô sinh ở phụ nữ gồm có sự nghiên cứu về sự tiết dịch ở âm đạo, khiểm tra khung chậu bằng hai tay, sự mường tượng cổ tử cung, trong một số trường hợp một cuộc kiểm tra về sự mở cửa của ống dẫn trứng và một hồ sơ về đo nhiệt độ của cơ thể. Một lịch sử về sự rối loạn khung chậu ở phụ nữ* là rất lớn. Đàn ông nên được kiểm tra về khả năng chuyển động, số lượng, khả năng sống được, và trạng thái của tinh trùng.

Cách chữa trị: Sự chữa trị chứng vô sinh phụ thuộc vào việc phát hiện và sự chữa trị bất kỳ hoặc tất cả nguyên nhân của trạng thái nào.

Một tỷ lệ phần trăm cao ở các cặp vợ chồng có vấn đề trục trặc về sự vô sinh ở nằm đầu mới lập gia đình, không chữa trị, sẽ sinh con trong vòng 2 đến 3 năm.

s., absolute. Complete and incurable inability to produce offspring as a result of anatomical or physiological factors that prevent production of functional germ cells, conception, or normal development of a zygote.*V ô sinh tuyệt đối Hoàn toàn mất khả năng sinh con và không thể nào chữa trị được cũng như hậu quả của các yếu tố sinh lý hoặc phải phẫu mà ngăn cản sự sinh tế bào tinh có chức năng, sự thụ thai, hoặc sự phát triển bình thường của một hợp tử.*

s., acquired. The failure of further conception after once having given birth to a child.*s., acquired Vô sinh sau khi có một con.*

s., female. The inability of the woman to conceive.

ETIOL: Congenital abnormalities: Absence or maldevelopment of the uterus, tubes, or ovaries; infantile uterus. Acquired local conditions: Vagina: Inflammation. Cervix: Narrowing of the internal os; acute and chronic endocervicitis; polyps occluding the cervical canal; cervical mucus that, due to either its chemical or physical qualities, is hostile to sperm. Body of the uterus: Fibroids of the uterus that block the canal; diseased endometrium, particularly endometritis. Fallopian tube: Chronic salpingooophoritis with closure of the tubal ostium and where the ovary is embedded in adhesions. Ovarian dysfunction: Congenital conditions, or secondary to endocrine disorders, infections, trauma, neoplasms, x-ray or surgical castration, or effects of toxic agents. Psychological and emotional disturbances, coital difficulties, and dietary deficiencies may also result in sterility.*s., female Vô sinh ở nữ.*

Nguyên nhân bệnh: Các dị thường bẩm sinh: sự mất hoặc phát triển không bình thường của tử cung, các ống, hoặc buồng trứng; tử cung còn trứng nước. Các bệnh tại chỗ bị mắc phải: Âm đạo: nhiễm. Cổ tử cung: hẹp; viêm nội mạc cổ tử cung mạn tính và cấp tính; lỗ cổ lông ống cổ; nước bình cổ, vì hoặc là chất lượng vật lý hoặc là chất lượng hóa học của nó, chống lại tinh dịch. Cổ tử cung: các sợi cơ tử cung bọc ống; màng trong dạ con bị bệnh. Ống dẫn trứng: viêm buồng trứng với tính sát lỗ ống và nơi mà buồng trứng được ẩn chặt vào. Sự loạn năng buồng trứng: các tình trạng do bẩm sinh hoặc sự rối loạn tuyến nội tiết,

viêm, chấn thương, khối u, tia X hoặc sự thiến, hoặc tác động của các tác nhân gây độc. Sự xáo trộn về cảm xúc và sinh lý, sự khó khăn về giao hợp, và sự thiếu hụt chế độ ăn cũng có thể gây hậu quả vô sinh.

s., male.

Inabilityofamaleeithertoproduce sperm or to produce viable sperm. This results in inability to fertilize the ovum.

ETIOL: May result from congenital factors such as cryptorchidism or maldevelopment of testicular ducts or testis; acquired factors lack of libido or impotence.*Vô sinh nam. Sự mất khả năng sinh tinh dịch hoặc sinh ra một tinh trùng có thể sống được của một đàn ông. Hậu quả trong chứng vô sinh này là mất khả năng thụ tinh trứng.*

Nguyên nhân bệnh: Các yếu tố bẩm sinh như tật tinh hoàn ẩn và sự phát triển không bình thường của ống tinh hoàn hoặc tinh hoàn; các yếu tố sau sinh; thiếu tình dục hoặc liệt dương.

s., primary. Sterility resulting from failure of the testis or ovary to produce functional germ cells.*Vô sinh nguyên phát Sự vô sinh do thiếu tinh hoàn hoặc buồng trứng để sinh ra các tế bào tinh trùng có chức năng.*

s., relative. Sterility due to causes other than defect of sex organs.*V ô sinh tương đối Sự vô sinh do gây ra các tác động khác vào các cơ quan sinh dục.*

sterilization [L. sterilis, barren]. 1. Process of completely removing or destroying all microorganisms on a substance by exposure to chemical or physical agents, exposure to ionizing radiation, or by filtering gas or liquids through porous materials that remove microorganisms. A substance cannot be properly described as being partially sterile. SEE: sterile. 2. Process of rendering barren. Can be accomplished by surgical removal of testes or ovaries (castration) or inactivation by irradiation, or by tying off or removing a portion of reproductive ducts (ductus deferens or uterine tubes). SEE: vasectomy; salpingectomy; tubal ligation.*sterilization 1. Sự tiệt khuẩn, làm khuẩn, khử trùng bằng cách cho tiếp xúc các tác nhân vật lý và hóa học, cho tiếp xúc dưới sự bức xạ ion hoặc khi hoặc chất lỏng lọc qua chất xốp để loại vi sinh vật. Một chất không thể nào thể hiện tính vô khuẩn hoàn toàn. Xem. sterile. 2. sự tiệt sản. Có thể hoàn thiện bằng cách cắt phẫu thuật buồng trứng hoặc sự làm bất hoạt bằng sự bức xạ, hoặc cắt bỏ phần ống sinh sản. Xem. vasectomy; salpingectomy; tubal ligation.*

s., dry heat. Sterilization of microorganisms accomplished by subjection to high heat (165 to 170C) for 2 to 3 hours in ovens.

Sự tiệt khuẩn bằng nhiệt Sự tiệt vi sinh vật được hoàn thành bởi sự dùng nhiệt độ cao (165 đến 170 độ C) trong khoảng 2 đến 3 giờ trong lò.

s., fractional. Sterilization of microorganisms in which heating is done at separated intervals, so that spores can develop into bacteria and be destroyed. Usually accomplished by subjecting organisms to freeflowing steam for 15 min. for three or four successive days. SYN: s., intermittent.*Sự tiệt khuẩn phân đoạn Sự tiệt khuẩn bằng cách nung nhiệt được thực hiện bằng cách chia thành nhiều khoảng thời gian, để cho các bào tử có thể phát triển thành vi khuẩn và bị phá hủy. Thường được hình thành bằng cách dùng các dòng hơi chảy tự do trong khoảng 15 phút, khoảng 3 đến 4 ngày mới hoàn thành. Đn.: s., intermittent.*

s., gas. Exposure to gases such as formaldehyde or ethylene oxide that destroy microorganisms.*Tiệt trùng bằng khí Cho tiếp xúc trong khí như formaldehyde hoặc khí ethylene oxide để hủy diệt vi sinh vật.*

s., intermittent. S., fractional.*s., intermittent Đn: s., fractional.*

s., laparoscopic. Sterilization by use of a laparoscope.*s., laparoscopic Sự tiệt khuẩn bằng cách soi ở bụng.*

s., steam. Sterilization by exposure of microorganisms at 212F (100C) to flowing steam in an unsealed receptacle or by exposure of microorganisms to steam under pressure in an autoclave.*Sự tiệt khuẩn bằng cách dùng hơi nóng Bằng cách cho các vi sinh vật ở tiếp xúc với dòng hơi có nhiệt độ 212 độ F (100 độ C) trong một đồ chứa mở nắp hoặc phơi các vi sinh vật tiếp xúc với dòng áp suất hơi trong nổi áp suất autoclave.*

sterilize [L. sterilis, barren]. 1. To free from microorganisms. 2. To make incapable of reproduction.*sterilize 1. Vô khuẩn. 2. Vô sinh.*

sterilizer Oven or appliance for sterilizing.*sterilizer Máy khử khuẩn.*

s., steam. An autoclave that sterilizes by steam under pressure at temperatures above 100C.*Máy khử khuẩn bằng áp suất hơi nước Một nồi autoclave để tiệt trùng bằng áp suất hơi ở nhiệt độ trên 100 độ C.*

stemad [Gr. sternon, chest]. Toward the sternum.*stemad Thuộc xương ức.*

sternal [Gr. sternalis]. Rel. to the sternum or breastbone.*sternal Liên quan với xương ức, thuộc xương ức.*

sternalgia [Gr. sternon, chest, + algos, pain]. Pain in the sternum. SYN: sternodynia.*sternalgia Chứng đau xương ức, đau thắt ngực. ĐN: sternodymia.*

sternal puncture. Use of a large-bore needle to obtain a specimen of marrow from the sternum.*sternal puncture Chọc xương ức.*

Sternberg-Reed cell. SEE: Reed-Sternberg cell.*Sternberg-Reed cell Xem: Reed-Sternberg cell.*

stemebra [" + L. vertebra, vertebral]. Parts of the sternum prior to fusion. *stemebra Đốt xương ức.*

sternen [Gr. sternon, chest]. Concerning the sternum and no other structures.*sternen Thuộc xương ức.*

sterno- [Gr.sternon, chest]. Combining form meaning sternum.*sterno-Chỉ xương ức.*

stemoclavicular [" + L. clauicula, little key]. Concerning the sternum and clavicle.*stemoclavicular Thuộc xương ức đòn.*

stemocleidal [" + clavis, key]. Sternoclavicular.*stemocleidal Đn sternoclavicular.*

stemocleidomastoid [" + clams, key, + mastos, breast, + eidos, form, shape]. One of two muscles arising from the sternum and inner part of the clavicle. SEE: Muscles in Appendix.*Thuộc xương ức đòn chũm Xem. Muscles trong bảng phụ lục.*

stemocostal [" + L. costa, rib] Rel. to sternum and ribs.*stemocostal Xương sườn.*

sternodymia [" + didymos, twin]. Condition in which deformed twin fetuses are joined at the sternum. *stemodymia Quái lượng đôi dính ức.*

sternodynia [" + odyne, pain]. Pain in the sternum. SYN: sternalgia.*Chứng đau xương ức Chứng đau thắt ngực. Đn sternalgia.*

stemohyoid [" + hyoeides, U-shaped]. Muscle from the medial end of the clavicle and sternum to the hyoid bone. SEE: Muscles in Appendix.*Thuộc xương ức móng Xem. Muscles trong bảng phụ lục.*

sternoid [" + eidos, form, shape]. Resembling the breastbone.*sternoid Dạng xương ức.*

stemomastoid ["+ mastos, breast, + eidos, form, shape]. Pert. to the sternum and mastoid process of the temporal bone.*stemomastoid Thuộc xương-ức-chũm.*

sternomastoid region. Wide area on lateral region of the neck covered by sternocleidomastoid muscle. *sternomastoid region Vùng thuộc xương-ức-chũm.*

sternopagia [" + pagos, thing fixed]. Sternodymia, q.v.*sternopagia Quái lượng sinh đôi dính ức.*

stemopencardial [" + peri, around, + kardia, heart]. Concerning the sternum and pericardium. *stemopencardial Thuộc xương ức màng ngoài tim.*

stemoschisis [" + schisis, a splitting]. A cleft or fissured sternum. *stemoschisis Tật nứt xương ức.*

sternothyroid [" + thyreos, shield, + eidos, form, shape]. Muscle extending beneath the sternohyoid that depresses thyroid cartilage. SEE: Mus-

cles in Appendix.*sternothyroid Xương chuỗi thẳng xuống phía dưới xương ức móng mà nó kéo dài tới sụn tuyến giáp. Xem. Muscle trong bảng phụ lục.*

stemotomy [" + tome, incision]. The operation of cutting through the sternum.*stemotomy Thủ thuật cắt bỏ xương ức.*

sternotracheal [" + tracheia, trachea]. Concerning the sternum and trachea.*sternotracheal Xương ức khí quản.*

sternotrypesis [" + trypesis, a boring]. Surgical perforation of the sternum.*sternotrypesis Thủ thuật khoan xương ức.*

stemovertebral [" + L. vertebra, vertebra]. Concerning the sternum and vertebrae.*stemovertebral Xương ức đốt sống.*

sternum [L.]. [NA] The narrow, fiat bone in the median line of the thorax in front. It consists of three portions distinguished as the manubrium the gladiolus, and the ensiform or xiphoid process. SEE: illus. RS: breast, chicken; chondrostemel; c l e f t ; e n s i f o r m ; g l a d i o l u s ; manubrium; xiphoid process.*Xương ức Là xương hẹp, dẹt ở đường giữa của ngực trước. Nó gồm có 3 phần được phân biệt bởi chui ức, thân xương ức, và xương hình kiếm hoặc mũi ức. Xem. illus.*

Các từ liên quan: breast (ngực), chicken (gà); chondra- sternal (thuộc sụn sườn - xương ức); cleft (khe, vết chẻ, nứt); ensiform (xương kiếm); gladiolus (thân xương ức); manubrium (chui ức); xiphoid process (mũi ức)

s., cleft. Congenital fissure of the sternum.*s., cleft Khe xương ức.*

stemutament [L. sternutare, to sneeze]. A substance causing sneezing.*stemutament Chất gây hắt hơi.*

stemutatio [L.]. Sneezing.*stemutatio Sự hắt hơi.*

s., convulsive. Paroxysmal sneezing as in hay fever.*s., convulsive Chứng hắt hơi kịch phóng ở bệnh sốt mùa hè.*

s., convulsive. Spasmodic or paroxysmal sneezing with profusion of watery secretion from the nose.*s., convulsive Sự hắt hơi kịch phóng hoặc co giật với nhiều nước mũi.*

sternutator [L. sternutatorius, causing sneezing]. An agent, such as a war gas, that induces sneezing. *sternutator Tác nhân gây hắt hơi, chất làm hắt hơi, ví dụ như khi do chiến tranh.*

sternutatory Causing sneezing. *sternutatory Làm hắt hơi, khí làm hắt hơi.*

steroid I. An organic compound containing in its chemical nucleus the perhydrocyclopentanophenanthrene ring.   SEE: perhydrocyclopentanophenanthrene; steroid hormones for illus. 2. Term applied to any one of a large group of substances chemically related to ster-

ols. Includes sterols, D vitamins, bile acids, certain hormones, saponins, glucosides of digitalis, and certain carcinogenic substances.*steroid 1. Steroit. Một hợp chất hữu cơ trong phân tử của nó chứa chuỗi perhydrocyclopentanophenanthren e.   Xem. perhydrocyclopentanophenanthren e; steroid hormones. 2. Thuật ngữ chỉ cho bất kỳ một nhóm chất hóa học lớn nào có liên quan với sterol gồm có các sterol vitamin D, acid mật, một số hócmôn, các saponin, đường của cây địa hoàng, và một số chất gây ung thu.*

steroidal withdrawal syndrome. The appearance of symptoms of adrenal insufficiency in persons who discontinue the use of cotticoateroida after having been treated with them for a prolonged period. In those patients, adrenal function has been suppressed to such an extent that the adrenal glands do not provide an appropriate response when the patient has a serious infection, surgery, or an accident. This failure to respond to stress may be present for as long as a year after discontinuation of corticosteroid therapy. The syndrome may be prevented by gradual rather than abrupt withdrawal of corticosteroid therapy. *steroidal withdrawal syndrome Triệu chứng của sự thiếu tuyến thượng thận ở nhiều người mà do họ không liên tục dùng corticosteroid sau khi họ đã được chữa trị với chúng trong một thời kỳ dài. Ở các bệnh nhân này, chức năng tuyến thượng thận đã bị triệt tiêu nên nó không chuẩn bị một phản ứng đáp lại thích hợp khi bệnh nhân có sự nhiễm phẫu thuật, hoặc tai nạn nặng. Sự thiếu sót này có thể kéo dài tới một năm sau khi sự không tiếp tục chữa trị bằng corticosteroid. Triệu chứng có thể được ngăn ngừa bằng cách dùng liệu pháp corticosteroid giảm dần thay vì ngừng ngay .*

steroid hormones. The sea hormones and hormones of the adrenal cortex. SEE: illus.*steroid hormones Hormon sinh dục và các hócmôn của vỏ thượng thận. Xem. illus.*

steroid hormone therapy. Treatment with various steroid hormones, esp. those from the adrenal cortex. If therapy is continued for more than a few days, the following general precautions should be observed: lowsalt diet; high-protein diet; control gastric acidity; adequate potassium intake; determine need for covering antibiotic such as isoniazid in sarcoidosis or in those who have a positive tuberculin test; nitrogen balance (androgen or estrogen therapy may be needed); observe for osteoporosis,   particularly   in postmenopausal women.*steroid hormone therapy Phương thức chữa trị bằng nhiều loại hócmôn sinh* *dục khác nhau, đặc biệt là võ tuyến thượng thận. Nếu cách chữ trị được tiếp tục trong khoảng thời gian hơn một vài ngày, tiếp sau đó là sự phòng ngừa chung nên được tiến hành chế độ ăn ít muối; chế độ ăn giàu đạm; kiểm soát độ acid của dạ dày; sự lấy kali vào đầy đủ; xác định lượng kháng sinh cần thiết như isoniazid trong chứng bệnh sacoit hoặc có một cuộc kiểm tra về bệnh lao; sự cân bằng nitơ (phương thức chữa trị bằng estrogen hoặc androgen có thể được cần thiết); hãy chú ý về chứng loãng xương, đặc biệt ở phụ nữ sau kỳ mãn kinh.*

steroidogenesis Production of steroids.*steroidogenesis Sự sinh steroit, sự tạo steroit.*

sterol [Gr. stereos, solid, + L. oleum, oil]. One of a group of substances related to fats and belonging to the lipoids. They are alcohols with a cyclic nucleus (cyclopentanoperhydrophenanthrene)andare found free or esterified with fatty acids (cholesterides). They are found in animals (zoosterols) or in plants (phytosterols). Generally colorless, crystalline compounds, nonsaponifiable and soluble in certain organic solvents. Ex.: cholesterol.*sterol Một nhóm chất liên quan với chất béo và mỡ. Chúng là các alcohol với một phân tử tuần hoàn (cyclopentanoper hydrophenathrene) và được tim thấy ở các acid béo tự do hoặc ester của nó (cholesterol). Chúng được thấy ở thực vật hoặc động vật. Thường ít màu, các hợp chất trong như pha lê, chất không xà phòng hóa và chất tan trong một số dung môi hữu cơ. Ví dụ: cholesterol.*

stertor [NL. stertor, to snore]. Snoring or laborious breathing due to obstruction of air passages in the head, seen in certain diseases such as apoplexy.*stertor Tiếng thở rống.*

stertorous Pert. to laborious breathing provoking a snoring sound.*stertorous Thuộc thở rống.*

stethalgia Pain in the chest.*stethalgia Chứng đau ngực, đau thành ngực.*

stetho- [Gr.stethos, cheat]. Combining form indicating the chest.*stetho- Sự kết hợp hình dạng chỉ ngực.*

stethocyrtograph [" + kyrtos, bent, + graphein, to write]. Stethokyrtograph, q.v. *stethocyrtograph Dụng cụ đo độ cong ngực.*

stethogoniometer [" + goaia, angle, + matron, measure]. Device for measuring the curvature of the chest. *stethogoniometer Dụng cụ đo vòng ngực.*

stethogram [" + grarama, something writtenj. A record of heart sounds. The record may be stored for later comparison with subsequent heart sounds. SYN: phonocardiogram. *stethogram Sự ghi âm tim. ĐN: phonocardiogram.*

stethograph [" + graphein, to write].

Device to record chest movements in respiration.*stethograph Động tác ngực ký, máy ghi động tác ngực.*

stethokyrtograph [" + kyrtos, bent, + graphein to write]. Device for measuring and recording the dimensions and amount of curves of the chest. *stethokyrtograph Độ cong ngực ký, dụng cụ đo độ cong ngực.*

stethometer [" + metrort, measure]. Device for measuring the chest's expansion during respiration. *stethometer Dụng cụ đo vòng ngực.*

stethomyitis, stethomyositis [" + mys, muscle, +iris, inflammation]. Inflammation of the muscles of the chest.*stethomyitis, stethomyositis Viêm cơ ngực.*

stethoparalysis [" + paralyein, to disable]. Paralysis of the muscles of the chest.*stethoparalysis Liệt cơ ngực.*

stethophonometer [" + phone, voice + metron, measure]. Instrument for determining intensity of sound emitted in auscultation. *stethophonometer Dụng cụ đo cường độ âm thính chuẩn.*

stethoscope [" + skopein, to examine]. Instrument used to mediate sounds produced in the body. Ordinarily consists of rubber tubing in a Y shape.*stethoscope Ống nghe.*

s., binaural. Stethoscope designed for use with both ears.*s., binaural Ống nghe cho cả hai tai.*

s., compound. Stethoscope in which more than one set is attached to the same fork and chest piece.*s., compound Ống nghe kép.*

s., double. Stethoscope with two earpieces and tubes.*s., double Ống nghe có hai mảnh và hai ống tai.*

s., percussion. Stethoscope made of a solid cylinder of wood, one end wedgeshaped and the other enlarged into an earpiece adapted for intercostal use.*s., percussion Ống nghe được sản xuất từ một ống hình trụ gỗ cứng, đầu cuối hình nhọn và đầu kia được mở rộng sang một mảnh tai được lắp vào để ứng dụng cho phần giữa xương sườn.*

s., single. Rigid or flexible stethoscope designed for one ear only.*s., single Ống nghe đơn.*

stethoscopic Concerning or done by use of a stethoscope.*stethoscopic Thuộc ống nghe hoặc dùng ống nghe.*

stethoscopy [" + skopein, to examine]. Examination by means of the stethoscope.*stethoscopy Thính chẩn.*

stethospasm [" + spasmos, convulsion]. Spasm of the pectoral or chest muscles.*stethospasm Chứng co thắt ngực.*

Stevens-Johnson syndrome [Albert M. Stevens, 1884-1945, Frank C. Johnson, 1894-1934, U.S. pediatricians] Erythema multiforme, q.v.*Stevens-Johnson syndrome [Albert M. Stevens, 1884-1945, Frank C. Johnson, 1894-1934, bác sĩ*

chuyên khoa người Mỹ] hội chứng Johnson-Stevens. Sự đa dạng về ban đỏ.

STH. somatotropic hormone; sommotropin, the growth hormone.

STH. *Viết tắt của somatotropic hormone: somatotropin, hormon tăng trưởng.*

sthenia [Gr. sthenos, strength]. Normal or unusual strength. Opposite of asthenia.*sthenia Sự khỏe mạnh, cường tráng. Trái nghĩa với asthenia.*

sthenic Active; strong.*sthenic Khỏe mạnh, cường tráng, thể cường.*

sthenometer [Gr. sthenos, strength, + metros, measure]. Device for measuring muscular strength.*Lực cơ kế Thước đo vòng ngực.*

sthenometry Determination of bodily strength.*sthenometry Phép đo vòng ngực.*

stibialism [L. stibium, antimony, + Gr. -ismos, condition]. Antimony poisoning.*stibialism Thuốc antimon.*

stibophen A trivalent antimony compound, used in treating schistosomiasis and granuloma inguinale. *stibophen Một hợp chất antimony có hóa trị III, được dùng trong điều trị bệnh sáng máng và bệnh u bướu.*

stichochrome [Gr. stichos, row, + chroma, color]. A nerve cell in which the stainable bodies (Nissl bodies) are arranged in parallel rows. *stichochrome Tế bào thần kinh có hạt xếp thành hàng.*

stiff [AS.sti(]. Rigid, firm, inflexible. *stiff Cứng rắn, cứng chắn, đặc tính không thể uốn được.*

stiff joint, Joint with reduced mobility.*stiff joint Khớp xương cứng với chức năng giảm tính chuyển động.*

stiff man syndrome. Intermittent aching, tightness, and stiffness of the muscles, which progresses to permanent stiffness to the extent of limiting voluntary movement. Etiology is unknown.

TREAT: Diazepam or phenytoin may be effective.*Chứng đau nhức Căng và co cứng ở nam. Nguyên nhân bệnh không được biết.

Phương pháp chữa trị: Diazepam hoặc phenytoin có thể có tác dụng.*

stiff neck. Rigidity of neck resulting from spasm of neck muscles. It is a symptom of many disorders. SYN: lorticollis; wryneck.*Sự cứng cổ do sự co thắt cơ cổ Nó là một triệu chứng của nhiều sự rối loạn. Đn torticollis; wryneck.*

stiff-neck fever. 1. Dengue. 2. Cerebrospinal meningitis.*stiff-neck fever 1. Bệnh Đanga. 2. Viêm não tủy.*

stigma [Gr., mark]. (pl. stigmata, -mss) 1. A mark or spot on the skin; lesions or sores of hands and feet that resemble crucifixion wounds. 2. Spot on ovarian surface where rupture of a graafian follicle will occur. 3. Mental or physical mark characterizing a specific disease. *stigma 1. Nốt,* *đốm, sẹo. 2. Điểm mắt. 3. Dấu, nét đặc biệt.*

s., hysterical. Any of the peculiar marks or symptoms of hysteria, such as spots on the skin or impairment of sensory functions.**s., hysterical**
Dấu đặc trưng hoặc các triệu chứng của hysteria, ví dụ như các nốt trên da hoặc sự suy kém các chức năng cảm giác.

s., of degeneration. Any of the developmental variations from the normal. Formerly thought to be associated with mental degeneracy.
DEGENERATION CHANGES: Face: May be unusually hairy in the female and abnormally smooth in the male. Fingers and toes: May be an extra one, or adherent or webbed. Forehead: May be sloping and very low. Eyes: May be different in color or set at different levels. Ears: Unusual in many ways. Jaws: Either one may project unusually. Head: May be unusually large or small. Teeth: May be irregular or project. Roof of mouth: May be high and pointed or unusually narrow. Only several of these irregularities may be considered as indicative of defective mentality.**s., of degeneration** *Dấu, vết của sự thoái hóa.*

Các thay đổi về sự thoái hóa: Mặt: có thể thường có lông ở phụ nữ và trơn tru khác thường ở nam giới. Các ngón tay và ngón chân: có thể có một ngón phụ, hoặc dính liền hoặc có màng chân. Trán: dốc và rất thấp. Mắt: có thể khác nhau về màu sắc. Tai: không bình thường. Hàm: một trong hai cái có thể nhô ra cách không bình thường. Đầu: có thể nhỏ hoặc lớn bất thường. Răng: có thể không đều hoặc nhô ra. Vòm miệng: có thể cao và nhọn hoặc hẹp bất thường.

s., psychic. Mental state characterized by susceptibility to suggestion.
s., psychic *Dấu tâm thần.*

stigmatic [Gr. stigma, mark]. Pert. to or marked with a stigma.**stigmatic**
Thuộc nốt, đốm, dấu, đầu nhụy.

stigmatism. 1. Condition characterized by possession of stigmata. 2. Condition in which the rays of light are accurately focused on the retina. SEE: astigmatism.**stigmatism** *1. Tình trạng có dấu. 2. Chính thị. Xem. astigmatism.*

stigmatization The formation of stigmata, esp. hysterical stigmata on the skin.**stigmatization** *1. Sự tạo dấu vết trên da. 2. Sự nổi nốt bầm máu trên da.*

stigmatometer [" + metron, measure]. Device for testing eye refraction. SYN: astigmatometer.
stigmatometer *Khúc xạ kế mắt.*

stilbestrol Diethylstilbestrol, q.v.**stilbestrol** *dietylstilbestrol.*

stilet, stilette [Fr. stilette]. 1. Small, sharp-pointed 1.instrument for probing. 2. Wire used to pass through or stiffen a flexible catheter.**stilet, stilette** *1. Que thông. 2. Que thăm. 3. Trâm nhỏ, gai nhỏ.*

stillbirth [AS.stille, quiet, + Old Norse burdhr, birth]. Birth of a dead fetus.**stillbirth** *Sự sinh ra một bào thai tử.*

stillborn ["   +   boren, tobringforth].Deadat birth.**stillborn** *Tử sản.*

Still's disease. [George F. Still, Brit. physician, 1868-1941] Arthritis, juvenile rheumatoid, q.v.**Still's disease** *[George F. Still, bác sĩ người Anh, 1868-1941] viêm khớp, chứng thấp khớp ở thanh niên.*

stillicidium [L. stills, drop, + eadere, to fall]. A dribbling or flowing, drop by drop.**stillicidium** *Sự nhỏ giọt, sự chảy nhỏ giọt.*

s., lacrimarum. Watering of the eyE. SYN: epiphora.**s., lacrimarum** *Nước mắt. ĐN: epiphora.*

s., narium. Watery mucus discharged at onset of coryza.**s., narium** *Nước mô tuôn ra do chứng sổ mũi.*

s., urinae. Urinary incontinence from a distended bladder. SYN: strangary.**s., urinae** *Sự không cầm được nước tiểu. ĐN: strangury.*

Stilphostrol. Trade name for diethylstilbestrol diphosphate.**Stilphostrol** *Tên thương mại của diethylstilbestrol diphosphate.*

stimulant [L. stimulans, goading]. Any agent temporarily increasing functional activity. Stimulants may be classified according to the organ upon which they act as follows: cardiac, bronchial, gastric, cerebral, intestinal, nervous, motor, vasomotor, respiratory, and secretory.**Kích thich, chất kích thích** *Các kích thích có thể được phân loại theo các cơ quan bên trong cơ thể như sau bệnh tim, phế quản, dạ dày, thuộc não, ruột, cơ vận động, vận mạch, tác nhân vận mạch, sự hô hấp, sự tiết.*

stimulate [L. stimulare, to goad on]. To increase functional activity of an organ or structure.**stimulate** *Kích thích.*

stimulation 1. Process of being stimulated. 2. Irritating action of agents on muscles, nerves, or sensory endorgans by which activity in a part is evoked.**stimulation** *1. Sự kích thích. 2. Sự kích thích lên cơ, thần kinh, hoặc các cơ quan cảm giác cuối bởi sự vận động được gợi lên.*

stimulator Something that stimulates.
stimulator *Vật kích thích.*

s., long-acting thyroid. A substance present in the blood of persons with hyperthyroidism that stimulates the thyroid. It is an immune gamma globulin.**s., long-acting thyroid** *Một chất kích thích hiện diện trong máu những người bị chứng cường tuyến giáp để kích thích tuyến giáp. Nó là một loại globulin gama miễn dịch.*

stimulus [L., a goad]. (pl. stimuli) 1. Any agent or factor able to influence living protoplasm directly, as one capable of causing muscular contrac-

tion or secretion in a gland, or of initiating an impulse in a nerve. 2. A change of environment of sufficient intensity to evoke a response in an organism. 3. An excitant or irritant.
stimulus *1. Bất kỳ một tác nhân hoặc yếu tố nào có thể tác động vào chất nguyên sinh một cách trực tiếp như một cái gì đó có thể gây ra sự co cơ và tiết chất trong một tuyến nào đó, hoặc là một sự bắt đầu xung điện trong thần kinh. 2. Sự thay đổi môi trường làm gợi lên một phản ứng trong cơ quan. 3. Tác nhân kích thích hoặc chất kích thích.*

s., adequate. 1. Any stimulus capable of evoking a response, i.e., an environmental change possessing a certain intensity, acting for a certain length of time, and occurring at a certain rate. 2. A stimulus capable of initiating a nerve impulse in a specific type of receptor.**Kích thích thích ứng** *1. Bất kỳ một kích thích nào có thể gợi lên một phản ứng, có nghĩa là một sự thay đổi môi trường sẽ hình thành nên một số xúc cảm mãnh liệt, sự hoạt động trong khoảng một thời gian dài, và xảy ra tại một số cường độ. 2. Một sự kích thích có thể là sự khởi đầu của một xung lực thần kinh trong một loại cơ quan nhận cảm đặc biệt.*

s., chemical. A chemical substance (liquid, gaseous, or solid) that is capable of evoking a response.**Chất kích thích hóa học** *Một chất hóa học có thể gợi lên một phản ứng (chất lỏng, khí hoặc rắn).*

s., conditioned. Stimulus that gives rise to a conditioned response. SEE: reflex, conditioned.**Sự kích thích có điều kiện** *Sự kích thích làm tăng một phản ứng có điều kiện. Xem: reflex, conditioned.*

s., electric. Stimulus resulting from initiation of cessation of a flow of electrons as from a battery, induction coil, or generator.**s., electric** *Kích thích điện.*

s., homologous. Stimulus that acts only on specific sensory end-organs.
s., homologous *Kích thích thích ứng.*

s., iatrotropic. Stimulus or event that makes a person seek or receive medical attention; also called the sick person's chief complaint. However, medical care is voluntarily sought by apparently healthy people for many reasons; e.g., an Armed Forces draft examination, pre-employment or premarital examination, or in a health screening survey. Thus it is possible for disease to be discovered prior to the time when it would ordinarily make itself known to the individual.**s., iatrotropic** *Kích thích hoặc trường hợp làm cho một người cần phải tìm đến hoặc cần nhận sự chăm sóc thuốc: cũng được gọi là lời than phiền chủ yếu của người ốm đau. Tuy nhiên, sự chăm sóc bằng thuốc được tìm thấy một cách* chủ động rõ, ràng cho những người khỏe mạnh về nhiều lý do: hoặc trong một cuộc phẫu thuật điều tra về sức khỏe. Vì vậy nó có thể do bệnh được phát hiện trước thời điểm khi mà nó sẽ tự nhận biết một cách bình thường đối với cá nhân nào đó.

s., liminal. S., threshold.*s., liminal Kích thích tới ngưỡng.*

s., mechanical. Stimulus produced by a physical change such as contact with objects or changes in pressure. *s., mechanical Kích thích cơ học.*

s., minimal. S., threshold.*s., minimal Kích thích tới ngưỡng.*

s., nociceptive. A painful and usually injurious stimulus.*s., nociceptive Một kích thích thường gây chấn thương và đau.*

s., subliminal. Stimulus that is weaker than a threshold stimulus.*s., subliminal Kích thích dưới ngưỡng.*

s., thermal. Stimulus produced by a change in temperature of the skin, a rise giving sensations of warmth, a fall giving sensations of coldness.*s., thermal Kích thích được sinh ra bởi sự thay đổi nhiệt độ của da, tăng cảm giác ấm, giảm cảm giác lạnh.*

s., threshold. The least or weakest stimulus that is capable of initiating a response or giving rise to a sensation. SYN: s., liminal.*s., threshold Kích thích tới ngưỡng. ĐN: s., liminal.*

s., unconditioned. Any stimulus that elicits an unconditioned response, i.e., a response that was inherently present rather than one that was learned.*s., unconditioned Kích thích không điều kiện.*

sting [AS.stingan]. 1. Sharp, smarting sensation, as of a wound or astringent. 2. A puncture wound made by an insect. SEE: bites or stings.*sting 1. Chăm, đốt, ngòi răng độc. 2. Nốt đốt, nọc. Xem. bites hoặc stings.*

stingray. A group of rays of the family Dasyatidae. A number of species are found in the coastal waters of the United States. It is fiat with wide pectoral fins that resemble wings. A venomous spine runs along the top of its whiplike tail. It is used to inflict severe injuries. TREAT: Pain relievers, debridement of wound, irrigation with removal of foreign material and stinger if it is present, and injection of site with local anesthetic. Soak area in hot water (45 0<C2,5,0,0,0,0,100> to 600 C) 30 to 60 min. to inactivate venom.*Tia đốt Một nhóm các tia của họ Dasyatidae. Một số loài được tìm thấy ở vùng biển Hoa Kỳ. Nó hoàn toàn bằng phẳng với những dạng hình vây cá rộng ở ngực. Một gai độc chạy dọc tới đầu lông gai. Nó thường gây ra một số vết thương. Cách chữa trị: tẩo thương, cắt bỏ mô hoại tử, sự rửa vết thương bằng cách loại bỏ các chất lớp ngoài và các vật dính nếu nó hiện diện bên ngoài, và tiêm thuốc vào để gây mê*

tại chỗ. Ngâm trong nước nóng khoảng 45 đến 60 độ C, từ 30 đến 60 phút để làm mất hoạt chất độc.

S-T interval. The interval in an electrocardiogram that represents the initial and final ventricular complexes. SEE: QRST complex; electrocardiogram for illus.*Khoảng cách S-T Khoảng cách trong một biểu đồ điện tim. Xem. QRST complex: electrocardiogram.*

stippling [Dutch stippelen, to spot]. A spotted condition, as in the retina in certain ocular diseases or in basophilic red corpusclea.*stippling Tình trạng lốm đốm.*

stirrup, stirrup bone [AS. stigrap, a stirrup]. Stapes of the ear. SEE: ear. *stirrup, stirrup bone Xương bàn đạp của tai. XEM. ear.*

stich [AS.stice, a pricking]. 1. A local sharp, lancinating, or spasmodic pain. 2. A single loop of suture material passed through skin or flesh by a needle, to facilitate healing of a wound. 3. To unite skin or flesh with a needle and suture material. Stitches made of nonabsorbable materials are removed after a few days and other types are absorbed by the body. SYN: suture.*stich 1. Cơn đau nhói Một cơn đau tại chỗ, mạnh, đột ngột, như cắt. 2. Mũi khâu Một vòng chỉ khâu đơn xuyên qua da hay thịt, giúp làm lành một vết thương. 3. Khâu nối da thịt với một cây kim và chỉ khâu. Các mũi khâu mà làm bằng chất không hấp thu được gỡ ra sau vài ngày còn các loại khác được hấp thu bởi cơ thể. Đn: suture.*

stitch abscess. Abscess developing in a suture; due to infection.*Áp xe mũi khâu Áp xe phát triển trong một mũi khâu, vì nhiễm trùng.*

stochastic model [Gr. stokas-ocnas"tiko,, skillful in guessing]. A statistical model that attempts to reproduce the sequence of events that would be expected to occur in a real-life situation. This technique has some usefulness in predicting the importance and extent of disease in a specified population.*Mô hình Stochastic Một mô hình thống kê cố gắng tái hiện một chuỗi sự kiện mà theo dự kiến sẽ xảy ra trong thực tế. Kỹ thuật này rất có ích trong việc dự đoán tầm quan trọng và sự lan tràn của bệnh trong một số dân cụ thể.*

stock [AS. stocc, tree trunk]. The original individual, race, or tribe from which others have descended. *Nguồn gốc, dòng dõi Cá nhân, chủng tộc hay bộ lạc gốc nơi xuất thân của thế hệ sau.*

stock culture. Permanent culture of a microorganism reinforced from time to time by fresh media.*Nuôi cấy gốc Sự nuôi cấy lâu dài của vi sinh vật độc khi được giúp sức bởi môi trường mới.*

stockinet. Tubular woven material of uniform size that is open at both ends. Used to hold bandages in place

or to place uniform pressure on a leg, finger, arm, or other part of an extremity.*Vải chun Chất liệu dệt hình ống, kích thước cố định, hở cả hai đầu. Được dùng để giữ băng đúng chỗ hay tạo một sức ép không đổi lên cẳng chân, ngón tay, cảnh tay, hay bộ phận khác của tay chân.*

stocking. Snug covering for the foot and leg. A stocking made of elastic material will place firm, even pressure on the extremity, which is useful in preventing thrombophlebitis in the leg in bedfast patients and treating varicose veins.*Băng chân Loại băng kín dùng cho bàn chân và cẳng chân. Một băng chân làm bằng chất đàn hồi giúp cố định ngay cả sức ép lên tay chân, rất có ít trong việc ngăn ngừa chứng viêm tĩnh mạch huyết khối của chân ở những bệnh nhân liệt giường và trong việc điều trị bệnh giãn tĩnh mạch.*

stoichiology [Gr. stoicheion, element, + logos, word, reason]. Study of cell physiology.*stoichiology Sinh lý học tế bào.*

stoichiometry [" + metron, measure]. Study of the mathematics of chemistry and chemical reactions; chemical calculations.*Phép toán phức hợp Nghiên cứu về các phép toán của Hóa học và các phản ứng hóa học.*

stoke [Sir George Stokes, Brit. physicist, 1819-1903] A unit of viscosity equal to 10-'square meters per second (10'm. s').*stoke Đơn vị của hệ số nhớt tương đương 10 mét vuông mỗi giây.*

Stokes-Adams syndrome [William Stokes, Irish physician, 18041878; Robert Adams, Irish physician, 17911875] Altered stateofconaciouanesscauaed by decreased flow of blood to brain. Caused by any transient interference with cardiac output such as incomplete or complete heart block. The patient may be lightheaded or become completely unconscious and have convulsions. TREAT: Intracardiac epinephrine, a sharp blow to the precordium, or use of an external electric pacemaker. *Hội chứng Stokes-Adams Tình trạng bị thay đổi của ý thức gây ra bởi sự giảm lưu thông máu đến não. nguyên nhân có thể là bất kỳ sự can trở tạm thời nào tới hiệu suất của tim chẳng hạn như sự phong bế tim hoàn toàn hay không hoàn toàn. Bệnh nhân có thể choáng váng hay mất ý thức hoàn toàn kèm co giật. ĐIỀU TRỊ: epinephrine trong tim, một sự thổi mạnh tới vùng trước tim, hay dùng một máy điều nhịp ngoài.*

Stokes' disease [William Stokes] Exophthalmic goiter. SEE: hyperthyroidism.*Bướu giúp mắt lồi XEM. hyperthyroidism.*

Stokes' law [William Stokes] A muscle lying above an inflamed serous or mucous membrane may be paralyzed.*Định luật Stokes Một cơ nằm trên một màng nhầy hay thanh mạc bị viêm có thể bị liệt.*

Stokes' lens. [George Stokes] Device used to diagnose astigmatism.*Thấu kính Stokes Thiết bị dùng để chẩn đoán chứng loạn thị.*

stoma [Gr., mouth]. (pl. stomata, -mss) 1. A mouth, small opening, or a pore. 2. Artificially created opening between two passages or body cavities or between a cavity or passage and the body's surface. 3. A minute opening between cells of certain epithelia(membranes, esp. peritoneum and pleura.*stoma 1. Một cái miệng, lỗ hay một khe nhỏ. 2. Một khe nhân tạo giữa hai đường dẫn hay giữa hai khoang; hay giữa một khoang hay một đường dẫn và bề mặt của cơ thể. 3. Một khe nhỏ giữa các tế bào của các màng biểu mô nhất định, đặc biệt là màng bụng và màng phổi.*

stomach [Gr. stomachos, mouth]. A dilated, saclike, distensible portion of the alimentary canal below the esophagus and below the diaphragm to right of spleen, partly under the liver. It is composed of a fundus or round part, a body or middle portion, and pyloric portion, which is the small, distal end.

It has two openings: the upper cardiac orifice opens into the esophagus and the lower pyloric orifice opens into the duodenum. The stomach is composed of four layers; the outer serous coat covers almost all of the organ. The muscular layer just beneath is formed of three layers of smooth muscle fibers: an outer longitudinal layer, a medial circular layer, and an inner oblique layer. Submucous layer is a connecting medium between the muscular and mucous layer, the inner lining of the stomach.

The cardiac, fundic (parietal or oxyntic), and pyloric glands of the stomach are composed of columnar and tubular cells that secrete gastric juice containing hydrochloric acid and pepsin SEE: illus.

FUNCT: Although it has limited ability to absorb, the stomach secretes gastric juice and converts proteins into peptones. In addition to its basic function as an organ of digestion, the stomach serves in the following ways: regulation of passage of food to the remainder of the gut by reservoir action; stomach acid destroys a large proportion of microbes present in most food; actions involved in acid-base equilibrium of the body, particularly when electrolytes are removed from the body during vomiting; excretion of some parenterally administered drugs into the gastric juice; receptor for chemical and nervous mechanisms by which secretion and movement are stimulated in lower parts of the gastrointestinal tract; formation of hematinic principle (antianemic factor), effective in prevention of pernicious anemia, by the action of an in-

trinsic factor (present in gastric juice) on an extrinsic factor (vitamin B_{12}) present in foods.

DIET IN SOME DISORDERS: Atony and hypomotility: Food is retained longer than normal and decomposition may occur if hydrochloric acid is deficient. Liquids are retained longer than solids. Therefore, diet should consist of quickly and easily digested foods-soft-cooked vegetables, chicken, fish, strained beef, and moderate amount of skim milk. Avoid liquids, pastries, and rich gravies. Hypermotility: The stomach empties too rapidly; therefore, diet should be liquid, soft, in small amounts, and in frequent feedings. Fats delay the emptying of the stomach. Hyperacidity: Give protein to combine with acid. Froquent'small feedings are advisable.*Dạ dày Một bộ phận có thể căng phồng, hình túi, giãn nở của đường tiêu hóa, dưới thực quản và cơ hoành, bên phải lách, một phần dưới gan. Nó bao gồm một phần đáy tròn, một phần thân ở giữa và phần môn vị là một đầu nhỏ, về phía xa. Nó có hai lỗ Lỗ tâm trên mở vào thực quản và lỗ môn vị dưới mở vào tá tràng.*

Nó gồm bốn lớp; lớp thanh mạc ngoài bao phủ hầu như toàn bộ cơ quan. Lớp cơ ngay bên dưới được tạo bởi ba lớp sợi cơ trơn: một lớp dọc bên ngoài, một lớp tròn ở giữa và một lớp chéo bên trong. Lớp dưới niêm mạc là một lớp trung gian nối kết giữa lớp cơ và lớp niêm mạc, lớp lót bên trong của dạ dày.

Các tuyến môn vị, tuyến tâm vị, tuyến đáy (tuyến vách, tiết chất chua) của dạ dày bao gồm các tế bào hình ống và hình cột tiết dịch vị chứa acid hydrochloric và pepsin. XEM. minh họa.

CHỨC NĂNG: Mặc dù có khả năng hấp thu hạn chế, dạ dày tiết ra dịch vị và biến prokins thành peptones. Cộng với chức năng tiêu hóa, dạ dày còn hoạt động theo cách sau: điều tiết sự dẫn thức ăn tới ruột với tác dụng một bể chứa; acid dạ dày phá hủy phần lớn vi sinh vật có trong thức ăn; các hoạt động bao gồm cân bằng gốc acid của cơ thể, đặc biệt khi các chất điện phân bị thải ra ngoài vì nôn mửa; bài tiết một số thuốc uống từ bên ngoài vào trong dịch vị; cơ quan cảm nhận cho các cơ chế thần kinh và hóa học qua đó sự bài tiết và sự hoạt động được kích thích ở những phần dưới của đường tiêu hóa; tạo chất bổ máu (yếu tố chống thiếu máu), có tác dụng ngăn ngừa chứng thiếu máu ác tính, bằng tác dụng của một yếu tố nội sinh (xuất hiện trong dịch vị) lên một yếu tố ngoại sinh (vitamin B_{12}) có trong thực phẩm.

ĂN KIÊNG TRONG MỘT SỐ RỐI LOẠN: Mất trương lực và giảm khả năng vận động: Thức ăn tồn tại lâu hơn bình thường và sự phân hủy có thể xảy ra nếu thiếu acid hydrochloric. Các chất lỏng tồn tại lâu

hơn chất rắn. Vì thế, sự ăn kiêng nên bao gồm các thức ăn có thể tiêu hóa nhanh và dễ dàng - rau luộc sơ, gà, cá, thịt bò luộc, và một lượng vừa phải sữa đã lấy hết kem. Tránh các chất lỏng, bánh ngọt, nước xốt béo. Tăng khả năng vận động: dạ dày rỗng quá nhanh, vì thế, chế độ ăn kiêng nên gồm thức ăn lỏng, nhẹ với số lượng nhỏ và được nạp thường xuyên. Chất béolàm chậm sự trống của dạ dày. - Tăng độ acid (toan): Cho protein để kết hợp với acid. Ăn ít và thường xuyên là tốt nhất.*

s., bilocular. S., hourglass.*s., bilocular Dạ dày hai ngăn.*

s., cardiac. Fundus of the stomach. *s., cardiac Đáy của dạ dày ở phần tâm vị.*

s., cascade. A form of hourglass stomach in which there is a constriction between cardiac and pyloric portions. Cardiac portion fills first and then contents cascade into pyloric portion.*Dạ dày hình thác Một loại dạ dày hai ngăn trong đó có sự co khít giữa phần tâm vị và môn vị. Phần tâm vị đầy trước rồi thức ăn trút như thác vào phần môn vị.*

s., cowhorn. Ahigh, transversely placed stomach.*Dạ dày sừng bò Dạ dày nằm ngang, cao.*

s., foreign bodies in. In the average case foreign bodies pass through the alimentary tract without disturbance. However, these patients should be under a physician's care. Usually symptoms are absent, but the patient may be alarmed. Give nothing by mouth. Under no circumstances should salts, cathartics, and enemas be used as they can make the condition worse.*Dạ dày có vật lạ các vật lạ đi qua đường tiêu hóa một cách êm thấm. Tuy nhiên, các bệnh nhân này nên chịu sự chăm sóc của một thầy thuốc. Thường các triệu chứng không xuất hiện, nhưng bệnh nhân cần giác. Không cho bất cứ gì qua miệng. Tuyệt đối không dùng muối, thuốc xổ, dung dịch thụt vì nó có thể làm tình trạng tồi tệ hơn.*

s., hourglass. Stomach resembling an hourglass, caused by constriction from a band of fibrous tissue. SYN: s., bilocular.*Dạ dày hai ngăn Dạ dày giống một cái đồng hồ cát, gây ra bởi sự co khít từ một dải mô xơ. Đn: bilocular.*

s., leather-bottle. Condition of the stomach caused by hypertrophy ofthe stomach walls or their infiltration with malignant tissue.*Dạ dày hình chai Tình trạng dạ dày gây ra bởi sự phì đại của thành dạ dày hay thành dạ dày bị thâm nhiễm với các mô ác tính.*

s., thoracic. Condition in which stomach lies above the diaphragm. May result from an embryonic anomaly in which the stomach fails to descend, or from hernia of diaphragm. The latter results in so-called upside-down stomach.

Dạ dày nâng tới ngực Tình trạng dạ dày nằm trên cơ hoành. Có thể là do một sự bất thường của phổi trong đó dạ dày không xuống được hay từ sự thoát vị của cơ hoành. Nguyên nhân sau dẫn đến cái gọi là dạ dày lộn ngược.

s., water-trap. Stomach with the pylorus situated unusually high, causing slow emptying.*s.,   water-trap Dạ dày với môn vị thường cao gây chậm rỗng.*

stomach, words pert, to: abdominal cavity; absorption; achylia gastrica; acidity; anachlorhydria; stony; cardialgia; cardiopyloric; cardiospasm; chlorhydria; cholangiogastrostomy; clapotage; digestion; ectasia; feeding, artificial; gastric digestion; gastric juice; gastric lavage; "gastr-" words; gavage; hourglass stomach; hunger; lavage; linitis; pylorus; secretagogue; ulcer; ventriculus.*Những từ liên quan tới dạ dày Ổ bụng; sự hấp thu; sự thiếu nhũ chấp dạ dày; chứng vô toan, chứng mất trương lực; chứng đau vùng tâm vị; (thuộc) tâm vị môn vị; chứng đau vùng tâm vị, chứng tăng toan, thủ thuật mở thông ống mật dạ dày; tiếng óc ách; sự tiêu hóa; sự giãn; sự ăn uống nhân tạo; sự tiêu hóa dạ dày; dịch vị; sự rửa dạ dày; các từ bắt đầu bằng "gartr-"; sự nuôi qua ống; dạ dày hai ngăn; sự đói; sự rửa; viêm mô tế bào dạ dày; môn vị; chất tiết; loét, thắt, buồng.*

stomach ache. Pain in the stomach. SYN: gastralgia; gastrodynia.*stomach ache Đau   dạ   dày. ĐN: gastralgia; gastrodynia.*

stomachal [Gr. stomachos, mouth]. Rel. to the stomach.*stomachal Liên quan tới dạ dày.*

stomachalgia [" + algos, pain]. Pain in the stomach.*stomachalgia Cơn đau dạ dày.*

stomach cancer. May be carcinoma, lymphoma, or sarcoma.

SYM: General symptoms of dyspepsia with following characteristic symptoms: continued pain, often tenderness; vomiting of partially digested food; absence of free hydrochloric acid in gastric juice; hematemesis or blood in stools, slight in amount and blood-altered so it has a coffee-grounds appearance; presence of tumor; loss of weight and strength; extreme anemia; involvement of superficial lymph glands. When the pylorus is involved, symptoms of gastric dilatation will also be present.

TREAT: Early treatment. Surgery; liquid or semiliquid diet.

PROG: Very poor.*Ung thư dạ dày Có thể là caxinôm, u lymphô hay sacôm.*

TRIỆU CHỨNG: Những triệu chứng chung của chứng loạn tiêu hóa với những triệu chứng đặc thù sau: Đau liên tục; sự nhạy cảm đau thường; nôn mửa một phần thức ăn đã tiêu hóa; sự vắng mặt của acid hydrochloric trong dịch vị; nôn ra

máu hay máu trong phân, không nhiều và máu biến dạng vì thế nó có dạng bã cà phê; sự xuất hiện của khối u; sút cân; giảm sức khỏe; thiếu máu nặng; bao gồm các hạch bạch huyết nóng. Khi môn vị có liên quan, triệu chứng giãn dạ dày cũng sẽ xuất hiện.

ĐIỀU TRỊ: Điều trị sớm. Phẫu thuật; chế độ ăn gồm chất lỏng và sệt.

DỰ ĐOÁN: Rất xấu.

stomachic 1. Concerning the stomach. 2. Medicine that stimulates the action of the stomach.*stomachic 1. (Thuộc) dạ dày. 2. Thuốc bổ vị Thuốc kích thích hoạt động của dạ dày.*

stomach intubation. Passage of a tube into the stomach to obtain gastric contents for examination, for prophylaxis and treatment of ileus, or to remove ingested poisons.*sự đặt ống dạ dày Sự dẫn một ống vào dạ dày để lấy các thứ bên trong làm kiểm tra, điều trị dự phòng, điều trị chứng tắc ruột hay lấy chất độc đã tiêu hóa.*

stomachoscopy [" + skopein, to examine]. Examination of the stomach. SYN: gastroscopy.*stomachoscopy Thủ thuật kiểm tra dạ dày. ĐN: gastroscopy.*

stomach pump. Device for removing contents of the stomach through a tube inserted through the mouth.*Cái thông dạ dày Thiết bị lấy đồ chứa trong dạ dày qua một ống đút qua miệng.*

stomach tooth. A lower canine tooth during first dentition.*Răng   nanh sữa Răng nanh dưới trong lần mọc đầu tiên.*

stomach tube. Tube used to wash out or to introduce food or liquids into the stomach.*Ống nối dạ dày Ống dùng để rửa hay đưa thức ăn vào dạ dày.*

stomal [Gr. stoma, mouth]. Concerning a stoma*stomal (Thuộc) miệng.*

stomata. Pl. of stoma.*stomata Số nhiều của stoma.*

stomatalgia [Gr. stoma, mouth, + algos, pain]. Pain in the mouth. SYN: stomatodynia.*stomatalgia Chứng đau miệng. ĐN: stomatodynia.*

stomatic. Pert. to or rel. to the mouth. *stomatic (Thuộc) hay liên quan tới miệng.*

stomatitis [" + itis, inflammation]. Inflammation of the mouth. SEE: gangrene; noma; thrush.

SYM: Heat, pain, increased flow of saliva, fetor of breath, restlessness, languor, disinclination to nurse in infants, sometimes fever.

ETIOL: Stomatitis may be caused by many factors or conditions. Among them are pathogenic organisms, including bacteria and viruses; mechanical trauma; irritants such as alcohol, tobacco, hot foods, spices; sensitization to chemical substances in toothpastes or mouthwashes; nutritional deficiencies, esp. avitaminoses; blood disorders; poisoning by drugs,

esp. heavy metals; certain skin disorders; systemic infections such as measles, scarlet fever, syphilis. There are also several forms with unknown etiology.*Sự viêm miệng XEM.   gangrene: noma; thrush.*

TRIỆU CHỨNG: Nóng, đau, tăng chảy nước bọt, hơi thở hôi, bồn chồn, suy nhược, ghét bú nếu là bé sơ sinh, đôi khi sốt.

NGUYÊN NHÂN: Có nhiều yếu tố và điều kiện gây viêm miệng. Có thể kể các sinh vật gây bệnh kể cả vi khuẩn và vi rút; chấn thương cơ học; các chất kích thích như rượu, thuốc lá, thức ăn nóng, gia vị; mẫn cảm với các chất hóa học trong kem đánh răng hoặc nước súc miệng; sự thiếu vitamin; rối loạn máu; nhiễm độc do thuốc đặc biệt là các kim loại nặng; một số rối loạn da; nhiễm khuẩn toàn thân như sởi, sốt phát ban, giang mai. Cũng có vài hình thức không rõ nguyên nhân.

s., aphthous. Formation of tiny ulcers (canker sores) on mucosa of the mouth. SYN: s., follicular, s., vesicular.

SYM: General symptoms of stomatitis and on inspection numerous small, round vesicles on cheeks, lips, and tongue, which soon break and leave little shallow ulcers with red areola.

ETIOL: Mechanical injury to the oral mucosa by hard-bristled toothbrushes, sharp food, or objects that can scrape or cut the mucosa; iron or vitamin deficiencies, esp. folic acid and vitamin B_2; and nutritional deficiencies. In addition, there seems to be a familial component.

TREAT: Application of topical anesthetic provides temporary symptomatic relief, as do topical preparations of corticosteroids applied as a paste. Coating ulcers with tetracycline oral suspension four times a day for one week will soothe the ulcers and help to prevent new lesions if the treatment is started early.

PROG: Good.*Viêm miệng áptơ Sự hình thành các vết toét rất nhỏ trên niêm mạc miệng (viêm họng loét). Đn: follicular; s. vesicular.*

TRIỆU CHỨNG: Các triệu chứng chung của viêm miệng và dựa vào các mụn tròn nhỏ rất nhiều trên má, môi và lưỡi mà chẳng bao lâu sẽ vỡ ra và để lại các vết loét cạn nhỏ với các quầng đỏ.

NGUYÊN NHÂN: Tổn thương cơ học niêm mạc miệng do bàn chải răng có lông cứng, thức ăn cay nóng hay các vật mà có thể làm trầy hay cắt niêm mạc; sự thiếu sắt hay vitamin đặc biệt là acid folic và vitamin B_{12}; suy dinh dưỡng. Thêm vào đó, dường như có một yếu tố thuộc gia đình.

ĐIỀU TRỊ: Dùng chất gây tê làm giảm đau triệu chứng tạm thời như chế phẩm của corticosteroid dạng pômát. Đắp các vết loét với tetracyline oral suspension một ngày bốn lần trong một tuần sẽ làm

dịu các vết loét và giúp ngăn ngừa những tổn thương mới nếu sự điều trị được bắt đầu sớm.
DỰ ĐOÁN: Tốt.

s., catarrhal. Simple stomatitis. SYM: General symptoms of stomatitis with diffuse red dwelling of mucous membrane. TREAT: Good hygienic conditions; cleanse mouth with weak solution of boric acid as a wash. *Viêm miệng xuất tiết* Loại viêm miệng đơn giản. TRIỆU CHỨNG: Các triệu chứng chung của chứng viêm miệng với sự lan tỏa vùng đỏ của niêm mạc. ĐIỀU TRỊ: Giữ vệ sinh tốt; súc miệng với dung dịch acid boric yếu.

s., corrosive. Stomatitis resulting from intentional or accidental exposure to corrosive substances. *Viêm miệng ăn mòn* Gây ra bởi sự tiếp xúc ngẫu nhiên hay cố ý với các chất ăn mòn.

s., diphtheritic. Diphtheria of mucous membranes of the gums or cheeks. *Viêm miệng bạch hầu* Bệnh bạch hầu của niêm mạc lợi hay má.

s., follicular. S., aphthoua. *s., follicular* Viêm miệng ápto.

s., herpdec. Stomatitis characterized by cold sores (fever blisters). *Viêm miệng hécpét* Viêm miệng được nhận dạng bằng chứng cảm lạnh (sốt mụn nước).

s., membranous. Stomatitis accompanied by the formation of a false or adventitious membrane. *Viêm miệng màng* Viêm miệng kèm theo sự hình thành một màng giả hay màng tự sinh.

s., mercurial. A form of stomatitis seen in those who work with mercury; after the administration of very large doses of mercurials; and after small doses in individuals who have a high susceptibility to mercury. SYM: Early symptoms are tenderness of gums, redness near insertion of teeth, metallic taste, and increase of saliva. Later symptoms include profuse salivation and fetor of breath; redness, swelling, and tenderness of gums. Tongue may be similarly affected and protrude from mouth. In severe cases ulceration of mucous membrane, loss of teeth, and necrosis of jaw result. TREAT: If due to acute poisoning, early administration of dimercaprol (British antilewisite) will be helpful. If chronic, remove patient from source of poison and treat symptomatically. *Viêm miệng thủy ngân* Một dạng viêm miệng thấy ở những người làm việc với thủy ngân; sau khi uống những liều thủy ngân lớn; và sau những liều nhỏ ở những người mẫn cảm với thủy ngân. TRIỆU CHỨNG: Những triệu chứng đầu tiên là sự mẫn cảm đau của lợi, sự đỏ gần chân răng, vị giác kim loại và sự gia tăng nước bọt. Triệu chứng sau bao gồm sự tiết nước bọt quá nhiều và hơi thở

hôi, sự đỏ, sưng và sự mẫn cảm đau của lợi. Lưỡi có thể bị ảnh hưởng tương tự và nhô ra khỏi miệng. Trong những trường hợp nghiêm trọng có thể bị loét niêm mạc, mất răng và hoại tử hàm. ĐIỀU TRỊ: Nếu vì sự nhiễm độc cấp tính, cho dùng dimercaprol (British antilewisite) sẽ có ích. Nếu mạn tính, đưa bệnh nhân khỏi nơi nhiễm độc và điều trị triệu chứng.

s., mycotic. Fungus infection of the mouth or throat, esp. in infants and young children. Characterized by formation of white patches and ulcers, frequently with fever and gastrointestinal inflammation. SYN: thrush. *Chứng tưa miệng* Sự nhiễm khuẩn nấm của miệng và họng, đặc biệt là trẻ sơ sinh và trẻ nhỏ. Được nhận dạng bởi những vết đốm trắng và loét, thường đi kèm sốt và viêm đường tiêu hóa. Đn: thrush.

s., parasitica. Stomatitis caused by a yeastlike fungus, Candida albicans. SEE: thrush. SYM: Those of general stomatitis with milk-white elevations on tongue and mouth, which on removal leave a raw surface. Disease may extend to pharynx, esophagus, and larynx. Microscopic examination reveals fungus. TREAT: Correct hygiene. Treat any gastric disturbance; locally, milk alkaline mouthwash. Diluted gentian violet mouthwash is effective also. Topical application of diluted nystatin solution may be necessary. PROG: Good. *Viêm miệng ký sinh* Viêm miệng do một loại nấm dạng men, Candida albicans. XEM: thrush. TRIỆU CHỨNG: Các triệu chứng chung của viêm miệng với những vùng cao trắng như sữa trên lưỡi và miệng mà khi mất đi, để lại bề mặt thô nhám. Bệnh có thể lan tới khí quản, thực quản và thanh quản. Nấm sẽ lộ rõ qua kính hiển vi. ĐIỀU TRỊ: Vệ sinh đúng cách. Điều trị bất kỳ sự rối loạn dạ dày; dùng nước súc miệng có tính kiềm. Nước súc miệng được pha loãng cũng có tác dụng. Dung dịch nystatin pha loãng cũng cần thiết. DỰ ĐOÁN: Tốt.

s., simple. Erythematous inflammation of the mouth occurring in patches on the mucous membranes. *s., simple* Viêm miệng ban đỏ xuất hiện trong những đốm trên niêm mạc.

s., traumatic. Stomatitis resulting from mechanical injury as from ill-fitting dentures, sharp jagged teeth, or biting cheek. *Viêm miệng chấn thương* Viêm miệng do tổn thương cơ học như răng bị lệch, răng quá nhọn hay cắn nhầm má.

s., ulcerative. Thought by some to be an infectious disease, as it often occurs in epidemics and attacks both children and adults when congregated and unable to practice good oral hygiene. SYN: trench mouth;

Vincent's angina. SYM: Gums of lower jaw chiefly affected; are swollen, red, and spongy. Linear ulcers soon form and may extend to cheek; gland under jaw swollen. In severe cases, loosening of teeth and necrosis of jaw may follow. TREAT: Debridement of ulceration, proper dental hygiene, rinsing of mouth with saline or suitable hydrogen peroxide solution. Avoid chemical or physical trauma to mucosa. Force fluids and provide proper nutrition. Systemic antibiotics are usually not required. PROG: Guardedly favorable. *Viêm miệng loét* Có người cho là một bệnh hay lây vì nó thường xuất hiện thành dịch và tấn công cả trẻ em và người lớn sống tập trung và không thể thực hành vệ sinh miệng tốt. Đn: trench mouth; Vincent's angina. TRIỆU CHỨNG: Lợi của hàm dưới bị tác động chính; bị sưng, đỏ và xốp. Những vết loét dạng vệt dài chẳng bao lâu hình thành và có thể lan đến má; hạch hàm dưới bị sưng. Trường hợp nghiêm trọng, răng bị lung lay và tiếp theo có thể là hoại tử hàm. ĐIỀU TRỊ: Cắt bỏ mô hoại tử của vết loét, vệ sinh răng đúng cách, súc miệng với dung dịch muối hoặc dung dịch hydrogen peroxide thích hợp. Tránh chấn thương vật lý, hóa học tới niêm mạc. Phải dùng thức ăn lỏng và dinh dưỡng thích hợp. Kháng sinh toàn thân thường không cần. DỰ ĐOÁN: Có phần nào triển vọng.

s., vesicular. S., aphthous. *s., vesicular* Viêm miệng ápto.

s., Vincent's. S., ulcerative. *s., Vincent* Viêm miệng loét.

stomata- [Gr. stoma, mouth]. Combining form indicating mouth. *stomata-* Dạng kết hợp chỉ miệng.

stomatodynia [Gr. stoma, mouth, + odyne, pain]. Pain in the mouth. SYN: stomatalgia. *stomatodynia* Chứng đau miệng. ĐN: stomatalgia.

stomatogastric [" + gaster, belly]. Concerning the stomach and mouth. *s tomatogastric* Liên quan tới dạ dày và miệng.

stomatognathic [" + gnathos, jaw]. Indicating the mouth and jaws together. *Dạ dày - hàm* Chỉ chung dạ dày và hàm.

stomatologist [" + logos, word, reason]. Specialist in treatment of diseases of the mouth. *stomatologist* Bác sĩ chuyên khoa răng miệng.

stomatology Science of the mouth and teeth and their diseases. *Môn học răng miệng* Khoa học về miệng và răng và các bệnh của chúng.

stomatomalacia [" + malakia, softening]. Pathological softening of any structures of the mouth. *Chứng nhũn cấu trúc miệng* Sự mềm nhũn bệnh lý của bất kỳ cấu trúc *nào của miệng.*

stomatomenia [" + rneniaia, menses]. Bleeding from the mouth at the time of menstruation.*chảy máu miệng kỳ kinh nguyệt Sự chảy máu từ miệng trong thời gian có kinh nguyệt.*

stomatomy [" + tome, incision]. Surgical nicking of the edges of the as uteri to facilitate delivery.*thủ thuật cắt cổ tử cung Cắt cổ tử cung để giúp việc sinh dễ dàng.*

stomatomycosis [" + mykes, fungus, + osis, condition]. Any disease of the mouth caused by fungi.*bệnh nấm miệng Bất kỳ bệnh nào của miệng do nấm gây ra.*

stomatonecrosis [" + nekrosis, state of death]. Gangrenous ulcerative inflammation of the mouth. SYN: cancrum oris; noma; stomatitis, gangrenous; stomatonoma.*Viêm miệng hoại tử Tình trạng viêm loét hoại thư của miệng. Đn: cancrum oris; noma; stomatitis, gangrenous; stomatonoma.*

stomatonoma [" + name, a spreading]. Gangrenous inflammation of the mouth. SYN: cancrurn oris; soma; stomatitis, gangrenous; stomatonecrosis.*stomatonoma Viêm miệng hoại tử. ĐN: cancrum oris; noma; stomatitis, gangrenous; stomatonecrosis.*

stomatopathy [" + pathos, disease, suffering]. Any mouth disease. *stomatopathy Bệnh về miệng.*

stomatoplasty [" + plassein, to form]. Plastic surgery or repair of the mouth.*Thủ thuật tạo hình miệng Phẫu thuật tạo hình hay sửa miệng.*

stomatorrhagia [" + rhegnynai, to burst forth]. Hemorrhage from the mouth or gums.*Chứng chảy máu miệng Sự xuất huyết từ miệng hay lợi.*

stomatoscope [" + skopein, to examine]. Instrument for examining the mouth.*Máy soi miệng Dụng cụ kiểm tra miệng.*

stomatosis [" + osis, condition]. Any disease of the mouth.*stomatosis Bệnh về miệng.*

stomatotomy [" + tome, incision]. Stomatomy, q.v.*stomatotomy XEM: stomatomy.*

stontion [Gr., dim. of stoma, mouth]. A landmark used in physical anthropology. Itisthecentralpointintheoral fissure when the lips are together. *stontion Một dấu mốc dùng trong nhân loại học thực thể học. Nó là điểm trung tâm trong khe miệng khi môi dính nhau.*

stomocephalus [Gr. stoma, mouth, +kephale, head]. Deformed fetus with very small head and neck.*Quái thai mõm vòi Bào thai bị biến dạng với đầu và cổ rất nhỏ.*

stomodeal Concerning the stomodeum.*stomodeal (Thuộc) hố miệng nguyên thủy.*

stomodeum [" + hodaios, a way]. An external depression lined with ectoderm and bounded by frontonasal, mandibular, and maxillary processes of the embryo. It forms the anterior portion of the oral cavity. Its floor, the pharyngeal membrane, separates the stomodeum from the foregut.*hố miệng nguyên thủy Một vết lõm ngoài tạo bởi ngoại bì và được bao bọc bởi mỏm hàm dưới, mỏm hàm trên và mỏm xoang trán mũi của phôi. Nó tạo thành phần trước của hố miệng. Đáy của nó, màng hầu, tách hố miệng khỏi cơ quan tiêu hóa nguyên thủy.*

stone [AS.stare]. 1. Hardened mineral matter, as a gallstone or a kidney stone. SYN: calculus. 2. In Britain, a unit of weight, 14 pounds avoirdupois.*stone 1. Sỏi Một chất khoáng trở nên cứng dần, ví dụ sỏi mật hoặc sỏi thận. Đn: calculus. 2. Xton Đơn vị trọng lượng ở nước Anh bằng 6,34 kg.*

s., dental. A hemihydrate of gypsum divided into four classes according to the qualities resulting from differing methods of preparation. It is used in dentistry in the preparation of models and study casts.*Đá răng Một hemihydrate của thạch cao được chia làm bốn loại theo chất lượng dựa trên phương pháp phân loại mẫu vật. Nó được dùng trong nha khoa để làm các mô hình và nghiên cứu khuôn đúc.*

s., red. An abrasive stone with garnet as its main component for polishing dental restorations.*Đá đỏ Một loại đá mài với garnet là thành phần chính dùng để đánh bóng phần răng tái tạo.*

s., salivary. A calcified stone present in the ducts of salivary glands. Also called sialolith.*Sỏi nước bọt Loại sỏi đá bị vôi hóa xuất hiện trong các ống của các tuyến nước bọt. Còn gọi là sialolith.*

stool [AS. stol, a seat]. 1. Evacuation of the bowels. 2. Waste matter discharged from the bowels. SYN: feces.

COLOR: Iron and bismuth turn the stool black, and certain vegetables and berries darken it or produce a distinct color. Pathological stools are usually grayish or a whitish glistening color and tarry in hemorrhage or show fresh blood.

CHARACTER: Fatty stools: These are observed in obstructive jaundice, cancer of the pancreas, pancreatic calculi, and in indigestion or overfeeding in infants.

Frothy poorly-formed stools: They may indicate a spastic colon, the presence of gas, or intestinal inflammation.

Lienteric stools: These contain much undigested food and are noted in inflammatory conditions of the stomach and upper bowel.

Tarry stools: They may indicate gastric hemorrhage, swallowed blood from the nose or lungs, bleeding ulcers of the gastrointestinal tract, hepatic cirrhosis, or cancer. If intestinal transport time is rapid, blood entering the upper gastrointestinal tract may not appear as tarry in the stool but may be bright red.

Membranous shreds: They may exist in cancer of the colon, dysentery, relapsing fever, acute proctitis, and in sloughing of intestinal mucosa.

Mucous stools: Exist in catarrhal or inflamed conditions of the intestines or rectum, in dysentery, enterocolitis, proctitis, impaction, and ulcerative colitis.

SHAP: Cylindrical: If of small caliber, they may be indicative of prolapsus ani, annular rectal stricture, or intestinal spasms.

Ribbon-shaped: Indicative of stricture or cancer of the rectum; possibly enlargement of the prostate in males, hemorrhoids, spasm of the lower bowel and anus, prostatic abscess, and prolapse of the uterus.

Scybala. Rounded masses or balls of fecal matter or hardened feces, the result of habitual constipation, stony or sacculation (diverticulum) of the colon, gastric ulcer, dilation, rectal cancer, or dysentery.*Phân Chất thải từ ruột. Đn: feces.*

MÀU: Sắt và bismuth biến phân thành đen, một số rau và quả mọng làm sẫm nó hay sản sinh một màu riêng biệt. Các loại phân bệnh lý thường có màu hơi xám hay lấp lánh trắng, và giống như nhựa trong xuất huyết.

TÍNH CHẤT: Phân có mỡ (Fatty stools): Loại này được quan sát thấy trong bệnh vàng da tắc mật, ung thư tuyến tụy, sỏi tuyến tụy và trong sự đầy bụng hay ăn quá nhiều ở trẻ sơ sinh.

Phân ít và có bọt (Frothy poorly formed stools): Chúng có thể cho biết ruột kết co cứng, sự xuất hiện của hơi hay chứng viêm ruột.

Phân lẫn thức ăn chưa tiêu (lienteric stools): Loại này chứa nhiều thức ăn không tiêu và được ghi nhận là trong tình trạng viêm dạ dày và ruột non.

Tarry stools (Phân dạng nhựa): Chúng có thể cho biết chứng xuất huyết dạ dày, máu được nuốt từ mũi hay phổi, những vết loét chảy máu của đường tiêu hóa, sơ gan hay ung thư gan. Nếu thời gian vận chuyển của ruột nhanh, máu vào đường tiêu hóa trên có thể không xuất hiện dưới dạng nhựa trong phân mà có màu đỏ sáng.

Membranous shreds. Phân có màng: Chúng có thể tồn tại trong ung thư ruột kết, bệnh lý, sốt hồi quí, viêm trực tràng cấp và sự bong niêm mạc ruột.

Mucous stools. Phân nhầy nhớt: Tồn tại trong chứng xuất tiết hay trong tình trạng viêm ruột hay trực tràng, bệnh lý, viêm tiểu kết tràng, viêm trực tràng, sự nêm chặt ruột, và viêm ruột kết loét.

HÌNH DẠNG

Cylindrical. Hình trụ: Nếu cỡ nhỏ, chúng có thể cho biết chứng sa hậu môn, hẹp ruột dạng vòng, hay co thắt ruột.

Ribbon-shaped. Phân hình dải: Cho thấy sự hẹp hay ung thư trực tràng, có thể là sự phình to tuyến tiền liệt ở đàn ông bệnh trĩ, chứng co thắt ruột già và hậu môn, áp xe tuyến tiền liệt và sự sa tử cung.

Scybala. Phân cứng: Khối tròn hay viên cứng, kết quả của sự táo bón thường xuyên, sự mất trương lực hay tình trạng có túi (túi thừa) của ruột kết, ung thư dạ dày, sự giãn nở, ung thư trực tràng hay bệnh lỵ.

s., bilious. Yellow or yellow-brown discharges in diarrhea becoming darker on exposure.*Phân có mật Chất thải vàng hay nâu vàng trong tiêu chảy trở thành sẫm hơn khi phơi ra ngoài.*

s., fatty. Fat in the feces, as in pancreatic disease.*Phân có mỡ Mỡ trong phân, như trong bệnh về tuyến tụy.*

s., lienteric. Stool containing undigested food.*Phân sống Phân chứa thức ăn chưa tiêu.*

s., peasoup. Liquid stools characteristic of typhoid.*Phân xúp đậu Phân lỏng đặc trưng của bệnh thương hàn.*

s., rice water. Watery serum stools with detached epithelium, as in cholera.*Phân trắng nước gạo Phân như nước sữa với biểu mô bị tách rời, như trong bệnh tả.*

stool softeners. Substances that act as wetting agents and thus promote soft malleable bowel movements. They are not laxatives and therefore are not indicated for constipation caused by decreased or absent peristaltic activity. Docusate sodium or docusate calcium may be used to soften stools. *Chất làm xốp phân Chất hoạt động như một tác nhân ẩm nhờ đó thúc đẩy hoạt động ruột. Chúng không phải là thuốc nhuận tràng vì vậy không được chỉ định cho chứng táo bón gây ra bởi sự chận lại hay vắng mặt của hoạt động nhu động. Docusate sodium hay docusate calcium có thể được dùng để làm xốp phân.*

stopcock A valve usually made of glass if used in chemistry, that regulates the flow of fluid from a container.*Khóa vòi Một cái van thường làm bằng thủy tinh nếu được dùng trong hóa học, dùng để điều chỉnh dòng chảy của chất lỏng từ một bồn chứa.*

stop needle. A needle with an eye at the tip and a disk on the shaft to prevent penetration deeper than desired. *Kim chận Một cây kim với một lỗ ở đầu và một đĩa trên thân để ngăn ngừa sự thâm nhập sâu hơn ý muốn.*

stoppage [AS. stoppian]. Obstruction of an organ. SEE: cholestasia.*Sự tắc nghẽn Sự tắc nghẽn của một cơ quan. XEM. cholestasia.*

storax USP. A balsam obtained from the scarred trunk of Liquidambar orientalis. It has been used as an expectorant. It is a component of tincture of benzoin.*An tức hương Một chất nhựa thơm rỉ ra từ cây có tên*

khoa học là liquidamnas orientalis. Nó được dùng như một loại thuốc làm long đờm. Nó là một thành phần của cồn thuốc benzoin.

storm [AS.]. A sudden outburst or exacerbation of symptoms of a disease. *Cơn Một sự bột phát thình lình hay sự trầm trọng thêm của triệu chứng bệnh.*

s., renal. A sudden attack of renal symptoms accompanying a neurosis sometimes occurring in patients suffering from aortic regurgitation.*Cơn đau thận Một cơn đau thận đột ngột kèm động kinh đôi khi xảy ra ở những bệnh nhân bị chứng chảy ngược lên động mạch chủ.*

s., thyroid. A complication of thyrotoxicosis that, if untreated, is almost always fatal. Consists of abrupt onset of fever, sweating, tachycardia, pulmonary edema or congestive heart failure, tremulousness, and restlessness. Occurs in patients with untreated or poorly treated thyrotoxicosis. Usually precipitated by infection, trauma, or a surgical emergency.*Cơn tuyến giáp Một biến chứng của nhiễm độc do tuyến giáp má, nếu không được điều trị, hầu như luôn luôn tử vong. Bao gồm những cơn sốt bất ngờ, ra mồ hôi, tim đập nhanh, phù phổi hoặc suy tim sung huyết, run, bồn chồn. Xảy ra ở những bệnh nhân không được điều trị hoặc điều trị kém chứng nhiễm độc do tuyến giáp. Thường trầm trọng thêm bởi nhiễm khuẩn, chấn thương hay cấp cứu phẫu thuật.*

stout [O. Fr. estout, bold]. 1. Having a bulky body. SYN: corpulent. 2. Strong, dark beer.*stout 1. Chắc mập Có thân hình to lớn. Đn: corpulent. 2. Bia nâu nặng.*

Stoxil. Trade name for idoxuridine. *Stoxil Tên thương mại cho idoxuridine.*

STP. standard temperature and pressure.*STP. Nhiệt độ và áp suất tiêu chuẩn.*

STPD. standard temperature and pressure, dry. Gas volume at 0° C, 0 mm of mercury total pressure and partial pressure of water of zero, i.e., dry. *STPD. Thể tích khí ở 0 độ C, 0 mm thủy ngân áp suất toàn phần và áp suất một phần của nước là zero, nghĩa là khô.*

strabismal [Gr. strabismos, a squinting]. Strabismic, q.v.*strabismal XEM: strabismic.*

strabismic [Gr. strabismos, a squinting]. Pert. to or afflicted with strabismus.*strabismic (Thuộc) Lác mắt.*

strabismometer ["+ metron, a measure]. Instrument for determining amount of strabismus.*strabismometer Thước đo độ lác.*

strabismus [Gr. strabismos, a squinting]. Disorder of eye in which optic axes cannot be directed to same object. The squinting eye always deviates to the same extent when the eyes are carried in different directions;

unilateral when same eye always deviates; alternating when either deviates, the other being fixed; constant when the squint remains permanent; periodic when eyes are occasionally free from it. Strabismus can result from reduced visual acuity, unequal ocular muscle tone, or an oculomotor nerve lesion. SYN: keterotropia; squint. SEE: microstrabismus.*Lác mắt Tật của mắt trong đó các trục thị giác không thể hướng tới cùng một vật. Mắt lác luôn lệch đi một khoảng rộng như nhau khi hướng tới những hướng khác nhau. unilateral (lác một bên) khi một bên mắt luôn luôn lệch; alternating (lác luân phiên) khi con mắt này lệch thì con kia cố định; constant (lác mạn tính) khi lác mắt kéo dài; periodic (lác chu kỳ) khi mắt thỉnh thoảng hết. Lác mắt có thể là do thị lực giảm, trương lực cơ thị giác không đều, hay tốn thương thần kinh thị giác. Đn: heterotopia; squint. XEM. microstrabismus.*

s., accommodative. Strabismus due to disorder of ocular accommodation. SYN: s., bilateral.*Lác điều tiết Lác mắt do rối loạn điều tiết thị giác. Đn: s., bilateral.*

s., alternating. Strabismus affecting either eye alternately.*Lác luân phiên Lác của một trong hai mắt thay đổi nhau.*

S., concomitant. Strabismus in which both eyes move freely but retain unnatural relationship to each other.*Lác đồng phát Lác mắt trong đó cả hai mắt di chuyển tự do nhưng giữ mối quan hệ không tự nhiên với nhau.*

s., convergent. Strabismus in which the deviating eye turns inward.*Lác hội tụ Lác mắt trong đó mắt lệch hướng vào trong.*

s., deorsum vergens. Vertical strabismus, the deviating eye turning downward. SYN: hypotropia.*Lác hướng xuống Lác mắt thẳng đứng trong đó, mắt lệch hướng xuống. Đn: hypotropia.*

s., divergent. Strabismus in which the deviating eye turns outward.*Lác phân kỳ Lác mắt trong đó, mắt lệch hướng ra ngoài.*

s., horizontal. Strabismus in which the deviation of the visual axis is in the horizontal plane.*Lác hướng ngang Trong đó sự lệch của trục thị giác nằm trên mặt phẳng ngang.*

s., intermittent. Strabismus recurring at intervals.*Lác cách hồi Lác trở lại từng giai đoạn.*

s., monocular. Strabismus in which the same eye habitually deviates.*Lác một bên Với một con mắt bị lệch thường xuyên.*

s., monolateral. Strabismus with the squinting eye always the same.*s., monolateral Như s., monocular.*

s., nonconcomrtant. Strabismus of an eye that varies in degree with the change in direction the eye moves. *Lác không đồng phát Sự lác mà* *mức độ lác thay đổi theo sự thay đổi hướng di chuyển của mắt.*

s., paralytic. Strabismus that is due to paralysis of a muscle. The deviation is present only in the sphere of action of the paralyzed muscle. In paralytic squint, the secondary deviation is greater than the primary. This condition is due to paralysis of one or more ocular muscles and may point to grave cerebral disease or to some constitutional disease. This form of strabismus is recognized by the fact that if alight or the finger of the examiner is carried from right to left before the face of the patient, the deviating eye fails to follow to its proper limit. This response leads the physician to look for lesions of the 6th nerve in failure of external rectus, of the 3rd nerve in failure of internal rectus of either side, and of the 4th nerve in impairment of superior oblique muscles. In adults this usually is caused by syphilis involving the nerve centers or trunks. TREAT: Directed to the cause. Eyeglasses or contact lenses; miotics; corrective surgery. PROG: In general, guarded.*Lác liệt*

Lác do liệt cơ. Sự lệch xuất hiện chỉ trong phạm vi hoạt động của cơ liệt. Trong lác liệt sự lệch thứ phát lớn hơn sự lệch ban đầu. Có tình trạng này là do sự liệt của một hay nhiều hơn các cơ thị giác dẫn tới bệnh não nghiêm trọng hay một bệnh về thể tạng nào đó. Hình thức lác này được nhận ra bằng cách là nếu một nguồn sáng hay một ngón tay hướng từ phải qua trái trước mặt bệnh nhân, con mắt liệt sẽ không đi theo tới giới hạn thích hợp của nó. Phản ứng này giúp thầy thuốc tìm kiếm tổn thương của dây thần kinh số 6 trong sự suy rectus ngoài, của dây thần kinh số 3 trong sự suy rectus trong của một trong hai bên, và của dây thần kinh số 4 trong sự suy yếu của các cơ chéo trên. Ở người lớn điều này thường do bệnh giang mai mà có dính dáng đến các trung tâm hay thần thần kinh.
ĐIỀU TRỊ: Điều trị trực tiếp nguyên nhân. Mắt kinh hoặc kinh sát tròng, các lác nhân làm co đồng tử, phẫu thuật thích hợp.
DỰ ĐOÁN: Nói chung, thận trọng.

s., spastic. Strabismus due to contraction of an ocular muscle.*Lác co thắt Lác do sự co thắt của một cơ thị giác.*

s., sursum vergens. Vertical upward squint. SYN: hypertropia.

ETIOL: Defects of fusion faculty, errors of refraction, poor vision in one eye, anisometropia. TREAT: Refraction with prescribing of correcting lenses, orthoptic training (training of fusion), operative.
Lác hướng lên ĐN: hypertropia.
NGUYÊN NHÂN: Khuyết tật của khả năng kết hợp, độ sai của sự khúc xạ, thị lực kém ở một mắt, khúc xạ hai mắt không đều.

ĐIỀU TRỊ: Điều trị khúc xạ với loại kinh thích hợp, luyện nhìn bình thường, phẫu thuật.

s., vertical Strabismus in which the eye turns upward. The vision is double (diplopia) unless there is unconscious suppression of the image in the squinting eye. Expression of face is bizarre. Vertical strabismus usually is the result of ametropia in childhood, or of central nervous system disease in adult life.*Lác đứng*
Mắt hướng lên. Thị giác đôi (nhìn một hóa hai) trừ phi có sự chặn một cách vô thức hình ảnh trong con mắt lác. Vẻ mặt biểu lộ kỳ quái. Lác đứng thường là kết quả của sự nhìn không chính thị (nhìn không bình thường) khi còn bé hoặc của bệnh thuộc hệ thống thần kinh trung ương ở tuổi trưởng thành.

strabometer [Gr. strabos, squinting, + metros, a measure]. Instrument to ascertain the degree of strabismus. *strabometer Thước đo độ lác (lác kế).*

strabotome [" + tome, incision]. A knife for performing strabotomy. *strabotome Dao mổ lác.*

strabotomy [" + tome, incision]. Operation for strabismus.*strabotomy Thủ thuật mổ lác.*

strain 1. [AS. streon, offspring]. A stock, said of bacteria or protozoa from a specific source and maintained in successive cultures or animal inoculation. 2. Hereditary streak or tendency. 3. [O. Fr. estreindere, to draw tight]. To pass through, as a filter. 4. To injure by making too strong an effort or by excessive use. 5. Excessive use of a part of the body so that it is injured. 6. Trauma to the muscle or the musculotendinous unit from violent contraction or excessive forcible stretch. May be associated with failure of synergistic action of muscles. SEE: sprain. 7. To make a great effort as in straining to have a bowel movement. This is done by means of the Valsalva maneuver, which increases intra-abdominal pressure and helps to expel feces. *strain 1. Dòng, nòi, chủng Một dòng, có thể là vi khuẩn hay động vật đơn bào, từ một nguồn cụ thể và vẫn được duy trì trong sự nuôi cấy tiếp nối hay sự tiêm chủng thú vật. 2. Tính chất hay khuynh hướng di truyền. 3. Đi qua, làm bộ lọc. 4. Gắng sức quá. 5. Sử dụng quá mức một phần cơ thể nên nó bị tổn thương. 6. Chấn thương cơ do co kéo quá mạnh hay gắng sức quá. Có thể liên quan với sự suy yếu các cơ có kết hợp. XEM. sprain. 7. Làm một nỗ lực lớn để ruột hoạt động. Điều này được làm bởi phương pháp gọi là thao tác Valsalva, gia tăng sức ép trong bụng để giúp tống phân ra ngoài.*

strainer Device used for retaining solid pieces while liquid passes through. SYN: filter.*Cái lọc Dụng cụ dùng*

để giữ lại các chất rắn trong khi chất lỏng đi qua. Đn: filter.

strain X-ray. Radiographic picture taken with the subject, usually a bone or joint, under static force or tension. Used to better demonstrate the pathological change, which might be inapparent if this technique were not employed.*strain X-ray Ảnh X quang được chụp với một đối tượng, thường là xương hay khớp. Được dùng để làm rõ hơn thay đổi bệnh lý có thể không rõ nếu kỹ thuật này không được dùng.*

strait [O. Fr. estreit, narrow]. A constricted or narrow passage.*Eo Một đường dẫn hẹp hay rất khít.*

s., inferior. The lower outlet of the pelvic canal.*Eo dưới Lỗ thoát dưới của ống chậu.*

**s., `s of pelvis.** The inferior and superior openings of the true pelvis.*s., `s of pelvis Khe trên và dưới của chậu.*

s., superior. The upper opening or inlet of the pelvic canal.*Eo trên Khe hay lỗ vào trên của ống chậu.*

straitjacket. Shirt with long sleeves laced on patient and fastened to restrain the arms. SYN: camisole.*Áo trói Áo sơ mi với tay áo dài được buộc chặt trên bệnh nhân để giữ cánh tay. Đn: camisole.*

stramonium [L.]. Jamestown weed, jimsonweed. The dried leaves of Datura stramonium. USES: An ingredient in asthma powder used for its antispasmodic effect. *Cây cà độc dược Lá khô cà độc dược Datura Stramonium. CÁCH DÙNG: Một thành phần trong thuốc bột chữa hen suyễn được dùng vì hiệu quả chống co thắt của nó.*

stramonium poisoning. Caused in children by accidental ingestion of medicine or by self-administered overdose. SEE: atropine sulfate poisoning. SYM: Similar to those of atropine overdose.*Sự trúng độc cà độc dược Gặp ở trẻ em khi ngẫu nhiên nuốt phải thuốc hay do uống quá liều. XEM. atropine sulfate poisoning. TRIỆU CHỨNG: Tương tự triệu chứng dùng quá liều atropine.*

strand. A single thread or fiber. *strand Một loại chỉ hay sợi đơn.*

strangalesthesia [L. strangulare, halter, + aisthesis, sensation]. A girdlelike sensation of constriction. SYN: zonesthesia.*strangalesthesia Cảm giác bị nghẹt. ĐN: zonesthesia.*

strangle [L. strangulare, halter]. To choke or suffocate or to be choked from compression of the trachea.*strangle Bóp nghẹt hay bị nghẹt do sự ép khi quản.*

strangulated Constricted so that air or blood supply is cut off, as a strangulated hernia.*Bị nghẹt Bị nghẹt đến nỗi sự cung cấp máu hay không khí bị cắt đứt, chẳng hạn một sự thoát vị nghẹt.*

strangulation [L. strangulare, halter]. Compression or constriction of a part, as the bowel or throat, causing suspension of breathing or of passage of contents; congestion accompanies condition.*Sự thắt nghẹt Sự ép hay co thắt một bộ phận như ruột hay cuống họng gây ngừng thở. Tình trạng kèm theo xung huyết.*

s., internal. Slipping of a coil of the intestine through the diaphragm or an abnormal opening.*Sự nghẹt trong Sự nhét một cuộn ruột qua cơ hoành hay một khe bụng.*

strangury [Gr. atranx, drop, squeezed out, + ouron, urine]. Painful and interrupted urination in drops produced by spasmodic muscular contraction of urethra and bladder.*Chứng đái són đau Sự tiểu đau và gián đoạn thành giọt do sự co thắt cơ của ống đái và bàng quang.*

strap [Gr. strophos, a cord]. 1. A band, as one of adhesive plaster, used to hold dressings in place or to approximate surfaces of a wound. 2. To bind with strips of adhesive plaster.*Băng 1. Một loại băng thí dụ băng keo được dùng để giữ băng vải đúng chỗ hay gần bề mặt của vết thương. 2. Băng bằng những miếng băng keo.*

s., Montgomery. SEE: Montgomery straps.**s., Montgomery** XEM: *Montgomery straps.*

strapping 1. Adhesive plaster or other substance used to bind surfaces together or hold dressings in place. 2. Application of adhesive plaster strips on a part to give it support or compress it.*Sự băng Sự dùng các dải băng trên một bộ phận để nâng đỡ hay ép chặt nó.*

stratification [L. stratificare, to arrange in layers]. Act or process of arranging in layers.*stratification Sự xếp thành tầng, phân tầng.*

stratified [L. stratihcare, to arrange in layers]. Arranged in the form of layers.*stratified Được xếp thành tầng.*

stratified epithelium. Epithelium in superimposed layers with differently shaped cells in the various layers.*Biểu mô nhiều lớp Biểu mô xếp chồng lên với những tế bào hình dạng khác nhau ở những lớp khác nhau.*

stratiform [L. stratum, layer, + forma, shape]. Arranged in layers, as manner of liquefaction of gelatin stab culture, in which there is liquefaction to the walls of the tube at the top and then downward horizontally.*Xếp thành lớp Được xếp thành lớp như dạng hóa lỏng trong nuôi cấy kim chọc sâu gelatin, trong đó có sự hóa lỏng các thành ống ở đỉnh và rồi hướng xuống theo chiều ngang.*

stratum [L.]. (pl. strata) A layer.*stratum Lớp, tầng.*

s., hassle. Innermost or deepest layer of the endometrium of the uterus. Also refers to the innermost layer of the epidermis and other stratified squamous epithelium. SYN: malpighian layer; stratum

germinatiuum.*Lớp nền, lớp đáy Lớp trong cùng hay sâu nhất của màng trong tử cung. Ngoài ra còn chỉ lớp trong cùng của biểu bì và biểu mô lát xếp lớp khác. Đn: malpighian layer; stratum germinativum.*

s., compactum. Superficial or outermost layer of the endometrium.*Lớp đặc Lớp nông hay lớp ngoài cùng của màng trong tử cung.*

s., coroeum. Outermost horny layer of the epidermis.*Lớp sừng Lớp sừng ngoài cùng của biểu bì.*

s., disjunction. Outermost layer of the stratum corneum, which is being shed constantly.*Lớp phân tách Lớp ngoài cùng của lớp sừng mà rụng thường xuyên.*

s., germinativum. Innermost layer of epidermis. A row of columnar cells that divide to replace the rest of the epidermis as it wears away. SYN: s. malpighii. SEE: s. basale.*Lớp mầm Lớp trong cùng của biểu bì. Một dãy tế bào hình trụ mà phân chia để thay thế phần còn lại của biểu bì khi nó mòn đi. Đn: s. malpighii. XEM: s. basale.*

s., granulasum. Layer of cells containing deeply staining granules of keratohyalin found in the epidermis of skin lying between stratum germinatiwm and stratum lucidum.*Lớp hạt Lớp tế bào chứa các hạt chất sừng trong suốt nhuộm màu tìm thấy trong biểu bì giữa lớp mầm và lớp trong.*

s., lucidum. Translucent layer of the epidermis lying between stratum corneum and stratum granulosum. It is frequently absent.*Lớp trong Lớp trong mờ của biểu bì nằm giữa lớp sừng và lớp hạt. Nó thường xuyên vắng mặt.*

s., malpighii. The inner layer of epidermis. First seen with low magnification and described in the 1600s by Marcello Malpighi. It includes both stratum germinativum and stratum spinosum of today's nomenclature.*Lớp bên trong của biểu bì Ban đầu được nhìn thấy với độ phóng đại thấp và được mô tả vào những năm 1600 bởi Marcello Malpighi. Nó gồm cả hai lớp mầm và lớp gai của danh pháp ngày nay.*

s., mucosum. S. malpighii.**s., mucosum** *Lớp niêm mạc.*

s., papillare. Papillary layer of the corium lying adjacent to the epidermis.*Lớp nhú Lớp nhú của chân bì nằm kề biểu bì.*

s., reticulare. Recticular layer of the corium lying just beneath the papillary layer.*Lớp lưới Lớp lưới của chân bì nằm ngay bên dưới lớp nhú.*

s., spinosum. Prickle cell layer, so called because of prominent intercellular attachments. Part of the stratum malpighii.*Lớp gai Lớp tế bào gai, nó được gọi như thế là do sự gắn kết gian bào lồi. Một phần của lớp malpighii.*

s., spongiosum. Middle layer of decidua.*Lớp xốp Lớp giữa của màng rụng.*

s., submucosum. Layer of smooth muscle fibers of the myometrium lying contiguous with the endometrium.*Lớp dưới niêm mạc Lớp sợi cơ trơn của cơ tử cung nằm gần màng trong tử cung.*

s., supravasculare. Layer of circular and longitudinal muscle fibers lying between stratum subserosum and stratum vasculare.*Lớp trên mạch Lớp sợi cơ vòng, dọc nằm giữa lớp dưới thanh mạc và lớpmạch.*

s., vasculare. Layer of smooth muscles in myometrium lying between stratum submucosum and stratum supravasculare.*Lớp mạch Lớp cơ trơn trong cơ tử cung nằm giữa lớp dưới niêm mạc và lớp trên mạch.*

strawberry mark. A soft, modular, vascular news usuallypresenton face or neck, occurring at birth or shortly afterward. SEE: nevus fiammeus.*Bớt đỏ Vết chàm do u mạch, mềm thường xuất hiện trên mặt hay cổ, xuất hiện lúc sinh hay ít lâu sau. XEM. nevus flammeus.*

strawberry tongue. The peculiar red, papillated tongue characteristic of acarlatina, q.v. SEE: tongue.*Lưỡi có bớt Lưỡi hình nhú, đỏ một cách khác thường, đặc điểm của bệnh tinh hồng nhiệt. XEM. tongue.*

straw itch. A skin condition accompanied by itching due to working in straw or sleeping on a straw mattress. The straw contains a mite that causes the pruritic eruption. It is self-limiting.*Chứng ngứa rơm Tình trạng da bị ngứa vì làm việc trong rơm hay ngủ trên nệm rơm. Rơm chứa một loại ve gây những nốt ngứa sần. Nó tự giới hạn.*

streak [AS. strica]. A line or stripe. SYN: stria.*streak Đường sọc, vệt. ĐN: stria.*

s., angioid. A dark streak seen in the retina of individuals with pseudoxanthoma elasticum and sickle cell anemia.*Sọc dạng mạch Đường sọc sẫm tìm thấy trong võng mạc của người có mô đàn hồi u vàng giả và bị chứng thiếu máu tế bào hình lưỡi liềm.*

s., medullary. Deep longitudinal groove on dorsal surface of the embryo that becomes the medullary tube.*Sọc tủy Rãnh dọc sâu trên lưng của phôi mà trở thành ống tủy.*

s., meningrtic. A red line across the skin formed by drawing a pointed article across it; seen in meningitis and nerve center affections. SYN: tnche cerebrate.*Sọc viêm màng não Một đường đỏ qua da khi kéo một vật nhọn; tìm thấy trong chứng viêm màng não và các bệnh ở trung khu thần kinh. Đn: tache cérébrale.*

s., Moore's lightning. Subjective visual sensation of lightninglike flashes at time of eye movements. These are especially noticeable in dim or absent light. They are usually vertical and on the lateral part of the visual field. The flashes are accompanied by or followed by dark spots before the eyes. This condition is not related to significant eye disease.*Sọc chớp Moore Cảm giác chủ quan của mắt về những chớp lóe khi mắt chuyển động. Các chớp lóe này đặc biệt nhiều khi ánh sáng tối hay mờ. Chúng thường thẳng đứng và ở phần bên của thị trường. Chớp lóe có kèm những chấm sẫm trước mắt. Tình trạng này không liên quan đến các bệnh chính của mắt.*

s., primitive. SEE: primitive streak.
s., primitive XEM: primitive streak.

stream A steady flow of a fluid.*Luồng, dòng Dòng chảy đều đặn của một chất lỏng.*

strength. The quality of being strong or powerful as it relates to muscular activity; concentration of a solution or substance; intensity of light, color, or sound; ability to resist deformation, fracture, or abrasion. In research related to dental materials, several methods of testing strength are utilized.*Sức mạnh, độ bền, cường độ, nồng độ Đặc tính khỏe mạnh khi liên quan tới hoạt động cơ. Sự cô đặc của dung dịch hay vật chất; cường độ ánh sáng, màu sắc, âm thanh; khả năng chống biến dạng, gãy, ăn mòn. Trong nghiên cứu liên quan đến chất liệu răng, nhiều phương pháp thử độ bền rất có ích.*

s., breaking. The point at which applied force breaks a material. SYN: tensile strength.*Lực vỡ Điểm mà lực được dùng làm vỡ một vật. Đn: tensile strength.*

s., compression. The point at which material loses shape when force is applied. SYN: crushing strength.*Lực nén Điểm mà vật mất hình dạng khi lực được dùng. Đn: crushing strength.*

s., ego. SEE: ego strength.*s., ego XEM: ego strength.*

s., impact. The force required to fracture a material.*Lực tác động Lực cần để làm gãy một vật.*

s., sheer. The resistance of a material to sheer force.*Lực tuyệt đối Sự đề kháng của một vật trước một lực tuyệt đối.*

strephosymbolia [Gr. strephein, to twist, + symbolon, symbol]. 1. Difficulty in distinguishing between letters that are similar but face in opposite directions. Ex.: p-q, b-d. 2. Perception of objects reversed as in a mirror.*strephosymbolia 1. Chứng đọc ngược Khó khăn trong việc phân biệt các chữ tự tương tự nhưng ngược hướng nhau. Ví dụ p-q, b-d. 2. Chứng trông ngược nhận thức về vật thể trái ngược như trong một tấm gương.*

streprtus [L.]. A sound or noise, as that heard on auscultation.*Tiếng thinh chẩn Một âm thanh hay tiếng động chẳng hạn như tiếng được nghe để đoán bệnh.*

Streptase. Trade name for streptokinase.*Streptase Tên thương mại cho streptokinase.*

strepticernia [Gr. streptos, twisted, + haima, blood]. Streptococci present in the bloodcausinginfection.SYN: streptococcemia.*strepticernia Liên cầu khuẩn xuất hiện trong máu gây nhiễm khuẩn. ĐN: streptococcemia.*

strepto- [Gr.streptos, twisted]. Combining form meaning twisted.
strepto- Hình thức kết hợp với nghĩa xoắn lại.

streptoangina [" + L. angina, quinsy]. Sore throat with membranous formation due to streptococci.
Viêm họng liên cầu khuẩn Viêm họng có màng do liên cầu khuẩn gây ra.

streptobacillus A bacillus in which individual bacilli form a chainlike colony.*Trực khuẩn xoắn Một loại trực khuẩn trong đó các trực khuẩn riêng lẻ tạo thành một tập đoàn hình chuỗi.*

streptococcal [" + kokkos, berry]. Caused by or pert. to streptococci.
streptococcal Gây ra bởi hay (thuộc) liên cầu khuẩn.

streptococcemia [" + " + haima, blood]. Presence of streptococci in the blood causing infection. SYN: strepticemia.*streptococcemia Liên cầu khuẩn huyết sự xuất hiện liên cầu khuẩn trong máu gây nhiễm khuẩn. ĐN: strepticemia.*

streptococci PI. of streptococcus. SEE: Streptococcus.*streptococci Số nhiều của streptococcus. XEM: streptococcus.*

streptococcic [" + kokkos, berry]. Resembling, produced by, or pert. to streptococci.*streptococcic Giống, được sinh ra bởi hay thuộc liên cầu khuẩn.*

streptococcicosis [" + " + osis, condition]. Any streptococcal infection.
streptococcicosis Chứng nhiễm độc liên cầu khuẩn.

streptococcolysin [" + " + lysis, dissolution]. A lysin produced by streptococci.*Tiếc tố liên cầu khuẩn Một tiêu tố được sản xuất bởi liên cầu khuẩn.*

Streptococcus [" + kokkos, berry]. (pl. streptococci) ABBR: Str. A genus of bacteria belonging to the family Lactobacillaceae, tribe Streptococceae. They are gram-positive cocci occurring in chains. Most species are harmless saprophytes, but some are among the most common and dangerous pathogens of man. They are differentiated on the basis of their reactions on blood-agar plates into three types: alpha (a), beta (/1), and gamma (y). Those of the alpha type (viridans group) form a greenish coloration about colonies and partially hemolyze blood; those of the beta or hemolytic type form clear zones about colonies and completely hemolyze blood (Str. pyogenes); those of the gamma type are nonhemolytic and produce a

grayish coloration about colonies (Str. faecalis). Streptococci are also classified into a number of immunologic groups designated by the letters A through H and K through T. Most human infections are caused by groups A, D, and G. More than 55 types of group A beta-hemolytic streptococci have been identified. SEE: scarlet fever, rheumatic fever.
Streptococcus Viết tắt Str. Một giống vi khuẩn thuộc họ Lactobacillaceae, tông Streptococceae. Chúng là những cầu khuẩn gram dương dạng chuỗi. Hầu hết các loài là thực vật hoại sinh vô hại nhưng có một số là tác nhân gây bệnh nguy hiểm và phổ biến của con người. Chúng được phân làm ba loại dựa vào phản ứng của chúng trên phiến thạch máu (blood-agar plates) alpha, beta, và gamma. Nhóm alpha (nhóm xanh) tạo thành màu hơi xanh quanh các tập đoàn (colony) và làm tan máu một phần, nhóm beta hay nhóm làm tan máu tạo thành các vùng rõ ràng quanh các tập đoàn và làm tan máu hoàn toàn (liên cầu khuẩn sinh mủ). Nhóm gamma không làm tan máu và sinh ra một màu hơi xám quanh các tập đoàn (liên cầu khuẩn chất lắng). Liên cầu khuẩn cũng được phân loại thành một số nhóm miễn dịch được đặt tên bởi các mẫu tự từ A qua H và K qua T. Hầu hết sự nhiễm khuẩn ở người gây ra bởi nhóm A, D, và G. Hơn 55 loại thuộc nhóm liên cầu khuẩn làm tan máu beta A đã được nhận dạng. XEM: scarlet fever; rheumatic fever.*

Str. pneumoniae. A species of bacteria, oval or spherical in shape, gram positive, and nonmotile. It possesses a capsule. The species is made up of a number of distinct strains of which more than 84 serological types have been isolated. It is the causative agent of certain types of pneumonia, esp. lobar pneumonia, and is associated with other infectious diseases such as cerebrospinal meningitis, otitis media, and Septicemia.*Liên cầu khuẩn viêm phổi Một loài vi khuẩn hình cầu hoặc ovan, gram dương và không di chuyển. Nó có một cái bao nang. Loài này được tạo dựng từ một số chủng loài nổi bật trong đó, hơn 84 loại huyết thanh học đã được cô lập. Nó là tác nhân gây bệnh của một số bệnh viêm phổi, đặc biệt là viêm phổi thùy và có liên quan tới các bệnh nhiễm khuẩn khác như viêm màng não tủy, viêm tai giữa và nhiễm khuẩn huyết.*

Str. pyogenes. Any of the hemolytic streptococci causing suppurative processes. The causative agent of scarlet fever, erysipelas, septic sore throat, puerperal sepsis, and various pyogenic infections.*Liên cầu khuẩn sinh mủ Bất kỳ loại liên cầu khuẩn gây quá trình sinh mủ. Tác nhân gây bệnh của bệnh tinh* *hồng nhiệt, viêm quảng, viêm họng nhiễm khuẩn, nhiễm khuẩn sản và các bệnh nhiễm khuẩn sinh mủ khác.*

Str. thermophilus, Streptococcus found in dairy products.*Liên cầu khuẩn ưa nhiệt Liên cầu khuẩn tìm thấy trong các sản phẩm hàng ngày.*

Str. vbidans. A group of a-hemolytic streptococci that are normally present in the upper respiratory tract. Minor trauma such as vigorous chewing may result in their being admitted to the bloodstream. Thus when heart valves are damaged, these organisms are the ones that most frequently colonize on them. When this occurs, subacute bacteria] endocarditis has an excellent chance of developing. *Liên cầu khuẩn xanh lục Một nhóm liên cầu khuẩn làm tan máu alpha thường xuất hiện ở đường hô hấp trên. Chấn thương nhỏ chẳng hạn sự nhai quá mạnh có thể làm chúng được nhận vào dòng máu. Vì thế, khi các van tim bị tổn hại, các cơ quan này bị nhiễm khuẩn thường xuyên nhất. Khi điều này xảy ra, bệnh viêm màng trong tim bán cấp nhiễm khuẩn có cơ hội tuyệt vời để phát triển.*

streptococcus [pl. streptococci] An organism of the genus Streptococcus. SEE: bacteria for illus.*streptococcus (Số nhiều streptococci) Một tổ chức của loài Streptococcus. XEM. bacteria để minh họa.*

s., β-hemolytic. Streptococci that, when grown on blood-agar, produce hemolysis around each colony. The hemolysis is complete and a clear zone is present at the site. Group A fl-hemolytic streptococci are the type pathogenic for man.*Liên cầu khuẩn làm tan máu bêta Liên cầu khuẩn mà khi phát triển trên thạch máu, gây ra sự tan máu quanh mỗi tập đoàn. Sự tan máu thì hoàn toàn và một vùng rõ ràng xuất hiện tại chỗ. Nhóm liên cầu khuẩn làm tan máu bêta A là loại gây bệnh cho con người.*

streptocolysin [" + lysis, dissolution]. A hemolysin produced by streptococci. SYN: streptococcolysin; streptolysin. *streptocolysin Một chất làm tan máu do liên cầu khuẩn sản xuất. ĐN: streptococcolysin; streptolysin.*

streptodermatitis [" + derma, skin, + itis, inflammation]. Inflammation of the skin caused by streptococci. *Viêm da liên cầu khuẩn Viêm da gây ra bởi liên cầu khuẩn.*

streptodomase One of the enzymes (streptokinase is another) produced by certain strains of hemolytic streptococci. It is capable of liquefying fibrinous and purulent exudates. SEE: streptokinase.*streptodomase Enzim được sản xuất bởi một số loài liên cầu khuẩn mà có khả năng biến plasminogen thành plasmin.*

XEM. streptodornase.

streptokinase Enzyme produced by certain strains of streptococci that is capable of convertingplasminogen to plasmin. SEE: streptodornase.*streptokinase Một trong các enzim được sản xuất bởi một số loài liên cầu khuẩn làm tan máu. Nó có khả năng hóa lỏng dịch rỉ fibrin và dịch rỉ mủ. XEM. streptokinase.*

streptokinase-streptodomase. A mixture of these two enzymes. They are produced by hemolytic streptococci, and are used topically and in body cavities to remove clotted blood and purulent material.*Một hỗn hợp của hai enzim này Chúng được sản xuất bởi liên cầu khuẩn làm tan máu, và được dùng một cách tại chỗ và trong các khoang cơ thể để làm tan các cục máu đông và chất sinh mủ.*

streptoleukocidin [" + leukos, white, + L. caedere, to kill]. A toxin produced by streptococci, destructive to leukocytes.*Độc tố liên cầu khuẩn diệt bạch cầu Một độc tố được sản xuất bởi liên cầu khuẩn có tác dụng phá hủy bạch cầu.*

streptolysin A hemolysin produced by streptococci. SYN: streptococcolysin; streptolysin. *Lan huyết tố liên cầu khuẩn Một chất làm tan máu do liên cầu khuẩn sản xuất. Đn: streptococcolysin; streptolysin.*

S., O. Streptolysin that is inactivated by oxygen.*S., O. Streptolysin được khử hoạt tính bởi oxygen.*

s., S. Streptolysin that is inactivated by heat or acid, but not by oxygen.*s., S. Streptolysin được khử hoạt tính bởi sức nóng hoặc acid không phải oxygen.*

streptomycin sulfate (sterile) USP. An antibiotic derived from a soil microbe, Streptomyces griseus. Trade name is Isoject-Streptomycin.*streptomycin sulfate (sterile) USP. Một chất kháng sinh có nguồn gốc từ một vi sinh vật trong đất, streptomyces griseus. Tên thương mại là Isoject - Streptomycin.*

streptomycosis [" + mykes, fungus, + osis, condition]. Infection caused by microorganisms of the genus Streptomyces.*Bệnh nấm streptomyces Sự nhiễm khuẩn do vi sinh vật thuộc loại streptomyces gây ra.*

streptosepticemia [" + septikos, putrid, + haima, blood]. Septicemia resulting from streptococcus infection. SYN: streptococcemia; streptomycosis.*Nhiễm khuẩn huyết liên cầu khuẩn Nhiễm khuẩn huyết do nhiễm liên cầu khuẩn. Đn: streptococcemia; streptomycosis.*

streptothricin An antibiotic biosynthesized by Streptomyces laoendulae. It is effective against both gram-negative and gram-positive bacteria and some fungi. Because of its toxicity, it is of limited usefulness.*streptothricin Một chất*

kháng sinh được sinh tổng hợp bởi Streptomyces lavendulac. Nó có tác dụng chống lại cả hai vi khuẩn gram âm và gram dương và một số loại nấm. Do có tính độc, nó được dùng hạn chế.*

streptothrinosis [Gr. streptos, twisted, + thrix, hair, + osis, condition]. Infection caused by a species of Streptothrix. Produces a chronic suppurative inflammation. SEE: actinomycosis.*Bệnh do streptothrix Gây ra sự viêm mủ mạn tính. XEM. actinomycosis.*

stress [O. Fr. estresse, narrowness]. In medicine, the result produced when a structure, system, or organism is acted upon by forces that disrupt equilibrium or produce strain. In health care, the term denotes the physical (gravity, mechanical force, pathogen, injury) and psychological (fear, anxiety, crisis, joy) forces that are experienced by individuals. It is generally believed that biological organisms require a certain amount of stress in order to maintain their well-being. However when stress occurs in quantities that the system cannot handle, it produces pathological changes. This biological concept of stress was developed by the late Hans Selye, who intended originally for stress to indicate cause rather than effect. But through a linguistic error, he gave the term stress to effect and later had to use the word stressor for the cause.

In physical sciences, stress may be equated to certain types of forces (for example: impact, sheer, torsion compression, and tension) that result in deformation or fracture of the material being stressed or tested. In dentistry, the pressure of the upper teeth on the lower teeth in mastication produces stress. Mechanical forces of tension, compression, shear, or torsion may all be applied to teeth or dental prostheses during the movements of mastication and represent stress. SEE: general adaptation syndrome.

Stress, sự cố gắng, sự căng thẳng Trong y học, kết quả sinh ra khi một cấu trúc, hệ thống, hay tổ chức bị tác động lên bởi các lực mà phá vỡ sự cân bằng hay gây căng thẳng. Trong chăm sóc sức khỏe, thuật ngữ dùng để chỉ sức ép vật lý (trọng lực, lực cơ học, tác nhân gây bệnh, sự tổn thương) và sức ép tâm lý (sự sợ hãi, lo âu, khủng hoảng, niềm vui) mà các cá nhân trải qua. Nó được tin rằng một số cơ quan sinh học cần một số stress để duy trì hoạt động tốt. Tuy nhiên khi stress xảy ra với số lượng mà hệ thống không thể quản lý, nó gây ra những thay đổi bệnh lý. Khái niệm sinh học này của stress được phát triển bởi ngài Hans Selye quá cố. Ông định dùng stress để chỉ nguyên nhân đúng hơn là hậu quả. Nhưng qua một sai sót ngôn ngữ, ông đã dùng thuật ngữ stress để chỉ hậu quả và về sau phải dùng từ stressor để chỉ nguyên nhân.

Trong vật lý học, stress có thể coi như các loại lực nào đó (ví dụ: sự va chạm, sự trượt, sự vận xoắn, sự căng) mà dẫn đến sự biến dạng hay bẻ gãy vật bị ép hay bị thử. Trong nha khoa, sức ép của răng trên lên răng dưới trong sự nhai sinh ra stress. Các lực cơ học của sự căng, sự ép, sự trượt hay sự vận đều có thể được dùng cho răng hay sự lắp răng giả trong hoạt động nhai và tiêu biểu cho stress. XEM. general adaptation syndrome.

stress-breaker. Device incorporated into a removable denture. It is designed to relieve abutting teeth from excessive stress during chewing. *Dụng cụ giảm stress Dụng cụ gắn chặt vào một hàm răng giả có thể tháo rời. Nó được chế tạo để giải phóng các răng tiếp giáp khỏi stress quá mức trong lúc nhai.*

stress fracture. A fine hairline fracture that appears without evidence of soft tissue injury. This type of fracture is difficult to diagnose by roentgenographic examination and may not become visible until 3 to 4 weeks after the onset of symptoms. It may occur in runners who are running too much, too fast, with improper shoes, and on hard surfaces. *Sự gãy xương do stress Một sự gãy xương hairline nhỏ xảy ra mà không có dấu hiệu nào của sự tổn thương mô mềm. Loại gãy xương này rất khó chẩn đoán bằng tia x và chỉ có thể nhìn thấy sau khi triệu chứng bắt đầu 3 tới 4 ngày. Nó có thể xảy ra ở người chạy quá nhiều, quá nhanh, với giày không thích hợp và trên bề mặt cứng.*

stressor. An agent or condition capable of producing stress. *Tác nhân stress Một tác nhân hay điều kiện có thể sinh ra stress.*

s., systemic. Stress that produces generalized systemic responses. *Stress hệ thống Stress mà sinh ra sự phản ứng toàn hệ thống nói chung.*

s., topical. Stress that causes mild inflammation or local damage. *Stress tại chỗ Stress mà gây ra sự viêm nhẹ hay tổn thương tại chỗ.*

stress radiography. Strain x-ray, q.v. *stress radiography XEM: strain x ray.*

stress test. Method of evaluating cardiovascular fitness. While exercising, usually on a treadmill or a bicycle ergometer, the individual is subjected to steadily increasing levels of work. At the same time the amount of oxygen consumed is being determined and an electrocardiogram is being monitored. If abnormalities are noted in the ECG, the test is terminated. *Sự thử stress Phương pháp đánh giá tình trạng tim mạch. Trong khi tập thể dục, thường là trên một guống quay hoặc cái đo lực xe đạp, một người/nào đó phải tăng mức độ tập. Cùng lúc đó,*

lượng oxygen tiêu thụ được xác định và một điện tâm đồ đang kiểm tra. Nếu sự bất thường được ghi nhận trong điện tâm đồ, sự thử sẽ kết thúc.

stress ulcer. Peptic ulcer caused by acute or chronic stress such as cerebral trauma, burns, surgery, or acute infection. *Loét do stress Loét đường tiêu hóa do stress mạn tính hoặc cấp tính chẳng hạn chấn thương não, phỏng, phẫu thuật hay nhiễm khuẩn cấp tính.*

stretch [AS. streccan, extend]. To draw out or extend to full length. *Mở rộng Trải ra một độ dài hoàn toàn.*

stretcher A litter for carrying the sick, injured, or dead. *Cáng Một cái cáng để mang người ốm, người bị thương hoặc người chết.*

stretching of contractures. Process performed to loosen contracted ligaments, muscles, and adhesions in stiff joints. There should be a slow, steady, and gradually increasing pull by the operator or with gradually increasing weights. *Sự giảm co cứng Quá trình được thực hiện để làm lỏng các cơ, dây chẳng bị co cứng và sự dính chặt trong các khớp cứng. Nên có một sự kéo tăng dần, đều, chậm bởi người thực hiện hoặc với trọng lượng tăng dần.*

stretch marks. Stria, q.v. *XEM: stria.*

stretch receptor. A proprioceptor located in a muscle or tendon that is stimulated by a stretch or pull. *Cơ quan nhận cảm stretch Một dây thần kinh cảm thụ bản thân nằm trong cơ hoặc gân được kích thích bởi sự duỗi hoặc sự kéo.*

stretch reflex. The contraction of a muscle as a result of a pull exerted upon the tendon of the responding muscle. Stretch reflexes are of primary importance in maintenance of posture. SYN: myotactic reflex. *Phản xạ duỗi Sự co cứng của một cơ do sự kéo gây ra trên gân của cơ tương ứng. Phản xạ duỗi có tầm quan trọng hàng đầu trong việc duy trì tư thế. Đn: myotactic reflex.*

stria [L., a channel]. (pl. striae) [NA] A line or band elevated above or depressed below surrounding tissue, or differing in color and texture. SYN: streak, *Vân, khía Một đường hay dải được nâng lên hay ép xuống mô xung quanh, hay khác màu và kết cấu. Đn: streak.*

striae acusticae. Horizontal white stripes on floor of the 4th ventricle of the brain. SYN: stripe medullares. *Vân thính Các sọc trắng, ngang trên sàn của não thất bốn (IV). Đn: striae medullares.*

s., atrophica. A fine pinkish-white or gray line, usually 14 cm long, seen in parts of body where skin has been stretched. Commonly seen on thighs, abdomen, and breasts of women who are or have been pregnant; in persons whose skin has been stretched by obesity, tumor, or edema; or in per-

sons who have taken adrenocortical hormones for a prolonged period. SYN: stripe distensae; strip graoidarum. *Vân teo Một đường xám hay trắng hồng nhỏ, thường dài 14 cm, tim thấy ở các nơi da bị dãn ra. Nó có thể được thấy ở đùi, bụng, ngực phụ nữ đang hay đã mang thai; ở những người có da bị dãn do béo, có bướu, phù; hay ở người dùng hoóc môn vỏ thượng thận kéo dài. Đn: striae distensae; stria gravidarum.*

s., longitudinalis lateralis. One of the longitudinal bands of gray matter, slightly elevated on upper part of the corpus callosum. *Vân dọc bên Một trong những vân dọc của chất xám hơi nâng lên phần trên của thể chai.*

s., of Retzius. The incremental lines seen periodically in calcified enamel of teeth. These are benign. *Vân Retzius Vân tăng dần xuất hiện định kỳ trong men răng bị vôi hóa. Đây là vân lành.*

s., terminafis. A band of fibers in roof of inferior horn running to floor of body of the lateral ventricle. *Vân tận cùng Vân của sợi ở mái sừng dưới chạy tới sàn thân của não thất bên.*

striatal [L. striatus, striped]. Concerning the corpus striatum. *striatal (Thuộc) thể vân.*

striate, striated [L. striates]. Striped; marked by streaks or striae. *striate, striated Có sọc, được đánh dấu bởi vân hay sọc.*

striated arteries. Branches of the middle cerebral artery that supply basal nuclei of brain. *Động mạch có vân Các nhánh của động mạch não giữa cung cấp các nhân cơ bản của não.*

striated body. Mass of gray and white bands in each cerebral hemisphere. SYN: corpus striatum. *Thể vân Một khối vân trắng và xám trong mỗi bán cầu não. Đn: corpus striatum.*

striated muscle. Skeletal muscle, consisting of fibers marked by cross striations. SEE: muscle. *Cơ vân Cơ xương, gồm các sợi được đánh dấu bởi các vân giao nhau. XEM. muscle.*

striated veins, inferior. Branches of basal vein that drain corpus striatum. *Tĩnh mạch vân Các nhánh tĩnh mạch cơ bản mà dẫn lưu thể vân.*

striation [L. striates, striped]. 1. State of being striped or streaked. 2. One of a series of streaks. SYN: strip. *striation 1. Tình vân Tình trạng có vân hay sọc. 2. Vân Một trong các chuỗi sọc. Đn: Stria.*

striatum [L., grooved]. The caudate and lentiform nuclei of the brain considered as a unit. SYN: corpus striatum. *Vân Nhân đuôi và nhân bèo của não mà được coi như một. Đn: corpus striatum.*

stricture [LL. strictura, contraction]. A narrowing or constriction of the lumen of a tube, duct, or hollow organ such as the esophagus, ureter, or urethra. Strictures may be congenital or acquired. Acquired strictures may result from infection, trauma, fibrosis resulting from mechanical or chemical irritation, muscular spasm, or pressure from adjacent structures or tumors. They may be temporary or permanent, depending on cause.*Sự hẹp Tình trạng hẹp hay co khít lòng ống dẫn hay cơ quan rỗng như thực quản, niệu quản, niệu đạo. Sự hẹp có thể do bẩm sinh hay mắc phải. Hẹpmắc phải có thể do nhiễm khuẩn, chấn thương, xơ hóa do kích thích cơ học hay hóa học, co thắt cơ, hay sức ép từ các cấu trúc hoặc bướu kế bên. Chúng có thể tạm thời hoặc kéo dài tùy nguyên nhân.*

s., annular. Ringlike obstruction of an organ involving entire circumference of structure.*Hẹp vòng Sự cản trở dạng vòng của một cơ quan bao gồm toàn bộ chu vi cấu trúc.*

s., anorectal Fibrotic narrowing of the anorectal canal.*Hẹp hậu môn trực tràng Dạng hẹp xơ hóa của ống hậu môn trực tràng.*

s., bridle. Stricture caused by a band of membrane stretched across a tube, partially occluding it.*H e . p dạng dây hãm Sự hẹp do một dải màng vắt qua một ống, bit nó một phần.*

s., cicatricial Stricture resulting from a scar or wound.*Hẹp do sẹo Hẹp do một vết sẹo hay vết thương.*

s., functional. Stricture due to muscular spasm. SYN: s., spasmodic.*s., functional Hẹp chức năng, hẹp do sự co thắt cơ. ĐN: s. spasmodic.*

s., impermeable. Stricture closing the lumen of a tube or canal so that an instrument cannot pass through it. *Hẹp không thấm Tình trạng đóng kin lòng ống đến nỗi một dụng cụ không thể đi qua.*

s., irritable. Stricture causing pain when an instrument is passed.*H ẹ p do kích thích Sự hẹp gây đau khi một dụng cụ đi qua.*

s., of urethra. Partial or complete narrowing of the urethra. Occurs most commonly in men.
SYM: Straining to pass urine, esp. at commencement of urination.
ETIOL: Spasm of urethral muscle, congestion of urethra, and fibrous formation.*Hẹp niệu đạo Hẹp một phần hay toàn bộ niệu đạo xảy ra hầu hết chỉ ở đàn ông.
TRIỆU CHỨNG: Gắng sức mới tiểu được, đặc biệt là lúc bắt đầu.
NGUYÊN NHÂN: Sự co thắt của cơ niệu đạo, sự xung huyết của cơ niệu đạo và sự tạo xơ.*

stricturotome [L. strictura, contraction, + Gr. tome, incision]. Instrument for cutting strictures.
stricturotome Dụng cụ cắt chỗ hẹp.

stricturotomy Operation of cutting strictures of the urethra.
stricturotomy Thủ thuật cắt chỗ

hẹp của niệu đạo.

stride length. The length of the stride. It is useful to measure the right and left leg stride lengths in attempting to determine a neuromuscular disease that affects only one leg.*Độ dài của bước chân Nó có ích để đo độ dài bước chân phải và chân trái trong cố gắng xác định bệnh thuộc cơ thần kinh mà chỉ ảnh hưởng trên chân.*

strident Stridulous, q.v.*strident XEM: stridulous.*

stridor [L., a harsh sound]. Harsh sound during respiration; high pitched and resembling the blowing of wind, due to obstruction of air passages.*Tiếng thở rít Một tiếng chói tai trong khi thở; rít lên và giống tiếng gió thổi do sự cản trở không khí đi qua.*

s., congenital laryngeal, Strider present at birth or during first three weeks.*Tiếng thở rít thanh quản bẩm sinh Tiếng thở rít xuất hiện lúc mới sinh trong ba tuần đầu tiên.*

s., dendurn. Noise from grinding of the teeth.*s., dendurn Tiếng nghiến răng.*

s., serraticus. Sound of respiration like that of sawing, produced by patient's tracheostomy tube.*s., serraticus Tiếng thở rít như kéo cưa.*

stridulous [L. atridulus]. Making a shrill, grating sound.*Rít Tạo ra âm thanh the thé, chói tai.*

string-of-pearls deformity. Fusiform enlargement of proximal and middle phalanges seen in rickets. *Dị dạng hình chuỗi hạt Sự lớn dạng hình thoi của các đốt ngón tay tìm thấy trong bệnh còi xương.*

string sign. A greatly narrowed terminal ileum seen in roentgenological examination of abdomen in regional enteritis.*Dấu chuỗi Một khúc cuối ruột hồi bị hẹp phần lớn tìm thấy trong kiểm tra x quang của bụng trong bệnh viêm ruột non.*

striocerebellar [L. striates, striped, + cerebellum, little brain]. Concerning or affecting the corpus striatum and the cerebellum.*striocerebellar Thuộc hay tác động lên tiểu não thể vân.*

strip [AS. striepan, to plunder]. To remove all contents from, esp. by gentle pressure, as to strip the seminal vesicles.*Nặn, vuốt, tuột Lấy ra tất cả các thứ, đặc biệt bởi một sức ép nhẹ nhàng, vì dụ vuốt túi tinh.*

strobila [Gr. strobilos, anything twisted up]. The adult form of a tapeworm.*strobila Sán dây trưởng thành.*

stroboloid [" + eidos, form]. Resembling a twistedchain. Tapeworm segments have this appearance.*Hình chuỗi đốt sán Giống như một chuỗi xoắn. Những đốt sán dây có dạng này.*

stroboscope [Gr. strobos, whirl, + skopein, to examine]. Device that produces an interrupted light. The

light is shown on moving or vibrating objects. This makes the object appe O to be stationary. A photograph taken at the precise time the light is flashed on the object will not be blurred.*Máy hoạt nghiệm Thiết bị phát ra nguồn sáng ngắt quãng. Nguồn sáng được chiếu trên các vật thể di động hay đang rung. Nó làm các vật có vẻ đứng một chỗ. Một bức ảnh chụp đúng lúc nguồn sáng lóe trên vật sẽ không bị mờ.*

stroke [ME.]. 1. A sharp blow. 2. To rub gently in one direction, as in massage. 3. Gentle movement of the hand across a surface. 4. In dentistry, a complete simple movement that is often repeated with modifications of position, strength, or speed, perhaps as a part of a continuing activity; for example, the closing stroke in mastication when the jaw closes and the teeth come together. In scaling or planing the roots of teeth, the scaling instrument is introduced carefully into the subgingival area in what is called an exploratory stroke, perhaps followed by a power stroke designed to break or dislodge encrusted calculus. This is followed by a shaving stroke, intended to smooth or plane the root surface.5.Suddenlossofconsciousness followed by paralysis caused by hemorrhage into brain, formation of an embolus or thrombus that occludes an artery, or rupture of an extracerebral artery causing subarachnoid hemorrhage. SYN: apoplexy; eerebrooascular accident; a "shock."

SYM: Onset acute. Unconsciousness. Stertorous breathing due to paralysis of portion of the soft palate; expiration puffs out the cheeks and mouth. Pupils sometimes unequal, the larger one being on the side of the hemorrhage. Paralysis usually involves one side of the face, arm and leg of one side, with eyeballs turned away from the side of the body paralysis; skin covered with clammy sweat, the surface temperature of which is often subnormal; speech disturbances. Onset more gradual if caused by a thrombosis, q.v.

F.A.: Keep patient quiet and sitting up or lying down with head and shoulders elevated. Do not give stimulants. Apply cooling applications to head and neck. Do not transport unless absolutely imperative, and then very carefully.

PROG: Depends upon symptoms. Often grave.

NURSING IMPLICATIONS: Maintain a patent airway. Position the patient in lateral or semiprone position with the head elevated slightly to decrease cerebral venous pressure. Use pharyngeal and tracheal suction as necessary to remove secretions and maintain a patent airway.
Initiate a neurological flow sheet to monitorvital signs and neurological

status at frequent intervals. Prepare patient and family for ordered diagnostic tests, such as computed tomography; nuclear magnetic resonance study; x-rays of skull, cervical spine, and soft tissues of neck; lumbar puncture; and arteriogram. Orient the patient at frequent intervals. Assess type of aphasia if present, and support aphasic patient. Be certain patient is not allowed to become too hot or cold. Patient may need catheterization and laxative or enema for constipation. Maintain fluid and electrolyte balance. Initiate appropriate nursing measures to prevent the occurrence of complications of bedrest. Administer prescribed therapy to decrease cerebral edema and prescribed anticoagulants or antihypertensives. Monitor blood pressure. Observe for seizure activity and initiate precautions. Begin rehabilitation after the acute phase has subsided. Prevent deformities through exercises, proper positioning, and supportive devices such as a foot board, and splints. Provide quiet and adequate rest periods. Encourage the patient to participate in and perform his own personal hygiene and to establish independence in activities of daily living. Assess patient's ability to manage required nourishment and to insert tube for nasogastric or enteral feedings as necessary. Establish an educational program for the patient and family members that includes activity, diet, and drugs. Support family members in their acceptance of patient's disabilities, and help them to develop realistic expectations. Provide counseling resources for patient and family. Establish communication process for the aphasic patient. Provide positive reinforcement. Assist family and patient in accepting residual deficits present after six months because these may be permanent. Recognize that the patient's recovery and survival expectations may be influenced by age.

Đánh 1. Một cú đánh mạnh. 2. Vuốt ve Cọ một cách nhẹ nhàng theo hất hướng, như trong mát xa. 3. Sự vuốt ve Hoạt động nhẹ nhàng của tay qua một bề mặt. 4. Thao tác Trong nha khoa, một hoạt động đơn giản thường lập đi lập lại với sự thay đổi vị trí, sức mạnh, hay tốc độ, có lẽ như là một phần của hoạt động liên tục; ví dụ thao tác đóng trong sự nhai khi hàm khép lại và răng chạm vào nhau. Trong việc cạo hoặc làm phẳng chân răng, dụng cụ cạo được đưa cẩn thận vào vùng dưới lợi, gọi là thao tác thăm dò, có lẽ theo sau là một thao tác mạnh để làm vỡ thành bột bám ngoài. Tiếp nữa là thao tác cạo để làm trơn phẳng mặt răng. 5. Đột quỵ Một sự mất ý thức đột ngột sau khi liệt gây ra bởi chảy máu não, sự hình thành một vật làm nghẽn hay cục huyết khối làm bít mạch máu, hay sự đứt động mạch ngoài não gây xuất huyết dưới màng nhện. Đn: apoptexy;

cerebrovascular accident; a "shock".

TRIỆU CHỨNG: Diễn biến nhanh. Sự mất ý thức, sự thở rổng vì bị liệt phần vòm miệng mềm; thở phù phù ra má và miệng. Đồng tử đôi khi không đều, bên lớn hơn ở bên phía xuất huyết. Sự liệt thường gồm một bên của mặt, tay và chân của một bên, với nhãn cầu quay trệch hướng; da có nhiều mồ hôi sền sệt, nhiệt độ bề mặt của da thường không bình thường; rối loạn ngôn ngữ. Diễn biến tăng dần nếu gây ra bởi sự tụ huyết khối.

SƠ CỨU: Giữ bệnh nhân yên tĩnh và ngồi hoặc nằm với đầu và vai nâng lên. Đừng cho chất kích thích. Làm mát đầu và cổ. Đừng di chuyển trừ phi bắt buộc, và phải cẩn thận.

DỰ ĐOÁN: Dựa trên triệu chứng. Thường là trầm trọng.

CHĂM SÓC CHỈ ĐỊNH: Duy trì đường thở thông suốt. Đặt người bệnh nằm nghiêng hay nửa sấp với đầu hơi nâng để làm giảm sức ép tĩnh mạch não. Dùng cách hút khí quản và hầu khi cần để rút chất thải và giữ đường thở thông suốt. Bắt đầu một sơ đồ diễn biến thần kinh học để kiểm tra những dấu hiệu sống và tình trạng thần kinh định kỳ. Chuẩn bị do bệnh nhân và gia đình các xét nghiệm chẩn đoán cần thiết, chẳng hạn chụp phóng tia X cắt lớp; nghiên cứu cộng hưởng từ hạt nhân; chụp x quang sọ, đốt sống cổ và các mô mềm của cổ; chọc xương sống thất lưng và làm động mạch đồ. Định hướng bệnh nhân đều đặn. Xác định dạng mất ngôn ngữ nếu có và nuôi dưỡng bệnh nhân bị chứng này. Bệnh nhân không được để quá nóng hay quá lạnh. Bệnh nhân có thể cần sự thông và thuốc nhuận tràng hay sự thụt để chống táo bón. Giữ cân bằng chất lỏng và dung dịch điện phân. Bắt đầu các biện pháp chăm sóc thích hợp để ngăn ngừa sự xuất hiện các biến chứng khi nằm liệt giường. Quản lý chữa bệnh bằng kê đơn để làm giảm phù não và các chất chống đông hay thuốc hạ huyết áp. Kiểm tra huyết áp. Theo dõi những cơn động kinh và đề ra biện pháp phòng ngừa. Bắt đầu sự phục hồi sau khi giai đoạn cấp tính đã bớt. Ngăn ngừa biến dạng bằng thể dục, chọn tư thế thích hợp và các dụng cụ trợ giúp như ván chân, nẹp. Cho thời gian nghỉ ngơi đủ và yên tĩnh. Khuyến khích bệnh nhân tham gia và làm vệ sinh cá nhân để rèn tính độc lập trong hoạt động hàng ngày. Đánh giá khả năng của bệnh nhân để tìm cách chăm sóc cần thiết và để luồn ống thức ăn qua đường ruột hoặc đường mũi do khi cần. Lập một chương trình giáo dục cho bệnh nhân và các thành viên trong gia đình gồm các hoạt động, ăn kiêng và dùng thuốc. Khuyến khích các thành viên gia đình chấp nhận sự tàn tật của bệnh nhân và giúp họ phát triển các dự

tính thực tiễn. Cung cấp nguồn tư vấn cho bệnh nhân và gia đình. Thiết lập sự liên lạc cho bệnh nhân mất ngôn ngữ. Cung cấp sự củng cố tích cực. Giúp gia đình và bệnh nhân chấp nhận sự khiếm khuyết trong cuộc sống xuất hiện sau sáu tháng bởi vì điều này có thể kéo dài. Nhận ra rằng sự sống sót và phục hồi của bệnh nhân có thể chịu ảnh hưởng của tuổi tác.

s., heat. An acute and dangerous reaction to heat exposure. The basic defect is failure of the heat-regulating mechanisms of the body. SEE: heat; hyperpyrexia.*Cảm nhiệt Một phản ứng nguy hiểm và cấp tính đối với nhiệt. Khiếm khuyết cơ bản là việc không thể thực hiện cơ chế điều chỉnh nhiệt của cơ thể. XEM: heat; hyperpyrexia.*

s., paralytic. Sudden onset of paralysis resulting from injury to brain or spinal cord. SEE: stroke (def. 5).*Đột quỵ liệt Sự tấn công đột ngột của sự liệt do tổn thương não hay dây cột sống. XEM: stroke (định nghĩa 5).*

stroke volume. The amount of blood ejected by the left ventricle at each heartbeat. Amount varies with age, sex, and exercise. SYN: systolic discharge.*Lượng máu nhịp tim Lượng máu được bơm bởi thất trái ở mỗi nhịp tim. Số lượng này thay đổi theo tuổi tác, giới tính và luyện thể dục. Đn: systolic discharge.*

stroking. Technique of tactile stimulation used to facilitate muscular responses in neurophysiological rehabilitation.*Sự xoa bóp Kỹ thuật kích thích xúc giác dùng để làm dịu phản ứng cơ trong sự phục hồi sinh lý học thần kinh.*

strome [Gr., bed covering]. (pl. stromata) [NA] 1. Foundation-supporting tissues of anorgan. Opposite of parenchyma. 2. Spongy, colorless framework of an erythrocyte.*strome 1. Mô đỡ Mô liên của một cơ quan. Trái với mô mềm (parenchyma). 2. Khung mạng Khung không màu, xốp của một hồng cầu.*

stromal, stromatic Concerning or resembling the stroma of an organ.*stromal, stromatic Thuộc hay giống mô của một cơ quan.*

stromatolysis [" + lysis, dissolution]. Destruction of the stroma of a cell.*stromatolysis Sự hủy chất nền, hủy khung mạng (của một tế bào).*

stromatosis [" + osis, condition]. Presence of mesenchymal-like tissue throughout the endometrium of the uterus.*stromatosis Sự xuất hiện mô giống mô giữa suốt màng trong của tử cung.*

Stromeyei's splint [Georg F. L. Stromeyer, Ger. surgeon, 1804-1876] A hinged splint for a joint, which can be fixed at an angle.*Nẹp Stromeyer [Georg F. L. Stromeyer, phẫu thuật viên người Đức, 1804-1876] Một loại nẹp có bản lề dùng cho khớp xương, có thể cố định ở một góc.*

stromuhr [Ger. strom, stream, + uhr,

clock]. Device for measuring velocity of blood flow. SYN: rheometer.

Huyết tốc kế Thiết bị đo vận tốc lưu thông máu. Đn: rheometer.

Strongyloides A genus of roundworms that infect man. *Một loài giun tròn gây bệnh cho người.*

S., stercoralis. A'roundworm that infrequently causes infection in man. It may be fatal. In the U.S., S. stercoralis is found mainly in the rural South. The ova hatch in the intestines of the host, and rod-shaped larvae are passed in the stool. In the soil these may develop into adults and continue their life cycle or may metamorphose into filiform larvae that can infect man. The filiform larvae enter the skin, pass through the venous system to the lungs, where they migrate upward and are swallowed. A rash or pneumonia may accompany their migration. The rod-shaped larvae have the ability to metamorphose into the filiform larvae in the human intestine. This form then enters the circulation, migrates to the lungs, and begins the cycle again. This life cycle allows for a massive infection sufficient to cause overwhelming systemic infection with fever, severe abdominal pain, shock, and possibly death. Severe reactions are more likely to occur in immunosuppressed patients or patients with diseases that alter their immune status.

TREAT: Thiabendazole or mebendazole are the drugs of choice. Repeated courses of treatment may be required. *Strongyloides stercoralis (giun lươn) Một loại giun tròn thường gây nhiễm bệnh ở người có thể dẫn đến tử vong. Ở Mỹ, S. stercoralis được tìm thấy chủ yếu trong đất nông nghiệp. Trứng được để trong ruột của vật chủ và các ấu trùng hình que đi ra theo phân. Trong đất chúng có thể phát triển thành ấu trùng trưởng thành và tiếp tục chu kỳ sống của chúng hay có thể biến đổi thành ấu trùng hình chỉ gây bệnh cho người. Ấu trùng hình chỉ xâm nhập qua da, qua hệ thống tĩnh mạch tới phổi, ở đây chúng đi lên và được nuốt vào. Phát ban hay viêm phổi xảy ra kèm theo sự di trú của chúng. Ấu trùng hình que có khả năng biến thái thành ấu trùng hình chỉ trong ruột người. Loại này sau đó xâm nhập hệ tuần hoàn, di trú lên phổi và bắt đầu chu kỳ trở lại. Chu kỳ sống này cho phép một sự gây bệnh hàng loạt đủ để gây ra sự nhiễm bệnh hệ thống áp đảo với sốt, đau bụng dữ dội, sốc và có khả năng tử vong. Các phản ứng nghiêm trọng có thể xuất hiện nhiều hơn ở những người bệnh bị ức chế miễn dịch hoặc mắc những bệnh làm thay đổi tình trạng miễn dịch của họ. ĐIỀU TRỊ: Thiabendazol hay menbendazol là các loại thuốc được chọn. Có thể cần điều trị*

nhiều lần.

strongyloidosis [Gr. strongylos, compact, + osis, condition). Infestation with Strongyloides. *strongyloidosis Sự nhiễm ký sinh trùng strongyloides.*

strongylosis Infestation with Strongylus. *strongylosis Sự nhiễm ký sinh trùng strongylus.*

Strongylus A genus of parasitic nematodes. *Strongylus Một loại giun tròn ký sinh.*

strontium [Strontian, mining village in Scotland] SYMB: Sr. At. wt. 87.62; at. no. 38; sp. gr. 2.6. A dark yellow metal. Medically it is of interest because its radioactive isotope ˚Sr constitutes a radioactive hazard in fallout from atom bombs. The isotope has a half-life of 28 years and is stored in bone when ingested. *stronti Ký hiệu Sr. Trọng lượng nguyên tử 87.62; Số nguyên tử 38; Khối lượng riêng 2.6. Một kim loại màu vàng sẫm. Trong y học nó được chú ý vì đồng vị phóng xạ ˚Sr của nó sinh ra một phóng xạ nguy hiểm trong chất thải từ bom nguyên tử. Đồng vị này có chu kỳ nửa phân rã 28 năm và tích trữ trong xương khi được ăn vào.*

Strophanthus [Gr. strophos, twisted cord, + anthos, flower]. Plant yielding a poisonous, white crystalline glucoside; used chiefly in the form of alkaloid; strophanthin. Used as a heart stimulant. *Strophanthus (cây sừng) Một loại cây cho chất glucosid kết tinh, trắng, rất độc; được dùng chủ yếu trong dạng alkaloid: strophanthin. Được dùng như một chất kích thích tim.*

strophocephaly [" + kephale, head]. Distortion of the head and face due to a developmental anomaly. *Quái tượng đầu xoắn vận Sự xoắn vận đầu và mặt do sự phát triển bất thường.*

structural [L. structura, structure]. Pert. to organic structure. *structural Thuộc cấu trúc cơ quan.*

structure The arrangement of the component parts of an organism. *Cấu trúc Sự sắp xếp các thành phần của một cơ quan.*

s., denture-supporting. The tissues that support a partial or complete denture. *Cấu trúc nâng đỡ răng Các mô nâng đỡ một phần hay toàn bộ răng.*

struma [L. strums, a mass]. Enlargement of the thyroid gland. SYN: goiter. *Bướu giáp Sự phình to của tuyến giáp. Đn: goiter.*

s., aberranta. Strums of the accessory thyroid glands. *Bướu giáp lạc vị Bướu giáp của tuyến giáp phụ.*

s., cast iron. Chronic thyroiditis accompanied by extreme development of fibrous tissue. *Bướu giáp gang Sự viêm tuyến giáp mạn tính kèm theo sự phát triển quá mức của mô xơ.*

s., congenita. Goiter present at birth. *Bướu giáp bẩm sinh Bướu*

xuất hiện lúc mới sinh.

s., lingualis. Presence of thyroid tissue in tongue in region of foramen cecum. *Bướu giáp lưỡi Sự xuất hiện của mô tuyến giáp ở lưỡi trong vùng lỗ tịt của lưỡi.*

s., lymphomatosa. Rare form involving a diffuse and extensive infiltration of the entire thyroid gland. SYN: Hashimoto's struma. *Bướu giáp lympho bào Dạng hiếm bao gồm thâm nhiễm lan tỏa và mở rộng của toàn bộ tuyến giáp. Đn: Hashimoto's struma.*

s., maligna. Carcinoma of the thyroid gland. *Bướu giáp ác tính Carcinoma của tuyến giáp.*

S., ovarii. Form of ovarian teratoma in which mass is composed of typical thyroid follicles filled with colloid. *Bướu giáp buồng trứng Dạng u quái buồng trứng trong đó, khối u gồm các nang tuyến giáp đặc trưng chứa đầy chất keo.*

s., Riedel's. Form of chronic thyroiditis in which the gland becomes enlarged, hard, and adherent to adjacent tissues. Follicles become atrophic and fibrosis occurs. *Bướu giáp Riedel Hình thức viêm tuyến giáp mạn tính trong đó, tuyến giáp phình to, cứng và dính chặt với các mô kế cận. Các nang tuyến giáp bị teo và sự xơ hóa xuất hiện.*

strumectomy [" + ektome, excision]. Removal of a goiter. *strumectomy Thủ thuật cắt bỏ bướu giáp.*

strumiprivous [" + privus, deprived]. Rel. to or caused by removal of the thyroid gland. *strumiprivous Do cắt bỏ tuyến giáp.*

strumitis [" + Gr. itis, inflammation]. Inflammation of a thyroid gland with goiter. SYN: thyroiditis. *strumitis Viêm tuyến giáp với bướu. ĐN: thyroiditis.*

strumous [L. strumosus]. 1. Affected with scrofula. SYN: scrofulous. 2. Affected with goiter. *strumous 1. Thuộc bệnh lao hạch. Đn: scrofulous. 2. Thuộc bệnh bướu giáp.*

Strümpell's disease Strümpell-Marie disease, q.v. *Bệnh Strümpell XEM: Strumpell-Marie disease.*

Strümpell-Marie disease. [Adolf von Strumpell, Ger. physician, 1853-1925; Pierre Marie, Fr. neurologist, 1853-1940] Ankylosing or rheumatoid spondylitis. SEE: spondylitis, rheumatoid. *Bệnh Strümpell-Marie [Adolf von Strumpell, thầy thuốc người Đức, 1853-1925; Pierre Marie, Fr. nhà thần kinh học người Pháp, 1853-1940] Viêm đốt sống thấp khớp hay cứng khớp. XEM. spondylitis, rheumatoid.*

Strumpell's sign Dorsiflexion of foot when thigh is flexed on abdomen. *Dấu hiệu Strumpell Sự gập mu bàn chân khi đùi bị gập lên bụng.*

struvite. Crystals of magnesium ammonium phosphate. Sometimes found as a harmless ingredient of canned food, where the crystals may be mistaken for glass. Struvite crystals will dissolve in vinegar. This simple test will distinguish struvite from glass. Struvite crystals are also present in some renal calculi. They are formed by the action of the bacterial enzyme urease.*struvite Tinh thể magnesi ammoni phosphat. Đôi khi được tìm thấy như là một thành phần vô hại của thực phẩm đóng hộp, ở đó tinh thể có thể bị nhầm là thủy tinh. Struvite tinh thể sẽ hòa tan trong giấm. Sự thử đơn này sẽ phân biệt struvite với thủy tinh. Tinh thể struvit cũng xuất hiện trong một số sỏi thận. Chúng được hình thành bởi hoạt động của các men urease của vi khuẩn.*

strychnine [Gr. strychnos, night-shade]. A poisonous alkaloid obtained from plants, as nux vomica. It has no therapeutic usefulness but has been used as an experimental tool in neuropharmacoogy.*strychnine Một alkaloid độc chiết xuất từ cây có chẳng hạn cây nux vomica. Nó không có tác dụng chữa bệnh nhưng được dùng như một dụng cụ thực nghiệm trong được lý thần kinh học.*

strychnine poisoning. SEE: Poisons and Poisoning in Appendix.*Ngộ độc XEM: Poisons and Poisoning trong phần phụ lục.*

strychninism [" + -ismos, condition]. Chronic strychnine poisoning. *strychninism Chứng ngộ độc strychnin mạn tính.*

strychnism Poisoning from use of strychnine.*strychnism Ngộ độc vì sử dụng strychnin.*

Stryker frame. Device that supports two rectangular pieces of lightweight but strong material so that one side is on the anterior surface of the patient and the other is on the posterior surface. The patient is held firmly between the pieces of material as if part of a sandwich. The device may be rotated around the patient's long axis. This permits turning the patient without his or her assistance. After a turn is completed, the uppermost portion of the frame can be moved away from the patient. SEE: illus.*Khung Stryker Thiết bị mà nâng hai bộ phận hình chữ nhật bằng chất liệu nhẹ nhưng chắc sao cho một bên ở mặt trước của bệnh nhân còn bên kia thì ở mặt sau. Bệnh nhân được giữ chặt giữa hai bộ phận như là một phần của một miếng sandwich. Thiết bị có thể được quay xung quanh trục dài của bệnh nhân. Điều này cho phép quay bệnh nhân mà không cần tiếp xúc. Sau khi một lần quay kết thúc, bộ phận trên cùng của khung có thể được di chuyển khỏi bệnh nhân. XEM. minh họa.*

STS. serological test for syphilis.*STS. Viết tắt của serological test for syphilis - Thử huyết thanh phát hiện bệnh giang mai.*

STU. skin test unit.*STU. Viết tắt của skin test unit - đơn vị thử nghiệm da.*

Stuart factor. The 10th factor (Factor X) in blood coagulation. It is present in plasma and serum and is essential for blood coagulation. SYN: thrombokinase.*Yếu tố Stuart Yếu tố số mười (yếu tố X) trong sự đông máu. Nó có mặt trong huyết tương và huyết thanh và rất cần cho sự đông máu. Đn: thrombokinase.*

study, case-control. SEE: case-control study.*Nghiên cứu bệnh - chứng XEM: case-control study.*

stump. The distal portion of an amputated extremity.*Mỏm cụt Phần xa của chi bị cắt cụt.*

stump hallucination. Sensation of possessing a limb after its amputation. SYN: phantom limb.*Ảo giác chima Cảm giác có một tay hoặc chân sau khi đã bị cắt cụt. Đn: phantom limb.*

stun [0. Fr. estoner, a blow]. To render unconscious or stupefied by a blow. *Làm choáng váng Làm mất ý thức hay làm sững sờ bằng một cú đánh.*

stupe [L. stupa, tow]. A counterirritant for topical use. It is prepared by adding a small amount of an irritant such as turpentine to a hot liquid.*Thuốc đắp nóng Thuốc chống kích thích dùng tại chỗ. Nó được pha chế bằng cách thêm một lượng nhỏ chất kích thích như dầu thông vào một chất lỏng nóng.*

stupefacient [L. stupefaciens, stupefying]. Causing or that which causes stupor. SYN: narcotic; soporific.*stupefacient Gây hay chất gây tê mê, sững sờ. ĐN: narcotic; soporific.*

stupefactive [L. stupefaciens, stupefying]. Producing narcosis or stupor. *stupefactive Làm tê mê, sững sờ.*

stupemania [L. stupor, numbness, + Gr. mania, madness]. Insanity with symptoms of numbness.*Chứng cuồng tê Sự điên với những triệu chứng tê.*

stupor [L.]. 1. Condition of unconsciousness, torpor, or lethargy with suppression of sense or feeling. 2. In psychiatry, a state of lessened responsiveness. Stupor occurs in visceral and infectious diseases, melancholia, catatonia, epilepsy, paresis, poisonings, and hysteria. A benign form is seen in manic-depressive psychosis.
RS: carotic; catatonia; collapse; coma; lethargy; syncope; unconsciousness.*stupor 1. Sự tê mê: Tình trạng mất ý thức, uể oải hoặc ngủ lịm với sự mất cảm giác hay cảm xúc. 2. Sự sững sờ: trong tâm thần học, một tình trạng giảm phản ứng. Sự sững sờ xuất hiện trong các bệnh nhiễm khuẩn hay bệnh nội tạng, u sầu, mất trương lực, động kinh, liệt nhẹ, ngộ độc và hysteria. Một dạng lành tính được thấy trong chứng loạn tâm thần hưng - trầm cảm.
CÁC CHỦ ĐỀ LIÊN QUAN: carotic (chứng mất trương lực); chứng trụy; hôn mê; ngủ lịm; ngất; mất ý thức.*

s., anergic. Stupor accompanied by immobility seen in certain psychoses.*Sững sờ mất phản ứng Sững sờ kèm bất động gặp ở một số chứng loạn tâm thần.*

s., delusional. Stupor accompanied by delusions.*Sững sờ hoang tưởng Sững sờ kèm chứng hoang tưởng.*

s., epileptic. Stupor sometimes following an attack of epilepsy.*Sững sờ động kinh Sững sờ đôi khi theo sau cơn động kinh.*

s., lethargic. Stupor accompanied by lethargy. SEE: trance.*Sững sờ kèm ngủ lịm XEM: trance.*

s., melancholicus. Stupor associated with mental depression.*Sững sờ trầm cảm Sững sờ liên quan với trầm cảm.*

stuporous. Affected with stupor.*stuporous Sững sờ, tê mê.*

stuporous depression. An extremely depressed phase of manic-depressive psychosis typified by extreme psychomotor retardation and unresponsiveness to surrounding conditions.*Trầm cảm sững sờ Giai đoạn trầm cảm nặng của chứng loạn tâm thần hưng trầm cảm được điển hình hóa bởi chứng chậm tâm thần vận động nặng và sự mất phản ứng với tình trạng xung quanh.*

Sturge-Weber syndrome. [William Sturge, Brit. physician, 1850-1919; Frederick Weber, Brit. physician, 1863-1962] Congenital syndrome characterized by portwine nevi along the distribution of the trigeminal nerve, angiomas of leptomeninges and choroid, intracranial calcifications, mental retardation, epileptic seizures, and glaucoma. SYN: amentia, nevoid.*Hội chứng Sturge-Weber [William Sturge, thầy thuốc người Anh, 1850-1919; Frederick Weber, thầy thuốc người Anh, 1863-1962] Hội chứng bẩm sinh được đặc trưng bởi nevi màu rượu vang dọc theo sự phân bố của dây thần kinh sinh ba, các u mạch của màng não và màng mạch, sự vôi hóa trong não, chậm tâm thần, cơn động kinh và tăng nhãn áp. Đn: amentia, nevoid.*

sturine [NL. sturio, sturgeon]. Protamine obtained from sperm of sturgeon. SEE: protamine salmine.*sturine Protamin chiết xuất từ tinh dịch cá tầm. XEM. protamine, salmine.*

stutter [ME. stutten, to stutter]. To hesitate and repeat or stumble spasmodically in speaking. Due to a variety of causes, among them difficulty in pronouncing initial consonants caused by spasm of lingual and palatal muscles.*Nói lắp Ngập ngừng và lặp đi lặp lại hay vấp váp trong khi nói. Có nhiều nguyên nhân, trong đó, khó khăn trong việc phát âm do sự co thắt các cơ lưỡi và vòm miệng.*

stuttering Defect in speech in which there is stumbling and spasmodic repetition of the same syllable. SYN: onarthria literalis; stammering. SEE:

lallation; speech.*Chứng nói lắp Tật về nói trong đó có sự vấp váp và lặp lại không đều cùng một âm tiết. Đn: anarthria literalis; stammering. XEM. lallation; speech.*

s., urinary. Irregular, spasmodic urination. SYN: stammering of bladder. *Sự tiểu không đều. ĐN: stammering of bladder.*

sty(e) [AS. stigan, to rise]. (pl. styes; sties) A localized circumscribed inflammatory swelling of one of several sebaceous glands of the eyelid. Caused by a bacterial infection. External styes are superficial and affect Zeis' glands or glands of Moll at the edge of the lid. Internal styes concern the meibomian or tarsal glands under the eyelid and are more severe. SYN: hordeolum. SEE: chalazion.
SYM: General edema of lid, pain, localized conjunctivitis. As the internal sty progresses, an abscess that can be seen through the conjunctiva will form.
TREAT: Frequent application of hot p a c k s usuallybringsaboutdrainageandresolution. Incision and drainage if not resolved. Topical antibiotics will prevent spread of infection.*(Số nhiều styes, sties). Chắp, lẹo (mắt) Sự sưng viêm tại chỗ của một trong nhiều tuyến bã nhờn của mi mắt do nhiễm khuẩn. Chắp ngoài thì nông và tác động tới các tuyến Zeis hay tuyến Moll ở bờ mi. Chắp trong liên quan đến tuyến sụn mi dưới mi mắt và nghiêm trọng hơn. Đn: hordeolum. XEM. chalazion.
TRIỆU CHỨNG: Phù mi mắt nói chung, đau, viêm kết mạc tại chỗ. Khi chắp trong phát triển, xuất hiện áp xe có thể quan sát được qua kết mạc.
ĐIỀU TRỊ: Chườm khăn nóng thường xuyên để dẫn lưu. Rạch và dẫn lưu nếu không hiệu quả. Kháng sinh tại chỗ sẽ ngăn ngừa sự nhiễm khuẩn lan rộng.*

s., meibomian. Inflammation of a meibomian gland.*Chắp sụn mi Sự viêm tuyến sụn mi.*

s., zeisian. Inflammation of one of Zeis' glands.*Chắp Zeis Sự viêm của một trong các tuyến Zeis.*

style, stylet [Gr. stylos, pillar]. 1. A slender. 2. A thin probe.*style, stylet 1. Que thông. 2. Gai nhỏ, trâm nhỏ.*

styliform [" + L. forma, form]. Long and pointed.*styliform Dài và nhọn.*

styliscus [Gr. styliskos a pillar]. A slender, cylindrical plug for dilating a channel or for keeping a wound open.*Gạc hình trụ Một chốt hình trụ mảnh để banh một đường ống hay giữ mở vết thương.*

styloglossus [Gr. stylos, pillar, + glossa, tongue]. A muscle connecting the tongue and styloid process that raises and retracts the tongue. SEE: Muscles in Appendix.*Cơ trâm lưỡi Một cơ nối lưỡi và mỏm trâm giúp nâng và co lưỡi. XEM. muscles trong phụ lục.*

stylohyal [" + hyoeides, hyoid].

Stylohyoid, q.v.*Thuộc mỏm trâm, xương móng XEM: stylohyoid.*

stylohyoid [" + hyoeides, hyoid]. Pert. to the styloid process of the temporal and hyoid bones.
stylohyoid Thuộc mỏm trâm của xương móng và xương thái dương.

stylohyoideus A muscle having its origin on the styloid process and its insertion on the hyoid bone. It draws the hyoid bone upward and backward. SEE: Muscles.*Cơ móng trâm Một cơ có nguyên ủy trên mỏm trâm và bám vào xương móng, nó kéo xương móng lên và ra phía sau. XEM. muscles.*

styloid [" + eidos, form shape]. Resembling a stylus or pointed instrument.*Hình trâm Giống một cây trâm hoặc một vật nhọn.*

styloiditis [" + " + itis inflammation]. Inflammation of a styloid process.
styloiditis Viêm mỏm trâm.

styloid process. 1. A pointed process of the temporal bone, projecting downward, and to which some of the muscles of the tongue are attached. 2. A pointed projection behind the head of the fibula. 3. A protuberance on the outer portion of the distal end of the radius. 4. An ulnar projection on the inner side of the distal end.*Mỏm trâm 1. Một mỏm nhọn của xương thái dương, nhô xuống dưới và một số cơ lưỡi gắn với nó. 2. Một phần nhô nhọn phía sau đầu của xương mác. 3. Phần nhô ra ngoài của đầu dưới xương quay. 4. Phần xương trụ nhô ra ở phía trong của đầu xa.*

stylomandibular [" + L. mandibula, lower jawbone]. Concerning the styloid process of the temporal bone and mandible.*Thuộc mỏm trâm - hàm dưới Thuộc mỏm trâm của xương thái dương và hàm dưới.*

stylomastoid [" + mastos, breast, + eidos, form shape]. Concerning the styloid and mastoid processes of the temporal bone.*Thuộc mỏm trâm - chũm Liên quan đến mỏm trâm và mỏm chũm của xương thái dương.*

stylopharyngeus [" + pharynx, throat]. Muscle connecting the styloid process and pharynx that elevates and dilates the pharynx. SEE: Muscles in Appendix.*Cơ hầu trâm Cơ nối mỏm trâm và hầu có tác dụng nâng và làm rộng hầu. XEM. muscles trong phụ lục.*

stylostaphyline [" + ataphyle, bunch of grapes]. Concerning the styloid process of the temporal bone and uvula.*Thuộc mỏm trâm màn hầu Liên quan đến mỏm trâm của xương thái dương và lưỡi gà.*

stylosteophyte A pegahaped outgrowth from bone.*Gai xương, chồi xương Một gai hình chồi mọc từ xương.*

stylus [Gr. stylos a pillar]. 1. A probe or slender wire for stiffening or clearing a canal or catheter. 2. Pointed medicinal preparation in stick form for external application.
*stylus 1. Que thăm Một que thông

hay dây kim loại mảnh để làm cứng hay thông một ống. 2. Thuốc đũa. Loại thuốc được làm nhọn dạng gần để dùng bên ngoài.*

stype [Gr., tow]. A pledget or tampon of cotton or other material.*Miếng gạc Làm bằng vải hay chất liệu khác.*

stypsis [Gr., styphein, to contract]. Astringency or the use of an astringent. *Thuốc làm săn da hay sự sử dụng thuốc săn da.*

styptic [Gr. styptikos, contracting]. 1. Contracting a blood vessel; stopping a hemorrhage by astringent action. 2. Anything that stops a hemorrhage such as alum, ferrous sulfate, or tannic acid. SYN: astringent; hemostat.
styptic 1. Sự cầm máu Sự co mạch máu; sự làm ngừng chảy máu. 2. Thuốc cầm máu Bất kỳ thuốc gì làm ngừng chảy máu như phèn (alum), sulfate sắt hay acid tannic. Đn: astringent; hemostat.

sub- [L.sub, under, below]. Combining form meaning under, beneath in small quantity, less than normal. SYN: [Gr.] hypo-.*sub- Dạng kết hợp với nghĩa là dưới, bên dưới, số lượng nhỏ, ít hơn bình thường. ĐN: hypo-.*

subabdominal [L. sub, under, below, + abdomen, abdomen]. Below the abdomen.*subabdominal Dưới bụng.*

subabdominoperitoneal [" + " + Gr. peritonaion, peritoneum]. Deep to the abdominal peritoneum.
subabdominoperitoneal Dưới màng bụng.

subacetate [" + acetum, vinegar]. A basic acetate.*subacetate Acetat kiềm.*

subacid [" + acidus, sour]. Moderately acid.*subacid Hơi chua.*

subacromial [" + Gr. akron, point, + osmos, shoulder]. Under the acromial process.*subacromial Dưới mỏm cùng vai.*

subacute [" + acutus sharp]. Between acute and chronic, but with some acute features, said of the course of a disease.*Bán cấp tính Giữa cấp tính và mạn tính nhưng với một số đặc điểm cấp tính, nói về diễn biến của bệnh.*

subacute myelo-optic neuropathy. ABBR: SMON. Neurological disease that usually begins with abdominal pain or diarrhea followed by sensory and motor disturbances in the lower limbs, ataxia, impaired vision, and convulsions or coma. Reported mostly in Japan and Australia. Most patients survive but neurological disability remains. Many of those who have the disease have a history of taking drugs of the halogenated oxyquinoline group; e.g., clioquinol (previously called iodochlorhydroxyquin).*Bệnh thần kinh thị giác - tủy sống bán cấp tính Viết tắt SMON. Bệnh thần kinh thường bắt đầu với đau bụng hay tiêu chảy kèm theo rối loạn vận* *động và cảm giác ở các chi dưới, mất điều hòa cơ, giảm thị lực, co giật hoặc hôn mê. Được báo cáo hầu hết ở Nhật và Úc. Hầu hết các bệnh nhân sống sót nhưng để lại di chứng thần kinh, đa số những người có bệnh có tiền sử dùng thuốc thuộc nhóm halogen hóa oxyquinolin, ví dụ clioquinol (trước đây gọi là iodochlorhydroxyquin).*

subacute sclerosing panencephalitis. ABBR: SSPE. A cerebral degenerative disease thought to be secondary to entrance of the measles virus into the brain. The first signs are due to a progressive decrease in higher cerebral functions, usually manifested as failure to progress in school. There an personality changes, emotional in stability, and generalized myoclonic jerks. In late stages dementia and generalized rigidity occur. There is no treatment and most patients die of the disease. SYN: panencephalitis.*Bệnh viêm toàn não bán cấp tính Viết tắt SSPE. Bệnh thoái hóa não được cho là thứ phát sau khi virus sởi xâm nhập não. Các dấu hiệu đầu tiên là sự giảm dần chức năng não cao cấp thường biểu hiện bằng sự chậm tiến ở trường. Có những thay đổi tính cách, và chứng múa giật toàn thể. Vào những giai đoạn sau, sa sút trí tuệ và cứng đờ lan tỏa xuất hiện. Không có bất kỳ sự điều trị nào và hầu hết bệnh nhân chết vì bệnh này. Đn: panencephalitis.*

subalimentation [" + alimentum, nourishment]. A state of insufficient nourishment.*subalimentation Sự thiếu ăn.*

subanal [" + analis, anal]. Below the anus.*subanal Dưới hậu môn.*

subanconeus [" + Gr. ankon, elbow]. 1. Below the elbow. 2. Muscle beneath the elbow that contracts its posterior ligament. SEE: Muscles in Appendix.*subanconeus 1. Dưới khuỷu. 2. Cơ bên dưới khuỷu mà làm co dây chẳng sau của nó. XEM. Muscles ở phụ lục.*

subapical [" + apex, tip]. Below the apex.*subapical Dưới đỉnh.*

subaponeurotic [" + Gr. apo, from, + neuron, sinew]. Below an aponeurosis.*subaponeurotic Dưới mạc.*

subarachnoid [" + Gr. arachne, spider, + eidos, form, shape]. Below or under the arachnoid membrane and the pia mater of the covering of the brain.*Dưới màng nhện Dưới màng nhện và màng nuôi của não.*

subarachnoid cisternae. Spaces at the base of the brain where the arachnoid becomes widely separated from the pia, giving rise to large cavities.*Bể dưới màng nhện Những khoang ở đáy não, nơi màng nhện tách hẳn khối màng nuôi tạo ra những khoang lớn.*

subarachnoid space. Space between the pia proper and arachnoid containing the cerebrospinal fluid.*Khoang*

dưới màng nhện Khoảng trống giữa màng nhện và màng nuôi chứa dịch não tủy.

subarcuate [L. sub, under, below, + arcuatus, bowed]. Slightly arched.*Hơi cong, hơi uốn.*

subarcuate fossa. Depression that extends backward as a blind tunnel under the superior semicircular canal of the temporal bone.*Hố hình cung Chỗ lõm mở rộng ra phía sau như một đường hầm tối bên dưới đường bán nguyệt trên của xương thái dương.*

subareolar [" + areola, a small space]. Below the areola.*subareolar Dưới quầng vú.*

subastragalar [" + Gr. astragalos, ball of the ankle joint]. Beneath the astragalus.*subastragalar Dưới xương sên.*

subastringent [" + astringere, to bind fast]. Mildly astringent.*subastringent Hơi săn (da).*

subatomic [" + Gr. atomos, indivisible]. Less than the size of an atom.*Dưới nguyên tử Nhỏ hơn kích thước một nguyên tử.*

subaural [" + auris, ear]. Below the ear.*subaural Dưới tai.*

subauricular [" + auricula, little ear]. Below an auricle, esp. of the ear.*subauricular Dưới loa tai.*

subaxial [" + axis, axis]. Below an axis.*subaxial Dưới trục.*

subbrachycephalic [" + Gr. brachys, short, + kephale, head]. Having a cephalic index of 78 to 79.*Tật đầu dưới ngắn Có chỉ số đo đầu từ 78 tới 79.*

subcalcarine [" + colcar, spur]. Below the calcarine sulcus.*subcalcarine Dưới khe cựa.*

subcapsular [" + capsula, little box]. Below any capsule, esp. the capsule of the brain or a capsular ligament.*Dưới bao Dưới bất cứ bao nào, đặc biệt là não, hay dây chẳng của vỏ.*

subcarbonate [" + carbo, carbon]. A basic carbonate; one having proportion of carbonic acid radical less than the normal carbonate.*subcarbonate Carbonate kiềm, chất có thành phần gốc acid carbonic thấp hơn carbonate thông thường.*

subcartilaginous [" + cartilago, gristle]. 1. Located beneath a cartilage. 2. Cartilaginous in part.*subcartilaginous 1. Dưới sụn. 2. Có một phần sụn.*

subception Subliminal perception.*subception Nhận thức dưới ngưỡng.*

subchondral ["+ Gr. chondros, cartilage]. Below or under a cartilage.*subchondral Dưới sụn.*

subchoroidal [" + Gr. chorioeides, skinlike]. Below the choroid*subchoroidal Dưới màng mạch.*

subchronic [" + Gr. chronos, time]. Noting a condition between subacute and chronic; almost chronic.*Bán mạn tính Chỉ một tình trạng giữa bán cấp tính và mạn tính.*

subclass In taxonomy, a category between class and an order.*Phân lớp Trong phân loại học. Một loại giữa lớp và bộ.*

subclavian [" + clavis, key). Under the clavicle or collarbone. SYN: subclauicular.*subclavian Dưới xương đòn. ĐN: subclavicular.*

subclavian artery. Large artery at base of neck that supplies blood to the arm. The right subclavian artery branches from the innominate artery; the left subclavian artery branches from the aortic arch.*Động mạch dưới xương đòn Động mạch lớn ở đáy cổ cung cấp máu cho cánh tay. Động mạch dưới đòn phải phân nhánh từ động mạch vô danh. Động mạch dưới xương đòn trái phân nhánh từ cung động mạch chủ.*

subclavian steal syndrome. Shunting of blood, which was destined for the brain, away from the cerebral circulation. This occurs when the subclavian artery is occluded. Blood then flows from the opposite vertebral artery across to and down the vertebral artery on the side of the occlusion. SYM: Signs of insufficient blood flow to the brain. Symptoms are transient and are aggravated by exercise. Usually the blood pressure in the arm on the affected side will be significantly lower than in the other arm.*Hội chứng bít động mạch dưới đòn Sự chuyển hướng của máu đến nuôi não ra khỏi tuần hoàn máu não. Điều này xảy ra khi động mạch dưới xương đòn bị bít kín. Máu chảy từ động mạch đốt sống đối diện qua và xuống động mạch đốt sống bên phía bị bít. TRIỆU CHỨNG: Các dấu hiệu thiếu máu não. Các triệu chứng thoảng qua và trầm trọng hơn khi gắng sức. Thường thì huyết áp ở cánh tay bên bệnh thấp hơn phía kia nhiều.*

subclavian triangle. Triangle-shaped part of the neck formed by the clavicle and the omohyoid and aternomastoid muscles.*Tam giác dưới xương đòn Bộ phận hình tam giác của cổ tạo bởi xương đòn và các cơ xương ức chũm và vai xương móng.*

subclavian vein. Large vein draining arm. It unites with the interior jugular to form the innominate vein.*Tĩnh mạch dưới xương đòn Tĩnh mạch lớn dẫn lưu cánh tay. Nó hợp nhất với tĩnh mạch cảnh trong tạo thành tĩnh mạch cảnh tay đầu.*

subclavicular [L. sub, under, below, + clauicula, little key]. Beneath the clavicle. SYN: subclauian.*subclavicular Dưới xương đòn. ĐN: subclavian.*

subclavius [" + Clovis, key). A tiny muscle from the first rib to the undersurface of the clavicle. SEE: Muscles in Appendix.*Cơ dưới xương đòn Một cơ rất nhỏ từ xương sườn đầu tiên tới mặt dưới của xương đòn. XEM. Muscles ở phụ lục.*

subclinical ["+ Gr. klinikos, pert. to a bed]. Pert. to a period before appearance of typical symptoms of a disease or to a disease or condition that does not present clinical symptoms. Some infections may not produce characteristic symptoms, but can be demonstrated by antigenic reactions. *Tiền lâm sàng Thuộc giai đoạn trước sự xuất hiện của các triệu chứng điển hình của một bệnh hay liên quan tới bệnh hay tình trạng không có các triệu chứng lâm sàng. Một số nhiễm khuẩn có thể không sinh ra những triệu chứng đặc trưng, nhưng có thể được biểu hiện bởi các phản ứng kháng nguyên.*

subcollateral [" + con, together, + lateralis, pert. to a side]. Below the collateral fissure, indicating a cerebral convolution.*subcollateral Dưới rãnh bên, chỉ cuộn não.*

subconjunctival [" + conjungere, to join together]. Beneath the conjunctiva.*subconjunctival Dưới kết mạc.*

subconsciousness [" + conscius, aware]. 1. The state of being partially unconscious. 2. The condition in which mental processes take place without the individual's being aware of their occurrence. SEE: subliminal. *subconsciousness 1. Hạ ý thức Tình trạng mất ý thức một phần. 2. Tiềm ý thức Tình trạng trong đó hoạt động tinh thần diễn ra không có sự nhận thức của cá nhân. XEM. subliminal.*

subcontinuous ["+continere, to hold together]. Almost continuous; with periods of abatement.*Gần như liên tục Với các giai đoạn giảm.*

subcontinuous fever. Fever with periods of remission and exacerbation. SYN: remittent fever.*Sốt nổi cơn Sốt với các giai đoạn giảm bớt và trầm trọng. ĐN: remittent fever.*

subcoracoid [" + Gr. korakoeides, like acrow's beak]. Beneath the coracoid process.*subcoracoid Dưới mỏm quạ.*

subcortex [" + cortex, rind]. White substance of the brain underlying the cortex.*Dưới vỏ não Chất trắng dưới vỏ não.*

subcortical Pert. to the region beneath the cerebral cortex.*subcortical (Thuộc) Dưới vỏ não.*

subcostal ["+ costa, rib]. Beneath the ribs.*subcostal Dưới xương sườn.*

subcostalgia ["+" + Gr. algos, pain]. Pain in region over the subcostal nerve.*Đau hạ sườn Đau ở vùng do dây thần kinh dưới sườn chi phối.*

subcranial [" + Gr. kranion, skull]. Beneath or below the cranium. *subcranial Dưới sọ.*

subcrepitant [" + crepitare, to rattle]. Partially crepitant or crackling in character; noting a rale.*Ran hai thì Tiếng kêu răng rắc một phần, chỉ tiếng ran.*

subcrureus [" + crus, leg]. Small muscle between anterior surface of femoral shaft and synovial membrane of knee joint. SEE: Muscles in Appendix.*Cơ dưới đùi Cơ nhỏ giữa mặt trước của thân xương đùi và màng hoạt dịch của khớp gối. XEM. Muscles ở phụ lục.*

subculture [" + cultura, tillage]. To make a culture of bacteria with material derived from another culture. *Nuôi cấy cấp hai Tiến hành nuôi cấy vi khuẩn với chất sinh ra từ sự nuôi cấy khác.*

subcutaneous [" + cutis, skin]. Beneath or to be introduced beneath the skin. SYN: hypodermic.*subcutaneous Dưới da. ĐN: hypodermic.*

subcutaneous surgery. Operation performed through a small opening in the skin.*Phẫu thuật dưới da Phẫu thuật tiến hành qua một khe nhỏ trong da.*

subcutaneous wound. A wound with only a small opening through the skin.*Vết thương dưới da Vết thương với chỉ một khe nhỏ qua da.*

subcuticular [L. sub, under, below, + cuticula, little skin]. Beneath the cuticle or epidermis. SYN: subepidermal.*subcuticular Dưới biểu bì. ĐN: subepidermal.*

subcutis The layer of connective tissue beneath the skin.*Mô dưới da Lớp mô liên kết dưới da.*

subdelirium [" + de, away from, + lira, track]. A mild or partial state of delirium.*Bán mê sảng Tình trạng mê sảng nhẹ hay mê sảng một phần.*

subdeltoid [" + Gr. delta, letter d, + eidos, form, shape]. Beneath the deltoid muscle.*subdeltoid Dưới cơ delta.*

subdental [" + dens, tooth]. Beneath the teeth, or a tooth.*subdental Dưới răng.*

subdermel [" + Gr. derma, skin]. Below the skin.*subdermel Dưới da.*

subdiaphragmatic [" + Gr. diaphragms, a partition]. Beneath the diaphragm. SYN: subphrenic. *subdiaphragmatic Dưới cơ hoành. ĐN: subphrenic.*

subdorsal [" + dorsum, back]. Below the dorsal area.*subdwsal Dưới lưng.*

subduct [" + ducere, to lead]. To draw down.*subduct Rút xuống.*

sabdural [" + durus, hard]. Beneath the dura mater.*sabdural Dưới màng cứng.*

subdural space. Space between the arachnoid and dura mater.*Khoang dưới màng cứng Khoảng trống giữa màng nhện và màng cứng.*

subendocardial [" + Gr. endon, within, + kardia, heart]. Below the endocardium.*subendocardial Dưới màng trong tim.*

subendothelial, subendothelium [" + Gr. endon, within, + thele, nipple]. Beneath the endothelium. *subendothelial, subendothelium Dưới nội mô.*

subependymal ["+ Gr. ependyma, an upper garment, wrap]. Beneath the ependyma.*subependymal Dưới màng não thất.*

subepidermal [" + Gr. epi, upon, + derma, skin]. Beneath the epidermis.

SYN: subcuticular.*subepidermal Dưới biểu bì. ĐN: subcuticular.*

subepithelial [" + " + thele, nipple]. Beneath the epithelium. *subepithelial Dưới biểu mô.*

suberosis [L. suber, cork, + Gr. osis, condition]. Pulmonary hypersensitivity reaction in workers exposed to cork. The antigen is present in a mold in the cork.*Dị ứng chất bần Phản ứng nhạy cảm của phổi ở những công nhân tiếp xúc với bần. Kháng nguyên xuất hiện trong mốc bần.*

subfamily In taxonomy, between a family and a tribe.*Phân họ Trong phân loại học giữa một họ và một tông.*

subfascial [L. sub, under, below, + fascia, a band]. Beneath a fascia.*subf ascial Dưới cân.*

subfebrile ["+ febris, fever]. Mild fever, usually considered to be less than 101F (38.3°C).*Sốt nhẹ Hơi sốt, thường coi như dưới 101 độ F (38,3 độ C).*

subfertility [" + fertilis, fertile]. Not as fertile as would be considered normal.*subfertility Tình trạng sinh sản ít.*

subflavous [" + fliavus, yellow]. Yellowish.*subflavous Hơi vàng.*

subflavous ligament Yellowish ligament connecting the laminae of the vertebrae.*subflavous ligament Dây chằng hơi vàng nối các phiến đốt sống.*

subfaliom [" + folium, leaf]. A leaflike division of the cerebellar folic.*subfolium Sự phân chia giống như lá của lá tiểu não.*

subfrontal [" + jrontalis, brow]. Below a frontal convolution or lobe of `the brain.*subfrontal Dưới thùy trán hay thùy não.*

subgenus In taxonomy, between a genus and species.*Phân giống Trong phân loại học, giữa giống và loài.*

subgingirval ["+ gingiva, gum]. Beneath the gingiva. Related to a point or area apical to the margin of the free gingiva, usually within the confines of the gingival aulcus,e.g., subgingival calculus, or subgingival margin of a restoration.*Dưới lợi Liên quan tới điểm hay vùng đỉnh tới rìa của lợi tự do, thường trong giới hạn của khe lợi. Ví dụ sỏi dưới lợi hay rìa dưới lợi của sự phục hình răng.*

subglenoid [" + Gr, glene, socket, + eidos, form, shape]. Below the glenoid fossa or glenoid cavity. *subglenoid Dưới ổ chảo.*

subglossal [" + Gr. glossa, tongue]. Under the tongue. SYN: hypoglossal; sublingual.*subglossal Dưới lưỡi. ĐN: hypoglossal; sublingual.*

subglossitis [" + " + iris, inflammation]. Inflammation of the undersurface or tissues of the tongue.*Viêm dưới lưỡi Viêm mặt dưới hay các mô của lưỡi.*

subglottic [" + Gr. glottis, back of tongue]. Beneath the glottis.

subglottic *Dưới thanh môn.*

subgranular [" + granulum, little grain]. Not completely granular. *subgranular Có hạt nhỏ.*

subgrondation, subgrundation [Fr.]. Depression of one fragment of a broken bone beneath the other, as of the cranium. *subgrondation, subgrundation Sự lún của một đoạn xương gãy bên dưới xương khác, như trong sọ.*

subhepatic [L. sub, under, below, + Gr. hepatikos, pert. to the liver]. Beneath the liver. *subhepatic Dưới gan.*

subhyaloid [" + Gr. hyalos, glass + eidos, form, shape]. Located beneath the hyaloid membrane. *subhyaloid Dưới màng dịch kính.*

subhyoid [" + Gr. hyoeides, U-shaped]. Beneath the hyoid bone. *subhyoid Dưới xương móng.*

subicteric [" + Gr. ikteros, jaundice]. Mildly jaundiced. *subicteric Vàng da nhẹ.*

subicular Concerning the uncinate gyros. *subicular Thuộc hồi hải mã.*

subiliac [" + iliacus, pert. to the ilium]. 1. Below the ilium. 2. Pert. to the subilium. *subiliac 1. Dưới xương chậu. 2. Thuộc phần thấp nhất của xương chậu.*

subilium The lowest part of the ilium. *subilium Phần thấp nhất của xương chậu.*

subincision. Production of a fistula of the penile urethra. May interfere with conception. *Sự rạch dưới Tạo ra một đường rò của niệu đạo dương vật, có thể can thiệp vào sự thụ thai.*

subinfection [" + infectio, a putting into]. Mild infection with minimal clinical signs or symptoms. *subinfection Nhiễm khuẩn nhẹ với triệu chứng hoặc dấu hiệu lâm sàng tối thiểu.*

subinflammation [" + inflammare, to flame within]. Very mild inflammation. SYN: irritation. *subinflammation Viêm nhẹ. ĐN: irritation.*

subinflammatory Very mildly inflammatory. *subinflammatory Viêm rất nhẹ.*

subintimal [" + intima, innermost]. Beneath the intima. *subintimal Dưới màng trong mạch.*

subintrant [L. subintrans, stealing into]. Having cycles or paroxysms in such rapid succession that they intermingle and thus overlap. SYN: proleptic. *Cơn nối tiếp Có một chu kỳ hay sự kịch phát trong sự nối tiếp nhanh đến nỗi chúng trộn lẫn và chồng chéo lên nhau. Đn: proleptic.*

subintrant fever. Intermittent fever in which the paroxysms occur so rapidly that one comes on before the previous one has disappeared. *Sốt nối tiếp Sốt từng cơn trong đó những cơn kịch phát xảy ra nhanh đến nỗi cơn này đến trước khi cơn trước lui.*

subinvolution [L. sub, under, below, + involutio, a turning into]. Imperfect involution; incomplete return of a part to normal dimensions after physiological hypertrophy, as when the uterus fails to reduce to normal size following childbirth. SEE: uterus. *Thoái biến không hoàn toàn Sự trở lại chiều hướng bình thường không hoàn toàn của một bộ phận sau sự phì đại sinh lý, như khi tử cung không thể giảm tới kích thước bình thường sau sự sinh. XEM. uterus.*

subjacent [" + jacere, to lie]. Lying underneath. *subjacent Kể dưới.*

subject [L. subject-, brought under]. 1. A patient undergoing treatment, observation, or investigation; a well person participating in a medical or scientific investigation. 2. A body used for dissection. 3. To have a liability to develop attacks of a particular disease. 4. To submit to a procedure or to the action of another. *subject 1. Đối tượng Một bệnh nhân dưới sự điều trị, theo dõi hay nghiên cứu; một người khỏe mạnh tham gia một cuộc nghiên cứu khoa học hay y học. 2. Xác dùng cho mổ xẻ. 3. Dễ bị (nhiễm bệnh) có khả năng phát triển đợt bệnh của một bệnh cụ thể. 4. Đưa ra một thủ tục hay một hành động của người khác.*

subjective [L. subjectivus]. Arising from or concerned with the individual; not perceptible to an observer. Opposite of objective. *Chủ quan, tưởng tượng Nảy sinh từ cá nhân hay thuộc cá nhân, không cảm nhận được bằng quan sát. Trái nghĩa của objective.*

subjective sensation. A sensation occurring when stimuli due to internal causes excite the nervous system; one not of objective origin. *Cảm giác chủ quan Cảm giác xuất hiện khi tác nhân kích thích do nguyên nhân nội tại tác động lên hệ thần kinh. Cảm giác không có nguồn gốc khách quan.*

subjective symptoms. Symptoms of internal origin, evident only to the patient. *Triệu chứng chủ quan Triệu chứng có nguồn gốc nội tại, chỉ rõ ràng đối với bệnh nhân.*

subjugal [L. sub, under, below, + jugum, yoke]. Below the malar bone or as zygomaticum. *subjugal Dưới xương gò má.*

sublatio [L.]. Removal, elevation, or detachment of a part. *sublatio Sự di chuyển, nâng hay tháo rời một bộ phận.*

s., retinae. Detachment of the retina. *s., retinae Bong võng mạc.*

sublation [L. sublatio, elevation]. The displacement, elevation, or removal of a part. *sublation Sự dời chỗ, nâng, hay di chuyển một bộ phận.*

sublesional [L. sub, under, below, + laesio, wound]. Beneath a lesion. *sublesional Dưới thương tổn.*

sublethal [" + Gr. lethe, oblivion]. Less than lethal; almost fatal.

sublethal *Dưới chết, gần như chết.*

sublethal dose. Dose containing not quite enough of a toxin or noxious substance to cause death. *Dưới liều gây chết Liều chứa không hoàn toàn đủ chất độc để gây chết.*

sublimate [L. sublimare, to elevate]. 1. A substance obtained or prepared by sublimation. 2. To cause a solid or gas to change state without becoming a liquid during transition. Es.: Ice may evaporate without first becoming a liquid. 3. An ego defense mechanism by which one diverts unwanted aggressive or sexual drives into socially acceptable activities. *Chất thăng hoa 1. Chất được tạo ra từ sự thăng hoa. 2. Thăng hoa Làm một chất rắn hay khí thay đổi hình trạng mà không trở thành chất lỏng trong giai đoạn quá độ. Ví dụ băng có thể bốc hơi mà không cần hóa lỏng. 3. Cơ chế bảo vệ cái tôi qua đó một người lệch lạc tình tình hoặc tình dục hướng vào các hoạt động xã hội có thể chấp nhận.*

sublimation [L. sublimatio]. 1. Altering the state of a gas or solid without first changing it into a liquid. 2. Conversion of unwanted aggressive or sexual drives into socially accepted channels. A freudian term pert. to unconscious mental processes of ego defense whereby unwanted sexual or aggressive drives find an outlet through creative mental work. *sublimation 1. Sự thăng hoa: Thay đổi tình trạng của một chất khí hay rắn mà không biến nó thành chất lỏng trước. 2. Sự chuyển dạng: Một thuật ngữ của Freud liên quan tới hoạt động tinh thần vô thức để bảo vệ cái tôi bằng cách này, chiều hướng hung hăng hay tình dục ngoài ý muốn tìm được lối thoát qua công việc tinh thần sáng tạo.*

Sublimaze. Trade name for fentanyl citrate. *Sublimaze Tên thương mại của fentanyl citrat.*

sublime [L. sublimis, the limit]. To evaporate a substance directly from the solid into the vapor state and condense it again. Thus metallic iodine on heating does not liquefy, but forms directly a violet gas. *sublime Làm bốc hơi một chất trực tiếp từ chất rắn thành hơi và cô đặc nó lại. Ví dụ iod kim loại khi đốt nóng không hóa lỏng mà biến thành chất khí màu tím.*

subliminal [L. sub, under, below, + limen, threshold]. 1. Below the threshold of sensation; too weak to arouse sensation or muscular contraction. 2. Below the normal consciousness. *subliminal 1. Dưới ngưỡng cảm giác. Quá yếu không thể gây cảm giác hay sự co cơ. 2. Thuộc tiềm thức. Dưới ý thức bình thường.*

subliminal self. In psychiatry, part of the normal individual's personality in which mental processes function without consciousness under normal waking conditions. *Tiềm thức tự*

thân Trong tâm thần học, phần đặc điểm cá nhân bình thường trong đó chức năng hoạt động tinh thần không có ý thức trong điều kiện thức bình thường.

sublimis [L.]. Near the surface. **sublimis** Gần bề mặt.

sublingual [L. sub, under, below, + lingua, tongue]. Beneath or concerning the area beneath the tongue. **Dưới lưỡi** Dưới hoặc liên quan đến vùng dưới lưỡi.

sublingual gland. The smallest of the major salivary glands, located in the tissue in the floor of the mouth between the tongue and mandible on each side. It is a mixed seromucous gland whose main duct opens into or near the submandibular duct, but there may be several smaller ducts opening to the oral cavity independently along the sublingual fold. Numerous minor sublingual glands are scattered throughout the mucosa under the tongue, each with its own duct to the oral surface. **Tuyến dưới lưỡi** Tuyến nhỏ nhất của các tuyến nước bọt chính, nằm ở mô sàn miệng giữa lưỡi và hàm dưới mỗi bên. Nó là một tuyến thanh niêm mạc hỗn hợp mà ống chính của nó dẫn vào hay gần tuyến dưới hàm dưới. Nhưng cũng có thể có vài tuyến nhỏ hơn dẫn vào khoang miệng một cách độc lập dọc theo nếp dưới lưỡi. Rất nhiều tuyến dưới lưỡi phụ rải rác khắp niêm mạc dưới lưỡi, mỗi tuyến đều có ống dẫn tới bề mặt miệng.

sublinguitis [" + " + Gr. itis, inflammation]. Inflammation of the sublingual gland. **sublinguitis** Sự viêm tuyến dưới lưỡi.

sublobular [" + lobulus, small lobe]. Beneath a lobule. **sublobular** Dưới phân thùy.

sublumbar [" + lumbus, loin]. Below the lumbar region. **sublumbar** Dưới vùng thắt lưng.

subluxation [" + luxatio, dislocation]. 1. A partial or incomplete dislocation. 2. In dentistry, injury to supporting tissues that results in abnormal loosening of teeth without displacement, or when loosely applied to the temporomandibular joint, refers to the relaxation or stretching of the capsule and ligaments that results in popping noises during movement or partial dislocation of the mandible forward. **subluxation** 1. Sự sai khớp nhẹ. 2. Trong nha khoa, sự tổn thương mô đỡ dẫn đến lung lay răng bất thường dù không bị lệch, hoặc nói về khớp thái dương hàm dưới, chỉ sự giãn hay căng của nang và dây chằng gây ra tiếng lốp bốp trong khi hoạt động hay trong sự lệch một phần của hàm dưới hướng ra.

submammary [" + mamma, breast]. Below the mammary gland. **submammary** Dưới tuyến vú.

submandibular [" + mandibula, lower jawbone]. Beneath the mandi-

ble or lower jaw. **submandibular** Dưới xương hàm dưới.

submandibular gland. One of the salivary glands, a mixed tubuloalveolar gland about the size of a walnut that lies in digastric triangle beneath the mandible. Its main duct (Wharton's duct) opens at the side of the frenulum linguae. **Tuyến dưới xương hàm dưới** Một trong những tuyến nước bọt, tuyến ống nang hỗn hợp kích thước một quả óc chó nằm trong tam giác cơ nhị thân dưới xương hàm dưới. Ống dẫn chính của nó (ống Wharton) mở ở bên hãm lưỡi.

submandibularitis. Inflammation of or mumps affecting the submandibular gland. **Viêm tuyến dưới, hàm dưới** Sự viêm hay bệnh quai bị ảnh hưởng đến tuyến dưới xương hàm dưới.

submarginal [" + marginalis, border]. Close to or next to a margin or border of a part. In dentistry, pert. to a deficiency in material or contour at the margin of a restoration in a tooth. **Dưới mép** Sát mép của một bộ phận. Trong nha khoa, liên quan tới sự thiếu chất hay lớp viền ngoài của sự tái tạo răng.

submaxillary. Below the maxilla. **submaxillary** Dưới hàm trên.

submedial, submedian [" + medianus, middle]. Below or close to the middle. **submedial, submedian** Gần giữa, dưới giữa.

submembranous [" + membranes, membrane]. Containing partly membranous material. **submembranous** Có một phần chất màng.

submental [" + mentum, chin] Under the chin. **submental** Dưới cằm.

submerge [" + mergere to immerse]. To place under water. **submerge** Nhận chìm dưới nước.

submetacentric [" + Gr. metea, beyond, + kentron, center]. Concerning a chromosome in which the centromere is within the two central quarters but away from the middle. **submetacentric** Liên quan đến nhiễm sắc thể trong đó tâm động (centromere) nằm ở hai góc trung tâm nhưng xa ở giữa.

submicron [" + Gr. mikros, tiny]. A particle smaller than 10 cm in diameter. Visible only with an ultramicroscope. SEE: micron. **Phân tử nhỏ hơn micron** một phần tử có đường kính nhỏ hơn 10 cm chỉ có thể nhìn thấy với kính siêu hiển vi. XEM. micron.

submicroscopic [" + " + skopein, to examine]. Too minute to be seen through a microscope. SYN: amicroscopic. **submicroscopic** Chỉ nhìn thấy qua kính hiển vi điện tử. ĐN: amicroscopic.

submorphous [" + Gr. morphe, form]. Neither completely amorphous nor crystalline as some calculi. **Bán định hình** Không hoàn toàn vô định hình cũng như không kết tinh, như một số sỏi.

submucosa [L. sub, under, below, + mucosus, mucus]. The layer of connective tissue below the mucosa. It may vary from areolar to quite dense irregular connective tissue and, in addition to the distributing vessels and nerves, may contain extensive deposits of fat, mucous glands, or muscle. **Dưới niêm mạc** Lớp mô liên kết dưới niêm mạc. Nó có thể biến đổi từ dạng quảng thành mô liên kết không đều rất dày và cùng với việc phân bố các mạch và dây thần kinh, nó có thể chứa chất lắng béo diện rộng, tuyến niêm dịch hay cơ.

submucous [" + mucus, mucus]. Beneath a mucous membrane. **submucous** Dưới niêm mạc.

submucous resection. Removal of tissue below the mucosa, esp. excision of cartilaginous tissue beneath the mucosal tissue of the nose. **Sự cắt lớp dưới niêm mạc** Sự tách mô dưới niêm mạc, đặc biệt là cắt bỏ mô sụn bên dưới niêm mạc của mũi.

subnarcotic [" + Gr, narkotikos, benumbing]. Mildly narcotic. **subnarcotic** Gây mê nhẹ.

subnasal [" + nas-, nose]. Under the nose. **subnasal** Dưới mũi.

subnasale [" + nas-, nose]. The base of the anterior nasal spine. **subnasale** Phần dưới của gai mũi trước mũi.

subnasal point. Craniometric point at base of the nasal spine. **Điểm dưới gai mũi** Điểm đo sọ ở đáy của gai mũi.

subnasion [" + nasus, nose]. Subnasal. **subnasion** Dưới mũi.

subneural [" + Gr. neuron, nerve]. Beneath the neural axis or the central nervous system. **subneural** Dưới trục thần kinh hay hệ thống thần kinh trung ương.

subnormal [" + normalis, accord. to pattern]. Less than normal or average. **subnormal** Dưới mức bình thường.

Subnormality [" + normalis, accord. to pattern]. Being subnormal. **Subnormality** Sự dưới mức bình thường.

subnucleus [" + nucleus, kernel]. One of the secondary nuclei into which a nucleus of the central nervous system may be divided. **Nhân phụ** Một trong những nhân thứ hai mà một nhân của hệ thần kinh trung ương có thể phân chia thành.

suboccipital [" + occiput, back of head]. Situated below the occiput or occipital bone. **suboccipital** Dưới chẩm hay dưới xương chẩm.

suboperculum [" + operculum, a covering]. Portion of occipital convolution overlapping the insula. SEE: operculum. **Dưới nắp** Phần của thùy chẩm chồng lên thùy đảo. XEM. operculum.

suboptimal [" + optimus, best]. Less than optimum. **suboptimal** Dưới điều kiện tốt nhất.

suborbital [" + orbita, track]. Beneath the orbit. **suborbital** Dưới ở mắt.

suborder In taxonomy, a category below the grouping in the order.*Bộ phụ, phân bộ Trong phân loại học, một nhóm dưới bộ.*

suboxides In a series of oxides, ones that contain the smallest amount of oxygen.*Oxid nhẹ Trong một chuỗi oxid, những oxid chứa số lượng oxy nhỏ nhất.*

subpapular [" + papula, pimple]. Very slightly papular, as papules elevated being scarcely more than macules.*subpapular Sần nhẹ, chỉ hơi gồ lên một chút so với dát.*

subparietal [" + paries, a wall]. Below the parietal bone, or lobe.*Dưới đỉnh Dưới xương đỉnh hay thùy đỉnh.*

subpatellar [" + patella, a small pan]. Beneath the patella.*subpatellar Dưới xương bánh chè.*

subpectoral [" + pectus, chest]. Below the pectoral area; beneath the pectoral muscles.*subpectoral Dưới cơ ngực hoặc dưới vùng ngực.*

subpeduncular [" + pedunculus, a little foot]. Below a peduncle. *subpeduncular Dưới cuống.*

subpeduncular lobe. Tiny lobe on undersurface of either cerebellar hemisphere. SYN: flocculus.*Thùy nhung tiểu não Thùy nhỏ trên mặt dưới của một bán cầu não. Đn: flocculus.*

subpelviperitoneal [L. sub, under, below, + pelvis, basin, + Gr. perltonaion, peritoneum]. Beneath the pelvic peritoneum. *Dưới màng bụng khung chậu.*

subpericardial [" + Gr. peri, around, + kardia, heart]. Beneath the pericardium.*subpericardial Dưới màng ngoài tim.*

subperiosteal [" + " + osteon, bone]. Beneath the periosteum. *subperiosteal Dưới màng xương.*

subperitoneal [" + Gr. peritonaion, peritoneum]. Beneath the peritoneum.*subperitoneal Dưới màng bụng.*

subperirtoneoabdominal [" + " + L. abdomen, belly]. Subperitoneal. *subperirtoneoabdominal Dưới màng bụng.*

subpharyngeal [" + Gr. pharynx, throat]. Beneath the pharynx. *subpharyngeal Dưới hầu, dưới họng.*

subphrenic [" + Gr. phren, diaphragm]. Beneath the diaphragm. SYN: subdiaphroagmatic. *subphrenic Dưới cơ hoành. ĐN: subdiaphragmatic.*

subphrenic abscess. Collection of pus beneath the diaphragm.*Áp xe dưới cơ hoành Sự tích tụ mủ dưới cơ hoành.*

subphylum In taxonomy, between a phylum and a class.*Ngành phụ, phân ngành trong phân loại học, giữa ngành và lớp.*

subpial [" + pia, soft]. Beneath the pia.*subpial Dưới màng mềm.*

subplacenta [" + placenta, a flat cake]. During pregnancy the

endometrium that lines the entire uterine cavity except at the site of the implanted blastocyst. SYN: decidua parietalis [NA].*Dưới rau thai Trong khi mang thai, màng trong tử cung lót toàn bộ khoang tử cung ngoại trừ vị trí túi phôi cấy vào. Đn: decidua parietalis.*

subpleural [" + Gr. pleura, side]. Beneath the pleura.*subpleural Dưới màng phổi.*

subpontine [" + pons, bridge]. Below the pons.*subpontine Dưới cầu não.*

subpreputial [" + praeputiurrm, prepute]. Under the prepuce. *subpreputial Dưới bao qui đầu.*

subpubic [" + pubes, pubic region]. Beneath the pubic arch, as a ligament, or performed beneath the pubic arch.*Dưới khớp mu Dưới cung mu, như dây chằng hoặc thực hiện dưới khớp mu.*

subpulmonary [" + pulmon, lung]. Below the lung.*subpulmonary Dưới phổi.*

subpyramidal [" + Gr. pyramis, a pyramid]. Beneath a pyramid of the kidney.*subpyramidal Dưới tháp thận.*

subretinal [" + rete, a net]. Beneath the retina.*subretinal Dưới võng mạc.*

subscapular [" + scapula, shoulder blade]. Below the scapula. *subscapular Dưới xương vai.*

subscleral [" + Gr. akleros, hard]. Beneath the sclera of the eye. *subscleral Dưới củng mạc mắt.*

subsclerotic [" + Gr. skleros, hard]. 1. Subscleral. 2. Not completely sclerosed.*subsclerotic 1. Dưới củng mạc. 2. Xơ hóa một phần.*

subscription [L. subscriptas, written under]. That part of a prescription that contains directions for compounding ingredients.*subscription Phần của đơn thuốc chứa những hướng dẫn cho những thành phần kết hợp.*

subserous [L. sub, under, below, + serum, whey]. Beneath a serous membrane.*subserous Dưới thanh mạc.*

subsibilant [" + sibilans, hissing]. Having the sound of a muffled whistle.*Tiếng huýt yếu Có âm thanh của tiếng huýt gió bị tắc nghẽn.*

subsidence [L. subsidere, to sink down]. The gradual disappearance of symptoms or manifestations of a disease.*Sự lặn đi Sự biến mất dần các triệu chứng hay biểu hiện của bệnh.*

subsistence. The minimum amount of something essential for life, e.g., a subsistence diet.*Số lượng đủ sống Số lượng tối thiểu của một thứ gì đó cho cuộc sống. Ví dụ: Chế độ ăn kiêng đủ sống.*

subspecies [L. sub, under, below, + species, a kind]. In taxonomy, subordinate to a species.*Phân loài, loài phụ trong phân loại học, phần phụ của loài.*

subspinale [" + spina, thorn]. The deepest point between the nasal spine and the crest of the maxilla.

Phần dưới mỏm gai Điểm sâu nhất giữa gai mũi và mào của xương hàm trên.

subspinous [" + spina, thorm]. 1. Beneath any apinous process. 2. Anterior to or beneath the spinal column.*ubspinous 1. Dưới mỏm gai. 2. Phần trước hay bên dưới cột sống.*

subspinous dislocation. Dislocation with head of the humerus resting below spine of the scapula.*Sự trật khớp dưới mỏm gai Sự trật khớp với đầu xương cánh tay tựa bên dưới gai của xương vai.*

substage [" + O. Fr. estage, position]. That part of the microscope below the stage by which attachments are held in place.*Dưới bàn soi Bộ phận của kính hiển vi dưới bàn soi qua đó vật đính vào được giữ đúng chỗ.*

substance [L. substantia]. Material of which any organ or tissue is composed; matter.*Chất Chất mà bất kỳ cơ quan hay mô nào cũng có.*

s., anterior perforated. Portion of rhinencephalon lying immediately anterior to optic chiasma. It is perforated by numerous small arteries. *Khoang thủng trước Phần khứu não nằm ngay trước giao thoa thị giác. Nó bị xuyên thủng bởi rất nhiều động mạch nhỏ.*

s., anterior pituitary-like. Chorionic gonadotrophin. SEE: gonadotropin.*s., anterior pituitary-like Chất hướng sinh dục thuộc màng đệm. XEM: gonadotropin.*

s., black. Subatantia nigra.*s., black Chất xám.*

s., chromophilic. Substance found in the cytoplasm of certain cells that stains similar to chromatin with basic dyes. Includes Nisal bodies of neurons and granules in serozymogenic cells.*Chất ưa màu Chất được tìm thấy trong tế bào chất của một số tế bào mà có màu tương tự như chất nhiễm sắc với chất nhuộm kiềm. Gồm có các hạt Nissl của nơron và các hạt trong tế bào thanh dịch tạo men.*

s., colloid. Jellylike substance in colloid degeneration.*Chất keo Chất giống như thạch trong sự thoái hóa dạng keo.*

s., gray. Gray matter of the brain and spinal cord.*Chất xám Chất xám của não và tủy sống.*

s., ground. The matrix or intercellular substance in which the cells of an organ or tissue are embedded.*Chất căn bản Chất cơ bản hay chất gian bào trong đó các tế bào của một cơ quan hay mô được bao bọc.*

s., ketogenic. Substance that, in its metabolism, gives rise to ketone bodies.*s., ketogenic Chất tạo ceton, trong sự chuyển hóa của nó tạo ra các thể ceton.*

s., medullary. The soft inner material of any part such as a bone or organ.*Chất tủy xương Chất mềm bên trong của bất kỳ bộ phận nào, như xương, hoặc cơ quan.*

s., Nissl. Chromatophilic substance of nerve cells. SEE: Nissl bodies.*s., Nissl Chất ứa màu của tế bào thần kinh. XEM: Nissl bodies.*

s., posterior perforated. A triangular area forming floor of the interpeduncular fossa. It lies immediately behind the corpora mammillaria and contains numerous openings for blood vessels.*Khoang thủng sau Vùng tam giác tạo thành sàn của hố gian cuống não. Nó nằm ngay phía sau thể núm và chứa rất nhiều khe cho mạch máu.*

s., pressor. Substance that elevates arterial blood pressure.*C h ấ t tăng huyết áp Chất làm tăng huyết áp động mạch.*

s., reticular. The skein of threads present in some red blood cells. These are visible only when the cells are appropriately stained.*C ấ u t ạ o lưới Các sợi xoắn xuất hiện trong một số hồng cầu. Chúng chỉ được thấy khi các tế bào được nhuộm màu một cách thích hợp.*

s., slow-reacting. SEE: slow-reacting substance of anaphylaxis.*s., slow-reacting XEM: slow-reacting substance of anaphylaxis.*

s., specific soluble. ABBR: SSS. A polysaccharide hapten obtained from the capsules of pneumococci. *Chất tan đặc trưng Viết tắt SSS. Một polysaccharid hapten chiết xuất từ nang của phế cầu khuẩn.*

s., threshold, high. Substance such as glucose or sodium chloride present in the blood and excreted by the kidney only when its concentration exceeds a certain level.*C h ấ t có ngưỡng cao Chất như glucos hay natri chlorid xuất hiện trong máu và chỉ bị thận thải ra khi nồng độ của nó vượt quá mức nào đó.*

s., threshold, low. Substance such as urea or uric acid that is excreted by the kidney from the blood almost in its entirety. It occurs in the urine in high concentrations.*Chất có ngưỡng thấp Chất như ure hay acid uric mà bị thận thải khỏi máu hầu như toàn bộ. Nó xuất hiện trong nước tiểu với nồng độ cao.*

s., transmitter. Neurotransmitter.*s., transmitter Chất dẫn truyền thần kinh.*

s., white. White matter of brain and spinal cord.*Chất trắng Chất trắng của não và tủy sống.*

s., white, of Schwann. A nerve fiber's medullary sheath.*Bao Schwann Bao tủy của sợi thần kinh.*

substance P. An 11-amino acid peptide that is believed to be important as a neurotransmitter in the pain fiber system. This substance may also be important in eliciting local tissue reactions resembling inflammation. SEE: neurotransmitter, pain.*Chất P Một peptid có 11 acid amin được cho là quan trọng như một chất dẫn truyền thần kinh trong hệ thống sợi đau. Chất này cũng quan trọng việc*

gây ra phản ứng mô tại chỗ giống như viêm. XEM. neurotransmitter; pain.

substandard. Failing to meet the usual or accepted standard.*Dưới tiêu chuẩn Không đáp ứng tiêu chuẩn cho phép hay thông thường.*

substantia [L.]. Material of which any organ or tissue is composed; matter. SYN: substance.*substantia Chất. ĐN: substance.*

s., alba. [NA] White substance of the brain. SEE: matter, white.*C h ấ t trắng Chất trắng của não. XEM: matter, white.*

s., cinerea. Gray substance of the brain and spinal cord.*Chất xám Chất xám của não và tủy sống.*

s., ferruginea. [NA] Elongated mass of pigmented cells in the locus ceruleus.*Chất sắt Khối kéo giãn của tế bào sắc tố trong nhân lục.*

s., gelatinosa. (NA) Gray matter of the cord surrounding central canal and capping head of posterior horns of spinal cord.*Chất keo tủy sống Chất xám của tủy xung quanh đường trung tâm và che phần đầu của sừng sau tủy sống.*

s., grisea. [NA] Gray matter of the spinal cord. SEE: matter, gray.*C h ấ t xám của tủy sống. XEM: matter, gray.*

s., nigra. [NA] Black substance in a section of the crus cerebri. SYN: locus niger.*Chất đen Chất đen trong đoạn nền cuống não. ĐN: locus niger.*

s., propria membranes tympani. Fibrous middle layer of dram membrane.*Lớp riêng của màng nhĩ Lớp sợi giữa của màng nhĩ.*

substemal [L. sub, under, below, + Gr, sternon, chest). Situated beneath the sternum.*substemal Dưới xương ức.*

substernomastoid [" + " + Gr. mastos, breast, + eidos, form, shape]. Beneath the sternomastoid muscle.*substernomastoid Dưới cơ ức đòn chũm.*

substirtuent. One part of a molecule substituted with another atom or group.*Phần thay thế Một phần của phân tử được thay thế bằng một nguyên tử hay một nhóm khác.*

substitute Something that may be used in place of another.*Chất thay thế Một chất gì đó có thể được dùng để thay thế chất khác.*

s., blood. A fluid used to expand the plasma volume, but not a true substitute for the blood. Artificial substances capable of functioning as blood are being investigated, but no completely satisfactory ones are available.*Chất thay máu một chất lỏng được dùng để làm tăng lương huyết tương nhưng không phải là chất thay thế máu thật sự. Các chất nhân tạo có khả năng hoạt động như máu đang được nghiên cứu, nhưng không có chất thỏa mãn hoàn toàn nào có sẵn.*

substitution [L. substitutio, replac-

ing]. 1. Displacing an atom (or more than one) of an element in a compound by atoms of another element of equal valence. 2. In psychiatry, the ego defense mechanism of turning from an obstructed desire to one whose gratification is socially acceptable. 3. The turning from an obstructed form of behavior to a more primitive one, as a substitution neurosis. 4. The replacement of a substance by another. 5. In pharmacy, the replacement of one drug by another drug in dispensing. Usually a generic drug is substituted for a proprietary one.*Sự thay thế 1. Sự thay thế một nguyên tử (hay nhiều hơn) của một nguyên tố trong một hợp chất bằng các nguyên tử của nguyên tố khác có cùng hóa trị. 2. Trong tâm thần học, chỉ sự chuyển từ một ham muốn bị cản trở tới một ham muốn mà sự thỏa mãn nó được chấp nhận về mặt xã hội. 3. Sự chuyển từ dạng hành vi bị cản trở sang dạng nguyên thủy hơn, như sự thay thế chứng loạn thần kinh. 4. Sự thay thế một chất bằng một chất khác. 5. Trong dược học, sự thay thế một loại thuốc bằng loại thuốc khác trong pha chế. Thường là một loại thuốc phổ thông được thay cho biệt dược.*

substitution products. Compounds formed by an element or a radical replacing another element or radical in a compound.*Sản phẩm thay thế Các hợp chất được tạo thành bởi một nguyên tố hay một gốc thay thế một nguyên tố hay một gốc khác trong một hợp chất.*

substitution therapy. The use in treatment of a substance such as a product of glandular secretion (hormone or enzyme) to replace natural substance in the body. This method is employed when glands fail to secrete properly or the substance secreted is unavailable to tissues.*Liệu pháp thay thế Sự sử dụng trong điều trị một chất chẳng hạn một sản phẩm của sự tiết tuyến (hormon hay enzym) thay thế chất tự nhiên trong cơ thể. Phương pháp này được dùng khi các tuyến không thể tiết một cách thích hợp hay chất được tiết đủ cho các mô.*

substitutive [L. substitutivus]. Causing a change or substitution of characteristics.*Để thay thế Có đặc tính thay thế.*

substitutive therapy. Treatment to overcome an inflammation of a specific character by exciting an acute nonspecific inflammation.*Liệu pháp thay thế Sự điều trị để khắc phục sự viêm đặc hiệu bằng cách kích thích sự viêm không đặc hiệu cấp tính.*

substrate, substratum [L, substratum, to lie under). 1. An underlying layer or foundation. 2. A base, as of a pigment. 3. The substance acted upon, as by an enzyme. SYN: zymolyle. SEE: enzyme.*substrate,*

substratum 1. *Lớp đáy, nền.* 2. *Một base, ví dụ chất cơ bản của sắc tố.* 3. *Chất nền chất được tác động lên, ví dụ bởi một enzym. Đn: zymolyte.* XEM. *enzyme.*

substructure The underlying structure of supporting material. *nền, móng Cấu trúc nền của chất đỡ.*

subsultus [L., to leap up]. Any tremor, twitching, or spasmodic movement. *subsultus Động tác co giật hoặc động tác xoắn.*
s., tendinum. Involuntary twitchings of muscles, esp. of arms and feet, causing movement of tendons. Observed in certain febrile conditions. *Sự co giật gân Co giật không chủ ý của cơ, đặc biệt là ở tay và chân, gây ra hoạt động gân. Xuất hiện trong một số hình trạng sốt.*

subsylvian Below the fissure of Sylvius. *subsylvian Dưới rãnh Sylvius.*

subtarsal [L. sub, under, below, + Gr. torsos, a broad, flat surface]. Below the tarsus. *subtarsal Dưới xương cổ chân.*

subtentorial. Located beneath the tentorium. *subtentorial Dưới lều.*

subterminal [" + terminus, a boundary]. Clone to the end of an extremity. *subterminal Gần cuối, gần đầu.*

subtetanic [" + Gr. tetanikos, suffering from tetanus]. Moderately tetanic. *subtetanic Uốn ván trung bình.*

subthalamic [" + Gr. thalamos, inner chamber]. Located below the thalamus. *subthalamic Dưới đồi.*

subthalamic nucleus. An elliptical mass of gray matter lying in the ventral thalamus above the cerebral peduncle and rostral to subatantia nigra. It receives fibers from the globus pallidus. *Nhân dưới đồi Một khối hình elip của chất xám nằm ở vùng dưới đồi trên cuống não và thuộc mở của chất xám. Nó nhận các sợi từ cầu nhạt.*

subthalamus. Portion of the diencephalon lying below the thalamus and above the hypothalamus. SEE: thalamus. *Vùng dưới đồi Phần não trung gian nằm dưới vùng đồi và trên vùng đồi. XEM. thalamus.*

subtile, subtle [L. subtilis, fine]. 1. Very fine or delicate. 2. Very acute. 3. Mentally acute or crafty or piercing, as sharp. 4. Causing injury without attracting attention, as subtle poisons or early symptoms of a disease. *subtile, subtle 1. Tinh tế. 2. Sắc sảo. 3. Sắc sảo về tinh thần hay quỷ quyệt, hay dữ tợn. 4. Gây tổn thương mà không gây chú ý. Ví dụ chất độc tinh vi hoặc các triệu chứng ban đầu của bệnh.*

subtilin An antibiotic biosynthesized by Bacillus subtilis. IL is of low toxicity and effective against gram-positive organisms. *subtilin Một kháng sinh được sinh tổng hợp bởi Bacillus subtilis. Độc tố của nó thấp và*

có tác dụng với các sinh vật gram dương.

subtotal [L. sub, under, below, + totus, all]. Less than total, as partial removal of a gland. *gần hoàn toàn Ví dụ: Sự tách rời một phần của tuyến.*

subtraction. Process by which undesired, overlying structures can be removed from a radiographic image. *Sự trừ Quá trình trong đó các cấu trúc nằm trên và không mong muốn có thể được tách rời khỏi hình ảnh X quang.*

subtrapezial [" + Gr. trapezion, a little table]. Beneath the trapezius muscle. *subtrapezial Dưới cơ thang.*

subtribe In taxonomy, between e genus and a tribe. *Tộc phụ Trong phân loại học, giữa giống và tộc.*

subtrochanteric [" + Gr. trochanter, to run]. Below a trochanter. *subtrochanteric Dưới mấu chuyển.*

subtrochlear [" + Gr. trokhileia, system of pulleys]. Beneath the trochlea. *subtrochlear Dưới ròng rọc.*

subtuberal [" + tuber, a swelling]. Located under a tuber. *subtuberal Dưới củ.*

subtympanic [" + Gr. tympanon, drum]. Below the tympanum. *subtympanic Dưới màng nhĩ.*

subumbilical [" + umbilicus, navel]. Below the umbilicus. *subumbilical Dưới rốn.*

subumbilical space. Space within the body cavity below the navel resembling a triangle in shape. *Khoang dưới rốn Khoảng trống trong ổ bụng dưới rốn giống một hình tam giác.*

subungual, subunguial [" + unguis, nail]. Situated beneath the nail of a finger or toe. *subungual,*
subunguial *Dưới móng ngón tay hay ngón chân.*

subungual hematoma. Collection of blood under the nail as a result of trauma. Condition may be treated by heating the end of a paper clip and then placing its point against the nail. This permits a small hole to be melted painlessly in the nail. The blood is then permitted to escape from under the nail. *Tụ máu dưới móng Tụ máu dưới móng do chấn thương. Tình trạng có thể được điều trị bằng cách đốt nóng đầu một kẹp giấy rồi đặt đầu nhọn của nó lên móng để làm một lỗ nhỏ mà không đau. Máu có thể thoát ra từ dưới móng.*

subunit. In chemistry, a portion of a compound that represents a smaller part of the molecule than the remainder of the substance. *Đơn vị phụ Trong hóa học, chỉ một phần của một hợp chất đại diện cho phần nhỏ của phân tử hơn là phần còn lại của chất đó.*

suburethral [" + Gr. ourethro, urethra]. Below the urethra. *suburethral Dưới niệu đạo.*

subvaginal [" + vagina, sheath]. 1.

Below the vagina 2. On inner side of any tubular sheathing membrane.

subvaginal 1. *Dưới âm đạo.* 2. *Bên trong của bất kỳ màng bao hình ống nào.*

subvertebral [" + vertebra vertebral.] Beneath or on ventral side of e vertebral column or of a vertebra. *Dưới bụng Dưới hay ở phia bụng của cột sống hay đốt sống.*

subvirile [" + uirilis, masculine]. Deficient in, or lacking, virility. *subvirile Thiếu tính đàn ông.*

subvitrinal [" + vitrina, vitreous body]. Located beneath the vitreous body. *subvitrinal Dưới thủy tinh thể.*

subvolution [" + volutus, turning]. Method of turning over a flap surgically to prevent adhesions. *subvolution Phương pháp quay lên một vạt trong phẫu thuật để ngăn ngừa sự dính.*

subwaking Between waking and sleeping. *subwaking Nửa thức nửa ngủ.*

subzonal Beneath a zone. *subzonal Dưới vùng.*

subzygomatic [" + Gr. zygoma, cheekbone]. Beneath the zygomatic bone. *subzygomatic Dưới xương gò má.*

succagogue [L. succus, juice, + Gr. agogos, leading]. 1. To stimulate glandular secretion. 2. A substance that stimulates glandular secretion. *succagogue 1. Kích thích tiết dịch. 2. Chất kích thích tiết dịch.*

succedaneous [L. succedaneus, substituting]. Acting as a substitute or relating to one. In dentistry, it refers to the secondary or permanent set of teeth, which follow an earlier deciduous set. *Thay thế Tác động như chất thay thế hoặc liên quan đến thay thế. Trong nha khoa, nó chỉ hàm răng thứ hai hay răng vĩnh viễn sau hàm răng rụng.*

succedaneum [L. succedaneus, substituting]. Something that may be used as a substitute. *Thể phẩm Một cái gì đó mà có thể được dùng để thay thế.*

succenturiate [L. succenturiare, to substitute]. Acting as a substitute. *succenturiate Phụ, thay thế.*

succi. Pl. of succus. *succi Số nhiều của succus.*

succinate Any salt of succinic acid. *succinate Muối của acid succinic.*

succinic acid. SEE: acid, succinic. *succinic acid XEM: acid, succinic.*

succinylcholine chloride USP. A drug used for its neuromuscular blocking effect. It is used as an adjuvant in surgical anesthesia, and to prevent trauma in electroconvulsive shock therapy. Trade names are Anectine and Sucostrin.

tion are immediately at hand.

succinylcholin chlorid Một loại thuốc dùng gây hiệu quả phong bế thần kinh cơ. Nó được dùng như một chất phụ trong phẫu thuật, và để ngăn chặn thương trong liệu pháp sốc điện. Tên thương mại là Anectine và Sucostrin.

CẢNH BÁO: Thuốc này chỉ nên được dùng bởi các thầy thuốc đã được hướng dẫn kỹ cách dùng và trong hoàn cảnh có các phương tiện hồi sức tim mạch và hô hấp trong tay.

succinylsulfathiazole 2-(N⁴ succinylaulfanilamido) thiazole. Because of lack of evidence of its clinical efficacy, the drug is no longer used. *succinylsulfathiazole 2-(N succinylaulfanila- mido) thiazole* Vì thiếu chứng cớ về hiệu quả lâm sàng, thuốc không được dùng nữa.

succorrhea [L. succus, juice, + Gr. rhoia, flow]. Unnatural increase in secretion of any juice, esp. of a digestive fluid. *Đa tiết* Sự gia tăng tiết dịch không tự nhiên, đặc biệt là dịch tiêu hóa.

succubus [L.].1. A nightmare. 2. An evil demon thought to have sexual intercourse with men during sleep. *succubus 1. Cơn ác mộng. 2. Nữ yêu quái, được cho là ăn nằm với đàn ông trong giấc ngủ.*

succus [L. succus, juice]. (pl. succi) A juice or fluid secretion. *succus Dịch hay sự tiết dịch.*

s., entericus. The intestinal juice. It is alkaline. The secretion of the minute glands lining the small intestine. *Dịch ruột* Có tính kiềm. Sự tiết dịch của các tuyến nhỏ dọc ruột non.

s., gastricus. The gastric juice. *s., gastricus Dịch dạ dày.*

s., pyloricus. An alkaline secretion by the pyloric end of the stomach. *Dịch môn vị* Sự tiết dịch kiềm bởi đầu môn vị của dạ dày.

succussion [L. succussio, a shaking]. Shaking of a person to detect the presence of fluid in the body cavity by listening for a splashing sound, esp. in the thorax. *Sự lắc của cơ thể* Để thăm dò sự có mặt của chất lỏng trong khoang cơ thể bằng cách lắng nghe những âm thanh lõm bõm, đặc biệt là ở ngực.

suck [AS.sucan, to suck]. 1. To draw fluid into the mouth, as from the breast. 2. To exhaust air from a tube and thus siphon fluid from a container. 3. That which is drawn into the mouth by sucking. *suck 1. Hút, bú hút một chất lỏng vào trong miệng, ví dụ từ vú. 2. Rút không khí khỏi một ống, nhờ đó hút chất lỏng từ bồn chứa. 3. Các thứ được hút vào miệng.*

sucking pad. Mass of fat in cheeks, esp. well developed in an infant, aiding it to suck. SEE: buccal fat pad.

Lớp đệm bú Khối chất béo trong má, đặc biệt ở trẻ em phát triển tốt, giúp nó bú. XEM. buccal fat pad.

suckle. To nurse at the breast. *suckle Cho bú.*

Sucostrin Chloride. Trade name for succinylcholine chloride. *Sucostrin Chlorid Tên thương mại của succinylcholin chlorid.*

sucrase [Fr. sucre, sugar]. An enzyme in the intestinal juice that splits cane sugar into glucose and fructose, the two being absorbed into the portal circulation. SYN: invertase.*sucrase Một enzym trong ruột non tách đường mía thành glucose và fructose. Hai chất này được hấp thu vào trong tuần hoàn cửa. Đn: invertase.*

sucrose [Fr. sucre, sugar]. NF. A saccharose, C₁₂H₂₂O₁₁, obtained from sugar cane, sugar beet, and other sources. It is hydrolyzed in the intestine to glucose and fructose by sucrase present in intestinal juice. ACTION/USES: Only a little is retained by the stomach, and it is all absorbed in the intestines. The lack of residue tends to cause constipation. Sucrose is stored by the hepatic cells of the liver after it is made into glycogen, for future use. RS: carbohydrates; disaccharose; fructose; galactose; glucose; lactose; levulose; maltose.*Đường mía, sucrose Một loại saccharose, C₁₂H₂₂O₁₁, chiết xuất từ mía đường, củ cải đường và các nguồn khác. Nó được thủy phân trong ruột thành glucose và fructose bởi sucrase có trong dịch ruột.

TÁC DỤNG/CÁCH DÙNG: Chỉ một ít được giữ lại bởi dạ dày, và nó được hấp thu hoàn toàn trong ruột. Sự thiếu chất bã có thể gây táo bón. Đường mía được trữ bởi các tế bào gan sau khi nó được biến thành glycogen, để dùng dần. CÁC TỪ LIÊN QUAN: carbohydrate; disaccharose; fructose; galactose; glucose; lactose; levulose; maltose.*

sucrosemia [" + Gr. haima, blood]. Sucrose in the blood.*sucrosemia Sucrose trong máu.*

sucrose polyester. A nonabsorbable synthetic fat. It has been used experimentally as a fat substitute in treating obesity.*sucrose polyester Một chất béo tổng hợp không thể hấp thu. Nó đã được dùng thí nghiệm như chất thay thế chất béo trong điều trị bệnh béo phì.*

sucrosuria [" + Gr. ouron, urine]. Sucrose in the urine.*Sucrose niệu Sucrose trong nước tiểu.*

suction [LL. suctio, sucking]. The act of, or capacity for, sucking up by reduction of air pressure over part of the surface of a substance. SEE: aspiration.*Sự hút, mút Hoạt động hay khả năng hút lên bằng cách giảm áp suất không khí trên phần bề mặt của một chất. XEM. aspiration.*

s., post-tussive. Suction sound over a lung cavity heard on auscultation after a cough.

Tiếng hút sau khi ho Tiếng hút trên hang phổi được nghe qua sự thính chẩn sau một cơn ho.

suction abortion. Removing the products of conception from the uterus by using a device that sucks the tissues away from the lining of the uterus.*Sự hút thai Loại bỏ các sản phẩm của sự thụ thai ra khỏi tử cung bằng cách dùng dụng cụ hút các mô khỏi lớp lót của tử cung.*

suction biopsy. Obtaining tissue by use of a device that applies suction to the area from which tissue is desired. This technique is used in obtaining tissue from the mucosa of the stomach and intestines.*Hút sinh thiết Lấy mô bằng cách dùng một dụng cụ hút tới vùng có mô. Kỹ thuật này được dung để lấy mô từ niêm mạc dạ dày và ruột.*

suction lipectomy. SEE: lipectomy, suction.*suction lipectomy XEM: lipectomy, suction.*

suctorial [LL. suctio, sucking]. 1. Concerning sucking. 2. Equipped for sucking.*suctorial 1. Thuộc sự hút. 2. Được trang bị cho sự hút.*

Sudafed. Trade name forpseudephedrine hydrochloride.*Sudafed Tên thương mại của pseudephedrine hydrochloride.*

sudamen [L., sweat]. (pl. sudamina) Noninflammatory eruption from sweat glands characterized by whitish vesicles caused by the retention of sweat in corneOus layer of the skin, appearing after profuse sweating or in certain febrile diseases, disappearing by absorption.*Rôm, sảy, ban trắng Sự phát ban không viêm từ các tuyến mồ hôi được đặc trưng bởi các mụn nước hơi trắng gây ra bởi sự mồ hôi ứ đọng của da, xuất hiện sau sự tiết mồ hôi quá nhiều hay trong một số bệnh sốt, biến mất bởi sự hút thu.*

sudamina Pl. of sudamen.*sudamina Số nhiều của sudamen*

sudaminal [L. sudamen, sweat). Concerning sudamina qv.*sudaminal Thuộc rôm sảy...*

Sudan One of a number' of related biological stains for which fats have a spavial affinity. Includes Sudan II, Sudan III (G), Sudan IV, and Sudan R.*Sudan Một trong một số sắc tố sinh học liên quan với nhau, trong đó các chất béo có quan hệ đặc biệt. Bao gồm Sudan II, Sudan III (G), Sudan IV, và Sudan R.*

sudenophil [sedan + Gr. philein, to love]. A leukocyte that stains readily with Sudan III, indicative of fatty degeneration.*Chất ưa thuốc nhuộm Sudan Bạch cầu nhuộm dễ dàng với Sudan III, chỉ sự thoái hóa chất béo.*

sudenpphilia Affinity for ttdan stains.*sudenpphilia Sự ưa thuốc nhuộm Sudan.*

sudanophilic Staining easily with Sudan stain.*sudanophilic Nhuộm dễ dàng với thuốc nhuộm Sudan.*

sudation [L. sudatio].1. The act of

sweating. 2. Excessive perspiration. **sudation** 1. *Sự tiết mồ hôi. 2. Mồ hôi quá nhiều.*

sudatoria [L.]. (sing. sudatorium) Excessive sweating. SYN: ephidrosis; hyperhidrosis.*sudatoria Tăng tiết mồ hôi. ĐN: ephidrosis; hyperhidrosis.*

sudatorium [L. sudatorium, a sweating room]. (pl. sudatoria) 1. A hot air bath or any bath to induce perspiration. 2. A room used to induce sweat baths. *sudatorium 1. Sự tắm hơi nóng hay bất kỳ sự tắm nào gây đổ mồ hôi. 2. Phòng tắm hơi nóng.*

sudden death. Death occurring unexpectedly and instantaneously or within one hour of onset of symptoms in a patient with or without known preexisting heart disease. Sudden death due to cardiac conditions occurs in the U.S. at the rate of one each minute. ETIOL: A number of cardiovascular conditions, including ischemic heart disease, aortic stenosis, coronary embolism, myocarditis ruptured or dissecting aortic aneurysm, Stokes-Adams syndrome, cerebrovascular accident, pulmonary thromboembolism, and other noncardiovascularrelated disorders, such as disturbances of electrolyte balance, drug toxicity, or idiosyncrasy.*Cái chết bất ngờ Cái chết xảy ra đột ngột, tức thì hay trong vòng một giờ sau khi triệu chứng xuất hiện ở một bệnh nhân có hay không có bệnh tim trước đó. Cái chết bất ngờ do tình trạng tim xảy ra ở Mỹ với tỉ lệ một phút một người.*
NGUYÊN NHÂN: Một số tình trạng tim mạch, bao gồm bệnh tim thiếu máu tại chỗ, hẹp động mạch chủ, nghẽn mạch vành, viêm cơ tim, phình động mạch chủ tách hay đứt, hội chứng Stokes-Adams, tai biến mạch máu não, bệnh huyết khối tắc mạch phổi, và những rối loạn không liên quan đến tim mạch khác như rối loạn cân bằng điện giải, sự nhiễm độc thuốc hay đặc ứng.

sudden infant death syndrome. ABBR: SIDS. The completely unexpected and unexplained death of an apparently well, or virtually well, infant. The most common cause of death between the second week and first year of life. In the U.S. SIDS is responsible for the deaths of approximately 7000 infants each year. This worldwide syndrome has been of a constant rate over the years. Occurs more frequently in the third and fourth months of life, in premature infants, in males and in infants living in poverty. The deaths usually occur during sleep and are more likely to happen in winter than in summer. SYN: crib death. SEE: apnea; apnea alarm mattress.
ETIOL: The cause is uncertain at this time. SIDS cannot be predicted or prevented.
NOTE: Loss of an infant because of SIDS may produce a severe grief and

guilt reaction. Thus, the family needs expert counseling in the several months after the death. Further information can be obtained from the National SIDS Foundation, 2 Metro Plaza, Suite 104, 8200 Professional Pl., Landover, MD 20785.
Hội chứng chết bất ngờ ở trẻ sơ sinh Viết tắt SIDS. Cái chết bất ngờ và không thể giải thích của một trẻ rõ ràng khỏe hay hầu như khỏe. Nguyên nhân chết thông thường nhất giữa tuần thứ hai và năm đầu tiên của cuộc đời. Ở Mỹ SIDS gây tử vong khoảng 7000 trẻ sơ sinh mỗi năm. Hội chứng toàn thế giới này có một tỉ lệ không đổi qua nhiều năm. Xảy ra thường xuyên hơn vào tháng thứ ba và thứ tư của cuộc đời, ở trẻ đẻ non, ở bé trai và ở trẻ nghèo khổ. Cái chết thường xuất hiện trong lúc ngủ và có thể xảy ra trong mùa đông nhiều hơn mùa hè. Đn: crib death. XEM. apnea; apnea atarm mattress.
NGUYÊN NHÂN: Nguyên nhân đến nay chưa rõ. SIDS không thể dự đoán hay ngăn ngừa.
LƯU Ý: Việc mất một đứa bé do SIDS có thể gây đau khổ nghiêm trọng và phản ứng tiêu cực. Vì thế, gia đình cần chuyên gia cố vấn trong vài tháng sau cái chết.
Thông tin thêm có thể tìm ở tổ chức SIDS quốc gia. 2. Metro Ptaza, Suite 104, 8200 Professional PL., Landover, MD 20785.

Sudeck's disease or atrophy [Paul H. M. Sudeck, Ger. surgeon, 1866-1938] Acute atrophy of the bone at the site of an injury. SYN: traumatic osteoporosis.*Bệnh Sudeck hay chứng teo [Paul H. M. Sudeck, phẫu thuật viên người Đức, 1866-1938] Chứng teo xương cấp tính ở nơi bị tổn thương. Đn: traumatic osteoporosis.*

sudokeratosis [L. sudor, sweat, + Gr. keras, horn, + osis, condition]. Circumscribed horny over growths that obstruct the sweat ducts. *sudokeratosis Sự phát triển quá mức chất sừng bên ngoài làm cản trở sự tiết mồ hôi.*

sudomotor [" + motor, a mover]. Pert. to stimulating the secretion of sweat; noting certain nerves.*Vận tiết mồ hôi Liên quan đến việc kích thích sự tiết mồ hôi, một số dây thần kinh đáng lưu ý.*

sudor [L.]. Secretion from the sweat glands. SYN: perspiration; sweat.
RS: anhidrosis; bromidrosis; chromidrosis; hematidrosis; hydrosis; perspiration; pore; skin; sudorific; sweat; uridrosis.*Sự tiết mồ hôi Đn: perspiration, sweat.*
CÁC TỪ LIÊN QUAN: anhidrosis (thiếu mồ hôi), bromidrosis (mồ hôi nặng mùi), chromidrosis (mồ hôi màu); hematidrosis (mồ hôi máu); hydrosis (tiết nhiều mồ hôi); perspiration (sự đổ mồ hôi); pore (lỗ chân lông); skin (da); sudorific (làm lợi tiết mồ hôi); sweat (mồ hôi); uridrosis (chứng mồ hôi urê).
s., cruentus. Blood-tinged sweat.

SYN: hematidrosis.*s., cruentus Mồ hôi máu. ĐN: hemtidrosis.*

sudoral Pert. to, caused by, or marked by perspiration.*sudoral Thuộc, gây ra bởi hay được đánh dấu bởi mồ hôi.*

sudoresis [L.]. Profuse sweating. SYN: diaphoresis.*sudoresis Toát mồ hôi. ĐN: diaphoresis.*

sudoriferous [" + ferre, to bear]. Conveying or producing sweat. *sudoriferous Tải hay sản xuất mồ hôi.*

sudoriferous glands. Sweat-secreting glands of the skin.*sudoriferous glands Tuyến tiết mồ hôi của da.*

sudorific [L. sudorificus].1. Secreting or promoting the secretion of sweat. 2. Agent that produces sweating. SYN: diaphoretic.*sudorific 1. Lợi tiết mồ hôi. 2. Tác nhân sinh mồ hôi. Đn: diaphoretic*

sudoriparous [L. sudor, sweat, + parere, to produce]. Secreting sweat. SYN: sudoriferous.*sudoriparous Làm tiết mồ hôi. ĐN: sudoriferous.*

suet [Fr. sewet, suet]. Hard fat from cattle or sheep kidneys and loins. Used as the base of certain ointments and as an emollient.*Mỡ bò, mỡ cừu, mỡ rắn từ thận hay lưng bò, cừu Được dùng như chất cơ bản của một số loại pomát hay thuốc làm dịu da.*

suffocate [L. suffocare]. To impair respiration; to smother, asphyxiate. *suffocate Làm ngạt thở.*

suffocation 1.State of being choked by obstruction of air passages by drowning, smothering, throttling, or inhalation of noxious gases. SYN: asphyxiation, SEE: asphyxia; resuscitation; unconsciousness. 2. Act of obstructing the air passages. SYM: Insensibility, breathing slight, face purple and swollen, lividlips. Symptoms not always present. TREAT: Dash cold water in face, Slap chest. Apply ammonia to nostrils. Artificial respiration. Tracheotomy may be required.*Sự ngạt thở Tình trạng ngạ do tắc nghẽn đường thở do chết đuối, chết ngạt, nghẹt họng hay hít phải hơi độc. Đn: asphyxiation. XEM. asphyxia; resuscitation; unconsciousness.*
TRIỆU CHỨNG: bất tỉnh, hơi thở yếu, mặt đỏ bầm và sưng, môi tím bầm. Các triệu chứng không phải lúc nào cũng xuất hiện.
ĐIỀU TRỊ: Hắt nước lạnh vào mặt. Vỗ ngực. Cho ngửi amoniac. Hô hấp nhân tạo. Mở khí quản có thể cần.

suffusion [L. sufusio, a pouring over]. 1. Spreading of a bodily fluid into surrounding tissues. SYN: extravasation. 2. Pouring of a fluid over the body as treatment.*suffusion 1. Sự tràn dịch cơ thể vào các mô xung quanh. 2. Điều trị bằng cách tưới, đổ chất lỏng lên cơ thể.*

sugar [G.Fr. zuchre]. A sweet-tasting carbohydrate belonging to the monosaccharose and disaccharose groups. Crystalline carbohydrates of com-

paratively low molecular weight and generally having a sweet taste. Sugar has been used as a thin paste applied to the area to treat infected wounds and ulcers. SEE: bedsore; carbohydrates.
CLASSIF: They are classified in two ways: the number of atoms of simple sugars yielded on hydrolysis by a molecule of the gi, en sugar and the number of carbon atoms in the molecules of the simple sugars so obtained. Thus, dextrose, q.v., is a monosaccharide because it cannot be hydrolyzed to a simpler sugar; it is a hexose because it contains six carbon atoms per molecule. Sucrose is adisaccharide because on hydrolysis it yields two molecules, one of dextrose and one of levulose.*Đường Một loại carbohydrat vị ngọt thuộc nhóm monosaccharos và disaccharos. Tinh thể carbohydrat có trọng lượng phân tử tương đối thấp và nói chung có vị ngọt. Đường đã được dùng như một thuốc bột loãng để điều trị các vết thương và loét nhiễm trùng. XEM. bedsore; carbohydrates.*
PHÂN LOẠI: Chúng được phân loại bằng hai cách: Số nguyên tử của đường đơn sinh ra trên sự thủy phân bởi phân tử của đường được cho và số nguyên tử carbon trong các phân tử của đường đơn thu được. Vì thế, dextrose là một monosaccharide bởi vì nó không thể được thủy phân thành đường đơn giản hơn; nó là một hexose bởi vì nó chứa sáu nguyên tử carbon mỗi phân tử. Sucrose là một disaccharid bởi vì khi thủy phân nó sinh ra hai phân tử, một dextrose và một levulose.

s., beet. Sucrose obtained from sugar beets.*Đường củ cải Sucrose thu được từ củ cải đường.*

s., blood. The carbohydrate present in the blood; principally glucose.
Đường trong máu Carbohydrate có mặt trong máu chủ yếu là glucose.

s., brain. Galactose.*Đường trong não Galactose*

s., cane. Sucrose obtained from sugar cane.*Đường mía Sucrose thu được từ cây mía.*

s., diabetic. Glucose in the urine of diabetics.*Đường trong nước tiểu Glucose trong nước tiểu của bệnh tiểu đường.*

s., fruit. Levulose or fructose.
Đường quả Levulose hay fructose

s., grape. Glucose.*Đường nho Glucose*

s., invert. Mixture consisting of one molecule of glucose and one of fructose resulting from the hydrolysis of sucrose.*Đường nghịch chuyển Một hỗn hợp bao gồm một phân tử glucose và một fructose kết quả của sự thủy phân sucrose.*

s., liver. Glycogen.*Đường trong gan Glycogen*

s., malt. Maltose.*Đường mạch nha Maltose*

s., milk. Lactose.*Đường sữa Lactose*

s., muscle. Inositol; it is not a true sugar.*Đường trong cơ Inositol nó không phải là đường thật.*

s., starch. Dextrin, a carbohydrate but not a true sugar.*Đường tinh bột Dextrin, một carbohydrate nhưng không phải là đường thật.*

s., wood. Xylose. *Đường gỗ Xytose*

sugar, words pert. to. aglycosuric; blood; carbohydrates; dextrose; disaccharide; fructose; galactose; glucide; hypoglycemia; invert; invertase; lactose; levulose; mannitol; melitemia; monosaccharide; pentose; pentosuria; polysaccharide; sucrose; xylose; words beginning with "gluco-," 11 glyco-,' and "sacchar.
Các từ có liên quan tới đường aglycosuric; blood; carbohydrates; dextrose; disaccharide; fructose; galactose; glucide; hypoglycemia; invert; invertase; lactose; levulose; mannisol; melitemia; monosaccharide; pentose; pentosuria; polysaccharide; sucrose; xytose; các từ bắt đầu với "gluco.", "glyco." và "sacchar."

suggestibility [L. suggestus, suggested]. A condition in which a person responds readily to suggestions or opinions of another. SYN: sympathism. *Sự ám thị Tình trạng trong đó một người phản ứng dễ dàng đối với sự gợi ý hay ý kiến của một người khác. Đn: sympathism*

suggestible Very susceptible to the opinions or suggestions of others.*Dễ ám thị Rất dễ dàng chấp nhận, những gợi ý hoặc ý kiến của người khác.*

suggestion [L. suggestio]. 1. Imparting an idea indirectly; to imply: 2. The idea so conveyed. 3. The psychological process of having an individual adopt or accept an idea without argument or persuasion.*Ám thị 1. Sự gợi ý truyền đạt ý tưởng một cách gián tiếp. 2. Ý tưởng gợi ý. 3. Sự ám thị quá trình tâm lý chỉ sự làm theo hay chấp nhận một ý tưởng mà không có sự tranh cãi hay sự thuyết phục.*

s., auto-. Self-suggestion as distinguished from that coming from anotherperson, esp. in hypnotic state. *Sự tự ám thị Tự làm theo ý mình, khác với sự ám thị đến từ người khác, đặc biệt là sự thôi miên.*

s., hypnotic. Suggestion placed in the mind of a person while under the influence of hypnosis.*Sự ám thị thôi miên Sự ám thị đặt trong tâm trí một người dưới tác động của sự thôi miên.*

s., posthypnotic. Suggestion made to a subject while under hypnosis. After emerging from the hypnotic state, the person usually performs the suggested act.*Sự ám thị sau thôi miên Sự ám thị được làm tới một đối tượng dưới sự thôi miên. Sau khi*

thoát ra tình trạng thôi miên, một người thường làm theo hành động được gợi ý.

suggestive Stimulating or pert. to suggestion. *suggestive Kích thích hay liên quan đến sự ám thị.*

suggestive medicine. Therapy by suggestion either during consciousness or hypnosis.*Y học ám thị Liệu pháp ám thị trong lúc tính hoặc sự thôi miên.*

suggestive therapeutics. The practice of treating disease by hypnotic suggestions.*Liệu pháp ám thị Chữa bệnh bằng ám thị thôi miên.*

suggillation [L. suggillatio]. A bruise or black and blue mark. SYN: ecchymosis.*Vết bầm máu Vết bầm tím hoặc xanh. ĐN: ecchymosis.*

suicide [L. sui, of oneself, + caedere, to kill]. Intentionally and voluntarily taking one's own life. In the U.S., approximately 28,000 people commit suicide each year. This is equivalent to one suicide every 20 minutes. Most of these persons have consulted with a physician in the six months prior to death and 10% have seen a physician during the week preceding suicide.
During the last 30 years, the rate of suicide in persons 15 to 24 years of age, particularly in young men, has tripled. From this information it is obvious that physicians and other health care workers have great potential for recognizing and treating individuals at risk of taking their own lives.
Persons at high risk of suicide include: older white males without a spouse, unemployed, and in poor health; depressed patients; alcoholics; drug addicts; and those with clinical conditions, including spinal cord injuries, cancer (particularly in male patients shortly after diagnosis), schizophrenia, or seizure disorders. Suicide occurs in hospitalized patients at 3 1/2 times the rate of the general population.
Patients admitted for accidents are believed to be at high risk because the "accident" was in fact a suicide attempt. Health care professionals should be alert to warning signs of suicide, such as statements indicating a desire to die or prediction that suicide will occur. Persons contemplating suicide may be depressed, act to get their lives in order, may give away possessions, have failing grades or poor work performance, take risks, or have a history of alcoholism or drug abuse.
Management of persons who are contemplating or have attempted suicide includes removal of lethal means from them and the provision of professional, social, and family support. If the patient is being treated as an outpatient, then he should be scheduled for specific future appointments and informed of a telephone number where help or assistance will be immediately available on a 24hour basis. During a crisis, the patient should not be left alone even for a few minutes.

For medicolegal reasons, careful and complete medical records should be kept concerning the plans and actions for mansgement of the patient.*Tự tử Có ý và tự nguyện lấy mạng mình. Ở Mỹ, xấp xỉ 28.000 người tự tử mỗi năm. Tương ứng với một người tự tử mỗi 20 phút. Hầu hết những người này đã tham vấn bác sĩ trong sáu tháng trước khi chết và 10% đã gặp bác sĩ trong tuần lễ trước khi tự tử.
Trong 30 năm qua, tỉ lệ tự tử ở người từ 15 tới 24 tuổi, đặc biệt là nam, đã tăng gấp ba. Từ thông tin này, rõ ràng các bác sĩ và các nhân viên y tế khác có tiềm năng lớn trong việc nhận biết và điều trị các cá nhân có nguy cơ tự sát.
Người có nguy cơ tự tử cao gồm: đàn ông da trắng cao tuổi, độc thân, thất nghiệp và sức khỏe kém; những bệnh nhân trầm cảm; người nghiện rượu, nghiện ma túy và người có tình trạng lâm sàng khác bao gồm chấn thương cột sống, ung thư (đặc biệt là bệnh nhân nam ngay sau khi được chẩn đoán), tâm thần phân liệt, hay các rối loạn động kinh. Tự tử xảy ra ở các bệnh nhân nhập viện là 3 lần rưỡi tỉ lệ dân số nói chung.
Các bệnh nhân thú nhận mình bị tai nạn được cho là có nguy cơ cao bởi vì "tai nạn" thật ra là một cố gắng tự tử. Các chuyên gia y tế nên cảnh giác những tín hiệu báo trước của tự tử, chẳng hạn những câu nói bày tỏ ý muốn chết, hay dự đoán rằng tự tử sẽ xảy ra. Những người có ý tự tử có thể trầm cảm, sắp xếp cuộc sống đâu ra đó, có thể cho đi tài sản, thì rớt, làm việc tồi, liều lĩnh hoặc có tiền sử nghiện rượu hay lạm dụng ma túy.
Việc quản lý người muốn hay đã cố tự tử bao gồm đưa những phương tiện gây chết xa khỏi họ và cung cấp sự trợ giúp chuyên môn, xã hội và gia đình. Nếu người bệnh đang được điều trị ngoại trú thì cần lên kế hoạch cho những cuộc hẹn cụ thể sắp tới và nên được thông báo một số điện thoại có thể có mặt và giúp đỡ trong vòng 24 giờ. Trong một cơn khủng hoảng, bệnh nhân không nên được để một mình dù chỉ vài phút. Đối với những lý do pháp y, các hồ sơ bệnh án cẩn thận và đầy đủ gồm cả các kế hoạch và hành động nhằm quản lý bệnh nhân.

suicidology [". + ,. + Gr.logos, word, reason]. The science of suicide including its cause, prediction of those susceptible, and prevention.*Khoa học nghiên cứu về tự tử Bao gồm nguyên nhân, dự đoán những người dễ tự tử và sự ngăn ngừa.

suint The crude potash soap obtained from lamb's wool. Lanolin is obtained from this substance.*Mỡ lông cừu Xà phòng kali carbonat thô chiết xuất từ lông cừu. Lanolin được chiết xuất từ chất này.

suit. An outer garment.*suit Bộ quần áo ngoài.

s., anti-G. SEE: anti-G suit.*s., anti-G XEM: anti-G suit

sulcal [L.]. Pert. to a sulcus.*sulcal Thuộc rãnh.

sulcal artery. A tiny branch of the anterior spinal artery.*Động mạch rãnh Một nhánh rất nhỏ của động mạch gai sống trước.

sulcate, sulcated [L. sulcatus]. Furrowed or grooved.*sulcate, sulcated Có rãnh

sulciform [L. sulcus, groove, + forma, form]. Resembling a sulcus.*sulciform Hình rãnh

sulculus [L.]. A small sulcus.*sulculus Rãnh nhỏ

sulcus [L., groove]. (pl. sulci) A furrow, groove, slight depression, or fissure, esp. of the brain.*sulcus Rãnh, máng, khe, đặc biệt của não.

s., alveolingual. The space in the floor of the mouth between the base of the tongue and the alveolar ridge, on each side extending from the frenum of the tongue back to the retromolar wall.*Rãnh lưỡi - ổ răng Chỗ trống trong sàn miệng giữa đáy lưỡi và ổ răng, trên mỗi phía mở rộng từ hãm lưỡi tới thành sau răng.

s., calcarine. A deep horizontal fissure on the medial surface of the occipital lobe of the brain.*Khe cựa Một khe nằm ngang, sâu trên mặt giữa của thùy chẩm của não.

s., centralis. Fissure dividing the frontal and parietal lobes of each cerebral hemisphere. SYN: fissure, Rolando's.*Rãnh trung tâm Rãnh chia thùy trán và thùy đỉnh của mỗi bán cầu não. Đn: fissure, Rolando's

s., collateral. Sulcus on the tentorial surface of the brain. It bounds the inferior lingual gyrus and is parallel to the calcarine and postcalcarine sulci.*Rãnh nhánh bên Rãnh trên mặt lều của não nó giáp với hồi chẩm và song song với khe cựa và khe sau cựa.

sulci cutis. The ridges on the skin of the palmar surface of the fingers and toes. These comprise the fingerprints.*Rãnh da Những u trên da của mặt lòng bàn tay thuộc ngón tay và ngón chân, kể cả dấu ngón tay.

s., gingival. The space or crevice between the free gingiva and the tooth surface; the depth of the sulcus varies according to the state of oral hygiene, deepening to become a periodontal pocket.*Khe lợi Một khoảng trống hay khe nứt giữa lợi và bề mặt răng; độ sâu của khe thay đổi theo tình trạng vệ sinh miệng, làm sâu hơn sẽ trở thành những túi nha chu.

s., hippocampal. Sulcus on the medial side of the hippocampal gyrus.*Rãnh hải mã Rãnh trên phía trong của hồi hải mã.

s., intraparietal. Groove that separates the inferior from the superior parietal bones and lobes.*Rãnh xương đỉnh trong Rãnh tách

xương và thùy đỉnh dưới khỏi xương và thùy đỉnh trên.

s., precentralis. [NA] An interrupted sulcus generally parallel with the fissure of Rolando and anterior to it.*Rãnh tiền trung tâm Một rãnh gián đoạn nói chung song song với rãnh Rolando và ở phía trước nó.

s., pulmonalis. [NA] Depression on either side of the vertebral column.*Rãnh phổi Nếp lõm trên một phía của cột sống.

s., spiralis cochleae. Groove between the labium tympanicum and labium vestibulare.*Rãnh xoắn ốc tai Rãnh giữa mép màng nhĩ và mép tiền đình.

Sulf-10 Trade name for sulfacetamide sodium, 10%.*Sulf-10 Tên thương mại của natri sulfacetamid 10%.

sulfacetamide An antibacterial sulfonamide that is highly soluble. It is particularly useful for topical application to the eye.*sulfacetamid Một kháng sinh sulfonamid có độ hòa tan cao. Nó đặc biệt có ích khi dùng cho mắt.

s., sodium. USP. A very soluble sulfonamide used in solution to treat infections of the cornea and conjunctiva. Trade names are Belph-10 Liquifihn, Sulamyd Sodium, and Isopto Cetamide.*sulfacetamid natri Một sulfonamid rất dễ hòa tan được dùng trong dung dịch để điều trị nhiễm trùng giác mạc và kết mạc. Tên thương mại là Belph-10 Liquiflm, Sulamyd Sodium, và Isopto Cetamide.

sulfadiazine USP. One of a group of diazine derivatives of sulfanilamide. Because it readily penetrates the blood-brain barrier, it has been used extensively in treating meningococcal meningitis. Some strains of meningococci have become resistant to sulfadiazine.*sulfadiazine USP. Một trong nhóm chất dẫn xuất diazin của sulfamilamid. Bởi vì nó dễ xâm nhập qua hàng rào máu não nên nó được dùng điều trị viêm màng não do cầu khuẩn màng não. Một số chủng màng não cầu khuẩn đã trở nên kháng sulfadiazin.

s., silver. USP. SEE: silver sulfadiazine.*s., silver USP. XEM: silver sulfadiazine.

sulfa drugs. Drugs of the sulfonamide group possessing bacteriostatic properties. SEE: sulfonamides.*Các thuốc sulfa Các thuốc thuộc nhóm sulfonamid có đặc tính kìm vi khuẩn. XEM. sulfonamides.

sulfamerazine USP. An antibacterial sulfonamide that is more readily absorbed than sulfadiazine, from which it is derived. SEE: sulfadiazine.*sulfamerazine USP. Một kháng sinh sulfonamid mà dễ hấp thu hơn sulfadiazin, chất mà từ đó nó được chiết xuất. XEM. sulfadiazin.

sulfameter A sulfonamide drug.*sulfameter Một thuốc sulfonamid.

sulfamethazine USP. An antibacterial sulfonamide similar to aulfadiazine.*sulfamethazine USP. Một kháng sinh sulfonamid tương tự sulfadiazin.*

sulfamethizole USP. A sulfonamide used in treating urinary tract infections. Trade names are Proklar and Thiosulfil.*sulfamethizole USP. Một sulfonamid dùng để điều trị nhiễm khuẩn đường tiết niệu. Tên thương mại là Proklar và Thiosulfil.*

sulfamethoxazole USP. A sulfonamide used in treating urinary tract infections. Usually used in combination with trimethoprim. Trade name is Gantanol. SEE: trimethopram.*sulfamethoxazole USP. Một sulfonamid dùng để điều trị nhiễm khuẩn đường tiết niệu, thường được dùng kết hợp với trimethoprim tên thương mại là Gantanol. XEM. trimethoprim.*

Sulfamylon. Trade name for mafenide.*Sulfamylon Tên thương mại của mafenid.*

sulfanilamide
Paraaminobenzenesulfonamide. White, slightly bitter crystalline substance from coal tar, the parent of the azo dyes. Formerly it was widely used in the treatment of a number of infections, but because of its toxic reactions it has been superseded by more effective and less toxic sulfonamides.*Sulfamylon Paraminobenzenesulfonamid chất kết tinh trắng, hơi đắng từ hắc in than đá, gốc của thuốc phiện azo. Trước đây nó được dùng rộng rãi để điều trị nhiễm khuẩn, nhưng vì các phản ứng độc của nó, nó đã được thay thế bởi các sulfonamid ít độc và hiệu quả hơn.*

sulfapyridine USP. A sulfonamide that is used only in treating dermatitis herpetiformis.*sulfapyridine USP. Một sulfonamid chỉ được dùng để điều trị da mụn rộp*

s., sodium monohydrate. A soluble salt of sulfa- pyridine for intravenous use only.*s., sodium monohydrate Một muối hòa tan của sulfapyridin chỉ dùng đường tĩnh mạch.*

sulfarsphenamine A sulfur compound, containing 19% arsenic; effective in treating syphilis.*sulfarsphenamine Một hợp chất sulfur chứa 19% arsenic: có tác dụng điều trị bệnh giang mai.*

sulfasalazine USP. A sulfonamide that is poorly absorbed from the gastrointestinal tract. It is used in treating ulcerative colitis. Trade names are Azulfidine and SAS-500.*sulfasalazine USP. Một sulfonamid được hấp thu kém từ đường tiêu hóa, nó được dùng để điều trị viêm loét kết tràng . Tên thương mại là Azulfidine và SAS - 500.*

sulfatase An enzyme that hydrolyzes sulfuric acid eaters.*sulfatase Một enzym mà thủy phân các ester của acid sulfuric.*

sulfate [L. sulphas]. A salt or ester of sulfuric acid.*sulfate Một muối hay ester của acid sulfuric.*

s., cupric. USP. The penta hydrate salt of copper, $CuSO_4.5H_2O$, used as an antidote in treating phosphorus poisoning.*s., cupric USP. Muối penta hydrat của đồng, $CuSO_4.5H_2O$ được dùng như một thuốc giải độc trong điều trị ngộ độc phosphor.*

s., ferrous. USP. An iron compound used in treating iron-deficiency anemia.*Sắt II sulfat USP. Một hợp chất sắt được dùng trong điều trị thiếu máu do thiếu sắt.*

s., iron. Green vitriol; copperas. Fatal in large dosage. SEE: ferrous sulfate; copper salts in Poisons and Poisoning in Appendix.*Sắt sulfat Liều lớn gây tử vong. XEM: ferrous sulfate; copper salts in poisonss and poisoning trong phụ lục.*

s., magnesium. Magnesium sulfate.*s., magnesium Magnesium sulfat*

sulfathiazole A rapidly absorbed and excreted sulfanilamide compound. Largely replaced by less toxic sulfonamides.*sulfathiazole Một hợp chất sulfanilamid được bài tiết và hấp thu nhanh. Được thay thế phần lớn bởi các sulfonamid ít độc hơn.*

sulfatide Any cerebroside with a sulfate radical esterified to galactose.*sulfatid Bất kỳ cerebrosid nào với gốc sulfat được ester hóa thành galactose.*

sulfhemoglobin Substance formed by action of hydrogen sulfide on blood. SYN: sulfmethemoglobin.*sulfhemoglobin Chất được tạo thành bởi hoạt động của hydro sulfid trên máu. ĐN: sulfmethemoglobin*

sulfhemoglobinemia Persistent cyanotic condition due to sulfhemoglobin in blood.*sulfhemoglobin máu Tình trạng xanh tím dai dẳng do sulfhemoglobin trong máu*

sulfhydryl The univalent radical, SH, of sulfur and hydrogen.*sulfhydryl Gốc hóa trị một, SH của sulfur và hydrogen.*

sulfide Any compound of sulfur with an element or base.*sulfid Bất kỳ hợp chất nào của sulfur với một nguyên tố hay base.*

sulfinpyrazone USP. A drug used to promote excretion of uric acid in the urine. Trade name is Anturane.*sulfin pyrazone USP. Một loại thuốc được dùng để kinh thích sự bài tiết của acid uric trong nước tiểu. Tên thương mại là Anturane.*

sulfisoxazole USP. A sulfonamide used for treating certain bacterial infections, esp. urinary tract infections. Trade names are SK-Soxazole and Gantrisin.*sulfisoxazole USP. Một sulfonamid được dùng để điều trị một số bệnh nhiễm khuẩn, đặc biệt là bệnh nhiễm khuẩn đường tiết niệu. Tên thương mại là SK-Soxazole và Gantrisin.*

sulfmethemoglobin The greenish hemoglobin compound formed when hemoglobin and hydrogen sulfide are combined. SYN: sulfhemoglobin.

sulfmethemoglobin Hợp chất hemoglobin hơi xanh tạo thành khi hemoglobin và hydro sllfid kết hợp. ĐN: Sulfhemoglobin.

sulfo-. A combining form usually indicating the presence of the sulfo-group, SO.OH.*sulfo- Một dạng kết hợp thường chỉ sự có mặt của nhóm sulfo, SO.OH.*

sulfobromophthalein USP. A drug administered intravenously in testing liver function.*sulfobromophthalein USP. Một loại thuốc dùng đường tĩnh mạch để thử chức năng của gan.*

sulfonamides. A group of compounds consisting of amides of sulfanilic acid derived from their parent compound sulfanilamide. They are bacteriostatic, their action on bacteria resulting from interference with functioning of enzyme systems necessary for normal metabolism, growth, and multiplication.*Các sulfonamides Một nhóm hợp chất gồm các amid của acid sulfanilic chiết xuất từ hợp chất sulfanilamid gốc của chúng. Có tác dụng kìm khuẩn, tác động này là do can thiệp vào hoạt động của các hệ thống enzym cần thiết cho sự chuyển hóa, sự phát triển và sự nhân lên bình thường của vi khuẩn.*

sulfone An oxidation product of sulfur compound in which the =SO. is united to two hydrocarbon radicals.*sulfone Một sản phẩm oxy hóa của hợp chất sulfur, trong đó - SO được hợp nhất với hai gốc hydrocarbon.*

sulfourea Urea with oxygen replaced by sulfur. SYN: thiourea.*sulfourea Urea với oxy được thay thế bởi sulfur. ĐN: thiourea.*

sulfoxide The divalent radical =SO.*sulfoxide Gốc hóa trị hai = SO.*

sulfoxone sodium USP. A drug used in treating leprosy and dermatitis herpetiformis. The leprosy bacillus has, in some areas, become resistant to this drug.*sulfoxone natri USP. Thuốc dùng để điều trị bệnh phong và viêm da dạng. Ở một số vùng, trực khuẩn phong đã bắt đầu kháng thuốc này.*

sulfur [L.]. SYMB: S. At. wt. 32.06, at. no. 16; sp. gr. 2.07. A pale yellow, crystalline element that burns with a blue flame, producing sulfur dioxide. The amount of sulfur excreted in urine varies with amount of protein in diet but more or leas parallels the amount of nitrogen excreted, as both are derived from protein catabolism. The S:N ratio is approx. 1:14, i.e., for each gm of sulfur excreted, 14 gm of nitrogen are excreted. The amount of sulfur excreted daily is about 1 gm. It is oxidized to sulfateand required for the synthesis of body proteins as cyatine, cysteine, or their combination.

DEFICIENCY SYM: Dermatitis, imperfect development of hair and nails. Deficiency of cystine or cysteine pro-

acid sulfuric.

teins in diet restricts growth and may be fatal. Tissue oxidation of cyatine forms inorganic sulfate ff the protein intake is sufficient.*sulfur Ký hiệu: S. Trọng lượng nguyên tử. 32.06, Số nguyên tử. 16; Khối lượng riêng. 2.07. Lưu huỳnh một nguyên tố kết tinh màu vàng nhạt, cháy với ngọn lửa xanh sinh ra sulfur dioxid Số sulfur thải trong nước tiểu thay đổi theo số protein trong thức ăn hàng ngày nhưng ít nhiều song song với số nitơ được bài tiết, vì cả hai được chiết xuất từ sự dị hóa protein. Tỉ lệ S:N khoảng 1:14, nghĩa là cứ mỗi gr sulfur được bài tiết thì có 14 gr nitơ được thải. Số sulfur được thải hàng ngày là khoảng 1 gr. Nó được oxy hóa thành sulfat và cần cho sự tổng hợp các protein cơ thể như cystin, cystein hay dạng kết hợp của chúng. TRIỆU CHỨNG THIẾU: Viêm da, sự phát triển không hoàn toàn của lông và móng. Sự thiếu các protein cystin hay cystein trong khẩu phần ăn hạn chế sự tăng trưởng và có thể gây tử vong. Sự oxy hóa mô của cystin tạo thành sulfat vô cơ nếu lượng protein thu vào thiếu.*

s., dioxide. An irritating gas used in industry to manufacture acids. Also used in mechanical refrigerators. A bactericide and important disinfectant.*s., dioxide Một chất khí kích thích được dùng trong công nghiệp để sản xuất acid. Cũng được dùng trong các tủ lạnh cơ học. Một chất diệt khuẩn và chất tẩy uế quan trọng.*

s., precipitated. USP. A form of sulfur used in various skin diseases including scabies. Its keratolytic effect helps to make it effective in those disorders.*Lưu huỳnh kết tủa Một loại lưu huỳnh được dùng trong các bệnh da kể cả bệnh ghẻ. Tác dụng làm tróc lớp sừng da của nó cũng có ích trong các rối loạn khác.*

s., sublimed. USP. A form of sulfur used in various skin diseases. Ira keratolytic effect helps to make it effective in those disorders. It is a scabicide.*Lưu huỳnh thăng hoa USP. Một loại lưu huỳnh dùng trong một số bệnh da. Tác dụng làm tróc lớp sừng da của nó rất có ích để điều trị các rối loạn khác. Nó là chất diệt cái ghẻ.*

sulfurated, sulfureted Combined or impregnated with sulfur.*Sulfur hóa Kết hợp với sulfur.*

sulfurated hydrogen. H_2S, a colorless, inflammable gas of disagreeable odor resulting from decomposition of organic matter containing sulfur; used as a chemical reagent. SYN: hydrogen sulfide.*sulfurated hydrogen H_2S một chất khí dễ cháy, không màu, có mùi khó ngửi do sự phân hủy chất hữu cơ chứa sulfur; được dùng như một thuốc thử hóa học. Đn: hydrogen sulfid.*

sulfuric acid A colorless, odorless

liquid of heavy, oily consistency. It is extremely caustic and corrosive. It is widely used in manufacturing. SYN: vitriol, oil of.*sulfuric acid Một chất lỏng nặng không màu, không mùi, đặc như dầu. Nó có tính ăn mòn cực mạnh. Nó được dùng rộng rãi trong sản xuất. Đn: vitriol, oil of*

s.a., dilute. An aqueous 10% solution of H_2SO_4. Used as an astringent and for gastric hypoacidity.*Acid sulfuric loãng một dung dịch nước 10% của H_2SO_4 được dùng như một chất làm se da và trong giảm acid dạ dày.*

sulfuric acid poisoning. Sulfuric acid is sometimes accidentally taken by mouth, as it resembles syrup or glycerin.

SYM: Local effects. Burning, with destruction of skin. If it strikes eye, it may result in blindness. If taken by mouth, intense injury to mucosa extending from mouth to esophagus and down to stomach, causing marked, excruciating pain, swelling of affected tissues; salivation; painful swallowing; often gasping for breath, and hoarse voice. Mucous membrane has a grayish white coating. There is persistent, painful vomiting. Patient quickly goes into shock.
TREAT: Dilute acid with large volumes of water. Neutralize acid with milk of magnesia, baking soda, or other well-diluted alkalies. Follow by soothing substances, as raw eggs.
Caution: Do not attempt gastric lavage by using a stomach tube ifpoisoning has occurred more than an hour previously.

Ngộ độc acid sulfuric Acid sulfuric đôi khi ngẫu nhiên uống qua miệng, vì nó giống xi rô hay glycerin.
TRIỆU CHỨNG: Các tác động tại chỗ: Bỏng, với phá hủy da. Nếu bắn vào mắt có thể gây mù. Nếu được uống, tổn thương nghiêm trọng niêm mạc lan rộng từ miệng tới thực quản xuống dạ dày gây đau dữ dội, sưng các mô bị ảnh hưởng; tiết nước bọt; nuốt rất đau; thường thở hổn hển và khàn tiếng. Niêm mạc có một lớp trắng hơi xám. Nôn, đau dai dẳng. Bệnh nhân nhanh chóng bị sốc.
ĐIỀU TRỊ: Pha loãng acid bằng một lượng nước lớn. Trung hòa acid bằng sữa magnesia, baking soda, hay các chất kiềm pha loãng khác. Sau đó dùng các chất bôi trơn, như trứng sống.
Cảnh báo: Đừng cố súc dạ dày bằng một ống thông nếu sự ngộ độc đã xảy ra hơn một giờ trước.

sumac General term applied to several species of Rhus.*sumac Thuật ngữ chung dùng để chỉ một vài loại Rhus (Cây muối).*

s., poison. A type of sumac that causes a contact dermatitis. SEE: potion sumac.*Cây muối độc Một loại cây muối gây viêm da tiếp xúc. XEM: poison sumac.*

summation [L. summatio, adding]. Cumulative action or effect, as of stimuli. Thus an organ reacts to two or more weak stimuli as if they were a single strong one.*Tác dụng cộng Tác dụng hay hiệu quả tích lũy, như sự kích thích. Vì thế, một cơ quan phản ứng với hai hay nhiều hơn các kích thích yếu như thế chúng là một kích thích mạnh.*

summer [AS. sumer]. The warmest season of the year, occurring between spring and autumn.*Mùa hè Mùa ấm nhất của năm, xuất hiện giữa mùa xuân và mùa thu*

Sumycin. Trade name for tetracycline hydrochloride.*Sumycin Tên thương mại của tetracylin hydrochlorid*

sunburn [AS.sunne, sun, + bernan, to burn]. Dermatitis due to excessive exposure to the actinic rays of the sun. The rays that produce the characteristic changes in the skin are ultraviolet, between 290 and 320 nanometera (sunburn rays). Some people are more resistant to these rays than others, but the skin will be damaged in anyone who has sufficient exposure.
PREVENTION: Avoid direct exposure of the skin to sunlight between 10 a.m. and 3 p.m., when sunburn rays are generally present. Wear clothing to cover the skin or use a sun-blocking agent with a sun protective factor (SPF) of 15. This should be reapplied each hour if the person is sweating heavily.
TREAT: Cool, wet dressings applied to burned area if reaction is moderate. For severe sunburn, use lukewarm baths with oatmeal or cornstarch and baking soda. Aspirin or other nonsteroidal anti-inflammatory agents may reduce inflammation and pain.*Sạm nắng, cháy nắng Viêm da vì phơi nắng quá mức. Các tia gây thay đổi tính chất trong da là tia cực tím, giữa 290 và 320 nanomét. Một số người kháng được các tia này hơn người khác, nhưng da sẽ bị tổn thương ở bất kỳ người nào phơi nắng nhiều.*
PHÒNG NGỪA: Tránh phơi nắng trực tiếp từ 10 giờ sáng đến 3 giời chiều khi nắng gắt. Mặc quần áo che da hay dùng tác nhân chống nắng với nhân tố chống nắng (SPF) 15. Cần bôi mỗi giờ nếu người có nhiều mồ hôi.
ĐIỀU TRỊ: Dùng các loại băng ẩm, mát cho những chỗ bị cháy nắng nếu phản ứng vừa phải. Đối với chỗ cháy nắng nghiêm trọng, cho tắm ấm với bột yến mạch hay bột bắp và baking soda. Aspirin hay các chất kháng viêm không steroid khác có thể làm giảm viêm và đau.

Sunday morning paralysis. Radial nerve palsy, sometimes the indirect result of acute alcoholism resulting from stuporous patient lying immobile with arm pressed over a projecting surface. SYN: Saturday night paralysis.*Chứng liệt sáng chủ nhật Liệt dây thần kinh quay, đôi khi là* *hậu quả gián tiếp của chứng nghiện rượu, do những bệnh nhân nằm không cử động với cánh tay bị đè trên một bề mặt lồi. Đn: Saturday night paralysis*

sunflower eyes. Slang term for the appearance of the eyes of patients with Wilson's disease. Deposits of copper around the edge of the cornea (Kayser-Fleischer rings) cause this condition.*Mắt hướng dương Tiếng lóng chỉ triệu chứng của bệnh Wilson xuất hiện ở mắt bệnh nhân. Chất lắng của đồng xung quanh bờ giác mạc (vòng Kayser-Fleischer) gây ra tình trạng này.*

sunglasses. SEE: glasses, sun-.*sunglasses XEM: glasses, sun*

sunscreen. Substance used to protect the skin from ultraviolet rays of the sun. Usually applied as an ointment or cream.*Chất chống nắng Chất dùng để bảo vệ da khỏi tia cực tím. Thường dùng dưới dạng pômát hay kem.*

sunscreen protective factor index. In preparations (sunscreens) for protecting the skin from the sun, the ratio of the amount of exposure needed to produce a minimal erythema response with the sunscreen in place divided by the amount of exposure required to produce the same reaction without the sunscreen.*Chỉ số yếu tố bảo vệ da chống nắng Trong các chế phẩm (thuốc chống nắng) để bảo vệ da khỏi nắng. Tỉ lệ của số phơi nắng có bôi thuốc cần để gây phản ứng đỏ da tối thiểu được chia bởi số phơi nắng không bôi thuốc cần để gây ra cùng phản ứng.*

sunstroke [AS. sunne, sun, + stroke, a blow]. An acute and dangerous reaction to heat exposure. Characterized by high body temperature, usually above 105F (40.6C); cessation of sweating; headache; numbness; tingling and confusion prior to sudden delirium or coma; fast pulse; rapid respiratory rate; usually elevated blood pressure. The basic defect is failure of the heat-regulating mechanisms of the body. SYN: heatstroke. TREAT: Effective therapy may save the patient's life. Without delay, the nude patient should be placed in a bathtub filled with ice water. This will not cause pain, shock, or cutaneous vasoconstriction. The patient's temperature will need to be monitored carefully. Remove from bath when body temperature falls to 103˙F (35.4˙C). If ice water and a bathtub are not available, place wet sheets on nude body, fan vigorously, and massage the skin. The use of sedatives may be required to control convulsions. Careful observation of patient for signs of fluid imbalance and renal failure will be required for several days.*Cảm nắng, say nắng Phản ứng cấp và nguy hiểm do phơi nắng. Được đặc trưng bởi nhiệt độ cơ thể cao, thường trên 105 độ F (40,6 độ C); ngừng đổ mồ hôi; đau*

đầu; tê; ngứa và lẫn lộn trước khi đột ngột mê sảng hay hôn mê; mạch nhanh; hơi thở gấp; thường tăng huyết áp. Khiếm khuyết cơ bản là suy giảm cơ chế điều hòa thân nhiệt của cơ thể. Đn: heatstroke. ĐIỀU TRỊ: Điều trị hiệu quả có thể cứu sống bệnh nhân. Đừng trì hoãn, đặt bệnh nhân trần trong bồn tắm đầy nước đá. Điều này sẽ không gây đau, sốc hay co mạch ở da. Nhiệt độ của bệnh nhân sẽ cần được theo dõi cẩn thận. Đưa bệnh nhân ra khỏi bồn tắm khi nhiệt độ cơ thể xuống tới 103 độ F (39,4 độ C). Nếu không có sẵn nước đá và bồn tắm, đặt các tấm trải ướt trên cơ thể trần, quạt mạnh và xoa bóp da. Thuốc an dịu có thể cần để kiểm soát co giật. Theo dõi cẩn thận bệnh nhân để tìm dấu hiệu mất cân bằng dịch và suy thận trong vài ngày.

super- [L., over, above]. Combining form meaning above, beyond, superior.*super- Hình thức kết hợp có nghĩa ở trên, vượt qua, phía trên.*

superabduction [L. super, over, above, + abducens, drawing away]. Pronounced or extreme abduction.*superabduction Sự giạng ra quá mức hay rõ rệt.*

superacidity Excess acidity.*superacidity Tăng độ acid.*

superaeromial Supra-acromial.*superaeromial Trên mỏm cùng vai.*

superactivity Hyperactivity.*superactivity Hoạt động quá mức.*

superacute [" + acutus, sharp]. Markedly acute.*superacute Cấp tính rõ rệt.*

superalimentation [" + alimentum, nourishment]. Therapeutic administration of food in excess of body needs or appetite. SYN: hyperalimentation.*Ăn uống, tẩm bổ Sự điều chỉnh thức ăn để chữa bệnh vượt quá nhu cầu của cơ thể. Đn: hyperalimentation.*

superalkalinity [" + alkalinus, alkaline]. Excessive alkalinity.*superalkalinity Độ kiềm tăng quá mức.*

superciliary [L. supercilium, eyebrow]. Pert. to or in the region of an eyebrow.*superciliary Thuộc hay ở vùng chân mày*

supercillum [L.]. (pl. supercilia) 1. [NA] Eyebrow. 2. A hair of the eyebrow.*supercillum 1.Chân mày. 2. Lông của chân mày.*

superoless In taxonomy, between a phylum and a class.*Siêu lớp, liên lớp Trong phân loại học, giữa ngành và lớp.*

superduct [L. super, over, above, + ducere, to lead]. To elevate.*superduct Nâng lên.*

superego [" + ego, I; later translators of Freud s writings feel the word uber-ich should have been translated to over-I or upper-I and not to superego]. In freudian psychoanalytical theory, the portion of the personality associated with ethics, self-criticism, and the moral standard of the com-

munity. It is formed in infancy by the individual's adopting as his or her personal standards the values of the significant persons with whom he or she identifies. This serves to help form the conscience. The superego functions to protect and to reward when the ego-ideal of behavior or thought is satisfied; and to criticize, punish, and evoke a sense of guilt when the reverse is true. In neuroses, symptoms develop when instinctual drives conflict with those dictated by the superego. SEE: ego.*Siêu ngã Dùng trong thuyết phân tâm của Frend, chỉ phần cá tính có liên tới tiêu chuẩn đạo đức và sự tự phê bình của cộng đồng. Nó được hình thành từ nhỏ bởi sự tuân theo của cá nhân, như là các tiêu chuẩn cá nhân của anh ta, các giá trị của con người quan trọng mà anh ta nhận ra. Điều này giúp tạo thành một khoa học. Các hoạt động siêu ngã để bảo vệ hay ban thưởng khi cái tôi lý tưởng của hành vi hay ý nghĩ được thỏa mãn: và để phê phán, trừng phạt và gợi lên cảm giác tội lỗi khi điều ngược lại là đúng. Trong chứng loạn thần kinh, các triệu chứng phát triển khi các nỗ lực bản năng xung đột với nỗ lực do cái siêu ngã ra lệnh. XEM. ego.*

superexcitation [" + excitatio, excitation]. Excess excitement.*superexcitation Hưng phấn quá mức.*

superextension [" + extensio, extension]. Excess extension.*superextension Sự giãn quá mức.*

superfamily In taxonomy, between an order and a family.*Siêu họ, liên họ Trong phân loại học, giữa bộ và họ*

superfecundation [" + fecundare, to fertilize]. Successive fertilization by two or more separate instances of sexual intercourse of two or more ova formed during the same menstrual cycle. Fertilization may be by the same or two different males.*Bội thụ tinh đồng kỳ Sự thụ tinh liên tục bởi hai hay nhiều đợt giao phối riêng biệt của hai hay nhiều trứng hơn được hình thành trong cùng chu kỳ kinh nguyệt. Sự thụ tinh có thể do cùng một con hay hai con đực khác nhau*

superfemale. A female having three X chromosomes.*Quá tính nữ Một giống cái có 3 nhiễm sắc thể X.*

superfetation [" + fetus, fetus]. Fertilization of two ova in the same uterus at different menstrual periods within a short interval. SYN: hypercyesis.*Bội thụ tinh khác kỳ Sự thụ tinh của hai trứng trong cùng tử cung ở các chu kỳ kinh nguyệt khác nhau trong một thời gian ngắn. Đn: hypercyesis*

superficial [L. superficialis]. 1. Confined to the surface. 2. Not thorough; cursory.*superficial 1. Ở bề mặt; 2. Không kỹ lưỡng, thoáng qua*

superficialis [L.]. Superficial; noting

a structure such as an artery, vein, or nerve that is near the surface.*Nông, bề mặt Chỉ một cấu trúc như động, tĩnh mạch hay thần kinh gần bề mặt.*

superficial reflex. Reflex induced by very light stimulus, such as stroking skin lightly with soft cotton wad. *Phản xạ bề mặt Phản xạ gây ra bởi kích thích rất nhẹ, ví dụ vuốt nhẹ nhàng vào da bằng một nùi bông*

superficies [L.]. An outer surface. *superficies Bề mặt.*

superflexion [L. super, over, above, + fexio, flexion]. Excess flexion. *superflexion Quá gấp.*

supergenual [" + genu, knee]. Above the knee.*supergenual Trên đầu gối.*

superimpregnation [" + impregnare, to make pregnant]. Conception during pregnancy; fertilization from two different ovulations. SEE: superfecundation; superfetation.*Bội thụ tinh khác kỳ Sự thụ tinh từ hai sự rụng trứng khác nhau. XEM. superfecuridation; superfetation*

superinduce [" + in, into, + ducere, to lead]. To bring on, over, or above an already existing condition or situation.*Đưa thêm vào, bội cảm ứng Mang tới trên một điều kiện hay tình huống đang tồn tại rồi*

superinfection [" + infectio, a putting into]. A new infection caused by an organism different from that which caused the initial infection. The microbe responsible is usually resistant to the treatment given for the initial infection.*Bội nhiễm Sự nhiễm khuẩn mới, gây ra bởi một sinh vật khác với loại gây ra sự nhiễm khuẩn ban đầu. Vi sinh vật gây bệnh này thường kháng với sự điều trị cho nhiễm khuẩn ban đầu.*

superinvolution [" + involutus, a turning]. Excessive reduction of the uterus to less than its normal size following childbirth. SYN: hyperinuolution.*Sự thoái triển quá mức Sự giảm quá mức tới một kích thước nhỏ hơn bình thường của tử cung sau khi sanh. Đn: hyperinvolution*

superior [L. superus, upper]. 1. [NA] Higher than; situated above something else. 2. Better than. 3. One in charge of others.*superior 1. Ở trên; 2. Tốt hơn; 3. Người cấp trên*

superiority complex. An exaggerated conviction of one's own superiority; a pretense of superiority in order to compensate for one's feeling of inferiority.*Phức cảm tự tôn Sự tin quá mức vào sự hơn người của mình; sự làm ra vẻ tự tôn để bù đắp cảm giác tự ti của mình.*

superjacent Immediately above. *superjacent Ngay phía trên.*

superlactation [L. super, over, above, + lactatio, a sucking]. Oversecretion of milk, or continuance of lactation beyond normal time.*superlactation Sự tiết quá*

nhiều sữa hay sự cho bú kéo dài hơn thời gian bình thường.

superlethal ["+ Gr. lathe, oblivion]. A dose of a drug, or exposure to trauma greater than that required to produce death.*Quá mức gây chết Một liều thuốc hay có một chấn thương lớn hơn mức gây cái chết.*

supermoron [" + Gr. nwros, stupid]. One only slightly mentally deficient. *Người đần Người thiếu năng tinh thần nhẹ*

supermotility [" + motilis, moving]. Excessive motility in any part. SYN: hyperkinesia*Vận động quá mức ĐN: hyperkinesia*

supernatant [" + natare to float). 1. Floatingon surface, as oil on water. 2. The clear liquid remaining at the top after a precipitate settles. *supernatant 1. Nổi trên mặt (dầu hay nước); 2. Chất dịch nổi lên trên.*

supernate A supernatant fluid. *supernate Chất dịch nổi.*

supernumerary [L. supernumerarius]. Exceeding the regular number.*supernumerary Thừa.*

supernumerary teeth. More than the usual number of teeth. Extra teeth develop in approx. 2% of the population, with almost all of them being maxillary incisors or mesiodens, q.v. Cleft palate or other developmental disturbances disrupt the dental lamina and often result in palatal supernumerary teeth.*Răng thừa Nhiều hơn số răng bình thường. Răng phụ phát triển ở khoảng 2% dân số, với hầu như toàn bộ là răng cửa hay răng kẽ giữa hàm trên. Khe hở vòm miệng hay những rối loạn phát triển khác phá vỡ phiến răng và thường dẫn đến răng thừa vòm miệng.*

supernutrition [L. super, over, above + nutritio, nourish]. More than normal nutrition.*Quá dinh dưỡng Nhiều hơn mức dinh dưỡng bình thường.*

superolateral [" + latus, side]. Above and to the side.*superolateral Ở trên và ở bên.*

superovulation [" ovulum, little egg]. Increased frequency of ovulation or production of a greater number of ova at one time. This is usually caused by the administration of gonadotropins.*Bội rụng trứng Chu kỳ rụng trứng gia tăng hay sự sản xuất số trứng lớn hơn ở một lần. Điều này thường do dùng chất hướng sinh dục*

superoxide. A highly reactive form of oxygen (O_2.), the superoxide anion, produced when oxygen is reduced by a single electron. Superoxide is produced during the normal catalytic function of certain enzymes, by the oxidation of hemoglobin to methemoglobin, and when ionizing radiation passes through water. It is also produced when granulocytes phagocytose bacteria. Superoxide is

destroyed by the enzyme superoxide dismutase, which catalyzes the conversion of two molecules of superoxide anion to one molecule of oxygen and one of hydrogen peroxide: $O_2.O_2.+2H^+ \leftrightarrow H_2O_2.+O_2.$

Superoxid *Một hình thức phản ứng cao của oxy (O_2.), superoxid anion, sinh ra khi oxy bị giảm bởi một electron đơn. Superoxid được sinh ra trong hoạt động xúc tác bình thường của một số enzym, bởi sự oxy hóa của hemoglobin thành methemoglobin và khi bức xạ ion hóa đi qua nước. Nó cũng được sinh ra khi các bạch cầu hạt thực bào vi khuẩn. Superoxid bị phá hủy bởi enzym superoxid dismutas, mà xúc tác sự chuyển hóa hai phân tử của anion superoxid thành một phân tử oxy_ và một hydro peroxid $O_2.O_2.+2H^+ \leftrightarrow H_2O_2.+O_2.$*

superoxide dismutase. Enzyme that destroys super- oxide. One form of the enzyme contains manganese and another contains copper and zinc. *superoxide dismutase Enzym phá hủy superoxid. Một dạng enzym chứa manganess và một dạng kia chứa đồng và kẽm*

superparasite [" + Gr. paro, beside, + sitos, food]. 1. A parasite that lives upon another parasite. 2. A parasite involved in superparasitism.*Bội ký sinh trùng 1. Một ký sinh trùng sống trên một ký sinh trùng khác. 2. Một ký sinh trùng liên quan đến sự bội ký sinh*

superparasitism [" + + -ismos, condition]. Condition in which the host is infested or infected with a greater number of parasites than can be supported.*Sự bội ký sinh Tình trạng trong đó vật chủ bị tràn hay bị nhiễm số ký sinh trùng lớn hơn mức chịu được.*

superphosphate Acid phosphate. *superphosphate Acid phosphate.*

supersaturate. To add more of a substance to a solution than can be dissolved permanently.*Quá bão hòa Thêm một chất vào dung dịch nhiều hơn mức có thể được hòa tan.*

superscription [L. super, over, above, + scriptio, a writing]. The beginning of a prescription noted by the sign R, signifying (L.) recipe, take.*Phần đầu đơn thuốc Phần đầu của một đơn thuốc được ghi chú bằng ký hiệu R, có nghĩa là (latinh), recipe, take*

supersecretion [" + secretio, separation]. An excess of any secretion.*Đa tiết Sự tiết quá mức.*

supersensitiveness ["+ sensitivus, feeling]. Excessive susceptibility to a foreign protein or other antigenic substance. SYN: hypersensitiueness. *Tính quá mẫn cảm Quá nhạy cảm với một protein từ bên ngoài hay với chất kháng nguyên khác. Đn: hypersensitiveness*

supersoft [" + AS. softe, soft]. Exceptionally soft; noting roentgen rays of extremely long wavelength and low penetrating power.*Quá mềm Chỉ các tia X có độ dài sóng quá dài và năng lượng xâm nhập thấp.*

supersonic [" + sonus, sound]. 1. Pert. to vibrations of sound apace waves of frequencies above 20,000 cycles per second, which are inaudible to the human ear. SYN: ultrasonic. 2. Used to describe speeds greater then that of sound. At sea level, in air at 00C, the speed of sound is about 331 meters, or 1087 feet per second (741 miles per hour).*supersonic 1. Siêu âm thuộc những rung động của sóng âm thanh tần số trên 20.000 chu kỳ mỗi giây mà không thể nghe được bởi tai người. Đn: ultrasonic. 2. Nhanh hơn âm thanh được dùng để mô tả những tốc độ lớn hơn âm thanh. Ở mặt biển trong không khí ở 0 độ C, tốc độ của âm thanh là 331 m hay 1087 feet mỗi giây (741 dặm 1 giờ)*

superstructure The visible portion of a structure, esp. those parts external to the main structure.*Cấu trúc thượng tầng Phần có thể thấy của một cấu trúc, đặc biệt là phần bên ngoài của cấu trúc chính.*

supertension [" + tensio, a stretching]. Extremely high tension. *supertension Sự quá căng.*

supervenosity Abnormally decreased oxygen in the venous blood. *supervenosity Thiếu oxy máu tĩnh mạch.*

supervention [L. superuentio, a coming over]. The development of an additional condition as a complication to an existing disease.*Bội bệnh Sự phát triển của tình trạng cộng thêm làm phức tạp thêm căn bệnh đang tồn tại.*

supervirulent [L. super, over, above, + uirulentus, full of poison]. More virulent than usual.*supervirulent Quá độc hại.*

supervisor [L. supervisus, having looked over]. One who directs and evaluates the performance of others. In a health care setting, the supervisor has the knowledge and skills to provide the same service as those being directed, such as follows: the supervisor of the pharmacy, physical therapy, or maternity nursing.*Người giám sát Người hướng dẫn và đánh giá công việc của người khác. Trong lĩnh vực chăm sóc y tế, người giám sát có kiến thức và kỹ năng để phục vụ như những người được hướng dẫn, chẳng hạn, giám sát ngành dược, chữa bệnh, chăm sóc bà mẹ trẻ em.*

supervitaminosis. Excess accumulation of vitamins in the body due to administration of an excess dose. SYN: hyperoitaminosis.*Bệnh lạm dụng vitamin Sự tích lũy quá nhiều vitamin trong cơ thể do dùng quá liều vitamin. Đn: hyper- vitaminosis*

supervoltage A term applied to x-rays produced by very high voltage.*Siêu điện áp Một thuật ngữ dùng để chỉ các tia X được sinh ra bởi điện áp rất cao.*

supinate [L. supinatus, bent backward]. 1.To turn the forearm or hand so that the palm faces upward. 2. To rotate the foot and leg outward. 3. To cause to assume, or to assume, a position of supination.*Lật ngửa 1. Quay cẳng tay hay bàn tay sao cho lòng bàn tay hướng lên. 2. Quay bàn chân và chân hướng ra. 3 Gây ra vị trí quay ngửa.*

supination [L. supinatio]. 1. Turning of the palm or foot upward. 2. Act of lying flat upon the back. 3. Condition of being on the back or having the foot or palm facing upward.*Sự quay ngửa 1. sự quay lên bàn tay hay bàn chân hướng lên. 2. Sự nằm lưng xuống phía dưới.*

supinator [L.]. A muscle producing the motion of supination of the forearm. SEE: Muscles in Appendix.*Cơ quay ngửa Cơ sinh ra hoạt động quay ngửa của cẳng tay. XEM. Muscles trong phụ lục*

supinator longus reflex. Flexion of the forearm caused by tapping of the tendon of the supinator longus.*Phản xạ cơ ngửa dài Cẳng tay do gõ vào gân của cơ quay ngửa dài.*

supine [L. supinus, lying on the back]. 1. Lying on the back with the face upward. 2. Noting position of the hand or foot with the palm or foot facing upward. Opposite of prone. *supine 1. Nằm ngửa. 2. Lật ngửa: chỉ vị trí của lòng bàn tay hay bàn chân hướng lên. Trái với lập úp*

suppedania [L. sub, under,+ pes, foot]. Applications to the soles of the feet.*suppedania Thuốc đắp gan bàn chân.*

supplemental [L. supple mentum, an addition]. Referring to some thing added to supply a need or to reinforce.*Bổ sung Chỉ một cái gì đó được thêm vào để đáp ứng nhu cầu hay tăng cường.*

supplemental air. The air that by the most forcible effort can be expelled after an ordinary expiration that has followed a normal inspiration. In adult males, it averages about 1500 cc. SYN: reserve air.*Không khí bổ sung Không khí mà qua cố gắng lớn nhất, có thể được tống ra sau khi thở ra bình thường theo sau sự thở vào bình thường. Ở người lớn nó khoảng 1500ml. Đn: reserve air.*

support 1. That which assists in maintaining something in place. 2. In dentistry, the abuttingteeth, alveolar ridge, and mucosal tissues upon which the denture rests.*Giá đỡ 1. Vật mà giúp để giữ yên một cái gì đó. 2. Trong nha khoa, chỉ răng tiếp giáp, ụ ổ răng và mô niêm mạc mà hàm răng tựa lên*

suppository [L. suppositorium, something placed underneath]. (pl. suppositories) A semisolid substance for introduction into the rectum, vagina, or urethra, where it dissolves. It often serves as a vehicle for medicines to be absorbed. Commonly shaped like cylinder or cone and made of soap, glycerinated gelatin, or cocoa butter (oil of theobroma). NURSING IMPLICATIONS: Provide privacy. Instruct the patient to retain suppository for approximately 20 minutes for effectiveness. Position the patient appropriately. Lubricate suppository prior to insertion, and be certain it is inserted into the appropriate orifice. For neurological rehabilitation, a rectal suppository may be utilized by the patient after the patient has been taught bowel management. Check with the patient for effectiveness and note in chart.*Thuốc đạn Một chất hơi cứng được đưa vào trực tràng, âm đạo hay niệu đạo tại đó thuốc hòa tan. Nó thường hoạt động như một tá dược để được hấp thu. Nói chung có hình trụ hay nón và được làm bằng xà phòng, keo gelatin hay bơ ca cao (dầu của cây ca cao)*

CHỈ DẪN CHĂM SÓC: Dùng cho cá nhân, hướng dẫn bệnh nhân giữ thuốc khoảng 20 phút để đạt tác dụng. Đặt bệnh nhân ở tư thế thích hợp. Bôi trơn thuốc trước khi dùng và đảm bảo nó được nhét vào lỗ thích hợp. Đối với sự phục hồi chức năngthần kinh, một viên thuốc đạn dùng cho trực tràng có thể được dùng bởi bệnh nhân sau khi bệnh nhân đã được hướng dẫn xử lý ruột. Kiểm tra bệnh nhân xem kết quả và ghi lên biểu đồ.

suppression [L. suppressio, a pressing under]. 1. Repression of the external manifestation of a morbid condition. 2. Complete failure of natural production of a secretion or excretion, as distinguished from retention, in which normal secretion occurs but the discharge is retained within the organ or body. 3. In psychoanalysis, the freudian ego defense mechanism of conscious inhibition of an idea or desire, as distinguished from repression, which is considered an unconscious process.*(sự) Chặn, triệt 1. Sự chặn đứng của biểu hiện bên ngoài của tình trạng bệnh. 2. Không có khả năng bài xuất hoặc bài tiết một cách tự nhiên, phân biệt với sự bí trong đó sự bài tiết vẫn xảy ra bình thường nhưng được giữ lại trong cơ thể. 3. Trong phân tích tâm lý, chỉ cái tôi của Frend bảo vệ cơ chế của sự ức chế có ý thức một ý nghĩ hay ham muốn, phân biệt với repression, được coi như một quá trình vô ý thức.*

suppression of menses. 1. Amenorrhea in which menstruation ceases after once being established and from some cause other than pregnancy or menopause. 2. Any suppression of the menses.*Sự mất kinh Vô kinh, trong đó kinh nguyệt ngừng lại sau một chu kỳ và vì một nguyên nhân khác không phải có thai hay mãn kinh.*

suppurant [L. suppurons]. 1. Producing, tending to produce, or characterized by pus formation. 2. Agent causing pus formation.SYN: suppurative. **suppurant** 1. *Mưng mủ.* 2. *Chất làm mưng mủ.*

suppurate [L. suppurare]. To form or generate pus.*suppurate Gây mưng mủ.*

suppuration [L. suppuratio]. 1. The process of pus formation. SYN: pyogenesis; pyopoiesis. 2. The discharge produced by suppuration SYN: purulence; pus.

Inflammation is caused by the presence of certain microorganisms called pyogenic (pus-forming) bacteria. Suppuration does not always develop even though microorganisms are present in the affected part, as may be the case in erysipelas and acute joint affections where exudate is serous. Liquefaction of tissues and formation of pus will continue while the microorganisms are alive. They cause the death ofthe leukocytes (white cells) and the cells of the part, lique fying the tissue so that the area becomes filled with a liquid containing the dead and dying cells. This fluid is called pus. An abscess may form because of the accumulation of this liquid. The abscess is indicated by redness, swelling, heat, and pain. It will show fluctuation, which may be felt by palpating it with two fingers. When the abscess reaches the surface, it will burst and discharge its contents. In most cases it is advisable to surgically incise the abscess rather than to wait for it to burst spontaneously.
RS: abscess; gangrene; infection; inflammation; purulent; pus; pustulant; pustule; pyogenic.*suppuration 1. Sự mưng mủ. Đn: pyogenesis; pyopoiesis. 2. Chất thải sinh ra bởi sự mưng mủ. Đn: purulence; pus.*

Sự viêm gây ra bởi sự có mặt của một số vi khuẩn gọi là vi khuẩn sinh mủ. Sự mưng mủ không luôn luôn phát triển mặc dù vi khuẩn có mặt ở nơi bị nhiễm, ví dụ trường hợp viêm quầng hay các bệnh khớp cấp tính nơi dịch rỉ thuộc dạng huyết thanh. Sự hóa lỏng của các mô và sự hình thành của mủ sẽ tiếp tục chừng nào vi khuẩn còn sống. Chúng gây ra cái chết của các bạch cầu và các tế bào của bộ phận, hóa lỏng mô làm cho vùng bệnh trở nên đầy chất dịch chứa các tế bào chết. Chất dịch này được gọi là mủ. Sự áp xe có thể hình thành vì sự tích lũy của chất dịch này. Áp xe được nhận biết bởi đỏ, sưng, nóng và đau. Nó sẽ cho thấy sự thay đổi thất thường mà có thể cảm thấy bằng cách sờ bằng hai ngón tay. Khi áp xe lên tới bề mặt, nó sẽ vỡ ra và tống chất thải. Trong hầu hết trường hợp, tốt hơn hết là phẫu thuật rạch áp xe hơn là đợi nó vỡ ra.
CHỦ ĐỀ LIÊN QUAN: abscess (áp xe); gangrene (hoại thư); infection (nhiễm khuẩn); inflamation (viêm); purulent (mưng mủ); pus (mủ); pustulant (tác nhân gây mụn mủ); pustule (mụn mủ); pyogenic (gây mủ).

suppurative [L. suppuratus]. 1.Producing or associated with generation of pus. 2. Agent producing pus formation.*suppurative 1. Tạo mủ, làm mủ; 2. Chất, tác nhân gây mưng mủ.*

suppurative fever. Pus in the blood resulting in fever; a form of septicemia. SYN: pyemia.*Sốt gây mủ Mủ trong máu dẫn đến sốt, một dạng nhiễm khuẩn huyết. Đn: pyemia.*

supra- [L.]. Combining form meaning above, beyond, or on the top side.*supra- Dạng kết hợp có nghĩa là ở trên, vượt qua hay trên mặt*

supra-acromial [L. supra above, on top, beyond, + Gr. akron, extremity + omos, shoulder]. Located above the acromion.*supra-acromial Trên mỏm cùng vai.*

supra-anal [" + analis, anal]. Located above the anus.*supra-anal Trên hậu môn.*

supra-auricular [" + auricula, little ear]. Located above the auricle.*supra-auricular Trên tai.*

supra-axillary [" + axiila,underarm]. Located above the axilla.*supra-axillary Trên nách.*

suprabuccal [" + bucca, cheek]. Located above the buccal area.*suprabuccal Trên miệng.*

suprabulge The part of the crown of a tooth that curves toward the occlusal surface.*suprabulge Phần thân răng cong hướng ra bề mặt khớp cắn.*

supracerebellar [" + cerebellum, little brain]. On or above the upper surface of the cerebellum.*supracerebellar Trên tiểu não.*

suprachoroid [" + Gr. ehorioeides, skinlike]. Situated upon or above the choroid layer of the eyeball.*Trên màng mạch Trên màng mạch của nhãn cầu.*

suprachoroidea Outermost layer of the choroid. SYN: suprachoroid lamina.*Tấm trên màng mạch Lớp ngoài cùng của màng mạch. Đn: suprachoroid lamina*

suprachoroid lamina. Superficial layer of the choroid consisting of thin transparent layers, the outermost adhering to the sclera. SYN: lamina suprachoroidea.*Lá trên màng mạch Lớp mặt của màng mạch, gồm các lớp mỏng, trong suốt, lớp ngoài cùng dính chặt với củng mạc. ĐN: lamina suprachoroidea*

supraciliary [L. supra, above, on top, beyond, + cilia, eyelid]. Superciliary, q.v.*Lông mày XEM: Superciliary.*

supraclavicular [" + clavicula, little key]. Located above the clavicle.*supraclavicular Trên xương đòn.*

supraclavicular fossa. Depression on either side of the neck reaching down behind the clavicle.*Hố trên xương đòn Chỗ lõm trên một phía cổ hướng xuống phía sau xương đòn*

supreclavicular point. A stimulation point over the clavicle at which contraction of arm muscles may be produced.*Điểm trên xương đòn Một*

điểm kích thích trên xương đòn nơi có thể sinh ra sự co cơ cánh tay.

supracondylar [" + Gr. kondylos,knuckle]. Above a condyle.*supracondylar Trên lỗi cầu.*

supracostal [" + costa, rib]. Above the ribs.*supracostal Trên sườn.*

supracotyloid [" + Gr. kotyloeides, cup-shaped]. Above the acetabulum.*supracotyloid Trên ổ cối.*

supradiaphragmatic [" + Gr.dia, across, + phragma, wall]. Above the diaphragm.*supradiaphragmatic Trên cơ hoành.*

supraduction [" + ducere, to lead].Turning upwards of the eye.*supraduction Mắt nhìn lên trên.*

supraepicondylar [" + Gr. epi, upon, + kondylos, condyle]. Located above an epicondyle.*supraepicondylar Trên mỏm lỗi cầu.*

supraglenoid [" + Gr. glene, socket, + eidos, form, shape]. Above the glenoid cavity or fossa.*supraglenoid Trên ổ chảo.*

supraglenoid tuberosity. A rough surface of the scapula above the glenoid cavity to which is attached the long head of the biceps muscle.*Ụ trên ổ chảo Bề mặt nhám của xương vai nằm trên ổ chảo nơi đầu dài của cơ hai đầu bám vào.*

supraglottic Located above the glottis.*supraglottic Trên thanh môn.*

suprahepatic ["+ Gr. hepar, liver]. Located above the liver.*suprahepatic Trên gan.*

suprahyoid ["+ hyoeides, U-shaped]. Located above the hyoid bone; denoting accessory thyroid glands within the geniohyoid muscle.*Trên xương móng Chỉ các tuyến giáp phụ trên cơ cằm - móng*

suprahyoid muscles. The digastric, geniohyoid, mylohyoid, and stylohyoid muscles.*Các cơ trên móng Các cơ hai thân, cằm - móng, cơ hàm - móng và cơ trâm - móng.*

suprainguinal [" + inguinalis, pert. to the groin]. Above the groin.*suprainguinal Trên bẹn.*

supraintestinal [" + intestinum, intestine]. Overlying the intestine.*supraintestinal Trên ruột.*

supraliminal [L. supra, above, on top, beyond, + limen, threshold]. 1. Above the threshold of consciousness; conscious. 2. Exceeding the stimulus threshold. SEE: subliminal.*Trên ngưỡng 1. Trên ngưỡng ý thức. 2. Vượt qua ngưỡng kích thích. XEM. subliminal.*

supralumbar [" + lumbus, loin]. Above the lumbar region.*supralumbar Trên thắt lưng.*

supramalleolar [" + malleolus, little hamme_]. Located either malleolus.*supramalleolar Trên mắt cá.*

supramammary [" + mamma, breast]. Located above the breast.*supramammary Trên vú.*

supramandibular [" + mandibula,

lowerjawbone]. Located above the mandible.*supramandibular Trên hàm dưới.*

supramarginal [" + marginalis, border]. Above any border.

supramarginal Trên bờ.

supramarginal convolution. A cerebral convolution on lateral surface of the parietal lobe above the posterior part of the sylvian fissure.*Cuộn trên bờ Cuộn não trên mặt ngoài của thùy đỉnh trên phần sau của rãnh sylvis.*

supramastoid [" + mastos, breast, + eidos, form, shape]. Above the mastoid process of the temporal bone.

supramastoid Trên mỏm chũm của xương thái dương.

supramastoid crest. A ridge on the temporal bone. SYN: temporal line. *Màu trên mỏm chũm ĐN: temporal line*

supramaxilla [" + Gr. maxilla, jawbone].The upper jawbone. SYN: maxilla.*Xương hàm trên ĐN: maxilla.*

supramaxillary 1. Rel. to the upper jaw. 2. Located above the upperjaw.

supramaxillary 1. Thuộc xương hàm trên. 2. Nằm trên xương hàm trên.

suprameatal [" + meatus, passage]. Above a meatus, esp. the exterior auditory meatus, noting the spine of Heals, a small bony projection at the posterosuperior margin of the external auditory meatus.*Trên ngách Đặc biệt là lỗ tai ngoài, chỉ gai Henle, một chỗ lồi xương nhỏ ở bờ sau trên của lỗ ống tai ngoài.*

suprameatal spine. Small bonyprojection at the posterosuperior margin of the external auditory meatus marking the anterosuperior apex of the suprameatal triangle, q.v. SYN: spine, Henle's.*Gai trên lỗ Một chỗ lồi xương nhỏ ở bờ sau trên của lỗ ống ngoài đánh dấu chỏm trước sau của tam giác trên lỗ. Đn: spine, Henle's*

suprameatal triangle. Triangular space bordered by the posterior wall of the external auditory meatus and the posterior root of the zygomatic process of the temporal bone.*Tam giác trên lỗ Khoảng trống hình tam giác được giới hạn bởi thành sau của lỗ ống tai ngoài và ngách sau của mỏm xương gò má của xương thái dương.*

supramental [L. supra, above, on top, beyond, + mentum, chin]. Located above the chin.*Trên cằm Ở phía trên của cằm.*

supranasal [" + nasus, nose]. Located above the nose.*Trên mũi Ở phía trên mũi.*

supranuclear [" + nucleus, little kernel]. Concerning nerve fibers located above a nucleus in the brain.*Trên nhân Các sợi thần kinh liên quan nằm trên nhân của não.*

supraoccipital [" + occiput, back of head). Lying above or in upper portion of the occiput.*Trên chẩm Nằm trên hoặc ở phần trên của vùng chẩm.*

supraocclusion [" + occlusio, occlusion]. The condition of teeth that are beyond the occlusal plane.*Khớp cắn quá mức Tình trạng răng vượt qua mặt phẳng khớp cắn.*

supraorbital [" + orbits, track]. Located above the orbit.*Trên ổ mắt Nằm trên ổ mắt.*

supraorbital neuralgia. Neuralgia of the supraorbital nerve. SYN: hemicrania (def. 1).*supraorbital neuralgia Đau dây thần kinh trên ổ mắt. ĐN: hemicrania (nghĩa 1).*

supraorbital notch. A notch in the superior margin arch of the orbit for transmitting eupraorbital vessels and nerve.*Khuyết trên ổ mắt Khuyết nằm ở bờ trên của ổ mắt, để truyền các mạch và thần kinh trên ổ mắt.*

supraorbital reflex. Contraction of orbicularis oculi muscle with closure of lids resulting from percussion above the supraorbital nerve.*Phản xạ trên ổ mắt Sự co của cơ vòng mi với sự khép mi mắt do gõ trên thần kinh trên ổ mắt.*

suprapatellar [" + patella, a small pan]. Above the patella.*suprapatella r Trên xương bánh chè.*

suprapelvic [" + pelvis, basin]. Located above the pelvis.*suprapelvic Trên chậu hông.*

suprapontine [" + pons, bridge]. Located above the pons varolii.

suprapontine Trên cầu não.

suprapubic [" + NL. (os) pubis, bone of the groin]. Above the pubic arch.

suprapubic Trên khớp mu.

suprapubic aspiration of urine. Use of a sterile needle and syringe to obtain urine from the bladder. There is less chance of introducing bacteria into the bladder with this method than during routine catherization.

TECHNIQUE: Patient is instructed to drink fluids and not to urinate. When the bladder is palpable, the suprapubic area is cleaned with alcohol and a 21-gauge sterile needle is-inserted through the skin into the bladder. Urine is then aspirated. Local anesthetic may not be required.

Caution: The needle may pierce a loop of bowel that is lying over the anterior surface of the bladder.

Sự hút nước tiểu trên khớp mu Dùng kim và bơm tiêm vô trùng để hút nước tiểu từ bàng quang. Bằng cách này có ít nguy cơ đưa vi khuẩn vào bàng quang hơn cách đặt ống thông tiểu thông thường.

KỸ THUẬT: Bệnh nhân được hướng dẫn uống chất lỏng và không đi tiểu. Khi bàng quang sờ thấy được, vùng trên khớp mu được làm sạch bằng cồn và một kim tiêm 21-gauge được chọc qua da vào bàng quang. Nước tiểu sau đó được hút ra. Có thể không cần gây tê tại chỗ.

Cẩn thận: Kim có thể chọc thủng khúc ruột nằm trên mặt trước của bàng quang.

suprapubic catheter. Catheter inserted through a suprapubic incision into the bladder to drain urine. Generally used when unable to insert through the urethra due to obstruction or there is a need to allow the urethra and bladder sphincter to heal. NURSING IMPLICATIONS: Observe for hemorrhage or prolonged hematuria. Maintain catheter patency and a closed drainage system. Utilize aseptic technique during dressing changes and equipment change. Perform bladder irrigation only as prescribed. Observe patient for signs of local or systemic infection. Administer prescribed medications such as analgesics, antispasmodics, and bowel stimulants. Evaluate the patient's ability to micturate. Monitor and record intake and output. Force fluids unless otherwise restricted to insure passage of dilute urine.*Que thông trên khớp mu thông được chọc qua vết rạch trên khớp mu vào bàng quang để tháo nước tiểu. Nói chung được dùng khi không thể đưa qua niệu đạo do tắc nghẽn hay niệu đạo và cơ thắt bàng quang cần được chữa lành.*

CHỈ DẪN CHĂM SÓC: Quan sát sự xuất huyết và tiểu ra máu kéo dài. Duy trì que thông thông suốt và hệ thống tháo đóng kín. Sử dụng kỹ thuật vô trùng trong thay băng và thay thiết bị. Chỉ kích thích bàng quang khi được chỉ định. Theo dõi bệnh nhân tìm dấu hiệu nhiễm khuẩn toàn thân và tại chỗ. Cho uống các thuốc được chỉ định như thuốc giảm đau, thông chống co cơ và thuốc kích thích ruột. Đánh giá khả năng tiểu tiện của bệnh nhân. Kiểm tra và ghi chép chất dịch đưa vào và lượng nước tiểu thải ra. Tăng cường chất dịch nếu không bị hạn chế để bảo đảm sự lưu thông của nước tiểu loãng.

suprapubic cystotomy. Surgical opening of the bladder from just above the symphysis pubis.

suprapubic cystotomy Thủ thuật mở thông bàng quang ngay trên xương mu.

suprapubic reflex. Deflection of lines alba toward stroked side when abdomen is stroked above Poupart's ligament.*Phản xạ trên xương mu Sự lệch đường trắng về phía bị gõ khi gõ bụng trên dây chằng Poupart.*

suprarenal [L.supro,above, on top, beyond, + ren, kidney]. 1. Above the kidney. 2. Pert. to the tiny gland above each kidney. SEE: adrenal gland.*suprarenal 1. Trên thận. 2. Thuộc tuyến thượng thận. XEM. adrenal glant.*

suprarenalectomy [" + " + Gr. ektome, excision]. Adrenalectomy.

suprarenalectomy Thủ thuật cắt bỏ tuyến thượng thận.

suprarenal gland. An endocrine gland lying adjacent to and in a superior and medial position to the kidney. SYN: adrenal gland. SEE:

ACTH; adrenalin; corticosterone; cortisone; endocrinegland; epinephrine; norepinephrine.*Tuyến thượng thận Tuyến nội tiết nằm kề và ngay trên phía trong của thận. Đn: adrenal glant. XEM. ACTH; adrenalin; corticosterone; cortisone; endocrine gland; epinephrène; norepinephrine.*

suprarenalopathy [" + " + Gr. pathos, disease, suffering]. A disorder due to abnormal functioning of the adrenal glands.*Bệnh tuyến thượng thận Rối loạn do hoạt động bất thường của tuyến thượng thận.*

suprascapular [" + scapula, shoulder blade]. Located above the scapula.*suprascapular Trên xương bả vai.*

suprascleral [" + Gr. skleros, hard]. On the surface of the sclera.*suprascleral Ở bề mặt của củng mạc.*

suprasegmental [" + segmentum, segment]. Above the segmented portion.*suprasegmental Trên phần đoạn.*

suprasegmental brain. The cerebrum, midbrain, and cerebellum as distinguished from the segmental portion (pons and medulla oblongata).*Não trên phần đoạn Na ˜o, não giữa và tiểu não phân biệt với phần đoạn (cầu não và hành não tủy)*

suprasellar [" + sella, saddle]. Above or over the sells turcica.*suprasellar Trên yên bướm.*

suprasonic, supersonic [" + sonus, sound]. Noting sound with frequencies of vibration above 20,000 cycles per second. SEE: supersonic.*Siêu âm Chỉ âm thanh với tần số dao động trên 20.000 chu kỳ mỗi ngày. XEM. supersonic*

supraspinal [" + spina, thorn]. Above a spine.*supraspinal Trên gai.*

supraspinous. Above any spinous process.*supraspinous Trên mỏm gai.*

supraspinous fossa. A groove above the spine of the scapula.*Hố trên gai Khe trên mỏm gai của xương bả vai.*

suprastapedial [" + stapes, stirrup]. Above the stapes of the inner ear.*suprastapedial Trên xương bàn đạp của tai trong.*

suprasternal [L. supra, above, on top, beyond, + Gr. aternon, chest]. Above the sternum. SYN: episternal.*suprasternal Trên xương úc. ĐN: episternal.*

suprasterol Substance related to ergosterol produced by excessive irradiation of vitamin D.*suprasterol Chất có liên quan đến ergosterol được sinh ra bởi sự bức xạ quá mức vitamin D.*

suprasylvian Above the sylvian fissure of the brain.*suprasylvian Trên rãnh Sylvius của não.*

supratemporal [" + temporalis, temporal]. Above the temporal bone or fossa.*supratemporal Trên xương hay hố thái dương.*

supratentorial Located above the tentorium.*supratentorial Trên lều.*

suprathoracic [" + Gr. thorax, chest]. Above the thorax.*suprathoracic Trên ngực.*

supratonsillar [" + tonsilla, almond]. Above the tonsil.*supratonsillar Trên amidan.*

supratrochlear [" + trochlea, pulley]. Above a trochlea, esp. that of the humerus.*Trên ròng rọc Đặc biệt là ròng rọc xương cánh tay.*

supratympanic [" + tympanon, drum]. Above the tympanic membrane of the ear.*supratympanic Trên màng nhĩ của tai.*

supravaginal [" + vagina, sheath]. Above the vagina or any sheathing membrane.*supravaginal Trên âm đạo hay bất cứ màng bao nào.*

supraventricular [" + oentriculus, a little belly]. Above the ventricle, esp. the heart ventricles.*supraventricular Trên thất, đặc biệt là tâm thất.*

supravergence [" + uergere, to be inclined]. Condition in which one eye moves upward in the vertical plane while the other does not.*Phân kỳ phía trên Tình trạng trong đó một mắt di chuyển hướng lên theo mặt phẳng đứng trong khi mắt kia thì không*

supraversion [" + Versio, a turning]. 1. A turning upward. 2. In dentistry, a tooth out of occlusal line.*supraversion 1. Sự quay hướng lên. 2. Trên vị trí quá mức. Trong nha khoa, một răng ra khỏi đường khớp cắn.*

sure [L.]. [NA] Calf of the leg, muscular posterior portion of lower leg.*Bắp chân Phần cơ phía sau của cẳng chân.*

sural Rel. to the calf of the leg.*sural Thuộc bắp chân.*

suralimentation [Fr. sur, above, + L. alimentum, nourishment]. Treatment by overfeeding. SYN: hyperalimentation; superalimentation.*Ăn quá mức Điều trị bằng cách cho ăn thật nhiều. ĐN: hyperalimentation; superralimentation.*

suramin sodium A urea derivative used in treating trypanosomiasis. It is available only from the Parasitic Disease Division of the Centers for Disease Control (CDC), Atlanta, Georgia 30333, U.S.A.*suramin natri Một dẫn xuất ure dùng để điều trị bệnh do trypanosoma. Nó chỉ có sẵn ở phân viện bệnh ký sinh trùng thuộc Trung tâm Kiểm soát Bệnh tật (CDC), Atlanta, Georgia 30333, Mỹ.*

surditas [L.]. Deafness.*surditas Chứng điếc.*

surdity [L. surditas, deafness]. Inability to hear. SYN: deafness.*surdity Không có khả năng nghe. ĐN: deafness.*

surdomute [L. surdus, deaf, + mutes, dumb]. 1. A deaf-mute. 2. Deaf and dumb.*surdomute Điếc câm.*

surefooted. Being able to walk or run

without stumbling or falling.*Chắc chân Có thể đi hay chạy mà không vấp hay ngã.*

surface [Fr. sur, above, + L. facies, face]. 1. The exterior boundary of an object. 2. The external or internal exposed portions of a hollow structure, as the outer or inner surfaces of the cranium or stomach. 3. The face or faces of a body such as a bone. 4. The side of a tooth or the dental arch; is usually named for the adjacent tissue or space. The outer or facial surface is called the labial surface of the incisors or canines, and the buccal surface for the premolar sand molars. The facial surface may also be called the vestibular surface. The inner surface of all teeth is called the lingual or oral surface. Within the arch, each tooth is said to have a mesial surface, the side toward the midpoint in the front of the dental arch, and a distal surface, the side of the tooth furthest from the midpoint in the front of the dental arch.*Bề mặt 1. Mặt ngoài của một vật. 2. Phần lộ ra ngoài hay trong của một cấu trúc rỗng. Ví dụ mặt ngoài hay trong của xương sọ hay dạ dày. 3. Mặt hay các mặt của một cơ quan như xương. 4. Mặt răng hay cung răng; dùng để chỉ mô hay khoang liền kề. Mặt ngoài hay được gọi là mặt môi của răng cửa và răng nanh, và mặt má cho răng tiền hàm và răng hàm. Bề mặt cũng có thể được gọi là mặt tiền đình. Mặt trong của tất cả các răng được gọi là mặt lưỡi hay mặt miệng. Trong cung răng, mỗi răng được cho là có một mặt giữa, là phía hướng về điểm giữa ở phía trước cung răng, và mặt xa là phía xa nhất tính từ điểm giữa ở phía trước cung răng.*

s., body. SEE: body surface area.*s., body XEM: body surface area.*

surface tension. Condition at the surface of a liquid in contact with a gas or another liquid that causes its surface to act as a stretched rubber membrane. It is the result of mutual attraction of the molecules to each other, thus producing a cohesive state that causes liquids to assume a shape presenting the smallest `surface area to the surrounding medium. This accounts for the spherical shape assumed by fluids, such as drops of oil or water.*Sức căng bề mặt Tình trạng ở bề mặt của một chất lỏng trong sự tiếp xúc với chất khí hay chất lỏng khác làm cho bề mặt của nó hoạt động như một màng cao su căng. Nó là kết quả của sự hút lẫn nhau của các phân tử, sau đó sinh ra tình trạng cố kết mà làm cho các chất lỏng có hình dạng trình bày vùng bề mặt nhỏ nhất tới môi trường xung quanh. Điều này giải thích cho dạng hình cầu của các chất lỏng chẳng hạn các giọt dầu hay giọt nước.*

surfactant An agent that lowers surface tension.
Ex.: oils and various forms of deter-

gents.*Chất diện hoạt Một tác nhân làm giảm sức căng bề mặt Ví dụ: Dầu và các loại thuốc tẩy.*

s., pulmonary. A phospholipid substance important in controlling the surface tension of air-liquid emulsion that is present in the lungs. Abnormalities in this surfactant have been noted in prematurity, hyaline membrane disease, and pulmonary edema.*Chất diện hoạt phổi Một chất phospholipid quan trọng trong việc kiểm soát sức căng bề mặt của nhũ tương không khí - lỏng xuất hiện trong phổi. Sự bất thường trong chất diện hoạt này đã được ghi nhận trong tình trạng đẻ non, bệnh màng hyalin và phù phổi.*

Surfak. Trade name for docusate calcium.*Surfak Tên thương mại của calci docusale.*

surfer's knots. Nodular swelling and possibly bone changes of area of lower legand foot exposed to pressure and trauma while on a surfboard. Nodules may be painful.*Sưng hạch do lướt sóng Sự sưng hạch và có thể thay đổi xương ở vùng bắp chân và bàn chân chịu sức ép và chấn thương trong khi lướt ván. Hạch có thể đau.*

surgeon [L. chirurgia]. A medical practitioner who specializes in surgery.*Phẫu thuật viên Bác sĩ chuyên về phẫu thuật.*

s., dental A dentist whose training and skills are in the area of surgery of the mouth and teeth. SYN: stomatologist.*Phẫu thuật viên răng miệng (nha sĩ) Nha sĩ được đào tạo và có kỹ năng trong lĩnh vực phẫu thuật miệng cà răng. Đn: stomatologist.*

surgeon general. The chief medical officer in one of the armed forces of the U.S. or the U.S. Public Health Service.*Chỉ huy trưởng phẫu thuật Đứng đầu các sĩ quan quân y trong các quân lực Mỹ hay sở y tế công cộng Mỹ.*

surgery [L. chirurgia].1. Branch of medicine dealing with manual and operative procedures for correction of deformities and defects, repair of injuries, and diagnosis and cure of certain diseases. SYN: chirurgery, chirurgia. 2. Surgeon's operating room. 3. Treatment or work performed by a surgeon. SYN: operation. SEE: Nursing Diagnoses.*surgery 1. Khoa phẫu thuật, một nhánh của y giải quyết các thủ thuật phẫu thuật để chữa các biến dạng và khuyết tật, điều trị các tổn thương, chẩn đoán và điều trị một số bệnh. Đn: chirurgery, chirurgia. 2. Phòng mổ. 3. Điều trị hoặc thao tác được thực hiện bởi phẫu thuật viên. Đn: operation. XEM. Nurcing Diagnoses.*

s., aseptic. Operative procedure a carried on under aseptic conditions or in the absence of pathogenic organisms.*Phẫu thuật vô trùng Quá trình phẫu thuật được tiến hành*

dưới điều kiện khử trùng hay không có mặt các sinh vật gây bệnh*

s., aural. Surgery of the ear.*s., aural Phẫu thuật tai.*

s., conservative. Surgery in which as much as possible of a part or structure is retained. Opposite of radical surgery.*Phẫu thuật bảo tồn Phẫu thuật trong đó phần hay cấu trúc cơ thể được giữ lại nhiều nhất có thể. Trái với phẫu thuật triệt căn.*

s., cosmetic. Surgery done to revise or change the texture, configuration or relationship of contiguous structures of any feature of the human body that would be considered by the average observer to be within the broad range of normal and acceptable variation for age and ethnic origin. In addition, the procedure is performed for a condition that is judged by competent medical opinion to be without potential for jeopardy to physical or mental health. (Adapted from official A.M.A. definition, 1974.) SEE: s., plastic.*Phẫu thuật thẩm mỹ Phẫu thuật được làm để sửa đổi tố chức, hình dáng hay quan hệ của các cấu trúc kề nhau của bất kỳ nét nào của cơ thể con người mà sẽ được xem xét bởi người có trách nhiệm trên diện rộng của sự đa dạng tuổi tác và nguồn gốc dân tộc được cho phép. Thêm vào đó, thủ thuật được tiến hành trong điều kiện được đánh giá bởi ý kiến y học để không có tiềm năng nguy cơ sức khỏe tinh thần và thể xác. (theo official A.M.A definition, 1974). XEM: s., plastic.*

s., major. Important and serious operations involving a risk or life.*Đại phẫu thuật Phẫu thuật quan trọng và nghiêm trọng liên quan đến sự rủi ro hay cuộc sống.*

s., maxiliofaclal. The branch of dental practice that deals with the diagnosis and the surgical and adjunctive treatment of diseases, injuries, and defects of the human mouth and dental structures. Formerly called oral surgery and dental surgery.

Phẫu thuật hàm mặt Một nhánh của nha khoa gồm có chẩn đoán và điều trị phẫu thuật hay phụ trợ các bệnh, tổn thương và khuyết tật của miệng và cấu trúc răng. Trước đây gọi là phẫu thuật miệng và phẫu thuật răng.

s., minor. Simple operations not considered to involve a risk to life. *Tiểu phẫu thuật Phẫu thuật đơn giản, coi như không có liên quan đến rủi ro hay mạng sống.*

s., mucogingival. A plastic surgical method for correcting disease conditions relating to the gingiva and adjacent mucosa of the mouth.*Phẫu thuật niêm mạc - lợi Phương pháp phẫu thuật tạo hình để sửa chữa tình trạng bệnh liên quan đến lợi và niêm mạc miệng.*

s., oral. Operative procedurespert. to the mouth and associated structures, esp. the teeth and jaws. SEE:

surgery, maxillo/acial.*Phẫu thuật miệng Phẫu thuật miệng và các cấu trúc liên quan, đặc biệt là răng và hàm. XEM: sutgery, maxillofacial.*

s., orthopedic. Surgery for correction of deformities and treatment of chronic joint diseases.*Phẫu thuật chỉnh hình Phẫu thuật chỉnh sửa các biến dạng và điều trị các bệnh khớp mạn tính.*

s., plastic. Surgery concerned with the repair or restoration of defective or missing structures, frequently involving the transference of tissue from a part or person to another part or person. SEE: s., cosmetic.*Phẫu thuật tạo hình Phẫu thuật liên quan đến sửa hay tái tạo các cấu trúc khuyết tật hay bị mất, thường liên quan đến sự chuyển mô từ một bộ phận hay một người đến một bộ phận khác hay người khác. XEM: s., cosmetic*

s., radical. Surgery involving extensive extirpation to remove diseased tissues or adjoining areas of lymphatic drainage in an attempt to obtain complete cure. Opposite of conservative surgery.*Phẫu thuật triệt căn Phẫu thuật bao gồm sự cắt bỏ diện rộng các mô bệnh hay các vùng tiếp giáp của dẫn lưu bạch huyết để cố đạt được sự lành hoàn toàn. Trái với phẫu thuật bảo tồn.*

surgical Of the nature of or pert. to surgery.*surgical Thuộc phẫu thuật hay bản chất phẫu thuật.*

surgical diathermy. The use of high-frequency electrical oscillations in such a way that animal tissues are destroyed.*Phẫu thuật nhiệt điện Dùng dao điện tần số cao để phá hủy các mô động vật.*

surgical dressing. Sterile protective covering of gauze or other substance applied to an operative wound.*Băng phẫu thuật Lớp băng gạc bảo vệ vô trùng phủ lên vết thương phẫu thuật.*

surgical fever. Fever following an operation or injury.*Sốt phẫu thuật Sốt sau phẫu thuật hay tổn thương.*

surgical neck. Constricted part of shaft of humerus below the tuberosities; commonly the seat of fracture.*Cổ phẫu thuật Phần thắt lại của thân xương cánh tay bên dưới lồi cầu: thường là chỗ gãy xương.*

surgical resident. A physician who has graduated from medical school and is enrolled in a hospital-based training program to complete the requirements for certification as a board-qualified surgeon.*Bác sĩ phẫu thuật thường trú Bác sĩ tốt nghiệp trường y và đăng ký một chương trình đào tạo tại bệnh viện để hoàn thành các yêu cầu và được công nhận như bác sĩ phẫu thuật đạt tiêu chuẩn.*

surgical suture,absorbable. Suture,absorbable surgical, q.v.*surgi-*

cal suture,absorbable Chỉ khâu phẫu thuật có thể tiêu được.

surgical suture, nonabsorbable. Suture, nonabsorb- able surgical, q.v. *surgical suture, nonabsorbable* Chỉ khâu không tiêu được.

Surgicel. Trade name for oxidized cellulose.*Surgicel* Tên thương mại của cellulose oxy hóa

Surital. Trade name for thiamylal sodium.*Surital* Tên thương mại của natri thiamilal.

Surmontil. Trade name for trimipramine.*Surmontil* Tên thương mại của trimipramin.

surrogate [L. surrogatus, substituted]. 1. Something or someone replacing another; a substitute, esp. an emotional substitute for another. 2. In psychoanalysis, the respresentation of one whose identity is concealed from conscious recognition as in a dream; a figure of importance may represent one's loved one. *surrogate* 1. Chất thay thế, người thay thế, đặc biệt là thay đổi đối tình cảm cho một người khác. 2. Trong phân tích tâm lý, chỉ sự có mặt của người đại diện mà đặc điểm của người đó không được tiết lộ như trong một giấc mơ; một hình ảnh quan trọng có thể thay thế cho người yêu.

s., sex. SEE: sex surrogate.*s., sex* XEM: sex surrogaet

surrogate parenting. An alternative method of parenting in cases in which a wife is infertile. The surrogate mother-to-be is artificially inseminated with the husband's sperm; and, if pregnancy is achieved, she carries the child to term and agrees to relinquish all parental rights to the child. SEE: fertilization, in vitro; GIFT, parenting, surrogate.*Làm mẹ thay* Một phương pháp thay thế việc làm mẹ trong trường hợp một người vợ vô sinh. Người mẹ thay thế được thụ tinh nhân tạo với tinh trùng của người chồng, và nếu có thai, bà ta sẽ mang đứa bé và đồng ý từ bỏ mọi quyền lợi làm mẹ của đứa bé. XEM. fertilization, in vitro; GIFF; parenting, surrogate

sursumduction [L. sursum, upward, + deters, to lead]. Elevation, as the power or act of turning an eye upward independently of the other one. *Sự quay lên phía trên* Sự nâng lên, ví dụ khả năng quay một con mắt lên một cách độc lập so với mắt kia.

sursumvergence [" + uergere, to turn]. An upward turning, as of the eyeballs.*sursumvergence* Động tác đưa lên trên. Ví dụ của nhãn cầu.

sursumversion [" + uvrsio, turning]. Process of turning upward; simultaneous movement of both eyes upward.*Sự đưa hai mắt lên trên* Hoạt động đồng thời của cả hai mắt nhìn lên trên.

surveillance The monitoring or controlling of something.*surveillance* Sự kiểm tra, kiểm soát.

s., immunological. The idea that the body defenses recognize alien materials or malignant cells and destroy them when they appear.*Kiểm soát miễn dịch* Ý tưởng rằng hàng rào bảo vệ cơ thể nhận ra các chất lạ hay các tế bào ác tính và phá hủy chúng khi chúng xuất hiện.

survivor guilt. The feeling of guilt present in some persons who have survived an event in which others have lost their lives, e.g., a war, ship sinking, holocaust, or prison camp. *Tội lỗi sống sót* Cảm giác có tội xuất hiện ở một số người đã sống sót qua một biến cố trong khi những người khác đã chết. Ví dụ một cuộc chiến tranh, một vụ chìm tàu, cuộc tàn sát hay trại tập trung.

susceptibility Being susceptible.*susceptibility* Tính mẫn cảm.

susceptible [L. susceptibilis, capable of receiving]. 1. Having little resistance to a disease or foreign protein. 2. An individual with little resistance to an infectious disease or who is not known to have become immune to one. 3. Easily impressed or influenced.*Dễ nhiễm bệnh; Người dễ bị nhiễm bệnh; Mẫn cảm* 1. Có sức đề kháng với bệnh hoặc protein lạ. 2. Người có ít sức đề kháng với bệnh nhiễm trùng hoặc người không có miễn dịch với bệnh. 3. Dễ mẫn cảm hoặc dễ bị ảnh hưởng.

suscitate [L. suscitare, to rouse]. To arouse to increased activity; to stimulate.*suscitate* Kích thích.

suscitation [L. susCitatio, arousal]. Act of stimulating to greater activity. SYN: excitation.*suscitation* Sự kích thích. ĐN: excitation.

sushi A general term for a food made of raw fish, usually wrapped in a soft rice shell. Some raw fish contain adults of the larvae of the nematodes of the family Anisakidae. In order to prevent this organism from infecting persons who eat raw fish, the U.S. Food and Drug Administration has directed that, prior to serving, the fish must be suddenly frozen to -31F (-34.4 C) or below for 15 hours, or held in a commercial freezer at-10F (-23.3C) or below for seven days. After that period, the fish may be thawed and served. SYN: sashimi. SEE: Anisakiasis.*Gỏi cá* Một thuật ngữ dung chỉ thức ăn làm bằng cá sống, thường được bọc trong một lớp cơm mềm. Một số cá sống chứa những ấu trùng giun tròn trưởng thành thuộc họ Anisakidac. Để ngăn những sinh vật này nhiễm qua người ăn cá sống, cơ quan quản lý được phẩm và thực phẩm Mỹ ra hướng dẫn trước khi dùng, cá phải được làm lạnh đột ngột tới 31 độ F (-34,4 độ C) hay thấp hơn trong 15 giờ hay được trừ trong một tủ đá ở -10 độ F (-23,3 độ C) hay thấp hơn trong 7 ngày. Sau đó cá có thể được làm tan và được dùng. Đn: sashimi. XEM. Anisakiasis

suspended [L. suspenders, to hang up]. 1. Hanging. 2. Temporarily inac-tive.*suspended* 1. Treo. 2. Đình chỉ tạm thời.

suspension [L. suspensio, a hanging]. 1. A condition of temporary cessation, as of any vital process. 2. Treatment by immobilization of a part or whole by hanging from a suspension in desired position. 3. State of a solid when its particles are mined with, but not dissolved in, a fluid or another solid; also a substance in this state. *suspension* 1. Tình trạng tạm ngừng, ví dụ một quá trình sống. 2. Điều trị bằng treo. Điều trị bằng cách ngừng hoạt động một phần hay toàn bộ bằng cách treo trên một vị trí thích hợp. 3. Dịch huyền phù. Một chất lỏng mà các phần tử của nó trộn lẫn nhưng không hòa tan với một chất lỏng hay chất rắn khác.

s., cephalic. Supported suspension of a patient by the head to extend the vertebral column.*Điều trị treo đầu* Treo đầu bệnh nhân để kéo giãn cột sống.

s., colloid. A colloidal solution in which particles of the dispersed phase are relatively large.*Dung dịch huyền phù keo* Dung dịch keo trong đó các hạt của pha phát tán tương đối lớn.

S., tendon. Fixation of a tendon. SYN: tenodesis.*Sự ngừng phát triển gân* ĐN: tenodesis.

suspensoid [" + Gr. eidos, form, shape]. A colloid solution in which the dispersed particles are solid, as distinguished from emulsoid. SYN: colloid suspension.*Dung dịch dạng huyền phù* 1. Một dung dịch keo trong đó các hạt phát tán thì rắn, để phân biệt với thể nhũ tương. Đn: colloid suspension

suspensory [L. suspensorius, hanging]. 1. Supporting a part, as a muscle, ligament, or bone. 2. A structure of the body that supports a part. 3. Bandage or sac for supporting or compressing a part, esp. the scrotum. *suspensory* 1. Treo. Nâng một bộ phận như cơ, dây chằng hay xương. 2. Cấu trúc treo. Một cấu trúc của cơ thể mà nâng một bộ phận. 3. Băng treo hay túi để nâng hay ép một bộ phận, đặc biệt là bìu.

suspensory bandage. A sling for support of the testicles.*Băng treo* Một dây đeo để nâng tinh hoàn.

suspensory ligament. Any one of a number of ligaments that support a specific organ or structure. SEE: ligament. *Dây chằng treo* Bất cứ dây chằng nào nâng một cơ quan hay cấu trúc.

Sus-Phrine. Trade name for epinephrine hydrochloride.*Sus-Phrine* Tên thương mại của epinephrin hydrochlorid

suspiration [L. suspiratio]. A sigh or the act of sighing.*suspiration* Sự thở dài, tiếng thở dài.

suspirious [L. suspirare, to sigh]. Breathing with apparent effort; sighing.*suspirious* Thở dài.

sustentacular [L. sustentaculum, support]. Supporting; upholding. *sustentacular Nâng, đỡ.*

sustentacular cell. A supporting cell such as those found in the acoustic macula, organ of Corti, olfactory epithelium, taste bode, or testes. SEE: Sertoli's cells.*Tế bào nâng Tế bào nâng đỡ như các tế bào tìm thấy trong vết thính, cơ quan corti, biểu mô khiếu giác, nụ vị giác hay tinh hoàn. XEM. Sertoli's cells*

sustentacular fibers of Müller. [Friedrich von Müller, Ger. physician, 1858-1941] Fibers forming the supporting framework of the retina. *Sợi nâng Müller [Friedrich von Müller, thầy thuốc người Đức, 1858-1941] Sợi tạo thành khung nâng võng mạc.*

sustentaculum [L.]. (pl. sustentacula) A supporting structure. *sustentaculum Bộ phận nâng.*

s., hepatic. A fold of peritoneum upon which rests the right margin of the liver.*Nếp nâng gan Một nếp gấp của phúc mạc mà bờ phải của gan tựa vào.*

s., lienis. Phrenocolic ligament that apparently supports the spleen.*Dây chằng hoành lách Một dây chằng hoành kết tràng nâng lách.*

s., tali. [NA] A process of the calcaneum that supports part of the astragalus.*Mỏm chân đế gót Một mỏm của xương gót nâng phần xương sên.*

susurrus [L., a whisper]. A murmur. *susurrus Tiếng rì rào.*

sutilains USP. Proteolytic enzymes derived from the bacterium Bacillus subtilis. Calculated on the dry basis, it contains not less than 2,500,000 USP casein units. It is used in ointment form to debride necrotic lesions. Trade name is Travase.

Caution: Keep away from the eyes.

sutilains Một enzym thủy phản protein chiết xuất từ vi khuẩn Bacillus subtilis. Được tính toán trên cơ sở khô, nó chứa không dưới 2.500.000 đơn vị casein USP. Nó được dùng ở dạng pomat để loại bỏ những tổn thương hoại tử. Tên thương mại là Travase.
Thận trọng: Giữ xa khỏi mắt
Sutton's disease

Sutton's disease 1. [Richard L. Sutton, Sr., U.S. dermatologist, 1878-1952] A halo news. 2. [Richard L. Sutton, Jr., U.S. dermatologist, b. 1908] Granuloma fissuratum.*Bệnh Sutton [Richard L. Sutton, bác sĩ da liễu Mỹ, 1878-1952] 1. Nơvi quầng. 2. U hạt nứt nẻ*

Sutton's law. [Named for Willie Sutton, a U.S. bank robber] Originally the concept that a bank robber robs banks because "that is where the money is." Applied to medicine, the law indicates one should look for diseases where they are most likely to be. Ex.: malaria in tropical areas that harbor Anopheles mosquitoes;

atherosclerosis in patients who are middle-aged or older.*Luật Sutton [Tên của Willie Sutton, một tên cướp nhà băng] Nguyên là khái niệm một tên cướp ngân hàng cướp ngân hàng bởi vì "đó là nơi có tiền". Dùng cho y học, định luật chỉ ra rằng người ta nên tìm bệnh ở nơi có chúng. Thí dụ bệnh sốt rét ở những vùng nhiệt đới, nơi trú ẩn của muỗi Anopheles; bệnh xơ vữa động mạch ở những bệnh nhân trung niên hay già hơn.*

suture [L., a seam]. (pl. suturae) 1. [NA] A kind of fibrous union found only in the skull; one in which bony surfaces are closely united by a thin fibrous membrane that does not permit movement. SYN: synarthrosis. 2. Suture of any kind.*suture 1. Đường khớp sọ một loại liên kết sợi chỉ có trong sọ; Đường khớp mà các bề mặt xương nối sát vào nhau bằng một màng sợi mỏng và không cho phép dịch chuyển. Đn: synarthrosis. 2. Đường khớp bất kỳ loại nào.*

s., dentata. Suture with interlocking of bony processes resembling the teeth of a saw.*Đường khớp răng Đường khớp với sự cài vào nhau của các mỏm xương giống như răng của một cái cưa.*

s., harmonia. Simple apposition of two contiguous bones.*Đường khớp nhịp nhàng Sự khép đơn giản của hai xương kề nhau*

s., limbosa. Beveled suture in which opposing margins fit in parallel ridges as between parietal and frontal bones.*Đường khớp vắt chéo Trong đó các gờ đối nhau lắp vào các rìa song song như giữa các xương đỉnh và xương trán.*

s., notha. A false suture with ill-defined projections.*s., notha Đường khớp giả với những chỗ lồi không rõ ràng.*

s., serrate. [NA] Suture with deeper and more irregular indentations than a dental suture.*Đường khớp răng cưa Đường khớp với những chỗ lõm sâu hơn và không đều hơn đường khớp răng.*

s., squamosa. [NA] Suture formed by overlapping of contiguous bones by broad beveled edges as in suture between aquamous portion of temporal and parietal bones.*Đường khớp trai Được tạo thành bởi sự chồng nhau của các xương kề bằng các gờ xiên rộng như trong đường khớp giữa phần trai của xương đỉnh và xương thái dương.*

s., vera. A true suture in which no movement of united bones can occur.*s., vera Đường khớp thật trong đó không có sự dịch chuyển nào của các xương nối kết có thể xảy ra.*

sutural [L. sutur, a seam]. Rel. to a suture.*sutural Thuộc đường khớp.*

sutural joint. Articulation between two bones.*sutural joint Khớp giữa hai xương.*

sutural ligament. Fibers uniting op-

posed bones forming a cranial suture. *Dây chằng khớp Các sợi nối các xương đối nhau tạo thành đường khớp sọ*

suturation Application of sutures; stitching.*suturation Sự khâu.*

suture [L. suture, a seam]. 1. Line of union in an immovable articulation, as those between the skull bones; also such an articulation itself. SYN: sutura; synarthrosis. SEE: raphe. 2. Operation of uniting parts by stitching them together. 3. The thread or wire or other material used in the operation of stitching parts of the body together. 4. The seam or line of union formed by surgical stitches. 5. To unite by stitching.*suture 1. Đường khớp trong một khớp không thể dịch chuyển, ví dụ đường khớp giữa các xương sọ. Đn: sutura; synarthrosis. XEM. raphe. 2. Sự khâu. Chỉ hoặc dây hoặc chất liệu khác được dùng trong phẫu thuật gắn các phần lại với nhau. 3. Chỉ khâu. Phẫu thuật khâu các phần của cơ thể lại với nhau. 4. Đường khâu (trong phẫu thuật). 5. Khâu.*

s., absorbable surgical. USP. A sterile strand prepared from collagen derived from healthy mammals or from synthetic polymer. This type of suture is absorbed and thus does not need to be removed.*s., absorbable surgical Chỉ khâu tiêu được: một loại chỉ vô trùng tạo từ chất keo động vật hay từ sợi tổng hợp. Loại này được hấp thu nên không vẫn gỡ ra.*

s., apposition. Suture in the superficial layers of the skin in order to produce precise apposition of the edges.*Đường khâu khép mép Đường khâu ở các lớp nông của da để tạo ra chỗ nối chính xác.*

s., basilar. Suture between the occipital bone and sphenoid bone which persists until the 16th to 18th year as the anteroposterior growth center of the base of the skull. Also known as spheno-occipital synchondrosis.*Đường khớp bướm - chẩm Đường khớp giữa xương chẩm và xương bướm mà tồn tại cho đến 16 - 18 tuổi trong tám phát triển trước - sau của đáy xương sọ. Còn gọi là khớp sụn bướm - chẩm.*

s., bifrontal. Suture between the frontal and parietal bones.*s., bifrontal Đường khớp giữa hai xương trán.*

s., bipadetal. Suture between the two parietal bones.*Đường khớp dọc Đường khớp giữa hai xương vách.*

s., 's, buried. Sutures placed so they are completely covered by skin. *Đường khâu kín Đường khâu được làm để chúng được bao phủ hoàn toàn bởi da.*

s., button. Suture in which the threads are passed through buttons on the surface and tied to prevent the suture material from cutting into the skin.*Đường khâu nút Đường khâu* *trong đó chỉ được đi qua nút trên bề mặt và được buộc để ngăn chất liệu khâu cắt vào da*

s., catgut. Material used in suturing, made from a portion of the small intestine of sheep. It can be sterilized. Eventually it is absorbed by body fluids.*Chỉ khâu catgut Được làm từ ruột non của cừu. Nó có thể được vô trùng. Cuối cùng nó được hấp thu bởi dịch cơ thể.*

s., coaptation. Superficial suture for cutaneous wounds.*s., coaptation Đường khâu nông cho các vết thương ngoài da.*

s., cobbler's. Suture in which the thread has a needle at each end. *Đường khâu của thợ chữa giày Đường khâu trong đó chỉ có một cây kim ở mỗi đầu*

S., continuous. The closure of a wound by means of one continuous thread, usually by transfixing one edge of the wound and then the other alternately from within outward. SYN: s., uninterrupted.*Đường khâu liên tục Làm kín vết thương bằng chỉ liên tục, thường bằng cách xuyên qua rìa vết thương rồi tới rìa bên kia từ trong ra ngoài. Đn: s., uninterrupted*

s., coronal. Suture between the frontal and parietal bones. SYN: s., frontoparietal.*Đường khớp trán - đỉnh Đường khớp giữa xương trán và xương vách. Đn: s. frontoparietal.*

s., 's, cranial. Sutures between the bones of the skull.*Đường khớp sọ Đường khớp giữa các xương của sọ.*

s., dentate. Suture consisting of long an;i toothlike processes.*Đường khớp răng cưa Đường khớp gồm những mỏm dài và giống răng.*

s., ethmoidofrontal. Suture between the ethmoid and frontal bones. *s., ethmoidofrontal Đường khớp sàng - trán.*

s., ethmoidolacrimal. Suture between the ethmoid and lacrimal bones.*s., ethmoidolacrimal Đường khớp sàng - lệ.*

s., ethmosphenoid. Suture between the ethmoid and sphenoid bones.*s., ethmosphenoid Đường khớp sàng - bướm.*

s., false. Any form of suture in which one surface is smooth.*Đường khớp giả Bất kỳ được tạo đường khớp nào mà có bề mặt nhẵn.*

s., rigure-of-eight. Suture that has shape of the figure eight.*s., rigure-of-eight Đường khớp hình số 8.*

s., frontal. An occasional suture in the frontal bone from the sagittal suture to root of the nose. SYN: s., mediofrontal; s., metoPu.*Đường khớp trán Một đường khớp thỉnh thoảng trong xương trán từ đường khớp dọc tới gốc mũi. Đn: s. mediofrontal; s. metopic*

s., frontolacrimal. Suture between the frontal and lacrimal bones.*s., frontolacrimal Đường khớp trán*

lệ.

s., frontomalar. Suture between the frontal and malar bones.*s., frontomalar Đường khớp trán - má.*

s., frontomaxillary. Suture between the frontal bone and superior maxilla.*s., frontomaxillary Đường khớp trán - hàm.*

s., frontonasal. Suture between the frontal bone and the else of the sphenoid bone.*Đường khớp trán - mũi Đường khớp giữa xương trán và các cánh của xương bướm.*

s., frontoparietal. S., coronal.*s., frontoparietal Đường khớp trán - đỉnh.*

s., frontotemporal. Suture between the frontal and temporal bones.*s., frontotemporal Đường khớp trán - thái dương.*

s., glover's. A continuous suture in which the needle is passed through the loop of the preceding stitch. *Đường khâu của người làm găng tay Đường khâu liên tục trong đó kim được đưa qua vòng của mũi khâu trước.*

s., harmonic. Suture in which there is simple apposition of bone.*s., harmonic Đường khớp nhịp nhàng.*

s., implanted. Suture formed by placing pins opposite each other on the two sides of a wound, and approximating the lips by winding thread or other similar material about the pins.*Đường khâu cấy Đường khâu được làm bằng cách đặt những cái kẹp đối nhau trên hai phía của vết thương và gấp hai mép bằng cách quấn chỉ xung quanh các kẹp.*

s., intermaxillary. Suture between the superior maxillae.*Đường khớp gian hàm trên Đường khớp giữa các xương hàm trên.*

s., internasal. Suture between the nasal bones.*Đường khớp gian mũi Giữa các xương mũi.*

s., interparietal. S., sagittal. *Đường khớp dọc Đường khớp gian đỉnh.*

S., interrupted. Suture formed by single stitches inserted separately, the needle usually being passed through one lip from without inward, and through the other from within outward.*Đường khâu gián đoạn Đường khâu được tạo thành bằng các mũi khâu đơn chen vào riêng rẽ. Kim thường đi qua một mép từ ngoài vào và qua mép kia từ trong ra ngoài.*

s., lambdoid. Suture between the parietal bones and the two superior borders of the occipital bone. SYN: s., occipital; s., occipotoparietal.

Đường khớp lam-đa, đường khớp đỉnh chẩm Đường khớp giữa xương đỉnh và hai bờ trên của xương chẩm. Đn: s., occipital; s., occipitoparietal

s., longitudinal. S., sagittal.*s., longitudinal Đường khớp dọc.*

s., maxillolacrimal. Suture between the maxilla and lacrimal bone.

s., maxillolacrimal *Đường khớp hàm - lệ.*

s., mediofrontal. S., frontal.*s., mediofrontal Đường khớp - trán.*

s., metopic. S., frontal.*s., metopic Đường khớp trán.*

s., nasomaxillary. Suture between the nasal bone and superior maxilla.*s., nasomaxillary Đường khớp mũi - hàm.*

s., nonabsorbable. Suture made from a material that is not absorbed by the body such as silk, silkworm gut, horsehair, certain synthetic materials, and wire.*Chỉ khâu không tiêu Đường khâu được làm từ chất liệu không được cơ thể hấp thu, như lụa, tơ tằm, lông ngựa, một số chất tổng hợp và dây kim loại.*

s., nonabsorbable surgical. USP. A sterile or nonsterile strand of material that is suitably resistant to the action of living mammalian fluids and tissue. This suture should be used only in those applications in which it may eventually be removed or its staying in the tissues will cause no harm.*Chỉ phẫu thuật không tiêu được USP. Một loại sợi vô trùng hay không vô trùng rất kháng với hoạt động của các chất dịch và mô động vật sống. Chỉ khâu này chỉ nên dùng trong trường hợp nó có thể được gỡ ra hay để lại mà không gây hại.*

s., occipital. S., lambdoid.*s., occipital Đường khớp đỉnh - chẩm.*

s., occipitomastoid. Suture between the occipital bone and mastoid portion of temporal bone. SYN: s., temporo-occipital.*Đường khớp chẩm-chũm Đường khớp giữa xương chẩm và phần chũm của xương thái dương. Đn: s.temporo occipital*

s., occipitoparietal. S., lambdoid.

s., occipitoparietal *Đường khớp đỉnh - chẩm.*

s., palatine. Suture between the palatine bones.*s., palatine Đường khớp giữa các xương vòm miệng.*

s., palatine transverse. Suture between the palatine processes and superior maxilla.*Đường khớp khẩu cái ngang Đường khớp giữa mỏm xương vòm miệng và xương hàm trên.*

s., parietal. S., sagittal.*s., parietal Đường khớp dọc.*

s., parietonltastoid. Suture between the parietal bone and mastoid portion of the temporal bone.*Đường khớp đỉnh chũm Đính khớp giữa xương đỉnh và phần chũm của xương thái dương.*

s., petro-occipital. Suture between the petrons portion of the temporal bone and occipital bone.*Đường khớp đá - chẩm Đường khớp giữa phần đá của xương thái dương và xương chẩm.*

s., petrosphenoidal. Suture between the petrous portion of the temporal bone and ala magna of the sphenoid bone.*Đường khớp đá bướm:* Đường khớp giữa phần đá của xương thái dương và cánh lớn của xương bướm.

s., purse-string. Suture entering and exiting around the periphery of a circular opening, closing when drawn taut.*Đường khâu dây thắt* Đường khâu vào và ra xung quanh chu vi của một vòng tròn đóng, mở khi kéo căng.

s., quilled. An interrupted suture in which a double thread is passed deep into the tissues below the bottom of the wound, needle being so withdrawn as to leave a loop hanging from one lip and the two free ends of the thread from the other. A quill, or more commonly a piece of bougie, is passed through the loops, which are tightened upon it, and the free ends of each separate thread are tied together over a second quill. Purpose of quilled suture is prevention of tearing when tension becomes greater.*Đường khâu cuộn thành ống* Một đường khâu gián đoạn trong đó một sợi chỉ đôi xỏ qua sâu vào trong các mô bên dưới đáy vết thương, kim vì thế được rút khi để lại một vòng treo từ một mép và hai đầu chỉ tự do từ mép kia. Một ống chỉ, hay thông thường hơn là một mẩu ống nong, được luồn qua vòng mà được buộc chặt trên nó, và các đầu tự do của mỗi sợi chỉ riêng biệt được buộc lại với nhau trên một ống chỉ thứ hai. Mục đích của đường khâu cuộn là ngăn ngừa sự rách khi căng trở nên lớn hơn.

s., relaxation. Suture that may be loosened to relieve excessive tension.*Đường khâu thư giãn* Đường khâu có thể được làm lỏng để giảm sự căng quá mức.

s., relief. A row of supplementary sutures including the tissues to the extent of 1 to 1 1/2 in. (2.5 to 3.8 cm) on each side of a fistula or a deep wound, for the purpose of lessening the strain on the coaptation sutures.*Đường khâu giảm* Một dãy đường khâu phụ gồm các mô mở rộng từ 1 tới 1 inch rưỡi (2,5 tới 3,8 cm) trên mỗi phía của một đường khâu rõ hơn của vết thương sâu nhằm làm giảm bớt sức căng trên đường khâu nông.

s., right-angled. A suture used in sewing intestine. The needle is passed in the same direction as the long axis of the incision and the process repeated on the opposite side of the incision, the suture being continuous.*Đường khâu vuông góc* Được dùng để khâu ruột. Kim được xuyên cùng một hướng với trục dài của vết rạch và quá trình lặp lại trên phía kia của vết rạch. Đường khâu thì liên tục.

s., sagittal. Suture between the two parietal bones. SYN: s., interparietal; s., longitudinal; s., parietal.*Đường khớp dọc* Đường khớp giữa hai xương đỉnh. Đn: s. interparietal; s. longitudinal; s. parietal

s., serrated. An articulation by suture in which there is an interlocking of bones by small, fine, and delicate projections and indentations.*Đường khớp răng cưa* Đường khớp nối trong đó có sự đan cài của các xương bởi những chỗ lồi và lõm rất nhỏ và tinh vi.

s., shotted. Suture in which both ends of a wire or silkworm gut are passed through a perforated shot that is then compressed tightly over them. *Đường khâu lỗ đạn* Đường khâu trong đó cả hai đầu dây xuyên qua một lỗ thủng mà sau đó ép chặt trên chúng.

s., silk. Type of suture made of silk. May be twisted, braided, or floss. *Chỉ khâu lụa* Có thể xoắn hay bện lại.

s., silkworm gut. Type of suture that causes little friction, is pliable, does not curl or twist, and is less liable to produce irritation.*Chỉ khâu tơ tầm* Loại chỉ khâu gây ma sát nhỏ, dễ uốn, không quăn hay xoắn và ít có khả năng gây kích thích hơn.

s., sphenopadetal. Suture between the parietal bone and ala magna of the sphenoid bone.*Đường khớp bướm - đỉnh* Đường khớp giữa xương đỉnh và cánh lớn của xương bướm.

s., sphenosquamous. Articulation of the great wing of the sphenoid with squamous portion of the temporal bone.*Đường khớp bướm - trai* Khớp nối giữa cánh lớn của xương bướm với phần trai của xương thái dương.

s., sphenotemporal. Suture between the sphenoid and temporal bones.*s., sphenotemporal* Đường khớp bướm - thái dương.

s., squamoparietal. Suture between the parietal and squamous portion of the temporal bone.*Đường khớp trai đỉnh* Đường khớp giữa phần trai và phần đỉnh của xương thái dương.

s., Squamosphenoidal. Suture between the squamous portion of the temporal bone and great wing of the sphenoid.*Đường khớp trai - bướm* Đường khớp giữa phần trai của xương thái dương và cánh lớn của xương bướm.

s., squamous. Suture between flat overlapping bones.*Đường khớp trai* Đường khớp giữa các xương chồng dẹt.

s., subcuticular. A buried continuous suture in which the needle is passed horizontally under the epidermis into the cutis vera, emerging at the edge of the wound but beneath the skin, then in a similar manner passed through the cutis vera of the opposite side of the wound, and so on until the other angle of the wound is reached.*Đường khâu dưới biểu bì* Một đường khâu liên tục chìm sâu trong đó kim được xuyên nằm ngang dưới biểu bì vào lớp bì nối

lên ở bờ vết thương nhưng dưới da, rồi, bằng cách tương tự đi qua lớp bì phía đối diện của vết thương và tiếp tục cho đến khi tới góc kia của vết thương.

s., temporo-occipital. S., occipitomastoid.*s., temporo-occipital* Đường khớp chẩm - chũm.

s., temporoparietal. Suture between the temporal and parietal bones.*s., temporoparietal* Đường khớp thái dương - đỉnh.

s., twisted. Suture in which pins are passed through the opposite lips of a wound, and material is wound about the pins, crossing them first at one end and the other in a figure-of-eight fashion, thus holding the lips of the wound firmly together. *Đường khâu xoắn* Đường khâu trong đó những cái kẹp được đưa qua mép đối diện của vết thương, và chỉ được quấn xung quanh cái kẹp, vắt qua chúng trước tiên ở một đầu và rồi ở đầu kia trong kiểu hình số 8 mà giữ chặt các mép vết thương lại với nhau.

s., uninterrupted. S., continuous. *s., uninterrupted* Đường khâu liên tục.

s., verticalmattress. Aninterruptedsuture in which a deep stitch is taken and the needle inserted upon the same side as that from which it emerged, andpassed back through both lips of the wound. The suture is then tied to the free end on the side the needle originally entered. This suture isparticularly useful in holding together thick fragile tissues. *Đường khâu nệm thẳng đứng* Một đường khâu gián đoạn trong đó một mũi khâu được làm và kim được luồn vào cùng phía mà từ đó nó đi lên và xuyên trở lại cả hai mép vết thương. Đường khâu sau đó được buộc tới đầu tự do trên phía mà kim ban đầu vào. Đường khâu này đặc biệt có ích để giữ các mô dày dễ vỡ với nhau.

s., wire. Type of suture adapted for cases in which there is tension or resection, or for uniting ends of bones. Usually stainless steel or silver wire is used.*Chỉ khâu kim loại* Loại chỉ khâu dùng cho các trường hợp có sự căng hay sự cắt bỏ hay để nối các đầu xương, thông thường dây bạc hay dây thép không rỉ được dùng.

SV 40 virus. Simian virus 40, which is a member of the papovavirus family. The virus will produce sarcomas after subcutaneous inoculation into newborn hamsters.*Virus Simian 40* Một thành viên của họ papovavirus. Virus sẽ sinh ra sarcomas sau khi được tiêm truyền vào dưới da các con chuột đồng mới sinh.

swab [Dutch swabbe, mop]. 1. Cotton or gauze on end of slender stick used for cleansing cavities, applying remedies, or for obtaining a piece of tissue or secretion for bacteriological examination. 2. To wipe with a swab.

swab 1. *Một miếng bông hay gạc trên đầu que nhỏ (tăm bông) dùng để làm sạch các khoang, để chữa bệnh hay để lấy mẫu mô hoặc chất tiết cho việc kiểm tra vi trùng học.* 2. *Làm sạch bằng tăm bông.*

s., test tube. Swab for cleansing tubes.*s., test tube Tăm bông để làm sạch ống.*

s., urethral. A slender rod for holding cotton used in examinations with the speculum, in treating ulcers or removing secretions. The male urethral swab is a rod about 7 in. (17.8 cm) long.*Que thông niệu đạo Một cái que mảnh gắn bông dùng để kiểm tra cùng với cái banh, để điều trị các vết loét hay lấy chất tiết. Que thông niệu đạo nam là một cái que khoảng 7 inch (17, 8 cm).*

s., uterine. A slender flattened wire, plain rod, or one with coarse thread on the distal end for absorbing or wiping away discharges.*Que thông tử cung Một cái que thô bằng dây kim loại dẹt hay một cái que với chỉ thô một đầu để hấp thu hay làm sạch chất thải.*

swaddling *Sự quấn bằng tã (trẻ sơ sinh).*

swage 1.To shape metal, esp. around something in order to make a close fit. 2. Fusing a suture to a needle. *Rập khuôn Tạo hình kim loại, đặc biệt xung quanh cái gì đó để làm một khuôn vừa khít.*

swallow [AS. swelgan]. To cause or enable the passage of something from the mouth through the throat and esophagus into the stomach by muscular action. SYN: deglutition. *Nuốt Gây hay cho vật gì đi qua miệng qua họng và thực quản vào dạ dày bằng hoạt động cơ. Đn: deglutition*

swallowing A complicated act, usually initiated voluntarily but always completed reflexively, whereby food is moved from the mouth through the pharynx and esophagus to the stomach. It occurs in the following three stages.
In the first stage, food is placed on the surface of the tongue. The tip of the tongue is placed against the hard palate; then elevation of the larynx and backward movement of the tongue forces food through the isthmus of the fauces in the pharynx.
In the second stage, the food passes through the pharynx. This involves constriction of the walls of the pharynx, backward bending of the epiglottis, and an upward and forward movement of the larynx and trachea. This may be observed externally with the bobbing of the Adam's apple. Food is kept from entering the nasal cavity by elevation of the soft palate and from entering the larynx by closure of the glottis and backward inclination of the epiglottis. During this stage, respiratory movements are inhibited by reflex.
In the third stage, food moves down the esophagus and into the stomach.

This movement is accomplished by momentum from the second stage, peristaltic contractions, and gravity. With the body in upright position, liquids pass rapidly and do not require assistance from the esophagus. However, second stage momentum and peristaltic contractions are sufficient to allow liquids to be drunk even when the head is lower than the stomach. Difficulty in swallowing is called dysphagia, q.v. It may be caused by congenital defects such as cleft palate or esophageal obstruction; neural and psychogenic disturbances; muscular dysfunction; or local conditions such as presence of tumors, abscesses, and inflammation. SYN: deglutition.*Sự nuốt Một hoạt động phức tạp thường khởi đầu một cách tự nguyện nhưng luôn kết thúc một cách phản xạ, bằng cách đó, thức ăn được đưa từ miệng qua hầu, thực quản tới dạ dày. Nó diễn ra trong ba giai đoạn như sau:*
Giai đoạn một: Thức ăn được đặt trên bề mặt của lưỡi. Đầu lưỡi được đặt tựa vào vòm miệng; rồi sự nâng cao của thanh quản và đẩy về phía sau của lưỡi ép thức ăn qua eo của họng trong hầu.
Giai đoạn hai: thức ăn đi qua hầu. Điều này bao gồm sự co khít các vách hầu, sự uốn ngược của nắp thanh quản, và sự đẩy lên và ra trước của thanh quản và khí quản. Điều này có thể được quan sát bên ngoài với sự nhấp nhô của quả táo Adam ở cổ. Thức ăn được giữ khỏi đi vào hốc mũi bằng sự nâng cao lưỡi gà và khỏi đi vào thanh quản bằng sự đóng lại của thanh môn và sự nghiêng ra phía sau của nắp thanh quản. Trong giai đoạn này hoạt động thở bị ức chế bởi phản xạ.
Giai đoạn ba: thức ăn di chuyển xuống thực quản và vào dạ dày. Hoạt động này được hoàn tất bởi xung lượng từ giai đoạn hai, sự co thắt nhu động và trọng lực. Với cơ thể đứng thẳng, chất lỏng đi qua nhanh chóng và không cần sự trợ giúp nào từ thực quản. Tuy nhiên, xung lượng và sự co thắt nhu động giai đoạn hai đủ để cho phép các chất lỏng được uống vào ngay cả khi đầu thấp hơn dạ dày. Khó khăn trong sự nuốt được gọi là chứng khó nuốt. Nó có thể là do những khuyết tật bẩm sinh như hở hàm ếch hay tắc nghẽn thực quản; những rối loạn có nguồn gốc tâm thần và thần kinh; loạn chức năng cơ; hay những tình trạng tại chỗ như có khối u, áp xe và viêm. Đn: deglutition.

s., air. Introduction of air into the stomach or intestines while eating, drinking, chewing gum, or smoking. May be habitual on part of the patient or brought on by hysteria. SYN: aerophagia.*Chứng nuốt không khí Sự đưa không khí vào dạ dày hay ruột trong khi ăn, uống, nhai kẹo cao su hay thuốc. Có thể là thói quen của bệnh nhân hay do chứng*

hysteria gây ra. Đn: aerophagia.

s., tongue. Condition in which the tongue has a tendency to fall backward and obstruct the openings to the larynx and esophagus. The tongue is not awalloved and the term is inaccurate; nevertheless, it is commonly used. The condition is due to excessive flaccidity of tongue during unconsciousness. Control of this requires forceful elevation of the chin and extension of the head during artificial respiration in order to help provide an airway. The tongue may also be pulled forward to clear the airway.*Chứng nuốt lưỡi Tình trạng trong đó lưỡi có khuynh hướng rơi về phía sau và làm tắc nghẽn lỗ mở của thanh quản và thực quản. Lưỡi không được nuốt và thuật ngữ thì không chính xác; tuy nhiên nó được dùng phổ biến. Tình trạng này là do sự mềm nhũn quá mức của lưỡi khi mất ý thức. Kiểm soát tình trạng này cần nâng mạnh cằm và căng đầu khi hô hấp nhân tạo để giúp làm thông đường thở. Lưỡi cũng có thể được kéo ra phía trước để làm thông đường thở.*

swallow's nest. Cerebral depression between the uvula and the posterior velum. SYN: nidus hirundinis.*Tổ chim én Chỗ lõm của não giữa lưỡi gà và vòm miệng mềm phía sau. Đn: nidus hirundinis.*

Swan-Ganz catheter. [Harold James Swan, U.S. physician, b.1922; Willian Ganz, U.S. physician, b. 1919] A soft, flexible catheter that contains a balloon near its tip. The sterile catheter is passed through the vein to the right heart, being carried along by the blood returning to the heart. The balloon then helps, without the use of fluoroscopy, to guide the catheter to the pulmonary artery. Once in the pulmonary artery, the balloon is inflated sufficiently to block the flow of blood from the right heart to the lung. This allows the back pressure in the pulmonary artery distal to the balloon to be recorded. This pressure reflects the pressure transmitted back from the left atrial chamber of the heart. A catheter similar to the Swan-Ganz was originally developed in 1953 and used in dogs by the U.S. physiologists Michael Lategola and Hermann Rahn.*Ống thông Swan-Ganz [Harold James Swan, thầy thuốc người Mỹ, sinh năm 1922; Willian Ganz, thầy thuốc người Mỹ, sinh năm 1919] Một ống thông mềm, dễ uốn chứa một quả bóng gần đầu của nó. Ống thông vô trùng được đưa qua tĩnh mạch tới tim phải, được mang đi bởi máu trở về tim. Quả bóng sau đó giúp dẫn ống thông đến mạch phổi mà không cần đến phép soi huỳnh quang. Một khi đã ở trong động mạch phổi, quả bóng phồng lên đủ để ngăn dòng chảy của máu từ tim phải đến phổi. Điều này gây sức ép ngược trong* động mạch phổi lan tới quá bóng. Sức ép này phản ánh sức ép được truyền ngược từ tâm nhĩ trái.

Một ống thông tương tự với ống thông Swan-Ganz ban đầu được phát triển vào năm 1953 và được dùng ở chó bởi các nhà sinh lý học người Mỹ Michael Lategola và Hermann Rahn.

swan neck deformity. Hand deformity frequently seen in rheumatoid arthritis characterized by hyperextension of the proximal interphalangeal joints due to tight interossei.*Dị tật cổ thiên nga* Dị tật bàn tay thường được thấy ở chứng viêm đa khớp dạng thấp khớp được đặc trưng bởi sự duỗi quá mức của các khớp gian đốt ngón gần do cơ gian cốt quá chặt.

swarming The spread of bacteria over a culture medium.*swarming* Sự trải thành đám của vi khuẩn trên môi trường nuôi cấy.

sway-back Lordosis.*sway-back* Chứng ưỡn cột sống (như lưng ngựa).

sweat [AS. sweatan].1. The secretion of the sudoriparous glands of the skin. SYN: perspiration; sudor. SEE: glands, Moll's. 2. Condition of perspiring or of being made to perspire freely, as to order a sweat for a patient. 3. To emit moisture through the skin's pores. SYN: perspire. 4. To cause to emit moisture through the pores.

Perspiration is a colorless, slightly turbid, salty, aqueous fluid, although that from the sweat glands in the axillae, around the anus, and of the ceruminous glands has an oil consistency. It contains urea, fatty substances, and sodium chloride. This salty, watery fluid is difficult to collect without contamination with sebum, q.v. SEE: perspiration, insensible; perspiration, sensible.

FUNCT: To cool the body by evaporation and to rid it of what waste may be expressed through the pores of the skin. The amount per day is about a liter; this figure is subject to extreme variation according to physical activity and atmospheric conditions, and in extreme conditions may be as much as 10 to 15 liters in 24 hours.

PHYS: Perspiration is controlled by the sympathetic nervous system through true secretory fibers supplying sweat glands.*Mồ hôi 1. Chất tiết của tuyến mồ hôi của da. Đn: perspiration; sudor. Xem: glands, Moll's. 2. Tình trạng gây hoặc tạo ra mồ hôi tự do như để tạo mồ hôi cho bệnh nhân. 3. Tạo ra sự ẩm qua lỗ chân lông của da. Đn: perspire. 4. Gây tiết mồ hôi qua lỗ chân lông. Mồ hôi là một chất lỏng dạng nước, mặn, hơi đục, không màu, mặc dù mồ hôi từ các tuyến mồ hôi ở nách, xung quanh hậu môn và các tuyến ráy tai có chất dầu. Nó chứa ure, chất béo, và natri chlorid. Chất nước mặn này khó tập hợp nếu không có sự làm bẩn với bã nhờn. XEM. perspiration, in-*

sensible; perspiration, sensible.
CHỨC NĂNG: Làm mát cơ thể bằng sự bốc hơi và tống khứ chất thải nào có thể được ép qua lỗ chân lông. Tổng số mồ hôi mỗi ngày khoảng 1 lít. Con số này phụ thuộc vào sự thay đổi của các hoạt động cơ thể và tình trạng khí quyển, và trong những điều kiện cực đoan có thể lên tới 10 đến 15 lít trong 24 giờ.

SINH LÝ: Sự tiết mồ hôi được kiểm soát bởi hệ thống thần kinh giao cảm qua các sợi tiết thật sự chi phối tuyến mồ hôi.

s., bloody. Sweat tinged with blood. SYN: hemaddrosis.*Mồ hôi máu* Mồ hôi pha lẫn máu. Đn: hematidrosis.

s., colliquative. Profuse, clammy sweat.*Mồ hôi dịch* Mồ hôi nhiều sền sệt, lạnh và ấm.

s., colored. Sweattingedwith apigment. SYN: chromidrosis.*Mồ hôi màu* mồ hôi pha lẫn sắc tố. Đn: chromidrosis.

s., fetid. Sweat with a foul odor. SYN: bromidrosis.*s., fetid* Mồ hôi nặng mùi. ĐN: bromidrosis.

s., night. Sweating during the night; may be a symptom of pulmonary tuberculosis.*Mồ hôi đêm* Mồ hôi ra trong đêm; có thể là một triệu chứng của bệnh lao phổi.

s., profuse. Excessive perspiration. SYN: hyper- hidrosis.*s., profuse* Mồ hôi quá nhiều. ĐN: hyperhidrosis.

s., scanty Abnormally small amount of lack or sweat. SYN: anhidrosis.*Mồ hôi ít ĐN: anhidrosis.*

sweat centers. Principal centers controlling perspiration located in the hypothalamus secondary centers are present in the spinal cord.*Các trung tâm mồ hôi Các trung tâm chính kiểm soát sự đổ mồ hôi nằm ở vùng dưới đối, các trung tâm thứ hai có mặt ở tủy sống.*

sweat glands. Simple, coiled, tubular glands found on all body surfaces except margin of lips, glans penis, and inner surface of prepuce. The coiled secreting portion lies in the corium or subcutaneous portion of skin; the excretory duct follows a straight or oblique course through the dermis, but becomes spiral in passing through the epidermis to its opening, a sweat pore.

Most sweat glands are merocrine; those of the axilla, areola, mammary gland, labia majors, and circumanal region are apocrine. Sweat glands are most numerous on the palms of the hands and soles of the feet. SEE: illus.; gland, eccrine; gland, apocrine.

Tuyến mồ hôi Các tuyến hình ống, cuộn, đơn giản tìm thấy trên tất cả bề mặt cơ thể ngoại trừ bờ môi, qui đầu dương vật và mặt trong của bao qui đầu. Phần tiết hình cuộn nằm ở trong chân bì hay dưới da, ống dẫn bài tiết theo một đường thẳng hay chéo qua nhưng trở nên

xoắn ốc khi đi qua biểu bì tới lỗ mở của nó, lỗ chân lông.

Hầu hết các tuyến mồ hôi đều tiết nguyên vẹn, một số tuyến vú, tuyến quầng quanh vú, tuyến ở nách, môi trên và vùng quanh hậu môn thì tiết hủy đầu. Các tuyến mồ hôi có nhiều nhất trên lòng bàn tay và gan bàn chân. XEM. minh họa; gland, eccrine; gland, apocrine.

sweat, words pert. to: bromidrosis; chromidrosis; dia- phoresis; diaphoretic; dyshidria; dysidrosis; hidradenitis; hidrorrhea; hidrosis; hydradenitis; hydrade- noma; hyperhidrosis, hyphidrosis; melanidrosis; perspiration; sudor; sudorific; sudoriparous; uridrosis.

Những từ liên quan tới mồ hôi
bromidrosis (mồ hôi nặng mùi); chromidrosis (mồ hôi màu); diaphoresis (toát mồ hôi); diaphoretic (thuốc làm tiết mồ hôi); dyshidria (loạn tiết mồ hôi); dysidrosis; hidradenitis (viêm tuyến mồ hôi); hidrorrhea (đa tiết mồ hôi); hidrosis (tiết nhiều mồ hôi); hydradenitis; hydradenoma (u tuyến mồ hôi); hyperhidrosis (tăng tiết mồ hôi); hyphidrosis (tiết ít mồ hôi); melanidrosis (mồ hôi đen); perspiration; sudor (mồ hôi); sudorific (lợi tiết mồ hôi); sudoriparous (làm tiết mồ hôi); uridrosis (chứng mồ hôi urê)

sweating [AS. swat, sweat]. 1. Act of exuding sweat. 2. Emitting sweat. 3. Causing profuse sweat. To induce sweat in a localized area, paint 2 in. (5.1 cm) square of skin under each axilla with mixture of equal parts of olive oil and guaiacol solution. Cover with several layers of gauze, then flannel, and hold with adhesive tape. Wrap patient in warm blankets.

sweating 1. Sự tiết mồ hôi. 2. Tình trạng đổ mồ hôi. 3. Gây ra mồ hôi nhiều. Để gây tiết mồ hôi trong một vùng nhất định, phết 2 inch vuông (5,1 cm) da dưới mỗi nách với hỗn hợp đồng đều dầu olive và dung dịch guaiacol. Phủ với vài lớp gạc rồi vài flanel và giữ bằng băng dính. Quấn bệnh nhân trong một mền ấm.

s., deficiency of. Diminished or complete absence of secretion of sweat. Seen in profuse diarrhea, polyuria vomiting, hemorrhage, diabetes insipidus, myxedema, general anasarca, ichthyosis, and in high temperature. SYN: anhidrosis.*S u ̛ thiếu mồ hôi Giảm hoặc hoàn toàn không tiết mồ hôi. Gặp ở chứng tiêu chảy nhiều, chứng đa niệu, nôn, xuất huyết, đái tháo nhạt, phù niêm, phù toàn thân, bệnh vảy cá, và ở nhiệt độ cao. Đn: anhidrosis.*

s., excessive Overabundance of secretion of sweat. Seen in rheumatic, malarial, and relapsing fever, septic fevers, pneumonia at crisis, pulmonary tuberculosis, hyperthyroidism, migraine, neuralgia. Locally of hands and feet in hysteria, neurasthenia, vagotonia, nervous irritability, exophthalmic goiter, fright, and other emotions. SYN: hyperhidrosis.

Quá nhiều mồ hôi Tiết quá nhiều mồ hôi gặp trong thấp khớp, sốt rét, sốt hồi qui, sốt nhiễm khuẩn, viêm phổi đang trong cơn, lao phổi, cường tuyến giáp, đau nửa đầu, đau dây thần kinh. Tiết quá nhiều mồ hôi tại chỗ ở bàn tay và bàn chân ở chứng hysteria, suy nhược thần kinh, tăng trương thần kinh đối giao cảm, thần kinh dễ bị kích thích, bướu giáp mắt lồi, sợ hãi và các xúc động khác. Đn: hyperhidrosis

s., insensible. Evaporation of water from the skin without the production of visible sweat. This is done by the water vapor diffusing through the skin rather than being secreted by the sweat glands.*Sự tiết mồ hôi không nhìn thấy Sự bốc hơi của nước từ da mà không sinh mồ hôi. Điều này do hơi nước khuếch tán qua da mà không được tiết bởi tuyến mồ hôi.*

s., sensible. Production of moisture on the skin by means of the secretions of the sweat glands.*Sự tiết mồ hôi nhìn thấy được Tạo sự ấm ướt trên da bằng cách tiết của tuyến mồ hôi.*

s., urinous. Presence of urea in the sweat. Often found in uremia. SYN: uridrosis.

RS: anhidrosis; bromidrosos; chromidrosis; hidrosis; perspiration; pores; skin; sudor; sudorific; sweat; uridrosis.*Sự tiết mồ hôi ure Sự có mặt của ure trong mồ hôi, thường gặp trong chứng urea huyết. Đn: uridrosis.*

CÁC CHỦ ĐỀ LIÊN QUAN: anhidrosis; bromidrosos; chromidrosis; hidrosis; perspiration; pores; skin; sudor; sudorific; sweat; uridrosis.

Swedish gymnastics. System of active and passive exercise of the various muscles and joints of the body without using apparatus.*Thể dục kiểu Thụy điển Hệ thống các bài tập chủ động và thụ động của các cơ và các khớp khác nhau của cơ thể mà không dùng đến dụng cụ.*

Swedish massage. Massage combined with Swedish gymnastics.*Xoa bóp kiểu Thụy điển Xoa bóp kết hợp với thể dục kiểu Thụy điển.*

sweet [AS.swete, sweet]. 1. Pleasing to the taste or smell. SEE: taste. 2. Containing or derived from sugar. 3. Free from excess of acid, sulfur, or corrosive salts.*sweet 1. Thơm ngon. XEM. taste. 2. Ngọt. 3. Không chịu tác động của sự thừa acid, sulfur, hay các muối ăn mòn.*

Sweet's syndrome. [R. D. Sweet, contemporary Brit. physician] A condition characterized by fever; raised panful plaques on the limbs, face, and neck; neutrophil leukocytosis; and dense dermal infiltration with mature neutrophil polymorphs. The cause is unknown, but treatment with adrenal cortical hor-

mone is usually effective.*Hội chứng Sweet [R. D. Sweet, bác sĩ đương thời người Anh] Tình trạng được xác nhận bởi sốt; sần đau trên tay chân, mặt và cổ, tăng bạch cầu trung tính; và sự thâm nhiễm bì với các bạch cầu hạt trung tính trưởng thành. Nguyên nhân không rõ, nhưng điều trị bằng hormon vỏ thượng thận thường có kết quả.*

swelling [AS. sweUan, swollen]. An abnormal transient enlargement, esp. one appearing on the surface of the body.
TREAT: Ice water appliedto area helps to reduce swelling.
RS: detumescence; node; nodule; turgescence;turgid.*Sưng, phồng, lồi Một chỗ lớn tạm thời, khác thường, đặc biệt xuất hiện trên bề mặt cơ thể.*
ĐIỀU TRỊ: Chườm nước đá giúp giảm sưng.
CÁC CHỦ ĐỀ LIÊN QUAN: detumescence (sự giảm cương cứng); node (hạch); nodule (hạch nhỏ); turgescence (sự cương); turgid (cương)

s., albuminous. S., cloudy.**s., albuminous** S., cloudy.

s., Calabar. Swelling occurring in infestations by the nematode Loa loa. Temporary and painless, the swelling is thought to be the result of temporary sensitization.*Sưng Calaba Sưng xảy ra do sự tấn công của giun tròn Loa loa. Nhất thời và không đau, sưng được cho là kết quả của sự mẫn cảm nhất thời.*

s., cloudy. Degeneration of tissues marked by cloudy appearance, swelling, and appearance of tiny albuminoid granules in the cells as observed with the microscope. SYN: s., albuminous.*Sưng đục Sự thoái hóa của các mô được đánh dấu bằng vẻ ngoài đục, sưng và sự xuất hiện của các hạt albumin rất nhỏ trong các tế bào khi được quan sát dưới kính hiển vi.*

s., fugitive. Temporary swellings such as those occurring in infestations of Loa loa which appear at one place, persist for two or three days, then disappear, possibly to recur at another position.*Sưng di chuyển Sưng tạm thời như sưng xảy ra khi bị nhiễm giun Loa loa, xuất hiện ở một nơi, kéo dài trong hai ba ngày, rồi biến mất, có thể tái lại ở một nơi khác.*

s., glassy. Swelling occurring in amyloid degeneration of tissues. SEE: amyloid degeneration; erythredema.*Sưng trong Sưng xảy ra khi có sự thoái hóa dạng tinh bột của các mô. XEM: amyloid degeneration; erythre- dema*

s., white. Swelling seen in tuberculous arthritis, esp. of the knee.*Sưng trắng Sưng gặp trong bệnh lao khớp, đặc biệt là ở đầu gối.*

Swift's disease. Acrodynia.*Swift's disease Chứng đau đầu chi.*

swimmer's ear. A type of external otitis seen in persons who swim for a

considerable period of time or fail to completely dry their ear canals after swimming. If excess cerumen is not present, the condition can be prevented by placing a few drops of 70% alcohol in the ear canals at the end of each swimming session.*Viêm tai bơi lội Một dạng viêm tai ngoài thấy ở người bơi quá lâu hay không làm khô ống tai sau khi bơi. Nếu không nhiều ráy tai quá mức, tình trạng có thể được ngăn chặn bằng cách nhỏ vài giọt cồn 70% vào ống tai mỗi khi bơi.*

swimmer's ich. Appearance of papules resembling insect bites on the skin of persons who swim in water containing the cercariae of certain schistosomes. Usually present only on exposed surfaces of the skin. The papules appear from 4 to 13 days after exposure. Disease is self-limited; thus treatment is symptomatic. SYN: dermatitis, cerearial. SEE: sehistosome dermatitis; seabather's eruption.*Chứng ngứa do bơi Sự xuất hiện của các nốt sần giống như côn trùng cắn trên da của người bơi trong nước có ấu trùng đuôi của một số loài sán máng. Thường chỉ xuất hiện ở những vùng da hở. Các nốt sần xuất hiện từ 4 tới 13 ngày. Sau khi tắm. Bệnh tự khỏi; vì thế cần điều trị triệu chứng. Đn: dermatitis, cercarial. XEM. schistosome dermatitis; seabather's eruption.*

switch [MD. swijch, bough]. In physical therapy, device used to break or open an electrical circuit or to divert current from one conductor to another.*Cái đổi điện Dùng trong vật lý trị liệu, chi thiết bị ngắt hay thông mạch điện hay làm trệch dòng điện từ đầu dẫn này tới đầu dẫn khác.*

s., foot. A foot-activated switch that enables the operator to use both hands in application of surgical high-frequency currents, at the same time activating the current with his foot.*Cái đổi điện chân Cho phép người dùng sử dụng cả hai tay để cung cấp dòng điện tần số cao cho phẫu thuật đồng thời kích hoạt dòng điện bằng chân.*

s., pole-changing. A switch by which the polarity of a circuit may be reversed.*Cái đổi điện cực Cái đổi điện mà cực của mạch có thể được đảo ngược.*

swoon [AS.swogan, to suffocate]. 1. A fainting spell. SYN: syncope. 2. To faint.*swoon 1. Cơn ngất. Đn: syncope. 2. Ngất.*

sycoma [Gr. sykoma]. A large soft wart. SYN: condyloma.*Mụn cóc, hột cơm Mụn cơm mềm và to ĐN: condyloma.*

sycophant One who seeks to incur favor or advance oneself by flattery and praise of persons of influence.*Người nịnh hót Người kiếm lợi hay nâng cao bản thân bằng cách tăng bốc người khác.*

sycosiform [Gr. sykosis, figlike disease, + L. forma, shape]. Resembling sycosis.*sycosiform Giống như sycosis.*

sycosis [Gr.sykosos, figlike disease]. Chronic inflammation of hair follicles.

SYM: Inflammation of hairy areas of the body characterized by an aggregation of papules and pustules, each of which is pierced by a hair. Pustules show no disposition to rupture but dry to yellow-brown crusts. Itching and burning. If disease persists, may lead to extreme destruction of hair follicles and permanent alopecia.

ETIOL: Staphylococcus aureus and epidermidis entering through hair follicles. Trauma and disability are predisposing factors.

TREAT: Organism should be cultured and tested to determine systemic and topical antibiotic of choice.

PROG: Disease is curable under prolonged treatment; relapses occur.

Viêm nang lông mạn tính
TRIỆU CHỨNG: Viêm vùng lông của cơ thể được nhận dạng bởi sự tập hợp của các nốt sần và mụn mủ, mỗi loại đều có lông đâm qua. Các mụn mủ không có khuynh hướng vỡ ra mà khô lại thành màu nâu vàng. Ngứa và bỏng rát. Nếu bệnh kéo dài, có khi dẫn đến sự phá hủy nghiêm trọng các nang lông và rụng lông kéo dài.
NGUYÊN NHÂN: Staphylococcus aureus và epidermidis xâm nhập qua nang lông. Chấn thương và bệnh tật là các nhân tố dễ sinh bệnh.
ĐIỀU TRỊ: Sinh vật nên được cấy và thử để xác định sự chọn loại kháng sinh toàn thân và tại chỗ.
TIÊN LƯỢNG: Bệnh có thể chữa khỏi nếu điều trị kéo dài; có thể tái phát.

s., barbae. Sycosis of the beard marked by papules and pustules perforated by hairs and surrounded by infiltrated skin.*Viêm nang râu Viêm nang lông của râu được đánh dấu bởi các nốt sần và mụn mủ có lông đâm qua và bị bao bọc bởi da bị thâm nhiễm.*

s., lupoid. Pustular lesions of the hair follicles of the beard.*s., lupoid Tổn thương có mụn mủ của nang lông của râu.*

s., vulgaris. S. barbae, q.v.*Viêm nang lông thông thường XEM: S. barbae*

Sydenham's chorea [Thomas Sydenham, Brit. physician, 1624-1689] A disease of childhood commonly occurring between 5 and 15 years of age; more females than males are affected. Usually associated with rheumatic fever. Characterized by involuntary purposeless contractions of the muscles of the trunk and extremities; anxiety; impairment of memory and sometimes of speech.

TREAT: Rest; remove child from school. Protection against injury if chorea is severe. Sedation is indicated in some cases.

PROG: Recovery usually in course of 6 to 10 weeks. Relapses not infrequent, esp. in pregnancy. A possible sequel is chronic chorea. Rare complication is death from heart disease.

Chứng múa giật Sydenham
[Thomas Sydenham, thầy thuốc người Anh, 1624-1689] Một bệnh thời thơ ấu thường xuất hiện từ 5 tới 15 tuổi, nữ nhiều hơn nam. Thường có liên quan đến bệnh thấp khớp cấp. Triệu chứng là co cơ bắp và tứ chi vô ý thức và không mục đích; lo âu; giảm trí nhớ và đôi khi phát ngôn.
ĐIỀU TRỊ: Nghỉ ngơi, rời khỏi trường. Bảo vệ chống tổn thương nếu chứng múa giật là nghiêm trọng. Thuốc an thần được chỉ định trong một số trường hợp.
TIÊN LƯỢNG: Sự phục hồi thường khoảng 6 tới 10 tuần. Sự tái phát không thường xuyên đặc biệt trong khi mang thai. Hậu quả có khả năng là do múa giật mạn tính. Biến chứng hiếm thấy là chết do bệnh tim.

syllabic utterance [Gr. syllabikos]. A staccato accentuation of syllables, slowly but separately, observed in multiple sclerosis. SYN: scanning speech.*Chứng nói từng âm tiết Nói chậm nhưng rời rạc gặp trong chứng xơ cứng rải rác. Đn: scanning speech.*

syllable stumbling [Gr. syllabe, syllable]. Hesitating utterance (dysphasia) with difficulty in pronouncing certain syllables.*Chứng nói vấp Nói ngập ngừng (loạn ngôn ngữ) với sự khó phát âm một số âm tiết.*

syllabus [Gr. syllabos, table of contents]. Abstract of a lecture or outline of a course of study or of a book.*Đề cương Bản tóm tắt một bài giảng hay nét chính của khóa học hay cuốn sách.*

syllepsis [Gr. syllepsis, conception]. Conception, impregnation, or pregnancy.*syllepsis Sự thụ thai.*

sylvatic plague. Bubonic plague that is endemic among wild rodents. The causative organism is transmitted by fleas. SEE: plague.*Bệnh dịch đặc hữu giữa các loài gặm nhấm Sinh vật gây bệnh truyền bởi bọ chét.*

sylvian aqueduct [Jacobus Sylvius, Fr. anatomist, 1478-1555] A narrow canal from 3rd to 4th ventricle.*Cống Sylvius [Jacobus Sylvius, nhà giải phẫu học Pháp, 1478-1555] Một ống dẫn hẹp từ não thất thứ ba đến não thất thứ tư.*

sylvian artery. [Frangois Sylvius, Fr. anatomist, 1614-1672] Middle cerebral artery in the fissure of Sylvius.*Động mạch Sylvius [Frangois Sylvius, nhà giải phẫu Pháp, 1614-1672] Động mạch não giữa trong khe sylvius.*

sylvian fissure. [Francois Sylvius] The fissure separating the temporal lobe from the frontal and parietal lobes.*Khe sylvius [Francois*

Sylvius] Khe tách thùy thái dương khỏi thùy trán và thùy đỉnh.

sylvian line. [Francois Sylvius] Line on exterior of the cranium, marking direction of the sylvian fissure.*Đường sylvius [Francois Sylvius] Đường phía ngoài của sọ, đánh dấu hướng của khe Sylvius.*

sym- [Gr.syn, together]. Combining form meaning with, along, together with, beside.*sym- Dạng kết hợp có nghĩa là với, cùng với, bên cạnh.*

symballophone [" + ballein, tothrow, + phone, sound]. A special stethoscope with two chest pieces. Its use assists in locating a lesion in the chest by comparing the different sounds detected by the two chest pieces.*Ống nghe kép Một loại ống nghe đặc biệt với hai ống ngực. Nó giúp xác định tổn thương trong ngực bằng cách so sánh những âm thanh khác nhau được phát hiện bởi hai ống ngực.*

symbion, symbiont [Gr. syn, together, + bias, life]. An organism that lives with another in a state of symbiosis, q.v. SYN: commensal.*Vật cộng sinh Một sinh vật sống với một sinh vật khác trong tình trạng cộng sinh. Đn: commensal.*

symbiosis [Gr.). 1: The living together in close association of two organisms of different species. If neither organism is harmed, such is referred to as commensalism; if the association is beneficial to both, it is mutualism; if one is harmed and the other benefited, it constitutes parasitism. 2. In psychiatry, a dependent, mutually reinforcing relationship between two persons. In a health context, it is characteristic of the infant-mother relationship. In an unhealthy context, it may reinforce the psychopathology present in close associates.*Sự cộng sinh 1. Sự sống với nhau trong một mối quan hệ khép kín của hai sinh vật khác loài. Nếu không bên nào bị hại nó được gọi là sự hồi sinh; nếu mối quan hệ có lợi cho cả hai, nó được gọi là sự hỗ sinh; nếu một bên bị hại và bên kia được lợi, nó tạo thành sự ký sinh. 2. Trong tâm thần học, chỉ mối quan hệ phụ thuộc, củng cố lẫn nhau giữa hai người. Về mặt y học, nó xác định mối quan hệ mẹ con. Ngoài y học, nó cũng có chỗ môn bệnh học tâm thần có mặt trong mối quan hệ khép kín.*

symbiote [Gr. syn, together, + bios, life]. An organism symbiotic with another.*symbiote Sinh vật cộng sinh với một sinh vật khác.*

symbiotic Concerning symbiosis. *symbiotic Thuộc sự cộng sinh.*

symblepharon [" + blepharon, eyelid]. Adhesion between conjunctivae of lid and eyeball due to injuries, esp. burns from lime or acids. Also seen in trachoma, pemphigus, and following operations.

SYM: Interference with movement of eyeball, conjunctival irritation.

TREAT: Division of cicatricial bands and keeping raw surfaces separated Mucous membrane grafts.*Sự dính mi nhãn cầu Dính giữa kết mạc của mi mắt và nhãn cầu do tổn thương. đặc biệt là bỏng vôi hay acid. Cũng gặp trong đau mắt hột, bệnh pemphigus và sau phẫu thuật. TRIỆU CHỨNG: Cản trở hoạt động nhãn cầu, kích thích kết mạc. ĐIỀU TRỊ: Chia nhỏ các băng dải và giữ cho các bề mặt thô tách rời. Các mảnh ghép niêm mạc.*

symblepharopterygium [" + ", + pterygion, wing]. Abnormal joining of the eyelid to the eyeball.
symblepharopterygium Sự nối bất thường của mi mắt với nhãn cầu.

symbol [Gr. symbolon, a sign]. I. An object or sign that represents an idea or quality by association, resemblance, or convention. SEE: Prescription Writing and Symbols in Appendix. 2. In psychology, en object used as an unconscious substitute that is not connected consciously with the libido, but into which the libido is concentrated. 3. A mark or letter representing an atom or an element in chemistry. SEE: Physical Constants of Elements in Appendix.
Ký hiệu, vật tượng trưng 1. Vật tượng trưng, ký hiệu một vật hay ký hiệu thay cho một ý tưởng hay một tính chất do sự liên hệ, sự giống nhau hay qui ước. XEM. Prescription Writing và Symbols trong phụ lục. 2. Trong tâm lý học, chỉ một vật được dùng như một vật thay thế không ý thức, không có liên quan gì đến tình dục nhưng tình dục được liên hệ với nó. 3. Một dấu hay chữ thay thế một nguyên tử hay một nguyên tố trong hóa học. XEM. Physical Constants of Elements trong phụ lục.
s., phallic. An object that bears some resemblance to the penis.*Biểu tượng dương vật Một vật mang một số nét giống với dương vật.*

symboli Ability to identify or recognize an object by the sense of touch.
symboli Khả năng nhận ra một vật bằng xúc giác.

symbolism [" + -ismos, condition]. 1. Unconscious substitutive expression of subconscious thoughts of sexual significance in terms recognized by the objective consciousness. 2. An abnormal condition in which everything that occurs is interpreted as a symbol of the patient's own thoughts.
symbolism 1. Sự diễn đạt vô thức thay thế những ý nghĩ tiềm thức về tính dục bằng thuật ngữ được nhận ra bởi ý thức khách quan. 2. Sự biểu hiện bằng tượng trưng tình trạng bất thường trong đó, mọi thứ xảy ra đều được giải thích bằng sự tượng trưng của ý nghĩ của bệnh nhân.

symbolization. An unconscious process by which an object or idea comes to represent another object or idea on the basis of similarity or association.*Sự tượng trưng hóa Một*

quá trình vô thức, qua đó, một đồ vật hay một ý tưởng thay thế một đồ vật hay ý tưởng khác trên cơ sở tương tự hay liên tưởng.

symbolophobia [" + phobos, fear]. Hesitancy in expressing oneself in words or action for fear that it may be interpreted as possessing a symbolic meaning.*Chứng sợ tính tượng trưng Sự ngần ngại trong việc diễn đạt từ ngữ hay hành động vì sợ rằng nó có thể được hiểu theo nghĩa tượng trưng.*

symbrachydactyly [" + brachys, short, + daktylos, finger]. Webbing of fingers that are abnormally short.
Tật ngón ngắn dính Sự có màng của những ngón tay ngắn một cách khác thường.

Syme's operation [James Syme, Scottish surgeon, 1799-1870] 1. Amputation of the foot at the ankle joint with removal of the malleoli. 2. Excision of the tongue. 3. External urethrotomy.*Phẫu thuật Syme [James Syme, phẫu thuậty viên Scottish, 1799-1870] 1. Sự cắt cụt bàn chân ở khớp mắt cá với sự tháo rời mắt cá. 2. Sự cắt bỏ lưỡi. 3. Thủ thuật mở niệu đạo.*

symmelia [Gr. syn, together, + me(os, limb]. Fusion of limbs.*symmelia Sự hợp nhất chi (chân, tay)*

symmelus, symelus [" + mebs, limb]. Sirenomelia, q.v.*symmelus, symelus Quái thai hợp nhất chi.*

Symmetrel. Trade name for amantadine hydrochloride.
Symmetrel Tên thương mại của amantadin hydro- chlorid.

symmetromania [Gr. symmetric, symmetry, + mania, madness]. An abnormal impulse to make symmetrical motions such as moving both arms instead of one.*Chứng làm động tác đối xứng Một cơn bất thường làm những động tác đối xứng như là di chuyển cả hai tay thay vì một.*

symmetry Correspondence in shape, size, and relative position of parts on opposite sides of a body.*Sự đối xứng Sự tương ứng trong hình dáng, kích thước và vị trí liên quan của các bộ phận trên các phía đối nhau của cơ thể.*
s., bilateral. Symmetry of an organism or body whose right and left halves are mirror images of each other or in which a median longitudinal section divides the organism or body into equivalent right and left halves.*Đối xứng hai bên Sự đối xứng của cơ quan hay cơ thể trong đó hai nửa trái và phải của chúng là hình ảnh phản chiếu của nhau hay có một mặt cắt trung gian chia cơ quan hay cơ thể thành hai nửa phải và trái tương đương.*
s., radial. Symmetry of an organism whose parts radiate from a central axis.*Đối xứng tỏa tròn Sự đối xứng của cơ quan trong đó các bộ phận của nó tỏa ra từ một trục trung tâm.*

sympathectomize To perform a sympathectomy.*sympathectomize Cắt bỏ thần kinh giao cảm.*

sympathectomy [Gr.sympathetikos, sympathy, + ektome, excision]. Excision of a portion of the sympathetic division of the autonomic nervous system. It may include a nerve, plexus, ganglion, or a series of ganglia of the sympathetic trunk.*Cắt bỏ thần kinh giao cảm Sự cắt bỏ một phần hệ thần kinh giao cảm. Nó có thể bao gồm một dây thần kinh, đám rối, hạch hay một chuỗi hạch của bó thần kinh giao cảm.*
s., chemical. The use of chemicals to destroy or temporarily inactivate part of the sympathetic nervous system.*s., chemical Dùng các chất hóa học để phá hủy hay tạm ngưng hoạt động một phần của hệ thần kinh giao cảm.*
s., perianerial. Removal of sheath of an artery in which sympathetic nerve fibers are located; used in trophic disturbances.*Thủ thuật cắt bỏ thần kinh giao cảm hóa học Cắt bỏ thần kinh giao cảm quanh động mạch: tách bao động mạch nơi có các sợi thần kinh giao cảm; được dùng trong các rối loạn dinh dưỡng.*

sympatheoneuritis [" + neuron, nerve, + itis, inflammation]. Inflammation of the sympathetic nerve.
sympatheoneuritis Viêm dây thần kinh giao cảm.

sympathetic 1. Pert. to sympathetic nervous system. 2. Caused by or pert. to sympathy.*sympathetic 1. Thuộc thần kinh giao cảm. 2. Thuộc giao cảm.*

sympatheticalgia [" + algos, pain]. Pain in the cervical sympathetic ganglion.*sympatheticalgia Chứng đau hạch thần kinh giao cảm cổ.*

sympathetic irritation. Irritation of one structure caused by irritation of a related one.*Sự kích thích giao cảm Sự kích thích một cấu trúc gây ra bởi sự kích thích cấu trúc có liên quan.*

sympathetic nervous system. A large part of the autonomic nervous system. It consists of ganglia, nerves, and plexuses that supply the involuntary muscles. Most of the nerves of the system are motor, but some as sensory. SEE: nervous system; parasympathetic nervous system; autonomic nervous system for illus.*Hệ thần kinh giao cảm Một phần lớn của hệ thần kinh tự quản. Nó gồm các hạch, dây thần kinh, các đám rối chi phối các cơ không tự chủ. Hầu hết các thần kinh của hệ thống thuộc dạng vận động, nhưng một số thuộc dạng cảm giác. XEM. nervous system; parasympathetic nervous system; autonomic nervous system để minh họa.*

sympatheticoparalyttc [" + paralysis, a loosening at the sides]. Resulting from paralysis of the sympathetic nervous system.*Liệt thần kinh giao* cảm *Gây ra do liệt hệ thần kinh giao cảm.*

sympatheticopathy [" + pathos, disease, suffering]. Any condition resulting from disorder of the sympathetic nervous system.*Bệnh thần kinh giao cảm Bệnh do rối loạn hệ thần kinh giao cảm.*

sympathetic ophthalmia. Inflammation of the uveal tract in one eye due to similar inflammation in the other eye.*Viêm mắt đồng cảm Sự viêm màng mạch nho một mắt do sự viêm tương tự mắt kia.*

sympatheticotonia [" + tonos, act of stretching, tension). Condition characterized by excessive tone of the sympathetic nervous system with unusually high blood pressure and tendency to vascular spasm. SYN: sympathicotonia.*Chứng tăng trương thần kinh giao cảm Tình trạng được nhận dạng bởi sự trương quá mức của hệ thần kinh giao cảm với huyết áp cao bất thường và khuynh hướng co mạch. Đn: sympathicotonia.*

sympatheticotonic Marked by increased arterial tone or vasoconstriction due to overaction of the sympathetic nervous system. *Thuộc tăng trương hệ thần kinh giao cảm Đặc trưng bởi tăng trương động mạch hoặc co thắt mạch do hoạt động quá mức của hệ thần kinh giao cảm.*

sympatheticotripsy. Sympathicotripay, q.v. *sympatheticotripsy XEM: sympathicotripsy.*

sympathetic plexuses. Plexuses formed at intervals by the sympathetic nerves and ganglia.*Đám rối giao cảm Các đám rối được hình thành ở các khoảng bởi các dây thần kinh và các hạch giao cảm.*

sympathetoblast [Gr. sympathetikos, sympathy, + blastos, germ]. Sympathoblast, q.v.*Nguyên bào thần kinh giao cảm XEM. sympatho- blast.*

sympathic (Gr. sympathetikos, sympathy]. Sympathetic.*sympathic XEM: sympathetic.*

sympathicectomy [" + ektome,excision]. Excision of part of the sympathetic nervous pathways. SYN: sympathicolomy.*Thủ thuật cắt bỏ thần kinh giao cảm XEM: sympathectomy.*

sympathicoblast [" + blastos, a germ]. A primitive sympathetic nerve cell. SEE: sympathoblast. *Nguyên bào thần kinh giao cảm Tế bào thần kinh giao cảm nguyên thủy.*

sympathicoblastoma [" + oma, tumor]. A tumor consisting of sympathicoblasts. *U nguyên bào thần kinh giao cảm.*

sympathicolytic [" + lytikos, dissolving]. Interfering with, opposing, inhibiting, or destroying impulses from the sympathetic nervous system. SYN: sympatholytic.*Ức chế giao*

cảm *Kìm thần kinh giao cảm. Can thiệp, đối khác, ngăn chặn hay phá hủy xung lực từ hệ thần kinh giao cảm. XEM. sympatholytic.*

sympathicomimetic ["+ mimetikos,imitating]. Adrenergic.Producing effects resembling those resulting from stimulation of the sympathetic nervous system, such as effects following the injection of epinephrine.*Gây tiết adrenalin, gây tác dụng giống thần kinh giao cảm Ví dụ tác dụng sau tiêm epinephrin.*

sympathiconeuritis [neuron, nerve, + itis, inflammation]. Inflammation of the sympathetic nerves. *sympathiconeuritis Viêm thần kinh giao cảm.*

sympathicopathy [" + pathos, disease, suffering]. Disease or disordered function due to malfunction of the autonomic nervous system.*Bệnh thần kinh giao cảm Bệnh hoặc rối loạn chức năng của hệ thần kinh tự quản.*

sympathicotonia [" + tonos, act of stretching, tension].SYN: sympatheticotonia.*sympathicotonia XEM: sympatheticotonia.*

sympathicotripsy ["+ tripsis, a crushing]. Crushing of the superior cervical ganglion. SYN: sympathicotripsy.*Thủ thuật nghiền thần kinh giao cảm Nghiền các hạch cổ trên. Đn: sympatheticotripsy.*

sympathicotropic [" + tropos, a turning]. Having a special affinity for the sympathetic nerve.*Hướng thần kinh giao cảm Có ái lực đặc biệt đối với thần kinh giao cảm.*

sympathicus The sympathetic nervous system.*sympathicus Hệ thần kinh giao cảm.*

sympathism [" + -ismos, condition]. Condition of susceptibility to the suggestions and opinions of others. SYN: suggestibility.*Tính dễ ám thị Tình trạng dễ bị ảnh hưởng bởi các đề nghị hay ý kiến của người khác. Đn: suggertibility.*

sympathist [" + -ismos, condition]. One susceptible to sympathism. *sympathist Người dễ bị ám thị.*

sympathoadrenal [" + L. ad, to, + ran, kidney]. Concerning the sympathetic part of the autonomic nervous system and the adrenal medulla. *Thuộc giao cảm - tủy thượng thận Liên quan tới hệ thần kinh giao cảm và tủy tuyến thượng thận.*

sympathoblast [" + blastos, germ]. A primitive cell from which arises a sympathetic ganglion cell. SYN: sympathicoblast.*Nguyên bào thần kinh giao cảm Tế bào nguyên thủy từ đó sinh ra tế bào hạnh giao cảm. Đn: sympathicoblast.*

sympathobtastoma [" + " + oma, tumor]. A malignant tumor made up of sympathetic nerve cells.*U nguyên bào thần kinh giao cảm U ác tính của tế bào thần kinh giao cảm.*

sympathoglioblastoma [Gr. sympathetikos, sympathy, + glia,

glue, + blastos, germ, + oma, tumor]. A tumor made up primarily of sympathoblasta with scattered neuroblasts and spongioblasta.*U nguyên bào thần kinh giao cảm phức hợp Khối u tạo thành chủ yếu từ nguyên bào thần kinh giao cảm với những nguyên bào thần kinh và nguyên bào phát tán.*

sympathogonia [" + gone, seed]. Primitive cells from which sympathetic nervous system cells are derived.*sympathogonia Phôi bào thần kinh giao cảm.*

sympathogonioma [" + " + oma, tumor]. A tumor containing sympathogonia.*sympathogonioma U phôi bào thần kinh giao cảm.*

sympatholytic. Opposing or inhibiting adrenergic nerve function.*Ức chế giao cảm Đối kháng hay ngăn chặn chức năng thần kinh gây tiết adrenalin*

sympathoma [" + onto, tumor]. A tumor composed of tissue similar to that of the sympathetic nervous system.*U dạng thần kinh giao cảm Khối u gồm các mô tương tự với u của hệ thần kinh giao cảm.*

sympathomimetic [" + mimetikos, imitating]. Adrenergic. SYN: sympathicomimetic.*Tiết Adrenalin ĐN: sympathicomimetic.*

sympathy [Gr. sympatheia]. 1. An association or feeling of closeness between individuals such that something that affects one affects the other. 2. In biology, something that affects one of a paired organ may also influence the other. There may be no clear understanding of the mechanism of this interaction.*Giao cảm 1. Một sự liên hệ hay cảm giác gần gũi giữa các cá nhân chẳng hạn như một cái gì đó tác động lên người này mà cũng tác động lên người khác. 2. Trong sinh học, chỉ cái gì tác động lên một cơ quan có đôi cũng tác động lên phần kia. Có thể không có sự hiểu rõ cơ chế của phản ứng này.*

sympexion [Gr. sympexis, concretion). A concretion in certain sites such as the prostate or seminal vesicles.*Sỏi, sự kết thạch U một số nơi như tuyến tiền liệt hay túi tinh.*

sympexis Arrangement of red blood cells due to the effect of surface tension. *Sự bố trí hồng cầu theo tác động của sức căng bề mặt.*

symphalangism [Gr. syn, together, + phalanx, closely knit row]. 1. Ankylosis of joints of the fingers or toes. 2. Web-fingered or web-toed condition. *1. Cứng khớp ngón tay, ngón chân. 2. Tật dính ngón tay, ngón chân.*

symphyogenetic [Gr. syn, together, + phyein, to grow, + gennan, to produce]. Concerning the combined effect of heredity and environment upon the development and function of an organism.*Hợp nhất sinh trưởng Liên quan đến hiệu quả kết hợp của di truyền và môi trường* *trên sự phát triển và chức năng của một cơ quan.*

symphyseal [Gr. symphysis, growing together]. Pert. to symphysis.

symphyseal Thuộc khớp mu.

symphyseotomy [" + tome, incision]. Section of symphysis pubis to enlarge the pelvic diameters during delivery. SYN: hebosteotomy; hebotomy; pelvioplasty, pubiotonay; symphysiectomy; symphysiotomy.

Thủ thuật cắt khớp mu Sự cắt khớp mu để làm rộng đường kính chậu hông trong sinh nở. Đn: hebosteotomy; hebotomy; pelvioplasty; pubiotomy; symphysiectomy; symphysiotomy.

symphysiectomy [" + ektome, excision]. Resection of the symphysis pubis to facilitate delivery.

symphysiectomy Thủ thuật cắt khớp mu để cho sinh nở dễ dàng.

symphysion [Gr. symphysis, growing together). Most anterior point of the alveolar process of the lower jaw.

Điểm cằm Điểm tận cùng phía trước của móm ổ răng của hàm dưới.

symphysiorrhaphy [" + rhaphe, seam, ridge]. Surgical repair of a divided symphysis. *Thủ thuật khâu khớp mu.*

symphysiotome [" + tome, incision]. An instrument for dividing a symphysis.*symphysiotome Dụng cụ mở khớp mu.*

symphysiotomy [" + tome, incision]. Section of the symphysis pubis to facilitate childbirth by enlarging the pelvic outlet.*Thủ thuật mở khớp mu Cắt bỏ khớp mu để thuận tiện cho sinh nở bằng cách làm rộng vùng chậu.*

symphyis [Gr., growing together]. (pl. symphyses) 1. A line of fusion between two bones that are separate in early development, as symphysis of mandible. 2. [NA] A form of synchondrosis in which the bones are separated by a disk of fibrocartilage as in joints between bodies of vertebrae or between pubic bones. SEE: intervertebral disk.*Khớp bán động 1. Một đường nối liền giữa hai xương mà tách ra khi phát triển sớm, như khớp hàm dưới chẳng hạn. 2. Một dạng khớp sụn trong đó các xương được tách rời bởi một đĩa xơ sụn như các khớp giữa các thân đốt sống hay giữa các xương mu. XEM. intervertebral disk.*

s., cartilaginosa. Synchondroses.

s., cartilaginosa Khớp sụn.

s., ligamentosa. Syndesmoses.*s., ligamentosa Khớp xơ, khép sợi.*

s., mandibulae. S. menti.*K h ơ ´ p cằm XEM: s. menti.*

s., menti. The symphysis of the chin or the ridge marking the line of union of the two halves of the mandible. SYN: symphysis mandibulae.*s., menti Khớp cằm hay ụ cằm đánh dấu đường hợp nhất giữa hai nửa hàm dưới. ĐN: symphysis mandibulae.*

s., of jaw. An anterior, median, vertical ridge upon outer surface of lower jaw representing line of union of its halves.*Khớp hàm Một ụ thẳng đứng, nằm giữa, phía trước mặt ngoài của hàm dưới thay cho đường họp nhất hai nửa của nó.*

s., pubis. The junction of the pubic bones on midline in front; the bony eminence under the pubic hair.*Khớp mu Chỗ nối của các xương mu trên đường giữa, mô xương dưới lông mu.*

symphysodactyly [" + daktylos, finger]. Fusion of the fingers or toes. SYN: syndactylism.

symphysodactyly Chứng dính ngón tay, chân. ĐN: syndactylism.

symplasm [Gr. syn, together, + LL. plasma, form, mold]. Living nucleated material lacking in cellular structure. SYN: syncytium.*Hợp tương Thiếu chất có nhân sống trong cấu trúc tế bào. Đn: syncytium.*

sympodia [" + pous, foot]. Condition in which lower extremities are united.*sympodia Tật dính hai bàn chân.*

symporter Mechanism for carrying two different molecules or ions in the same direction through a membrane.

symporter Cơ chế mang hai phân tử hay ion khác nhau trong cùng một hướng qua một màng.

symptom [Gr. symptoma, occurrence]. Any perceptible change in the body or its functions that indicates disease or the kind or phases of disease. Symptoms may be classified as objective, subjective, cardinal, and sometimes as constitutional. However, another classification considers all symptoms as being subjective, with objective indications being called signs, q.v. Some of the symptoms affecting different parts follow. Aspects of general symptom analysis include the following. Onset: date, manner (gradual or sudden), precipitating factors. Characteristics: character, location, radiation, severity, timing, aggravating or relieving factors, associated symptoms. Course since onset: incidence, progress, effects of therapy.

ABDOMEN: May be distended, rigid, flat, flabby, adipose, tympanitic, shiny, enlarged, or bulging in certain areas, certain discolorations, stripings, or markings. Muscles may be tensed and little affected by pressure. Cold areas may be noted. Various sounds may be heard such as splashings, roarings, and rumblings (borborygmus, also known as intestinal flatus).

Pain is closely associated with abdominal symptoms. Locate exact area affected and note nature, time of duration, time when it arises, and any causes that might be responsible. Also the effect of movement or pressure on the pain; and the alteration in the pain if pressure applied to the area is suddenly released. SEE: tenderness, rebound.

Emesis is another condition associated with symptoms pert. to the abdominal region. It may consist of simple regurgitation of stomach contents or be extremely forcible. In the latter case, it is called projectile vomiting. Emesis may be watery, clear, or contain mucus or undigested food; may be stertorous, bilious, frothy, profuse, purulent, colored from food or medication, and contain blood (hematemesis). If blood is present in large quantity and has been acted on by gastric juices, it may resemble coffee grounds. Emesis may be sour, have odor of feces or garlic, may be ammoniacal, or have odor characteristic of some food or drug.

The patient may complain of abdominal distention, gas, and pain caused by gas, crowding in the region of the heart, and interference with respiration. Heartburn may be present, or gastritis and regurgitation. Pain may be felt when food enters the stomach, or relieved by eating or shortly after eating, or by changing body position. Distention after eating as well as desire to eructate or to expel flatus from the stomach should be noted. Colicky pains in the abdomen may be accompanied by pain in the shoulder. Pain at pit of stomach and in lower right quadrant may indicate appendicitis. When pains are over the lower right ribs or a little below, disease of the gallbladder may be suspected. SEE: abdomen; emesis

BACK: The dorsal side of the body may reveal edema, deformities, irregularities of the spine, discolorations, eruptions, impaired motion, decubitus, or any condition affecting the skin. SEE: backache.

BREATH: May have a fecal odor, a sweet (acetone) odor, one of wet hay, an odor of fish, ammonia, urine, blood, or pus. Respiration may be abdominal or thoracic and show dyspnea, orthopnea, apnea, or it may be normal (eupnea). SEE: apnea; breath; dyspnea; orthopnes.

CHEST: The chest may show abnormalities and deformities. It may move asymmetrically with one lung being inflated much less than the other. Coughing may be whooping, hacking, crowing, hoarse, dry, rasping, or hysterical. There may or may not be expectoration. A cough may be spasmodic or occur on awakening; during sleep it may awaken patient; it may or may not produce sputum; it may occur when swallowing food; when in a horizontal position, or when subjected to change of temperatures. If hiccupping is present, note when it occurs. Sputum may be mucoid, yellowish, thick, tenacious, ropy, gelatinous, dark green, offensive in odor, copious, streaked with bright (brick red) or dark blood (hemoptysis), or it may resemble cheesy lumps. It may be clear and watery, scanty, or profuse. Frequency of coughing and clearing throat should be noted. Patient's respirations may be shallow; dyspnea may be present, or inability to expand the lungs, complaints of irritation, sticking pains, or catchy pains on inspiration. There may be an accumulation of phlegm in the air passages or a tickling in the throat. Patient may not be able to take deep inspirations or may be constantly yawning. There may be migrating knifelike pains in region of heart or throughout chest. Heart-consciousness may be present, or a fluttering feeling about the heart, or cardiac pain. Queer sensations, the loud beating of the heart, and heaviness in cardiac region are other symptoms. SEE: apnea; chest; cough; dyspnea; hiccough; sputum.

DEFECATION: Symptoms to observe are the frequency of defecation; the presence of constipation; hemorrhoids; the nature of the feces such as formation (ribbonshaped, soft, semiformed, hard or scybala, cylindrical) and whether watery, liquid, or semiliquid, the color, whether dark brown, light brown, clay-colored, green, yellowish, black, bloody; and whether lienteric, serous, mucous, purulent, tarry, or containing membranous shreds, calculi, or foreign substances. The amount should be noted, as small, medium, large, or copious. The odor may be characteristic of various conditions: sour, putrid, offensive, or fetid. The nature of the evacuation should be noted, as natural, difficult, involuntary, or painful. SEE: feces stool.

DENTITION: Teeth may be irregular, missing, misshapen, or affected by caries. There may be a partial or complete denture. Dental hygiene may be good or poor. There may be a loosening of teeth, a film over them, or they may show the presence of sordes.

EARS: Tinnitus aurium, q.v., (ringing in the ears) occurs in certain diseases. Pain in or about ears, or swelling under either or both should be noted. Impacted cerumen, foreign bodies, or insects may be present in auditory canals. SEE: ear.

EYES: May be staring, have an excited look, or expressionless. Nystagmus, strabismus, and coma vigil, q.v., may be present. Pupils may be contracted or dilated, or one pupil affected. Patient may keep eyes closed constantly, or keep one open and the other closed. Eyes may be sunken or protruding. Lacrimation may be present. Eyelids may be edematous, and eyeball soft to the touch; or the eyeball may be extremely hard. Accommodation may be faulty. Nictitating, squinting, or tremor of the eyelids should always be recorded. Blurring of vision usually is associated with other symptoms. Patient may complain of specks dancing before the eyes (muscae volitantes). These may be colorless or colored. SEE: eye.

GAIT: May be faltering, scissors, festinating, unsteady, staggering, weakened, swaying, or movements may be stiff, awkward, or unusual. There may be total disability or immobility. SEE: gait.

GENERAL APPEARANCE: The face may show an expression of anxiety or have a pinched look or a drawn expression. Patient may have air of apathy, a distorted or a blank look, an emotional expression, a risus sardonicus, or lack of all expression (masklike).

GENERAL SYM: Burning sensations may be complained of in various parts of the body, as in the head, throat, arms, cheat, or abdomen. They may or may not be accompanied by tenderness. The complaint may be of feeling too hot or too cold without apparent cause, or of having a general feeling of distress.

Anorexia and nausea upon taking food, at the thought of food, or with no reference to food are significant and should be noted; also when nausea occurs: on awakening, when taking fluids, after eating, when changing a position, when taking medication, or in the presence of odors. There always should be an explanation for nausea, either somatic or psychiatric. Fear of death (angor animi), anxiety, agitation or panic may be present.

LIMBS: The symptoms pert. to the skin, of course, apply to skin of the limbs. Note if there are deformities, abnormalities, impaired motion, discolorationa, sensitivity, varicosities.

LIPS: May be pale, dry, cyanotic, edematous, drawn, deformed, out of proportion, motionless and expressionless, flushed, fissured, or show other lesions or growths. SEE: lip.

MOUTH AND GUMS: May be pale or ulcerated, highly inflamed and red, infected, discolored, edematous, or abnormally shaped. Pyorrhea or edema may be present. Patient may complain of bitter, sweet, salty, sour, fishy, or flat tastes, or an absence of taste. Medication may have much to do with temporary disorders of taste. SEE: gum mouth.

NOSE: May appear deformed, discolored, edematous, or enlarged. Nostrils may discharge or show obstruction. There may be inability to breathe through one or both nostrils. Patient may complain of odors not usually manifested as objective symptoms, or for which there is no known cause. SEE: nose.

PAIN: The exact area affected must be ascertained, and the wording of the patient's complaint of pain must be charted or reported. Note if pain is in nature of a cramp or spasm; if it is dull, superficial, deep remittent, shifting, shooting, lancinating, gnawing, fixed, sharp; or if there is an absence of pain, esp. in conditions in which pain usually occurs. Note whether pain is relieved or increased by pressure, heat, cold, change of body position or environment or other conditions. When is pain experienced, how often does the same type of pain recur, end does it awaken the patient from sleep, esp. at night? Observe the facial expression during an attack of pain and listen carefully to the patient's de-

scription.

The patient may locate a headache around the eyes and nose, in the center of the forehead, above the nose, in one or both temples accompanied by throbbing, at the top of the head, or at the base of the brain. It may be felt as a tight, bandlike sensation around the head above the eyes. It may be in the center of the forehead above the eyebrow line, in the upper region of the center forehead, all over the top of the head, over one or both ears, or back of both ears. Pain may be sharp, dull, or shifting. It may accompany head noises, or a roaring in the head may be experienced without pain. Vertigo or a sensation of fainting may be present. Pulsations may be felt in the occiput or in the temporal region. A patient may be very sensitive to light and sound, and head aches may be accompanied by nausea, vomiting, the sensation of flashing lights, and chills. Tenderness or soreness may be associated with rigidity. SEE: headache; pain.

POSITIONS AND POSTURES: An inability to lie down; to arise; or to lie on one side, on the back, or in any special position reveals much to the physician. Whether lying on the affected or unaffected side is also important to observe. Left or right legs, or both, may be flexed, or there may be an inclination to lie with the arms above the head. The legs may be restless. SEE: posture.

SKIN: May appear pale, flushed all over or in spots; may be cyanotic, jaundiced, shiny, erupted, burned, blistered, sunburned, wrinkled, lacerated, nodular, bruised; or exhibit dermographia, lesions, growth, or deformities; or be puffy and edematous, ashy, gray, wet with perspiration, or discolored. SEE: skin.

THROAT: May show abnormalities, discoloration, swelling, inflammation, diseased tonsils, and presence of adenoids. Dysphagia and hoarseness or aphonia and other conditions affecting the voice may be present. A lump in the throat (globus hystericus), or a dry, scratchy irritation or fullness or pulsations may be present.

TONGUE: May be coated, clean, smooth, atrophic, shiny, dry on top and moist on the sides or dry all over; may look like raw beef or appear furry, glossy, tremulous, or sharp pointed. It may be edematous or abnormal in size; there may be fissures; the papillae may have disappeared; there may be a strawberry tongue, or it may have various colors. SEE: tongue.

URINE: May be blue, milky, pale, lemon, smoky, brick-colored, clear, amber, strawcolored, orange, or almost any other color. Hematuria may be present. Polyuria or oliguriamay be indicated, or there may be frequent urination of small amounts. The odors may be ammoniacal, aromatic, atercorous, or like that of new-mown hay, ripe apples, or violets. There may be retention, suppression or dribbling, and urination may be painful. SEE: urine. **Triệu chứng** Bất kỳ thay đổi nào có thể nhận thấy trong cơ thể hay trong các chức năng của cơ thể mà biểu hiện bệnh hay loại hay giai đoạn bệnh. Các triệu chứng có thể được phân loại thành khách quan, chủ quan, chính và đôi khi thể tạng. Tuy nhiên, một sự phân loại khác coi tất cả các triệu chứng là chủ quan với các biểu hiện khách quan được gọi là các dấu hiệu. Một số triệu chứng tác động đến các bộ phận khác nhau.

Sự phân tích triệu chứng nói chung bao gồm các mặt sau. *Khởi phát:* Ngày tháng, cách thức (từ từ hay đột ngột), các yếu tố thúc đẩy. *Đặc trưng:* tính chất, vị trí, sự lan tỏa, tính nghiêm trọng, thời gian, yếu tố làm trầm trọng hay giảm nhẹ các triệu chứng liên quan. *Diễn biến từ lúc bắt đầu:* tỷ lệ mới mắc phải, sự tiến triển, hiệu quả điều trị.

BỤNG: Có thể trướng, cứng, xẹp, mềm nhũn, béo phì, trương, sáng bóng, to ra hay phình lên ở một số vùng, đổi màu nhất định, có sọc hay vết. Các cơ có thể căng và ít bị tác động của sức ép. Các vùng lạnh có thể được ghi nhận. Các âm thanh khác nhau có thể được nghe như tiếng lõm bõm, tiếng rò rỉ, tiếng sôi ùng ục (sự sôi bụng còn gọi là hơi trong ruột).

Đau có liên quan mật thiết với các triệu chứng bụng. Xác định vùng chính xác bị đau và ghi chú bản chất, thời gian phát bệnh, thời gian gia tăng và bất kỳ nguyên nhân nào có liên quan. Ngoài ra, lưu ý đến tác động khi di chuyển hay ép lên chỗ đau, và sự thay đổi chỗ đau nếu ép lên vùng đau rồi nhấc lên thình lình. *XEM.* tenderness, rebound.

Nôn là một tình trạng khác có liên quan với các triệu chứng thuộc vùng bụng. Nó có thể bao gồm sự trào ngược nhẹ các thứ chứa trong dạ dày hay nôn cực mạnh. Trong trường hợp sau, nó được gọi là nôn vọt. Nôn có thể có nước, trong hay chứa nhầy hay thức ăn không tiêu. Có thể thở rống, có mật, có bọt, nhiều, có mủ, có màu từ thức ăn hay thuốc và chứa máu. Nếu máu có số lượng lớn và đã được trộn bởi dịch vị, nó có thể giống bã cà phê. Nôn có thể chua, có mùi chua hay tối, có mùi khai hay có mùi đặc trưng của một số thức ăn hay thuốc.

Bệnh nhân có thể phàn nàn trướng bụng, đầy hơi, và cơn đau do hơi tập trung ở vùng tim và cản trở hô hấp. Chứng ợ nóng có thể xuất hiện hoặc viêm dạ dày, và trào ngược. Cơn đau có thể được cảm thấy khi thức ăn đi vào dạ dày, hay giảm khi ăn hay bị chặt sau khi ăn hay sự thay đổi tư thế của cơ thể. Trướng bụng sau khi ăn cũng như cảm giác muốn ợ hay đẩy hơi từ dạ dày nên được lưu ý. Đau quặn ở vùng bụng có thể kèm đau vùng vai. Đau ở vùng dạ dày hay phần tư dưới bên phải có thể do viêm ruột

thừa. Khi cơn đau ở vùng dưới sườn bên phải hay thấp hơn một chút, có thể nghi ngờ bệnh túi mật. Xem abdomen; emesis.

LƯNG: Phần lưng của cơ thể bị phù, dị dạng hay không đều của cột sống, sự đổi màu, phát ban, cử động lệch lạch, thế nằm lệch hay bất kỳ tình trạng nào tác động đến da. *XEM.* backache.

HƠI THỞ: Có thể có mùi thối, mùi ngọt (aceton), mùi cá, mùi khai, mùi máu hay mú. Có thể thở kiểu bụng hay ngực và cho thấy chứng khó thở, khó thở nằm, ngừng thở, hay nó có thể bình thường (dễ thở). *Xem* apnea, breath, dyspnea, orthopnea.

NGỰC: Ngực có thể cho thấy những bất thường và dị dạng, có thể di chuyển không đối xứng, với một bên phối giãn ra lên ít hơn bên kia nhiều. Ho có thể là ho gà, ho khan, ho như gà gáy, ho khàn giọng, ho khô, ho kèn kẹt hay ho như điên. Có thể có ho hay không có đờm. Một cơn ho có thể lúc đến lúc không, hay xảy ra vào lúc thức, trong khi ngủ nó có thể đánh thức bệnh nhân, nó có thể sinh hay không sinh đờm; nó có thể xuất hiện khi nuốt thức ăn, khi trong tư thế nằm hay chịu hay với nhiệt độ. Nếu nấc xuất hiện, chú ý thời điểm xảy ra. Đờm có thể nhầy, hơi vàng, dầy, dai, quánh lại thành dây, sền sệt, xanh sẫm, mùi khó chịu, dồi dào, có vệt máu sáng (đỏ gạch) hay tối (ho máu), hay nó có thể giống cục phô mát. Nó có thể trong và có nước, ít hay nhiều. Tần suất cơn ho và tằng hắng nên được chú ý. Hồ hấp của bệnh nhân với chứng khó thở có thể xảy ra, hay không thể giãn nở phối, những cơn kích thích, những cơn đau liên tục hay đau từng hồi khi hít vào. Có thể có sự tích lũy đờm dãi trong đường thở hay ngứa trong họng. Bệnh nhân có thể không hít sâu được hay có thể ngáp thường xuyên. Có thể có những cơn đau như cắt ở vùng tim hay đi qua ngực. Ý thức về tim có thể xuất hiện, những đánh giá xao xuyến về tim, hay đau tim. Cảm giác khó chịu, tiếng tim đập lớn và nặng trong vùng tim là các triệu chứng khác. *XEM.* apnea; chest; cough; dyspnea; hiccough; sputum.

ĐẠI TIỆN: Các triệu chứng để quan sát là số lần đại tiện; sự xuất hiện của táo bón; trĩ; tính chất của phân chẳng hạn như cấu tạo (hình dầy, mềm, sệt, cứng hay vón cục, hình trụ) và có nước, lỏng hay sền sệt, màu sắc hoặc nâu sẫm, nâu sáng, màu đất sét, xanh lục, hơi vàng, đen, có máu; có thể phân sống, như nước sữa, nhầy, có mủ, như hắc in, hay chứa mảnh vụn của màng, sôi, hay dị vật. Cũng nên lưu ý đến số lượng như ít, trung bình, nhiều hay rất nhiều. Mùi vị có thể là đặc trưng của những tình trạng khác nhau. Tính chất của sự bài tiết nên được lưu ý như tự nhiên, khó khăn, không kiểm soát được hay đau.

XEM. feces; stool.

RĂNG: Răng có thể không đều, thiếu, méo mó hay bị sâu. Có thể có hàm răng hoàn toàn hay một phần. Có thể răng bị lung lay, lớp màng trên chúng hay có cao răng.

TAI: Tiếng ù tai (rung trong tai) xuất hiện trong một số bệnh. Đau trong hay xung quanh tai, hay sưng dưới một hay cả hai tai nên được lưu ý. Ráy tai lèn chặt, dị vật, hay côn trùng có thể xuất hiện trong ống tai. *XEM.* ear.

MẮT: Có thể nhìn chằm chằm, nhìn kích động hay vô cảm. Chứng rung giật nhãn cầu, lác mắt hay hôn mê chập chờn có thể xuất hiện. Đồng tử có thể co hay dãn hay một đồng tử bị ảnh hưởng. Bệnh nhân có thể nhắm mắt thường xuyên hay một mắt nhắm. Mắt có thể lõm hay lồi. Sự chảy nước mắt có thể xuất hiện. Mi mắt có thể bị phù và nhãn cầu sờ thấy mềm; hay nhãn cầu có thể rất cứng. Có thể tiết có thể sai sót. Co giật, lác hay rung của mi mắt nên luôn luôn được ghi nhận. Nhìn mờ luôn luôn có liên quan với các triệu chứng khác. Bệnh nhân có thể phàn nàn về những đốm nhảy múa trước mắt (hiện tượng ruồi bay). Những phàn nàn này có thể không nhầy hay có màu. *XEM.* eye.

DÁNG ĐI: Có thể loạng choạng, chân hình kéo, cập rập, không vững, lảo đảo, yếu, đu đưa, hay các hoạt động có thể cứng, khó chịu hay khác thường. Có thể có sự bất lực hay bất động hoàn toàn. *XEM.* gait.

DÁNG VẺ NÓI CHUNG: Gương mặt có thể biểu lộ cảm giác lo lắng, hay có cái nhìn nhân nhỏ hay biểu hiện cau có. Bệnh nhân có vẻ thờ ơ, một cái nhìn trống rỗng hay méo mó, một biểu hiện đầy cảm xúc, cái cười nhân nhỏ hay nhiều tất cả các biểu hiện (như mặt nạ).

TRIỆU CHỨNG CHUNG: Có thể có cảm giác bỏng rát ở các phần khác nhau của cơ thể như đầu, họng, tay, ngực hay bụng. Chúng có thể kèm theo hay không nhậy cảm đau. Sự phàn nàn có thể là cảm giác quá nóng hay quá lạnh mà không có nguyên nhân rõ ràng, hay do có một cảm giác mệt nói chung.

Chứng biếng ăn và buồn nôn khi dùng thức ăn, nghĩ về thức ăn hay không có sự ám chỉ nào trở lên là quan trọng và nên được lưu ý, khi buồn nôn xuất hiện cũng vậy: vào lúc thức, khi uống nước, sau khi ăn, khi thay đổi vị trí, khi dùng thuốc hay khi xuất hiện mùi. Nên luôn luôn có sự giải thích cho sự buồn nôn, hoặc về thể chất hoặc về tinh thần.

Sự sợ chết (bồn chồn quá độ), lo lắng, kích động hay sợ hãi có thể xuất hiện.

TAY CHÂN: Các triệu chứng có liên quan tới da, dĩ nhiên là da của tay chân. Lưu ý nếu có sự biến *dạng, bất thường, giảm hoạt động, đổi màu, nhạy cảm, giãn tĩnh mạch.*

MÔI: Môi có thể tái, khô, xanh tím, phù, co rúm, biến dạng, mất cân xứng, bất động và vô cảm, đỏ bừng, nứt nẻ, hay biểu lộ các tổn thương khác hay sự phát triển khác. XEM. lip.

MIỆNG VÀ LỢI: Có thể tái hay loét, viêm nặng và đỏ, nhiễm trùng, mất màu, phù, hay có dạng khác thường. Sự chảy mủ và phù nề có thể xuất hiện. Bệnh nhân có thể kêu đắng, ngọt, mặn, chua, tanh hay nhạt miệng, hay mất vị giác. Có nhiều nguyên nhân gây rối loạn tạm thời của vị giác. XEM. gum; mouth.

MŨI: Có thể xuất hiện biến dạng, đổi màu, phù và lớn. Lỗ mũi có thể chảy nước hay bị nghẹt. Có thể mất khả năng thở qua một hay cả hai lỗ mũi. Bệnh nhân có thể kêu ca về các mùi mà không thường thấy như các triệu chứng khách quan, hay mùi chưa rõ nguyên nhân. XEM. nose.

ĐAU: Các vùng chính xác bị ảnh hưởng phải được biết chắc và những lời kêu đau của bệnh nhân phải được lập biểu đồ hay hồ sơ. Lưu ý nếu cơn đau có tính co rút hay co thắt. Nếu không rõ, nông, sâu, từng cơn, thay đổi, đau nhói, như cắt, dày vò, cố định, đột ngột, hay nếu không đau đặc biệt là trong tình trạng cơn đau thường xuất hiện. Chủ ý xem đau giảm hay tăng bởi sức ép, nóng, lạnh, thay đổi vị trí cơ thể hay môi trường, hay các điều kiện khác. Cơn đau trải qua khi nào, cơn đau cùng loại tái diễn bao nhiêu lần, nó có đánh thức người bệnh đang ngủ, đặc biệt là ban đêm không? Quan sát các biểu hiện của mặt trong cơn đau và nghe kỹ sự mô tả của bệnh nhân.

Bệnh nhân có thể xác định cơn đau đầu xung quanh mắt và mũi, vùng giữa trán, trên mũi, trong một hay cả hai bên thái dương kèm theo giãn giật, ở đỉnh đầu hay ở đáy não. Nó có thể được cảm thấy như cảm giác bị bóp chặt xung quanh đầu, trên mắt. Đau có thể ở giữa trán, trên đường chân mày, ở vùng trên giữa trán, khắp đỉnh đầu, trên một hay cả hai tai, hai phía sau hai tai. Cơn đau có thể đột ngột, không rõ, hay thay đổi. Đau có thể kèm tiếng ồn trong đầu, hay một tiếng ù ù trong đầu có thể diễn ra mà không đau. Chóng mặt hay cảm giác ngất có thể xuất hiện. Nhịp mạnh có thể được cảm thấy ở chỏm đầu hay vùng thái dương. Bệnh nhân có thể rất nhạy cảm với ánh sáng và âm thanh, đau đầu có thể kèm buồn nôn, nôn, nhạy cảm với ánh sáng lóe và sự lạnh. Nhạy cảm đau hay đau có thể liên quan với sự cứng đờ. XEM. headache; pain.

VỊ TRÍ VÀ TƯ THẾ: Mất khả năng nằm xuống; ngồi dậy; hay nằm nghiêng, nằm ngửa, hay trong bất cứ vị trí nào cũng đều cho thấy thuốc biết nhiều điều. Dù nằm trên

phía đau hay không đau đều quan trọng để xem xét. Chân trái hay phải hay cả hai gấp lại, hay có thể có sự nghiêng để nằm với cánh tay trên đầu. Chân có thể động đậy. XEM. posture.

DA: Có thể tái, đỏ bừng khắp nơi hay một số nơi; có thể xanh tím, vàng, bóng, phát ban, rát, rộp, nám, nhăn, rách, nốt, thâm tím hay biểu hiện chứng da vẽ nổi, các tổn thương, khối hay biến dạng; sưng húp, phù, xám như tro, ẩm ướt vì mồ hôi, hay đổi màu. XEM. skin.

HỌNG: Có thể biểu lộ sự bất thường, đổi màu, sưng, viêm, amidan, và sự xuất hiện của dạng hạch. Chứng khó nuốt và khàn giọng hay mất tiếng hoặc những tình trạng khác ảnh hưởng đến giọng nói có thể xuất hiện. Một cục trong họng (cảm giác cục) hay sự kích ứng như cào ngứa, khó hay cảm giác nghẹt hay nhịp mạch đập có thể xuất hiện.

LƯỠI: Có thể có màng, sạch, trơn, teo, bóng, khô trên mặt và ẩm ở các bên hay khô khắp nơi, có thể trông như miếng bít tếch sống hay xuất hiện tưa, láng, nung, hay rất nhọn. Nó có thể bị phù hay kích thước khác thường; có thể bị nứt nẻ; các gai lưỡi có thể biến mất; có thể có lưỡi dâu tây, hay có những màu khác. XEM. tongue.

NƯỚC TIỂU: có thể xanh lam, như sữa, nhợt, vàng nhạt, ám khói, màu gạch, trong, màu hổ phách, màu rơm, cam hay hầu như bất kỳ màu nào khác. Chứng đái ra máu có thể xuất hiện. Chứng đái nhiều, đái ít có thể được xem xét, hay có thể đi tiểu thường xuyên với số lượng nhỏ. Mùi có thể khai hay thơm, mùi phân hay giống mùi cỏ khô mới cắt, mùi táo chín hay hoa violet. Có thể có bí tiểu tiện hay tiểu nhỏ giọt hay tiểu đau. XEM. urine.

s., accessory. A minor symptom, or one that is not pathognomonic.*Triệu chứng phụ Triệu chứng nhẹ hay triệu chứng không đặc trưng của bệnh.*

s., accidental. Symptom occurring incidentally during course of a disease, but having no relationship to the disease.*Triệu chứng ngẫu nhiên Triệu chứng xảy ra ngẫu nhiên trong quá trình bệnh, nhưng không có quan hệ gì với bệnh.*

s., cardinal. A principal symptom in the diagnosis of a disease.*Triệu chứng chính Triệu chứng chính trong chẩn đoán bệnh.*

s., concomitant. Symptom occurring along with the essential symptoms of a disease.*Triệu chứng đồng phát Xuất hiện cùng với các triệu chứng chính của bệnh.*

s., constitutional. Symptom caused by or indicating disease of the whole body. SYN: s., general.*Triệu chứng thể tạng Triệu chứng do hay biểu lộ bệnh của toàn cơ thể. Đn: s. general.*

s., delayed. Symptom appearing

sometime after the precipitating cause.*Triệu chứng trì hoãn Triệu chứng xuất hiện một lúc nào đó sau nguyên nhân thúc đẩy.*

s., direct. Symptom resulting from direct effects of the disease.*Triệu chứng trực tiếp Triệu chứng do tác động trực tiếp của bệnh.*

s., dissociation. Anesthesia to heat, cold, and pain without loss of tactile sensibility. Seen in syringomyelia.*Triệu chứng phân ly Chứng mất cảm giác nóng, lạnh và đau mà không mất khả năng xúc giác. Gặp trong bệnh rỗng tủy sống.*

s., equivocal. Symptom that may occur in several diseases.*Triệu chứng không đặc trưng Có thể xuất hiện trong nhiều bệnh.*

s., focal. Symptom at a specific location.*Triệu chứng khu trú Triệu chứng ở một vị trí cụ thể.*

s., indirect. Symptom occurring secondarily as a result of a disease. *Triệu chứng gián tiếp Triệu chứng xảy ra thứ phát như là kết quả của bệnh.*

s., labyrinthine. A group of symptoms, such as tinnitus, vertigo, or nausea, indicating a disease or lesion of the inner ear.*Triệu chứng tiền đình Một nhóm các triệu chứng như ù tai, chóng mặt, hay buồn nôn chỉ ra bệnh hay tổn thương của tai trong.*

s., local. Symptom indicating the specific location of the pathological process.*Triệu chứng tại chỗ Chỉ một vị trí cụ thể của quá trình bệnh.*

s., negative pathognomonic. Symptom that never occurs in a certain disease or condition; hence its occurrence rules out the existence of that disease.*Triệu chứng đặc trưng phủ định Triệu chứng mà không bao giờ xuất hiện trong một bệnh hay tình trạng nhất định, vì thế sự xuất hiện của nó loại trừ sự tồn tại của bệnh đó.*

s., objective. Symptom apparent to theobserver. SEE: sign.*Triệu chứng khách quan Triệu chứng rõ ràng đối với người quan sát. XEM: sign.*

s., pathognomonic. Symptom that is unmistakably associated with a particular disease.*Triệu chứng đặc trưng của bệnh Triệu chứng mà liên quan một cách không nhầm lẫn với một bệnh cụ thể.*

s., presenting. Symptom that led the patient to seek medical care. *Triệu chứng biểu thị (bệnh nhân bày tỏ) Triệu chứng dẫn bệnh nhân đến tìm sự chăm sóc y tế.*

s., 's, prodromal. Symptoms that indicate an approaching disease. SYN: prodrome.*Tiền triệu chứng Triệu chứng mà bệnh đang đến gần. Đn: prodroma.*

s., rational. Symptom apparent only to the patient. SYN: s., subjective.*Triệu chứng chủ quan Triệu chứng mà rõ ràng chỉ với bệnh nhân. Đn: subjective.*

s., signal. Symptom that is premonitory of mm impending condition such as the aura that precedes an attack of epilepsy or migrains.*Triệu chứng báo hiệu Triệu chứng báo trước một tình trạng sắp đến chẳng hạn như tiền triệu mà báo trước cơn động kinh hay cơn đau nửa đầu.*

s., static. Symptom pert. to the condition of a single organ or structure without reference to remainder of body. SYN: s., passive.*Triệu chứng tĩnh tại Triệu chứng liên quan tới tình trạng của một cơ quan hoặc cấu trúc riêng lẻ, không dính dáng tới phần còn lại của cơ thể. Đn: s. passive.*

s., subjective. Symptom apparent only to the patient. SYN: s., rational. *Triệu chứng chủ quan Triệu chứng chỉ rõ ràng với bệnh nhân. ĐN: s. rational.*

s., sympathetic. Symptom for which there is no specific inciting cause and usually occurring at a point more or less remote from the point of disturbance. SEE: sympathy (def. I).*Triệu chứng giao cảm Triệu chứng không có nguyên nhân kích thích đặc hiệu và thường xảy ra ở một điểm ít nhiều xa khỏi điểm rối loạn. XEM: sympathy (nghĩa 1).*

s., s, withdrawal. Those symptoms following sudden withdrawal of a substance to which a person has become addicted.*Triệu chứng cai thuốc Những triệu chứng xảy ra sau sự ngừng đột ngột của một chất mà một người đã trở nên nghiện.*

symptomatic [Gr. symptomatikos]. Of the nature of or concerning a symptom.*symptomatic Thuộc triệu chứng.*

symptomatology [Gr. symplonw, symptom, + logos, word, reason]. 1. Science of symptoms and indications. SYN: semeiology. 2. All of the symptoms of a given disease as a whole.*Triệu chứng học 1. Khoa học về triệu chứng và sự chỉ định. Đn: semeiology. 2. Tất cả các triệu chứng của một bệnh được cho nói chung.*

symptomatolytic [" + lysis dissolution]. Causing the removal of symptoms.*symptomatolytic Gây mất triệu chứng.*

symptom complex. A group of symptoms that occur together and thus characterize a specific disease. SYN: syndrome.*Phức hợp triệu chứng Một nhóm triệu chứng xuất hiện với nhau và vì thế đặc định một bệnh cụ thể. Đn: syndrome.*

symptomolytic [" + lysis, dissolution]. Pert. to the removal of symptoms. SYN: symptomatolytic. *symptomolytic Liên quan tới sự mất triệu chứng. ĐN: symptomatolytic.*

symptosis [Gr. syn, together, + ptosis, a dropping]. Emaciation; wasting away of the body or an organ.*Sự suy mòn Sự mòn đi của cơ thể hay cơ quan.*

sympus [" + pour. foot]. A deformed fetus fused at the lower limbs. *sympus Quái thai dính chi dưới.*

syn- [Gr., together]. Prefix meaning joined, together. SEE: words beginning with con-.*Tiền tố có nghĩa là nối với nhau XEM. những từ bắt đầu với con-.*

synache. Inflammation of the throat that obstructs the airway.*Chứng viêm họng khó thở Viêm họng gây tắc nghẽn đường thở.*

synactosis [Gr. syn, together, + L. actin, function, + Gr. osis, condition]. Malformation resulting from the abnormal fusion of parts.*Dị dạng do dính Dị dạng do sự dính bất thường của các bộ phận.*

synadelphus [" + adelphos, brother]. A deformed fetus with eight limbs. *synadelphus Quái thai tám chi.*

Synalar. Trade name for Huocinolone acetonide, USP.*Synalar Tên thương mại của fluocinolon acetonid. USP.*

synalgia [" + algos, pain]. Referred or reflex pain felt in a part distant from the site of its origin.*Chứng lạc đau Chỉ một cơn đau cảm thấy ở phần xa khỏi chỗ gốc của nó.*

synalgic Pert. to or characterized by referred pain.*synalgic Thuộc lạc đau.*

synapse [Gr. synopsis, point of contact]. The point of junction between two neurons in a neural pathway, where the termination of the axon of one neuron comes into close proximity with the cell body or dendrites of another. At this point, where the relationship of the two neurons is one of contact only, the impulse traveling in the first neuron initiates an impulse in the second neuron. Synapses are polarized, i.e., the impulses pass in one direction only. They are susceptible to fatigue, offer a resistance to the passage of impulses, and are markedly susceptible to the effects of oxygen deficiency, anesthetics, and other agents, including therapeutic drugs and toxic chemicals.*Khớp thần kinh, synap Điểm khớp nối giữa hai neuron trong một đường thần kinh, nơi phần đuôi của trục của một neuron đến gần sát thân tế bào hay sợi nhánh của một neuron khác. Ở điểm này, nơi quan hệ của hai neuron là một trong sự tiếp xúc duy nhất, sức đẩy trong neuron đầu tiên khởi đầu xung lực ở neuron thứ hai. Các khớp thần kinh thì phân cực, nghĩa là xung đi qua theo một hướng duy nhất. Chúng dễ bị mệt, cho sự đề kháng tới đường của xung, và dễ bị tác động của sự thiếu oxy, sự mất cảm giác và các tác nhân khác, kể cả các thuốc chữa bệnh và các hóa chất độc.*

s., axodendritic. Connection between an axon of one neuron and the dendrites of another.*Khớp thần kinh sợi nhánh trục Sự nối giữa trục của một neuron và sợi nhánh của một neuron khác.*

s., axodendrosomadc. Connection

between the axon of one neuron and the dendrites and body of another. *Khớp thần kinh thân sợi nhánh trục Sự nối giữa trục của một neuron và sợi nhánh và thân của một neuron khác.*

s., axosomatic. Connection between the axon of one neuron and the body of another.*Khớp thần kinh thân - trục Sự nối giữa trục của một neuron và thân của một neuron khác.*

synapsis [Gr., point of contact]. 1. Synapse. 2. The process of first maturation division in gametogenesis in which there is conjugation of pairs of homologous chromosomes forming double or bivalent chromosomes. In the resulting meiotic division, the chromosome number is reduced from the diploid to the haploid number. It is at this stage that crossing over occurs.

RS: crossing over; meiosis; oogeneais; spermatogenesis.*Sự tiếp hợp 1. Khớp thần kinh. 2. Sự tiếp hợp: Quá trình phân chia trưởng thành lần thứ nhất trong sự sinh giao tử trong đó có sự tiếp hợp của các cặp nhiễm sắc thể tương đồng tạo thành các nhiễm sắc thể kép hay lưỡng trị. Trong kết quả của sự giảm phân, số nhiễm sắc thể giảm từ lưỡng bội tới đơn bội. Chính ở giai đoạn này sự giao nhau xảy ra (sự bắt chéo).

CÁC CHỦ ĐỀ LIÊN QUAN: crossing over (sự bắt chéo); meiosis (sự giảm phân); oogenesis (sự phát sinh giao tử cái); spermatogenesis (sự sinh tinh trùng).*

synaptic. Pert. to a synapse or synapsis.*synaptic Liên quan tới khớp thần kinh hay sự tiếp hợp.*

synaptic field. A field in the cerebral cortex, cerebellar cortex, and retina where large numbers of contacts between neurons can take place.*Trường tiếp hợp Một trường trong vỏ não, vỏ tiểu não và võng mạc, nơi một số lớn sự tiếp xúc giữa các neuron có thể xảy ra.*

synaptolemma The membrane at a synapse separating two neurons. *Màng tiếp hợp Màng ở khớp thần kinh tách rời hai neuron.*

synaptology [" + logos, word, reason]. Study of the synapse.*Khớp thần kinh học Khoa nghiên cứu khớp thần kinh.*

synarthrodia [Gr. syn, together, + arthron, joint, + eidos, form, shape]. Type of immovable cartilaginous joint without a joint cavity in which bones are separated by only a connective tissue membrane; a fixed articulation. SYN: synarthrosis. SEE: joint.*Khớp bất động Loại khớp sụn không di chuyển và không có khoang khớp trong đó các xương được tách rời chỉ bởi màng mô liên kết. Một khớp cố định. Đn: synarthrosis. XEM. joint.*

synarthrodial. Pert. to a synarthrosis. *synarthrodial Thuộc khớp bất* *động.*

synarthrophysis [" + arthron, joint, + physis, growth]. Progressive ankylosis of joints.*synarthrophysis Chứng cứng khớp dần dần.*

synarthrosis [" + arthron, joint, + osis, condition] (pl. synarthroses) A type of joint in which the skeletal elements are united by a continuous intervening substance (cartilage, fibrous tissue, or bone). Movement is absent or limited, and a joint cavity is lacking. It includes the synchondrosis, suture, and syndesmosis types of joints. SYN: synarthrodia.*Khớp bất động (Số nhiều synarthroses). Một loại khớp trong đó các yếu tố xương được kết hợp bởi gian chất liên tục (sụn, xơ, mô, hay xương). Không hoạt động hay giới hạn, và không có khoang khớp. Nó bao gồm khớp sụn, đường khớp, khớp sợi. Đn: synarthrodia.*

syncanthus [" + kanthos, angle]. Adhesion of the eyeball to the structures of the orbit.*Dính nhãn cầu Sự dính nhãn cầu tới các cấu trúc của ổmắt.*

syncaryon Synkaryon, q.v.*syncaryon XEM: synkaryon.*

syncephalus [" + kephale, head]. A deformed fetus with one head, one face, and four ears.*Quái thai đôi chung đầu Quái thai với một đầu, một mặt và bốn tai.*

synchilia [" + cheilos, lip]. Congenital adhesions of the lips or atresia of the mouth.*Tật dính môi Dính môi hay bít miệng bẩm sinh.*

synchiria [" + cheir, hand). Disorder of sensibility in which stimulus applied to one side of the body is felt on both sides. SEE: achiria; allochiria dyschiria*Loạn cảm hợp bên Sự rối loạn cảm giác trong đó kích thích tới một bên cơ thể được cảm thấy trên cả hai bên. XEM. achiria; allochiria; dyschiria.*

synchondroseotomy [" + chondros, cartilage, + tome, incision]. An operation of cutting through the sacroiliac ligaments and closing the arch of the pubes in congenital absence of the anterior wall of the bladder (exstrophy).*Thủ thuật mở khớp sụn Phẫu thuật cắt qua các dây chằng xương cùng chậu và sự đóng cung xương mu trong sự thiếu bẩm sinh của thành trước bàng quang (lộn bàng quang).*

synchondrosis ["+ " + osis, condition]. An immovable joint having surfaces between the bones connected by cartilages. This may be temporary, in which case the cartilage eventually becomes ossified, or permanent.*Khớp sụn Một khớp bất động có các bề mặt giữa các xương mà được nối bởi sụn. Điều này có thể tạm thời trong trường hợp sụn cuối cùng trở nên cốt hóa hay vĩnh cửu.*

synchondrotomy [" + " + tome, incision]. 1. Division of articulating cartilage of a synchondrosis. 2. Section

of the symphysis pubis, to facilitate childbirth. SEE: symphyseotomy.

synchondrotomy 1. *Thủ thuật mở khớp sụn. 2. Sự cắt khớp mu để dễ sinh. XEM. symphyseotomy.*

synchorial [" + chorion, chorion]. Pert. to multiple fetuses that share a single placenta.*synchorial Thuộc nhiều bào thai cùng một rau thai duy nhất.*

synchronism [" + chronos, time, + -ismos, condition]. Simultaneous occurrence of acts or events.*Tính đồng bộ Sự xảy ra đồng thời của các hoạt động hay sự kiện.*

synchronous Occurring simultaneously.*synchronous Xảy ra đồng thời.*

synchrotron An apparatus that accelerates atomic particles around a circular path by use of electrostatic forces.*synchrotron Một thiết bị làm gia tốc các hạt nguyên tử xung quanh một đường tròn bằng cách dùng lực tĩnh điện.*

synchysis [Gr., confound]. Fluid state of vitreous of the eye.*Sự nhuyễn thể thủy tinh Tình trạng lỏng của thủy tinh thể của mắt.*

s., scintillans. Bright flashes of light resulting from presence of crystals of cholesterol or fat substances in vitreous body.*Sự nhuyễn thể thủy tinh nhấp nháy Những chớp lóe rực rỡ của ánh sáng do sự có mặt của các tinh thể cholesterol trong thủy tinh thể.*

syncinesis [" + kinesis, movement]. An involuntary movement produced in association with a voluntary one. SYN: synkinesis.*Đồng động Một hoạt động không tự nguyện sinh ra có liên quan với một hoạt động tự nguyện. Đn: synkinesis.*

s., imitative. Involuntary movement occurring on sound side when movement is attempted on paralyzed side.*Đồng động bắt chước Một hoạt động không tự nguyện xảy ra bên phía lành khi hoạt động đang cố gắng bên phía bị liệt.*

s., spasmodic. Syncinesis occurring on paralyzed side when muscles of opposite sides are voluntarily moved.*Đồng động co giật Đồng động xảy ra bên phía bị liệt khi cơ của phía đối diện hoạt động tự nguyện.*

synciput Anterior upper half of the cranium. SYN: sinciput.*Đỉnh đầu Nửa trước trên của đầu. ĐN: sinciput.*

synclinal [Gr. synklinein, to lean together]. Inclined in the same direction toward a point.*Nghiêng đồng hướng Nghiêng theo một hướng từ một điểm.*

synclitism [Gr. synklinein, to lean together, + -ismos, condition]. Paralleliam between the planes of the fetal head and those of the maternal pelvis.*Lọt đồng trục (bào thai) Tin h trạng song song giữa các mặt phẳng của đầu bào thai và mặt phẳng của chậu hông người mẹ.*

synclonus [" + klonos, turmoil]. 1.

Clonic contraction of several muscles together. 2. A disease marked by muscular spasms.*synclonus 1. Chứng co giật cơ. 2. Bệnh có triệu chứng các cơ bị co giật.*

s., ballismus. Paralysis agitans.*s., ballismus Chứng liệt rung.*

s., tremens. Generalized tremor.*s., tremens Chứng rung toàn thân.*

syncopal [Gr. synkope,fainting]. Rel. to or marked by syncope.*syncopal Thuộc ngất.*

syncope [Gr. synkope, fainting]. A transient loss of consciousness due to inadequate blood flow to the brain. SYN: fainting; swoon. SEE: unconsciousness.

ETIOL: Syncope or fainting may be due to deficient blood flow resulting from peripheral circulatory failure, cerebral vascujar accident (stroke), cardiac arrhythmia or transient cardiac standstill in StokesAdams syndrome, q.v., or altered blood chemistry as in hyperventilation or hypoglycemia. Predisposing factors include fatigue, prolonged standing, nausea, pain, emotional disturbances, anemia, dehydration, poor ventilation, and many others.

F.A.: Place the person in a horizontal position, preferably with the head low in order to.facilitate blood flow to the brain. At the same time, be certain there is a clear airway. The clothing must be loose, esp. if a tight collar was being worn. Fainting usually is of short duration and is counteracted by the individual's being in a supine position. Nevertheless it is important to attempt to establish the cause of the faint prior to dismissing the episode as being of noconsequence. If recovery from fainting is not prompt, move the pennon to a hospital.*Chứng ngất Một sự mất ý thức tạm thời do thiếu máu đến não. Đn: fainting; swoon. XEM. unconsciousness.*

NGUYÊN NHÂN: Chứng ngất có thể do thiếu máu, hậu quả của suy tuần hoàn ngoại biên, tai biến mạch máu não (đột quỵ), chứng loạn nhịp tim hay ngừng tim tạm thời trong hội chứng Stokes-Adams, hay hóa học máu bị thay đổi như trong tăng thông khí hay giảm glucose huyết. Các yếu tố dễ bị mắc bệnh bao gồm mệt, đứng kéo dài, buồn nôn, đau, rối loạn cảm xúc, thiếu máu, mất nước, thông khí kém và nhiều nguyên nhân khác.

SƠ CỨU: Đặt bệnh nhân nằm, tốt nhất là đầu thấp để máu dễ đi đến não. Cùng lúc đó, đảm bảo đường thở thông suốt. Quần áo phải rộng, đặc biệt là nơi rộng cổ. Ngất thường không kéo dài và thường hết khi bệnh nhân nằm ngửa. Tuy nhiên, điều quan trọng là cố tìm nguyên nhân trước khi bỏ qua tình tiết để tránh hậu quả. Nếu sự phục hồi từ ngất không nhanh chóng, chuyển bệnh nhân tới bệnh viện.

s., anginosa. Syncope occurring with anginal pain.*Ngất đau thắt ngực Ngất xảy ra với đau thắt ngực.*

s., cardiac. Syncope of cardiac origin as Stokes-Adams syndrome, aortic stenosis, tachycardia, bradycardia, or myocardial infarction.*ngắt tim* Ngất có nguồn gốc tim như trong hội chứng Stokes-Adams, chứng hẹp động mạch chủ, nhịp tim nhanh, nhịp tim chậm hay nhồi máu cơ tim.

s., carotid sinus. Syncope resulting from pressure on, or hypersensitivity of, carotid sinus. May result from turning head to gone side or from too tight a collar.*hội chứng ngất xoang cảnh* Ngất do ép lên hay sự tăng cảm ứng của xoang cảnh. Có thể do quay đầu về một phía hay do cổ áo quá chật.

s., cough. Syncope occurring during a coughing spell.*Ngất do ho* Ngất xảy ra trong cơn ho.

s., defecation. SEE: defecation syncope.*s., defecation XEM: defecation syncope.*

s., hysterical. Syncope resulting from anxiety.*ngất hysteri* Ngất do lo âu.

s., laryngeal. Brief unconsciousness following coughing and ticking in the throat. SYN: vertigo, laryngeal.*Mất ý thức* Ngất ngắn sau cơn ho và ngứa trong họng. ĐN: vertigo, laryngeal.

s., local Numbness of a part with sudde blanching, as of the fingers; a symptom of Raynaud's disease or of local asphyxia.*Ngất cục bộ* Sự tê của một bộ phận với sự tái nhợt đột ngột, như của các ngón tay; một triệu chứng của bệnh Raynaud hay ngạt cục bộ.

s., micturition. SEE: mictarition syncope.*s., micturition XEM: micturition syncope.*

s., swallow. Fainting that occurs in relation to swallowing. This may be related to an abnormality of the esophagus or heart; but may also occur in normal persons.*Ngất do nuốt* Ngất xảy ra liên quan với quá trình nuốt. Có thể do sự bất thường của thực quản hay tim; nhưng cũng có thể xảy ra ở người bình thường.

s., vasovagal. Syncope resulting from fall in blood pressure due to failure of peripheral resistance with concomitant reduced venous return, or due to slowing of the heart. May be caused by emotional stress, pain, acute loss of blood, fear, or by assuming an upright position after having been in bed for a prolonged period.*Ngất vận mạch* Ngất do tụt huyết áp do giảm sức cản ngoại biên với sự trở lại tĩnh mạch bị giảm đi kèm, hay do nhịp tim chậm. Có thể do căng thẳng cảm xúc, đau, mất máu cấp tính, sợ hãi, hay ở tư thế đứng sau khi đã nằm trên giường một thời gian dài.

syncretio [L.]. Development of adhesions between opposing inflamed surfaces.*syncretio* Sự phát triển dính chặt giữa các bề mặt bị viêm đối nhau.

syncytial Of the nature of a syncytium.*syncytial Thuộc hợp bào.*

syncytiolysin [Gr. syn, together, + kytos, cell, + lysis, dissolution]. A cytolysin that is formed from injections of emulsions of placental tissue.*syncytiolysin* Tiêu tế bào tố được tạo thành từ sự tiêm nhũ tương của mô rau thai.

syncytioma [" + " + oma, tumor]. A tumor of the chorion. SYN: chorioma; deciduoma.*U hợp bào* ĐN: chorioma; deciduoma.

s., benignum. A mole.*s., benignum U hợp bào lành.*

s., malignum. A tumor formed of cells from the syncytium and chorion, occurring frequently after abortion or during puerperium at site of placenta.*U hợp bào ác tính* Một khối u được tạo thành từ các tế bào của hợp bào và màng đệm, thường xảy ra sau khi phá thai hay trong kỳ cữ ở vị trí rau.

syncytiotrophoblast [" + " + trophe, nourishment, + blastos, germ]. The outer layer of cells covering the chorionic vilii of the placenta. These cells are in contact with the maternal blood or decidua. SYN: syntrophoblast.*Lớp hợp bào lá nuôi* Lớp ngoài cùng của các tế bào bao phủ lớp lông nhung màng đệm của rau thai. Các tế bào này tiếp xúc với máu hay màng rụng của. Đn: syntrophoblast.

syncytium [" + kytos, cell]. 1. A multinucleated mass of protoplasm such as a striated muscle fiber. 2. A group of cells in which the protoplasm of one cell is continuous with that of adjoining cells such as the mesenchyme cells of the embryo. SYN: coenocyte.*Hợp bào 1.* Một khối nhiều nhân của chất nguyên sinh chẳng hạn sợi cơ vân. 2. Một nhóm các tế bào trong đó chất nguyên sinh của một tế bào tiếp tục với chất nguyên sinh của các tế bào liền kề chẳng hạn như tế bào trung mô của phôi. Đn: coenocyte.

syndactylism [" + daktylos, finger, + -ismos, condition]. A fusion of two or more toes or fingers.*Tật dính ngón* Sự dính hai hay nhiều hơn các ngón tay, chân.

syndactylous [" + daktylos, finger]. Concerning syndactylism.*syndactylous Thuộc dính ngón.*

syndectomy [" + dein, to bind, + ektome, excision]. Excision of a circular strip of the conjunctiva around the cornea to relieve pannus. SYN: peritomy (def. 1).*Thủ thuật cắt quanh giác mạc* Sự cắt một dải vòng của kết mạc xung quanh giác mạc để làm giảm màng máu. ĐN: peritomy (nghĩa 1).

syndesis [" + desis, binding]. 1. Condition of being bound together. 2. Surgical fixation or ankylosis of a joint.*syndesis 1.* Sự tiếp hợp, sự ghép đôi. 2. Sự cố định khớp hay sự cứng khớp.

syndesmectomy [Gr. syndesmos, ligament, + ektome, excision). Excision of a section of a ligament.*syndesmectomy Thủ thuật cắt dây chẳng.*

syndesmectopia [" + ektopos, out of place]. Abnormal position of a ligament.*syndesmectopia Sự lạc chỗ dây chẳng.*

syndesmitis [" + itis, inflammation]. 1. Inflammation of a ligament or ligaments. 2. Inflammation of the conjunctiva.*syndesmitis 1.* Viêm dây chẳng. 2. Viêm kết mạc.

syndesmochorial Pert. to a type of placenta found in ungulates (Ex.: sheep and goats) in which there is destruction of surface layer of uterine mucosa, thus allowing chorionic villi to come into direct contact with maternal blood vessels.*Rau liền màng đệm* Thuộc một loại rau thai tìm thấy ở loài móng guốc (ví dụ cừu và dê) trong đó có sự phá hủy lớp mặt của niêm mạc tử cung, vì thế cho phép lớp lông nhung màng đệm tiếp xúc trực tiếp với các mạch máu của mẹ.

syndesmography [Gr. syndesmos, ligament, + graphein, to write]. Treatise on the ligaments.*syndesmography Luận án về dây chẳng.*

syndesmologia [" + logos, word, reason]. A term concerned with the articulations of joints and their related ligaments.*syndesmologia Môn học dây chẳng và khớp.*

syndesmology [" + logos, word, reason]. Study of the ligaments, joints, their movements, and their disorders.*Dây chẳng học* Môn học về dây chẳng, khớp, các hoạt động của chúng và các rối loạn của chúng.

syndesmoma [" + onto, tumor]. A connective tissue tumor.*syndesmoma U mô liên kết.*

syndesmopexy [" + pexis, fixation]. Joining of two ligaments or fixation of a ligament in a new place, used in correction of a dislocation.*Thủ thuật cố định dây chẳng* Nối hai dây chẳng, hay cố định một dây chẳng ở một nơi mới, dùng để chữa sự lệch.

syndesmophyte [" + phyton, plant]. 1. A bony bridge formed between adjacent vertebrae. 2. A bony outgrowth from a ligament*Gai xương dây chẳng 1.* Cấu xương hình thành giữa hai đốt sống kề. 2. Sự phát triển dạng xương từ dây chẳng.

syndesmoplasty [" + plassein, to form]. Plastic surgery on a ligament.*syndesmoplasty Thủ thuật tạo hình dây chẳng.*

syndesmorrhaphy [" + rhaphe, seam, ridge]. Repair or suture of a ligament.*syndesmorrhaphy Thủ thuật khâu dây chẳng.*

syndesmosis [Gr. syndesmos, ligament, + osis, condition). (pl. syndesmoses) [NA] Articulation in which the bones are united by ligaments. Ex.: the distal tibiofibular articulation.*Khớp xơ, khớp sợi (Số nhiều, syndesmoses). Khớp trong đó các xương được kết hợp bởi các dây chằng. Ví dụ Khớp xơ chày - mác.*

syndesmotomy [" + tome, incision]. Surgical section of ligaments. *syndesmotomy Thủ thuật cắt dây chằng.*

syndrome [Gr., a running together]. A group of symptoms and signs of disordered function related to one another by means of some anatomic physiologic, or biochemical peculiarity. This definition does not include a precise cause of an illness but does provide a framework of reference for investigating it.*Hội chứng Một nhóm các triệu chứng và dấu hiệu chức năng bị rối loạn liên quan với nhau bởi những đặc điểm sinh hóa, sinh lý, giải phẫu. Định nghĩa này không bao gồm nguyên nhân chính xác của bệnh nhưng cung cấp một khung tham khảo để điều tra nó.*

s., Adair-Dighton. A familial condition characterized by fragility of bones, deafness, and blue sclerae. SEE: osteogenesis imperfecta.*Hội chứng Adair-Dighton Tình trạng gia đình đặc trưng bởi các triệu chứng xương dễ gãy, điếc và củng mạc xanh.*

s., adiposogenital. S., Frohlich's. *Hội chứng loạn dưỡng phì sinh dục XEM: s. Froh- lich's.*

s., adrenogenital. Syndrome characterized by abnormally early puberty in children, overmasculinization in adults, virilism,and hirsutism, due to excess production of adrenocortical hormones. SEE: Cushing's syndrome.*Hội chứng tuyến thượng thận sinh dục Hội chứng được xác định bởi sự dậy thì sớm khác thường ở trẻ em, tính đàn ông hóa quá mức ở người lớn, sự nam hóa, sự rậm râu (ở nữ) do sự sản sinh quá mức hormon vỏ tuyến thượng thận. Xem Cushing's syndrome.*

S., Angelucci's. Palpitation, excitable temperament, and vasomotor disturbance in some individuals who experience spring conjunctivitis.*Hội chứng Angelucci Đánh trống ngực, tính tình dễ bị kích động, và rối loạn vận mạch ở một số người có bệnh viêm kết mạc đàn hồi.*

s., dumping. Symptom complex that may follow partial or complete gastrectomy. Appears to be related to rapid emptying of the gastric pouch. Occurs immediately after eating. Consists of weakness varying degrees of syncope, nausea, sweating, and palpitation, and sometimes diarrhea and sensation of warmth. Usually lying down affords some relief. *Hội chứng dumping Phức hợp các triệu chứng xảy ra sau cắt bỏ dạ dày một phần hay toàn bộ. Có vẻ như liên quan tới sự tống thức ăn quá nhanh của dạ dày. Xảy ra ngay lập tức sau khi ăn. Bao gồm yếu, các mức độ ngất khác nhau, buồn nôn, đổ mồ hôi và trống ngực đập nhanh, đôi khi tiêu chảy và cảm giác nóng ấm. Thường xuyên nằm và cố gắng thư giãn.*

s., Frohlich's. Syndrome characterized by increase in fat, atrophy of the genitals, transition to feminine type due to lesions of the pituitary and hypothalamus. SYN: dystrophy, adiposogenital.*Hội chứng Frohlich Hội chứng được xác định bởi sự tăng chất béo, teo bộ phận sinh dục, chuyển sang dạng nữ tính do tổn thương tuyến yên và vùng dưới đồi. Đn: dystrophy, adiposogenital.*

s., Gilles de la Tourette's SEE: Gilles de la Tourette's syndrome.*s., Gilles de la Tourette XEM: Gilles de la Tourette's syndrome.*

s., Gradenigo's. Paralysis of the external rectus muscle with severe temporoparietal pain and suppurative otitis media on affected side. Caused by infection in petrous portion of the temporal bone involving the 6th nerve.*Hội chứng Gradenigo Liệt cơ thẳng ngoài với đau phần thái dương đỉnh nghiêm trọng và viêm tai giữa mủ ở phía bị đau. Gây ra bởi sự nhiễm khuẩn trong phần xương đá của xương thái dương liên quan đến dây thần kinh số 6.*

s., Horner's. Contracted pupil, ptosis, enophthalmos and dry, cool face on affected side produced by paralysis of sympathetic nerves. Caused by tumors in neck, trauma, apical tuberculosis, tabes, syringomyelia, and neuritis of cervical plexus.*Hội chứng Horner Đồng tử bị co, sa mi mắt, lõm mắt, và mặt khô, mặt lạnh phía bị đau do liệt thần kinh giao cảm. Nguyên nhân là do khối u ở cổ, chấn thương, lao đỉnh phổi, bệnh tabes, bệnh rỗng tủy sống và viêm thần kinh của đám rối thần kinh cổ.*

s., Korsakoffs. A pyschosis ordinarily due to chronic alcoholism, with polyneuritis, disorientation, insomnia, muttering delirium, hallucinations, and a bilateral wrist or foot drop.*Hội chứng Korsakoff Một chứng loạn tâm thần thường do nghiện rượu kinh niên, với viêm đa dây thần kinh, mất định hướng, mất ngủ, hoang tưởng thì thầm, ảo giác và sự rũ cổ tay hay bàn chân hai bên.*

s., Marfan's. A hereditary syndrome characterized by disorders of connective tissue, bones, eyes, muscles, ligaments, and skeletal structures.*Hội chứng Marfan Hội chứng di truyền xác định bởi rối loạn mô liên kết, xương, mắt, cơ, dây chằng và cấu trúc khung xương.*

s., sick sinus. SEE: sick sinus syndrome.*s., sick sinus XEM: sick sinus syndrome.*

s., skin-eye. Syndrome consisting of deposits on the anterior surface of the lens and posterior cornea, and skin pigmentation. Due to extensive medication with some of the phenothiazine-type tranquilizers. SEE: iatrogenic disorder.*Hội chứng da mắt Hội chứng gồm các chất lắng trên mặt trước của thủy tinh thể và giác mạc sau và nhiễm sắc tố da. Do dùng quá mức nhóm thuốc an thần loại phenothiazin. XEM: iatrogenic disorder.*

s., Stokes-Adams. Syndrome of bradycardia and intermittent convulsive seizures with loss of consciousness due to decreased flow of blood to the brain. Caused by partial or complete heart block.*Hội chứng Stokes-Adams Hội chứng gồm nhịp tim chậm và những cơn co giật từng cơn với mất ý thức do sự giảm lưu thông máu tới não. Gây ra bởi bloc tim một phần hay toàn phần.*

s., toxic shock. SEE: toxic shock syndrome.*s., toxic shock XEM: toxic shock syndrome.*

s., Weber's. Paralysis of hypoglossal nerve on one side and of oculomotor nerve on other with paralysis of limbs due to lesion of a cerebral peduncle.*Hội chứng Weber Liệt dây thần kinh hạ thiệt một bên và dây thần kinh vận nhãn ở bên kia với liệt tay chân do tổn thương cuống não.*

syndromie [Gr. syndrome, a running together]. Pert. to or occurring as a syndrome.*syndromie Thuộc, hay xảy ra như một hội chứng.*

synechia [Gr. synecheia, continuity]. (pl. synechiae) Adhesions of parts, esp. adhesion of iris to lens and cornea.*Sự dính Dính các bộ phận, đặc biệt là sự dính của mống mắt tới nhân mắt và giác mạc.*

s., annular. Adhesion of iris to lens throughout its entire pupillary margin.*Sự dính mống mắt hình vòng Dính mống mắt tới nhân mắt qua toàn bộ bờ đồng tử của nó.*

s., anterior. Adhesion of iris to cornea.*Sự dính mống mắt trước Sự dính của mống mắt với giác mạc.*

s., posterior. Adhesion of iris to capsule of lens.*Sự dính mống mắt sau Sự dính của mống mắt với bao nhân mắt.*

s., total. Adhesion of entire surfaceofiris to lens.*Dính mống mắt toàn phần Sự dính toàn bộ bề mặt của mống mắt tới nhân mắt.*

s., vulvae. Fusion of the vulvae, usually congenital.*Sự dính âm hộ Thường là bẩm sinh.*

synechotome [" + tome, incision]. An instrument for cutting synechia. *synechotome Dụng cụ cắt dính (ruột).*

syneehotomy [" + tome, incision]. Division of a synechia or adhesion. *syneehotomy Thủ thuật cắt dính.*

synechtenterotomy [" + enteron, intestine, + tome, incision]. Division of an intestinal adhesion. *synechtenterotomy Thủ thuật gỡ dính ruột.*

synecology [Gr. syn, together, + oikos, house, + logos, word, reason]. The study of organisms in relationship to their environment in group form.*Sinh thái học quần thể Môn học về các sinh vật trong mối liên quan với môi trường dưới hình thức nhóm.*

Synemol. Trade name for fluocinolone acetonide, USP.
Synemol Tên thương mại của fluocinolon acetonid. USP.

synencephalocele [" + enkephalos, brain, + kele, tumor, swelling]. Encephalocele with adhesions to adjacent structures.*Thoát vị não dính Thoát vị não với sự dính các cấu trúc kề.*

syneresis [Gr. synairesis, drawing together]. Contraction of a gel resulting in its separation from the liquid, as a shrinkage of fibrin when blood clots.*Sự cụm chất đông Sự co của chất keo dẫn đến việc tách rời nó khỏi chất lỏng, chẳng hạn sự co của tơ huyết khi máu đóng cục.*

synergetic [Gr. syn, together, + ergon, work]. Exhibiting cooperative action, said of certain muscles; working together. SYN: synergic.*Hợp lực, đồng vận Tác động hiệp đồng như nói về các cơ. Đn: synergic.*

synergia [" + ergon, work]. Rel. to or exhibiting cooperation, ascertain musclee. SYN: synergetic.*synergia Sự liên kết, tương quan hoạt động của các cơ đồng vận.*

synergism [" + + -ismos, condition]. The harmonious action of two agents, such as drugs or organs, producing an effect that neither could produce alone or one that is greater than the total effects of each agent operating by itself.*Sự hợp lực Hoạt động hài hòa của hai tác nhân, chẳng hạn như thuốc hay cơ quan sinh ra một hiệu quả mà không tác nhân nào có thể tạo riêng lẻ, hoặc hiệu quả lớn hơn toàn bộ hiệu quả mà mỗi tác nhân hoạt động một mình.*

synergist 1. A remedy that acts to enhance the action of another. SYN: adjuoant. 2. A muscle or organ functioning in cooperation with another, as the flexor muscles. Opposite of antagonist.*Thuốc hợp lực, thuốc bổ trợ, cơ hợp lực 1. Thuốc mà hoạt động để nâng cao hoạt động của một thuốc khác. Đn: adjuvant. 2. Cơ hay cơ quan hoạt động kết hợp với cơ (quan) khác, chẳng hạn cơ gấp. Trái với antagonist (cơ đối kháng).*

synergistic 1. Concerning synergy. 2. Acting together.*synergistic Hợp lực.*

synergy [Gr. synergia]. Action of two or more agents or organs working with each other cooperation. Combined action; coordinated action. SEE: synergism.*Sự hợp lực Hoạt động của hai hay nhiều tác nhân hay cơ quan làm việc với nhau. XEM. synergism.*

synesthesia [Gr. syn, together, + aisthesis, sensation]. 1. A sensation in one area from a stimulus applied to another part. 2. A subjective sensation of a sense other than the one being stimulated. Hearing a sound may also produce the sensation of smell. SEE: phonism.*Cảm giác đồng thời 1. Cảm giác ở một vùng do sự kích thích tới vùng khác. 2. Cảm giác chủ quan của một giác quan khác hơn giác quan được kích thích. Ví dụ việc nghe một âm thanh có thể sinh ra cảm giác mùi. XEM. phonism.*

s., algica. Painful svnesthesia.*s., algica Cảm giác thứ phát (đồng thời) đau.*

synesthesialgia [" + " + algos, pain]. A painful sensation giving rise to a subjective real of different character. SEE: synesthesia,*Cảm giác thứ phát đau Cảm giác đau phát sinh cảm giác chủ quan có tính chất khác. XEM. synesthesia.*

synezesis [Gr. synizesis, a sitting together]. Closure of the pupil.*synezesis Sự đóng kín đồng tử.*

Syngamus A genus of nematode worms parasitic in the respiratory tract of birds and mammals.*Syngamus Một giống giun tròn ký sinh trong đường hô hấp của chim và thú.*

S., laryngeus. Species normally parasitic in ruminants, but sometimes accidentally infesting man.*S., laryngeus Loài giun thường ký sinh trong loài nhai lại nhưng đôi khi nhiễm ở người một cách ngẫu nhiên.*

syngamy [Gr. syn, together, + gamos, marriage]. 1. Sexual reproduction. 2. Cell union as of gametes in fertilization.*syngamy 1. Sinh sản hữu tính. 2. Sự hợp giao Sự kết hợp tế bào như của các giao tử trong sự thụ phấn.*

syngeneic Term used to describe individuals or cells without detect able tissue incompatibility. Strains of mice that are inbred for a great number of generations become syngeneic. Identical twins may be syngeneic.*Cùng dòng máu Thuật ngữ dùng để mô tả các cá nhân hay tế bào không có sự không tương thích nào có thể tìm ra. Các giống chuột do giao phối thân thuộc trong một số lớn thế hệ trở nên cùng dòng máu. Cặp sinh đôi giống nhau có thể cùng dòng máu.*

syngenesioplasty [" + genesis, generation, birth, + plassein, to form]. Indicating transplantation of tissue from one individual to one related and of the same species.*Sự ghép mô đồng loại Chỉ sự cấy mô từ một cá nhân tới một cá nhân liên quan và thuộc cùng loài.*

syngenesious [" + genesis, generation, birth]. Derived from an individual of the same species, said of tissue transplants.*syngenesious Thuộc sự ghép mô đồng loại.*

syngenesis [" + genesis, generation birth]. Arising from the germ cells derived from both parents, rather than from a single cell from one parent.*Sự cùng dòng máu, nguồn gốc Sự tồn tại từ các tế bào phôi có nguồn gốc từ cả cha và mẹ hơn là từ một tế bào đơn của một trong hai cha mẹ.*

syngnathia [" + gnathos, jaw]. Congenital adhesions between the jaws.*syngnathia Sự dính hàm bẩm sinh.*

synhidrosis [" + hidrosis, sweat]. Sweating, esp. excessive sweating associated with another condition.*Đổ mồ hôi thứ phát Sự đổ mồ hôi quá mức liên quan với một tình trạng khác.*

synizesis [Gr. synizesis]. 1. An occlusion, or shutting. 2. Clumping of nuclear chromatin during prophase of mitosis.*synizesis 1. Sự tắc. 2. Giai đoạn tụ nhiễm sắc Sự kết thành nhóm của chất nhiễm sắc trong giai đoạn đầu của sự nguyên phân.*

s., pupillae. Closure of the pupil of the eye with loss of vision.*s., pupillae Sự đóng đồng tử với mất thị lực.*

synkaryon [Gr. syn, together, + haryon, kernel]. A nucleus resulting from fusion of two pronuclei.*Nhân hợp Một nhân do sự kết hợp hai tiền nhân.*

synkinesis [" + kinesis, movement]. An involuntary movement of one part occurring simultaneously with reflex or voluntary movement of another part.*Đồng động Một hoạt động không tự nguyện của một bộ phận xảy ra đồng thời với một hoạt động phản xạ hay tự nguyện của một bộ phận khác.*

s., imitative. An involuntary movement in a healthy or normal muscle accompanying an attempted movement of a paralyzed muscle on the opposite side.*Đồng động bắt chước Một hoạt động không tự nguyện trong cơ khỏe mạnh hay bình thường kèm theo một hoạt động cố gắng của một cơ liệt trên phía đối diện.*

synnecrosis ["+ nekrosis, state of death]. The condition of association between groups or individuals that causes mutual inhibition or death.*Đồng hoại tử Tình trạng liên quan giữa các nhóm hay các cá nhân gây ra sự ức chế lẫn nhau hay cái chết.*

synonym [Gr. synonymon]. ABBR: syn. One of two words that have the same or very similar meaning, an additional or substitute name for the same disease, sign, symptom, or anatomical structure.*synonym Viết tắt: syn. Từ đồng nghĩa; một tên phụ hay thay thế cho cùng một bệnh, dấu hiệu, triệu chứng hay cấu trúc giải phẫu.*

synophrys [Gr. syn, together, + ophrys, eyebrow]. Condition in which the two eyebrows grow together.*synophrys Lông mày giao nhau.*

synophthalmus [" + ophthalmos, eye]. Cyclops.*synophthalmus Quái thai một hốc mắt.*

synopsia [" + opsis, vision]. Condition in which there is a congenital fusion of the eyes.*synopsia Tật dính mắt bẩm sinh.*

synopsis [Gr.]. A summary; a general review of the whole.*synopsis Bảng tóm tắt, bảng toát yếu.*

synoptophore [" + ops, sight, + phoros, bearing]. Apparatus for diagnosing and treatment of strabismus. *synoptophore Máy khám và chữa lác.*

synoptoscope [" + " + skopein, to examine]. An instrument for diagnosis and treatment of strabismus. SYN: synoptophore.*synoptoscope Dụng cụ khám và chữa lác. ĐN: synoptophore.*

synorchidism synorchism [" + orchis, testicle, + -ismos, condition]. Union or partial fusion of the testicles.*synorchidism synorchism Sự hợp nhất hay dính một phần tinh hoàn.*

synoscheos [" + oscheon, scrotum]. Adhesions between the penis and scrotum.*synoscheos Sự dính giữa dương vật và bìu.*

synosteology ["+ ,. + logos, word, reason]. The branch of medical science concerned with joints and articulations.*Môn học về khớp Chuyên khoa liên quan đến khớp.*

synosteotomy ["+ osteon, bone, + tome, incision). Dissection of joints. *synosteotomy Thủ thuật mổ khớp.*

synostosis [" + " + osis, condition]. (pl. synostoses)1. [NA] Articulation by osseous tissue of adjacent bones. 2. Union of separate bones by osseous tissue.*Sự dính liền xương 1. Sự khớp mô xương của các xương bên lề. 2. Sự dính hai xương riêng biệt bởi mô xương.*

synostotic [" + " + osis, condition]. Concerning synostosis.*synostotic Thuộc sự dính liền xương.*

synotia ["+ ous, ear]. The union of, or approximation of, the ears occurring in embryonic development, usually associated with absence of, or incomplete development of, the lower jaw.*Quái thai tai dính dưới hàm Sự hợp nhất hay sự gần của tai xuất hiện trong sự phát triển phôi, thường có liên quan tới sự không có hay sự phát triển không hoàn toàn của hàm dưới.*

synotus [" + ous, ear]. A fetus with synotia.*synotus Quái thai tai dính dưới hàm.*

synovectomy [L. synovia, joint fluid, + Gr, ektome, excision]. Excision of synovial membrane.*synovectomy Thủ thuật cắt bỏ màng hoạt dịch.*

synovia [L.]. [NA] A colorless viscid, lubricating fluid of joints, bursae, and tendon sheaths secreted within synovial membranes. It contains mucin, albumin, fat, and mineral salts. SYN: synouial fluid. SEE: asynouia; joint for illus.

Hoạt dịch Một chất dịch bôi trơn, sền sệt, không màu của khớp, túi hoạt dịch và bao gân được tiết ra trong màng hoạt dịch. Nó chứa chất nhầy, albumin, chất béo và các muối khoáng. Đn: synovial fluid. XEM. asynovia; joint để minh họa.

synovial Pert. to synovia, the lubricating fluid of the joints.*synovial Thuộc hoạt dịch.*

synovial bursa. A cavity in connective tissue between muscles, tendons, ligaments, and bones lined by a synovial membrane and containing synovia. SYN: bursa.*Túi hoạt dịch Một khoang trong mô liên kết giữa cơ, gân, dây chẳng và xương được lót bởi màng hoạt dịch, và chứa dịch hoạt dịch. Đn: bursa.*

synovial crypt. Diverticulum of a synovial membrane of a joint.*Hang hoạt dịch Túi thừa của màng hoạt dịch của khớp.*

synovial cyst. Accumulation of synovia in a bursa, synovial crypt, or sac of a synovial hernia, causing a tumor.*U nang hoạt dịch Sự tích lũy dịch hoạt dịch trong túi hoạt dịch, hang hoạt dịch hay bao của thoát vị hoạt dịch gây u.*

synovial fluid. Clear lubricating fluid secreted by the synovial membrane of a joint. SYN: synooia. SEE: joint for illus.*Dịch hoạt dịch Một chất dịch trong, bôi trơn được tiết bởi màng hoạt dịch của khớp. Đn: synovia. XEM. joint để minh họa.*

synovial folds. Smooth folds of synovial membrane on inner surface of the joint capsule. SYN: plica synouiales [NA].*Nếp hoạt dịch Nếp trơn của màng hoạt dịch ở mặt trong của bao khớp. Đn: plica synoviales.*

synovial hernia. Protrusion of a portion of synovial membrane through a tear in the stratum flbrosum of a joint capsule.*Thoát vị màng hoạt dịch Sự nhô ra của một phần màng hoạt dịch qua một vết rách trong lớp xơ của bao khớp.*

synovial membrane. Membrane lining the capsule of a joint. SYN: synouium.*Màng hoạt dịch Màng lót bao khớp. Đn: synovium.*

synovialoma [L. synovia, joint fluid, + Gr. oma, tumor]. Synovioma.*synovialoma U màng hoạt dịch.*

synovial tendon sheaths. Sheaths that develop in osteofibrous canals through which tendons pass. Each is a double-layered tube, the space between the two layers being occupied by synovial fluid. SYN: vagina mucosa tendinis.*Bao gân hoạt dịch Ba o phát triển trong các ống xương xơ nơi gân đi qua. Mỗi bao là một ống hai lớp. Khoảng trống giữa hai lớp chứa dịch hoạt dịch. Đn: vagina mucosa tendinis.*

synovial villi. Slender avascular processes on the free surface of a synovial membrane projecting into the joint cavity.*Lông nhung màng*

hoạt dịch Những mỏm vô mạch rất mịn trên bề mặt tự do của màng hoạt dịch nhô vào trong khoang khớp.

synovioma [L. synovia, joint fluid, + Gr. oma, tumor]. A tumor arising from a synovial membrane.*synovioma U màng hoạt dịch.*

synoviparous ["+ parere, to produce]. Forming synovia.*synoviparous Tạo hoạt dịch.*

synovitis ["+ Gr. itis, inflammation]. Inflammation of a synovial membrane. SEE: Nursing Diagnoses.
SYM: The joint is painful much more so on motion esp. at night. Swollen tense; may be fluctuating. In synovitis of the knee, patella is floated up from condyles, and it can be readily depressed, to rise again when pressure is taken off. The part is never in full extension, as this increases the pain. Skin which is very sensitive to pressure only at certain points, is neither thickened nor reddened. After a few days, when pain lessens and swelling diminishes as the effusion and extravasated blood are absorbed, the limb takes its natural position and recovery follow.
ETIOL: Simple inflammation may be the result of an aseptic wound, a subcutaneous injury (contusion or sprain), irritation produced by damaged cartilage, or exposure to cold and dampness.*Viêm màng hoạt dịch.*
XEM. Nursing Diagnoses.
TRIỆU CHỨNG: Khớp bị đau, đau nhiều hơn khi vận động, đặc biệt là ban đêm. Sưng, căng, có thể có dấu hiệu sủng bập bênh. Trong viêm màng hoạt dịch đầu gối, xương bánh chè nổi lên từ lồi cầu, và nó có thể dễ dàng ấn xuống, lên trở lại khi bỏ tay ép. Phần liên quan không bao giờ giãn hết mức vì điều này làm gia tăng đau. Da rất nhạy cảm với sức ép chỉ ở một số điểm, không dày cũng không đỏ. Sau một vài ngày, khi đau giảm và sưng giảm dần do sự tràn dịch và máu được hấp thu, tay chân sẽ lấy lại vị trí tự nhiên và phục hồi sau đó.
NGUYÊN NHÂN: Viêm đơn giản có thể là hậu quả của vết thương vô trùng, tổn thương dưới da (thâm tím, hay bong gân), sự kích thích gây ra do tổn thương sụn hay sự tiếp xúc với lạnh và ẩm.

s., chronic. Synovitis in which active congestion appears, but an undue amount of fluid remains in the cavity and the membrane itself is edematous. Later if disease does not subside, membrane and articular structures become irregularly thickened by plastic exudation and formation of fibrous tissue. Joint is weak but not esp. painful, except on pressure and sometimes not even then. Movements, esp. in extension, are restricted, and generally attended by some grating or creaking. Symptoms are well marked when there is great accumulation of liquid. Fluid, which is straw-colored, somewhat viscid, sometimes flocculent, and may or may not be blood stained can be drawn off with the hypodermic needle.*Viêm màng hoạt dịch mạn tính* Viêm màng hoạt dịch trong đó sự sung huyết hoạt động xuất hiện nhưng lượng dịch quá nhiều vẫn ở trong khoang và bản thân màng bị phù. Về sau, nếu bệnh không giảm, màng và các cấu trúc khớp bị dầy lên không đều do sự rỉ dịch đàn hồi và sự tạo mô xơ. Khớp yếu nhưng không đau ngoại trừ khi ấn, và đôi khi thậm chí không đau khi ấn. Các hoạt động, đặc biệt là duỗi, rất hạn chế và nói chung kèm theo một số tiếng kèn kẹt hay kót két. Các triệu chứng biểu hiện rất rõ khi có sự tích lũy nhiều dịch hoạt dịch. Chất dịch có màu rơm, hơi sền sệt, đôi khi kết thành cụm và có thể hay không có màu máu này có thể được rút ra bằng một cây kim dưới da.

s., dendritic. Synovitis with vinous growths developing in the sac.*s., dendritic* Viêm màng hoạt dịch tạo nhung mao.

s., dry. Synovitis with little or no effusion. SYN: s. sicca.*Viêm màng hoạt dịch khô* Viêm màng hoạt dịch với tràn dịch hoặc không. ĐN: s. sicca.

s., purulent. Synovitia with purulent effusion within the sac. SYN: arthritis, suppurotiue.*s., purulent* Viêm màng hoạt dịch tràn mủ. ĐN: arthritis, suppurative.

s., serous. Synovitis with nonpurulent, copious effusion.*Viêm màng hoạt dịch huyết thanh* Sự viêm không mủ, tràn nhiều thanh dịch.

s., simple. Synovitis with effusion only slightly turbid, if not clear. *Viêm màng hoạt dịch đơn giản* Viêm màng hoạt dịch với dịch tràn chỉ hơi đục nếu không trong.

s., tendinous. Inflammation of a tendon sheath.*s., tendinous* Viêm bao gân.

s., vibration. Synovitia resulting from a wound near a joint.*Viêm màng hoạt dịch chấn động* Do vết thương gần khớp.

synovium [L. synovia, joint fluid]. A synovial membrane.*synovium* Màng hoạt dịch.

syntactic Concerning or affectatg syntax.*syntactic* Thuộc cú pháp.

syntasis [Gr. syn, together, + &ainein, to stretch). Stretching.*syntasis* Sự căng.

syntaxis [" + taxis, arrangement). A junction between two bones. SYN: firticubtion.*syntaxis* Khớp nối giữa hai xương. ĐN: articulation.

syntectic Concerning syntexis. *syntectic* Thuộc suy mòn.

syntecxis [Gr.]. Wasting or cachexie. *syntecxis* Sự suy mòn, hốc hác.

synthase. Any enzyme that acts as a catalyst for synthesizing without breaking a high energy phosphate bond. SEE: synthetase.*synthase* Bất cứ enzym nào hoạt động như một chất xúc tác cho quá trình tổng hợp

mà không làm vỡ liên kết phosphat năng lượng cao. XEM. synthetase.

synthermal [" + therme, heat]. Having the same temperature.

synthermal Cùng độ nhiệt, đẳng nhiệt.

synthesis [Gr.]. In chemistry, the union of elements to produce compounds; the process of building up. In general, the process or processes involved in the formation of a complex substance from simpler elements or compounds, as the synthesis of proteins from amino acids. Opposite of decomposition.*Sự tổng hợp* Trong hóa học, để chỉ sự hợp nhất các nguyên tố sinh ra hợp chất. Nói chung, là quá trình hay các quá trình liên quan đến việc tạo thành một chất phức hợp từ các nguyên tố hay hợp chất đơn giản hơn như sự tổng hợp các protein từ acid amin. Trái với decomposition (sự phân hủy).

synthesize To produce by synthesis. *synthesize* Tổng hợp.

synthetase An enzyme that acts as a catalyst for joining two molecules with the loss or splitting off of a high-energy phosphate group. SYN: ligase.*synthetase* Một enzym hoạt động như một chất xúc tác để nối hai phân tử mất hay bị tách khỏi một nhóm phosphat năng lượng cao. ĐN: ligase.

synthetic [Gr. synthetikos]. Rel. to or made by synthesis; artificially prepared.*synthetic* Tổng hợp, nhân tạo.

synthorax [Gr. syn, together, + thorax cheat]. Thoracopagus, q.v.*synthorax* Quái thai đôi dính ngực.

Synthroid. Trade name for levothyroaine sodium.*Synthroid* Tên thương mại của natri levothyrozin.

Syntocinon. Trade name for oaytocin injection.*Syntocinon* Tên thương mại của oxytocin injection.

syntone [" + torsos, act of stretching, tension]. An individual whose personality indicates a stable responsiveness to the environment and its social demands. SEE: syntonic.

syntone Người sống hài hòa với môi trường và xã hội. XEM. syntonic.

symonic Pert. to a personality characterized by an even temperament, a normal emotional responsiveness to life situations. Opposite of schizoid. Syntonic type is exaggerated in manic states or in depression. SEE: syntone.*Hài hòa với ngoại môi* Thuộc một cá tính được xác định bởi khí chất điềm đạm, sự ứng xử tình cảm bình thường trong tình huống đời sống. Trái với schizoid (bệnh nhân tâm thần phân liệt). Kiểu người hài hòa với ngoại môi được cường điệu quá mức trong tình trạng hưng phấn hay trầm cảm. XEM. syntone.

syntonin An acid albumin formed by the action of dilute hydrochloric acid

on muscle during gastric digestion.

syntonin Một albumin có tính acid được hình thành bởi hoạt động của acid hydrochloric loãng trên cơ trong sự tiêu hóa của dạ dày.

syntoxoid [Gr. syn, together, + toxikon, poison, + eidos, form shape]. A toxoid having the same degree of affinity for an antitoxin as that possessed by the toxin.

syntoxoid Một biến độc tố có cùng mức độ ái lực với kháng độc tố như ái lực của độc tố.

syntripsis [Gr., destruction]. A comminuted fracture or act causing it.*syntripsis* Sự gãy vụn xương hay hành động gây gãy vụn xương.

syntrophism [" + trophe, nourishment, + -ismos condition]. Stimulation of an organism to grow by mixing with or closeness of another strain.*Sự hợp dưỡng, trợ dưỡng* Sự kích thích một sinh vật phát triển bằng cách trộn lẫn với hay đóng một loài khác.

syntrophoblast [" +" +blastos, germ]. The outer syncytial layer of the trophoblast. SEE: trophablast.

syntrophoblast Lớp hợp bào ngoài của lá nuôi. XEM. trophoblast.

syntropic ["+ trope, a turn]. Concerning syntropy.*syntropic* Thuộc đồng hướng.

syntropy [" + trope, a turn]. Turning or pointing in the same direction. *syntropy* Sự đồng hướng.

synulosis [Gr. synoulosis]. Formulation of scar tissue.*synulosis* Sự thành sẹo.

synulotic 1.Promoting cicatrization. 2. An agent stimulating cicatrization. *synulotic* 1. Tạo sẹo. 2. Tác nhân tạo sẹo.

syphilelcosis [syphilis + Gr. helkosis, ulceration). Syphilitic ulceration.

syphilelcosis Loét giang mai.

syphilelcus [" + Gr. helkos, ulcer]. A syphilitic ulcer or chancre.

syphilelcus Loét hay săng giang mai.

syphilid(e) [Fr.]. (pl. syphilides) Skin eruption caused by secondary syphilis.*Ban giang mai* Sự phát ban da do giang mai giai đoạn hai.

syphilionthus [" + Gr. ionthos, eruption]. A copper-colored, branny-scaled syphilide.*syphilionthus* Ban giang mai dạng xảy cảm, màu đồng.

syphiliphobia [" + Gr. phobos, fear]. Morbid fear of syphilis. SYN: syphilophobia*syphiliphobia* Chứng sợ mắc bệnh giang mai. ĐN: syphilophobia.

syphilis [Syphilis, shepherd having the disease in a Latin poem] An infectious, chronic, venereal disease characterized by lesions that may involve any organ or tissue. It usually exhibits cutaneous manifestations, relapses are frequent, and it may exist without symptoms for years. SYN: lues.

SYM: Primary stage: Initial lesion appears 2 to 4 weeks after inoculation, changing from a small red papule to a small ulcer to a hard chancre. Usually upon prepuce or vulva but may be on any skin or mucous membrane site. Lymph nodes enlarge about two weeks after appearance of lesion. Secondary stage: Symptoms appear about 6 weeks after appearance of primary lesion, principally in the form of lesions of the skin and mucous membranes. The character of the skin lesions is protean, syphilis often being called the "great imitator." Systemic symptoms such as headache, fever, and malaise are common but may be absent. Enlargement and induration of regional lymph nodes occur. Eruptions of skin, maculae (roseola), syphilide, reddish-brown coppery spots continuing for a week or two and possibly recurring later.

Tertiary stage: The heart and blood vessels (cardiovascular syphilis) and the central nervous system (neurosyphilis) are frequently involved. Tabes dorsalis, paresis (general paralysis of the insane), and various types of psychoses may result.

ETIOL: Treponema pallidum, a spirochete that is transmitted by direct contact between humans, contact with freshly contaminated material, transfusion of infected blood orplasma, or in utero by passage of the organism from mother to fetus. The organism may enter through skin or any mucous membrane.

DIAG: Laboratory tests for syphilis are based on three procedures: microscopic, dark-field demonstration of spirochetes in material taken from a chancre or other early lesion; biopsy; examination of cerebrospinal fluid; serologic tests for syphilis (S.T.S.) done on blood and spinal fluid. These include complement-fixation techniques (Wassermann test and its modifications). The VDRL (Venereal Disease Research Laboratory), Treponema pallidum immobilization (TPI), and fluorescent treponemal antibody (FTA) tests also are useful in diagnosing syphilis and distinguishing it from biological false-positive serologic reactions.

Caution: A person who contracts gonorrhea also may have been exposed to syphilis at the same time. Because the clinical signs and symptoms of gonorrhea develop several weeks prior to those of syphilis, the patient may be treated for that disease. The treatment for gonorrhea may be sufficient to mask or delay the signs of syphilis, but insufficient to rid the patient of the spirochetes. When this occurs, syphilis will develop and may be unnoticed by the patient. It is therefore of vital importance either to treat each case of gonorrhea as if syphilis had also been contracted, or to testthe patient for serologic evidence of syphilis each month for at least four months following the treatment for gonorrhea.

TREAT: Penicillin is the treatment of choice for all types and stages. Should allergic reactions occur, other antibiotics (oxytetracycline,chlortetracycline, or erythromycin) may be substituted. The use of arsenicals, bismuth, and mercurials has been almost completely supplanted by antibiotics.

NURSING IMPLICATIONS: Teach the patient about the illness and the importance of locating all contacts, treatment, and the significance of follow-up care. Administer penicillin as prescribed or alternative antibiotic if patient is allergic to penicillin. Encourage follow-up care. Refer to public health agency to assist in identification of contacts. Teach methods of prevention. Provide supportive counseling. Report disease to infection control authorities as prescribed by local health agency. Utilize caution when handling laboratory specimens. Instruct patient to avoid sexual contact with anyone until he or she has completed therapy; and to avoid sexual contact with previous partners who have not received adequate investigation for the possible presence of syphilis, and treatment if indicated. Employ secretory precautions from the time the disease is suspected until 24 bous after the initiation of proper antibiotic therapy.

Bệnh giang mai

Một bệnh hoa liễu, mạn tính, lây nhiễm, xác định bởi tổn thương có thể liên quan đến bất kỳ cơ quan hay mô nào. Nó thường hiển hiện trên da, thường xuyên tái phát và có thể tồn tại mà không có triệu chứng trong nhiều năm. Đn: lues.

TRIỆU CHỨNG: Giai đoạn một: Tổn thương ban đầu xuất hiện hai tới bốn tuần sau nhiễm, thay đổi từ nốt sần đỏ nhỏ thành vết loét nhỏ rồi thành săng cứng. Thường trên bao qui đầu hay âm hộ nhưng có thể trên bất kỳ chỗ da hay màng nhầy nào. Hạch bạch huyết to khoảng hai tuần sau khi xuất hiện tổn thương.

Giai đoạn hai: Các triệu chứng xuất hiện khoảng 6 tuần sau tổn thương ban đầu, chủ yếu dưới dạng tổn thương da và niêm mạc. Đặc điểm của tổn thương da là hay thay đổi, giang mai thường được gọi là "kẻ bắt chước vĩ đại". Các triệu chứng toàn thân như đau đầu, sốt, khó chịu thì phổ biến nhưng có thể không có. Sự ra to và cứng của các hạch bạch huyết xuất hiện. Phát ban của da, các dát (ban đào), ban giang mai, các đốm màu đồng nâu hơi đỏ, tiếp tục trong một tuần hay hai và có khả năng tái phát sau đó.

Giai đoạn ba: Tim và mạch máu (giang mai tim mạch) và hệ thần kinh trung ương (giang mai thần kinh) thường có tổn thương. Bệnh tabes lưng, liệt nhẹ (liệt nói chung của chứng loạn tâm thần) và các loại loạn tâm thần khác có thể xuất hiện.

NGUYÊN NHÂN: Treponema pallidum, một loại xoắn khuẩn được truyền bởi sự tiếp xúc trực tiếp (tình dục), tiếp xúc với chất bẩn của bệnh, truyền máu hay huyết tương bị nhiễm trùng, hay trong tử cung từ mẹ sang con. Vi khuẩn có thể thâm nhập qua da hay bất kỳ niêm mạc nào.

CHẨN ĐOÁN: Thử nghiệm tìm giang mai dựa trên ba loại: Kính hiển vi: Làm lộ diện xoắn khuẩn trong trường tối bằng chất liệu lấy từ săng hay tổn thương sớm khác; Sinh thiết: kiểm tra dịch não tủy; thử huyết thanh tìm giang mai (STS) được làm trên máu và dịch não tủy. Điều này bao gồm kỹ thuật cố định hoàn toàn (Thử nghiệm Wasser-mann và các kỹ thuật bổ sung của nó). VDRL (thử nghiệm nghiên cứu bệnh hoa liễu), cố định Treponema pallidum (TPI) và kháng thể kháng xoắn khuẩn huỳnh quang (FTA) cũng rất có ích trong chẩn đoán bệnh giang mai và phân biệt nó với các phản ứng huyết thanh dương tính giả sinh học.

Chú ý: Một người nhiễm bệnh lậu cũng có thể đã nhiễm giang mai ở cùng thời gian. Bởi vì những dấu hiệu và triệu chứng lâm sàng của bệnh lậu phát triển vài tuần trước dấu hiệu giang mai, nên người bệnh có thể được điều trị bệnh lậu. Sự điều trị bệnh lậu có thể đủ để che lấp hay trì hoãn những dấu hiệu giang mai nhưng không đủ để diệt xoắn khuẩn. Khi điều này xảy ra, giang mai sẽ phát triển và có thể không được bệnh nhân chú ý. Vì thế, điều quan trọng sống còn là điều trị mỗi trường hợp bệnh lậu như là giang mai cũng đã bị nhiễm hoặc làm xét nghiệm tìm chứng cớ huyết thanh bệnh giang mai ở bệnh nhân mỗi tháng trong ít nhất là bốn tháng sau điều trị bệnh lậu.

ĐIỀU TRỊ: Penicillin là sự chọn lựa điều trị cho tất cả các loại và các giai đoạn. Nếu phản ứng dị ứng xảy ra, các kháng sinh khác (oxytetracyclin, chlortetracyclin, hay erythromycin) có thể được thay thế. Sử dụng các chất thạch tín, bismuth và thủy ngân hầu như đã bị loại bỏ hoàn toàn bởi kháng sinh.

NHỮNG ĐIỀU CẦN BIẾT: Hướng dẫn bệnh nhân về căn bệnh và tầm quan trọng của việc xác định tất cả sự tiếp xúc, điều trị và tầm quan trọng của việc chăm sóc theo dõi. Dùng penicillin theo đơn hay kháng sinh thay thế nếu bệnh nhân dị ứng với penicillin. Khuyến khích chăm sóc theo dõi. Tham khảo cơ quan y tế để giúp tìm hệ. Hướng dẫn các phương pháp phòng ngừa. Cung cấp tư vấn giúp đỡ. Báo cáo bệnh cho cơ quan kiểm soát lây nhiễm khi được kê đơn bởi cơ quan y tế địa phương. Có biện pháp phòng ngừa khi xử lý các mẫu thí nghiệm. Hướng dẫn bệnh nhân tránh các quan hệ tình dục với bất cứ ai cho đến khi hoàn thành việc chữa bệnh, và tránh quan hệ tình dục với bạn tình trước đây, người đã không nhận được sự thăm dò đầy đủ về khả năng có bệnh giang mai và điều trị nếu được chỉ định. Dùng *những biện pháp phòng ngừa riêng từ lúc nghi ngờ bệnh cho đến sau khi bắt đầu điều trị kháng sinh thích hợp 24 giờ.*

s., cardiovascular. Syphilis involving the heart and great blood vessels, esp. the aorta. Saccular aneurysms of the aorta and aortic insufficiency frequently result.*G i a n g mai tim mạch Giang mai có liên quan đến tim và các mạch máu lớn, đặc biệt là động mạch chủ. Chứng phình mạch hình túi của động mạch chủ và hở động mạch chủ thường là hậu quả.*

s., congenital. Syphilis transmitted from the mother to the fetus in utero. SYN: s., prenatal. SEE: Nursing Diagnoses.*Giang mai bẩm sinh Giang mai truyền từ mẹ sang con trong tử cung. Đn: s. prenatal. XEM: Nursing Diagnoses.*

s., extragenital Syphilis in which the primary chancre is located elsewhere than on genital organs.*G i a n g mai ngoài bộ phận sinh dục Giang mai trong đó săng đầu tiên nằm ngoài cơ quan sinh dục.*

s., insontium. Syphilis not contracted through coition.*G i a n g m a i không do giao hợp Giang mai không nhiễm qua sự giao hợp.*

s., latent. Phase of syphilis in which symptoms are absent, and the disease can be diagnosed only by serological tests.*Giang mai tiềm tàng Giai đoạn giang mai không có các triệu chứng và bệnh chỉ có thể được chẩn đoán bằng thử nghiệm huyết thanh.*

s., meningovascular. A form of neurosyphilis in which the meninges and vascular structures of the brain and spinal cord are involved. May be localized or general.*G i a n g m a i màng não cấp Một dạng giang mai thần kinh mà màng não và các cấu trúc mạch của não và tủy sống bị tổn thương. Có thể khu trú hay lan tỏa.*

s., neuro-. Involvement of the nervous system by syphilis.*Giang mai thần kinh Giang mai có liên quan đến hệ thần kinh.*

s., nonvenereal. An acute disease confined to certain geographical areas. It begins with an eruption of the skin and mucous membrane, usually without being preceded by a primary lesion. The disease is caused by Treponema pallidum and resembles syphilis, but it is transmitted by nonsexual body contact. The central nervous system and cardiovascular system are rarely involved. Penicillin is effective therapy.*G i a n g m a i không giao hợp Một bệnh cấp tính giới hạn ở một số vùng địa lý nhất định. Nó bắt đầu với sự phát ban của da và niêm mạc, thường không được báo trước bởi tổn thương ban đầu. Bệnh do Treponema pallidum gây ra và giống giang mai nhưng nó được truyền bởi sự tiếp xúc cơ thể không qua đường sinh dục. Hệ thần kinh trung ương và hệ tim mạch*

hiếm khi bị ảnh hưởng. Penicillin là cách chữa hiệu quả.

s., prenatal. S., congenital.*s., prenatal. S., congenital.*

s., visceral. Syphilis in which visceral organs are involved.*Giang mai nội tạng Giang mai trong đó các cơ quan nội tạng bị tổn thương.*

syphilitic [l. syphiliticus]. Rel. to, caused by, or affected with syphilis. *syphiliticsyphilitic Thuộc bệnh giang mai.*

syphilitic fever. Rise in temperature in early stage of secondary syphilis.*S ốt giang mai Sự gia tăng nhiệt độ trong giai đoạn đầu của giang mai kỳ hai.*

syphilitic macules. Small red eruptions manifested in secondary syphilis, often covering the entire body. SYM: Associated with chancre or scar, alopecia, pain in bones, swollen glands, and sore throat.*Dát giang mai Ban đỏ nhỏ lộ ra trong giang mai kỳ hai, thường bao phủ toàn bộ cơ thể. TRIỆU CHỨNG: Liên quan đến săng hay sẹo, rụng tóc lông, đau xương, sưng các tuyến và đau họng.*

syphiloderm, syphiloderma [" + Gr. derma, skin]. A syphilitic cutaneous disorder.*syphiloderm, syphiloderma Bệnh giang mai da.*

syphilogenesis, syphilogeny [" + Gr, genesis, generation, birth]. The development or origin of syphilis.*Gây bệnh giang mai Sự phát triển hay nguồn gốc của bệnh giang mai.*

syphilographer [" + Gr. graphein, to write]. One who writes about syphilis.*syphilographer Người viết về bệnh giang mai.*

syphilography A treatise on syphilis. *syphilography Luận án về bệnh giang mai.*

syphiloid [" + Gr. eidos, form, shape]. Resembling syphilis.*syphiloid Dạng giangmai.*

syphilology The study of syphilis and its treatment.*Giang mai học Môn học về giang mai và cách điều trị.*

syphiloma [" + Gr. orma, tumor]. A syphilitic tumor; a gumma, q.v. *syphiloma U giang mai, gốm.*

syphilomania [" + Gr. mania, madness]. Morbid fear of syphilis or inference that one is suffering with it. SYN: syphilophobia.*Sợ hay ám ảnh bệnh giang mai Chứng sợ mắc giang mai hay suy ra rằng một người nào đó bị bệnh. ĐN: syphilophobia.*

syphilopathy [" + Gr. pathos, disease, suffering]. Any syphilitic disorder. *Bệnh giang mai Bất kỳ rối loạn giang mai nào.*

syphilophobia [" + Gr. phobos, fear]. 1. Morbid fear of syphilis. 2. Delusion of having syphilis. *syphilophobia 1. Sợ mắc giang mai. 2. Ám ảnh giang mai.*

syphilophobic Pert. to or affected with syphilophobia.*syphilophobic Thuộc hay mắc chứng sợ giang mai.*

syphilophyma [" + Gr. phyma, a

growth]. 1. Any growth or excrescence due to syphilis. 2. Syphiloma of the epidermis.*syphilophyma 1. Sùi giang mai. Bất kỳ khối hay sự bài tiết nào do giang mai. 2. Sùi giang mai của biểu bì.*

syphilosis [" + Gr, osis, disease]. Generalized syphilitic disease. *syphilosis Bệnh giang mai nói chung.*

syphilotherapy [" + Gr. therapeia, treatment]. Treatment of syphilis. *syphilotherapy Điều trị bệnh giang mai.*

syphilotropic [" + Gr. tropes, a turning]. Esp. susceptible to syphilis. *syphilotropic Đặc biệt dễ mắc giang mai.*

syphilous Of the nature of or pert to syphilis. SYN: syphilitic.*syphilous Thuộc giang mai. ĐN: syphilitic.*

syphionthus [" + Gr. ionthos, eruption]. Copper-colored patches of the skin seen in syphilis.*Ban giang mai Những mảng màu đồng thấy trong bệnh giang mai.*

syr. L. syrup-, syrup.*syr. La tinh syrupus. syrup.*

syrigmophonia [Gr. syrigrnos, a whistle, + phone, voice]. 1. A sibilant rale. 2. A whistling sound in pronunciation of "s" due to a denture peculiarity.*syrigmophonia 1. Ran rít. 2. Tiếng huýt gió Một tiếng huýt phát ra âm "s" do sự khác thường của răng.*

syrigmus [Gr. syrigrnos, a whistle]. A subjective sound such as a hissing or ringing heard in the ears.*Tiếng ù tai Một âm thanh chủ quan như là một tiếng huýt hay rung nghe được trong tai.*

syringadenoma [Gr. syrinx, pipe, + aden, gland, + oma, tumor]. Tumor of a sweat gland.*syringadenoma U ống tuyến mồ hôi.*

syringe [Gr. syrinx, pipe]. 1. Instrument for injecting fluids into cavities or vessels. 2. To wash out or introduce fluid with a syringe.*syringe 1. Bơm tiêm Dụng cụ để tiêm chất dịch vào khoang hay mạch. 2. Bơm bằng bơm tiêm (ra hay vào).*

s., hypodermic. Syringe, fitted with a needle, used to administer drugs by injecting them into the subcutaneous tissue.*Bơm tiêm dưới da Ống bơm với kim, dùng để đưa thuốc vào bằng cách tiêm chúng vào trong mô dưới da.*

s., oral. Syringe made of plastic or glass. It is not fitted with a needle. It is graduated and is used to dispense liquid medication to children. The tip is constructed to prevent its breaking in the child's mouth.*Bơm miệng Bơm được làm bằng chất dẻo hay thủy tinh. Nó không được gắn kim. Nó được chia độ và được dùng để truyền thuốc nước cho trẻ em. Đầu được làm để tránh bị vỡ trong miệng trẻ em.*

syringectomy [" + ektome, excision]. Removal of the walls of a fistula. *syringectomy Sự cắt thành của đường rò.*

syringitis [" + itis, inflammation]. Inflammation of euatachian tube.
syringitis Viêm vòi nhĩ.

syringoadenoma [" + aden, gland, + oma, tumor]. Syringocystadenoma, q.v.*U nang ống tuyến mồ hôi XEM. syringocystadenoma.*

syringobulbia [" + bulbos, a bulb]. A chronic progressive disease characterized by development of cavities in the medulla oblongata. SEE: syringomyelia.*Bệnh rỗng hành não Bệnh diễn tiến mạn tính được xác định bởi sự phát triển của các khoang trong hành não túy. XEM. syringomyelia.*

syringocarcinoma [" + karkinos crab, + oma, tumor]. Carcinoma of the sweat gland.*syringocarcinoma Carcinom của tuyến mồ hôi.*

syringocele [" + koilia, cavity]. 1. The central canal of the myelon or spinal cord. 2. A form of meningomyelocele that contains a cavity in the ectopic spinal cord.
Thoát vị túy sống 1. Ống trung tâm của túy sống. 2. Thoát vị túy sống Một dạng thoát vị màng túy, túy sống mà chứa khoang trong túy sống lạc chỗ.

synngocystadenoma [" + kystis, bladder, sac, + aden, gland, + oma, tumor]. Adenoma of sweat glands characterized by tiny, hard, papular formations.*U nang ống tuyến mồ hôi U tuyến của tuyến mồ hôi được xác định bởi sự hình thành sần, cứng và rất nhỏ.*

syringocystoma [" + ` + oma, tumor]. Cystic tumor having its origin in ducts of the sweat gland.*U nang tuyến mồ hôi U nang có nguồn gốc trong ống dẫn của tuyến mồ hôi.*

synngoencephalomyelia [" + enkephalos,brain, + myelos, marrow]. Condition of cavities in the brain and spinal cord.*Bệnh rỗng não - túy sống Tình trạng có các hốc trong não và túy sống.*

syringoid [Gr. syrinx, pipe + eidos, form, shape]. Resembling a tube; fistulous.*Hình ống Giống hình ống hoặc đường rò.*

syringoma [" + oma, tumor]. Tumor of the sweat glands.*syringoma U tuyến mồ hôi.*

syringomeningocele [" + meninx, membrane, + kele, tumor, swelling]. Meningocele that is similar to a syringomyelocele.*Thoát vị màng não - túy sống Thoát vị màng não mà tương tự như thoát vị túy, màng túy.*

syringomyelia [" + myelos, marrow]. A chronic progressive disease of the spinal cord characterized by the development of cavities and gliosis of surrounding tissue. Usually begins before age of 30 and is more common among males than among females. Its cause is unknown. SEE: Nursing Diagnoses.
SYM: Cavitation occurs in cervical and lumbar regions and soon involves

pathways of the cord that carry impulses of pain and temperature sensations, resulting in dissociated sensory loss. Destruction of lateral and anterior gray matter causes muscular atrophy and weakness.
TREAT: There is no satisfactory treatment. Sudden enlargement of cavity may warrant surgical intervention with decompression of cavity. Persistent pain may necessitate chordotomy or medullary tractotomy for relief.*Bệnh rỗng túy sống Một bệnh diễn tiến triển mạn tính của túy sống được xác định bởi sự phát triển của các hốc và chứng tăng sinh thần kinh đệm của các mô xung quanh. Thường bắt đầu trước tuổi 30 và phổ biến ở nam hơn nữ. Nguyên nhân chưa rõ. Xem Nursing Diagnoses.*
TRIỆU CHỨNG: Sự tạo hốc xuất hiện ở vùng cổ và thắt lưng và nhanh chóng liên quan đến đường túy là đường truyền xung lực đau và nhạy cảm nhiệt độ dẫn đến kết quả là mất cảm giác phân ly. Sự phá hủy chất xám bên và trước gây teo và yếu cơ.
ĐIỀU TRỊ: Không có cách chữa hoàn toàn. Sự ra nhanh và đột ngột của các hốc có thể cần can thiệp phẫu thuật với sự làm giảm áp khoang. Đau dai dẳng có thể cần thủ thuật mở cột túy sống hay cắt bỏ dây thần kinh túy để làm dịu đau.

syringomyelitis [" + myelos, marrow, + itis, inflammation]. Inflammation coincident with abnormal dilation of the central canal of the spinal cord.
Viêm rỗng túy sống Sự viêm trùng khớp với sự giãn nở bất thường của ống trung tâm của túy sống.

syringomyelocele [" + " + kele, tumor, swelling]. A form of spina bifida in which the cavity of the projecting portion communicates with the central canal of the spinal cord.
Thoát vị túy - màng túy Một dạng gai đôi cột sống mà phần nhô ra có hốc liên lạc với ống trung tâm của túy sống.

syringomyelus Abnormal dilatation of the central canal of the spinal cord.
Bệnh giãn rỗng ống túy sống Sự giãn nở khác thường của ống trung tâm túy sống.

synngopontia [" + L. pons, bridge]. Cavity formation in the pons varolii similar to syringomyelia.*Bệnh rỗng cầu não Sự tạo hốc trong cầu não tương tự như bệnh rỗng túy sống.*

syringosystrophy [" + systrophe, a twist]. Twisting of the oviduct.
syringosystrophy Xoắn vòi tử cung.

syringotome [" + tome, incision]. Instrument for incision of a fistula.
syringotome Dụng cụ rạch lỗ rò.

syringotomy Operation for incision of a fistula.*syringotomy Thủ thuật rạch lỗ rò.*

syrinx [Gr., pipe]. 1. The eustachian tube. 2. Pathological cavity in the spinal cord or brain. 3. A fistula.

syrinx 1. Vòi nhĩ, vòi Eustachi. 2. Hốc bệnh lý trong túy sống hay não. 3. Đường rò.

syrup [L. syrupus]. ABBR: syr. Concentrated solution of sugar in water. Usually specific medicinal substances are added. Syrup usually does not represent a very high percentage of the active drug. Some syrups are used principally to give a pleasant odor and taste to solutions.
Xirô Viết tắt: Syr. Dung dịch nồng độ cao đường trong nước. Thường những chất thuốc cụ thể thêm vào. Xirô thường không có số phần trăm cao của thuốc hoạt tính. Một số loại xirô được dùng chủ yếu để cho một mùi vị dễ chịu cho dung dịch.
s., simple. A combination of purified water and sucrose.*Xirô đơn Sự kết hợp của nước tinh khiết và đường sucrose.*

syssarcosis [Gr. syn, together, + sarkosis, fleshy growth]. The union of bones by muscles; a muscular articulation such as the hyoid and patella.*Liên kết xương do cơ Một khớp nối cơ chẳng hạn xương móng và xương bánh chè.*

systaltic [Gr. systaltihos, contracting]. Contracting and dilating alternately; having a systole. SYN: pulsating.*systaltic Co giãn xen kẽ nhau, có tâm thu. ĐN: pulsating.*

system [Gr. systema, a composite whole]. 1. An organized grouping of related structures or parts. 2. A group of structures or organs related to each other and performing certain functions together, e.g., the digestive system. 3. A group of cells or aggregations of cells that perform a particular function such as the mononuclear phagocyte, cardiovascular, respiratory, and central nervous systems.
Hệ thống 1. Sự nhóm có tổ chức của các cấu trúc hay bộ phận có liên quan. 2. Hệ thống: Một số cấu trúc hay cơ quan liên hệ với nhau và cùng thực hiện một số chức năng với nhau. 3. Hệ: Một nhóm tế bào hay sự kết cụm của các tế bào thực hiện một chức năng cụ thể như hệ thực bào đơn nhân, hệ tim mạch, hệ hô hấp, và hệ thần kinh trung ương.
s., alimentary. S., digestive, q.v.*s., alimentary XEM: s. digestive.*
s., autonomic nervous. That portion of the peripheral nervous system that innervates all smooth muscle, cardiac muscle, and glands, the activities of which are involuntary. It includes the craniosacral (para- sympathetic) and thoracolumbar (sympathetic) divisions, each of which provides fibers for most of the visceral structures or organs. SYN: system, vegetative nervous.*Hệ thần kinh tự quản Phần hệ thần kinh ngoại biên chi phối cho tất cả cơ trơn, cơ tim và các tuyến, những nơi mà hoạt động của chúng không tự nguyện. Nó bao gồm phần sọ xương cùng (đối giao cảm) và ngực thắt lưng (giao cảm), mỗi phần cung cấp các*

sợi cho hầu hết cấu trúc hay cơ quan nội tạng. Đn: system, vegetative nervous.

s., cardiovascular. The heart and blood vessels (aorta, arteries, arterioles, capillaries, venules veins, venae cavae). *Hệ tim mạch Tim và mạch máu (động mạch chủ, động mạch, tiểu động mạch, mao mạch, tiểu tĩnh mạch, tĩnh mạch, tĩnh mạch chủ).*

s., centimeter-gram-second. ABBR: CGS. System of measurement in units of length, mass, and time. SYN: metric system. *Hệ centimét, gam và giây Viết tắt: CGS. Hệ đo lường trong các đơn vị chiều dài, khối lượng và thời gian. Đn: metric system.*

s., central nervous. That portion of the nervous system consisting of the brain and spinal cord. *Hệ thần kinh trung ương Phần hệ thần kinh gồm não và tủy sống.*

s., chromaffin. The mass of tissue forming paraganglia and medulla of suprarenal glands, which secretes epinephrine and stains readily with chromium salts. Similar tissue is found in the organs of Zuckerkandl, and in the liver, testes, ovary, and heart. *Hệ tế bào ưa crôm Khối mô tạo thành thể cận hạch và tủy của tuyến thượng thận tiết chất epinephrin và các sắc tố ưa muối crôm. Mô tương tự tìm thấy trong các cơ quan Zuckerkandl, và trong gan, tinh hoàn, buồng trứng và tim.*

s., circulatory. System concerned with circulation of body fluids. It includes the cardiovascular and lymphatic systems. SYN: s., vascular. *Hệ tuần hoàn Hệ có liên quan đến sự tuần hoàn các chất dịch cơ thể. Nó gồm hệ tim mạch và hệ bạch huyết. Đn: s. vascular.*

s., cytochrome. Cytochrome oxidase and three hemochromogen-like pigments (cytochromes a, b, and c) that make molecular oxygen available for the oxidation of hydrogen liberated from cellular metabolites. *Hệ sắc tố tế bào Sắc tố tế bào oxidase và ba sắc tố dạng hemochromogen (sắc tố tế bào a, b, và c) mà làm oxy phân tử sẵn sàng cho sự oxy hóa hydro được giải phóng từ các sản phẩm chuyển hóa tế bào.*

s., digestive. The alimentary canal (mouth, teeth, tongue, pharynx, esophagus, stomach, small and large intestines) and accessory glands (salivary glands, liver, pancreas). SEE: digestion; digestive system for illus. *Hệ tiêu hóa Đường tiêu hóa (miệng, răng, lưỡi, hầu, thực quản, dạ dày, ruột non và ruột già) và các tuyến phụ (tuyến nước bọt, gtan, tụy). XEM: digestion; digestive system để minh họa.*

s., endocrine. The ductless glands or the glands of internal secretion, which include the pineal body, pancreas, and paraganglia and pituitary,

thyroid, parathyroid, and adrenal glands. SEE: endocrine gland. *H ê . nội tiết Các tuyến không có ống hay các tuyến nội tiết gồm tuyến tùng, tuyến tụy, thể cận hạch, tuyến yên, tuyến giáp, tuyến cận giáp và tuyến thượng thận. XEM: endocrine gland.*

s., extrapyramidal motor. Functional system including all descending fibers arising in cortical and subcortical motor centers that reach the medulla and spinal cord by pathways other than recognized pyramidal tracts. The system is important in maintenance of equilibrium and muscle tone. *Hệ vận động ngoại tháp Hệ chức năng bao gồm tất cả các sợi đi xuống phát sinh trong trung tâm vận động vỏ não và dưới vỏ não tủy và tủy sống theo đường khác với các đường hình tháp quen thuộc. Hệ này quan trọng trong việc duy trì sự cân bằng và trương lực cơ.*

s., genital. S., reproductive. *s., genital Hệ sinh dục.*

s., genitourinary. The organs of reproduction combined with the urinary organs. SEE: genitalia for illus. *Hệ sinh dục - niệu Các cơ quan sinh sản kết hợp với các cơ quan tiết niệu.*

s., haversian. Architectural unit of bone consisting of a central tube (haversian canal) with alternate layers of intercellular material (matrix) surrounding it in concentric cylinders. Alternating layers of matrix and cells are called haversian lamellae. *Hệ Havers Đơn vị kiến trúc của xương bao gồm một ống trung tâm (ống Havers) với những lớp chất gian bào xen kẽ (chất cơ bản) xung quanh nó trong các ống hình trụ đồng tâm. Các lớp xen kẽ của chất cơ bản và các tế bào được gọi là lá xương hệ Havers.*

s., hematopoietic. The blood-forming tissues and organs of the body. Includes the bone marrow, spleen, and lymphatic tissue. *Hệ tạo huyết Các mô và các cơ quan tạo máu của cơ thể. Bao gồm tủy xương, lách và mô bạch huyết.*

s., heterogeneous. Any system the components of which may be separated by mechanical means. *H ê . không thuần nhất Bất cứ hệ nào mà các thành phần của nó có thể được tách rời bởi các phương tiện cơ học.*

s., homogeneous. Any system the components of which cannot be separated by mechanical means. *H ê . thuần nhất Bất cứ hệ nào mà các thành phần của nó không thể được tách rời bởi các phương tiện cơ học.*

s., hypophyseoportal. The series of vessels that lead from the hypothalamus to the anterior lobe of the pituitary. The releasing factors are carried to the pituitary through this system. *Hệ cửa tuyến yên Một*

chuỗi mạch dẫn từ vùng đồi tới thùy trước của tuyến yên. Các yếu tố giải phóng được mang tới tuyến yên qua hệ này.

s., impulse-conducting. System of atypical muscle fibers (Purkinje fibers) within the heart that conducts impulses regulating contractions of the atria and ventricles. Includes S-A and A-V nodes and bundle of His. *Hệ dẫn xung động Hệ của các sợi cơ không điển hình (sợi Purkinje) trong tim mà dẫn các xung động điều tiết sự co của tâm nhĩ và tâm thất. Gồm có các node S.A và A.V và bó His.*

s., integumentary. The skin and its derivatives (hair, nails). *Hệ bì Da và các dẫn xuất của nó (lông, móng).*

s., lymphatic. System concerned with the circulation of lymph. Includes lymph vessels and ducts and lymphatic organs (lymph nodes, tonsils, thymus, spleen). SEE: lymph; lymphatic. *Hệ bạch huyết Hệ liên quan với tuần hoàn của bạch huyết. Gồm có các bạch huyết và các ống dẫn và các cơ quan bạch huyết (các hạch bạch huyết, hạnh nhân, tuyến ức, lách). XEM: lymph; lymphatic.*

s., metric. A system of weights and measures based on the meter (39.37 in.) as the unit of linear measure; the gram (15.432 gr) as the unit of weight; the liter (1.057 qt.) as the unit of volume. SEE: Metric System and SI units in Appendix. *Hệ mét Một hệ trọng lượng và đo lường dựa trên mét (39,37 inch) như đơn vị đo chiều dài; gram (15,432 gr) như đơn vị trọng lượng; lít (1,057 qt) như đơn vị thể tích. XEM: Metric system và SI units trong phụ lục.*

s., muscular. System that includes all the muscles (smooth, cardiac, striated, or skeletal) of the body. SEE: muscle. *Hệ cơ Hệ gồm tất cả các cơ (cơ trơn, cơ tim, cơ vân, hay cơ xương) của cơ thể. XEM: muscle.*

s., nervous. System that includes the brain, spinal cord, ganglia, and nerves. *Hệ thần kinh Gồm não, tủy sống, hạch và thần kinh.*

S., of Units. International. ABBR: SI. The modern version of the metric system. SEE: SI units. *Hệ đơn vị quốc tế Viết tắt: SI: Phiên bản hiện đại của hệ mét. XEM: SI units.*

s., osseous. The bony structures of the body; the skeleton. SEE: skeleton. *Hệ xương Cấu trúc xương của cơ thể. XEM: skeleton.*

s., parasympathetic nervous. SEE: parasympathetic nervous system. *s., parasympathetic nervous XEM: parasympathetic nervous system.*

s., peripheral nervous. That part of the nervous system outside the central nervous system. *H ệ t h à n kinh ngoại vi Phần hệ thần kinh nằm ngoài hệ thần kinh trung ương.*

s., portal. System of vessels in which blood passes through a capillary network, a large vessel, and then another capillary network before returning to the systemic circulation, as the circulation of blood through the liver. *Hệ cửa Hệ của các mạch trong đó máu đi qua mạng mao mạch, mạch lớn rồi một mạng mao mạch nữa trước khi trở lại tuần hoàn hệ thống, như tuần hoàn máu qua gan.*

s., reproductive. The gonads and their associated structures and ducts. In the female this system includes the ovaries, uterine tubes (oviducts), uterus, vagina, and vulva. In the male it includes the testes, efferent ducts, epididymis, ductus deferens, ejaculatory duct, urethra and accessory glands (bulbourethral, prostate, seminal vesicles), and penis. SYN: s., genital. SEE: genitalia for illus. *Hệ sinh dục Các tuyến sinh dục và các cấu trúc liên quan của nó cùng các ống dẫn. Ở nữ, hệ này gồm có buồng trứng, vòi tử cung (ống dẫn trứng), tử cung, âm đạo và âm hộ. Ở nam, nó gồm tinh hoàn, ống tinh, mào tinh hoàn, ống dẫn tinh, ống phóng tinh, niệu đạo và các tuyến phụ (tuyến hành niệu đạo, tuyến tiền liệt, túi tinh) và dương vật. Đn: s. genital. XEM: genitalia để minh họa.*

s., respiratory. The air passageways and organs (nasal cavities, oral cavity, pharynx, larynx, trachea, and lungs, including bronchi, bronchiloes, alveolar ducts, and alveoli). SEE: lung for illus. *Hệ hô hấp Đường thở và các cơ quan (hốc mũi, hốc miệng, hầu, thanh quản, khí quản và phối, kể cả phế quản, tiểu phế quản, ống phế nang và phế nang). XEM: lung để minh họa.*

s., reticuloendothelial. ABBR: RES. Collectively, all the phagocytic cells of the body excepting the leukocytes. Includes macrophages, histiocytes, Kupffer's cells of the liver, reticular cells of lymphatic organs, microglia of the brain, and many others. NOTE: This system is now called the mononuclear phagocyte system. *Hệ lưới nội mô Viết tắt: RES. Nói chung, tất cả các tế bào thực bào của cơ thể trừ bạch cầu. Gồm có đại thực bào, tế bào mô, tế bào Kupffer của gan, các tế bào tạo lưới của các cơ quan bạch huyết, tế vi bào thần kinh đệm của não và nhiều loại khác. GHI CHÚ: Hệ này hiện được gọi là hệ thực bào đơn nhân.*

s., skeletal. The bony framework of the body. SEE: skeleton. *Hệ xương Khung xương của cơ thể. XEM: skeleton.*

s., sympathetic nervous. The thoracolumbar or sympathetic division of the autonomic nervous system. *Hệ thần kinh giao cảm Phần ngực thắt lưng hay giao cảm của hệ thần kinh tự quản.*

s., urinary. The kidneys, ureters, bladder, and urethra.

Hệ tiết niệu Thận, niệu quản, bàng quang và niệu đạo.

s., urogenital. The urinary and reproductive systems combined. SEE: genitalia for illus. *Hệ niệu - sinh dục Hệ sinh dục và tiết niệu. XEM: genitalia để minh họa.*

s., vascular. System of all vessels of the body (heart, blood vessels, and lymphatics). SYN: s., circulatory. *Hệ tuần hoàn Hệ của tất cả các mạch của cơ thể. (Tim, mạch máu, và mạch bạch huyết). Đn: s. circulatory.*

s., vasomotor. The part of the nervous system that controls the size of the vascular system vessels. *Hệ vận mạch Phần hệ thần kinh kiểm soát kích thước của các mạch hệ tuần hoàn.*

s., vegetative nervous. S., autonomic nervous. *s., vegetative nervous Hệ thần kinh tự quản.*

s., visceral efferent. System that includes all efferent nerve fibers conveying impulses to the visceral organs; the autonomic nervous system, q.v. *Hệ nội tạng ly tâm Hệ gồm tất cả các sợi thần kinh ly tâm truyền xung động tới các cơ quan nội tạng. XEM: hệ thần kinh tự quản.*

systema [Gr., a composite whole]. System. *systemas ystem.*

systematic Concerning a system or organized according to a system. *systematic Thuộc hệ thống.*

systematization The process of organizing something according to a plan. *Sự hệ thống hóa Quá trình tổ chức cái gì đó theo một kế hoạch.*

systemic Pert. to a whole body rather than to one of its parts; somatic. *systemic Thuộc toàn thân, thuộc hệ thống.*

systemic circulation. The blood flow from the left ventricle through the aorta and all its branches (arteries) to the capillaries of the tissues and its return to the heart through veins and the venae cavae, which empty into the right atrium. *Tuần hoàn hệ thống Máu chảy từ tâm thất trái qua động mạch chủ và tất cả các nhánh của nó (các động mạch) tới các mao mạch của mô và sự trở lại của máu tới tim qua tĩnh mạch và tĩnh mạch chủ để đổ vào tâm nhĩ phải.*

systemic remedies. Remedies that will act on the body as a whole. *Phép chữa hệ thống Phép chữa sẽ tác động lên toàn bộ cơ thể.*

systemoid [" + eidos form shape]. 1. Resembling a system. 2. Pert. to tumors made up of several types of tissues. *systemoid 1. Dạng hệ thống. 2. Liên quan tới các u được hình thành từ nhiều loại mô.*

systemstheory. As used in clinical medicine, an approach that considers the human being as a whole as opposed to his parts. Human beings are considered open systems constantly

exchanging information, matter, and energy with the environment. There are three levels of reference for systems; the system-level on which one is focusing, such as man; the suprasystems-level above the focal system, such as man's family, the community, and the culture; and subsystem, the level below the focal system, such as the bodily systems and the cell. Those involved in health care must view persons as being affected constantly by supra- and subsystems. Health care, in the systems approach, transcends the idea of treating illness and addresses the larger issue of attaining and maintaining health through assessment and treatment of the total person. *Lý thuyết hệ thống Được sử dụng trong y học lâm sàng, để chỉ một sự tiếp cận mà coi con người như một tổng thể trái với các bộ phận của anh ta. Con người được coi như những hệ thống mở thể chất, năng lượng luôn trao đổi với môi trường. Có ba mức độ chỉ các hệ thống; mức độ hệ thống nơi con người tập trung, chẳng hạn như con người, mức độ trên hệ thống trên hệ thống tập trung, chẳng hạn như gia đình, cộng đồng và văn hóa; và dưới hệ thống, mức độ bền dưới hệ thống tập trung chẳng hạn như các hệ thống cơ thể và các tế bào. Về mặt chăm sóc sức khỏe, lý thuyết hệ thống coi con người như được tác động liên tục bởi trên và dưới hệ thống. Chăm sóc sức khỏe, trong sự tiếp cận các hệ thống, vượt qua ý tưởng chữa bệnh và nhằm tới vấn đề lớn hơn là đạt tới và duy trì sức khỏe qua sự đánh giá và điều trị con người tổng thể.*

systole [Gr., contraction]. That part of the heart cycle in which the heart is in contraction, i.e., the myocardial fibers are tightening and shortening. Occurs in the interval between first and second heart sound during which blood is surged through the aorta and pulmonary artery. SEE: diastole; murmur; presystole. *Tâm thu Phần của chu kỳ tim trong đó tim ở trong trạng thái co, nghĩa là các sợi cơ tim được làm chặt lại và ngắn lại. Xảy ra trong khoảng thời gian giữa tiếng tim đầu và thứ hai lúc máu được đẩy qua động mạch chủ và động mạch phổi. XEM: diastole; murmur; presystole.*

s., aborted. A premature cardiac systole in which arterial pressure is increased little if at all because of inadequate filling of ventricles due to shortening of preceding diastole. *Tâm thu chiết tỏa Tâm thu sớm trong đó sức ép động mạch tăng ít hoặc không có tăng bởi vì sự không đổ đầy của tâm thất do sự ngắn lại của kỳ tâm trương.*

s., anticipated. Systole that is aborted because it occurs before the ventricle is filled. *Tâm thu trước thời hạn Tâm thu bị chặn vì nó* *xuất hiện trước khi tâm thất được đổ đầy.*

s., arterial. The rebound or recoil of the stretched elastic walls of the arteries following ventricular systole.*Tâm thu động mạch Sự bật lại hay dội lại của thành động mạch đàn hồi bị căng sau kỳ tâm thu thất.*

s., atrial The contraction of the atria. Precedes the ventricular systole.*Tâm thu nhĩ Sự co của tâm nhĩ. Xảy ra trước tâm thu thất.*

s., electrical. The total duration of the QRST complex in an electrocardiogram. Approximately the same as that of the mechanical systole.*T â m thu điện Toàn bộ thời gian của phức hợp QRST trong một điện tâm đồ. Gần như cùng thời gian của tâm thu cơ học.*

s., extra-. A premature systole occurring in addition to the fundamental rhythm.*Ngoại tâm thu Một tâm thu sớm xuất hiện thêm vào nhịp chính.*

s., premature. Systole slightly preceding a normal systole. SYN: extrasystole.*Tâm thu sớm Tâm thu xảy ra trước kỳ tâm thu bình thường một chút. Đn: extrasystole.*

s., ventricular. Ventricular contraction.*Tâm thu thất Sự co tâm thất.*

systolic [Gr. systole, contraction]. Pert. to the systole.*systolic Thuộc tâm thu.*

systolic murmur. A cardiac murmur during systole.*Tiếng thổi tâm thu Tiếng thổi của tim trong kỳ tâm thu.*

systolic pressure. Maximum bloodpressure. This occurs during contraction of the ventricle. SEE: blood pressure; diastolic pressure; pulse; pulse pressure.*Huyết áp tâm thu Huyết áp tối đa. Điều này xảy ra trong sự co của tâm thất. XEM. blood pressure; diastolic pressure; pulse; pulse pressure.*

systremma [Gr. systremma anything twisted together]. Cramp in calf of the leg, the muscles assuming form of a hard knot.*Chứng chuột rút bắp chân Cơ có hình dạng một cái nơ cứng.*

Sytobex. Trade name for cyanocobalamin.*Sytobex Tên thương mại của cyanocobalamin.*

syzygial [Gr. syzygia, conjunction]. Pert. to a syzygium.*syzygial Thuộc sự liên kết các cơ quan.*

syzygiology [" + logos, word, reason]. Study of interdependence or interrelationship of the whole as opposed to that of isolated functions or separate parts. SEE: holism.*Môn học về mối liên nghĩa với các hoạt động độc lập hay các phần riêng lẻ XEM. holism.*

syzygium [Gr. syzygia, conjunction]. Fusion oftwo parts or structures without loss of identity of the parts.*Sự liên kết các cơ quan Sự liên kết hai phần hoặc cấu trúc mà không mất đi đặc tính của từng phần.*

syzygy Fusion of organs, each remaining distinct.*Liên kết bộ phận vẫn duy trì cá tính Sự liên kết hai bộ phận hay cấu trúc mà không mất đặc điểm của từng phần.*

Tt

T., temperature; time; intraocular tension.*T. Nhiệt độ, thời gian (time): intraocular tension (nhãn áp).*

t. temporal; L. ter, three time.*t. temporal (thuộc thái dương, thuộc thời gian); latinh ter, ba lần.*

t₁/₂ **T**₁/₂. In nuclear medicine the symbol of half-life of a radioactive substance.*t T Trong y học hạt nhân, ký hiệu của một nửa đời sống của một chất phóng xạ.*

T₃. Triiodothyronine. SEE: thyroid (unction tests.*Triiodothyronine. XEM. thyroid function tests.*

T₄. Tetraiodothyronine. SEE: thyroid function tests.*Tetraiodothyronine XEM. thyroid function tests.*

T-1824. Evans blue dye.*T-1824 Phẩm nhuộm xanh lam Evans.*

T.A. toxin-antitoxin.*T.A. Toxin-antitoxin (độc tố - kháng độc tố).*

Ta. Chem. symb. for the element tantalum.*Ta. Ký hiệu hóa học của nguyên tố tantalum.*

tabacism [L. tabacum, tobacco, + Gr. -ismos, condition]. Chronic tobacco poisoning. SYN: tabacosis.*tabacism Nhiễm độc thuốc lá mạn tính.*

tabacosis [" + Gr. osis, condition]. Chronic tobacco poisoning or pneumoconiosis from inhaling tobacco dust.*tabacosis Nhiễm độc thuốc lá mạn tính hay bệnh bụi phổi do hít phải bụi thuốc lá.*

tabacum [L.]. Tobacco.*tabacum Thuốc lá.*

tabagism [" + Gr. -ismos, condition]. Poisoning from excessive use of tobacco or nicotine. SYN: nicotinism. *tabagism Nghiện thuốc lá. ĐN: nicotinism.*

tabanid [L. tabanus, horsefly]. A member of the dipterous family Tabanidae, q.v.*tabanid Một thành viên của họ côn trùng hai cánh Tabanidae.*

Tabanidae [L. tabanus, horsefly]. A family of insects belonging to the order Diptera. It includes horseflies, gadflies, deer flies, and mango flies, all bloodsucking insects that attack man and other warm-blooded animals. Tabanidae is of medical importance in that flies serve in the transmission of the filaria worm, Loa loa, tularemia, anthrax, and other diseases. Their bites are extremely painful and heal with difficulty.*Họ côn trùng thuộc bộ hai cánh (Diptera) Nó gồm horsefly, gadfly, deerfly, và mango fly, tất cả các côn trùng mà hút máu người và cơ động vật máu nóng khác. Tabanidae có tầm quan trọng y học vì loài này truyền bệnh giun chỉ, bệnh loa loa, bệnh tularemia, bệnh than và các bệnh khác. Vết cắn của chúng rất đau và*

khó lành.

Tabanus [L., horsefly]. A genus of flies of the family Tabanidae, q.v. *Ruồi Tabanus Một loài ruồi thuộc họ Tabanidae.*

tabardillo [Sp.]. Spanish term for epidemic louse-borne typhus fever that occurs in parts of Mexico. SEE: typhus.*tabardillo Thuật ngữ Tây Ban Nha chỉ dịch sốt do chấy rận truyền mà xuất hiện một số nơi ở Mexico. XEM. typhus.*

tabatiere anatomique [Fr., anatomical snuffbox]. Depression at base of thumb in back when thumb is extended. Triangular area of the dorsum of the hand at the base of the thumb. When the thumb is extended, the tendons of the long and short extensor muscles of the thumb bound this area, which appears as a depression. When snuff was used, a small pinch could be placed in this box and snuffed up into the nose from that site. SYN: snuffbox, anatomical.*Hố lào Chỗ lõm ở gốc ngón tay cái phía sau khi ngón cái được duỗi ra. Vùng tam giác của lưng bàn tay ở gốc ngón tay cái. Khi ngón tay cái được duỗi ra, các gân của các cơ duỗi dài ngắn ôm lấy vùng này, nơi xuất hiện như một vết lõm. Khi dùng thuốc hít, một cái kẹp nhỏ có thể được đặt trong hố này và thuốc được hít vào mũi từ vị trí đó. Đn: snuffbox, anatomical.*

tabella [L., tablet]. (pl. tabellae) A medicated mass of material formed into a small disk. SEE: lozenge; tablet; troche.*Thuốc viên dẹp. XEM. lozenge: tablet: troche.*

tabes [L., wasting disease]. A gradual, progressive wasting in any chronic disease.*Bệnh tabet Sự suy mòn phát triển dần dần trong bất kỳ bệnh mạn tính nào.*

t., diabetic. Peripheral neuritis affecting diabetics. May affect spinal cord and simulate tabes caused by syphilis.*Tabet đái tháo đường Viêm dây thần kinh ngoại biên do đái tháo đường. Có thể ảnh hưởng dây tủy sống và gây tabet do giang mai.*

t., dorsalis. Sclerosis of the posterior columns of the spinal cord. SYN: ataxia, locomotor. SEE: syphilis.
SYM: Postural instability, esp. when eyes are closed and a staggering wide-base gait are characteristic; hence the name locomotor ataxia. Pain and paresthesias are common, esp. lightning pains, described as sharp, stabbing, andparoxysmal. Ankle and knee reflexes are diminished or lost. Many symptoms characteris-

tic of syphilis such as pupillary changes, optic atrophy, bladder disturbances, and development of trophic ulcers esp. on feet, make diagnosis certain.
ETIOL: Infection of central nervous system with Treponema pallidum, the causative agent of syphilis.
TREAT: Treat for syphilis. Special measures shouldbetaken torelieveseverepains. Rehabilitation measures are often essential for those with disturbed dif. SEE: syphilis.
*Tabet lưng Sự xơ cột sau của tủy sống. Đn:: ataxia, locomotor (thất điều vận động). XEM: syphilis.
TRIỆU CHỨNG: Không ổn định tư thế, đặc biệt, khi nhắm mắt, và một dáng đi lảo đảo đặc trưng, vì thế nó có tên là mất điều hòa vận động. Đau và dị cảm là phổ biến, đặc biệt, đau tế tái, được mô tả là dữ dội, như dao đâm và kịch phát. Phản xạ mắt cá và đầu gối giảm hay mất hẳn. Nhiều triệu chứng đặc trưng của bệnh giang mai như đồng tử thay đổi, teo mắt, rối loạn bàng quang và sự phát triển của loét do dinh dưỡng, đặc biệt trên chân khẳng định chẩn đoán.
NGUYÊN NHÂN: Sự nhiễm khuẩn hệ thần kinh trung ương với Treponema pallidum, tác nhân gây bệnh giang mai.
ĐIỀU TRỊ: Điều trị giang mai, các biện pháp đặc biệt nên được tiến hành để làm giảm đau. Rất cần thiết các phương pháp phục hồi cho những bệnh nhân có dáng đi rối loạn. XEM. syphilis.*

t., ergotica. Tabes resulting from the use of ergot.*Tabet nấm cựa gà Tabet do việc dùng nấm cựa gà.*

t mesenterica. Emaciation and general disorder of the functions of nutrition due to engorgement and tubercular degeneration of the mesenteric glands.*Tabet mạc treo ruột Sực gầy mòn và rối loạn các chức năng dinh dưỡng nói chung do sự sung huyết và sự thoái hóa củ của các tuyến mạc treo ruột.*

tabescent [L. tabes, wasting disease]. Progressive withering or wasting away.*tabescent Gầy mòn.*

tabetic [L. tribes wasting disease]. Pert. to or afflicted with tribes. *tabetic Thuộc bệnh tabet.*

tabetic crises. Paroxysms of pain or other acute manifestations of episodic character in tabes due to syphilis.*Cơn tabet Cơn kịch phát hay những biểu hiện cấp tính khác có đặc điểm từng cơn trong tabes do giang mai.*

tabetic foot. Twisted foot in locomotor ataxia.*Chân tabet Chân bị xoắn do mất điều hòa vận động.*

tabetiform [" + forma, shape]. Resembling or characteristic of tabes.
tabetiform Dạng tabet.

tabic, tabid Tabetic.*tabic, tabid Thuộc tabet.*

tablature The formation of the cranial bones into two outer hard layers and a spongy center, the diploe.*phân tách bản xương Sự tạo thành xương sọ thành hai lớp cứng ngoài và một trung tâm xốp, tủy xương sọ.*

table [L. tabula, board]. 1. A flat-topped structure, as an operating table. 2. A thin flat plate, as of bone. *Bàn 1. Bàn: Một cấu trúc phẳng, như bàn mổ. 2. Bản: Một phiến phẳng, mỏng như bản.*

t., 's of skull. Inner and outer condensed layers of the cranial bone separated by diploe (cancellous bony tissue).*Bản xương sọ Những lớp dày đặc trong và ngoài của xương sọ, được tách rời bởi tủy xương sọ.*

t., periodic. SEE: periodic table.*t., periodic XEM: periodic table.*

t., tilt. Table that may be tilted. A person is secured to it and the circulatory response to various angles of tilt from fiat to perpendicular is observed and recorded. It is useful table, vitreous in studying postural hypotension.*Bàn nghiêng Bàn có thể nghiêng. Một người được giữ an toàn với nó, và có đáp ứng tuần hoàn với những góc nghiêng khác nhau từ phẳng tới thẳng đứng được quan sát và ghi nhận. Đó là một bàn trong suốt giúp ta nghiên cứu sự giảm sức căng tư thế.*

t., vitreous. The inner cranial table. *t., vitreous Bản trong xương sọ*

t., water. The level at which rock or any underground stratum is saturated with water. This overlies an impervious stratum. SYN: groundwater level.*Bàn nước Mức nước mà đá hay bất cứ lớp ngầm nào ngập nước. Bàn này nằm trên một lớp không thấm nước. Đn: groundwater level.*

tablespoon ABBR: Tbs. A rough measure utilizing a household spoon. When instructed to administer a tablespoon of medicine, give 15 ml of the substance.*Thìa xúp Viết tắt: Tbs. Một cách đo lường phỏng chừng dùng một thìa ăn cơm. Khi được hướng dẫn dùng một thìa xúp thuốc, hãy hiểu là 15 ml.*

tablet [O. Fr. tablete, a small table]. A small, disklike mass of medicinal powder.*thuốc phiến, thuốc viên, viên nén Một khối bột thuốc nhỏ hình đĩa.*

t., buccal. Tablet designed to be placed in the mouth and held between the cheek and gum until dissolved and absorbed through the buccal mucosa.*Thuốc phiến/má Thuốc đặt trong miệng và được giữ giữa má và lợi cho đến khi tan và được hấp thu qua niêm mạc miệng.*

t., coated. Type of tablet usually made by coating compressed tablets with sugar or chocolate.*Thuốc viên bọc Loại thuốc viên thường được làm bằng cách bọc viên thuốc bằng đường hay chocolate.*

t., compressed. Tablet made by forcibly compressing the powdered substances into the desired shape; usually made to contain from 65 to 650 mg of the active drug. Frequently they are very hard and not readily soluble.*Thuốc viên nén Thuốc được làm bằng cách nén mạnh chất bột vào trong khuôn; thường chứa từ 65 tới 650 mg hoạt chất. Thường chúng rất cứng và không dễ hòa tan.*

t., dispensing. Tablet that contains a comparatively large amount of the active drug. Used by pharmacists and dispensing physicians to avoid the necessity of weighing small amounts of a potent drug in filling prescriptions.*Thuốc cấp phát định lượng Thuốc viên chứa lượng thuốc tương đối lớn. Được dùng bởi các dược sĩ hay các bác sĩ cấp phát để tránh phải cân các lượng nhỏ thuốc khi kê đơn.*

t., enteric-coated. Tablet with an outer layer that is resistant to dissolution by gastric juices.*Thuốc viên tan trong ruột Thuốc viên với một lớp ngoài kháng lại sự hòa tan của dịch vị.*

t., fluoride. Tablet of sodium fluoride taken for dental caries prevention.*t., fluoride Thuốc viên natri fluorid dùng để ngừa sâu răng.*

t., hypodermic. Tablet that frequently contains, in addition to the active drug, some agents that produce chemical action when water is added, thus causing a rapid disintegration of the mass. Used to form injectable solutions.*thuốc viên tiêm dưới da Thuốc viên, cùng với hoạt chất, thường chứa một số chất sinh ra tác dụng hóa học khi thêm nước, vì thế phân hủy nhanh. Được dùng để tạo ra các dung dịch tiêm.*

t., sublingual. Small, flat, oval tablet placed beneath the tongue to permit direct absorption of the active substance.*thuốc viên ngậm dưới lưỡi Viên hình bầu dục, dẹt, nhỏ được đặt dưới lưỡi, cho phép hấp thu trực tiếp hoạt chất.*

t., triturate. Tablet made by moistening the medication mixed with a powdered lactose or sucrose, andthen molding into shape and allowing the liquid to evaporate. Such tablets seldom contain more than 65 mg of the active agent. They usually disintegrate readily and are a very desirable form for administering certain drugs.*Thuốc viên nghiền Viên được làm bằng cách làm ẩm thuốc đã được trộn với lactose hay sucrose, rồi đúc thành viên và cho chất lỏng bay hơi. Thuốc loại này ít khi chứa hơn 65 mg hoạt chất. Chúng thường dễ phân hủy và là dạng thuốc đáng dùng.*

tablier [Fr., apron]. Pudenda) apron; enlarged vulvae.*tablier Ấm hộ,*

yếm, tạp dề.

taboo (Polynesian tabu, tapu, inviolable]. An act, object, or social custom separated or set aside as being sacred or profane, thus forbidden for general use.*điều cấm kỵ Một hành động, đồ vật, hay tập quán xã hội được tách ra hay bãi bỏ do thiêng liêng hay báng bổ, vì thế bị cấm sử dụng rộng rãi.*

taboparalysis [L. lobes, wasting disease, + Gr. paraiyein, to disable]. Tabes associated concurrently with general paralysis. SYN: taboparesis. *Liệt toàn thể tuần tiến tabet Bệnh tabet liên quan đồng thời với liệt. Đn: taboparesis.*

taboparalysis ["+ Gr. peresis, relaxation]. General paralysis in combination with tabea. SYN: taboparalysis. *taboparalysis Liệt nói chung kết hợp với tabet. Đn: taboparalysis.*

tabophobia [" + Gr. pho6os, fear]. A morbid fear of being afflicted with tabea, a common symptom of neurasthenia.*Chứng sợ tabet Một triệu chứng phổ biến của suy nhược thần kinh.*

tabular [L. tabula, board]. 1. Resembling a table. 2. Set up in columns, as a tabulation.*Bảng 1. dạng bảng 2. xếp thành cột, như một bản tính.*

tabular bone. A flat bone, or one with two compact bonelike parts with cancellous tissue between them. *Xương phiến Một xương dẹt hay một xương với hai phần đặc, ở giữa là mô xốp.*

tabun. Ethyl x-dimethylphoaphoramidocyanidate. An extremely toxic "nerve gas." *tabun Ethyl N-dimethyl phosphoramido cyamidate. Một "khí thần kinh" cực độc.*

Tacaryl Hydrochloride. Trade name for methdilazine hydrochloride. *Tacaryl Hydrochloride Tên thương mại của methdi- lazine hydrochloride.*

TACE. Trade name for chlorotrianisene.*TACE Tên thương mại của chlorotrianisene.*

tache [Fr., spot). A colored spot or macule on the skin, as a freckle. *tache Dấu, vết, điểm, đốm có màu trên da, như tàn nhang.*

t., blanche. A white spot on the liver in some infectious diseases. *Đốm trắng Trên gan trong một số bệnh nhiễm trùng*

t., bleuâtre. A blue spot on the skin, usually due to bite of cutaneous parasites. SYN: macula caerulea.*t., bleuâtre Vết màu lam trên da thường do vết cắn của một số loài ký sinh trùng trên da.*

t. cérébrale. The red line that occurs in meningitis and other nervous disorders when the fingernail is drawn acrossthe skin.*Vết não Đường đỏ xuất hiện trong chứng viêm màng não và các bệnh thần kinh khác khi móng tay được kéo qua da.*

t., motrice. The motor endplate of a

striated muscle fiber.*Vết vận động* *Đĩa cuối vận động của một sợi cơ vân.*

t., noire. A small round or oval ulcer covered by a black scab; the primary lesion of boutonneuse fever and rickettaialpoa.*Vết đen* Một loét hình tròn hay bầu dục nhỏ được phủ bởi một vảy đen; tổn thương nguyên phát của bệnh sốt nổi mụn và rickettsia.

tachetic [Fr. lathe, spot]. Marked by purple or reddish blue patches (lathes).*tachetic* Có đốm.

tachistoscope [Gr. tachistos, swiftest, + skopein, to view]. Device used to determine the speed of visual perception. The time of exposure can be adjusted so that the length of time needed for detection of the viewed object can be measured.*Nghiệm thị tốc* Dụng cụ được dùng để xác định tốc độ của nhận thức thị giác. Thời gian nhìn có thể được tính sao cho có thể đo độ dài của thời gian cần để dò vật thể được nhìn.

tachogram [Gr. tachos, speed, + gramma, something written]. Agraphic tracing of rate of flow of blood.*Huyết tốc đồ* Những đường ghi tốc độ dòng chảy của máu.

tachography [" + grophein, to write]. The recording of the speed of the blood circulation.*Huyết tốc ký* Phép ghi tốc độ của tuần hoàn máu.

tachy- [Gr.tachys, swift]. Combining form meaning swift.*tachy-* Tiếp đầu ngữ có nghĩa là nhanh.

tachyarrhythmia [" + a, not, + rhythmos, rhythm]. Irregularity of heartbeat combined with rapid rate. *Loạn nhịp nhanh* Tim nhanh và không đều.

tachyauxesis [ausesis, increase]. Condition in which a part of an organism grows more rapidly than the whole.*Lớn nhanh* Sự phát triển nhanh của một bộ phận so với toàn thể.

tachycardia [" + kardia, heart). Abnormal rapidity of heart action, usually defined as a heart rate over 100beats per minute.*(Chứng) tim nhanh* Thường được xác định với tốc độ trên 100 cái đập một phút.

t., atria. Rapid heart rate usually leas than 200 beats per minute. The beats arise from an atria) focus.*Tim nhanh nhĩ* Nhịp tim thường dưới 200 cái một phút. Nhịp đập tăng lên từ một điểm ở tâm nhĩ.

t., ectopic. Rapid heartbeat due to stimuli arising from outside the ainoatrial node.*Tim nhanh lạc vị* Nhịp tim nhanh do kích thích tăng từ bên ngoài nút xoang nhĩ.

t., essential. Rapid persistent heart action due to functional disturbance. *Tim nhanh chức năng* Nhịp tim nhanh kéo dàu do rối loạn chức năng.

t., nodal. Tachycardia resulting from an increase in rhythmicity ofA-V node over the S-A node. May

be the result of digitalis therapy.*Tim nhanh nút* Do sự gia tăng co nhịp nhàng của nút A.V trên nút S-A. Có thể do liệu pháp digitalin.

t., paroxysmal atrial. Atrial tachycardia beginning and ending suddenly. Rate is usually from 150 to 240 beats per minute.*Tim nhanh kịch phát nhĩ* Nhịp tim nhanh tâm nhĩ bắt đầu và kết thúc đột ngột. Tốc độ thường từ 150 tới 240 nhịp mỗi phút.

t., paroxysmal nodal. Tachycardia due to increased activity of the A-V junctions) focus. Rate is usually 120 to 180 beats per minute.*Tim nhanh kịch phát nút* Do hoạt động gia tăng của điểm nối A-V. Tốc độ thường 120 tới 180 nhịp mỗi phút.

t., paroxysmal ventriculer. Ventricular tachycardia beginning and ending suddenly.*Tim nhanh kịch phát thất* Nhịp tim nhanh tâm thất bắt đầu và kết thúc đột ngột.

t., polymorphic ventricular. Very rapid ventricular tachycardia characterized by a gradually changing QRS complex in the ECG. It is usually self-limiting but may change into ventricular fibrillation. SYN: Torsade de pointes.*Tim nhanh kịch phát thất đa hình thái* Nhịp tim tâm thất rất nhanh biểu hiện ở sự thay đổi dần dần phức hợp QRS trong điện tâm đồ. Nó thường tự giới hạn nhưng có thể thay đổi thành chứng rung tâm thất. Đn: Torsade de pointes.

t., reflex. Tachycardia resulting from `stimuli outside the heart, reflexly accelerating heart rate or depressing vagal tone.*Tim nhanh phản xạ* Nhịp tim nhanh do kích thích bên ngoài tim làm gia tốc một cách phản xạ tốc độ tim hay làm giảm trương lực dây thần kinh phế vị.

t., sinus. Uncomplicated tachycardia when sinus rhythm is faster than 100 beats per minute, as that due to exercise. Causes other than exercise include hyperthermia, thyrotoxicosis, hemorrhage, anoxia, infections, cardiac failure, and certain drugs such as atropine, epinephrine, and nicotine.

TREAT: Tachycardia sometimes ceases following proceduresthatcausevagalstimulatio n.Among these are pressure on one or both carotid sinuses, pressure on eyeballs, induction of gagging or vomiting, attempted expiration with glottis closed, lying down with feet in air, and bending over. If these procedures when employed singly are unsuccessful, two or more combined may produce desirable results. If these general measures are ineffective, specific therapy based on etiological factors will be required.*Tim nhanh xoang* Nhịp tim nhanh không phức hợp, khi nhịp xoang nhanh hơn 100 lần mỗi phút như lúc tập thể dục. Cái nguyên nhân ngoài thể dục gồm có chứng sốt, chứng nhiễm độc do

tuyến giáp, xuất huyết, thiếu oxy mô, nhiễm trùng, suy tim, và một số thuốc như atropin, epinephrin, và nicotin.

Điều trị: Nhịp tim nhanh đôi khi ngừng sau các thủ thuật gây kích thích thần kinh phế vị. Trong số các kích thích này có sức ép trên một hay cả hai xoang động mạch cảnh, sức ép trên các nhãn cầu, kích thích nôn khan (oẹ) hay nôn mửa, cố gắng thở ra với thanh môn bị đóng, nằm xuống với chân trong không khí, và cong lên. Nếu các thủ thuật này không thành công khi sử dụng một cách riêng lẻ, hai hay nhiều thủ thuật kết hợp có thể mang lại kết quả mong muốn. Nếu các phương pháp thông dụng này không hiệu quả, sẽ cần đến phép chữa đặc trưng dựa trên yếu tố nguyên nhân.

t., strumosa exophthalmica. Tachycardia occurring as a symptom of exophthalmic goiter.*t., strumosa exophthalmica* Nhịp tim nhanh khi có triệu chứng bướu giáp lồi mắt.

t., ventricular. A series of at least three beats arising from a ventricular focus at a rate greater than 100 beats per minute. The beats usually arise from a single focus and are at a rate of 150 to 200 beats per minute.*Tim nhanh thất* Một loạt ít nhất ba nhịp sinh ra từ một điểm tâm thất với tốc độ hơn 100 nhịp mỗi phút. Nhịp tim thường sinh ra từ một điểm duy nhất và ở tốc độ 150 tới 200 cái mỗi phút.

tachycardiac [Gr. tachys, swift, + kardia, heart]. Pert. to or afflicted with tachycardia.*tachycardiac* *(Thuộc hay bị ảnh hưởng bởi) nhịp tim nhanh.*

tachylalia [" + lalein, to speak]. Rapid speech.*tachylalia* Nói nhanh.

tachymeter [" + metros, measure]. Instrument for estimating the speed of any body in motion.*Tốc kế* Dụng cụ đánh giá tốc độ cơ thể khi vận động.

tachyphagia [" + phagein, to eat]. Rapid eating.*tachyphagia (chứng)* ăn nhanh.

tachyphasia [" + phasis, speech]. Very rapid or voluble speech. SYN: tachyphrasia.*tachyphasia* Nói rất nhanh hay liến thoắng.

tachyphemia [" + pheme, speech]. Tachyphrasia, q.v.*tachyphemia* *tachyphrasia.*

tachyphrasia [" + phrasis speech]. Excessive volubility or rapidity of speech, as seen in mental disorders. SYN: tachyphasia.*tachyphrasia* Nói liến thoắng hay quá nhanh, như thấy trong các rối loạn tâm thần. Đn: tachyphasia.

tachyphrenia [" + phren, mind]. Abnormally rapid mental activity. *tachyphrenia* Trí tuệ quá linh hoạt.

tachyphylaxis ["+ phylaxis, protection]. Rapid immunization to a tonic dose of a substance by previously injecting tiny doses of the same substance.*tachyphylaxis* Sự miễn dịch nhanh đối với một liều mạnh của một chất mà trước đây được tiêm với liều nhỏ.

tachypnea [" + pnoia, breath]. Abnormal rapidity of respiration.
tachypnea Nhịp thở nhanh khác thường.

t., nervous. Respiratory rate of 40 or more per minute. It occurs in hysteria, neurasthenia, etc. If prolonged, it will cause excess loss of CO and the hyperventilation syndrome will develop. SEE: alkalosis, respiratory; hyperventilation.*Thở nhanh do thần kinh Nhịp thở 40 hay hơn mỗi phút. Nó xảy ra trong chứng quá kích động, suy nhược thần kinh v.v... Nếu kéo dài, nó sẽ gây mất quá nhiều CO và hội chứng tăng thông khí phổi sẽ phát triển. Xem: alkalosis, respiratory; hyperventilation*

tachyrhythmia [" + rhythmos, rhythm]. 1. Rapid heart action. SYN: tachycardia. 2. Increase in frequency of brain waves in electroencephalography up to 12 to 50/sec.
tachyrhythmia 1. Tim nhanh. Đn: tachycardia. 2. Nhịp nhanh: Sự gia tăng tần số sóng não trong điện não đồ lên tới 12 tới 50/giây.

tachysterol One of the isomers of ergosterol, q.v., obtained by irradiation.*tachysterol Một chất đồng phân của ergosterol, thu được bằng chiếu tia X.*

tachysystole [" + systole, contraction]. Abnormally rapid systole. SEE: extrasystole.*Tâm thu nhanh Xem: extrasystole.*

tachytrophism ["+ trophe, nourishment, + -ismos, condition]. Accelerated metabolism.*tachytrophism Chuyển hóa nhanh*

tactile [L. tactilis]. Perceptible to the touch.*tactile Thuộc xúc giác.*

tactile corpuscles. Minute elongated bodies enclosing the endings of several afferent nerve fibers and serving as the receptor for alight pressure or touch. They are located in dermal papillae just beneath the epidermis and are most numerous on fingertips, toes, soles, palms, lips, nipples and tip of tongue. SYN: Meissner's corpuscles.*Tiểu thể xúc giác Các thể thon dài, nhỏ, bao quanh các đầu mút của nhiều sợi thần kinh hướng tâm và hoạt động như cơ quan nhận cảm đối với sự ép hay sờ nhẹ. Chúng nằm ở các mao mạch da ngay dưới biểu bì và nhiều nhất ở các đầu ngón tay, ngón chân, lòng bàn chân, lòng bàn tay, môi, núm vú và đầu lưỡi. Đn: Meissner's corpuscles.*

tactile defensiveness. A defense reaction due to sensitivity to being touched.*Phòng ngự xúc giác Phản ứng bảo vệ do cảm giác bị sờ.*

tactile discrimination. The ability to localize two points of pressure on the surface of the skin and to identify them as discrete sensations.*Phân biệt xúc giác Khả năng định vị hai*

điểm ép trên bề mặt của da và phân biệt chúng hay các cảm giác riêng rẽ.

tactile disk. Tiny expanded end of a sensory nerve fiber found in epidermis and in epithelial root sheath of a hair.*Đĩa xúc giác Đầu nhỏ kéo dài của một sợi thần kinh cảm giác trong biểu bì và trong bao rễ biểu mô của lông.*

tactile localization. An individual's ability to accurately identify the site of tactile stimulation (touch, pressure or pain). Tactile localization is often tested in sensory evaluations following disease or trauma of the nervous system.*Định vị xúc giác Một khả năng của cá nhân nhận biết chính xác vị trí kích thích xúc giác (sờ, ép, hay đau). Sự định vị xúc giác thường được thử để đánh giá cảm giác sau bệnh hay chấn thương hệ thần kinh.*

tactile system. That portion of the nervous system concerned with the sensation of touch. Includes sensory nerve endings (Meisanei s corpuscles, Merkel's tactile disks, hair-root endings), afferent nerve fibers, conducting pathways in the cord and brain, and sensory (someathetic) area of cerebral cortex.*Hệ xúc giác Phần của hệ thần kinh liên quan đến xúc giác. Bao gồm các đầu mút thần kinh cảm giác (các tiểu thể Meissner, các đĩa xúc giác Merkel, các đầu mút chân lông), các sợi thần kinh hướng tâm. Các đường dẫn trong tủy sống và não, và các vùng cảm giác (nhận thức bản thể) của vỏ não.*

taction [L. tactic]. 1. Sense of touch. 2. Touching.*taction 1. Xúc giác. 2. Sờ mó.*

tactometer [L. tactus, touch, + Gr. metron, measure]. Instrument for determining acuity of tactile sensitiveness.*Xúc giác kế Dụng cụ thẩm định độ chính xác của xúc giác.*

tactor Any tactile organ.*tactor Cơ quan xúc giác*

tactual [L. tactus, touch]. Rel. to the sense of touch. SYN: tactile.
(Thuộc) Xúc giác Đn: tactile.

tactus [L.]. Touch.*tactus Xúc giác.*

t., eruditus. Sensitiveness of touch acquired by long practice.*Xúc giác tinh vi Xúc giác đạt được bằng sự thực hành lâu dài.*

taedium vitae [L]. Weariness of life with suicidal inclination.*taedium vitae Sự chán đời, yếm thế, với khuynh hướng tự tử.*

Taenia [L., tape]. A genus of parasitic flatworms belonging to the class Cestoda, phylum Platyhelminthea. They are elongated ribbonlike worms consisting of a scolex, usually armed, and a chain of segments (proglottids). Adults live as intestinal parasites of vertebrates; larvae parasitize both vertebrates and invertebrates, which serve as intermediate hosts. SEE: taeniasis; tapeworm.*Sán Một loài sán dẹt ký sinh thuộc lớp*

Cestoda, ngành Platyhelminthes. Chúng là loài sán dây dài gồm một đầu sán, thường cứng, và một dãy các đốt (đốt sán). Các con trưởng thành sống ký sinh trong ruột loài có xương sống; ấu trùng ký sinh trong cả hai loài có xương sống và không xương sống, làm vật chủ trung gian. Xem: taeniasis; tapeworm

T., echinococcus. Echinococcus gronuLosus, q.v.*T., echinococcus Xem: Echinococcus granulosus.*

T. lata. Diphyllobothrium latum, q.v. SYN: tapeworm, fish.
TREAT: Niclosamide or praziquantel.*T. lata. Xem: Diphyllobothrium latum. Đn: tapeworm, fish.
ĐIỀU TRỊ: Niclosamide hoặc praziquantel.*

T., saginata. Tapeworm whose larval stages live in cattle, the adult living in the intestine of man. Humans acquire it by eating insufficiently cooked beef infested with the encysted larval form (cyaticercus or bladderworm). Adult worms may reach a length of 15 to 20 feet (4.6 to 6.1 meters) or longer. SYN: tapeworm, beef.*Sán bò Loài sán có ấu trùng sống trong trâu bò, con trưởng thành sống trong ruột người. Người mắc nó do ăn thịt bò nấu không kỹ còn dạng ấu trùng bọc trong nang. Sâu trưởng thành có thể đạt tới độ dài 15 tới 20 foot (4,6 tới 6,1 mét) hay dài hơn. Đồng ghĩa: tapeworm, beef.*

T., solium. Tapeworm whose larval stages live in hogs, the adult living in the intestine of man. Humans acquire it by eating insufficiently cooked pork infested with larval form. Infected pork containing the bladderworm (Cysticercus cellulosae) is called measly pork. The cysticerci may also develop in humans, infection occurring from self-infection with eggs from contaminated hands or by hatching of eggs liberated in the intestine. SYN: tapeworm, pork.
TREAT: Niclosamide or praziquantel.*Sán lợn Loài sán mà giai đoạn ấu trùng sống trong lợn, con trưởng thành sống trong ruột non của người. Người nhiễm nó do ăn phải thịt lợn nấu không kỹ bị nhiễm ấu trùng. Thịt lợn bị nhiễm bọc ấu trùng (được gọi là lợn gạo). Ấu trùng sán dây cũng có thể phát triển ở người. Sự nhiễm xảy ra do sự tự nhiễm trứng từ tay bẩn hay do sự để trứng trong ruột non. Đn: tapeworm, pork.
Điều trị: Noclosamide hay prariquantel*

taenia [L, tape]. 1. Any bandlike structure. SYN: tenia [NA]. 2. A tapeworm.*Dải 1. Bất kỳ cấu trúc hình dải nào. 2. Loài sán.*

t., coli. One of three bands of the large intestines into which muscular fibers are collected. They are taenia meaocolica (mesenteric insertion), taenia libera (opposite mesocolic band), and taenia omentalis (at place of adhesion of omentum to transverse colon).*Dải dọc kết tràng Một trong ba dải ruột non lớn nơi tập hợp các sợi cơ. Chúng là những dải dọc kết tràng mạc treo (lồng vào mạc treo), dải dọc kết tràng tự do (dải mạc treo đối diện), và dải dọc kết tràng mạc nối (chỗ dính mạc nối với một ngang).*

t. fimbriae. The folded or recurved lateral edge of the fimbria to which the epithelium covering the choroid plexus of the inferior horn of the lateral ventricle is attached.*Dải tua Cạnh bên được gấp nếp hay uốn ngược của tua, nơi biểu mô phủ đám rối màng mạch của sừng dưới não thất bên gắn vào.*

t., ponds. One or two small transverse bands of fiber at rostral border of the pons.*Dải cầu não Một hay hai dải sợi ngang ở bờ mỏ của cầu não.*

t., semicircularis. Stria terminalis.

t., semicircularis Vân tận cùng.

t., thalami. Structure separating the superior surface from the lateral surface of the thalamus, its lateral portion containing the atria medullaris. *Dải đồi Cấu trúc tách mặt trên khỏi mặt bên của vùng đồi. Phần bên của nó chứa vân hành não.*

t., ventriculi tertil. The taenia of the third ventricle.*t., ventriculi tertil Dải não thất ba.*

taeniacide [L. taenia, tape worm, + cidus, kill]. An agent that kills tapeworms.*taeniacide Diệt sán.*

taeniafuge [" + fugere, to put to flight]. Anything that expels tape worms.*taeniafuge Tẩy sán.*

taeniophobia [" + Gr. photos, fear]. Morbid fear of becoming in fested with tapeworms.*Sợ nhiễm sán Bệnh sợ nhiễm sán.*

tag. 1. A small polyp or growth. 2. A label or tracer; application of a label or tracer.*Cục 1. thịt dư hay bướu nhỏ. 2. nhãn hay vật đánh dấu; hay sự cung nhãn hay vật đánh dấu.*

t., hemorrhoidal. The remaining analakin tag from an old external hemorrhoid.*Cục trĩ Bướu da hậu môn còn lại từ một trĩ ngoại cũ.*

t., radioactive. A radioactive isotope that is incorporated into a chemical or or ganic material to allow its detection in metabolic or chemical processes.*Cục phóng xạ Một đồng vị phóng xạ được hợp nhất với chất hóa học hay hữu cơ, cho phép dò tìm các quá trình chuyển hóa hay hóa học.*

t., skin. A small outgrowth of skin, usually occurring on the neck, axilla, and groin. SEE: acrochordon.*Cục da U ngoài nhỏ, thường xuất hiện trên cổ, nách và thắt lưng. Xem: acrochordon.*

Tagamet. Trade name for cimetidine. *Tagamet Tên thương mại của cimetidine.*

tagging. Introduction of a radioactive isotope into a molecule in order to distinguish the molecule from others without that "tag." SYN: labeling. *Đánh dấu Sự đưa một đồng vị phóng xạ vào trong một phần tử để phân biệt nó với các phân tử khác không có "dấu" đó. (sự dán nhãn). Đn: labelling*

tagliacotian operation [Gasparo Tagliacozzi, It. surgeon, 1546-1599] Plastic operation on the nose in which skin is used from another part of the body.*Phẫu thuật Tagliacozzi Thủ thuật tạo hình trên mũi trong đó da được dùng từ một phần khác của cơ thể.*

tail [AS. taegel]. Posterior, long, flexible terminus as the extremity of the spinal column. SEE: cauda [NA]. *Đuôi Phần sau, dài, uốn cong, chẳng hạn như đầu cột sống. Xem: cauda.*

tailgut A transient diverticulum of the entodermal cloaca of the embryo. It extends into the tail.*Đoạn ruột đuôi (phôi) Túi thừa quá độ của ổ nhớp nội bì của phôi. Nó kéo dài vào trong đuôi.*

tailor's cramp. An occupational syndrome characterized by spasm of the muscles of the arms and hands. *(chứng) chuột rút thợ may Một hội chứng nghề nghiệp biểu hiện ở sự co rút cơ của cánh tay và bàn tay.*

taint [O. Fr. feint, color, tint]. To spoil or cause putrefaction, as in tainted meat.*Ngả màu Làm hư hỏng hay gây thối rữa, như trong thịt ôi.*

Takayasu's arteritis [Michishige Takayasu, Japanese physician, b. 1872] An inflammatory disease of the aorta that occludes one or more of the large branches of the aortic arch. This decreases the flow of blood to the areas supplied by these branches, which in turn leads to a lack of pulse in those areas. Dr. Takayasu noted the lack of pulse in the arteries of the eye, thus the name pulselesa disease. The etiology is unknown and the only effective treatment is to implant vascular grafts to bypass the occluded vessels.*Viêm động mạch Takayasu (bệnh mất mạch) Một bệnh viêm của động mạch chủ mà bít một hay nhiều nhánh lớn của cung động mạch. Điều này làm giảm dòng chảy của máu tới các vùng được cung cấp xung máu các nhánh này, dẫn đến sự thiếu ở các vùng đó. Bác sĩ Takayasu đã ghi nhận sự thiếu mạch trong các động mạch mắt, vì thế được gọi là bệnh mất mạch. Nguyên nhân không rõ và sự điều trị hiệu quả duy nhất là cấy các mô ghép mạch để đi tắt qua chỗ mạch bị bít.*

take. To be effective, as in administering a vaccine; or to be successful in grafting skin or transplanting an organ.*Bắt Có hiệu quả, như trong việc dùng một vaccine; hay thành công trong việc ghép da hay cấy ghép một cơ quan.*

talalgia [L. tales, heel, + Gr. algos, pain]. Pain in the heel or ankle. *talalgia Chứng đau gót chân hay mắt.*

talar L. talaris, of the ankle]. Pert. to the tales, the ankle.*talar Thuộc mắt cá chân*

talbutal USP. A barbiturate that acts as a hypnotic and sedative. Trade name is Lotusate. talbutal *Một barbiturate mà có tác dụng như một thuốc gây ngủ hay an thần. Tên thương mại là lotusate.*

talc [Persian talk]. Powdered soapstone; a soft, soapy powder; native hydrous magnesium silicate, $MgSiO10(OH)$, used as a dusting powder.

Caution: Talc used either for industrial or in cosmetic or health products should not contain asbestos fibers.

Bột talc Hydrous magnesium silicate tự nhiên, $MgSiO10(OH)$, được dùng làm bột lau bụi.

Lưu ý: Talc được dùng trong công nghiệp hay trong các sản phẩm mỹ dung hay sức khỏe không nên chứa các loại sợi amian (asbestos).

talcosis [Persian talk, talc, + Gr. osis, condition]. Disease due to inhalation or implantation of talc in the body. *Bệnh bụi talc Bệnh do hít hay cấy bụi talc vào cơ thể.*

talcum [L.]. Talc. *talcum talc.*

tali Pl. of talus.*tali Số nhiều của talus.*

talipedic [L. talus, ankle, + pes, foot]. Clubfooted. SEE: talipes.*talipedic Xem talipes.*

talipes [L. talus, ankle, + pes, foot]. Any of a number of deformities of the foot, esp. those occurring congenitally; a nontraumatic deviation of the foot in the direction of one or the other of the four lines of movement, or of two of these combined. SYN: clubfoot.*Bàn chân vẹo Dị dạng bất kỳ của bàn chân, đặc biệt là dị dạng bẩm sinh; một sự lệch không phải do chấn thương của bàn chân theo hướng này hay hướng khác hay cả hai hướng. Đn: clubfoot.*

t., arcuatus. Talipes in which there is an exaggerated normal arch of the foot. SYN: talipes cauus.*Bàn chân lõm Bàn chân vẹo trong đó có một cung quá mức bàn chân thường. Đn: talipes cavus.*

t., calcaneus. Talipes in which the foot is flexed and the heel alone touches the ground, causing the patient to walk on the inner side of the heel. Often follows infantile paralysis of the muscle of Achilles tendon. *Bàn chân vẹo gót Bàn chân bị uốn cong và chỉ có gót chân chạm đất, khiến cho bệnh nhân đi bộ trên phía trong của gót. Thường sau chứng liệt cơ gân Achilles ở trẻ em.*

t., cavus. T. situates.*t., cavus Xem t. arcuatus.*

t., equinus. Talipes in which the

foot is extended and the person walks on the toes.*Bàn chân ngựa Bàn chân kéo dài và người bệnh đi bộ trên ngón chân.*

t., percavus. Talipes in which there is excessive plantar curvature.*Bàn chân gan cong Bàn chân vẹo có độ cong gan bàn chân quá mức.*

t., valgus. Talipes in which the heel and foot are turned outward*t., valgus Bàn chân vẹo ra.*

t., varus. Talipes in which the heel is turned inward, away from the midline*t., varus Bàn chân vẹo vào.*

talipomanus [L. tales, ankle, + pea, foot, + menus, hand]. Deformity of the hand in which it is twisted out of position. SYN: dubhand.*Bàn tay vẹo Đn: clubhand.*

tallow. Fat obtained from suet, the solid fat of certain ruminants.*Mỡ đặc Chất béo thu được từ mỡ cứng rắn. Chất béo của một số loài nhai lại.*

talocalcaneal [" + calcaneus, heel bone]. Pert. to the tales and calcaneus, bones of the tarsus. *talocalcaneal (thuộc) xương sên - gót, các xương cổ chân*

talocrural [" + ties, leg]. Pert. to the tales and leg bones.*talocrural (thuộc) xương sên và xương chân.*

talocrural articulation. The ankle joint, a ginglymus or hinge joint. *Khớp mắt cá Một khớp trục trục khớp bản lề.*

talofibular [" + fibula, pin]. Concerning the tales and fibula.*talofibular (thuộc) xương sên - mác.*

talon [L.]. The portion of the claw of a bird esp. a bird of prey, that projects posteriorly.*Móng vuốt Phần vuốt của một con chim, đặc biệt là chim săn mồi, mà quặp về phía sau.*

t., noir. Minute intracutaneous black areas of the heels, toes, or hands. They are thought to be areas of hemorrhage caused by trauma. *Gót đen Vùng đen trong da rất nhỏ của gót chân, ngón chân hay bàn tay. Chúng được cho là các vùng xuất huyết do chấn thương.*

talonavicular [L. fetus, ankle, + rsaoicula, boat]. Concerning the tales and navicular bones.*talonavicular (thuộc) xương sên - ghe.*

talonid [ME. talon, heel]. The crushing region, the posterior or heel part, of a lower molar tooth.*Gót răng Vùng nghiền, phần sau hay phần gót của một răng cối dưới.*

taloseaphoid [L. tales, ankle, + Gr. skaphe, skiff, + eidos, form, shape]. Talonavicular.*taloseaphoid talonavicular.*

talotibial [" + tibia, shinbone]. Concerning the tales and tibial bones. *talotibial (thuộc) xương sên - chày.*

tales [L., ankle]. (pl. tali) [NA] The ankle bone articulating with the tibia, fibula, calcaneal and navicular bone. Formerly called astragalus.*Xương sên Xương mắt cá nối với xương chày, xương mác, xương gót, và xương ghe. Trước đây được gọi là

astragalus.

Talwin Trade name for pentazocine. *Talwin Tên thương mại của pentazocine.*

tambour [Fr., drum]. A shallow, drum-shaped appliance used in transmitting and registering arterial pulsations, blood pressure, respiratory movements, peristaltic contractions, and other slight movements.*Trống Một dụng cụ hình trống, nông được dùng để ghi và truyền mạch động mạch, huyết áp, hoạt động hô hấp, sự co nhu động, và các hoạt động khác.*

Tamm-Horsfall mucoprotein. SEE: mucoprotein, Tamm-Horsjall. *Tamm-Horsfall mucoprotein Xem: mucoprotein, Tamm-Horsfall.*

tamoxifen citrate An antiestrogen drug used in treating carcinoma of the breast. Trade name is Nolvadex. *tamoxifen citrate Một chất kháng estrogen được dùng để điều trị bệnh carcinoma của vú. Tên thương mại là Nolvadex.*

tampon [Fr., plug]. A roll or pack made of various absorbent substances, such as cotton, rayon, wool, and gauze, used to arrest hemorrhage or absorb secretions from a wound or body cavity.*nút, nút gạc, tăm bông Một cuộn hay gói làm bằng các chất hấp thu khác nhau như bông, tơ nhân tạo, len, và gạc dùng để cầm máu hay hấp thu các chất tiết từ một vết thương hay khoang cơ thể.*

t., menstrual. An absorbent material suitably shaped and prepared to provide a hygienic means of absorbing menstrual fluid in the vagina. A cord is attached and remains outside the vagina to facilitate removal. These tampons are made for self-insertion.*Tăm bông kinh nguyệt Một chấp hấp thu được tạo hình dáng thích hợp và được dùng làm phương tiện vệ sinh để hấp thu chất dịch kinh nguyệt trong âm đạo. Một sợi dây được cột và giữ lại ngoài âm đạo để tháo ra dễ dàng. Các tăm bông này được làm cho cá nhân tự dùng.*

t., Mikuficz's. A large-scale capillary drain. It consists of a square piece of iodoform gauze of requisite size, placed in a cavity and filled with narrow strips of plain gauze until the necessary degree of compression is secured. Used if there is parenchymatous oozing. Serves as a tampon to arrest bleeding and also acts as a capillary drain. SYN: Mikulicz's drain.*Tăm bông Mikuficz Một dẫn lưu mao mạch lớn. Gồm một mảnh gạc iodoform vuông kích cỡ thích hợp, được đặt trong một khoang đầy các dải gạc trơn hẹp cho đến khi có độ nén cần thiết. Được dùng khi rỉ nhu mô. Dùng làm tăm bông cầm máu và cũng có tác dụng như một đường dẫn lưu mao mạch. Đn: Mikulicz's drain.*

t., nasal. Soft rubber bulb dilated with compressed air, used in plugging nostrils to stop hemorrhage from the nose.*Tăm bông mũi Bầu cao su nhẹ giãn ra với không khí nén, được dùng nút lỗ mũi để cầm máu mũi.*

tamponade [Fr., plug]. 1. Act of using a tampon. SYN: tamponage. 2. Pathologic compression of a part. *tamponade 1. sự đặt tăm bông. Đn: tamponage. 2. sự chèn ép bệnh lý của một bộ phận.*

t., balloon. Producing pressure against some object by use of a catheter surrounded by an elongated balloon. Often used in the esophagus to arrest bleeding from varices. The Sengstaken-Blakemore tube is most frequently used. This is a three-lumen tube: one is used to administer fluids to the patient or to provide gastric suction, another goes to a balloon inserted in the stomach to hold the tube in place, and the third is attached to the balloon for application of pressure to the esophageal walls. SEE: varicose veins.

NURSING IMPLICATIONS: After balloon insertion, monitor vital signs, electrolyte status, and changes in the blood and differential counts. Because the balloon prevents swallowing, administer fluids and tube feedings as prescribed. Instruct the patient to expectorate saliva, and provide emesis basin for oral secretions. Aspiration of secretions is necessary. If patient is comatose, continuous drainage of the esophagus above the balloon will be required.*Bóng tăm bông Để ép lên một vật bằng một que thông gắn một quả bóng thon dài. Thường được dùng ở thực quản để cầm máu do sự giãn tĩnh mạch. Ống Sengstaken-Blakemore được dùng thường xuyên nhất. Đó là một ống với ba ống lòng (lumen): Một được dùng để cung cấp dịch cho bệnh nhân hay để hút dạ dày, một đi tới một quả bóng chèn trong dạ dày để giữ cho ống cố định, và cái thứ ba được gắn vào quả bóng để ép lên vách thực quản. Xem: varicose veins.*

Cách dùng: Sau khi chèn quả bóng, kiểm tra các dấu hiệu sống, tình trạng chất điện giải, và những thay đổi trong công thức máu. Vì quả bóng ngăn cản sự nuốt, chất dịch và ống truyền được dùng như chỉ định. Hãy hướng dẫn bệnh nhân nhổ nước bọt và cung cấp chậu để chứa các chất tiết đường miệng. Sự hút các chất tiết là cần thiết. Nếu bệnh nhân hôn mê, cần tiếp tục dẫn lưu thực quản trên quả bóng.

t., cardiac. Pathological condition resulting from accumulation of excess fluid in the pericardium. May result from pericarditis or injuries to the heart or great blood vessels, with accumulation of blood.

NURSING IMPLICATIONS: Question patient for history of trauma. Perform physical assessment, including measurement of arterial pressure, if possible. Administer oxygen as prescribed. Explain cardiac pericardiocentesis to the patient. Obtain the necessary supplies and equipment and place them at bedside. Assist the physician with the procedure. The patient will be in the intensive care unit. Administer blood and intravenous fluids as prescribed. Maintain and care for thoracotomy tubes if they are inserted.*Chèn ép tim Tình trạng bệnh lý do tích lũy quá nhiều chất dịch màng ngoài tim. Có thể do viêm màng ngoài tim, hay các tổn thương tim hay các mạch máu lớn, có tích tụ máu.*

Cách chăm sóc cần biết: Hỏi bệnh nhân về lịch sử chấn thương. Khám thực thể, kể cả đo áp suất động mạch, nếu có thể. Dùng oxygen khi được chỉ định. Giải thích cho bệnh nhân về thủ thuật chọc màng ngoài tim. Những thứ trang thiết bị cần thiết đặt bên giường. Giúp đỡ bác sĩ thực hiện phác đồ. Bệnh nhân sẽ ở phòng chăm sóc tích cực. Truyền máu và dịch qua tĩnh mạch khi được chỉ định. Duy trì và chăm sóc các ống mở lồng ngực nếu chúng được gắn vào.

tamponage [Fr., plug]. Tamponade. *tamponage tamponade.*

tamponing, tamponment Tamponade, q.v.*tamponing, tamponment Nhồi gạc, đợn tampon.*

Tandearil. Trade name for oxyphenbutazone.*Tandearil Tên thương mại của oxyphenbutazone.*

tang. 1. A strong taste or flavor. 2. A long slender projection or prong forming a part of a chisel, file, or knife. 3. In dentistry, an apparatus for joining the rests and retainers to palatal or lingual bars of a denture. *tang 1. Mùi vị, mạch. 2. Cán: Một chỗ lồi thon dài hay ngạnh tạo thành một phần của một cái đục, cái giữa hay con dao. 3. Tang: Trong nha khoa, để chỉ một dụng cụ nối các chỗ tựa và phương tiện mắc giữa tới ngạng nối tiền đình hay ngáng nối phía lưỡi của một hàm răng.*

Tangier disease [Tangier Island, in Chesapeake Bay, where the disease was first discovered] A rare disease caused by familial high-density lipoprotein deficiency. Symptoms and signs include polyneuropathy, lymphadenopathy, orange-yellow discoloration of enlarged tonsillar tissue, hepatosplenomegaly, and a marked decrease in high-density lipoproteins. Cholesterol esters accumulate in various organs. There is no specific therapy.*Bệnh Tangier Một bệnh hiếm gặp do sự thiếu lipoprotein tỉ trọng. Các triệu chứng và dấu hiệu bao gồm bệnh đa thần kinh, bệnh hạch bạch huyết, sự mất màu vàng cam của mô hạch nhân, chứng to gan lách và giảm đáng kể lipoprotein tỉ trọng cao. Cholesterol esters tích tụ trong các cơ*

quan khác nhau. Không có phép chữa đặc trị.

tank, Hubbard. SEE: Hubbard tank. *tank, Hubbard Xem: Hubbard tank.*

tannase An enzyme that is capable of hydrolyzing tannins. It is present in certain plants and is produced by cultures of various microorganisms, esp. molds.*tannase Một enzym có khả năng thủy phân các tannin. Có trong một số cây và được sản xuất bằng nuôi cấy các vi khuẩn khác nhau, đặc biệt là các mốc.*

tannate Any salt or ester of tannic acid.*tannate Muối hay ester của acid tannic.*

tannic acid. SEE: acid, tannic.*tannic acid Xem: acid, tannic.*

tannin [Fr. tanin]. 1. Acid substance found in bark of certain plants and trees or their products, usually from nutgall. Found in coffee and to a greater extent in tea. 2. Any of several substances containing tannin. ACTION/USES: Astringent, antidote for various poisons, and as a topical hemostatic. It is constipating. It is partly eliminated in the urine as gallic acid.*tannin 1. Chất acid tìm thấy trong vỏ của một số cây hay các sản phẩm của chúng, thường từ vú lá. Có trong cà phê và một lượng lớn hơn trong trà. 2. Bất kỳ chất nào chứa tannin.*

Tác dụng/cách dùng: Thuốc làm se da, thuốc giải các loại độc chất khác nhau và làm chất cầm máu. Nó gây táo bón. Nó bị thải một phần trong nước tiểu dưới dạng acid gallic.

tantalum SYMB: Ta. At. wt. 180.947; at. no. 73. A rare metallic element derived from tantalite. Because it is noncorrosive and malleable, it has been used to repair cranial defects, as a wire suture, and in prostheses.*tantalum Ký hiệu Ta. Một nguyên tố kim loại hiếm chiết xuất từ tantalit. Bởi vì không ăn mòn và dễ dát mỏng, nó đã được dùng để chữa các khuyết tật của sọ, như là dây khâu kim loại và làm răng giả.*

tantrum Display of great anger, which may or may not include violent action. SEE: temper tantrums. *Cơn thịnh nộ Có thể có hoặc không có hành động bạo lực. Xem: temper tantrums.*

TAO, Trade name for troleandomycin.*TAO Tên thương mại của troleandomycin.*

tap 1. [AS. taeppa]. To puncture or to empty a cavity of fluid. SEE: paracentesis; thoracentesis. 2. [O. Fr. taper] A light blow.*Tháo 1. Dùi lỗ hay chọc tháo một khoang chất dịch. Xem: lumbar puncture; paracentesis; thoracentesis. 2. Vỗ nhẹ*

Tapar, Trade name for acetaminophen.*Tapar Tên thương mại của acetaminophen.*

Tapazole Trade name for methimazole USP.*Tapazole Tên thương mại của methimazole.*

tape [AS. toeppe]. 1. A long, flexible, narrow strip of linen cotton paper, or plastic such as adhesive tape. 2. To wrap a part with a long bandage made of adhesive or other type of material.*tape 1. Băng: một dải dài, dễ uốn, hẹp của lanh, bông, giấy hay chất dẻo, chẳng hạn như băng dính. 2. quấn một bộ phận với một băng dài.*

t., adhesive. USP. A fabric film or paper, one side of which is coated with an adhesive substance. It adheres to the skin. SYN: plaster, adhesive.*Băng dính Một tấm vải, phim hay giấy, một phía có một lớp chất dính được dán vào da. Đn: plaster, adhesive.*

tapeinocephalic [Gr. tapeinos, low-lying, + kephale, head]. Pert. to tapeinocephaly.*tapeinocephalic Tật đầu dẹt.*

tapeinocephaly A flattened head in which the vertical index of the skull is less than 72.*Tật đầu dẹt Trong đó chỉ số dọc của sọ là dưới 72.*

tapetum [NL., a carpet]. A layer of fibers from the corpus callosum forming roof and lateral walls of inferior and posterior horns of lateral ventricles of the brain. Fibers pass to temporal and occipital lobes. *tapetum Một lớp sợi từ thể chai tạo thành rễ và các vách bên của sừng dưới và sau của các não thất bên. Các sợi đi qua thùy thái dương và thùy chẩm.*

t., choroideae. T. lucidum, q.v.*t., choroideae Xem: t. lucidum.*

t., lucidum. A layer of tissue in the choroid of the eye between the vascular and capillary layers in'. :me animals, but not in man. This membrane reflects light shown into the animal's eyes. It produces a green reflex, readily seen in cats. SYN: t. choroideae.*Mắt mèo Lớp mô trong màng mạch của mắt giữa các lớp tĩnh mạch và mao mạch trong một số động vật trừ ở người. Màng này phản chiếu ánh sáng rọi vào mắt động vật. Nó tạo ra một phản xạ màu lục, dễ thấy ở mèo. Đn: t. choroideae.*

tapeworm [AS. taeppe, a narrow band, + wyrm, worm). Any of the species of parasitic worms belonging to the class Cestoda, phylum Platyhelminthes. A typical tapeworm consists of a scolex with hooks and suckers for attachment, and a series of segments or proglottids that vary in number from a few to several thousand. New proglottids are budded off the scolex, so that a worm is actually a linear colony consisting of immature, mature, and ripe or gravid proglottids. Adults live as endoparasites in the intestine. The terminal ripe proglottids containing the ova break off and pass out with the feces. The eggs develop into minute six-hooked oncospheres, which when ingested by the proper intermediate host (usually another vertebrate) develop in muscle tissues into an encysted larva known as a cysticercus. Infestation occurs when uncooked meat containing encysted larvae is eaten. These larvae develop into the mature adult in the primary host.

Species of medical importance are D i p h y l l o b o t h r i u m l a l u m, E c h i n o c o c c u s g r a n u l o s u s, Hymenolepis nana, H. diminuta, Taenia saginata, and T. solium, q.v. SEE: cysticercosis; cysticercus; hydatid; taeniasis. SYM: Often absent. If numerous, may cause intestinal obstruction. Occasionally mild systemic symptoms may occur from absorption of metabolic wastes. Sometimes there are dyspeptic symptoms. *Sán dây Loài sán ký sinh thuộc lớp Cestoda, ngành Platyhelminthes. Một sán dây điển hình gồm có một đầu sán với các móc và các giác hút để bám rất chặt và một chuỗi các đốt có số lượng thay đổi từ một vài tới nhiều ngàn. Các đốt mới mọc từ đầu sán, sao cho một con sán thực sự là một tuyến tập đoàn gồm các đốt non, đốt trưởng thành, đốt chín hay có chửa. Các con trưởng thành sống ký sinh trong ruột. Các đốt chín tận cùng chứa trứng vỡ ra và đi theo phân. Các trứng phát triển thành ấu trùng sáu móc nhỏ, mà khi được nuốt vật chủ trung gian thích hợp (thường là một động vật có xương sống khác) nuốt phải chúng, phát triển trong các mô cơ bắp thành một ấu trùng có nang gọi là cysticercus. Sự lây nhiễm xảy ra khi thịt nấu không chín có nang được ăn vào. Các ấu trùng này phát triển thành sán trưởng thành trong vật chủ chính.*

Các loài có tầm quan trọng về mặt y học là Diphyllobothrium latum, E c h i n o c o c c u s, Hymenolepis nana, H. diminuta, Taenia saginata, và T. solium. Xem: cysticercosis; cysticercus; hydatid; taeniasis. Triệu chứng: Thường không thể hiện. Nếu có nhiều, có thể gây tắc ruột. Đôi khi có thể có các triệu chứng toàn thân nhẹ do hấp thu các chất thải chuyển hóa. Đôi khi có các triệu chứng rối loạn tiêu hóa.

t., armed. Taenia solium, the pork tapeworm, whose scolexpossesses a rowof hooks about the rostellum. *Sán lợn taenia solium, loài sán heo, đầu của nó có một dãy móc xung quanh vòi.*

t., beef. Taenia saginata.*t., beef sán bò.*

t., broad. Diphyllobothrium latum, q.v. *t., broad Dipylidium caninum: sán chó.*

t., dog. Dipylidiurn caninum.*t., dog Dipylidium caninum: sán chó.*

t., dwarf. Hymenolepis nana. *t., dwarf Hymenolepis nana: sán lùn.*

t, th. Diphyllobotluium latum, *Diphyllobothrium latum: sán cá.*

t., hydatid. Echinococcus granulosus, q.v.

t., hydatid Echinococcus granulosus: *sán nang.*

t., mouse. Hymenolepis nana. *t., mouse Hymenolepis nana: sán chuột*

t., pork. Taenia solium. *t., pork Taenia solium: sán heo.*

t., rat Hyrnenolepis nana *t., rat Hyrnenolepis nana.*

t., unarmed. Taenia saginata.*t., unarmed Taenia saginata: sán bò.*

taphephobia [Gr. taphos, grave, + Phobos, fear]. Abnormal fear of being buried alive.*taphephobia (Chứng) Sợ bị chôn sống.*

taphophilia [" + philos, love]. Abnormal attraction for graves.

taphophilia (Chứng) ưa nghĩa trang, mồ mả.

Tapia syndrome [A. G. Tapia, Sp. physician, 1875-1950] Paralysis of the pharynx and larynx on one side and atrophy ofthetongue on the opposite side. Caused by a lesion affecting the accessory (tenth) and hypoglossal (twelfth) cranial nerves on the side in which the pharynx is affected.*Hội chứng Tapia Chứng liệt hầu và thanh quản ở một phia và teo lưỡi ở phía kia. Do một tổn thương tác động đến thần kinh sọ gai sống (số 10) và thần kinh sọ dưới lưỡi (số 12) ở phía mà hầu bị ảnh hưởng.*

tapinocephalic [Gr. tapeinas,lying low, + kephale, head]. Pert. to flatness of top of cranium.

tapinocephalic (thuộc chứng) dẹt đỉnh sọ.

tapinocephaly Flatness of top of the skull.*tapinocephaly (chứng) dẹt đỉnh sọ.*

tapmoid [Amerind- tapirs, tapir, + Gr. eidos, form, shape]. Resembling a tapir's snout; said of an elongated cervix uteri.*tapmoid Như mõm heo; nói về một cổ tử cung thon dài.*

tapotement [Fr.]. Percussion in massage. It is divided into beating with the clenched hand, used for sciatica and muscular atrophy; clapping performed with the palm of the hand, used to reach superficial nerves hacking with the ulnar border of the hand, used principally around a nerve center and upon the muscles; punctuation with the tips of the fingers, used principally around the heart and upon the head. The strength of the manipulations is an essential factor in the massage treatment, and care must be taken not to bruise the patient. As a rule, begin with moderate pressure, ascertaining from the patient his sensation. A lubricating lotion or cream should be used to avoid abrading the akin. SEE: massage.*Vỗ Sự gõ chấn trong xoa bóp. Nó được chia thành nện với bàn tay nắm chặt, được dùng trong chứng đau dây thần kinh hông và chứng teo cơ; vỗ về với lòng bàn tay, được dùng để tiếp cận các dây thần kinh nông; chém với bờ xương trụ của bàn tay, dùng chủ yếu xung*

quanh một trung tâm thần kinh và trên các cơ; dùi với các đầu ngón tay, dùng chủ yếu xung quanh tim và trên đầu. Sức mạnh của thao tác là nhân tố chính trong điều trị xoa bóp, và cần thận trọng không làm bầm bệnh nhân. Như một nguyên tắc, bắt đầu với sức ép trung bình. Đánh giá từ bệnh nhân theo cảm giác của họ. Nên bôi trơn bằng nước thơm hay kem để tránh làm trầy da. Xem: massage.

tapping 1. [O. Fr. taper, of imitative origin]. Percussion in massage. SYN: tapotemenG 2. [AS. tappa, tap]. Removal of fluid from a cavity. SYN: parncentesis.*tapping 1. Sự gõ chấn trong xoa bóp. 2. Sự lấy một chất dịch từ một khoang. Đn: paracentesis.*

tar. A term applied to a dark, viscid mass of complex chemicals obtained by destructive distillation of coal, shale, and organic matter, esp.wood from pine and juniper trees.*Hắc ín Một từ dùng để chỉ một khối chất sền sệt, sẫm của các hợp chất hóa học thu được bằng sự chưng cất hủy than đá, chất hưu cơ, đặc biệt là gỗ từ cây thông và cây bách.*

t., cool Coal tar, USP, q.v. *t., cool Hắc ín than đá.*

t., juniper. USP. Material obtained from destructive distillation of oil obtained from the wood of the juniper tree, Juniperus oxycedrus. It is used in certain medicines applied topically in treating certain skin diseases. *Dầu cade Chất thu được từ sự chưng cất hủy dầu của gỗ cây bách trọn. Tuniperus oxycedrus. Được dùng trong một số thuốc điều trị một số bệnh da.*

t., pine. Pine tar, USP, q.v.*t., pine Hắc ín thông.*

Taractan. Trade name for chlorprothixene.*Taractan Tên thương mại của chlorprothixene.*

tarantism [Taranto, seaport in southern Italy, + Gr. -ismos, condition]. A nervous affection marked by stupor, melancholy, and uncontrollable dancing mania. Popularly attributed to bite of the tarantula.*Bệnh nhện cắn Một bệnh thần kinh biểu hiện bởi sự đờ đẫn, u sầu, và xung động nhảy múa không kiểm soát được. Nói chung được cho là do vết cắn của nhện tarantula.*

tarantula A large venomous spider feared by many people; however, its bite is comparable in severity to a bee sting. SEE: spider bites or poisoning.*Nhện tarantula Một loài nhện độc lớn nhiều người rất sợ; tuy nhiên, vết cắn của nó nguy hiểm tương đương với vết đốt con ong. Xem: spider bites or poisoning*

Tardieu's spots [Augusta A. Tardieu, Fr. physician, 1818-1879] Subpleural spots of ecchymosis following death by strangulation.*Vết Tardieu Các vết bầm máu dưới màng phối sau cái chết do thắt cổ.*

tardive [Fr., tardy]. Characterizedby

lateness, esp. pert. to a disease in which the characteristic sign or symptom appears late in the course of the disease.*Muộn Biểu hiện sự trễ, đặc biệt, nói về một bệnh mà có dấu hiệu hay triệu chứng đặc trưng xuất hiện trễ trong tiến trình bệnh.*

tare The weight of an empty container. That weight is subtracted from the total weight of the vessel and substance added to it in order to determine the precise weight of the material added to the container.*Bì Trọng lượng của đồ chứa rỗng. Trọng lượng này được trừ khỏi tổng trọng lượng của thùng và chất chứa bên trong để xác định trọng lượng chính xác của chất trong thùng.*

tared. A container of known and predetermined tare, q.v.*Đã cân bì Một đồ chứa có bì đã được biết và được xác định trước.*

tarentism Tarantism.*tarentism Tarantism.*

target [0. Fr. targette, light shield]. 1. A structure or organ that something is directed to. SEE: target organ. 2. The electrode on which cathode rays within an x-ray tube are focused and from which roentgen rays are emitted; usually of a heavy metal such as tungsten.*Đích 1. mục tiêu, bia: một cấu trúc hay cơ quan mà một cái gì đó nhắm tới. Xem: target organ. 2. Điện tực trên đó các tia cathode trong một ống tia X tập trung vào và là nơi các tia roentgen được phóng thích; thường là của một kim loại nặng nhưng tungsten.*

target cell. An abnormal erythrocyte with a rounded central area, which stains deeply, surrounded by a lightly staining area, which in turn is surroundedby denser cytoplasm at the periphery of the cell, the whole somewhat resembling a target with a bull's eye. Found in certain types of anemia and after splenectomy.*Tế bào đích Một hồng cầu bất thường với một vùng trung tâm tròn, có màu rất sẫm, được bao bọc bởi một vùng có màu nhạt mà đến lượt nó, được bao bọc bởi bào tương dày đặc hơn ở chu vi tế bào. Toàn bộ hơi giống một cái bia với một điểm đen. Thấy ở một số dạng thiếu máu và sau thủ thuật cắt bỏ lách.*

target organ. The organ or structure toward which the effects of a drug, hormone or therapeutic agent are primarily directed.*Cơ quan đích Cơ quan hay cấu trúc, nơi tác động của thuốc, hormon hay liệu pháp hướng tới.*

tarichatoxin A neurotoxin from the Taricha newt.*tarichatoxin Độc tố thần kinh từ sa giông Taricha.*

Tarnier's sign [Etienne Stephene Tarnier, Fr. obstetrician, 18281897] A sign of impending abortion; the disappearance of the angle between upper and lower uterine segments in pregnancy.*Dấu hiệu Tarnier Dấu hiệu của sự sẩy thai sắp xảy ra; sự biến mất của góc giữa các đoạn tử*

cung trên và dưới lúc mang thai.

tarnish. Surface discoloration or reduced luster of metals due to the effect of corrosive substances or galvanic action. In dental restorations such action may be enhanced by accumulation of bacterial plaque. *Trạng thái xin Tác dụng đổi màu bề mặt hay sự giảm sáng kim loại do tác dụng của chất ăn mòn hay của điện một chiều. Trong việc tái tạo răng, tác động như thế có thể gia tăng dp tích tụ các mảng vi khuẩn.*

tarsadenitis [Gr. torsos, a broad, flat surface, + aden, gland, + itis, inflammation]. Inflammation of the tarsal or meibomian glands of the eyelid. *Viêm sụn tuyến Sự viêm sụn hay tuyến meibomius của mi mắt.*

tarsal [Gr. tarsalis]. 1. Pert. to the tarsus or supporting plate of the eyelid. 2. Pert. to the ankle or tarsus.*Sụn mi Hay phiến nâng của mi mắt 2. thuộc mắt cá hay xương cổ chân.*

tarsal arches. Two branches, superior and inferior, of the median palpebral artery supplying the eyelid. *Cung sụn mi Hai nhanh trên và dưới của động mạch mi mắt giữa.*

tarsal bones. The seven bones of the ankle.*tarsal bones Xương mắt cá chân (bảy cái).*

tarsal cartilages. The dense connective tissue of the tarsus of the eyelid. It is not true cartilage.*Sụn mi Mô liên kết dày đặc của phần sụn mi mắt. Nó không phải là sụn thật.*

tarsalgia [Gr. torsos, a broad, flat surface, + a(gos, pain]. Pain in tarsus or ankle. May be due to flatfoot, shortening of Achilles tendon, or other causes.*(Chứng) đau xương cổ chân Có thể do bàn chân bẹt, sự ngắn gân Achlles hay các nguyên nhân khác.*

tarsal glands. Branched sebaceous alveolar glands embedded in the tarsus and opening on the margin of the eyelid. SYN: meibomian glands. *Tuyến sụn mi Các tuyến bã nhờn phân nhánh chen trong sụn mi và mở trên rìa mi mắt. Đn: meibomian glands.*

tarsalia [L.]. (sing. tarsale) The tarsal bones.*tarsalia (Các) xương cổ chân.*

tarsalis [L.].One of the tarsal muscles. SEE: Muscles in Appendix.*tarsalis Một trong các cơ xương cổ chân. Xem: Muscles.*

tarsal lacrimal glands. Accessory lacrimal glands located on the inner surface of the eyelids, esp. the upper lid.*tarsal lacrimal glands Các tuyến lệ phụ nằm ở mặt trong của mi mắt, đặc biệt là mi trên.*

tarsal tunnel. In the ankle, the bony-fibrous passage for the posterior tibial vessels, tibial nerve, and flexor tendons.*Đường cổ chân Trong mắt cá, đường xương sợi cho các mạch máu xương chày sau, thần kinh xương chày, và các gân cơ gấp.*

tarsal tunnel syndrome. Neuropathy of the distal portion of the tibial nerve at the ankle due to chronic pressure on the nerve at the point it passes through the tarsal tunnel. It causes pain and numbness of the sole of the foot and weakness of plantar flexion of the toes.*Hội chứng cổ chân Bệnh thần kinh của phần xa thần kinh xương chày ở mắt cá do sức ép lâu dài lên dây thần kinh nơi nó đi qua đường cổ chân. Nó gây đau và tê lòng bàn chân và làm yếu sự gấp các ngón chân.*

tarseetomy ["+ ektome, excision]. 1. Excision of tarsus or a tarsal bone. 2. Removal of tarsal plate of an eyelid. *tarseetomy 1. (Thủ thuật) cắt bỏ xương cổ chân 2. Lấy sụn mi.*

tarsectopia Dislocation of the tarsus. *tarsectopia Sự sái xương cổ chân.*

tarsi. Pl. of tarsus.*tarsi Số nhiều của tarsus.*

tarsitis [" + itis, inflammation]. 1. Inflammation of tarsus of the foot. 2. Inflammation of the margin of an eyelid. SYN: blepharitis.*tarsitis 1. Viêm xương cổ chân. 2. Viêm bờ mi (mắt). Đn: blepharitis.*

tarso- [Gr.torsos, abroad, flat surface]. Combining form meaning the flat of the foot, or the edge of the eyelid.*tarso- Tiền tố có nghĩa là sự dẹt của bàn chân hay bờ mi mắt.*

tarsocheiloplasty ["+ eheilos, lip, + plassein, to form]. Plastic surgery of borders of the eyelid. *tarsocheiloplasty Thủ thuật tạo hình bờ mi.*

tarsoclasia, tarsoclasis [" + klasis, a breaking]. Surgical fracture of the tarsus for correction of clubfoot. *tarsoclasia, tarsoclasis (Thủ thuật) bẻ xương cổ chân (để sửa lại bàn chân vẹo).*

tarsoclasia, tarsoclasis [" + ma(akia, asoftening]. Softeningofthetarsal cartilages of the eyes.*tarsoclasia, tarsoclasis (Chứng) nhuyễn sụn mi.*

tarsomegaly [" + megas, large]. Enlargement of the heel bone, calcaneus.*tarsomegaly (chứng) to xương gót chân.*

tarsometatarsal ["+ mats, between + torsos, abroad, flat surface]. Pert. to the tarsus and the metatarsus. *tarsometatarsal (thuộc) xương cổ chân và xương đốt bàn chân.*

torso-orbital [" + L. orbits, track]. Concerning the tarsus of the eyelid and the orbit.*torso-orbital (thuộc) sụn mi và hốc mắt.*

tarsophalangeal [' + phalanx closely knit row]. Concerning the tarsus of the foot and the phalanges of tire toes.*tarsophalangeal (thuộc) xương cổ chân và đốt ngón chân.*

tarsophyma [" + phyma, a growth]. Any tarsal tumor of the eyelid SYN: hordeolum; sty.*U sụn mi Đn: hordeolum; sty.*

tarsoplasia, tarsoplasty [" + plassein, to form]. Plastic surgery of margin of the eyelid. SYN: blepharoplasty.*tarsoplasia, tarsoplasty (thủ thuật) tạo hình sụn mi. Đn: blepharoplasty.*

tarsoptosis [" + ptoais, falling]. Flat foot; fallen arch of the foot.*tarsoptos is Bàn chân bẹt.*

tarsorrhaphy [" + rhaphe, seam, ridge]. The operation of uniting the edges of the lids at the outer commissurefor the purpose of reducing the width of the palpebral fissure. *tarsorrhaphy (thủ thuật) khâu dính mi ở khe ngoài nhằm làm giảm độ rộng của khe mi mắt.*

tarsotarsal [" + torsos, a broad, fiat surface]. Concerning the articulation between two rows of tarsal bones. *tarsotarsal (thuộc) khớp giữa hai dãy khối xương cổ chân.*

tarsotibial [" + L. tibia, shinbone]. Concerning the tarsus and the tibia of the foot.*tarsotibial (thuộc) xương cổ chân và xương chày.*

tarsotomy [" + tome, incision]. 1. Incision of tarsal cartilage of an eyelid. 2. Any surgical incision of the tarsus of the foot.*tarsotomy 1. (thủ thuật) mở sụn mi. 2. (thủ thuật) mở xương cổ chân.*

tarsus [Gr. torsos, a broad, fiat surface] (pl. tarsi) 1. The ankle with its seven bone located between bones of the lower leg and metatarsus. It forms the proximal portion of the foot. It consists of the following bones: calcaneus (os calcis), talus (astragalus), cuboid (as cuboideum), navicular (scaphoid), and first, second, and third cuneiform bones. The talus articulates with the tarsus and fibula, the cuboid and cuneiform bones with the metatarsals. SEE: foot; skeleton; names of individual bones. 2. A curved plate of dense white fibrous tissue forming the supportings tructure of theeyelid. Also called tarsal plate.*tarsus (số nhiều: tarsi) 1. Khối xương cổ chân: mắt cá với bảy xương của nó nằm giữa xương dưới và xương đốt bàn chân. Nó tạo thành phần gần của bàn chân. Nó gồm các xương sau: xương gót, xương sên, xương hộp, xương thuyền, và các xương hình nêm một, hai, ba. Xương sên nối với xương chày, xương mác, xương hộp, và các xương hình nêm với các xương đốt bàn chân. Xem: foot; skeleton; các tên xương lẻ. 2. sụn mi: một phiến cong của mô sợi trắng dày tạo thành cấu trúc nâng mi mắt. Còn gọi là phiến sụn mi.*

t., inferior palpebrae. The firm layer of connective tissue that provides internal support for the lower eyelid.*Sụn mi dưới Một lớp mô liên kết chắc mà làm giá đỡ trong cho mi mắt dưới.*

t., superior palpebrae. The firm layer of connective tissue that provides internal support for the upper eyelid.*Sụn mi trên Một lớp mô liên kết chắc làm giá đỡ trong cho mi mắt trên.*

tartar [Gr.tartttron, dregs]. 1. An acid compound found in the juice of grapes and deposited on the sides of casks during winemaking. 2. Calcareous matter deposited n the teeth. SYN: calculus; plaque, dental*tartar 1. Cáu rượu: Một hợp chất acid tìm thấy trong nước quả nho và lắng trên các vách thùng trong quá trình làm rượu vang. 2. cao răng: chất vôi lắng trên răng. Đn: calculus, plaque, dental*

t., cream of. Potassium bitartrate. *Cặn Kali bitartrate.*

t., emetic. Antimony potassium tartrate. Used as an emetic.*Cặn Antimony potassium tartrate. Dùng như một chất gây nôn.*

tartaric acid Any one of four isomers of an organic compound, CHO. Used in makingpotasaium bitarttate, which is cream of tartar.*acid tartaric Một trong bốn chất đồng phân của một hợp chất hữu cơ, CHO. Được dùng để sản xuất bitartrat kali.*

tart cells. Certain cells containing altered nuclear material appearing along with L.E. cells in suspensions of leukocytes or bone marrow cells. *Tế bào cặn Một số tế bào chứa chất nhân đã bị biến đổi cùng với các tế bào L.E. trong huyền phù bạch cầu hay các tế bào tủy xương.*

tartrate. A salt of tartaric acid. *tartrate Muối của acid tartaric.*

tartrazine. A pytazole aniline dye widely used to color foods, cosmetics, drugs, and textiles.*tartrazine Một chất nhuộm pyrarole aniline được dùng rộng rãi để nhuộm màu thực phẩm, mỹ phẩm, được phẩm và vải.*

taste [O. Fr. taster, to feel to taste]. 1. To attempt to determine the flavor of a substance by touching it with the mouth. 2. A chemical sense dependent upon sense organs on the surface of the tongue. These organs called taste buds, when appropriately stimulated, produce one or a combination of the four fundamental taste sensations: sweet, bitter, sour, and salty. The nervous impulses are carried to the brain by the lingual (from the anterior two-thirds of the surface) and the glossopharyngeal (from the posterior third) nerves. Loss of taste may be due to bilateral disease of chords tympani nerve and gustatory fibers of the glossopharyngeal nerve or due to cytotoxic drugs used therapeutically.
The cells of the taste buds have an average life span of 10 to 10 1/2 days; thus, they are constantly being renewed. If a cytotoxic agent used in cancer therapy destroys the cells, taste will return in a minimum of 10 days but usually over a much longer period.
RS: ageusia; agnosia; appetite degustation; dyageusia; gestation; gustatory; hypogeusia.*taste 1. nếm: Cố gắng xác định hương vị của một chất bằng cách chạm vào bằng miệng. 2. vị giác: một cảm giác hóa học dựa vào các cơ quan cảm giác trên mặt lưỡi. Các cơ quan này, được gọi là nụ vị giác, khi được kích thích thích hợp, sinh ra một hay kết hợp bốn vị giác cơ bản: ngọt, đắng, chua, và mặn. Các xung động thần kinh được mang tới não bởi dây thần kinh lưỡi (từ hai phần ba trước của bề mặt) và lưỡi hầu (từ hai phần ba sau). Mất vị giác có thể là do bệnh hai bên thần kinh thừng nhĩ và của các sợi vị giác của thần kinh lưỡi hầu; hay do các thuốc gây độc cho tế bào được dùng để chữa bệnh.*
Các tế bào của các nụ vị giác có tuổi thọ trung bình từ 10 tới 10 ngày rưỡi; vì thế, chúng thường xuyên được làm mới. Nếu một tác nhân gây hại cho tế bào được dùng trong phép chữa ung thư phá hủy các tế bào, vị giác sẽ trở lại trong ít nhất 10 ngày nhưng thường trong một khoảng thời gian dài hơn nhiều.
Các chủ đề liên quan: ageusia (chứng mất vị giác); agnosia (mất nhận thức); appetite (sự thèm ăn); degustation (sự nếm); dys geusia (loạn vị giác); gustation (vị giác); gustatory (thuộc vị giác); hypogeusia (chứng giảm vị giác).

t., after. The persistence of a taste sensation after removal of original stimulus.*Dư vị Sự kéo dài của vị giác sau khi lấy đi kích thích nguồn.*

taste area. Area in cerebral cortex at lower end of somesthetic area.*Vùng vị giác Vùng trong vỏ não ở đầu dưới của vùng nhận cảm.*

taste blindness. Inability to taste certain substances such as phenylthiocarbamide (PTC). This inability is due to a hereditary factor that is transmitted as an autosomal recessive trait.*Mù vị giác Sự mất khả năng nếm một số chất chẳng hạn như phenylthiocarbamid (PTC). Khuyết điểm này là do một nhân tố di truyền được truyền dưới dạng một đặc điểm gen lặn nhiễm sắc thể thường.*

taste buds. Sensory end-organs that mediate the sensation of taste. They are oval structures located on the surface of the tongue, esp. the sides of the circumvallate papillae, on soft palate, epiglottis, and portions of the pharynx. Each contains sensory and gustatory (taste) cells and supporting (sustentacular) cells. When stimulated by chemical stimuli, they give rise to sense of taste. SEE: chemoreeptor taste cells.*Nụ vị giác Các cơ quan đầu mút cảm giác làm trung gian truyền vị giác. Chúng có cấu trúc bầu dục nằm trên mặt lưỡi, đặc biệt là các phía của núm có rãnh vây quanh, trên vòm miệng, nắp thanh quản, và các phần của hầu. Mỗi nụ chứa các tế bào vị giác và cảm giác, và các tế bào nâng. Khi được kích thích bởi các kích thích hóa học, chúng sinh ra vị giác. Xem: chemoreceptor; taste cells*

taste cells. Neuroepithelial cells

within a taste bud that serve as receptors for the sense of taste. Each possesses on the free surface a short taste hair that projects through the inner taste pore. SYN: cell, gustatory.

Tế bào vị giác Các tế bào thần kinh biểu mô trong một nụ vị giác mà hoạt động như các cơ quan nhận cảm cho vị giác. Mỗi tế bào chứa trên mặt tự do một sợi lông vị giác ngắn mà nhô qua lỗ vị giác trong. Đn: cell, gustatory.

taster 1. A person capable of detecting a particular substance by using the taste sense. SEE: phenylthiocarbamide. 2. An individual who tastes food prior to its being approved for ingestion by a person whom others might wish to poison.

taster 1. Người nếm: Người có khả năng nhận ra một chất đặc biệt bằng cách dùng vị giác. Xem: phenylthio carbamide. 2. Người nếm thức ăn trước khi cung cấp cho người khác để phòng độc.

TAT, thematic apperception test. *TAT thematic apperception test – Nghiệm pháp tổng quát có chủ đề*

T.A.T. tetanus antitoxin; toxin-antitoxin. *T.A.T. Viết tắt của tetanus antitoxin (kháng độc tố uốn ván); toxin-antitoxin (độc tố kháng độc tố)*

tattooing [Tahitian tatau]. Indelible marking of the skin produced by introducing minute amounts of pigments into the akin. Tattooing is usually done to produce a certain design, picture, or name. When done commercially, sterile procedures are rarely used and infectious hepatitis or AIDS virus or both may be transmitted to the customer. The technique may also be used to conceal a corneal leukoma, to mask pigmented areas of akin, or to color skin to look like the areola in mammoplasty. *Xăm da Sự làm những dấu không phai trên da bằng cách cho một lượng nhỏ chất màu vào trong da. Thường xăm da để tạo ra một mẫu, một bức tranh hay một cái tên nào đó. Khi được làm vì mục đích thương mại, thủ thuật tiệt trùng hiếm khi được dùng và virus viêm gan hay AIDS hay cả hai có thể truyền cho khách hàng. Kỹ thuật cũng có thể đượcdùng để che một sẹo giác mạ, để che các vùng sẫm màu của da hay để nhuộm màu da như quầng trong thủ thuật tạo hình vú.*

t., traumatic. Following abrasion of the skin, embedding of fine dirt particles under the superficial layers of the skin; or as a result of forceful deposit of gunpowder granules. This can be prevented by immediate removal of the particles. *Xăm da chấn thương Sau khi da bị trầy, các hạt bụi nhỏ chen vào dưới các lớp da nông; hay do sự lắng mạnh của các hạt thuốc súng. Điều này có thể được ngăn ngừa bằng cách lấy đi ngay lập tức các hạt này.*

taurine A derivative of cysteine. It is present in bile, as taurocholic acid, in combination with bile acid. *taurine Một dẫn xuất của cysteine. Nó có mặt trong mật, như acid taurocholic, khi kết hợp với acid mật.*

taurocholate A salt of taurocholic acid. *taurocholate Một muối của acid taurocholic.*

taurocholemia [Gr. tauros, a bull, + chole, bile, + haima, blood]. Taurocholic acid in the blood. *taurocholemia Acid taurocholic trong máu.*

taurocholic acid, A substance occurring in bile and yielding cholic acid and taurine on hydrolysis. *taurocholic acid Chất có trong mật và sinh ra acid cholic và taurine trong quá trình thủy phân.*

taurodontism [" + odous, tooth, + -ismos, condition]. Condition in which teeth have greatly enlarged pulp chambers that are deepened. In that shape, the pulp chamber encroaches on the roots of the teeth. – *Buồng tủy lấn răng Tình trạng trong đó răng có các buồng tủy răng rất lớn và sâu thêm. Trong hình dạng đó, buồng tủy răng lấn lên chân răng.*

Taussig-Bing syndrome [Helen B. Taussig, U.S. Pediatrician, b. 1898; RichardJ.Bing,U.S.surgeon,b.1909] Congenital deformity of the heart in which the aorta arises from the right ventricle and the pulmonary artery arises from both ventricles. An intraventricular septal defect is present. *Hội chứng Taussig-Bing Khuyết tật bẩm sinh của tim trong đó, động mạch chủ mọc lên từ tâm thất phải và động mạch phối mọc lên từ cả hai tâm thất. Một khuyết tật vách trong tâm thất xuất hiện.*

tauto- [Gr.tautos, identical]. Prefix meaning the same. *tauto- tiền tố có nghĩa là cùng.*

tautomenial [" + meniaia, menses]. Concerning the same menstrual period. *Cùng kinh nguyệt Thuộc cùng chu kỳ kinh nguyệt.*

tautomer ["+ meros, apart]. A chemical that is capable of tautomerism. *Đồng phân hỗ biến Một hóa chất có khả năng hỗ biến.*

tautomeral, tautomeric [" + meros, a part]. Noting certain neurons that send processes to the white matter on the same side of the spinal cord. *tautomeral, tautomeric Thuộc cùng bên: nói về một số neuron truyền quá trình tới chất trắng trên cùng một phía của tủy sống*

tautomerase [" + " + -ass, enzyme]. An enzyme that catalyzes tautometic reactions. *tautomerase Một enzym xúc tác các phản ứng hỗ biến.*

tautomerism [" + " + -ismos, condition]. Phenomenon in which two formulae are possible and exist in dynamic equilibrium so that as the amount of one substance is altered, the second is changed into the other form in order to maintain the equilib-rium. SEE: isomerism. *Hỗ biến Hiện tượng trong đó, hai công thức đều có thể và tồn tại trong sự cân bằng lực sao cho khi số lượng của một chất thay đổi, chất thứ hai cũng thay đổi thành một dạng khác để duy trì sự cân bằng. Xem: isomerism*

tautorotation [" + L. rotare, to turn round]. A change in specific rotation that occurs when a solution of certain sugars stands a while. *Quang phổ biến Một thay đổi trong sự quay đặc hiệu xảy ra mà một dung dịch của một số chất đường đứng yên trong một thời gian.*

Tavist, Trade name for clemastine fumarate. *Tavist Tên thương mại của clemastine fumarate.*

taxis [Gr., arrangement]. 1. Manual replacement or reduction of a hernia or dislocation. 2. The response of an organism to its environment; a turning toward (positive taxis) or awayfrom (negativetaxis) aparticular stimulus. SEE: chemotaxis. *taxis 1. Đổi vị trí: Đặt lại hay làm giảm bằng tay sự thoát vị hay lệch vị. 2. Hướng động: Phản ứng của một sinh vật đối với môi trường của nó; một sự hướng tới (hướng động dương) hay xa khỏi (hướng động âm) một kích thích cụ thể. Xem: chemotaxis*

t., bipolar. Replacing of a retroverted uterus by applying traction on the cervix while the uterus is pushed upward by manipulating it through the rectum. *Hướng động lưỡng cực Sự đặt lại một tử cung bị lệch ra sau bằng cách kéo cổ tử cung trong khi tử cung được đẩy tới bằng thao tác ấn nó qua trực tràng.*

taxon [Gr. taxis, arrangement]. A taxonomic group. *taxon Một nhóm phân loại học.*

taxonomic Concerning taxonomy. *taxonomic Thuộc phân loại học.*

taxonomy [" + nornos law]. Laws andprinciplea of classification of animals and plants. Also used for classification of learning objectives. *Phân loại học Các định luật và nguyên tắc của phân loại động vật và cây. Cũng được dùng để phân loại các đồ vật khác nhau.*

Taylor brace [C. F. Taylor, U.S. surgeon, 1827-1899] Brace with two rigid posterior oblique portions and soft straps crossed anteriorly over the cheat. *Dây đeo Taylor Dây đeo với hai phần chéo phía sau cứng và các dây mềm qua phía trước ngực.*

Tay-Sacks disease. [Warren Tay, Brit. physician, 1843-1927; Bernard Sacks, U.S. neurologist, 1858-1944] An inherited disease transmitted as an autosomal recessive. The rate of occurrence in Ashkenazi Jews in the U.S. is estimated to be 400 per million births. SYN: $G_{ }$ ganglioaidoais. SEE: Nursing Diagnoses in Appendix.

SYM: Neurological deterioration characterized by mental and physical retardation, blindness, cherry-red spots on the macula, an exaggerated startle response, apasticity, convulsions, and enlargement of the head may be present. Carriers of the trait can be accurately detected by assay of hezosaminidase A. It is possible to detect affected embryos by measurement of hezoaaminidase A in amniotic fluid.

ETIOL: Because of the lack of a specific enzyme, hezosaminidase A, important in sphingolipid metabolism, aphingolipida accumulate in the cells, esp. those of nerves and the brain.

PROG: Death usually occurs prior to the age of 4.

TREAT: There is no specific therapy.

Bệnh Tay-Sachs *Một bệnh di truyền, được truyền như một nhiễm sắc thể lặn. Tỷ lệ mắc phải ở Ashkenazi Jews, Mỹ, ước tính 400 trên một triệu trẻ sơ sinh. Đn: G, gangliosidosis. Xem: Nursing Diagnoses trong phụ lục.*

Triệu chứng: Suy thoái thần kinh biểu hiện bởi sự trì độn tâm thần và thể xác, sự mù, các vết đỏ trên dát (macula), một đáp ứng giật nẩy quá mức, tình trạng co cứng, chứng co thắt, và tình trạng to đầu có thể xảy ra. Người mang mầm bệnh được dò tìm chính xác bằng cách thử hexosaminidase A. Phôi bị ảnh hưởng có thể được dò tìm bằng cách đo hexosaminidase trong nước ối.

Nguyên nhân: Do sự thiếu một enzyme cụ thể, hexosaminidase A, quan trọng trong sự chuyển hóa sphingolipid, các sphingolipid tích tụ trong các tế bào, đặc biệt là các tế bào thần kinh và não.

Dự đoán: tử vong thường xảy ra trước 4 tuổi.

Điều trị: Không có cách chữa đặc hiệu.

Tay's spot. Spot, cherry-red, q.v.

Tay's spot *Xem: spot, cherry-red.*

TB. Colloquialism for tuberculosis.

TB. *Nói thông thường về bệnh lao.*

Tb. Chem. symb. for the element terbium.**Tb.** *Ký hiệu hóa học của nguyên tố terbium.*

T.b. tubercle bacillus; tuberculosis.

T.b. *Tubercle bacillus (trực khuẩn lao); tuberculosis (bệnh lao).*

T bandage. Bandage resembling the letter T, used for the head and the perineum.**T bandage** *Băng hình chữ T, dùng cho đầu và đáy chậu.*

T-bar. T-shaped tubing connected to an endotracheal tube in situ. Used to deliver 02 therapy to an intubated patient who does not require mechanical ventilation.**Thanh T** *Ống hình chữ T nối với một ống nội khí quản tại chỗ. Dùng để thực hiện liệu pháp oxy bệnh nhân được đặt ống mà không cần thông khí cơ học.*

TBP, thyroxine-binding protein.**TBP.** *thyroxine-binding protein.*

Tbs, tablespoon.**Tbs.** *tablespoon: thìa xúp.*

Tc. Chem. symb. for the element technetium.**Tc.** *Ký hiệu hóa học của nguyên tố technetium.*

T Cells. Prothymocytes from the bone marrow migrate to the thymus, where they develop into thymic lymphoid cells, T cells, and begin to mature. From the thymus they go to a particular area of the peripheral lymphoid tissues and from there they circulate between blood and lymph. Three subpopulations of T cells are known: helper or cooperator cells (T,), which enhance the production of antibody-forming cells from B lymphocytes; cytotoxic or killer T cells, which are formed after mature T cells interact with some antigens present on foreign cells-these cells cause graft rejection and kill foreign cells in vitro; suppressor T cells, which suppress production of antibodyforming cells from B lymphocytes.**Tế bào T** *Các tế bào prothymocytes từ tủy xương di trú tới tuyến ức, nơi chúng phát triển thành các tế bào dạng bạch huyết tuyến ức, tế bào T, và bắt đầu trưởng thành. Từ tuyến ức, chúng đi tới một vùng đặc biệt của các mô lympho ngoại biên và từ đó chúng vào tuần hoàn giữa máu và bạch huyết. Ba tiểu quần thể tế bào T là: các tế bào giúp đỡ (T4) làm tăng sự sản xuất các tế bào tạo kháng thể từ các lympho bào B; các tế bào độc hay sát thủ được tạo ra sau khi các tế bào T trưởng thành tương tác với một số kháng nguyên có trên các tế bào lạ - Các tế bào này gây thải ghép và giết các tế nào lạ; các tế bào ức chế ngăn cản sự sản xuất các tế bào tạo kháng thể từ các lympho B.*

TCID$_{50}$ Tissue culture infective dose that will produce a cytopathic effect in 50% of the cultures inoculated.

TCID. *Viết tắt của tissue culture injective dose: Liều lây nhiễm nuôi cấy mô có tác động gây bệnh tế bào trong 50% môi trường nuôi cấy được ủ.*

t.d.s. L. ter die sumendurn, to betaken three times a day.*t.d.s. tiếng Latin, ter die sumendum, dùng ngày ba lần.*

Te. Chem. symb. for the element tellurium.*Te Ký hiệu hóa học của nguyên tố tellurium.*

tea 1. An infusion of a medicinal plant. 2. Leaves of plant Thea chinensis, from which a beverage is made by steeping the leaves in boiling hot water.

COMP: The principal ingredients are caffeine, tannin, and a volatile oil that gives the beverage prepared from tea leaves its characteristic taste and aroma. Caffeine, which constitutes 1% to 4% of tea leaves, is the only medically important ingredient in the beverage. The caloric content is negligible until sugar and milk are added to the beverage. SEE: caffeine.*Trà 1. Nước hãm một cây thuốc. 2. Lá cây chè Thea chinensis, từ đó, có một thức uống được làm bằng cách hãm lá trong nước đun sôi.*

Thành phần: Các thành phần chính là caffein, tannin, và một tinh dầu cho ta một thức uống được pha chế từ lá trà hương vị đặc trưng của nó. Caffein có từ 1% tới 4% trong lá trà, là thành phần quan trọng về mặt được tính duy nhất trong thức uống này. Lượng calo là không đáng kể ngoài đường và sữa được thêm vào thức uống. Xem: caffeine.

t., black. Tea made from leaves that have been fermented before they are dried.*Chè đen Trà được làm từ lá trà đã được lên men trước khi được phơi khô.*

t., green. Tea prepared by heating leaves in open trays.*Chè xanh Trà được chế biến bằng cách sấy lá trong những khay mở.*

t., Paraguay copper. Tea made from the leaves and stems of the Ilex paraguayensis. It is a stimulating drink and contains volatile oil, tannin and caffeine. **Trà Paraguay** *Trà được làm từ lá và thân của cây Ilex paraquayensis. Nó là một thức uống kích thích và chứa tinh dầu dễ bay hơi, tannin và caffein.*

TEAB. tetroethylammonium bromide. **TEAB.** *tetraethylammoni bromid*

TEAC. tetraethylammoniam chloride. **TEAC.** *tetraethylammoni chlorid*

tear [AS. taerJ. 1. To separate or pull apart by force. 2. (tar) The liquid excreted into the eyes by the lacrimal glands. *tear 1. Xé: tách rời hay kéo đứt bằng sức. 2. Nước mắt: chất dịch bài tiết trong mắt qua tuyến lệ.*

tear duct, test of patency of. This can be easily done by placing several drops of a weak solution of sugar in the eye. If the person detects a sweet taste in the mouth, then the duct is patent. *Nghiệm pháp thông ống lệ Sự thử tình trạng thông của ống dẫn nước mắt. Điều dễ làm để dàng bằng cách rỏ vài giọt dung dịch đường loãng vào mắt. Nếu cảm thấy một vị ngọt trong miệng, tức là ống dẫn thông.*

tears [AS. tear]. 1. The watery saline solution secreted by the lacrimal glands, q.v. They lubricate the surfaces between the eyeball and eyelids, i.e., the conjunctiva. 2. Hardened lumps or tearlike drops of any gummy or resinous material.*Nước mắt Dung dịch nước muối tiết bởi tuyến lệ. Chúng bôi trơn bề mặt giữa nhãn cầu và mi mắt, nghĩa là kết mạc.*

t., s, artificial. Solution of materials used to lubricate the conjunctivae.*Nước mắt nhân tạo Dung dịch các chất được dùng để bôi trơn kết mạc.*

t's, crocodile. Crocodile tears, q.v. *Nước mắt cá sấu Xem: crocodile tears.*

tease [AS. taesan, to pluck]. To separate a tissue into minute parts with a needle to prepare it for the microscope. *Rút sợi Tách một mô thành các phần nhỏ với một cây kim để chuẩn bị xem qua kính hiển vi.*

teaspoon ABBR: tap. A household

measure equal to approximately 5 ml. Teaspoons used in the home vary from 3 to 6 ml. Because household measures are not accurate, when a teaspoon dose is prescribed or ordered, give 5 ml of the substance. *Thìa cà phê Viết tắt tsp. Phép đo ở nhà tương đương với 5 ml. Các thìa cà phê được dùng trong nhà thay đổi từ 3 tới 6 ml. Vì các cách đo lường ở nhà không chính xác, khi chỉ định một thìa cà phê, hãy cho 5 ml thuốc.*

teat [ME. rate, from AS. tit, teat]. 1. The nipple of the mammary gland. SYN: papilla mammas. SEE: nipple; breast. 2. Any protuberance resembling a nipple. *Núm vú Đn: papilla mammae. Xem: nipple; breast*

teatulation [AS. tit, teat]. The development of a nipplelike elevation. *Sự nhú Sự phát triển của một chỗ cao như núm vú.*

technetium SYMB: Tc. At. wt. is 98.9062; at. no. 43. A synthetic metallic chemical element. *technetium Ký hiệu Tc. Một nguyên tố hóa học kim loại tổng hợp.*

technetium-99m. SYMB: ⁹⁹Tc. An isomer of technetium that emits gamma rays. It has a half-life of six hours. *technetium-99m Ký hiệu ⁹⁹Tc. Chất đồng phân của technetium phát ra các tia gamma. Có chu kỳ bán hủy (half-life) 6 giờ.*

technetium Tc 99m albumin aggregated injection. USP. A radioactive isotope of technetium-99m. It is used intravenously for scanning the lung. *technetium Tc 99m Một đồng vị phóng xạ của technetium 99m. Nó được dùng trong tĩnh mạch cho sự quét (scanning) phổi.*

technic [Gr. techne, art]. SEE: technique. *technic (thuộc) kỹ thuật. Xem: technique.*

technical [Gr. tekhnikos skilled]. Requiring technique or special skill. *technical Đòi hỏi kỹ thuật hay kỹ năng đặc biệt.*

technician An individual who has the knowledge and skill required to carry out specific technical procedures. This individual usually bass diploma from a specialized school or an associate degree from college, or has received training through preceptorship. *Kỹ thuật viên Người có kiến thức và kỹ năng cần thiết để thực hiện các thao tác kỹ thuật đặc biệt. Người này thường có bằng cấp từ một trường chuyên nghiệp hay bằng của trường đại học hay đã được đào tạo qua nghề sư phạm.*

t., biomedical engineering. Technician who assembles, repairs, and adapts medical equipment used for the delivery of health care and assists in the development and maintenance of these systems. *Kỹ thuật viên công nghệ y học Kỹ thuật viên, người lắp ráp, sửa chữa, và mô phỏng các thiết bị y tế dùng trong chăm sóc sức khỏe và giúp phát triển và duy trì hệ thống này.*

t., dental. Technician who constructs complete and partial dentures, makes orthodontic appliances, and fixes bridgework, crowns, and other dental restorations as authorized by dentists. *Kỹ thuật viên nha khoa Kỹ thuật viên, người làm răng giả, các thiết bị chính hình răng mặt, và gắn cầu răng, chụp răng và các sự chỉnh sửa khác theo yêu cầu của nha sĩ.*

t., dialysis. Technician who operates and maintains an artificial kidney machine following approved methods toprovide dialysis treatment for patients with kidney disorders. *Kỹ thuật viên thẩm tách Điều khiển và duy trì một máy lọc thận nhân tạo theo các phương pháp được công nhận để điều trị thẩm tách cho các bệnh nhân bị rối loạn thận.*

t., dietetic. Technician who works with the food service manager and dietitian in a health care facility assisting with planning, implementing, and evaluating food programs, and may train and supervise dietary aides. *Kỹ thuật viên dinh dưỡng Làm việc với nhà quản lý phục vụ ăn uống và bác sĩ chuyên khoa dinh dưỡng trong một cơ sở chăm sóc sức khỏe giúp vạch kế hoạch, thực hiện và đánh giá các chương trình thực phẩm, và có thể đào tạo và giám sát sự trợ giúp dinh dưỡng.*

t., electrocardiographic. Technician who operates and maintains electrocardiographic machines, records the heart's electrical activity, and provides data for diagnosis and treatment of heart ailments by physicians. *Kỹ thuật viên điện tâm đồ Điều khiển và bảo quản máy điện tâm đồ, ghi nhận các hoạt động của tim, và cung cấp dữ liệu cho các bác sĩ chẩn đoán và điều trị các bệnh tim.*

t., eleCtromyogiaphic. Technician who assists the physician in recording and analyzing bioelectric potentials that originate in muscle tissue. This includes the operation of various electronic devices, maintenance of electronic equipment, assisting with patient care during testing, and record keeping. *Kỹ thuật viên điện cơ đồ Giúp bác sĩ ghi nhận và phân tích các thế điện sinh học bắt nguồn trong mô cơ. Điều này bao gồm điều khiển các thiết bị điện tử khác nhau, bảo quản chúng, giúp chăm sóc bệnh nhân trong việc xét nghiệm và ghi nhận.*

t., emergency medical, paramedic. Technician who responds to medical emergency calls, evaluates the nature of the emergency, and carries out specific diagnostic measures and emergency treatment procedures under the standing orders or specific directions of a physician. *Kỹ thuật viên cấp cứu Kỹ thuật viên đáp ứng các cuộc gọi y tế khẩn cấp, đánh giá tính khẩn cấp, và tiến*

hành các chẩn đoán đặc biệt, điều trị khẩn cấp dưới mệnh lệnh thường trực hay sự hướng dẫn cụ thể của một bác sĩ.

t., environmental health. Technician who assists in the survey of environmental hazards and performs technical duties under professional supervision in areas such as pollution control, radiation protection, and sanitation. *Kỹ thuật viên y tế môi trường Giúp khảo sát các nguy cơ môi trường và thực hiện các nhiệm vụ kỹ thuật dưới sự giám sát chuyên môn trong các lĩnh vực kiểm soát ô nhiễm, phòng chống phóng xạ, và vệ sinh môi trường.*

t., histologic. Technician who works under the supervision of a pathologist in sectioning, staining, and mounting human and animal tissue and fluid for microscopic study. *Kỹ thuật viên mô học Làm việc dưới sự giám sát của một nhà bệnh học trong việc cắt, nhuộm, và gắn mô của người và động vật để soi qua kính hiển vi.*

t., medicallaboiatory. Technician who performs biological and chemical teats requiring limited independent judgment or correlation competency under the supervision of a medical technologist, pathologist, or physician. *Kỹ thuật viên phòng thí nghiệm Làm các xét nghiệm sinh hóa đòi hỏi sự phán xử độc lập có giới hạn hoặc có thẩm quyền phối hợp dưới sự giám sát của chuyên gia kỹ thuật y tế, chuyên gia bệnh học, hay bác sĩ.*

t., medical record. Technician who assists the medical record administrator by coding, analyzing, and preserving patients medical records and compiling reports, disease indices, and statistics in health care institutions. *Kỹ thuật viên hồ sơ y tế Giúp người quản lý hồ sơ y tế bằng cách mã hóa, phân tích, và bảo quản các hồ sơ y tế và các báo cáo sưu tập của bệnh nhân, các chỉ số bệnh, và các thống kê trong các viện chăm sóc sức khỏe.*

t., orthopedic. Technician who is trained in maintaining traction devices, applies all types of traction, makes casts, and applies splints. *Kỹ thuật viên chỉnh hình Được đào tạo để bảo quản các thiết bị kéo, áp dụng mọi kiểu kéo, làm khuôn, và cung cấp các thanh nẹp.*

t., pharmacy. Technician who assists the pharmacist in certain activities such as medication profile reviews for drug incompatibilities, typing prescription labels, prescription packaging, handling purchase records, inventory control, and may, where state law and hospital policy permit, dispense drugs to patients under the supervision of a registered pharmacist. *Kỹ thuật viên dược Giúp các dược sĩ trong một số hoạt động như xem lại các hồ sơ thuốc men tìm ra sự tương kị thuốc, đánh* máy các đơn thuốc, đóng gói thuốc kê đơn, quản lý các hồ sơ mua, kiểm soát kiểm kê, và có thể, ở nơi mà luật lệ bang và chính sách bệnh viện cho phép, phân phối thuốc tới bệnh nhân dưới sự giám sát của một dược sĩ có đăng ký.

t., psychiatric. Technician who works under the supervision of a professional in the care of mentally ill patients in a psychiatric care facility; assists in carrying out the prescribed treatment plan and assigned individual and group activities with patients.*Kỹ thuật viên tâm thần Làm việc dưới sự giám sát của một chuyên gia trong việc chăm sóc các bệnh nhân tâm thần trong một cơ sở chăm sóc tâm thần; giúp thực hiện kế hoạch điều trị được kê đơn và phân công các hoạt động cá nhân và nhóm với bệnh nhân.*

t, respiratory therapy. Technologist who routinely treats patients requiring noncritical respiratorycare and who recognizes and responds to a limited number of specified respiratory emergencies.*Kỹ thuật viên điều trị bệnh hô hấp Điều trị theo thường qui các bệnh nhân cần sự chăm sóc hô hấp không nguy kịch, phát hiện và đáp ứng một số giới hạn các tình trạng khẩn cấp hô hấp cụ thể.*

technique [Fr., Gr. technikos]. 1. Systematic procedure or methods by which an involved or scientific task is completed. 2.The skill in performingdetails of a procedure or operation. 3. In radiology, the various technical factors that most be determined in order to produce a diagnostic radiograph; such as, kilovoltage, milliamperage,time of exposure, focal-film distance, etc.*Kỹ thuật 1. Phác đồ hay các phương pháp có hệ thống để hoàn thành nhiệm vụ khoa học hay liên quan. 2. Phác đồ: Kỹ năng thực hiện các chi tiết của một thủ thuật hay phẫu thuật. 3. Trong X quang học, các nhân tố kỹ thuật khác nhau phải xác định để làm một ảnh X quang chẩn đoán, chẳng hạn kilovoltage, milliamperage, thời gian tiếp xúc, khoảng cách phim.v.v...*

techno- [Gr.techrte, art]. Combining form meaning art or skill.*techno-Tiền tố có nghĩa là kỹ thuật hay nghệ thuật*

technologist Technologist specializing in the application of scientific knowledge in solving practical or theoretical problems. The knowledge and skills required for performing these functions are achieved through formal education and a period of supervised clinical practice.*Nhà công nghệ Chuyên gia kỹ thuật cung cấp các kiến thức khoa học để giải quyết các vấn đề lý thuyết hay thực hành. Kiến thức và kỹ năng cần thiết để làm các hoạt động này có được nhờ giáo dục chính qui và một giai đoạn thực hành lâm sàng được*

giám sát.

t., blood bank. Technologist trained to assist in all of the routine and special functions and tasks concerned with blood bank and transfusion services.*Chuyên gia công nghệ ngân hàng máu Được đào tạo để giúp trong tất cả các hoạt động và nhiệm vụ bình thường và đặc biệt liên quan đến ngân hàng máu và dịch vụ truyền máu.*

t., cardiovascular. Technologist who performs a wide range of teats related to the functions and therapeutic care of the heart and lung system. These include operating and maintaining a heart-lung machine, assisting in cardiac catheterization,cardiac resuscitation, postoperative monitoring, and in care and treatment of patients who have undergone heart or lung surgery.*Kỹ thuật viên tim mạch Thực hiện trên phạm vi rộng các test liên quan tới các hoạt động và chăm sóc điều trị hệ thống tim và phổi. Điều này bao gồm điều khiển và bảo quản một máy tim phổi, giúp trong sự thông tin, phương pháp hồi sức tim, kiểm tra hậu phẫu, và chăm sóc điều trị các bệnh nhân chịu phẫu thuật tim hay phổi.*

t., cyto-, Medical laboratory technologist who works under the supervision of a pathologist to examine cells in order to diagnose cancer or other diseases.*Chuyên gia công nghệ phòng thí nghiệm Làm việc dưới sự giám sát của một chuyên gia bệnh học để kiểm tra các tế bào nhằm chẩn đoán ung thư hay các bệnh khác.*

t., alectroencephalographic. Technologist who operates and maintains electroencephalographic machines.*Chuyên gia kỹ thuật điện não đồ Vận hành và bảo quản các máy điện não đồ.*

t., histologic. Technologist who performs all the functions of the histologic technician as well as more complex procedures for processing tissues, such as identifying tissue structures, cell components, and their staining characteristics, and relating them to physiological functions; may also implement and test new techniques and procedures.*Chuyên gia công nghệ mô học Người làm tất cả các công việc của kỹ thuật viên mô học cũng như các thủ thuật phức tạp hơn trong sự phát triển của các mô, chẳng hạn như nhận dạng các cấu trúc mô, các thành phần tế bào, và các đặc tính nhuộm màu của chúng, và liên kết chúng với các chức năng sinh lý. Cũng có thể bổ sung và thử các kỹ thuật và thủ thuật mới.*

t., medical. A technologist who works in conjunction with pathologists, physicians, and scientists in all general areas of the clinical laboratory. Independent and correlational judgements are made in a wide range

of complex procedures. A medical technologist may teach and supervise laboratory personnel.*Chuyên gia công nghệ y tế Liên kết công tác với các chuyên gia bệnh học, các bác sĩ và các nhà khoa học trong tất cả các lãnh vực chung của phòng thí nghiệm lâm sàng. Các sự đánh giá độc lập và phối hợp được làm ở một phạm vi rộng của các qui trình phức tạp. Một chuyên gia kỹ thuật y tế có thể dạy và giám sát các nhân viên phòng thí nghiệm.*

t., nuclear medicine. Technologist who assists in caring for patients receiving radioactive materials for diagnostic or therapeutic purposes. The nuclear medicine technologist prepares and administers these materials and is skilled in the use of radiation detection devices.*Chuyên gia công nghệ y học hạt nhân Giúp chăm sóc các bệnh nhân nhận các chất phóng xạ cho mục đích chẩn đoán hay điều trị. Các chuyên gia này điều chế và sử dụng các chất này và rất thành thạo trong việc sử dụng các thiết bị đo tìm phóng xạ.*

t., radiation therapy. Nuclear medicine technologist, q.v.*t., radiation therapy Xem: nuclear medicine technologist.*

t., radiologic. Technologist trained in the safe application of ionizing radiation to portions of the body to assist the physician in the diagnosis of injuries and disease.*Chuyên gia công nghệ phóng xạ Được đào tạo để áp dụng an toàn phóng xạ ion hóa tới các bộ phận cơ thể để giúp bác sĩ trong việc chẩn đoán các tổn thương và bệnh.*

t., surgical. Technologist who assists in providing a safe environment for surgical care and assists surgeon, nurses, and other operating room staff.*Chuyên gia công nghệ phẫu thuật Giúp cung cấp một môi trường an toàn cho sự chăm sóc phẫu thuật và giúp bác sĩ phẫu thuật, y tá và biên chế khác của phòng mổ.*

technology [" + logos, word, reason]. 1. The application of scientific knowledge. 2. The entire body of knowledge used in solving or approaching problems and situations. 3. The entire body of knowledge available to a civilization.*Công nghệ 1. Sự ứng dụng các kiến thức khoa học. 2. Toàn bộ các kiến thức khoa học được dùng để giải quyết hay tiếp cận các vấn đề và tình huống. 3. Toàn bộ kiến thức đạt được của nền văn minh.*

teciocephalic [L. rectum, roof, + Gr. kephale, head]. Concerning tectocephaly.*teciocephalic thuộc tật đầu hình thuyền.*

tectocephaly Possession of a boat-shaped cranium. SYN: scaphocephaLism.*Tật đầu hình thuyền Đn: scaphocephalism.*

tectorial [L. tectum, roof]. Pert. to a roof or covering. SYN: tegmentaL.

(thuộc) mái hay vỏ Đn: tegmental.

tectorium [L, tectorium, a covering].
(pl. tectoria) 1. Any rooflike structure. SYN: tectum; tegmentum; tegument. 2. Corti's membrane.

tectorium (số nhiều: tectoria) cấu trúc hình mái. Đn: tectum; tegmentum; tegument. 2. màng Corti.

tectospinal [L. rectum, roof, + spins, thorn].   From   the   tectum mesencephali to the spinal cord.*Mái gian não tủy sống Từ mái não giữa tới tủy sống.*

tectospinal tract. A tract of white fibers of the spinal cord passing from the tectum of the midbrain and going down through the medulla to the spinal cord. It begins on one side and crosses to the other.*Bó gian não tủy sống Bó sợi trắng của tủy sống đi qua từ mái gian não và đi xuống qua tủy tới tủy sống. Nó bắt đầu ở một phía và băng qua phía kia.*

tectum [L., roof]. 1. Any structure serving as, or resembling, a roof. 2. The dorsal portion of the midbrain consisting of the superior and inferior   colliculi   (corpora quadrigemina). SYN: tegmentum.

tectum 1. mái: Cấu trúc tạo ra hay giống như mái. 2. phần lưng của gian não gồm u trên và u dưới. Đn: tegmentum.

t. mesencepheli. Roof of the midbrain including the corpora quadrigemina.*t. mesencepheli Mái gian não.*

T.E.D. threshold erythema dose.

T.E.D. threshold erythema dose: liều ngưỡng làm đỏ da.

teenage. Pert. to those who are 13 through 19 years of age. SYN: adolescent.*Tuổi thiếu niên Thuộc những người từ 13 tới 19 tuổi. Đn: adolescent.*

teeth [AS. Loth, tooth]. (sing. tooth) Hard bony projections in jaws serving as organs of mastication, there being 32 permanent teeth, 16 in each jaw. They include the following types: incisors, canines (cuspida), premolars (bicuspids), and molars. An average child should have 6 teeth at 1 year, 12 at 18 months, 16 at 2 years, and 20 at 2'fi years. A child may be born with teeth, and in other cases the teeth may not appear until 16 months. SEE: dentition for illus.

Răng Các phần lồi xương cứng trong hàm dùng như các cơ quan nhai, có 32 răng vĩnh viễn, mỗi hàm 16 cái. Chúng gồm các loại sau: răng cửa, răng nhanh, răng cối nhỏ, và răng cối. Một đứa bé có thể mới sinh đã có răng và trong các trường hợp khác, răng có thể không mọc cho đến 16 tháng sau. Xem: dentition để minh họa.

t., anterior. Teeth located close to the midline of the dental arch on either side of the jaw, including the incisors and canine.*Răng trước Răng nằm sát đường giữa của cung răng trên mỗi phía hàm, gồm răng cửa*

và ranh nanh.

t., auditory. Minute toothlike projections along the free margin of the labium vestibulare of the cochlea. SYN: Huschke's auditory teeth.

Răng thính giác Các chỗ lồi nhỏ giống răng dọc theo các rìa tự do của mép tiền đình của ốc tai. Đn: Huschke's auditory teeth

t., charting and numbering. The various systems developed for designating teeth in a chart system include numbers, letters, or symbols and are not uniformly accepted; widely used area two-digit system of Federation Dentaire Internationals (FDI system) and the American system, which numbers the permanentteeth consecutively from upper right third molar as #1 through the maxillary teeth to #16, and then to left mandibular third molar as #17 and through the mandibular teeth to the right third molar as #32.*Biểu đồ và số răng Có nhiều hệ thống để gọi tên răng trong một hệ thống biểu đồ gồm có số, chữ hay biểu tượng và không được công nhận một cách thống nhất; được dùng rộng rãi là hệ thống hai số của liên đoàn răng quốc tế (hệ FDI) và hệ Mỹ mà đánh số các răng vĩnh viễn một cách liên tục từ răng cối thứ ba bên phải phia trên được đánh số #1 qua các răng hàm trên tới #16 và rồi tới răng cối thứ ba hàm dưới bên trái được đánh số #17 và qua các răng hàm dưới tới răng cối thứ ba bên phải số #32.*

t., deciduous. Teeth making up the first dentition, which are shed and replaced by the permanent teeth. SYN: teeth, milk; teeth, temporary. SEE: illus.*Răng sữa Răng làm nên bộ răng đầu tiên, rụng và được thay thế bằng răng vĩnh viễn. Đn: teeth, milk; teeth, temporary. Xem: minh họa*

t., Hufchinson's. Condition in which lateral incisors of the upper jaw are pegged and central incisors of same jaw have convex sides and crescentic notches on their cutting edges; noted only on permanent teeth, sometimes indicating hereditary syphilis.*Răng Hufchinson Tình trạng trong đó các răng cửa bên của hàm trên bị kiềm chế và các răng cửa trung tâm của cùng hàm có các bên lồi ra và các phía hình lưỡi liềm trên cạnh cắt của chúng; chỉ có ở răng vĩnh viễn, đôi khi biểu hiện bệnh giang mai di truyền.*

t., malacotic. Teeth that are esp. prone to decay, soft in structure and white in color.*Răng nhuyễn Răng mà, đặc biệt là dễ bị sâu, có cấu trúc mềm và màu trắng.*

t., milk. T., deciduous.*t., milk T. deciduous.*

t., permanent. Teeth of the second dentition, replacing the deciduous teeth. SEE: illus.*Răng vĩnh viễn Răng của bộ răng thứ hai, thay thế răng sữa. Xem: minh họa*

t., reimplantation or repair of.

F.A.:Ifa tooth is completely knockedout of its socket by traumaor fracture, the tooth or fragment should be gently cleaned (do not scrub tooth),placedincleanwater,andtaken with   the patientwitboutdelaytoadentiat.Foran adult who is conscious, the tooth may be replaced in the socket while it is being transported to the dentist. The dentist may be able to save the tooth; and for fragments, to glue them to the remaining partofthe tooth.*Cấm lại hay phục hồi răng Nếu một răng bị bật hoàn toàn ra khỏi ổ răng chấn thương hay gãy, răng hay chỗ gãy nên được làm sạch nhẹ nhàng (đừng cọ răng), đặt trong nước sạch, và mang theo cùng bệnh nhân tới một nha sĩ đừng trì hoãn. Đối với người lớn có ý thức răng có thể được đặt lại trong ổ trong khi được chuyển tới nha sĩ. Nha sĩ có thể cứu được răng; và đối với răng gãy, dán chúng tới phần còn lại của răng.*

t., sclerotic. Yellowish teeth that are naturally hard and not subject to ready decay.*Răng cứng Răng hơi vàng, cứng tự nhiên và không dễ bị sâu.*

t., secondary. T., permanent.*t., secondary T. permanent*

t., stained. Deep or superficial discoloration of teeth. There are a number of conditions that will cause staining of teeth, e.g., exposure of the fetus to the tetracycline the mother took during pregnancy; or mottling due to exposure to high levels of fluoride in drinking water. No matter what the cause, the steins may be covered up by applying a plastic resin or porcelain laminate coating over them, a process called bonding. This same technique may be used to rebuildor repair chipped or cracked teeth.*Răng đổi màu Sự đổi màu nông hay sâu của răng. Có một số tình trạng mà sẽ gây đổi màu của răng. Ví dụ, sự tiếp xúc của thai nhi với tetracyclin mà người mẹ dùng lúc mang thai; hay vết lốm đốm do tiếp xúc với fluorid mức độ cao trong nước uống. Dù nguyên nhân là gì, màu nhuộm có thể được phủ lên bằng một chất nhựa dẻo hay lớp sứ dát mỏng, một quá trình gọi là bonding. Kỹ thuật tương tự có thể dùng để làm lại hay sửa chữa răng bị mẻ hay bị nứt.*

t., temporary. T., deciduous.*t., temporary T. deciduous.*

t., wisdom. The third molar teeth of the permanent dentition, which are the last to erupt.*Răng khôn Răng cối thứ ba của bộ răng vĩnh viễn, là răng mọc cuối cùng.*

teething [AS. Loth, tooth]. Eruption of the teeth. SEE: dentition.*Quá trình mọc răng Xem: dentition.*

tegmen [L. regmen, covering]. lpl. tegmirta) A structure that covers a part.*Mái, nắp, trần Một cấu trúc* *mà bao phủ một phần.*

t., mastoideum. Bony roof of mastoid cells.*Mái chũm Xương mái của các tế bào móm chũm.*

t., tympani. [NAj Roof of tympanum separating middle ear from cranial cavity.*Mái hòm nhĩ Tách tai giữa khối khoang sọ*

t., ventriculi quarti. [NA] The roof of the 4th ventricle.*t., ventriculi quarti Mái não thất bốn.*

tegmental [L. tegmentum, covering]. Relating to a tegument of tegmentum; a covering. SYN: tentorial.*thuộc mái Đn: tentorial.*

tegmental nuclei. Several masses of gray matter lying in the tegmentum of the midbrain and upper portion of the pons. Include the dorsal, pedunculopontile, reticular, and ventral nuclei.*Nhân mái Vài khối chất xám nằm trong mái của não giữa và phần trên của cầu não. Gồm nhân lưng, nhân cuống cầu não, nhân lưới và nhân não thất (não).*

tegmentum [L.tegmentum, covering]. I. A roof or covering. SYN: tectorium; tegument, 2. The dorsal portion of the cruri cerebri of the midbrain. It contains the red nucleus and nuclei and roots of the oculomotor nerve. SYN: rectum.

tegmentum 1. mái hay phần che. Đn: tectorium. 2. Phần lưng của nền cuống não của não giữa. Nó chứa nhân đỏ và các nhân và rễ của dây thần kinh vận nhãn. Đn: rectum.

Tegopen Trade name for cloxacillin sodium, USP.*Tegopen Tên thương mại của cloxacillin natri.*

tegument I. The skin; the covering of the body. SYN: integument. 2. A covering structure.*tegument 1. da; phần phủ cơ thể. Đn: integument. 2. một cấu trúc phủ.*

tegumental, tegumentary Concerning the skin or tegument; covering. *Thuộc da có tính chất da.*

teichopsia [Gr. teichos, wall, + opsis, vision]. Zigzag lines bounding a luminous area appearing in the visual field.

It causes temporary blindness in that portion of the field of vision. This condition is sometimes associated with migraine headaches, or mental or physical strain. SYN: scvtoma, scintillating.*Ám điểm lập lòe Những đường zigzag bao quanh một vùng sáng xuất hiện trong trường nhìn. Nó gây sự mù tạm thời ở phần đó của trường nhìn, tình trạng này đôi khi có liên quan đến chứng đau nửa đầu, hay biện tinh thần hay cơ thể. Đn: scotoma, scintillating*

teinodynia [Gr. tenon, tendon, + odyne, pain]. Pain in the tendons. SYN: tena(gia, tenodynia.*Đau gân Đn: tenalgia; tenodynia.*

tel-, tele-. I. [Gr. telos, end] Combining form meaning the end. 2. [Gr. tele, distant] Combining form meaning at a distance or far off.*tel-, tele- 1. Tiền tố có nghĩa là cuối. 2. Tiền tố có nghĩa là một khoảng xa hay*

xa khỏi.

tela [L. tela, web]. (pl. telae) Any weblike structure.*tela (số nhiều: telae) cấu trúc màng, lưới, tấm.*

t., choroidea. Part of the piamater covering roof of the 3rd and 4th cerebral ventricles.*Tấm màng mạch Phần của màng mềm phủ mái của não thất ba và bốn.*

t., conjunctiva. Connective tissue. *t., conjunctiva Mô liên kết.*

t., elastics. Elastic tissue.*t., elastics Mô đàn hồi, mô chun.*

t., subcutanea. Subcutaneous connective tissue; superficial fascia. *Mạc nông Mô liên kết dưới da.*

t., submucosa. The submucosa of the intestine. *t., submucosa Mô dưới niêm mạc của ruột.*

telalgia [Gr. tele, distant, + algos, pain]. Pain felt at a distance from its stimulus. SYN: referred pain. *Điểm đau xa Điểm đau cảm thấy ở một khoảng cách xa khỏi kích thích của nó. Đn: referred pain.*

telangiectasia, telangiectasis [Gr. telas, end, + angeion, vessel, + ektasis, dilatation]. A vascular lesion formed by dilatation of a group of small blood vessels. It may appear as a birthmark or become apparent in young children. May occur anywhere on the skin but is seen most frequently on the face and thighs.

Chứng giãn mao mạch Một tổn thương mạch do sự giãn một nhóm mạch máu nhỏ. Nó có thể xuất hiện như một cái bớt hay trở nên rõ ràng ở trẻ em. Có thể xảy ra ở bất kỳ nơi nào trên da nhưng thường xuyên nhất ở trên mặt và đùi.

t., hereditary hemorrhagic. A hereditary disease characterized by thinness of walls of blood vessels of nose, skin, and digestive tract and tendency to hemorrhage. SYN: Osier-Weber-Hendu disease.

(chứng) giãn mao mạch di truyền xuất huyết Một bệnh di truyền biểu hiện ở sự mỏng thành mạch máu của mũi, da, và đường tiêu hóa và có khuynh hướng xuất huyết. Đn: Oster-Weber-Rendu disease

t., lymphaika. Tumor composed of dilated lymph vessels.*Chứng giãn mao mạch bạch huyết Tạo thành u.*

t., spider. A stellate angioma (nevus araneus). *t., spider U mạch hình sao (novi hình nhện).*

telangiectodes Tumors that have telangiectasia. *telangiectodes Thuộc chứng giãn mao mạch.*

telangiitis [" + " + itis, inflammation]. Inflammation of the capillaries.

telangiitis Viêm mao mạch.

telangioma [Gr. telos, end, + angeiort, vessel, + oma, tumor]. A tumor made up of dilated capillaries or arterioles.*U giãn mao mạch U tạo nên từ các mao mạch hay các tiểu động mạch bị giãn.*

telangion [" + angeion, vessel]. A capillary or terminal arteriole.

telangion Mao mạch hay tiểu động

mạch tận.

telangiosis [" + " + osis, condition]. Disease of capillary vessels.

telangiosis Bệnh các mao mạch.

telarche. SEE: thelarche.*telarche Sự phát triển vú tuổi dậy thì. Xem: thelarche.*

Teldrin. Trade name for chlorpheniramine maleate, USP.*Teldrin Tên thương mại của chlorpheniramin maleat.*

telecanthus [Gr. tele, distant, + kanthos, comer of the eye]. Increased distance between the innercanthiof the eyelids.*Xa góc mắt Khoảng cách gia tăng giữa các góc mắt trong của mí mắt.*

telecardiogram [" + kardia, heart, + gramma, something written]. A cardiogram that records at a distance from the patient. The signal is transmitted electronically to the recording device. SYN: telelectro cardiogram.

Điện tâm đồ xa Biểu đồ tim ghi cách bệnh nhân một khoảng cách. Tín hiệu được truyền bằng điện tới các thiết bị ghi. Đn: telelectrocardiogram

telecardiography [" + " + graphein, to write]. Process of taking telecardiograms.*telecardiography Ghi điện tim từ xa.*

telecardiophone [" + " + phone, voice]. A stethoscope that will magnify heart sounds so they may be heard at a distance from the patient.

Máy nghe tim từ xa Một ống nghe sẽ khuếch đại tiếng tim để chúng có thể được nghe từ một khoảng cách bệnh nhân.

teleceptive [" + L.ceptiuus, take]. Relating to a teleceptor.*teleceptive Nhận cảm từ xa.*

teleceptor [" + L. ceptor, a receiver]. A distance receptor; a sense organ that responds to stimuli arising some distance from the body, such as the eye, ear, and nose. SYN: teloceptor.

teleceptor Bộ phận nhận cảm từ xa; bộ phận cảm giác phản ứng tới các kích thích gây nên ở một khoảng cách xa cơ thể, như mắt, tai, và mũi. Đn: teloceptor.

telecinesia [" + kinesis, movement]. Apparent automatic movement of an object produced without contact with any stimulus or power.*Phép chuyển động từ xa Chuyển động tự động rõ ràng của một vật mà không có bất kỳ kích thích hay năng lượng nào.*

telecurietherapy [" + curie, + Gr. therapeia, treatment]. Application of radiation therapy from a source distant from the lesion or patient.*Liệu pháp phóng xạ từ xa Dùng cách chữa phóng xạ từ một nguồn xa khối tổn thương hay bệnh nhân.*

teledendrite, teledendron [" + Gr. tebs, end, + dendron, a tree]. The terminal processes of an anon. SYN: telodendron.*Sợi nhánh tận xa Đn: telodendron.*

telediagnosis [Gr. tele, distant, + diagignoskein, to discern]. Diagnosis made on the basis of data transmitted electronically to the physician's location.*Chẩn đoán từ xa Chẩn đoán dựa trên cơ sở dữ liệu được truyền bằng điện tới chỗ bác sĩ.*

telediastolic [Gr. telos, end + diastole, adilatation]. Concerning the last phase of the diastole.*telediastolic Thuộc tâm trương giai đoạn cuối.*

telefluoroscopy Transmission of fluoroscopic images by electronic means.*telefluoroscopy Hình ảnh soi huỳnh quang từ xa.*

telekinesis [" + kinesis, movement]. Willful movement of articles without touching them. Some practitioners of the occult claim to have this ability. Be skeptical.*Phép chuyển động từ xa Chuyển động theo ý muốn các đồ vật mà không sờ vào chúng. Một số bác sĩ khoa học huyền bí tuyên bố có khả năng này.*

telelectrocardiogram [Gr. tale, distant, + elektron, amber, + kardia, heart + gramma, something written]. An electrocardiogram taken with a galvanometer attached to the patient by a wire some distance from the instrument. SYN: telecardiogram. *Điện tâm đồ từ xa Một điện tâm đồ được ghi với một điện kế gắn tới bệnh nhân bằng một sợi dây kim loại cách dụng cụ một khoảng. Đn: telecardiogram.*

telemeter [" + metron, measure]. To transmit information to a distant point by using electronic devices. *Truyền tin từ xa truyền thông tin tới một điểm xa bằng cách dùng các thiết bị điện tử.*

telemetry The transmission of data electronically to a distant location. *Truyền tin từ xa Sự truyền dữ liệu bằng điện tử tới một địa điểm xa (phép đo từ xa).*

telemnemonic [" + mnemonikos, pert. to memory]. Becoming aware of the content of the memory of another person.*telemnemonic Hiểu được ý nghĩ của người khác.*

telencephalic [Gr. telos, end, + enkephalos, brain]. Pert. to the endbrain (telencephalon).*telencephalic Thuộc đoạn mã hóa não.*

telencephalization The evolutionary degree of control over functions previously mediatedbylower nerve centers.*Đoạn mã hóa của não Mức độ tiến hóa của sự kiểm soát trên các chức năng trước đây được qua trung gian bởi các trung tâm thần kinh thấp hơn.*

telencephalon [" + en kephalos, brain]. The embryonic endbrain or posterior division of the prosencephalon from which the cerebral hemispheres, corpora striata, and rhinencephalon develop.*Đoạn não Đoạn não phôi hay nhánh sau của não trước, nơi các bán cầu não, các thể vân và khứu não phát triển.*

teleneurite [" + neuron, nerve]. The branching end of an axon. *teleneurite Nhánh tận sợi trục.*

teleneuron [" + neuron, nerve]. A nerve ending.*Neuron tận cùng Đầu mút thần kinh.*

teleo- [Gr.teleos, complete]. Combining form meaning perfect or complete.*teleo- Tiền tố có nghĩa là hoàn hảo hay hoàn thành.*

teleological Concerning teleology.*teleological Thuộc mục đích luận.*

teleology [" + logos, word, reason]. The belief that everything is directed toward some final purpose. The doctrine of final causes.*Mục đích luận Niềm tin rằng mọi thứ đều dẫn tới mục đích cuối cùng nào đó. Học thuyết về các mục đích cuối cùng.*

teleomitosis ["+ mitos, thread, + osis, condition]. Mitosis that is complete. *teleomitosis Nguyên phân hoàn thành.*

teleonomic Concerning teleonomy.*teleonomic Thuộc teleonomy.*

teleonomy [" + nomos, law]. The concept that, in an organism or animal, the existence of a structure, capability, or function indicates it had a survival function.*Tính mục đích Quan niệm rằng, trong một sinh vật hay động vật, sự tồn tại của một cấu trúc, khả năng, hay hoạt động chỉ ra rằng nó có một chức năng sinh tồn.*

teleopsia [Gr. tile, distant, + ops, eye]. A visual disorder in which objects perceived in apace have excessive depth or close objects appear far away.*(chứng) Nhìn gần hóa xa Rối loạn thị lực trong đó các vật được nhận thức trong không gian có một độ sâu quá mức hay các vật gần xuất hiện ở xa.*

teleorganic [Gr. teleos, complete, + organon, organ]. Necessary to organic life. SYN: vital.*Sống còn Cần thiết cho đời sống. Đn: vital.*

teleotherapeutics [Gr. tile distant + therapeudkos, treating]. The use of hypnotic suggestion in the treatment of disease. SYN: suggestive therapeutics.*Liệu pháp ám thị Sự dùng ám thị thôi miên để trị bệnh. Đn: suggestive therapeutics*

Telepaque Trade name for iopanoic acid.*Telepaque Tên thương mại của acid iopanoic.*

telepathist [" + pathos, disease, suffering]. One who claims the ability to read the mind of others.*Nhà viễn cảm Người tuyên bố có khả năng đọc được ý nghĩ người khác.*

telepathy Supposed communication of one mind with another at a distance without any physical or psychological explanation. SYN: telesthesia.*Viễn cảm, thần giao cách cảm Sự liên lạc được cho là qua tâm trí một người với một người khác mà không có sự giải thích tâm sinh lý nào. Đn: telesthesia*

teleradiography [Gr. tele, distant, + L. radius, ray, + Gr. graphein, to write]. Radiography with the radiation source about 2 meters (6'h ft) from the body. Done to minimize distortion by having rays virtually

parallel at that distance. SYN: teleroentgenography.*Sự chụp X quang từ xa Với nguồn bức xạ cách cơ thể khoảng 2m. Được làm để làm tối thiểu sự méo mó qua việc có các tia hầu như song song ở khoảng cách đó. Đn: teleroentgent graphy*

teleradium A radium source distant from the area being treated. *teleradium Nguồn phóng xạ xa khỏi vùng được điều trị.*

telergy [" + ergon, work]. 1. Action without conscious exercise of the will. SYN: automatism. 2. Hypothetical action of one individual's thoughts upon brain of another by transmission of some unknown form of energy.*telergy 1. tự động tâm thần: hành động không có sự sử dụng ý chí. Đn: automatism. 2. tác động từ xa: tác động trên giả thuyết của ý nghĩ một cá nhân lên não một người khác bằng cách truyền một số dạng năng lượng bí ẩn.*

teleroentgenogram [" + roentgen + Gr. gromma, something written]. An x-ray picture obtained by teleroentgenography.*roentgen đồ từ xa Một ảnh X quang thu được bằng sự chụp X quang từ xa.*

teleroentgenography [" + " + Gr.graphein,towrite]. Radiography in which the radiation source is about 2 meters (6% ft) from the body. SYN: teleradiography.*Chụp X quang từ xa Ảnh X quang trong đó nguồn bức xạ cách cơ thể khoảng 2m. Đn: teleradiography.*

telesthesia [" + aisthesis, sensation]. 1. An impression received at a distance without normal operation of organs of sense. 2. Distance perception. SYN: telepathy.*telesthesia 1. thần giao cách cảm: một cảm giác nhận được từ xa mà không có hoạt động bình thường của giác quan. 2. nhận thức từ xa. Đn: telepathy.*

telesystolic [Gr. telos, end, + systole, contraction]. Pert. to the termination of the cardiac systole.*telesystolic Thuộc cuối tâm thu.*

teletactor [" + L. tactus, touch]. A device used by the deaf to receive vibrations through the skin.*Dụng cụ nhận cảm rung từ xa Dụng cụ dùng cho người điếc để nhận những chấn động qua da.*

teletherapy [Gr. tele, distant, + therapeia, treatment]. Treatment of disease by telepathy.*teletherapy Điều trị bệnh bằng viễn cảm.*

teletypewriter. ABBR: TTY. A typewriter that may beconnected to a telephone. Use of this device permits deaf persons to communicate by sending and receiving typewritten messages.*Máy đánh chữ từ xa Viết tắt TTY. Một máy đánh chữ mà có thể được nối với một điện thoại. Sự dùng thiết bị này cho phép những người điếc liên lạc bằng cách gửi và nhận những bức điện được đánh máy.*

telluric [L. tellus, earth]. Of or rel. to

the earth.*telluric Thuộc đất.*

tellurism [" + Gr.-ismos, condition]. The concept that emanations from the earth cause disease.*Bệnh chướng khí Quan niệm rằng khí phát ra từ đất gây bệnh.*

tellurium [L. tellus, earth]. SYMB: Te. At. wt.127.60; at. no. 52; sp. gr. 6.24. A nonmetallic element used as an electric rectifier and in coloring glass.*tellur Ký hiệu Te. Một nguyên tố không kim loại được dùng như một máy chỉnh lưu điện và trong nhuộm màu thủy tinh.*

tellurium poisoning. Characterized by a garlic odor of all secretions and excretions. A disagreeable odor to the breath with suppression of perspiration and saliva, resulting in dry skin and mouth. Anorexia, nausea, drowsiness, and weakness.
TREAT: Give saline cathartics; increase fluid intake; induce perspiration; otherwise treatment is symptomatic.*Ngộ độc tellurium Biểu hiện ở mùi tỏi trong tất cả các chất tiết và bài tiết. Một mùi khó chịu cho hô hấp làm giảm mồ hôi và nước bọt, dẫn đến khô da và miệng, biếng ăn, buồn nôn, đờ đẫn, và suy nhược. Điều trị: cho thuốc tẩy muối; tăng dịch truyền vào, kích thích mồ hôi. Mặt khác, điều trị triệu chứng*

telocentric [Gr. telos, end, + kentron, center]. Location of the centromere in the extreme end of the replicating chromosome so that there is only one arm on the chromosome.*Đuôi nhiễm sắc thể Vị trí của tâm động ở đầu tận của nhiễm sắc thể sao chép sao cho chỉ có một nhánh trên một nhiễm sắc thể.*

teloeeptor. Teleceptor.*teloeeptor teleceptor.*

telodendron [Gr. telos, end, + dendron, tree]. The more or less diffuse arborizations at the end of an axon or its collaterals. SYN: teledendrite.*Sợi nhánh tận Sự phân nhánh lan tỏa ít hay nhiều ở đầu một sợi trục hay các nhánh bên của nó. Đn: teledendrite*

telogen [" + genesis, generation, birth]. Resting stage of hair growth cycle. SEE: anagen; catagen.*Ngưng sinh Giai đoạn nghỉ của chu kỳ phát triển tóc. Xem: anagen; catagen.*

teloglia Cells that cover the outer surface of the motor endplate.*Màng đĩa cuối Các tế bào phủ mặt ngoài của đĩa cuối vận động.*

telolecithal. Concerning an egg in which the large yolk mass is concentrated at one pole.*Noãn hoàng ở cực Một trứng mà noãn hoàng tập trung về một đầu.*

telolemma [" + lemma, rind]. The membrane covering the motor endplate in a striated muscle fiber.*Màng bao đĩa của vận động cơ vân Cuối một nhánh của nhiễm sắc thể.*

telophase The final phase or stage of mitosis.*telophase Kỳ cuối của sự*

nguyên phân trong đó, sự tái tạo nhân con xảy ra và bào tương của tế bào phân chia sinh ra hai tế bào con.

telophragma [" + phragmos, a fencing in]. The Z line or disk in striated muscle. SEE: Z disk.*Đĩa trung gian Đĩa Z trong cơ vân. Xem: Z disk.*

telosynapsis [" + synapsis, point of contact]. End-to-end union of pairs of homologous chromosomes during gametogenesis.*telosynapsis Tiếp hợp đầu mút của một cặp nhiễm sắc thể đồng dạng trong sự sinh giao tử.*

telotism [" + -ismos, condition]. The entire performance of a function, as that of one of the senses.*Toàn chức năng Sự thực hiện toàn bộ của một chức năng, ví dụ một giác quan.*

TEM. triethylene melamine. SEE: nitrogen mustards.*TEM. triethylene melamine. Xem: mù tạc nitơ.*

Temaril Trade name for trimeprazine tartrate.*Temaril Tên thương mại của trimeprazine tartrate.*

tempeh. A wheat-soy bean food developed as an excellent inexpensive source of protein for children. It is used in economically depressed countries. Quality of protein in tempeh is almost equal to casein.
tempeh Một thức ăn lúa mì - đậu nành, nguồn protein tuyệt hảo và rẻ cho trẻ em. Được dùng ở các nước kinh tế kém phát triển. Chất lượng của protein trong tempeh hầu như tương đương với casein.

temper [AS. temprian, to mingle]. State of the individual's mood, disposition, or mind. For example, even-tempered, or foul-tempered.
Tính tình Tình trạng của tâm trạng, tính nết hay tâm trí một cá nhân. Ví dụ: tính điềm đạm, tính xấu.

temperament [L. temperamentum, mixture]. The combination of intellectual, emotional, ethical, and physical characteristics of a specific individual.*Khí chất Sự kết hợp giữa các đặc tính trí tuệ, tình cảm, đạo đức và thể chất của một cá nhân cụ thể.*

temperate Moderate; not excessive.
Ôn hòa Không quá mức.

temperature [L. temperature proportion]. 1. Degree of heat of a living body. 2. Degree of hotness or coldness of a substance.
Body temperature varies with the body area in which it is measured and with the time of day. The temperature in the liver may be 105°F (40.6°C), while that under the tongue is 98.6F (37C); the rectal temperature is likely to be 0.5° to 1.0°F (0.28° to 0.56°C) above the oral.
One of the mechanisms for raising temperature is muscular work (as in shivering); one for lowering it is sweating.
Body temperature may be measured by a clinical thermometer placed in the mouth, rectum, or under the arm. Rectal temperature usually is from

0.5° to 1.0°F (0.28° to 0.56°C) higherthan by mouth azillary temperature about 0.5F (0.28°C) lower than by mouth. Oral temperature may be inaccurate if taken just after the patient has ingested cold substances or has been breathing with the mouth open.
Body temperature is the result of the balance between heat production and heat loss. Eighty-five percent of body heat is lost through the skin the remainder through lunge and fecal and urinary excretions. Regulation of body temperature is accomplished principally through thermoregulatory centers located in the hypothalamus. Elevation of temperature above normal is designated fever (pyreaia), and subnormal temperature is hypothermia,*Nhiệt độ 1. mức độ nhiệt của một cơ thể sống. 2. độ nóng hay lạnh của một chất*
Nhiệt độ cơ thể thay đổi theo vùng cơ thể nơi nó được đo và theo thời gian của ngày. Nhiệt độ trong gan có thể là 40,6 độ C trong khi nhiệt độ dưới lưỡi là 37 độ C; nhiệt độ trực tràng có thể cao hơn ở miệng từ 0,28 độ C đến 0,56 độ C.
Một trong những cơ chế làm tăng nhiệt độ là hoạt động cơ (như khi bị run), làm hạ nhiệt độ là sự đổ mồ hôi.
Nhiệt độ cơ thể có thể được đo bằng một nhiệt kế đặt trong miệng, trực tràng hay dưới nách. Nhiệt độ trực tràng thường cao hơn ở miệng từ 0,28 độ C đến 0,50 độ C; nhiệt độ dưới nách thấp hơn ở miệng khoảng 0,28 độ C. Nhiệt độ miệng có thể không chính xác nếu được lấy ngay sau khi bệnh nhân ăn các chất lạnh hay thở mở miệng.
Nhiệt độ cơ thể là kết quả của sự cân bằng giữa sự sinh nhiệt độ và mất nhiệt. 85% nhiệt độ cơ thể mất qua da, phần còn lại qua phổi, phân và nước tiểu. Sự điều tiết nhiệt độ cơ thể được thực hiện chủ yếu qua các trung tâm điều nhiệt nằm ở vùng dưới đồi. Sự tăng nhiệt độ trên mức bình thường được gọi là sốt, và dưới mức bình thường là sự hạ nhiệt.

t., absolute. Temperature measured from absolute zero, which is -273.15miệngC.*Nhiệt độ tuyệt đối Nhiệt độ được đo từ độ không tuyệt đối, - 273,15 độ C*

t, ambient. The surrounding temperature or that present in the place, site, or location indicated.*Nhiệt độ xung quanh Hay nhiệt độ ở tại nơi được chỉ định.*

t., axillary. Temperature obtained by placing thermometer in apex of the axilla with arm pressed closely to side of body. Temperature obtained by this method is usually 0.5° to 1.0F (0.28° to 0.56C) lower than oral.
Nhiệt độ nách Nhiệt độ đạt được bằng cách đặt nhiệt kế ở trong đỉnh nách với cánh tay được ép sát vào sườn. Nhiệt độ đạt được bằng cách này thường thấp hơn đo ở miệng 0,28 độ C tới 0,56 độ C

t., body. Temperature of the body.
t., body *Thân nhiệt.*
t., core. Core temperature, q.v.*t.,* *core Xem: core temperature.*
t., critical. Temperature below which a gas may be converted to liquid form by pressure.*Nhiệt độ tới hạn Nhiệt độ mà một chất khi có thể chuyển thành dạng lóng bằng áp suất.*
t., inverse. Condition in which body temperature is higher in the morning than in the evening.*Nhiệt độ ngược Tình trạng nhiệt độ buổi sáng của cơ thể cao hơn buổi chiều.*
t., maximum. Temperature above which bacterial growth will not take place.*Nhiệt độ tối đa Nhiệt độ tới mức mà vi khuẩn sẽ không phát triển được.*
t., mean. The average temperature for a stated period in a given locality.
t., mean *Nhiệt độ trung bình.*
t, minimum. In bacteriology, temperature below which bacterial growth will not temperature, normal take place.*Nhiệt độ tối thiểu Trong vi khuẩn học, đế chỉ nhiệt độ xuống tới mức mà sự phát triển của vi khuẩn sẽ không xảy ra.*
t., normal. Temperature of the body, taken orally, in a healthy individual; 98.6F (37C) in man.*Nhiệt độ bình thường Nhiệt độ của cơ thể, lấy qua miệng, ở một cá nhân khỏe mạnh; 37 độ C ở người.*
t., optimum. Temperature at which a procedure is best carried out, as the culture of a given organism or the action of an enzyme.*Nhiệt độ tối ưu Nhiệt độ ở đó một qui trình được tiến hành tốt nhất, như nuôi cấy một vi khuẩn hay tác dụng của một enzyme.*
t., oral. Temperature obtained by placing a thermometer under the patient's tongue with lips closed for three minutes. It should not be taken for at least 10 minutes after ingestion of hot or cold liquids. It is not advisable for infants, mouth-breathers, comatose patients, or those extremely ill.*Nhiệt độ miệng Lấy bằng cách đặt một nhiệt kế dưới lưỡi bệnh nhân với môi ngậm lại trong ba phút. Không nên lấy ít nhất 10 phút sau khi ăn một chất lỏng nóng hay lạnh. Không thích hợp đối với trẻ em, người thở bằng miệng, bệnh nhân hôn mê, người bệnh nặng.*
t., rectal. Temperature obtained by inserting the thermometer into the anal canal a depth of at least 1% in. (3.8 cm) and allowed to remain 3 to 5 minutes. Do not take following a rectal operation or if rectum is diseased. Rectal temperature is more accurate than either oral or axillary temperature. It averages about 1F (0.56C) higher than the oral temperature.
Nhiệt độ trực tràng Lấy bằng cách nhét một nhiệt kế vào đường hậu môn ít nhất 3,8 cm và giữ lâu tới 3 tới 5 phút. Đừng lấy sau một ca mổ trực tràng hay nếu trực tràng

bị bệnh. Nhiệt độ trực tràng chính xác hơn ở miệng hay nách. Nó cao hơn nhiệt độ miệng khoảng 0,56 độ C.
t., room. Temperature between 65˙ and 80F (18.3˙ and 26.7C).*Nhiệt độ phòng Giữa 18,3 độ và 26,7 độ C.*
t., subnormal. Temperature below the normal of 98.6F (37C).*Nhiệt độ dưới bình thường Dưới 37 độ C.*
temperature, words pert. to: algid; algid stage; algogenic; chauffage; cold; frigid; frigidity; frigorific; hardening; heat; infant; myothermic; pseudocrisis; respiration; temperature scale; "therm-" words.
Các từ liên quan đến nhiệt độ: algid (lạnh giá, cảm hàn); algid stage (giai đoạn ớn lạnh); algogenic (sinh hàn); chauffage (sốt); cold (lạnh); frigid (lạnh giá); frigidity (sự lạnh giá); frigorific (làm lạnh); hardening (sự hóa cứng); heat (nhiệt); infant (trẻ con); myothermic (thuộc thay đổi nhiệt của cơ); pseudo crisis (cơn giả); respiration (sự hô hấp); temperature scale (thang nhiệt độ); "therm" - words (các từ bắt đầu bằng "therm").
temperature senses. The sensations of warmth resulting from raising the temperature of the skin and that of cold aroused by lowering it. The sensation of warmth is mediated by Ruffini's corpuscles, that of cold by end-bulbs of Krause. These receptors are distributed so as to form cold and warm sensing spots on the akin. Afferent impulses from receptors, on reaching the thalamus, may give rise to crude uncritical temperature sensations; on being relayed to the somesthetic area of the cortex, they result in discrete and fairly well localized sensations of heat and cold. Adaptation is rapid.*Cảm giác nhiệt độ Cảm giác nóng do sự tăng nhiệt độ của da và cảm giác lạnh do sự giảm. Cảm giác nóng được truyền bởi các tiểu thể Ruffini, cảm giác lạnh bởi các hành tận (end-bulb) Krause. Các cơ quan nhận cảm này được phân bố để tạo thành những điểm cảm giác nóng, lạnh trên da. Các xung động hướng tâm từ các cơ quan nhận cảm, khi lên tới vùng đồi, có thể sinh ra các cảm giác nhiệt độ thô, không tới hạn; khi được chuyển tiếp tới các vùng nhận cảm của vỏ não, chúng dẫn đến các cảm giác riêng rẽ và được định vị khá tốt. Thích nghi nhanh.*
temper tantrums. A stage of anger and reaction in which the individuals, esp. children, are no longer in control of themselves and they are unaware of how their condition appears to others. The parents or associates need to realize that it is not possible to talk the child out of this behavior or reaction. The child needs to be separated, at that time, from the person who the child thinks caused the incident. The parents or those in-

volved should not demean the child or make fun of him or her during the episode. The child will eventually learn that control of anger is important and that at times, controlled anger is an appropriate response to certain situations.*Cơn thịnh nộ Một giai đoạn giận dữ và phản ứng trong đó, các cá nhân, đặc biệt là trẻ em, không tự kiểm soát được nữa và không ý thức được tình trạng của họ biểu lộ tới những người khác như thế nào. Bố mẹ hay bạn bè cần nhận ra rằng không thể nói chuyện với một đứa trẻ trong thái độ hay phản ứng này. Đứa trẻ cần được cách ly, ngay lúc đó, khỏi người mà nó nghĩ là gây ra sự cố. Bố mẹ hay người có liên quan không nên hạ nhục hay làm vui lòng đứa trẻ vào lúc này. Đứa bé, cuối cùng, sẽ hiểu rằng kiểm soát giận dữ là quan trọng và những lúc như vậy, cơn giận được kiểm soát là một phản ứng thích hợp đối với một số tình huống.*
template A pattern, mold, or form used as a guide in duplicating a shape, structure, or device.*Mẫu, khuôn Hay hình thức được dùng làm mẫu để sao chép một hình dạng, cấu trúc hay hình vẽ trang trí.*
t., occlusal Stone or metal base made from a was occlusal registration against which artificial teeth are eat in the preparation of a denture.
Khuôn khớp cắn Một bệ bằng đá hay kim loại được làm từ một mẫu khớp cắn bằng sáp nơi răng giả được lắp vào đó để làm một bộ răng giả.
t., wax. Wax impresaionoftheoccluaion of teeth made by closing the jaw until the teeth are embedded in the was plate.
Khuôn sáp Sự in dấu bằng sáp một khớp cắn của răng làm bằng cách đóng hàm cho đến khi răng được bọc trong phiên sáp.
temple [O. Fr. from L. tempora, pl. of tempos, temple]. The region of the head in front of the ear and over the zygomatic arch.*Thái dương Vùng đầu trước tai và trên cung gò má.*
tempolabile [L. tempos, periodoftime, + labi,toslip].Becomingaltered spontaneously within a definite time.
tempolabile Biến đổi theo thời gian.
tempore [L. pl. of tempos, period of time]. The temples.*tempore Thái dương.*
temporal [L. temporalis, period of time]. 1. Pert. to or limited in time. 2. Rel. to the temples.*temporal 1. thuộc hay giới hạn thời gian. 2. thuộc thái dương.*
temporal bone. A bone on both aides of the skull at its base. Composed of squamous, mastoid, and petroua portions, the latter enclosing the organ of hearing. SYN: as temporale. SEE: Arnold's canal; mastoid; petrosa;

styloul process.*Xương thái dương Một xương trên cả hai bên sọ ở đáy của nó. Gồm có xương trai, xương chùm, và các phần xương đá. Xương đá thuộc cơ quan thính giác. Đn: Os temporate. Xem: Arnold's canal; mashoid; petrosa; stytoid process.*

temporalis [L.]. Muscle in temporal fossa that elevates the mandible. SEE: Muscles.*temporalis Cơ trong hố thái dương mà nâng hàm dưới. Xem: muscles.*

temporal line. One of two lines on lateral surface of the frontal and parietal bones that mark upper limit of temporal foaea.*Đường thái dương Một trong hai đường ở mặt bên của xương trán và xương đính mà đánh dấu ranh giới trên của hố thái dương.*

temporal lobe. Lobe of the cerebrum located laterally and below the frontal and occipital lobes. Contains auditory receptive areas.*Thùy thái dương Thùy của não nằm ở bên và dưới thùy trán và thùy chẩm. Chứa các vùng tiếp nhận thuộc thính giác.*

temporo- [L.temporo]. Combining form meaning temples of the head. *temporo- Tiền tố có nghĩa là thái dương của đầu.*

temporoauricular [" + auricula, little ear]. Concerning the temples and auricular areas.*temporoauricular Thuộc thái dương - tai.*

temporohyoid [" + Gr. hyoeides, U-shaped]. Concerning the temporal and hyoid bones.*temporohyoid Thuộc thái dương - xương móng.*

temporomalar [" + mala, cheek]. Temporozygomatic, q.v. *temporomalar Thuộc thái xương - gò má.*

temporomandibular [" + mandibula, lower jawbone]. Pert. to the temporal and mandible bones; esp. important in dentistry because of the articulation of the bones, of the temporomandibular joint. *temporomandibular (thuộc) thái dương - hàm dưới; đặc biệt quan trọng trong nha khoa do sự nối các xương của khớp thái dương - hàm dưới*

temporomandibular joint(s). The encapsulated, double, synovial joints between the condylea of the mandible and the temporal bones of the skull. SYN: craniomandi6ular joints. *-Khớp thái dương - hàm dưới Các khớp hoạt dịch, kép, bọc trong nang giữa các lỗi cầu của xương hàm dưới và xương thái dương của sọ. Đn: craniomandibular joints.*

temporomandibular joint syndrome. Severe aching pain in and about the temporomandibular joint, made worse by chewing. There is limitation of movement of the joint and clicking sounds during chewing. Tinnitus, pain, and deafness may be present. SYN: Coaten's syndrome. ETIOL: A variety of conditions, including malocclusion, ill-fitting dentures, rheumatoid arthritis, and neoplastic diseases. TREAT: Definitive therapy for the primary disease or condition.*Hội chứng khớp thái dương - hàm dưới Đau nghiêm trọng trong và xung quanh khớp thái dương - hàm dưới. Tồi tệ hơn khi nhai. Có một sự hạn chế hoạt động khớp và nghe có tiếng răng rắc trong khi nhai. Chứng ù tai, đau nhức và điếc có thể xuất hiện. Đn: Costen's syndrome - hội chứng Costen. Nguyên nhân: Rất nhiều tình trạng bao gồm khớp cắn lệch, răng lắp lệch, viêm khớp dạng thấp, và các bệnh khối u. Điều trị: Chữa dứt khoát bệnh hay tình trạng nguyên phát.*

temporomaxillary [" + maxilla, jawbone]. Pert. to the temporal and maxillary bones.*temporomaxillary Thuộc thái dương - hàm trên.*

temporo-occipital [" + occipitalis, pert. to the occiput]. Pert, to the temporal and occipital bones or their regions.*temporo-occipital Thuộc thái dương - chẩm.*

temporoparietal [" + paries, wall]. Concerning the temporal bone and parietal bones.*temporoparietal Thuộc xương thái dương - đính.*

temporopontine [" + pons, bridge]. Concerning or situated between the temporal lobe of the brain and the pons.*temporopontine Giữa thùy thái dương và cầu não.*

temporosphenoid [" + Gr. sphen, wedge, + eidos, form, shape]. Pert. to the temporal and sphenoid bones. *temporosphenoid Thuộc xương thái dương - bướm*

temporozygomatic [" + Gr. zygoma, cheekbone]. Concerning the temporal and zygomatic bones.*temporozyg omatic Thuộc xương thái dương - gò má*

tempostabile [L. tempus, time, + stabilis, stable]. Descriptive of something, esp. a chemical compound, that remains stable with the passage of time.*tempostabile Ổn định với thời gian (chủ yếu nói về hợp chất hóa học).*

Tempra. Trade name for acetaminophen.*Tempra Tên thương mại của acetaminophen.*

tenacious [L. tenors]. Adhering to; adhesive; retentive.*tenacious Tính dai bền, dính, cầm lại.*

tenacity Condition of being tough, stubborn, or obstinate.*Tính dai bền Đn: tenodynia.*

tenaculum [L., a holder]. Sharp, hooklike, pointed instrument with slender shank for grasping and holding a part, as an artery.*Cái móc giữ Dụng cụ nhọn, như móc với cái móng để nắm và giữ một bộ phận, như một động mạch chẳng hạn.*

tenalgia [Gr. tenon, tendon, + algos, pain]. Pain in a tendon. SYN: tenodynia.*Chứng đau gân Đn: tenodynia.*

t., arepitans. Inflammation of a tendon sheath that on movement results in acrackling sound. SYN: tendosynooitis crepitans; tenosynooitis crepitans.*t., arepitans Sự viêm bao gân mà khi vận động, nghe có tiếng răng rắc. Đn: tendosynovitis crepitans; tenosynovitis crepitans*

Tenckh off peritoneal catheter. SEE: catheter, Tenckhof peritoneal. *Que thông màng bụng Tenckhoff Xem: catheter, Tenckhoff peritoneal.*

tenderizers. Preparations, containing proteolytic enzymes such as papain or bromelin, used to make meat more tender.*Chất làm mềm Chế phẩm, chứa các enzym proteolytic như papaini hay bromelin, dùng để làm cho thịt mềm hơn.*

tenderness Sensitiveness to pain upon pressure.*tenderness Sự nhạy cảm đau khi bị ép, ấn.*

t., rebound. Production of or intensification of pain when pressure is released.*t., rebound Nhạy cảm đau khi thôi ấn.*

tendinitis [L. tendo, tendon, + Gr. itis, inflammation]. Inflammation of a tendon. SYN: tenonitis; tenontitis. *Viêm gân Đn: tenonitis; tenontitis.*

tendinoplasty [" + Gr, plassein, to form]. Plastic surgery of ten dons. SYN: tendoplasty; tenontoplasty; tenoplasty.*(thủ thuật) tạo hình gân Đn: tendoplasty; tenonto- plasty; tenoplasty.*

tendinosuture [" + sutura, a seam]. The suturing of a divided tendon. SYN: tenorrhaphy.*(thủ thuật) khâu gân Đn: tenorrhaphy.*

tendinous [L. tendinosua]. Pert. to, composed of, or resembling tendons. *tendinous Thuộc gân.*

tendinous synovtis. Inflammation of a tendon's synovialaheath.*tendinous synovtis Viêm bao hoạt dịch của gân.*

tendo [L.]. (pl. tendines) [NA] A tendon.*tendo (số nhiều: tendines) gân.*

tendolysis [" + Gr. lysis, dissolution]. The process of freeing a tendon from adhesions.*tendolysis Thủ thuật gỡ gân bị dính.*

tendon [L. teredo, tendon]. Fibrous connective tissue serving for the attachment of muscles to bones and other parts. SYN: sinew.*Gân Mô liên kết sợi dùng để gắn các cơ vào xương và các bộ phận khác. Đn: sinew*

t., Achilles. The large tendon at lower end of the gastrocnemius muscle, inserted into the oa calcis. It is the strongest and thickest tendon in the body.*Gân Achilles Gân lớn ở đầu dưới của cơ bụng chân, chèn vào xương gót. Nó là gân mạnh nhất và dày nhất của cơ thể.*

t., calcaneal. T., Achilles.*t., calcaneal T. Achilles: gân gót.*

t., central. The central portion of the diaphragm consisting of a flat aponeurosis into which the muscle fibers of the diaphragm are inserted.

Gân trung tâm Phần giữa của cơ hoành gồm có một mạc phẳng nơi các sợi cơ của cơ hoành được chèn vào.

t., of Zinn, Portion of the fibrous ring (annulus tendineus communis) from which inferior rectos muscle of eye originates.*Gân Zinn* Phần vòng sợi (vòng gân thông thường) nơi cơ thẳng dưới của mắt mọc lên.

t., superior, of Lockwood. Portion of fibrous ring from which the superior oblique muscle of the eye originates.*Gân trên Lockwood* Phần vòng sợi nơi cơ xiên trên của mắt mọc lên.

tendon cells. Fibroblasts of white fibrous connective tissue of tendons arranged in parallel rows.*Tế bào gân* Các nguyên bào sợi của mô liên kết sợi trắng của gân xếp thành những dây song song.

tendonitis [" + Gr. ills, inflammation]. Inflammation of a tendon. *tendonitis* Sự viêm gân.

tendon reflex. Reflex act in which a muscle contracts when its tendon is peroussed.*Phản xạ gân* Hoạt động phản xạ trong đó một cơ co lại khi gân của nó được gõ chấn.

t.r., patellar. Slight extension of the leg when tendon of quadriceps muscle is tapped immediately below the patella. Tested with leg slightly bent at the knee if patient is in bed. May be tested while leg hangs free when patient is sitting on edge of bed. SYN: knee jerk; patellar reflex. SEE: Jendrassik's maneuver.*Phản xạ gân xương bánh chè* Sự duỗi nhẹ chân khi gân của cơ bốn đầu đùi được gõ ngay dưới bánh chè. Được thử nghiệm khi chân cong nhẹ ở đầu gối nếu bệnh nhân ở trên giường. Có thể được thử khi chân buông thống tự do khi bệnh nhân ngồi trên cạnh giường. Đn: knee jerk; patellar reflex. Xem: Jendrassik's maneuver

tendon spindle. Fusiform nerve ending in a tendon.*Gân thoi* Đầu thần kinh dạng thoi trong gân.

tendoplasty [" + Gr. plassein, to mold]. Reparative surgery of an injured tendon. SYN: tendinop(asty; tenontoplasty: lenoplasty.*(Thủ thuật) tạo hình gân Đn: tendinoplasty; tenonto- plasty; tenoplasty.

tendosynovitis [" + synouta, joint fluid, + Gr. ills, inflammation]. Inflammation of a sheath of a tendon or the tendon. SYN: tendouaginitis; tenosynoitis.*Viêm gân - bao gân Đn: tendovaginitis; tenosynovitis.

t. crepitans. Tenosynovitis accompanied by a crackling sound on movement. SYN: tenalgia crepitans; tenosynooitis crePitans.*Viêm gân - bao gân răng rắc* Có tiếng răng rắc khi cử động. Đn: tenalgia crepitans; tenosynovitis crepitans.

tendotome [" + Gr. tome, incision]. Instrument for severing a tendon. SYN: tenotome.*Dao cắt gân Đn:

tenotome.

tendotomy Division of a tendon. SYN: tenotomy.*(Thủ thuật) cắt gân Đn: tenotomy.

tendovaginal [L. tendo, tendon, + vagina, sheath]. Rel. to a tendon and its sheath.*tendovaginal (Thuộc) gân và bao gân.

tendovaginitis [" + " + Gr. itis , inflammation]. Inflamed condition of a tendon and its sheath. SYN: tenosynouitis.*Viêm gân - bao gân Đn: tenosynovitis.

Tenebrio A genus of beetles including the species of T. motitor, which serves as intermediate host of helminth parasites of vertebrates. *Tenebrio* Một giống bọ cánh cứng gồm loài T. motitor, mà làm vật chủ trung gian của loài giun sán ký sinh ở động vật có xương sống.

tenectomy [" + ektome, excision]. Excision of a lesion of a tendon or tendon sheath; removal of a ganglion or xanthoma*tenectomy (Thủ thuật) Cắt gân tổn thương hay bao gân; sự lấy đi một hạch hay một u vàng.

t., graduated. Partial division of a tendon.*t., graduated Cắt một phần gân.

tenesmic Pert. to or like tenesmus. *tenesmic (Thuộc) đau mót, buốt mót.

tenesmus [Gr. teineamos, a stretching]. Spasmodic contraction of anal or vesical sphincter with pain and persistent desire to empty the bowel or bladder, with involuntary ineffectual straining efforts.*Đau mót, buốt mót Sự co thắt của cơ thắt hậu môn hay bàng quang với đau và muốn xổ ruột hay bàng quang, với những cố gắng kềm chế không hiệu quả ngoài ý muốn.

teni-. SEE: words beginning with taeni-.*teni- Xem: các từ bắt đầu bằng toeni-.

tenia [L. taenia, tape]. A flat band or strip of soft tissue.*Dải dọc Một băng hay dải dẹt của mô mềm.

teniasis [L. taenia, tapeworm, + Gr. -iasis, a condition]. Presence of tapeworms in the body.*Bệnh sán dây Sự có mặt của sán dây trong cơ thể.

tenicide [" + cidus, killing]. Taeniacide, q.v.*(Thuộc) diệt sán Xem: Taeniacide.

tenifuge [" + /uga, flight]. Causing or that which causes expulsion of tapeworms.*tenifuge Tẩy sán.

tennis elbow. Condition characterized by pain over lateral epicondyle of humerus radiating to outer side of arm and forearm and aggravated by dorsiflexion and supination of wrist. Weakness of wrist and difficulty in grasping objects. Usually caused by strain, as in playing tennis. T R E A T : In mild cases, immobilizationby a splint or adhesive strapping, supplemented by heat or diathermy, and use of nonateroidal anti-inflammatory agents. Also, it may be possible to decrease the pain and inflammation by applying a wide

strap just below the elbow. This will alter the action of the stressed muscles in the forearm and splint the area. This strap should be worn during exercise. Injection of cortisone and local anesthetic into the painful area may be of assistance. In long continued cases, surgical intervention may be indicated.*Khuỷu tay, đánh vọt Tình trạng biểu hiện ở sự đau trên mỏm lồi cầu bên nơi xương cánh tay và cẳng tay và quay ngửa cổ tay và trầm trọng thêm khi gập mu bàn tay và quay ngửa cổ tay. Cổ tay yếu và khó cầm nắm đồ vật. Thường do sự căng, như lúc đánh vọt. Điều trị: Trong những trường hợp nhẹ, làm bất động bằng nẹp hay băng dính, bổ sung bởi nhiệt hay nhiệt điện, và dùng các chất kháng viêm steroid. Ngoài ra, có thể làm giảm đau và viêm bằng cách dùng một băng dán rộng ngay dưới khuỷu. Điều này sẽ làm thay đổi hoạt động của các cơ căng ở cẳng tay và nẹp chặt vùng này. Băng này nên được dùng trong lúc tập thể dục. Sự tiêm cortison và thuốc gây tê vào vùng đau có thể có kết quả. Trong các trường hợp kéo dài, có thể chỉ định can thiệp phẫu thuật.

teno- [Gr.tenon]. Combining form indicating tendon.*teno- Tiền tố có nghĩa là gân.

tenodesis [" + desis, a binding]. Surgical fixation of a tendon. Usually a tendon is transferred from its initial pointof origin to a new origin in order to restore muscle balance to a joint, to restore lost function, or to increase active power of joint motion. *(thủ thuật) cố định gân* Thường một sợi gân được chuyển từ điểm gốc khởi đầu của nó đến một gốc mới để phục hồi sự cân bằng cơ đối với một khớp, để phục hồi chức năng bị mất, hay để tăng năng lực hoạt động của cử động khớp.

tenodesis splint. Orthosis fabricated to allow pinch and grasp movements through use of wrist extensors. Also called wrist driven flexor hinge hand splint.*Nẹp cố định gân Chỉnh dị dạng bằng cách dùng các nẹp duỗi cổ tay cho phép kềm giữ các cử động.

tenodynia [" + odyree, paint. Pain in a tendon. SYN: tenalgia.*Chứng đau gân Đn: tenalgia.

tenofibril [" + fibrilla, little fiber]. A fine thread present in the cytoplasm of epithelial cells.*Sợi gân Một sợi mỏng trong bào tương của các tế bào biểu mô.

tenolysis [" + lysis, dissolution]. Tendolyais q.v.*tenolysis Xem: tendolysis.

tenomyoplasty [" + mys, muscle, + plassein, to form]. Reparative operation upon a tendon and muscle. SYN: tenontomyoplasty.*(Thủ thuật) tạo hình gân cơ Đn: tenontomyoplasty.

tenomyotom [" + " + tome, incision]. Excision of lateral portion of a tendon or muscle.*tenomyotom (Thủ thuật) cắt gân - cơ.

Tenon's capsule [Jacques R. Tenon, Fr. surgeon, 1724-1816] A thin connective tissue envelope of the eyeball behind the conjunctiva.*Bao Tenon Một bao mô liên kết của nhãn cầu phía sau kết mạc.*

tenonectomy [" + ektome, excision]. Excision of a portion of a tendon. *Cắt gân Phẫu thuật cắt maột phần gân.*

tenonitis [" + itis, inflammation]. I. Inflammation of a tendon. SYN: tenantitis. 2. Inflammation of Tenor's capsule.*Viêm gân Đn: tenalgia; tenodynia*

tenonometer [Gr. teinein, to stretch, + metron, measure]. Device for measuring degree of intraocular tension. *Nhãn áp kế Thiết bị đo áp lực nội nhãn cầu.*

Tenon's Space. Space between the posterior surface of the eyeball and Tenor's capsule, q.v.*Không gian Tennon Khoang giữa mặt sau nhãn cầu và bao Tennon.*

tenontitis [Gr. tenontos, tendon, + itis, inflammation]. Inflammation of a tendon. SYN: tertdinitis; tenositis. *tenontitis Viêm gân.*

tenontodynia [" + odyne, pain]. Pain in a tendon. SYN: tenalgia; tenodynia.*tenontodynia Đau gân.*

tenontography [" + graphein, to write). A treatise on the tendons. *tenontography Luận về gân.*

tenontolemmitis [" + lemma, rind, + itis, inflammation]. Tenosynovitis, q.v.*tenontolemmitis Tenosynovitis. Viêm bao gân*

tenontology [" + logos, word, reason]. Study of tendons.*Gân học Nghiên cứu về gân.*

tenontoplasty [" + plassein, to form]. Plastic surgery of defective or injured tendons. SYN: tenoplasty. *tenontoplasty (Thuộc) Phẫu thuật tạo hình gân.*

tenontothecitis [" + theke, sheath, + itis, inflammation]. Inflammation of a tendon and its sheath. SYN: tendosynoeitis; tendooaginitis; tenosynouitis.*tenontothecitis Viêm gân.*

t., stenosans. A chronic form of tenontothecitis with narrowing of the sheath.*t., stenosans Đầu thần kinh nhận cảm của gân.*

tenophyte [" + phyton, a growth]. A cartilaginous or osseous growth on a tendon.*Chổi gân Sụn hay xương mọc ở gân.*

tenoplastic Concerning tenoplasty. *tenoplastic (Thú thuật) tạo hình gân.*

tenositis [" + itis, inflammation]. Inflammation of a tendon. SYN: tenontitis.*Viêm gân Đn: tenontitis.*

tenoplasty [" + plassein, to form]. Reparative surgery of tendons. SYN: tendinoplasty; tenontoplasty. *tenoplasty Tạo hình gân.*

tenostosis [Gr, tenon, tendon, + osteon, bone, + osis, condition]. Calcification of a tendon.*Cốt hóa gân Sự calci hóa gân.*

tenosuspension [" + L. suspensio, a hanging under]. In surgery, use of a tendon to support a structure.*Thú thuật treo bằng gân Trong phẫu thuật, sự dùng một sợi gân để nâng một cấu trúc.*

tenosuture [" + L.sutura, a seam]. Suture of a partially or completely divided tendon. SYN: lenorrhaphy. *Khâu gân Sự khâu một phần hay toàn bộ gân bị đứt. Đn: tenorrhaphy*

tenosynovectomy [" + synouia, joint fluid, + Gr. ektome, excision]. Excision of a tendon sheath. *tenosynovectomy (Thú thuật) cắt bỏ bao gân.*

tenosynovitis [" + " + " + Gr. itis, inflammation]. Inflammation of a tendon sheath.*tenosynovitis Sự viêm bao gân.*

t., crepitans. Inflammation of a tendon sheath in which a crackling sound is heard on motion. Most commonly affects flexor tendons.*Viêm bao gân răng rắc Viêm bao gân có tiếng răng rắc khi cử động. Ảnh hưởng nhiều nhất đến các gân cơ gấp.*

tenotome [" + tome, incision]. Instrument for section of a tendon. *tenotome Dao cắt gân.*

tenotomist Specialist in tenotomy. *tenotomist Chuyên gia cắt gân.*

tenotomy Surgical section of a tendon.*tenotomy (Thú thuật) cắt gân.*

tenovaginitis [" + L. vagina, sheath, + Gr. itis, inflammation]. Inflammation of a tendon sheath. SYN: tendosynouitis; tenontothecitis; tenosynovitis.*Sự viêm bao gân Đn: tendosynovitis; tenontothecitis; tenosynovitis.*

TENS. transcutaneous electrical nerve stimulation, q.v.*TENS Viết tắt của transcutaneous electrical nerve stimulation: sự kích thích thần kinh bằng điện qua da.*

tense Tight, rigid, anxious, under mental stress.*tense Chật, căng thẳng (tinh thần).*

Tensilon. Trade name for edrophonium chloride.*Tensilon Tên thương mại của edrophonium chlorid.*

tensiometer [L. tensio, a stretching, + Gr. metron, measure]. A device for determining the surface tension of liquids.*Điện hoạt kế Cái đo lực căng mặt ngoài của chất lỏng.*

tension [L. tensio, a stretching]. I. Process or act of stretching, state of being strained or stretched. 2. Pressure, as arterial tension. 3. Expansive force of a gas or vapor. 4. Mental, emotional, or nervous strain.*tension 1. Sự căng. 2. Áp lực, áp suất, vì dụ áp lực động mạch. 3. Lực căng của một chất khí hay hơi nước. 4. Sự căng thẳng thần kinh.*

t., arterial Tension resulting from the force exerted by the blood pressure on the walls of arteries.*Áp lực động mạch Do lực tạo bởi huyết áp trên thành động mạch.*

t., introcular. The pressure of a fluid within the eyeball. SEE: tonometry.*Nhãn áp Áp suất của chất dịch trong nhãn cầu. Xem: tonometry.*

t., intravenous. Force exerted by the blood pressure on the walls of a vein.*Áp lực tĩnh mạch Lực tạo bởi huyết áp trên thành tĩnh mạch.*

t., muscular. Condition of a muscle in which fibers tend to shorten and thus perform work or liberate heat. *Áp lực cơ Tình trạng một cơ trong đó các sợi có các khuynh hướng ngắn đi và vì thế làm việc nhiều hơn hay giải phóng nhiệt.*

t., premenstrual. Condition occurring periodically in some individuals a few days before menstruation; characterized by varying degrees of nervousness and irritability, emotional instability, headaches, and sometimes depression. Usually disappears a short time after onset of menstrual flow. SEE: premenstrual syndrome.*Sự căng thẳng trước kỳ kinh nguyệt Tình trạng xảy ra định kỳ trong một số người vài ngày trước kỳ kinh; biểu hiện ở các mức độ khác nhau của lo âu, bực tức, sự bất ổn tình cảm, nhức đầu và đôi khi trầm cảm. Thường biến mất sau khi bắt đầu có kinh một thời gian ngắn. Xem: premenstual syndrome*

t., surface. Molecular property of film on surface of a liquid to resist rapture, the particles tending to pull inward.*Lực căng mặt ngoài Đặc tính phân tử của lớp mặt một chất lỏng kháng lại sự trào, các hạt có khuynh hướng kéo vào trong.*

t., tissue. The theoretical state of equilibrium between the cells of a tissue.*Áp lực mô Tình trạng trên lý thuyết về sự căn bằng giữa các tế bào của một mô.*

tension headache. Headache caused by sustained tension of muscles of the face, neck, and scalp.*Nhức đầu do căng thẳng Căng cơ mặt, cổ và da đầu kéo dài.*

tension of gases. Gas pressure usually measured in millimeters of mercury (mmHg).*Áp lực khí Thường được đo bằng milimét thủy ngân (mmHg).*

tension pneumothorax. Pneumothorax, valvular, q.v.*tension pneumothorax Xem: pneumothorax, valvular.*

tension suture. Suture used to reduce pull of the edges of a wound.*Đường khâu căng Đường khâu được dùng để làm giảm sức kéo của các cạnh một vết thương.*

tensometer [L. tensio e stretching, + Gr. metron, measure]. Device for testing the tensile strength of materials.*Căng kế Dụng cụ thử lực căng của chất.*

tensor [L., a stretcher]. Any muscle that makes a part tense. SEE: Muscles.*Cơ căng Xem: Muscle.*

tent [O. Fr. tente, from L. tenta, stretched out]. 1. A plug of soft material used to maintain or dilate the opening to a sinus, canal, or body cavity. A variety of cylindrically shaped materials may be used. 2. A portable covering or shelter composed of fabric. **tent** 1. *Nút gạc để nong: Một nút bằng chất mềm dùng để duy trì hay kéo giãn khe của xoang, ống, hay khoang cơ thể. Rất nhiều chất có hình trụ có thể được dùng. 2. Lều: Lớp che hay chỗ trú bằng vải có thể mang đi được.*

t., oxygen. Tent that can be placed over a bed for the continuous administration of oxygen. *Lều oxy Lều mà có thể được đặt trên một cái giường cho sự dùng oxy liên tục.*

t., sponge. A plug made of compressed *Nút bọt biển Nút được làm bằng bọt biển ép.*

tentacle. A slender projection of invertebrates. It is used for prehension, tactile purposes or feeding. *Xúc tu Một chỗ nhô ra rất mảnh của động vật không xương sống. Nó được dùng để sờ mó, hay tìm thức ăn.*

tentative [L. tentatiuus feel, try]. 1. Noting a diagnosis subject to change because of insufficient data. 2. Indecisive. *tentative 1. Ướm thử: Để chỉ một chẩn đoán sẽ thay đổi do dữ liệu không đầy đủ. 2. Do dự, không cương quyết*

tenth cranial nerve. Nerve supplying most of the abdominal viscera, the heart, lungs, and esophagus. SYN: uagus nerve. SEE: cranial nerves. *Dây thần kinh sọ số 10 Dây thần kinh cung cấp hầu hết phần nội tạng bụng, tim, phổi, và thực quản. Đn: vagus nerve. Xem: cranial nerves*

tentorial. Pertaining to a tentorium. *tentorial Thuộc lều.*

tentorial notch. An arched cavity formed by the anterior and inner border of the tentorium cerebelli. *Khuyết lều Một khoang hình cung được tạo bởi bờ trước và trong của lều tiểu não.*

tentorial pressure cone. Projection of a portion of the temporal lobe of the cerebrum through the incisure of the tentorium due to increased intracranial pressure. *Nón áp suất lều Chỗ lồi của một phần thùy thái dương qua khuyết lều do áp suất trong sọ gia tăng.*

t., cerebella. [NA] The process of the dura mater between the cerebrum and cerebellum supporting the occipital lobes. *Lều tiểu não Mỏm của màng cứng giữa não và tiểu não, nâng các thùy chẩm.*

Tenuate. Trade name for diethylpropion hydrochloride. *Tenuate Tên thương mại của diethylpropion hydrochloride.*

Tepanil. Trade name for diethylpropion hydrochloride. *Tepanil Tên thương mại của diethylpropion hydrochloride.*

tephromalacia [Gr. tephros, gray, + malakia, softening]. Softening of the gray substance of brain or spinal cord. **tephromalacia** *(Chứng) nhuyễn chất xám của não hay tủy sống.*

tephromyelitis [" + myeloa, marrow, + itis, inflammation]. Inflammation of the gray matter of the spinal cord nalcord. **tephromyelitis** *Viêm chất xám tủy sống.*

tephrosis [" + osis, condition]. Incineration; cremation. **tephrosis** *Hỏa táng.*

tephrylometer ["+ hyle, matter, + metros, measure]. Device for measuring the thickness of the cerebral cortex, the gray matter of brain. *Ống đo độ dày của vỏ não Đo chất xám của não.*

tepid [L. tepidus, lukewarm]. Slightly warm; lukewarm. **tepid** *Ấm.*

tepidariurn [L.]. A place for a warm bath. **tepidariurn** *Nhà tắm nước nóng.*

tepor [L., lukewarmness]. Moderate heat. **tepor** *Ấm, nhiệt trung bình.*

TEPP. tetraethylpyrophosphate.

TEPP. tetraethylpysophosphate.

ter- [L., thrice]. Combining form meaning three times. **ter-** *Tiền tố có nghĩa là 3 lần.*

teracurie A unit of radioactivity, 10⁻ curies. **teracurie** *Một đơn vị phóng xạ, 10⁻ curies.*

teramorphous [Gr. teras, monster, + morphe, form]. Similar to, or of the nature of, a congenitally deformed fetus, infant, or child. *Dị hình Tương tự hay có tính chất của một quái thai bẩm sinh.*

teras [Gr.]. (pl. terata) A severely deformed fetus. **teras** *Quái thai (số nhiều: terata)*

teratic [Gr. teratikos, monstrous]. Pert. to a severely malformed fetus. **teratic** *Có tính chất quái thai.*

teratism [Gr. teratisma]. An anomaly or structural abnormality either inherited or acquired. *Quái tượng Một dị tật do di truyền hay mắc phải.*

t., acquired. Abnormality resulting from a prenatal environmental influence. *t., acquired Dị tật do ảnh hưởng môi trường trước khi sinh.*

t., atresic. Teratism in which natural openings such as the mouth or anus fail to form. *Quái tượng bít Quái tượng mà các khe tự nhiên như miệng hay hậu môn không thể được tạo.*

t., ceasmic. Teratism in which a normal union of parts fails to occur, e.g., as in spins. biflda or cleft palate. *Quái tượng nứt bẩm sinh Quái tượng mà sự liên kết bình thường của các bộ phận không thể xảy ra. Ví dụ, tật nứt đốt sống, hay hở vòm miệng.*

t., ectogenic. Condition in which parts are absent or defective. *Quái tượng khuyết Tình trạng trong đó các bộ phận không có hay khiếm khuyết.*

t., ectopic. Abnormality in which a part becomes displaced. *t., ectopic Quái tượng lạc vị bộ phận.*

t, hypergenis. Teratiam in which a

part is duplicated, e.g., polydactylism. *Quái tượng tăng sinh Quái tượng có một bộ phận được sao chép, ví dụ: tật thừa ngón.*

t., symphysic. Teratism in which parts that are normally separate are fused. *t., symphysic Quái tượng dính liền (các bộ phận đáng lẽ tách rời).*

terato- [Gr.teratos, monster]. Combining form indicating a severely malformed fetus. **terato-** *Tiền tố chỉ quái thai.*

teratoblastoma [" + blastos, germ, + oma, tumor]. A tumor containing embryonic material but that is not representative of all three germinal layers. SEE: teratoma. *U nguyên bào phôi quái Một u chứa chất phôi nhưng không đại diện cho cả ba lớp mầm. Xem: tertoma*

teratocarcinoma [" + karkinos, cancer, + oma, tumor]. A carcinoma that has developed from the epithelial cells of a teratoma. *Carcinom quái Một carcinoma phát triển từ các tế bào biểu mô của một u quái (teratoma).*

teratogen [" + genrwn, to produce]. Anything that causes teratogenesis. SEE: table. *Sinh quái thai Gây quái thai.*

teratogenesis [" + genesis, generation, birth]. The development of abnormal structures in an embryo resulting in a severely deformed fetus. *Sự sinh quái thai Sự phát triển của các cấu trúc bất thường trong một phôi dẫn đến một quái thai.*

teratogenetic [" + genesis, generation, birth]. Concerning teratogenesis. *teratogenetic (Thuộc) Sinh quái thai.*

teratogenous [" + gennon, to produce]. Developed from severely deformed fetal parts. *Quái tượng Được phát triển từ các bộ phận của quái thai, tạo nên do quái thai.*

teratogeny Teratogenesis. *teratogeny Teratogenesis.*

teratoid [Gr. teratos, monster, + eidos, form, shape]. Resembling a severely malformed fetus. *Sinh quái thai Dạng quái thai.*

teratoid tumor. Tumor of embryonic remains from all germinal layers. SYN: teratoma. *U quái U của các phần còn lại của phôi từ tất cả các lớp mầm. Đồng: teratoma*

teratologic Concerning teratology. *teratologic (Thuộc) quái thai học.*

teratology [" + logos, word, reason]. Branch of science dealing with the study of congenitally deformed fetuses. *Quái thai học Môn học nghiên cứu về các quái thai bẩm sinh.*

teratoma [" + oma, tumor]. Congenital tumor containing one or more of the three primary embryonic germ layers. Thus, hair and teeth as well as endodermal elements may be present. SYN: dermoid cyst. SEE: fetus in fetu. *U quái U bẩm sinh chứa một hay hơn trong số ba lớp mầm* *phôi nguyên thủy. Vì thế, tóc và răng cũng như các thành phần trong da có thể có mặt. Đn: dermoid cyst. Xem: fetus in fetu.*

teratomatous Pert. to or resembling a teratoma. *teratomatous Thuộc u quái.*

teratophobia [" + phobos, fear]. Abnormal fear of giving birth to a malformed fetus or being in contact with one. *teratophobia (Chứng) sợ sinh quái thai hay tiếp xúc với một quái thai.*

teratosis [" + osis, condition]. A deformed fetus. *Quái tượng Quái thai.*

teratospermia [" + sperma, seed]. Malformed sperm in semen. *teratospermia Dị dạng tinh trùng.*

terbium SYMB: Tb. At. wt. 158.9254; at. no. 65; ap. gr. 8.272. A metal of the rare earths. *terbi Ký hiệu Tb. Một kim loại trong đất hiếm.*

terbutaline sulfate. USP. A synthetic sympathomi- metic amine used in treating asthma. It is an effective bronchodilator. Trade names are Brethine and Bricanyl.*terbutaline sulfat Một amine tổng hợp có tác dụng giống thần kinh giao cảm được dùng để chữa bệnh hen. Nó là một chất làm giãn cuống phổi hiệu quả. Tên thương mại là Brethine và Bricanyl.*

terchloride Trichloride. *terchloride Trichloride.*

terebrant Piercing pain. *Đau nhói Đau xuyên.*

terebration [L. terebratio]. 1. Boring, trephination. 2. A boring pain. *Nhói 1. Sự khoan, sự khoan xương. 2. đau xuyên*

teres [L., round]. Round and smooth; cylindrical. Used to describe certain muscles and ligaments. *Tròn nhẵn tròn và nhẵn; hình trụ. Dùng để mô tả một số cơ và dây chẳng.*

tergal [L. tergum, back]. Concerning the back or dorsal surface.*tergal (Thuộc) lưng.*

terum [L.]. The back. *terum Lưng.*

ter in die [L.]. Three times a day. ABBR: t.i.d. *Ngày ba lần Viết tắt: t.i.d.*

term [L.terminus, a boundary]. 1. A limit or boundary. 2. A definite period of duration such as the normal period of pregnancy, approx. nine calendar months. *term 1. Giới hạn, kỳ hạn. 2. Kỳ: Một giai đoạn thời gian xác định, chẳng hạn kỳ mang thai, xấp xỉ chín tháng.*

terminal [L. terminalis]. Pert. to or placed at the end. *terminal Thuộc hay được đặt ở cuối.*

terminal arteriole. Arteriole with no branches; but it splits into capillaries. *Tiểu động mạch tận Tiểu động mạch không có nhánh, nhưng nó tách thành các mao mạch.*

terminal bars. Minute bars of dense intercellular cement that occupy and close spaces between epithelial cells and bind them together. *Ngáng nối tận Các ngáng nối nhỏ của chất*

gắn gian bào dày đặc mà chiếm giữ và đóng kín các khoang giữa các tế bào biểu mô và buộc chúng với nhau.

terminal cancer. Term used to describe the condition of having advanced cancer. Previously the use of this description may have been applicable; but with the therapeutic techniques now available, its use is not warranted. *Ung thư thời kỳ cuối Từ dùng để mô tả tình trạng ung thư đã phát triển. Trước đây, cách dùng này có thể thích hợp, nhưng với kỹ thuật chữa bệnh hiện nay, sự dùng nó không còn đúng.*

terminal device. Component of an upper extremity prosthesis that substitutes for the functions of the hand. There are many types of terminal devices, some of which are designed for use with specific tools and implements. SYN: hook*terminal device Thành phần của bộ phận giả chi trên mà thay thế cho các chức năng của bàn tay. Có nhiều loại bộ phận giả, một số được chế tạo để dùng với các dụng cụ và công việc cụ thể. Đn: hook*

terminal ganglia. Ganglia of the parasympathetic division of the autonomic nervous system that are located in or close to walls or visceral structures such as heart or intestines. *Hạch (thần kinh) tận cùng Hạch của nhánh đối giao cảm của hệ thần kinh tự quản mà nằm trong hay sát các vách hay các cấu trúc nội tạng như tim hay ruột.*

terminal illness. Illness that because of its nature can be expected to cause the patient to die. Usually a chronic disease for which there is no known cure.

NURSING IMPLICATIONS: Support patient and family by anticipating their loss and grief. Help patient to deal with major concerns: pain, fear, hopelessness, dependency, disability, loss of self-esteem, loss of pleasure. Provide hospice care if desired and available. Provide caring comfort and help patient to adjust to the lack of quality of life; attempt to assure that death is with dignity. *Bệnh thời kỳ cuối Bệnh mà do bản chất của nó, có thể gây cái chết cho bệnh nhân. Thường là một bệnh mạn tính mà không có cách chữa.*

Những chăm sóc cần biết: Nâng đỡ bệnh nhân và gia đình bằng cách chia sẻ nỗi đau và mất mát của họ. Giúp bệnh nhân giải quyết những mối lo lớn: đau, sợ, tuyệt vọng, lệ thuộc, bất lực, mất tự chủ, mất niềm vui. Chăm sóc ở nhà tế bần nếu có nhu cầu và được yêu cầu. Làm thoải mái và giúp bệnh nhân điều chỉnh chất lượng sống thiếu hụt. Làm bệnh nhân tin rằng cái chết cũng có giá trị.

terminal infection. Infection appearing in the late stage of another disease; often fatal. *Nhiễm khuẩn thời kỳ cuối Xuất hiện ở giai đoạn cuối của một bệnh khác, thường tử vong.*

terminal veins. One of two veins (anterior andposterior) drainingportionsofthebrain and emptying into interior cerebral veins. *Tĩnh mạch tận Một trong hai tĩnh mạch (trước và sau), dẫn lưu các bộ phận não và đổ vào các tĩnh mạch não trong.*

terminatio [L.]. The termination or ending. *terminatio Phần cuối.*

termination [L.terminatio, limiting]. 1. The distal end of a part. 2. The cessation of anything. *Phần cùng 1. Phần đuôi. 2. Sự kết thúc.*

terminology [L. terminus, a boundary, + Gr. logos, word]. The vocabulary of scientific and technical terms used in specific arts, trades, or professions. SYN: nomenclature. *Danh pháp Từ vựng các thuật ngữ khoa học kỹ thuật được dùng trong nghề thuật, thương mại, hay ngành nghề cụ thể. Đn: nomenclature*

terminus [L.]. An ending; a boundary.*terminus Phần cuối.*

ternary [L. ternarius, triple]. 1. Threefold; triple; third. 2. Chemical substance containing three different elements or radicals.*ternary 1. Bậc ba, thứ ba. 2. Chất hóa học gồm 3 yếu tố gốc khác nhau.*

teroxide Trioxide. *teroxide trioxide.*

terpene Any member of the family of hydrocarbons of the formula C_nH_n. *terpene Thành viên của họ hydrocarbon có công thức C_nH_n.*

terpin hydrate White crystalline substance with a turpentine taste; made by the interaction of rectified spirits o1 turpentine, alcohol, and nitric acid.

ACTION/USES: In the form of an elixir; used as an expectorant.*terpin hydrate Chất kết tinh trắng với vị dầu thông được làm bằng phản ứng của dầu tinh luyện của dầu thông, cồn, và acid nitric. Tác dụng/cách dùng: Dưới dạng cồn ngọt; dùng làm thuốc long đờm.*

terra [L.] Earth, soil.*terra Đất.* **t., alba.** White clay.*t., alba Đất sét trắng.* **t. fullonica.** Fuller's earth*t. fullonica Đất fuller.*

terracing [O. Fr. terrasse]. Suturing in several rows through thick tissues in closing a wound.*Khâu chẳng Sự khâu nhiều hàng qua các mô dầy để làm kín một vết thương.*

Terramycin A trade name for the oxy derivative of tetracycline. An antibiotic biosynthesized by Streptomyces rimosus. It is a broad-spectrum antibiotic effective against both gram-negative and gram-positive bacteria, rickettsias, and some viruses. SEE: oxytetracycline; tetracycline. *Terramycin Tên thương mại của dẫn xuất oxy của tetracycline. Một kháng sinh được sinh tổng hợp bởi Streptomyces rimosus. Nó là một kháng sinh phổ rộng có tác dụng chống lại cả vi khuẩn gram âm và gram dương, Rickettsia và* *một số virus. Xem: oxytetracycline; tetracyclin.*

territoriality The tendency of animals andhuman groups to defend a particular area or region.*Tính địa phương Khuynh hướng bảo vệ vùng lãnh thổ đặc trưng của người và động vật.*

terror [L.terrere, to frighten]. Very great fear.*terror Khủng khiếp, khiếp sợ*

t., night. Nightmare, esp. of children. *t., night Ác mộng, đặc biệt là của trẻ em.*

tertian [L. tertianus, the third]. Occurring every third day. Usually pertaining to malarial fever.*Cách ba ngày Xảy ra ba ngày một lần, thường nói về sốt rét.*

tertiary [L. tertiarius]. Third in order or stage. *tertiary Thứ ba trong thứ tự hay giai đoạn.*

tertiary alcohol. Alcohol containing the trivalent group =COH. *Alcol bậc ba Cồn chứa nhóm hóa trị ba = COH.***tertiary care**. A level of medical care that would be available only in large medical care institutions. Included would be techniques and methods of therapy and diagnosis involving equipment and personnel that would not be economically feasible to have in a smaller institution because of the lack of utilization. SEE: primary care; secondary care. *Chăm sóc bậc ba Mức độ chăm sóc y tế chỉ có ở các bệnh viện lớn. Gồm có các kỹ thuật và phương pháp chữa bệnh và chẩn đoán với thiết bị và nhân sự mà sẽ không khả thi về kinh tế để có ở một bệnh viện nhỏ hơn do sự thiếu sử dụng. Xem: primary care; secondary care*

tertiary syphilis. Third and most advanced stage of syphilis.*Giang mai giai đoạn ba Giai đoạn thứ ba và nặng nhất của bệnh giang mai.*

tertigravida [" + grauida, pregnant]. A woman pregnant for the third time. *Có thai lần ba Người phụ nữ có thai lần thứ ba.*

tertipara [L. tertius, third, + parere, to bring forth]. A woman who has had three pregnancies terminating after the twentieth week of gestation or has produced three infants of at least 500 grams of weight, regardless of their viability. *Đẻ ba lần thai sau 20 tuần Mỗi đứa từ 500 gr trở lên không kể sống chết.*

Teslac. Trade name for testolactone. *Teslac Tên thương mại của testolactone.*

Tessalon. Trade name for henzonatate. *Tessalon Tên thương mại của benzonatate.*

tessellated [L. tessella, a square]. Composed of little squares.*tessellated Gồm các hình vuông nhỏ.*

test [L.testum, earthen vessel]. 1. An examination. 2. Method to determine thepresence or nature of a substance or the presence of a disease. 3. A chemical reaction. 4. A reagent or substance used in making a test.

Nghiệm pháp 1. Sự thử. 2. Sự xét nghiệm: Phương pháp xác định sự có mặt hay tính chất của một chất hay sự có mặt của một bệnh. 3. Một phản ứng hóa học. 4. Một chất dùng trong sự thử (chất thử).

t   **, aceticacid.Testforalbumininurine** . Adding a few drops of acetic acid to urine that has been boiled causes a white precipitate if albumin is present.*Thử nghiệm bằng acid acetic Thử nghiệm tìm albumin trong nước tiểu. Thêm vài giọt acid acetic vào nước tiểu đã được đun sôi sẽ gây một sự kết tủa trắng nếu có albumin.*

t., acetone. Teat for presence of acetone in the urine; made by adding a few drops of sodium nitropnrsside to the urine along with strong ammonia water. Presence of acetone causes formation of a magenta ring at outline of contacts.*Thử nghiệm acetone Thử nghiệm tìm acetone trong nước tiểu; bằng cách nhỏ vài giọt sodium nitroprusside vào nước tiểu cùng với nước ammonia mạnh. Sự có mặt của acetone gây sự tạo một vòng magenta ở đường viền của những chỗ tiếp xúc.*

t., agglutination. A widely used teat in which adding an antiserum containing antibodies to cells or bacteria causes them to agglutinate.*Thử nghiệm ngưng kết Một thử nghiệm được dùng rộng rãi trong đó, thêm một kháng huyết thanh chứa các kháng thể vào tế bào hay vi khuẩn làm chúng ngưng kết.*

t., alkali denaturation. Test for hemoglobin F (fetal hemoglobin) in the blood. Spectrophotometry is used in this teat.*Thử nghiệm biến tính kiềm Thử nghiệm tìm huyết cầu tố F (huyết cầu tố của thai) trong máu. Phép quang phổ trắc quang được dùng trong thử nghiệm này.*

t., Allen-Doily. Test to determine amount of estrogen content in female blood serum by its reaction on secretions of mice.*Nghiệm pháp Allen-Doily Thử nghiệm để xác định lượng estrogen trong huyết thanh phụ nữ bằng phản ứng của nó trên các chất tiết của chuột.*

t., aptitude. Test used to determine an individual's capability in various areas, cep. specific occupations.*t., aptitude Trắc nghiệm năng khiếu.*

t., Aschheim-Zondek. Teat for pregnancy by injecting the patient's urine aubcutaneously into immature female mice. If the patient is pregnant, the ovaries of the mouse begin to mature prematurely.*Nghiệp pháp Aschheim-Zondek Thử thai bằng cách tiêm nước tiểu bệnh nhân qua da chuột cái chưa trưởng thành. Nếu bệnh nhân có thai, buồng trứng của chuột bắt đầu chín sớm.*

t., association. Teat used to determine an individual's response to word stimuli. The nature of the response and time required

mayprovideinaightintothesubject's personality and previous experiences.*Thử nghiệm liên tưởng Dùng để xác định một phản ứng của cá nhân tới các kích thích bằng ngôn từ. Tính chất của phản ứng và thời gian cần có thể cung cấp thấu suốt tính cách và các kinh nghiệm trước đây của người được thử.*

t., autohemolysis. Test of the rate of hemolysis of sterile defibrinated whole blood incubated at 37C. Normal cells hemolyze at a certain rate and blood cells from persons with certain types of disease hemolyze at a faster rate.*Nghiệm pháp tự dung huyết Sự thử tốc độ tiêu huyết của máy vô khuẩn được ủ ở 37 độ C. Các tế bào bình thường tiêu huyết ở một tốc độ nhất định và các tế bào máu của người bị một số loại bệnh tiêu huyết ở một tốc độ nhanh hơn.*

t., biuret. Teat to determine the presence of proteins or urea*Thử nghiệm biuret Thử nghiệm để xác định sự có mặt của các protein hay urea.*

t., challenge. Administering a substance in order to determine its ability to cause a response, esp. the giving of an antigen and observing or testing for the antibody response. *Nghiệm pháp thách thức Dùng một chất để xác định khả năng gây phản ứng của nó, đặc biệt là cho một kháng nguyên và quan sát hay thử để tìm phản ứng kháng thể.*

t, chromatin. Test for genetic sex in which blood or tissue cells are examined for presence or absence of Burr bodies q.v.*Nghiệm pháp chromatin Thử nghiệm tìm giới tính di truyền trong đó các tế bào máu hay mô được kiểm tra xem có hay không có các thể Barr.*

t., coin. Test for pneumothorax. A metal coin is placed fiat on the chest and struck with another coin. The chest is auscultated at the same time. If a pneumothoraa is present, a sharp, metallic ringing sound is heard.*Thử nghiệm đồng tiền Thử nghiệm tìm chứng tràn khí màng phổi. Một đồng kim loại được đặt nằm trên ngực và được gõ với một đồng khác. Ngực được thính chẩn cùng lúc đó. Nếu có tràn khí màng phổi, sẽ nghe một tiếng rung kim loại chói tai.*

t. complement-fixation. SEE: complement fixation.*t. complement-fixation Xem: complement-fixation.*

t., concentration. A kidney function test based on the ability of the pers on to produce concentrated urine under conditions that would normally cause such production, as in intentional dehydration.*Nghiệm pháp nước tiểu đậm đặc Thử nghiệm chức năng thận dựa trên khả năng sản xuất nước tiểu đậm đặc khi có tình huống khác thường, ví dụ sự mất nước cố ý.*

t., conjunctival. An allergy test in

which the suspected antigen is placed in the conjunctiva/ sac; if it is allergenic for that patient, the conjunctiva becomes red, itches, and lacrimates.*Nghiệm pháp kết mạc Thử nghiệm dị ứng trong đó một kháng nguyên bị nghi ngờ được đặt trong túi kết mạc; nếu nó gây dị ứng cho bệnh nhân đó, kết mạc sẽ đỏ, ngứa và chảy nước mắt.*

t., creatinine clearance. Test of glomerular function of the kidney. The amount of creatinine present in a timed volume of urine is compared with the plasma creatinine value. *Thử nghiệm thanh thải creatinin Thử nghiệm chức năng thận. Lượng creatine có mặt trong thể tích nước tiểu tính giờ được so sánh với giá trị creatine huyết tương.*

t., double-blind. SEE: double-blind technique.*t., double-blind Xem: double-blind technique.*

t., finger-nose. Test of cerebellar function wherein the patient is asked to, while keeping the eyes open, touch the nose with the finger and remove the finger, and repeat this rapidly. The test is done by using a finger of each hand successively or in concert. How fast and well this is done is recorded.*Thử nghiệm ngón tay đầu mũi Thử nghiệm chức năng tiểu não trong đó bệnh nhân được yêu cầu, trong khi mở mắt, sờ mũi với ngón tay rồi buông ra, và lặp lại nhanh. Thử nghiệm được làm bằng cách dùng một ngón tay mỗi bàn tay nối tiếp nhau hay phối hợp. Điều này được làm tốt và nhanh như thế nào sẽ được ghi lại.*

t., Friedman. Test for pregnancy by injecting urine of the patient into unmated mature female rabbits, a positive reaction being indicated by formation of corporalutea and corpora haemorrhagica.*Nghiệm pháp Friedman Sự thử thai bằng cách tiêm nước bệnh nhân vào thỏ cái trưởng thành không có đôi. Một phản ứng dương tính là có tạo hoàng thể và thể xuất huyết.*

t., galactose tolerance. Testoftheability of the liver to metabolize galactose. A standard dose of galactose is administered to the fastingpatient, and the amount of galactose excreted in the urine in the next five hours is determined. If the liver is damaged, the galactose is not metabolized to glycogen, but is instead excreted in the urine.*Thử nghiệm dung nạp galactose Thử nghiệm khả năng chuyển hóa galactose của gan. Một liều galactose tiêu chuẩn được đưa vào bệnh nhân đang nhịn đói, và lượng galactose bài tiết trong nước tiểu sau 5 giờ được xác định. Nếu gan bị tổn thương, galactose không chuyển hóa thành glycogen mà thay vào đó được bài tiết trong nước tiểu.*

t., glucose tolerance. SEE: glucose tolerance test.*t., glucose tolerance Xem: glucose tolerance test*

t., guaiac. Test for occult blood in the feces. An alcoholic solution of guaiac resin and hydrogen peroxide is mixed with the specimen. The appearance of a blue color indicates a positive test.*Nghiệm pháp guaiac Thử nghiệm tìm máu ẩn trong phân. Một dung dịch cồn của nhựa guaiac và hydrogen peroxide được trộn với mẫu thử. Sự xuất hiện một màu xanh lam là dương tính.*

t., hardness. Test designed to determine the relative hardness of materials by correlating the size or depth of an indent produced by a particular instrument with known amount of compressive force. SEE: hardness number.*Thử nghiệm độ cứng Thử nghiệm được làm để xác định độ cứng tương đối của một chất liệu bằng tương quan kích thước hay độ sâu của một vết lõm gây ra bởi một công cụ đặc trưng với lượng lực nén đã biết. Xem: hardness number*

t., histamine. 1. Injection of histamine subcutaneously in orderto stimulate gastric secretion of hydrochloric acid. 2. Test for vasomotor headache; a histamine injection precipitates the onset of a headache in persons with this disease.*Thử nghiệm histamin 1. Tiêm histamine dưới da để kích thích sự tiết acid chlorhydric của dạ dày. 2. Thử để tìm chứng đau đầu vận mạch; một mũi tiêm histamine thúc đẩy nhanh một cơn đau đầu ở người có bệnh này.*

t., Hubner. Aspiration of vagina within an hour aftercoitus,to investigate sperm activity.*Nghiệm pháp Hubner Sự hút âm đạo trong vòng một giờ sau khi giao hợp, để xem xét hoạt động của tinh trùng.*

t., human repeated patch insult. The test material is applied fresh to the same skin site every other day for 10 applications. Each application remains on for 48 hours. After a rest period of about two weeks, the test material is applied again for 48 hours to a different skin site than that originally used. This area is examined daily for the next four days for evidence of irritation. The test measures the ability of the test substance to cause sensitization or irritation reactions or both.*Thử nghiệm tổn thương màng trên da Chất liệu thử mới được gắn lên cùng một chỗ da 10 lần, hai ngày một lần. Mỗi lần kéo dài trong 48 giờ. Sau khi nghỉ khoảng 2 tuần, chất liệu thử được gắn lại trong 48 giờ trên một chỗ da khác chỗ cũ. Vùng này được kiểm tra hàng ngày trong bốn ngày để xem có kích ứng không. Nghiệm pháp này đo lường khả năng gây phản ứng nhạy cảm đau hay kích ứng của chất thử hay cả hai.*

t., intracutaneous. Injection of an antigen intracutaneously and observing the response.*Nghiệm pháp tiêm trong da Tiêm một kháng nguyên trong da và quan sát phản ứng.*

t., Kahn. Precipitation test for syphilis.*Nghiệm pháp Kahn Thử kết tủa tìm bệnh giang mai.*

t., McMurray. Test for torn muscles of the knee. The supine patient flexes the knees completely. One foot is slowly rotated outward by the examiner as the knee is slowly extended. If a painful click occurs, the medial meniscus of that knee is torn; if as the foot is rotated inward a click is felt, then the lateral meniscus is torn.*Nghiệm pháp McMurray Thử tìm các cơ bị rách của đầu gối. Bệnh nhân nằm ngửa uốn cong đầu gối hoàn toàn. Một bàn chân được quay hướng ra chậm chậm bởi người kiểm tra khi đầu gối được duỗi chậm. Nếu có một tiếng click đau, sụn chêm giữa của đầu gối đó đã bị rách. Nếu khi bàn chân được quay hướng vào mà cảm thấy một tiếng click là sụn chêm bên đã bị rách.*

t., multiple -puncture. Any skin test, but esp. a tuberculin test, in which the material is placed on the skin and multiple superficial punctures are produced under the material, thus allowingthe material to enter the skin.*Thử nghiệm chọc nhiều lỗ Bất kỳ thử nghiệm da nào, nhưng đặc biệt là thử phản ứng tuberculin, trong đó chất liệu được đặt trên da và rất nhiều lỗ nông được chọc dưới chất liệu để cho phép chất liệu đi qua da.*

t., neutralization. Test of the ability of an antibody to neutralize the tonic effects of an antigen.*Thử nghiệm trung hòa Sự thử khả năng của một kháng thể trung hòa tác dụng độc của một kháng nguyên.*

t., patch. A skin teat in which a test substance, usually a suspected skin sensitizes, is held in contact with the skin for up to two days. If the material being tested is a sensitizer, the skin under it will be reddened. It is important to use nonallergenic adhesive tape in holding the teat material on the akin.*Thử nghiệm màng Một thử nghiệm da trong đó chất thử, thường là chất bị nghi ngờ gây nhạy cảm da, được giữ tiếp xúc với da trong khoảng hai ngày. Nếu chất được thử là chất gây nhạy cảm, vùng da dưới nó sẽ đỏ lên. Điều quan trọng là phải dùng một băng dính không gây dị ứng để giữ chất thử trên da.*

t., precipitin. An antigen-antibody test in which a specific antigen is added to a solution. if thesolution contains the antibody to that antigen, a precipitate is formed.*Thử nghiệm chất kết tủa Một thử nghiệm kháng thể - kháng nguyên trong đó một kháng nguyên đặc trưng được thêm vào dung dịch. Nếu dung dịch chứa kháng thể đối với kháng nguyên đó, một chất kết tủa được tạo thành.*

t., pregnancy. SEE: pregnancy test.

t., **pregnancy** Xem: pregnancy test.

t., **prothrombin consumption**. Test for amount of thromboplastin present in the plasma that reacts with prothrombin. This is determined by quantitating the prothrombin that remains in the serum after coagulation is complete.*Thử nghiệm tiêu hao prothrombin Thử nghiệm tìm lượng thromboplastin có mặt trong huyết tương mà phản ứng với prothrombin. Điều này được xác định bởi lượng prothrombin còn lại trong huyết tương sau khi đông máu.*

t., **pulp vitality**. A determination of the vitality of a tooth pulp by the application of hot, cold, or electrical stimuli. Also called vitalometry.*Thử nghiệm sức sống tủy răng Xác định sức sống một tủy răng bằng cách kích thích nóng, lạnh hay điện. Còn gọi là phép đo sức sống (vitalometry).*

t., **Rubin**. Teat for patency of the fallopian tubes by insufflation with carbon dioxide; used in investigating the cause of sterility.*Nghiệm pháp Rubin Thử nghiệm sự thông suốt của các ống dẫn trứng bằng cách bơm khí carbon dioxyd, được dùng để điều tra nguyên nhân chứng vô sinh.*

t., **Schiller's**. Teat for detection of cancer of the cervix by painting the tissue with; iodine solution; areas that contain glycogen are stained by the iodine. Those sites that do not stain, but become white or yellow, are assumed to be abnormal. Tissue is taken from those areas for microscopic examination.*Nghiệm pháp Schiller Thử nghiệm dò tìm ung thư cổ tử cung bằng cách nhuộm mô với dung dịch iod, các vùng chứa glycogen được nhuộm bởi iod. Những vùng không nhuộm nhưng hóa trắng hay vàng được cho là bất bình thường. Mô được lấy từ các vùng đó để kiểm tra trên kính hiển vi.*

t., **Schwabach**. Test for hearing using tuning forks.*Nghiệm pháp Schwabach Thử nghiệm sức nghe bằng cách dùng các âm thoa.*

t., **scratch**. An allergy test in which the antigen is applied to skin that has been lightly scratched.*Nghiệm pháp cào Sự thử dị ứng trong đó các kháng nguyên được áp vào da đã được cào sơ.*

t., **serial sevens**. SEE: serial sevens test.*t., serial sevens Xem: serial sevens test.*

t., **serologic**. Any teat done on serum.*t., serologic Thử nghiệm huyết thanh.*

t. **sickling**. Test for the ability of red cells to sickle. The red cells are placed in an atmosphere of reduced oxygen tension. If they contain hemoglobin S, they will sickle.*Thử nghiệm hồng cầu hình liềm Thử khả năng hóa hình liềm của hồng cầu. Hồng cầu được đặt trong một*

khí quyển có áp suất oxy giảm. Nếu chúng chứa huyết cầu tố S, chúng sẽ hóa hình liềm.

t., **standardized**. Test that has been developed empirically, has adequate norms, definite instructions for administration, and evidence of reliability and validity.*Thử nghiệm tiêu chuẩn hóa Thử nghiệm đã được phát triển dựa trên kinh nghiệm, có đủ các tiêu chuẩn, sự hướng dẫn sử dụng rõ ràng, và chứng cớ đáng tin cậy và có hiệu lực.*

t., **thematic apperception**. A projective test in which the subject is shown life situations in pictures that could be interpreted in several ways. The subject is asked to pro. vide a story of what the picture represents. The results may provide insights into the subject's personality.*Nghiệm pháp nhận biết chủ đề Thử nghiệm qui chiếu, trong đó chủ thể được xem các tình huống đời sống trong những bức tranh mà có thể được giải thích bằng nhiều cách. Chủ thể được yêu cầu cung cấp một câu chuyện dựa trên bức tranh. Kết quả có thể cung cấp sâu tính cách của chủ thể.*

t., **three-glass**. Upon awakening, the patient urinates sequentially into three glasses. The amount of cellular debris visible to the naked eye in the glasses helps to :aoeate the site of urinary infection, i.e., prhether it is in the anterior urethra, posterior urethra, or prostate. If the first glees is #,urbid and the other two are clear, the antetior urethra is inflamed but the rest of the urinary tract is clear. If the initial specimen is clear and the second and third ones are turbid, the posterior urethra or prostate is inflamed. If only the third specimen is turbid, then only the prostate is inflamed.*Thử nghiệm ba cốc Khi thức dậy, bệnh nhân tiểu một hơi vào ba cái cốc. Lượng mảnh vụn tế bào có thể nhìn thấy bằng mắt thường trong các ly giúp xác định vị trí nhiễm khuẩn đường tiết niệu, nghĩa là bất kể nó ở niệu đạo trước, niệu đạo sau, hay tuyến tiền liệt. Nếu ly đầu đục còn hai ly kia trong, niệu đạo trước bị viêm nhưng phần còn lại của đường niệu lại thì tốt. Nếu mẫu đầu trong còn mẫu ba và ba đục, niệu đạo sau hay tuyến tiền liệt bị viêm. Nếu chỉ có mẫu thử ba đục, vậy là chỉ có tuyến tiền liệt bị viêm.*

t., **tine**. SEE: tine test.*t., tine Xem: tine test*

t., **tolerance**. Test of the ability of the patient or subject to endure the medicine given or exercise taken.*Thử nghiệm dung nạp Thử nghiệm sức chịu đựng của người bệnh hay đối tượng với thuốc được cho hay các bài thể dục được tập.*

t., **tourniquet**. Test for capillary fragility. A blood pressure cuff is inflated sufficiently to occlude venous

return from the arm. It is kept in place for a set time. After the cuff is removed, the skin distal to the cuff is examined for petechiae.*Thử nghiệm garô Thử nghiệm độ dễ vỡ mao mạch. Một băng quấn huyết áp được bơm phồng đủ để làm bít sự trở lại của tĩnh mạch từ cánh tay. Nó được giữ cố định trong một thời gian. Sau khi băng được tháo, phần da đầu dưới băng được kiểm tra để tìm đốm xuất huyết.*

t., **tuberculin**. SEE: tuberculin test.

t., **tuberculin** Xem: tuberculin test.

t., **urea balance**. Test of kidney function by measuring intake and output of urea.*Thử nghiệm cân bằng ure Thử hoạt động thận bằng cách đo đầu vào và đầu ra của ure.*

t., **Wassermann**. Previously used diagnostic test for syphilis based on principle of fixation of complement. *Nghiệm pháp Wassermann Thử nghiệm chẩn đoán tìm bệnh giang mai dựa trên nguyên tắc cố định bổ thể.*

testa [L.]. A shell.*testa Vỏ ốc.*

testalgia [L. testis, testicle, + Gr. algos, pain]. Pain in the testicle. *testalgia Chứng đau tinh hoàn.*

testectomy [" + Gr. ektome, excision]. 1. Removal of a testicle. SYN: castration. 2. Removal of a corpus quadrigeminum.*testectomy (Thủ thuật) cắt bỏ tinh hoàn. Đn: castration.*

testes [L.]. Pl. of testis.*testes Số nhiều của testis.*

testicle [L. testiculus, a little testis]. A testis.*testicle Tinh hoàn.*

t., **self-examination of**. Each testicle is examined. The beat time to perform the test is just after a warm bath or shower. The scrotal tissue will be more nearly relaxed at that time. While standing, place the thumbs on the anterior surface of the testicle and support the testicle by the index and middle fingers of both hands. The testicle is gently rolled between the fingers and thumbs. Carefully feel for lumps, hardness or thickening, esp. as compared with the other testicle. The epididymis is a soft, slightly tender, tubelike body behind the testicle. Masses outside the testicle are not tumors of the testes.*Tự kiểm tra tinh hoàn Mỗi tinh hoàn được kiểm tra. Thời gian tốt nhất để làm sự thử là ngay sau khi tắm ấm hay tắm vòi sen. Mô bìu sẽ gần như thư giãn hơn vào lúc đó. Trong khi đứng, đặt các ngón tay cái lên mặt trước tinh hoàn và nâng tinh hoàn bằng ngón tay trỏ và giữa của cả hai bàn tay. Tinh hoàn lăn nhẹ nhẹ giữa các ngón tay và ngón cái. Cẩn thận sờ tìm các khối, cứng hay dày, đặc biệt khi so với tinh hoàn kia. Mào tinh hoàn là một thể xốp, hơi mềm, có dạng ống phía sau tinh hoàn. Các khối bên ngoài tinh hoàn không phải là các u tinh hoàn.*

testicond [L. testis, testicle, + condere, to hide]. The condition of having the testicles remain undescended. It is abnormal in man and in many animals.*Có tinh hoàn ẩn Tình trạng tinh hoàn không hạ xuống được. Đó là bất thường ở đàn ông và trong nhiều động vật.*

testicular Rel. to a testicle. *testicular (Thuộc) tinh hoàn.*

testis [L.]. (pl. testes) [NA] The male gonad. One of two reproductive glands located in the scrotum that produce the male reproductive cells or spermatozoa and the male hormone, testosterone. Each is an ovoidbody about 4 cm longand 2 to 2.5 cm in width and thickness enclosed within a dense inelastic fibrous tunics albuginea. The testis is divided into numerous lobules separated by septa, each lobule containing one to three seminiferous tubules within which the spermatozoa arise. The lobules lead to straight ducts that join a plexus, the rete testis, from which 15 to 20 efferent ducts lead to the epididymis. The epididymia leads to the ductus deferena, through which sperm are conveyed to the urethra. Between the aeminiferous tubules are located the interstitial cells (cells of Leydig), which are considered to be the source of the male hormone.

The testes are suspended from the body by the spermatic cord, a structure extending from the inguinal ring to the testis. It contains the ductus deferens, testicular vessels (spermatic artery, vein, lymph vessels), and nerves. SYN: testicle.

Hyperfunction (hypergonadiam) may cause early maturity such as dentition, large sexual organs with early functional activity, and increased growth of hair.

Hypofunction (hypogonadism) is indicated by undeveloped testes, absence of body hair, high-pitched voice, sterility, smooth skin, loss of sexual desire, low metabolism, and eunuchoid or eunuch body type.

Tinh hoàn (số nhiều: testes) Tuyến sinh dục nam. Một trong hai tuyến sản sản nằm trong bìu mà sản xuất các tế bào sinh sản nam hay tinh trùng, và hormone nam, testosterone. Mỗi tinh hoàn là một thể dạng trứng dài 4 cm, rộng và dày 2 tới 2,5 cm được bọc trong một lớp màng trắng sợi không đàn hồi. Tinh hoàn được chia thành nhiều thùy ngăn bởi các vách, mỗi thùy chứa một tới ba ống sinh tinh nơi tinh trùng được sản xuất. Các thùy dẫn tới mào tinh hoàn. Mào tinh hoàn dẫn tới các ống tinh, qua đó tinh dịch được chuyển tới niệu đạo. Giữa các ống sinh tinh là các tế bào kẽ (tế bào Leydig) mà được coi là nguồn hormone nam.

Các tinh hoàn được treo từ cơ thể bởi một thừng tinh, một cấu trúc kéo dài từ vòng bẹn đến tinh hoàn. Nó chứa các ống sinh tinh, các mạch máu tinh hoàn (động mạch, tĩnh mạch, mạch bạch huyết), và

các dây thần kinh. Đn: testicle.

Chứng tăng năng (tăng năng tuyến sinh dục) Có thể gây trưởng thành sớm như răng, các cơ quan sinh dục lớn với hoạt động sớm và sự phát triển lông gia tăng.

Chứng giảm năng (giảm năng tuyến sinh dục) Biểu hiện ở tinh hoàn kém phát triển. Sự thiếu vắng lông, giọng the thé, vô sinh, da nhẵn, mất ham muốn tình dục, sự chuyển hóa thấp và dạng cơ thể của người bị hoạn.

t., descent of. Change in position of the testis from abdominal cavity to scrotum during fetal life.*Tinh hoàn đi xuống Thay đổi trong vị trí của tinh hoàn từ khoang bụng tới bìu trong đời sống bào thai.*

t., displaced. Testis located abnormally printed on paper. These are used in testing visual acuity.*Tinh hoàn lạc chỗ Tinh hoàn nằm bất thường trong ống bẹn hay chậu.*

L, femoral An inguinal testis near or over the femoral ring.*Tinh hoàn ở bẹn Gần hay trên xương đùi.*

t., inverted. Testis reversed in the scrotum so that the epididymis attaches to the anterior instead of the posterior part of the gland.*Tinh hoàn lộn ngược Tình hoàn quay ngược trong bìu, làm cho mào tinh hoàn gắn tới phần trước thay vì phần sau của tuyến tinh hoàn.*

t., perineal. Testis located in the perineal region outside the scrotum. *t., perineal Tinh hoàn nằm ở đáy chậu ngoài bìu.*

t., undescemded. Testis remaining in the inguinal canal or abdominal cavity.This may be present at birth or develop later.*Tinh hoàn không xuống Tinh hoàn vẫn ở trong ống bẹn hay khoang bụng. Có thể thấy lúc mới sinh hay sự phát triển sau này.*

tests compression reflex. Contraction of abdominal muscles following moderate compression of testis. *Phản xạ ép tinh hoàn Sự co các cơ bụng sau sự ép vừa phải một tinh hoàn.*

testitis [L. testis, testicle, + Gr. itis, inflammation]. Inflammation of a testis. SEE: orchitis.*Sự viêm tinh hoàn Đn: orchitis.*

testitoxicosis [" + Gr, toxikon, poison, + osis, condition]. A toxic state sometimes following ligation of the ductue deferens.*Chứng nhiễm độc tinh hoàn Đôi khi sau thắt ống dẫn tinh.*

test meal. A meal usually small and of definite quality and composition, given to aid in chemical analysis of the stomach contents or x-ray diagnosis of the stomach.*Bữa ăn thử nghiệm Bữa ăn thường nhỏ và có chất lượng và thành phần xác định được cho để giúp trong phân tích hóa học các thức ăn trong dạ dày hay chẩn đoán dạ dày bằng X quang.*

testoid Resembling a testis.*testoid Dạng tinh hoàn.*

testolactone USP. An anabolic steroid used in treating carcinoma of the breast. Trade name is Teslac.

testolactone Một steroid đồng hóa dùng để điều trị carcinom của vú. Tên thương mại là Teslac.

testopathy ["+ Gr. pathos, disease, suffering]. Any disease of the testes. *testopathy Bệnh tinh hoàn.*

testosterone [L. testis, testicle]. USP. An androgen isolated from the testes of a number of animals including man and considered to be the principal testicular hormone produced in man. It is a steroid producedby the interatitial cella of Leydigof the testicles. This hormone is also normally produced by the adrenal cortex of both human males and females. It has been prepared synthetically by conversion of other sterols, esp. cholesterol.

ACTION: It accelerates growth in tissues upon which it acts and stimulates blood flow. It stimulates and promotes the growth of secondary sexual characteristics and is essential for normal sexual behavior and the occurrence of erections. It is essential for normal growth and development ofthe male accessory sexual organs. It is responsible for deepening of the male voice at puberty, greater muscular development in men, development of beard and pubic hair, and distribution of fat in adult men. It also affects many metabolic activities.*testosterone Một hormon nam trích li từ tinh hoàn của một số động vật kể cả người và được coi như là hormon tinh hoàn chính được sản xuất ở đàn ông. Nó là một steroid được sản xuất bởi các tế bào kẽ Leydig của các tinh hoàn. Hormon này cũng thường sản xuất bởi vỏ tuyến thượng thận của cả nam và nữ. Nó đã được điều chế bằng cách tổng hợp bằng chuyển hóa các steroid khác, đặc biệt là cholesterol.*

Chức năng: Nó đẩy nhanh sự phát triển trong các mô mà nó tác động lên, và kích thích tuần hoàn máu. Nó kích thích và thúc đẩy sự phát triển các đặc trưng giới tính phụ và cần thiết cho các hành vi giới tính bình thường và gây ra sự cương cứng. Nó cần thiết cho sự phát triển bình thường các cơ quan sinh dục phụ của nam. Nó chịu trách nhiệm làm trầm giọng nam ở tuổi dậy thì, sự phát triển cơ lớn hơn ở đàn ông, sự phát triển râu và lông hạ bộ và sự phân phối chất béo ở đàn ông. Nó cũng ảnh hưởng đến nhiều hoạt động chuyển hóa.

Testred. Trade name for methylteatoaterone.*Testred Tên thương mại của methyltestosterone.*

test tube baby. A baby born to a mother whose ovum was removed, fertilized outside the body, and then implanted in her uterus.*Đứa bé trong ống nghiệm Một đứa bé được sinh bởi một bà mẹ mà trứng được lấy ra, được thụ tinh bên ngoài cơ thể bà và rồi được cấy* *vào tử cung bà.*

test type. Letters or figures of various size printed on papar. These are used in testing visual acuity.*Mẫu thử Các chữ hay số có kích thước khác nhau được in trên giấy. Được dùng để thử độ tinh của mắt.*

tetanic [Gr. tetanikos]. 1. Pert. to or producing tetanus. 2. Any agent producing tetanic spasms.*tetanic 1. Thuộc bệnh uốn ván. 2. Tác nhân gây co giật uốn ván.*

tetanic convulsion. A tonic convulsion with constant muscular contraction.*Co giật uốn ván Sự co giật cơ với sự co thắt cơ đều đặn.*

tetanfform [Gr. tetanos, stretched, + L. forma, shape]. Resembling tetanus.*tetanfform Dạng uốn ván.*

tetanigenous ["+ gennan, to produce]. Causing tetanus or tetanic spasms.*tetanigenous Gây uốn ván hay co giật kiểu uốn ván.*

tetanilla [L.].1. Mild form of tetany, q.v., without rigidity. 2. Twitchinga of a limited group of muscular fibers with clonic paroxysmal contractions.*tetanilla 1. Tetany thể nhẹ, không bị cứng cơ. 2. Sự giật rung của một nhóm sợi cơ giới hạn với các cơn co thắt cơ kịch phát.*

tetanism [" + -camas, condition]. Persistent muscular hypertonicity resembling tetanus, esp. in infants.*Thể uốn ván Sự tăng trương lực cơ dai dẳng dạng uốn ván, đặc biệt là ở trẻ con.*

tetanization [Gr. tetanos, stretched]. 1. Production of tetanus or tetanic spasms by induction of the disease. 2. Induction of tetanic contractions in a muscle by electrical stimuli.*Gây uốn ván 1. Sự gây uốn ván hay co giật cơ bởi một bệnh. 2. Sự gây co giật kiểu uốn ván trong cơ bằng kích thích điện.*

tetanize To induce tonic muscular spasms.*tetanize Gây co cứng cơ.*

tetanode [" + eidos form, shape]. In tetany the quiet period between spasms.*Điểm ngưồng co giật Giai đoạn không kích thích của tetany.*

tetanoid [" + eidos, form, shape]. Resembling tetanus. SYN: tetaniform.
Dạng uốn ván Đn: tetaniform.

tetanoid paraplegia. Paralysis of lower extremities due to lateral sclerosis of the spinal cord. SYN: paraplegia, spastic.*Liệt chi do uốn ván Liệt chi dưới do sự xơ cứng tủy sống bên. Đn: paraplegia, splastic.*

tetanolysin A hemolytic component of the toxin produced by Clostridium tetani, causative organism of tetanus. *Tiêu tố trực khuẩn uốn ván Thành phần tan máu của chất độ được sản xuất bởi Clostridium tetani, vi khuẩn gây bệnh uốn ván.*

tetanomotor [" + L. motor, a mover]. Appliance for the production of tetanic motor spasms mechanically by electrical stimulation of a nerve. *tetanomotor Máy gây co cứng vận động kiểu uốn ván một cách cơ học bằng các kích thích điện một dây*

thần kinh.

tetanophil, tetanophilic [" + philein, to love]. Possessing an affinity for tetanus toxin.*tetanophil, tetanophilic Ưa độc tố uốn ván.*

tetanospasmin [" + spasmos, a convulsion]. A component of the toxin produced by tetanus bacillus that is responsible for tetanic convulsions.*tetanospasmin Một thành phần độctố được sản xuất bởi vi khuẩn uốn ván gây ra các cơn co giật uốn ván.*

tetanus [Gr. tetanos, stretched]. 1. An acute infectious disease due to the toxin of tetanus bacillus, Clostridium tetan i, growing anaerobically at the site of injury. There is a state of more or less persistent painful tonic spasm of some ofthe voluntary muscles. 2. A state of sustained contraction of a muscle, esp. that induced by stimulation.

Tetanus usually begins gradually but may begin suddenly, may be of brief duration, or within the inguinal canal or pelvis.

The first sign is stiffness of the jaw, and esophageal muscles, and some of the muscles of the neck. Soon the jaws become rigidly fixed (triamua or lockjaw), the voice is altered, and muscles of the face contract producing a wild excited expression, a compound of bitter laughter and crying (rismus sardonicus). The muscles of back and extremities become tetanic.

If the patient is bent back in a bow, the condition is termed opisthotonos; if bent to the side, pleurothotonos; if bent forward, emprosthotonos.

The paroxysms are reflex and are excited by noises, currents of air, and irritation of bedclothes. The temperature usually rises and may become extremely high. The pain is great the patient. also suffers from hunger, thirst, and want of sleep. The mind is clear. This disease is usually, but not always, fatal, . the patient expiring from asphyxia or exhaustion.

TREAT: The patient is treated in an intensive care unit. Debride the wound and give penicillin if wound is infected. Give tetanus immune globulin intramuscularly. If this is unavailable, give 10,000 units of tetanus antitoxin intravenously after testingfor horse serum sensitivity. Antiserum does not neutralize toxin fixed to central nervous system cells and is of little use in patients with symptoms present at time of hospitalization. It is esp. beneficial if administered early in mild to moderately severe cases. The muscle spasms are treated with sedatives, muscle relaxants, or neuromuscular blocking agents. Tracheostomy is an important treatment and reduces the risk of aspiration when laryngospasm prevents respiration. The use of hyperbaric oxygen in treating tetanus is experimental.

RS: emprosthotonos; lockjaw; opisthotonos; pleurothotonoa; posture; risus sardonicus.*Uốn ván 1. Bệnh uốn ván: Một bệnh nhiễm*

trùng cấp do độc tố của vi khuẩn uốn ván Clostridium tetani phát triển kỵ khí ở chỗ tổn thương. Có một tình trạng ít nhiều co cứng đau dai dẳng của một số cơ vận động theo ý muốn. 2. Chứng co cứng cơ: Tình trạng co cứng cơ dai dẳng, đặc biệt là do kích thích.

Uốn ván thường bắt đầu từ từ, nhưng có thể bắt đầu đột ngột, có thể là một giai đoạn ngắn hay kéo dài một số tuần. Dấu hiệu đầu tiên là sự cứng hàm, và các cơ thực quản, rồi một số cơ cổ. Ngay sau khi các hàm bị cứng lại (sự cứng khít hay khóa hàm), giọng bị thay đổi, và các cơ mặt co lại tạo nên một nét biểu lộ phấn khích hoang dại, sự kết hợp giữa cái cười cay đẳng và gương mặt khóc (nụ cười nhăn nhó). Cơ lưng và các chi bắt đầu bị nhiễm.

Nếu bệnh nhân uốn lưng hình cung, tình trạng này gọi là tư thế ưỡn người; nếu uốn về một bên, gọi là thân co cứng bên; nếu uốn ra phía trước, gọi là tư thế lưng tôm.

Cơn kịch phát được phản xạ và được làm phấn khích bởi tiếng ồn, luồng không khí, và sự kích thích của khăn trải giường. Nhiệt độ thường tăng và có thể trở nên cực kỳ cao. Đau dữ dội; bệnh nhân cũng đói, khát và muốn ngủ. Trí óc sáng suốt. Bệnh này thường xảy ra, nhưng không luôn luôn, tử vong; bệnh nhân chết do ngạt hay kiệt sức.

Điều trị: Bệnh nhân được điều trị ở đơn vị điều trị. Cắt bỏ mô hoại tử và cho penicillin nếu vết thương nhiễm trùng. Cho globulin miễn dịch uốn ván qua đường cơ. Nếu không có sẵn, cho 10.000 đơn vị kháng độc tố uốn ván qua tĩnh mạch sau khi thử sự nhạy cảm huyết thanh ngựa. Kháng huyết thanh không trung hòa được độc tố gắn ở các tế bào hệ thần kinh trung ương và ít có tác dụng ở các bệnh nhân với các triệu chứng xuất hiện ở thời gian nhập viện. Nó đặc biệt có ích nếu được dùng sớm trong các trường hợp nhẹ tới trung bình. Sự co giật cơ được điều trị bằng thuốc giảm đau, thuốc làm giãn cơ hay các chất phong bế thần kinh cơ. Thủ thuật mở thông khí quản là một sự điều trị quan trọng và làm giảm nguy cơ hít chất tiết vào khi sự co thanh quản ngăn cản hô hấp. Dùng oxy tăng áp để điều trị uốn ván đang được thử nghiệm.

C á c c h ủ đ ề l i ê n q u a n: emprosthotonos (tư thế cong lưng tôm); lock jaw (khóa hàm); opisthotonos (tư thế ưỡn người); pleurothotonos (tư thế co cứng bên); posture (tư thế); risus sardonicus (nụ cười nhăn nhó).

t., anficus. Form of tetanus in which the body is bowed forward.*Uốn ván lưng tôm Dạng uốn ván trong đó cơ thể cong về phía trước.*

t., artificial. Tetanus produced by a drug such as strychnine.*Uốn ván nhân tạo Co cứng cơ nhân tạo. Co* cứng cơ sinh ra bởi một thuốc chẳng hạn như Strychnine.

t., ascending. Tetanus in which muscle spasms occur first in lower part of body and then spread upward, finally involving muscles of head and neck.*Uốn ván đi lên Uốn ván mà sự co cơ xảy ra đầu tiên ở phần dưới của cơ thể và rồi lan lên phía trên, cuối cùng lan tới cơ đầu và cổ.*

t., cephalic. Form of tetanus due to a wound of the head, esp. one near the eyebrow. It is marked by trismus, facial paralysis on one side, and pronounced dysphagia; resembles rabies; often fatal. SYN: t., hydrophobic.*Uốn ván đầu Dạng uốn ván do một vết thương ở đầu, đặc biệt là vết thương gần chân mày. Nó biểu hiện ở sự cứng khít hàm, liệt một bên mặt, và chứng khó nuốt rõ rệt; giống như bệnh dại, thường tử vong. Đn: t. hydrophobic*

t., Cerebral. Form of tetanus produced by inoculating the brain of animals with tetanus antitoxin, marked by epileptiform convulsions and excitement.*Uốn ván não Dạng uốn ván gây ra do tiêm truyền vào não động vật kháng độc tố uốn ván, biểu hiện ở sự co giật dạng động kinh và sự phấn khích.*

t., chronic. 1. A latent infection in a healed wound, reactivated upon openingthe wound. 2. Form of tetanus in which onset and progress of the disease are slower and more prolonged and symptoms less severe.*Uu ốn ván mạn tính 1. Một sự nhiễm trùng tiềm ẩn trong một vết thương đã lành, phục hồi hoạt động trên miệng vết thương. 2. Một dạng uốn ván trong đó sự bắt đầu và phát triển của bệnh chậm hơn và kéo dài hơn, và các triệu chứng ít nghiêm trọng hơn.*

t., cryptogenic. Tetanus in which the site of entry of the organism is not known.*Uốn ván ẩn Uốn ván mà đường vào của vi khuẩn không rõ.*

t., descending. Tetanus in which muscle spasms occur first in head and neck and later are manifested in other muscles of the body.*Uốn ván đi xuống Uốn ván trong đó sự co giật cơ xảy ra đầu tiên ở đầu và cổ, sau đó biểu hiện ở các cơ khác của cơ thể.*

t. dorsalis. Tetanus in which the body is bent backward.*Uốn ván lưng Uốn ván mà cơ thể cong về phía sau.*

t., extensor. Tetanus that affects the extensor muscles especially.*Uốn ván cơ duỗi Uốn ván mà ảnh hưởng đến cơ duỗi một cách đặc biệt.*

t., hydrophobic. T., cephalic.*Uốn ván sợ nước Xem: T. cephatic.*

t., idiopathic. Tetanus that occurs without any visible lesion.*Uốn ván tự phát Uốn ván xảy ra mà không có bất kỳ tổn thương nhìn thấy nào.*

t., imitative. Hysteria

thataimulatestetanus.*Uốn ván giả vờ Chứng hysteri giống hệt uốn ván.*

t., infantum. T. neonatorum.*Uốn ván sơ sinh T. neonatorum.*

t., lateralis. Form of tetanus in which the body is bent sideways.*t., lateralis Uốn ván thân cong về một bên.*

t., local. Tetanus characterized by spasticity of a group of muscles near the wound. Trismus, tonic contraction of jaw muscles, usually is absent.*Uốn ván cục bộ Uốn ván biểu hiện ở sự co giật của một nhóm cơ gần vết thương. Chứng cứng khít hàm, co giật cơ hàm, thường vắng mặt.*

t., neonatorum. Tetanus of very young infants usually duetoinfectionofthenavel caused by using nonsterile technique in ligating the umbilical cord. *Uốn ván sơ sinh Uốn ván ở trẻ nhỏ thường do nhiễm trùng rốn dùng dụng cụ không vô trùng để cắt dây rốn.*

t. paradoxus. Cephalic tetanus in which condition is combined with paralysis of the facial or other cranial nerve.*Uốn ván kịch phát Uốn ván đầu kết hợp với liệt mặt hay thần kinh sọ khác.*

t., postoperative. Tetanus that follows an operation.*t., postoperative Uốn ván sau mổ.*

t., puerperal. Tetanus that occurs following childbirth.*t., puerperal Uốn ván sau khi sinh.*

t., toxic. Tetanus produced by overdose of nux vomits or strychnine. *Uốn ván độc tố Uốn ván gây ra do dùng quá liều mã tiền hay strychnine.*

tetanus antitoxin. 1. An antibody that develops in the blood of man or other animals (horses) as a result of infection by the tetanus organism (Clostridium tetani) or inoculation with tetanus toxin or toxoid. 2. An antitoxin derived from the blood of horses or cattle immunized against tetanus toxin. It is used to produce passive immunity to prevent the development of tetanus and in the treatment of active tetanus. Prophylactic dose is 1500 units injected subcutaneously; for active tetanus, 5000 to 20,000 units injected intravenously or subcutaneously.*Kháng độc tố uốn ván 1. Một kháng thể phát triển trong máu người hay các động vật khác (ngựa) do sự nhiễm trùng vi khuẩn uốn ván (Clostridium tetani) hay sự tiêm truyền độc tố hay biến độc tố uốn ván. 2. Một kháng độc tố chiết xuất từ máu ngựa hay trâu bò đã được làm miễn dịch chống độc tố uốn ván. Nó được dùng để gây miễn dịch thụ động nhằm ngăn ngừa sự phát triển của uốn ván và điều trị uốn ván hoạt tính. Liều dự phòng là 1500 đơn vị được tiêm dưới da; đối với uốn ván hoạt tính, 5000 tới 20.000 đơn vị tiêm tĩnh mạch hay dưới da.*

tetanus immune globulin. USP. Immune globulin from human blood for use in persons not previously immunized against tetanus whose wound would indicate the need for tetanus prophylaxis. Tetanus immune globulin (human) will produce fewer side effects than will tetanus antitoxin produced from horse serum.*Globulin miễn dịch uốn ván Globulin miễn dịch từ máu người dùng cho người trước đây không được miễn dịch chống lại uốn ván mà bị vết thương cần liều dự phòng uốn ván. Globulin miễn dịch uốn ván (người) sẽ gây tác dụng phụ ít hơn là kháng độc tố uốn ván sản xuất từ huyết thanh ngựa.*

tetanus toxoid. Tetanus toxin modified so that its toxicity is greatly reduced, but its capacity to promote active immunity has been retained.*Biến độc tố uốn ván Độc tố uốn ván được làm giảm sao cho độc tính của nó bớt đi nhiều, nhưng khả năng kích thích tính miễn dịch chủ động vẫn được duy trì.*

tetany [Gr. tetanos, stretched]. A nervous affection characterized by intermittent tonic spasms that are usually paroxysmal and involve the extremities; most frequent in the young; frequently associated with pregnancy and lactation.

SYM: Characterized by nervousness, irritability and apprehension, numbness and tingling of the extremities, cramps of the various muscles, particularly those of the hands producing a typical accoucheur type of hand such as carpopedal spasm and extreme extension of the feet. Bilateral tonic spasms in arms and legs with jaws rarely involved. Contractions are usually paroxysmal and are attended with pain. May be slight edema. Sensation not disturbed; mind clear; fever slight or absent.

SIGNS: Characteristic diagnostic signs are Trousseau's sign, Chvostek s sign, and the peroneal sign. Prolongation of the isoelectric phase of the ST segment of the ECG usually is indicative of low calcium. SEE: Chvostek's sign; hyperventilation; Trousseau's sign.

ETIOL: Tetany is induced by changes in pH and extracellular calcium that increase nervous and muscular excitability. Causative factors are parathyroid deficiency or inadvertent operative removal of parathyroids during thyroidectomy, alkalosis, vitamin D deficiency, or hyperventilation.

PROG: Usually favorable. Attacks following thyroidectomy sometimes fatal.*Co cứng cơ (tetany) Một bệnh thần kinh biểu hiện ở sự co cứng cơ từng hồi mà thường kịch phát và ảnh hưởng đến các chi; thường xuyên nhất ở trẻ con, thường liên quan đến sự mang thai và sự cho con bú.*

Triệu chứng: Biểu hiện ở sự lo âu, kích thích và sợ hãi, tê cóng và ngứa ran tay, chuột rút ở nhiều cơ, đặc biệt là các cơ bàn tay gây ra một kiểu bàn tay người đỡ đẻ điển hình chẳng hạn như co khớp xương bàn tay, bàn chân, và sự duỗi căng hết mức bàn chân. Sự co cứng cơ hai bên tay và chân với hàm hiếm khi có liên quan. Các cơn co giật thường kịch phát và kèm đau. Có thể bị phù nhẹ. Cảm giác không rối loạn; trí óc sáng suốt; sốt nhẹ hay vắng mặt.

Dấu hiệu: các dấu hiệu chẩn đoán đặc trưng là dấu hiệu Trousseau, dấu hiệu Chvostek, và dấu hiệu ngoài căng chân. Sự kéo dài của phase đẳng điện đoạn ST của ECG là biểu hiện lượng calci mất. Xem: Chvostek's sign; hyperventilation; Trousseau's sign.

Nguyên nhân: Tetany được kích thích bởi những thay đổi ở độ pH và calci ngoài tế bào mà làm tăng sự phấn khích thần kinh và cơ. Nhân tố gây bệnh là sự thiếu hụt tuyến cận giáp hay sơ xuất mất tuyến cận giáp trong thủ thuật cắt bỏ tuyến giáp, chứng nhiễm kiềm, sự thiếu vitamin D, hay sự tăng thông khí phổi.

Tiên lượng: Thường tốt. Các cơn theo sau thủ thuật cắt bỏ tuyến giáp đôi khi gây tử vong.

t., alkalotic. Tetany resulting from respiratory alkalosis, as in hyperventilation, or from metabolic alkalosis induced by excessive intake of sodium bicarbonate or excessive loss of chlorides by vomiting, gastric lavage, or suction.*Tetany do nhiễm kiềm Tetany do nhiễm kiềm hô hấp, như trong chứng tăn thông khí phổi hay từ sự nhiễm kiềm chuyển hóa gây ra bởi sự thu nhận quá mức natri bicarbonat hay sự mất mát quá mức các chlorid do nôn, rửa dạ dày, hay hút.*

t., duration. Continuous contraction, esp. in degenerated muscles in response to a continuous electric current.*Co cứng cơ kéo dài Đặc biệt là ở các cơ thoái hóa, để đáp ứng lại một dòng điện liên tục*

t., epidemic. A form of tetany occurring in Europe, esp. in the winter season. It is of short duration and seldom fatal.*Tetany dịch Một dạng tetany xảy ra ở Châu Âu, đặc biệt là trong mùa đông. Nó ngắn hạn và hiếm khi gây tử vong.*

t., gastric. Severe tetany from stomach disorders accompanied by tonic, painful spasms of the extremities.*Tetany dạ dày Tetany nghiêm trọng từ các rối loạn dạ dày kèm theo co giật cơ đau ở các chi.*

t., hyperventilation. Tetany caused by continued hyperventilation.*t., hyperventilation Tetany do sự tăng thông khí phổi liên tục.*

t., hypocalcemic. Tetany due to low serum calcium and high serum phosphate levels. May be due to lack of vitamin D, factors that interfere with calcium absorption such as

steatorrhea or infantile diarrhea, or defective renal excretion of phosphorus.*Tetani thiếu calci Calci huyết thanh thấp và phosphat huyết thanh cao. Có thể do thiếu vitamin D, các nhân tố can thiệp vào sự hấp thu calci, chẳng hạn như chứng phân mỡ hay tiêu chảy trẻ con, hay sự bài tiết phosphor thận kém*

t., latent. Tetany that requires mechanical or electrical stimulation of nerves to characteristic signs of exitability.*Tetany ẩn Tetany mà cần sự kích thích cơ học hay điện của các dây thần kinh để lộ ra các dấu hiệu kích thích*

t., manifest. Tetany in which the characteristic symptoms such as carpopedal spasm laryngospasm and convulsions are present. Opposite of latent tetany. *Tetany hiện Tetany trong đó có các triệu chứng đặc trưng như co giật khớp xương bàn tay, bàn chân, co giật thanh quản, và co cứng xuất hiện. Trái với tetany ẩn.*

t., parathyroid. Tetany resulting from excision of the parathyroid gland or from hyposecretion of the parathyroid gland as a result of disease or disorders of the gland. SEE: hypoparathyroidism. *Tetany cận giáp Tetany do cắt bỏ tuyến cận giáp hay do sự tiết quá ít của tuyến cận giáp khi tuyến này bị bệnh hay rối loạn. Xem: hypoparathyroidism*

t., rachitic. Tetany due to hypocalcemia accompanying vitamin D deficiency. *Tetany còi xương Tetany do thiếu calcium kèm theo sự thiếu vitamin D*

t., thyreoprival Tetany resulting from removal of the thyroid gland accompanied by removal of parathyroid glands.*Tetany mất tuyến giáp Tetany do sự lấy tuyến giáp kèm theo sự lấy tuyến cận giáp*

tetarcone [Gr. tetartos, fourth, + konos, cone]. Fourth or distolingual cusp of an upper premolar tooth. SYN: tetartocone.*Núm răng tư Núm thứ bốn hay núm xa lưỡi của một răng trước cối trên. Đn: tetartocone*

tetartanopia, tetartanopsia [" + opsis, vision]. Symmetrical blindness in the same quadrant of each visual field. SYN: quadrantanopia. *Mù phần tư trường nhìn Chứng mù đối xứng trong cùng một phần tư của mỗi thị trường. Đn: quadrantanopsia.*

tetartowne [" + konos, cone]. The distolingual cusp of an upper premolar tooth. SYN: tetarcone.*tetartowne Xem: tetarcone.*

tetra-, tetr- [Gr.tetras, four]. Combining forms meaning four.*tetra-, tetr- Tiền tố có nghĩa là bốn.*

tetrebasic [" + basis, base]. Having four replaceable hydrogen atoms, said of an acid or acid salt.*Bốn base Có bốn nguyên tử hydrogen có thể thay thế, nói về một acid hay muối acid.*

tetrablastic [" + blastos, germ]. Having four germinal layers: the ectoderm, endoderm, and two mesodermic layers.*Bốn lớp mầm Ngoại bì, nội bì, và hai lớp trung bì.*

tetrabrachius [" + 6rachion, arm]. A deformed fetus with four arms.

tetrabrachius Quái thai bốn tay.

tetrabromofluorescein A dye, $C_{12}H_{8}Br_{2}O_{5}$, obtained from action of bromine on fluorescein, used as a stain in microscopy. SYN: eosin.

tetrabromofluorescein Một chất nhuộm, $C_{12}H_{8}Br_{2}O_{5}$, thu được từ tác dụng của Bromin trên fluorescein dùng làm chất nhuộm tiêu bản soi hiển vi. Đn: eosin.

tetracaine hydrochloride. USP. A local anesthetic agent used topically, and by infiltration. Trade name is Pontocaine Hydrochloride.*tetracain hydrochlorid Một chất gây mê cục bộ, bằng cách thâm nhiễm. Tên thương mại là Pontocaine Hydrochloride.*

tetrechirus [" + cheir, hand]. A deformed fetus with four hands.

tetrechirus Quái thai bốn bàn tay.

tetrachlorethylene USP. A clear, colorless liquid with a characteristic odor, used as an anthelmintic.

tetrachlorethylen Một chất lỏng trong, không màu với mùi đặc trưng, dùng làm thuốc diệt giun sán.

tetrachloride A radical with four atoms of chlorine.*tetrachloride Gốc với bốn nguyên tử chlor.*

tetracid [" + L. acidus, sour]. 1. Able to react with four molecules of a a salt or monoacid or two of a diacid to fo ester, said of a base or alcohol; term disapproved by some authorities. 2. Having four hydrogen atoms replaceable by basic atoms or radicals, said of acids.*tetracid 1. Có thể phản ứng với bốn phân tử của một monoacid hay hai phân tử của một diacid để tạo thành một muối hay ester, nói về một base hay alcol; thuật ngữ bị một số học giả phản đối. 2. Có bốn nguyên tử hydrogen có thể được thay thế bởi các nguyên tử hay các gốc base, nói về acid*

Tetracoccus [" + kokkos, berry]. Genus of micrococcus arranged in groups of four by division into two planes. *Tetracoccus Loại vi cầu khuẩn được sắp xếp thành các nhóm bốn bằng cách chia thành hai mặt phẳng.*

tetracrotic [" + krotos beat]. Noting a pulse or pulse tracing with four upward strokes in the descending limb of the wave.*tetracrotic Dội bốn (mạch).*

tetracycline USP. A member of the tetracycline group of broadspectrum antibiotics having similar pharmacological activity (i.e., tetracycline, chlortetracycline, oxytetracycline). Adverse effects may include hypersensitivity, burning of the eyes, glossitis, gastrointestinal disorders, various leukocyte changes, liver and kidney disorders; and staining of the teeth of a child whose mothertook tetracycline during pregnancy. Trade names are Tetracyn and SK-Tetracycline. SEE: teeth, .staining of*tetracycline Kháng sinh phổ rộng có hoạt tính dược lý tương tự (nghĩa là tetracyclin, chlortetracyclin, oxytetracyclin). Các tác dụng xấu có thể là chứng tăng cảm, rát mắt, viêm lưỡi, rối loạn tiêu hóa, các thay đổi bạch cầu khác nhau, rối loạn gan và thận; và biến màu răng một đứa bé mà mẹ nó dùng tetracyline trong lúc mang thai. Tên thương mại là Tetracyn và SK - Tetracycline. Xem: teeth, staining of*

tetrad [Gr. tetras, four]. 1. A group of four things with something in common. 2. An element having a valence or combining power of four. 3. A group of four similar bodies. 4. A group of four parts, said of cells produced by division in two planes, or of a chromosome in fourparts in preparation for two mitotic divisions in maturation.*tetrad 1. Nhóm bốn. 2. Nguyên tố hóa trị bốn. 3. Bộ bốn.*

tetradactyly [" + daktylos, finger]. Having four digits on a hand or foot.*t etradactyly Bốn ngón trên một bàn tay hay bàn chân.*

tetraethylammonium chloride ABBR: TEAL. A quaternary ammonium compound used as a ganglionic blocking agent in diagnosis and treatment of circulatory diseases. *tetraethylammonium chloride Viết tắt: TEAC. Một hợp chất ammonium bậc bốn dùng làm chất phong bế hạch trong chẩn đoán và điều trị bệnh tuần hoàn.*

tetraethylpyrophosphate ABBR: TEPP. A powerful cholinesterase inhibitor used as an insecticide; poisonous to man. Has had some use in treatment of myasthenia gravis. The antidote is atropine. *tetraethylpyrophosphate Viết tắt: TEPP. Một chất ức chế cholinesterase mạnh dùng làm thuốc diệt côn trùng; độc đối với người. Đã có một số người dùng để điều trị chứng nhược cơ năng. Chất giải độc là atropine.*

tetragenous [Gr. tetra-s, four, + gennan, to produce). Pert. to organisms, esp. bacteria, that divide into groups of four.*Sinh bốn (thuộc) các vi khuẩn mà tách thành nhóm bốn.*

tetrahydrocannabinol A chemical, $C_6H_{10}O_2$, that is the principal active component in cannabis, or marijuana.*tetrahydrocannabinol Một hóa chất, $C_6H_{10}O_2$, là thành phần hoạt tính chính trong cây gai dầu hay cần sa.*

tetrahydrozoline hydrochloride USP. A vasoconstric- tor agent. used as a nasal decongestant and ophthalmic vasoconstrictor. Trade name is Tyzine.*tetrahydrozolin hydrochlorid Một tác nhân gây co mạch dùng làm chất giảm sung*

huyết mũi và gây co mạch mắt. Tên thương mại là Tyzine.

tetraiodothyronine ABBR: T,. One of the principal hormones secreted by the thyroid gland.-Chemically it is 3,5,3',5'-tetraiodothyronineSEE: thyroid; thyroid function tests; triiodothyronine. SYN: thyroxine. *tetraiodothyronine Viết tắt: T4. Một trong các hormon chính được tiết bởi tuyến giáp. Về mặt hóa học, nó là 3, 5, 3', 5' - tetraiodothyronine. Xem: thyroid; thyroid function tests; triiodo thyroni. Đn: thyroxine.*

tetralogy. The combination of four symptoms or elements.*Tứ chứng Sự kết hợp của bốn triệu chứng hay yếu tố.*

t., of Fallot. An anomaly of the heart consisting of pulmonary stenosis, interventricular septal defect, dextroposed aorta that receives blood from both ventricles, and hypertrophy of the right ventricle.*Tứ chứng Fallot Một dị tật của tim gồm có chứng hẹp động mạch phổi, khuyết tật vách gian thất, động mạch chủ lệch sang phải mà nhận máu từ cả hai tâm thất, và chứng phì đại tâm thất phải*

tetramastia, tetramazia [" + mastos, mazos, breast]. Condition characterized by presence of four breasts. *tetramastia, tetramazia (Tình trạng) bốn vú.*

tetramastigote [" + mastix, lash]. Having four flagella.*tetramastigote Bốn lông roi.*

tetrameric, tetramerous [" + meros, a part]. Having four parts. *tetrameric, tetramerous Có bốn phần.*

tetranopsia [" + an-, not, + opsis, vision]. Obliteration of one quarter of the visual field.*tetranopsia Sự xóa một phần tư trường nhìn.*

tetraotus [Gr. tetras, four, + otos, ear]. Tetrotus, q.v.*Liệt nhẹ bốn chi Suy nhược cơ bốn chi.*

tetraparesirs [" + parienai, to let fall]. Muscular weakness of all four extremities.*tetraparesirs Xem: tetrotus.*

tetrapeptide A peptide that yields four amino acids when it is hydrolyzed.*tetrapeptide Một peptide mà sinh ra bốn acid amino khi thủy phân.*

tetraplegia [" + plege, a stroke). Paralysis of both arms and legs. SYN: quadriplegia.*Liệt bốn chi Liệt cả hai tay và hai chân. Đn: quadriplegia.*

tetraploid [" + plops, a fold, + eidos, form, shape]. 1. Concerning tettaploidy. 2. Having four seta of chromosomes.*tetraploid 1. Thể tứ bội. 2. Có bốn bộ nhiễm sắc thể.*

tetrapus [" + pour, foot]. A deformed fetus having four feet.*tetrapus Quái thai bốn bàn chân.*

tetrasaccharide A carbohydrate composed of four monosaccharides. *tetrasaccharide Một carbohydrate*

gồm bốn mono- saccharid.

tetrasomic [" + akelos, leg]. A deformed fetus having four legs. *tetrasomic Quái thai bốn chân.*

tetrasomic [" + soma, body]. Possessing four instead of the usual pair of chromosomes in an otherwise diploid cell, that is, having a chromosome number of $2n+2$.*Tứ bội thể Có bốn thay vì một cặp nhiễmm sắc thể bình thường trong một tế bào lưỡng bội, nghĩa là, có số nhiễm sắc thể $2n + 2$*

tetraster ["t aster, star]. A mitotic figure in which there are four asters instead of the usual two; occurring abnormally in mitosis.*Bốn sao Một hình ảnh giản phân trong đó, có bốn thể sao thay vì hai thể bình thường; xảy ra một cách bất thường trong phân bào nguyên nhiễm*

tetrastichiasis [" + stichos, row, + -iasis, condition]. A deformed fetus having four rows of eyelashes. *tetrastichiasis (Tình trạng) Bốn hàng lông mày.*

tetratomic [" + stomps, indivisible]. Having four atoms.*tetratomic Bốn nguyên tử.*

tetravalent Having a valence or combining power of four. SYN: quadrivalent.*tetravalent Hóa trị bốn. Đn: quadrivalent*

Tetrex. Trade name for tetracycline phosphate complex.*Tetrex Tên thương mại của hợp chất tetracyclin phosphat.*

tetrodotoxin A powerful nerve poison found in the eggs of the California newt and in certain puffer fish in Japan. In concentrated form it is more toxic than cyanide. *tetrodotoxin Độc tố thần kinh mạnh có trong trứng của con sagiông California và trong một số loài cá nóc. Ở dạng đậm đặc, nó độc hơn cyanid.*

tetrotus [" + otos, ear]. A de formed fetus with two faces, four eyes, and four ears.*tetrotus Quái thai hai mặt, bốn tai, bốn mắt.*

tetroxide A chemical compound containing four oxygen atoms.*tetroxid Một hợp chất hóa học chứa bốn nguyên tử oxy.*

texis [Gr. tiktein, to give birth]. Childbearing.*texis Sinh đẻ.*

textiform [L. textum, something woven, + forma, shape]. Resembling a network, web, or mesh.*textiform Dạng lưới.*

texture [L. texture]. The organization of a tissue or structure.*Kết cấu mô Tố chức của một mô hay kết cấu.*

textus [L.]. Tissue.*textus Mô.*

T fracture. Fracture in which bone splits both longitudinally and transversely.*Xương gãy hình T Xương gãy bị tách cả chiều dài và chiều ngang.*

T-group. Group of individuals who meet in sensitivity training sessions in order to become more sensitive to themselves and others.*Nhóm T Nhóm cá nhân gặp nhau trong các cuộc họp huấn luyện sự nhạy cảm*

cảm để trở nên nhạy cảm hơn đối với chính họ và người khác

Th. Chem. symbol for the element thorium.*Th. Ký hiệu hóa học của nguyên tố thorium.*

thalamencephalon [Gr. thalamos, inner chamber, + enkephalos brain]. [NA] The part of the diencephalon that in cludes the thalamus, pineal body, and geniculate bodies. SYN: diencephalon.*Não đồi Phần não trung gian gồm vùng đồi, tuyến tùng, và các thể gối. Đn: diencephalon*

thalamic [Gr. thalamos, inner chamber]. Pert. to the thalamus.*thalamic Thuộc đồi.*

thalamic syndrome. Vascular lesions of the thalamus causing disturbances of sensation andpartial or complete paralysis of one side of the body. An extremely severe, sharp, boring-type pain may occur spontaneously. There also is a tendencyto over-respond to a sensory stimulus and to be aware of the stimulus long after it has ceased.
ETIOL: Optic thalamus lesion. *Hội chứng đồi Tổn thương mạch vùng đồi gây các rối loạn cảm giác và liệt một phần hay toàn bộ một bên cơ thể. Một cơn đau như xuyên đột ngột, cực kỳ dữ dội có thể xảy ra một cách tự phát. Cũng có khuynh hướng phản ứng quá mức tới một kích thích cảm giác và cảm nhận kích thích lâu sau khi nó đã ngừng. Nguyên nhân: Tổn thương vùng đồi thị giác.*

thalamo- [Gr.thalamos, inner chamber]. 1. Combining form meaning chamber, part of brain at which a nerve originates. 2. Pert. to the thalamus.*thalamo- Tiền tố có nghĩa là buồng, một phần não nơi một sợi thần kinh bắt nguồn. 2. Thuộc vùng đồi.*

thalamocele, thalamocoele [" + koilia, a hollow]. The 3rdventricle of the brain.*thalamocele, thalamocoele Não thất ba.*

thalamocortical [" + L. cortex, rind]. Pert. to the optic thalamus and the cerebral cortex*Đồi thị - vỏ não Thuộc đồi thị giác và vỏ não.*

thalamolenticular [" + L. lenticula lentil]. Concerning the optic thalamus and the lenticular nucleus. *Đồi thị - nhân đậu Thuộc đồi thị và nhân đậu.*

thalamotomy [" + tome, incision]. Destruction by one of several methods of a portion of the thalamus in order to treat psychosis or intractable pain. *Phá đồi Thủ thuật gây tổn thương một phần đồi để điều trị chứng loạn tâm thần hay đau cứng đầu.*

thalamus [L.]. (pl thalami) [NA] The largest subdivision of the diencephalon on either side, consisting chiefly of an ovoid gray nuclear mass in the lateral wall of the 3rd ventricle. Each consists of a number of nuclei (anterior, medial, lateral,

and ventral), the medial and lateral geniculate bodies, and the pulvinar. FUNCT: All sensory stimuli, with the exception of olfactory, are received by the thalamus. These are associated, synthesized, and then relayed through thalamocortical radiations to specific cortical areas. Impulses are also received from the cortex, hypothalamus, and corpus striatum and relayed to visceral and somatic effectors. The thalamus is also the center for appreciation of primitive uncritical sensations of pain, crude touch, and temperature.*Đồi, đồi thị Phân vùng lớn nhất của não trung gian trên mỗi phia, gồm chủ yếu là một khối nhân xám hình trứng ở vách bên não thất ba. Mỗi bên gồm một số nhân (trước, giữa, bên, và bụng), các thể gối giữa và bên, và chấm của đồi Chức năng: Tất cả các kích thích cảm giác, ngoại trừ khứu giác, được nhận bởi vùng đồi. Các kích thich này được liên kết, tổng hợp và rồi được chuyển qua các tia đồi - vỏ não tới những vùng vỏ não đặc trưng. Các xung động cũng được nhận từ vỏ não, vùng dưới đồi, các thể vân và được chuyển tới các cơ quan tác động nội tạng và thân thể. Đồi cũng là trung tâm đánh giá các cảm giác nguyên thủy không tới hạn của đau, xúc giác thô và nhiệt độ.*

thalassemia [Gr. thalassa, sea, + haima, blood]. A group of hereditary anemias occurring in populations bordering the Mediterranean and in Southeast Asia. Anemia is produced by either a defective production rate of the alpha or beta hemoglobin polypeptide chain or a decreased synthesis of the beta chain. Heterozygotes are usually asymptomatic. The severity in homozygotes varies according to the complexity of the inheritance pattern, but thalassemia may be fatal. SEE: anemia, sickle cell.*Bệnh thiếu máu vùng biển Một nhóm bệnh thiếu máu di truyền xuất hiện trong dân quanh vùng Địa Trung Hải và Đông Nam Á. Thiếu máu gây ra bởi sự sản xuất thiếu sót chuỗi polypeptide hemoglobin alpha hay beta hay sự tổng hợp chuỗi beta giảm. Các dị hợp tử thường không triệu chứng. Mức độ nặng trong các đồng hợp tử thay đổi theo tinh phức tạp của mẫu di truyền, nhưng bệnh này có thể gây tử vong. Xem: anemia, sicktecell*

t., major. The homozygous form of deficient beta chain synthesis, which is very severe and presents during childhood. Characterized by fatigue, splenomegaly, severe anemia, enlargement of the heart, slight jaundice leg ulcers, and cholelithiasis. Increased bone marrow activity causes thickening of the cranial bones and increased malar eminences. Prognosis varies; however, the younger the child when the disease appears, the more unfavorable the outcome. SYN: Cooley's anemia

t., major Dạng đồng hợp tử của sự tổng hợp chuỗi beta thiếu, mà rất nghiêm trọng và xuất hiện ở thời thơ ấu. Biểu hiện ở chứng mệt, phì đại lách, thiếu máu nghiêm trọng, lớn tim, vàng da nhẹ,loét chân, và bệnh sỏi mật. Hoạt động tủy xương gia tăng gây chẩy xương sọ và lồi xương gò má. Tiên lượng thay đổi, tuy nhiên, đứa bé khi bệnh xuất hiện càng nhỏ tuổi, hậu quả càng kém thuận lợi. Đn: Cooley's anemia

t., minor. Heterozygosity for either /f or a chain produces a mild disease that may be completely asymptomatic. Usually revealed by chance or as a result of study of the family of an individual having thalassemia major. Prognosis is excellent.*t., minor Tình dị hợp tử của chuỗi beta hay alpha gây một bệnh nhẹ mà có thể hoàn toàn không triệu chứng. Thường được tiết lộ tình cờ hay là kết quả sự nghiên cứu của gia đình về một cá nhân có bệnh thiếu máu Địa Trung Hải major. Tiên lượng là tuyệt vời*

thalassophobia [Gr. thalassa, sea, + Phobos, fear]. Abnormal fear of the sea.*thalassophobia Ám ảnh sợ biển.*

thalassoposia [" + posis, drinking]. Ingestion of sea water.*thalassoposia Uống nước biển.*

thalassotherapy [" + therapeia, treatment]. Treatment of disease by living at the seaside, by sea bathing, or by sea voyages.*Liệu pháp biển Điều trị bằng cách sống ở bờ biển, tắm biển hay du lịch biển.*

thalidomide A chemical substance a (N-phthalimido) glutaramide, used extensively as a sedative and sleeping pill in Europe in the early 1960s. Its use was discontinued when it was discovered to cause severe malformation in limbs of developing fetuses exposed to the drug in their ven early intrauterine life. SEE: phocomelia.*thalidomide Một chất hóa học glutarimid alpha (N-phthalimido), được dùng rộng rãi như một loại thuốc ngủ và an thần ở Châu Âu những năm đầu thập niên 1960. Đã bị ngưng sử dụng khi người ta khám phá rằng nó có thể gây biến dạng nghiêm trọng tay chân của các bào thai đang phát triển tiếp xúc với thuốc ở thời kỳ đầu sống trong tử cung.*

thallinization Treatment with doses of thalline or its salts.*thallinization Điều trị bằng thalline hay các muối của nó.*

thallitoxicosis Poisoning by accidental ingestion of thallium sulfate-containing pesticides. SEE: thallium in Poisons and Poisoning.*Ngộ độc thalli Ngộ độc do ngẫu nhiên nuốt phải thuốc trừ vật hại chứa thallium sulfat. Xem: thallium trong Poisons and Poisoning*

thallium [Gr. thallos, a young shoot]. SYMB: TI. At. wt. 204.37; at. no. 81; sp. gr.11.85. A metallic element. Its salts are poisonous.*thallium Ký* *hiệu: Tl. Một nguyên tố kimloại. Các muối của nó thì độc.*

t., sulfate. A chemical used as a rodenticide. It is also quite toxic to humans.*t., sulfate Một chất hóa học dùng làm thuốc diệt loài gặm nhấm. Nó cũng khá độc với người.*

thallium poisoning. Characterized by severe abdominal pain, vomiting, diarrhea, tremors, delirium, convulsions, paralysis, coma, and death. SEE: Poisons and Poisoning in Appendix.*thallium poisoning Ngộ độc thallium.Biểu hiện ở đau bụng nghiêm trọng, nôn mửa tiêu chảy, run, mê sảng, co giật, liệt, hôn mê, và chết. Xem:Poisons và Poisoning trong phụ lục*

thallotoxicosis Thallitoxicosis, q.v. *thallotoxicosis Thallitoxicosis*

THAM. Trade name for tromethamine.*THAM Tên thương mại của tromethamine.*

thamuria [Gr. thamys, often, + ouron,urine].abnormally frequen turination*Đái vật Chứng tiểu thường xuyên một cách khác thường.*

thanato- [Gr.thanatos, death]. Combining form meaning death.*thanato- Dạng kết hợp có nghĩa là cái chết.*

thanatobiological [Gr. thanatos, death, + bins, life, + logos, word, reason]. Rel. to the processes of life and death.*Sinh học sự chết Thuộc quá trình sống và chết.*

thanatognomonic [" + gnnmnnikos, knowing]. Indicative of the approach of death.*thanatognomonic Báo hiệu sắp chết.*

thanatoid [" + eidos, form, shape]. Resembling death.*thanatoid Giống sự chết.*

thanatology [Gr. thanatos, death, + logos, word, reason]. The science of death.*thanatology Môn học về sự chết.*

thanatomania [" + mania, madness]. Condition of homicidal or suicidal mania.*thanatomania Tình trạng hưng phấn giết người hay tự tử.*

thanatophidia [" + ophis, snake]. Venomous snakes.*thanatophidia Các loài rắn độc.*

thanatophobia [" + phabos, fear]. Morbid fear of death. SYN: necrophobia.*Ám ảnh sợ chết Đn: necrophobia.*

thanatophoric [" + pherein, to bear]. Lethal.*thanatophoric Gây tử vong.*

thanatophoric dwarfism. Dwarfism caused by generalized failure of endochondral bone formation. Characterized by large head, prominent forehead, hypertelorism, saddle nose, and short limbs extending atraightout from the trunk. Most of these infants die soon after birth. SEE: dwarf, micromelic.*Chứng lùn chết người Chứng lùn do bởi sự không thể tạo xương trong sụn toàn thân. Biểu hiện ở đầu lớn, trán dồ, các cơ quan quá xa nhau, mũi lõm, và các chi ngắn kéo thẳng ra từ thân. hầu hết trẻ em này chết ngay*

sau khi sinh. Xem: dwarf, micromedic

thaumato- [Gr.thaum, wonder]. Combining form meaning wonder, marvel.*thaumato- Dạng kết hợp có nghĩa là kỳ diệu, phi thường.*

thaumaturgie [" + ergon, work]. To work miracles or magic.*Ma thuật Làm những điều kỳ diệu.*

Thayer-Martin medium. A special medium used for growing the causative organism of gonorrhea, Neisseria gonorrhoev.*Môi trường Thayer Martin Một môi trường đặc biệt dùng để nuôi cấy vi khuẩn gây bệnh lậu, Neisseria gonorrhoeae*

theaism [L. thea, tea, + Gr. ismos, condition]. Chronic poisoning from excessive tea drinking.*Ngộ độc trà Ngộ độc mạn tính do uống quá nhiều trà.*

thebaic [L. Thebaicus, Theban, from Thebes, where opium was once prepared]. Concerning opium.*thebaic Liên quan đến thuốc phiện.*

thebaine An alkaloid present in opium.*thebaine Một alkaloid có trong thuốc phiện.*

thebesian foramina [Adam Christian Thebesius, Ger. physician, 1686-1732] Orifices of the thebesian veins, opening into the right auricle of the heart.*thebesian foramina Lỗ của các tĩnh mạch thebesian, mở vào tiểu nhĩ phải của tim.*

thebesian valve. An endocardial fold at entrance of the coronary sinus into right auricle.*Valve thebesian Một nếp trong tim ở cống xoang động mạch vành dẫn vào tiểu nhĩ tim.*

thebesian veins. Venules conveying blood from the myocardium to the atria or ventricles.*Van thebesian Tiểu tĩnh mạch chuyên chở máu từ cơ tim tới tâm nhĩ hay tâm thất.*

theca [Gr. theke, aheath]. (pl.thecae) A sheath of investing membrane. *thebesian (số nhiều: thecae) bao của màng ruột.*

t., cordis. Pericardium that sheaths the heart.*t., cordis Màng ngoài tim.*

t., folliculi. [NA] Outer wall of a graafian follicle, consisting of an inner vascular layer (theca interns) and outer fibrous layer (theca externa). *Vỏ nang Vách ngoài nang trứng gồm một lớp mạch trong (bao trong) và một lớp sợi ngoài (bao ngoài).*

thecal [Gr. theke, sheath]. Pert. to a sheath.*thecal Thuộc bao.*

thecitis [" + itis, inflammation]. Inflammation of the sheath of a tendon. *thecitis Sự viêm bao gân.*

theco- [Gr.theke, sheath]. Combining form meaning sheath, case, or receptacle.*theco- Tiền tố có nghĩa là bao, vỏ, hay chỗ chứa.*

thecodont [" + odous, tooth]. Having teeth that are inserted in sockets. *thecodont Răng chèn trong ổ.*

thecoma [" + oma, tumor]. A tumor of the ovary usually occurring during or following menopause. It is usually benign.*thecoma U tế bào áo buồng*

trứng thường xảy ra trong hay sau kỳ mãn kinh. Nó thường lành.

thecomatosis [" + " + osis, condition]. Increased connective tissue in the ovary.*thecomatosis Tình trạng tăng mô liên kết trong buồng trứng.*

thecostegnosia, thecostegnosis [" + stegnosis, a narrowing]. Constriction of a tendon sheath.*thecostegnosia. thecostegnosis Sự co bao gân.*

Theelin. Trade name for estrone. *Theelin Tên thương mại của estrone.*

theine Caffeine.*theine Caffeine.*

theinism Theaism, q.v.*theinism Theaism.*

thelalgia [Gr. thele, nipple, + algos, pain]. Pain in the nipples.*thelalgia Chứng đau núm vú.*

thelarche ["+ arche, beginning]. The beginning of breast development at puberty. SEE: pubarche; semenarche.*thelarche Sự bắt đầu phát triển vú ở tuổi dậy thì. Xem: pubarche; semenarche.*

Thelazia [Gr. thelazo, to suck]. A genus of nematodes that inhabit the conjunctival sac and lacrimal ducts of various species of vertebrates. Occasionally species of Thelazia are found in man.*Thelazia Một giống giun tròn mà sống ở túi kết mạc và các tuyến lệ của các loài động vật có xương sống khác nhau. Đôi khi loài Thelazia được tìm thấy ở người.*

theleplasty [Gr. thele, nipple, + plassein, to form]. Plastic surgery of the nipple. SYN: mammilliplasty. *theleplasty (phẫu thuật) tạo hình núm vú. Đn: mammilliplasty.*

thelerethism [" + erethisma, stimulation]. Erection of the nipple. *thelerethism Cương núm vú.*

thelitis [" + itis, inflammation]. Inflammation of the nipples. SYN: acromastitis.*Viêm núm vú Đn: acromastitis.*

thelium [L.]. (pl. thelia) 1. A papilla. 2. A nipple. 3. A cellular layer.*Nhú 1. nhú. 2. núm vú. 3. lớp xoang.*

theloncus [" + onkus, bulk, mass]. A tumor of a nipple.*theloncus U núm vú.*

thelophlebostemma [" + phelps, vein, + stemma, wreath]. A dark or venous circle of veins about the nipple.*Quầng vú Một vòng tròn màu sẩm gồm nhiều tĩnh mạch quanh núm vú.*

thelorrhagia [" + rkegnynai, to burst forth]. Hemorrhage from a nipple. *thelorrhagia Chảy máu núm vú.*

thelothism [" + erethisma, stimulation]. Erection of a nipple brought about by contraction of smooth muscle fibers. SEE: thelerethism.*Cương núm Núm vú cương cứng do sự thắt của những sợi cơ trơn. Xem: thelerathism.*

thelygenic [Gr. thelys, female, + gennan, to produce). Producing only female children.*thelygenic Sinh sản toàn cái.*

thenad [Gr. thenar, palm, + L. ad, toward]. Toward the palm orthenar eminence.*thenad Hướng về mô cái.*

thenal [Gr. thenar, palm]. Pert. to the palm or thenar eminence.*thenal (thuộc) mô cái.*

thenal aspect. Outer side of the palm. *thenal aspect Phía ngoài mô cái.*

thenar [Gr. thenar, palm]. 1. Palm of hand or sole of foot. 2. Fleshy eminence at base of thumb. 3. Concerning the palm.*thenar 1. Lòng bàn tay hoặc gan bàn chân. 2. Phần thịt nhô ra ở bàn tay, dưới ngón cái. 3. Mô gò cái.*

thenar cleft. A faacial cleft of the palm overlying volar surface of adductor pollicis muscle.*thenar cleft Khe hở mặt của mô cái nằm trên mặt lòng bàn tay.*

thenar eminence. A prominence at the base of the thumb.*thenar eminence Gò nhô ra ở bàn tay.*

thenar fascia. A thin membrane coveringthe short muscles of the thumb.*Cân gò Màng mỏng phủ lên những cơ ngắn của mô gò cái.*

thenar muscles. Abductor and flexor muscles of the thumb.*Cơ gò Cơ dạng và cơ gấp của mô gò cái.*

theobromine [Gr. theos, god, + broma, food]. A white powder obtained from Theobroma cacao. *theobromine Một loại bột màu trắng lấy ra từ cacao Theobroma.*

theomania [Gr. theos, god, + mania, madness]. Religious insanity; esp. that in which the patient thinks he is a deity or has devine inspiration. *theomania Hưng cảm tôn giáo.*

theophobia [" + phobos, fear]. Abnormal fear of the wrath of God.*Sự thần thánh Nỗi sợ hãi bất thường vì sự tức giận của thượng đế.*

theophylline [L. thea, tea, +Gr, phyllon, plant]. USP. A white crystalline powder with action resembling caffeine and theobromine. Trade names include Elixophyllin, and Slo-Phyllin.*theophylline Một loại bột trong màu trắng có tác dụng giống như caffeine và theobromine.*

t., ethylenediamine. Previously used name for aminophylline.*t., ethylenediamine Tên dùng trước đây của aminophylline.*

t., olamine. A smooth muscle relaxant. A theophylline preparation available only as a solution for rectal administration.*t., olamine Chất thư giãn cơ trơn. Một chất màu trắng như một dung dịch để điều trị trực tràng.*

t., sodium glycinate. USP. A smooth muscle relaxant.*t., sodium glycinate Chất thư giãn cơ trơn.*

theorem [Gr. theorema, principle arrived at by speculation].*theorem Định lý.*

t., Bayes. SEE: Bayes theorem.*t., Bayes Xem: định lý Bayes.*

theory [Gr. theoria, speculation as opposed to practice].*theory thuyết, lý thuyết.*

t., cell. The proposition that living things are composed of cells capable of life.*Lý thuyết tế bào Lý thuyết cho rằng những vật sống gồm có những tế bào sống.*

t., clonal selection, of immunity. Theory formulated by the Australian Nobel prize winner F. M. Burnett, in 1959, *Lý thuyết chọn dòng miễn dịch Thuyết được trình bày do F. M. Burnett, người Úc, đoạn giải thưởng Nobel vào năm 1959.*

t., germ. The proposition that infectious diseases are due to microorganisms.*Lý thuyết mầm bệnh Một định lý rằng những bệnh truyền nhiễm là do vi sinh vật.*

t., quantum. The proposition that energy can be emitted in discrete quantities (quanta); and that atomic particlescan exist only in certain energy states. Quanta are measured by multiplying the frequency of the radiation, v, by h, Planck's constant. SYN: Planck's teory.*Thuyết lượng tử Định lý cho rằng năng lượng có thể bốc ra trong những lượng tử riêng biệt.*

t., recapitulation. Theory that during development an individual organism goes through the same progressive stages as did the species in developing from lower to higher forms of life. Referred to as ontogeny recapitulates phylogeny.*t., recapitulation Lý thuyết cho rằng sự phát triển sinh vật đơn lẻ sẽ trải qua những giai đoạn tiến triển giống như sự phát triển những loài từ thấp đến cao. Tức là sự phát sinh cá thể là tóm lược sự phát sinh chủng loại.*

theotherapy [Gr. theos, god, + therapeia, treatment]. Treatment of disease by spiritual and religious methods.*Thần bí liệu pháp Điều trị bệnh bằng những phương pháp mê tín và tôn giáo.*

theque [Fr., a box]. A nest of nevus cells or other cells close to the basal layer of the epidermis.*Hộp Một tập hợp gồm những tế bào nơvi hoặc những tế bào khác gần lớp chính của biểu bì.*

Theralax. Trade name for bisacodyl, USP.*Theralax Tên thương mại của bisacodyl, USP.*

therapeusis Therapeutics. *therapeusis Phép điều trị, liệu pháp.*

therapeutic [Gr. therapeumerapy, suustrtution tikos, treating]. 1. Pert. to results obtained from treatment. 2. Having medicinal or healing properties. 3. A healing agent.*(thuộc về) Liệu pháp 1. (thuộc về) kết quả có được từ việc điều trị. 2. Có đặc tính chữa lành. 3. Tác nhân chữa lành.*

therapeutic exercise. Scientific supervision of exercise for the purpose of preventing muscular atrophy, restoring joint and muscle function, increasing muscular strength, and improving efficiency of cardiovascular and pulmonary function.*Liệu pháp thể dục Giám sát có tính khoa học*

về việc tập thể dục đối với mục đích ngăn ngừa chứng teo cơ, phục hồi chức năng khớp và cơ, làm tăng sức mạnh của cơ, và cải tiến hiệu quả chức năng tim mạch và phổi.

therapeutic recreation. A specialized field within recreation whose specialists plan and direct recreational activities for patientsrecoveringfrom physical or mental illness or who are attempting to cope with a permanent or temporary disability.*Liệu pháp tiêu khiển Một lĩnh vực giải trí đặc biệt mà chuyên gia hoạch định và hướng dẫn vui chơi cho những bệnh nhân bị bệnh tâm thần hoặc bệnh về thể chất được phục hồi hoặc cho bệnh nhân cố gắng đối phó với tàn tật tạm thời hoặc lâu dài.*

therapeutics [Gr. therapeutike, treatment]. That branch of medicine concerned with the application of remedies and the treatment of disease. SYN: therapy.*Trị liệu học Một lĩnh vực y khoa có liên quan với việc áp dụng thuốc hoặc liệu pháp chữa bệnh tật. Đn: therapy.*

therapia sterilisans magna [L.]. Ehrlich's method of administering a chemical agent that would destroy in one large dose all the parasites in a patient without causing serious injury to the patient.*Liệu pháp tận diệt Phương pháp Ehrlich dùng một tác nhân hóa học liều cao diệt ký sinh trùng trong bệnh nhân mà không gây tổn thương cho bệnh nhân.*

therapist [Gr. therapeia, treatment]. A person skilled in giving therapy. Usually in a specific field of health care.*Nhà điều trị Một người có nhiều kỹ năng trong việc điều trị. Thường trong lĩnh vực chuyên biệt chăm sóc y tế.*

t., occupational. Therapist skilled in using environmental or task modification to assist persons unable to accomplish usual tasks because of disability.*Nhà điều trị lao động Nhà điều trị có kỹ năng thay đổi môi trường và công việc để trợ giúp cho những người không có khả năng đạt được những công việc bình thường do tàn phế.*

t., physical. A person trained in physical medicine and capable of administering physical therapy. SYN: physiotherapist.*Nhà điều trị vật lý Một người được đào tạo y khoa và có khả năng theo dõi việc điều trị bằng vật lý. Đn: physiotherapist.*

t., radiation. Therapist trained to use ionizing radiation for the treatment of diseases.*Nhà điều trị phóng xạ Một bác sĩ chuyên ngành được đào tạo sử dụng phóng xạ để điều trị bệnh tật.*

t., respiratory. A person skilled in managing the techniques and equipment used in treating those with acute and chronic respiratory diseases.*Nhà điều trị hô hấp Một người có kỹ năng trong việc quản lý* *những thiết bị và kỹ thuật được sử dụng khi điều trị những người bị bệnh hô hấp mạn tính và cấp.*

t., speech. A person skilled in assisting patients who have speech and language difficulties.*Nhà điều trị nói Một người có kỹ năng trong việc giúp đỡ bệnh nhân gặp khó khăn trong lời nói.*

therapy [Gr. therapeia, treatment]. Treatment of a disease or pathological condition. SEE: treatment.*Điều trị Xem: treatment.*

t., anticoagulant. Use of anticoagulants to decrease the tendency of the blood to coagulate and cause thrombosis.*Liệu pháp chống đông máu Việc sử dụng một số thuốc hoặc tác nhân làm chậm hoặc ức chế sự đông máu để làm tăng khuynh hướng máu đông lại nghẽn động mạch.*

t., aversion. Aversion therapy, q.v. **t., aversion** *Tham khảo liệu pháp ác cảm.*

t., behavior. In psychiatry, the use of conditioning techniques to directly modify behavior. Even though the technique may be of benefit the basic cause of the difficulty is not abolished.*Liệu pháp hành xử Trong tâm thần học, việc sử dụng những kỹ thuật để làm giảm trực tiếp hành vi. Mặc dù kỹ thuật này có thể có lợi, nhưng nguyên nhân khó khăn chính chưa được hủy bỏ.*

t., collapse. Production of a pneumothorax on one side in order to treat pulmonarytuberculosis. hallows the lung on that side to be at neat. *Liệu pháp xẹp phổi Việc tạo tràn khi màng phổi ở một phía để điều trị lao phổi. Nó cho phép phía phổi này được nghỉ.*

t., electroconvulsive. SEE: electroconvulsive therapy.*t., electroconvulsive Xem: electroconvulsive therapy.*

t., fever. Therapy involving artificially produced fever.*Liệu pháp sốt Liệu pháp có liên quan tới sốt nhân tạo.*

t., group. SEE: group therapy.*t., group Xem: group therapy.*

t., immunosuppressive. SEE: immunosuppressive agent.*t., immunosuppressive Xem: immunosuppressive agent.*

t., inhalation. Administration of medicines water vapor, gases (such as oxygen, carbon dioxide, or helium), or anesthetics by inhalation. The medicines usually are nebulized by using an aerosol or spray apparatus. SEE: intermittent positive-pressure breathing.*Liệu pháp hít Việc cho uống thuốc, hơi nước, khí thuốc (như oxy, khí carbon, hoặc heli), hoặc hít gây tê. Thuốc thường làm thành khí dung. Xem: intermittent positive-pressure breathing.*

t., insulin shock. SEE: insulin shock therapy.*t., insulin shock Xem: insulin shock therapy.*

t., light. Treatment with radiation

from the visible spectrum.*Liệu pháp ánh sáng Điều trị bằng phóng xạ từ phổ có thể nhìn thấy.*

t., milieu. Treatment of mental illness by altering the patient's immediate social and environmental circumstances in order to facilitate whatever other therapy is being used.*Liệu pháp môi trường Việc điều trị bệnh tâm thần bằng cách thay đổi hoàn cảnh của môi trường và xã hội ngay cho bệnh nhân để làm thuận lợi cho bất kỳ một liệu pháp nào khác đang được sử dụng.*

t., nonspecific. Use of injections of foreign proteins or bacterial vaccines in treatment of infection to stimulate general cellular activity. SEE: t., specific.*Liệu pháp không đặc hiệu Việc tiêm những protein lạ hoặc vaccin điều trị kích thích hoạt động của tế bào. Xem: t., specific.*

t., occupational. SEE: occupational therapy.*t., occupational Xem: occupational therapy.*

t., opsonic. Use of bacterial vaccines to elevate the opsonic index of the blood. SYN: t., vaccine.*Liệu pháp vaccin Việc sử dụng vaccin vi khuẩn để nâng chỉ số máu. Đn: t., vaccine*

t., photodynamic. Method of treating cancer by using light-absorbing chemicals that are selectively retained by malignant cells. When these cells are exposed to light in the visible range, the cancer cells are killed.*Liệu pháp quang động Phương pháp điều trị ung thư bằng cách sử dụng hóa chất hấp thụ ánh sáng được những tế bào trong khối u giữ lại. Khi những tế bào này được tiếp xúc với ánh sáng khả kiến, thì những tế bào ung thư này bị tiêu diệt.*

t., physical Use of physical agents, such as massage, heat, hydrotherapy, radiation electricity, and exercise, in the treatment of disease.*Liệu pháp vật lý Việc sử dụng những tác nhân vật lý như xoa bóp, nhiệt, thủy liệu pháp, phóng xạ, điện, và tập thể dục, trong việc điều trị bệnh tật.*

t., radiation. Treatment of diseases by the use of ionizing radiation.*Liệu pháp phóng xạ Việc điều trị bệnh tật bằng cách sử dụng phóng xạ ion hóa.*

t, replacement The therapeutic use of a medicine to substitute for a natural substance that is either absent or diminished, e.g., insulin or thyroid hormone.*Liệu pháp thay thế Việc sử dụng trị liệu của thuốc để thay thế cho một chất trong thiên nhiên, một là không có hoặc biến mất, ví dụ, insulin hoặc hormon tuyến giáp.*

t., serum. Use of injections of blood serum from immunized animals or persons in the treatment of disease. SYN: serotitera PY*Liệu pháp huyết thanh Tiêm huyết thanh từ những động vật hoặc người được miễn dịch để điều trị bệnh tật. Đn:*

serotherapy
t., shock. SEE: shock therapy.*t., shock Xem: shock therapy.*

t., specific. Administration of a remedy actingdirectly against the cause ofa disease, as araphenamine or mercury for syphilis, or quinine for malaria.*Liệu pháp đặc hiệu Việc theo dõi thuốc tác động trực tiếp chống lại nguyên nhân gây bệnh, như arsphenamine hoặc thủy ngân điều trị giang mai, hoặc quinine điều trị sốt rét.*

t., speech, SEE: speech therapy.*t., speech Xem: speech therapy.*

t., spiritual SEE: spiritual therapy.*t., spiritual Xem: spiritual therapy.*

t., substitution. Administration of a substance that the body normally produces such as a hormone. *Liệu pháp bù thế Việc theo dõi một chất mà cơ thể thường tạo ra như hormon.*

t, vaccine. Injection of bacteria or their products to produce active immunization against a disease.*Liệu pháp vaccin Tiêm vi khuẩn hoặc sản phẩm của chúng để tạo ra sự miễn dịch chủ động chống lại bệnh tật.*

therapy putty. Generic name for malleable plastic material used as a therapeutic modality to provide resistance in various hand exercises. Trade name is Theraplast.*Liệu pháp chất quánh Tên chung để gọi chất nhựa dễ dát mỏng được sử dụng làm phương thức điều trị làm cho những bài thể dục bàn tay đạt đai hơn. Tên thương mại là Theraplast.*

therm [Gr.therme, heat]. Term used to indicate a variety of quantities of heat. SEE: MET.*Nhiệt Thuật ngữ được sử dụng để chỉ một số lượng nhiệt. Xem: MET.*

thermacogenesis [Gr. therme, heat, + genesis, generation, birth]. Production of an increase of body temperature by drug therapy.*Sinh nhiệt Tác dụng tăng nhiệt cơ thể của thuốc.*

thermaerotherapy [" + aer, air, + therapeia, treatment]. Therapeutic application of hot air.

thermaerotherapy Liệu pháp khí nóng.

thermal [Gr. therme, heat]. Pert. to heat.*thermal (thuộc về) nhiệt.*

thermal death point. In bacteriology, the degree of heat that will kill organisms in a fluid culture in 10 minutes.*Nhiệt điểm chết Trong ngành vi khuẩn học, nhiệt độ ở mức có thể giết trong môi trường nuôi cấy trong 10 phút.*

thermalgesia [" + algesis, sense of pain]. Pain caused by heat.

thermalgesia Đau do nhiệt.

thermalgia [" + algos, pain]. Neuralgia accompanied by intense burning sensation, pain, redness, and sweating of the area involved. SYN: causalgia.*Đau rát Chứng đau dây thần kinh có kèm theo cảm giác đau cháy, đau, mẩn đỏ, và chảy mồ hôi ở vùng có liên quan. Đn: causalgia.*

thermal radiation. Heat radiation.
thermal radiation Sự bức xạ nhiệt.

thermal sense. Capacity for recognition of heat. SYN: thermesthesia.
Cảm giác nhiệt Khả năng nhận biết nhiệt. Đn: thermesthesia.

thermanalgesia [" + an-, not, + algesis, sense of pain]. Inability to experience sensation of heat because of a cerebral lesion.*Mất cảm đau nhiệt Không có khả năng cảm nhận nhiệt do tổn thương của não.*

thermanesthesia [" + " + aisthesis, sensation). Inability to recognize sensations of heat and cold; insensibility to heat changes. It sometimes occurs in syringomyelia. SYN: thermoanesthesia.*Mất cảm nhiệt Mất cảm giác nóng lạnh; không nhận biết sự thay đổi nhiệt. Đn: thermoanesthesia.*

thermatology [Gr. therme, heat, + logos, word, reason]. The study of heat in treatment of disease.
thermatology Nghiên cứu nhiệt điều trị bệnh tật.

thennelometer [" + elektron, amber, + Gr. metron, a measure]. An electric thermometer used to indicate temperature changes too slight to be measured on an ordinary thermometer.*Nhiệt kế điện Một nhiệt kế bằng điện được sử dụng để nhận biết sự thay đổi nhiệt độ rất nhỏ để đo nhiệt kế bình thường.*

thermesthesia [" + aisthesis, sensation]. Capability of perceiving heat and cold; temperature sense. SYN: thermoesthesia.*Khả năng nhận nóng lạnh Nhận biết nóng lạnh; nhận biết nhiệt độ. Đn: thermesthesia.*

thermesthesiometer [" + aisthesis, sensation, + metron, a measure]. Device for determining sensibility to heat. *Cảm nhiệt kế Một thiết bị dùng để đo nhận biết sự nhạy cảm đối với nhiệt.*

thermhyperesthesia [" + Gr. hyper, over, above, excessive, + aisthesis, sensation]. Excessive sensitivity to heat.*thermhyperesthesia Quá cảm nhiệt.*

thermhypesthesia [" + hypo, under, below, + aisthesis, sensation]. Lessened sensibility of the temperature sense. SYN: thermohypesthesia.*Ít cảm nhiệt Đn: thermohypesthesia.*

thermic [Gr. therme, heat]. Pert. to heat.*thermic (thuộc về) nhiệt.*

thermic sense. The temperature sense; ability to react to heat stimuli. *Cảm giác nhiệt Sự nhận biết nhiệt; khả năng phản ứng do kích thích nhiệt.*

thermistor An apparatus for quickly determining very small changes in temperature. Materials that alter their resistance to the flow of electricity as the temperature changes are used in these devices.*Nhiệt kế điện tử Một thiết bị nhận biết nhanh chóng sự thay đổi rất nhỏ về nhiệt độ.*

thermo- [Gr.therme, heat]. Combining form indicating hot or heat.

thermo- *Dạng kết hợp chỉ sự nóng hoặc nhiệt.*

thermoalgesia [Gr. therme, heat, + algesis, sense of pain]. Condition in which pain is caused by application of moderate heat. SYN: thermalgesia.*Đau do nhiệt Một tình trạng mà trong đó đau do dùng nhiệt gây ra. Đn: thermalgesia.*

thermoanalgesia [" + an, not, + algesis, sense of pain]. Loss of heat sensation. SYN: thermanalgesia.*Mất cảm nhiệt Mất khả năng nhận biết nhiệt. Đn: thermanalgesia.*

thermoanesthesia [" + " + aisthesis, sensation]. 1. Inability to distinguish between heat and cold. 2. Insensibility to heat or temperature changes. *Không nhạy cảm nhiệt 1. Không có khả năng phân biệt giữa nóng và lạnh. 2. Không nhận biết nhiệt hoặc sự thay đổi nhiệt độ.*

thermobiosis [" + biosis, way of life]. Ability to withstand high temperature.*Chịu nhiệt Có khả năng chịu đựng với nhiệt độ cao.*

thermobiotic [" + bios, life]. Able to exist at high temperature.*Chịu nhiệt Có khả năng sống ở nhiệt độ cao.*

thermocauterectomy [" + kauterion, branding iron, + ektome, excision]. Excision by thermocautery.
thermocauterectomy (Thủ thuật) đốt nhiệt để cắt.

thermocautery 1.Cautery by application of heat. 2. Cauterizing iron.*Đốt nhiệt 1. Đốt nhờ áp dụng nhiệt. 2. Đốt kim loại.*

thermochemistry The branch of science concerned with the interrelationship of heat and chemical reactions.*Nhiệt hóa học Một ngành khoa học liên quan giữa mối quan hệ về nhiệt và những phản ứng hóa học.*

thermochroic [" + chroa, color]. Concerning thermochroism.
thermochroic Thuộc về hấp thụ nhiệt.

thermochroism [" + chroa, color]. Property of a substance reflecting or transmitting portions of thermal radiation and absorbing or altering others.*Hấp thụ và phản xạ nhiệt Phản xạ và truyền các phần bức xạ và hấp thu hay hủy các phần khác.*

thermocoagulation [" + L. coagulatio, clotting]. The use of high-frequency currents to produce coagulation to destroy tissue.*Nhiệt động Việc sử dụng dòng điện tần số cao tạo ra sự đông đặc phá hủy mô.*

thermocouple [" + L. copula, a bond]. Device for measuring slight temperature changes. SYN: thermopile.*Cặp nhiệt điện Một thiết bị dùng để đo sự thay đổi nhẹ của nhiệt độ. Đn: thermopile*

thermocurrent An electric current produced by thermoelectric means. *Dòng nhiệt điện Dòng điện được tạo ra do nhiệt điện.*

thermode. Device for heating or cooling a part of the body. Thermodes

have been used in studying the effect on body function when temperature of some organ or tissue is changed. *Thiết bị làm nóng lạnh Một thiết bị tạo ra nóng hoặc mát cho một phần cơ thể.*

thermodiffusion Increased diffusion of a substance as a result of increased heat.*Khuếch tán nhiệt Khuếch tán của một chất do hậu quả của nhiệt tăng.*

thermodilution Use of an injected cold liquid such as sterile saline into the bloodstream and measuring the temperature change downstream. This has been used in determining cardiac output.*Pha loãng nhiệt Việc sử dụng một chất lỏng lạnh như dung dịch khử trùng tiêm vào dòng máu và đo sự thay đổi nhiệt.*

thermoduric [" + L. durus, resistant]. Able to live in high temperatures. SEE: thermophylic.*Thích nhiệt Có khả năng sống ở nhiệt độ cao. Xem: thermophylic.*

thermodynamics [" + dynamis, power]. The branch of physics concerned with laws that govern heat production, changes, and conversion into other forms of energy.*Nhiệt động lực học Một ngành vật lý có liên quan tới định luật đưa ra sự sản xuất, thay đổi nhiệt, và chuyển hóa thành những dạng năng lượng khác.*

thermoelectric Concerning thermoelectricity.*thermoelectric Thuộc về nhiệt điện.*

thermoelectricity Electricity generated by heat.*Nhiệt điện Điện do nhiệt tạo ra.*

thermoesthesia [Gr. therme, heat, + aisthesis, sensation]. Ability to recognize temperature differences. SYN: therrreesthesia.*Cảm nhận cách biệt điện Có khả năng nhận biết sự khác nhau về nhiệt độ. Đn: thermesthesia.*

thermoexcitatory [" + L. excitare, to irritate]. Stimulating the production of heat in the body.
thermoexcitatory Việc kích thích tạo thân nhiệt.

thermogenesis [" + genesis, generation birth]. The production of heat, esp. in the body.*Việc tạo nhiệt Nhất là trong cơ thể.*

thermogenics The study of and science of heat production.*Sinh nhiệt học Một ngành khoa học về việc tạo nhiệt.*

thermogram A graphic record of variation in heat.*Nhiệt đồ Đồ thị biến đổi nhiệt.*

thermograph [" + graphein, to write]. Device for registering variations of heat.*Nhiệt ký Một thiết bị ghi sự biến đổi nhiệt.*

thermography. In medicine, the use of a device that detects and records the heat present in very small areas of the part being studied. *(phép) nhiệt ký Trong y khoa, việc sử dụng một thiết bị để theo dõi và ghi nhận nhiệt ở những vùng rất nhỏ* *đang nghiên cứu.*

thermohyperalgesia [" + hyper, excessive, + al:gesis, sense of pain]. Unbearable pain upon the application of heat.*thermohyperalgesia Tăng cảm đau nhiệt.*

thermohyperesthesia [" + hyper, excessive, + aisthesis, ssensation). Exceptional sensitiveness o heat. *thermohyperesthesia Tăng cảm nhiệt.*

thermohypesthesia [" + hypo, below, + aisthesis, sensation]. Diminished perception of heat. *thermohypesthesia Giảm cảm nhiệt.*

thermohypoesthesia ["   +"+ aisthesis,   sensation]. Thermohypesthesia, q.v. *thermohypoesthesia Tham khảo: thermohypesthesia.*

thermoinhibitory [" + L. iahibere, to restrain]. Arresting or impeding the generation of body heat. *thermoinhibitory Sự ức chế tạo nhiệt.*

thermolabile [" + labilis, unstable]. Destroyed or changed easily by heat; unstable. SEE: heat; heat, latent. *Kém chịu nhiệt Thay đổi hoặc phá hủy dễ dàng do nhiệt; không ổn định. Xem: heat; heat, latent.*

thermolamp [" + lampe, torch]. Lamp used for providing heat. *thermolamp Đèn cung cấp nhiệt.*

thermology [" + logos, word, reason]. The science of heat.*thermology Nhiệt học.*

thermoluminescent dosimeter. A monitoring device consisting of a small crystal in a container that can be attached to a patient or to a health care worker. It stores energy when struck by ionizing radiation. When heated, it will emit light proportional to the amount of radiation to which it has been exposed.*Liều lượng kế phát sáng Một thiết bị theo dõi gồm có một miếng thủy tinh nhỏ trong hộp có thể được gắn với bệnh nhân hoặc một nhân viên chăm sóc y tế.*

thermolysis [" + lysis, dissolution]. 1. Loss of heat from the body, as by evaporation. 2. Chemical decomposition by heat.*Tiêu nhiệt 1. Mất nhiệt từ thân thể. 2. Sự phân hủy hóa chất do nhiệt.*

thermolytic [" + Lytikos, dissolving]. Promoting thermolysis.*thermolytic (thuộc) Tiêu nhiệt.*

thermomassage Massage by use of heat.*thermomassage Xoa bóp bằng cách sử dụng nhiệt.*

thermometer [" + metron, measure]. An instrument for indicating the degree of heat or cold.*Nhiệt kế Một dụng cụ để đo mức độ nóng lạnh.*

t., alcohol. Thermometer containing alcohol.*t., alcohol Nhiệt kế có chứa cồn.*

t, Celsius. Thermometric scale generally used in scientific notation. Temperature of boiling water at sea level 100˚C and freezing point 0 ˚C,

with 100˚ between. SEE: tables. *Nhiệt kế Celcius Thang nhiệt kế được sử dụng trong hệ thống ký hiệu khoa học. Nhiệt độ của nước sôi ở mức độ 100 độ C và đông ở điểm 0 độ C.*

t., centigrade. T., Celsius.*t., centigrade T. Celsius.*

t., clinical Thermometer for measuring temperature of the body; one in which the mercury remains stationary at the registration point until shaken down. SEE: clinical thermometer.*Nhiệt kế lâm sàng Nhiệt kế để đo nhiệt độ thân thể; một nhiệt kế mà trong đó thủy ngân vẫn tĩnh tại điểm chuẩn cho tới khi lắc. Xem: clinical thermometer.*

t., differential. Thermometer recording slight variations of temperature.*Nhiệt kế phân biệt Nhiệt kế ghi lại sự biến đổi nhiệt độ nhẹ.*

t., Fahrenheit. Thermometric scale used in English-speaking countries. Boiling point 212F, freezing point 32F. SEE: tables.*Nhiệt kế Fahrenheit Thang nhiệt kế được sử dụng ở những quốc gia nói tiếng Anh. Điểm sôi là 212 độ F, điểm đông 32 độ F.*

t., gas. Thermometer filled with gas, such as air, helium, or oxygen. SEE: t., air.*t., gas Nhiệt kế được làm đầy bằng khí, như không khí, heli hoặc oxy.*

t., Kelvin. Thermometric scale in which absolute zero is zero degrees Kelvin; the freezing point of water is 273.15˚; the boiling point of water is 373.15˚. Thus one degree on the Kelvin scale is exactly equivalent to one degree on the Celsius scale.*Nhiệt kế Kelvin Thang nhiệt kế mà trong đó zero tuyệt đối là mức độ zero của Kelvin; điểm đông của nước là 273,15 độ; điểm sôi của nước là 373,15 độ. Do đó mức độ trên thang Kelvin tương đương chính xác với mức độ trên thang Celsius.*

t., mercury. Thermometer containing mercury for measurement of temperature.*Nhiệt kế thủy ngân Nhiệt kế có chứa thủy ngân để đo nhiệt độ.*

t., recording. Device with a suitable sensor that continuously monitors and records temperature.*Nhiệt kế ghi Một thiết bị có độ cảm biến thích hợp để theo dõi và ghi nhiệt độ.*

t., rectal Thermometer that is inserted into the rectum for determining body temperature.*Nhiệt kế trực tràng Nhiệt kế được nhét vào trực tràng để biết thân nhiệt.*Nhiệt kế tự ghi Nhiệt kế ghi lại sự biến đổi nhiệt.*

t., spirit. Thermometer filled with alcohol instead of mercury for registering low temperatures.*Nhiệt kế cồn Nhiệt kế có chứa cồn thay vì thủy ngân để ghi nhiệt độ thấp.t., surface. Thermometer for indicating temperature of the body's surface. *Nhiệt kế bề mặt Nhiệt kế theo dõi

nhiệt độ bề mặt cơ thể.*

t., wet-and-dry-bulb. Device for determining relative humidity consisting of two thermometers, the bulb of one being kept saturated with water vapor. The difference in temperatures between the two is dependent upon relative humidity.*Nhiệt ẩm kế Một thiết bị xác định độ ẩm tương đối gồm có hai nhiệt kế. Bầu của một nhiệt kế được làm ẩm bằng hơi nước. Sự khác biệt về nhiệt độ giữa hai nhiệt kế là phụ thuộc vào độ ẩm tương đối.*

thermometer, disinfection of. Disinfection of a thermometer with a substance that is able to kill all ordinary bacteria and Mycobacterium tuberculosis as well as viruses. A variety of chemical solutions are used, but the effectiveness of these agents can be greatly diminished if the thermometer is not washed thoroughly prior to being disinfected.*Tẩy trùng nhiệt kế Sự tẩy trùng nhiệt kế bằng một chất có khả năng giết những vi khuẩn bình thường và virus. Một số dung dịch hóa chất được sử dụng. Nhưng hiệu quả của những tác nhân này có thể bị giảm rất nhiều nếu nhiệt kế không rửa cẩn thận trước khi được tẩy trùng.*

thermometric [Gr. therme, heat, + rnetron, measure]. Pert. to heat measurement or a thermometer.*thermometric (thuộc) đo nhiệt.*

thermometry Measurement of temperature.*thermometry Phép đo nhiệt.*

t., clinical Oral temperature of the healthy body ranges between 96.6O*> and 100˚ F (35.9˚ and 37.8 ˚C). During a 24-hour period, a person's body temperature may vary from 0.5˚ to 2.0F (0.28˚ to 1.1˚C). It is highest in late afternoon and lowest during sleep in early hours of the morning. Slightly increased by eating, exercising, and external heat; reduced about 1.5F (0.8˚C) during sleep. In disease the temperatute.of the body deviates several degrees above or below that considered the average in healthy persona.*Đo nhiệt độ lâm sàng Nhiệt độ trong miệng của thân thể khỏe mạnh từ 96,6 độ và 100 độ F (35,9 độ và 37,8 độ C). Trong một thời gian 24 giờ, thân nhiệt của một người có thể biến đổi từ 0,5 tới 2,0 độ F (0,28 độ tới 1,1 độ C). Nhiệt độ cao nhất vào buổi chiều và thấp nhất trong thời gian ngủ vào đầu buổi sáng. Nhiệt tăng nhẹ do ăn, tập thể dục, nhiệt bên ngoài; giảm khoảng 1,5 độ F (0,8 độ C) trong khi ngủ.*

thermoneurosis [Gr. therme, heat, + neuron, nerve, + osis, condition]. Elevation of body temperature in hysteria and other nervous conditions. *Loạn thần kinh chức năng nhiệt Sự tăng thân nhiệt ở những bệnh ictêri và thần kinh khác.*

thermonuclear Concerning thermonuclear reactions.

thermonuclear *(thuộc về) nhiệt hạch.*

thermopenetration [" + L. penetrare, to go within]. Application of heat to the deeper tissues of the body by diathermy. SYN: thermoradiotherapy. *Phép nhiệt thấu Việc đưa nhiệt tới những mô sâu hơn nhờ phép điện nhiệt. Đn: thermoradiotherapy.*

thermoperiodicity Condition in which an organism grows better when exposed to alternating high and low temperatures. *Định kỳ nhiệt Một tình trạng mà trong đó cơ thể sinh vật phát triển tốt hơn khi tiếp xúc với nhiệt độ cao thấp luân phiên.*

thermophagy [" + phagein, to eat]. Eating of extremely hot food. *Ăn nóng Ăn thức ăn rất nóng.*

thermophilic [" + philein, to love]. Preferring or thriving best at high temperatures, said of bacteria that thrive best at temperatures between 40˚ and 70˚C (104˚ and 158˚F). *Ưa nhiệt Thích nghi hoặc phát triển tốt ở nhiệt độ cao, người ta nói rằng vi khuẩn phát triển tốt nhất ở nhiệt độ từ 40 độ C đến 70 độ C (104 độ và 158 độ F).*

thermophils Organisms that grow best at elevated temperatures, i.e., 40˚ to 70˚C. *(thuộc) Ưa nhiệt Sinh vật phát triển tốt ở nhiệt độ cao, ví dụ, 40-70 độ C.*

thermophobia [" + phobos, fear]. Abnormal dread of heat. *thermophobia Chứng sợ nhiệt.*

thermophore [" + phoros, a bearer]. Apparatus for applying heat to a part, consisting of water heater and tubes conveying water to a coil and returning to heater, or salts that produce heat when moistened. *Túi chườm nhiệt Một dụng cụ dùng để chuyển nhiệt tới một phần cơ thể, gồm có một nồi đun nước và ống dẫn nước tới cuộn dây xoắn và trở về nồi nấu nước, hoặc muối tạo ra nhiệt khi bị ẩm.*

thermophylic [" + phylake, guard]. Resistant to destruction by heat, characteristic of certain bacteria. *Chịu nhiệt Đặc điểm của một loại vi khuẩn nào đó chống lại sự phá hủy do nhiệt.*

thermopile [" + L. pi(a, pile]. In physical therapy, a thermoelectric battery used in measuring small variations in the degree of heat. It consists of a number of connected dissimilar metallic plates. Under the influence of heat, these produce an electric current. *Pin nhiệt điện Trong vật lý trị liệu, pin nhiệt điện được sử dụng để đo những biến đổi nhỏ về nhiệt. Nó gồm có một số tấm kim loại khai nhau được nối với nhau. Dưới ảnh hưởng của nhiệt, những tấm này tạo ra dòng điện.*

thermoplacentography [" + L. placenta, a flat cake, + Gr.graphein, towritej.Useofthermogzaphy for determining the location of placental attachment.

Nhiệt ký nhau thai Việc sử dụng phép nhiệt kế để đo xác định vị trí nhao thai.

thermoplastic Concerning or being softened or made malleable by heat. *Dẻo nóng Thuộc về bị mềm hoặc làm cho dẻo ra do nhiệt.*

thermoplegia [" + plege, a stroke]. Heatstroke. *thermoplegia Thở nhanh sốt.*

thermopolypnea [" + polys, many, + pnoia, breath]. Quickened breathing caused by high fever or great heat. *thermopolypnea Nhịp thở nhanh do sốt cao hoặc nhiệt cao gây ra.*

thermoradiotherapy [" + L, radius, ray, + Gr. therapeia, treatment]. Application of heat to deep tissues by diathermy. SYN: thermopenetration. *Liệu pháp xạ nhiệt Việc đưa nhiệt sâu vào những mô nhờ phép thấu nhiệt. Đn: thermopenetration.*

thermoreceptor [" + L. receptor, a receiver]. A sensory receptor that is stimulated by a rise of body temperature. *Bộ nhận cảm nhiệt Là bộ phận cảm ứng do kích thích do tăng thân nhiệt.*

thermoregulation Heat regulation. *thermoregulation Sự điều nhiệt.*

thermoregulatory Pert. to the regulation of temperature, esp. body temperature. *thermoregulatory (thuộc về) điều nhiệt, nhất là thân nhiệt.*

thermoregulatory centers. Centers in the hypothalamus that regulate heat production and heat loss, esp. the latter, so that a normal body temperature is maintained. They are influenced by nervous impulses from cutaneous receptors and by the temperature of the blood flowing through them. *Trung tâm điều nhiệt Trung tâm vùng não điều khiển thân nhiệt điều chỉnh việc tạo nhiệt và mất nhiệt, nhất là mất nhiệt sao cho thân nhiệt bình thường được duy trì.*

thermoresistant [" + L. resistentia, resistance]. Ability to survive in relatively high temperature. Characteristic of some types of bacteria. *Chịu dụng nhiệt Có khả năng sống trong nhiệt độ tương đối cao.*

thermostabile [" + L. stabilis, stable]. Not changed or destroyed by heat. *Ổn định nhiệt Không bị thay đổi hoặc bị phá hủy do nhiệt.*

thermostasis [" + stasis, standing still]. The maintenance of body temperature. *thermostasis Ổn nhiệt.*

thermostat [" + statikos, standing]. An automatic device for regulating the temperature. *Cái ổn nhiệt Một thiết bị tự động để điều chỉnh nhiệt.*

thermosteresis [" + steresis, deprivation]. The deprivation of or loss of heat. *thermosteresis Sự mất nhiệt.*

thermosterilization. Bacterial sterilization by use of heat. *thermosterilization Việc khử trùng vi khuẩn do dùng nhiệt.*

thermosystaltic [Gr. therme, heat, + systellein, to contract]. Pert. to contraction of the muscles under stimu-

lus of heat.*thermosystaltic (thuộc về) co cơ do sự kích thích nhiệt.*

thermotactic, thermotaxic [" + taktikos, regulating]. Rel. to regulation of the body temperature. *thermotactic, thermotaxic Liên quan tới sự điều hòa thân nhiệt.*

thermotaxis [" + taxis, arrangement]. 1. Regulation of bodily temperature. 2. Reaction of organisms or of protoplasm in the living body to heat. 3. The movement of certain organisms or cells toward (positive thermotaxis) or away from (negative thermotaxis) heat. SYN: thermotropism.*Điều nhiệt 1. Điều hòa thân nhiệt. 2. Phản ứng của cơ thể sinh vật hoặc của chất nguyên sinh trong cơ thể sống đối với nhiệt. 3. Nhiệt hướng động: Sự di chuyển của sinh vật hoặc tế bào hướng tới hoặc ra khỏi nhiệt. Đn: thermotropism.*

thermotherapeutics [" + therapeutike treatment]. Use of heat in treatment of disease. SYN: thermotherapy.*Nhiệt liệu pháp Sử dụng nhiệt trong điều trị bệnh tật. Đn: thermotherapy.*

thermotherapy [" + therapeia, treatment]. The therapeutic application of heat. Heat may be applied locally by radiant heating devices that give off infrared rays and by conductive heating that utilizes hot water bottles, paraffin baths, and hot packs. The temperature of the body may be increased by artificial fever, by raising environmental temperature, or by preventh.g heat loss from the body. SEE: heat; hyperthermia.*Liệu pháp nhiệt Nhiệt được áp dụng nhờ thiết bị tạo bức xạ nhiệt. Những thiết bị này phát ra tia hồng ngoại và bằng sự dẫn nhiệt. Nhiệt này tận dụng những chai nước nóng, thùng chứa paraflin, bọc nước nóng. Nhiệt độ của cơ thể tăng do sốt nhân tạo, do tăng nhiệt độ môi trường hoặc ngăn không cho mất nhiệt của cơ thể. Xem: hyperthermia.*

thermotics The science of heat. *thermotics Nhiệt học.*

thermotolerant [" + L. tolerare, to tolerate]. Able to live normally in high temperature.*Chịu dụng điện Có khả năng sống bình thường ở nhiệt độ cao.*

thermotonometer [" +- torsos, tension, + metron, measure]. Device for measuring muscle contraction caused by heat stimuli.*Nhiệt trương lực cơ kế Một thiết bị dùng để đo sự co cơ do kích thích nhiệt.*

thermotoxin [" + toxikon, poison]. A poison formed in the tissues as a result of excessive heat.*Nhiệt độc tố Chất độc được hình thành trong mô do tăng nhiệt.*

thermotropism [" + trope, turning, + -ismos, condition]. Thermotaxis. *Hướng động nhiệt Hướng nhiệt.*

theroid [Gr, theriodes, beastlike]. Having animal instincts and characteristics.*Thú tính Có tính chất súc* *vật.*

thesaurismosis [Gr. thesauros treasure, + -Osis, condition]. Abnormal or excessive storage of substances in certain cells. Usually due to a metabolic disease such as lipoidosis. *Bệnh tích tụ Việc tích tụ quá mức hoặc bất thường những chất trong những tế bào. Thường do bệnh như chứng nhiễm lipid.*

thesaurosis [" + osis, condition]. Accumulation of foreign or normal substances in the body. *Tinh trạng tích tụ Việc tích tụ những chất bên ngoài hoặc bất thường trong cơ thể.*

thiabendazole USP. An antihelmintic drug used in treating cutaneous larva migrans and strongyloidiasis. Trade name is Mintezol. *thiabendazole Một loại thuốc được sử dụng trong điều trị bệnh giòi da di chuyển và bệnh giun lươn. Tên thương mại là Mintezol.*

thiaminase An enzyme that hydrolyzes thiamine. *thiaminase Một enzyme làm thủy phân thiamine.*

thiamine hydrochloride. C₁₂H₁₇CIN₄OS.HCI. A white crystalline compound occurring naturally and produced synthetically. It is widely distributed in various animal and plant foods, dry yeast and wheat germ being the richest natural resources. It is present in the outer layers of seeds and in nuts, legumes, most vegetables, and in some meats (pork, muscle, liver, heart, and kidneys). SYN: vitamin B. *thiamine hydrochloride C₁₂H₁₇CIN₄OS.HCI. Một hợp chất màu trắng trong suốt. Nó được phân bố rộng rãi trong thức ăn động và thực vật khác nhau. Men bia khô và mọng lúa mì là nguồn thức ăn tự nhiên giàu chất này nhất. Nó cũng có ở lớp bên ngoài của các loại hạt, quả hạch, đậu, và hầu hết các loại rau, và trong một số thịt (thịt heo, gan, tim, và cật). Đn: vitamin B.*

thiamine mononitrate. USP. Thiamine in which the chloride has been replaced by nitrate. *thiamine mononitrate USP. Thiamine (sinh tố B) trong đó chlorid được thay thế bằng nitrat.*

thiamine pyrophosphate. An enzyme important in carbohydrate metabolism. It is the active form of thiamine. SYN: cocarboxylase. *thiamine pyrophosphate Một enzyme quan trọng trong sự chuyển hóa carbohydrat. Dạng hoạt động là thiamine. Đn: cocarboxylase.*

thiamylal sodium for injection USP. An ultra-short- acting barbiturate. Trade name is Surital. *thiamylal tiêm Barbiturate tác động cực ngắn. Tên thương mại là Surital.*

thiemia [Gr. theion, sulfur, + haima, blood]. An excess of sulfur in the blood. *Lưu huỳnh huyết Nhiều lưu huỳnh trong máu.*

Thiersch's graft [Karl Thiersch, Ger. surgeon, 1822-1895] A method of skin grafting using epidermis and aportion of the dermis. *Ghép Thiersch Thiersch, nhà phẫu thuật người Đức, 1822-1895. Phương pháp ghép mô da sử dụng biểu bì và một phần da.*

thiethyl perazine malate USP. An antiemetic drug. *thiethyl perazine malate Thuốc chống nôn.*

thigh [AS. theoh]. The proximal portion of the lower extremity; the portion lying between the hip joint and the knee. SEE: femur; hip; peetineus; sartorius. *Đùi Bộ phận gần của chi dưới. Một phần nằm giữa hông và đầu gối. Xem: femur; hip; pectineus; sartorius*

thigmesthesia [Gr. thigma, touch, + aisthesis, sensation]. Sensitivity to touch. *thigmesthesia Xúc giác.*

thigmotaxis [" + taxis, arrangement]. The negative or positive response of certain motile cells to touch. *Hướng động tiếp xúc Một đáp ứng dương tính hay âm tính đối với sự sờ của một số tế bào di động.*

thigmotropism [" + tropos, a turning, + -ismos, condition]. The response of certain motile cells to move toward something that touches them. *Tính hướng tiếp xúc Một đáp ứng của những tế bào vận động nào đó cử động hướng tới cái tiếp xúc chúng.*

thimerosal USP. An organic mercurial antiseptic used topically and as a preservative in pharmaceutical preparations. Trade name is Merthiolate. *thimerosal Chất chống nhiễm trùng và dùng làm chất bảo quản trong sự pha chế thuốc. Tên thương mại Merthiolate.*

thinking. The process of mentation and reasoning that occurs in the human mind. *Tư duy Một tiến trình nói và lý luận xảy ra trong tâm trí con người.*

thin-layer chromatography. ABBR: TLC. Chromatography involving the adsorption and partitioning of compounds on a thin porous solid applied as a thin layer on a glass plate. *Sắc ký lớp mỏng Viết tắt TLC. Phép sắc ký có liên quan tới việc hấp thu và phân tách các hợp chất trên lớp chất rắn xốp mỏng rải thành một lớp mỏng trên tấm kính.*

thio- [Gr.theion, sulfur]. Prefix denoting the presence of sulfur replacing oxygen. *thio- Tiền tố biểu thị sự hiện hữu của lưu huỳnh thay cho oxy.*

thiocyanate Any compound containing the radical -SCN. *thiocyanate Một hợp chất hóa học nào có chứa gốc - SCN.*

thiogenic [Gr. theion, sulfur, + gennan, to produce]. Able to convert hydrogen sulfide into higher sulfur compounds, said of bacteria in the water of some mineral springs. *Sinh lưu Về một số vi khuẩn trong nước của một số dòng suối nước khoáng, khả năng chuyển hydro qua sulfit thành hợp chất sulfur cao hơn..*

thioglucosidase An enzyme that catalyzes the hydrolysis of thioglycoside to a thiol and a sugar. *thioglucosidase Enzyme tạo ra sự thủy phân thio- glycoside thành thiol và đường.*

thioguanine USP. An antimetabolite used in treating certain types of leukemia. It also acts as an immunosuppressant. *thioguanine Một chất chuyển hóa được sử dụng điều trị loxêmi. Nó cũng có tác dụng ức chế miễn dịch.*

thioneine [" + neos, new]. Thiolhiatidine-betaine, compound containing crystalline sulfur, found in ergot and red blood cells. Also: ergothioneine. *thioneine Một hợp chất chứa sulfur kết tinh trong nấm cựa gà và hồng cầu. Cũng gọi: ergothionein.*

thionic Concerning sulfur. *thionic (thuộc về) sulfur.*

thiopectic, thiopexic [" + pexis, fixation]. Pert. to the fixation of sulfur. *thiopectic, thiopexic (thuộc về) cố định của sulfur.*

thiopental sodium USP. An ultra-short-acting barbiturate used as an adjuvant in surgical anesthesia. Trade name is Pentothal Sodium. *thiopental natri Barbiturate tác dụng cực ngắn được sử dụng làm chất bổ trợ trong gây tê phẫu thuật. Tên thương mại là Pentothal natri.*

thiopexy The fixation of sulfur. *thiopexy Cố định của sulfur.*

thiophil, thiophilic [Gr. theion, sulfur, + philein to love]. Thriving in the presence of sulfur or its compounds, as some bacteria. *Thích sulfur Sự phát triển của sulfur hoặc hợp chất của nó, như một số vi khuẩn.*

thioridazine hydrochloride USP. An antipsychotic drug. Trade name is Mellaril. *thioridazine hydrochloride Thuốc chống rối loạn tâm thần. Tên thương mại là Mellaril.*

thiosulfate Any salt of thiosulfuric acid. *thiosulfate Bất kỳ một loại muối nào của acid thiosulfuric.*

Thiosulfil. Trade name for sulfamethizole. *Thiosulfil Tên thương mại của sulfamethizole.*

thiotepa USP. An alkylating agent that is cytotoaic. It is used in treating certain types of neoplasms. *thiotepa Tác nhân alkyl hóa, thuốc gây độc tế bào. Nó dùng để chữa ung thư vú, buồng trứng.*

thiothixene USP. An antipsychotic drug. Trade name is Navane. *thiothixene Một loại thuốc chống rối loạn thần kinh. Tên thương mại là Navane.*

thiouracil An antithyroid drug that is little used now. SEE: propylthiouracil. *thiouracil Một loại thuốc kháng tuyến giáp hiện nay ít được sử dụng. Xem: propylthiouracil.*

thiourea [Gr. theion, sulfur, + ouron, urine]. Colorless crystalline compound of urea in which sulfur replaces the oxygen. SYN: sulfourea.

thiourea *Một hợp chất kết tinh của ure, không màu, trong đó sulfur thay thế oxy. Đn: sulfourea.*

thiram An antifungal agent.*thiram Một tác nhân kháng nấm.*

thiram poisoning. Toxic exposure may occur in those engaged either in manufacturing or applying this compound in agricultural work.*Trúng độc thiram Việc tiếp xúc với chất độc này có thể xảy ra ở những người lao động, sản xuất hoặc dùng hợp chất này trong sản xuất nông nghiệp.*

third cranial nerve. Oculomotor nerve. SEE: cranial nerves.*Dây thần kinh sọ số 3 Dây thần kinh vận nhãn. Xem: cranial nerves.*

third ventricle. Third ventricle of the brain, a narrow cavity between the two optic thalami. It communicates anteriorly with the lateral ventricles and posteriorly, via the cerebral aqueduct of Sylvius, with the 4th ventricle. SYN: uentriculus tertius.*Não thất 3 Một hốc hẹp giữa hai đồi não. Nó nối mặt trước với não thất bên và phía sau với não thất thứ tư, qua cống Sylvius. Đn: ventriculus tertius*

Thiry's fistula [Ludwig Thiry, Austrian physiologist, 1817-1897] An artificial fistula placed in a dog's intestines for obtaining intestinal juices for experimental purposes.*Lỗ rò Thiry [Ludwig Thiry, bác sĩ người Áo, 1817-1897] Một lỗ rò nhân tạo được đặt vào trong ruột chó để lấy được dịch nghiệm.*

Thiuretic. Trade name for hydrochlorothiazide.*Thiuretic Tên thương mại của hydrochlorothiazide.*

thixolabile Especially susceptible to being changed by shaking.*Dễ xúc biến Đặc biệt dễ mặc cảm khi được thay đổi qua việc lắc.*

thixotropy [Gr. thixis, a touching, + trope, turning]. The property of certain gels in which they liquefy when agitated and revert to a gel upon standing.*Tính xúc biến Những gel chúng hóa lỏng khi được khuấy và trở lại một gel ở thể tĩnh.*

thlipsencephalus [Gr. thlipsis, pressure, + enkephalas, brain]. A deformed fetus with a malformed or absent skull.*Quái thai thiếu xương chấm Một bào thai bị biến dạng có một hộp sọ bị biến dạng hoặc bị thiếu.*

Thomas splint. [Hugh O. Thomas, Brit. orthopedic surgeon, 1834-1891] A splint originally developed to treat hip-joint disease. It is now used mainly to place traction on the leg in its long axis. It is used in treating fractures of the upper leg. It consists of a proximal ring that fits around the upper leg and to which two long rigid slender steel rods are attached. These extend down to another smaller ring distal to the foot.

Thanh nẹp Thomas Thomas splint [Hugh O, Ho. Thomas, bác sĩ giải phẫu chỉnh hình người Anh,

1834-1891] Một thanh nẹp vốn được sử dụng chủ yếu để chữa bệnh khớp hông. Hiện nay nó được sử dụng chủ yếu để kéo chân theo trục dài. Nó được sử dụng trong việc chữa trị gãy xương đùi. Nó gồm có một vòng phía gần dán vào xung quanh đùi và có hai cây thép mỏng cứng dài được gắn vào. Những thanh này kéo dài xuống một vòng nhỏ hơn khác phía xa đối với chân.

Thomas-White hypothesis. [Clayton Thomas, b. 1921, U.S. physician; Arthur White, 0.1925, U.S. physician] The hypothesis that there will eventually be reported a congenital abnormality in which the fetus has two umbilici.*Giả thuyết Thomas-White Thomas-White hypothesis [Clayton Thomas, bác sĩ người Mỹ, sinh năm 1921; Aurthur White, bác sĩ người Mỹ, sinh năm 1912] Giả thuyết này nói sẽ có bất thường bẩm sinh trong đó bào thai có hai rốn.*

Thomsen's disease [Asmus Julius Thomsen, Danish physician, 18151896] Myotonia congenita, q.v. *Bệnh Thomsen Thomsen's disease [Asmus Julius Thomsen, bác sĩ người Đan Mạch, 1815-1896] Tham khảo myotonia congenita*

thoracalgia [Gr. thorakos, chest, + algos, pain]. Pain in the chest wall. SYN: pleurodynia.*Chúng đau thành ngực Đau ở thành ngực. Đn: pleurodynia*

thoracectomy ["+ ektome, excision]. Incision of the chest wall with resection of a portion of rib.*(Thủ thuật) cắt xương sườn Thủ thuật giải phẫu thành ngực có cắt một phần của xương sườn.*

thoracentesis ["+ kentesis, a puncture]. Surgical puncture of the cheat wall for removal of fluids. Usually done by using a large-bore needle.*thoracentesis Thủ thuật chọc ngực.*

thoracic [Gr. thorax, chest]. Pert. to the chest or thorax.*thoracic (thuộc ngực) Liên quan đến ngực.*

thoracic cage. The bony structure surrounding the thorax.*Lồng ngực Cấu trúc xương bao quanh ngực.*

thoracic cavity. *Khoang ngực*

thoracic duct. The main lymph duct of the body having its origin at the cisterns chyli on the abdomen. It passes upward through the diaphragm into the thorax, continuing upward alongside the aorta and esophagus to the neck, where it turns to the left and enters the left subclavian vein near its junction with the left internal jugular vein. It receives lymph from all parts of the body except the right side of the head, neck, and thorax and right upper extremity.*Ống ngực Ống bạch huyết chính của cơ thể có điểm gốc của nó ở bề chứa nhũ trấp trên bụng. Nó chuyển lên qua cơ hoành vào ngực, tiếp tục lên dọc theo động mạch chủ và thực quản đến cổ, ở đó nó rẽ trái và đi vào tĩnh*

mạch dưới đòn bên trái gần tiếp hợp của nó với tĩnh mạch cổ trong bên trái. Nó nhận bạch huyết từ tất cả các bộ phận của cơ thể, ngoại trừ mặt phải của đầu, cổ và ngực và chi trên bên phải.

thoracic limbs. Upper extremities. *thoracic limbs Chi trên.*

thoracicoabdominal Concerning the thorax and abdomen.*Thuộc ngực - bụng Liên quan đến ngực và bụng.*

thoracicohumeral Concerning the thorax and humerus bone.*Thuộc ngực xương cánh tay Liên quan đến ngực và xương cánh tay.*

thoracic squeeze. A rare occurrence in divers who are skilled enough to go approx. 80 to 100 feet (24.4 to 30.5 meters) deep while holding their breath. The lungs become compressed sufficiently to cause rupture of alveolar capillaries.
TREAT: Immediate removal from the water; artificial respiration preferably with an apparatus that will deliver increased oxygen concentration rather than just air.*Sự nén ngực Một biến cố hiếm thấy xảy ra ở những thợ lặn, họ có đủ kỹ năng để lặn sâu tương đương 80 đến 100 feet (24,4 đến 30,5 mét) trong khi nín thở. Phổi bị nén đủ để gây ra thoát vị mao mạch phế nang.
Chữa trị: Đem ra khỏi nước ngay lập tức, hô hấp nhân tạo kết hợp với một máy, nó sẽ làm giảm lượng oxy được tăng hơn là không khí.*

thoracic surgery. Surgery involving the rib cage and structures contained within the thoracic cage.*Phẫu thuật ngực Phẫu thuật liên quan đến lồng ngực và những cấu trúc chứa trong lồng ngực.*

thoraco- [Gr.thorakos, chest]. Combining form meaning chest or cheat wall.*thoraco- (chỉ ngực) Dạng kết hợp có nghĩa ngực hoặc thành ngực.*

thoracoacromial Concerning the thorax and acromion.*thoracoacromial Liên quan đến ngực và mỏm cùng vai.*

thoracobronchotomy ["+ bronchus, windpipe, + tome, incision]. Incision through the thoracic wall into the bronchus.*Thủ thuật mở phế quản qua thành ngực Sự phẫu thuật qua thành ngực vào phế quản.*

thoracocautery ["+ kauterion, branding iron]. The use of cautery in breaking up pulmonary adhesions to collapse the lung.*Thủ thuật đốt dính thành ngực Sự sử dụng đốt để tách sự dính ngực để làm xẹp phổi.*

thoracoceloschisis [Gr. thorakos, chest, + koilia, belly, + schiais, a splitting]. Congenital fissure of the thoracic and abdominal cavities.*Nứt ngực - bụng Khe bẩm sinh của các khoang ngực và bụng.*

thoracocentesis ["+ kentesis, a puncture]. Surgical entry into the thoracic cavity in order to remove fluid. Usually done by using a needle. SYN:

thoraentesis.*Thủ thuật chọc ngực Thủ thuật chọc vào khoang ngực để lấy dịch ra. Thường được thực hiện bởi việc sử dụng một kim.* Đn: *thoracentesis*

thoracocyllosis [" + kyllosis, crippling]. Deformity of the chest,*Biến dạng ngực Sự biến dạng của ngực.*

thoracocyrtosis [" + kyrtosis, curvature]. Excessive curvature of the chest.*Ngực nhô Sự nhô ra quá mức của ngực.*

thoracodelphus [" + adelphos, brother]. A deformed fetus with a single head and thorax, but four legs. *Quái thai đôi chung ngực Một bào thai bị biến dạng với một đầu và ngực, nhưng bốn chân.*

thoracodidymus [" + didymos, twin]. Conjoined twins united at the thorax. *Quái thai đôi dính ngực Hai trẻ sinh đôi dính nhau ở ngực.*

thoracodynia [" + odyne, pain]. Pain in the thorax.*Chứng đau ngực Đau ở ngực.*

thoracogastroschisis [" + garter, belly, + schisis, a splitting). Congenital fissure of abdomen and thorax. *Chứng nứt ngực - bụng Khe bấm sinh của bụng và ngực.*

thoracograph [" + graphein, to write]. Device for plotting and recording the contour of the thorax and its change during inspiration and expiration.*Ngực ký, máy ghi động tác ngực Dụng cụ dùng để vẽ đồ thị và ghi lại đường viền của ngực và thay đổi của nó trong suốt thời gian hít vào và thở ra.*

thoracolaparotomy [" + laparsa loin, + tome, incision]. Surgical incision of the thoracic wall and the diaphragm in order to gain access to adjacent areas.*Thủ thuật mở ngực bụng Thủ thuật phẫu thuật của thành ngực và cơ hoành để có lối vào các vùng bên cạnh.*

thoracolumbar [" + L. lumbus, loin]. Pert. to the thoracic and lumbar parts of the spine; noting their ganglia and the fibers of the sympathetic nervous system.*thoracolumbar (thuộc ngực thắt lưng) Liên quan đến phần ngực và thắt lưng của cột sống. Chú ý đến hạch và sợi của hệ thần kinh cảm giác.*

thoracolysis [" + lysis, dissolution]. The freeing of a lung that is attached to the chest wall. SYN: pneumonolysis.*Thủ thuật cắt dính thành ngực Việc làm tách ra một lá phổi dính vào thành ngực. Đn: pneumonolysis.*

thoracomelus [" + melos, limb]. A deformed fetus with an extra leg attached to the thorax.*Quái thai đôi chi thừa dính ngực Một bào thai dị dạng với một chi thừa dính vào ngực.*

thoracometer [Gr. thorakos, cheat, + matron, measure]. Device for measuring the expansion of the chest. *Máy đo ngực Dụng cụ dùng để đo sự giãn nở của ngực.*

thoracometry [" + matron, measure].

The measurement of the thorax. *thoracometry Đo ngực.*

thoracomyodynia [" + mys, muscle, + odyne, pain]. Pain in chest muscles.*Chứng đau cơ ngực Đau ở những cơ ngực.*

thoracopagus ["+ pagos, fixed]. Two malformed fetuses joined at the thorax.*Quái thai đôi dính ngực Hai bào thai dị dạng dính nhau ở ngực.*

thoracoparacephalus [" + pare, beside, + kephale, head]. Thoracopagua twins in which a rudimentary head is attached to the smaller twin.*Quái thai đầu ký sinh dính ngực Hai quái thai đôi dính ngực, trong đó một đầu thô sơ được dính vào đứa trẻ nhỏ hơn.*

thoracopathy [" + pathos, disease, suffering]. Any disease of the thorax, thoracic organs, or tissues.*Bệnh ngực Bất kỳ bệnh nào của ngực, những bộ phận ngực, hoặc mô.*

thoracoplasty [" + plassein, to form]. A plastic operation upon the thorax; removal of portions of the ribs in stages to collapse diseased areas of the lung. SEE: empyema.*Thủ thuật tạo hình ngực Thủ thuật tạo hình trên ngực; lấy những phần của xương sườn trong những giai đoạn để làm xẹp những vùng phổi bị bệnh. Xem empyema*

thoracopneumoplasty [" + pneumon, lung, + plassein, to form]. Plastic surgery involving the chest and lung.*Thủ thuật tạo hình ngực phổi Thủ thuật tạo hình phổi và ngực.*

thoracoschisis [" + schisis, a splitting]. Congenital fissure of the chest wall.*Chứng nứt ngực bẩm sinh Khe bấm sinh của thành ngực.*

thoracoscope [" + skopein, to examine]. 1. Instrument for inspection of the thoracic cavity. It has an electric light and is inserted through an intercostal space. 2. Instrument used in auscultation to convey the sounds of the chest to the ear. SYN: stethoscope.*Dụng cụ nội soi khoang màng phổi, ống nghe ngực 1. Dụng cụ dùng trong việc xem xét khoang ngực. Nó có một đèn điện và được lồng vào qua một khoang gian sườn. 2. Dụng cụ dùng trong việc thính chẩn để quan sát những âm thanh của ngực đến tai. Đn: stethoscope*

thoracoscopy Diagnostic examination of the pleural cavity with an endoscope.*Nội soi ngực, nội soi khoang màng phổi Sự xem xét chẩn đoán xoang phế mạc với một đèn nội soi.*

thoracostenosis ["+ stenosis, act of narrowing). Narrowness of the thorax due to atrophy of trunk muscles. SYN: wasp waist.*(Chứng) Co hẹp thành ngực Sự hẹp ngực do chứng teo các cơ thân. Đn: wasp waist*

thoracostomy [" + stoma, mouth]. Resection of chest wall to allow room for enlarged heart or for drainage.*Thủ thuật mở thông thành*

ngực Sự cắt đoạn thành ngực để có khoảng trống cho tim mở rộng hoặc để dẫn lưu.

thoracotomy [" + tome, incision]. Surgical incision of the chest wall. *Thủ thuật mở ngực Thủ thuật phẫu thuật thành ngực.*

thorax [Gr., chest]. (pl. thoraces, thoraxes) [NA].*thorax Ngực.*

t., barrel-shaped. A malformed cheat rounded like a barrel seen in advanced pulmonary emphysema. *Ngực hình trống Một ngực dị dạng, tròn, giống như một thùng tròn thấy ở chứng tràn khí phối.*

t., bony. The part of the skeleton that is made up of the thoracic vertebrae, 12 pairs of ribs and the sternum.*Xương ngực Phần xương được tạo ra cột sống ngực, 12 cặp xương sườn và xương ức.*

t., paralyticus. The long, fiat chest of patients with constitutional visceroptoeia.*Ngực dài và dẹp Ngực dài và dẹp của những bệnh nhân mất chứng sa nội tạng.*

t., Peyrot's. A chest that has an obliquely oval deformed shape, seen with*Ngực Peyrot Một ngực có một hình dạng biến dạng hình bầu dục hơi xéo, thấy khi tràn dịch màng phối lớn.*

Thorazine. Trade name for chlorpromazine hydrochloride. It is an antipsychotic agent useful in controlling excited psychotic behavior. It is also valuable as an antiemetic. Use with caution when administering concomitantly with sedatives and general anesthetics. It is potentiates their actions.*Thorazine Tên thương mại của chlorpromazin hydrochlorid. Nó là một kỳ nhân chống bệnh tâm thần. Hữu dụng trong việc kiểm soát hành vi tâm thần. Nó cũng có giá trị như một thuốc chống nôn mửa. Sử dụng chú ý khi dùng kèm với thuốc làm dịu và thuốc mê toàn thân vì nó làm tăng tác dụng của chúng.*

Thorel's bundle [Christen Thorel, Ger. physician, 1880-1935] A muscle bundle in the heart that connects the sinoatrial and atrioventricular nodes, and passes medial to the orifice of the inferior versa cave.*Bó Thorel [Christen Thorel, bác sĩ người Đức, 1880-1935] Một bó cơ trong tim, nó nối những nút xoang nhĩ và nút nhĩ thất, và chuyền qua giữa đến lỗ của tĩnh mạch chủ dưới.*

thorium SYMB: Th. At. wt. 232.038; at. no. 90. A metallic element that is radioactive. At one time it was used to outline blood vessels in roentgenography.*Thori Ký hiệu Th. Một nguyên tố kim loại có tính phóng xạ. Trước đây nó được sử dụng để chụp những mạch máu trong kỹ thuật chụp tia X.*

Thom test. [George W. Thorn, U.S. physician, b. 1906] Administration of corticotrophin, which causes a decrease in circulating eoainophils of a normal person, but does not cause a decrease if given to patients with adrenal insufficiency.*Nghiệm pháp Thorn [George W. Thorn, bác sĩ người Mỹ sinh năm 1906] Cho dùng corticotrophin, gây giảm bạch cầu ưa cosin của một người bình thường, nhưng không giảm nếu dùng cho bệnh nhân thiếu năng thượng thận.*

thoron SYMB: Tn. At. wt. 220; at. no. 86. A radioactive isotope of radon. It has a half-life of 51.5 seconds.
thoron Ký hiệu Tn. Một chất đồng vị phóng xạ của radon. Nó có nửa vòng đời 51,5 giây.

thread 1.Any thin filamentous structure, e.g., a stringy substance present in the urine in some infectious diseases of the urinary tract. 2. Suture material.*Chỉ 1. Cấu trúc sợi tơ mỏng, ví dụ, một chất có sợi có trong nước tiểu ở một số bệnh nhiễm khuẩn niệu. 2. Vật liệu chỉ khâu.*

threadworm. Common name applied to the pinworm, Enterobius vermicularis.*Giun chỉ Tên thông thường được áp dụng cho giun kim, Enterobius vermicularis.*

three-day fever. A viral disease transmitted by the sandfly, Phlebotomus papatasdi. The disease resembles dengue but is less severe. SYN: sandfty fever.*sốt ba ngày Một bệnh virus truyền qua bởi muỗi cát, Phlebotomus papatasii. Bệnh này giống bệnh Dengue nhưng nhẹ hơn. Đn: sandfly fever.*

thremmatology [Gr. tfuemma, nursling, + logos, word, reason]. Scientific breeding of plants and animals. *Khoa chọn giống Chọn giống thực vật và động vật.*

threonine Alpha-amino-betabydroxy butyric acid. One of the essential amino acids.*threonine Một acid hydroxy butyric alpha-amino-beta. Một trong những acid amino quan trọng.*

threshold [AS. therscold].*threshold Ngưỡng.*

t., absolute. The lowest amount or intensity of a stimulus that will give rise to a sensation or a response. *Ngưỡng tuyệt đối Tổng số hoặc cường độ thấp nhất của một kích thích sẽ làm tăng một cảm giác hoặc phản ứng.*

t., auditory. Minimum audible sound perceived.*Ngưỡng thính Âm thanh nhỏ nhất nghe được.*

t., differential The lowest limit a twhich two stimuli can be differentiated from each other.*Ngưỡng phân biệt Giới hạn thấp nhất ở đó có thể phân biệt hai sự kích thích.*

t., erythema. A stage in which erythema of the skin due to radiation just begins.*Ngưỡng ban đỏ Giai đoạn mà ban đỏ của da do phóng xạ bắt đầu xuất hiện.*

t., ketosis. *Ngưỡng xeton.*

t., of consciousness. Inpsychoanalysis, point at which a stimulus is just barely perceived.

Ngưỡng ý thức Trong phân tâm học, điểm mà ở đó một sự kích thích bắt đầu được nhận thức.

t., renal. The concentration at which a substance in the blood normally not excreted by the kidney begins to appear in the urine. The renal threshold for glucose is 160 to 180 mg/dl.*Ngưỡng thận Nồng độ mà ở đó một chất trong máu bình thường không được bài tiết qua thận bắt đầu xuất hiện trong nước tiểu. Ngưỡng thận này đối với glucose là 160 - 180 mg/dl.*

t., sensory. The minimal stimulus for any sensory receptor that will give rise to a sensation.*Ngưỡng cảm giác Sự kích thích tối thiểu đối với bất kỳ thụ thể cảm giác nào, làm xuất hiện một cảm giác.*

t., stimulus. The least or minimal stimulus that will give rise to a sensation or bring about a response such as a muscle contraction. SYN: timinal stimulus. SEE: rheobase.*Ngưỡng kích thích Sự kích thích ít nhất hoặc tối thiểu, gây ra một cảm giác hoặc một phản ứng như co thắt cơ. Đn: liminal stimulus. Xem: rheobase.*

threshold dose. Minimum dose that will produce an effect on the patient. *Liều ngưỡng Liều tối thiểu có tác dụng lên bệnh nhân.*

threshold substance. A substance present in the blood that, on being filtered through glomeruli of the kidney, is reabsorbed by the tubules up to a certain limit, that being the upper limit of the concentration of the substance in normal plasma. High-threshold substances are those that are entirely or almost entirely reabsorbed. Ex.: chlorides; glucose. Low-threshold substances are those that are reabsorbed in limited quantities. Ex.: phosphates; urea. No-threshold substances are those excreted in their entirety. Ex.: creatinine sulfate.*Chất ngưỡng Một chất có trong máu khi được lọc qua cầu thận lại được tái hấp thu bởi các ống thận nhỏ cho tới một giới hạn gọi là giới hạn trên của chất đó trong huyết tương. Chất có ngưỡng cao là các chất hoàn toàn hoặc hầu như hoàn toàn tái hấp thu như chlorid, glucose. Chất có ngưỡng thấp là chất được tái hấp thu có giới hạn như phosphat, ure, chlor. Không có ngưỡng là chất tái hấp thu toàn bộ như creatinin sulfat.*

thrill [ME. thrillers, to pierce].1. Abnormal tremor accompanying a vascular or cardiac murmur felt on palpation. SYN: fremitus. 2. A tingling or shivering sensation of tremulous excitement as from pain, pleasure, or horror.*Sờ rung, sự rung 1. Một sự rung, rung bất thường theo kèm tiếng rì rào huyết quản cảm thấy khi sờ mạch hay tim. Đn: fremitus. 2. Một cảm giác đau nhói dây thần kinh hoặc cảm giác rung của vì kích*

thich do đau, vui mừng, hoặc khiếp sợ.

t., aneurysmal Thrill felt on palpation of an aneurysm.*Sờ rung phình mạch Sự rung khi sờ một phình mạch.*

t., aortic. Thrill heard over aortic aperture on lesions of valves.*Sờ rung động mạch chủ Sự rung nghe được trên lỗ động mạch chủ ở những vết thương của van.*

t., arterial Thrill heard over an artery.*Sờ rung động mạch Sự rung nghe được trên một động mạch.*

t., diastolic. Thrill felt over the heart during diastole of the ventricle. *Sờ rung tâm trương Sự rung trên tim trong thời gian tâm trương tâm thất.*

t., hydatid. Peculiar tremor felt on palpation of a hydatid cyst.*Sờ rung nang sán Sự rung khác thường nhận được khi sờ vào một nang sán.*

t., presystolic. Thrill sometimes felt over apex of the heart preceding ventricular contraction.*Sờ rung tiền tâm thu Sự rung đôi khi cảm nhận được trên đỉnh của tim trước co thắt thất.*

t., systolic. Thrill felt during systole over the precordium. It may be associated with aortic or pulmonary atenosis, or interventricular septa/ defect.*Sờ rung tâm thu Sự rung nhận được trong thời gian tâm thu trên vùng trước tim. Nó có thể liên quan với chít hẹp động mạch chủ hoặc phổi, hoặc khuyết tật vết ngăn.*

thrix. Hair.*thrix Tóc, lông.*

t., annulata. Hair with light and dark segments alternating along the shaft.*Lông có vòng xen kẽ Lông có những đoạn sáng và đậm màu xen kẽ dọc theo thân.*

thrix [Gr. thrix, hair]. A word ending indicating hair.*Lông, tóc Một từ kết thúc cho biết lông, tóc.*

throat [AS. throte]. 1. The pharynx and fauces. 2. Cavity from the arch of the palate to the glottis and superior opening of the esophagus. 3. The anteriorportion of the neck. 4. Any narrow orifice.*Hầu, họng, phần trước cổ 1. Họng và yết hầu. 2. Xoang từ cung của vòm miệng đến thanh môn và khe trên của thực quản. 3. Phần trước của cổ. 4. Lỗ hẹp.*

throb [ME. throbben, of imitative origin].1. A beat or pulsation, as of the heart. 2. To pulsate.*Nhịp đập, đập 1. Nhịp đập, hoặc nhịp đập nhịp nhàng, của tim. 2. Đập nhịp nhàng.*

throbbing Pulsation; a beating rhythmic movement.*throbbing Nhịp đập nhịp nhàng; một sự cử động đập nhịp nhàng.*

Throckmorton's reflex [Thomas Bentley Throckmor- ton U.S. neurologist, 1885-1961] Extension of great toe and flexion of others when dorsum of foot is percussed in metatarsophalangeal region.*Phản xạ Throckmorton [Thomas*

Bentley Throckmor- ton, bác sĩ chuyển khoa thần kinh người Mỹ, 1885-1961] Sự duỗi thẳng của ngón chân cái và sự gấp của những ngón khác khi được gõ nhẹ để chân đoán trong vùng đốt ngón chân.

throe [AS. thruue, paroxysm]. A severe spasm of pain.*đau thắt Chứng đau co cứng dữ dội.*

thrombase Thrombin.*thrombase Thrombin.*

thrombasthenia [Gr. thrombus, clot, + astheneia, weakness]. A hemorrhagic disorder due to abnormal platelet function characterized by abnormal clot retraction, prolonged bleeding time, and lack of aggregation of the platelets on a blood smear.*Chứng nhược tiểu cầu Một rối loạn xuất huyết do chức năng tiểu cầu bất thường, có đặc điểm là co rút máu đông bất thường, thời gian chảy máu kéo dài và thiếu sự kết tụ tiểu cầu trên một kinh phết máu.*

thrombectomy [" + ektome, excision]. Excision of a thrombus.*Thủ thuật cắt bỏ cục nghền mạch Thủ thuật lấy đi một cục huyết khối.*

thrombi Pl. of thrombus.*Cục huyết khối Số nhiều của thrombus.*

thrombin [Gr. thrombus, clot]. *thrombin trombin.*

thrombinogen An obsolete term for prothrombin.*prothrombin Một thuật ngữ không còn dùng nữa cho prothrombin.*

thrombo- [Gr.]. Combining form meaning clot of blood; a thrombus. *thrombo- Dạng kết hợp có nghĩa cục máu đông; một cục huyết khối.*

thromboangiitis [Gr. thrombos, clot, + angeion, vessel, + itis, inflammation]. Inflammation of inner coat of a blood vessel with clot formation. SEE: thrombosis.*Viêm mạch cục đông Viêm mạch bọc bên trong của một mạch máu có sự hình thành một cục máu đông. Xem: thrombosis*

t., obliteians. *Viêm mạch tạo khối nghền.*

thromboarteritis [" + arteria, artery, + itis, inflammation]. Inflammation of an artery in connection with thrombosis.*Viêm động mạch huyết khối Sự viêm một động mạch trong sự kết nối với một chứng huyết khối.*

thromboclasis [" + klasis, a breaking]. The breaking up or lysis of a thrombus. SYN: thrombolysis.*Vỡ huyết khối, tan huyết khối Sự vỡ hoặc tiêu một cục huyết khối. Đn: thrombolysis*

thromboclastic Pert. to or producing the dissolution of a thrombus. SYN: thrombolytic.*Vỡ huyết khối (Liên quan đến việc) Hòa tan một cục huyết khối. Đn: thrombolytic.*

thrombocyst [Gr. thrombus, clot, + kystis, a sac]. A membranous sac enveloping a thrombus. Also: thrombocystis.*Bọc huyết khối Một túi có màng bọc một cục huyết khối. Cũng: thrombocytis*

thrombocyte [" + kytos, cell]. An old term for a blood platelet.*Tiểu cầu Một thuật ngữ cũ dùng cho tiểu cầu máu.*

thrombocythemia [" + + haima, blood]. An absolute increase in the number of platelets in the blood.*Chứng tăng tiểu cầu Một sự tăng rõ ràng trong số lượng tiểu cầu trong máu.*

thrombocytocrit [" + " + krinein to separate]. Device for estimating the platelet content of the blood.*Tiểu cầu kế Dụng cụ dùng để ước lượng thể tích tiểu cầu của máu.*

thrombocytolysis [" + " + lysis, dissolution]. Dissolution of thrombocytes.*Tiêu tiểu cầu Sự hòa tan tiểu cầu.*

thrombocytopathy [" ++ pathos disease, suffering]. Deficient function of platelets.*Giảm năng tiểu cầu Bệnh giảm chức năng tiểu cầu.*

thrombocytopenia [" ++ penia, lack]. Abnormal decrease in number of the blood platelets. SYN: thrombopenia.*Giảm tiểu cầu Sự giảm lượng tiểu cầu trong máu bất thường. Đn: thrombopenia.*

thrombocytopoiesis [" + " + poiesis, production]. The formation of blood platelets.*Sinh tiểu cầu Sự hình thành tiểu cầu máu.*

thrombocytosis [" + kytos, cell]. Increase in number of blood platelets.*Chứng tăng tiểu cầu Sự tăng số lượng tiểu cầu trong máu.*

thromboembolism [" + embolus, thrown in, + -ismos, condition]. An embolism; the blocking of a blood vessel by a thrombus that has become detached from its site of formation.*Bệnh huyết khối tắc mạch Một sự nghền mạch, việc làm tắc nghền một mạch máu bởi một cục huyết khối. Nó trở nên bong từ vị trí hình thành của nó.*

thromboendarterectomy [" + endon, within, + arteria, artery, + ektomz, excision]. Surgical removal of a thrombus from an artery; and removal of the diseased intima of the artery.*Thủ thuật cắt bỏ huyết khối động mạch Thủ thuật cắt bỏ một cục huyết khối từ một động mạch; và lấy đi nội mạc bị bệnh của động mạch.*

t., thromboendarteritis [" + " + " + itis, inflammation]. Thromboarteritis.*t., thromboendarteritis Viêm màng trong động mạch huyết khối.*

thromboendocarditis [" + endon, within, + kar Za, heart, + itis, inflammation]. Formation of a clot on inflamed surface of a heart valve.*Viêm màng trong tim huyết khối Sự tạo thành một cục huyết khối trong bề mặt bị viêm của một van tim.*

thrombogenesis [" + genesis, generation, birth]. The formation of a blood clot.*Tạo cục đông máu Sự hình thành một cục máu đông.*

thrombogenic [" + gennan, to produce]. Producing or tending to pro-

duce a clot.*Tạo đông máu Việc tạo hoặc có xu hướng tạo ra một cục máu đông.*

thromboid [" + euios, form,. phape]. Resembling a thrombus or clot *Dạng cục đông Giống với một cục huyết khối hoặc cục máu đông.*

thrombokinase [" + Ainesis, movement]. Obsolete term for the tenth blood coagulation factor (factor X) or Stuart factor, q.v.*thromboplastin Thuật ngữ không còn dùng nữa đối với yếu tố đông máu thứ 10 (factor X) hoặc tham khảo yếu tố Stuart.*

thrombokinesis [" + kinesis, movement]. The coagulation of the blood.*Động học đông máu Sự tạo cục đông, quá trình đông máu. Sự đông máu.*

thrombolymphangitis [" + L. lympha, lymph, + Gr. angeion, vessel, + itis, inflammation]. Inflammation of a lymphatic vessel due to obstruction by thrombus formation.*Viêm mạch bạch huyết khối Sự viêm mạch bạch huyết khối do sự tắc nghền bởi sự hình thành cục huyết khối.*

thrombolysis [" + lysis, dissolution]. The breaking up of a thrombus. SYN: thromboclasis.*Tan huyết khối Việc làm vỡ tan một cục huyết khối. Đn: thrmoboclasis.*

thrombolytic Pert. to or causing the breaking up of a thrombus.*Tan huyết khối Liên quan đến hoặc gây ra việc vỡ tan một cục huyết khối.*

thrombon [Gr. thrombus, clot]. The portion of the hematopoietic system concerned with platelet formation.*thrombon Bộ phận của hệ tạo huyết khối liên quan đến sự hình thành tiểu cầu.*

thrombopathy [" + pathos, disease, suffering]. A defect in the coagulation apparatus of the blood.*Bệnh của tiểu cầu Một khiếm khuyết trong bộ máy tạo huyết khối của máu.*

thrombopenia [" + penis, lack]. Abnormal decrease in the number of blood platelets.*Giảm huyết tiểu cầu Sự giảm bất thường trong số lượng tiểu cầu máu.*

thrombophilia [" + philein, to love]. A tendency to the occurrence of clot formation.*Chứng ưa huyết khối Xu hướng xảy ra sự hình thành cục máu đông.*

thrombophlebitis [" + phleps, vein, + itis, inflammation]. Inflammation of a vein in conjunction with the formation of a thrombus. Usually occurs in an extremity, most frequently a leg. SEE: phlebitis; phlegmasia albs dolens.*Chứng viêm tĩnh mạch huyết khối Sự viêm một tĩnh mạch trong tiếp hợp với sự tạo thành cục huyết khối. Thường xảy ra trong một chi, thường xuyên nhất ở chân. Xem: phlebitis; phlegmasia alba dolens.*

t., migrans. Recurring attacks of thrombophlebitis in various sites.

Viêm tĩnh mạch huyết khối lan rộng Những cơn tái phát của chứng viêm tĩnh mạch huyết khối trong nhiều vị trí.

t., postpartum, **iliofemoral**. Thrombophlebitis of the iliofemoral artery that occurs during the postpartum period.*Viêm tĩnh mạch xương chậu - đùi đau sản* Chứng viêm tĩnh mạch huyết khối của động mạch xương chậu đùi. Nó xảy ra trong thời kỳ hậu sản.

thromboplastic [" + plassein, to form]. Pert. to or causing acceleration of clot formation in the blood. *Tạo cục đông* Liên quan đến hoặc gây ra sự tăng tốc hình thành cục máu đông trong máu.

thromboplastid A blood platelet. *Tiểu cầu* Tiểu cầu máu.

thromboplastin [" + plassein, to form]. *thromboplastin*.

thromboplastinogen. Blood clotting factor VIII. SEE: coagulation (actors.*thromboplastinogen Yếu tố đông máu VIII. Xem: coagulation factors*.

thrombopoiesis [" + poiesis, production]. The formation of blood platelets.*Sự tạo tiểu cầu* Sự hình thành những tiểu cầu máu.

thrombosed [Gr. thrombus, a clot]. 1. Coagulated; clotted. 2. Denoting a vessel containing a thrombus. *thrombosed 1. Đã tạo huyết khối, đã tạo đông máu. 2. Cho biết một mạch máu chứa một cục huyết khối.*

thrombosinusitis [" + L. sinus, a curve, hollow, + Gr. itis, inflammation]. Thrombus formation of a dural sinus.*Chứng huyết khối xoang màng cứng* Sự hình thành cục huyết khối của một xoang màng cứng.

thrombosis [" + osis, condition]. The formation, development, or existence of a blood clot or thrombus within the vascular system. This is a life-saving process when it occurs during hemorrhage. It is a life-threatening event when it occurs at any other time because the clot can occlude a vessel and atop the blood supply to an organ or a part. The thrombus, if detached, becomes an embolus and occludes a vessel at a distance from the original site; for example, a clot in the leg may break off and cause a pulmonary embolus. *Chứng huyết khối Sự hình thành, phát triển hoặc tồn tại của một cục huyết đông hoặc cục huyết khối trong hệ huyết quản. Đây là một tiến trình cứu sống cho người ta khi nó xảy ra trong thời gian xuất huyết, lại là một sự kiện đe dọa đến tính mạng khi nó xảy ra ở bất kỳ thời gian nào khác bởi vì cục đông máu có thể làm bít một mạch máu hoặc đảm đứng sự cung cấp máu đến một cơ quan hoặc một bộ phận. Cục huyết khối này, nếu phỗng lên, trở nên một vật nghẽn và ngăn chặn một mạch ở một khoảng cách từ vị trí gốc; ví dụ như một cục máu đông*

trong chân có thể chấm dứt và gây ra một vật nghẽn động mạch phổi.

t., cardiac. Thrombosis of an artery supplying the heart muscle (myocardium).*Chứng huyết khối tim* Chứng huyết khối của một động mạch cung cấp cơ tim (cơ tim).

t., coagulation. Thrombosis due to coagulation of fibrin in a blood vessel.*Chứng huyết khối đông máu* Chứng huyết khối do sự đông tơ huyết trong một mạch máu.

t., coronary. Thrombosis of a coronary artery. A common cause of myocardial infarction.*Chứng huyết khối động mạch vành* Chứng huyết khối của một động mạch vành. Nguyên nhân thông thường của nhồi máu cơ tim.

t., embolic. Thrombosis caused by an embolus obstructing a vessel. *Chứng huyết khối tắc mạch* Chứng huyết khối bị gây ra bởi một vật nghẽn làm tắc một mạch máu.

t., infective. Thrombosis in which there is bacterial infection.*Chứng huyết khối viêm nhiễm* Chứng huyết khối trong đó có sự viêm nhiễm vi trùng.

t., marasmic. Thrombosis due to wasting diseases of infancy and old age.*Chứng huyết khối suy kiệt* Chứng huyết khối do suy nhược của trẻ em hoặc người lớn tuổi.

t., placental. Thrombi in the placenta and veins of the uterus.*Huyết khối nhau thai* Huyết khối trong nhau thai và tĩnh mạch của tử cung.

t., plate. Thrombus formed from an accumulation of blood platelets. *Chứng huyết khối tiểu cầu* Những cục huyết khối được tạo ra từ một sự tích lũy của những tiểu cầu máu.

t., puerperal. Coagulation in veins following labor.*Huyết khối khi đẻ* Sự đông trong các tĩnh mạch thời kỳ sinh đẻ.

t., sinus. Formation of a blood clot in a venous sinus.*Huyết khối xoang não* Sự hình thành một cục máu đông trong xoang tĩnh mạch.

t., traumatic. Thrombosis due to a wound or injury of a part.*Huyết khối chấn thương* Chứng huyết khối do một vết thương hoặc chấn thương một phần.

t., venous. Thrombosis of a vein. SEE: Nursing Diagnoses in Appendix.*Chứng huyết khối tĩnh mạch* Chứng huyết khối của một tĩnh mạch.

thrombostasis ["+ stasis, standing still]. Stasis of blood in a part causing or due to formation of thrombus. *Động máu huyết khối* Động máu trong một phần gây ra hoặc do sự tạo thành cục huyết khối.

thrombosthenin [" + sthenos strength]. A contractile protein present in the platelets. Because of this protern that is active in clot retraction the platelets have been characterized as being a form of muscle cell.*thrombosthenin Một protein*

có trong tiểu cầu. Do protein này hoạt động trong sự co rút cục máu đông, những tiểu cầu này được tạo ra như một dạng của tế bào cơ.

thrombotic [Gr. thrombos, e: clot]. Related to, caused by, or of the nature of a thrombus.*(thuộc) Chứng huyết khối* Liên quan đến, được gây ra bởi, hoặc có tính chất của một cục huyết khối.

thrombus [Gr. thrombus]. A xfiblood clot that obstructs a blood vessel or a b~ Cavity of the heart. Anticoagulants are used Sr a in prevention and treatment of this condition.*Cục huyết khối, cục nghẽn mạch, cục đông máu tim Cục huyết khối máu đông, nó làm tắc nghẽn một động mạch máu hoặc một xoang của tim. Những tác nhân chống đông được sử dụng trong việc ngăn chặn và chữa trị tình trạng này.*

t., annular. Thrombus whose circumfer is attached to the walls of a vessel, an opening still remaining in the center.*Cục huyết khối hình vòng* Cục huyết khối có chu vi được gắn vào thành của một mạch máu, một khe hở vẫn duy trì ở tâm này.

t., antemortem. A clot formed in the heart or large vessels before death.*Cục đông máu trước khi chết* Một cục đông máu được tạo ra trong tim hoặc những mạch lớn trước khi chết.

t., ball. A round clot in the heart, cap. in the atria.*Cục đông máu hình cầu* Một cục đông máu tròn trong tim, đặc biệt trong tâm nhĩ.

t., hyaline. Thrombus having a glassy appearance usually occurring in smaller blood vessels.*Cục đông trong suốt* Cục huyết khối có bề ngoài như thủy tinh. Thường xảy ra trong những mạch máu nhỏ hơn.

t., Laennec's. A globular thrombus that forms in the heart, usually in cases of fatty degeneration.*Cục huyết khối Laennec* Một cục đông máu hình cầu, nó tạo ra trong tim, thường trong những trường hợp thoái hóa mỡ.

t., lateral. T., mural.*t., lateral Cục đông thành mạch*

t., milk. A curdled milk tumor in the female breast due to obstruction in a lactiferous duct.*Cục nghẽn mạch sữa* Một khối u sữa đông trong vú phụ nữ do sự tắc nghẽn trong một ống dẫn sữa.

t., mural. Thrombus attached to the wall of a vessel or the heart. SYN: t., parietal.*Cục đông màng trong tim* Cục máu đông gắn vào thành của một mạch máu hoặc tim. Đn: t., parietal

t., obstructing. Thrombus completely occluding the lumen of a vessel.*Cục đông nghẽn mạch* Cục đông huyết khối hoàn toàn làm nghẽn lòng ống của một mạch máu.

t., occluding. Thrombus that completely closes the vessel.*Cục đông tắc nghẽn* Cục huyết khối, nó đóng

t., parietal. Thrombus attached to the wall of a vessel.*Cục đông thành mạch* Cục đông huyết khối được gắn vào thành của một mạch máu.

t., progressive. Thrombus that increases in size.*Cục đông tiến triển* Cục huyết khối, nó tăng lên về kích cỡ.

t., stratified. Thrombus composed of layers.*Cục đông nhiều lớp* Cục huyết khối được tạo ra với nhiều lớp.

t., white. A pale thrombus in any site. Made up principally of platelets. *Huyết khối trắng Một cục huyết khối tái nhợt trong vị trí nào đó, được tạo ra chủ yếu từ tiểu cầu.*

through-and-through drainage. Irrigation and drainage of a cavity or an organ such as the bladder by placing two perforated tubes, drains, or catheters in the area. A solution is instilled through one tube, usually by continuous drip, and the other tube is attached to either straight or gravity drainage or a auction machine.*Sự dẫn lưu thông suốt Sự phun rửa và sự dẫn lưu của một xoang hoặc một bộ phận như bàng quang bằng cách đặt hai ống đục lỗ, ống dẫn lưu hoặc ống thông trong vùng này. Một dung dịch được nhỏ qua một ống, thường nhỏ giọt liên tục và ống khác được gắn vào trực tiếp, hoặc sự dẫn lưu hấp dẫn hoặc một máy hút.*

through illumination. Passage of light through the walls of an organ or cavity for medical examination. SYN: tranaillumination.*Sự chiếu sáng thông suốt Sự truyền ánh sáng qua những thành của một bộ phận hoặc xoang để khám bệnh. Đn: transillumination*

thrash [D. troske, rotten wood]. Infection, caused by Candida al6icans of mouth, or throat, cap. in infants and young children, characterized by formation of white patches and ulcers, frequently fever and gastrointestinal inflammation. SEE: aphtha; spree; stomatitis.*Tưa, bệnh nấm candida Bệnh nhiễm nấm Candida albicans của miệng, cuống họng, đặc biệt ở trẻ sơ sinh và trẻ em, được tạo ra bởi sự hình thành những nốt trắng và lở loét, sốt thường xuyên và sự viêm nhiễm đường tiêu hóa. Xem: aphtha; sprue; stomatitis*

thrust. To move forward suddenly and forcibly, as in tongue thrust when the tongue is pushed against the teeth or alveolar ridge at the beginning of deglutition. This may cause open bite or malformed jaws. *Đẩy về phía trước Để di chuyển về phía trước đột ngột và bằng sức mạnh, như lưỡi đẩy về phía trước khi bị đẩy tựa vào răng hoặc cung ổ răng lúc bắt đầu nuốt. Điều này có thể làm cho hàm mở bị dạng.*

thrypsis [Gr., breaking in pieces]. A fracture in which the bone is splint-

ered or crushed.*Gãy xương nhiều mảnh Sự gãy xương, trong đó xương bị vỡ vụn hoặc nghiền nát.*

thulium SYMB: Tm. At. wt. 168.934; at. no. 69. A rare metallic element found in combination with minerals. *Tuli Ký hiệu: Tm. Một nguyên tố kim loại hiếm được tìm thấy trong sự kết hợp với khoáng chất.*

thumb [AS. thuma, thumb]. The short thick first finger on the radial side of the hand, having two phalanges and being opposable to the other four digits. SYN: pollex [NA]. SEE: hand for illus.*Ngón tay cái Ngón tay đầu tiên lớn và ngắn trên mặt quay của bàn tay. Có hai đốt lóng tay và đối diện với bốn ngón tay khác. Đn: pollex. Xem: hand để minh họa*

t., tennis. Calcification and inflammation of the tendon of the flexor pollicis longue muscle due to repeated irritation and stress while playing tennis.*Ngón cái đánh vợt Sự vôi hóa và viêm nhiễm gân của cơ kéo dài ngón tay cái co gấp do sự kích thích và stress lặp lại trong khi chơi quần vợt*

thumb sign. Protrusion of the thumb across the palm and beyond the clenched fist. Seen in children with Marfan's syndrome.*Dấu hiệu ngón cái Sự nhô ra của ngón cái ngang qua gan bàn tay và ra ngoài nắm đấm siết chặt, thấy ở những trẻ em mắc hội chứng Marfan*

thumb sucking. The habit of sucking one's thumb. Intermittent thumb sucking is not abnormal, but prolonged and intensive thumb sucking past the time the first permanent teeth erupt at five or six years of age can lead to a misshapen mouth and displaced teeth. If the habit persists, combined dental and psychological therapy should be instituted.*Mút ngón cái Thói quen bú một ngón cái. Việc bú ngón cái gián đoạn bình thường, nhưng kéo dài và bú mạnh kéo dài trong thời gian mọc răng sữa mọc lên ở độ tuổi 5 hoặc 6 có thể dẫn đến miệng bị méo và răng mọc sai vị trí. Nếu thói quen này kéo dài, liệu pháp tâm lý và nha khoa kết hợp nên được áp dụng*

thus [L.]. Frankincense, the oleoresin obtained as an exudate from trees of the Pinus species. Genuine frankincense is obtained from the bark of trees of the genus Boswellia.*thus Frankincense , nhựa dầu được lấy ra như một chất rò rỉ từ các loại cây của loại Pinus. Genuine frank-incense được lấy từ vỏ những cây loại Boswellia*

thylacitis [Gr. thylax, pouch, + itis, inflammation]. Inflammation of the sebaceous glands of the skin.*Viêm tuyến bã của da Sự viêm những tuyến bã nhờn của da*

thylakoid [Gr. thylakon, a small sac, + eidos, form]. Part of the lamellae of chloroplasts. Thylakoids contain photosynthetic pigments and catalytic enzymes for light-dependent re-

actions.*thylakoid Phần lá của hạt diệp lục. Thylakoid chứa những sắc tố quang tổng hợp và những enzym xúc tác đối với những phản ứng phụ thuộc ánh sáng*

thymectomize Surgical removal of the thymus gland.*(Phẫu thuật) Cắt tuyến ức Sự phẫu thuật lấy đi tuyến ức.*

thymectomy [Gr. thymos, mind, + ektome, excision]. Surgical removal of the thymus gland.*(Thủ thuật) Cắt tuyến ức Sự phẫu thuật lấy đi tuyến ức*

thymelcosis [" + helkosis, ulceration]. Ulceration of the thymus gland.*Loét tuyến ức Sự lở loét tuyến ức.*

-thymia [Gr. thymos, mind]. A word ending indicating a state of the mind. *-thymia Hậu tố chỉ tình trạng tâm thần.*

thymic [L. thymicus]. Rel. to the thymus gland.*thymic Liên quan đến tuyến ức*

thymicolymphatic Rel. to the thymus and lymph glands.*(Thuộc) Tuyến ức hạch lympho Liên quan đến tuyến ức và bạch huyết.*

thymidine A nucleoside present in deoxyribonucleotide. It is formed from the condensation product of thymine and deoxyribase.*Thymidin Một nucleoside trong deoxyribonucleotid. Được tạo thành từ sản phẩm ngưng tụ của thymin và deoxyribas.*

thymine A base 5-methyl uracil present in deoxyribonucleic acid. *Thymin Gốc uracil 5 methyl có mặt trong acid deoxyribonucleic.*

thymion [Gr.]. A wart on the akin. *Hột cơm, mụn cóc Một mụn cơm trên da.*

thymitis [Gr. thymos, mind, + itis, inflammation]. Inflammation of the thymus gland.*Viêm tuyến ức Sự viêm của tuyến ức.*

thymo-. 1. [Gr. thymos, mind] Combining form indicating relationship to the thymus. 2. [Gr. thymos, mind, spirit] Combining form indicating relationship with the soul or emotions. *thymo- 1. Tiền tố cho biết mối quan hệ với tuyến ức. 2. Tiền tố cho biết mối quan hệ với tâm hồn hoặc cảm xúc.*

thymocyte [Gr. thyrnos, mind, + kytos, cell]. A cell in the thymus that migrated there as a prothymocyte from the bone marrow. As they develop they mature and some of these cells leave the thymus to become various types of T lymphocytes.*Tế bào tuyến ức Một tế bào trong tuyến ức từ tủy xương nó được di cư đến đó như một tiền tế bào tuyến ức. Khi phát triển chúng trưởng thành, và một số tế bào này rời khỏi tuyến ức để trở nên những typ khác nhau của limphô bào T.*

thymokesis Abnormal enlargement of the thymus in the adult.*Phì đại tuyến ức Sự lớn lên bất thường tuyến ức của người lớn.*

thymokinetic [" + kinesis, movement]. Stimulating the thymus gland. *Kích thích tuyến ức Việc kích thích tuyến ức.*

thymol [Gr. thumon, thyme, + L. oleum, oil]. White crystals obtained from oil of thyme. Formerly used in treatment of hookworm.*Thymol (Thym) Những tinh thể trắng lấy được từ dầu cây húng tây. Trước đây được sử dụng trong việc chữa trị giun móc.*

t., iodide. An antifungal and antibacterial agent.*Thymol iodide Một tác nhân chống ẩm và chống vi trùng.*

thymolysis [Gr. thymos, mind, + lysis, dissolution]. Dissolution of thymus tissue.*Teo tuyến ức Sự hòa tan của mô tuyến ức.*

thymolytic Destructive to thymus tissue.*Teo tuyến ức Phá hủy mô tuyến ức.*

thymoma [" + oma, tumor]. A tumor originating in epithelial tissues of the thymus gland.*U tuyến ức Một khối u có nguồn gốc trong những mô biểu mô quanh tuyến ức.*

thymopathy Disease of the thymus. *thymopathy Bệnh tuyến ức*

thymopexy [" + pexis, fixation]. Fixation of an enlarged thymus in a new position.*Đối vị tuyến ức Sự cố định của một tuyến ức mở rộng trong một vị trí mới.*

thymopoietin A substance produced by the thymus that stimulates differentiation of thymocytes. *thymopoietin Một chất được tạo ra bởi tuyến ức, nó kích thích sự biệt hóa của tế bào tuyến ức.*

thymoprivic [" + L. prious, deprived of]. Concerning or caused by removal of the thymus.*Thiếu tuyến ức Liên quan đến hoặc bị gây ra bởi sự lấy mất tuyến ức.*

thymotoxic [" + toxikon, poison]. Poisonous to thymic tissue.*Độc với tuyến ức Độc hại đối với mô tuyến ức.*

thymus [Gr. thymas].*thymus Cây húng tây, tuyến ức.*

t., accessory. A lobule isolated from the mass of the thymus gland. *Tuyến ức phụ Một tiểu thùy bị cô lập từ khối của tuyến ức.*

t., persistens hyperplastica. Thymus persisting into adulthood, sometimes hypertrophying.*Tuyến ức tàn dư Tuyến ức kéo dài trong thời gian trưởng thành, đôi khi phì đại.*

thymusectomy [Gr, thymus, mind, + ektame, excision]. Surgical excision of the thymus.*Thủ thuật cắt bỏ tuyến ức Sự phẫu thuật cắt bỏ tuyến ức.*

thyreo-, thyro- [Gr.thyreos, shield]. Combining forms meaning oblong, shield, or thyroid.*thyreo-, thyro- Tiền tố có nghĩa tuyến giáp.*

thyreoplasia. Defective functioning of the thyroid gland due to abnormal development.*thyreoplasia Thiếu năng tuyến giáp do sự phát triển bất thường.*

thyroadenitis [" + aden, gland, + itis, inflammation]. Inflammation of the thyroid gland.*thyroadenitis Viêm tuyến giáp.*

thyroaplasia [" + a-, not, + plasis, a molding]. Imperfect development of the thyroid gland.*Bất sản tuyến giáp Sự phát triển không hoàn thiện của tuyến giáp*

thyroarytenoid [" + arytaina, ladle, + eidas, form, shape]. Rel. to the thyroid and arytenoid cartilages.*Tuyến giáp sụn giàn Liên quan đến tuyến giáp và sụn phễu.*

thyrocalcitonin Calcitonin, q.v. *thyrocalcitonin Calcitonin.*

thyrocardiac [" + kardia, heart]. 1. Pert, to the heart and thyroid gland. 2. A person suffering from thyroid disease complicated by heart disorder.*Thuộc tuyến giáp - tim 1. Liên quan đến tim và tuyến giáp. 2. Một người mắc bệnh tuyến giáp bị biến chứng bởi rối loạn tim*

thyrocele [" + kele, tumor, swelling]. Enlarged condition of the thyroid gland SYN: goiter.*Bướu giáp Tình trạng lớn lên của tuyến giáp. Đn: goiter.*

thyroehondrotomy [` + chondros, cartilage, + tome, incision]. Surgical incision of thyroid cartilage.*(Thủ thuật) Mở sụn giáp Sự phẫu thuật sụn giáp.*

thyrocolloid Colloid contwined in the thyroid gland.*Keo giáp Dạng keo được chứa trong tuyến giáp.*

thyrocricotomy [" + ,- krikos, ring, + tome, incision]. Division "` of the cricothyroid membrane.*(Thủ thuật) Mở màng nhẫn giáp Sự phân chia của màng sụn nhẫn giáp.*

thyroepiglottic [" + epi, upon, + glottis, back of tongue]. Rel. to the thyroid and epiglottis.*Thuộc tuyến giáp nắp thanh quản Liên quan đến tuyến giáp và nắp thanh quản.*

thyroepiglottic muscle. Muscle arising on inner surface of thyroid cartilage. It extends upward and backward and is inserted on the epiglottis. It depresses the epiglottis.*Cơ giáp - nắp thanh quản Cơ phát sinh bề mặt bên trong sụn tuyến giáp. Nó kéo dài lên và xuống và nó được lồng vào trên nắp thanh quản. Nó hạ nắp thanh quản xuống.*

thyroepiglottideus Muscle in the thyroid cartilage that depresses the epiglottis.*Cơ giáp - nắp thanh quản Cơ trong sụn tuyến giáp. Nó hạ nắp thanh quản xuống.*

thyrofissure . Surgical creation of an opening through the thyroid cartilage in order to expose the inside of the larynx.*(Thủ thuật) mở sụn giáp Thủ thuật phẫu thuật mở một khe thông qua sụn tuyến giáp để bộc lộ bên trong thanh quản.*

thyrogenic, thyrogenous [" + gennan, to produce]. Having its origin in the thyroid.*(Do) Tuyến giáp Có nguồn gốc của nó ở tuyến giáp.*

thyroglobulin [" + L. globules, globule]. 1. A iodine-containing protein

secreted by the thyroid gland and stored within its colloid substance. 2. USP. A substance obtained by the fractionation of thyroid glands from the hog, Sus scro(a. Trade name is Proloid.*thyroglobulin 1. Một protein chứa iod được tiết qua tuyến giáp và được chứa trong chất dạng keo của nó. 2. Một chất lấy được qua phân đoạn của tuyến giáp từ lợn thiến, Sus serofa. Tên thương mại là Proloid*

thyroglossal [" + glossa, tongue]. Pert. to the thyroid gland and the tongue.*(Thuộc) giáp - lưỡi Liên quan đến tuyến giáp và lưỡi.*

thyrogiossaI duct. A duct that in the embryo connects the thyroid diverticulum with the tongue. It eventually disappears, its point of origin being indicated as a pit, the foramen cecum. It sometimes persists as an anomaly.*Ống giáp - lưỡi Một ống nằm trong phôi nối túi thừa tuyến giáp với lưỡi. Cuối cùng nó biến mất, điểm gốc của nó được biết như một hố, manh tràng lỗ. Nó đôi khi kéo dài như một dị tật*

thyrohyal Concerningthethyroid cartilage and the hyoid bone.*Thuộc sụn giáp - xương móng, sừng lớn - xương móng Liên quan đến sụng giáp và xương móng.*

thyrohyoid [" + hyoeides, U-shaped). Rel. to thyroid cartilage and hyoid bone.*(Thuộc) giáp - xương móng Liên quan đến sụn tuyến giáp và xương móng.*

thyroid [" + eedos, form shape]. *Tuyến giáp Bột tuyến giáp.*

thyroid cachexia. Exophthalmic goiter. SEE: hyperthyroidism.*Bướu giáp lồi mắt Xem: hyperthyroidism.*

thyroid cartilage. The principal cartilage of the larynx consisting of two broad laminae united anteriorly to form a V-shaped structure. It forma a subcutaneous projection called the laryngeal prominence or Adam's apple. SEE: thyroid gland for illus.*Sụn giáp Sụn chính của thanh quản gồm có hai phiến lớn kết hợp phia trước để tạo ra một cấu trúc hình chữ V. Nó tạo ra một phần nhô ra dưới da được gọi là gò thanh quản hoặc trái táo Adam. Xem: thyroid gland for illus*

thyroid crisis. Thyroid storm.*thyroid crisis Cơn tuyến giáp.*

thyroidea accessoria; thyroidea ima Accessory thyroid.*thyroidea accessoria; thyroidea ima Tuyến giáp phụ.*

thyroidectomized [" + eidos, form, shape, + ektome, excision]. With the thyroid gland removed. *thyroidectomized (Được) phẫu thuật tuyến giáp.*

thyroidectomy Excision of the thyroid gland.*(Thủ thuật) Cắt bỏ tuyến giáp Sự phẫu thuật cắt bỏ tuyến giáp.*

thyroid function tests. *Xét nghiệm chức năng tuyến giáp*

thyroid gland. A gland of internal secretion located in the base of the neck on both sides of the lower part of the larynx and upper part of trachea. It consists of two lateral lobes connectedby an isthmus. Sometimes a third medial or pyramidal lobe extends upward from the isthmus. Histologically it consists of a large number of closed vesicles called follicles that contain a homogeneous substance called colloid, which contains the thyroglobulin. It in turn contains various active substances such as thyroxine. The thyroid gland is enlarged in goiter and it may pulsate. SEE: illus.*Tuyến giáp Một tuyến nội tiết nằm trong nền của cổ trên hai phía của phần thấp của thanh quản và phần trên của khi quản. Nó gồm có hai thùy bên được nối bởi một eo. Đôi khi một thùy tháp hoặc thùy giữa thứ ba kéo dài lên phía trên từ eo này. Theo mô học nó gồm có một số mụn kín được gọi là nang nó chứa một chất đồng nhất được gọi là keo chứa thyroglobulin. Đến lượt mình, nó lại chứa nhiều chất hoạt động như thyroxine. Tuyến giáp lớn thành bướu giáp và nó có thể có nhịp đập. Xem: minh họa.*

thyroidisrn Disease caused by hyperactivity of the thyroid gland.*Chứng tăng năng huyết giáp; nhiễm độc liều cao tuyến giáp Bệnh gây ra bởi sự tăng hoạt động của tuyến giáp.*

thyroiditis [" + eidos, form, shape, + itis inflammation]. Inflammation of the thyroid gland. SEE: strums, Riedel's.*Viêm tuyến giáp Sự viêm của tuyến giáp. Xem: struma, Riedel's.*

t., giant cell. Thyroiditis characterized by presence of giant cells, round-cell infiltration, fibrosis, and destruction of follicles.*Viêm tuyến giáp tế bào khổng lồ Viêm tuyến giáp được tạo ra bởi sự có mặt của những tế bào khổng lồ, sự thâm nhiễm tế bào tròn, sự xơ hóa, và sự phá hủy các nang*

t., Hashimoto's. A form of autoimmune thyroiditia that affects women eight times more often than men. Clinically there is an enlarged thyroid and hypothyroidism. The treatment is life-long replacement therapy with thyroid hormone.*Viêm tuyến giáp Hashimoto Một dạng viêm tuyến giáp tự miễn ảnh hưởng đến phụ nữ tám lần nhiều hơn đàn ông. Về lâm sàng có một tuyến giáp lớn lên và giảm năng tuyến giáp. Chữa bằng liệu pháp thay thế lâu dài với hormon tuyến giáp.*

thyroidomania [" + "+ mania, frenzy]. Mental disorder associated with hyperthyroidism.*Rối loạn tâm thần tăng năng tuyến giáp Rối loạn tinh thần liên quan đến tăng năng tuyến giáp.*

thyroidotomy [" + " + tome, incision]. Incision of the thyroid gland.

Thủ thuật mở tuyến giáp Thủ thuật phẫu thuật tuyến giáp.

thyroidotoxin A substance that is specifically toxic for cells of the thyroid gland.*Độc tố giáp Một chất nó đặc biệt độc đối với những tế bào của tuyến giáp.*

thyroid-stimulating hormone. ABBR: TSH. Hormone secreted by the anterior lobe of the pituitary that stimulates the thyroid gland. SYN: thyrotropin.*Hormon kích giáp Viết tắt TSH. Hormon được phân tiết bởi thùy trước của tuyến yên, nó kích thích tuyến giáp. Đn: thyrotropin*

thyroid storm. *Con tuyến giáp*

Thyrolar. Trade name for liotrix.

Thyrolar Tên thương mại của liotrix.

thyrolysin Anything that destroys thyroid tissue.*Tiêu giáp Điều gì phá hủy mô tuyến giáp.*

thyrolytic [Gr. thyreos, shield, + lysis, dissolution]. Causing destruction of thyroid tissue.*Tiêu mô giáp Gây ra sự phá hủy mô tuyến giáp.*

thyromegaly [" + megas, large]. Enlargement of the thyroid gland.

(Chứng) phì đại tuyến giáp, chứng to tuyến giáp Sự phì đại của tuyến giáp.

thyromimetic Concerning action(s) similar to that produced by the thyroid hormone.*Giống giáp Liên quan đến hành động giống với hành động được tạo ra bởi hormon.*

thyroparathyroidectomy [" + pares, beside, + thyreos, shield, + eidos,form,shape, + ektome, excision]. Surgical removal of the thyroid and parathyroid glands.*(Thủ thuật) cắt bỏ tuyến cận giáp Thủ thuật cắt bỏ tuyến giáp đến cận giáp.*

thyropathy [" + pathos, disease, suffering]. Any disease of the thyroid.

Bệnh tuyến giáp Bất kỳ bệnh nào về tuyến giáp.

thyroprival [" + L. prious, single, set apart]. Pert. to a condition resulting from loss of function or removal of the thyroid gland.*Mất tuyến giáp, mất năng tuyến giáp Liên quan đến một tình trạng do mất chức năng hoặc thiếu tuyến giáp.*

thyroprivia [" + L. prious, single, set apart]. Hypothyroidism due to deficient action or removal of the thyroid.*Mất tuyến giáp, mất năng tuyến giáp Sự giảm năng tuyến giáp do hành động thiếu hụt của hoặc cắt bỏ tuyến giáp.*

thyroptosis [" + ptosis, a dropping]. Downward displacement of the thyroid into the thorax.*(Chứng) sa tuyến giáp Sự đối chỗ xuống dưới của tuyến giáp vào ngực.*

thyrosis [" + osis, condition]. Any condition due to abnormal function of the thyroid.*Loạn tuyến giáp Một tình trạng do chức năng không bình thường tuyến giáp.*

thyrotherapy [" + therapeia treatment]. Treatment with thyroid gland extracts.*Liệp pháp giáp Điều trị*

bằng chế phẩm tuyến giáp. Sự chữa trị với chế phẩm tuyến giáp.

thyrotome [" + forces, incision]. Knife for cutting the thyroid cartilage.*Dao cắt sụn giáp Dao dùng để cắt sụn giáp.*

thyrotomy 1. The splitting of the thyroid cartilage anteriorly in midline in order to expose laryngeal structures. 2. Surgery on the thyroid gland.*(Thủ thuật) mở sụn giáp, (thủ thuật) mở tuyến giáp 1. Việc tách sụn tuyến giáp phía trước ở đường giữa để bộc lộ những cấu trúc thanh quản. 2. Phẫu thuật trên tuyến giáp.*

thyrotoxic [" + toxikon, poison]. Pert. to, affected by, or marked by toxic activity of the thyroid gland.

(Thuộc) nhiễm độc tuyến giáp Liên quan đến, bị ảnh hưởng, hoặc được tạo ra bởi hoạt động nhiễm độc của tuyến giáp.

thyrotoxieosis [" + "+ osis, condition]. Toxic condition due to hyperactivity of the thyroid gland. SYN: goiter, exophthalmie.

SYM: Rapid heart action; tremors; elevated basal metabolism; enlarged gland; exophthalmos; nervous symptoms; and lose of weight.*(Chứng) nhiễm độc do tuyến giáp Tình trạng nhiễm độc do tăng hoạt động của tuyến giáp. Đn: goiter, exphthalmic*

Triệu chứng: Hoạt động tim nhanh; run; sự chuyển hóa cơ bản được nâng lên, tuyến lớn ra; chứng lồi mắt; triệu chứng thần kinh và giảm trọng lượng.

thyrotoxin A toxin produced in the thyroid gland.*Độc tố giáp Một độc tố được tạo ra trong tuyến giáp.*

thyrotrophic Thyrotropic, q.v.

Hướng giáp, ảnh hưởng đến tuyến giáp Tham khảo Thyrotropic.

thyrotrophin Thyrotropin, q.v.

Hướng giáp tố Tham khảo Thyrotropin.

thyrotropic [" + trope, a turning]. That which has an affinity for or stimulates the thyroid gland.*Hướng tuyến giáp, ảnh hưởng đến tuyến giáp Có một ái lực hoặc kích thích tuyến giáp.*

thyrotropic hormone. Thyrotropin.

thyrotropic hormone Hormon hướng tuyến giáp.

thyrotropin Hormone secreted by the anterior lobe of the pituitary that stimulates the thyroid gland. SYN: thyroid-stimulating hormone.*Hướng giáp tố Hormon bởi thùy trước của tuyến yên kích thích tuyến giáp. Đn: thyroid stimulating hormon*

thyrotropism Affinity for the thyroid.*Hướng giáp Ái lực đối với tuyến giáp.*

thyroxine [Gr. thyreos, shield]. ABBR: T,. 3,5,3',5'-tetraiodothyronine, a hormone produced by the thyroid gland. Used in the treatment of hypothyroidism.*Thyroxin Viết tắt T4. tetraiodothyronin 3, 5, 3', 5', một hormon được tạo ra bởi tuyến* giáp. Được sử dụng trong việc chữa trị giảm năng tuyến giáp

Ti, Chem. symb. for titanium.*Ti. Ký hiệu hoá học chất titanium.*

TIA, transient ischemic attack.*TIA Vi ét tắt của transient ischemic attack - Cơn thiếu máu cục bộ thoáng qua.*

tibia [L., tibia, shinbone]. The inner and larger bone of the leg between the knee and ankle articulating with the femur above and with the talus below.*Xương chày Xương lớn hơn và bên trong của chân giữa đầu gối và mắt cá khớp với xương đùi phía trên và với xương sên phía dưới.*

t., saber-shaped. A deformity of the tibia due to gummatous periostitis (syphilitic) in which it curves outward.*Xương chày hình kiếm Sự biến dạng của xương chày do viêm màng xương giang mai cong ra phía ngoài.*

t valga. A bulging of the lower legs in which the convexity is inward. SYN: genu ualgum.*Xương chày cong ra Chỗ phình ra của cẳng chân trong đó mặt lối vào trong. Đn: genu valgum.*

t., vara. A bowing of the lower legs in which the convexity is outward. SYN: genu oarum.*Xương chày cong vào Chỗ phình ra của cẳng chân trong đó mặt lối ra ngoài. Đn: genu varum.*

tibiad [" + ad, to]. Toward the tibia. *tibiad Về phía xương chày.*

tibial [L. tibialis]. Concerning the tibia.*(Thuộc) xương chày Liên quan đến xương chày.*

tibialgia [" + Gr. algos, pain]. Pain in the tibia.*Đau xương chày Đau ở xương chày.*

tibialis [L.]. [NA] Pert. to the tibia. *(Thuộc) xương chày Liên quan đến xương chày.*

tibioadductor reflex [L. tibia, shinbone, + adducere, to lead to]. Adduction of either the stimulated leg or the opposite one when the tibia is percussed on the inner side.*Phản xạ xương chày - cơ dạng Sự khép của chân bị kích thích hoặc chân đối diện khi xương chày được gõ nhẹ thần đoán trên mặt bên trong.*

tibiocalcanean Concerning the tibia and calcaneus bones.*(Thuộc) xương chày gót Liên quan đến xương chày và xương gót*

tibiofemoral ["+ L. femur, thigh]. Rel. to the tibia and femur.*(Thuộc) xương chày - đùi Liên quan đến xương chày và xương đùi.*

tibiofibular [" + L. fibula, pin]. Rel. to the tibia and fibula.*(Thuộc) xương chày -- mắc Liên quan đến xương chày và xương mắc.*

tibionavicular Concerning the tibia and navicular bones.*(Thuộc) xương chày - ghe Liên quan đến xương chày và xương ghe.*

tibioperoneal Tibiofibular. *tibioperoneal (Thuộc) xương chày - mắc.*

tibioscaphoid Tibionavicular. *tibioscaphoid (Thuộc) xương chày - ghe.*

tibiotarsal [" + Gr, tarsos, broad, flat surface]. Rel. to the tibia and tarsus. *(Thuộc) xương chày - cổ chân Liên quan đến xương chày và xương cổ chân.*

tic [Fr.]. *Chứng máy cơ, tic.*

t., convulsive. Spasm of muscles of face supplied by the seventh cranial nerve,*Chứng máy cơ co giật Sự co cứng của các cơ mặt được cung cấp bởi thần kinh sọ*

t., douloureux. *Chứng máy cơ mạch đau.*

t., facial. Tic of the facial muscles. *Chứng máy cơ mặt Chứng máy các cơ mặt.*

t., habit. Habitual repetitionofagrimace or muscular action.*Sự máy cơ quen thói Sự lặp đi lặp lại của một hành động nhăn mặt theo thói quen hoặc hành động cơ bắp.*

t., rotatoir. Spasmodic torticollis in which head and neck are forcibly rotated or turned from one side to the other.*Chứng máy cơ quay Vẹo cổ co cứng trong đó đầu và cổ bị quay cưỡng bức hoặc quay từ một phía đến phía khác.*

t., spasmodic. Tonic contractions and paralysis of muscles of one or both sides of the face.*Máy cơ co cứng Sự co cứng trương lực và viêm các cơ của một hoặc cả hai phía mặt*

Ticar. Trade name for ticarcillin disodium.*Ticar Tê, thương mại của ticarcillin disodium.*

ticarcillin disodium, sterile USP. A semisynthetic penicillin esp. effective against Pseudonwnas aeruginosa. Trade name is Ticar. *ticarcillin disodium, sterile Một loại thuốc penicillin tổng hợp đặc biệt tác động chống lại Pseudomonas aeruginosa. Tên thương mại là Ticar.*

tick [ME. tyke].*tick Tic, ve.*

tick bite. *Vết cắn của ve*

tick-borne rickettsiosis. A variety of tickborne rickettsial diseases similar to Rocky Mountain spotted fever. They are caused by a rickettsial organism (Rickettsia rickettsii) transmitted by Ixodid ticks. *tick-borne rickettsiosis 1. Cảm giác lạ thường được gây ra bởi cảm giác buồn chán hoặc việc sờ nắm đặc biệt trong một số vùng trong sự chuyển động cơ bắp phản xạ, tiếng cười, hoặc chứng loạn thần kinh. 2. Để đánh thức một cảm giác bằng cách sờ lên bề mặt nhẹ nhàng.*

tickle [ME. tikelen]. 1. Peculiar sensation caused by titillation or touching, esp. in certain regions, resulting in reflex muscular movements, laughter, or hysteria. 2. To arouse such a sensation by touching a surface lightly. *Sự cù, làm buồn buồn Sự kích thích nhẹ nhàng về một bề mặt cảm giác và ảnh hưởng phản xạ của nó, như tiếng cười không chủ ý. Đn: titillation.*

t.i.d. L. ter in die, three times a day. *t.i.d. Viết tắt của ter in die - ba lần*

một ngày.

tidal Periodically rising and falling, increasing and decreasing. *Tăng giảm định kỳ Tăng lên và giảm xuống.*

tidal air. Air that is inhaled and exhaled during normal quiet breathing. SEE: air; respiration. *tidal air Không khí được hít vào và thở ra trong khi thở bình thường. Xem: air; respiration.*

tidal drainage. The drainage of a paralyzed bladder by use of an automatic irrigation apparatus. *Sự dẫn lưu lên xuống Sự dẫn lưu của một bàng quang bị liệt bằng cách sử dụng một máy thụt tự động.*

tide [AS.tid, time]. Alternate rise and fall; a space of time.*Triều, thủy triều Luân phiên tăng lên và hạ xuống; một khoảng thời gian.*

t., acid. Temporary increase in acidity of urine due to increased secretion of alkaline substances into the duodenum or after fasting.*Triều tăng acid Độ tăng acid của nước tiểu tạm thời do sự phân tiết của chất kiềm tăng lên trong tá tràng hoặc sau khi ăn chay.*

t., alkaline. Temporary decrease in acidity of urine following awakening and after meals. The former results from hyperpnea, in which excess CO is eliminated; the latter results from increase of base in the blood following the secretion of HCl into gastric juice.*Triều tăng kiềm Sự giảm tạm thời độ acid của nước tiểu sau khi thứcdậy và sau bữa ăn. Những kết quả trước đây từ chứng thở nhanh sâu, trong đó CO dư thừa được loại bỏ; những kết quả sau này từ sự tăng base trong máu theo sau sự tiết của HCl trong dịch vị.*

t., fat. Increased fat in the lymph and blood after a fatty meal.*Triều tăng mỡ Mỡ được tăng lên trong bạch huyết và máu sau bữa ăn có nhiều mỡ.*

Tietze's syndrome [Alexander Tietze, Ger. surgeon 1864-1927] Inflammation of the costochondral cartilages. A self-limiting disease of unknown etiology. Pain may be confused with that of myocardial infarction. There is no specific therapy, but some relief will be provided by injecting the area with procaine and corticosteroids.*Hội chứng Tietze [Alexander Tietze, bác sĩ giải phẫu người Đức 1864-1927] Viêm sụn sườn. Một căn bệnh tự giới hạn, bệnh học chưa được biết. Cơn đau có thể bị lẫn lộn với nhồi máu cơ tim. Không có liệu pháp đặc hiệu, nhưng bệnh sẽ giảm khi tiêm vào vùng này một loại thuốc gây mê cục bộ và loại steroid hormon.*

Tigan. Trade name for trimethobenzamide hydrochloride. *Tigan Tên thương mại của trimethobenzamide hydrochloride.*

tigering [Gr.tigris, tiger]. Tigerlike striped appearance of heart muscle due to irregular areas of fatty degeneration. Seen in conditions that cause severe anoxemia such as anemia.

Vần cọp Vẻ bề ngoài của cơ tim có vằn như con cọp do những vùng bất thường của thoái hóa mỡ. Thấy trong những trạng thái nó gây ra sự giảm bão hòa oxy huyết nghiêm trọng như thiếu máu.

tigretier [Fr.]. A dancing mania or form of tarantiam due to bite of a poisonous spider, occurring in Tigre, Abyssinia.*Múa sông tigre Một sự hưng cảm nhảy múa hoặc hoặc dạng tarantism do vết cắn của nhện có chứa độc tố, xảy ra ở vùng sông Tigre, Abyssinia.*

tigroid [Gr. tigroeides tiger-spotted]. Striped, spotted, or marked like a tiger.*Sọc vằn Có những chấm, sọc, nốt hoặc dấu giống như một con cọp.*

tigroid bodies. Masses of chromophil substance present in the cell bodies of neurons. SYN: Nissl bodies.

Những thể hình sọc Những khối lượng chất ưa nhuộm màu có mặt trong những thể tế bào nơ ron. Đn: Nissl bodies.

tigrolysis SYN: chromatolysis.*Sự phân hủy thể ưa màu Đn: carphology.*

tilmus [Gr. tilmos, a plucking]. Delirious picking at the bedclothes by the patient. SYN: carphology.*Tay bắt chuồn chuồn Đn: carphology.*

tiltomete A device for measuring the degree of tilt of a bed or operating table. Used when spinal anesthesia has been given in order to know which end of the spinal canal is lower.

Thước đo độ nghiêng Một dụng cụ dùng để đo độ nghiêng của giường hoặc bàn mổ. Được sử dụng khi sự gây mê cột sống để biết phần cuối của khe cột sống thấp hơn.

timbre [Fr., a bell to be struck with a hammer]. Resonance quality of a sound by which it is distinguished, other than pitch or intensity, depending upon the number and character of vibrating body's overtones.*Âm sắc Chất lượng cộng hưởng của một âm thanh qua đó phân biệt dựa vào số và tính chất của giọng rung.*

time [AS. lima, time]. Interval between beginning and ending; measured duration.*Thời gian Khoảng giữa bắt đầu và kết thúc.*

t., bleeding. Time required for bleeding from a small wound to cease. Usually tested by puncturing the lobe of the ear. Normal time is 1 to 3 minutes. SEE: bleeding time.

Thời gian chảy máu Thời gian cần thiết cho sự chảy máu từ một vết thương nhỏ đến khi ngừng. Thường đượcxét nghiệm bởi việc đâm thủy tai. Thời gia bình thường là 1 đến 3 phút. Xem: bleeding time.

t., clot retraction. *Thời gian co đồng cục máu.*

t., coagulation. *Thời gian đông máu.*

t., doubling. Length of time needed for a malignant tumor cell population

to double in size.*Thời gian để gấp đôi Chiều dài của thời gian cần cho một số lượng tế bào khối u ác tính để gấp đôi lên về kích cỡ.*

t., median lethal, Time required for the death of 50% of the individuals of an organism group that were given an exposure to ionizing radiation.*Thời gian bán tử vong Thời gian cần cho sự chết 50% những cá nhân của một nhóm sinh vật được phơi bày dưới phóng xạ ion hóa.*

t., prothrombin. Time needed for oxalated plasma to clot, measured in seconds, after adding thromboplastin and recalcifying.*Thời gian prothrombin Thời gian cần cho huyết tương oxalat đông cục, được đo trong bằng giây, sau khi thêm thromboplastin và cung cấp calci*

t., reaction. Period between application of a stimulus and the response. *Thời gian phản ứng Thời gian giữa sự thực hiện một sự kích thích và phản ứng.*

t., setting. Time required for a material to polymerize or harden, as in dental amalgam, cement, plaster, resin, or stone.*Thời gian khô cứng Thời gian cần cho một vật chất polyme hóa cứng lại, như trong amalgam răng, xi măng, thạch cao, nhựa hoặc đá.*

t., thermaldeath. Time required to kill a bacterium at a certain temperature.*Thời gian chết nhiệt Thời gian cần để giết một vi khuẩn ở một nhiệt độ nhất định.*

time frame. The limits of time for any event or occurrence.*Khung thời gian Những giới hạn thời gian đối với một sự việc hoặc sự xảy ra nào đó.*

time inventory. An assessment approach used by occupational therapists to determine a patient's perception of the value of time and its organization.*Kiểm kê thời gian Một phương pháp đánh giá được sử dụng bởi những bác sĩ điều trị nghề nghiệp để xác định sự cảm nhận của bệnh nhân về giá trị và tổ chức thời gian.*

timer Device for measuring, signaling, recording, or otherwise indicating elapsed time. Various forms of timers are used in x-ray, surgical, and laboratory work.*Đồng hồ tự động Dụng cụ dùng để đo, báo hiệu, ghi lại hoặc cho biết thời gian trôi qua. Nhiều dạng đồng hồ tự động được sử dụng trong tia X, phẫu thuật và công việc nghiên cứu*

Timoptic Solution. Trade name for timolol maleate.*Timoptic Solution Tên thương mại của timolol maleat.*

tin [AS.]. SYMB: So. At. wt. 118.69; at. no. 50. A metallic element used in various industries, and in making certain tissue stains. SEE: tin poisoning.*Thiếc Ký hiệu hóa học: Sn. Một nguyên tố kim loại được sử dụng trong nhiều ngành công nghiệp, và trong một số thuốc nhuộm. Xem: tin poisoning.*

Tinactin. Trade name for tolnaftate.

Tinactin Tên thương mại của tolnaftate.

tinct. tincture. *Cồn thuốc.*

tinctable Stainable. *Nhuộm được.*

tinction [L. tingere, to dye].1. The process of staining. 2. A stain. *Nhuộm: 1. Tiến trình nhuộm. 2. Thuốc nhuộm.*

tinctorial [L. tinctorius, dyeing]. Rel. to staining or color.*(Thuộc) Nhuộm Liên quan đến việc nhuộm hoặc nhuộm màu.*

tinctura [L., a dyeing]. (pl. tincturae) Tincture.*tinctura Cồn thuốc.*

tincturation Making a tincture from an appropriate drug.*tincturation Việc tạo ra một cồn thuốc, một loại thuốc thích hợp.*

tincture [L. tincture, a dyeing].*tincture Cồn thuốc.*

tincture of iodine. Obsolete term for simple alcoholic solution of iodine. *Cồn iod Thuật ngữ không còn dùng nữa đối với dung dịch cồn iod đơn.*

tincture of iodine poisoning. This commonly used antiseptic is sometimes taken by mouth either accidentally or for the purpose of suicide. *Nhiễm độc cồn iod Loại thuốc sát khuẩn được sử dụng thông thường này, đôi khi uống nhầm hoặc với mục đích tự tử*

Tindal. Trade name for acetophenazine maleate.*Tindal Tên thương mại của acetophenazine maleat.*

tinea [L., worm]. Any fungus skin disease occurring on various parts of the body, the name indicating the part affected. Ex.: tines barbae (beard), tines corporis (body). Commonly called ringworm. SEE: dermatomycosis.*Bệnh nấm da, nấm lông Bệnh nấm trên da xảy ra trên nhiều bộ phận của cơ thể, tên này cho biết phần bị ảnh hưởng.*

t., amianacea. Pityriasis amiantacea, q.v.*Bệnh nấm da amiantacea Tham khảo bệnh vảy cám amiantacea.*

t., baibae. A fungus skin disease of the bearded portions of neck and face. SYN: barber's itch.*Bệnh nấm râu Bệnh nấm trên da của những vùng cổ và mặt có râu. Đồng ghĩa: barber's itch.*

t., capitis. A fungal infection of the scalp. May be due to one of several types of Microsporum or Trichophyton tonsurons.*Bệnh nấm da đầu Sự nhiễm nấm của da đầu có thể do một trong những loại MIcrosparum hoặc Trichophyton tonsyrans.*

t., coiporis. *Bệnh nấm da thân.*

t., clubs. A fungus skin disease of surfaces of contact in the scrotal, aural, anal, and genital areas. SYN: dhobie itch.*Bệnh nấm da đùi Bệnh nấm da của những bề mặt tiếp xúc trên những vùng biu, đùi, hậu môn và sinh dục. Đn: dhobie itch.*

t., imbricate. Chronic tines caused by Trichophyton concentricum. It is present in tropical regions. The annular lesions have scales at their periphery.*Bệnh nấm da vảy xếp lớp Bệnh nấm da mạn tính do Trichophyton concentricum. Nó thường xảy ra ở những vùng nhiệt đới. Những vết thương hình vòm có vảy ở ngoại vi của chúng.*

t., kerion. Kerion, q.v.*t., kerion Bệnh nấm da tổ ong.*

t., nigra. An asymptomatic superficial fungal infection that affects the skin of the palms. Characterized by deeply pigmented, macular, non-scaly patches. SYM*pityriasis nigru**Bệnh nấm da thương tổn màu đen Bệnh nhiễm nấm bề mặt không triệu chứng nó ảnh hưởng đến da của gan bàn tay. Tạo ra những vết đốm không vảy, Đốm có màu đậm. Đn: pityriasis nigra.*

t., pedis. A fungus skin infection of the foot. SYN: athlete's foot; dermatophytosis.*Bệnh nấm da chân Sự nhiễm nấm da của bàn chân. Đn: athlete's foot; dermatophytosis.*

t., profunda. A rare type of tines, characterized by indolent nodules and plaques. These skin lesions may ulcerate.*Bệnh nấm da sâu Một loại bệnh nấm da hiếm thấy được tạo ra bởi những nốt và những mảng không đau. Những vết thương trên da này có thể lở loét.*

t., sycosis. T. barbae, q.v.*t., sycosis Bệnh nấm râu.*

t., unguium. Onychomycosis.*t., unguium Bệnh nấm da nấm móng.*

t., versicoloi. Fungus infection of skin producing branny patches that are yellow or fawn-colored. Topically applied acrisorcin cream is effective in treating the causative agent, the fungus Malassezia furfur. SYN: pityriasis uersicolor.*bệnh nấm da nhiều màu Bệnh nhiễm nấm trên da tạo ra những đốm có màu vàng hoặc màu nâu vàng. Kem acrisorcin có hiệu quả trong việc chữa trị tác nhân gây ra nguyên nhân, nấm Malassezia furfur. Đn: pityriasis versicolor*

Tinel's sign [Jules Tinel, Fr. neurologist, 1879-1952] Cutaneous tingling sensation produced by pressing on or tapping the nerve trunk that has been damaged or is regenerating following trauma.*Dấu hiệu Tinel [Jules Tinel, bác sĩ chuyên khoa thần kinh người Pháp 1879-1952] Cảm giác đau nhói trên da khi ấn hay gõ thân dây thần kinh chỗ bệnh hay đang hồi phục sau chấn thương.*

tine test A skin test for tuberculosis. The tuberculin is on metal tines that are barely pressed into the skin. The test is read in 48 and 72 hours. The unit is sterile and disposable and therefore is very useful in mass surveys SEE: tuberculin test.*tine test Nghiệm pháp tuberculin.*

tangibility The property of being stainable.*tangibility Đặc tính nhuộm được.*

tangible [L. ringers, to stain]. Capable of being stained by a dye.*Nhuộm được Khả năng có thể nhuộm được bằng thuốc nhuộm*

tingle A prickling or stinging sensation. May be caused by cold or nerve injury.*Ớn lạnh, rùng mình Một cảm giác gai chích hoặc kim châm. Có thể bị gây ra bởi lạnh hoặc bị thương dây thần kinh.*

tinnitus [L., a jingling]. A subjective ringing or tinkling sound in the ear.*Tiếng rào rào tai Một âm thanh reng hoặc leng keng trong tai.*

t., aurium. Ringing, tinkling, buzzing, or other sounds in the ear. Found in certain diseases of the exterior, middle, or inner ear. SYN: sonitus.*Tiếng ù tai Âm thanh reng, leng keng, ù, hoặc những âm thanh khác tron tai. Thấy ở một số bệnh về tai ngoài và tai giữa hoặc tai trong. Đn: sonitus.*

tin poisoning. Tin in soldered containers has occasionally been responsible forpoisoning. This is exceedingly rare.

SYM: Metallic taste in mouth, gastrointestinal irritation, nausea, vomiting, cramping, and diarrhea.

TREAT: Wash out stomach and administer bland or soothing drinks.

Nhiễm độc thiếc Thiếc trong những vật chứa được hàn đôi khi bị nhiễm độc. Điều này hiếm khi quá mức.

Triệu chứng: Vị kim loại trong miệng, sự kích thích ruột non, buồn nôn, ói mửa, chuột rút và tiêu chảy.

Chữa trị: Rửa ruột hoặc uống thuốc tránh tĩnh

tintometer [L. tinctus, a dyeing, + Gr. matron, a measure]. A scale of different shades of color to determine by comparison the intensity of color of the blood or other fluid.*Sắc kế Một thang có những bóng sắc màu khác nhau để xáÀc định bằng sự so sánh cường độ của màu sắc của máu hoặc dịch khác.*

tintometric Rel. to tintometry.*Đo màu Liên quan đến phép đo màu.*

tintometry Estimation of color by comparison with a scale of colors.*Phép đo màu Sự ước lượng màu sắc qua sự so sánh với một thang màu sắc*

tip [ME]. A point or apex of a part.*Đầu nhọn, đỉnh, chóp Một điểmhoặc đỉnh của một bộ phận.*

tipped uterus. *Tử cung có đỉnh.*

tipping Angulation of a tooth about its long axis. *tipping Góc của một chiếc răng quanh trục dài.*

tiqueur [Fr.]. One afflicted with a tic.*tiqueur Người bị giật máy.*

tire [AS. teorian, to tire]. 1. Exhaustion; fatigue. 2. To exhaust or fatigue. 3. To become fatigued. *tire 1. Kiệt sức; mới mệt. 2. Làm kiệt sức hoặc mới mệt. 3. Bị mệt mới*

tirefond [Fr.]. Appliance like a corkscrew for raising depressed portions of bone or for removing foreign bodies. *Cái kéo sâu Một dụng cụ có hình xoắn ốc dùng để đỡ những*

phần bị xương ép hoặc dùng để lấy vật lạ.

tires Condition marked by constipation, vomiting, muscular tremors, and pain. SYN: trembles. *Đau rung Một tình trạng được nhận biết do táo bón, nôn, co cơ, và đau. Đn: trembles.*

tiring Fastening wire around the fragments of a bone. *Buộc Buộc một dây quanh dây chẳng của một xương.*

tissue [O. Fr. tissu, from L. texere, to weave]. A group or collection of similar cells and their intercellular substance that act together in the performance of a particular function. The primary tissues are epithelial, connective, skeletal, muscular, glandular, and nervous.*Mô Một nhóm hoặc tập hợp những tế bào tương tự và chất gian bào cùng tác động trong một chức năng đặc biệt. Những mô chính là những biểu mô, mô liên kết, xương, cơ, tuyến và dây thần kinh.*

t., adenoid. Lymphoid tissue.*t., adenoid Mô lympho.*

t., adipose. Areolartissuecontainingaggregations of densely packed fat cells. SYN: fat.*Mô mỡ Mô này chứa những tế bào mỡ. Đn: fat.*

t., areolar. A form of loose connective tissue consisting of interlacing collagenous and elastic fibers embedded in a semifluid matrix together with fibroblasts, histiocytes, mast cells, plasma cells, andother cellular elements. It is widely distributed forming the interstitial tissue of most organs, the membranes surrounding blood vessels and nerves and constituting the principal portion of fascia.*Mô thưa Một dạng mô liên kết thưa gồm có những sợi collagen co giãn được gắn chặt trong một chất sệt cùng với nguyên bào sợi, mô bào, dưỡng bào, bào tương, và những thành phần tế bào khác. Nó được phân bố rộng rãi ở những mô kẽ của hầu hết các cơ quan những màng quanh mạch máu và dây thần kinh, tạo thành phần chính của cân mạc.*

t., bony, bone. Bone in its usual or abnormal site, i.e., in calcified tissue.*Mô xương Xương nằm ở vị trí bình thường hoặc bất thường, ví dụ, ở mô bị vôi hóa.*

t., brown adipose, brown fat. A special type of fat in which brown pigment and small fat droplets are present. It is in some mammals, esp. between the scapulae of hibernating animals.*Mô mỡ nâu Một loại mỡ đặc biệt trong đó có sắc tố màu nâu. Nó có trong một số động vật có vú, nhất là ở giữa vai của những động vật ngủ đông.*

t., Cancellous. Spongy bone with many marrow cavities. It is present at the ends of long articular bones and in the interior of most flat bones.*Mô xốp Xương xốp có nhiều hốc tủy.*

Nó ở cuối khớp xương dài và bên trong hầu hết những xương dẹt.

t., cartilage. *Mô sụn.*

t., chondroid. Embryonic cartilage. *Sụn phôi Mô dạng sụn.*

t., chordal. *Mô nguyên sống.*

t., 's, chromaffin. Tissues containing cells that give the chromaffin reaction. Found in the adrenal medulla and ganglia of the parasympathetic nervous system. SEE: ehromaffin system.*Mô chromaffin Mô chứa những tế bào phản ứng với crôm. Mô này được tìm thấy trong tủy xương. Xem: chromaffin system.*

t., 's, chromophil. Those tissues that give a chromophil reaction; found in the medulla and sympathetic ganglia.*Mô ưa nhuộm Những mô này tạo ra phản ứng chromophil; được tìm thấy trong tủy xương và trung khu thần kinh giao cảm.*

t., cicatricial The thick fibrous tissue formed as part of the healing process in soft tissue wounds.*Mô sẹo Mô sợi dày được hình thành như một phần trong tiến trình chữa lành ở những vết thương mô mềm.*

t., connective. Tiasuethatsupportsand connects other tissues and parts of the body. *Mô liên kết Mô để trợ và nối những mô khác và những phần thân thể. Mô liên kết tương đối ít về số lượng. Phần lớn mô này gồm chất gian nào.*

t., elastic. A form of connective tissue in which yellow elastic fibers predominate. Found in certain ligaments and the walls of blood vessels, esp. the larger arteries.*Mô đàn hồi Một dạng mô liên kết trong đó những sợi đàn hồi màu vàng là phố biến. Mô này thấy trong những dây chẳng và thành mạch máu, nhất là động mạch lớn.*

t., embryonic. T., mucous.*Mô phôi Mô nhầy.*

t., endothelial Endothelium, q.v. *Nội mô Tham khảo Endothelium.*

t., epithelial A form of tissue composed of cells arranged in a continuous sheet consisting of one or several layers. It forms the epidermis of skin, covers surfaces of organs, lines cavities and canals, and forms tubes and ducts and secreting portions of glands. SYN: epithelium.*Biểu mô Một dạng mô gồm có những tế bào được sắp xếp theo một tấm liên tục. Tấm này gồm một hoặc nhiều lớp. Nó hình thành biểu bì, phủ lên bề mặt của các cơ quan, hốc và kênh, và hình thành những ống và những bộ phận tiết của tuyến. Đn: epithelium*

t., erectile. Spongy tissue, the spaces of which fill with blood, causing it to harden and expand. Found in the penis, clitoris, and nipples.*Mô cương Mô xốp, những khoảng được làm đầy bằng máu, gây cứng và nở. Thấy ở dương vật, âm vật và núm vú.*

t., extracellular. All of the tissue and fluids outside of the cells of the body. Included are plasma, serum, lymph, aqueous and vitreous humors, and connective tissue such as collagen, cartilage, and some bone. *Mô ngoại bào Tất cả mô và dịch bên ngoài tế bào của cơ thể, gồm có huyết tương, huyết thanh, bạch huyết, dịch thể, và mô liên kết như chất tạo keo, sụn, và một số xương.*

t., fatty. T., adipose.*t., fatty Mô mỡ.*

t., fibrous. Connective tissue consisting principally of fibers. Includes three types: areolar or loose connective, white fibrous, and yellow fibrous or elastic.*Mô xơ Gồm ba loại: mô quần hoặc mô liên kết mềm, sợi trắng, sợi vàng hoặc đàn hồi.*

t., gelatiginous. Tissue from which gelatin may be obtained by treating it with hot water.*Mô gelatin Mô này lấy được từ chất keo gelatin nhờ xử lý nó với nước nóng.*

t., glandular. A group of epithelial cells capable of producing secretions.*Mô tuyến Một nhóm tế bào biểu mô có khả năng tạo ra dịch.*

t., granulation. The newly formed vascular and cellular tissue produced in the early stages of wound healing. *Mô hạt Mạch máu vừa mới hình thành và mô mạch máu được tạo thành ở những thời kỳ đầu tiên của vết thương được chữa lành.*

t., hard. In dentistry, term used to denote any of the three calcified tissue components of the tooth: enamel, dentin, and cementum.*t., hard Trong nha khoa, thuật ngữ này được sử dụng để chỉ rõ những thành phần của răng bị vôi hóa: men răng, ngà răng, và xương răng.*

t., indifferent. Tissue composed of undifferentiated cells as in embryonic tissue.*Mô không biệt hóa Mô này gồm những tế bào không phân biệt như mô trong phôi.*

t., interstitial. Connective tissue that forma a network with the cellular elements of an organ.*Mô kẽ, mô gian bào Mô liên kết hình thành một mạng lưới với những thành phần tế bào của một cơ quan.*

t., lymphadenoid. Lymphoid tissue present in various sites including the liver, spleen, and bone marrow.*t., lymphadenoid Mô lymphô ở những vị trí khác nhau như gan, lá lách, tủy xương.*

t., lymphoid. A collection of developing and mature lymphocytes mingled with a supportinglattice of connective tissue. Such collections are present in the adenoids, tonsils, and in Peyer's patches in the intestines. *Mô lympho Một tập hợp gồm những tế bào bạch huyết đang phát triển và trưởng thành trộn lần với mạng mô liên kết. Những tập hợp như thế có trong hạch, amindan, mảng Peyer trong ruột.*

t., mesenchymal The embryonic mesenchyme.

t., mesenchymal Trung mô phôi.

t., mucous. Jellylike tissue from which connective tissue is derived. SYN: t., embryonic.*Mô nhầy Tố chức gel mà mô liên kết xuất phát từ đó. Đn: embryonic.*

t., muscular. *Mô cơ.*

t., myeloid. The red bone marrow in which most blood cells are formed. *Mô tủy Túy xương màu đỏ mà hầu hết các tế bào máu được hình thành ở đó.*

t., nerve, nervous. All of the tissue of the central and peripheral nervous systems.*Mô thần kinh Tất cả những mô thuộc hệ thần kinh trung ương và hệ thần kinh thứ yếu.*

t., osseous. Connective tissue with intercellular substance impregnated with phosphate and carbonate of calcium, the mineral substances being two thirds of the bone's dry weight. SYN: bony tissue.*Mô xương Mô liên kết với chất gian bào được làm đầy bằng phosphate và carbonate calcium, những chất khoáng chiếm 2/3 trọng lượng khô của xương. Đn: bony tissue.*

t., reticular. A type of connective tissue consisting of delicate fibers forming interlacing networks. Fibers stain selectively with silver stains and are called argyrophil fibers. It supports lymph nodes and is found in muscular tissue and bone marrow, the spleen, liver, lungs, kidneys, and mucous membranes of the gastrointestinal tract.*Mô lưới Một dạng mô liên kết gồm những sợi mỏng hình thành mạng lưới đan xen vào nhau. Những sợi này chỉ nhuộm màu với bạc và gọi là sợi ưa bạc. Nó đỡ những nốt bạch huyết và thấy ở mô cơ và tủy xương, lá lách, gan, phổi, thận, và màng nhầy của dạ dày ruột non.*

t., scar. T., cicatricial, q.v.*t., scar Mô sẹo.*

t., sclerous. Firm connective tissues such as bone and cartilage.*Mô liên kết chắc cứng Như xương và sụn.*

t., skeletal. The bones, cartilages, and connective tissues that make up the skeleton.*Mô bộ xương Xương, sụn và mô liên kết hình thành khung xương.*

t., splenic. The highly vascular splenic pulp.*t., splenic Mô lách.*

t., subcutaneous. Areolar tissue under and becoming part of the corium.*Mô dưới da Mô liên kết mềm nằm dưới và trở thành một phần của da.*

t., subcutaneous adipose. Adipose tissue within subcutaneous tissue. *Mô mỡ dưới da Mô mỡ nằm trong mô dưới da.*

t., white fibrous. Connective tissue with white inelastic fibers, forming tendons, ligaments, and resistant membranes.*Mô xơ trắng Mô liên kết có những sợi trắng, hình thành gân, dây chẳng và màng bảo vệ.*

t., white nervous. Nervous tissue of medullated nerve fibers.*Mô thần* *kinh trắng Mô sợi thần kinh tủy.*

tissue bank. A facility for collecting, processing, and storing tissue for later transplantation. Tissue stored includes bone, skin, nerve, fascia/, tendon, heart valve, ura mater, cornea, and bone marrow. These are tested for microbial pathogens and stored either in a freeze-dried or frozen state.*Ngân hàng mô Một nơi để chọn và trích trữ mô cho việc cấy ghép sau này. Mô tích trữ gồm có xương, da, thần kinh, gân, van tim, màng cứng, giác mạc, và tủy xương. Những bộ phận này được kiểm tra vi khuẩn gây bệnh và được trữ đông hoặc đông lạnh trong chân không.*

tissue culture. Growth of tissue in vitro on artificial media for experimental research.*Sự cấy mô Sự phát triển mô dựa vào phương tiện nhân tạo để nghiên cứu thực nghiệm.*

tissue factor. ABBR: TF. A protein on the surface of all cells outside the bloodstream, combines with factor 7 and forms TF-7 that combines with factor 10 to form 10 molecules of 10a; these molecules combine with factor 5a which bind to the protein prothrombin and in so doing create 2 million thrombin molecules. This creates 160 billion molecules of fibrin. The fibrin polymer is the major component of a blood clot.*Yếu tố mô Viết tắt TF. Protein nằm trên bề mặt của tất cả các tế bào bên ngoài dòng máu, kết hợp với yếu tố bảy và hình thành TF-7, kết hợp với yếu tố 10 để hình thành 10 phân tử của 10a. Các phần tử này kết hợp với yếu tố 5a gắn với protein prothrombin và sẽ tạo ra 2 triệu phân tử thrombin. Như thế tạo ra 160 tỉ phân tử fibrin. Polymer của fibrin là thành phần chính của cục máu đông.*

tissue plasminogen activator. ABBR: tPA. *Một loại thuốc dùng để làm tan các cục máu Viết tắt tPA.*

tissue typing. Techniques utilized in determining the hiatocompatibility of tissues to be used in grafts and transplants with the recipient's tissues and cells. SEE: transplantation, *Định typ mô Kỹ thuật được sử dụng để nhận biết tương hợp mô, được sử dụng trong việc cấy ghép những mô và tế bào của người được nhận. Xem: trans-plantation.*

tissular Concerning living tissues. *tissular (thuộc) mô.*

t., dioxide. USP. A chemical used to protect the skin from the sun. It is also used in industrial applications to produce a white color in paints and plastics. *t., dioxide Một hóa chất được sử dụng để bảo vệ da chống lại ánh nắng mặt trời. Nó cũng được sử dụng trong những ứng dụng công nghiệp để tạo ra màu trắng trong sơn và nhựa.*

titer [F. titre, standard]. Standard of strength per volume of a volumetric

test solution.*Độ chuẩn Độ chuẩn trên một khối lượng dung dịch.*

t., agglutination. Thehighestdilutionof a serum that will cause clumping or agglutination of the bacteria being tested. *Độ chuẩn kết tập Sự pha loãng cao nhất của huyết thanh sẽ gây sự kết tập hoặc ngưng kết của vi khuẩn được xét nghiệm.*

titillation [L. titillatio, a tickling]. 1. Act of tickling, as in the throat. 2. State of being tickled. 3. Sensation produced by tickling. *Cù 1. Hành động cù tại họng. 2. Tình trạng bị cù. 3. Cảm giác do cù.*

titrate To determine or estimate by titration. *titrate Chuẩn độ.*

titration [Fr. titre, a standard]. *titration Sự chuẩn độ.*

titre. Titer. *titre Đn: titer.*

titrimetric [" + Gr. matron, measure]. Employing the process of titration. *titrimetric (thuộc) phép chuẩn độ.*

titrimetry [titration + Gr. metron, measure]. To analyze something by using titration.*titrimetry (phép) chuẩn độ.*

titubation [L. titubatio a staggering]. A staggering gait, seen in diseases of the cerebellum.*titubation Dáng đi lảo đảo, được nhận biết ở những bệnh tiểu não.*

t., lingual. Stuttering, stammering. *t., lingual Nói lắp, cà lăm.*

Tl. Chem. symb. for the element thallium.*Tl Ký hiệu hóa học cho một nguyên tố giống như chì.*

TLC. 1. thin-layer chromatography. SEE: chromatography, thin-layer. 2. tender loving care. The concept of administering medical and nursing care and attention to a patient in a kindly, compassionate, and humane manner as distinguished from a cold technical approach. This is particularly important in intensive care units where patients are dependent on electronic monitors and devices for their care. 3. total lung capacity.*TLC 1. sắc ký lớp mỏng. Xem: chromatography, thin-layer. 2. sự chăm sóc âu yếm. Khái niệm đưa ra việc chăm sóc y khoa và lưu tâm tới bệnh nhân một cách tử tế, thương cảm, và nhân đạo, được phân biệt với phương thức chăm sóc bằng kỹ thuật lạnh lùng. Điều này rất quan trọng ở những phòng điều trị tích cực nơi mà bệnh nhân phụ thuộc vào hệ thống theo dõi điện tử và một số thiết bị chăm sóc. 3. toàn bộ dung tích phổi.*

T.L.R. tonic labyrinthine reflex. *T.L.R. Phản xạ phức tạo trong tay.*

Tm. 1. Chem. symb. for the element thulium. 2. Symb. for maximal tubular excretory capacity of the kidneys. *Tm 1. Ký hiệu hóa học của nguyên tố thulium. 2. Ký hiệu cho dung tích bài tiết của thận.*

TMJ. temporomandibular joint.*TMJ Khớp thái dương - hàm.*

Tn. Symb. for normal intraocular tension.*Tn Ký hiệu nhãn áp.*

TNM classification. Method of classifying malignant tumors with respect to primary tumor, involvement of regional lymph nodes, and presence or absence of metastases. SEE: cancer. TNT. trinitrotoluene*TNM classification Phương pháp xếp hạng những khối u ác tính có liên quan tới khối u nguyên phát, liên quan tới những nốt bạch huyết và có hoặc không có di căn. Xem: cancer*

TO. old tuberculin (also abbr. OT). *TO. tubercilin cũ - lao tố (cũng viết tắt OT).*

toadskin Condition characterized by excessive dryness, wrinkling, and scaling of skin sometimes seen in vitamin deficiencies. SEE: phrynoderma.*Da cóc Tình trạng có đặc điểm da khô quá mức, nhăn nhúm, và làm vảy trên da, đôi khi thấy trong trường hợp thiếu hụt vitamin. Xem: phrynoderma.*

toadstool Any of various fungi with an umbrella-shaped cap; popularly a poisonous mushroom.*Núm cóc Bất kỳ một loại nấm nào có tán hình dù; thường thấy ở nấm độc.*

toadstool poisoning. The toxicity experienced from ingestion of a poisonous mushroom.*Ngộ độc nấm Sự độc hại do ăn một loài nấm độc.*

tobacco [Sp. tabaco].*tobacco Thuốc lá.*

tobramycin USP. An antibiotic drug. *tobramycin Một loại thuốc kháng sinh.*

toco- [Gr.tokos, birth]. Prefix indicating a relationship to childbirth.*toco- Tiền tố chỉ mối quan hệ với việc sinh đẻ.*

tocodynagraph [" + dunamis, power, + graphzin, to write]. A device for measuringthe intensity of uterine contractions.*Cái ghi lực dạ con Một thiết bị dùng để đo độ mạnh của sự co thắt dạ con.*

tocodynamometer [" + dunamis, power, + metros, a measure]. Device for estimating force of uterine contractions in childbirth. SYN: tocometer.*Thước đo sức co dạ con Thiết bị dùng để đánh giá lực co thắt dạ con khi sanh. Đn: tocometer.*

tocograph ["+ graphein, to write]. A device for estimating and recording the force of uterine contractions.*Cái ghi co thắt dạ con Thiết bị dùng để đánh giá và ghi lại lực co thắt của dạ con.*

tocography Recording the in tensity of uterine contractions.*Ghi co thắt dạ con Việc ghi lại cường độ co thắt của dạ con.*

tocology [" + logos, word, reason]. Science of parturition and obstetrics. *tocology Sản khoa.*

tocolysis [" + lysis, dissolution]. Inhibition of uterine contractions. Drugs used for this include adrenergic agonists, magnesium sulfate and ethanol.*Tiêu co thắt Sự ức chế của việc co thắt dạ con. Những* *thuốc dùng cho mục đích này gồm có adrenergic agonists, magnesium sulfate, và ethanol.*

tocometer [" + matron, a measure]. Device for estimating force of contractions of the uterus during labor. SYN: tocodynamometer.*Đo co thắt Một thiết bị dùng để đánh giá lực co thắt của dạ con trong khi sanh. Đn: tocodynameter.*

tocopherol [" + phereire, to carry, + L. oleum, oil]. Generic term for vitamin E (alpha tocopherol) and a number of chemically related compounds, most of which have the biological activity of vitamin E. *tocopherol Vitamin E và một số hỗn hợp có liên quan. Hầu hết một số hỗn hợp này có hoạt động sinh học của vitamin E.*

tocophobia [" + phobos, fear]. Abnormal fear of childbirth.*tocophobia (Chứng) Sợ sinh đẻ.*

tocus [L.]. Parturition; childbirth. *tocus Sinh đẻ.*

toe [AS. to]. A digit of the foot. SYN: digit. SEE: foot.*Ngón chân Đn: digit. Xem foot.*

t., claw. Hammertoe.*t., claw Ngón chân búa.*

t., dislocations of. Treated essentially same as dislocations of the fingers. SEE: finger, dislocation*Lạc ngón Điều trị cho những ngón mọc sai. Xem: finger, dislocation of.*

t., 's, fanning of. Spreading of toes, esp. when sole is stroked.*Xòe ngón Xòe các ngón, nhất là khi gan bàn chân bị va chạm.*

t., hammer-. Condition of dorsal flexion of the first phalanx and plantar flexion of the second and third phalanges.*Ngón chân quắp Một tình trạng gấp đốt thứ nhất và gấp đốt thứ hai và thứ ba.*

t., Morton's. Metatarsalgia.*t., Morton's Nhức xương bàn chân.*

t., pigeon. Walking with the toes turned inward.*Bàn chân vẹo vào Một tình trạng đi có các ngón cong vào.*

t., 's, webbed. Toes joined by webs of skin.*Ngón chân vịt Các ngón được nối với nhau bằng màng da.*

toe clonus. Contraction of the big toe due to sudden extension of the first phalanx.*Co ngón cái Sự co ngón cái do kéo dài bất ngờ đốt đầu tiên.*

toe drop. Inability to lift the toes. *Ngón rũ Không có khả năng nâng các ngón.*

toenail Unguis.*toenail Móng chân.*

toe reflex. Reflex in which strong flexion of the great toe ilexes all muscles below the knee.*Sự phản xạ ngón Phản xạ mà trong đó việc gấp mạnh ngón cái làm phản xạ tất cả các cơ bên dưới đầu gối.*

Tofranil. Trade name for imipramine hydrochloride.*Tofranil Tên thương mại của một loại thuốc dùng để chữa trầm cảm.*

Togaviridae [L.toga, coat, + virus, poison]. A family of arthropod-horne viruses comprising the genera Alphavirus (arbovirus group A) and

Flavivirus (arbovirus group B) of importance in humans. These viruses cause a great number of diseases characterized by symptoms such as encephalitis, headache, heptatitis, and myalgia. These diseases are controlled by eradicating the arthropod vectors.*Togavirrus Một nhóm virus mang tiết túc gồm có Alphavirus theo thứ bậc (viết tắt virus nhóm A) và Flavivirus (viết tắt virus nhóm B). Những loại virus này có thể gây nhiều bệnh được nhận biết bằng những triệu chứng như viêm não, đau đầu, viêm gan, và chứng đau cơ. Bệnh này có thể được khống chế bằng cách làm giảm tiếp xúc với vật mang bệnh.*

toilet [Fr. toilette, a little cloth]. 1. Cleansing of a wound after operation, or cleansing of an obstetrical patient. 2. An apparatus for use during defecation and urination to collect and dispose of these waste products. The disposal may be immediate by flushing with water, by chemical digestion or by incineration. *Rửa, hố xí 1. Rửa vết thương sau khi giải phẫu, hoặc lau sạch bệnh nhân ở khoa sản. 2. Một thiết bị dùng trong khi tiểu và đại tiện để nhận và xử lý chất thải này. Việc xử lý này có thể được thực hiện ngay bằng cách xịt nước, làm tiêu hủy bằng hóa chất hoặc đốt.*

toilet training. Teaching the child to control urination and defecation until placed on a toilet. *Huấn luyện đi vệ sinh Dạy cho trẻ em kiểm chế tiểu và đại tiện cho tới khi tới toilet.*

toko-. Toco-, q.v.*toko- Tham khảo toco-*

tokodynagraph [Gr. tukos birth, + dunamis, power, + graphein, to write]. Tocodynagraph q.v. *tokodynagraph Tham khảo tocodynagraph.*

tolazamide USP. An oral hypoglycemia agent of the sulfonylurea class. Trade name is Tolinase.*tolazamide Một loại thuốc giảm đường huyết thuộc nhóm sulfonylurea dùng để uống. Tên thương mại là Tolinase.*

tolazoline hydrochloride USP. An a-adrenergic blocking agent used to produce peripheral vasodilation. Trade name is Priscoline Hydrochloride.*tolazoline hydrochloride Một tác nhân làm phong bế adrenergic alpha được sử dụng để giãn mạch ngoại vi. Tên thương mại là Priscoline Hydrochloride.*

tolbutamide USP. An oral hypoglycemic agent of the sulfonylurea class. Trade name is Orinase.*tolbutamide Thuốc uống giảm đường huyết thuộc nhóm sulfonylurea. Tên thương mại là Orinase.*

Toleotin. Trade name for tolmetin sodium. *Toleotin Tên thương mại của tolmetin sodium.*

tolerance [L. tolerantia, tolerance]. Capacity for enduring a large amount

of a substance (food, drug, or poison) without an adverse effect and showing a decreased sensitivity to subsequent doses of the same substance. *Dung nạp Khả năng chịu đựng một lượng lớn của một chất (thức ăn, thuốc, hoặc độc tố) không có tác dụng ngược lại và giảm nhạy cảm đối với những liều liên tiếp.*

t., drug. Progressive decrease in effectiveness of a drug.*Dung nạp thuốc Giảm tác dụng của thuốc dần.*

t., exercise. The amount of physical activity that can be done under supervision before exhaustion. *Dung nạp thể lực Một lượng hoạt động về thể chất có thể được thực hiện dưới sự giám sát trước khi kiệt sức.*

t., glucose. The ability of the body to absorb and utilize glucose. SEE: glucose tolerance test.*Dung nạp glucose Hoạt động của thân thể để hấp thụ và tận dụng glucose. Xem: glucose tolerance test.*

t., immunologic. A state of immunologic inactivity or diminution so that an antigen that would ordinarily induce an immune response does not. *Dung nạp miễn dịch Một tình trạng không hoạt động hoặc giảm miễn dịch để kháng nguyên làm giảm bình thường phản ứng miễn nhiễm.*

tolerant. Capable of enduring or withstanding drugs without experiencing ill-effects.*Dung nạp Khả năng chịu đựng thuốc.*

tolerogen That which causes immunological tolerance or failure of the body to react to an antigen by forming an antibody. The mechanism of formation of this specific unresponsive state is poorly understood.*Gây dung nạp Điều gây ra sự dung nạp hoặc sự thất bại của cơ thể phản lại một chất kháng nguyên bằng cách hình thành chất kháng thể. Cơ chế hình thành của tình trạng không phản ứng đặc biệt này chưa được hiểu cụ thể.*

tolerogenic Producing immunological tolerance.*tolerogenic Sự tạo dung nạp miễn dịch.*

Toleron. Trade nname for ferrous fumarate.*Toleron Tên thương mại của ferrous fumarate.*

Tolinase. Trade name for tolazamide, USP.*Tolinase Tên thương mại của tolazamide.*

tollwut [Gar.]. Rabies.*tollwut Bệnh chó dại.*

tolnaftate USP. A synthetic antifungal agent used topically in treating various forms of tines. Trade name is Tinactin.*tolnaftate Một tác nhân chống nấm được sử dụng để điều trị tại chỗ những dạng nấm khác nhau. Tên thương mại là Tinactin.*

tofu balsam. USP. A balsam obtained from Myroxylon balsamum. It is used as an expectorant.*Nhựa to lu Một loại nhựa thơm lấy ra từ Myroxylon balsamum. Nó được sử dụng như thuốc long đờm.*

toluene. A hydrocarbon derived from coal tar.*toluene Một hydrocarbon được lấy ra từ hắc ín.*

toluene poisoning. SEE: benzene in Poisons and Poisoning.*toluene poisoning Xem: benzene in Poisons and Poisoning.*

toluidine Aminotoluene, C_7H_9N, a derivative of toluene.*toluidine Chất hữu cơ không màu amin, C_7H_9N, nguồn gốc từ chất hữu cơ không màu.*

tomaculous neuropathy [L. tomaculum, a kind of sausage]. The presence of sausage-shaped areas of thickened myelin with secondary axon constriction in some cases of familial recurrent brachial neuropathy.*Bệnh thần kinh xúc xích Sự xuất hiện những vùng có hình dạng xúc xích của myelin có sự hạn chế của sợi trục thứ nhì trong một số trường hợp thuộc bệnh thần kinh nang.*

tomatine A substance derived from tomato plants affected by wilt. It has antifungal action.*tomatine Một chất lấy ra từ cây cà chua. Nó có tác dụng chống nấm.*

tome [Gr. tome, incision]. Combining form meaning cutting, or cutting instrument.*Cắt Một hình thức kết hợp có nghĩa là cắt hoặc thiết bị cắt.*

torno- [Gr.tome, incision]. Combining form indicating a section or layer.*torno- Tiền tố có nghĩa là một phần hoặc lớp.*

tomogram [" + gramma, something written]. The x-ray picture obtained by use of tomography.*Hình cắt lớp Ảnh chụp bằng tia X đạt được do việc sử dụng sự chụp X quang.*

tomograph [" + graphein to write]. A special type of x-ray apparatus that demonstrates the organ or tissue at a particular depth.*Hình chụp cắt lớp Một loại thiết bị chụp X quang đặc biệt làm rõ cơ quan hoặc mô ở độ sâu đặc biệt.*

tomography Any of several noninvasive special techniques of roentgenography designed to show detailed images of structures in a selected plane of tissue by blurring images of structures in all other planes.*Sự chụp rongen lớp, chụp rongen cắt lớp, chụp tia X cắt lớp Bất kỳ trong những kỹ thuật X quang đặc biệt nào được thiết kế để cho thấy những hình ảnh chi tiết về những cấu trúc trong một mặt phẳng mô được chọn lọc nhờ làm mờ những hình ảnh cấu trúc ở tất cả những mặt phẳng khác.*

t., computerized axial. ABBR: CAT. *Chụp cắt lớp điện toán Chụp X quang xử lý bằng máy điện toán. Viết tắt CAT.*

-tomy A word ending indicating a cutting or an incision.*-tomy Hậu tố chỉ cắt hoặc rạch mổ.*

tonaphasia [L. tones, a stretching, + a-, not + phasis speech]. Inability to remember a tune due to cerebral lesion.*Chứng mất nhạc răng Không nhớ giọng do tổn thương não.*

tone [L. tonus, a stretching].*tone trương lực, âm, giọng.*

t., muscular. Condition in which a muscle is in a steady state of contraction; the ability of a muscle to resist a force for a considerable period of time without change in length. *Trương lực cơ Cơ đang ở tình trạng co thắt, khả năng của cơ chống lại một lực trong một thời gian đáng kể mà không thay đổi độ dài.*

tone deafness. Inability to detect differences in musical sounds. SYN: amusia.*Tật điếc âm Không nhận biết sự khác nhau trong âm thanh. Đn: amusia.*

tongs. Crutchfield. SEE: Crutchfield tongs.*tongs Xem: Crutchfield tongs.*

tongue [AS. lunge].*tongue Lưỡi.*

t., bifid. Tongue with a cleft at its anterior end. SYN: t., forked.*t., bifid Lưỡi chẻ đôi. Đn: t., forked.*

t., black hairy. Condition in which tongue possesses a brown furlike area on its dorsum. The area is composed of hypertrophied filiform papillae pigment and possibly microorganisms. Sometimes results from excessive use of oxygen-liberating mouthwashes or antibiotic therapy. SYN: lingua nigra.*Lưỡi lông đen Một tình trạng mà trong đó lưỡi có một vùng giống như lông nâu nằm ở phía trên. Vùng này gồm có sắc tố nhú hình chỉ nở to và có thể là các vi sinh vật. Thỉnh thoảng đó là do hậu quả của việc dùng quá mức nước súc miệng phóng thích oxy hoặc liệu pháp kháng sinh. Đn: lingua nigra.*

f., burning. Burning sensation of the tongue. SYN: glossopyrosis. *Lưỡi bỏng Cảm giác lưỡi bị bỏng. Đn: glossopyrosis.*

t., cleft. T., bifid.*t., cleft Xem: t., bififd.*

t., coated. Tongue covered with layer of whitish or yellowish material consisting of desquamated epithelium bacteria, or food debris. Significance is difficult to interpret. May mean only that patient slept with mouth open or has not eaten because of loss of appetite. If darkly coated, it may indicate a fungus infection.*Lưỡi bựa Lưỡi bị bao phủ một lớp chất màu hơi trăng trắng hoặc hơi vàng gồm có biểu mô bị bong, vi khuẩn, hoặc mảnh vụn thức ăn. Ý nghĩa khó giải thích. Có thể do bệnh nhân ngủ há miệng hoặc không ăn vì ăn không ngon. Nếu bựa dày, điều đó có thể chỉ cho thấy nhiễm trùng do nấm.*

t., deviation of. Marked turning of tongue from the midline when protruded. Indicative of lesions of the hypoglossal nerve.*Lệch lưỡi Khi đẩy lưỡi ra thì thấy lưỡi cong từ đường giữa. Đó là do các tổ thương thần kinh dưới lưỡi.*

t., dry. Tongue that is dry and shriveled, usually indicative of dehydration. May also be the result of mouth

breathing.*Lưỡi khô Lưỡi bị khô hoặc xoắn lại thường cho thấy thiếu nước. Cũng có thể chỉ cho thấy hậu quả của việc thở bằng miệng.*

t., fern-leaf. Tongue possessing a prominent central furrow and lateral branches.*Lưỡi lá dương xỉ Lưỡi có hình lá dương có đường gân giữa lồi và các nhánh bên.*

t., filmy. Tongue possessing symmetrical whitish patches.*Lưỡi vân Lưỡi có vân trắng đối xứng.*

t., fissured. Tongue bearing deep furrows in its epithelium. May be normal. Causes are obscure. If deep and inflamed, may be due to syphilitic infection, dissecting glossitis a broken tooth, chronic dysentery, hepatic disease, or diabetes mellitus.*Lưỡi nứt nẻ Lưỡi có rãnh sâu ở biểu mô. Điều này có thể bình thường chưa rõ nguyên nhân. Nếu sâu và bị viêm, có thể do nhiễm trùng, viêm lưỡi, gãy răng, kiết lỵ mạn tính, bệnh gan hoặc tiểu đường.*

t., forked. ., bifid.*t., forked Xem: t., bifid*

t., furred. Coated tongue on which surface epithelium appears as a coat of white fur. *Lưỡi phủ lông Lưỡi được phủ một lớp biểu mô trên bề mặt như lớp lông trắng.*

t., geographic. Tongue possessing white raised areas resembling mountain ranges on a relief map. Areas consist of heaped-up epithelium surrounding areas of atrophy.*Lưỡi loang Lưỡi có những vùng màu trắng giống như những rặng núi trên bản đồ. Những vùng này gồm có những mảng mô u lên quanh những vùng bị teo.*

t., magenta. Magenta-colored tongue seen in cases of riboflavin deficiency.*Lưỡi đỏ tươi Trong một số trường hợp được xem là thiếu sinh tố B.*

t., parrot. A dry shriveled tongue, seen in typhus.*Lưỡi vẹt Lưỡi bị nhăn và khô, do bị sốt ban.*

t., raspberry. T., strawberry, q.v.*t., raspberry Tham khảo: t., strawberry.*

t., scrotal. Furrowed and fissured tongue, resembling skin of scrotum. SEE: t., fissured.*Lưỡi bìu Lưỡi nứt né. Xem: t., fissured.*

t., smoker's. Condition of tongue characterized by white opaque patches of thickened epithelium later thickening and becoming fissured. SYN: leukoplakia.*Lưỡi hút thuốc Tình trạng của lưỡi được miêu tả có những mảng biểu mô dày, mờ, sau đó dày lên và bị nứt. Đn: leukoplakia.*

t., smooth. Condition of tongue resulting from atrophy of papilla. Characteristic of many conditions such as anemia and malnutrition.*Lưỡi trơn Tình trạng lưỡi gây ra do teo nhú. Đặc điểm của những tình trạng này là thiếu máu và suy dinh dưỡng.*

t., strawberry. Tongue that first has a white coat except at tip and along edges, with enlarged papillae standing out distinctly against white surface. Later white coat disappears leaving a bright red surface. Characteristic of scarlet fever.*Lưỡi quả dâu Lưỡi đầu tiên có lớp màu trắng trừ đầu và hai bên lưỡi. Sau đó nhú nở ra dễ nhìn thấy trên bề mặt màu trắng. Bề mặt màu trắng này biến mất, còn lại màu đỏ tươi. Đây là đặc điểm của bệnh tinh hồng nhiệt.*

t., trifid. Tongue in which anterior end is divided into three parts.*Lưỡi chẻ ba Đầu trước của lưỡi bị chia thành ba phần.*

t., trombone. Rapid involuntary movement of the tongue in and out. *Lưỡi trombon Sự cử động vào và ra của lưỡi nhanh không chủ đích.*

tongue-swallowing. The tendency, in an unconscious person lying on the back, for the relaxed tongue to slip back into the pharynx. Although the tongue is not actually swallowed, the airway becomes blocked and respiration is seriously impeded. To correct, elevate the shoulders and extend the head; this maneuver will open the airway. Also a mechanical airway device may be used to hold or push the tongue forward. Unless this is done, attempts to apply artificial respiration to an unconscious person may be in vain.*Nuốt lưỡi Ở những người bất tỉnh khi nằm ngửa, khuynh hướng để cho lưỡi được thư giãn là thụt vào trong họng. Mặc dầu lưỡi không thật sự bị nuốt, nhưng đường khí bị nghẽn và hô hấp bị cản trở nghiêm trọng. Để điều chỉnh, nâng vai và ngửa đầu; vận động này sẽ làm thông đường dẫn khí. Một máy dẫn khí có thể được sử dụng để đuổi hoặc đẩy lưỡi về phía trước. Nếu không làm thế hô hấp nhân tạo cho người bất tỉnh này. Có thể là vô ích.*

tongue-tie. Lay term for ankyloglossia, congenital shortness of the frenum of the tongue.*Dính lưỡi Thuật ngữ này để diễn tả sự dính lưỡi, bẩm sinh hãm lưỡi ngắn.*

tonic [Gr. tonikos, from tonos, tone]. 1. Pert. to or characterized by tension or contraction esp. musculartension. 2.Restoring tone. 3. A medicine that increases strength and tone. Tonics are subdivided according to action such as cardiac or general. Ex.: iron digitalis.*Tăng trương lực 1. Thuộc về hoặc được mô tả do sự căng thẳng hoặc co thắt, nhất là co cơ. 2. Co cứng. 3. Thuốc bổ. Thuốc bổ được phân chia nhỏ theo tác dụng như bổ tim hoặc bổ tổng quát. Ví dụ: sắt; thuốc chữa suy tim.*

tonicity [Gr. tonos, act of stretching]. 1. Property of possessing tone, esp. muscular tone. 2. State of normal tension or partial contraction of muscle fibers while at rest. SYN: tone. *tonicity 1. Trương lực, nhất là*

trương lực cơ. 2. Tình trạng căng thẳng bình thường hoặc sự co thắt một phần những sợi cơ trong khi nghỉ. Đn: tone

tonic labyrinthine reflex. In animals, the postural reflex. In decerebrate humans, this reflex manifests as extension of the four extremities when the head is placed in the normal erect position.*Phản xạ mê đạo căng Ở động vật, đây là phản xạ dáng (tư thế). Ở con người, phản xạ này thể hiện bốn chi khi đầu ở vị trí thẳng đứng bình thường.*

tonic neck reflex. Reflex, tonic neck, q.v.*Phản xạ co cứng cổ Tham khảo reflex, tonic neck.*

tonicoclonic Tonoclonic. *tonicoclonic Co cứng giật rung.*

tonic spasm. A persistent, involuntary, firm or violent muscular contraction. SEE: clonic spasm.*Co cứng Sự co cơ kéo dài, không chủ định, mãnh liệt. Xem: clonic spasm.*

tonoclonic [" + klonos, tumult]: Both tonic and clonic, said of muscular spasms.*tonoclonic (nói về co giật cơ) vừa co cứng và giật rung.*

tonofibril Tenofibril, q.v.*tonofibril Tham khảo tenofibril.*

tonofilament A filament of a tonofibril.*tonofilament Sợi tơ nâng.*

tonogram [" + gramma, something written]. The recordproducedby a tonograph.*tonogram Biểu đồ ghi nhãn áp.*

tonograph [" + graphein, to write]. A recording tonometer.*tonograph Nhãn áp ký.*

tonography The recording of changes in intraocular pressure.*tonography Phép ghi nhãn áp.*

tonometer [" + metron, measure]. Instrument for measuring tension or pressure, esp.intraocular pressure. *Nhãn áp kế Một thiết bị để đo sự căng thẳng hoặc áp suất, nhất là áp suất bên trong mắt.*

tonometry The measurement of tension of a part, as intraocular tension. This test is extremely useful in detecting glaucoma.*Đo áp lực Sự đo căng thẳng của một bộ phận như áp suất trong mắt. Việc kiểm tra này rất hữu ích trong khi tìm ra bệnh tăng nhãn áp.*

t., digital. Determining intraocular pressure by use of the fingers.*t., digital Nhận biết áp suất bên trong mắt bằng cách sử dụng các ngón tay.*

t., non-contact The intraocular pressure is determined by measuring the alteration in the cornea produced by a puff of air.*t., non-contact Áp suất bên trong mắt được nhận biết nhờ đo lường sự di chuyển do lưu khí tạo ra trong giác mạc.*

tonoplast [" + plassein, to form]. The membrane surrounding an intracellular vacuole.*tonoplast Màng không bào.*

tonsil [L. tonsilla, almond]. 1. A mass of lymphatic tissue located in depres-

sions of the mucous membrane of fauces and pharynx. 2. A rounded mass on the inferior surface of the cerebellum lying lateral to the uvula. *Hạnh nhân 1. Một mảng mô bạch huyết nằm trong màng nhầy niêm mạc của yết hầu và họng. 2. Một mảng tròn trên bề mặt bên trong của tiểu não nằm hai bên lưỡi gà.*

t., cerebellar. One of a pair of cerebellar lobules on either side of the uvula, q.v., projecting from the inferior surface of the cerebellum.*Hạnh nhân tiểu não Một cặp tiểu thùy nằm trên hai mặt lưỡi gà, nhô ra từ bề mặt bên trong của tiểu não.*

t., faucial T., palatine.*t., faucial Xem: t., palatine.*

t., lingual. A mass of lymphoid tissue located in the root of the tongue. *Hạnh nhân lưỡi Một khối mô lymphô nằm trong gốc lưỡi.*

t., luschka's. T., pharyngeal.*t., luschka's Hạnh nhân hầu.*

t., nasal. Lymphoid tissue on the nasal septum.*Hạnh nhân mũi Mô lymphô nằm trên vách ngăn mũi.*

t., palatine. Amidan.

t., pharyngeal. Lymphoid tissue on the roof of the posterior wall of the pharynx. SYN: t., Lusehka's. SEE: adenoid.*Hạch nhân hầu Mô lymphô trên vòm thành sau của họng.*

t., tubal. Lymphatic tissue present in mucous membrane of the auditory tube near its opening into the pharynx.*Hạnh nhân ống Mô bạch huyết nằm trong màng nhầy của ống thính giác gần chỗ hở đi vào lưỡi gà.*

tonsilla [L.]. General anatomic term for a small, discrete, rounded mass of tissue.*Hạnh nhân Thuật ngữ giải phẫu tổng quát cho khối mô nhỏ, tách rời.*

tonsillar Pert. to a tonsil, esp. the faucial or palatine tonsil.*tonsillar (thuộc về) hạnh nhân.*

tonsillar area. Area composed of the palatine arch, tonsillar fossa, glossopalatine sulcus, and posterior faucial pillar.*Miền hạnh nhân Một vùng gồm có cung vòm miệng, hố hạnh nhân.*

tonsillar crypt. A deep indentation into the pharyngeal surface of a tonsil. It is lined with stratified epithelium.*tonsillar crypt Sự thụt sâu vào trong bề mặt của hạnh nhân. Nó được xếp thành hàng với biểu mô.*

tonsillarfossa. Depression between the glossopalatine and pharyngopalatine arches in which the palatine tonsil is situated. *tonsillarfossa Hố hạnh nhân.*

tonsillar ring. The almost complete ring of tonsillar tissue encircling the pharynx. Includes the palatine, lingual, and pharyngeal tonsils. SEE: Waldeyer's ring.*Vòng hạnh nhân Một vòng mô hạnh nhân bao tròn lưỡi gà. Gồm có hạnh nhân và miệng, lưỡi, và hầu. Xem: Waldeyer's ring*

tonsillar sinus. Space lying between the plica triangularis and the anterior surface of the palatine tonsil.*Xoang hạnh nhân Một khoảng trống nằm giữa tam giác nếp gấp và bề mặt trước của hạnh nhân miệng.*

tonsillectomy [L. tonsilla, almond, + Gr. ektome, excision]. Surgical removal of the tonsils.*tonsillectomy (Thủ thuật) Cắt amidan.*

tonsillith [" + Gr. lithos, stone]. Tonsilolith.*tonsillith Tonsilolith.*

tonsillitis [" + Gr, itis, inflammation]. Inflammation of a tonsil, esp. the faucial tonsil. SEE: Nursing Diagnoses.*Viêm hạnh nhân Nhất là họng. Xem: Nursing Diagnose.*

t., acute. Inflammation of the lymphatic tissue of the pharynx, esp. the palatine or faucial tonsils. May occur sporadically or in epidemic form. SEE: rheumatic (ever.*Viêm hạnh nhân cấp Viêm mô bạch huyết của họng, nhất là hạnh nhân miệng. Có thể xảy ra ở dạng không thường xuyên hoặc dịch bệnh. Xem: rheumatic fever*

t., follicular. Tonsillitis in which the crypts are affected.*Viêm amidan nang Chứng viêm amidan trong đó những nang bị ảnh hưởng.*

t., parenchymatous, acute. Tonsillitis in which the entire tonsil is affected.*Viêm amidan cấp Viêm amidan trong đó toàn bộ amidan bị ảnh hưởng.*

tonsilloadenoidectomy Excision of the tonsils and adenoids of the pharynx.*(thủ thuật) cắt amidan nạo VA Thủ thuật giải phẫu amidan và viêm VA của họng.*

tonsillolith [" + Gr. lithos, stone]. A concretion within a tonsil. SYN: amygdalolith.*Sỏi amidan Một sự kết sỏi trong amidan. Đn: amygdalolith*

tonsillopathy Any disease of the tonsil.*Bệnh amidan Bệnh nào đó về amidan.*

tonsilloscopy [" + Gr. skopein, to examine]. Inspection of the tonsils.*Kha ́m amidan Sự xem xét amidan.*

tonsillotome Surgical instrument used in tonsillectomy.*Dao cắt amidan Dụng cụ phẫu thuật được sử dụng trong thủ thuật cắt amidan.*

tonsillotomy [" + Gr. tome, incision]. Incision of the tonsils.*Rạch amidan Cắt một phần amidan.*

tonus [L., tension]. That partial steady contraction of muscle which determines tonicity or firmness. Opposite of clonus. SYN: tone, tonicity. *Trương lực Sự co thắt đều đặn từng phần của cơ, nó xác định trương lực hoặc sự vững chắc. Trái ngược với giật, rung. Đn: tone, tonicity.*

tooth [AS.toth]. (pl. teeth).*tooth răng.*

t., accessional. The third molar.*t., accessional Răng hàm thứ ba.*

t., impacted. A tooth that fails to or is unable to erupt.*t., impacted Răng không nhú.*

toothache. Pain in a tooth or the region about a tooth. SYN: odontalgia; odontodynia.*Đau răng Đau ở một răng hoặc vùng răng. Đn: odontalgia; odontodynia.*

toothbrush. Bàn chải đánh răng

top-, topo-. Combining form meaning place or locale.*top-, topo- Tiền tố có nghĩa là nơi chốn hoặc vị trí.*

topagnosis [Gr. topos, place, + a, not, + gnosis, knowledge]. Loss of ability to localize site of tactile sensations. *Mất định vị xúc giác Sự mất khả năng định vị vị trí của những cảm giác xúc giác.*

topalgia [" + algos, pain]. Pain in a localized site.*Chứng đau định khu Đau ở một vị trí được định vị.*

topectomy [" + ektome, excision]. A modified form of frontal lobotomy in which small incisions are made through the thalamofrontal tracts. A psychosurgical procedure used in the treatment of certain mental diseases. *(thủ thuật) cắt bỏ diện vỏ não Một dạng mở thùy não trong đó những phẫu thuật nhỏ được thực hiện qua những bó đồi não trán. Một phác đồ phẫu thuật tâm thần được sử dụng trong việc chữa trị một số bệnh tâm thần.*

topesthesia [" + aisthesis, sensation]. Ability through tactile sense to determine any part that is touched. SYN: topognosia.*Định vị xúc giác Khả năng qua xúc giác để xác định bất kỳ vị trí nào được chạm đến. Đn: topognosia.*

tophaceous [L. tophaceus, sandy]. 1. Relating to a tophus. 2. Sandy or gritty.*Cứng, có sạn 1. Liên quan đến sạn. 2. Cát hoặc có sạn.*

tophus [L., porous stone]. (pl. tophi) 1. Deposit of sodium biurate in tissues near a joint, in the ear, or in bone in gout. 2. A salivary calculus. 3. Tartar on the teeth.*Sạn urat 1. Lớp lắng đọng của natri biurat trong những mô gần một khớp, tai, hoặc gần xương trong bệnh gút. 2. Một sỏi tuyến nước bọt. 3. Cao răng*

tophyperidrosis [Gr. topos, place, + hyper, above, + hidros, sweat]. Excessive sweating in local areas.*Tiết nhiều mồ hôi khu trú Việc tiết mồ hôi quá mức ở những vùng khu trú.*

topical [Gr.topos, place]. Pert. to a definite area;local.*Khu trú Liên quan đến một vùng xác định, vị trí.*

Topicort. Trade name for desoximetasone.*Topicort Tên thương mại của desoximetasone.*

Topicycline. Trade name for tetracycline hydrochloride.*Topicycline Tên thương mại của tetracycline hydrochloride.*

topoalgia [" + algos, pain]. Localized pain; common in neurasthenia following emotional upsets.*Chứng đau định khu Đau định vị; thường ở chứng suy nhược thần kinh theo sau những cảm giác bực mình.*

topoanesthesia ["i- not, + aisthesis, sensation]. Loss of ability to recognize the location of a tactile sensation.

Loạn định khu cảm giác Mất khả năng nhận biết vị trí của một cảm giác xúc giác.

topognosia, topognosis [" + gnosis, knowledge]. Recognition of the location of a tactile sensation. SYN: topesthesia.*Định vị xúc giác Sự nhận ra vị trí của một cảm giác xúc giác. Đn: topesthesia.*

topographic [" + graphein, to write]. Pert. to description of special regions. *(thuộc) định khu Liên quan đến sự mô tả những vùng đặc biệt.*

topographic anatomy. A study of all the structures and their relationships in a given region, for example, the axilla. *Giải phẫu học định khu Một ngành nghiên cứu về tất cả những cấu trúc và những mối quan hệ của chúng trong một vùng, ví dụ nách.*

topography Description of a part of the body. *Định khu học Sự mô tả về một phần của cơ thể.*

topology 1. Topographic anatomy, q.v. 2. In obstetrics, the relationship of the presenting fetal part to the pelvic outlet. 3. In mathematics, the study of the properties of geographic configurations, both solid and plane. *Định khu giải phẫu học, định hướng ngôi thai 1. Cơ thể học định khu. 2. Trong sản khoa, mối liên hệ về phần thai nhi với lỗ thoát chậu. 3. Trong toán học, sự nghiên cứu về những đặc tính cấu hình địa lý, cả vật rắn và mặt phẳng.*

toponarcosis [" + narkosis, a benumbing]. Local anesthesia. *Gây tê Sự gây tê cục bộ.*

toponeurosis [" + nearon,nerve, + osis,condition].Neurosisof a limited area. *Loạn thần kinh cục bộ, loạn thần kinh khu trú Loạn thần kinh trong một vùng được giới hạn.*

toponym The name of a region. *Tên khu vực, danh từ định khu Tên của một khu vực.*

toponymy [" + onoma, name). Nomenclature of the regions of the body.*Thuật ngữ, giải phẫu định khu Thuật ngữ của những vùng về cơ thể.*

topophobia [" + photos, fear]. A fear of paychoneurotic origin in relation to a particular locality.*Sự một nơi nhất định Một chứng sợ có nguồn gốc loạn thần kinh trong mối quan hệ với một vị trí cụ thể.*

topothermesthesiometer [" + therme, heat, + aisthesis, sensa_tioii, + metrore, measure]. Device for measuring local temperature sense. *Cảm giác nhiệt khu trú kế Dụng cụ dùng để đo cảm giác nhiệt độ vị trí.*

TOPS. Acronym for an organization that assists obese persons to Take Off Pounds Sensibly.*TOPS Từ viết tắt của một tổ chức hỗ trợ những người béo phệ giảm cân (Take Off Pounds Sensibly).*

Topsyn. Trade name for fiuocinonide. *Topsyn Tên thương mại của* *fluocinonide.*

TOPV. trivalent oral polio vaccine. SEE: poliouirus vaccine, trivalent oral.*Vaccin TOPV - vaccin 3 giá Viết tắt của trivalent oral polio vaccine. Xem: poliovirus vaccine, trivalent oral.*

torcular Herophili The confluence of sinuses at the internal occipital protuberance of the skull.*Hộp lưu sao Hộp lưu của các xoang ở mấu lồi chẩm trong của hộp sọ.*

tonic Concerning a tons.*Thuộc ụ, lồi Liên quan đến một ụ, lồi, gờ.*

tormina [L., twistings]. (sing. tormen) Intestinal colic with griping pains.*(chứng) đau quận bụng Chứng đau bụng với những cơn đau quản quại.*

torose, torous [L. torosus foil of muscle]. Knobby or bulging; tubercular. *Có bướu, lồi Bướu hoặc phình ra; có nốt củ*

torpent [L, torpens, numbing]. 1. Medicine that modifies irritation. 2. Not capable of functioning; dormant, apathetic, torpid.*Lỳ, tác nhân giảm kích thích 1. Một loại thuốc giảm kích thích. 2. Mất khả năng chức năng; im lìm, vô cảm, chậm chạp*

torpid [L. torpidus, numb]. Not acting vigorously; sluggish.*Không có hoạt tính, âm ỉ Không hoạt động mạnh mẽ, chậm chạp.*

torpidity Sluggishness; inactivity. *torpidity Tính uể oải, âm ỉ.*

torpor [L.torl or, numbness]. Abnormal inactivity; dormancy; numbness; apathy.*Uể oải, chậm chạp Sự không hoạt động bất thường, chậm chạp; chết lặng; vô cảm.*

t., intestinorum. Constipation.*t., intestinorum Bệnh táo bón.*

t., peristalticus. Atonic constipation.*t., peristalticus Bệnh táo bón mất trương lực.*

t., retinae. Reduced sensitivity of retina to light stimuli.*Sự giảm nhạy kích thích của võng mạc Sự nhạy cảm giảm xuống của võng mạc đối với kích thích ánh sáng.*

torque [L. torquere, to twist]. A force producing rotary motion. In dentistry, applying force to rotate a tooth around its long axis.*Lực quay Lực tạo ra chuyển động quay. Trong nha khoa, lực áp dụng để quay một răng xung quanh trục dài của nó.*

torr The pressure of 1/760 of the standard atmospheric pressure. This is virtually equivalent to the pressure of 1 mm of mercury.*torr: đơn vị áp suất Áp suất của 1/760 áp suất khí quyến chuẩn, tương đương với áp suất của một milimét thủy ngân.*

torrefaction [L. torrefactio]. Roasting or parching something, esp. drugs, in order to dry it.*Sự rang, sấy Việc rang hoặc làm khô một thứ gì đó, đặc biệt thuốc để làm khô nó.*

torrefy [L. torrefacere]. To parch, or roast.*torrefy Rang, sấy.*

Torsade de pointes. Very rapid ventricular tachycardia characterized by a gradually changing QRS complex in the ECG. It is usually self-limiting but may change into ventricular fibrillation. SYN: tachycardia, polymorphic ventricular.*Thất nhanh Nhịp tim thất rất nhanh được tạo ra bởi một phức hợp QRS thay đổi dần dần trong ECG. Nó thường tự giới hạn nhưng có thể biến thành rung thất buồng. Đn: tachycardia, polymorphic ventricular*

torsiometer Device for measuring the rotation of the eyeball around the visual axis, i.e., its anterior-posterior axis.*Dụng cụ đo độ xoay nhãn cầu Dụng cụ đo độ sâu của nhãn cầu xung quanh trục thị giác, nghĩa là trục sau-trước của nó.*

torsion [L. torsio, a twisting]. 1. Act of twisting or condition of being twisted. In dentistry, the state of a tooth when rotated around its long axis. 2. Rotation of the vertical meridians of the eye.*Vặn, xoắn, xoay 1. Một hành động xoay hoặc tình trạng bị xoay. Trong nha khoa, trạng thái của một răng khi được xoay quanh trục dài của nó. 2. Sự xoay quanh những kinh tuyến thẳng đứng của mắt.*

torsionometer [" + Gr. matron, measure]. Device for measuring the rotation of the vertebral column around the long axis.*Dụng cụ đo độ xoay cột sống Dụng cụ dùng để đo độ xoay của cột sống xung quanh trục dài này.*

torsive Twisted, as in a spiral.*Xoắn Bị xoay, như trong cột sống.*

torsiversion Rotating a tooth around its long axis.*Xoắn vẹo Việc quay một răng xung quanh trục dài của nó.*

torso [It.]. The trunk of the body. *Thân, mình Thân của cơ thể.*

torsoclusion [" + L. occlusio, to occlude]. 1. Acupressure in combination with torsion to stop a bleeding vessel. 2. Malocclusion characterized by rotation of a tooth on its long axis.*Xoắn - ẩn 1. Ấn huyệt kết hợp với sự xoắn để ngăn chặn mạch chảy máu. 2. Tật răng so le được tạo ra bởi sự xoay của một răng trên trục dài của nó.*

torticollar Concerning torticollis, *(thuộc) vẹo cổ Liên quan đến chứng vẹo cổ.*

torticollis [L. tortus, twisted, + collum, neck]. Stiff neck caused by spasmodic contraction of neck muscles drawing the head to one aide with chin pointing to the other aide. Congenital or acquired. The muscles affected are principally those supplied by the spinal accessory nerve. SYN: wryneck.*(Chứng) vẹo cổ Cổ bị cứng do chứng co cứng của những cơ cổ kéo đầu về một phia với cằm chĩa về bên khác. Bẩm sinh hoặc mắc phải. Những cơ bị ảnh hưởng chủ yếu được thần kinh gai sống đi tới. Đn: wryneck.*

t., fixed. Abnormal position of head due to organic shortening of the muscles.*Chứng vẹo cổ cố định Vị trí*

bất thường của đầu do thiếu hữu cơ của các cơ.

t., intermittent. T., spasmodic.*t., intermittent Chứng vẹo cổ gián đoạn.*

t., ocular. Torticollis from inequality in sight of the two eyes.*Chứng vẹo cổ thị Chứng vẹo cổ từ sự không cân bằng trong thị giác của đôi mắt.*

t., rheumatic. T., symptomatic.*t., rheumatic Chứng vẹo cổ thấp khớp.*

t., spasmodic. Torticollis with recurrent but transient contractions of muscles of the neck and esp. of the sternocleidomastoid. SYN: t., intermittent.*Chứng vẹo cổ co cứng Chứng vẹo cổ tái phát, những cơn co thắt tạm thời của các cơ cổ và đặc biệt cơ ức - đòn - chũm. Đn: t., intermittent.*

t., spurious. Torticollis from caries of the cervical vertebrae.*Chứng vẹo cổ giả Chứng vẹo cổ từ bệnh mục xương của đốt sống cổ.*

t., symptomatic. Rheumatic stiff neck. SYN: t., rheumatic.*Vẹo cổ do triệu chứng Chứng vẹo cổ thấp khớp. Đn: t., rheumatic.*

tortipelvis [" + pelvis, basin]. Muscular spasms that distort the spine and hip. SYN: dystonia musculorum deformans.*Loạn trương cực cơ biến dạng Sự co cứng cơ, làm xoắn cột sống và hông. Đn: dystonia musculorum deformans.*

tortuous [L. tortuosu~tfr. torqueo, to twist]. Having many twists or turns. *Quanh co Có nhiều khúc xoắn hoặc quay.*

torture [LL. tortura, a twisting]. Infliction of severe mental or physical pain by various methods, usually for the purpose of coercion.*Hành hạ Sự chịu đựng cơn đau thể chất hoặc tinh thần nghiêm trọng qua nhiều phương pháp, thường với mục đích ép buộc.*

Torula Former name of a genus of yeastlike organism, now called Cryptococcus.*Torula Tên trước đây cho một loại sinh vật giống như con men. Ngày nay được gọi là Cryptococcus.*

toruloid [L. torulus, a little bulge, + Gr. eidos, form, shape]. Beaded; noting an aggregate of colonies like those seen in the budding of yeast.*Đâm chồi Chú ý đến một kết cụm của những cụm khuẩn như thấy trong việc đâm chồi của con men.*

toruloma [Torula, old name for Cryptococcus, + orna, tumor]. The nodular lesion of cryptococcosis (toruloais).*U Torula Thương tổn bệnh Torula.*

Torulopsis glabrata. A yeast of the family Crypto- coccaceae. It is closely related to the Candida species. Usually nonpathogenic for man but may cause serious illness in immunocompromisedpatienta no matter what the cause, and in patients receiving immunosuppreaive drugs, antibiotics, or corticosteroids.*Một con men của họ Torula Có mối quan hệ gần với Candida. Thường không gây bệnh cho người, nhưng có thể gây ra những bệnh nghiêm trọng ở những bệnh nhân tổn thương miễn dịch bất kể nguyên nhân và ở những bệnh nhân nhận thuốc ức chế miễn dịch, thuốc kháng sinh, hoặc corticosteroid.*

torulosis Infestation with Torula or yeast cells. Cryptococcosis is the Preferable term.*Bệnh Torula Sự nhiễm ký sinh Torula hoặc những tế bào men. Cryptococcosis là thuật ngữ thích hợp nhất.*

torulus [L. torulus, a little elevation]. A very small nipplelike elevation. SYN: papilla.*Ụ nhỏ, lồi, nhú Sự nhỏ lên giống như núm vú rất nhỏ. Đn: papilla.*

t tactiles. A tactile cutaneous elevation on palms and soles.*Ụ xúc giác Một ụ da xúc giác trên gan bàn tay và gan bàn chân.*

torus [L., swelling]. (pl. tori) A rounded elevation or swelling.*Ụ, lồi, gờ Một ụ hoặc chỗ sưng.*

t., mandibulans. An exostosis that develops on the lingual aspect of the body of the mandible, perhaps transmitted as a genetic trait.*Ụ hàm dưới Một chồi xương, nó phát triển trên cạnh lưỡi của cơ thể của hàm dưới, có thể được truyền như một nét di truyền.*

t., palatinus. A benign exostosis located in the midline of the hardpalate. SYN: palatine protuberance.*Lồi khẩu cái, lồi cứng vòm miệng Một chồi xương lành tính nằm ở đường giữa của ngạc cứng. Đn: palatine protuberance*

Totacillin. Trade name for ampicillin. *Totacillin Tên thương mại của ampicillin.*

total allergy syndrome. The mistaken belief of some patients, and occasionally their medical advisers, that they are allergic to everything in their environment. Even though their symptoms resemble an allergic condition, the difficulty is most probably due to acute or chronic emotional stress. These individuals may go to great lengths to isolate themselves from environmental materials. Treatment is difficult, but psychotherapy should be tried. This condition has been termed "20th Century Syndrome."*Hội chứng dị ứng tổng quát Lòng tin sai trái của một số bệnh nhân và có khi của những người tư vấn y tế, rằng họ dị ứng với tất cả mọi thứ trong môi trường. Mặc dù những triệu chứng của họ giống như một tình trạng dị ứng, các rắc rối hầu như là do stress xúc cảm cấp tính hoặc mạn tính. Những cá nhân này có thể tránh xa các vật liệu môi trường. Khó chữa trị, nhưng nên được thử liệu pháp tâm lý. Tình trạng này đã được gọi là "hội chứng thế kỷ 20".*

total hip replacement. Surgical procedure used in treating severe arthritis of the hip. Both the head of the femur and the acetabulum are replaced with metal components. The acetabulum replacement is covered with a plastic material so that there is metal-to-plastic contact rather than metalto-metal. SEE: arthroplasty.*Sự thay thế hoàn toàn hông Phương pháp phẫu thuật được sử dụng trong việc chữa trị viêm khớp hông nghiêm trọng. Cả đầu xương đùi và ổ cối được thay thế với những thành phần kim loại. Chỗ thay thế ổ cối được phủ vật liệu nhựa để có sự tiếp xúc kim loại với nhựa thay vì kim loại với kim loại. Xem: arthroplasty.*

total parenteral nutrition. ABBR: TPN. Provision of the total caloric needs by intravenous route for a patient who is unable to take food orally. Although this is extremely difficult, patients have been maintained in a healthy state for prolonged periods with nutrients through a catheter extending through the subclavian vein to the superior vans cave. The daily feeding of 2500 to 3000 kcal for an adult includes 2500 to 3000 ml of water; 100 to 130 gm protein hydrolysate (amino acids); 12 to 18 gm nitrogen; 525 to 625 gm dextrose; 125 to 150 mEq sodium; 75 to 120 mEq potassium 4 to 8 mEq magnesium; vitamins A, D, E, C, thiamine, riboflavin, niacin, and pantothenic acid. Calcium, phosphorus, and iron given as required; vitamin B,z, folic acid, and vitamin K given intramuscularly as needed. Trace elements required after one month of continuous feeding.*Dinh dưỡng ngoài đường tiêu hóa hoàn toàn Viết tắt: TPN. Cung ứng toàn bộ nhu cầu calori qua đường trong tĩnh mạch cho bệnh nhân mà họ không thể ăn thức ăn qua miệng. Mặc dù điều này cực kỳ khó khăn, những bệnh nhân phải được duy trì tình trạng sức khỏe trong những giai đoạn dài, với những chất dinh dưỡng qua một ống thông kéo dài qua tĩnh mạch dưới đòn đến tĩnh mạch chủ trên.*

Dinh dưỡng hàng ngày 2500 đến 3000 kcal cho mỗi người lớn bao gồm 2500 đến 3000 ml nước; 100 đến 130 gm protein thủy phân (acid amino): 12 đến 18 gram nitơ; 525 đến 625 gm dextrose; 125 đến 150 mEq natri; 75 đến 120 mEq kali; 4 đến 8 mEq magiê; vitamin A, D, E, C, vitamin B1, vitamin B2, niacin và acid pantothenic. Nếu cần thì tiêm bắp. Calcium, phosphor và sắt; vitamin B12, acid folic và vitamin K. Các nguyên tố vi lượng cần đến sau một tháng tiếp tục cho ăn như thế.

totipotency The ability of a cell to develop into a great number of different tissues. *Toàn năng tế bào Chỉ về khả năng của một tế bào đặc biệt có thể phát triển trong nhiều loại mô khác nhau.*

totipotent [L. totes, all, + poteatia, power]. A cell capable of differentiating into a large variety of cells. The fertilized ovum has this ability. *Tế bào toàn năng Là một loại tế bào có khả năng phát triển thành nhiều loại tế bào khác nhau. Thường đó là các tế bào lấy từ trứng đã thụ tinh.*

touch [O. Fr. tochier].1. To perceive by the tactile sense; to feel with the hands, to palpate. 2. The sense by which pressure on the skin or mucosa is perceived; the tactile sense. 3. Examination with the hand. SYN: palpation.

Various disorders may disturb or impair the tactile sense or the ability to feel normally. There are a number of words and suffixes pert. to sensation and its modifications, a few of the more important ones being listed as follows: algesia; -algia; anesthesia; dysesthesia; -dynia; esthesia; esthesioneurosis; hyperesthesia; paresthesia; synesthesia.*Sờ nắn 1. Cảm nhận được những cảm giác có được qua sự sờ mó. 2. Cảm giác có được từ những tác động lên da hay lên niêm mạc. 3. Sự xem xét một vật bằng cách sử dụng bàn tay. Đn: palpation.*

Có nhiều loại rối loạn có thể làm xáo trộn hay làm suy yếu xúc giác và sẽ làm mất đi các năng lực cảm nhận bình thường. Có nhiều từ hay tiếp vĩ ngữ dùng để chỉ có sự liên quan đến cảm giác, sau đây là một số từ thường dùng nhất: cảm giác đau, -đau, cảm giác tê, rối loạn cảm giác, -đau, xúc giác, loạn thần kinh cảm giác, tăng cảm giác, cảm giác khác thường, cảm giác kết hợp.

t., abdominal. Palpation of the abdomen. SEE: abdominal examination.*Sờ nắn vùng bụng Sự bắt mạch tại vùng bụng. Xem: abdominal examination.*

t., after-. Persistence of the sensation of touch after contact with stimulus has ceased.*Hậu cảm giác- vẫn còn cảm giác sờ mó vật gì sau khi đã ngưng tiếp xúc với sự kích thích.*

t., double. Vaginal and rectal examination made at the same time.*Khám đôi thực hiện việc khám trực tràng và âm đạo cùng một lúc.*

t., rectal. Digital examination of the rectum.*Nắn trực tràng thủ thuật dùng các ngón tay để khám trực tràng.*

t., vaginal. Digital examination of the vagina.*Sờ nắn âm đạo Thủ thuật dùng các ngón tay để khám âm đạo.*

t., vesical Digital examination of the bladder.*Sờ nắn bàng quang thủ thuật dùng các ngón tay để khám bàng quang.*

touch, words pert. to: astereognosis; atopognosis; delire de toucher; hallucination; haptic; polyesthesia; stereognosis; tactile.*Các từ liên quan đến sờ nắn mất nhận thức sờ, chứng quá mẫn đối với nhận* *thức sờ, rối loạn cảm giác sờ, ảo giác, căn cứ vào xúc giác, đa cảm giác, cảm giác rập khuôn, xúc giác.*

tour de maitre [Fr., the master's turn]. A method of introducing a catheter or sound into the male bladder or into the uterus. This involves very carefully turning and angulating the device so as to follow the curvature of the canal.*Xoay chủ động Là phương pháp để đặt ống thông hay ống soi vào bàng quang của đàn ông hay vào tử cung. Phương pháp này bao gồm vừa đẩy, vừa xoay một cách chủ động và cẩn thận để đưa dụng cụ đi theo những đường cong của ống dẫn.*

Tourette's syndrome, disorder.
SEE: Gilles de la Tourette's syndrome.*Hội chứng rối loạn Tourette Xem: Gilles de la Tourette's syndrome.*

Tournay's sign [Augusts Tournay, Fr. ophthalmologist, 1878-1969] Dilatation of the pupil of the eye on unusually strong lateral fixation.*dấu hiệu Tournay [Auguste Tournay, bác sĩ chuyên khoa mắt người Pháp, 1878 - 1969] Sự giãn nở đồng tử của mắt trong khi nó bị cố định tại một bên một cách khác thường.*

tourniquet [Fr., a turning instrument]. Any constrictor used on an extremity to apply pressure over an artery and thereby control bleeding; also used to distend veins to facilitate venipuncture or intravenous injections. Tourniquets are made more effective by placing a firm object, such as a padded stone or a padded piece of wood, over an artery to concentrate pressure at that point.

Arterial hemorrhage: Apply tourniquet between the wound and the heart, close to the wound, placing a hard pad over point of pressure. Should be discontinued as soon as possible and a tight bandage substituted under the loosened tourniquet. SEE: bleeding, arterial, for Arrest of Arterial Bleeding table.

Venous hemorrhage: Place tourniquet below bleeding point, but close to the wound. The tourniquet should remain in place with periodic momentary loosening until released by a physician.

Caution: Tourniquet should never be left in place too long. Ordinarily, it should be released from 12 to 18 minutes after application to determine whether bleeding has ceased. If it has, leave tourniquet loosely in place so that it may be retightened if necessary. If bleeding has not ceased, retighten at once. In general, a tourniquet should not be used if steady firm pressure over the bleeding site will stop the flow.

Garô Chỉ chung về các loại kẹp hay dây cao su dùng để tạo sức ép trên các động mạch tay chân để từ đó cầm được máu đang chảy; nó cũng được dùng để chặn tĩnh mạch,

để tạo dễ dàng cho việc tiêm tĩnh mạch hay truyền dịch tĩnh mạch.

Việc sử dụng garô sẽ hiệu quả hơn khi dùng kèm thêm với một vật cứng như một thanh bằng đá hay bằng gỗ đặt vắt ngang qua động mạch để tập trung sức ép lại tại một điểm.

Chảy máu động mạch: dùng garô buộc tại vị trí gần với vết thương, nơi khoảng giữa vết thương và tim, có thể đặt một vật lót cứng ngay phía trên điểm cần tập trung sức ép. Nên tháo garô ra càng sớm càng tốt nếu có thể và thay thế bằng một dải băng chặt được ngay phía dưới phần garô được nới lỏng ra. Xem: bleeding, arterial, tại bảng Arrest of Arterial Bleeding.

Chảy máu tĩnh mạch: đặt garô gần với vết thương, ngay tại phía dưới chỗ chảy máu. Giữ chặt garô nguyên như vậy và chỉ nới lỏng với thời gian ngắn theo định kỳ cho đến khi bác sĩ chuyên môn giải quyết.

Lưu ý: Không nên buộc garô trong thời gian quá lâu. Thông thường, nên nới lỏng ra trong khoảng thời gian từ 12 đến 18 phút sau khi buộc chặt cho dù máu có được cầm lại hay không. Khi thực hiện, cần nới lỏng garô chậm và giữ nguyên đúng vị trí để có thể siết chặt lại ngay nếu thấy cần thiết. Nếu máu vẫn không ngừng chảy thì siết chặt lại một lần nữa. Thông thường, không nên dùng garô nếu có thể thực hiện việc cầm máu ngay tại vết thương.

t., rotating. In certain types of medical emergencies such as acute pulmonary edema, it is essential to reduce the return of blood to the heart. This is accomplished by applying blood pressure cuffs to three extremities; the patient is placed in a head-high position (Fowler's). The pressure is kept midway between systolic and diastolic. Every 10 minutes the cuffs are deflated and when inflated, the previously free extremity is now used. This allows each extremity to be free of a tourniquet for 10 minutes out of each 40-minute cycle. Obviously, a cuff would not be applied to an extremity into which an intravenous infusion is running. *Garô quay Trong một số trường hợp cấp cứu y tế, ví dụ như chứng phù phổi cấp tính, vấn đề thiết yếu là làm sao để giảm được lượng máu chảy về tim. Việc này được thực hiện bằng cách dùng các vòng siết chặn máu tại ba chi; bệnh nhân được đặt trong tư thế đầu cao (kiểu Fowler). Sức ép sẽ được thực hiện ở vào khoảng giữa tâm thu và tâm trương. Cứ mỗi 10 phút vòng siết được tháo ra và khi tháo ra sẽ dùng thay thế bằng phần chi tự do khi này. Điều này cho phép mỗi chi được tự do 10 phút sau mỗi vòng tua 40 phút. Lẽ tất nhiên vòng siết không được thực hiện tại chi đang truyền dịch qua đường tĩnh mạch.*

tourniquet paralysis. Injury to a nerve due to a tourniquet's having

been applied for too long a period or too tightly.*Chứng liệt garô Chỉ về sự tổn thương đến hệ thần kinh do việc dùng garô quá lâu hay buộc garô quá chặt.*

tourniquet test. Test for determining the ability of capillaries to withstand increased pressure.*Thử nghiệm garô Thử nghiệm để xác định khả năng chịu đựng máu ở mao mạch khi gia tăng sức ép.*

Touton cells [Karl Touton Ger. dermatologist, 1858-1934] Giant multinucleated cells found in lesions of xanthomatosis.*Tế bào Touton [Karl Touton, bác sĩ chuyên khoa da liễu người Đức, 1858 - 1934] Các tế bào đa nhân khổng lồ thấy tại các vùng tổn thương của chứng u vàng.*

towelette [ME. towelle, towel]. A small towel for surgical or obstetrical use.*Gạc một loại khăn thấm nhỏ dùng trong phẫu thuật cũng như dùng trong đỡ đẻ.*

tox-, toxi-, toxo-. Combining forms indicating toxic, poison.*tox-, toxi-, toxo- Tiếp đầu ngữ, dùng liên kết với từ khác để chỉ độc hay chất độc.*

toxanemia [Gr, toxikon, poison, + an-, not, + haama, blood]. Anemia due to a hemolytic toxin.*Chứng thiếu máu do nhiễm độc tình trạng thiếu máu do máu bị nhiễm độc.*

toxemia [+ Gr. haima, blood]. Distribution throughout the body of poisonous products of bacteria growing in a focal or local site, thus producing generalized symptoms.

SYM: Fever; diarrhea; vomiting; pulse and respiration quickened or depressed; shock. In tetanus the nervous system is esp. affected; in diphtheria, nerves and muscles.*Nhiễm độc máu Sự phân bố các độc tố của vi khuẩn đang phát triển ra một vùng chung hay một vùng riêng nào đó trong cơ thể, điều này sẽ tạo ra các triệu chứng chung của bệnh.*

TRIỆU CHỨNG: Sốt, tiêu chảy, nôn mửa, nhịp mạch thay đổi, thở nhanh hay giảm, sốc. Trong bệnh uốn ván, hệ thần kinh bị ảnh hưởng nghiêm trọng nhất; trong bệnh bạch hầu các thần kinh và cơ đều bị ảnh hưởng.

t., alimentary. Illness due to absorption of bacterial or other toxins from the gastrointestinal tract.*Nhiễm độc dinh dưỡng Bệnh do hấp thu phải vi khuẩn hay độc tố từ vi khuẩn qua đường dạ dày - ruột.*

t., eclamptogenic. Toxemia of pregnancy. SEE: eclampsia.*t., eclamptogenic Nhiễm độc thai nghén.*

t. of pregnancy. Previously used term for pregnancy-induced hypertension. SEE: eclampsia. SEE: Nursing Diagnoses.*Nhiễm độc huyết thai nghén Là thuật ngữ trước kia dùng để chỉ chứng tăng huyết áp khi thai nghén. Xem động kinh. Xem: Nursing Diagnoses.*

toxenzyme [" + Gr. en, in, + zyme,

leaven]. A poisonous enzyme.*Men độc một loại enzyme gây độc.*

toxic [Gr. toxikon, poison]. Pert. to, resembling, or caused by poison. SYN: poisonous.*Độc có liên quan đến, thuộc về hay có tác động gây độc. Đn: poisonous.*

toxic-allergic syndrome. A disease characterized by toxic-allergic pneumonopathy, with respiratory distress, fever, headache, nausea, myalgia, abdominal pains, rash, hepatosplenomegaly, and eosinophilia.

ETIOL: Ingestion of rapeseed oil adulterated with aniline and containing acetanilide.

TREAT: There is no specific therapy, but mechanically assisted respiratory therapy and corticosteroids are helpful.*Hội chứng nhiễm độc - dị ứng Một dạng bệnh có biểu hiện nhiễm độc - dị ứng phổi, với triệu chứng suy hô hấp, sốt, nhức đầu, buồn nôn, đau cơ, đau vùng bụng, phát ban, to gan - lách, tăng bạch cầu ưa eosin.*

NGUYÊN NHÂN: Ăn phải chất dầu của hạt cải dầu có pha aniline trái phép và có chứa acetanilid.

ĐIỀU TRỊ: Chưa có liệu pháp điều trị riêng biệt, tuy nhiên điều trị giảm triệu chứng, các liệu pháp hỗ trợ hô hấp và dùng corticosteroid cũng có hiệu quả.

toxicant [L. toxicans, poisoning]. 1. Poisonous; toxic. 2. Any poison. *Chất độc 1. Chất có độc, độc. 2. Chỉ chung về các loại chất có độc.*

toxicemIC. Toxemic.*Ngộ độc máu Xem Toxemic.*

toxic erythema. Redness of skin or a rash resulting from toxic agents such as drugs.*Ban đỏ do nhiễm độc nối vết đỏ trên da hay nổi ban đỏ do một tác nhân gây độc nào đó, ví dụ như các loại thuốc.*

toxicide [Gr. toxikon, poison, + L. cidus, kill]. 1. Destructive to toxins. 2. A chemical antidote for poisons. *Giải độc 1. Làm tiêu hủy đi chất độc. 2. Một loại hoá chất có khả năng kháng lại một số chất độc nào đó.*

toxicity The extent, quality, or degree of being poisonous.*Độc tính phạm vi, đặc tính hay mức độ nhiễm độc.*

toxico- [Gr.toxikon, poison]. Combining form meaning poisonous.*toxico- Tiếp đầu ngữ, dùng liên kết với từ khác, có nghĩa là độc.*

Toxicodendron A genus of plants that includes poison ivy and poison oak. Previously called Rhus. *Toxicodendron Tên một giống cây có chứa chất độc như cây thường xuân và cây sồi. Tên trước kia là Rhus.*

toxicoderma [" + derma, skin]. Any skin disease resulting from a poison. *Nhiễm độc da Chỉ chung về các bệnh trên da do nguyên nhân nhiễm độc.*

toxicodermatitis [" + " + ids, inflammation]. Inflammation of the skin due to a poison.

Viêm da nhiễm độc Chứng viêm nhiễm vùng da do một loại chất độc nào đó.

toxicodermatosis [" + " + osis, condition]. Toxicoderma.*Nhiễm độc da Xem Toxicoderma.*

toxicogeiic [" + gennan, toproduce]. Caused by, or producing, a poison. *Nhiễm độc Gây ra bởi một chất độc nào đó.*

toxicoid [" + eidos, form, shape]. Of the nature of a poison.*Loại độc dạng tự nhiên của một chất độc.*

toxicologist [" + logos, word, reason]. A specialist in the field of poisons or toxins.*Chuyên gia độc chất Chỉ về người có chuyên môn về lĩnh vực độc hay chất độc.*

toxicology Division of medical and biological science concerned with toxic substances, detecting them, studying their chemistry and pharmacological actions, and establishing antidotes and treatment of toxic manifestations, prevention of poisoning, and methods for controlling exposure to harmful substances.*Độc học là một ngành khoa học thuộc lĩnh vực y và sinh học chuyên nghiên cứu về các chất độc, phát hiện ra chất độc, nghiên cứu về các tác dụng hóa và dược, đồng thời cũng nghiên cứu về giải độc, liệu pháp điều trị khi nhiễm độc và các biện pháp bảo vệ khi tiếp xúc với chất độc.*

toxicomania [" + mania madness]. Abnormal craving for narcotics intoxicants, or poisons.*Nghiện Lòng ham muốn một cách khác thường đối với ma túy, chất làm say hay chất độc.*

toxicopathic [" + pathos, disease suffering]. Pert. to any condition caused by a poison.*(thuộc) nhiễm độc Liên quan đến các bệnh do nguyên nhân nhiễm độc gây ra.*

toxicopathy [" + pathos, disease, suffering]. Any disease caused by a poison.*(bệnh) Nhiễm độc Chỉ chung về các bệnh gây ra do nhiễm phải chất độc.*

toxicopexy [" + Gr. pexis, fixation]. Neutralization of a toxin or poison in the body.*Giải độc Sự trung hòa các chất độc trong cơ thể.*

toxicophidia [" + Gr. ophis, snake]. Poisonous snakes. SYN: thanatophidia.*Rắn độc Đn: thanatophidia.*

toxicophobia [" + photos fear]. Abnormal fear of being poisoned by any medium: food, gas, water or drugs. *(chứng) Sợ độc Chứng sợ nhiễm độc một cách bất thường khi tiếp xúc với các chất bình thường như: thực phẩm, gas, nước hay thuốc.*

toxicosis ["+ osis, condition). A diseased condition resulting from poisoning.*Bệnh nhiễm độc chỉ chung về các loại bệnh do chất độc gây ra.*

t., endogenic. Disease due to poisons generated within the body. SYN: autointoxication.*Nhiễm độc*

môi sinh Chứng tự nhiễm độc, một dạng bệnh do nguyên nhân chất độc tự phát sinh trong cơ thể. Đn: autointoxication.

t., exogenic. Any toxic condition resulting from a poison not generated in the body.*Nhiễm độc ngoại sinh chỉ chung về các chứng nhiễm độc từ một chất độc không tự phát sinh trong cơ thể.*

t., retention. Toxicosis from retained products that normally are excreted shortly after formation. *Nhiễm độc chất tiết Nhiễm độc từ các sản phẩm do bị lưu trữ ứ đọng mà bình thường phải được bài tiết ra khoảng một thời gian ngắn sau khi hình thành.*

toxic shock syndrome. ABBR: TSS. A rare and sometimes fatal disease caused by a toxin or toxins produced by certain strains of the bacterium Staphylococcus aureus. The diagnosis is made when the following criteria are met: Fever of 102 0F (38.90C) or greater; diffuse macular erythematous rash followed in one or two weeks by deaquamation, particularly of the palms and soles; hypotension or orthostatic syncope; and involvement of three or more of the following organ systems: gastrointestinal (vomiting or diarrhea at onset of illness); muscular (severe myalgia); mucous membrane (vaginal, oropharyngeal, or conjunctiva) hyperemia; renal; hepatic; hematologic (platelets less than 100,000/cubic millimeter); central nervous system (disorientation or alteration in consciousness without focal neurologic signs when fever and hypotension are absent). In addition, negative results on the following tests if obtained: blood, throat, or cerebrospinal fluid culture, but blood culture may be positive for Staphylococcus aureus; and no rise in titer to teats for Rocky Mountain spotted fever, leptospirosis, or rubeola.

The disease has occurred principally in young menstruating women, most of whom were using vaginal tampons for menstrual protection. The disease has been reported in increasing numbers in young boys, men, and nonmenstruating women. SEE: Nursing Diagnoses in Appendix.

Caution: Anyone who develops these symptoms and signs should seek medical attention immediately. If a tampon is being used, it should be removed at once.

TREAT: Beta-lactamase-resistant antimicrobials and immediate therapy to combat shock and renal failure if present.*Hội chứng sốc nhiễm độc Viết tắt: TSS. Một dạng bệnh hiếm xảy ra nhưng khi xảy ra thì rất nghiêm trọng và có nguy cơ đột tử do nguyên nhân nhiễm độc tố của loại vi khuẩn Staphylococcus aureus. Bệnh thường được xác định dựa trên các triệu chứng sau: sốt khoảng 1020 F (38,90 C) hay cao*

hơn, phát ban trên da khoảng một hay hai tuần sau đó tróc vảy, đôi khi nổi lên cả trên gan bàn tay và lòng bàn chân, giảm huyết áp hay chứng bất tỉnh tư thế, bệnh có thể ảnh hưởng đến các cơ quan sau: dạ dày - ruột (nôn mửa hay tiêu chảy lúc bệnh đang tấn công mạnh mẽ); cơ (đau nhức), thận, gan, máu (tiểu huyết cầu dưới 100000 đơn vị / milimét vuông), hệ thần kinh trung ương (mất phương hướng hay có sự thay đổi ý thức mà không có dấu hiệu gì về thần kinh khi không bị sốt và hạ áp). Thêm vào đó, bệnh nhân sẽ có kết quả âm tính trên các kết quả xét nghiệm sau: máu, họng, nuôi cấy dịch não - tủy sống, nhưng nuôi cấy vẫn có thể dương tính đối với khuẩn Staphylococcus aureus, và không có gia tăng độ chuẩn khi xét nghiệm sốt chấm núi Rocky, bệnh trùng xoắn móc câu, hay bệnh phong chẩn.
Bệnh xảy ra chủ yếu ở những người phụ nữ trẻ đang có kinh, hầu hết ở những người có sử dụng băng vệ sinh. Bệnh hiện nay đã có số liệu báo cáo xảy ra nhiều ở những nam thiếu niên, đàn ông, và những phụ nữ đang không có kinh. Xem: Nursing Diagnoses trong phần Phụ lục.
Lưu ý: Bất kỳ ai có triệu chứng hay có dấu hiệu về bệnh. Nên đến ngay cơ sở y tế để điều trị. Nếu đang sử dụng băng vệ sinh, thì phải vứt bỏ đi ngay tức thì.
ĐIỀU TRỊ: Dùng loại kháng sinh kháng lại bêta lactamase, áp dụng ngay liệu pháp chống sốc và biện pháp bảo vệ tránh hư thận.

toxic substance. Any substance that can cause acute or chronic injury to the human body, or is suspected of being able to cause disease or injury under some conditions. In the U.S., the National Institute of Occupational Safety and Health (NIOSH) publishes a registry of toxic chemicals. SEE: hazardous material; health hazard; permissible exposure limits; right to know law.**Độc chất** Chỉ chung về các chất có thể gây nên các tổn thương cấp tính và kinh niên cho cơ thể con người hay có thể gây nên các triệu chứng về bệnh tật hay về một tổn thương nào đó. Chỉ về các chất hóa học gây độc đã được thâu thập và xuất bản bởi Viện Nghiên cứu về Sức khỏe và An toàn Lao động Quốc gia Hoa Kỳ (NIOSH). Xem: hazardous material; health hazard; permissible exposure limits; right to know law.

toxidermitis [" + derma, skin, + itis, inflammation]. Any inflammatory skin disease due to poisoning. SYN: toxicodermatitis.**Viêm da nhiễm độc** Chỉ chung về các chứng viêm da vùng hạ bì do nhiễm độc. Đn: toxicodermati- tis.

toxiferous [" + L. (errs, to carry)]. Containing a poison. SYN: poisonous.**Có độc** Có chứa chất độc. Đn: poisonous.

toxigenic [" + gennan, to produce]. Producing toxins or poisons.**Sinh**

độc Sự sản sinh ra độc tố hay chất độc.

toxigenicity The virulence of a toxin-producing pathogenic organism.**Độc tính** Tính độc của các độc tố được sinh ra bởi một số loài sinh vật gây bệnh.

toxignomic [" + gnomikos, knowing]. Having the toxic action peculiar to a poison.**Độc tính riêng** Các tác động gây độc riêng của một loại chất độc.

toxin [Gr. toxikon, poison]. A poisonous substance of animal or plant origin. SEE: antitoxin; phytotoxin; toxoid.**Độc tố** Chỉ về các loại chất độc có nguồn gốc từ động vật hay cây cỏ. Xem: antitoxin; phytotoxin; toxoid.

t., bacterial. Toxin produced by bacteria. Includes exotoxins, which diffuse from bacterial cells into surrounding medium, and endotoxins, which are liberated only when the bacterial cell is destroyed. SEE: bacteria.**Độc tố vi khuẩn** Chất độc được sinh ra bởi các loài vi khuẩn. Nó bao gồm: ngoại độc tố, loại độc khuyếch tán từ vi khuẩn ra môi trường xung quanh; và nội độc tố, loại độc chỉ được giải phóng khi tế bào vi khuẩn bị phân hủy. Xem: bacteria.

t., botulinus. Toxin produced by Clostridium botulinum, the causative organism for botulism. Seven types of the toxin have been identified.**Độc tố thịt ôi** Là loại độc tố sinh ra bởi Clostridium botulinum, loại vi sinh vật gây hư thịt. Đã xác định được bảy loại độc tố trong số này.

t., dermonecrotic. Any one of a group of different toxins that can cause necrosis of the skin. Coagulase-positive Staphylococcus aureus produce several such toxins. SEE: Kawasaki disease; scalded skin syndrome; toxic shock syndrome.**Độc tố hoại da** Chỉ chung về các loại độc tố trong một nhóm các độc tố khác nhau, gây hoại tử da. Vi khuẩn Staphylococcus aureus coagulase dương tính sản sinh ra một vài loại độc tố thuộc loại này. Xem: Kawasaki disease; scalded skin syndrome; toxic shock syndrome.

t., Dick. An erythrogenic toxin produced by some streptococci.**Độc tố Dick** Độc tố ban đỏ sinh ra bởi một vài khuẩn cầu chuỗi.

t., diphtheria. The specific toxin produced by Corynebacterium dipktheriae.**Độc tố bạch cầu** Sinh ra bởi Corynebacteriu diphtheriae.

t., dysentery. The exotozin of various species of Shigella.**Độc tố lỵ** Là chất ngoại độc tố của một số loài thuộc nhóm Shigella.

t., erythrogenic. T., Dick, q.v.**Độc tố ban đỏ** Xem T., Dick.

t., extracellular. Toxin produced and excreted by microorganisms; exotoxin, q.v.**Độc tố ngoại bào** Độc tố được sản sinh và tiết ra bởi

các loài vi sinh vật; ngoại độc tố.

t., fatigue. An alleged toxin present in the body due to muscular fatigue.**Độc tố mệt** Một loại độc tố xuất hiện trong cơ thể khi đang mắc chứng mệt cơ.

t., intracellular. Toxin produced in the bacterial cell, but retained therein; an endotozin, q.v.**Độc tố nội bào** Độc tố được sản sinh trong tế bào vi khuẩn, nhưng vẫn được lưu giữ lại trong đó; nội độc tố.

t., plant. Any toxin producedby a plant; a phytotoxin.**Độc tố cây cỏ** Chỉ chung các độc tố sinh ra bởi các loài thực vật; độc tố thực vật.

toxin-antitoxin [Gr. toxikon, poison, + anti, against, + toxikon, poison]. ABBR: T.A.T. Diphtheria toxin with its antitoxin in a nearly neutral mixture, the diphtheria toxin being about 85% neutralized. Used for immunization against diphtheria.**Độc tố - kháng độc tố** Viết tắt: T.A.T. Là độc tố bệnh bạch hầu và chất kháng độc tố của nó được pha trộn gần như một hỗn hợp trung tính, mức độ trung hòa khoảng 85%. Dùng để gây miễn nhiễm đối với bệnh bạch hầu.

toxinicide [" + cidus, kill]. That which is destructive to toxins.**Chất hủy độc tố** Là chất có tác dụng hủy các độc tố.

toxinology [" + Gr, logos, word, reason]. The branch of science concerned with toxins.**Độc học** Là ngành khoa học chuyên nghiên cứu về các loại chất độc.

toxinosis [" + Gr.osis,condition].Any disease or condition caused by a toxin.**(chứng) nhiễm độc** Là dạng bệnh hay các triệu chứng bị gây ra bởi một chất độc nào đó.

toxipathic. Concerning toxipathy.**(thuộc) bệnh nhiễm độc** Có liên quan đến bệnh nhiễm độc.

toxipathy [" + Gr,pathos, disease, suffering]. Any disease due to poison.**Bệnh nhiễm độc** Chỉ chung về các bệnh do nhiễm độc gây ra.

toxiphobia [" + Gr. pho6os, fear]. Abnormal fear of being poisoned.**Chứng sợ độc** Tính sợ nhiễm độc một cách bất thường.

toxisterol Toxic derivative obtained by radiating ergosterol.**Độc tố từ sterol** Là một chất độc được trích xuất từ ergosterol khi chiếu xạ.

toxitabellae [" + tabelta, tablet]. Poisonous tablets. Usually designated by having an angular shape or by having the word "poison" or the skull and crossbones symbol stamped upon them.**Viên độc** Chất độc dạng viên. Thường được đánh dấu bằng một trong các dấu hiệu như sau: hình mát tam giác, ghi lên chữ "chất độc", hình cái sọ người ở phía trên hai khúc xương đặt chéo.

toxitherapy [" + Gr. therapeia, treatment]. Use of toxins in treatment of disease; e.g., the use of botulinumtoxin injected locally to treat certain eye muscle imbalance conditions; and to treat spasmodic torticollis.*Độc liệu pháp Dùng chất độc để điều trị bệnh, ví dụ như dùng độc tố gây ngộ độc thịt tiêm vài một số vùng để điều trị chứng mất cân bằng cơ mắt, và chứng trẹo cổ co giật.*

toxituberculid A skin lesion resulting from action of toxin of tuberculosis organism.*Tổn thương da do độc tố lao Chỉ về chứng tổn thương vùng da do nguyên nhân tác động bởi độc tố của vi trùng lao.*

toxoalexin [" + alexein, toward off].Analexin that counteracts bacterialtoxins.*Toxoalexin kháng độc Là một chất có tên gọi là alexin, có khả năng kháng độc của vi khuẩn.*

toxocariasis [" hers, head, + -tests, condition]. A selflimiting disease due to infection with nematode worms Toxocara canis or T. cati. In man, the eggs penetrate the bowel wall and enter the circulation. Larvae may be carried to any part of the body where the blood vessel is large enough to accommodate them. They may end up in the brain, retinal vessels, liver, lung, or heart. The larvae cause hemorrhage, inflammation, and necrosis in these tissues. Thus the patient may have myocarditis, endophthalmitis, epilepsy, or encephalitis. Diagnosis is made by immunological tests and by presence of larvae in tissue obtained by liver biopsy. It is important that toxocariasis be considered in cases diagnosed as retinoblastoma. SYN: larva migrans, visceral.*Bệnh nhiễm ấu trùng giun chó, mèo Là một dạng bệnh do nhiễm phải một loại giun tròn Toxocara canis hay T. cati. Ở người, khi ăn phải trứng của giun này, nó sẽ thâm nhập qua thành ruột và đi vào hệ tuần hoàn. Ấu trùng của nó sẽ được mang đi khắp cơ thể miễn là nơi đó mạch máu đủ lớn đối với kích thước của nó. Nó có thể lên tới não, võng mạc, gan, phổi hay tim. Ấu trùng của nó có thể gây chảy máu, viêm nhiễm và hoại tử các mô. Vì vậy, bệnh nhân có thể bị viêm cơ tim, viêm nội nhãn, động kinh hay viêm não. Việc chẩn đoán bệnh phải dựa trên các thử nghiệm miễn dịch và xem xét về sự xuất hiện của ấu trùng giun trong mẫu mô sinh thiết gan. Điều quan trọng là xem xét bệnh nhiễm ấu trùng giun chó, trong các ca chẩn đoán u nguyên bào võng mạc. Đn: larva migrans, visceral.*

toxogenin [Gr. toxikon, poison, + gennar4 to produce]. Hypothetical substance in the blood caused by injection of antigens, innocuous in itself, but causing anaphylaxis upon addition of fresh antigen.*Chất sinh độc Là chất giả thiết sinh ra trong máu sau khi tiêm một chất sinh kháng thể, bản thân nó không độc*

nhưng gây ra tính quá mẫn đối với chất sinh kháng thể mới nếu tiêm vào sau.

toxoid [" + eidos, form, shape]. A toxin that has been treated to destroy its toxicity, but is still capable of inducing formation of antibodies on injection. SYN: anatoxin*Biến độc tố Là một loại độc tố đã được xử lý để hủy tính độc của nó, nhưng vẫn còn khả năng sinh ra các kháng thể khi tiêm vào cơ thể. Đn: anatoxin.*

t., alum-precipitated. Toxoid of diphtheria or tetanus precipitated with potash alum.*Biến độc tố phèn kết tủa Là độc tố từ bệnh bạch hầu hay bệnh uốn ván kết tủa với phèn kali.*

t., diphtheria. Diphtheria toxin detoxified by formaldehyde treatment. *Biến độc tố bệnh bạch hầu Là độc tố bệnh bạch hầu được xử lý bằng formaldehyd để giải độc.*

t., tetanus. Tetanus toxoid, q.v. *Biến độc tố bệnh uốn ván Xem Tetanus toxoid.*

toxolecithin [" + lekithos, egg yolk]. A compound of lecithin with a toxin such as certain snake venoms.*Lecithin tẩm độc Là một hợp chất gồm có lecithin cùng với một chất độc nào đó ví dụ như là nọc rắn.*

toxolysin [" + lysis, dissolution]. Substance destroying toxins. SYN: antitoxin; toxicide.*Chất giải độc Chất có tác dụng hủy độc tố. Đn: antitoxin; toxicide.*

toxomucin [" + L. macas, mucus]. Specific toxic albuminoid from cultures of tubercle bacilli.*Nước nhảy độc Một loại albumin đặc hiệu, có được từ nuôi cấy vi trùng lao.*

toxonosis [" + osis, condition]. A disease caused by poisoning. SYN: toxicosis.*Bệnh nhiễm độc Là loại bệnh sinh ra do nhiễm phải chất độc. Đn: toxicosis.*

toxopeptone [" + pepton, digesting]. A protein derivative produced by action of a toxin on peptones.*Peptone độc Là một loại dẫn chất protein tạo ra do tác động của một chất độc lên các pepton.*

toxophil(e) [" + phdein, to love]. Having a special affinity for toxins.*Chất ái độc Là chất có ái lực đặc biệt đối với các chất độc.*

toxophilic [" + philein, to love]. Concerning a toxophile.*(thuộc) ái độc Có liên quan đến chất ái độc.*

toxophore [" + phwros, a bearer]. That portion of a toxin which gives to a toxin its poisonous qualities. *Nhóm sinh độc Là thành phần của một chất độc có tác dụng tạo nên các độc tính cho chất độc đó.*

toxophorous Concerning a toxophore.*(thuộc) nhóm sunh độc Có liên quan đến nguyên tố độc.*

toxophylaxin [" + phylax, guard]. A substance that neutralizes bacterial toxins.*Chất trung hòa độc Là chất có tác dụng trung hòa các chất độc của vi khuẩn.*

Toxoplasma A genus of protozoa. *Toxoplasma Tên một động vật*

nguyên sinh.

T., gondii. The causative agent of toxoplasmosis.*Toxoplasma gondii Chỉ về các tác nhân gây nên bệnh Toxoplasma.*

toxoplasmin An antigen obtained from mouse peritoneal fluid infected with Toxoplasma gondii.*Kháng nguyên Toxoplasma một loại kháng nguyên lấy từ dịch màng bụng của con chuột đã cho nhiễm Toxoplasma gondii.*

toxoplasmosis A disease due to infection with the protozoa Toxoplasma gondii. The organism is found in many mammals and birds. Symptoms may be so mild as to be barely noticeable or may be more severe with lymphadenopathy, malaise, muscle pain, and little if any fever. In the severe disseminated form, there are pneumonitia hepatitis and encephalitis.In the congenital form, destructive lesions of the central nervous system, jaundice, anemia, and generalized lymphadenopathy usually are present. DIAG: By identification of culture of the organism and by serologic test. TREAT: Even though treatment is not entirely satisfactory, trisulfapyrimidines or pyrimethamine with sulfadiazine are indicated. The latter combination is less tonic if folinic acid is given with each dose.*Bệnh Toxoplasma Là một loại bệnh do nguyên nhân nhiễm phải một loại động vật nguyên sinh Toxoplasma gondii. Đây là một loại sinh vật tìm thấy ở nhiều loài động vật có vú và các loài chim. Triệu chứng bệnh có thể nhẹ đến mức không nhận ra hay nặng đến mức đau nghiêm trọng ở hệ bạch huyết, khó chịu, đau cơ, sốt nhẹ. Trong dạng bệnh nặng lan tỏa, có triệu chứng viêm phế nang, viêm gan và viêm não. Trong dạng bệnh bẩm sinh, có dấu hiệu tổn thương hệ thần kinh trung ương, chứng vàng da, thiếu máu và u hệ bạch huyết. CHẨN ĐOÁN: Định bệnh qua việc nuôi cấy sinh vật và thử nghiệm huyết thanh. ĐIỀU TRỊ: Mặc dù không hiệu quả tuyệt đối nhưng hiện vẫn thường dùng trisulfapyrimidin hay pyrimethamin cùng với sulfadiazin. Có thể thêm một khối lượng acid folinic để làm giảm độc tố của hợp chất pyrimethamin và sulfadiazin.*

T.P.I. test. Treponema pallidum immobilizing test (for syphilis).*T.P.I. test Viết tắt của chữ Treponema pallidum immobilizing test, có nghĩa là nghiệm pháp cố định xoắn khuẩn (dùng cho bệnh giang mai).*

TPN. triphosphopyridine nucleotide; totatparenteral nutrition.*TPN. Viết tắt của chữ triphosphopyridine nucleotide; total parenteral nutrition, có nghĩa là một loại nucleotid; dinh dưỡng toàn bộ ngoài ruột.*

TPR. temperature, pulse, respiration. *TPR. Viết tắt của chữ temperature,* *pulse, respiration, có nghĩa là thân nhiệt, mạch, hô hấp.*

tr. L. tirtctura, tincture.*tr. Viết tắt của chữ tinctura, có nghĩa là cồn thuốc.*

trabecula [L., a little beam]. (pl. trabeculae) [NA] Fibrous cord of connective tisaue that serves as supporting fiber by forming a septum that extends into an organ from its wall or capsule.*Bè cơ Là cấu trúc dạng dây sợi của các mô liên kết, nó có tác dụng như các sợi hỗ trợ tạo thành từng vách ngăn nhỏ trong một bộ phận để tăng sức chịu đựng của bộ phận đó và trải dài từ lớp vỏ ngoài đến cơ quan.*

trabeculae carneae cordis. [NAj Thick muscular tissue bands attached to inner walls of the ventricles of the heart.*Dải mô cơ Chỉ về các dải mô cơ dày ở vách trong của tâm thất tim.*

trabecular Concerning a trabecula. *(thuộc) bè cơ Có liên quan đến bè cơ.*

trabecularism Condition of having a trabecular structure.*Có cấu trúc bè cơ Tình trạng có một cấu trúc dạng bè cơ.*

trabeculate Having trabeculae.*Có bè cơ Có bè cơ.*

trabs [L., a beam]. (pl. trabes) A supporting band.*Dải chống đỡ Chỉ về một dải có chức năng chống đỡ.*

t., cerebri. Arched band of white fibers connecting the cerebral hemispheres. SYN: corpus callosum [NA].*Dải chống đỡ não Một dải các sợi trắng liên kết với bán cầu não. Đn: corpus callosum.*

trace [O. Fr. trader]. 1. A very small quantity. 2. A visible mark or sign. *Vết tích 1. Chỉ một số lượng rất nhỏ. 2. Một dấu vết có thể thấy được.*

t., primitive. Pale white streak in germinal area indicating beginning of development of the blastoderm. SYN: primitive streak.*Vết nguyên thủy Một đường sọc màu trắng xanh ở phôi thai để chỉ ra sự bắt đầu phát triển của bì phôi. Đn: primitive streak.*

trace elements. Organic elements normally found in minute quantities in foods and tissues. Ex.: aluminum, bromine, chromium, cobalt, copper, fluorine, iron, iodine, manganese, nickel, silicon, zinc, and other physiologically rare minerals. *Nguyên tố vi lượng Các chất vô cơ thường tìm thấy với một lượng rất nhỏ trong thực phẩm và các mô. VÍ DỤ: nhôm, brôm, crôm, coban, đồng, flo, sắt, iod, măng-gan, niken, silic và các chất khoáng sinh lý hiếm khác.*

tracer. A radioactive isotope, capable of being incorporated into compounds, thatwhen introduced into the body "tags" a specific portion of the molecule so that its course maybe traced. Used in absorption and excretion studies, for identifying intermediary products of metabolism, and

determination of distribution of various substances in the body. Radioactive carbon ("C), calcium (IaCa), and iodine (ra'I) are examples of tracers commonly used.*nguyên tố đánh dấu là một chất đồng vị phóng xạ được trộn vào trong một hợp chất; khi đưa vào trong cơ thể, nó sẽ đánh dấu các phần mà hợp chất này đi qua. Được dùng trong các nghiên cứu về sự hấp thu và bài tiết, nó chỉ ra các sản phẩm trung gian của sự chuyển hóa và xác định được sự phân bố của các loại chất khác nhau trong cơ thể. Các chất như các bon đồng vị phóng xạ (14C), calci đồng vị phóng xạ (12Ca) và iod đồng vị phóng xạ (131I) là những nguyên tố đánh dấu thường dùng nhiều nhất.*

trachea [Gr. tracheia, rough]. (pl. tracheae) [NA] A cylindrical cartilaginous tube, 4 1/2 in. (11.3 cm) long, from the larynx to the bronchial tubes. It extends from the 6th cervical to the 5th dorsal vertebra, where it divides at a point called the caring into two bronchi, one leading to each lung. It is lined with mucous membrane and its inner surface is lined with ciliated epithelium. SYN: windpipe. SEE: bronchi.*Khí quản Một ống sụn hình trụ, dài 4 1/2 inch (11,3 cm), chạy từ thanh quản đến cuống phổi. Nó bắt đầu từ đốt sống cổ thứ sáu đến đốt sống lưng thứ năm, tại đây nó được chia làm hai ngay tại điểm xương lưỡi hái rồi đi vào cuống phổi, mỗi ống đi vào một phổi. Nó được cấu tạo bởi lớp màng nhầy và mặt trong là lớp biểu mô có lông. Đn: windpipe. Xem: bronchi.*

tracheaectasy [Gr. trachea,rough, + ektasis,dilatation]. Dilatation of the trachea.*Chứng giãn nở khí quản Trường hợp khí quản bị giãn nở.*

tracheal Pert. to the trachea.*(thuộc) khí quản Có liên quan đến khí quản.*

trachealgia [" + algos, pain]. Pain in the trachea.*Đau khí quản Chứng đau ở vùng khí quản.*

trachealis [L.]. A muscle composed of smooth muscle fibers that extends between the ends of the tracheal rings. Its contraction reduces the size of the lumen.*Cơ vòng khí quản là phần cơ được cấu tạo bởi các sợi cơ trơn dạng vòng tạo nên hình ống của khí quản. Khi nó co lại, sẽ làm giảm kích thước mặt trong của khí quản.*

tracheal tugging. Pulsation of the larynx or downward pull of the trachea, symptomatic of thoracic aneurysm.*Chứng giật khí quản Sự rung hay kéo xuống của khí quản, đó là triệu chứng của bệnh phình mạch ở cung động mạch chủ.*

tracheitis [Gr. tracheia, rough + itis, inflammation]. An inflammation of the trachea. It may be acute or chronic and may be associated with bronchitis and laryngitis.
NURSING IMPLICATIONS: Moni-

tor vital signs and assess for fever and acute airway obstruction (croupy cough, atridor) due to presence of copious, thick, and purulent secretions. Administer humidified oxygen as prescribed and suction as necessary to remove secretions. Administer prescribed antibiotic therapy. Be prepared for emergency endotracheal intubation or tracheoatomy if airway obstruction persists. Provide comfort to child and parents to reduce anxiety. *Viêm khí quản Viêm vùng khí quản. Có thể là dạng cấp tính hay mạn tính và cũng có thể liên kết với các chứng bệnh khác như viêm phế quản và viêm thanh quản. CHĂM SÓC: Chú ý giám sát các dấu hiệu sống và đánh giá mức độ sốt, nghẹt đường thở cấp tính (ho dạng bạch hầu, thở khò khè) do có nhiều chất bài tiết dày đặc. Cho thở oxy và thực hiện hút các chất nhầy nếu cần thiết. Dùng kháng sinh liệu pháp. Chuẩn bị ống thông khí quản để đặt khi khẩn cấp hay phải phẫu thuật mở khí quản nếu đường thở bị nghẹt. An ủi, khuyên nhủ bệnh nhân để làm giảm đi nỗi lo âu.*

trachelagra [Gr. trachelos, neck, + agra, seizure]. Rheumatism or gout of neck muscles resulting in torticovis.*Đau khí quản Do bệnh thấp khớp hay bệnh gút tại vùng cơ cổ dẫn đến chứng trẹo cổ.*

trachelectotnopeuy [" + ektome, excision, + pexis, fixation]. Fixation of uterine neck with partial excision. *Phẫu thuật cố định cổ tử cung Cố định lại cổ tử cung bằng thủ thuật cắt bỏ một phần.*

trachetectomy [" + ektome,excision]. Amputation of the cervix uteri.*Cắt cổ tử cung Thủ thuật cắt cụt cổ tử cung.*

trachelematoma [" + haima, blood, + oma, tumor]. Hematoma situated on the neck.*U máu tại vùng cổ chứng tụ máu tại vùng cổ.*

trachelism, trachelismus [" + -ismos, condition]. Backward spasm of the neck, sometimes preceding an epileptic attack.*Chứng co giật cổ chứng co giật cổ về phía sau, đôi khi là một triệu chứng báo trước động kinh.*

trachelitis [" + itis, inflammation]. Inflammation of mucous membrane of the cervix uteri. SYN: ceruicitis. *Chứng viêm cổ tử cung Chứng viêm nhiễm màng nhầy ở cổ tử cung. Đn: cervicitis.*

trachelo- [Gr.trachelos, neck]. Combining form, meaning neck.*trachelo- Tiếp đầu ngữ, dùng liên kết với từ khác, có nghĩa là cổ.*

trachelobregmatic [" + bregma, front of the head]. Pert. to the neck and the bregma.*Cổ - thóp Liên quan đến vùng cổ và vùng thóp trên đầu.*

trachelocele [" + kale, tumor, swelling]. Tracheocele.*Thoát vị niêm mạc khí quản Xem Tracheocele.*

trachelocyrtosis [" + kyrtos, curved,

+ osis, condition]. Trachelokyphosis. *Cong đốt sống cổ Xem Trachelokyphosis.*

trachelocystitis ["t kystis, bladder, + itis, inflamma- tion]. Inflammation of the neck of the bladder.*Viêm cổ bàng quang Viêm vùng cổ bàng quang.*

trachelodynia [" + odyne, pain]. Pain in the neck.*Đau vùng cổ Chứng đau ở vùng cổ.*

trachelokyphosis [" + kyphosis, humpback). Excessive anterior curvature of cervical portion of spine. *Cong đốt sống cổ Chứng lồi ra phía trước tại vùng đốt sống cổ.*

trachelology [" + logos, word, reason]. Scientific study of the neck, its diseases and injuries.*Chuyên khoa cổ Là ngành khoa học chuyên nghiên cứu về cổ, các bệnh và các tổn thương vùng cổ.*

trachelomastoid [" + mastos, breast, + eidos, form, shape]. A muscle of the neck. SEE: Muscles.*Cơ cổ Chỉ về cơ ở vùng cổ. Xem: Muscles.*

trachelomyitis [" + mys, muscle, + itis, inflammation]. Inflammation of muscles of the neck.*Viêm cơ cổ Chứng viêm nhiễm các cơ ở vùng cổ.*

trachelopexy [" + pexis, fixation]. Surgical fixation of the cervix uteri to an adjacent part.*Cố định cổ tử cung Thực hiện phẫu thuật để cố định cổ tử cung vào vùng phụ cận.*

tracheloplasty [" + plassein, to form). Surgical repair or plastic surgery of the neck of the uterus.*Phẫu thuật tạo hình cổ tử cung Thực hiện phẫu thuật sửa chữa hay tạo hình vùng cổ tử cung.*

trachelorrhaphy [" + rhaphe, seam, ridge]. Suturing of atom cervix uteri. *Khâu cổ tử cung Khâu lại đường rách ở cổ tử cung.*

tracheloschisis ["+ schisis, a splitting). Congenital opening or fissure in the neck.*Đường nứt ở cổ Chỉ một lỗ bẩm sinh hay đường nứt tại vùng cổ.*

trachelotomy ["+ torrte, incision]. Incision of the cervix of the uterus. *Rạch cổ tử cung Thủ thuật rạch vùng cổ tử cung trong phẫu thuật.*

tracheo- [Gr.trachein, rough]. Combining form meaning trachea or windpipe.*tracheo- Tiền tố để chỉ khí quản.*

tracheoaerocele [Gr. iracheia, rough, + aer, air, + kale, tumor, swelling]. Hernia or cyst of trachea containing air.*Thoát vị khí quản Chứng thoát vị hay chứng u nang khí quản bên trong có chứa khi.*

tracheobronchial Concerning the trachea and bronchus.*Khí quản - phế quản Có liên quan đến khi quản và phế quản.*

tracheobronchomegaly Congenitally enlarged size of the trachea and bronchi.*To khí quản - phế quản Chứng giãn khí quản và phế quản bẩm sinh.*

tracheobronchoscopy [" + bronchus,

windpipe, + skopein, to examine]. Inspection of the trachea and bronchi through a bronchoscope.*Soi khí quản - phế quản Sự xem xét kỹ vùng khí quản và phế quản bằng ống soi phế quản.*

tracheocele [" + kale, hernia]. Protrusion of mucous membrane through the wall of the trachea.*Thoát vị khí quản Sự lòi phần màng nhầy ra khỏi thành khí quản.*

tracheoesophageal [" + oisophagos, esophagus]. Pert. to the trachea and esophagus.*Khí quản - thực quản Liên quan đến khí quản và thực quản.*

tracheolaryngeal Concerning the trachea and larynx.*Khí quản - thanh quản Liên quan đến khí quản và thanh quản.*

tracheolaryngotomy [" + larynx, larynx, + tome, incision]. Incision into larynx and trachea.*Rạch khí quản - thanh quản Thủ thuật rạch thanh quản và khí quản khi thực hiện phẫu thuật.*

tracheomalacia. Softening of the cartilage of the trachea.*Chứng mềm khí quản Sự mềm lớp sụn ở khí quản.*

tracheopathia, tracheopathy [" + pathos, disease, suffering]. Diseased condition of the trachea.*Bệnh khí quản Chỉ về triệu chứng bệnh ở vùng khí quản.*

tracheopharyngeal [" + pharynx, throat]. Pert. to both the trachea and pharynx.*Khí quản - hầu Liên quan đến khí quản và vùng hầu.*

tracheophonesia [" + phonesis, a sounding]. Cardiac auscultation at the sternal notch.*Nghe nhịp tim Sự nghe nhịp tim tại khe xương ức khi khám bệnh.*

tracheophony ["+ phone, a sound]. Sound heard over the trachea in auscultation.*Âm khí quản Âm nghe được tại vùng khí quản khi khám bệnh bằng ống nghe.*

tracheoplasty [" + plassein, to form]. Plastic operation on the trachea.*Tạo hình khí quản Thực hiện phẫu thuật tạo hình vùng khí quản.*

tracheopyosis [" + pyon, pus, + osis, condition]. Tracheitia with suppuration.*Mưng mủ khí quản Chứng viêm khí quản có tạo mủ.*

tracheorrhagia [Gr. tracheia, rough, + rhegnyai, to burst forth]. Tracheal hemorrhage.*Xuất huyết khí quản Sự chảy máu tại vùng khí quản.*

tracheoschisis [" + schisis, a splitting]. Fissure of the trachea-*Nứt khí quản Có vết nứt ở vùng khí quản.*

tracheoscopy [" + skopein, to examine]. Inspection of interior of trachea, by means of reflected light.*Soi khí quản Thực hiện quan sát mặt trong của khí quản bằng cách dùng mắt thường quan sát và dùng đèn chiếu.*

tracheostenosis [" + steno.sis, act of narrowing]. Contraction or narrowing of lumen of the trachea.*(Chứng) co thắt khí quản Sự co thắt làm hẹp lại mặt trong của ống khí quản.*

tracheostoma Opening into the trachea, via the neck.*Mở khí quản Mở khí quản, tạo một đường thông ra ở cổ.*

tracheostomize To perform a tracheostomy.*Thực hiện mở khí quản thực hiện công việc mở khí quản.*

tracheostomy [" + stoma, mouth]. Operation of incising the skin over the trachea and making a surgical wound in the trachea in order to permit an airway during tracheal obstruction. This technique is used to provide an airway in emergency situations and to replace the airway provided by an endotracheal tube that has been in place for more than several weeks. The latter indication is necessary to prevent permanent damage of the larynx. SEE: tube, endotracheal.

Caution: Tracheostomy should be done by someone who is thoroughly trained in performing this surgical procedure.

NURSING IMPLICATIONS: Monitor vital signs frequently after surgery. Administer warmed, humidified oxygen. Place patient in semi-Fowler's position to enhance drainage and promote ease of breathing. Provide a restful environment. Establish communication via questions with yea and no answers, hand signals, and simple sign language, and the use of a "magic slate" for writing, or an alphabet board. (Written communication requires vision, hand strength, and dexterity and is often difficult or impossible for acutely ill patients.) Later, as appropriate, teach patient how to cover tracheoatomy to permit vocalization. Be alert to patient's unmet needs end assist him with these to prevent increased anxiety. Establish range-of-motion exercises and physical therapy of the chest to promote aeration of the lung. Administer analgesics, antibiotics and other prescribed medications. Monitor and record intake and output; provide adequate fluids and nutrition. Perform suctioning of secretions and tracheostomy care, q.v., as necessary. Change the dressing frequently during the first 24 hours postoperative, and observe for excessive bleeding. Encourage coughing and deep breathing at regular intervals. Establish a learning plan for the patient; this should include stoma care, consisting of cleansing, removing crusts, and filtering air with a suitable filter. Be alert for signs of infection. Instruct the patient to avoid crowds, to continue coughing and deepbreathing regimen, to take adequate fluids and nutrition, and to avoid smoking. Activities may gradually be increased to include non-contact sports, but should not include swimming. Showering may be permitted if the patient wears a protective plastic bib or uses the hand to cover the stoma. Reassure the patient that secretions will decrease and that taste and smell will gradually return. Stress the importance of follow-up care. *Mở khí quản thực hiện phẫu thuật rạch da tại vùng cổ tạo một lỗ thông vào khí quản, từ đó cho phép không khí đi qua đó để vào phổi trong trường hợp khi quản bị tắc nghẽn. Kỹ thuật này được áp dụng trong trường hợp cung cấp không khí khẩn cấp thay cho việc đặt nội khí quản khi thời gian cần và phải kéo dài đến vài tuần. Ngoài ra kỹ thuật này còn giúp cho bệnh nhân tránh được các tổn thương vĩnh viễn tại vùng thanh quản. Xem: tube, endotracheal.*

Lưu ý: Mở khí quản chỉ được thực hiện bởi các nhà chuyên môn được đào tạo kỹ thuật để thực hiện tốt tiến trình phẫu thuật này.

CHĂM SÓC: Chủ động thường xuyên theo dõi các dấu hiệu sống sau khi thực hiện phẫu thuật. Cho bệnh nhân thở oxy ẩm nếu cần. Đặt bệnh nhân nằm tư thế nửa Fowler để gia tăng dẫn lưu và dễ thở. Tạo điều kiện cho bệnh nhân nghỉ ngơi hoàn toàn, khi đối thoại chỉ sử dụng những câu hỏi để bệnh nhân chỉ cần trả lời "đúng/sai", ra dấu bằng tay hay dùng ngôn ngữ dấu hiệu và sử dụng "bảng thông minh", hay bảng mẫu tự để viết (khi giao tiếp bằng chữ viết, sẽ đòi hỏi việc vận dụng mắt, tay và một số kỹ xảo mà thường rất khó khăn hay không thể thực hiện được bởi người bệnh). Sau đó, nếu có thể, hướng dẫn bệnh nhân dùng tay bịt lỗ mở khí quản khi phát âm. Báo cho bệnh nhân biết về một số nhu cầu không thể thực hiện được và sẵn sàng hỗ trợ để bệnh nhân giảm nỗi lo âu. Thực hiện các bài tập di chuyển có giới hạn và các liệu pháp trị liệu vùng ngực để gia tăng không khí ở phổi. Dùng thuốc giảm đau và thuốc kháng sinh theo toa bác sĩ. Ghi nhận lại các lượng hấp thu và lượng bài tiết, chú ý cung cấp sao cho cân bằng các chất dịch và dưỡng chất. Thực hiện việc hút các chất nhầy tiết ra ở lỗ mở khí quản nếu cần thiết. Thay quần áo thường xuyên trong vòng 24 giờ sau khi mổ và theo dõi trường hợp còn chảy máu sau khi mổ. Khuyến khích bệnh nhân ho và tập thở sâu. Lập kế hoạch hướng dẫn bệnh nhân cách chăm sóc lỗ thở, bao gồm: lau, cạo bỏ lớp vẩy cứng và lọc không khí với dụng cụ lọc thích hợp. Cảnh báo về các dấu hiệu nhiễm trùng. Nhắc nhở bệnh nhân phải tránh đám đông, tập ho thường xuyên và thực hiện thở sâu, chú ý cân bằng chế độ ăn với đầy đủ chất dịch và chất dinh dưỡng, tránh xa thuốc lá. Hoạt động có thể dần dần gia tăng, bao gồm cả các trò chơi thể thao không gắn tiếp xúc với đám đông trừ bơi lội. Bệnh nhân vẫn có thể tắm được với điều kiện dùng miếng yếm bằng ni lông hay dùng tay che không cho nước vào lỗ thở. Báo cho bệnh nhân biết rằng các chất tiết ra tại lỗ thở sẽ giảm dần và khả năng

cảm nhận về mùi vị sẽ dần dần được phục hồi. Nhấn mạnh việc tiếp tục theo dõi.

tracheostomy care. Suction as often as necessary to remove secretions. Before suctioning, aerate the patient well this can be accomplished by using an Ambu bag attached to a source of oxygen. Maintain sterile technique throughout the procedure. Before suctioning, test the patency of the suction catheter by aspirating sterile normal saline through it. Insert the catheter without applying auction until the patient coughs. Apply suction intermittently and withdraw the catheter in a rotating motion. Assess the airway by auscultating the lungs; repeat suctioning procedure until the airway is clear. Each auctioning episode should take no longer than 15 seconds, and the patient should be allowed to rest and breathe between suctioning episodes. Cleanse the suction catheter with sterile normal saline solution and cleanse the oral cavity if necessary. The inner cannula should be cleansed or replaced after each aspiration. Metal cannulas should be cleansed with sterile water. Keep an emergency tracheotomy set at the bedside at all times. Also keep a Kelly clamp at the bedside to hold open the tracheostomy site in an emergency. Cuffed tracheostomy tubes must be inflated if the patient is on positive-pressure ventilation unless ordered otherwise. In other cases, keep the cuff deflated if the patient has problems with aspiration. Using aseptic technique, change dressing and tape every 8 hours. Tracheostomies should always be covered with a dressing to prevent skin breakdown. To apply neck tapes, obtain two lengths of twill tape approx. 10 in. (25 cm) long, fold the end of each and make a alit l5 in. (1.3 cm) long about 1 in. (2.5 cm) from the fold; slip the alit end under the neck plate, and pull the other end of the tape through the slit; repeat for the other side; wrap the tape around the neck and secure it with a square knot on the side. Neck tapes should be left in place until new tapes are attached. Culture tracheal secretions every three days; observe and record their color, viscosity, amount, and abnormal odor, if any. Inspect site daily for bleeding, hematoma formation, subcutaneous emphysema, and signs of infection. Provide appropriate skin care. Help to alleviate the patient's anxiety and apprehension, and provide a communication process. Document patient response. *Chăm sóc khi mở khí quản Hút thường xuyên để hút đi các chất nhầy bài tiết ra. Trước khi hút phải đảm bảo không khí được cấp đầy đủ; điều này có thể thực hiện bằng cách dùng bao Ambu nối với nguồn cấp óxy. Duy trì chế độ vô trùng trong suốt quá trình mở khí quản, trước khi hút, nên thử chức năng hoạt*

động của ống hút bằng cách cho hút dung dịch muối đã được vô trùng. Cho ống hút vào lỗ thở, chờ bệnh nhân ho sau đó thực hiện hút từng đợt và sau cùng lấy ống hút ra theo chiều chuyển động xoay. Đánh giá sự hô hấp qua việc nghe âm phổi bằng ống nghe, thực hiện lại tiến trình hút cho đến khi tiếng không khí đi vào phổi nghe trong. Mỗi khi hút nên thực hiện khoảng 15 giây, sau đó cho bệnh nhân nghỉ ngơi và thở giữa các đợt hút. Rửa sạch ống hút bằng dung dịch muối vô trùng và làm vệ sinh lau sạch lỗ thở nếu thấy cần thiết. Mặt trong của ống lỗ thở nên được làm vệ sinh hay thay thế sau mỗi lần hút. Trường hợp ống thở bằng kim loại thì cần phải rửa bằng nước vô trùng.

Luôn để sẵn một bộ ống mở khí quản dự trừ bên giường. Cũng để sẵn một cái kẹp Kelly để giữ miệng lỗ của ống thở trong trường hợp khẩn cấp. Bong bóng tại miệng trong của ống mở khí quản phải được thổi căng nếu sức ép thông gió dương trừ phi có vấn đề ngược lại. Trong một số trường hợp, bong bóng tại miệng trong ống mở khí quản phải để xẹp nếu bệnh nhân có một số vấn đề khó khăn trong việc thở. Áp dụng kỹ thuật vô trùng và thay quần áo, thay băng sau mỗi 8 giờ. Xung quanh miệng lỗ phải được băng lại, tránh để lộ lỗ thủng của da ra ngoài. Dùng hai dải băng vải để buộc quàng qua cổ, mỗi dải băng dài khoảng 10 inch (25 cm), gấp nếp gập lại tại đầu mỗi sợi dây vào khoảng 1 inch (2,5 cm), sau đó chế đôi ra một dải inch (1,3 cm), xỏ đầu dây có khe qua mặt lỗ của miếng đĩa cố ở ống mở khí quản, sau đó xỏ đầu dây kia qua lỗ khe chế đôi miếng băng này để giữ chặt lại. Thực hiện tương tự như vậy với sợi dây kia, sau đó vòng hai sợi dây qua cổ và buộc chúng lại với nhau để giữ ống mở khí quản không bị bật ra. Miếng dải băng vòng qua cổ này chỉ được tháo ra khi đã có miếng khác thay thế. Xét nghiệm nuôi cấy đối với các chất tiết ra ở khí quản cứ mỗi ba ngày một lần, ghi nhận lại màu sắc, độ nhầy, số lượng và cả mùi vị bất thường nếu có. Theo dõi hàng ngày về vấn đề chảy máu, dấu hiệu tụ máu, khí thủng dưới da và các dấu hiệu nhiễm trùng. Thực hiện việc chăm sóc da, giúp đỡ giải thích cho bệnh nhân hiểu để là giảm đi nỗi lo âu, biết cách thông tin liên lạc và câu trả lời của bệnh nhân phải ghi lại.

tracheotome [" + tome, incision]. Instrument used in opening of the trachea. *Dụng cụ mở khí quản Dụng cụ chuyên dùng trong phẫu thuật mở khí quản.*

tracheotomy Incision of the trachea through the skin and muscles of the neck overlying the trachea. SEE: tracheostomy. *Rạch mở khí quản Thủ thuật mở khí quản bằng cách* *rạch mở tại nơi da và cơ phủ lên trên vùng khí quản. Xem: trocheostomy.*

trachitis [" + itis, inflammation]. Inflammation of the trachea. SYN: tracheitis.*Viêm khí quản Viêm vùng khí quản. Đn: tracheitis.*

trachoma [Gr., roughness]. A chronic contagious form of conjunctivitis, noted by hypertrophy of conjunctiva and formation of follicles with subsequent cicatricial changes. The disease affects 400,000,000 people, mostly in Asia and Africa, but is also seen in the southwestern part of the United States. Approximately 20,000,000 persons have been blinded by this disease. SYN: ophthalmia, Egyptian; conjunctivitis, granular.
ETIOL: The causative agent was previously considered a virus but is now classified as a strain of Chlamydia trachomatia, an organism closely related to bacteria and rickettsia. Chlamydial organisms are responsible for psittacosis, inclusion conjunctivitis, lymphogranuloma venereum, and possibly cat-scratch fever. The disease is readily transmitted, esp. in early stages. Transmission occurs by direct contact with trachomatous material or indirectly through contaminated articles such as towels or handkerchiefs.
COMPLICATIONS: Pannus, ptosis, corneal ulcers.
SEQUELAE: Blindness; corneal opacities; ectropion; entropion; staphyloma; symblepharon; trichiasis.
TREAT: Tetracycline or erythromycin used topically and systemic tetracycline are effective. Surgery may be necessary when lid deformities occur.*Bệnh đau mắt hột Là chứng viêm kết mạc mạn tính, hay lây, với các dấu hiệu tăng sinh kết mạc và việc hình thành các nang sau đó thay đổi biến thành sẹo. Bệnh đã lây nhiễm tới khoảng 400000000 người, hầu hết ở Châu Á và Châu Phi, nhưng cũng thấy ở vùng Tây - Nam nước Mỹ. Ước lượng khoảng 20000000 người bị mù bởi bệnh này. Đn: ophthalmia, Egyptian; conjunctivitis, granular.*
NGUYÊN NHÂN: Trước đây được cho là do một loại virus gây ra, nhưng ngày nay đã xác định được là do một chứng Chlamydia trachomatia gây ra, có gần gũi vi khuẩn và rickettsia. Chlamydia có thể gây ra các chứng như bệnh nhiễm virus vẹt, viêm kết mạc vùi, viêm hạch bạch huyết hoa liễu và sốt mèo cào. Bệnh lây lan rất mạnh, nhất là ở thời kỳ đầu. Sự lây truyền bệnh xảy ra do tiếp xúc trực tiếp hay gián tiếp qua khăn tắm, khăn mặt.
BIẾN CHỨNG: Viêm giác mạc huyết quản, sa mi mắt, loét giác mạc.
DI CHỨNG: Mù, đục giác mạc, tật lộn mi, chứng cụp mi, u lồi mắt, dính mi - nhãn cầu, tật lông mi

quặm.
ĐIỀU TRỊ: Chủ yếu là sử dụng tetracyclin hay erythromycin, nhưng dùng tetracyclin có hiệu quả hơn. Có thể phải thực hiện phẫu thuật nếu mi mắt bị biến dạng.

t., brawny. Trachoma with general lymphoid infiltration without granulation of the conjunctiva.*Đau mắt hột nặng Là dạng đau mắt hột thâm nhiễm thẳng vào hệ bạch huyết mà không kết hột tại kết mạc.*

t., deformans. Vulvitis with cicatricial contractions.*Viêm âm hộ có biến dạng là dạng viêm âm hộ dạng co kéo sẹo.*

t., diffuse. Trachoma with large granulationa.*Đau mắt hột khuyếch tán Là dạng đau mắt hột, có hột rộng.*

trachomatous Concerning trachoma. *(thuộc) đau mắt hột Có liên quan đến bệnh đau mắt hột.*

trachychromatic [Gr. trachys, rough, + chrome, color]. Pert. to a nucleus with very deeply staining chromatin. *(thuộc) nhân nhiễm sắc Có liên quan đến một nhân cùng với rất nhiều chất nhiễm sắc nhuộm màu.*

trachyphonia [" + phone, voice]. Roughness of the voice.*Giọng thô Dạng giọng nói bị thô, nghe chói tai.*

tracing 1. A graphic record of some event that changes with time such as respiratory movements, electrical activity of the heart or brain. 2. In dentistry, a graphic display of movements of the mandible.*Vạch 1. Biểu đồ ghi lại những sự kiện nào đó có thay đổi trong một thời gian nhất định, ví dụ như hoạt động thở, điện tim hay điện não. 2. Trong nha khoa, chỉ về biểu đồ biểu diễn hoạt động của hàm dưới.*

tract [L. tractus, extent]. 1. A course or pathway. 2. A group orbundle ofnerve fibers within the spinal cord or brain that constitutes an anatomical and functional unit. SEE: fasciculus. 3. A group oforgans orparts forming a continuous pathway.*Đường 1. Đường đi. 2. Một nhóm hay một bó các sợi thần kinh từ tủy sống hay từ não mà nó có tác dụng tạo nên một đơn vị giải phẫu và chức năng. Xem: fasciculus. 3. Một nhóm các bộ phận trong cơ thể tạo thành một vòng tuần hoàn.*

t., afferent. T., ascending.*Đường hướng tâm Xem T., ascending.*

t., alimentary. The canal or passage from the mouth to the anus. SYN: t., digestive.*Đường cấp dưỡng Chỉ về các ống hay đường bắt đầu từ miệng cho đến hậu môn. Đn: t., digestive.*

t., ascending. White fibers in the spinal cord that carry nerve impulses toward the brain. SYN: t., afferent. *Đường đi lên Các sợi màu trắng trong tủy sống có nhiệm vụ dẫn các xung lực thần kinh về phía não. Đn: t., afferent.*

t., biliary. SEE: biliary tract. *Đường dẫn mật Xem: biliary tract.*

t., descending. Fibers in the spinal cord that carry nerve impulses from the brain.*Đường xuống chỉ các sợi thần kinh có nhiệm vụ dẫn các xung lực từ não trở ra.*

t., digestive. T., alimentary.*Đường tiêu hóa Xem T., alimentary.*

t., dorsolateral. A spinal cord tract superficial to the tip of the dorsal horn. It is made up of short pain and temperature fibers that are processes of neurons having their cell bodies in the dorsal root ganglion SYN: Lissauer's tract.*Đường bên của tủy sống Chỉ đường bên của tủy sống, chạy dài cho đến đầu mỏm sống lưng. Nó tạo nên các thớ đau ngắn và các thớ nhiệt độ, là các quá trình neuron có các đạm tế bào tại hạch rễ thần kinh sống lưng. Đn: Lissauer's tract.*

t., extrapyiamidal. SEE: system, extrapyramidal.*Đường ngoại thớp Xem: system, extrapyramidal.*

t., gastrointestinal. The stomach and intestines.*Đường tiêu hóa Chỉ chung về dạ dày và ruột.*

t., genitourinary. The genital and urinary pathways.*Ống niệu - sinh dục chỉ chung về các ống niệu và sinh dục.*

t., iliotibial A thickened area of fascia late extending from the lateral condyle of the tibia to the iliac crest. *Dải xương chày - xương chậu Một vùng dày lên tại cân mạc bên, trải dài từ cục lồi bên của xương chày đến mỏm xương chậu.*

t., intestinal The small and large intestines.*Đường ruột Chỉ chung về ruột non và ruột già.*

t., motor. Descending pathwaythatconveya motor impulses from the brain to lower portions of the spinal cord.*đĐường vận động Là đường thần kinh có nhiệm vụ truyền các xung lực vận động từ não đến các phần dưới của tủy sống.*

t., olfactory. A narrow white band that entends from the olfactory bulb to the anterior perforated substance of the brain.*Đường khứu giác Là dải thần kinh hẹp, màu trắng, trải dài từ hành khứu giác cho đến các chất xuyên vào phần trước não.*

t., optic. A band of fibers that extends from the optic chiasma to the lateral geniculate body of the thalamus. Some fibers of the tract continue on to the midbrain and hypothalamus.*Đường thị giác Là một dải các sợi thần kinh trải dài từ giao thoa thị giác cho đến thể gặp bên của đồi não. Một vài sợi thần kinh trong đó còn tiếp tục kéo đến não giữa và vùng cấu tạo dưới đồi của não.*

t, pyramidal. Any of the columns of "motor" fibers in the spinal cord that are continuations of pyramids in the medulla.*Đường thần kinh hệ tháp Chỉ chung về các sợi thần kinh "vận động" nằm dọc trong tủy sống, nó gắn với hệ tháp phía bên* túy sống.

t., respiratory. The respiratory organs in continuity.*Đường thở Chỉ chung về các cơ quan có nhiệm vụ hô hấp hay có liên quan đến hô hấp.*

t., rubrospinal. A descending tract of fibers arising from cell bodies located in red nucleus of the midbrain. Fibers terminate in gray matter of the spinal cord.*đường dây sống đỏ Là đường xuống của các sợi thần kinh nối lên từ cụm tế bào tại các nhân đỏ ở não giữa. Các sợi này kết thúc ở phần chất xám của túy sống.*

t., supraopticohypophyseal. Tract consisting of fibers arising from cell bodies located in supraoptic and paraventricular nuclei of the hypothalamus and terminating in the posterior lobe of the hypophysis.*đường trên vùng thị giác - tuyến yên Là đường bao gồm các sợi nối lên từ nguyên sinh tế bào tại phía trên vùng thị giác và vùng gần nhân não thất ở cấu tạo dưới đồi và kết thúc ở thùy sau của tuyến yên.*

t., urinary. The urinary passageway from kidney to the outside of the body. Includes the pelvis of the kidney, ureter, bladder, and urethra. *Đường niệu Chỉ chung về các bộ phận niệu bắt đầu từ thận cho tới điểm cuối ở ngoài cơ thể. Nó bao gồm bể thận, niệu quản, bàng quang, niệu đạo.*

t., uveal. The vascular and pigmented tissues that constitute the middle coat of the eye. Included are the iris, ciliary body, and choroid. *Đường mạch nho Là hệ mạch và lớp mô sắc tố tạo nên lớp vỏ trong của mắt. Nó bao gồm mống mắt, nếp mi và màng.*

tractellum [L.]. An anterior flagellum of a protozoan. It propels the body by traction.*Roi trước Roi trước của động vật nguyên sinh. Nó có tác dụng giúp cho thân động vật nguyên sinh di chuyển đẩy tới bằng lực kéo.*

traction [L. tractio]. Process of drawingor pulling. SEE: Nursing Diagnoses in Appendix.*Sự kéo Chỉ về tiến trình kéo hay lôi từ phía trong. Xem: Nursing Diagnoses trong phần Phụ lục.*

t., axis. Traction in line with the long s:is of a course through which a body (fetus) is to be drawn.*Kéo theo trục Chỉ một tiến trình kéo thẳng theo chiều dọc của một trục để từ đó một vật thể (ví dụ như bào thai) được kéo ra.*

t., elastic. Traction exerted by elastic devices such as rubber bands.*Kéo đàn hồi Chỉ sự kéo bằng cách sử dụng các dụng cụ cao su, ví dụ như các dải băng cao su.*

t., head. Traction applied to the head as in the treatment of injuries to cervical vertebrae.*Kéo tại đầu Lực kéo được áp đặt ngay tại đầu của vật thể, ví dụ như trong điều trị các tổn thương vùng đốt sống cổ.*

t., weight. Traction exerted by means of weights.*Kéo bằng sức*

nặng *Thực hiện việc kéo ra bằng cách sử dụng lực của các vật nặng.*

tractor [L., drawer]. Any device or instrument for applying traction.*Máy kéo Chỉ chung về các thiết bị hay các dụng cụ dùng cho việc kéo.*

tractotomy Surgical section of a fiber tract of the central nervous system. Sometimes resorted to for relief of intractable pain.*Cắt đường thần kinh Thực hiện phẫu thuật để cắt đường thần kinh của hệ thần kinh trung ương. Đôi khi được dùng để làm giảm đi các chứng đau khó chữa.*

tractus [L.). (pl. tractus) A tract, q.v., or path.*Đường Chỉ về một đường thuộc một bộ phận bên trong cơ thể hay đường đi.*

tragacanth [Gr. tragakantha, a goat thorn]. The dried gummy exudation from the plant Astragalus gummifer and related species, grown in Asia. Used in the form of mucilage as a greaseless lubricant, and as an application for chapped skin.*Gôm Adragans Chất nhựa dính khô tiết ra từ cây Astragalus gummifer và một số loài cây cùng họ, phát triển ở Châu Á. Thường dùng làm chất mỡ bôi trơn hay dùng làm chất thuốc chống nứt da.*

tragal [Gr. tragos, goat]. Relating to the tragus.*(thuộc) gờ loa tai Có liên quan đến gờ loa tai.*

tragi Pl. of tragus.*tragi Là dạng số nhiều của tragus.*

tragicus [L.]. Muscle on the outer surface of the tragus. SEE: Muscles in Appendix.*Cơ mặt ngoài gờ loa tai Chỉ về các cơ ở phía mặt ngoài của gờ loa tai. Xem: Muscle trong phần Phụ lục.*

tragion An anthropometric point at the upper margin of the tragus of the ear.*Điểm gờ loa tai Chỉ về một điểm đo tại phía trên của gờ loa tai.*

tragomaschalia [Gr. tragos, goat, + maschale, the armpit]. Odorous perspiration (bromidrosis) of the axilla. *Mùi hôi nách Chỉ mùi mồ hôi nách (ở những người bị chứng mồ hôi nặng mùi).*

tragophonia, tragophony [" + phone, voice]. A bleating sound heard in auscultation at level of fluid in hydrothorax. SYN: egophony.*Âm be be Âm be be nghe được trong ống nghe khám bệnh trong chứng tràn dịch ngực. Đn: egophony.*

tragopodia [" + pour, foot]. Knock-knee.*Đầu gối vẹo trong dạng dị tật hai đầu gối bị vẹo vào phía bên trong.*

tragus [Gr. tragos, goat). (pi. tragi) [NA] Cartilaginous projection in front of the exterior meatus of the ear. SYN: antilobium.*Gờ loa tai Là phần sụn nhô ra ở phía trước của lỗ tai ngoài. Đn: antilobium.*

train Tow participate in a special program of instruction in order to attain competence in a certain occupation or profession.*Huấn luyện, đào tạo Tham dự vào một khóa đặc biệt để*

có được một nghề nghiệp hay một chuyên môn nào đó.

trainable 1. A mentally deficient individual who is capable of beingtrained. 2. To have the ability to be instructed and to learn from being taught. In classifying severity of mental retardation or brain damage it is important to know to what extent individuals may be trainable in various areas such as safety, personal care, or selffeeding.*Có thể đào tạo được 1. Chỉ về một người có đủ năng lực tinh thần để tham gia vào một khóa huấn luyện nào đó. 2. Chỉ về khả năng tham gia vào một khóa huấn luyện hay được đào tạo. Trong sự phân loại mức độ nặng nhẹ của chứng chậm phát triển tinh thần hay chứng tổn thương não, đây là một cơ sở rất quan trọng để đánh giá mức độ của một cá nhân có thể được huấn luyện về các lĩnh vực khác nhau như sự an toàn, biết tự chăm sóc cá nhân hay tự nuôi dưỡng.*

training. An organized system of instruction.*Tổ chức huấn luyện Chỉ về một hệ thống tổ chức huấn luyện.*

t., assertiveness. A type of behavior modification therapy in which the patient is taught to respond in a more positive and assertive manner at the normal stimuli encountered in daily activities. The goal is to have the patient become capable of expressing his true feelings, be they positive or negative. Role playing in group therapy may be used to teach this to patients. *t., assertiveness Một liệu pháp về thay đổi cách cư xử, trong đó, bệnh nhân được huấn luyện để đáp ứng một cách quả quyết hơn và cư xử một cách quyết đoán hơn đối với những tác động hàng ngày của cuộc sống bình thường. Mục đích của việc này là làm cho bệnh nhân trở thành người có năng lực diễn tả cảm xúc thực của mình, từ quyết định hay phủ định một vấn đề. Có thể huấn luyện bằng cách cho bệnh nhân diễn một vai trong một vở kịch được trình diễn bởi nhóm.*

trait A distinguishing feature; a characteristic or property of an individual.*Đặc điểm Một nét đặc trưng phân biệt được; đặc điểm hay tính chất của một cá nhân.*

t., acquired. Trait that is not inherited; one resulting from effects of environment.*Đặc điểm mắc phải Là nét đặc trưng không phải do thừa kế từ di truyền mà có được; nó có được do kết quả của các tác động đến từ môi trường.*

t., inherited. Trait due to genes transmitted through germ cells. *Đặc điểm thừa kế Là nét đặc trưng có được do các gien truyền đi qua tế bào mầm.*

trajector [L. trajectus, thrown across]. Device for determining approximate location of a bullet in a wound. *Cái xác định đường đạn Dụng cụ dùng để xác định vị trí* tương đối của viên đạn nằm bên trong vết thương.

Tral. Trade name for hexocyclium methylsulfate. *Tral tên thương mại của chất hexocyclium methylsulfat.*

tramazoline hydrochloride An adrenergic drug. *tramazolin hydrochlorid Thuốc gây tiết adrenalin.*

trance [L. transitus, apassingover]. A sleeplike state as in deep hypnosis, appearing also in hysteria and in some spiritualistic mediums, with limited sensory and motor contact with the ordinary surroundings, and with subsequent amnesia of what has occurred during the state.*Ngắn ngơ Trạng thái giống như ngủ, ví dụ như bị thôi miên, biểu hiện triệu chứng hystery và giống như là sống trong một môi trường duy linh, bị hạn chế cảm giác và hạn chế vận động tiếp xúc với môi trường xung quanh và sau này không thể nhớ được những gì xảy ra trong lúc đó.*

t., death. Trance simulating death. *t., death Trạng thái chết giả.*

t., induced. Trance caused by some external event such as hypnosis. *Gây ngơ ngắn Trạng thái xuất thần gây ra bởi một số sự kiện tác động bên ngoài ví dụ như thôi miên.*

Trancopal. Trade name for chlormezanone. *Trancopal Tên thương mại của chất chlormezanone.*

tranquilizer [L. tranquillus, calm]. A drug that acts to reduce mental tension and anxiety without interfering with normal mental activity. This ideal state of tranquilization is difficult to attain. Thus, patients taking these medicines may find that their reactions are slowed. The use of tranquilizers has facilitated the treatment of severely disturbed psychiatric patients. Among the drugs in use are chlordiazepoxide (Librium), chlorpromazine (Thorazine), diazepam (Valium), meprobamate (Miltown, Equanil), promazine (Sparine), and reserpine (Serpasil). Side effects, particularly from chlorpromazine and reserpine, have included jaundice, nausea, rashes, and in some instances severe mental depression. The U.S. Public Health Service has warned of "a significant incidence of severe depression, with suicidal tendencies in some instances," in persons under heavy reserpine dosage. Caution: Some tranquilizers may be injurious to the developing embryo. Therefore, prior to prescribing one, it is important to know whether it is approved for use during pregnancy, esp. during early pregnancy. *Thuốc trấn tĩnh Một loại thuốc có tác dụng làm giảm nổi lo âu và căng thẳng tinh thần mà không ảnh hưởng đến hoạt động tinh thần bình thường. Tình trạng an tâm này thường khó mà đạt được, cho nên khi dùng thuốc này, bệnh nhân có*

thể nhận thấy phản ứng của mình bị chậm lại. Việc sử dụng thuốc trấn tĩnh rất hiệu quả trong việc điều trị các bệnh nhân tâm thần dạng lo âu. *Các loại thuốc thường dùng là: chlordiazepoxid (Librium), chlorpromazin (Thorazine), diazepam (Valium), meprobamat (Miltown, Equanil), promazin (Sparine) và reserpin (Serpasil). Về tác dụng phụ, riêng với chlorpromazin và reserpin, là vàng da, buồn nôn, phát ban và một vài trường hợp cá biệt là suy nhược tinh thần nghiêm trọng. Cơ quan Chăm sóc Sức khỏe Cộng đồng Hoa Kỳ đã cảnh báo rằng "Đã có vài trường hợp tự vẫn do trầm cảm nghiêm trọng" ở những bệnh nhân dùng quá liều reserpine.*

Lưu ý: Một vài loại thuốc an thần gây ảnh hưởng xấu đến sự phát triển của thai nhi. Do nên trước khi kê toa cho bệnh nhân đang có mang, điều quan trọng là phải xem xét coi loại thuốc này có dùng được trong lúc đang có mang hay không, đặc biệt là trong thời kỳ đầu của thai nhi.

trans- [L.]. Prefix meaning across, over, beyond,through.*trans- tiếp đầu ngữ, có nghĩa là ngang qua, bên trên, ở bên kia hay xuyên qua.*

transabdominal. Through or across the abdomen or abdominal wall. *Ngang bụng vị trí ngang qua bụng, hay ngang qua thành bụng.*

transacetylation. Transfer of an acetyl group, in a chemical reaction. *Chuyển axêtin Chỉ về sự chuyển hóa của nhóm axêtin, CH$_-$C$-$,*

$$\|$$
$$O$$

trong phản ứng hóa học.

transactional analysis. Psychotherapy involving role playing in an attempt to understand the relation between patient and therapist and eventually the relation of the patient to reality.*Phân tích giao dịch Trong phép chữa bệnh bằng tâm lý, nó bao gồm các nỗ lực phân tích để bệnh nhân hiểu được mối tương quan giữa bệnh nhân và bác sĩ điều trị và cuối cùng mối tương quan giữa bệnh nhân và thực tế.*

transamidination. The transfer of an amidine group from one amino acid to another.*Sự chuyển hóa amidin Chỉ về sự chuyển hóa của một nhóm amidin từ một acid amin sang một dạng khác.*

transaminase. An enzyme that catalyzes transamina- tion.*transaminase Tên một loại enzyme gây xúc tác cho sự chuyển hóa amin.*

t., glutamic-oxaloacetic, ABBR: GOT, or SGOT for serum GOT. Enzyme present in the serum and body tissue; the highest concentration being in the heart and the liver. Tissue injury stimulates its release in the bloodstream and measurement of serum levels can indicate myocardial infarction or hepatic cell damage. Previously used name for aspartate

aminotransferase, q.v.

glutamic-oxaloacetic transaminase Viết tắt: GOT, hay SGOT cho huyết thanh GOT. Là một loại enzyme có trong huyết thanh và mô; nơi tập trung mật độ cao nhất thường là tim và gan. Các kích thích từ các mô tổn thương sẽ làm cho nó được sinh ra nhiều hơn ở trong máu và việc đo số lượng của nó xuất hiện trong huyết thanh, có thể xác định được sự phát triển của chứng bệnh nhồi máu cơ tim hay có tổn thương ở tế bào gan. Tên gọi trước đây của nó là aspartate chuyển hóa amin.

t., glutamic-pyruvic. ABBR: GPT or SGPT for serum GPT. Enzyme present in the serum and many tissues; the highest concentration is found in the liver. Injury of hepatic cells liberates the enzyme into the bloodstream. Thus measurement of the level in the serum (SGPT) provides a valuable test for hepatic cell injury. Previously used name for alanine aminotransferase, q.v.

glutamic-pyruvic transaminase Viết tắt: GPT, hay SGPT cho huyết thanh GPT. Là một loại enzyme có trong huyết thanh và các mô; mật độ cao nhất thường là ở gan. Khi có tổn thương ở tế bào gan, nó sẽ phóng thích loại enzyme này vào máu nhiều hơn. Do nên, việc đo số lượng của nó trong huyết thanh sẽ rất có giá trị trong việc chẩn đoán các bệnh về gan. Tên gọi trước đây của nó là alamine chuyển hóa amin.

transamination The transfer of an amino group from one compound to another or the transposition of an amino group within a single compound.*Sự chuyển amin Chỉ sự chuyển một nhóm amin từ một hợp chất này sang một hợp chất khác hay chỉ về sự chuyển hóa của một nhóm amin chỉ trong phạm vi một hợp chất.*

transanimation [L. trans, across, + anima, breath]. Resuscitation by mouth-to-mouth breathing. SEE: artificial respiration.*Hà hơi Việc làm cho nạn nhân tỉnh lại qua biện pháp hô hấp nhân tạo bằng cách thổi hơi qua đường miệng. Xem: artificial respiration.*

transaortic Done through the aorta, e.g., a surgical procedure.*Qua động mạch chủ Các thao tác thực hiện trên động mạch chủ trong quá trình phẫu thuật.*

transatrial Done through the atrium e.g., a surgical procedure.*Qua tâm nhĩ Các thao tác thực hiện trên tâm nhĩ trong quá trình phẫu thuật.*

transaudient [" + audire, to hear]. Permeable to sound waves.*Truyền âm Cho phép các sóng âm đi qua.*

transaxial Across the long axis of a structure or part.*Qua trục Băng qua theo chiều dọc của một cấu trúc hay một bộ phận.*

transcalent [" + calere to be hot]. Permeable by heat rays. SYN:

diathermal.*Thấu nhiệt Cho phép các tia nhiệt đi qua. Đn: diathermal.*

transcapillary [" + capillaris, relating to hair]. Across the endothelial wall of a capillary.*Xuyên mao mạch Sự xuyên qua vách trong của một mao mạch.*

transcapillary exchange. The passage of substances between blood and tissue (interstitial) fluid.*Trao đổi chất xuyên mao mạch Đoạn đường có cấu tạo sao cho các dịch dưỡng chất có thể từ máu đi vào các mô (có khe).*

transcervical Done through the cervical os of the uterus.*Qua cổ tử cung Thực hiện thao tác qua miệng lỗ ở cổ tử cung.*

transcortical Joining two parts of the cerebral cortex.*Liên kết qua vỏ não Chỗ nối giữa hai phần của vỏ não.*

transcortin A corticosteroidbinding globulin. *transcortin Một loại globulin liên kết corticosteroid.*

transcriptase A polymerase that performs transcription by converting a DNA base sequence into its complementary RNA base sequence.*transcriptase Một polymerase có nhiệm vụ sao chép ngược của một chuỗi ADN cơ sở thành ra một chuỗi ARN cơ sở bổ sung của nó.*

transcription In synthesizing genes and proteins, the necessary process of duplication or copying of information from certain aspects of the chemical compound deoxyribonucleic acid (DNA). Messenger ribonucleic acid (mRNA) is synthesized by copying information from DNA and bringing that information to ribosomes, which are particles containing RNA.*Phiên mã Trong quá trình tổng hợp gien và protein, một tiến trình rất cần thiết là nhân đôi và sao chép thông tin từ acid deoxyribonucleic (ADN). Acid ribonucleic thông tin (mARN) sẽ được tổng hợp qua việc sao chép thông tin từ ADN và mang thông tin đó vào riboxôm, đó là những tiểu thể chứa ARN.*

transcutaneous electrical nerve stimulation. ABBR: TENS. Application of mild electrical stimulation to skin electrodes placed over a painful area. It causes interference with transmission of painful stimuli.*Kích thích điện xuyên qua da Viết tắt: TENS. Tạo kích thích bằng một dòng điện nhẹ lên da, các điện cực được đặt lên vùng bị đau. Điều này có thể can nhiễm sự truyền các cảm giác đau.*

transdermal infusion system. A method of delivering medicine by placing it in a special gel-like matrix that is applied to the skin. The medicine is absorbed through the skin at a fixed rate. Each application will provide medicine for from one to several days. Nitroglycerin and scopolamine are examples of medicines that have been prepared for use in this type of

system. SYN: transdermaL drug-delivery system.*Phương thức hấp thu qua da Chỉ một phương pháp phân phối thuốc bằng cách trộn thuốc với một chất liệu đặc biệt giống như gel và dán vào da. Thuốc sẽ được hấp thu qua da theo một tỷ lệ nhất định. Mỗi liều dán thường có công hiệu trong khoảng từ một đến vài ngày. Ví dụ như nitroglycerin và scopolamine là các loại thuốc được chế biến để sử dụng theo cách này. Đn: transdermal drug-delivery system.*

transducer [L. trams, across,..+ ducere, to lead]. Device that converts one form of energy to another. Used in medical electronics to receive the energy produced by sound or pressure and relay it as an electrical impulse to another transducer, which can either convert the energy back into its original form or make a record of it on a recording device. The telephone is an example.*Máy biến năng Là dụng cụ có thể chuyển đổi năng lượng từ dạng này sang dạng khác. Trong y khoa, nó được dùng để chuyển năng lượng âm thanh và áp suất thành các xung lực điện lưu trữ được, sau đó sẽ chuyển thành dạng năng lượng khác, nó cũng có thể chuyển ngược trở lại thành dạng năng lượng gốc hay ghi lại trên thiết bị ghi. Điện thoại là một ví dụ về thiết bị này.*

t., ultrasonic. Device used in ultrasound ,thgt sends and receives the sound wave sigpal.*Máy biến siêu âm Thiết bị dùng trong siêu âm, có nhiệm vụ gửi và nhận các dấu hiệu sóng âm.*

transduction A phenomenon causing genetic recombination in bacteria in which DNA is carried from one bacnaerium to another by bacteriophage. SEE: transformation.*Chuyển nạp Là một hiện tượng gây nên sự tái tổ hợp gien ở các vi khuẩn, trong đó ADN được mang từ vi khuẩn này sang vi khuẩn khác qua các thực khuẩn. Xem: transformation.*

transection [" + sectio, cutting]. A cutting made across a long axis; a cross section.*Cắt ngang Sự cắt ngang một trục dài; dấu chữ thập.*

transfection The infection of bacteria by purified phage DNA after pretreatment with calcium ions or conversion to spheroplasta.*Sự chuyển nhiễm Sự nhiễm vi khuẩn bởi ADN thực khuẩn tinh khiết sau khi điều trị trước bằng ion calci hay sự chuyển đổi sang dạng hình cầu.*

transfer, transference [" + ferre,tobear].1.The mental process whereby a person transfers patterns of feelings and behavior that had previously experienced with important figures such as parents or siblings to another person. Quite often these feelings are shifted to the psychiatrist. 2. State in which the symptoms of one area are transmitted to a simi-

lar area.*Chuyển thái 1. Chỉ về sự chuyển hóa tinh thần, trong đó, ở một người có sự thay đổi về hình mẫu cảm nhận và cư xử đã qua trước kia với những hình ảnh quan trọng như là cha mẹ, anh chị em hay một người nào khác. Các cảm nhận đó được chuyển sang bác sĩ tâm thần. 2. Là tình trạng mà triệu chứng bệnh ở một vùng được chuyển sang một vùng khác với các triệu chứng tương tự.*

transferase An enzyme that catalyzes the transfer of atoms or groups of atoms from one chemical compound to another.*transferase Một loại enzyme gây xúc tác chuyển đổi các nguyên tử hay một nhóm các nguyên tử từ một hợp chất hóa học này sang một hợp chất hóa học khác.*

transfer board. Device used to bridge the space between a wheelchair and a bed, toilet, or carseat. Used to facilitate independent or assisted transferring of the patient from one of these sites to another. Also called sliding board.*Bảng di chuyển Dụng cụ được dùng để bắc cầu qua khoảng không giữa xe lăn của bệnh nhân và giường, nhà vệ sinh hay ghế trên xe ô tô. Dùng để tạo thuận tiện hay hỗ trợ cho việc chuyển bệnh nhân từ vị trí này sang vị trí khác. Cũng còn được gọi là bảng trượt.*

transfer factor. In immunology, a factor present in lymphocytes that have been sensitized to antigens, which can, in man, be transferred to a nonsensitized recipient. Thus the recipient will react to the same antigen that was originally used to sensitize the lymphocytes of the donor. In man the factor can be transferred by injecting the recipient with either intact lymphocytes or extracts of disrupted cells.*Nhân tố chuyển nhượng Trong miễn dịch học, một nhân tố xuất hiện trong tế bào lympho sẽ kích thích tạo các kháng nguyên, sau đó, nó sẽ được chuyển qua một người tiếp nhận không được nhạy cảm đối với kích thích này. Sau đó, ở người nhận này, sẽ có cùng phản ứng với kháng nguyên vốn đã dùng kích thích tế bào lympho ở người cho. Ở người, các nhân tố này có thể được tiêm trực tiếp bằng các tế bào bạch huyết nguyên thủy hay dùng chất trích xuất từ các tế bào đã được bẻ gẫy.*

transferrin A globulin in the blood that binds and transports iron.*transferrin Một loại globulin trong máu, nó gắn và vận chuyển chất sắt.*

transferring. The act of moving a person with limited function from one location to another. May be accomplished by the patient or with assistance.*Di chuyển Sự di chuyển của một người có hoạt động hạn chế từ vị trí này sang vị trí khác. Việc này có thể được tự thực hiện bởi bệnh nhân hay có người hỗ trợ.*

transfix [" + figere, to fix]. To -pierce through or impale with a sharp instrument.*Đâm, chọc thủng Đâm xuyên qua hay dùng một vật nhọn để đẩy tới.*

transfixion Maneuver in performing an amputation in which a knife is passed into the soft parts and cutting is from within outward.*Thủ thuật cắt cụt xuyên Thủ thuật thực hiện cắt cụt trong đó dao được chọc xuyên vào trong các phần mềm và sau đó cắt từ trong ra ngoài.*

transforation [" + forare, to pierce]. The perforation of the fetal skull at the base in craniotomy.*Xuyên sọ bào thai Sự xuyên qua sọ của thai nhi tại vị trí đẩy sọ.*

transforator Instrument for perforating fetal skull.*Cái khoan sọ bào thai Dụng cụ dùng trong việc khoan sọ thai nhi.*

transformation [" + formatio a forming]. 1. Change of shape or form. SYN: metamorphosis. 2. In oncology, the change of one tissue into another. SEE: metastasis. 3. A type of mutation occurring in bacteria. It results from DNA of a bacterial cell penetrating the host cell and becoming incorporated into the genotype of the host.*Sự đổi dạng 1. Sự thay đổi về hình thể hay hình dạng. Đn: metamorphosis. 2. Trong ngành ung thư, chỉ sự thay đổi từ một mô này thành một mô khác. Xem: metastasis. 3.Một kiểu đột biến xảy ra trong vi khuẩn. Nó do nguyên nhân từ ADN của tế bào vi khuẩn thấm vào tế bào chủ thể và sau đó sáp nhập luôn vào kiểu gien của chủ thể.*

transformer [" + formare, to form]. A stationary induction apparatus to change electrical energy at one voltage and current to electrical energy at another voltage and current through the medium of magnetic energy, without mechanical motion.*Máy biến thế Một thiết bị cảm ứng dùng để biến đổi hiệu điện thế của một năng lượng điện thành một hiệu điện thế khác nhờ vào từ trường mà không cần có một hoạt động cơ khí nào khác.*

t., step-down. Transformer that changes electricity to a lower voltage.*Máy giảm thế Là thiết bị có tác dụng làm giảm hiệu điện thế xuống ở mức độ thấp hơn.*

t., step-up. Transformer that changes electricity to a higher voltage.*Máy tăng thế Là thiết bị có tác dụng làm tăng hiệu điện thế lên tới mức độ cao hơn.*

transfusion [" + fusio, a pouring]. 1. The injection of blood or a blood component into the bloodstream. SEE: blood transfusion. 2. Injection of saline or other solutions into a vein for a therapeutic purpose.*Sự truyền máu 1. Sự truyền máu hay các thành phần của máu vào trong mạch máu của cơ thể. Xem: blood transfusion. 2. Sự truyền dung dịch*

muối hay một loại dung dịch nào đó vào tĩnh mạch nhằm mục đích đáp ứng một liệu pháp điều trị.

t., cadaver blood. Transfusion using blood obtained from a cadaver within a short time after death.*Sự truyền máu xác chết Sự truyền máu, trong đó máu được lấy từ xác chết trong khoảng một thời gian ngắn sau khi chết.*

t., direct. Transfer of blood directly from one person to another.*Sự truyền máu trực tiếp sự truyền máu một cách trực tiếp từ người này sang người kia.*

t., exchange. Transfusion and withdrawal of small amounts of blood repeated until blood volume is almost entirely exchanged. Used in infants born with hemolytic disease and in patients with uremia.*Sự hoán đổi máu Sự truyền máu và rút máu với một số lượng nhỏ, cứ lặp đi lặp lại nhiều lần như vậy cho đến khi toàn bộ thể tích máu hầu như được thay đổi hoàn toàn. Biện pháp này thường áp dụng cho bệnh nhân sơ sinh nhiễm chứng dung huyết và những bệnh nhân bị chứng urê huyết.*

t., indirect. Transfusion of blood from a donor to a suitable storage container and then to the patient.*Truyền máu gián tiếp Là sự truyền máu mà trong đó máu của người cho thích hợp sẽ được lưu trữ lại trong vật chứa, khi nào cần thiết mới đem truyền cho bệnh nhân.*

t., replacement. T., exchange.*Sự thay máu Xem T., exchange.*

t., single unit. SEE: blood, transfusion of a single unit.*Đơn vị truyền máu Xem: blood, transfusion of a single unit.*

transfusion reactions. A variety of reactions can occur as a result of blood transfusions. The most serious is the response of the recipient when incompatible blood is administered. In that case, massive intravascular clumping and lysis of red cells occur. Other causes of hemolytic reactions are administering hemolyzed or fragile red blood cells due to the age of the blood or to its having been stored at an inappropriate temperature or having come in contact with incompatible IN. solutions. If the reaction is severe, the patient will experience a bursting feeling in the head, face flushing, pain in the neck and lumbar area, vomiting, and shock. If the blood contains something to which the patient is allergic, the symptoms of urticaria, edema, wheezing, and headache will be present. Infrequently, anaphylactic shock will occur. Some patients with compromised cardiovascular systems will experience heart failure, shock, pulmonary edema, and cyanosis if too much blood is administered. The transfusion must be stopped when these symptoms and signs appear. Such patients should not receive

whole blood.

Prevention of these types of reactions is dependent upon meticulous attention to detail and accuracy in labeling the patient's blood sample for typing and cross-matching; doubly checking this at the time of transfusion; and starting the blood flow very slowly during the first 15 minutes and observing carefully for reactions. To prevent allergic reactions in persons with a history of allergies, an antihistamine may be administered orally or intramuscularly just before the transfusion is started.*Phản ứng truyền máu chỉ các loại phản ứng khác nhau có thể xảy ra khi truyền máu. Nghiêm trọng nhất là đáp ứng của người nhận máu khi gặp phải máu không tương hợp. Trong trường hợp này, có thể tế bào hồng cầu giảm dần hay bị vón cục trong mạch. Các nguyên nhân khác có thể là phản ứng dung huyết hay chứng phá vỡ các tế bào hồng cầu tùy vào tuổi máu, hoặc do máu được lưu trữ ở một nhiệt độ không thích hợp, máu tiếp xúc với các dung dịch tiêm I.V. tương ky. Nếu phản ứng xảy ra nghiêm trọng, bệnh nhân cảm thấy như nổ tung trên đầu, mặt đỏ tía, đau ở cổ và khu vực thắt lưng, nôn mửa và bị sốc. Nếu trong máu có chứa những chất gây dị ứng, sẽ có các triệu chứng nổi mày đay, phù nề, thở khò khè và nhức đầu. Một số hiếm trường hợp sốc quá mẫn xảy ra. Một vài bệnh nhân tổn thương hệ tim mạch sẽ suy tim, sốc, phù phổi và triệu chứng tím tái nếu quá nhiều máu được truyền. Việc truyền máu phải ngưng ngay nếu một trong các triệu chứng hay dấu hiệu này xuất hiện. Đối với những bệnh nhân này, không nên nhận máu toàn phần.*

Để ngăn ngừa các phản ứng truyền máu, cần phải chú ý các chi tiết về ghi nhận chính xác nhóm máu trước khi truyền máu; khi bắt đầu truyền máu điều chỉnh tốc độ thật chậm trong vòng 15 phút đầu và chú ý quan sát các dấu hiệu phản ứng. Ngăn ngừa các phản ứng dị ứng đối với các bệnh nhân có tiền sử dị ứng, có thể cho bệnh nhân uống hay tiêm bắp một liều thuốc chống dị ứng trước khi truyền máu.

transfusion syndrome, multiple.
Development of hemorrhagic tendency caused by multiple transfusions with blood low in platelets and by increased fibrinolytic activity in the blood. SEE: post-transfusion syndrome.

TREAT: Transfuse with blood that is only a few hours old and give fibrinogen.*Hội chứng truyền máu nhiều lần Hội chứng phát triển xu hướng dễ chảy máu do nguyên nhân bị truyền máu nhiều lần, trong đó có máu chứa lượng tiểu huyết cầu thấp và tăng hoạt động tạo fibrin huyết trong máu. Xem: post-transfusion syndrome.*

ĐIỀU TRỊ: Chỉ nên truyền các loại máu tươi, chỉ mới lưu trữ trước đó vài giờ và cho thêm vào các chất tạo tơ huyết.

Transgrow. Proprietary name of a special medium for culturing Neisseria gonorrhoeae. The specimen may he placed in the medium and then shipped to the laboratory. The bacteria will remain viable even though they were not incubated while being transported.*Môi trường Transgrow Là tên độc quyền của một loại môi trường đặc biệt dùng nuôi cấy Neisseria gonorrhoeae. Mẫu vật có thể đặt trong môi trường này rồi mang tới phòng thí nghiệm. Vi khuẩn vẫn có thể sống được ngay cả không cần phải ủ trong khi vận chuyển.*

transient ischemic attack, ABBR: TIA. Temporary interference with blood supply to the brain. The symptoms of neurological deficit may last for only a few moments or several hours. After the attack no evidence of residual brain damage or neurological damage remains. It is not necessarily true that individuals who have experienced transient ischemic attacks will within the predictable future develop a full vascular occlusion and have a stroke. SEE: stroke.
SYM: Usually abrupt onset of giddiness or light-headed sensation. The specific signs and symptoms will depend upon the portion of the brain affected. Thus, any one or a combination of several of the following may be present: fleeting monocular blindness, hemiparesis, hemiplegia, aphasia, astereognosis, dizziness, staggering, numbness, difficulty in swallowing, or paresthesias.
ETIOL: Insufficient blood flow to the brain due to decreased cardiac output, hypotension, overmedication with antihypertensive agents, or cerebrovascular spasm. Intravascular microembolization is suspected of causing some cases.
NURSING IMPLICATIONS: Support patient and family during diagnostic procedures, offering procedural and sensation information, and encourage them to ventilate concerns and fears. Provide planned therapeutic interventions and teach patient about actions and side effects of prescribed drugs. Teach patient safety measures to prevent injury related to uncoordinated gait or weakness in subsequent attacks.*Chứng thiếu máu cục bộ thoáng qua Viết tắt: TIA. Chứng tạm thời bị cản trở lượng máu tiếp tế lên não. Các hội chứng thiếu hụt thần kinh có thể bị kéo dài từ vài giây cho đến vài giờ. Sau đó là không còn dấu hiệu gì về tốn thương còn lại trên não hay các hoạt động thần kinh. Hiện chưa có bằng chứng thực để xác định rằng những người đã mắc chứng thiếu máu cục bộ thoáng qua về sau này sẽ phát triển chứng tắc mạch toàn phần hay chứng đột quy. Xem: stroke.
TRIỆU CHỨNG: Thường là bị*

*choáng váng một cách bất ngờ và mạnh mẽ hay có cảm giác như là đầu bị sáng lên. Các dấu hiệu và triệu chứng thường còn tùy thuộc vào vùng nào trên não bị ảnh hưởng. Tuy nhiên, một trong các triệu chứng sau đây có thể xuất hiện: cảm thấy mù một mắt một cách thoáng qua, liệt nhẹ nửa người, liệt nửa người, chứng mất ngôn ngữ, mất nhận thức sờ, hoa mắt, choáng váng, tê liệt, khó nuốt hay bị liệt nhẹ.
NGUYÊN NHÂN: Lượng máu dẫn đến não không đủ do nguyên nhân bị giảm lượng máu ra khỏi tim, hay chứng hạ áp, dùng quá liều thuốc chống tăng huyết áp, chứng co thắt mạch máu não. Chứng tắc nghẽn bên trong các mạch nhỏ cũng bị nghi ngờ là nguyên nhân của một số trường hợp.
CHĂM SÓC: Hỗ trợ bệnh nhân và gia đình trong quá trình chẩn đoán bệnh, cung cấp thông tin về các cảm giác cũng như tiến trình của bệnh có thể xảy ra và khuyến khích bệnh nhân sẵn sàng vượt qua và không có gì phải e sợ. Cho bệnh nhân biết các kế hoạch trị liệu và cung cấp đủ thông tin về các tác dụng phụ của thuốc. Hướng dẫn bệnh nhân các biện pháp an toàn để tránh các tổn thương do dáng đi không phối hợp hay tình trạng suy yếu sau khi cơn bệnh tấn công.*

transiliac [L. trans, across, + iliacus, pert. to ilium]. Extending between the two ilia.*Ngang xương chậu Trải dài ra trong khoảng giữa xương chậu.*

transilient Jumping across or passing over as occurs when nerve fibers in the brain link nonadjacent convolutions.*Băng qua Nhảy qua hay vượt qua, ví dụ như chỉ về các sợi thần kinh nối liền giữa các nếp cuộn không liền nhau.*

transillumination [" + illuminare, to light up). Inspection of a cavity or organ by passing a light through its walls. When pus or lesion is present, the transmission of light is diminished or absent.*Phương pháp soi qua Chỉ sự quan sát khoang của một bộ phận bằng cách chiếu ánh sáng mạnh qua lớp vách của nó. Nếu trường hợp có mủ hay có tổn thương xảy ra, ánh sáng sẽ bị giảm đi hay mất hẳn.*

transinsular Across the insula of the brain.*Chéo qua thùy đảo Nằm vắt ngang qua thùy đảo của não.*

transischiac Across or between the iachia of the pelvis.*Chéo qua đốt háng Nằm vắt ngang qua đốt háng của xương chậu.*

transisthmian Across an isthmus.*Chéo qua eo Nằm vắt ngang qua eo.*

transition [L. transitio, a going across]. Passage from one state or position to another, or from one part to another part.*Sự chuyển tiếp Sự chuyển từ tình trạng này sang tình trạng khác, từ vị trí này sang vị trí*

khác hay từ phần này qua phần khác.

transitional Marked by or relating to change.*(thuộc) chuyển tiếp Có dấu hiệu hay có liên quan đến sự chuyển tiếp.*

translation [L. traps, across, + tutus, borne]. 1. The synthesis of proteins under the direction of ribonucleic acid. 2. To change to another place or to convert into another form.*Dịch mã 1. Quá trình tổng hợp protein dưới sự điều khiển của acid ribonucleic. 2. Chuyển sang một vị trí khác hay chuyển sang một dạng khác.*

translocation [" + locus, place]. The alteration of a chromosome either by transfer of a portion of it to another chromosome or to another portion of the same chromosome. The latter is called shift or intrachange. When two chromosomes interchange material, it is called reciprocal tranalocation.*Chuyển vị Sự hư hỏng trong nhiễm sắc thể, nó có thể là sự trao đổi một đoạn đối với một nhiễm sắc thể khác hay sự trao đổi một đoạn trên cùng một nhiễm sắc thể. Trường hợp sau gọi là trao đổi dời chỗ hay còn gọi là trao đổi nội bộ. Trường hợp đầu gọi là trao đổi chất liệu lẫn nhau hay là trao đổi vị trí lẫn nhau.*

translucent [" + lucens, shining]. Not transparent but permitting passage of light.*Trong mờ Tình trạng không trong suốt nhưng vẫn cho ánh sáng đi qua.*

transmethylase Methyltranaferaae. *Chuyển methyl Xem Methyltransferase.*

transmetllylation Process in the metabolism of amino acids in which a methyl group is transferred from one compound to another; for example, the conversion in the body of homocysteine to methionine. In this case the methyl group is furnished by choline or betaine.*Sự chuyển methyl Tiến trình chuyển hóa của các acid amin, trong đó một nhóm methyl được chuyển từ một hợp chất này sang một hợp chất khác; ví dụ như sự chuyển hóa homocystein thành methionin trong cơ thể. Trong trường hợp này, nhóm methyl được cung cấp bởi cholin hay betain.*

transmigration ["+ migrare, to move from place to place). Wandering across or through, especially the passage of white blood cells through capillary membranes into the tissues.*Xuyên mạch Chỉ trường hợp đi băng qua hay xuyên qua thành mạch, ví dụ như các tế bào bạch cầu đã vượt qua thành mạch để tiến vào các mô.*

t., external. Transfer ofanovumfroman ovary to an opposite tube through the pelvic cavity.*Trứng đi xuyên ra Sự di chuyển của một trứng từ buồng trứng đến ống dẫn trứng đối diện bằng đường băng qua hốc xương chậu.*

t., internal. Transfer of an ovum through the uterus to the opposite oviduct.*Trứng đi xuyên vào Sự di chuyển của một trứng xuyên qua tử cung để vào vòi trứng đối diện.*

transmissible [L. transmisaio, a sending across]. Capable of being carried from one person to another, as an infectious disease.*Có thể truyền nhiễm Có thể lây truyền từ người này sang người khác, ví dụ như sự lây bệnh.*

transmission Transfer of anything, as a disease or hereditary characteristics.*Sự truyền Chỉ chung về sự truyền một cái gì đó, ví dụ như sự truyền bệnh hay truyền các đặc điểm di truyền.*

t., biological. Condition in which the organism that transmits the causative agent of a disease plays an essential role in the life history of a parasite or germ.*Truyền sinh học Chỉ về trường hợp cần có một loài sinh vật để truyền các tác nhân gây bệnh, loài sinh vật đó đóng một vai trò rất quan trọng trong chu trình biến thái của động vật sống ký sinh hay vi trùng gây bệnh.*

t., duplex. Passage of impulses through a nerve trunk in both directions.*Truyền kép Chỉ đường truyền các xung lực qua một đường thần kinh được đến từ hai hướng.*

t., mechanical. The passive transfer of causative agents of disease esp. by arthropods. May be indirect, as when flies pick up organisms from excreta of a man or animals and deposit them on food, or direct, as when they pick up organisms from body of a diseased individual and directly inoculate them into body of another individual by bites or through open sores. SEE: sector.*Truyền cơ học Chỉ sự truyền mầm gây bệnh một cách bị động, ví dụ như qua động vật chân đốt. Có thể là một cách gián tiếp như ruồi mang các sinh vật gây bệnh từ các chất bài tiết của người hay động vật rồi ký gửi vào thức ăn mà chúng đậu vào, hay một cách trực tiếp như các sinh vật gây bệnh trực tiếp từ cá thể có bệnh sang cá thể khác bằng vết cắn hay từ các vết thương mở. Xem: vector.*

t., neuromyal Transmission of excitation from a motor neuron to a muscle fiber at a neuromyal (myoneural) junction.*Truyền qua khớp tiếp hợp Sự truyền các kích thích từ một thần kinh vận động đến sợi cơ tại một khớp tiếp hợp (khớp cơ - thần kinh).*

t., placental Transmission of substances in the mother's blood to the blood of the fetus by way of the placenta.*Truyền qua nhau thai Sự truyền các dưỡng chất từ máu của người mẹ sang máu của thai nhi qua đường nhau thai.*

t., synaptic. The mechanism by which an impulse in one neuron gives rise to an impulse in another neuron.*Truyền sinap Là một cơ chế mà trong đó xung của một thần kinh tạo ra xung lực của một thần kinh khác.*

t., tisnsovsrial. Transmission of causative agents of disease to offspring following invasion of ovary and infection of eggs. Occurs in ticks and mites.*Truyền qua buồng trứng Chỉ sự truyền các tác nhân gây bệnh vào con cháu sau sự xâm nhập buồng trứng và gây nhiễm cho trứng. Cách lây truyền này thường xảy ra ở một số ve hay bọ.*

transmural [L. traps, across, + murus, a wall]. Across the wall of an organ or structure, as in tranamural myocardial thrombosis, in which the tissue in the entire thickness of a portion of the cardiac wall is affected.*Vượt qua thành Chỉ sự vượt qua thành của một bộ phận hay một cấu trúc, ví dụ như trong chứng huyết khối cơ tim, các mô tại đoạn dày lên của phần thành tim bị ảnh hưởng sẽ bị máu thấm qua.*

transmutation [L. transmutatio, a changing across]. A transformation or change, as the evolutionary change of one species into another.*Sự đột biến loài Chỉ về sự chuyển hóa hay sự thay đổi, ví dụ như sự tiến hóa làm thay đổi từ một loài này thành một loài khác.*

transocular [" + xulus, eye]. Across the eye.*Ngoài thị giác Ngoài tầm nhìn của mắt.*

transonance [L. traps, across + sonans, sounding]. Transmission of sounds through an organ, as heart sounds through the lungs and chest wall.*Truyền âm qua bộ phận cơ thể Chỉ về sự truyền âm xuyên qua một bộ phận. Ví dụ như âm tim được truyền qua phổi và thành ngực.*

transorbital [" + orbits, track]. Passing through the orbit of the eye.*Qua vùng ổ mắt Chỉ sự truyền qua vùng ổ mắt.*

transovariat passage The passage of infectious or toxic agents into the ovary. A process that might invade and infect the oocytes.*Đường nhiễm qua buồng trứng Nhiễm trùng hay nhiễm độc vào buồng trứng. Tiến trình có thể xâm nhập hay lây nhiễm vào các noãn bào.*

transparent [" + parere, to appear]. 1. Transmitting light rays so that objects are visible through the substance. 2. Pervious to radiant energy. SEE: clearing agent.*Trong suốt 1. Đặc tính cho phép ánh sáng có thể truyền qua hoàn toàn được. 2. Tên gọi trước kia của năng lượng bức xạ. Xem: clearing agent.*

transparietal [" + paries, a wall]. Through a parietal region or wall.*Vượt qua thành Chỉ sự truyền qua thành hay vách của một bộ phận trong cơ thể.*

transpeptidase An enzyme that catalyzes the tranafer of a peptide from one compound to another.

transpeptidase Enzym gây xúc tác để chuyển hóa một chuỗi acid amin từ một hợp chất này sang một hợp chất khác.

transperitoneal Across or through the peritoneum.*Vượt qua màng bụng Chỉ về sự vượt qua hay xuyên qua màng bụng.*

transphosphorylase An enzyme that catalyzes the transfer of a phosphate group from one compound to another.*transphosphorylase Tên một loại enzyme gây xúc tác chuyển hóa một nhóm phosphat từ một hợp chất này sang một hợp chất khác.*

transphosphorylation The exchange of phosphate groups from one compound to another. *Sự trao đổi phosphat Chỉ về sự trao đổi của một nhóm phosphat từ một hợp chất này sang một hợp chất khác.*

transpirable [" + spirare, to breathe]. Permitting excretion through the skin or membranes, as in transpiration.*Thở qua da Sự có thể bài tiết qua da hay màng nhầy, ví dụ như sự hô hấp.*

transpiration ["+ spirare, to breathe]. 1. Act of exhalingwater, gas, or vapor through the skin or a membrane. SEE: perspiration. 2. Substance exhaled.*Sự ra mồ hôi 1. Tiết ra nước, khí hay hơi nước qua đường da hay màng nhầy. Xem: perspiration. 2. Chất tiết ra.*

t., cutaneous. Giving off sweat from pores of the akin. SYN: perspiration.*Ra mồ hôi da Sự tiết ra mồ hôi từ lỗ chân lông ở dưới da. Đn: perspiration.*

t., pulmonary. Escape of watery vapor from the blood to the air in the lungs.*Tiết hơi nước trong phổi Sự bốc hơi nước từ máu vào không khí trong phổi.*

transplacental Through the placenta, esp. penetration of the placenta by a toxin, chemical, or organism that would affect the fetus. *Qua nhau thai Chỉ sự qua đường nhau thai, đặc biệt là chỉ sự thâm nhập qua đường nhau thai bởi các chất độc, hóa chất hay các vi sinh vật gây ảnh hưởng đến bào thai.*

transplant [" + plantare, to plant]. 1. (traps-plant') To transfer tissue or an organ from one part to another as in grafting or plastic surgery. 2. (trans'plant) A piece of tissue or organ used in transplantation q.v. *Cấy ghép Chỉ sự chuyển mô từ nơi khác hay bộ phận của người khác vào một cơ thể khác, ví dụ như sự cấy ghép xương hay việc thực hiện phẫu thuật tạo hình. 2. Một miếng mô hay một bộ phận dùng để thực hiện cấy ghép.*

transplantar [" + plants, sole]. Across the sole of the foot. *Qua lòng bàn chân Chỉ vị trí bắt ngang qua lòng bàn chân.*

transplantation 1. The grafting of living tissue from its normal position to another site or the transplantation of an organ or tissue from one person to another. Organs that have been successfully transplanted include the heart, lung, kidney, liver, and portions of the gastrointestinal tract. Brain tissue has been implanted experimentally in treating parkinsonism. Cycloaporine and other drugs are used to prevent transplant rejection. SEE: autotrans-pl antation; graft; heart transplantation; renal transplantation; replantalion. 2. In dentistry, the transfer of a tooth from one alveolus to another.*Sự cấy ghép 1. Sự cấy ghép mô sống từ vị trí bình thường này sang vị trí khác hay sự cấy ghép một bộ phận, mô của người này sang người khác. Các bộ phận hiện nay đã cấy ghép thành công bao gồm tim, phổi, thận, gan, và các đoạn của đường tiêu hóa. Mô não hiện cũng đang thi nghiệm cấy ghép để điều trị bệnh Parkinson. Cyclosporine và một số loại thuốc ức chế miễn dịch khác được dùng để chống lại phản ứng đào thải. Xem: autotransplantation; graft; heart transplantation; renal transplantation; replantation. 2. Trong nha khoa, chỉ sự chuyển đổi vị trí răng từ ổ răng này sang ổ răng khác.*

t., autoplastic. Transplantation of tissue from one part to another part of the same body. SYN: t., homoplastic.*Cấy ghép tự thân Chỉ sự cấy ghép từ phần này sang phần khác của cùng một cơ thể. Đn: t., homoplastic.*

t., heteroplastic. Transplantation of a part from one individual to another individual of the same or a closely related species.*Cấy ghép tạo hình dị loại Chỉ sự cấy ghép một bộ phận của cá thể này sang một cá thể khác có quan hệ cùng loài hay quan hệ gần loài.*

t., heterotopic. Transplantation in which transplant is placed in a different location in host than it had in donor.*Cấy ghép khác chỗ Chỉ sự cấy ghép trong đó bộ phận cấy ghép được đặt ở vị trí khác đi so với vị trí của nó ở người cho.*

t., homoplastic. T., autoplastic.*Cấy ghép tạo hình tự thân Xem T., autoplastic.*

t., homotopic. Transplantation in which transplant occupies the same location in the host as it had in donor.*Cấy ghép đồng chỗ Chỉ sự cấy ghép trong đó bộ phận cấy ghép được đặt ở cùng vị trí so với vị trí của nó ở người cho.*

t., tenoplastic. Transplantation of tissue between individuals belonging to different genera. *Cấy ghép khác giống Chỉ sự cấy ghép mô ở những cá thể khác giống.*

transpleural Through the pleura. *Qua màng phổi Chỉ sự ngang qua màng phổi.*

transport. Movement or transfer of substances in a biological system, esp. movement of electrolytes, nutrients, and liquids across cell mem-

branes. Transport may occur actively, passively, or with the assistance of a carrier.*Cận chuyển Sự vận chuyển hay sự di chuyển trong một hệ sinh học, ví dụ như sự di chuyển của chất điện phân, chất dinh dưỡng và các chất dịch băng qua màng tế bào. Sự vận chuyển này có thể diễn ra một cách chủ động, thụ động, hay có sự hỗ trợ của vật chuyên chở.*

t., active. Transfer of a substance across a membrane even though its concentration may be higher on the side toward which the movement is taking place.*Vận chuyển chủ động Sự vận chuyển của một chất băng qua màng tế bào cho dù nồng độ của nó ở phía đến còn cao hơn nồng độ của nó ở vị trí hiện tại.*

transportation of the injured. Carrying in arms: Patient is picked up in both arms, as a child.

One-arm assist: Patient's arm is placed about neck of bearer and bearer's arm is placed about waist, thus assisting patient to walk.

Chair carry, chair stretcher: Any ordinary firm chair may be used. Patient is seated upon the tilted-back chair. One bearer grasps back of the chair and the other the legs of the chair (either the front or rear, depending on the construction of the chair). Both bearers face in the same direction.

Fireman's drag: Patient's wrists are crossed and tied with a belt or rope. Bearer kneels astride patient, with head under patient's wrists and walks on all fours dragging patient beneath him.

Fireman's Lift: Bearer grasps patient's left wrist with right hand; bearer's head is placed under patient's left armpit drawing patient's body over his left shoulder. Bearer's left arm should encircle both thighs, then lift patient. Patient's wrist is transferred to bearer's left hand, thus leaving one hand free to remove obstacles or to open doors.

Four-handed basket seat: Each of two bearers grasps own wrist and then grasps partner's free wrist. Patient sits upon this support.

Pack-strap carry: Patient is supported along bearer's back. Patient's right arm is brought over bearer's right shoulder and held by bearer's left hand. Left arm is brought over left shoulder and held by bearer's right hand. Patient is thus carried on the back with arms resembling pack straps.

Piggyback carry: Patient is supported along bearer's back with knees raised to aides of bearer's torso. This leaves patient practically in a sitting position astride bearer's back with arms around the bearer's neck or trunk.

Six- or eight-person carry: This is done as the three-person carry, q.v., except three or four bearers are on each side of patient, thus dividing weight more uniformly.

Three-handed basket seat: Bearer grasps own wrist, partner grasps the free wrist and leaves one arm free for

supporting patient.

Three- or four-person carry: The littertype carry usedby emergency squads. Three persons kneel on one side of patient, place their hands under patient and lift up. The head bearer supports the patient's head and shoulders, center bearer lifts waist and hips, and third bearer lifts both lower extremities. A fourth person, if available, should help steady patient while patient is being lifted.

Four-handed seat: Bearers kneel on either side of patient. Each passes one arm around back (under armpits) and other arm under knees and lifts patient carefully in a sitting position.

Wheel chair, improvised Fasten the legs of a chair, preferably with arms, to parallel boards and attach skates or casters to the bottom of the boards. A footrest can be made by attaching a broom handle or stick across the parallel boards in front of the chair. Vehicles: If an ambulance is not available stretchers can be improvised with ropes and chairs, ladders, or poles. The patient should always be tied to the stretcher during transportation. Several bearers will be necessary to assist entering and leaving the vehicle.*Vận chuyển người bị thương Mang trên tay: nạn nhân được xốc lên bằng hay tay như là nâng một đứa trẻ.*

Đỡ một tay: một tay của nạn nhân đặt vòng qua cổ người đỡ và một tay của người đỡ ôm ngang hông của nạn nhân, và cứ như thế hỗ trợ cho nạn nhân bước đi.

Dùng ghế dựa ngồi, ghế dựa nằm: có thể dùng bất kỳ một cái ghế nào miễn là chắc chắn. Một người mang một tay nắm lấy lưng ghế, tay kia nắm lấy chân ghế (có thể ở mặt trước hay bên hông của ghế, tùy thuộc vào cấu trúc của ghế), người kia ở vị trí đối diện và hai người di chuyển cùng theo hướng ngang.

Kéo lê nạn nhân theo kiểu đội viên chữa cháy: hai tay nạn nhân được buộc chéo lại một cách chắc chắn bằng dây lưng quần hay dây thừng. Người mang nằm dạng hai chân ra để thân người nạn nhân nằm phía dưới ngang tầm đầu gối, đầu hơi cúi xuống và vòng hai tay nạn nhân đã được buộc lại ngang qua cổ, người mang nạn nhân bước đi trong tư thế kéo lê nạn nhân trong tình trạng hai chân chạm đất.

Nâng nạn nhân theo kiểu đội viên chữa cháy: người mang nắm chặt hai cổ tay nạn nhân; phần đầu người mang được đặt dưới nách trái nạn nhân và thân người nạn nhân nằm vắt ngang qua vai trái của người mang. Cánh tay trái của người mang ôm lấy hai đùi và nâng nạn nhân lên. Lúc này do đã buông tay nạn nhân ra cho nên người mang có một bàn tay trống để gạt bỏ chướng ngại vật hay mở cửa.

Bốn cánh tay đan thành ghế đỡ: một tay người mang nắm lấy cổ tay mình, còn tay kia nắm lấy cổ tay người cùng mang, người kia làm tương tự và tạo thành giá đỡ nâng nạn nhân ngồi trên đó.

Mang theo kiểu đeo ba lô: nạn nhân được đỡ dọc trên lưng người mang.

Cánh tay phải của nạn nhân vắt qua vai phải và được giữ bằng tay trái của người mang; cánh tay trái tương tự sẽ vắt qua vai trái và được giữ bằng tay phải của người mang. Do vậy nạn nhân sẽ được mang trên lưng người mang như là đeo ba lô.

Mang theo kiểu cõng: nạn nhân được đỡ dọc trên lưng người mang với hai đầu gối cao ngang hông. Điều này cho phép nạn nhân giữ được tư thế ngồi với hai tay vòng qua cổ người mang.

Từ sáu đến tám người mang nạn nhân: thực hiện như ba người mang nạn nhân, nhưng chia đều ra ở hai phía, điều này sẽ chia bớt sức nặng của nạn nhân.

Ba cánh tay đan thành giá đỡ: hai người mang nắm lấy cổ tay lẫn nhau, chừa một cánh tay ra dùng để nâng đỡ nạn nhân.

Từ ba đến bốn người mang nạn nhân: mang theo kiểu cáng thường được thực hiện bởi đội cấp cứu. Ba người quỳ xuống về một phia của nạn nhân, cùng đặt cánh tay phía dưới nạn nhân để nâng lên. Người đầu tiên nâng đầu và vai, người thứ hai nâng eo và hông, người thứ ba nâng hai chi dưới. Nếu có người thứ tư thì chỉ đóng vai trò hỗ trợ lúc nâng lên.

Hai người mang nạn nhân: hai người quỳ xuống hai bên nạn nhân. Mỗi người đưa một tay đỡ lưng (phía dưới vùng nách) và tay kia đỡ đầu gối nâng nạn nhân lên và di chuyển bệnh nhân ở tư thế ngồi.

Dùng ghế có bánh xe chế biến: buộc chặt chân ghế, có thể giữ chặt bằng tay, vào tấm ván có bánh xe ở bên dưới. Đỡ gác chân có thể chế tạo bằng cách dùng cán chổi hay cây dài buộc vào mặt trên tấm ván ngay phía trước ghế.

Phương tiện di chuyển: nếu không gọi kịp xe cấp cứu, vật cáng có thể được chế tạo bằng dây thừng và các cái ghế, thang hay cái sào. Nạn nhân phải được giữ chặt vào cáng khi vận chuyển. Cũng cần thêm vài người hỗ trợ trong lúc đặt nạn nhân lên cáng và đỡ ra khỏi cáng.

transposition [L. traps, across, + positio, a placing]. 1. A transfer of position from one spot to another. SYN: metathzsis.2. Displacement of an organ, esp. a vistas to the opposite side. 3. Transplantation of a flap of tissue without severing it entirely from its original position until it has united in the new position.*Đảo vị 1. Sự chuyển vị tri từ một điểm này sang điểm khác. Đn: metathesis. 2. Sự đối chỗ một bộ phận, đặc biệt là chỉ một cơ quan nội tạng được đối sang vị trí đối diện. 3. Sự cấy vật ghép của mô mà không tách hẳn ra khỏi vị trí gốc của nó cho đến khi nó đã liên kết vào vị trí mới.*

transposition of great vessels. A fetal deformity ofthe heart in which the

aorta arises from the right ventricle and the pulmonary artery arises from the left ventricle.*Đảo vị huyết quản Trường hợp tim bị dị dạng bẩm sinh, trong đó, động mạch chủ đi ra từ tâm thất phải và động mạch phối đi ra từ tâm thất trái.*

transposon A genetic unit such as a DNA sequence that is transferred from one cell's genetic material to another.*Đơn vị gien Một đơn vị gốc, ví dụ như một chuỗi ADN được chuyển từ một chất liệu gốc tế bào sang chất liệu khác.*

transsection Transaction. *Cắt ngang Xem Transection.*

transsegmental [" + segmentum, a cutting]. Extending across or beyond a segment, as of a limb. *Đoạn bên kia đối Duỗi thẳng qua bên kia như tay chân.*

transseptal [" + saeptum, partition]. Across a septum.*Xuyên vách xuyên qua vách ngăn.*

transsexual [" + sexes, sex]. 1. An individual who has an overwhelming desire to be of the opposite sex. 2. An individual who has had his or her external sex changed by surgery. *Chuyển giới tính 1. Một người có nhiều ham muốn chuyển giới tính. 2. Một người đã được chuyển giới tính ở bộ phận sinh dục ngoài nhờ vào phẫu thuật.*

transsexualism The condition of being of a certain definite sex, i.e., male or female, but feeling and acting as if a member of the opposite sex. In some instances the desire to alter this situation leads individuals to seek medical and surgical assistance in order to alter anatomical characteristics so that their anatomy would more nearly match their feelings about their true sexuality. The success of this therapy is controversial.*Chuyển giới tính Một dạng bệnh mà một người cứ khăng khăng tin rằng mình thuộc vào giới tính ngược lại, người đó có thể là nam hay nữ nhưng vẫn khăng khăng nghĩ rằng mình là thành viên của giới tính ngược lại. Một số trường hợp ước muốn đó thôi thúc đến mức họ tìm đến bác sĩ phẫu thuật để được thực hiện thay đổi đặc diện giải phẫu cho phù hợp với giới tính thực. Kết quả trị liệu của trường hợp này ngày nay cũng còn là một vấn đề đang tranh cãi.*

transsexual surgery. Surgical therapy for alteration of the anatomical sex of an individual whose psychological gender is not consistent with the anatomical sexual characteristics. *Phẫu thuật chuyển giới tính Thủ thật để thay đổi cơ cấu giới tính của một người mà giới tính tâm lý của người ấy không phù hợp đặc điểm giới tính của giải phẫu.*

transsphenoidal Done through the sphenoid bone.*Qua xương bướm Làm cho xuyên qua xương bướm.*

transtemporal [" + temporalis, pert. to a temple]. Crossing the temporal

lobe or the cerebrum.*Qua xương thái dương Sự xuyên qua thùy thái dương hay não.*

transthalamic [" + Gr. thalamus, chamber]. Passing across the optic thalamus.*Qua đối Sự đi ngang qua đối thị giác.*

transthermia [" + Gr. therme, heat]. Production of heat in the deep tissues by electric currents. SYN: diathermy; thermopenetration.*Phép điện nhiệt Sự làm cho các mô sâu nóng lên bằng dòng điện. Đn: diathermy; thermopenetration.*

transthoraci [" + Gr. thorax, cheat]. Across the thorax.*Qua ngực Ngang qua vùng ngực.*

transthoracotomy [" + Gr. thorax, chest, + tome, incision]. The operation of incising across the thorax. *Phẫu thuật rạch lồng ngực Thực hiện phẫu thật rạch mở vùng ngực.*

transtracheal. Across or through the trachea.*Qua khí quản Chỉ sự ngang qua hay xuyên qua vùng khí quản.*

transtympanic neurectomy. Surgical interruption of the parasympathetic nerve supply to the parotid and submandibular glands by bilateral sectioning of the tympanic and chorda tympani nerves. The technique is used in treating sialorrhea in mentally retarded children.*Cắt bỏ thần kinh màng nhĩ Thực hiện phẫu thuật xắt bỏ thần kinh đối giao cảm nối tới tuyến mang tai và tuyến hàm dưới tại đoạn hai bên màng nhĩ và các dây thần kinh tai giữa. Thủ thuật này dùng để điều trị chứng tăng tiết nước bọt ở những trẻ em bị chậm phát triển trí tuệ.*

transubstantiation [" + substantia, substance]. The process of replacing one tissue by another.*Thay thế mô Quá trình thay thế một mô này bằng một mô khác.*

transudate [" + sudare, to sweat]. The fluid that passes through a membrane, esp. that which passes through capillary walls. Compared to an exudate, q.v., a transudate has fewer cellular elements and is of a lower specific gravity.*Dịch thấm Chất dịch thấm xuyên qua một màng, đặc biệt là chất dịch thấm qua thành mao mạch. Nó khác với sự tiết dịch ở chỗ nó có ít các thành phần tế bào và chất dịch có trọng lượng nhẹ hơn.*

transudation Oozing of a fluid through pores or interstices, as of a membrane.*Thấm qua Sự rỉ ra của một chất dịch qua lỗ chân lông hay khe hở, ví dụ như thấm qua một màng.*

transureteroureterostomy Section of one ureter and joining both ends to the opposite ureter.*Đoạn nối hai niệu quản Nối hai đầu của hai ống niệu quản lại với nhau.*

transurethral [" + Gr. ourethra, urethra]. Pert. to an operation performed through the urethra.*(thuộc) thông* niệu đạo Liên quan đến quá trình phẫu thuật để thông niệu đạo.

transvaginal [" + vagina, sheath]. Through the vagina or across its wall as in a surgical procedure.*Qua âm đạo Tiến trình thực hiện phẫu thuật qua đường âm đạo hay qua thành âm đạo.*

transvector An animal that transmits a toxin that it does not produce and by which it is itself unaffected, i.e., as is the case when a bivalve mollusc, such as the oyster, filters viruses out of the water and transmits them to those who ingest the mollusc.*Sinh vật chuyển được độc tố Một loại động vật có khả năng chuyển hóa một chất độc mà nó không sản xuất ra và do đó nó không hề bị nhiễm độc, ví dụ ở các động vật thân mềm có hai lá vỏ như sò, nó khả năng lọc virus ở trong nước ra và sau đó ăn vào bụng rồi tiêu hóa.*

transversalis [" + uertere to turn]. A structure occurring at right angles to the long axis of the body.*Ngang Chỉ về bề mặt vuông góc với trục đứng của cơ thể.*

transversalis fascia. A thin membrane forming the peritoneal surface of the transversus muscle and its aponeurosis.*Cân mạc ngang Một màng mỏng tạo nên bề mặt màng của lớp cơ ngang và lớp gân màng của nó.*

transverse [L. transversus]. Lying at right angles to the long axis of the body; crosswise.*Ngang Nằm thẳng góc với trục đứng của cơ thể, dạng chéo chữ thập.*

transversectomy [" + Gr. ektome, excision]. Excision of a transverse vertebral process..*Cắt mỏm ngang cột sống Thủ thuật cắt bỏ mỏm ngang cột sống.*

transverse foramen. Canal through the transverse processes of the cervical vertebrae for passage of the vertebral arteries.*Lỗ ngang Chỉ cái lỗ ở mỏm ngang đốt sống cổ để những động mạch cột sống đi qua.*

transverse plane. Plane that divides the body into a top and bottom portion.*Mặt cắt ngang Chỉ mặt cắt ngang chia cơ thể ra làm hai phần, phần trên và phần dưới.*

transvenrsion The eruption of a tooth at an abnormal site.*Răng mọc lệch Một cái răng bị mọc lệch vị trí.*

transversocostal Costotransverse q.v.*Xương sườn ngang Xem Costotransverse.*

transvenrospinalis [L. transversus, turned across, + spina, thorn]. Semiapinalis capitis, semispinalis cervicie. SEE: Muscles in Appendix. *Chứng gai cột sống Chứng viêm nửa đốt sống chính, viêm nửa đốt sống cổ. Xem: Muscle trong phần Phụ lục.*

transversourethralis The transverse fibers of the sphincter urethrae muscle.*Các sợi cơ ngang ở niệu đạo Chỉ các sợi ngang của cơ vòng ở*

niệu đạo.

transversus [L.]. 1. Any of several small muscles. SEE: Muscles in Appendix. 2. Lying across the long axis of apart or organ.*Cơ ngang, nằm ngang 1. Chỉ chung về một vài loại cơ nhỏ. Xem: Muscle trong phần Phụ lục. 2. Chỉ về vị trí nằm ngang so với trục dọc của một bộ phận trong cơ thể.*

transvesical Across or through the bladder.*Ngang bàng quang Ngang qua hay xuyên qua bàng quang.*

transvestism, transvestitism [L. trans, across, + vestitus, clothed, + Gr. -ismos, condition]. The desire to dress in the clothes of and be accepted as a member of the opposite sex. SEE: eonism.*Thích giả trang Ham muốn mặc các kiểu quần áo của người khác phái và thích được coi như là một thành viên của phái khác. Xem: eonism.*

transvestite An individual who practices transvestism.*Người giả trang phái khác Chỉ về một người thích ăn mặc các kiểu quần áo của người khác phái.*

Trantas' dots [Alexios Trantas, Gr. ophthalmologist, 1867-1960] Chalky concretions of the conjunctiva around the limbus. These are associated with vernal conjunctivitis. *Chấm Trantas [Alexios Trantas, bác sĩ chuyên khoa mắt người Hy Lạp, 1867 - 1960] Sự kết thành những vệt trắng như phấn ở xung quanh bờ mi. Bệnh thường liên quan với chứng viêm kết mạc mùa xuân.*

Tranxene. Trade name for chlorazepate dipotassium.*Tranxene Tên thương mại của chất chlorazepat dikali.*

tranylcypromine USP. An antidepressant drug. Trade name is Parnate.*tranylcypromine Loại thuốc chống trầm cảm. Tên thương mại là Parnate.*

trapeze bar. Triangular device suspended above a bed to facilitate transferring andpositioning the patient. Also called swivel trapeze bar. *Thanh hình thang Loại xà ngang có ba mặt, treo lơ lửng ở phía trên giường tạo điều kiện dễ dàng cho việc di chuyển bệnh nhân cũng như khi đặt bệnh nhân vào vị trí. Cũng còn được gọi là thanh xà xoay.*

trapezial Concerning the trapezium. *(thuộc) xương thang Có liên quan đến xương thang.*

trepeziform Shaped like a trapezoid. *Hình thang có hình dạng giống như một cái thang.*

trepeziometacarpal Concerning or connecting the trapezium and the metacarpus of the thumb.*Khối đốt xương bàn tay Sự liên quan đến hay sự nối kết giữa xương hình thang và xương bàn tay của ngón tay cái.*

trapezium [Gr. tropezion, a little table]. 1. A four-sided, single-plane geometric figure in which none of the sides are parallel. 2. The os trape-

zium, the first bone on the radial side of the distal row of the bones of the wrist. It articulates with the base of the metacarpal bone of the thumb. SYN: multangular bone, greater. *Xương hình thang 1. Hình tứ giác phẳng, trong đó không nhất thiết là các cạnh đối diện phải song song với nhau. 2. Xương thangh, là xương thứ nhất trên mặt quay ở hàng ngoại biên của khối xương cổ tay. Nó khớp với nền của xương bàn tay ngón cái. Đn: multangular bone, greater.*

trapezius A fiat, triangular muscle covering posterior surface of neck and shoulder. SEE: Muscles in Appendix.*Cơ thang Là loại cơ dẹp, có ba mặt, bao bọc lấy mặt sau của cổ và vai. Xem: Muscle trong phần Phụ lục.*

trapezoid [Gr. trapezoeides, table-shaped]. A four-sided figure having two parallel sides and two divergent sides.*Hình thang Chỉ một hình có bốn cạnh, trong đó có hai cạnh song song và hai cạnh kia không song song, có dạng hình cái thang.*

trapezoid body. A bundle of transverse fibers in the ventral portion of tegmentumofpons. SYN: corpus trapezoideum [NA].*Thể hình thang Chỉ một bó các sợi ngang trong phần bụng ở chỏm của cầu não. Đn: corpus trapezoideum [NA].*

trapezoid bone. The second bone in the distal row of carpal bones. It lies between the greater multangular and capitate bones. SYN: multangulor bone, lesser.*Xương hình thang Là xương thứ hai ở phần ngoài của khối xương cổ tay. Nó nằm ở khoảng giữa của xương thang lớn và xương cả. Đn: multangular bone, lesser.*

trapezoid ligament. The lateral portion of the coracoclevicular ligament.*Dây chằng hình thang Là phần bên của dây chằng xương quạ - xương đòn.*

trauma [Gr. trauma, wound]. (Pl. traumata or traumas) 1. A physical injury or wound caused by external force or violence. It maybe self-inflicted In the U.S. trauma is the principal cause of death between the ages of one and 38 years. In addition to each death from trauma, there were at least two cases of permanent disability due to trauma. The principal types of trauma involved include motor vehicle accidents, suicide, homicide, falls, burns, and drowning. The majority of deaths occur in the first several hours after the event. 2. An emotional or psychological shock that may produce disordered feelings or behavior.*Chấn thương 1. Chỉ chung về một tổn hại về mặt thể chất hay các vết thương gây ra bởi lực tác động bên ngoài. Nó cũng có thể là vết thương do tự bản thân gây ra. Theo thống kê ở Mỹ, chấn thương chiếm đa số trong các* nguyên nhân dẫn đến tử vong ở lứa tuổi từ 1 đến 38. Trong số đó, cứ mỗi trường hợp tử vong ít ra có hai trường hợp tàn phế do chấn thương. Các loại chấn thương chính thường là do tai nạn xe cộ, tự sát, tội phạm giết người, té ngã, bỏng và chết đuối. Thông thường nạn nhân bị chết vài giờ sau chấn thương. 2. Chỉ các trường hợp bị sốc do xúc cảm hay do tâm lý, điều này có thể tạo ra rối loạn cảm giác hay rối loạn cư xử.

t., birth. Injury to the fetus during the birthing process.*Chấn thương trong lúc sinh* Chỉ tình trạng chấn thương xảy ra ở thai nhi trong quá trình sinh đẻ.

t., occlusal. Any injury to part of the masticatory system as a result of malocclusion or occlusal dysfunction. It may be abrupt in its development in response to a restoration or ill-fitting prosthetic device, or result from years of tooth wear, drift, or faulty oral habits. It may produce adverse periodontal changes, tooth mobility, or excessive wear, pain in the temporomandibularjoints, or spasms and pain in the muscles of mastication.*Chấn thương khớp cắn* Chỉ chung về các chấn thương ở hệ nhai dẫn đến kết quả là đau mặt cắn hay mất chức năng cắn. Nó có thể không thể hồi phục được, gây đau đớn khi lắp thiết bị giả, cũng như gây mòn răng, làm lệch răng hay gây khuyết tật vùng miệng. Nó cũng có thể tạo ra những thay đổi gây hư hỏng vùng quanh răng, vận động răng, gây mòn răng quá đáng, gây đau đớn ở khớp thái dương - hàm dưới, hay gây co thắt và đau ở các cơ nhai.

t., psychic. A painful emotional experience that may cause anxiety. *Chấn thương tinh thần* Chỉ chung các trường hợp tổn thương tinh thần và có thể dẫn đến các mối lo âu.

t., toothbrush. Abrasion or grooving of teeth and gingival injury or recession as a result of improper brushing with a stiff-textured brush.*Chấn thương do chải răng* Các trường hợp trầy xước hay đào rãnh trên mặt răng, nướu răng hay làm cho nó bị thoái hóa đi bởi sử dụng bàn chải không thích hợp do phần chải bị cứng quá.

traumatic [Gr. traumatikos]. Caused by or relating to an injury.*(thuộc) chấn thương* Gây ra chấn thương hay có liên quan đến chấn thương.

traumatic psychosis. Psychosis resulting from physical injuries or emotional shock*Chấn thương gây rối loạn tâm thần* Chỉ chứng rối loạn tâm thần bị gây ra do chấn thương về thể chất hay bị sốc xúc cảm.

traumatism [Gr. trauma, tismos]. Morbid condition of system due to an injury or wound.*Sự chấn thương* Chỉ chung về các dạng bệnh trên cơ thể có nguyên nhân gây ra do bị

thương tổn hay thương tích.

traumato-. A combining form indicating a relationship to trauma. *traumato-* tiếp đầu ngữ, dùng liên kết với từ khác để chỉ sự liên quan đến chấn thương.

traumatology [Gr. trauma, wound, + logos, word, reason]. The branch of surgery dealing with wounds and their care.*Chấn thương học* Ngành ngoại khoa chuyên nghiên cứu và điều trị về các vết thương cũng như chăm sóc người bị thương.

traumatonesis Repair of a wound by use of sutures.*Khâu vết thương* Điều trị các vết thương bằng cách sử dụng chỉ khâu.

traumatopathy [" + pathos, disease, suffering]. Pathological state caused by trauma.*Bệnh chấn thương* Chỉ chung về các chứng bệnh do chấn thương gây ra.

traumatophilia [" + philein, to love]. The enjoyment of or unconscious desire to be traumatized, either mentally or physically. SEE: masochism. *Thích chấn thương* Chứng bệnh thích bị chấn thương hay muốn bị bất tỉnh do chấn thương, chỉ chung cả về thể chất lẫn tinh thần. Xem: loạn dâm thích đau.

traumatopnea [" + pnoia, breath]. Passage of air in and out of a wound in the chest wall.*Chấn thương đường thở* Chỉ chung về các vết thương ở thành ngực làm cho không khí có thể ra vào được.

traumatopyra [" + pyr, fever]. Fever caused by trauma.*Sốt chấn thương* Cơn sốt do chấn thương gây ra.

traumatotherapy Treatment of injury.*Trị liệu chấn thương* Sự chữa trị những tổn thương.

travail The labor during childbirth. *Đau đẻ* Cơn đau xảy ra trong lúc sinh đẻ.

Travase. Trade name for sutilains. *Travase* Tên thương mại của chất sutilains.

travelers' diarrhea. SEE: diarrhea, travelers'.*Bệnh tiêu chảy du lịch* Xem: diarrhea, travelers'.

tray A flat surface with raised edges. *Cái mâm, cái máng* Vật có bề mặt phẳng với các bờ rìa nhô cao lên.

t., impression. In dentistry, a U-shaped receptacle with raised edges made of metal or acrylic resin used to carry impression material and support it in contact with the surfaces to be recorded until the impression material is set or firm.*Khuôn giữ chất lấy dấu mặt răng* Trong nha khoa, chỉ một khuôn hình chữ U với các bờ rìa nhô cao, được chế bằng kim loại hay chất dẻo acrylic dùng để chứa chất liệu lấy dấu mặt răng và giữ nó ở đúng vị trí cho đến khi các chất liệu lấy dấu này làm xong chức năng của nó.

Treacher Collins syndrome. [Edward Txeacher Collins, Brit. ophthalmologist, 1862-1919] Mandibulofacial dysostosis.*Hội chứng Treacher Collins* [Edward Treacher Collins, bác sĩ chuyên

khoa mắt người Anh, 1862 - 1919] Chỉ sự rối loạn hóa xương ở hàm dưới - mặt.

treacle [Gr. Iheriaka]. A thick molasses-like residue that remains when sugar is refined.*Rỉ đường* Là chất cặn dày còn lại sau khi đã tinh chế đường.

treatment [ME. treten, to handle]. 1. Medical, surgical, dental, or psychiatric management of a patient. 2. Any specific procedure used for the cure or the amelioration of a disease or pathological condition. SEE: therapy.*Điều trị* 1. Sự áp dụng các phương pháp xử lý nội khoa, ngoại khoa, răng hàm mặt hay tâm thần đối với một bệnh nhân. 2. Chỉ chung các tiến trình được áp dụng để chữa khỏi hay làm cho đỡ hơn một chứng bệnh hay triệu chứng bệnh lý. Xem: therapy.

t., active. Treatment directed specifically toward cure of a disease.*Điều trị chủ động* Là phương pháp điều trị trực tiếp vào các triệu chứng của bệnh.

t., causal. Treatment directed toward removal of the cause of the disease.*Điều trị nguyên nhân* Là phương pháp điều trị nhằm loại trừ nguyên nhân gây ra bệnh.

t., conservative. 1. The withholding of administration of medicine or utilization of operative procedures until such procedures are clearly indicated. 2. In surgical cases, the preservation of the organ or part if at all possible with the least possible mutilation.*Điều trị bảo tồn* 1. Sự cho thuốc cầm chừng hay sử dụng các phác đồ phẫu thuật cho đến khi tìm ra được phác đồ hiệu quả nhất. 2. Trong các trường hợp phẫu thuật, chỉ sự bảo tồn các cơ quan hay các bộ phận trong cơ thể để cắt bỏ ít nhất.

t., dental. Any of a variety of treatments of the teeth and adjacent tissues to restore or maintain normal oral health and function.*Chữa răng* Chỉ chung về các trường hợp điều trị về răng và các mô bên cạnh để phục hồi và duy trì các chức năng và sức khỏe bình thường của răng miệng.

t., dietetic. Treatment of disease based on regulation of diet.*Trị bệnh bằng dinh dưỡng* Là phương pháp điều trị dựa trên việc thiết lập các chế độ ăn hàng ngày.

t., electric shock. Electroshock therapy, shock therapy, q.v.*Trị bệnh bằng sốc điện* Là phương pháp điều trị bằng chạy điện, tạo ra những cơn sốc điện.

t., empiric. Treatment based on observation and experience rather than having a scientific basis.*Trị bệnh theo kinh nghiệm* Là phương pháp trị bệnh dựa trên những quan sát và kinh nghiệm hơn là dựa trên các cơ sở khoa học.

t., expectant. Relief of symptoms as they arise, i.e., not directed at the specific cause.*Điều trị bằng

phương pháp theo dõi Là phương pháp điều trị chỉ theo dõi và can thiệp làm giảm đi triệu chứng mỗi khi phát cơn chứ không điều trị trực tiếp vào các nguyên nhân gây bệnh.

t., Kenny. Treatment of acute poliomyelitis by use of wet hot pack applications to the affected muscles. SEE: Kenny treatment.*Phương pháp điều trị Kenny* Là phương pháp điều trị bệnh bại liệt cấp tính bằng cách sử dụng những khăn tẩm nước nóng áp vào vùng cơ bị nhiễm. *Xem: Kenny treatment.*

t., palliative. Treatment designed for the relief of symptoms of the disease rather than curing the disease. *Trị bệnh theo phương pháp làm giảm nhẹ* Là phương pháp trị bệnh chủ yếu là nhằm làm giảm đi triệu chứng của bệnh, không quan tâm nhiều đến điều trị nguyên nhân.

t., preventive. Treatment directed to prevention of disease.*Điều trị ngăn ngừa* Là phương pháp phòng ngừa từ lúc chưa phát bệnh.

t., rational. Treatment based on scientific principles.*Điều trị bệnh hợp lý* Là phương pháp trị bệnh dựa trên các cơ sở khoa học.

t., shock. Shock therapy.*Điều trị bệnh bằng phương pháp gây sốc Xem Shock therapy.*

t., specific. Treatment directed to the cause of a disease.*Điều trị đặc hiệu* Là phương pháp điều trị trực tiếp vào các nguyên nhân gây bệnh.

t., starvation. 1. Treatment employed in which food is withheld as in cases of bacillary dysentery following hemorrhage. 2. Treatment of diabetes in which there are days of fasting followed by a restricted and carefully controlled diet.*Điều trị bằng kiêng ăn 1.* Là phương pháp điều trị kiêng ăn trong trường hợp bệnh lỵ do trực khuẩn và xuất huyết. *2.* Trong trị bệnh tiểu đường, có biện pháp hạn chế hay kiểm soát chế độ ăn liên tục trong một thời gian.

t., supportive. Special measures employed to supplement specific therapy.*Điều trị hỗ trợ* Là các phương pháp điều trị đặc biệt dùng để bổ sung cho một phương pháp điều trị đặc hiệu.

t., surgical. Treatment by means of operation.*Điều trị phẫu thuật* Là phương pháp điều trị dùng các phương pháp phẫu thuật.

t., symptomatic. Treatment directed toward constitutional symptoms such as pyrexia, shock, and pain. *Điều trị triệu chứng* Là phương pháp điều trị nhằm trực tiếp vào các triệu chứng của bệnh, ví dụ như sốt, sốc và đau.

treatment plan. In dentistry, the projected series and sequence of restorative procedures necessary to restore the oral health of the patient, based on oral diagnosis and a complete evaluation of the patient.*Phác đồ điều trị* Trong nha khoa, chỉ một

loạt các kế hoạch phục hồi và tiến trình phục hồi cần thiết để phục hồi sức khỏe răng miệng của bệnh nhân, dựa trên cơ sở chẩn đoán và đánh giá toàn bộ tình trạng răng miệng của bệnh nhân.

Trecator SC. Trade name for ethionamide.*Trecator SC Tên thương mại của chất ethionamide.*

tree. A structure that resembles a tree. *Cây* Có cấu trúc giống như là một cái cây.

t., bronchial. The right or left bronchus with its branches and their terminal arborizations.*Cây phế quản* Chỉ các nhánh phế quản ở bên phải hay bên trái và các đoạn cuối có hình dạng giống như nhánh cây của nó.

t., tracheobronchial. The trachea, bronchi and their branches.*Cây khí phế quản* Chỉ chung về khí quản, cuống phổi và các nhánh của nó.

trehala A sweet substance secreted by the insect Larinus maculatus.*trehala* Một chất có vị ngọt được tiết ra bởi loại côn trùng Larinus maculatus.

trehalase An enzyme that hydrolyzes ttehalose to form two molecules; n-glucose.*trehalase Một loại enzym thủy phân trehalose thành dạng hai phân tử, D-glucose.*

trehalose A disaccharide of trehala, q .v. It is also present in certain fungi. *trehalose* Là dạng disaccharide của trehala, nó cũng có xuất hiện trong một số loại nấm.

Trematoda [Gr. trematodes, pierced]. A class of flatworms commonly called flukes belonging to the phylum Platyhelminthes. It includes two orders: Monogenea, which are external or semi-external parasites having direct development with no asexual multiplication, and Digenea, internal parasites with asexual generation in their life cycle. The Digenea usually require two or more hosts, the hosts alternating. SEE: fluke.*Trematoda* Là một loại sán dẹp thường gọi là sán lá gan thuộc về nhánh sán lá Platyhelminthes. Nó bao gồm hai loại: Monogenea, sống ký sinh bên ngoài hoặc bán phần bên ngoài, phát triển trực tiếp không nhân đôi vô tính; và loại Digenea, sống ký sinh bên trong với sinh sản vô tính trong chu trình biến thái của nó. Loại Digenea thường đòi hỏi phải có hai hay nhiều vật chủ, và luôn thay vật đổi chủ. *Xem: fluke.*

trematode A fluke, a parasitic flatworm belonging to the class Trematoda. SEE: cercaria; fluke.*Sán lá* Là một loại Trematoda, có thân hình dẹp, sống ký sinh. *Xem: cercaria; fluke.*

trematodiasis Infestation with a trematode.*Nhiễm sán lá Trematoda* Chỉ về căn bệnh nhiễm sán lá.

tremble [D. Fr. trembler]. 1. An involuntary quivering or shaking. 2. To shiver, quiver, or shake.*Run 1.* Chỉ về sự rung hay lắc một cách không chú tâm. *2.* Rùng mình, rung hay

lắc.

trembles A condition resulting from ingestion of plants such as snakeroot (Eupatorium urticaefolium) or jimmyweed (Haplopappus heterophyllus). Common in domestic animals and may occur in humans as a result of ingesting the plants or more commonly from drinking milk or eating the meat of poisoned animals. Symptoms are weakness; anorexia; nausea and vomiting; prostration; and possibly death. In humans, the illness is called milk sickness. *Bệnh run* Là loại bệnh do ăn phải các loại cây như cây Eupatorium urticaefolium hay cây Haplopappus heterophyllus. Thường xảy ra ở loài vật nuôi và đôi khi cũng xảy ra ở người nếu ăn phải các loại cây đó hay uống nhiều sữa hoặc ăn phải thịt của loại động vật đang nhiễm độc các loại cây đó. Triệu chứng thường là suy nhược, biếng ăn, buồn nôn và nôn mửa, kiệt sức, đói khi chết. Ở người cơn bệnh thường gọi là bệnh say sữa.

tremelloid, tremellose Jellylike.*Có keo* Dạng như thịt nấu đông hay nước quả nấu đông.

tremetol A poisonous substance occurring in snakeroot, rayless goldenrod, and other plants that may cause trembles in animal or man. SEE: trembles.*tremetol* Một chất độc tìm thấy trong các loại cây rễrắn, ví dụ như rayless goldenrod, và một số loại cây khác có thể gây ra chứng run ở người và động vật. *Xem: trembles.*

Tremin. Trade name for trihexyphenidyl hydrochloride. *Tremin* Tên thương mại của chất trihexyphenidyl hydrochlorid.

tremogram [L. tremere, to shake, + Gr. gramme, something written]. Graphic representation made by a tremograph.*Đồ thị rung* Đồ thị biểu hiện độ rung của một vật hay một hiện tượng địa chấn.

tremograph [" + Gr., graphein, to write]. Device for recording tremors. *Thiết bị ghi độ rung* dụng cụ dùng để ghi lại các mức độ rung.

tremolabile [" + .labi, to slip]. Easily destroyed or inactivated by shaking; said of a ferment.*Dễ hủy khi bị rung* Chỉ trường hợp dễ bị phá hủy hay không hoạt động được khi bị lắc hay rung lên, nói về men.

tremophobia [" + Gr. phobos, fear]. Abnormal fear of trembling.*Sợ rung* Nỗi sợ bị rung một cách khác thường.

tremor [L. tremor, a shaking]. 1. A quivering, esp. continuous quivering of a convulsive nature. 2. An involuntary movement of a part or parts of the body resulting from alternate contractions of opposing muscles. Tremors may be classified as involuntary, static, dynamic, kinetic, hereditary, and hysteric. Pathologic tremors are independent of the will. The trembling may be fine or coarse rapid or slow, may appear on movement (intention tremor) or improve when the part is employed. Often due to organic disease; trembling may express an emotion (e.g., fear). All abnormal tremors except palatal and ocular myoclonua disappear during sleep. SEE: subsultus.**Run, rung** 1. *Sự run lẩy bẩy, đặc biệt là run liên tục trong có bản chất kinh giật.* 2. *Sự di chuyển một cách không chủ tâm của một bộ phận hay các bộ phận trong cơ thể do kết quả của sự co thắt luân phiên của các cơ đối kháng.*

Các chứng run có thể phân loại như sau: không chủ tâm, tĩnh, động, do động lực, do di truyền và do histeri. Về bệnh lý của chứng run thường độc lập với ý chí. Chứng run có thể nhẹ hay thô, nhanh hay chậm, có thể xuất hiện khi đang hoạt động (run chủ động) hay chỉ phát triển khi bộ phận đó vận động. Chứng run thường do có bệnh ở cơ quan; cũng như có thể do cảm giác (ví dụ như sợ sệt). Tất cả những chứng run bất thường đều mất đi khi đang ngủ ngoại trừ chứng máy cơ vòm miệng và máy cơ mắt. Xem: subsultus.

t., action. T., intention.*Chứng run chủ động Xem T., intention.*

t., alcoholic. The visible tremor exhibited by alcoholics.*(chứng) run do rượu Chứng run xảy ra do uống nhiều rượu.*

t., cerebellar. An intention tremor of 3 to 5 Hz frequency, associated with cerebellardisease.*(chứng) run do tiểu não Là dạng run chủ động với tần số từ 3 đến 5 Hz, thường do nguyên nhân có bệnh ở tiểu não.*

t., coarse. Tremor in which oscillations are relatively slow.*(chứng) run thô Là dạng run với độ dao động tương đối chậm.*

t., continuous. Tremor that resembles tremors of paralysis agitans.*(chứng) run liên tục Là dạng run với các cơn run liên tục của chứng run liệt nhẹ.*

t., enhanced physiologic. An action tremor associated with catecholamine excess, e.g., in association with anxiety, thyrotoxicosis, hypoglycemia, or alcohol with-drawal. It may occur as a side effect of drugs, such as epinephrine, caffeine, theophylline, amphetamines, levodopa, tricyclic antidepressants, lithium, and corticoateroids.*(chứng) run sinh lý Là dạng run do dư catecholamin trong cơ thể, ví dụ như khi lo sợ, nhiễm độc tuyến giáp, giảm gluco huyết hay do cai nghiện rượu. Nó cũng có thể xảy ra do tác dụng phụ của một số thuốc, ví dụ như epinephrin, caffein, theophyllin, amphetamin, levodopa, antidepressants, lithium và corticosteroids.*

t., essential. A benign tremor, usually of the head chin outstretched hands, and occasionally in the voice,

that needs to be differentiated from the tremor of parkinsonism. Essential tremor, which is made worse by anxiety or action, is usually eight to ten cycles per second and that of parkinsonism four to five. There is usually a family history of essential tremor but not in parkinaonism. The medicines that are effective in treating parkinsonism have no effect on essential tremor.*(chứng) run vô căn Là dạng run nhẹ, thường là ở đầu, cằm và cánh tay duỗi ra, đôi khi còn xảy ra ở cả giọng nói, bệnh này đã được phân biệt khác với chứng parkinson. Chứng run này sẽ nặng hơn mỗi khi có lo lắng hay hoạt động, chu kỳ rung thường là từ 8 đến 10 lần trong mỗi giây trong khi parkinson là từ 4 đến 5 lần. Thường bệnh này có tiền sử gia đình mà parkinson thì không. Các loại thuốc điều trị rất hiệu quả đối với bệnh parkinson lại không có tác dụng đối với chứng này.*

t., fibrillary. Tremor caused by consecutive contractions of separate muscular fibrillae rather than of a muscle or muscles.*Chứng run rung Là chứng run gây ra bởi những cơn co thắt liên tục của những các rung cơ tách rời chứ không phải của một cơ nhau ở trong cơ.*

t., fine. A rapid tremor.*Chứng run nhẹ Là dạng run nhẹ nhưng tốc độ nhanh.*

t., flapping. Coarse tremor of a muscle group. The supported part momentarily loses its support and there is an attempt to regain the support. When seen in the outstretched arm and hand, the part flaps like a wing. Seen in hepatic coma and other diseases that cause encephalopathy. SYN: asterixis.*Chứng run đập Là dạng run thô ở một nhóm cơ. Các cơ chống đỡ sẽ mất sức trong giây lát và cố gắng phục hồi sự chống đỡ. Khi xảy ra ở cánh tay và bàn tay duỗi thì một vỏ ở bàn tay trông như là vẫy. Bệnh thường thấy trong các chứng hôn mê gan hay các bệnh gây ra bệnh não. Đn: asterixis.*

t, forced. Tremor continuing after voluntary motion has ceased.*Chứng run gượng chứng run liên tục xảy ra sau khi các hoạt động chủ động ngừng lại.*

t., Hunt's. Tremor associated with all voluntary movements. It is present in certain cerebellar lesions.*Chứng run Hunt Là dạng bệnh run kết hợp với các hoạt động có chủ động. Bệnh thường xuất hiện trong một số trường hợp tổn thương ở tiểu não.*

t., hysterical A fine tremor occurring in hysteria. May be limited to one extremity or generalized.

(chứng) run hysteri Run nhẹ do hysteri. Bệnh có thể chỉ xảy ra một chi hay ở cả tứ chi.

t., intention. Tremor when voluntary motion is attempted.*(chứng) run chủ động Run xảy ra khi có các hoạt động chủ động.*

t., intermittent. Tremor common to paralyzed muscles in hemoplegia when attempting voluntary movement.*(chứng) run từng cơn Run hay thấy ở cơ liệt trong chứng liệt nửa người khi cố gắng thực hiện một hoạt động chủ động.*

t., muscular. Slight oscillating muscular contractions in rhythmical order.*(chứng) run cơ Cơ bị co dao động nhẹ theo nhịp.*

t., parkinsonian. A rest tremor that is suppressed briefly during voluntary activity. Parkinson's disease can occur without tremor. The tremor disappears during all but the lightest phases of sleep.*(chứng) run do bệnh parkinson Run trong lúc nghỉ, nó sẽ nén lại một khoảng thời gian ngắn khi có các hoạt động chủ động. Bệnh parkinson có thể phát triển ở dạng không run, mất run khi ngủ trừ giai đoạn ngủ nhẹ.*

t., physiologic. A tremor occurring in normal individuals. It may be transient and occur in association with excessive physical exertion, excitement, hunger, fatigue, or other causes. SEE: tremor, enhanced physiologic.*(chứng) run sinh lý Run xảy ở những người bình thường. Có thể thoáng qua và xảy ra cùng với hoạt động sinh lý quá mức như: bị kích thích, đói, mệt, hay một số nguyên nhân khác. Xem: tremor, enhanced physiologic.*

t., rest. Tremor present when the involved part is at rest but absent or diminished when active movements are attempted. SYN: l., static.*(chứng run) nghỉ Là dạng run xảy ra khi các bộ phận có liên quan đang ở trạng thái nghỉ và sẽ mất ngay khi bắt đầu hoạt động trở lại. Đn: t., static.*

t., senile. Tremor occurring in old age.*(chứng) run tuổi già Là dạng run xảy ra do tuổi già.*

t., static. T., rest.*Chứng run tĩnh Xem T., rest.*

t., volitional. Trembling of limbs or of body when making a voluntary effort. Seen in multiple sclerosis and other nervous diseases.*(chứng) run khi nỗ lực Là dạng run ở chi hay cả trên cơ thể khi đang nỗ lực một động tác chủ động. Bệnh thường thấy trong các chứng xơ cứng nhiều chỗ và các bệnh thần kinh khác.*

tremorgram Tremogram.*Biểu đồ rung Xem Tremogram.*

tremulor Device for administering vibratory massage.*Cái mát xa rung Là dụng cụ tạo ra độ rung dùng khi mát xa.*

tremulous [L. tremulus]. Trembling or shaking.*Run Chỉ tình trạng run hay lắc.*

trench fever. A nonfatal, febrile disease of diverse signs, symptoms, and severity. Usually present are headache, malaise, pain, tenderness esp. in the shins, splenomegaly, and sometimes a transient macular rash. The causative organism Rickettsia quintana may be cultured from the blood. Even though man is the host for the organism, the disease is not directly transmitted from person to person. The body louse, pediculus humanus humanus, is the intermediate host. It begins to excrete infectious feces five to twelve days after ingesting blood from an infected human.

TREAT: The causative organism is sensitive in vitro to antibiotics such as tetracyclines and chloramphenicol, but there is no evidence that they are clinically effective.*bệnh sốt chiến hào* Một loại bệnh sốt không gây tử vong, có nhiều dấu hiệukhác nhau và rất nghiêm trọng. Các triệu chứng thường xuất hiện là nhức đầu, khó chịu, đau, rất nhạy cảm đặc biệt là vùng ống quyển, to lách, đôi khi tạm thời có vết phát ban. Bệnh do một loại vi sinh vật Rickettsia quintana gây ra, nuôi cấy từ máu, bệnh không lây truyền trực tiếp từ người này sang người kia. *Rận Pediculus humanus là vật chủ trung gian truyền bệnh. Sau khi hút máu người mang bệnh, nó b2i tiết phân đã nhiễm 5 đến 12 ngày.*

ĐIỀU TRỊ: Loài vi sinh vật gây bệnh này rất nhạy cảm đối với các kháng sinh như tetracyclin và chloram- phenicol trong ống nghiệm, nhưng hiện vẫn chưa có bằng chứng rõ rệt về hiệu quả lâm sàng.

trench foot. A condition resembling frostbite affecting feet of soldiers who are obliged to keep their feet in wet socks and shoes for long periods of time.*Chân trong chiến hào* Là bệnh hoại tử các mô trên bề mặt của da bàn chân, xảy ra ở những người lính khi họ mang phải bít tất hay giày ướt trong một thời gian dài.

trench mouth. Painful pseudomembranous ulceration of the mucous membranes of the mouth and pharynx. SYN: gingivitis, necrotizing ulcerative.*(bệnh) miệng trong chiến hào* Là chứng bệnh bị loét lớp màng nhầyở vùng miệng và họng. Đn: gingivitis, necrotizing ulcerative.

trend [ME. trenden, to revolve]. The inclination to proceed in a certain direction or at a certain rate. Used to describe the prognosis or course of a symptom or disease.*Xu hướng Độ nghiêng của một tiến trình theo một xu hướng nào đó hay theo một tỷ lệ nào đó. Thường dùng để diễn tả trong chuẩn đoán về tiến trình của một triệu chứng hay một bệnh.*

Trendelenburg position [Friedrich Trendelenburg, Ger. surgeon, 1844-1915] Position in which the patient's head is low and the body and legs are on an elevated and inclined plane. This may be accomplished by having the patient flat on a bed and elevating the foot of the bed. In this position, the abdominal organs are pushed up toward the chest, by grav-

ity. The foot of the bed may be elevated by resting it upon blocks. This position is used in abdominal surgery. In treating shock, this position is usually used, but if there is an associated head injury, the head should not be kept lower than the trunk.*Tư thế Trendelenburg [Friedrich Trendelenburg, bác sĩ phẫu thuật người Đức, 1844 - 1925] Vị trí của bệnh nhân phần đầu thấp, phần thân và chân được nâng cao theo chiều mặt phẳng nghiêng. Điều này có thể thực hiện ngay trên giường bệnh với phần chân giường được kê cao lên. Với vị trí này trọng tâm của các cơ quan nội tạng sẽ được lôi về phần ngực do sức nặng, thường áp dụng khi thực hiện phẫu thuật vùng bụng. Trong điều trị sốc, vị trí này cũng thường được áp dụng, nhưng nếu có tổn thương vùng đầu thì đầu không được để thấp hơn phần thân mình.*

trepan [Gr. trypanon, a borer]. 1. To perforate the skull with a trepan to relieve the brain from pressure. 2. An instrument resembling a carpenter's bit for incision of the skull. SYN: trephine.*Khoan sọ 1. Thực hiện việc khoan sọ bằng một dụng cụ đặc biệt để tránh việc tăng áp suất trong não. 2. Một dụng cụ giống như mũi khoan của thợ mộc dùng trong việc khoan sọ khi phẫu thuật. Đn: trephine.*

trepanation [L. trepanatio]. Surgery utilizing a trepan.*Khoan xương Sự khoan bằng dụng cụ khoan dùng trong phẫu thuật.*

t., corneal Keratoplasty.*Khoan giác mạc Xem Keratoplasty.*

trephination [Fr. trephine, a bore]. Process of cutting out a piece of bone with the trephine,*Sự khoan sọ bằng khoan nhỏ Tiến trình khoan cắt hẳn một mảnh xương sọ ra bằng một cái khoan nhỏ.*

trephine 1. To perforate with a trephine. 2. A cylindrical saw for cutting circular piece of bone out of skull. SYN: trepan.*Khoan nhỏ 1. Khoan lỗ bằng một cái khoan nhỏ. 2. Một cái cưa hình trụ dùng để cắt những mảnh xương ra khỏi xương sọ. Đn: trepan.*

trephining. 1. The process of cutting bone with a trephine. 2. The removal of a piece of cornea for the relief of glaucoma.*Khoan 1. Tiến trình cắt xương bằng một cái khoan nhỏ. 2. Sự cắt bỏ một phần giác mạc để làm giảm triệu chứng của bệnh tăng nhãn áp.*

trephocyte [Gr. trephein, to feed, + kytos, cell]. Trophocyte, q.v.*Tế bào nuôi Xem Trophocyte.*

trepidant [L. trepidans, trembling]. Marked by tremor.*Run Biểu hiện trạng thái run.*

trepidatio [L.]. Trepidation.*Rung động Xem Trepidation.*

t. cardis. Palpitation of the heart. *Rung tim Tình trạng đập nhanh của tim.*

trepidation [L. trepidatio, a trem-

bling]. 1. Fear, anxiety. 2. Trembling movement, esp. when involuntary. *Run, lo lắng 1. Sự sợ sệt, lo âu. 2. Động tác run rẩy, đặc biệt là ở những động tác không chủ động.*

Treponema [Gr. trepein, to turn, + nema, thread]. A genus of spirochetes, parasitic in man, which belongs to the family Treponemataceae. They move by flexing, snapping, and bending. SEE: bacteria for illus.*Treponema Một loại khuẩn xoắn, sống ký sinh ở người thuộc họ Treponematacea. Nó di chuyển bằng cách uốn, bám và bẻ cong thân mình. Xem: bacteria for illus.*

T. carateum. The causative agent of pints, an infectious disease of the skin.*Xoắn khuẩn carateum Tác nhân gây ra bệnh pinta, một loại bệnh nhiễm trùng da.*

T. pallidum. Causative organism of syphilis. SYN: Spirochaeta pallida. *Xoắn khuẩn pallidum Vi sinh vật gây ra bệnh giang mai. Đn: Spirochaeta pallida.*

T. pertenue. Causative organisms of yaws (frambesia).*Xoắn khuẩn pertenue một loại vi sinh vật gây ra bệnh ghẻ cóc.*

Treponemataceae A family of spiral organisms belonging to the order Spirochaetales. Includes the genera Borrelia, Leptospira, and Treponema.*Treponemataceae Một họ sinh vật có dạng xoắn, thuộc loại Spirochaetales. Nó bao gồm các loại Borrelia, Leptospira và Treponema.*

treponematosis Infection with Treponema.*(bệnh) nhiễm Treponema Bệnh do xoắn khuẩn Treponema.*

treponerne Any organism of the genus Treponema.*Khuẩn xoắn Chỉ chung các sinh vật thuộc giống Treponema.*

treponerniasis [" + nema, thread, + -iasis, condition]. Infestation with Treponema.*Nhiễm khuẩn Treponema Bệnh nhiễm khuẩn Treponema.*

treponemicidal [" + ` + L. cidus, to kill]. Destructive to Treponema.*Diệt khuẩn Treponema Sự tiêu diệt loại xoắn khuẩn Treponema.*

trepopnea [" + pnoia, breath]. Condition of being able to breathe with less difficulty when in a certain position. *Bệnh khó thở Một dạng bệnh chỉ thở được ít khó khăn hơn ở một số vị trí nào đó.*

tresis [Gr. tresis, perforation]. Perforation.*Sự xuyên qua Xem Perforation.*

tretinoin USP. All-transretinoic acid. It is a keratolytic agent used topically in treating acne. Trade name is Retin-A.*tretinoin USP. Acid all-transretinoic, một tác nhân gây sừng hóa dùng để điều trị mụn trứng cá. Tên thương mại là Retin-A.*

TRF. thyrolropin releasing factor.

TRF. *Viết tắt của chữ thyrotropin releasing factor, là tác nhân kích thích tiết hormon tuyến giáp.*

TRH. thyrotropin releasing hormone.

TRH. *Viết tắt của chữ thyrotropin releasing hormone, có nghĩa là hormon tiết ra từ tuyến giáp.*

tri- [Gr.treis, three]. Combining form meaning three.*tri- Tiếp đầu ngữ, có nghĩa là ba.*

triacetate Any acetate that contains three acetic acid groups.*triacetate Chỉ chung các loại acetate có chứa ba nhóm acid acetic.*

triacetin USP. An antifungal agent used topically. Trade name is Enzactin. Previously used name was glyceryl triacetate.*triacetin USP. Một loại thuốc kháng nấm bôi tại chỗ. Tên thương mại là Enzactin. Tên gọi trước đây là glyceryl triacetate.*

triacetyloleandomycin Previously used name for troleandomycin.*triace tyloleandomycin Là tên gọi trước đây của troleandomycin.*

triacylglycerols. Combination of glycerol and three fatty acids. The fatty acids may be of a single kind or different. They are the major components of storage (or deposit) fat in plant and animal cells. These substances are referred to as fats, neutral fats, or triglycerides. These fats provide the major sourceofstoredenergyinthebody.SEE : fat.*triacylglycerols Là một chất bao gồm glycerin liên kết với ba acid béo. Các acid béo này có thể là cùng loại hay khác loại. Đây là thành phần chủ yếu của mỡ tích trữ ở cây có và động vật. đó là chất béo thường, chất béo trung tính hay triglycerid. Các chất béo này là nguồn năng lượng tích trữ chủ yếu trong cơ thể. Xem: fat.*

triad [Gr. trias, group of three]. 1. Any three things having something in common. 2. A trivalent element. 3. Trivalent.*Bộ ba, tam chứng 1. Chỉ chung về các nhóm bộ ba có liên kết chặt chẽ với nhau. 2. Các nguyên tố có hóa trị ba. 3. Hóa trị ba.*

t., Hutchinson's. Syndrome characteristic of prenatal syphilis consisting of notched teeth, interstitial keratitis, and eighth-nerve deafness due to meningealinvolvement.*Tam chứng Hutchinson Hội chứng đặc thù của bệnh giang mai trước sinh, gồm răng có vết khia, viêm giác mạc kẽ và tật điếc do dây thần kinh thứ tám liên quan đến màng não.*

triage [Fr., sorting]. The screening and classification of sick, wounded, or injured persons during war or other disasters to determine priority needs for efficient use of medical and nursing manpower, equipment, and facilities. It is also done in emergency rooms and in acute care clinics to determine priority of treatment. Use of triage is essential if the maximum number of lives is to be saved

during an emergency situation that produces many more sick and wounded than the available medical care facilities and personnel can possibly handle.

NURSING IMPLICATIONS: For each patient, the emergency room staff must obtain a brief history, perform a rapid physical assessment including vital signs, perform first aid if necessary, assist in determining the severity of illness, and transfer the patient to the appropriate place of care. In order of diagnosis and treatment, bleeding with subsequent shock is the second priority after establishment of an airway and basic life support measures. Arterial bleeding, whether internal or external, needs immediate care. Next, the neurological status and attention to traumatized bones and tissues receives attention. After the emergency conditions have been diagnosed and treated, the staff should perform an orderly and complete physical examination to be certain no life-threatening condition is neglected. Reassess patient frequently and alter prescribed care as necessary.

Phân loại theo cấp Lựa chọn và phân loại các bệnh nhân đau ốm, bị vết thương hay tổn thương trong chiến tranh hay trong các loại tai nạn để xác định các trường hợp cần thiết nhất trong việc cấp thuốc cũng như chăm sóc điều dưỡng, cung cấp trang thiết bị và phương tiện y tế. Nó được thực hiện ngay tại các phòng cấp cứu hay tại các trạm cấp cứu để xác định ngay vấn đề điều trị đầu tiên. Việc lựa chọn như thế này đóng một vai trò thiết yếu trong việc cứu sống một số lượng lớn những người đang trong tình trạng nguy kịch do bệnh hay do vết thương mà đang cần ngay một hỗ trợ chăm sóc y tế có thể được thực hiện ngay trong tầm tay.

CHĂM SÓC: Tùy theo mỗi bệnh nhân, nhân viên phòng cấp cứu phải nhanh chóng ghi lại bệnh sử, đánh giá về thể chất, đánh giá các dấu hiệu sống còn và xác lập các hỗ trợ nếu thấy cần thiết, xác định mức độ nghiêm trọng của bệnh và chuyển ngay bệnh nhân vào đúng khu vực chuyên môn để chăm sóc, chữa trị thích hợp. Trong thứ tự chẩn đoán và điều trị cấp cứu, trường hợp chảy máu có kèm theo sốc được ưu tiên thứ hai sau trường hợp có vấn đề tại đường thở cần được chăm sóc khẩn cấp. Sau đó là các trường hợp về hệ thần kinh, chấn thương xương và mô. Sau khi sơ cứu, đội cấp cứu nên xem xét lại toàn bộ cơ thể nạn nhân để loại bỏ hoàn toàn những mối đe dọa tính mạng. Thường xuyên đánh giá lại tình trạng bệnh nhân và thay đổi các chăm sóc điều trị nếu thấy cần thiết.

triakaidekaphobia [Gr. treis, three, + kai, and, + deka, ten, + photos, fear]. Superstition regarding the number 13. SYN: triskaidekaphobia.*Kiêng số mười ba Mê tín dị đoan kiêng

con số 13. Đn: triskaidekaphobia.*

triamcinolone USP. A synthetic glucosteroid drug. Trade names are Aristocort, Kenacort, and SK-Triamcinolone.*triamcinolone USP. Thuốc tổng hợp glucosteroid. Tên thương mại là Aristocort, Kenacort và SK-Triamcinolone.*

triamterene USP. A diuretic drug of the potassium-sparing type. Trade name is Dyrenium.*triamterene USP. Là thuốc lợi tiểu thuộc loại dự trữ kali. Tên thương mại là Dyrenium.*

triangle [L. triangulum]. A figure or area formed by three angles and three sides.*Tam giác Chỉ một hình hay một bề mặt có ba góc và ba cạnh.*

t., anal. Triangle with its base between the two ischial tuberosities and its apex at the coccyx.*Vùng tam giác hậu môn Là mặt tam giác có đáy trong khoảng giữa hai đốt háng và đỉnh nằm tại xương cụt.*

t., anterior, of neck. The space bounded by the middle line of the neck, the anterior border of the sternocleidomastoid muscle, and a line running along the lower border of the mandible and continued to the mastoid process of the occipital bone.*Tam giác trước cổ Là khoảng không được giới hạn bởi đường giữa cổ, ranh giới phía trước của cơ xương ức - đòn - chũm và đường chạy dọc theo phía dưới ranh giới của hàm dưới rồi tiếp tục đến móm chũm của xương chẩm.*

t., carotid, inferior. The space bounded by the middle line of the neck, the sternomastoid muscle, and the anterior belly of the omohyoid muscle. SYN: t., muscular.*Tam giác phía trong động mạch cảnh Là khoảng không được giới hạn bởi đường giữa cổ, cơ ức - chũm và phần bụng trước của cơ móng bá vai. Đn: t., muscular.*

t., carotid, superior. The space bounded by the anterior belly of the omohyoid muscle, the posterior belly of the digastricus muscle, and the sternomastoid muscle. SYN: t., omohyoid.*Tam giác phía trên động mạch cảnh Là khoảng không được giới hạn bởi bụng trước của cơ móng bá vai, bụng sau của cơ hàm dưới và cơ ức - chũm. Đn: t., omohyoid.*

t., cephalic. Triangle on the anteroposteriorplane of the skull formed by lines joining the occiput and forehead and chin, and a line uniting the occiput and the chin.*Tam giác đầu Là khoảng tam giác theo mặt phẳng của hộp sọ, được tạo thành bởi bởi các đường tiếp hợp giữa chẩm, trán, cằm và một đường hợp nhất giữa chẩm và cằm.*

t., digastric. Triangular region of the neck. Its borders are the mandible, stylohyoid muscle, and the anterior belly of the digastric muscle. SYN: trigonum submnndibulare.

Tam giác hàm dưới Là vùng tam

giác ở cổ. Các ranh giới của nó là hàm dưới, cơ trâm - móng và phần bụng trước của cơ hàm dưới. Đn: trigonum submandibulare.

t., facial. Triangle bounded by lines uniting the basion and the alveolar and nasal points, and one uniting the nasal and basion. *Tam giác mặt Là vùng tam giác được giới hạn bởi các đường hợp nhất giữa lỗ đáy sọ, xoang và điểm mũi, cùng với các đường hợp nhất giữa mũi và lỗ đáy sọ.*

t., femoral. Triangle on the inner part of the thigh, bounded by sartorius and adductor longus muscles and above by the inguinal ligament. SYN: t., inguinal; t., Scarpa's. *Tam giác đùi Là vùng tam giác ở phần trong của đùi, nó được giới hạn bởi các cơ may, cơ khép dài và phía trên được giới hạn bởi dây chằng bẹn. Đn: t., inguinal; t., Scarpa's.*

t., frontal. Triangle bounded by the maximum frontal diameter and lines joining its extremities and the glabella. *Tam giác trán Là vùng tam giác được giới hạn bởi đường kính trán tối đa và các đường khớp giữa trán với vùng giữa hai lông mày và vùng đầu.*

t., Hesselbach's. The interval in the groin bounded by Poupart's ligament, the edge of the rectus muscle, and the deep epigastric artery. *Tam giác Hesselbach Là khoảng háng được giới hạn bởi dây chằng Poupart, bờ rìa của cơ trực tràng và động mạch sâu thượng vị.*

t., inferior occipital. Area having the bimastoid diameter for its base and the inion for its apex. *Tam giác dưới chẩm Là vùng tam giác có đáy là đường kính hai xương chùm và đỉnh ở mấu ngoài xương chẩm.*

t., inguinaL. T., femoral. *Tam giác bẹn Xem T., femoral.*

t., Lesser's. Triangle bounded below by anterior and posterior bellies of the digastric muscle and above by the hypoglossal nerve. *Tam giác Lesser Là vùng tam giác phần dưới được giới hạn bởi bụng trước sau của cơ hàm dưới và phần trên được giới hạn bởi thần kinh hạ vị.*

t., lumbocostoabdominal. Triangle bounded in front by the obliquus abdominia externus, above by the lower border of the serratus posticus inferior and the point of the 12th rib, behind by the outer edge of the erector spinae, and below by the obliquus abdominis intemus. *Tam giác thắt lưng - sườn - bụng Vùng tam giác phia trước được giới hạn bởi bên ngoài của chiều xiên ở bụng, phia trên được giới hạn bởi ranh giới phia dưới ở phần dưới phia sau cơ răng cưa và mỏm sườn thứ 12, phia sau được giới hạn bởi bờ ngoài của thoi cơ cương, và phía dưới được giới hạn bởi bên trong theo chiều xiên của bụng.*

t., muscular. T., carotid, inferior. *Tam giác cơ Xem T., carotid, infe-*

rior.

t., mylohyoid. The triangular space formed by the mylohyoid muscle and the two bellies of the digastric muscle. *Tam giác cơ hàm móng Là khoảng không hình tam giác được giới hạn bởi cơ hàm móng và hai phần bụng của cơ hai thân.*

t., occipital, of the neck. Triangle bounded by the stemocleidomastoid, the trapezius, and the omohyoid muscles. *Tam giác chẩm vùng cổ Là vùng tam giác được giới hạn bởi cơ ức - đòn - chũm, cơ thang, và cơ móng vai.*

t., of elbow. The area in front of the elbow bounded by the brachioradialis and the pronator tares muscles on the sides, and with the base toward the humerus. *Tam giác khuỷu tay Là vùng ở phía trước khuỷu tay, được giới hạn hai bên bởi cơ cánh tay - cổ tay và cơ tròn quay sấp, đáy thuộc về xương cánh tay.*

t., of necessity. T., carotid, inferior, q.v. *Tam giác thiết yếu Xem T., carotid, inferior.*

t of Petit. The space above the hip bone between the exterior oblique muscle, the latissimus dorsi, and the interior oblique muscle. *Tam giác Petit là khoảng không phía trên xương hông, ở trong khoảng cơ xiên ngoài, phần lưng và cơ xiên trong.*

t., omoclavicular. T., subclavian. *Tam giác vai - xương đòn Xem T., subclavian.*

t., omohyoid. T., carotid, superior. *Tam giác vai - xương móng Xem T., carotid, superior.*

t., posterior cervical. Triangle bounded by the upper border of the clavicle, the posterior border of the sternocleidomastoid muscle, and the anterior border ofthe trapezius muscle. *Tam giác sau cổ Là vùng tam giác giới hạn bởi ranh giới phía trên của xương đòn, ranh giới phía sau của cơ ức - đòn - chũm, và ranh giới phía trước của cơ thang.*

t., pubourethral. A triangular apace in the perineum bounded externally by the ischiocavernous muscle, internally by the bulbocavemoua muscle, and posteriorly by the trenaversus perinei muscle. *Tam giác xương mu - niệu đạo là khoảng không tam giác ở vùng đáy chậu, phia ngoài giới hạn bởi cơ hang ụ ngồi, phía trong giới hạn bởi cơ hang hành, và phía sau giới hạn bởi cơ ngang đáy chậu.*

t., Scarps s. T., femoral. *Tam giác Scarpa Xem T., femoral.*

t., subclavian. A triangular apace bounded by the posterior belly of the omohyoid muscle, the upper border of the clavicle, and the posterior margin of the sternocleido, mastoid. SYN: t., omoclavicular; t., supraclavicular. *Tam giác dưới xương đòn Là khoảng không tam giác giới hạn bởi bụng sau của cơ móng vai, ranh giới trên của xương đòn, và bờ sau*

của ức - đòn - chũm. Đn: t., omoclavicular; t., supraclavicular.

t., submandibular. The triangular region of the neck, bounded by the inferior border of the mandible, the stylohyoid muscle and the posterior belly of the digastric muscle, the anterior belly of the digastric muscle; it is one of three triangles included in the anterior triangle of the neck. Formerly called submaxillary triangle. *Tam giác dưới hàm dưới Là vùng tam giác ở cổ, được giới hạn bởi ranh giới phía dưới của hàm dưới, cơ mỏm trâm móng và bụng sau của hai thân; nó là một trong ba vùng tam giác ở cổ. Trước đây gọi là tam giác dưới hàm.*

t., suboccipital. Triangle bounded by the obliquus inferior and superior muscles on two sides and the rectus capitis posterior major muscle on the third side. The floor contains the posterior arch of the atlas bone and the vertebral artery. It is covered by the semispinalis capitis muscle. *Tam giác dưới chẩm Là vùng tam giác được giới hạn bởi cơ xiên trong và cơ xiên trên ở hai bên, cơ chính phía sau trực tràng là cạnh thứ ba. Phần đáy chứa cung xương của đốt sống đội và động mạch đốt sống. Nó được bao bọc bởi cơ chính nửa cột sống.*

t., supraclavicular. T., subclavian. *Tam giác trên xương đòn Xem T., subclavian.*

t., suprameatal. Triangle slightly above and behind the exterior auditory meatus, It is bounded above by the root of the zygoma and anteriorly by the posterior wall of the exterior auditory meatus. *Tam giác lỗ trên Là vùng tam giác ở ngay phia trên và phía sau lỗ tai ngoài. Phia trên được giới hạn bởi gốc xương gò má và phía trước được giới hạn bởi vách sau của lỗ tai ngoài.*

t., urogenital. Triangle with its base formed by a line between the two iachial tuberosities and its apex just below the symphysis pubis. *Tam giác niệu - sinh dục Là vùng tam giác có đáy được tạo bởi đường giữa hai mấu đốt háng và đỉnh ở ngay phia dưới phần tiếp hợp xương mu.*

t., vesical. The triangular space at the base of the bladder. SYN: tregone. *Tam giác bóng đái Là khoảng không tam giác tại đáy của bàng quang. Đn: trigone.*

triangular. Having three sides; shaped like a triangle. *(thuộc) tam giác Có ba cạnh, có hình thù giống như một hình tam giác.*

triangular bandage. A bandage folded diagonally. When folded, the several thicknesses can be applied to afford support. SEE: illus.; bandage. *Băng tam giác Một miếng băng được gấp chéo. Khi gấp lại, nó sẽ có dạng có thể dùng để đeo cánh tay hay giữ các băng bó tại chỗ.*

Xem: illus; bandage.

triangularis [L.J. A muscle of the chin. SEE: Muscles in Appendix.*Cơ cằm Tên một loại cơ ở cằm. Xem: Muscle trong phần Phụ lục.*

triangular ligament. One of two ligaments, right and left, connecting posterior portions of the right and left lobes of the liver with corresponding portions of the diaphragm. *Dây chằng tam giác là một trong hai dây chằng, một bên phải và một bên trái, nối phần sau của thùy phải và trái của gan với các phần tương ứng ở cơ hoành.*

triangular nucleus of Schwalbe. The chief or dorsal nucleus of the vestibular division of the 8th cranial nerve. Located in the pons and occupying most of the area acoustics of the rhomboid fossa.*Nhân tam giác Schwalbe Là phần nhân chính hay nhân sau của phần tiền đình ở thần kinh sọ thứ tám. Nó nằm ở cầu não và chiếm gần hết vùng thính giác của hố thoi.*

Triatoma A genus of bloodsucking bugs belonging to the order Hemiptera, family Reduviidae. Commonly called cone-nosed bugs or assassin bugs. It includes the species T. brazileensis, T. dimidiata, T. inJestans, T. protracts, T. recuroa, T. rubida, and others. They are house-infesting pests and some species, especially T. infestans, serve to transmit Trypanosoma cruzi, causative agent of Chagas' disease.*Rệp Triatoma Tên một giống rệp hút máu thuộc loài Hemiptera, họ Reduviidae. Thường được gọi là rệp mũi nón hay rệp ám sát. Nó bao gồm nhiều loài như T. braziliensis, T. dimidiata, T. infestans, T. protracta, T. recurva, T. rubida, và một số loại khác. Nó thuộc vật hại trong nhà và trong đó, đặc biệt là loài T. infestans có thể truyền Trypanosoma cruzi, một tác nhân gây nên bệnh Chagas.*

triatomic Composed of three atoms.*B a nguyên tử Chỉ tính chất gồm có ba nguyên tử.*

tribadism [Gr. tribein, to rub, + -ismos, condition]. A relationship in which women attempt to imitate heterosexual intercourse with each other.*Đồng tính luyến ái nữ Chỉ sự quan hệ tình dục giữa những người nữ, hành động bắt chước như hoạt động giao hợp khác giớ.*

tribasic [Gr. treis, three, + L. basis, base]. Composed of three replaceable hydrogen atoms.*Có ba gốc base Được tạo thành bởi ba nguyên tử hydrô có thể thay thế được.*

tribesitar [" + L. basilaris, base]. Having three bases.*(thuộc) có ba gốc Chỉ về trường hợp có ba gốc.*

tribasilar synoatosis. Condition resulting from premature fusion of three skull bones -the occipital, sphenoid, and temporal. Results in arrested cerebral development and mental deficiency.*Chứng dính liền*

khớp ba Chỉ trường hợp liền khớp sớm của ba xương sọ - chẩm, bướm và thái dương. Điều này dẫn đến kìm hãm phát triển não và thường dẫn đến đần độn.

tribe [L. tribus, division of the Roman people]. In taxonomy, an occasional subdivision of a family; often equal to or below subfamily and superior to genus.*Dòng Trong phân loại học, chỉ trường hợp phân chia nhỏ hơn của họ, thường là tương đương hay thấp hơn phân họ và cao hơn loại.*

tribology Study of the effect of friction on the body, esp. the articulating joints.*Ma sát học Nghiên cứu về các ảnh hưởng của sự ma sát, đặc biệt là ở các khớp.*

triboluminescence [Gr. tribein, to rub, + L. lumen, light, + O. Fr, escvRCe, continuing]. Luminescence or sparks produced by friction or mechanical force applied to certain chemicals. Has been observed when wintergreen mints are broken by the teeth in the dark.*Phát sáng do ma sát Phát sáng hay phát tia lửa do ma sát hay do lực cơ khí này tác động vào một số hóa chất. Thường thấy hiện tượng này khi cắn gãy cây bạc hà lộc đề trong bóng tối.*

tribrachia Condition of having three arms.*Có ba cánh tay Chỉ trường hợp dị tật có ba cánh tay.*

tribrachius Deformed fetus, usually conjoined twins, exhibiting three arms.*Bào thai ba cánh tay Quái thai, thường là song sinh dính liền nhau mà chỉ có ba cánh tay.*

tribromide [Gr. treis, three, + bromos, stench]. A compound having three atoms of bromine in the molecule.*tribromide Chỉ về một hợp chất có ba nguyên tử bróm trong phân tử của nó.*

tribromoethanol A white crystalline substance that is used in anesthesia. *tribromoethanol Một chất màu trắng, dạng kết tinh, được dùng trong công việc gây mê.*

TRIC agents. Acronym for trachoma and inclusion conjunctivitis. SEE: Chlamydia.*(chứng) đau mắt hột - viêm kết mạc vùi Có nghĩa là đau mắt hột và viêm màng kết.*

tricarboxylic acid cycle. A complicated series of reactions in the body involving the oxidative metabolism of pyruvic acid and liberation of energy. It is the main pathway of terminal oxidation in the utilization of carbohydrates, fats, and proteins. SYN: citric acid cycle; Krebs cycle. SEE: Krebs cycle for illus.*Chu trình acid tricarboxylic Chỉ một loạt các phản ứng phức tạp trong cơ thể, bao gồm sự trao đổi chất, ôxy hóa của acid pyruvic và giải phóng năng lượng. Đó là quá trình chính của sự ôxy hóa cuối cùng trong hydro carbon, chất béo và protein. Đn: citric acid cycle, Krebs cycle. Xem: Krebs cycle for illus.*

tricellular Three-celled.

Ba tế bào Xem Three-celled.

tricephalus [Gr. treis, three, + kephale, head]. A deformed fetus having three heads.*Ba đầu Quái thai có ba đầu.*

triceps [" + L. coput, head]. A muscle arising by three heads with a single insertion. SEE: Muscles in Appendix.*Cơ ba đầu Một cơ có ba đầu với chỉ một chỗ kết dính. Xem: Muscle trong phần Phụ lục.*

triceps reflex. Sharp extension .of forearm resulting from tapping of triceps tendon while arm is held loosely in bent position.*Phản xạ cơ ba đầu Là phản xạ duỗi bất thình lình cẳng tay khi gõ vào dây chẳng cơ ba đầu trong khi cánh tay đang ở vị trí cong và nới lỏng.*

Tricercomonas Genus of very small protozoa considered identical to Enteromonas. SEE: Enteromonas homIRLS.*Tricercomonas Một loại động vật nguyên sinh nhỏ Enteromonas. Xem: Enteromonas hominis.*

trichangiectasia, trichangiectasis [Gr. thrix, hair, + angeion, vessel, + ektasis, dilatation]. Dilatation of capillaries. SYN: telangiectasia.*Giãn mao mạch Sự giãn nở ở các động mạch nhỏ. Đn: telangiectasia.*

trichatrophia [" -f- atrophic, atrophy]. Brittleness of hair resulting from atrophy of the root.*(chứng) teo chân tóc Tóc bị giòn, dễ gãy do bị teo ở chân tóc.*

trichauxe, trichauxis [" -h auxe, increase]. Excessive growth of hair. SYN: hypertrichosis.*(chứng) tăng trưởng tóc quá mức Sự gia tăng phát triển quá mức của tóc. Đn: hypertrichosis.*

trichi-, tricho- [Gr.thrix]. Combining forms meaning hair.*trichi-, tricho- Tiếp đầu ngữ, có nghĩa là tóc.*

trichiasis [Gr. thrix, hair, + -uses, condition]. Inversion of eyelashes so that they rub against the cornea, causing a continual irritation of the eyeball.
SYM: Photophobia, lacrimation, and feeling of foreign body in the eye.
TREAT: Epilation, electrolysis, and operation, such as correcting the underlying entropion with which this condition is usually associated.
(chứng) lông quặm Sự mọc lộn ngược vào trong cửa lông mi, do đó nó bị cọ xát vào giác mạc tạo nên sự kích ứng liên tục nhân cầu.
TRIỆU CHỨNG: Sợ ánh sáng, chảy nước mắt và cảm thấy như có vật lạ ở trong mắt.
ĐIỀU TRỊ: Nhổ lông quặm, điện phân và phẫu thuật, ví dụ như sửa lại phần dưới quặm để làm cho nó trở lại vị trí thích hợp.

trichilemmoma A benign tumor of the outer root sheath epithelium of a hair follicle.*U bao nang tóc Là một khối u lành tính ở lớp biểu mô bao quanh nang chân tóc.*

Trichina [Gr. trichinas, of hair]. Trichinella, q.v.*Trichina Tên một loại giun tóc. Xem Trichinella.*

trichina (pl. trichinae) A larval worm of the genus Trichinella.*Giun tóc Một loại giun có dạng xoắn thuộc giống Trichinella.*

Trichinella A genus of nematode worms belonging to the suborder Trichurata. They are parasitic in humans, hogs, rats, and many other mammals.*Trichinella Một loài giun tròn thuộc phân bộ Trichurata. Nó sống ký sinh trong người, heo, chuột và nhiều loài động vật hữu nhũ khác.*

T., spirafis. The species of Trichinella that commonly infests man, causing trichinosis. Infection occurs when raw or improperly cooked meat particularly pork, containing cysts is eaten. Larvae encyst in the duodenum and invade mucosa of small intestine, becoming adults in five to seven days. After fertilization, each female deposits 1000 to 2000 living larvae, which enter blood or lymph vessels and circulate to various parts of the body where they encyst in various areas, esp. in striated muscle. SEE: trichinosis.*Giun xoắn Trichinella Thuộc loài Trichinella, thường lây nhiễm cho người. Nguyên nhân thường là do ăn thịt heo còn sống hay nấu chưa chín có chứa nang. Ấu trùng kết nang tại tá tràng và xâm nhập màng nhầy của ruột non, phát triển và lớn lên trong vòng từ năm đến bảy ngày. Sau khi thụ thai, mỗi con cái có thể sinh ra từ 1000 đến 2000 ấu trùng sống và có thể đi vào các mạch máu, mạch bạch huyết, tiến đến các bộ phận khác của cơ thể để kết nang, đặc biệt là ở trong các cơ vân. Xem: trichinosis.*

trichinelliasis Trichinosis.*Bệnh giun xoắn Xem Trichinosis.*

trichinellosis [Gr. trichinas, of hair, + osis, condition]. Disease caused by Trichinell spiralis. SYN: trichinosis. *Bệnh giun xoắn Là loại bệnh gây ra bởi loại giun Trichinella spiralis. Đn: trichinosis.*

trichiniasis Trichinosis.*Bệnh Trichinella Xem Trichinosis.*

trichiniferous [" + L. ferre, to bear]. Containing trichinae.*trichiniferous Chứa giun xoắn.*

trichinization Infestation with trichinae.*Nhiễm giun xoắn Sự nhiễm giun xoắn.*

trichinophobia [Gr. trichinas, of hair, + phobos, fear]. Abnormal fear of developing trichinosis.*Chứng sợ giun xoắn Chứng sợ mắc bệnh giun xoắn một cách khác thường.*

trichinosis [" + osis, condition]. Disease caused by the ingestion of Trichinella spiralis into the system through eating raw or insufficiently cooked pork. SEE: Nursing Diagnoses in Appendix.
SYM: Sometimes lacking. When large numbers have been ingested, gastrointestinal symptoms develop in a few days. These are pain, nausea, vomiting, and serous diarrhea. In one

to two weeks muscular symptoms develop. Muscles become swollen, firm, and extremely painful. Movement is inhibited and dyspnea results from involvement of respiratory muscles. Edema esp. of the face, is a prominent symptom. Profuse sweating is observed sometimes and high fever is usually present. Blood shows an eosinophilia.
In the third to sixth week of the disease, signs and symptoms of encephalitis and meningitis with visual and auditory symptoms may develop.
TREAT: For acute stage, thiabendazole may be helpful. In later stages after worms have involved muscles, muscle pains should be relieved by analgesics. Corticoateroids are indicated for allergic reaction or central nervous system involvement. Treatment is in general symptomatic and supportive to enable patient to survive the acute toxemia following invasion of muscles. After encystment, the only symptom is vague muscular pains, which may persist for weeks.
PROG: Depends on number of worms ingested. Majority of patients recover. *Bệnh giun xoắn Bệnh nhiễm phải giun Trichinella spiralis qua đường miệng do ăn phải thịt heo sống hay nấu chưa kỹ có chứa nang giun. Xem: Nursing Diagnoses trong phần Phụ lục.
TRIỆU CHỨNG: Đôi khi không có triệu chứng gì. Khi ăn phải một số lượng lớn, nó sẽ phát triển trong dạ dày - ruột trong vài ngày. Gây ra các triệu chứng đau, buồn nôn, nôn mửa và tiêu chảy nặng. Sau một hay hai tuần các triệu chứng về cơ bắt đầu xuất hiện, cơ bị sưng phồng, cứng chắc và rất đau. Cử động bị mất tự nhiên và có thể khó thở do các cơ thở bị nhiễm bệnh. Chứng phù nề, đặc biệt là phù nề trên mặt là dễ thấy nhất. Ra mồ hôi nhiều và đôi khi cũng sốt cao. Xét nghiệm máu thấy có xuất hiện tế bào ưa eozin.
Trong khoảng thời gian từ ba đến sáu tuần bệnh, các dấu hiệu và triệu chứng về viêm não và viêm màng não có liên quan đến thị giác và thính giác bắt đầu xuất hiện.
ĐIỀU TRỊ: Ở giai đoạn cấp tính, dùng thiabendazole cũng có hiệu quả. Ở những giai đoạn sau, khi bệnh đã phát triển trên cơ, điều trị chứng đau cơ bằng các loại thuốc giảm đau. Corticosteroid được dùng trong các trường hợp dị ứng hay có liên quan ở hệ thần kinh trung ương. Phương pháp điều trị chủ yếu làm giảm các triệu chứng chung và hỗ trợ cứu sống bệnh nhân trong trường hợp nhiễm độc cấp tính khi giun xoắn đã tấn công vào các cơ. Sau khi kết nang, chỉ còn một triệu chứng mơ hồ là đau cơ, nó có thể tồn tại sau vài tuần nữa.
TIÊN LƯỢNG: Còn tùy thuộc vào số lượng giun xoắn nhiễm phải. Phần lớn là bệnh nhân sẽ tự hồi phục.*

trichinous [Gr. trichinas, of hair]. Infested with trichinae. *trichinous Nhiễm giun xoắn.*

trichinous myositis. Myositis trichinosa, q.v. *Viêm cơ do giun tóc Xem Myositis trichinosa.*

trichion [Gr.]. The anthropometric point at which the midsagittal plane of the head intersects the hairline. *trichion Điểm đo nhân trắc, ở đó mặt cắt dọc của đầu cắt ngang đường tóc.*

trichitis [Gr. thrix, hair, + itis, inflammation]. Inflammation of hair bulbs. *Viêm hành tóc Chứng viêm nhiễm ở vùng hành tóc.*

trichloride A compound containing three atoms of chlorine.*trichloride Một hợp chất có chứa ba nguyên tử clo.*

trichlormethizide USP. A diuretic drug of the thiazide type. Trade names are Metahydrin and Naqua. *trichlormethizide USP. Một loại thuốc lợi tiểu loại thiazide. Tên thương mại là Metahydrin và Naqua.*

trichloroacetic acid. USP. A drug used as a caustic to destroy certain types of warts, condylomata, keratoses, and hyperplastic tissue. *trichloroacetic acid Một thuốc có tác dụng phá hủy các mụn cóc, condilom, mụn sừng và các mô tăng sản.*

trichloroethylene A colorless clear volatile liquid with a specific gravity of l.47 at 59F (15C). It is inhaled and used as an analgesic and anesthetic agent to supplement the action of nitrous oxide. It is a halogenated hydrocarbon having the chemical formula $CCl=CHCl$. Marketed under the trade names Triline and Trimar. It should not be used with epinephrine. Caution: Should neverbe used in a system that requires soda lime. The heat generated in this type of system by the action of CO_2 and the lime will break down trichloroethylene to form the toxic gas phosgene and hydrochloric acid. Also in the presence of alkali the toxic flammable substance dichloroacetylene is formed. *trichloroethylene Một chất lỏng không màu, trong suốt, dễ bay hơi, tỷ trọng 1,47 tại nhiệt độ 59F (15C). Là loại thuốc giảm đau và gây mê dạng hít, là cấu trúc hydro - cácbon được halogen hóa, có công thức hóa học là $CCl=CHCl$. Lưu thông trên thị trường với tên thương mại là Triline và Trimar, không nên dùng chung với epinephrin.
Lưu ý: Không nên sử dụng trong nước với soda. Nhiệt sinh ra do hoạt động của CO_2 và vôi sẽ bẻ gãy cấu trúc trichloroethylen và sinh ra khí độc phosgene và acid clohydric. Trong môi trường kiềm hình thành chất diclorid axêtylen dễ và dễ cháy.*

2,4,5-trichlorophenoxyacetic acid. ABBR: 2,4 5-T. A widely used herbicide which contains a toxic, unwanted, and undesirable contaminant, dioxin, q.v.

2,4,5-trichlorophenoxyacetic acid
Viết tắt là: 2,4,5-T. Một loại thuốc diệt cỏ được sử dụng rộng rãi có chứa chất độc dioxin, một loại chất độc gây ô nhiễm môi trường ngoài ý muốn.

tricho- [Gr.thrix, trichos, hair]. A prefix denoting a relationship to hair.
tricho- Tiếp đầu ngữ, chỉ sự có liên quan đến tóc.

trichoanesthesia Loss of ability to sense stimulation of the hair.*Chứng mất cảm giác tóc Chứng mất khả năng nhận được các kích thích trên tóc.*

trichobacteria [" + bakterion, rod]. 1. Filamentous bacteria. 2. Bacteria possessing flagella.*Vi khuẩn có hình roi 1. Loại vi khuẩn trông như sợi chỉ. 2. Một loại vi khuẩn có hình dạng roi.*

trichobezoar [" + Arabic bazahr, protecting against poison]. A hair ball or concretion in the intestine or stomach.*Khối tóc kết Một búi xuất hiện ở trong ruột và dạ dày.*

trichocardia [" + kardia, heart]. Pericardial inflammation with elevations resembling hair. SYN: heart, hairy; pericardium, shaggy.*Viêm xơ màng ngoài tim Chứng viêm màng ngoài tim xơ lên trông giống như tóc. Đn: heart, hairy; pericardium, shaggy.*

trichoclasia, trichoclasis [" + klasis, a breaking]. Brittleness of the hair. SYN: trickorrhexis.*Chứng tóc giòn Chứng tóc giòn, dễ gãy. Đn: trichor- rhexis.*

trichocryptosis [" + kryptos,concealed].Any disease of the hair follicles.*Bệnh nang tóc Chỉ chung các bệnh về nang tóc.*

trichocyst [" + kystis, bladder]. 1. A cell structure derived from cytoplasm. 2. In some single-celled organisms, a vesicle equipped with a thread that can be thrust out for the purposes of defense or attack.*Túi lông 1. Một cấu trúc tế bào xuất phát từ tế bào chất. 2. Trong một vài sinh vật đơn bào, nó được trang bị một túi có một sợi có thể phóng, dùng để tự vệ hay tấn công.*

Trichodectes [" + dektes, biter]. A genus of lice of the suborder Mallophaga. It does not bite man.
Trichodectes Giống rận thuộc phân bộ của Mallophaga. Nó không cắn người.

trichoepithelioma [" + epi, upon, + thele, nipple, + oma, tumor]. A benign skin tumor originating in the hair follicles.*U biểu mô tóc Một dạng u da lành tính có nguồn gốc từ các nang tóc.*

trichoesthesia [" + aisthesis, sensation]. 1. Sensation felt when a hair is touched. 2. A paresthesia causing a sensation of the presence of a hair on a mucous membrane or on the skin.
Cảm giác xúc giác tóc 1.   Cảm

giác nhận được khi tóc bị chạm vào. 2. Chỉ chung các cảm giác xúc giác nhận được khi tóc có trên niêm mạc.*

trichoesthesiometer [" + " + metron, measure]. Device for testing sensibility of the scalp by means of the hair.*Vâm giác kế tóc Dụng cu dùng để thử cảm giác xúc giác của da đầu qua tóc.*

trichogen [" + gennan, to produce]. An agent stimulating growth of hair.
Sinh tóc Một loại thuốc kích thích mọc tóc.

trichogenous Promoting hair growth.
Kích thích mọc tóc Sự kích thích phát triển tóc.

trichoglossia [" + glossa, tongue]. Hairy condition of the tongue.
(chứng) lưỡi tơ Chứng bệnh lưỡi như có lông tơ do nhiễm phải một loại nấm trên bề mặt.

trichohyalin [" + hyalus, glass]. The hyaline of the hair.*Tóc thủy tinh Tóc trong suốt như thủy tinh.*

trichoid [" + eidos, form, shape]. Hairlike.*Giống như tóc Xem Hairlike.*

trichokryptomania [" + kryptos, hidden, + mania, madness]. Abnormal desire to break off the hair or beard with the fingernail. SYN: triclwrrhexomania*(chứng) thích bứt tóc Một dạng tâm thần mất bình thường, thích nhổ râu tóc bằng móng tay. Đn: trichorrhexomania.*

tricholith [" + lithos, stone]. 1. A hairy nodule on the hair. Seen in piedra. 2. A calcified intestinal bezoar that contains hair.*(bệnh) sỏi tóc 1. Chứng như có hạt trên tóc, thường thấy trong một số bệnh nấm tóc. 2. Một loại dị vật hóa vôi trong ruột, bên trong có chứa tóc.*

trichologia [" + legein, to pick out]. Trichotillomania, q.v.*(chứng) giật tóc Xem Trichotillomania.*

trichology [" + logos, word, reason]. Study of the hair and its care and treatment.*Tóc học Là một môn học chuyên nghiên cứu về tóc, chăm sóc và điều trị các bệnh về tóc.*

trichoma [Gr., hairiness]. 1. Inversion of one or more eyelashes. SYN: entropion. 2. Matted, verminous, encrusted state of the hair. SYN: plica polonica*Lông quặm rối tóc 1. Sự mọc cong vô của mắt hay một vài sợi lông mi. Đn: entropion. 2. Chỉ tình trạng rối, có đầy chấy và dơ của tóc. Đn: plica polonica.*

trichomadesis The falling out of hair.
(chứng) rụng tóc Tình trạng tóc bị rụng.

trichomatosis [" + osis, condition]. Entangled matted hair due to fungus disease of the scalp and lack of cleanliness. SYN: plica polonica.
Tóc dơ, rối tình trạng tóc rối do bệnh nấm trên da đầu và do ở bẩn. Đn: plica polonica.

trichomatous Of the nature of, or affected with trichoma.*Rối tóc Tình trạng tóc rối hay làm cho tóc rối.*

trichome [Gr. trichoma, a growth of

hair]. 1. A hair or other appendage of the skin. 2. A colony of blue-green algae that grows end-to-end in chainlike fashion.*Cấu trúc hình tóc 1. Chỉ về tóc hay các thành phần phụ khác trên da. 2. Một nhóm tảo màu xanh lam - xanh lục phát triển thành dạng chuỗi.*

trichomegaly [Gr. trichos, hair, + megas, large]. Long, coarse eyebrows.*Lông mày dài và dày Một dạng lông mày phát triển rất dài và dày lên.*

trichomonacide Anything that is lethal to trichomonads.*Chất diệt trùng màng uốn roi đuôi Chỉ chung về các chất có tác dụng gây chết đối với trùng màng uốn roi đuôi.*

trichomonad Related to or resembling the genus of flagellate Trichomonas.*(thuộc) trùng màng uốn roi đuôi Có liên quan đến hay giống như loại trùng roi Trichomonas.*

Trichomonas [" + monas, unit]. Genus of flagellate parasitic protozoa.
Trichomonas Tên một loại động vật nguyên sinh có hình roi, sống ký sinh.

T. hominis. Species in human intestines sometimes causing diarrhea and bacillary dysentery.*T.   hominis trùng roi ruột Một loài động vật nguyên sinh hình roi sống ký sinh trong ruột người, đôi khi gây ra bệnh tiêu chảy và bệnh ly khuẩn que.*

T., tenax. A benign trichomonas that may be present in the mouth. SYN: 7'. buccalis.*Trùng roi miệng Một loại trùng roi vô hại đôi khi có trong miệng. Đn: T. buccalis.*

T., vaginalis. Species found in the vagina that produces discharge. A fairly common condition in women, esp. during pregnancy or following vaginal surgery. It is sometimes found in the male urethra and may be transmitted through sexual intercourse.

SYM: Persistent burning and itching of the vulvar tissue associated with a profuse white frothy discharge. Occasionally T. ovginalis is present but asymptomatic.

TREAT: Metronidazole (Flagyl) taken orally by the female and her partner. Alcohol should not be consumed during metronidazole therapy.
Trùng roi âm đạo Một loại trùng roi thấy trong âm đạo, gây rỉ dịch khí hư. Một loại bệnh khá phổ biến ở phụ nữ, đặc biệt là lúc đang có mang hay sau khi phẫu thuật âm đạo. Đôi khi cũng thấy trong niệu đạo của đàn ông, có thể là do lây nhiễm trong lúc hoạt động tình dục.
TRIỆU CHỨNG: Thường xuyên rát và ngứa ở các mô âm đạo cùng tiết ra nhiều chất dịch trắng, có bọt. Đôi khi có sự hiện hữu của a T. vaginalis trong âm đạo nhưng vẫn không có triệu chứng bệnh.
ĐIỀU TRỊ : Thuốc uống Metronidazole (Flagyl) dùng cho

cá người phụ nữ và người bạn tình. Không nên uống rượu trong lúc đang điều trị bằng Metronidazole.

trichomoniasis [" + " + -iasis, infection]. Infestation with a parasite of genus Trichomonas.*Bệnh Trichomonas Chứng nhiễm phải loại trùng roi Trichomonas sống ký sinh.*

trichomycosis [" + mykes, fungus, + osis, condition]. Any disease of the hair due to a fungus.*Bệnh nấm lông tóc Chỉ chung tất cả các bệnh trên lông, tóc do nấm gây nên.*

t., axillaris. An affection of the axillary region and sometimes pubic hairs caused by Nocardia tenuis.

Bệnh nấm lông nách Bệnh nấm lông nhiễm ở vùng nách, đôi khi nhiễm cả trên lông mu do nấm Nocardia tenuis gây nên.

t., nodosa. Disease marked by nodule formations on the hair shafts. SYN: paedra.*Nấm hạt thân tóc Xuất hiện như có hạt trên thân tóc. Đn: piedra.*

trichonodosis Trichorrhexis nodose, q.v.*(bệnh) tóc giòn, có hạt Xem Trichorrhexis nodosa.*

trichonosis, trihonosus [Gr. trichos, hair, + nosos, disease]. Any diseased condition of the hair.*Bệnh lông tóc Chỉ chung về các bệnh của tóc.*

trichopathic Concerning disease of the hair.*(thuộc) bệnh lông tóc Liên quan đến các bệnh về tóc.*

trichopathophobia [" + pathos, disease, suffering, + photos, fear]. Morbid fear of hair on the face experienced by women, or any abnormal anxiety regarding hair.*Bệnh sợ lông tóc Chứng bệnh sợ có lông ở trên mặt, thường thấy ở phụ nữ, hay chỉ chung về các chứng bệnh lo lắng một cách bất bình thường về vấn đề lông tóc.*

trichopathy [" + pathos, disease, suffering]. Any disease of the hair. *Bệnh lông tóc Chỉ chung các bệnh về lông tóc.*

trichophagia, trichophagy [" + phagein, to eat]. The habit of eating hair.*Chứng ăn tóc Thói quen ăn tóc.*

trichophobia [" + photos, fear]. Abnormal dread of hair or of touching it.*Sợ tóc Chứng bệnh sợ lông tóc hay sợ đụng vào lông tóc một cách bất bình thường.*

trichophytic [" + phyton, plant]. 1. Relating to Trichophyton. 2. Promoting hair growth.*(thuộc) nấm Trichophyton 1. Liên quan đến loại nấm Trichophyton. 2. Làm tăng sự phát triển của tóc.*

trichophytic granulosa Tines profunda, q.v.*Hạt nấm Trichophyton tóc Xem Tinea profunda.*

trichophytid A skin disorder considered tube an allergic reaction to fungi of the genus Trichophyton.*(chứng) bệnh da do nấm (chứng) rối loạn chức năng da được xem là do có các phản ứng dị ứng với loại nấm*

Trichophyton.

trichophytin An extract prepared from cultures of the fungi of the genusTrichophyton. Used as an antigen for skin tests and for tire treatment of certain trichophytid infections.

trichophytin Dịch chiết từ các nuôi loại nấm Trichophyton. Dùng nó như một kháng nguyên làm teo da và điều trị một số chứng nhiễm nấm Trichophyton.

trichophytobezoar [" + phyton, plant, + Arabic (xxzahr, protecting against poison]. A hair ball found in the stomach or intestine composed of hair, vegetable fibers, and miscellaneous debris.*Khối tóc Thấy trong dạ dày hay ruột, bên trong có chứa tóc, các sợi rau và một số mảnh vụn linh tinh.*

Trichophyton A genus of parasitic fungi that lives in or on the skin or its appendages (hair and nails) and is the cause of various dermatomycoses and ring worm infections. Species that produce spores arranged in rows on the outside of the hair are designated ectothrix; if spores are within the hair, endothrix.*Trichophyton Tên một nấm ký sinh sống trên da và các phần phụ thuộc da (tóc và móng), nó là nguyên nhân gây ra các chứng nấm da. Một số loại còn sinh ra bào tử dính trên tóc thành hàng và được gọi là ectothrix nếu ở ngoài da và endothrix nếu ở trong tóc.*

T., mentagrophytes. Species, one form of which, called granulare, is parasitic on several mammals including horses, dogs, and rodents and can also affect man; another variety, called interdigitale, is associated with tines pedis.*nấm T. mentagrophytes Nấm hạt, sống ký sinh trên một số loài động vật có vú như ngựa, chó, và loài gặm nhấm, cũng có thể lây nhiễm qua người; một loại khác được gọi là nấm kẽ tay, có liên quan đến một loại nấm da chân.*

T., schoenleinii. Causative agent of favus of the scalp. SEE: fauns.*nấm T. schoenleinii Tên một loại nấm gây nên chứng chốc đầu. Xem: favus.*

T., tonsurans. The most frequent cause of ringworm of the scalp. SEE: tines capitis.*Nấm T. tonsurans Là loại nấm thường gây ra trên da đầu. Xem: tinea capitis.*

T., violaceum. Causative agent of some forms of ringworm of the scalp, beard, or nails.*Nấm T. violaceum Là loại nấm gây ra bệnh nấm da đầu, vùng râu và móng.*

trichophytosis [" + phyton plant + osis, condition]. Infestation with Triclwphyton fungi.*Bệnh nấm Trichophyton Là bệnh nhiễm phải nấm Trichophyton.*

trichoptilosis [" + ption, feather, + osis, condition]. 1. The splitting of hairs at their ends, giving them a featherlike appearance. 2. Disease of

hair marked by development of nodules along the hair shaft at which point it splits off. SYN: trichorrhexis nodosa.*Chứng chẻ tóc 1. Sự chẻ tóc tại ngọn, làm cho nó trông giống như lông vũ. 2. Một loại bệnh ở tóc biểu hiện bởi sự phát triển các nốt dọc theo thân tóc và tại các điểm đó, tóc bị chẻ ra. Đn: trichorrhexis nodosa.*

trichorrhea [" + rhoia, a flow]. Rapid loss of hair.*(chứng) rụng tóc Sự mất tóc nhanh.*

trichorrhexis [" + rhexis, a breaking]. Condition in which the hair splits. SYN: trichoschisis.*Bệnh tóc giòn Chứng bệnh tóc dễ bị nứt hay chẻ ra. Đn: trichoschisis.*

t., nodose. Sparse, brittle hairs with bamboolike nodes. These apparent nodes are actually partial fractures of the hair shaft. This is caused by an atrophic condition of the hair. SYN: hair, bamboo.*(chứng) tóc thân tre Tóc thưa, giòn với các nốt giống như thân tóc. Các nốt này sẽ làm cho thân tóc gãy đi một phần. Điều này thường gây ra bởi sự teo tóc. Đn: hair, bamboo.*

trichorrhexomania [" + " + mama, madness]. The abnormal habit of breaking off the hair with the fingernails.*(chứng) bứt tóc Là một dạng bệnh tâm thần, có thói quen dùng móng tay bứt đứt các sợi tóc.*

trichoschisis [" + schisis, a splitting]. Splitting of the hairs.*(chứng) chẻ tóc Chứng bệnh mà các sợi tóc bị chẻ ra.*

trichoscopy [" + skopein, to examine]. Inspection of the hair.*Khám lông tóc Sự xem xét kỹ về lông, tóc.*

trichosiderin [" + sideros, iron]. An iron-containing pigment normally present in red hair.*Sắc tố có chứa sắt Sắc tố tóc thấy trong các sợi tóc màu đỏ.*

trichosis ["+ osis, condition]. Any disease of the hair or its abnormal growth or development in an abnormal place.*Bệnh lông tóc Chỉ chung về các bệnh lông tóc hay sự phát triển bất bình thường của nó hoặc sự mọc lông tóc ở những vị trí bất thường.*

t., decolor. Any abnormal coloring or lack of coloring of the hair. SYN: canines.*Chứng phai màu tóc Chỉ trường hợp màu sắc bất bình thường của tóc do bị thiếu các chất sắc tố. Đn: cantities.*

t., setosa. Coarse hair.*Chứng tóc cứng Trường hợp tóc bị thô cứng.*

Trichosporon [" + sporos, a seed]. A genus of fungi that grows on hair and causes piedra.*Trichosporon Là nấm gây ra bệnh nấm trắng. Xem: piedra.*

trichosporosis [" + " + osis, condition]. Infestation of the hair with Trichosparon.*(chứng) nhiễm nấm Trichosporon Bệnh trên tóc do nhiễm nấm Trichosporon.*

trichostasis spinulosa [" + stasis, a standing]. A congenital condition in which the hair follicle is plugged with keratin and fine, lanugo hairs.

(bệnh) tắc nang lông Một dạng tóc bẩm sinh với phần nang tóc bị lấp đầy chất sừng và mảnh, trông như lông tơ.

trichostrongylosis Infestation with the intestinal parasite Trichostrongylus. A rare disease in the U.S.*(bệnh) giun Trichostrongylus Là bệnh nhiễm phải một loại giun ký sinh Trichostrongylus sống trong ruột, một bệnh hiếm thấy ở Mỹ.*

trichostrongylosis Infestation with Trichostrongylus.*trichostrongylosis Nhiễm giun Trichostrongylus.*

Trichostrongylus A genus of nematode worms of the family Trichostrongylidae. These worms are of economic importance because of the damage they cause to domestic animals and birds.*Trichostrongylus Một giun tròn thuộc họ Trichostrongylidae. Giun này có tầm quan trọng vì nó lây nhiễm cho các loài động vật nuôi trong nhà và các loài chim.*

Trichothecium ["+ theke, a box]. A genus of mold fungi causing disease of the hair.*Trichothecium Tên một loại nấm mốc gây bệnh trên tóc.*

T., roseum. A species of mold fungus found in certain cases of inflammation of the eardrum (mycomytingitis).*T. roseum Một loại nấm mốc gây bệnh ở màng tai (mycomyringitis).*

trichotillomania [" + tillein, to pull, + mania, madness]. The unnatural impulse to pull out one's own hair.

(chứng) giật tóc Một dạng bệnh tâm thần, cử giật nhổ tóc hay lông râu.

trichotomous [Gr. tricha, threefold, + tome, incision]. Divided into three.

Chia ba Sự chia ra làm ba phần.

trichotomy Division into three parts.

Phân ba Sự phân chia ra làm ba phần.

trichotoxin [Gr. trichos, hair, + toxikon, poison]. An antibody or cytotoxin that destroys ciliated epithelial cells.*Độc tố tóc Một loại kháng thể hay chất gây độc tế bào có tác dụng phá hủy các tế bào biểu mô có mao.*

trichotrophy [" + trophe, nourishment]. Nutrition of the hair.*Nuôi tóc Sự nuôi dưỡng tóc.*

trichroic [Gr. treis, three, + chroa, color]. Presenting three different `colors when viewed along each of three different axes.*Ba màu Sự xuất hiện ba màu khác nhau khi nhìn dọc theo mỗi trục khác nhau của ba trục nhìn.*

trichroism [" + " + -ismos, condition]. Quality of showing a different colorwhen viewed along each of three axes.*Ba màu đặc trưng Các màu sắc đặc trưng khác nhau khi nhìn dọc theo mỗi ba trục nhìn.*

trichromatic [" + chrome, color]. Rel. to orable to see the three primary

colors; denoting normal color vision. SYN: trichromic.*(thuộc) ba màu Có liên quan đến hay có thể thấy được ba màu cơ bản; chỉ về thị lực bình thường. Đn: trichromic.*

trichromatism Trichroism.*Ba màu đặc trưng Xem Trichroism.*

trichromatopsia Normal color vision.*Nhìn màu bình thường Chỉ về khả năng của thị lực nhìn được màu sắc bình thường.*

trichromic Pert. to normal color vision or ability to see the three primary colors. SYN: trichrornatic.

(thuộc) thị lực nhìn được ba màu Liên quan đến thị lực bình thường, nhìn được ba màu cơ bản. Đn: trichromatic.

trichterbrust [Ger.]. Funnel chest.

Ngực dạng phễu Ngực có phần giữa lõm vào.

trichurlasls [Gr. triclu7.s, hair, + oura, tail + -iasis, condition]. Presence of worms of genus Trichuris in the colon or in the ileum.*Bệnh giun tóc Có sự xuất hiện giun tóc thuộc loại Trichuris ở trong ruột kết và ruột hồi.*

Trichuris Parasitic nematode worms that belong to the class Nematode.

Trichuris Loại giun tròn, sống ký sinh, thuộc lớp Nematoda.

T.,trichiura. Species of Trichuris that infects man when the ova that have undergone incubation in the soil are ingested. The larvae develop into adults, which inhabit the large intestine. If the infection is heavy, the patient will develop diarrhea and abdominal pain. Rectal prolapse may occur if a great number of worms are present. It is not definitely known that infection with Trichuris causes intestinal blood loss. SYN: whipworm.

TREAT: Mebendazole is the drug of choice.*T. trichiura Tên một loại giun tóc thuộc họ Trichuris gây lây nhiễm cho người khi ăn phải trứng giun đã ủ trong đất. Âu trùng sẽ phát triển và lớn lên, cư trú trong ruột già. Nếu bị nhiễm với số lượng quá nhiều thì bệnh nhân sẽ bị tiêu chảy và đau bụng. Chứng sa trực tràng có thể xảy ra nếu bị nhiễm quá nhiều. Hiện chưa rõ có phải loài giun tóc này là nguyên nhân chính gây nên chứng mất máu trong ruột hay không. Đn: whipworm.*

ĐIỀU TRỊ: Thường dùng thuốc Mebendazole.

tricipital [Gr. treis, three, + L. caput, head]. Three-headed, as the triceps muscle.*Ba đầu Chỉ trường hợp có ba đầu, ví dụ như cơ ba đầu.*

tricitrates oral solution. A solution of sodium citrate, potassium citrate, and citric acid in a suitable aqueous medium. The sodium and potassium ion contents of the solution are approximately one mEq per ml.*dung dịch tricitrat uống Một loại dung dịch muối citrat natri, citrat kali và acid citric pha trong một môi trường có một lượng nước thích*

hợp. Lượng ion natri và kali có trong dung dịch ước lượng vào khoảng xấp xỉ một mEq trên một ml.

triclofos sodium A sedativehypnotic drug. Trade name is Triclos.*natri triclofos Một loại thuốc giảm đau gây ngủ. Tên thương mại là Triclos.*

tricornic [" + L. corms, horn]. Having three horns or corpus. SYN: tricornute.*Ba sừng Có ba sừng. Đn: tricornute.*

tricornute [" + L. cornutus, horned]. Having three horns.*tricornute Ba sừng.*

tricrotic [Gr. trikrotos, rowed with a triple stroke]. Condition in which three accentuated waves or notches occur on a sphygmograph tracing from one beat of the pulse.*Mạch có nhịp dội ba Ba sóng trọng âm hay ba dấu hiệu xảy ra trên một chu kỳ ghi từ máy đo nhịp đập của mạch.*

tricrotism [" + -ismos, condition]. Condition of being tricrotic.*(chứng) mạch có nhịp dội ba Tình trạng bệnh trong đó mạch có nhịp dội ba.*

tricuspid [Gr. treis three, + L. cuspis point]. 1. Pert. to the tricuspid valve. 2. Having three points or cusps.

(thuộc) ba lá 1. Liên quan đến van ba lá. 2. Có ba mũi nhọn hay ba đỉnh.

tricuspid area. Lower portion of the body of the sternum where sounds of the right atrioventricular orifice are best heard.*Khu van ba lá Chỉ vùng phía dưới xương ức, nơi mà âm thanh tại miệng nhĩ thất phải nghe được rõ nhất.*

tricuspid atresia. Stenosis of the tricuspid valve. A fairly uncommon congenital malformation that causes cyanosis and clubbing.

SYM: Paroxysmal dyspnea; difficulty in feeding.*Hẹp lỗ van ba lá Chứng hẹp van ba lá. Một dị tật bẩm sinh khá phổ biến, gây nên chứng xanh tím và chứng ngón hình chùy.*

TRIỆU CHỨNG: Cơn khó thở bộc phát; gây khó ăn.

tricuspid murmur. Murmur caused by stenosis of the tricuspid valve or by its incompetency.*Âm van ba lá xì xào Tiếng xì xào gây ra do chứng hẹp van ba lá hay do chứng thiếu khả năng của van ba lá.*

tricuspid orifice. Right atrioventricular cardiac aperture.*Lỗ van ba lá Lỗ van nhĩ thất phải của tim.*

tricuspid tooth. Tooth with a crown that has three cusps.*Răng ba đỉnh Loại răng mà phần mũ có ba đỉnh.*

tricuspid valve. Right atrioventricularvalve. SYN: ualuUla tricuspidalis.*Van ba lá Chỉ van nhĩ thất phải. Đn: valvula tricuspidalis.*

trident, tridentate [L. tres, tria, three, + dens, tooth]. Having three prongs.*Cái đinh ba Cái chĩa có ba ngạnh.*

tridermic [Gr. treis, three, + derma, skin]. Developed from the ectoderm, endoderm, and mesoderm.*Ba thành*

phần của da Thành phần gồm có lớp ngoại bì, nội bì và trung bì.

tridermoma [" + " + oma, tumor]. A teratoid growth containing all three germ layers.*Khối u biểu bì Là một khối u quái phát triển bẩm sinh, bên trong có chứa đầy đủ ba lớp mầm biểu bì.*

Tridesilon. Trade name for desonide. *Tridesilon Tên thương mại của chất desonide.*

tridihexethyl chloride USP. An anticholinergic drug that acts similarly to belladonna. Trade name is Pathilon.*tridihexethyl chloride USP. Một thuốc chống cường cholin, có tác dụng giống như cà độc dược. Tên thương mại là Pathilon.*

Tridione. Trade name for trimethadione.*Tridione Tên thương mại của chất trimethadione.*

tridymite A crystalline form of silica, SiO, that may be obtained by heating quartz.*tridymite Dạng tinh thể của silic dioxid, SiO, có thể thu được khi nung nóng thạch anh.*

trielcon [" + helkein to draw]. Instrument with three branches for removing bullets or other foreign bodies from wounds.*Phẫu thuật cái ba ngạnh Là một loại dụng cụ có ba nhánh, dùng để lấy đầu đạn hay các vật thể lạ ra khỏi vết thương.*

triencephalus ["+ enkephalos, brain]. A deformed fetus lacking organs of sight, hearing, and smell.*Quái thai thiếu ba bộ phận Chỉ về các quái thai thiếu các cơ quan thị giác, thính giác và khứu giác.*

triethanolamine Previously used name for trolamine, q.v. *triethanolamine Tên gọi trước đây của trolamine.*

triethylenemelamine ABBR: TEM. One of the nitrogen mustard compounds. SEE: nitrogen mustards. *triethylenemelamine Viết tắt là: TEM. Một loại hợp chất có chứa nitrogen và mù tạc. Xem: nitrogen mustards.*

triethylenethiophosphoramide An alkylating agent used in treating certain types of malignancies. SYN: thiotepa. *triethylenethiophosphoramide Một thuốc có alkyl hóa dùng để điều trị một số loại bệnh ác tính. Đn: thiotepa.*

trifacial [L. trifacialis]. Pert. to the fifth cranial nerve. SYN: trigeminal.*(thuộc) thần kinh sinh ba Liên quan đến thần kinh sọ thứ năm. Đn: trigeminal.*

trifacial neuralgia. Neuralgia of one of the branches of the fifth cranial nerve; often severe. SYN: tic douloureux.*chứng đau thần kinh sinh ba Chứng đau tại một trong các nhánh của thần kinh sọ thứ năm; bệnh thường là rất nghiêm trọng. Đn: tic douloureux.*

trifid [L. trifidus, split thrice]. Split into three; having three clefts.*Chẻ ba Chẻ ra làm ba; có ba đường nứt.*

trifluoperazine hydrochloride USP. An antipsychotic drug. Trade name is Stelazine.*trifluoperazine hydrochloride USP. Một thuốc chữa bệnh tâm thần. Tên thương mại là Stelazine.*

triflupromazine USP. An antipsychotic drug that is also used in treating nausea and vomiting. *triflupromazine USP. Một thuốc chữa bệnh tâm thần, cũng được dùng để chữa chứng buồn nôn và nôn mửa.*

trifurcation [Gr. treis, three, + L. furca, fork]. Division into three branches.*Sự rẽ ba sự chia ra làm ba nhánh.*

trigastric [Gr. treis, three, + gasler, belly]. Having three bellies, as certain muscles.*Có ba phần bụng Chỉ trường hợp có ba phần bụng phình lên, ví dụ như trong một số cơ.*

trigerninal [L. tres, trio, three, + geminus, twin]. Pitt. to the trigeminus or fifth cranial nerve. *(thuộc) dây thần kinh sinh ba Có liên quan đến dây thần kinh sinh ba hay dây thần kinh sọ năm.*

trigeminal cough. A reflex cough from irritation of the trigeminal terminations in resPiratory upper passages.*Ho do dây thần kinh sọ năm Chỉ một phản xạ ho do bị kích thích tại đoạn dây thần kinh sọ năm tại vùng đường thở trên.*

trigeminal nerve. A large mixed nerve arising superficially from the side of the pons near its superior border. It is attached to the brain stem by two roots: a large sensory root and a small motor root. The sensory root bears an enlargement, the semilunar gasserian ganglion, from which three large branches arise. These are ophthalmic, purely sensory, from skin of upper part of head, mucous membranes of nasal cavity and sinuses, cornea and conjunctiva; maxillary, purely sensory, from dura mater, gums and teeth of upper jaw, upper lip, and orbit; mandibular, the largest division, containing sensory fibers from tongue, gums and teeth of lower jaw, skin of cheek, lower jaw and lip, and motor fibers supplying principally muscles of mastication. SYN: fifth cranial nerve; neruus trigeminus.*Dây thần kinh sinh ba Một sợi thần kinh hỗn hợp, lớn, nối lên phía trên từ mặt bên của cầu não, gần vùng ranh giới phía trên của nó. Nó tiếp xúc với phần cuống não bởi hai rễ: một rễ thụ cảm lớn và một rễ vận động nhỏ. Rễ thụ cảm mang những hạch bán nguyệt lớn, từ đó có ba nhánh lớn phát sinh ra. Có những sợi thần kinh thụ cảm thị giác đơn thuần, thụ cảm da tại vùng trên ở đầu, thụ cảm màng nhầy tại vùng hốc mũi và xoang, giác mạc và màng kết; thụ cảm đơn thuần hàm trên gồm có: thụ cảm màng cứng, lợi và răng hàm trên, môi trên và ổ mắt; thụ cảm hàm dưới, là phần chiếm nhiều nhất,* gồm có: thụ cảm lưỡi, lợi và răng hàm dưới, phần da trên má, hàm dưới và môi dưới, và các sợi vận động chủ yếu nối tới các cơ nhai. Đn: fifth cranial nerve; nervus trigeminus.

trigeminal neuralgia. Facial neuralgia. SYN: tic douloureux. SEE: neuralgia, trigeminal.

NURSING IMPLICATIONS: Observe and record characteristics of attack. Encourage the patient to maintain independence and social activities. Administer analeptic drugs as prescribed and observe for side effects. Inform the patient receiving alcohol injections that pain will return with nerve regeneration and to notify physician of pain recurrence. Before surgery, eliminate causative factors such as extreme temperatures of foods and jarring of the bed. Instruct the patient to use a cotton pad to cleanse the face and a blunt-toothed comb to comb the hair.

After surgery, assess sensory deficits to prevent trauma to the face and affected areas. Instruct the patient who has had an ophthalmic branch resection to examine the eye with a hand mirror every hour for foreign substances, as they cannot be felt, and to wear protective glasses to minimize entry of foreign substances in the eye.Instructthe patient who has had a mandibular or maxillary branch resection to be careful when eating. Teach the patient to chew food on the unaffected side so as to be aware of inner cheek injury. Tell the patient to have frequent dental examinations to detect any abnormalities that the patient cannot feel. Care for the patient whoundergoes an intracranial surgical approach is similar to that for any patient undergoing intracranial surgery. Provide emotional support.

(chứng) đau thần kinh sọ năm Đau máy giật thần kinh mặt. Đn: tic douloureux. Xem: neuralgia, trigeminal.

CHĂM SÓC: Quan sát và ghi nhận lại những triệu chứng bệnh khởi phát. Khuyến khích bệnh nhân duy trì tính độc lập và các hoạt động xã hội. Cho bệnh nhân dùng các loại thuốc bổ thần kinh và quan sát để theo dõi các tác dụng phụ của nó. Cảnh báo đối với bệnh nhân được tiêm cồn rằng cơn đau sẽ trở lại cùng với sự phục hồi thần kinh và lưu ý bác sĩ điều trị về sự tái phát của cơn đau. Trước khi phẫu thuật, phải loại bỏ các yếu tố gây triệu chứng bệnh như ăn đồ ăn quá nóng hay rung chuyển gây chấn động giường bệnh. Chỉ dẫn bệnh nhân cách sử dụng khăn vải để lau mặt và sử dụng lược răng cùn để chải đầu.

Sau khi phẫu thuật, đánh giá lại các thiếu hụt về cảm giác để ngăn ngừa các tổn thương trên mặt và các vùng phụ cận. Hướng dẫn bệnh nhân đã được cắt bỏ nhánh thị giác, cứ mỗi giờ phải thường xuyên soi gương nhỏ để làm sạch các vật lạ bám vào mắt vì họ đã bị mất cảm giác và nên đeo kính để bảo vệ mắt. Hướng dẫn bệnh nhân đã cắt bỏ nhánh hàm trên và hàm dưới phải hết sức cẩn thận khi ăn. Chỉ dẫn bệnh nhân cách nhai thức ăn về phía bên không bị ảnh hưởng bệnh để tránh bị tổn thương phần mặt trong của mà. Dặn bệnh nhân thường xuyên đi khám răng để kịp chữa những hư hỏng vì bệnh nhân không thể cảm nhận được. Trường hợp bệnh nhân phải phẫu thuật hộp sọ thì phải chăm sóc kỹ càng y như bất kỳ các trường hợp bệnh nhân phải trải qua các phẫu thuật sọ khác. Cần giúp đỡ đối với bệnh nhân dễ bị xúc động.

trigeminal pulse. Pulse with longer or shorter interval after each three beats because the third beat is an extrasyatole.*Mạch đập thần kinh chẽ ba những bệnh nhân bị đau thần kinh sọ năm Mạch có thể dài hơn hay ngắn hơn ở khoảng giữa mỗi ba nhịp đập bởi vì nhịp ba là nhịp ngoại tâm thu.*

trigeminus The fifth cranial nerve. SYN: trigeminal nerve. SEE: Cranial Nerves in Appendix.*Dây thần kinh sọ nhăm Chỉ về dây thần kinh sọ thứ năm. Đn: trigeminal nerve. Xem: Cranial Nerves trong phần Phụ lục.*

trigeminy Occurring in threes, esp. three pulse beats in rapid succession. *Nhịp trùng tam Xảy ra sau mỗi nhịp ba, đặc biệt là chỉ về nhịp mạch ba trong một chuỗi đập liên tục.*

trigenic [Gr. treis, three, + geanan, to produce]. In genetics, condition in which three alleles are present at any particular locus on the chromosome. *Ba gien alen Trong di truyền học, chỉ về trường hợp xuất hiện ba gien tương ứng trong một vị trí nào đó của nhiễm sắc thể.*

trigger [D.   trekker,   something pulled]. 1. An event or impulse that initiates other actions or events. SYN: stimulus. 2. To initiate or start with suddenness.*Khởi phát 1. Chỉ một sự kiện hay một xung lực dùng để khởi tạo các hành động hay các sự việc. Đn: stimulus. 2. Khởi đầu hay bắt đầu một cách bất thình lình.*

trigger action. A physiological process or a pathological change initiated by a sudden stimulus.*Tác động bất ngờ Một tiến trình sinh lý hay một thay đổi về bệnh lý được khởi tạo bằng một kích thích bất thình lình.*

trigger finger. State in which flexion or extension of a digit is arrested temporarily bur finally completed with a jerk. Any finger may be involved, but the ring or middle fingers are most often affected. TREAT: A finger splint or cortisone injection may be used. Surgery may be required.*Ngón tay cò súng Tình trạng co hay duỗi một ngón tay gặp khó khăn tạm thời và nếu vẫn duy trì cố gắng co hay duỗi thì sẽ hoàn*

tất được bằng cách giật một cái. Tất cả các ngón tay đều có thể mắc chứng này, nhưng ngón áp út và ngón giữa là hay mắc phải nhất. ĐIỀU TRỊ: Dùng thanh nẹp hay chích cortison cũng có hiệu quả. Hoặc cũng có thể can thiệp bằng phẫu thuật.

trigger point or zone. Any place on the body that when stimulated causes a sudden pain in a specific area, esp. a type of pain previously felt spontaneously at the same location.*Điểm hay vùng khởi phát Chỉ bất kỳ vùng nào trên cơ thể mà khi bị kích thích nó sẽ gây ra cơn đau bất thình lình trên một vùng nào khác đó, đặc biệt là kiểu đau mà trước đó có cảm giác như là tự phát tại cùng một vị trí.*

trigger substance. A chemical substance that initiates a function or action.*Chất khởi phát Một chất hóa học có tác dụng khởi sự một chức năng hay một hành động.*

trigger zone. I. An area that when stimulated will initiate an attack of neuralgia. 2. An area of cerebral cortex that when stimulated produces abnormal reactions similar to those in   acquired   epilepsy.   SEE: epifeplogenie zone.*Vùng gây động kinh 1. Một vùng mà khi bị kích thích sẽ tác động đau thần kinh . 2. Một vùng trên vỏ não mà khi bị kích thích sẽ tạo ra những phản ứng bất thường giống như các triệu chứng trong chứng động kinh. Xem: epileptogenic zone.*

triglycerides Combinations of glycerol with three of five different fatty acids. A large portion of the fatty substances, i.e., lipids, in the blood is triglycerides. Because these lipids are insoluble in water, they are transported in combination with proteins (lipoproteins). About one or two grams of triglycerides per kilogram of body weight are ingested daily in the usual diet in the U.S. In addition, they are produced in the liver from carbohydrates.   SEE: hyperlipoproteinemia*triglyceride Hợp chất glyxerin với ba trong năm acid béo. Nó chính là phần lớn các chất hình thành nên mỡ, tức là như lipid, còn ở trong máu gọi là triglycerides. Bởi vì các loại chất béo này không hòa tan được trong nước cho nên nó có thể được vận chuyển phối hợp với protein (lipoproteins). Thường có khoảng một đến hai gam triglycerides trên mỗi kilôgam thể trọng sẽ được dùng trong một ngày ở Mỹ. Hơn nữa, triglycerides có thể được sản sinh trong gan từ hydrô các bon. Xem: hyperlipoproteinemia.*

trigonal [Gr.   trigonon,   a threecornered figure]. Triangular; pert. to a trigone.*(thuộc) tam giác Có hình giống như tam giác hay có liên quan đến tam giác.*

trigone A triangular space, esp. one at the base of the bladder. SYN: trigonum; triangle, uesieal.*Vùng*

tam giác Một khoảng không có hình tam giác, đặc biệt là hình dạng tại phần đáy của bàng quang. Đn: trigonum; triangle, vesical.

t., carotid. The triangular area in the neck bounded by the posterior belly of the digastric muscle, the sternocleidomastoid muscle, and the midline of the neck.*Vùng tam giác động mạch cảnh Là vùng tam giác ở trong cổ, được giới hạn bởi bụng sau của cơ hai thân, cơ ức đòn chũm và đường giữa cổ.*

t., of bladder. A triangular area at the base of the bladder. It is between the two openings of the ureters and the urethra.*Vùng tam giác bàng quang Là vùng tam giác tại đáy của bàng quang. Nó nằm ở khoảng giữa hai miệng của niệu quản và niệu đạo.*

t., olfactory. A small triangular eminence at the root of the olfactory peduncle and anterior to the anterior perforated space of the base of the brain.*Vùng tam giác khứu giác Một u tam giác nhỏ tại đáy của cuống khứu giác và từ phía trước đến khoảng đục lỗ trước của sàn sọ.*

t., vesical. T. of bladder.*Vùng tam giác bóng đái T. of bladder.*

trigonectomy [" + ektome, excision]. Excision of the base of the bladder. *Cắt bỏ đáy bàng quang Phẫu thuật để cắt bỏ phần đáy của bàng quang.*

trigonid The first three cusps of a lower molar tooth.*Ba đỉnh răng hàm Ba chấn nhọn đầu tiên của răng hàm dưới.*

trigonitis [" + itis, inflammation]. Inflammation confined to mucous membrane of the trigone of the bladder.*Viêm tam giác bàng quang Chứng viêm nhiễm chỉ giới hạn trong vùng màng nhầy ở vùng tam giác bàng quang.*

trigonocephalic [" + kepkale, head]. Having a head shaped like a triangle. *Đầu hình tam giác Hình thể của đầu trông giống như một hình giác.*

trigonocephalus A fetus exhibiting trigonocephaly.*Thai nhi có đầu hình tam giác Một thai nhi có hình dạng đầu trông giống như là hình tam giác.*

trigonocephaly The condition of the head of the fetus being shaped like a triangle.*trigonocephaly Đầu thai nhi hình tam giác.*

trigonurn [L.]. (pl. trigona) Any triangular area. SYN: trigone.*Vùng hình tam giác Đn: trigone.*

t., lumbale. Petit's triangle. *Tam giác nhỏ Xem Petit's triangle.*

trihexyphenidyl hydrochloride USP. An anticholinergic drug, used in treating parkinsonism. Trade names are Antitrem, Artane, Pipanol, and Tremin.*trihexyphenidyl hydrochloride USP. Thuốc chống cường cholin, dùng để điều trị chứng parkinson. Tên thương mại là Antitrem,*

Artane, Pipanol và Tremin.

trihybrid [Gr. treis, three, + L. hybrids, mongrel]. In genetics the offspring of a cross between two individuals differing in three unit characters.*Lai ba tính trạng Trong di truyền học, chỉ thế hệ con của sự giao thoa giữa ba tính trạng của thế hệ cha mẹ.*

tri-iniodymus [' + inion nape oftheneck + didymos, twin]. A deformed fetus with a single body and three heads joined at the occiput. *Quái thai có ba đầu Một dạng quái thai chỉ có một thân mình cùng với ba cái đầu khớp với nhau tại vùng chẩm.*

triiodothyronine ABBR: T, One of two forma ofthe principal hormone secreted by the thyroid gland. Chemically it is 3,5,3'-triiodothyronine (liothyronine). SEE: tetraeodothyroaine; thyroid-function tests.*triiodothyronine Viết tắt: T3. Là một trong hai loại hormon chính tiết ra bởi tuyến giáp. Thành phần hóa học của nó là 3,5,3'-triiodothyronin (liothyronin). Xem: tetraiodothyronin; thyroid-function tests.*

trikates, USP. A solution of potassium acetate, potassium bicarbonate, and potassium citrate. Used in treating electrolyte deficiencies.*trikates USP. Một dung dịch gồm có axetat kali, carbonat acid kali, citrat kali. Được dùng để điều trị những ca bị thiếu hụt điện giải.*

trilabe [Gr.treis three, + labs, a handle]. Three-pronged forceps for removing foreign substances from the bladder. SEE: lithotrite.*Kẹp ba ngành Chỉ cái kẹp có ba ngạnh, dùng để gắp những dị vật ra khỏi bàng quang. Xem: lithotrite.*

Trilafon. Trade name for perphenazine.*Trilafon Tên thương mại của chất perphenazine.*

trilaminar Composed of three layers. *Ba lớp Được hình thành bởi ba lớp.*

trilateral [" + L. lotus, side]. Concerning three sides.*(thuộc) ba phía Có liên quan đến ba phía.*

trill [It. trillare, probably imitative]. A tremulous sound esp. in vocal music. *Âm rung Âm rung, đặc biệt là thường thấy trong âm nhạc.*

trilobate [" + lobos, lobe]. Having three lobes.*Có ba thùy Chỉ tính trạng có ba thùy.*

trilocular [" + L. loculus, cell]. Having three compartments.*Có ba ô Ba thành phần.*

trilogy A aeries of three events.*Bộ ba Một chuỗi có ba sự kiện.*

trimanual [" + manua(is, by hand]. Performed with three hands, as an obstetrical maneuver.*Thực hiện bởi ba tay Thao tác thực hiện bằng ba tay, ví dụ như một số thao tác trong ngành sản khoa.*

trimensual [" + mensua(is, monthly]. Occurring quarterly or every three months.*Ba tháng một Xảy ra theo từng quý hay cứ mỗi ba tháng một lần.*

trimeprazine tartrate USP. A drug used for its antipruritic action. Trade name is Temaril.*trimeprazin tartrat USP. Một loại thuốc dùng để trị ngứa. Tên thương mại là Temaril.*

trimester A three-month period.*Quý ba tháng Một khoảng thời gian ba tháng.*

t., first. The first three months of pregnancy.*(thai) ở vào khoảng ba tháng đầu Ba tháng đầu của thai kỳ.*

t., second. The second and middle three months of pregnancy.*(thai) ở vào khoảng ba tháng giữa Ba tháng giữa của thai kỳ.*

t., third. The third and final three months of pregnancy.*(thai) ở vào khoảng ba tháng cuối Ba tháng cuối của thai kỳ.*

trimethadione USP. An anticonvulaive agent used in treating certain forma of epilepsy. Trade name is Tridione:*trimethadion USP. Một thuốc chống co giật, được dùng để điều trị một số dạng của chứng động kinh. Tên thương mại là Tridione.*

trimethaphan camsylate USP. A ganglionic blocking agent used to diminish blood pressure in acute hypertensive crisis. Trade name is Arfonad.*trimethaphan camsylate USP. Một thuốc phong bế hạch, được dùng để hạ bớt huyết áp trong các cơn tăng áp cấp tính. Tên thương mại là Arfonad.*

trimethidinium methosulfate An antihypertenaive drug. *trimethidinium methosulfate Tên một loại thuốc hạ huyết áp.*

trimethobenzamide hydrochloride USP. An anti- emetic drug. Trade name is Tigan.*trimethobenzamid hydrochlorid USP. Thuốc chống nôn mửa. Tên thương mại là Tigan.*

trimethoprim USP. An antibacterial drug usually used in combina tion with sulfamethoxazole becausethey act to interfere with two sequential steps in the metabolism of certain bacteria. The combination is useful in treating various bacterial infections. Trade names are Proloprim and Trimpex.SEE: sul(amethoxazole.*trimethoprim USP. Một loại thuốc kháng khuẩn thường dùng kết hợp với sulfamethoxazole bởi vì chúng có tác dụng gây cản trở hai bước liên tục trong sự chuyển hóa của một số loại vi khuẩn. Sự phối hợp này rất hiệu quả trong việc điều trị một số chứng nhiễm khuẩn khác nhau. Tên thương mại của nó là Proloprim và Trimpex. Xem: sulfamethoxazole.*

trimethylene Cyclopropane, q.v. *trimethylene Tên một loại hóa chất. Xem Cyclopropane.*

trimmer. Device or instrument used to shape something by cutting off the material along its margin.*Cái xén tia Dụng cụ dùng để tạo hình dạng của một vật nào đó bằng cách cắt bỏ đi những phần dư dọc theo bờ*

rìa của nó.

t., gingival margin. A cutting instrument for shaping gingival contours. It has a curved and angled shaft for use either on the right or left sides and on the menial or distal surfaces.*Cái tỉa phần rìa của nướu răng Chỉ một dụng cụ cắt, dùng để tạo hình vùng viền quanh nướu răng. Nó có một cán cong và có góc để có thể dùng được cho cả bên phải, bên trái, ở giữa hay cả trên các bề mặt xa.*

t., model A rotary fiat grinder used to trim dental plaster or stone casts. Water keeps the cutting surface clean and obviates any dust problem as the casts are squared into proper study models.*Dụng cụ tỉa theo mẫu Một dụng cụ nghiền xoay, phẳng, dùng để cạo cao răng hay để tỉa các phần cứng. Nước được bơm liên tục để giữ cho bề mặt sạch và quét đi các vụn bẩn rơi ra khi đang cà trên bề mặt để tạo kiểu mẫu thích hợp.*

trimorphous [" + morphe, form]. 1. Having three different forma as the larva, pupa, and adult of certain insects. 2. Having three different forms of crystals.*Sự có ba dạng 1. Chỉ sự có ba dạng khác nhau, ví dụ như ấu trùng, con nhộng và côn trùng trưởng thành. 2. Chỉ ba dạng khác nhau của tinh thể.*

Trimox. Trade name for amoxicillin trihydrate.*Trimox Tên thương mại của amoxicillin trihydrate.*

Trimpex. Trade name for trimethoprim.*Trimpex Tên thương mại của trimethoprim.*

Trinitroglycerol Nitroglycerin. *Trinitroglycerol Xem Nitroglycerin.*

trinitrophenol A yellow crystalline powder that precipitates proteins. Used as a dye and as a reagent. SYN: acid, picric.*trinitrophenol Bột tinh thể màu vàng, có tác dụng gây kết tủa protein. Được dùng làm thuốc nhuộm và thuốc thử. Đn: acid, picric.*

trinitrotoluene An explosive compound. SYN: TNT.*trinitrotoluene Một hợp chất gây nổ. Đn: TNT.*

triocephalus [" + kephwte, head]. A deformed fetus with a rudimentary head without eyes, nose, or mouth. *Quái thai thiếu mắt, mũi, miệng Một dạng quái thai có đầu kém phát triển và thiếu hẳn mắt, mũi, miệng.*

triolein. Olein q.v.*triolein Một hóa chất. Xem Olein.*

triolism A sexual activity involving two persons of one sex and the other of the opposite sea.*Loạn dâm ba người Chỉ sự hoạt động giới tính xảy ra giữa hai người khác giới tính.*

triophthalmos [" + ophthalmos, eye]. A deformed fetus with three eyes. *Quái thai ba mắt Chỉ trường hợp một quái thai có tới ba mắt.*

triopodymus [" + ops, face, + didymos,twin]. A deformed fetus with three fused heads and three faces.*Quái thai có ba đầu Chỉ trường hợp quái thai có ba đầu hợp nhất lại và để lộ ra ba mặt.*

triorchid, triorchis [" + orchis, testicle]. Person who has three testicles.*B a tinh hoàn Một người có tới ba tinh hoàn.*

triorchidism [" + " + -ismos, condition]. The condition of having three testicles.*Ba tinh hoàn Trường hợp có ba tinh hoàn.*

triose A monosaccharide having three carbon atoms in its molecule.*triose Chỉ một loại mono saccharid có ba nguyên tử carbon trong phân tử của nó.*

triotus [" + ous, ear]. A person with a third ear.*Có ba tai Một người có thêm một tai thứ ba.*

trioxsalen USP. An agent used to promote n.pigmentation in vitiligo. Trade name is Trisoralen. SEE: psorolen; uititigo.*trioxsalen USP. Một thuốc dùng để kích thích tái tạo sắc tố trong điều trị bệnh bạch biến. Tên thương mại là Trisoralen. Xem: psoralen; vitiligo.*

trip A slang term used to refer to hallucinations produced by various drugs including LSD, mescaline, and some narcotics.*trip Là tiếng lóng dùng để chỉ ảo giác có được khi dùng một số loại thuốc như các loại ma túy mạnh, LSD, mescalin và một số loại thuốc ma túy.*

tripara [L. tres, trio, three, + parere, to bear]. A woman who has had three pregnancies that have lasted beyond 20 weeks or have produced an infant of 500 grams. Designated Para III. SYN: tertipara.*Mang thai lần thứ ba Chỉ về một người phụ nữ đã mang thai tới lần thứ ba và lần nào cũng đã mang thai được quá 20 tuần hay đã sinh được con đạt trọng lượng tới 500 gram. Đn: tertipara.*

tripelennamine citrate USP. An antihistamine drug. Trade name is Pyribenzamine Citrate.
tripelennamine citrate USP. Một loại thuốc kháng histamin. Tên thương mại là Pyribenzamine Citrate.

tripeptide [Gr, treis, three, + pepton, digested]. Product of combination of three amino acids formed during proteolytic digestion.*tripeptid Chỉ sản phẩm được hình thành do sự kết hợp của ba acid amin khi tiêu hóa phân giải protein.*

triphalangia [" + phalanx, closely knit row]. Deformity marked by presence ofthree phalanges in a thumb or great toe.*Tật ngón cái có ba đốt Chỉ trường hợp dị tật bẩm sinh có ba đốt ở ngón tay cái hay ngón chân cái.*

triphasic [" + phasis, phase]. Consisting of three phases or stages, said of electric currents.*Ba pha Chỉ về loại điện có ba pha.*

triphenylmethane A coal tar-derived chemical that serves as the basis of some dyes and stains.

triphenylmethane Dẫn chất trích từ than đá, được dùng như là thành phần chính cho một số loại thuốc nhuộm và phẩm màu.

Tripiei s amputation [Leon Tripier, Fr. surgeon, 1842-1891] Amputation of afoot with part of the calcaneus removed.*(thủ thuật) cắt cụt Tripier [Léon Tripier, bác sĩ phẫu thuật người Pháp, 1842 - 1891] Thủ thuật cắt cụt bàn chân trong với phần xương gót được lấy đi.*

triple [L. triples, threefold]. Consisting of three; threefold; treble.*Bộ ba Bao gồm ba cái, gồm ba bộ phận, gấp ba lần.*

triplegia [" + plege, stroke]. Hemiplegia with paralysis of one limb on the other side of the body.
Chứng liệt nửa người Chứng liệt nửa người cùng với liệt một chân của nửa bên kia cơ thể.

triple response. The three reactions of the skin to injury: a red reaction along line of injury; a red area (Rare or erythema) about injury; and an elevated area (welt or wheel) resulting from localized edema.*Ba phản ứng Ba phản ứng da khi bị tốn thương: một vệt đỏ dọc theo vết tổn thương, một vùng đỏ (loe ra hay vết ban) tại nơi tổn thương, một vùng sưng lên (sưng hay tấy lên) do có chứng phù nề cục bộ.*

triplet [L. triples, threefold]. 1. One of three children produced in one gestation and one birth. SEE: Hellin's law. 2. A combination of three of a kind.
Con sinh ba Chỉ một trong ba đứa trẻ được mang thai và sinh ra cùng một lần. Xem: Hellin's law. 2. Sự kết hợp của ba cái trong một loại.

triplex [Gr. triploos, triple]. Triple threefold.*triplex Gấp ba.*

triploblastic [" + blastos, germ]. Consisting of three germ layers: ectoderm, entoderm,and mesoderm.
Có ba lá phôi Có chứa ba lớp mầm: ngoại bì, nội bì và trung bì.

triploid Concerning triploidy.*(thuộc) tam bội Liên quan đến tính tam bội.*

triploidy In the human, having three sets of chromosomes.*Tính tam bội Ở người, chỉ trường hợp có ba bộ trong các nhiễm sắc thể.*

triplokoria [" + kore, pupil]. Possessing three pupillary openings in one eye.*Ba đồng tử Chỉ trường hợp có ba đồng tử trong một mắt.*

triplopia [" + ope vision]. Condition in which three images of the same object are seen.*(chứng) nhìn ba Chỉ trường hợp thấy ba hình khi nhìn vào cùng một vật thể.*

tripod [Gr. treis, three, + pons, foot]. A stand havingthree supports, usually legs.*Kiềng ba chân Chỉ trường hợp dùng có ba vật chống đỡ, thường là ba chân.*

t., Haller's Troncus celiacus, q.v.
Kiềng Haller Xem Truncus celiacus.

t., vital. The three essentials for life-support: brain, lungs, and heart.
Kiềng ba chân sống Chỉ ba bộ

phận thiết yếu cần cho sự sống là: não, phổi và tim.

tripodia Having three feet.*Có ba chân Dị dạng có ba chân.*

tripoding Use of three bases for support, e.g., two legs and a cane, or one leg and two crotches.*Đỡ ba chân Sử dụng ba chân để để nâng đỡ, ví dụ như đi bằng hai chân và chống gậy hay đi bằng một chân và chống hai nạng.*

triprolidine hydrochloride USP. An antihistamine drug. Trade name is Actidil.*triprolidine hydrochloride USP. Thuốc chữa dị ứng. Tên thương mại là Actidil.*

triprosopus [" + prosopon, face]. A deformed fetus with three faces.
triprosopus Quái thai ba mặt.

tripsis [Gr. tripsis, friction]. 1. The process of trituration. 2. Massage.*sự ma xát, xoa bóp 1. Tiến trình mài xát. 2. Sự xoa bóp.*

-tripsy [Gr. tripsis, friction]. A word ending indicating intentional crushing of something.*-tripsy Tiếp vĩ ngữ, dùng chỉ sự nghiền nát một vật gì đó.*

triquetral [L. triquetrus]. Triangular.
Có dạng hình tam giác Xem Triangular.

triquetral bone. 1. The third carpal bone in the proximal row, enumerated from radial side. 2. Any wormian bone. SYN: cuneiform bone.*Xương tam giác 1. Xương cổ tay thứ ba ở hàng gần gốc, đếm từ phía xương quay. 2. Xương con sâu. Đn: cuneiform bone.*

triquetrous [L. triquetrus, triangular]. Triangular.*Có dạng hình tam giác Xem Triangular.*

triquetrurn [L.]. Three-cornered.*Ba góc Xem Three-cornered.*

triradial, triradiate [Gr. treis, three, + L. radiatus, rayed). Having three rays; radiating in three directions.*Ba tia Có ba tia; tỏa ra ba hướng.*

triradius In classifying fingerprints, the point of convergence of dermal ridges coming from three directions.
Điểm trên dấu vân tay Trong phân loại dấu vân tay, chỉ điểm hội tụ của lần gợn da đến từ ba hướng.

trisaccharide A carbohydrate that upon hydrolysis yields three molecules of simple sugars (monosaccharides).*trisaccharide Một loại hydrô các bon có được qua sự thủy phân ba phân tử đường đơn (monosaccharid).*

triskaidekaphobia [Gr. trisknideka, thirteen, + phobos, fear]. Superstition concerning the number 13. SYN: triakaidebaphobia*Kiềng số 13 Sự mê tin dị đoan liên quan đến con số 13. Đn: triakaidekaphobia.*

trismic Concerning trismus.*(thuộc) cứng khít hàm (liên quan đến) chứng cứng khít hàm.*

trismoid [Gr. trismos, grating, + eidos, form, shape]. 1. Of the nature of trismus. 2. A form of trismus nascentium; once thought to be due to pressure on occiput during delivery.*(chứng) cứng khít hàm* 1. Biểu hiện của chứng cứng khít hàm. 2. Một dạng cứng khít hàm khi mới sinh, một thời được cho rằng nguyên nhân là chỏm đầu bị ép trong lúc sinh đẻ.

trismus [Gr. trismos, grating]. Tonic contraction of the muscles of mastication. May occur in mouth infections, encephalitis, inflammation of salivary glands, and tetanus. SYN: ankylostoma; lockjaw.*chứng khít hàm Criệu chứng co mạnh các cơ nhai. Có thể xảy ra khi đang bị viêm nhiễm vùng miệng, viêm tuyến nước bọt và bệnh uốn ván. Đn: ankylostoma; lockjaw.*

t., **nascentium.** In the newborn, inability to open the mouth.*chứng khít hàm sơ sinh Xảy ra ở trẻ sơ sinh, không thể mở miệng ra được.*

trisomic In genetics, an individual possessing 2n + 1 chromosomes, that is, one set of chromosomes contains an extra (third) chromosome. SEE: chromosome; karyotype.*Tam thể Trong di truyền học, chỉ về một người có tới 2n+1 nhiễm sắc thể, điều này có nghĩa là trong số các nhiễm sắc thể có một bộ có dư một nhiễm sắc thể thứ ba. Xem: chromosome; karyotype.*

trisomy In genetics, having three homologous chromosomes per cell instead of two.*Nhiễm sắc thể tam đồng trong di truyền học, chỉ trường hợp có ba nhiễm sắc thể tương đồng trong một tế bào thay vì hai như bình thường.*

t. 13. Trisomy of chromosome 13, which causes severe congenital deformation and mental retardation. These children usually do not survive past the first year oflife. They have a large broad nose, widely spaced small eyes (hyperteloriam), low-set ears, and poorly formed lower jaw.*Nhiễm sắc thể tam đồng 13 Chỉ trường hợp có nhiễm sắc thể tam đồng thứ 13, điều này thường gây ra những dị dạng bẩm sinh rất nghiêm trọng và chậm phát triển trí óc. Những đứa trẻ này thường sống không quá một năm tuổi. Nó thường có mũi to, hai mắt nhỏ cách xa nhau (hypterlorism), vị trí tai thấp và hàm dưới kém phát triển.*

t. 18. Trisomy of chromosome 18 which causes severe deformity and mental retardation. These children usually do not survive beyond the first year of life. Characterized by prominent occiput, overlapping of index finger over third finger, frequent facial abnormalities, straight nose coming off sharply from the forehead, low-setears, and cleft palate and lip.*Nhiễm sắc thể tam đồng 18 Chỉ trường hợp có nhiễm sắc thể tam đồng thứ 18, thường gây ra các dị dạng và chậm phát triển trí óc. Những đứa trẻ này thường không sống qua một năm tuổi. Biểu hiện là chỏm đầu u lên, ngón tay*

trỏ bị chồng lên ngón tay giữa, mặt không bình thường với mũi thẳng ở trên trán, vị trí tai thấp, sứt môi và hở hàm ếch.

t. 21 1.A variety of congenital moderateto-severe mental retardation. Marked by sloping forehead, presence of epicanthal folds causing an Oriental appearance of eyes, gray or very light yellow spots at periphery of iris (Brushfield's spots), short broad hand with a single palmar crease (simian crease), a flat nose or absent bridge, low-set ears and generally dwarfed physique. SYN: Down syndrome.*Nhiễm sắc thể tam đồng 21 Chứng định phát triển trí óc ở các mức độ từ vừa phải cho đến nghiêm trọng. Biểu hiện ngoại hình là trán nghiêng, có nếp gấp quạt tại mắt, có những đốm xám hay vàng ở vùng ngoại vi mống mắt (đốm Brushfield), bàn tay ngắn, rộng với nhiều nếp gấp ở gan bàn tay (gan bàn tay khỉ), mũi thẳng hay không có sống mũi, vị trí tai thấp và thường cơ thể rất lùn. Đn: Down syndrome - hội chứng down.*

trisplanchnic [Gr. treis, three, + splanchrea, viscera]. Pert, to the three large body cavities: the skull, thorax, and abdomen.*(thuộc) ba khoang lớn Liên quan đến ba khoang lớn trong cơ thể: hộp sọ, lồng ngực và khoang bụng.*

tristichia ["t stichos, row). The presence of three rows of eyelashes.*Ba hàng lông mi Có ba hàng lông mi.*

tristimania [L. tristis, sad, + Gr. mania, madness]. Melancholia.*Ba nếp nhăn chỉ trường hợp có ba rãnh hay ba nếp nhăn.*

trisulfapyrimidines oral suspension USP. A combination of sulfadiazine, sulfamerazin, and sulfamethazine. This antimicrobial combination was developed in order to reduce the precipitation of crystals ofthe sulfonamides in the urinary tract. Trade names are Neotrizine and Terfonyl.*trisulfapyrimidines oral suspension USP. Hợp chất gồm có: sulfadiazen, sulfamerazin và sulfamethazin. Một hợp chất kháng sinh có tác dụng làm giảm kết tủa của sulfonamid tại đường tiểu. Tên thương mại là Neotrizine và Terfonyl.*

trisulfate A chemical compound containing three sulfate SO groups.*trisulfat Hợp chất hóa học có chứa ba sulfate, gốc SO.*

trisulfide A chemical compound containing three sulfur atoms.*trisulfid Hợp chất hóa học có chứa ba nguyên tử sulfur.*

tritanomalopia [Gr. tritos, third + anoma7os, irregular, + ope, sight]. Color vision defect similar to tritanopia, q.v., but the defect is less pronounced.*Chứng mù màu lam Chỉ trường hợp khiếm khuyết thị lực không có khả năng nhìn thấy màu lam, trường hợp này hiếm gặp.*

tritanomaly Tritanomalopia.*Mù*

màu lam Xem Tritanomalopia.

tritanopia [Gr. triton, third, + ors-, not, + ope, vision]. Blue blindness; color blindness in which there is a defect in the perception of blue. SEE: color blindness.*Chứng mù màu lam Mù màu lam, một dạng khiếm khuyết của thị lực không nhận được màu lam. Xem: color blindness.*

Triten. Trade name for dimethindene maleate.*Triten Tên thương mại của dimethindene maleate.*

tritiate To treat with tritium.*Xạ trị tritium Trị bệnh bằng cách dùng xạ tritium.*

triticeous [L. triticeus, of wheat]. Shaped like a grain of wheat.*Dạng hạt lúa mì Có hình dạng giống như hạt lúa mì.*

t., cartilage. A cartilaginous nodule in the thyrohyoid ligament.*Sụn dạng hạt lúa mì Hạt sụn nhỏ ở dây chằng móng giáp.*

tritium [Gr. tritos, third]. The mass three isotope of hydrogen; triple-weight hydrogen.*Chất đồng vị phóng xạ của hydrô Khối lượng hỗn hợp ba hydrô đồng vị.*

triturable [L. triturare, to pulverize]. Capable of being powdered.*(thuộc) tán thành bột Có thể nghiền nát thành bột.*

triturate 1. To reduce to a fine powder by rubbing. 2. A finely divided substance made by rubbing.*Tán thành bột 1. Làm nhỏ đi thành dạng bột bằng phương pháp nghiền nát. 2. Sự chia nhỏ một chất bằng phương pháp nghiền nát.*

trituration [LL. triturare, to pulverize]. 1. The act of reducing to a powder. 2. A finely ground and easily mixed powder. 3. The creation of a homogenous mixture of metal alloy particles and mercury to form dental amalgam. SYN: amalgamation.*Tán nhỏ 1. Hành động làm cho một chất nhỏ đi thành dạng bột. 2. Chất bột đã được nghiền nát để dễ trộn. 3. Sự tạo nên một hỗn hợp trộn đều giữa hợp kim và thủy ngân để dùng làm chất trám răng. Đn: amalgam.*

trivalence Condition of being trivalent.*Hóa trị ba Chỉ trường hợp một chất nhỏ đi thành hóa trị ba.*

trivalent [Gr. treis, three, + L. valens, powerful]. Combining with or replacing three hydrogen atoms.*Có hóa trị ba Tính chất có thể liên kết hay thay thế ba nguyên tử hydrô.*

trivalve Having three valves.*Ba van Chỉ trường hợp có ba van.*

trivial name. A nonsystematic or semisystematic name and qualifying term used to name drugs. These names do not provide assistance in determining biological function of the drug. Examples are aspirin, caffeine, and belladonna.*Tên thông thường của thuốc Chỉ những tên gọi không có hệ thống hay chỉ là bán hệ thống của các loại thuốc. Các loại tên này không hề hỗ trợ trong việc xác định chức năng sinh học của thuốc. Ví dụ như aspirin,* *caffeine và belladonna.*

trizonal Having three zones or layers. *Ba vùng, ba tầng Có ba vùng hay có ba tầng.*

tRNA, transfer RNA.*tRNA. Viết tắt của chữ transfer RNA, có nghĩa là ARN vận chuyển.*

Trobicin. Trade name for spectinomycin hydrochloride. *Trobicin Tên thương mại của chất spectinomycin hydrochloride.*

trocar [Fr. trois quarts, three quarters]. A sharply pointed surgical instrument contained in a cannula. Used for aspiration or removal of fluids from cavities.*Giùi nhọn Dụng cụ phẫu thuật được trang bị trong ống thông dò. Được dùng trong việc hút hay lấy đi chất dịch từ các khoang trong cơ thể.*

troch. Troche.*Viên thuốc Xem Troche.*

trochanter [Gr. trokhanter, to run]. Either of the two bony processes below the neck of the femur.*Mấu chuyển Chỉ hai mấu xương ở phía dưới cổ xương đùi.*

t., greater. T. major.*Mấu chuyển lớn Xem T. major.*

t., lesser. T. minor.*Mấu chuyển nhỏ Xem T. minor.*

t., major. [NA] A thick process at upper end of the femur projecting upward externally to union of neck and shaft. SYN: t., greater.*Mấu chuyển lớn Chỉ mấu xương dày tại đầu trên của xương đùi, nhô lên trên phần liên kết ngoài của cổ và cán xương đùi. Đn: t., greater.*

t., minor. [NA] A conical tuberosity upon inner and posterior surface of upper end of femur, at junction of shaft and neck. SYN: t., lesser.*Mấu chuyển nhỏ Chỉ mấu hình nón tại mặt trong và sau của đầu trên xương đùi, tại khớp của cán và cổ xương đùi. Đn: t., lesser.*

t. terdus. [NA] The gluteal ridge of the femur when it is unusually prominent.*Bờ cơ xương đùi Bờ cơ mông của xương đùi thấy rõ khi nó nổi lên một cách bất bình thường.*

t., third. T. tertius.*Mấu chuyển thứ ba Xem T. tertius.*

trochanterian, trochanteric Rel. to a trochanter.*(thuộc) mấu chuyển Liên quan đến mấu chuyển.*

trochanterplasty Plastic surgery of the neck of the femur.*Tạo hình cổ xương đùi Phẫu thuật tạo hình vùng cổ xương đùi.*

trochantin Trochanter minor.*Mấu chuyển nhỏ Xem Trochanter minor.*

trochantinian Concerning the lesser trochanter of the femur.*(thuộc) mấu chuyển nhỏ Liên quan đến mấu chuyển nhỏ của xương đùi.*

troche [Gr. trokhiskos, a small wheel]. Solid, discoid, or cylindrical mass consisting chiefly of medicinal powder, sugar, and mucilage. Troches are intended to be used by placing them in the mouth and allowing them to remain until, through

slow solution or disintegration, their purpose of mild medication is effected. SYN: lozenge.*Viên thuốc ngậm Là loại viên cứng, hình đĩa hay hình trụ, có chứa bột thuốc, đường và chất nhầy. Viên thuốc ngậm được chế tạo nhằm mục đích đặt trong miệng sau đó hòa tan hay phân rã từ từ, nhờ vật các tác dụng y học sẽ phát huy nhẹ nhàng và chậm. Đn: lozenge.*

trochiscus [L., Gr. trochiskos, a small disk]. A medicated tablet or troche. *Thuốc viên nhỏ Chỉ về một viên thuốc viên hay thuốc ngậm.*

trochlea [Gr. trokheleia, system of pulleys]. (pl. trochleae)1. A structure having the function of a pulley; a ring or hook through which a tendon or muscle projects. 2. The articular smooth surface of a bone upon which glides another bone.*Ròng rọc 1. Chỉ một cấu trúc có chức năng như một cái ròng rọc; chỉ một cái vòng hay một cái móc mà qua đó gân hay cơ gắn vào. 2. Mặt mịn của một khớp xương, nó dùng để trượt lên trên một xương khác.*

trochlea of the elbow. A surface onthe distal humerus that articulates with the ulna.*Ròng rọc khuỷu tay Chỉ mặt ngoài của xương cánh tay nơi mà nó khớp với xương trụ.*

trochlear 1. Of the nature of a pulley. 2. Pert. to a trochlea.*(thuộc) ròng rọc 1. Hình dạng của một cái ròng rọc. 2. Có liên quan đến ròng rọc.*

trochlear fovea. A depression on the orbital plate of the frontal bone for attachment of the cartilaginous pulley of the superior oblique muscle. *Hố ròng rọc Phần lõm vào trên đĩa ổ mắt của xương trán, nơi tiếp xúc với sụn quay của cơ xiên trên.*

trochleariform Pulleyahaped,*(dạng) ròng rọc Có hình dạng như cái ròng rọc.*

trochlearis [L.]. Superior oblique muscle of the eye. SEE: Muscles in Appendix.*Cơ xiên trên mắt Chỉ cơ xiên trên của mắt. Xem: Muscles trong phần Phụ lục.*

trochlear nerve. A small mixed nerve exiting from the dorsal surface of the midbrain. It contains efferent motor fibers to the superior oblique muscle of the eye and afferent sensory fibers conveyingproprioceptive impulses from the same muscle. SYN: nerve trochlearis; fourth cranial nerve. SEE: Cranial Nerves in Appendix.*Thần kinh ròng rọc Chỉ một thần kinh hỗn hợp nhỏ đi ra từ mặt lưng của não giữa, nó chứa các sợi vận động đi ra đến cơ xiên trên của mắt và các sợi cảm giác hướng tâm để truyền tải những xung lực thụ cảm từ các cơ xiên trên đó. Từ đồng nghĩa: nerve trochlearis; fourth cranial nerve. Xem: Cranial Nerves trong phần Phụ lục.*

trochocardia [Gr. trokhos, a wheel, + kardia, heart]. Rotary displacement of the heart on its axis.*Sự quay tim sự dịch chuyển vị trí của tim theo*

chiều xoay dựa trên trục của nó.

trochocephalia, trochocephaly [" + kephale, head]. Roundheadedness, a deformity due to premature union of the frontal and parietal bones.*Dị dạng đầu tròn Một dị dạng có đầu tròn do nguyên nhân bị thiếu sự liên kết chặt chẽ giữa xương trán và xương đỉnh.*

trochoid [Gr. trokhos, a wheel, + eidos, form, shape]. Rotating or revolving, noting an articulation resembling a pivot or pulley. SEE: joint, pivot.*Quay vòng Quay hay xoay vòng, chỉ trường hợp một khớp có cấu trúc giống như một trục hay một ròng rọc. Xem: joint, pivot.*

trochoides A pivot or rotary joint. *Khớp ròng rọc Chỉ về một khớp có dạng xoay hay dạng ròng rọc.*

Troglotrematidae A family of flukes that includes Paragonimus (human lung fluke).*Troglotrematidae Tên một họ sán lá gan bao gồm cá Paragonimus (một loại sán lá gan sống trong phổi người).*

Troisiei s node [Charles E. Troisier, Fr. physician, 1844-1919] Sentinel node, q.v.*Nút Troisier [Charles E. Troisier, bác sĩ người Pháp, 1844 - 1919] Xem Sentinel node.*

trolamine An alkalizing agent. Previously used name is triethanolamine. *trolamine Một chất kiềm hóa. Tên gọi trước đây là triethanolamine.*

troland A unit of visual stimulation to the retina of the eye. It is one equal to the illumination received per square millimeter of pupil from a source of one lux brightness.*troland Một đơn vị kích thích thị lực tác động lên võng mạc của mắt. Nó là một đơn vị tương đương với sự chiếu sáng mỗi milimét vuông tại đồng tử của một đơn vị ánh sáng lux.*

troleandomycin An antibacterial drug. Previously used name is triacetyloleandomycin.*troleandomycin Một thuốc kháng khuẩn. Tên gọi trước kia là triacetyloleandomycin.*

trolnitrate phosphate A vasodilator drug. Trade name is Metamine.*trolnitrate phosphate Một thuốc giãn mạch. Tên thương mại là Metamine.*

Trombicula A genus of mites belonging to the Trombiculidae. The larvae called redbugs or chiggers are annoying pests causing an irritating dermatitis and rash. They may serve as vectors of various diseases. *Trombicula Tên một loại ve thuộc họ Trombiculidae. Âu trùng của nó được gọi là bọ đỏ hay rệp kẻ gây phát ban hay viêm da làm cho cảm thấy khó chịu. Nó cũng có thể là vật chủ trung gian của một số bệnh khác.*

T., akamushi. Species of mites that transmits the causative agent of scrub typhus.*Ve akamushi Một loại ve có thể gây lây truyền bệnh ban nhiệt bụi.*

trombiculiasis Infestation with Trombiculidae.*(chứng) nhiễm ve*

Trombiculidae Chỉ sự nhiễm phải loài ve Trombiculidae.

Trombiculidae A family of mites; only the genus Trombicuia is of medical significance.*Trombiculidae Một họ ve, trong đó chỉ có loài Trombicula là đáng chú ý trong ngành y học.*

tromethamine USP. A drug used intravenously to correct acidosis. It should not be used longer than one day. Trade name is THAM. *tromethamine USP. Một loại thuốc tiêm tĩnh mạch để điều chỉnh nhiễm acid. Không nên dùng trong thời gian lâu hơn một ngày. Tên thương mại là THAM.*

tromomania [Gr. tromos, a trembling, + mania, madness]. Delirium tremens.*(chứng) mê sảng Xem Delirium tremens.*

Tronothane Hydrochloride. Trade name for pramo- xine hydrochloride. *Tronothane Hydrochloride Tên thương mại của chất pramoxine hydrochloride.*

troph-, tropho- [Gr.trophe]. Combining forms meaning nourishment. *troph-, tropho- tiếp đầu ngữ, có nghĩa là sự nuôi dưỡng.*

trophectoderm [Gr, trophe, nourishment, + ectoderm]. Trophoblast.*Lá nuôi phôi Xem Trophoblast.*

trophedema [Gr. trophe, nourishment, + oidema, a swelling]. Localized edema due to congenital hypoplasia of lymphatic vessels or resulting secondarily from obstruction to lymph flow by external pressure. Repeated low-grade infection may also obstruct the flow of lymph. *(chứng) phù giảm sản hệ bạch huyết Chứng phù cục bộ do giảm sản bẩm sinh của các mạch bạch huyết hay do sự tắc nghẽn dòng bạch huyết bởi ngoại lực. Cũng có thể do chứng tái viêm nhiễm ở mức độ nhẹ có thể gây tắc dòng bạch huyết.*

trophic [Gr. trophikos]. Concerned with nourishment. Applied particularly to a type of efferent nerves believed to control the growth and nourishment of the parts they innervate. SEES autotrophic; center, trophic.*(thuộc) nuôi dưỡng Liên quan đến sự nuôi dưỡng. Áp dụng riêng cho một kiểu dây thần kinh ly tâm được cho là điều khiển được sự phát triển và nuôi dưỡng đến các bộ phận mà nó đi tới. Xem: autotrophic; center, trophic.*

trophism Nutrition.*Dinh dưỡng Xem: Nutrition.*

trophoblast [Gr. trophe, nourishment, + blastos, germ]. The outermost layer of the developing blastocyst (blastodermic vesicle) of a mammal. It differentiates into two layers, the cytotrophoblast and syntrophoblast, the latter coming into intimate relationship with the uterine endometrium, with which it establishes nutrient relationships. SEE: fertilization for illus.*Lá nuôi*

(phôi) Là lớp ngoài cùng của một túi phôi phát triển (túi bì phôi) ở động vật có vú. Nó phân ra làm hai lớp, lớp trong và lớp ngoài, lớp ngoại sẽ phát triển liên kết với màng trong tử cung thiết lập quan hệ nuôi dưỡng với mẹ mẹ. Xem: fertilization.

trophoblastic Concerning trophoblasts.*(thuộc) màng nuôi Có liên quan đến dưỡng mạc.*

trophoblastoma [" + " + oma, tumor]. A neoplasm due to excessive proliferation of chorionic epithelium. SYN: chorioepithelioma,*Ung thư biểu mô màng đệm Khối tân sản do tăng sản ở lớp biểu mô màng đệm. Đn: chorioepithelioma.*

trophocyte A cell Sertoli cell, of the testicle, that supports and nourishes the developing spermatozoa.*Tế bào nuôi Một loại tế bào Sertoli của tinh hoàn, nó có tác dụng hỗ trợ phát triển và nuôi dưỡng tinh trùng.*

trophoderm [Gr. trophe, nourishment + derma, skin]. Term applied to the trophoblast and its underlying layer of mesoderm. It is homologous to the serosa of birds, reptiles, and lower mammals. *Lớp dưỡng bì Là thuật ngữ dùng để chỉ màng nuôi và tầng dưới của lớp trung bì. Nó tương ứng với lớp màng thanh dịch của loài chim, bò sát và các động vật có vú bậc thấp.*

trophodynamics Study of the forces and factors concerned with nutrition. *Động học dinh dưỡng Nghiên cứu về các động lực và nhân tố có liên quan đến dinh dưỡng.*

trophology [" + logos, word, reason]. The science of nutrition.*Khoa dinh dưỡng học Ngành khoa học chuyên nghiên cứu về vấn đề dinh dưỡng.*

trophoneurosis [" + neuron, nerve, + osis condition]. Any trophic disorder due to defective function of the nerves concerned with nutrition of the part.*(chứng) rối loạn thần kinh nuôi Chỉ chung về các chứng bệnh rối loạn dinh dưỡng do bị thiếu năng các thần kinh có chức năng nuôi dưỡng các bộ phận.*

t., disseminated. Thickening and hardening of the skin. SYN: sclerema; scleroderma.*Rối loạn thần kinh nuôi rải rác Chứng da bị cứng và dày lên. Đn: sclerema scleroderma.*

t, facial. Progressive facial atrophy. *Rối loạn thần kinh nuôi mặt Chứng rối loạn dinh dưỡng dẫn tới teo mặt dần dần.*

t., muscular. Muscular changes in connection with nervous disorders. *Rối loạn thần kinh nuôi cơ Chứng rối loạn dinh dưỡng làm thay đổi sự liên kết giữa cơ và các thần kinh bị rối loạn chức năng.*

trophoneurotic Rel. to a trophoneurosis.*(thuộc) chứng rối loạn thần kinh nuôi Có liên quan đến các chứng rối loạn dinh dưỡng do ảnh hưởng của hệ thần kinh.*

trophonosis [" + nosos, disease].

Trophopathia.*Bệnh về dinh dưỡng Xem Trophopathia.*

trophonucleus [" + nucleus, kernel]. Protozoan nucleus concerned with vegetative functions in metabolism and not reproduction.*Nhân dinh dưỡng Chỉ loại nhân của động vật nguyên sinh có các chức năng sinh dưỡng trong sự trao đổi chất mà không có chức năng sinh sản.*

trophopathia [" + pathos, disease, suffering]. 1. Any disorder of the nutrition. 2. Atrophic disease.*Bệnh về dinh dưỡng 1. Rối loạn bất kỳ về dinh dưỡng. 2. Một loại bệnh về dinh dưỡng.*

trophopathy Trophopathia.*Bệnh dinh dưỡng Xem Trophopathia.*

trophotaxis [" + taxis, arrangement]. The movement of cells away from or toward nutrients. SYN: trophotropism*Tính hướng dinh dưỡng Di chuyển của các tế bào hướng ra xa hay hướng về phía các chất dinh dưỡng. Đn: trophotropism.*

trophotherapy Nutritional therapy of disease.*Dinh dưỡng liệu pháp Phương pháp trị bệnh bằng cách điều chỉnh các chế độ dinh dưỡng.*

trophotonus [" + tonos, tension]. A rigid state of contractile tissue resulting from trophic disorder.*(chứng) bệnh trương lực do dinh dưỡng Tình trạng tế cứng các mô co do bị rối loạn dinh dưỡng.*

trophotropism [" + tropos, a turning, + -ismos, condition]. Attraction and repulsion ofcells to nutritive substances; positive and negative trophotropism respectively. SYN: trophotaxis.*Tính hướng dinh dưỡng Chỉ sự hấp dẫn hay lôi kéo của các tế bào về phía các chất dinh dưỡng, lực hấp dẫn này có thể là lực hút vào hay đẩy ra xa các chất dinh dưỡng. Đn: trophotaxis.*

trophozoite [" + zoom animal]. A sporozoan nourished by its hosts during its growth stage.*Thể tự dưỡng Chỉ một trùng bào tử được nuôi dưỡng bởi chủ thể mà nó sống ký sinh trong các giai đoạn phát triển của nó.*

tropia [Gr. trope, turn]. Deviation of the eye or eyes away from the visual axis. Observed with the eyes open and uncovered. Esotropia indicates inward or nasal deviation; exotropia, outward; hypertropia, upward; hypotropia, downward. SYN: manifest squint; strabismus. SEE: phoria. *Mắt lé Sự lệch một mắt hay cả hai mắt ra khỏi trục nhìn. Quan sát lúc mắt mở và tháo bỏ các vật che như kính đeo mắt ra thì sẽ thấy các trường hợp sau: lé trong là sự lệch vào trong hay lệch về phía mũi, ngoài ra còn có các trường hợp lé ngoài, lé xa phía ngoài, lé trên, lé xa phía trên, lé dưới, lé xa phía dưới. Xem: phoria.*

tropical [Gr. tropikos, turning]. Pert. to the tropics.*(thuộc) nhiệt đới Có liên quan đến nhiệt đới.*

tropical immersion foot. Syndrome with severe wrinkling and maceration of the soles of the feet and marked lowering of the threshold of pain. Due to prolonged exposure of the feet to warm water as would occur in the tropics. May be prevented by allowing feet to dry thoroughly each night, use of dry socks and shoes the next day, andprotecting the feet with silicone grease.*Bệnh chân giảm nước nhiệt đới Hội chứng nhăn và giảm nước rất nặng ở lòng bàn chân, bệnh có dấu hiệu bị giảm nhẹ ngưỡng đau. Nguyên nhân do bàn chân bị ngâm lâu trong nước ấm, như thường xảy ra đối với những người sống ở vùng nhiệt đới. Bệnh có thể chữa trị bằng cách làm khô bàn chân vào mỗi buổi tối, mỗi ngày nên thay bít tất và giày khô và có thể bôi mỡ silicon để bảo vệ bàn chân.*

tropical lichen. Acute inflammation of the sweat glands. SYN: prickly heat.*(chứng) địa y nhiệt đới Hội chứng viêm cấp tính ở các tuyến mồ hôi. Đn: prickly heat.*

tropicamide USP. An anticholinergic drug used to produce mydriasis and cycloplegia in treating eye conditions. Trade name is Mydriacyl.
tropicamide USP. Một loại thuốc kháng phó giao cảm có tác động làm giãn đồng tử và liệt mi, dùng để điều trị một số bệnh về mắt. Tên thương mại là Mydriacyl.

tropin [Gr. tropos, a turn]. Suffix indicating the stimulating effect of a substance, esp. a hormone, on its target organ.*tropin Tiếp vĩ ngữ, dùng liên kết với từ khác để chỉ về hiệu ứng kích thích của một chất, đặc biệt là chỉ tác động của một hormon lên các cơ quan đích của nó.*

tropine An alkaloid, CH,NO, that smells like tobacco. It is present in certain plants.*tropine Alkaloid, CH,NO, có mùi vị giống như thuốc lá. Nó có trong một số loại cây.*

tropism [Gr. trope, turn, + -ismos, condition]. 1. Reaction of living organisms involuntarily toward or away from light, darkness, heat, cold, or other stimuli. 2. The involuntary response of an organism as a bending, turning, or movement toward (positive tropism) or away from (negative tropism) an external stimulus. SYN: taxis. SEE: chemotropism; galoanotropism; phototropism.*Tính hướng kích thích 1. Chỉ phản ứng tự nhiên của các sinh vật sống luôn hướng về phía hay tránh xa các hiện tượng như: ánh sáng, bóng tối, nhiệt độ nóng, lạnh hay các kích thích khác. 2. Chỉ phản ứng tự nhiên của các sinh vật như: uốn cong, xoay, hay di chuyển về phía (hướng kích thích) hay di chuyển ra xa (ly kích thích) đối với các kích thích từ bên ngoài. Đn: taxis. Xem: chemotropism; galvanotropism; phototropism.*

tropism. Combining form meaning a response to or a turning toward or away from an external stimulus.*tropism Tiếp vĩ ngữ, dùng liên kết với từ khác để chỉ phản ứng hướng về phía hay hướng ra xa đối với một kích thích bên ngoài.*

tropocollagen ["+ collagen]. The basic molecular unit of collagen fibrils, composed of three polypeptide chains.*tropocollagen Một đơn vị phân tử cơ bản của sợi collagen, nó được hình thành bởi ba chuỗi peptid.*

tropometer [" + metron, measure]. 1. Device for measuring the rotation of the eyeballs. 2. Instrument for measuring torsion in long bones.*Cái đo độ xoay, độ xoắn 1. Dụng cụ dùng để đo độ xoay của nhãn cầu. 2. Dụng cụ dùng để đo độ xoắn của các xương dài.*

tropomyosin A muscle protein that is involved in the formation of cross-bridges during muscle contraction.*tropomyosin Một loại protein cơ, đóng vai trò như các cầu chéo trong sự co cơ.*

troponin A muscle protein that attaches to both actin andtropomyosin.It is concerned with calcium binding and inhibiting cross-bridge formation.*troponin Một loại protein cơ, nó gắn liền với cả actin và tropomyosin. Liên quan đến việc gắn kết calci và ức chế các dạng cầu chéo.*

trough A groove or channel. *Vùng lõm Chỉ về một rãnh hay một khe lõm.*

t, gingival. Gingival sulcus, q.v. *Khe lợi Xem Gingival sulcus.*

t., synaptic. The depression in a muscle fiber that is occupied by the axon termination in a motor endplate.*Khe tiếp hợp Chỉ phần lõm vào của một sợi cơ, nó được che đậy bởi đoạn trục cuối của màng tận cùng vận động.*

Trousseau's sign [Armand Trousseau, Fr. physician, 1801-18671 Muscular spasm resulting from pressure applied to nerves and vessels of the upper arm. It is indicative of latent tetany. Also occurs in osteomalaeia. SEE: tetany.*Dấu hiệu Trousseau [Armand Trousseau, bác sĩ người Pháp, 1801 - 1867] Sự co thất cơ khi ép vào mạch thần kinh và mạch máu ở cánh tay trên. Nó chỉ ra chứng co cứng cơ tiềm tàng. Nó cũng xảy ra trong chứng nhuyễn xương. Xem: tetany.*

Trousseau's spots. Streaking of the skin with the fingernail, seen in meningitis and and other cerebral diseases.*Chứng vệt Trousseau Cào trên da bằng móng tay, thường gặp trong chứng viêm màng não và một số bệnh khác về não.*

Trousseau's symptom. Spasmodic muscular contractions produced by pressing the principal vessel and nerve of the limb. Presence of this symptom is a sign of tetany.*Hội chứng Trousseau Sự co giật cơ xảy ra khi ép vào mạch máu chính và thần kinh ở chi. Hội chứng này là dấu hiệu của chứng co cứng cơ.*

troxidone Trimethadione.*troxidone Tên một loại thuốc chống co giật. Xem Trimethadione.*

troy weight. A system of weighing gold silver, precious metals, and jewels in which 5760 grains equal 1 pound; one grain equals 0.0648 grams. SEE: Weights and Measures in Appendix.*Hệ thống trọng lượng troy Là hệ thống cân vàng, bạc, các kim loại quý hay đá quý, trong đó cứ 5760 grain tương đương với 1 pound, một grain cân nặng khoảng 0,0684 gram. Xem: Weights and Measures trong phần Phụ lục.*

true [AS. treowe, faithful]. Not false; real; genuine. *Thật Không giả, có thực, chân thật.*

true conjugate diameter of pelvic inlet. The distance from the posterior surface of the symphysis pubis to the promontory of the sacrum (about 11 cm in female).*Đường kính tiếp hợp thực của khung chậu Chỉ khoảng cách từ mặt sau của phần tiếp ghép xương mu đến chỗ lồi lên của xương cùng (đo được khoảng 11 cm ở phụ nữ).*

true pelvis. Portion of the pelvis that falls below the iliopectineal line. *Khung chậu thực Khoảng xương chậu đo theo chiều nghiêng từ mào xương cháy đến xương hông.*

true ribs. The seven upper ribs on each side with cartilages articulating directly with the sternum. SYN: costs sera. SEE: rib.*Xương sườn thực Chỉ bảy xương sườn trên ở mỗi bên với phần khớp sụn gắn trực tiếp vào xương ức. Đn: costa vera. Xem: rib.*

truncal [L. truncus, trunk]. Rel. to the trunk.*(thuộc) thân Liên quan đến phần thân hay phần chính của một bộ phận.*

truncate [L. truncare, to cut off]. 1. Having a square end as if it were cut off; lacking an apex. 2. To shorten by amputation of a part of the entity. *Cắt cụt 1. Chỉ một bộ phận có đoạn cuối bị cắt bỏ; thiếu phần đỉnh. 2. Làm ngắn đi bằng thủ thuật cắt cụt một bộ phận của một thực thể.*

truncus Trunk.*Thân Chỉ phần thân hay phần chính.*

t., arteriosus. The arterial trunk from the embryonic heart.*Thân động mạch Chỉ phần thân động mạch của tim phối.*

t., brachiocephaficus. The initial branch of the arch of the aorta.*Thân động mạch đầu cánh tay Chỉ nhánh trong của cung động mạch chủ.*

t., cellacus. Trunk arising from the abdominal artery. Most of the blood supply for the liver, stomach, spleen, gallbladder, pancreas, and duodenum comes from this trunk.*Thân động mạch bụng Chỉ phần thân nối lên từ động mạch bụng. Phần lớn các máu tiếp tế cho gan, dạ* *dày, lách, túi mật, tụy và tá tràng đều xuất phát từ động mạch này.*

t., pulmonalis. The vessel arising from the right ventricle. It transports venous blood to the lungs.*Thân động mạch phổi chỉ mạch máu xuất phát từ tâm thất phải, nó chuyển máu từ tĩnh mạch lên phổi.*

trunk [L. truncus, trunk]. 1. The body exclusive of the head and limbs. SYN: torso. 2. Main stem of a lymphatic vessel, nerve, or blood vessel. *Thân 1. Phần cơ thể ngoại trừ đầu và chi. Đn: torso. 2. Chỉ phần chính của mạch bạch huyết, sợi thần kinh hay mạch máu.*

t., celiac. Truncus celiacus, q.v. *Thân động mạch bụng Xem Truncus celiacus.*

t., lumbosacral. Truncus pulmonalis, q.v.*Thân động mạch phổi Xem Truncus pulmonalis.*

t., sympathetic. The two long chains of ganglia, connected by sympathetic nerve fibers, that extend along the vertebral column from the skull to the coccyx.*Thân thần kinh giao cảm chỉ hai chuỗi hạch nối với các sợi thần kinh giao cảm, nó trải dài theo chiều dọc cột sống, từ hộp sọ cho đến xương cùng.*

trusion [L. trudere, to show]. Malposition of a tooth or teeth.*Răng mọc lệch Sự mọc sai vị trí của một răng hay của nhiều răng.*

truss [ME. trusse, a bundle]. 1. Device for holding a hernia in its place. 2. To tie or bind as with a cord or string. *Nịt giữ thoát vị 1. Dụng cụ dùng để giữ cho chỗ thoát vị không bị nhô ra. 2. Cột hay buộc lại bằng sợi dây hay chuỗi dây.*

truth serum. One of several hynotic drugs supposedly having the effect of causing a person upon questioning to talk freely and without inhibition. *Huyết thanh thực Là một trong vài loại thuốc hynotic được cho là có tác dụng làm cho một người có thể hỏi và nói chuyện tự do và không hề bị ức chế.*

try-in. The temporary placement of a dental restoration or device to determine its fit and comfortableness.*Đặt thử răng Đặt tạm thời đặt cái răng phục hồi hay đặt một dụng cụ làm cho nó vừa khít vào chỗ trống và cảm thấy thoải mái.*

trypanocide, trypanocidal [Gr. trypanon, a borer, + L, cide, kill]. 1. Destructive to trypanosomes. 2. An agent that kills trypanosomes. SYN: trypanosomicide.*Diệt trypanosom 1. Sự diệt trypanosom. 2. Một loại thuốc diệt trypanosom.*

trypanolysis [" + lysis, dissolution]. The dissolution of trypanosomes.*Sự phân hủy trypanosom Chỉ sự tiêu diệt trypano- som.*

Trypanoplasma [" + LL. plasma, form, mold]. A genus of protozoan parasites resembling trypanosomes. *Trypanoplasma Một loại động vật nguyên sinh ký sinh tương tự với loài trypanosom.*

Trypanosome [" + soma, a body]. A genus of parasitic, flagellate protozoa found in the blood of many vertebrates including man. They are transmitted by insect vectors. *Trypanosom Một loại động vật nguyên sinh thể roi, ký sinh, thấy trong máu của nhiều loài động vật có xương sống, bao gồm cả người. Nó được truyền đi bởi một vài loại côn trùng.*

T., brucei. The causative agent of trypanosomiasis in horses and other domestic animals. Nonpathogenic in man.*Trypanosom brucei Là tác nhân gây nên bệnh trypanosom cho ngựa và một số loài vật nuôi trong nhà. Nó không gây bệnh ở người.*

T., cruzi. The causative agent of American trypanosomiasis in many animals and specifically Chagas' disease in humans. It is transmitted by blood-sucking insects (triatomids) belonging to the family Reduviidae. *Trypanosom cruzi Là tác nhân gây nên bệnh trùng mũi khoan cho nhiều loài động vật ở Mỹ và đặc biệt là gây nên bệnh Chagas ở người. Nó được truyền đi bởi một số loài rệp hút máu (triatomids) thuộc họ Reduviidae.*

T., gambiense. The causative agent of African sleeping sickness. It is transmitted by the tsetse fly. *Trypanosom gambiense Là tác nhân gây bệnh ngủ ở Châu Phi. Nó được truyền đi bởi loại ruồi xêrê.*

T., rhodesiense. An organism parasitic in wild game and domestic animals of portions of Africa. May cause East African sleeping sickness in humans.*Trypanosom rhodesiense Một loại vật ký sinh ở các loài thú hoang dại và động vật nuôi ở một số vùng Châu Phi. Nó có thể gây ra chứng bệnh ngủ Đông Phi ở người.*

trypanosomal Pert. to trypanosomata.*(thuộc) Trypanosom Liên quan đến loại Trypanosom.*

trypanosome Any protozoan belonging to the genus Trypanosome. *Trypanosom Một loại động vật nguyên sinh thuộc họ Trypanosoma.*

trypanosomiasis [" + soma, body, + -iasis,infection].Any of the several diseases occurring in man and domestic animals caused by a species of Trypareosoma. SEE: sleeping sickness.*Bệnh Trypanosom Một số bệnh xảy ra ở người và các động vật nuôi gây ra bởi loài Trypanosoma. Xem: sleeping sickness.*

t., African. APiican sleeping sickness, caused by Trypanosome gambierue.*bệnh trypanosom Châu Phi Là bệnh ngủ ở Châu Phi, gây ra bởi loài Trypanosoma gambiense.*

t., American. Disease caused by Trypanosoma cruzi and transmitted by the biting reduviid bug. Charac-

terized by fever, lymphadenopathy, hepatosplenomegaly, and facial edema. Chronic cases maybe mild or asymptomatic, or may be accompanied by myocardiopathy, megaesophagus, and megacolon, with fatal outcome. In Brazil and Argentina, the disease is often severe; in Chile, the disease is mild SYN: Chagas' disease.
TREAT: Treat acute phase with nifurtimox,which is available in the U.S. only from the Parasitic Disease Drug Service, Centers for Disease Control, Atlanta, GA.*Bệnh trypanosom Châu Mỹ Bệnh gây ra bởi loài Trypanosoma cruzi và được truyền đi bởi loại rệp reduviid. Bệnh có triệu chứng sốt, sưng hạch bạch huyết, to gan lách và triệu chứng phù trên mặt. Bệnh mạn tính có thể là nhẹ, lặp đi lặp lại hay không triệu chứng hoặc kèm theo với các chứng đau cơ tim, phù thực quản, sưng ruột kết và kết quả có thể dẫn tới cái chết. Tại Brazil và Argentina, bệnh thường rất nghiêm trọng, còn tại Chile, bệnh thường nhẹ hơn. Đn: Chagas'disease.*
ĐIỀU TRỊ: Điều trị giai đoạn cấp tính bằng nifurtimox, loại thuốc này chỉ có ở Hoa Kỳ Ủy ban Thuốc Điều trị Bệnh Ký sinh, Trung tâm Kiểm soát Bệnh tật ở Atlanta.

trypanosomic Concerning trypanosomes.*(thuộc) trypanosom Có liên quan đến Trypanosom.*

trypanosomicide. Trypanocide, q.v. *Thuốc diệt trypanosom Xem Trypanocide.*

trypenosomid A skin eruption in any disease caused by a trypanosome. *Phát ban do trypanosom Phát bệnh trên da khi nhiễm phải trypanosom.*

tryparsamide An arsenic compound containing about 25% arsenic. Used chiefly in sleeping sickness. *tryparsamid Một hợp chất có khoảng 25% asen. Chủ yếu dùng để chữa bệnh ngủ.*

trypsin [Gr. tripsis, friction]. 1. A proteolytic enzyme formed in the intestine from the action of enterokinase of the intestinal juice (succus entericus) on trypsinogen secreted by the pancreas andpresent inpancreatic juice. It catalyzes the hydrolysis of peptide bonds in partly digested proteins and some native proteins, the final products being amino acids and various polypeptides. 2. USP. Proteolytic enzyme crystallized from an extract of the pancreas gland of an ox. SEE: chymotrypsin; digestion; enzyme; pancreas.*trypsin 1. Một loại enzyme hủy protein được hình thành trong ruột từ hoạt động của một loại dịch ruột (succus entericus) trên trypsinogen tiết ra từ tụy và có trong dịch tụy. Nó xúc tác thủy phân để phá vỡ các liên kết peptide của các protein đang được tiêu hóa* *và các protein tự nhiên để có được các acid amin và nhiều polypeptid khác nhau. 2. Các enzym hủy protein kết tinh được trích xuất từ tuyến tụy của loài bò. Xem: chymotrypsin; digestion; enzyme; pancreas.*

t., crystallized USP. A standardized preparation of the proteolytic enzyme trypsin. It is extracted from the pancreas of the ox, Bos taurus. *Enzyme hủy protein dạng kết tinh USP. Một chế phẩm enzyme hủy protein chuẩn được trích xuất từ tuyến tụy của loài bò, Bos taurus.*

trypsinized Subjected to action of trypsin, thus having antitryptic power abolished. *trypsin hoạt động Chỉ về tác động hủy protein của một trypsin, do vậy các lực kháng lại hoạt động này sẽ được vô hiệu hóa.*

trypsinogen [" + gennan, to produce]. The proenzyme, or inactive form of trypain found in pancreatic juice. Activated when mixed in the intestine with the enterokinase of the auccus entericus. *trypsinogen Chỉ nguyên tiền men hay một loại trypsin không hoạt động có trong tuyến tụy. Nó sẽ được kích hoạt khi tiếp xúc với trypsinogen của dịch ruột.*

tryptic Rel. to trypsin. *(thuộc) trypsin Có liên quan đến trypsin.*

tryptolysis [" + lysis, dissolution]. The hydrolysis of proteins or their derivatives by trypsin. *Sự thủy phân trypton Chỉ sự thủy phân của protein hay các chất dẫn xuất từ nó, do trypsin.*

tryptone A peptide produced by the action of trypain on a protein. *tryptone Hình thành do tác động của trypsin lên protein.*

tryptophan USP. An essential amino acid present in high concentrations in animal and fish protein. It is necessary for normal growth and development. Tryptophan is a precursor of serotonin, a chemical important in the transmission of nerve impulses across nerve cell connections. Tryptophan has been used experimentally in the treatment of insomnia. In high doses it may cause nausea and vomiting. *tryptophan USP. Một loại acid amin thiết yếu nồng độ cao trong protein của các loài cá và động vật. Nó đóng vai trò quan trọng trong quá trình phát triển của cơ thể sinh vật. Tryptophan là một tiền tố của serotonin, một chất quan trọng trong việc truyền một xung lực thần kinh qua các tế bào thần kinh liên kết. Tryptophan đã được dùng thử nghiệm trong điều trị chứng mất ngủ. Khi dùng với liều cao nó sẽ gây buồn nôn và gây nôn mửa.*

tryptophanase An enzyme that catalyzes the splitting of tryptophan into indole, pyruvic acid, and ammonia. *tryptophanase Một enzym xúc tác để chẻ tryptophan ra thành indol, acid pyruvic và ammoniac.*

tryptophanuria [tryptophan + Gr.

ouron, urine]. Tryptophan in the urine. *Tryptophan niệu Chỉ Tryptophan có trong nước tiểu.*

T/S. thyroid.-serum (thyroid to serum iodine ratio). *T/S. Viết tắt của chữ thyroid serum (thyroid to serum iodine ratio), có nghĩa là tỷ lệ của iot được tiết ra bởi tuyến giáp có trong huyết thanh.*

T.S. test solution triple strength. *T.S. Viết tắt của chữ test solution; triple strength, có nghĩa là giải pháp xét nghiệm; cường độ gấp ba.*

TSD, target skin distance. *TSD. Viết tắt của chữ target skin distance, có nghĩa là tránh tiếp xúc với da.*

tsetse fly [S. African]. One of several species of blood-sucking flies belonging to the genus Glossina, order Diptera, confined to Africa south of the Sahara Desert. It is an important transmitter of trypanosomes, the causative agents of African sleeping sicknesses in man, and nagana and other diseases of cattle and game animals. SEE: Trypanosoma; trypanosomiasis. *Ruồi xê xê Là một trong một vài loài ruồi hút máu thuộc giống Glossina, bộ Diptera, có ở vùng Nam Phi và sa mạc Sahara. Nó đóng vai trò quan trọng trong việc truyền bệnh trypanosom, một tác nhân gây bệnh ngủ Châu Phi ở người, gây bệnh nagana và một số bệnh khác cho các loài vật nuôi và thú hoang dại. Xem: Trypanosoma; trypanosomiasis.*

TSH, thyroid-stimulating hormone. *TSH. Viết tắt của chữ thyroid-stimulating hormone + hormon kích thích tuyến giáp.*

TSH-RF. thyroid-stimulating hormone releasing factor. *TSH-RF. Viết tắt của chữ thyroid-stimulating hormone releasing factor, có nghĩa là nhân tố phóng thích hormon kích thích tuyến giáp.*

tsp. teaspoon. *tsp. Viết tắt của chữ teaspoon, có nghĩa là muỗng cà phê.*

TSTA. tumor-speciftc transplantation antigen. *TSTA. Viết tắt của chữ tumor-specific transplantation antigen, có nghĩa là kháng nguyên cấy ghép để xác định khối u.*

tsutsugamushi disease [Japanese, dangerous bug]. Scrub typhus. *Bệnh tsutsugamushi [ở Nhật Bản, tên một loại rệp gây nguy hiểm] Một loại bệnh sốt ban cào.*

TT. transit time of blood through heart and lungs. *TT. Viết tắt của chữ transit time, có nghĩa là thời gian máu đi qua tim và phổi.*

T-tube. Device inserted into the biliary duct after removal of the gallbladder. It allows for drainage of the gallbladder and introduction of contrast medium for postoperative cholangiography. *Ống T Dụng cụ đặt trong ống mật sau khi đã cắt bỏ túi mật. Nó cho phép dẫn lưu dịch mật và bơm cản quang khi chụp X-quang đường mật sau phẫu thuật.*

T.U. toxic unit; toxin unit. *T.U. Viết tắt của chữ toxic unit; toxin unit, có

nghĩa là đơn vị độc tố.*

tuaminoheptane sulfate USP. A sympathomimetic drug used to produce vasoconstriction of the nasal mucosa or the conjunctiva. It is prepared in an appropriate solution and applied topically. *tuaminoheptan sulfat USP. Một loại thuốc giống giao cảm tạo ra sự co mạch ở niêm mạc mũi hay màng kết. Nó được pha trong dung dịch thích hợp dùng tại chỗ.*

tub [ME. tubbe].1. A receptacle for bathing. 2. The use of the cold bath. 3. To treat by using a cold bath. *chậu tắm 1. Chỉ một loại đồ dùng để có thể tắm ngâm mình trong nước. 2. Áp dụng phương pháp tắm lạnh. 3. Trị bệnh bằng phương pháp tắm lạnh.*

tuba [L. tubus, tube]. Tube. *Ống Xem Tube.*

tubal [L. tubus, tube]. Pert. to a tube, esp. the fallopian tubes *(thuộc) ống Có liên quan đến ống, đặc biệt là chỉ về ống dẫn trứng.*

tubal nephritis, Inflammation of kidney tubules, *Viêm ống thận Chứng viêm nhiễm các ống nhỏ trong thận.*

tubal pregnancy. Pregnancy in one of the fallopian tubes. *Chửa trứng Có thai ở một trong hai ống fallop.*

tubatorsion [" + torsio, a twisting]. The twisting of an oviduct. *tubatorsion Xoắn vòi trứng.*

tubba, tubbae Yaws that attacks the palms and soles. *Bệnh ghẻ cóc Bệnh ghẻ cóc ở lòng bàn chân và lòng bàn tay.*

tube [L. tubus, a tube]. A long, hollow, cylindrical structure. *Ống Một cấu trúc hình trụ, dài và rỗng ruột.*

t., auditory. Eustachian tube, q.v. *Ống tai Chỉ vòi Eustache.*

t., Cantor. T., intestinal decompression. *Ống Cantor Ống giảm sức ép tại ruột.*

t., cathode ray. Vacuum tube with a thin window at the end opposite the cathode to allow the cathode rays to pass outside. More generally, any discharge tube in which the vacuum is fairly high. *Ống tia âm cực Ống chân không có một cửa sổ nhỏ tại đầu đối diện với cực âm và cho phép các tia âm cực qua đó đi ra ngoài. Thông thường hơn, chỉ chung về các loại ống phóng điện được hút chân không.*

t., Coolidge. A kind of hot cathode tube that is so highly exhausted that the residual gas plays no part in the production of the cathode stream, and that is regulated by variable heating of the cathode filament. *Ống Coolidged Một loại ống âm cực nóng, đã được hút hết không khí mà khi còn lại không đóng vai trò sản sinh ra dòng âm cực, và nó được điều chỉnh qua việc biến thiên nhiệt độ tại cuốn dây âm cực.*

t., Crookes'. Vacuum tube used in producing roentgen rays. *Ống Crookes Một loại ống chân không dùng để tạo ra tia Roentgen.*

t., drainage. Glass or rubber tube

that, when inserted into a cavity, drains away its fluid contents.*Ống dẫn lưu* Một loại ống bằng thủy tinh hay bằng cao su, dùng đặt vào trong một khoang để dẫn lưu các chất dịch trong khoang đó ra ngoài.

t., endobronchial Double-lumen tube used in anesthesia. One tube may be used to aerate a portion of the lung, while the other is occluded in order to deflate the other lung or a portion of it. SYN: Carlen's catheter. *Ống nội phế quản* Ống lumen đôi dùng trong gây mê. Một ống có thể dùng để làm cho máu lấy oxy ở phổi, trong khi ống kia được đút nút toàn phần lại để làm xẹp phổi hay một phần của phổi. Đn: Carlen's catheter.

t., endotracheal A catheter inserted into the trachea for the purpose of providing an airway.*Ống đặt nội khi quản* Ống được dùng đặt trong khi quản nhằm để cung cấp không khí.

t., esophageal. T., stomach.*Ống thực quản* Xem T., stomach.

t., eustachian. Tube passing from the throat to the middle ear.*Ống eustache* Ống thông vùng tai giữa với vùng họng.

t., fallopian. One of two oviducts leading from the peritoneal cavity into the uterine cavity.*Ống fallop* Một trong hai ống dẫn trứng, xuất phát từ khoang màng bụng và đến khoang tử cung.

t., fermentation. U-shaped tube open only at one end. If they produce gas, bacteria cultured in media in the upright tubes will cause the level of fluid to decrease in the tube with the closed end.*Ống lên men* Một loại ống hình chữ U, chỉ có một đầu mở. Nếu có sinh ra khí, vi khuẩn nuôi cấy trong môi trường, vị ống thẳng đứng sẽ làm cho mức độ chất lỏng ở đầu kín bị giảm xuống.

t., hot-cathode. Vacuum tube in which the cathode is electrically heated to incandescence and in which the supply of electrons depends on the temperature of the cathode.*Ống âm cực nóng* Loại ống chân không trong đó, cực âm được nung nóng bằng dòng điện và qua đó nó có thể cung cấp các điện tử tùy thuộc vào nhiệt độ của âm cực.

t., hot cathode roentgen-ray. Vacuum roentgen-ray tube in which the electron stream is supplied by a heated cathode. The cathode stream may be regulated by varying the current through the cathode filament. *Ống âm cực nóng tạo tia roentgen* Một loại ống chân không tạo tia roentgen, trong đó dòng điện tử được cung cấp bởi đầu âm cực nóng. Dòng âm cực này có thể được điều chỉnh nhờ thay đổi dòng điện qua đầu âm cực.

t., intestinal decompression. Tube placed in the intestinal tract, usually via the nose and esophagus, in order to relieve gas pressure produced when paralytic ileus or intestinal obstruction is present. Tubes may be plain; made of rubber, plastic, or silicone; or they may be equipped with a mercuryfilled tip to facilitate passage into the intestinal tract. The latter is calleda Cantor tube. The tubes are impregnated with a radiopaque substance in order to allow x-ray visualization of their location.*Ống giảm sức ép ở ruột* Ống dùng đặt trong đường ruột, thường là qua mũi hay thực quản để làm dịu giảm áp lực khí sinh ra khi tắc do liệt ruột hay do vật cản. Ống này có thể đơn giản, làm bằng cao su, chất dẻo hay silicon. Nó có thể được trang bị một đầu thủy ngân để dễ dàng hơn trong việc đặt vào đường ruột, loại này được gọi là ống Cantor. Ống này cũng có thể được quét lớp chắn bức xạ để cho phép quan sát vị trí của nó bằng tia X-quang.

t., intubation. Tube for passing into the larynx to facilitate breathing. SEE: intubation.*Ống đặt nội khi quản* Ống dùng cho việc đặt qua thanh quản, tạo điều kiện dễ dàng cho việc thở.

t., Levin. Tube passed via the nose into the gastrointestinal tract.*Ống Levin* Ống đặt vào dạ dày - ruột qua đường mũi.

t., Miller-Abbott. Double-channel intestinal tube used to relieve intestinal distention. Inserted through a nostril, the tube is passed through the stomach into the small intestine.*Ống Miller-Abbot* Một loại ống đôi, đặt vào ruột để làm dịu đi độ căng phồng của ruột. Nó được đặt bằng đường mũi qua dạ dày vào ruột non.

t., nasogastric. Tube passed via the nose into the gastrointestinal tract for the purpose of instilling liquid foods into the stomach.*Ống mũi - dạ dày* Ống xông đặt đường mũi đi vào dạ dày - ruột để bơm thức ăn lỏng vào dạ dày.

t., neural. SEE: neural tube.*Ống thần kinh* Xem: neural tube.

t., otopharyngaal Eustachian tube,q.v.*Ống tai - hầu* Xem Eustachian tube.

t., Sengstaken-Blakemore. Three-element nasogas- tric tube used in treating esophageal bleeding. One tube is for aspiration, another for feeding, and the third is attached to an elongated balloon that surrounds the tubes. The balloon is inflated after the tube is inserted. The goal is to compress the bleeding areas.*t., Sengstaken-Blakemore* Ống mũi - dạ dày gồm ba thành phần xử trí xuất huyết thực quản. Một ống dùng cho đường thở, ống thứ hai bơm thức ăn vào dạ dày, còn ống thứ ba là một quả bóng thon dẹp, nó bao bọc lấy các ống kia. Quả bóng sẽ được xì xẹp sau khi đã đặt xong, mục đích của nó là để ép lên vùng có chảy máu.

t., Southey's. Very small tube pushed into tissue to help drain edema fluid. Used in severe congestive heart failure to relieve edema of the legs.*Ống Southey* Là một ống rất nhỏ có thể đặt được vào trong các mô để hỗ trợ dẫn lưu các dịch phù. Nó được dùng trong trường hợp suy tim sung huyết nghiêm trọng để làm giảm phù cẳng chân.

t., stomach. Rubber tube for introducing food into the stomach or for washing out the stomach. SYN: t., esophageal.*Ống dạ dày* Ống cao su dùng để bơm thức ăn vào dạ dày hay dùng trong trường hợp rửa dạ dày. Đn: t., eophageal.

t., test. Glass tube closed at one end. It is used in chemistry to hold chemicals and materials being tested.*Ống nghiệm* Là ống thủy tinh một đầu kín, dùng trong các phòng thí nghiệm hóa để chứa các hóa chất hay các mẫu vật xét nghiệm.

t., thoracostomy. Tube inserted into the pleural space via the chest wall in order to remove air or fluid present in the apace.*Ống hút màng phổi* Ống đặt vào trong khoảng không màng phổi qua đường thành ngực để hút các chất dịch hay không khí xuất hiện tại đó.

t., tracheotomy. Tube for inserting into the trachea.*Ống mở khí quản* Là ống dùng để đặt vào trong khí quản.

t., uterine. Fallopian tube, q.v.*Ống tử cung* Xem Fallopian tube.

t., ventilation. SEE: grommets. *Ống thông khí* Xem: grommets.

t., Wangensteen. Tube used in Wangenateen method, q.v.*Ống Wangensteen* Ống dùng trong thủ thuật Wangensteen.

tubectomy Surgical removal of all or part of a tube, esp. the fallopian tube. *Phẫu thuật cắt ống* Thực hiện phẫu thuật cắt bỏ đi tất cả hay một phần của một ống, nhất là ống dẫn trứng.

tube feeding. Providing the patient's fluids and nutritional requirements by instilling foods into the stomach via a nasogastric tube. This method of providing food for comatose patients who have no hope of recovery is controversial.*Sự cho ăn qua đường ống* Cung cấp các chất dịch và chất dinh dưỡng cho cho bệnh nhân bằng cách bơm vào dạ dày qua đường ống mũi - dạ dày. Phương pháp này hiện còn đang tranh cãi về vấn đề nuôi ăn những bệnh nhân hôn mê mà không có hy vọng gì về dấu hiệu phục hồi.

tuber [L., a swelling]. (pl. tubers) A swelling or enlargement.*Bướu* Sự sưng lên hay sự tấy lên.

t., cinereum. A part of the base of the hypothalamus bordered by mammillary bodies, the optic chiasma, and on either side by the optic tract. It is connected by the infundibulum to the posterior lobe of the Pituitary.*Củ não* Chỉ một phần ở đáy của vùng dưới đồi não *được bao bọc bởi các thể núm, giao thoa thị giác, và hai bên giới hạn bởi hai dải thị giác. Nó được nối tiếp với thùy sau của tuyến yên qua phễu.*

tubercle [L. tuberoulum, a little swelling]. 1. A small rounded elevation or eminence on a bone. 2. A small nodule esp. a circumscribed solid elevation of the skin or mucous membrane. 3. The characteristic lesion resulting from infection by tubercle bacilli. It consists typically of three parts a central giant cell, a midzone of epithelioid cells, and a peripheral zone of nonspecific structure.   SYN: tubereulum.   SEE: tuberoulosis.*Nốt, u lao 1. Chỉ một vùng nhỏ nổi lên có hình tròn hay một vết tròn nổi lên trên xương. 2. Một nút nhỏ, đặc biệt là chỉ nốt tròn cứng nổi lên trên da hay trên màng nhầy. 3. Vết u nổi lên do nhiễm phải vi trùng lao. Nó chủ yếu có ba phần chính, tế bào lớn trung tâm, lớp tế bào biểu mô ở giữa và vùng ngoại vi với cấu trúc không rõ ràng. Đn: tuberculum. Xem: tuberculosis.*

t., adductor. Tubercle of the femur to which is attached the tendon of the adductor magnus.*Nốt cơ khép Nốt u tại xương đùi, ngay tại phần tiếp xúc với dây chẳng của mấu cơ khép.*

t., articular. Tubercle at the base of the zygomatic arch to which is attached the temporomandibular ligament; lateral to the articular eminence of the glenoid fossa, with which it is often confused. SYN: t., zygomatic.*Nốt khớp Nốt u tại đáy của cung gò má, ngay tại điểm tiếp xúc với dây chẳng thái dương - hàm dưới; cũng dễ nhầm lẫn với trường hợp u sụn tại vùng hố chảo bên. Đn: t., zygomatic.*

t., condyloid. An eminence on the mandibular condyle for the attachment of the lateral ligament of the temporomandibular joint.*Nốt lồi cầu U nổi lên ở cục lồi xương hàm dưới, ngay tại điểm tiếp xúc với dây chẳng bên của khớp thái dương - hàm dưới.*

t., dental. A small elevation of variable size on the crown of a tooth representing a thickened area of enamel or an accessory cusp.*Nốt răng Nốt u nhỏ, có thể có nhiều kích cỡ khác nhau nổi lên trên mũ răng, nó xuất hiện dưới dạng một vùng men dày lên hay phần đỉnh phụ.*

t., deltoid. Tubercle on the clavicle for attachment of the deltoid muscle. *Nốt delta U trên xương đòn, ngay tại điểm tiếp xúc với cơ delta.*

t., fibrous. Fibrous tissue that has replaced a previously inflamed area. *Nốt sợi U mô sợi phát triển tại vùng bị viêm nhiễm trước đó.*

t., genial Tubercle on either side of the lower jawbone.*Nốt lành tính Khối u ở cả hai bên của xương hàm dưới.*

t., genital. The embryonic structure

that becomes the clitoris or the penis. *Gai sinh dục Chỉ một cấu trúc phôi thai sau này sẽ phát triển thành âm vật hay dương vật.*

t., lacrimal. Tubercle on the upper jawbone.*Nốt tuyến nước mắt U tại vùng hàm trên.*

t., laminated. The cerebellar nodule..*Nốt phiến Nốt u ở tiểu não.*

t., Lisfianc's. Tubercle on the first rib for attachment of the scalenus anticus muscle.*Nốt Lisfranc U tại xương sườn thứ nhất ngay tại nơi tiếp giáp với cơ kháng bậc trung.*

t., mental A small tubercle on either side of the midline of the chin.*Nốt cằm Khối u nhỏ ở hai bên của đường giữa cằm.*

t, miliary. A small tubercle resembling a millet seed; the lesion of tuberculosis.*Nốt hạt kê Một u nhỏ giống như hạt kê; chỉ về một tổn thương lao.*

t., of the upper lip. The prominence of the upper part of the vermilion border that represents the distal termination of the philtrum of the upper lip.*Nốt môi trên U nối lên tại phần trên của vùng bờ thoa son, là phần ngoại biên của nhân trung ở môi trên.*

t., Pharyngeal. The point of attachment of the superior pharyngeal constrictor and its fibrous raphe on the inferior surface of the basilar part of the occipital bone.*Nốt họng Chỉ điểm tiếp xúc giữa cơ co khít họng trên và đường đan sợi của nó ở mặt dưới của phần đáy xương chẩm.*

t., pubic. A small projection at the crest at the lateral end of the crest of the pubic bone. The inguinal ligament attaches to it.*Nốt xương mu U nhỏ nối lên tại mào hay phần bên mào của xương mu. Nó gắn với dây chẳng ở bẹn.*

t., supraglenokl. A rough, elevated area just above the glenoid cavity of the clavicle. The long head of the biceps muscle of the arm attaches to this tubercle.*Nốt trên ổ chảo Một vùng nhám nối lên ngay phía trên khoang ổ chảo của xương đòn, ngay tại điểm tiếp xúc với đầu dài của cơ hai đầu ở cánh tay.*

t., zygomatic. Tubercle on the zygoma at the junction of the anterior root.*Nốt gò má U tại xương gò má, ngay tại khớp của rễ sau.*

tubercula Pl. of tuberculum.

tubercula Bệnh lao.

tubercular [L. tu6ercuium, a little swelling]. Relating to or marked by nodules. SYN: torose.*(thuộc) các củ lao Có liên quan đến hay có dấu hiệu về nốt u lao. Đn: torose.*

tuberculate, tuberculated [L. tuberculum, a small swelling]. Covered with nodules. SYN: tubercular. *Nốt u lao Chỉ sự nổi lên các nốt u lao. Đn: tubercular.*

tuberculattion The formation of tubercles.*Bộc lộ bệnh lao Chỉ trường hợp xuất hiện các triệu chứng của bệnh lao như xuất hiện các u lao*

hay hạch lao.

tuberculid(e) [L. tuberoulune, a little swelling]. A tuberculous cutaneous eruption due to toxins of tuberculosis. SYN: tuberculoderma.*Ban lao Nổi lên các hạt u lao trên da do độc tố lao. Đn: tuberculoderma.*

t., follicular. A cutaneous eruption characterized by presence of groups of follicular lesions, esp. on the trunk.*Ban lao nang Trên da nổi lên các nhóm tổn thương có nang, đặc biệt là trên vùng thân mình.*

t., papulonecrotic. Form of tuberculid characterized by symmetrically distributed bluish papules, esp. on extremities. These undergo central necrosis and, on healing, leave deep scars.*Nốt sần hoại tử Một dạng u lao biểu hiện bởi sự tập trung một cách đối xứng các nốt sần màu xanh, đặc biệt là ở vùng chi. Nó sẽ trải qua hoại tử, lên da non và để lại sẹo sâu.*

tuberculigenous [" + Gr. gennan, to produce]. Causing or predisposing to tuberculosis.*Gây bệnh lao Gây ra hay dẫn đến bệnh lao.*

tuberculin [L. tuberculum, a little swelling]. 1. A soluble cell substance prepared from the tubercle bacillus, usually the human type, which is used to determine the presence of a tuberculosis infection. Among the types of tuberculin used are Koch's original or old tuberculin (ABBR: OT or TO) and tuberculin purified protein derivative (ABBR: PPD). 2. USP. The tuberculin used for diagnostic tests of the ability of the skin to react to the intradermal injection of tuberculin. Trade names are Aplisol and Aplitest.*Tuberculin 1. Một dung dịch chứa các chất trong tế bào được sản xuất từ trực khuẩn lao, thường dùng typ gây bệnh cho người, còn được dùng để xác định xem có sự xuất hiện của triệu chứng nhiễm lao hay không. Trong các typ tuberculin thường được sử dụng là loại có nguồn gốc Koch hay loại vắc-xin kháng lao giả (Viết tắt là: OT hay TO) và tuberculin dẫn xuất protein tinh chế (Viết tắt là: PPD). 2. USP. Tuberculin dùng để xét nghiệm chẩn đoán nhiễm lao nhờ vào phản ứng da, tại vùng được tiêm trong da tuberculin. Tên thương mại là Aplisol và Aplitest.*

t., new. A suspension of tubercle bacilli fragments from which the soluble materials have been removed and to which glycerine has been added. Tuberculin, USP, is now used in place of this preparation.*tuberculin mới Là các thành phần của trực khuẩn lao ở dạng huyền phù, mà các chất hòa tan được bỏ đi và thay bằng glycerin. Ngày nay loại Tuberculin, USP được dùng thay thế.*

t., old. Tuberculin originally prepared by Koch from cultures of Mycobacterium tuberculosis.*tuberculin cũ Là tuberculin được sản xuất* *theo phương pháp Koch qua việc nuôi cấy Mycobacterium tuberculosis.*

t., purified protein derivative. A purified tuberculin obtained by the same technique as that used for old tuberculin except a synthetic broth is used to culture the Mycobacterium tuberculosis.*tuberculin dẫn xuất protein tinh chế Là tuberculin điều chế tinh sản xuất bằng cùng một phương pháp với tuberculin cũ ngoại trừ môi trường nuôi cấy thì khác nhau.*

tuberculin test. A test to determine the presence of a tuberculosis infection based on positive reaction of subject to tuberculin. Tests commonly used are Mantoux test, intradermal injection of tuberculin; von Pirquet teat, rubbing tuberculin on scarified akin; and Vollmer patch test, the application to skin of a piece of gauze impregnated with dried tuberculin. In all three tests a local inflammatory reaction is observed in infected persons after 48 to 96 hours. Teats do not reveal whether infection is active or inactive.*Nghiệm pháp tuberculin Là một xét nghiệm để xác định xem bệnh nhân có nhiễm vi trùng lao hay không dựa trên phản ứng dương tính đối với tuberculin. Các nghiệm pháp thường dùng là xét nghiệm Mantoux, tiêm tuberculin dưới da; nghiệm pháp von Pirquet, chà xát tuberculin lên phần rạch nông trên da; và nghiệm pháp miếng đắp Vollmer, dán áp lên da một miếng gạc đã được tẩm tuberculin đã sấy khô. Trong cả ba loại xét nghiệm này, người được xét nghiệm sẽ được xem xét các phản ứng viêm tại chỗ trong khoảng thời gian từ 48 đến 96 giờ. Xét nghiệm sẽ không được tiết lộ cho dù có phản ứng hay không có phản ứng.*

tuberculin tine test. Tuberculin test performed by using a special disposable instrument that contains multiple sharp points or prongs for piercing the skin. These tines penetrate the skin and introduce the tuberculin thathas been appliedtothem. The test is read in 48 to 72 hours.*Nghiệm pháp tuberculin răng nhọn Nghiệm pháp được thực hiện bằng cách sử dụng một dụng cụ đặc biệt có nhiều mũi nhọn hay các răng nhọn. Các răng nhọn này sẽ đâm xuyên qua da và qua đó tuberculin thấm nhập vào cơ thể. Xét nghiệm này sẽ được đọc sau khoảng từ 48 đến 72 giờ.*

tuberculitis.Inflammation of a tubercle.*Viêm củ Viêm quanh nổy củ.*

tuberculocele ["+ kale, tumor]. Tuberculosis of the testis.*Lao tinh hoàn Chỉ sự nhiễm u lao ở tinh hoàn.*

tuberculosis tuberculocidal Anything that destroys Mycobacterium tuberculosis.*Diệt lao Các chất có tác dụng diệt Mycobacterium tuberculosis.*

tuberculoderma [" + Gr. derma, akin]. A tuberculous lesion of the skin. SYN: tuberculide.*Tổn thương lao trên da Chỉ về vết tổn thương lao trên da. Đn: tuberculide.*

tuberculofibroid [" + bra, fiber, + Gr. eidos, form, shape]. Denoting fibroid degeneration of tubercles.*Nốt lao dạng sợi Sợi thoái hóa từ nốt lao.*

tuberculofibrosis [" + "+ Gr. osis, condition]. 1. Chronic pulmonary inflammation with formation of fibrous tissue. 2. Interstitial pneumonia.*Viêm phổi xơ hóa 1. Chỉ chứng viêm phổi mãn có sự hình thành các mô sợi. 2. Chứng viêm phổi kẽ.*

tuberculoid [L. tu6ercuLum, a little swelling, + Gr. eidos, form, shape]. Resembling tuberculosis or a tubercle.*Dạng lao Giống như lao hay nốt củ.*

tuberculoma [" + Gr. oma, tumor]. 1. A tuberculous abscess. 2. Any tuberculous neoplasm.*U lao 1. Áp xe lao. 2. Khối tân sản các lao.*

tuberculophobia [" + Gr. pho6os, fear). An abnormal fear of being infected with tuberculosis.*Chứng sợ bệnh lao Chứng sợ mắc bệnh lao một cách khác thường.*

tuberculoprotein A protein derived from tubercle bacilli.*Protein lao Một loại protein dẫn xuất từ vi trùng lao.*

tuberculosilicosis Silicosis and pulmonary tuberculosis at the same time.*Bệnh bụi phổi - lao phổi Chứng mắc bệnh bụi phổi và lao phổi cùng một lúc.*

tuberculosis [" + Gr. osis, condition]. An infectious disease caused by the tubercle bacillus, Mycobacterium tuberculosis, and characterized pathologically by inflammatory infiltrations, formation of tubercles, caseation, necrosis, abscesses, fibrosis, and calcification. It most commonly affects the respiratory system, but other parts of the body such as gastrointestinal and genitourinary tracts bones, joints, nervous system, lymph nodes, and skin may become infected. Fish, amphibians, birds, and mammals (esp. cattle) are subject to the disease. Three types of the tubercle bacillus exist: human, bovine, and avian. Man may become infected by any of the three types but in the U.S., the human type predominates. Infection usually is acquired from contact with an infected person or an infected cow or through drinking contaminated milk.

Tuberculosis may occur in an acute generalized form (miliary tuberculosis) or in a chronic localized form. In man, the primary infection usually consists of a localized lesion and regional adenitis, these constituting the primary complex. From this state, lesions may heal by fibrosis and calcification and the disease exist in an arrested or inactive stage. Reactivation or exacerbation of the disease or reinfection gives rise to the chronic pro-

gressive form. SEE: Nursing Diagnoses in Appendix.

NOTE: Many varieties of Mycobacterium that previouslywerethoughttobenonpatho gemc for man have been found to cause chronic progressive pulmonary disease closely resembling pulmonary tuberculosis. These organisms have been termed anonymous or atypical Mycobacterium. They have been classified into four groups: photochromogens, scotochromogena, nonphotochromogens, and rapid growers.

TREAT: Hospital care is recommended for active cases however, developments in chemotherapy have greatly altered timehonored views concerningthe need for strict isolation and prolonged bedrest. In advanced cases, bedrest, adequate well-balanced diet, relief from emotional tension, collapse therapy (pneumoperitoneum, pneumothorax, phrenemphraxis), and, in some cases surgery (thoracoplasty) may be required. Among chemotherapeutic drugs, several are widely used: streptomycin, paraamino-salicylic acid (PAS), rifampin, ethambutol and isoniazid. One of several drugs, capreomycin, pyrazinamide, ethionamide, cycloserine, kanamycin, and amikacin, may be used in cases where the tubercle bacillus has become resistant to other drugs. Symptomatic treatment is necessary for cough, hemoptysis chest pain, and other symptoma. SEE: tuberculosis chemotherapy, short course.

Caution: When isoniazid is used, it is important to determine the plasma level of the drug. The rate of inactivation of isoniazid is genetically determined and individuals may be slow or fast inactivators of the drug. A larger dose than normal will be required in order to achieve the desired plasma concentration in patients who are fast inactivators of isoniazid.

RS: mycobacterium' tubercle; tubercle bacillus; tuberculin; tuberculin test; tubercullin tine test.*Bệnh lao L à một bệnh do nhiễm phải trực khuẩn lao Mycobacterium tuberculosis và bệnh được biểu hiện qua các dạng như u lao, hoại tử, áp xe, xơ hóa, hóa vôi. Bệnh chủ yếu nhiễm tại hệ hô hấp, nhưng cũng có thể nhiễm tại một số bộ phận khác như dạ dày - ruột, đường sinh dục - niệu, xương, khớp, hệ thần kinh, hạch bạch huyết và da. Các loài như cá, động vật lưỡng cư, chim và động vật có vú (đặc biệt là vật nuôi) cũng có thể nhiễm bệnh. Hiện có ba loại trực khuẩn lao tồn tại là: loại lây nhiễm cho người, loại lây nhiễm cho bò và loại lây nhiễm cho chim. Người có thể bị nhiễm cả ba loại này, nhưng ở Mỹ chủ yếu là nhiễm phải loại lây cho người. Sự nhiễm bệnh thường là do tiếp xúc trực tiếp với người bệnh hay uống*

sữa của con vật mắc bệnh.
Bệnh lao có thể xảy ra dưới dạng cấp tính toàn thân (lao hạt kê) hay dạng kinh điển khu trú. Ở người, chủ yếu là nhiễm dưới dạng tổn thương cục bộ và viêm hạch khu vực, sự hình thành bệnh thường là phức hợp sơ cấp. Tùy theo tình trạng, các thương tổn có thể lành lại dưới dạng xơ hóa hay hóa vôi và bệnh sẽ tạm lắng ở giai đoạn kim hãm lại hay không hoạt động. Sau đó bệnh sẽ tái phát hay gia tăng mạnh mẽ ở các dạng có hội chứng nặng hơn. Xem: Nursing Diagnoses trong phần Phụ lục.
CHÚ Ý: Nhiều loại trực khuẩn Mycobacterium trước kia được xem là không gây bệnh cho người ngày nay đã được phát hiện là nguyên nhân gây ra các bệnh phổi mạn tính gần giống như bệnh lao phổi ở người. Các loại trực khuẩn này được đặt tên là Mycobacterium ẩn danh hay Mycobacterium không điển hình. Nó đã được phân ra làm bốn nhóm là: photochromogens, scotochromogens, nonphotochromogens và rapid growers.
ĐIỀU TRỊ: Nên nhập viện đối với những trường hợp bệnh hoạt tính, tuy nhiên sự phát triển của các phương pháp hóa trị liệu ngày nay đã làm thay đổi nhiều về thời gian yêu cầu về vấn đề cách ly cũng như nằm nghỉ ngơi trên giường bệnh. Đối với những ca bệnh quá nặng thì cũng cần phải nghỉ ngơi, ăn uống theo chế độ cân bằng dưỡng chất, an ủi để tránh căng thẳng tinh thần, liệu pháp xẹp phổi (pneumoperitoneum, pneumothorax, phrenemphraxis), và, trong một số trường hợp, phải can thiệp bằng phẫu thuật (thoracoplasty). Trong số các loại thuốc dùng trong hóa trị, một số loại được sử dụng rộng rãi như streptomycin, paraamino-salicylic acid (PAS), rifampin, ethambutol và isoniazid. Một số loại khác như capreomycin, pyrazinamid, ethionamid, cycloserin, kanamycin và amikacin có thể được dùng khi trực khuẩn lao đã trở nên kháng các loại thuốc khác. Điều trị triệu chứng cũng cần thiết đối với một số trường hợp như ho, ho ra máu, đau ngực và một số triệu chứng khác. Xem: tuberculosis chemotherapy short course.
Lưu ý: Khi sử dụng isoniazid, vấn đề quan trọng là phải xác định được nồng độ trong máu của thuốc. Tỷ lệ bất hoạt của isoniazid có thể xác định được theo di truyền học và tùy vào mỗi cá nhân mà mức độ khử hoạt tính của thuốc có thể diễn ra nhanh hay chậm. Cần một liều thuốc cao hơn bình thường để có nồng độ cao trong huyết thanh bệnh nhân nhanh khử hoạt tính của isoniazid.
THAM KHẢO: micobacterium, củ lao, khuẩn lao, tuberculin, nghiệm pháp tuberculin, nghiệm pháp răng nhọn.

t., avian. Tuberculosis of birds, due to Mycobacterium auium.(bệnh) lao ở loài chim Bệnh lao ở loài chim, do vi trùng Mycobacterium avium.
t., bovine. Tuberculosis of cattle due to Mycobacterium tuberculosis. (bệnh) lao bò Bệnh lao ở các loài gia súc, do vi trùng Mycobacterium tuberculosis.
t., endogenous. Tuberculosis originating in a tubercle in another body site.(bệnh) lao nội sinh bệnh lao bắt nguồn từ một nốt lao ở vị trí khác trong cơ thể.
t., exogenous. Tuberculosis originating y from a source outside the body.(bệnh) lao ngoại sinh Bệnh lao bắt nguồn từ các nguồn ở ngoài cơ thể.
t., hematogenous. Spread of tuberculosis from a primary site to another site via the bloodstream.(bệnh) lao lây do máu Dạng lây lan của bệnh lao từ bộ phận này qua bộ phận khác qua đường máu.
t., open. Tuberculosis in which the tu~berclebacilli are present in bodily secretions that leave the body.bệnh lao mở Bệnh lao mà trực khuẩn lao thấy trong các chất bài tiết ra khỏi cơ thể.
t., verrucosa. Tuberculosis of the skin or lplucous membranes characterized by formation of warty lesions.Bệnh lao mụn cóc Bệnh lao da hay lao màng nhầy biểu hiện bởi xuất hiện các mụn tổn thương trên da.

tuberculosis chemotherapy, shortcourse. Investigations have shown that isoniazid (INH), pyrazinamide (PZA), and rifampin (RMP), plus streptomycin or ethambutol (EMB) daily for three months followed by daily INH and ethambutol for a total period of 6 months is an extremely effective and well-tolerated treatment schedule. Patients who have difficulty in adhering to self-administered treatment schedules must be carefully supervised.Hóa trị liệu lao, ngắn hạn các cuộc điều tra cho thấy rằng isoniazid (INH), pyrazinamid (PZA), và rifampin (RMP), kèm thêm streptomycin hay ethambutol (EBM) dùng hàng ngày khoảng ba tháng; tiếp theo đó là INH và ethambutol dùng hàng ngày trong sáu tháng thì rất có hiệu quả và bệnh nhân sẽ có chịu đựng tốt với lịch điều trị. Đối với bệnh nhân có khó khăn trong các lịch điều trị tự trông nom thì cần phải theo dõi cẩn thận.

tuberculostatic Arresting the growth of the tubercle bacillus.Hãm phát triển trùng lao Kìm hãm sự phát triển của trực khuẩn lao.

tuberculotic Concerning tuberculosis.(thuộc) bệnh lao Có liên quan đến bệnh lao.

tuberculous [L. tuberculum, a little swelling]. Relating to or affected with tuberculosis, or conditions

marked by infiltration of a specific tubercle, as opposed to the term tubercular, referringto nonspecific tubercle.Mắc lao Có liên quan đến hay nhiễm phải bệnh lao hay các bệnh có dấu hiệu thâm nhiễm các khuẩn lao đặc biệt, nó khác với bệnh lao, được xem như là các bệnh lao không xác định.
tuberculum [L. tuberculum, a little swelling]. (pl. tubercu(a) A small knot or nodule a tubercle.Nút nhỏ Chứng nổi lên các nốt nhỏ.
t. acusticum. Dorsal nucleus of the cochlear nerve.Mấu thần kinh tai Hạch lưng của thần kinh ốc tai.
t., majus humeri [NA] Larger tuberosity of the humerus at upper end of its lateral surface giving attachment to infraspinatus, supraspinatus, and tares minor muscles.Khối lớn ở xương cánh tay Nút u lớn ở xương cánh tay ngay tại đầu trên của mặt bên nơi có tiếp giáp với phần dưới gai, trên gai và các cơ tròn nhỏ.
t., minus humeri. [NA] The projection at the proximal end of the anterior humerus providing attachment to the subscapularis muscle.Khối nhỏ ở xương cánh tay Khối u tại đầu gần của xương cánh tay trước, nơi tiếp xúc với cơ dưới xương vai.
tuberin [L. tuber, a swelling]. A simple protein; a globulin in potatoes.
tuberin Một loại protein đơn, một loại globulin có trong khoai tây.
tuberosis A condition in which nodules develop a nonspecific term that indicates no specific disease process. Nút lồi Một dạng bệnh mà trong đó phát triển các nốt; một thuật ngữ không rõ ràng dùng để chỉ ra các tiến trình bệnh không xác định được.
tuberositas [L.]. (pl. tu6erositates) A projection, nodule, or prominence. Nốt Lồi, bướu nhỏ, hay chỗ nhỏ lên.
tuberosity [L. tu6erositas, tuberoaityJ. 1. An elevated round process of a bone. 2. A tubercle or nodule.Mẩu 1. Phần hình tròn, nối lên ở xương. 2. Một nốt lao hay một bướu nhỏ.
t., ischial. A palpable prominence on the inferior margin of the ischium which supports a person's weight when sitting.Mấu đốt háng Phần nối lên sờ thấy ở bờ trong của đốt háng, điểm nâng đỡ trọng lượng của con người khi ngồi.
t., maxillary. A rounded eminence on the posteroinferior surface of the maxilla that enlarges with the development and eruption of the third molar. It articulates medially with the palatine bone and laterally with the lateral pterygoid process of the sphenoid. It forma the anterior surface of the pterygopalatine fossa, including a groove for the passage of the maxillary nerve which is anesthetized in this region for a maxillary or second-division block.Mấu   hàm

trên *Phần nổi lên có hình tròn tại mặt sau và phía dưới của hàm trên, nó sẽ nở rộng ra cùng với sự phát triển và nhú lên răng hàm thứ ba. Nó khớp với phần giữa của xương vòm miệng và ở mặt bên khớp với phần bên móm chân bướm của xương bướm. Nó tạo nên mặt trước của hố chân bướm - vòm miệng, bao gồm một đường rãnh cho các dây thần kinh hàm trên đi qua, nơi mà có thể gây tê tại hàm trên hay vùng phân chia thứ hai.*

tuberous Pert. to tubers. *(thuộc) củ Có liên quan đến củ.*

tuberous sclerosis. A syndrome manifested by convulsive seizures, progressive mental disorder, adenoma sebaceum, and tumors of the kidneys and brain with projections into the cerebral ventricles. *Xơ não u Một hội chứng biểu lộ bằng những cơn co giật, rối loạn tâm thần, u tuyến bã nhờn, xuất hiện các khối u tại thận và não thất.*

tubo- [L.tutus]. Combining form meaning tube. *tubo- Tiếp đầu ngữ, dùng liên kết với từ khác để chỉ về ống.*

tuboabdominal [L.tubus, tube, + abdominalis, pert. to the abdomen]. Pert. to the fallopian tubes and the abdomen. *Ống dẫn trứng - ổ bụng Chỉ về ống dẫn trứng và ổ bụng.*

tuboabdominal pregnancy. Ectopic gestation with embryo partly in tube and partly in the abdominal cavity *Chửa tại ống dẫn trứng - ổ bụng Sự có thai lệch vị trí với vị trí của phôi thai một phần nằm trong ống dẫn trứng và một phần nằm trong ổ bụng.*

tubocurarine chloride USP. Drug used to produce skeletal muscle relaxation during anesthesia and convulsive states, and to treat poisoning due to black widow spider bites. Tubocurarine was originally obtained from the Indian arrow poison, curare, q.v.

Caution: Tubocurarine should be administered only by those who have the proper equipment and are fully capable of providing artificial ventilation, tracheal intubation, appropriate antidotes, and additional therapy in case of overdose.

tubocurarin chlorid USP. *Thuốc thư giãn cơ xương được dùng khi gây mê và chống các cơn co giật, ngoài ra nó cũng được dùng để trị độc khi bị mặt loài nhện cái đen cắn. Turbocurarine có nguồn gốc từ các chất độc bôi vào mũi tên của người da đỏ; một loại nhựa độc cura.*

Lưu ý : Tubocurarin chỉ nên sử dụng cho những người đã được trang bị các thiết bị dùng riêng và sẵn sàng được đáp ứng các công việc cấp cứu như hô hấp nhân tạo, đặt nội khi quản, thuốc giải độc thích hợp và các liệu pháp phụ trợ trong trường hợp dùng thuốc quá liều.

tuboligamentous [" + ligamentum, a band]. Pert. to the fallopian tube and broad ligament of the uterus. *Ống dẫn trứng - dây chẳng tử cung Chỉ về ống dẫn trứng và dây chẳng lớn để giữ tử cung.*

tubo-ovarian [" + LL. ooarium, ovary]. Pert. to the fallopian tube and the ovary. *Ống dẫn trứng - buồng trứng Chỉ về ống dẫn trứng và buồng trứng.*

tubo-ovariotomy [" + LL. ooarium, ovary, + Gr. tome, incision]. Excision of ovaries and oviducts. SYN: salpingo-oothecotomy. *Cắt trứng - vòi trứng Thực hiện phẫu thuật cắt bỏ buồng trứng và vòi trứng. Đn: salpingo-oothecotomy.*

tubo-ovaritis [" + " + Gr. iris, inflammation]. Inflammation of the ovary and fallopian tube. *Viêm buồng trứng - ống dẫn trứng Chứng viêm nhiễm buồng trứng và ống dẫn trứng.*

tuboperitoneel [" + Gr. peritonaion, peritoneum]. Rel. to the oviduct and peritoneum. *tuboperitoneel Vòi trứng - màng bụng.*

tuboplasty 1. Plastic repair of any tube. 2. Plastic repair of fallopian tube or tubes in an attempt to restore patency so that fertilization of the ovum may occur. *(phẫu thuật) tạo hình ống 1. Thực hiện phẫu thuật tạo hình các bộ phận ống trong cơ thể. 2. Thực hiện phẫu thuật tạo hình ống dẫn trứng hay các ống có liên quan để giúp phục hồi lại tình trạng từ đó trứng có thể thụ tinh.*

tuborrhea [" + Gr. rhoia, flow]. Discharge from the eustachian tube. *Chảy mủ vòi Eustache Chỉ trường hợp bị chảy mủ ở vòi Eustache.*

tubotorsion The act of twisting a tube. *Xoay ống Chỉ hành động xoay một ống.*

tubotympanal [" + Gr. tympanon, a drum]. Rel. to the tympanum of the ear and the eustachian tube. *Màng nhĩ - vòi Eustache Chỉ về màng nhĩ của tai và vòi Eustache.*

tubouterine [" + uterinus, pert. to the uterus]. Rel. to the oviduct and the uterus. *Vòi trứng - tử cung Chỉ về vòi trứng và tử cung.*

tubovaginal Concerning the fallopian tube and vagina. *Ống dẫn trứng - âm đạo Liên quan đến ống dẫn trứng và âm đạo.*

tubular [L. tubularis, like a tube]. Rel. to or having the form of a tube or tubule. *Hình ống Có liên quan đến hay có hình dạng của một cái ống hay chỉ về một ống nhỏ.*

tubule [L. tubulus, a tubule]. A small tube or canal. *Ống nhỏ Chỉ về một ống nhỏ hay một cái ống.*

t., collecting. Tubule in the renal medulla that is part of the discharging tubule. *Ống thu thập Chỉ về các ống nhỏ trong tủy thận, nó đóng vai trò như là các ống bài tiết của thận.*

t., 's, convoluted, of kidney. The convoluted tubules of the nephron unit of the kidney that, along with the loop of Henle, the distal convoluted tubule, and the collecting tubule, provide a passageway for the glomerular filtrate to reach the renal pelvis. SEE: kidney; nephron.*Ống xoắn của thận Chỉ các ống xoắn của đơn vị thận, dọc theo quai Henle, ở ngoại biên cuộn hồi và ống thu thập, nó là đường của nước lọc cầu thận để tới được bể thận. Xem: kidney; nephron.*

t., 's, convolutedseminiferous. Tubules present in each lobe of the testes.*Các ống xoắn dẫn tinh Chỉ các ống nhỏ xuất hiện tại mỗi thùy của tinh hoàn.*

t., 's, dentinal. Very small canals in the dentin. They extend from the pulp cavity of the tooth to the enamel and are occupied by odontoblastic processes and occasional nerve filaments.*Ống răng Chỉ các ống rất nhỏ ở trong răng. Nó trải dài từ hốc tủy răng đến phần men răng và kết thúc bằng các móm tế bào tạo răng cùng các sợi thần kinh đặc biệt.*

t., 's, excretory. The uriniferous tubules in medullary portion of the kidneys.*Ống bài tiết Chỉ các ống bài tiết nước tiểu ở trong phần lõi của thận.*

t., 's, galactophorous. The lactiferous ducts of the breast. They provide a channel for the milk formed in the lobes of the breast to pass to the nipple.*Ống sữa Chỉ các ống tiết sữa ở ngực. Nó hình thành một kênh sữa từ các thùy ở ngực cho tới đầu vú.*

t., Henle S. Heals's loop, q.v.*Ống Henle Xem Henle's loop.*

t., junctional. Short part of a uriniferous tubule connecting with a collecting tubule.*Ống nối Chỉ phần ngắn của ống tiểu quản niệu nối với ống thu thập nước tiểu.*

t., 's, lactiferous. T.'s, galactophorous, q.v.*Ống dẫn sữa Xem T.'s, galactophorous.*

t., 's, mesonephric. Tubes that make up the temporary kidney of amniotea (animals that form amnions).*Ống trung thận là các ống hình thành thận tạm thời ở những động vật có màng ối.*

t., 's, metanephric. Tubes that makeup the permanent kidneys of amniotes.*Ống hậu thận Là các ống hình thành thận tạm thời ở những động vật có màng ối.*

t., `s, renal. Tubules that connect the glomeruli to the renal pelvis. Included, in order, are the proximal convoluted tubules, loop of Herds, distal convoluted tubules, and the collecting tubules. SEE: kidney; nephron.*Ống trong thận Là các ống nối các tiểu cầu với bể thận. Nó bao gồm, theo thứ tự là : các ống xoắn đầu gần, ống xoắn Henle, các ống xoắn xa và các ống thu thập nước tiểu. Xem: kidney; nephron.*

t., s, seminiferous. Very small channels of the testes in which spermatozoa develop and through which they leave the testes.*Ống sinh tinh Là các ống rất nhỏ ở trong tinh hoàn, tại đó tinh trùng sẽ phát triển và qua đó rời khỏi tinh hoàn.*

t., s, uriniferous. Minute canals forming the glandular substance of the kidney, originating in Bowman's capsules and emptying into the pelvis of the kidney.*Ống tiểu quản niệu Là các ống nhỏ hình thành nên các chất tuyến ở thận, nó xuất phát từ các nang Bowman và đi vào bên trong bể thận.*

tubulin A protein present in the microtubules of cells.*tubulin Một protein có trong các ống nhỏ của các tế bào.*

tubulization A method of repairing severed nerves in which the nerve ends arereplaced in a tube of absorbable material.*Bao bọc dây thần kinh Chỉ một phương pháp dùng để chữa các tổn thương thần kinh bằng cách các đầu cuối của thần kinh được đặt vào trong một cái ống có các chất liệu có thể hấp thu được.*

tubuloalveolar. Consisting of tubes and alveoli, as in a tubuloalveolar salivary gland.*Ống - ổ răng Các ống và các ổ răng, ví dụ như ống - ổ răng của tuyến nước bọt.*

tubulocyst The cystic dilatation of a functionless duct or canal.*Nang ống Giãn nở nang của một ống không có chức năng.*

tubulodermoid [" + Gr. derma, skin, + eidos, form, shape]. A dermoid tumor due to the persistent embryonic tubular structure.*Ống dạng bì Khối u dạng bì do các cấu trúc ống lúc phôi thai vẫn còn tồn tại ở trên da.*

tubuloracemose Pert. to a gland that has tubular and racemose characteristics.*(thuộc) chùm ống Liên quan đến các tuyến được hình thành từ một ống nhỏ hay cả một chùm ống.*

tubulorrhexis [" + rhexis, a breaking]. Focal ruptures of renal tubules.

tubulous. Containing tubules.*Vỡ ống Vỡ các ống thận.*

tubulus [L.]. (pl. tubuli) [NA] A tubule; a small tube.*Ống nhỏ Một ống hay một ống nhỏ.*

tutus [L.]. Tube.*Ống Xem Tube.*

t., digestorius. The alimentary canal.*Ống tiêu hóa Các ống cấp chất dinh dưỡng.*

tuft. A small clump, cluster, or coiled mesa.*Túi, chùm, chòm Bụi nhỏ, bó, hay khối cuộn.*

t., enamel. Abnormal structure formed in development of enamel consisting of poorly calcified twisted rods.*Cụm men Một cấu trúc bất thường khi sự hình thành và phát triển men, nó bao gồm các que xoắn calci.*

t., malpighian. The renal glomerulus.*Cụm malpighi Chỉ về các tiểu cầu thận.*

tugging. A dragging or pulling.*Sự kéo mạnh Giật hay kéo mạnh.*

t., tracheal. An indication of thoracic aneurysm.

SYM: A sense of downward pulling of larynx with cardiac systole when thyroid cartilage is gently raised between the finger and thumb.*Chứng giật khí quản Triệu chứng phình khí quản.*

TRIỆU CHỨNG: Một cảm giác như thanh quản bị kéo xuống cùng với tâm thu khi sụn giáp bị đẩy lên nhẹ bằng ngón trỏ và ngón cái.

tularemia [Tulare, part of California where disease was first discovered]. An acute plaguelike infectious disease caused by Francisella tularensis (formerly classed as Pasteurella tularensis). Transmitted to man by the bite of an infected tick or other bloodsucking insect; by direct contact with infected animals; by eating inadequately cooked meat or by drinking water that contains the organism. SYN: deer fly fever, rabbit fever.

SYM: May appear from 1 to 10 days but averaging 3 days after infection, headache, chilliness, vomiting, aching pains, and fever develop. Site of infection develops into an ulcer. Glands at elbow or in armpit become enlarged, tender, and painful; later may develop into an abscess. Sweating, loss of weight and debility.

TREAT: Streptomycin or gentamicin is effective.*Bệnh tularemia [Tulare, là một vùng thuộc California, nơi mà bệnh được phát hiện đầu tiên] Bệnh lây nhiễm như là dạng dịch hạch cấp tính, gây ra bởi Francisella tularensis (trước đây được gọi là Pasteurella tularensis). Bệnh truyền qua người do vết cắn của một loại ruồi nai đã nhiễm bệnh hay do một số côn trùng hút máu khác; cũng có thể bị truyền trực tiếp do tiếp xúc với loài vật bị nhiễm bệnh, ăn thịt con vật nhiễm bệnh chưa được nấu kỹ hay uống nước có vi trùng gây bệnh. Đn: deer fly fever - sốt ruồi nai; rabbit fever - sốt nhỏ.*

TRIỆU CHỨNG: Phát bệnh trong vòng từ 1 đến 10 ngày, trung bình là 3 ngày sau khi nhiễm bệnh, triệu chứng nhức đầu, ớn lạnh, buồn nôn, đau đớn và sốt cao. Bị loét nơi vùng nhiễm. Các tuyến nơi khuỷu tay và vùng nách như nở rộng ra, mềm và đau đớn, sau đó có thể hình thành áp xe. Ra mồ hôi, xuống cân và suy nhược.

ĐIỀU TRỊ: Dùng streptomycin hay gentamicin rất có hiệu quả.

tumbu fly. Species of fly belonging to the genus Cordylobia in Africa and the genus Dermatobia in tropical America. Their larvae develop in the skin of wild domesticated animals, and man is frequently attacked.*Ruồi tumbu Loài ruồi thuộc giống Cordylobia ở Châu Phi và giống Dermatobia ở vùng nhiệt đới Châu Mỹ. Ấu trùng của nó phát triển trên da của vật nuôi và động vật hoang dại, và cũng thường tấn công gây bệnh cho người.*

tumefacient [L. turnefaciens, produc-

ing swelling]. Producing or tending to produce swelling; swollen.*Gây sưng Làm cho sưng lên hay có xu hướng sưng lên; sưng phồng lên.*

tumefaction [L. turne(actio, a swelling]. 1. A swelling. 2. Act of swelling or the state of being swollen. SYN: intumescence.*Sưng căng 1. Một nốt sưng lên. 2. Làm cho sưng lên hay đang trong tình trạng bị sưng lên. Đn: intumescence.*

tumentia [L.]. Swelling.*Sự sưng lên Xem Swelling.*

t., vasomotor. Irregular swellings in lower extremities associated with vasomotor disturbances.*Sưng vận mạch Chứng sưng bất thường ở hai chân cùng với chứng rối loạn vận mạch.*

tumescence 1. Condition of being swollen or tumid. 2. A swelling.*Sưng phù 1. Tình trạng bị sưng lên hay phù lên. 2. Sự sưng lên.*

tumid [L. tumidus]. Swollen.*Sưng lên Xem Swollen.*

tumor [L. tumor, a swelling]. 1. A swelling or enlargement. 2. Swelling, one of the four classical signs of inflammation. The others are calor (heat), dolor (pain), and tabor (redness). 3. A spontaneous new growth of tissue forming an abnormal mass. It is with few exceptions of unknown cause, noninflammatory, and develops independent of, and unrestrained by normal laws of growth and morphogenesis. SYN: neoplasm. SEE: cancer.

TYPES: Myeloid sarcomata or giantcelled sarcomata Consist of elements formed chiefly of protoplasm containing two or more nuclei, up to 20 or even 50' with a varying number of round, spindle, or mixed cells. Vary in consistency from that of jelly to that of muscle. More frequently occurs on lower jaw, femur, and tibia. Round-celled sarcomata: Usually soft, vascular, rapidly growing, become large, and give rise to metastatic deposits in distant parts and in viscera. Occur in periosteum, bone, lymphatic glands, subcutaneous tissue, testicle, eye, ovary, uterus, lung, and kidneys although they may occur wherever fibrous tissue exists. Glioma: Grows from the connective tissue of nerve centers and its basic substance resembles that structure. Occurs in retina and brain. Melanotic sarcoma: In cells may be of either round or spindle variety. This type of tumor is extremely malignant. Spindle-cell sarcoma: Cells vary much in size, from small oatshaped cells to greatly elongatedbodies with long, fine tapering extremities. Chiefly in bones. Endotheliomata: Occur, in different forms, in the testicle, pia mater, pleura, and peritoneum. Acinous or spheroids!-celled carcinoma: Occurs in two forms: (1) hard, spheroidalcelled (scirrhus or chronic carcinoma) and (2) soft, spheroids!-celled (encephaloid or acute carcinoma). It resembles brain tissue in appearance and consistency. Occurs in testicle, liver, bladder, kidney, ovary, fundus oculi, and more rarely in the breast. SEE: scirrhus. Colloid carcinoma: One of preceding varieties that has undergone mucoid degeneration and so distended the alveoli that they may be seen by the naked eye. Occurs in stomach, intestine, omentum, and ovary. Epithelial carcinoma: (1) The squamous-celled epitheliomata that always spring from skin or mucous membranes or their glands, esp. at junctions of mucous and cutaneous surfaces. Are not encapsulated. Commence as wartlike growth, flattened tubercle, or fissure, ulceration in all these forms setting in early. (2) Cylindrical or columnar-celled. Less common form of carcinoma. Originates from either the cylindrical surface epithelium of a mucous membrane or its glands, closely imitating these structures in microscopic appearance. These growths form indurated infiltrating masses in the walls of organs attacked, producing considerable stenosis of lumen of hollow viscera; as rectum and small intestinal obstruction. Occur in uterus and intestinal tract. Warty or villous growth (papillomata): Resemble in their structure hypertrophied papillae of skin or mucous membrane. These include condylomata and mucous tubercles. Occur about the anus and genitals or in the mouth and throat. Warts and warty growths on skin of hands and genitalia and mucous surface of larynx. Villous growths, bladder, rectum, and larynx. Teratoma: tumors containing bone, hair, or teeth, usually situated in ovaries or testicles but may also be present in other tissues. **Khối u bướu** 1. Sự sưng lên hay sự nở rộng ra. 2. Sưng lên, là một trong bốn dấu hiệu của sự viêm. Các dấu hiệu còn lại là nóng sốt, đau đớn và đỏ lên. 3. Chỉ sự tự sinh bất thường của mô hình thành nên các khối u bất thường. Trong đó cần loại trừ ra một số trường hợp như: không rõ nguyên nhân, không nhiễm trùng, phát triển độc lập và không tuân theo các quy luật phát triển bình thường cũng như các quy luật tạo hình. Đn: neoplasm - tân sản. Xem: cancer. CÁC LOẠI: U tủy hay u tế bào lớn: bao gồm các yếu tố chính hình thành nên chất nguyên sinh có chứa hai hay nhiều nhân, có thể lên đến 20 hay thậm chí 50, tùy vào số lượng các loại tế bào tròn, thoi hay hỗn hợp. Thể chất biến đổi từ dạng gel sang dạng cơ. Thường xảy ra ở hàm răng, bàng chân, đùi, và xương ống chân. U tế bào tròn: thường là mềm, có mạch, phát triển nhanh, trở nên mềm và bắt đầu có tính chất di căn tại các vùng xa hay các cơ quan nội tạng gần đó. Thường xảy ra ở màng xương, xương, các tuyến bạch huyết, mô dưới da, tinh hoàn, mắt, buồng trứng, tử cung, phổi và thận, nó có thể xảy ra ở bất cứ nơi nào có tồn tại mô sợi. U

thần kinh đệm: phát triển tại các mô liên kết ở trung khu thần kinh và các chất nền để hình thành nên các cấu trúc của nó. Bệnh thường xảy ra ở võng mạc và não. U hắc tố: xảy ra ở cả các loại tế bào tròn hay tế bào thoi. Loại u này rất ác tính. U tế bào thoi: xảy ra ở các tế bào thoi với nhiều kích cỡ, từ các tế bào nhỏ hình yến mạch đến các thể hình thon lớn có các dải chi mịn và dài. Chủ yếu xảy ra ở các xương. U nội mô: xảy ra ở nhiều dạng tại tinh hoàn, màng mềm, màng phổi, và màng bụng.
Carinoma tế bào hình chùy hay tế bào hình cầu: xảy ra dưới hai dạng: (1) cứng, tựa hình cầu (ung thư chai hay u mạn tính), và (2) mềm, dạng thoi (u não hay u ác tính). Nó giống như các mô não và ít thay đổi. Thường xảy ra tại tinh hoàn, gan, bàng quang, thận, buồng trứng, đáy mắt và một số hiếm trường hợp ở ngực. Xem: scirrhus. U keo: là một trong các dạng được kể ở trên, đã thoái hóa nhầy và sưng lên đến mức có thể nhìn được bằng mắt thường. Thường xảy ra ở dạ dày, ruột, màng nối, và buồng trứng. Biểu mô: (1) dạng u biểu mô có vảy, thường nổi lên trên da, vùng màng nhầy hay các tuyến của nó, đặc biệt là chỗ nối giữ phần niêm mạc và da. Nó không phát triển kiểu làm nang. Khởi đầu giống như mụn cóc, nốt phẳng, kẽ nút hay lở loét. (2) u dạng trụ, là dạng ít phổ biến của ung thư biểu mô. Khởi đầu là nối các u hình trụ trên bề mặt các biểu mô, màng nhầy hay các tuyến của nó, biểu hiện cấu trúc rất nhỏ. Bệnh phát triển sẽ làm chai cứng vách của các bộ phận bị tấn công, làm hẹp đi phần rỗng bên trong nội tạng, ví dụ như trực tràng, tử cung và đường ruột.
Mụn cơm hay nhung mao phát triển (dạng u nhú): giống như các cấu trúc u nhú trương phình trên da và lớp màng nhầy. Nó bao gồm u dạng condylom và u nhảy. Thường xảy ra ở hậu môn, bộ phận sinh dục hay trên miệng và vùng họng. Phát triển mụn cóc hay giống như mụn cóc trên da tay, bộ phận sinh dục, mặt nhầy của họng. U quái: khởi u bên trong có chứa xương, tóc hay răng, thường nằm tại buồng trứng, tinh hoàn nhưng cũng có thể xuất hiện ở các mô khác.
t., carotid body. Benign tumor of the carotid body, q.v. **U thân động mạch cảnh** U lành tính xảy ra ở thân động mạch cảnh.
t., connective tissue. Any tumor of connective tissue such as fibroma, lipoma, chondroma, or sarcoma. **U mô liên kết** Các khối u ở các mô liên kết như u xơ, u mỡ, bướu sụn, hay bướu thịt.
t., desmoid. Tumor of the fibrous connective tissue. **U mô liên kết sợi** Khối u xảy ra ở các mô liên kết sợi.
t., erectile. Tumor composed of erectile tissue. **U mô cương** Khối u

xảy ra ở các mô cương.
t., Ewing's. Malignant tumor of bone. **U Ewing** Khối u ác tính xảy ra ở xương.
t., false. An enlargement due to hemorrhage into tissue or extravasation of fluid into a space but not due to a neoplastic growth. **U giả** Sự trương phình lên do xuất huyết ở trong các mô hay thoát mạch gây tràn dịch vào khoảng không của các mô nhưng không phải do nguyên nhân ung thư.
t., fibroid. Benign fibrous tissue tumor of the myometrium. **U dạng sợi** U mô dạng sợi lành tính ở các cơ tử cung.
t., giant cell of bone. Benign or malignant tumor of bone in which the cells are multinucleated and surrounded by cellular spindle cell stroma. **U tế bào lớn của xương** U xương lành tính hay ác tính, trong đó các tế bào trở thành đa nhân và xung quanh có phần nền là các tế bào thoi.
t., giant cell, of tendon sheath. Localized nodular tenosynovitis. **U tế bào lớn của bao gân** Viêm gân hoạt dịch nút khu trú.
t., granulosa, granulosa cell. An estrinsecreting tumor of the granulosa cells of the ovary. **U hạt, u tế bào hạt** Khối u tiết estrin của các tế bào hạt ở buồng trứng.
t., granulosa-theca cell. An estrogensecreting tumor of the ovary made up of either granulosa or theca cells. **U tế bào mô vỏ hạt** Khối u tiết estrogen của các tế bào hạt ở buồng trứng.
t., heterologous. Tumor the tissue of which differs from the tissue in which it is growing. **U khác loại** Khối u tại các mô khác với các mô mà từ đó nó phát triển.
t., homoiotypic, homologous. Tumor the tissue of which resembles the tissue in which it is growing. **U đồng đẳng** Khối u tại các mô giống như các mô mà từ đó nó phát triển.
t., Hürthle cell. Benign or malignant tumor of the thyroid gland. The cells are large and acidophilic. **u tế bào Hüthle** Khối u lành tính hay ác tính ở tuyến giáp, các tế bào lớn và ưa acid.
t., islet cell. Tumor of the islets of Langerhans of the pancreas. **U tiểu đảo** U tại các tiểu đảo Langerhans của tụy.
t., Krukenberg's. Tumor of the ovary due to metastases from a tumor in the gastrointestinal tract. **U Krukenberg** Khối u tại buồng trứng do di căn từ khối u ruột - dạ dày.
t., lipoid cell, of the ovary. A masculinizing tumor of the ovary. It may be malignant. **U tế bào lipid ở buồng trứng** Khối u nang hóa ở buồng trứng. Nó có thể ác tính.
t., mast cell. A benign nodular accumulation of mast cells. **U dưỡng**

bào Dạng tích tụ các u hạt lành tính của các dưỡng bào.

t., melanotic neuroectodermal Benign tumor of the jaw. It occurs mostly during the first year of life.*U hắc tố ở thần kinh ngoại bì U lành tính ở hàm. Bệnh chủ yếu chỉ xảy ra ở trẻ em dưới một tuổi.*

t., mesenchymal mixed. Tumor composed of tissue that resembles mesenchymal cells.*U hỗn hợp trung mô Khối u hình thành bởi các mô giống như là các tế bào trung mô.*

t., of pregnancy. The abdominal swelling produced by the growing conceptus of pregnancy.*U bào thai Sự phình to tại vùng bụng do nguyên nhân có bào thai đang phát triển.*

t., phantom. Gaseous distention of the intestinal tract.*U ma Sự căng phồng hơi tại đường ruột.*

t., sand. Psammoma, q.v.*U cát Xem Psammoma.*

t., turban. Multiple cutaneous cylindromata that cover the scalp like a turban.*U khăn xếp U phức tạp có hình trụ ở trên da đầu giống như là đội khăn.*

t., Wilms'. SEE: Wilms' tumor.*u Wilms Xem: Wilms' tumor.*

tumoraffin [L. tumor, a swelling, + afnis, related]. Having an affinity for tumor cells. SYN: oncotropic.*Ái tính với khối u Đn: oncotropic.*

tumor angiogenesis factor. ABBR: TAF. A protein present in animal and human cancer tissue that in experimental studies appears to be essential to growth of the cancer. The substance is thought to act by stimulating the growth of new blood Capillaries for supplying the tumor with nutrients and removing waste products.*Yếu tố hình thành mạch khối u Viết tắt: TAF. Một protein xuất hiện trong các mô ung thư ở người và động vật mà trong các nghiên cứu thi nghiệm thấy có vẻ như nó đóng vai trò thiết yếu trong sự phát triển của khối ung thư. Về bản chất, người ta cho rằng nó có vai trò kích thích sự phát triển của các mao mạch mới để tiếp tế nguồn dưỡng chất cho khối u và chuyển tải đi các chất thải.*

tumoricidal Lethal to neoplastic cells.*Diệt khối u Tính chất gây chết tế bào tân sản.*

tumorigenesis Production of tumors.*Hình thành khối u Phát sinh các khối u.*

tumorigenic [" + Gr. genesis, generation, birth]. Producing tumors, esp. malignancies. SYN: oncogenic. SEE: carcinogenic.*Hình thành khối u Liên quan đến sự phát sinh các khối u, đặc biệt là chỉ về các khối u ác tính. Đn: oncogenic. Xem: carcinogenic.*

tumor markers, serum. Certain substances in blood serum that indicate the possible presence of a malignancy. None of these is perfectly re-

liable, but they do serve the purpose of monitoring response to therapy and estimating prognosis. Examples of the markers and the malignancies concerned are carcinoembryonic antigen (ABBR: CEA) for tumors of the colon, lung, breast, and ovary; beta-chorionic gonadotropin for trophoblastic and testicular tumors; alphafetoprotein for testicular teratocarcinoma and primary hepatocellular carcinoma; and prostatic acidphosphatase forprostatic malignancy.*Dấu ấn khối u trong huyết thanh Chỉ các chất có trong huyết thanh chứng tỏ rằng có thể đã xuất hiện một khối u ác tính. Tuy nhiên không có dấu hiệu nào là đáng tin cậy hoàn toàn, nhưng nó cũng phục vụ được mục đích dự đoán khi chẩn đoán bệnh. Ví dụ như dấu ấn và các tính chất u ác là các kháng nguyên đối với chất sinh ung thư lúc mới phát triển (Viết tắt là: CEA) của các khối u ở ruột kết, phổi, ngực và buồng trứng; kích thích tố sinh dục màng đệm beta của khối u là nuôi phôi và tinh hoàn; alphafetoprotein của u quái tinh hoàn và ung thư biểu mô gan nguyên phát; và phosphatase acid tuyến tiền liệt đối với khối u ác tính tiền liệt tuyến.*

tumor necrosis factor. ABBR: TNF. A lymphokine produced by macrophages challenged by bacterial endotoxins. It has been shown to be lethal to tumor cells in vitro. It is considered to be virtually the same substance as cachectin. Experimental studies of the effect of TNF in human cancer therapy are underway.*Yếu tố hoại tử khối u Viết tắt: TNF. Một lymphokin do đại thực bào có kích thích của nội độc tố vi khuẩn. Đó là các yếu tố có thể gây chết của các tế bào khối u invitra. Nó được xem như là dạng cachectin. Các nghiên cứu thi nghiệm về tác dụng của liệu pháp TNF lên khối u ung thư ở người còn đang trên đường thực hiện.*

tumorous Tumorlike.*Giống như khối u Xem chữ Tumorlike.*

tumor viruses. Viruses that cause malignant neoplasms. This is known to occur in a variety of species including some primates, but conclusive proof that any human tumor is virus-induced is lacking. Viruses that are suspected of being oncogenic, i.e., tumor-inducing, in man are Epstein-Barr virus linked to African Burkitt's lymphoma hepatitis B virus with primary hepatocellular carcinoma; herpes simplex type 2 with carcinoma of the cervix; and cytomegalovirus with Kaposi's sarcoma.*Virus khối u Virus gây nên các khối u tân sản ác tính. Đã được phát hiện ra ở nhiều loài, bao gồm cả một vài loài linh trưởng, nhưng chưa đủ căn cứ để kết luận rằng các khối u ở người là do virus gây ra. Các loại virus bị nghi ngờ gây*

bệnh ung thư ở người bao gồm: virus Epstein-Barr có liên quan đến khối u lympho Burkitt ở Châu Phi; viêm gan siêu vi B có liên quan đến bệnh ung thư biểu mô tế bào gan; chứng ecpét đơn hình loại 2 có liên quan đến ung thư biểu mô tại cổ tử cung; và cytumegalovirus với sarcom Kaposi.

tumultus [L.]. Excessive or agitated activity.*(chứng) quá kích động Hoạt động quá mức.*

t., cordis. Irregular heart action with palpitation.*Quá kích tim nhanh Chứng hoạt động khác thường của tim với mạch đập nhanh.*

t., Sermonis. Extreme stuttering due to pathologic cause.*Nói lắp Chứng nói lắp bắp do nguyên nhân bệnh lý.*

Tonga A genus of fleas of the family Hectopsyllidae.*bọ chét Tunga Một giống bọ chét thuộc họ Hectopsyllidae.*

T., penetrans. A small flea common in tropical regions. It infests man cats dogs, rats, pigs, and other animals and produces a severe local inflammation frequently liable to secondary infection.*Bọ chét Tunga penetrans Một loại bọ chét rất phổ biến ở vùng nhiệt đới. Nó gây nhiễm cho người, mèo, chó, chuột, heo và một số động vật khác gây ra chứng viêm nhiễm cục bộ rất nghiêm trọng, thường là dạng viêm nhiễm thứ cấp.*

tungiasis Infestation of the skin with Tonga penetrans.*(chứng) nhiễm bọ chét Tunga penetrans Chứng nhiễm trên da do bọ chét Tunga penetrans.*

tungsten SYMB: W (for wolfram). At. wt. 183.85; at. no. 74. A metallic element.*(nguyên tố) tungsten Ký hiệu hóa học: W (viết tắt của wolfram); nguyên tử lượng 183,85; vị trí thứ 74. Là một nguyên tố kim loại.*

tunic [L. tunics, a sheath]. An investing membrane.*Áo Chỉ về một lớp màng bọc.*

t., Bichat's. Tunica intima, q.v. *Màng bọc Bichat Xem Tunica intima.*

tunics [L. tunica, a sheath]. (pl. tunicae) A coat or covering; in anatomy, the term defines a covering or lining layer of connective tissue or epithelium respectively.*Vỏ bọc Lớp áo hay lớp vỏ bọc; trong ngành cơ thể học, thuật ngữ này dùng để chỉ lớp màng bao hay màng đệm của các mô liên kết lớp biểu mô.*

t., adventitia. [NAI The outermost fibroelastic layer of a blood vessel or other tubular structure.*Lớp vỏ mạch máu Lớp có cấu trúc sợi đàn hồi ở phần ngoài cùng của một mạch máu hay của bất kỳ cấu trúc ống nào khác.*

t., albuginea. The white fibrous coat of the eye, testicle, ovary, or spleen.*Vỏ màng trắng Lớp áo sợi màu trắng của mắt, tinh hoàn,* *buồng trứng, hay lá lách.*

t., conjunctiva. Conjunctiva, q.v.

Vỏ màng kết *Xem Conjunctiva.*

t., dartos. [NA] The muscular, contractile tissue beneath the skin of the scrotum.*Bao bìu dái Lớp cơ, mô co ở dưới lớp da của bìu dái.*

t., externa. SYN: t. adoentitia.*Lớp bao ngoài Xem: t., adventitia.*

t., interns. SEE: t. intima.*Lớp bao trong Xem: t. intina.*

t., intima. The internal lining of blood vessels composed of an epithelial (endothelium) layer and the basement membrane, a subendothelial connective tissue layer, and usually an internal elastic lamina.*Bao màng trong mạch Lớp màng bên trong của mạch máu, nó được hình thành bởi một lớp biểu mô (màng trong) và lớp màng nền, một lớp mô liên kết dưới màng trong và một lớp đàn hồi mỏng bên trong.*

t., media. The middle layer in the wall of a blood vessel composed of circular or spiraling smooth muscle and some elastic fibers.*Màng giữa Lớp giữa của thành mạch máu, được hình thành bởi lớp cơ trơn vòng hay xoắn và một số sợi co giãn.*

t., mucosa. Mucous membrane lining of various structures.*Lớp bao nhầy Lớp màng đệm nhầy của các loại cấu trúc khác nhau.*

t., muscularis. The muscular tissue around structures such as the bronchi, intestines, and blood vessels. *Lớp bao cơ Lớp mô cơ bao quanh một cấu trúc, ví dụ như phế quản, ruột và mạch máu.*

t., propria. The subepithelial component of a mucosal layer containing loose connective tissue and small blood vessels, nerves, and glands. It is similar to the papillary layer of dermis of the skin except for hair follicles and the differing types of glands.*Lớp bao bản thể chỉ thành phần dưới biểu mô của lớp nhầy có chứa các mô liên kết lỏng lẻo và các mạch máu nhỏ, các sợi thần kinh và các tuyến. nó tương tự như lớp nhú hạ bì của da ngoại trừ nang tóc và một số loại khác của các tuyến.*

t., serosa. The mesothelial lining of the external walls of the body cavities such as the pleural, peritoneal, and pericardial.*Màng thanh dịch Lớp trung biểu mô ở vách ngoài của các cấu trúc khoang cơ thể, ví dụ như màng phổi, màng bụng và màng ngoài tim.*

t., vaginalis. Serous membrane surrounding the front and sides of the testicle.*Bao âm đạo Màng huyết thanh bao lấy phần trước và hai bên của tinh hoàn.*

t., vasculosa. Any vascular layer.

Bao màng mạch *Chỉ chung về các lớp màng mạch.*

tunicin A celluloselike substance found in the covering of some lower vertebrates.*tunicin Chỉ về một chất*

giống như cenlulose thường thấy bao bọc một số động vật có xương sống bậc thấp.

tuning fork. Device that when struck at the forked end vibrates and thus can be heard and felt. It is used in testing the sensations of hearing, including bone conduction and vibration. A fork that vibrates at 256 cycles per second is suitable for use in these tests.*Âm thoa Chỉ một dụng cụ khi gõ vào đầu rung thì có thể nghe được âm thanh và cảm nhận được. Nó được dùng để thử cảm giác nghe, bao gồm cả độ rung và tính dẫn truyền của xương. Một âm thoa có độ rung chu kỳ 256 lần mỗi giây thì có thể dùng được cho thử nghiệm này.*

tunnel A narrow channel or passageway.*Đường hầm Một ống hay một rãnh hẹp.*

t., carps The canalinthewristbounded by osteofibrous material through which the flexor tendons and the median nerve pass.*Ống khối xương cổ tay Phần ống tại cổ tay, được bao bọc bởi các chất tế bào sợi xương, qua đó có các dây chằng cơ gấp và các dây thần kinh có động mạch giữa đi qua.*

t., flexor. T., carpal, q.v.*Ống gập Xem T., carpal.*

t., inner. Triangular canallyingbetween the inner and outer pillars of Corti in the organ of Corti of inner ear.*Ống trong Ống tam giác nằm từ trong ra ngoài lớp vỏ của một bộ phận Corti của tai trong.*

t., tarsal. The osteofibrous canal in the tarsal area bounded by the flexor retinaculum and tarsal bones. The posterior tibial vessels, tibial nerve, and flexor tendons pass through this tunnel.*Ống khối xương cổ chân Ống các tế bào sợi xương ở vùng khối xương cổ chân, nó được bao bọc bởi mấu móc cơ gấp và các xương cổ chân. Các mạch máu sau xương chày, thần kinh xương chày và dây chằng cơ gấp đều đi qua ống này.*

tunnel vision. 1. A condition seen in hysteria in which the field of vision is the same regardless of distance from the visual screen. 2. Severe constriction of the visual field due to advanced chronic glaucoma. 3. A figure of speech indicating an individual's very narrow view or perspective of a situation or condition.*Trường nhìn hình ống 1. Thường thấy trong chứng hysteria, trong đó trường nhìn đều như nhau bất chấp khoảng cách từ mắt đến cảnh nhìn. 2. Trường nhìn bị co lại nghiêm trọng do hội chứng tăng nhãn áp nghiêm trọng. 3. Chỉ độ phóng đại cần thiết cho một người bị chứng thị hẹp hay viễn thị.*

turbid [L. turba, a tumult]. Cloudy; not clear. SEE: turbidity.*Mờ đục Đục, không rõ. Xem: turbidity.*

turbidimeter [L. turbidus, disturbed,

+ Gr. metros, measure]. Device for estimating degree of turbidity of a fluid.*Đục kế Dụng cụ dùng để đo độ đục của một chất lỏng.*

turbidimetry [" + Gr. metros, measure]. Estimation of the turbidity of a liquid.*Đo độ đục Ước lượng độ đục của một chất lỏng.*

turbidity [L. tur6iditas, turbidityJ. 1. Quality of not having translucent appearance of liquid due to growth of microorganisms. 2. Having flaky or granular particles suspended in a clear liquid giving it a cloudy appearance. SEE: clarificartt.*Độ đục 1. Tính chất không trong suốt của chất lỏng do có sự phát triển của các vi sinh vật bên trong. 2. Có sự dạng treo lơ lửng của các hạt hay các bông tuyết ở bên trong một chất lỏng. Xem: clarificart.*

turbinal, tubinate [L. turbirealis, fr. turbo, a child's top]. Shaped like an inverted cone.*Hình con quay Có hình dạng giống như hình nón ngược.*

turbinated [L. turbo, whirl]. Top- or cone-shaped. SEE: concha.*Hình con quay Chỉ hình nón hay hình con quay. Xem: concha.*

turbinectomy [" + Gr. ektome, excision.] Excision of a turbinated bone. *Cắt bỏ xương quay Phẫu thuật để cắt bỏ xương quay.*

turbinotome [" + Gr. torne, incision]. Instrument for excision of a turbinated bone.*Cái cắt xương quay Dụng cụ cắt rạch dùng trong phẫu thuật xương quay.*

turbinotomy [" + Gr. tome, incision]. Surgical incision of a turbinated bone.*turbinotomy (phẫu thuật) cắt bỏ xương quay.*

turgescence [L. turgescens, swelling]. Swelling or enlargement of a part.*Cương Sự sưng lên hay sự nở rộng ra của một bộ phận.*

turgescent [L. turgescens, swelling]. Swollen; inflated.*Cương lên Phình ra, sưng lên.*

turgid [L. turgidus, swollen]. Swollen; bloated.*Phồng lên Sưng phồng, béo phị.*

turgometer [L. turgor, swelling, + Gr. metron, measure]. Device for measuring turgescence.*Cái đo độ cương Chỉ dụng cụ dùng để đo độ cương*

turgor [L., a swelling]. 1. Normal tension in a cell. 2. Distention, swelling.*Sức cương 1. Chỉ độ căng bình thường của một tế bào. 2. Sự làm căng phồng lên, sự sưng lên.*

t., skin. The resistance of the skin to deformation, esp. to being grasped between the fingers. The skin of the healthy person may, on the back of the hand, be grasped between the fingers and upon release either reform immediately to its normal appearance or it may gently and relatively slowly settle back into its normal appearance. Which of these reactions occurs depends on several factors, including state of hydration of the skin but most importantly age. In the skin of the older person, the skin returns much more slowly to its normal position after having been pinched between the fingers of the examiner. *Độ căng da Chỉ sự kháng lại tình trạng biến dạng da, đặc biệt là khi bị véo bởi các ngón tay. Da của một người khỏe mạnh, ví dụ như mu bàn tay, khi bị véo bởi các ngón tay, sau đó có thể trở lại bình thường ngay tức thì hoặc nhẹ nhàng và từ từ trở lại bình thường khi buông tay ra. Phản ứng như thế này còn tùy thuộc vào một vài yếu tố, trong đó có cả tình trạng thẩm nước hóa của da, song quan trọng nhất tùy thuộc vào tuổi tác. Ở những người già, việc da trở lại bình thường sau khi bị véo bằng các ngón tay sẽ bị chậm hơn so với những người trẻ, khỏe mạnh.*

t vitalls. Normal fullness of the capillaries and blood vessels. *Độ căng sống Sự căng đầy máu bình thường ở các mao mạch cũng như ở các mạch máu.*

Turing test. [Alan M. Turing, Brit. mathematician] A test of the degree of artificial intelligence of a computer. A human being "talks" to a computer for 30 minutes and if, after that time, the human is unable to tell whether or not the respondent was a machine or a human, then the machine, according to this test, has human intelligence. SEE: artificial intelligence. *Nghiệm pháp Turing [Alan M. Turing, nhà toán học người Anh] Thí nghiệm đánh giá mức độ trí tuệ nhân tạo của một máy tính. Một người được trò chuyện với máy tính trong vòng 30 phút, và nếu sau thời gian đó người này không thể nói được liệu máy tính hay người kia trả lời thì máy được xem là có trí tuệ của con người căn cứ theo thí nghiệm này. Xem: artificial intelligence.*

turista [Sp.]. One of the many names applied to travelers' diarrhea, q.v., esp. that which occurs in tourists in Mexico. *turista Là một trong các tên đặt cho chứng tiêu chảy do đi du lịch.*

Turner's syndrome. [H. H. Turner, U.S. physician, 1892-1970] Congenital endocrine disorder caused by failure of the ovaries to respond to pituitary hormone stimulation. Clinically there is amenorrhea, failure of sexual maturation, and usually short stature. About one-third of these patients have webbing of, the neck and may have marked cubitus valgus. Intelligence may be impaired These patients usually have only 45 chromosomes, the second X chromosome being absent. SYN: gonadal dysgenesis. SEE: karyotype. *Hội chứng Turner [H. H. Turner, bác sĩ người Mỹ, 1892 - 1970] Chứng rối loạn nội tiết bẩm sinh do nguyên nhân buồng trứng không đáp ứng được sự kích thích của*

hormon tuyến yên. Dấu hiệu lâm sàng là bị mất kinh, không phát triển đầy đủ về sinh dục, thường là thấp lùn. Khoảng một phần ba bệnh nhân này có cổ nhỏ, xương trụ vẹo ra, trí thông minh kém cỏi. Những người này thường có 45 nhiễm sắc thể, nhánh thứ hai của nhiễm sắc thể X bị khiếm khuyết. Đn: gonadal dygenesis. Xem: karyotype.

turning [AS.turnian, to turn]. Process of manually changing position of fetus in utero to permit normal delivery. SYN: version. *Sự xoay thai nhi Dùng tay thay đổi chiều của thai nhi trong tử cung để có thể sinh đẻ bình thường. Đn: version.*

turpentine [Gr. terebinthos, turpentine tree]. Oleoresin obtained from various species of pine trees. A mixture of terpenes and other hydrocarbons obtained from pine trees. It was previously used in liniments and counterirritants, applied topically. It is the source of oil of turpentine or spirits of turpentine. *Nhựa thông Ch ỉ loại nhựa dầu lấy từ cây thông. Một hỗn hợp các hydrô-các bon không no lấy từ cây thông. Trước đây được dùng làm dầu xoa bóp và làm thuốc kích thích giảm đau bôi tại chỗ. Trong nhựa thông có chất dầu hay cồn turpentin.*

turpentine poisoning. Usually contracted by inhalation. SEE: Poisons and Poisoning in Appendix.
SYM: Warm or burning sensation in the gullet and stomach, followed by cramping, vomiting, and diarrhea. Pulse and respiration become weak, slow, and irregular; irritation of urinary tract and central nervous system resembling alcoholic intoxication.
F.A.: Gastric lavage, soothing drinks, and stimulants. Increase fluid intake. *Nhiễm độc nhựa thông Thường là nhiễm do hít phải. Xem: Poisons and Poisoning trong phần Phụ lục. TRIỆU CHỨNG: Cảm giác ấm hay nóng cháy ở thực quản và dạ dày, tiếp theo sau là chứng chuột rút, nôn mửa và tiêu chảy. Nhịp mạch và hô hấp chậm, yếu, đái rắt và không đều, triệu chứng say cồn ở hệ thần kinh trung ương. ĐIỀU TRỊ: Rửa ruột, trấn tĩnh, uống thuốc kích thích. Uống nhiều nước.*

turricephaly Oxycephaly. *Tật đầu hình tháp Xem Oxycephaly.*

turunda [L.]. 1. A surgical tent, drain, or tampon. 2. A suppository. *Gạc, lều mổ, ống dẫn lưu Gạc phẫu thuật, ống dẫn lưu, băng vệ sinh. 2. Thuốc đạn (nhét hậu môn).*

tussal [L. tussis, cough]. Rel. to a cough. SYN: tussiue. *(thuộc) ho Có liên quan đến chứng ho. Đn: tussive.*

tussicular [L. tussis, cough]. Pertaining to a cough. *Tiếng ho Thuộc về chứng ho.*

tussiculation A short, dry cough. *Ho khan Chứng ho ngắn và khô.*

tussis [L.]. A cough. *Ho Tên y học*

dùng để chỉ ho.
t., convulsive. Pertussis or whooping cough. *ho giật Ho lâu ngày hay ho gà.*
t., stomachalis. Reflex cough from irritation of the mucosa forming the lining of the stomach. *ho do kích thich tại dạ dày Phản xạ ho do kích thích vào lớp màng nhầy của dạ dày.*

tussive [L. tussis, cough]. Relating to a cough. SYN: tussal *(thuộc) bệnh ho Có liên quan đến bệnh ho. Đn: tussal.*

tussive syncope. SEE: laryngeal vertigo. *Ho ngắt Xem: laryngeal vertigo.*

tutamen [L.]. (pl. tutamina) Any tissue that has a protective action. *Mô bảo vệ Chỉ chung về các mô có nhiệm vụ bảo vệ.*

tutamina ouuli, The structures around the eye that protect it: the eyebrows, eyelids, and eyelashes. *Mô bảo vệ mắt Chỉ các cấu trúc xung quanh để bảo vệ mắt: lông mày, mi mắt và lông mi.*

tutin A highly poisonous glycoside present in the New Zealand toot plant. *tutin Một glycozid cực độc có trong một loại cây ở New Zealand.*

T.V.R. tonic vibration reflex. A polysynaptic reflex believed to depend on spinal and supraspinal pathways. *T.V.R. Viết tắt của chữ tonic vibration reflex, có nghĩa là phản xạ rung âm, chỉ về một loại phản xạ nhiều khớp thần kinh được cho là điều khiển bởi tủy sống và các đường trên tủy sống.*

T wave. Portion of the electrocardiogram that is due to repolarization of the ventricles. The wave may be positive or negative depending upon the lead involved inrecording the ECG and whether or not the electrical activity of the heart is within normal limits. SEE: electrocardiogram; QRST complex. *Sóng T Là một nhánh của biểu đồ điện tim do sự tái phân cục tâm thất. Sóng này có thể là dương hay âm tùy thuộc vào lúc dò ECG và liệu có hay không các hoạt động của tim trong giới hạn bình thường. Xem: electrocardiogram, QRET complex.*

twelfth cranial nerve. One of a pair of cranial nerves distributing to the base of the tongue. SEE: cranial nerves; hypoglossal nerve; Nerves in Appendix. *Thần kinh sọ thứ mười hai Chỉ một trong một cặp thần kinh sọ phân bố tới phần đáy của lưỡi. Xem: cranial nerves; hypoglossal nerve; Nerves trong phần Phụ lục.*

twig. The final branch of a structure such as a nerve or vessel. *Nhánh tận Chỉ nhánh cuối của một cấu trúc, ví dụ như thần kinh hay là mạch máu.*

twilight sleep. A state of partial anesthesia and hypoconsciousness in which pain sense has been greatly reduced by the injection of morphine and scopolamine. Patient responds to pain, but afterward memory of pain is dulled or effaced. SEE: labor. *Ngủ chạng vạng Tình trạng như gây mê một phần và ở dưới mức ý thức, trong đó cảm giác đau đã được giảm đi rất nhiều do đã được tiêm một lượng morphine và scopolamine. Bệnh nhân vẫn có phản ứng đau nhưng sau đó ý thức về cơn đau sẽ hoàn toàn mờ đi hay xóa hẳn.*

twilight state. State in which consciousness is disordered, making possible actions subsequently forgotten. Evidenced in hysteria and epilepsy. *Trạng thái chạng vạng Chỉ tình trạng ý thức bị rối loạn, không thể thực hiện được một hành động bình thường. Thường thấy trong chứng hysteri và chứng động kinh.*

twin [AS. turinnj. One of two children developed within the uterus at the same time from the same impregnation. Identical and fraternal twins provide a unique resource for investigating the origin and natural history of various diseases and in attempts to discover the differential importance of environmental and hereditary factors in causing physical and mental disorders. The latter type of investigation is esp. important in following the course of identical twins who were separated shortly after birth and grew up in different social, economic, educational, and environmental conditions. SEE: illus.; fetus papyraceus; HelLin's law. *Trẻ sinh đôi Chỉ một trong hai đứa trẻ cùng phát triển trong một tử cung, có cùng thời gian thụ tinh. Anh em sinh đôi giống nhau như đúc là nguồn duy nhất để điều tra về nguồn gốc và bệnh sử tự nhiên khác nhau và từ đó có thể khám phá ra những yếu tố môi trường và di truyền đã gây ra những rối loạn về thể chất hay tinh thần. Trường hợp nghiên cứu đối với các chứng rối loạn tinh thần, đặc biệt là đối với những ca song sinh chỉ được tách ra sau khi sinh, sẽ cung cấp những thông tin quan trọng về những điều kiện ảnh hưởng đến con người khác nhau thuộc về các lĩnh vực xã hội, kinh tế, giáo dục và môi trường. Xem: illus; fetus papyraceus; Hellin's law.*

t., s, biovular. Dizygotic twins. *Trứng thụ tinh kép Sinh đôi trong đó do nguyên nhân trứng thụ tinh kép.*

t., s, conjoined. Twins that are united. SEE: Siamese twins.*Sinh đôi dính liền Chỉ trường hợp sinh đôi mà có bộ phận dính liền. Xem: Siamese twins.*

t., 's dizygotic Twins from two separate ova fertilized at the same time. SYN: Cs, biouular, Cs, fraternal. SEE: Cs, nwnozygotic.*Sinh đôi hai trứng Chỉ trường hợp sinh đôi do hai trứng thụ tinh vào cùng một thời điểm. Đn: t.'s, biocular; t.'s, frateral. Xem: t.'s, monozygotic.*

t., 's, enrygotic. T.'s monozygotic. *Sinh đôi một trứng Xem T.'s, monozygotic.*

t., 's, fraternal. T.'s, dizygotic, *Sinh đôi hai trứng Xem T.'s, dizygotic.*

t's, identical. T.'s, monozygotic. *sinh đôi hệt nhau Xem T.'s, monozygotic.*

t., 's, impacted. Twins so entwined in utero as to prevent normal delivery.*Sinh đôi ôm chặt Chỉ dạng sinh đôi ôm chặt nhau trong tử cung, gây khó khăn cho việc sinh đẻ bình thường.*

t., 's, interlocked. Twins in which the neck of one becomes interlocked with the head of the other, making vaginal delivery impossible.*Sinh đôi cài vào nhau Chỉ trường hợp sinh đôi mà cổ của một thai nhi này cài vào đầu của thai nhi kia làm cho không thể sinh ra qua đường âm đạo được.*

t., 's, monozygotic. Twins that develop from a single fertilized ovum. Monozygotic twins have the same genetic makeup and, consequently, are of the same sex and resemble each other strikingly in physical, physiological, and mental traits. They develop within a common chorionic sac and have a common placenta. Each usually develops its own amnion and umbilical cord. Such twins may result from development of two inner cell masses within a blastocyst, development of two embryonic axes on a single blastoderm, or the division of a single embryonic axis into two centers. SYN: t. s, enzygotic; t.'s, identical; t.'s, true; t.'s, uniouular.*Sinh đôi một trứng Sinh đôi phát triển từ một trứng thụ tinh. Sự sinh đôi kiểu này do có cùng loại gien cho nên thường là cùng một giới tính và rất giống nhau cả về hình dạng, đặc điểm sinh lý và tinh thần. Nó phát triển trong cùng một túi màng đệm và có cùng nhau thai. Mỗi thai khi thường phát triển màng ối và dây rốn riêng. Ca song sinh loại này thường do nguyên nhân phát triển từ hai khối tế bào trong một nguyên bào phát triển của hai trục phôi thai trong một bì phôi, hay do sự phân chia của một trục phôi ra làm hai tâm. Đn: t.'s, enzygotic; t.'s, identical; t.'s, true; t.'s, uniouular.*

t., parasitic. The smaller of a pair of conjoined twins, when there is a marked disparity in size.*Sinh đôi ký sinh Cặp song sinh dính liền trong đó có một lớn và một nhỏ, chênh lệch về kích thước rõ ràng.*

t.,'s Siamese. Symmetrically conjoined twins. SEE: Siamese twins. *Sinh đôi Siamese Sinh đôi dính liền có đối xứng. Xem: Siamese twins.*

t., 's, true. Vs, monozygotic.*Sinh đôi thực Xem T.'s, monozygotic.*

t., `s, unequal. Twins, one of which is underdeveloped.*Sinh đôi không*

bằng nhau Cặp song sinh trong đó một phôi bị kém phát triển.

t., 's, uniovular. T.'s, monozygotic. *Sinh đôi cùng trứng Xem T.'s, monozygotic.*

twinge [AS. twengan, to pinch]. Asudden keen pain.*Cơn đau nhói Chỉ cơn đau buốt bất thình thình.*

twinning Delivery of or producing twins.*twinning Hình thành song sinh.*

twitch [ME. twicchen]. 1. A simple, quick, spasmodic contraction of a muscle. SEE: myokymia; myopalmus. 2. To jerk convulsively. *Co giật 1. Cơn riêng lẻ co thắt nhanh, không đều, đơn giản của một cơ. Xem: myokymia; myopalmus. 2. Co giật mạnh bất thình lình.*

twitching Repeated contractions of portions of muscles.*Chứng co giật Chứng co giật liên tục các đoạn cơ.*

two-point discrimination test. Test of cutaneous sensation involving determination of the ability of the patient to detect that the skin is being touched by two pointed objects at once. It is used to determine the degree of sensory loss following disease or trauma affecting the nervous system.*Nghiệm pháp hai điểm phân biệt Thử nghiệm về cảm giác da gồm việc xác định khả năng của bệnh nhân có thể nhận ra rằng hiện có hai vật nhọn tiếp xúc với da cùng một lúc. Việc này nhằm xác định mức độ nhận thức cảm giác kém sau cơn bệnh hay chấn thương gây ảnh hưởng tới hệ thần kinh.*

tybamate A minor tranquilizer. Trade name is Tybatran.*tybamate Chỉ một loại thuốc an thần nhẹ. Tên thương mại là Tybatran.*

tylectomy [Gr. tylos knot, + ektome, excision]. Local removal of a lesion. SYN: lumpectomy.*Cắt bỏ vùng tổn thương Chỉ sự cắt bỏ đi vùng bị thương tổn. Đn: lumpectomy.*

tylion [Gr. tyleion knot]. Point at middle of anterior edge of the optic groove.*Điểm giữa bờ rãnh thị Điểm tại điểm giữa bờ trước của rãnh thị giác.*

tyloma [Gr. tylos, knot, + oma, tumor]. A callosity.*Chai Chỉ cục chai ở tay hay chân.*

tylosis [" + osis, condition]. Formation of a callus.*Sự tạo chai Vết chai trên da.*

tyloxapol USP. A nonionic liquid polymer of the alkyl aryl polyether alcohol type. It is a detergent used to reduce the viscosity of bronchopulmonary wcretions. Trade name is Superinone.*tyloxapol USP. Một loại polymer lỏng không ion kiểu alcol alkyl aryl polyether. Được dùng như là chất tẩy để làm giảm đi tính nhầy của chất tiết ra ở bệnh viêm phổi phế quản. Tên thương mại là Superinone.*

tympanal [Gr. tympanon, drum]. Rel. to the tympanum. SYN: tympanic. *(thuộc) màng nhĩ Có liên quan đến màng nhĩ. Đn: tympanic.*

tympanectomy [" + ektome, excision]. Excision of the tympanic membrane.*Rạch màng nhĩ Thủ thuật rạch màng nhĩ.*

tympania Tympanites.*bụng trướng Xem Tympanites.*

tympanic [Gr. tympanon, drum]. 1. Pert. to the tympanum. SYN: tympanal. 2. Resonant.*(thuộc) màng nhĩ 1. Có liên quan đến màng nhĩ. Đn: tympanal. 2. Cộng hưởng.*

tympanicity The condition of having a tympanic quality.*Chất lượng màng nhĩ Chỉ tình trạng chất lượng của màng nhĩ.*

tympanic membrane. Membrane serving as the lateral wall of the tympanic cavity and separating it from the external acoustic meatus. SYN: eardrum. SEE: tympanum.*Màng nhĩ Chỉ một màng đóng vai trò như là vách ngăn của tai giữa để tách nó ra khỏi lỗ ngách thính giác ngoài. Đn: eardrum. Xem: tympanum.*

tympanism [Gr. tympanon drum, + -ismos, condition]. Abdominal inflation from gas. SYN: tympanites. *(chứng) trướng bụng Tình trạng bụng bị bơm phồng lên do hơi. Đn: tympanites.*

tympanites Gr., distention). Distention of the abdomen or intestines by gas.*Trướng bụng Sự căng phồng bụng hay ruột do có nhiều hơi.*

tympanitic 1. Pert. to or characterized by tympanites. 2. Resonant. SYN: tympanic.*(thuộc) bụng trương hơi 1. Có liên quan đến hay có biểu hiện bụng trương hơi. 2. Cộng hưởng. Đn: tympanic.*

tympanitic resonance. A sound produced by percussion over an air- or gas-filled cavity.*Cộng hưởng màng nhĩ Chỉ âm thanh được tạo ra bởi bộ gõ và vang ra ngoài không khí hay vang vào một khoang đầy khí.*

tympanitis [Gr. tympanon, drum, + itis, inflammation]. Inflammation of the middle ear. SYN: otitis media. *Viêm tai giữa Chứng viêm nhiễm vùng tai giữa. Đn: otitis media.*

tympano- [Gr.tympanon, drum]. Combining form meaning eardrum, tympanum of the ear.*tympano- Tiếp đầu ngữ, dùng liên kết với từ khác để chỉ về màng tai, màng nhĩ của tai.*

tympanoeustachian Concerning the tympanic cavity and eustachian tube. *xoang tai giữa - vòi eustache Chỉ về xoang tai giữa và vòi eustache.*

tympanography. Radiographic examination of the eustachian tubes and middle ear after introduction of a contrast medium.*Chụp X quang vùng tai giữa Chụp X quang vòi eustache và tai giữa sau khi đã bơm chất cản quang.*

tympanohyal Concerning the tympanic cavity and hyoid arch. *tympanohyal Xoang tai giữa - cung xương móng.*

tympanomalleal Concerning the tympanic membrane and malleus. *Màng nhĩ - xương búa Màng nhĩ và xương búa.*

tympanomandibular Concerning the middle ear and mandible.*Tai giữa - hàm trên Xoang tai giữa và hàm trên.*

tympanomastoiditis [" + mastos, breast, + eidos, form, shape, + itis, inflammation]. Inflammation of the tympanum and mastoid cells.*Viêm màng nhĩ - xương chũm Chứng viêm nhiễm ở vùng màng nhĩ và xương chũm.*

tympanometry Procedure for objective evaluation of the mobility and patency of the eardrum and for detection of middle-ear disorders.*Đo vùng tai giữa Đánh giá về hoạt động cũng như tình trạng của màng nhĩ và dò tìm các rối loạn ở vùng tai giữa.*

tympanoplasty [" + plassein, to form]. Any one of several surgical procedures designed either to cure a chronic inflammatory process in the middle ear or to restore function to the soundtransmitting mechanism of the middle ear. SEE: Nursing Diagnoses in Appendix.*(phẫu thuật) tạo hình tai giữa Phẫu thuật nhằm chữa trị những chứng viêm nhiễm ở vùng tai giữa hay phục hồi các chức năng dẫn truyền âm thanh của vùng tai giữa. Xem: Nursing Diagnoses trong phần Phụ lục.*

tympanosclerosis Infiltration by hard fibrous tissue around the ossicles of the middle ear.*Xơ cứng vùng tai giữa Chứng xơ cứng các mô sợi xung quanh xương nhỏ của tai giữa.*

tympanosis [" + osis, condition]. Tympanitea.*Trướng bụng Xem Tympanites.*

tympanosquamosal Concerning the pars tympanica and pars squamosa of the temporal bone.*Màng nhĩ - vảy xương bướm Màng nhĩ và phần hình vảy của xương thái dương.*

tympanostapedial Concerning the tympanic cavity and stapes. *tympanostapedial Màng nhĩ - xương bàn đạp.*

tympanostomy tubes. Tubes placed through the tympanic membrane of the ear in order to allow ventilation of the middle ear as part of the treatment of otitis media with effusion, q.v.*tympanostomy tubes Ống đặt xuyên qua màng nhĩ của tai để tạo sự thông gió cho vùng tai giữa, đó là một phần trong phương pháp điều trị viêm tai giữa có mủ.*

tympanotemporal Concerning the tympanic cavity and area of the temporal bone.*Màng nhĩ - thái dương Khoang màng nhĩ và khu vực xương thái dương.*

tymparwtomy ["+ tome, incision]. Incision of the membrane tympani. SYN: myringotomy.*Chọc màng nhĩ Thủ thuật rạch màng nhĩ. Đn: myringotomy.*

tympanous [Gr. tympanon, a drum]. Marked by abdominal distention with gas.*Trướng bụng Có biểu hiện bụng trương phồng lên do có đầy hơi.*

tympanum [L.; Gr. tympanon]. The middle ear or tympanic cavity. SYN: eauum tympani, eardrum. SEE: ear, middle.*Tai giữa Chỉ về tai giữa hay xoang nhĩ. Đn: cavum tympani; eardrum. Xem: ear, middle.*

tympany 1. Abdominal distention with gas. 2. Tympanic resonance on percussion. It is a clear hollow note like that of a drum having no vesicular quality. It indicates a pathological condition of the lung or of a cavity. *Trướng bụng 1. Bụng trương phồng lên vì hơi. 2. Âm cộng hưởng tạo ra khi gõ khám bệnh. Nó có dấu hiệu âm rỗng như một cái trống không có bọng. Âm thanh này chỉ ra dấu hiệu bệnh ở phổi hay ở một khoang nào đó trong cơ thể.*

type [Gr. typos, mark] The general character of a person disease, or substance.*Kiểu mẫu Đặc điểm chung của một người, một chất hay dấu hiệu của một bệnh.*

t., asthenic. Having a thin, flat, longchested body build with poor muscular development.*Kiểu mảnh khánh Có biểu hiện gầy, ngực xẹp và dài cùng với dấu hiệu các cơ kém phát triển.*

t., athletic. Having broad shoulders, deep chest, flat abdomen, thick neck, and excellent muscular development.*Kiểu lực lưỡng Vai rộng, ngực sâu, bụng xẹp, cổ dày và các cơ phát triển tuyệt hảo.*

t., blood. SEE: blood groups.*Nhóm máu Xem: blood groups.*

t., phage. Distinguishing subgroups of bacteria by the type of bacteriophage associated with that specific bacterium.*Kiểu thực thể khuẩn Thuộc loại vật ăn vi khuẩn kết hợp với một loại vi khuẩn đặc trưng.*

t., pyknie. Having a rounded body, large chest, thick shoulders, broad head, thick neck, and usually short stature.*Kiểu người pyknic Kiểu người có thân tròn, ngực to, vai u, đầu, cổ to và thường là vóc người thấp.*

typhlectasis [Gr. typhlon, cecum, + ektasis, dilatation]. Cecal distention. *(chứng) giãn manh tràng Sưng phồng ruột tịt.*

typhleetomy [" + ektome, excision]. Excision of the cecum. SYN: cecectomy.*Mổ manh tràng Thủ thuật cắt bỏ ruột tịt. Đn: cecectomy.*

typhlenteritis [" + enteron, intestine, + iris, inflammation]. Inflammation of the cecum. SYN: typhlitis.*Viêm manh tràng Chứng viêm nhiễm ruột tịt. Đn: typhlitis.*

typhlitis [" + itis, inflammation]. Inflammation of the cecum.*Viêm manh tràng Chứng viêm nhiễm ruột tịt.*

typhlo-. 1. Combining form indicating a relationship to the cecum. 2.

Combining form indicating a relationship to blindness.*typhlo-* Tiếp đầu ngữ 1. Có liên quan đến ruột tịt. 2. Có liên quan đến sự đui mù.

typhlodicliditis [" + diklis, door, + itis, inflammation]. Inflammation of the ileocecal valve.*viêm ruột hồi ruột tịt* Viêm manh - hồi tràng.

typhloempyema [" + en, in, + pyon, pus, + haima, blood]. An abdominal abscess following appendicitis.*Tích mủ* Viêm ruột thừa tích mủ.

typhloenteritis [" + enteron, intestine, + itia, inflammation]. Inflammation of the canton. SYN: typhlenteritis; typhlitis.*Viêm manh tràng* Đn: typhlenteritis; typhlitis.

typhlolexia [Gr. typhlos, blind, + lexis, speech]. Alexia.*Chứng mất khả năng đọc hoàn toàn hay một phần* Xem Alexia.

typhlolithiasis [Gr. typhton, cecum, + lithos atone, + -iasis, condition]. Formation of a concretion in the cecum.*Sỏi manh tràng* Chứng kết sỏi ở vùng ruột tịt.

typhlology [Gr. typhlos, blind, + logos, word, reason]. Study of blindness, its causes and effects.*Mù học Là một ngành khoa học chuyên nghiên cứu về các chứng mù cũng như nguyên nhân và hậu quả của nó.*

typhlomegaly [Gr. typhlon, cecum, + megas, large]. Abnormally targe cecum.*Chứng to manh tràng Một dạng bất thường với ruột tịt với kích thước to lớn.*

typhlon [Gr.]. The cecum.*Manh tràng Xem The cecum.*

typhlopexy [Gr. typhlon, cecum, + pexis, fixation]. Suturing of a movable cecum to the abdominal wall. *Khâu cố định manh tràng Thủ thuật khâu ruột tịt bị di chuyển vào thành bụng.*

typhlorrhaphy Surgical repair of the cecum.*Khâu manh tràng Thực hiện phẫu thuật chữa vùng ruột tịt.*

typhlosis [Gr. typhlos, blind, + osis, condition]. Blindness.*Mù Xem Blindness.*

typhlospasm Spasm of the cecum.*Co thắt manh tràng (chứng) co thắt ruột tịt.*

typhlostenosis [Gr. typhlon, cecum, + stenosis act ofnarrowing]. Stenosis or stricture of the cecum.*Hẹp manh tràng Chứng ruột tịt bị hẹp hay bị co thắt mạnh.*

typhlostomy ["t stoma, mouth). Establishment of a permanent cecal fistula.*Dẫn lưu manh tràng Mở một đường dẫn lưu vĩnh viễn ở ruột tịt.*

typhlotomy [Gr. typhbn, eecum, + tome, incision]. Incision of the cecum.*Rạch manh tràng Thủ thuật rạch manh tràng.*

typhloureterostomy [" + ureter, ureter, + stoma, mouth]. Implantation of a ureter in the cecum.*Mở thông niệu quản manh tràng Thủ thuật cấy niệu quản vào trong ruột tịt.*

typho- [Gr.typhas, fever]. Combining form pert. to fever or to typhoid.

typho- Tiếp đầu ngữ, liên kết với các từ khác để chỉ về bệnh sốt hay bệnh thương hàn.

typhohemia [" + haima, blood]. Degeneration of the blood due to presence of bacilli.*Thiếu máu do trực khuẩn Chỉ sự thoái hóa máu do trực khuẩn.*

typhoid [Gr. typtws, fever, + eidas, form, shape]. Resembling typhus. *Thương hàn Giống như bệnh thương hàn.*

typhoidal Resembling typhoid. *(thuộc) bệnh thương hàn Giống như bệnh thương hàn.*

typhoid carrier. An individual who has recovered from typhoid fever but who harbors the bacteria, usually in the gallbladder, and who excretes the organism in urine and feces.*Người mang mầm bệnh thương hàn Chỉ một người vừa mới hồi phục từ bệnh sốt thương hàn nhưng vẫn còn vi khuẩn bệnh trong cơ thể, thường là trong túi mật, ngoài ra người đó cũng bài tiết ra vi khuẩn ở trong nước tiểu và phân.*

typhoid fever. An acute infectious disease characterized by definite lesions in Payer's patches, mesenteric glands, and spleen accompanied by fever, headache, andabdominal pain. SYM: Early symptoms are headache general weakness, indefinite pains, and nosebleed. Constipation may occur. Within a few days to a week the temperature may reach a maximum of 104 to 105F (40 to 40.6C) and during this time, or up to the 10th day, rose spots can usually be seen, particularly on the abdomen, though they may be observed on the chest and back. They usually come out in crops during a period of several days. They will blanch upon pressure. Abdominal tenderness develops and with it, generally, distention. Splenomegaly will be found in more than half of the cases by the end of the first week.

During following weeks, fever is characterized by marked daily remissions, evening temperature being from 1 to 3F (0.56 to 1.7C) higher than the morning. In the young, the temperature often rises very abruptly. When the diurnal remissions are slight, a protracted case is forecast. As defervescence advances, the temperature becomes more irregular. Remissions are more decided, and not infrequently a higher temperature is recorded in the morning. Rapid respiratory rate, slight cough, andbronchial rales are common. Pulse is usually slow in comparisonwith the temperature rise and is dicrotic. Heart sounds are often feeble, expression dull and heavy, cheeks somewhat flushed, conjunctivae clear, pupils dilated. Tongue tremulous; at first red at tip and edges and covered posteriorly with a whitish furlike material. In severe cases, tongue becomes dry, brown andfissured, and sordes collect on teeth. Gastric symptoms not com-

mon but when present they are obstinate. Vomiting sometimes develops and becomes a serious complication. Abdomen is tympanitic and there is tenderness on palpation, esp. in the iliac fossa. Diarrhea generally present but not a constant symptom. Bowel movements vary from three to six or more a day; thin, offensive, yellowish. Stupor, muttering, delirium twitching of the muscles, carphologia, and coma vigil may be present. Proteinuria and retention of urine are common. White blood count demonstrates a leukopenia. Convalescence marked by anemia, loss of hair, often desquamation. The patient gives evidence of having suffered from a protracted illness that has produced general mental and physical debilitation.

ETIOL: Causative organism Salmonella typhi (S. typhi), a gram-negative, motile bacillus. It may be transmitted by infected waterormilksupplies. Human carriers,particularly when food handlers, may be responsible for spread of infection. Body discharges from active or convalescent cases may be the means of infecting others.

DIFF. DIAG: Paratyphoid, pneumonia, dysentery, meningitis, smallpox, appendicitis. Diagnostic points of value will be the presence of rose spots, aplenomegaly, leukopenia, the Widal serological test, blood culture, and examination of feces for presence of causative organism.

PROPHYLAXIS: Immunity can ordinarily be established by administering two injections of vaccine several weeks apart. SEE: typhoid vaccine.

INCUBATION: Average, two weeks; varies from one to three weeks.

TREAT: General care, isolation of patient, and disinfection of all discharges are of primary importance. Those caring for the typhoid patient should be immunized against the disease. Allprecautions applicable to such infections must be adopted. Articles in contact with the patient must be sterilized or disinfected before being handled by persons other than the immediate attendant. It is necessary to guard against developmentof bedsores. Because delirium is not infrequent, patient may require constant watching to prevent his or her leaving the bed. The mouth should be kept as clean as possible to prevent development of sordes. Chloramphenicol is the drug of choice, but ampicillin is given if chloramphenicol-resistant strains are present.

Ice bags and cold sponging are little used at the present time. On the other hand, sponging with tepid water, or with alcohol, is sometimes used when the temperature has reached unusual heights. Surgical intervention will be necessary if antibiotics and bowel decompression fail to control severe hemorrhage or if intestinal perforation occurs.

COMPLICATIONS: These occur in approximately 25% of untreated cases and account for the majority of deaths. The most frequent and dangerous complications are intestinal hemorrhage and intestinal perforation. An abrupt fall of several degrees in temperature is suggestive of intestinal hemorrhage or perforation. Usually occurs during 3rd or 4th week.

PROG: Should always be guarded, no matter how mild the case appears to be. Fatality rate varies in different epidemics. Hemorrhages in any form, together with excessive diarrhea, are unfavorable signs.

NURSING IMPLICATIONS: Follow enteric precautions (handwashing, patient handwashing, glove and gown for disposal of feces or fecally contaminated objects) until three consecutive stool cultures at 24-hour intervals are negative. Administer drugs as prescribed, and observe for signs and symptoms of complications, such as bacteremia, intestinal bleeding, and bowel perforation. During the acute phase, monitor temperature and administer prescribed antipyretics; tepid sponges to promote vasodilation without shivering. Cleanse the incontinent patient and encourage high fluid intake by mouth or IN. to maintain adequate hydration. Provide frequent oral hygiene and skin care. Reposition the patient and carry out passive to active range-of-motion exercises. Watch for bladder distention and monitor intake and output. Maintain adequate nutrition. Inform the patient of the importance of follow-up care and examination to be certain of being or not being a carrier.

Charting: A four-hour chart should be kept of temperature, pulse and respiration although the pulse should be taken much more frequently than this. In the 3rd week, the temperature should be taken every two hours. A sudden drop in temperature indicates hemorrhage.

Disinfection: The usual methods of diainfection should be observed in handling all excreta and secretions, linens, and utensils. Disinfection for the nurse is also very important. *Sốt thương hàn* *Một loại bệnh lây nhiễm cấp tính, biểu hiện bởi những vết tổn thương xác định như phát ban Peyer, ảnh hưởng đến các tuyến màng treo ruột, lá lách cùng với các dấu hiệu sốt, nhức đầu và đau bụng.*

TRIỆU CHỨNG: Các triệu chứng sớm là nhức đầu, suy nhược, đau không xác định và số mũi. Cũng có thể bị táo bón. Sau khoảng vài ngày cho đến một tuần, thân nhiệt có thể lên đến từ 104 đến 105°F (40 đến 40,5°C) và trong khoảng thời gian đó hay kéo dài đến ngày thứ mười, có phát những chấm màu hồng nổi lên ở vùng bụng, đôi khi cũng thấy được ở vùng ngực hay lưng, sau đó thường tự mất đi sau vài ngày. Da sẽ để lại những vệt chuyển màu trắng khi ép tay vào. Bụng ấn đau và thường bị trương

lên. Hơn một nửa trường hợp bệnh nhân bị chứng lách to vào cuối tuần đầu tiên.

Những tuần sau đó, triệu chứng sốt có dấu hiệu thuyên giảm, buổi chiều nhiệt độ cao hơn buổi sáng từ 1 đến 3°F (0,56 đến 1,7°C). Ở trẻ em, nhiệt độ thường lên cao đột ngột. Triệu chứng ban ngày thuyên giảm chậm báo trước ca bệnh kéo dài, thân nhiệt trở nên thất thường hơn. Thuyên giảm rõ rệt hơn và nhiệt độ hiếm khi lên cao vào buổi sáng. Thở nhanh, ho nhẹ và có tiếng ran phế quản là các dấu hiệu thường gặp. Nhịp mạch thường chậm đối chiếu với nhiệt độ tăng cao và thuộc mạch đập đôi. Âm tim thường yếu, biểu hiện chậm và nặng, hai má đỏ, màng kết trong, đồng tử giãn nở.

Lưỡi rung, đỏ tại đầu và vùng bờ rìa, bề mặt hơi trắng và giống như có tưa. Trong một vài ca nghiêm trọng, lưỡi bị khô, màu nâu và có vết nứt, có chất gọn của răng. Các triệu chứng dạ dày ít xảy ra nhưng nếu xuất hiện thì rất dai dẳng. Đôi khi bị nôn mửa và là biến chứng rất nghiêm trọng. Bụng trướng và cảm thấy căng đau khi ăn vào, đặc biệt là ở vùng hố ruột hồi. Tiêu chảy thường cũng xuất hiện nhưng không phải là triệu chứng kéo dài. Đi tiêu rất thay đổi, từ 3 đến 6 lần hay hơn nữa trong một ngày, phân loãng, gớm ghiếc và màu hơi vàng. Tình trạng ngẩn ngơ, mơi lầm bầm, mê sảng, rung cơ, tay bắt chuồn chuồn, chứng thức hôn mê có thể xuất hiện. Hiện tượng bí tiểu và nước tiểu có protein cũng thường xảy ra. Có thể đếm số bạch cầu để xem chứng bệnh bạch cầu. Sự hồi phục rõ rệt có dấu hiệu thiếu máu, rụng tóc và da tróc vảy. Bệnh nhân có dấu hiệu đau đớn sau một thời gian bệnh dài và suy nhược cả về thể chất lẫn tinh thần.

NGUYÊN NHÂN: Do khuẩn Salmonella typhi (S. typhi), gram âm, một loại khuẩn di động hình que. Nó có thể lây truyền trong nước hay trong sữa. Người mang mầm bệnh, khi đụng vào thức ăn, có thể làm lây lan sang người khác. Chất thải của những người bệnh hoặc đã khỏi bệnh cũng có thể là phương tiện truyền bệnh sang người khác.

CHẨN ĐOÁN PHÂN BIỆT: Phó thương hàn, viêm phổi, bệnh ly, viêm màng não, đậu mùa, viêm ruột thừa. Các dấu hiệu chẩn đoán có giá trị là có những triệu chứng như nổi ban hồng, to lách, giảm bạch cầu, xét nghiệm huyết thanh Widal, nuôi cấy máu, thử phân để xem có xuất hiện của loại vi khuẩn gây bệnh không.

PHÒNG BỆNH: Có thể gây miễn nhiễm đối với bệnh bằng cách tiêm hai liều vaccin cách nhau vài tuần. Xem: typhoid vaccine.

THỜI KỲ Ủ BỆNH: Trung bình là hai tuần tuy nhiên rất nhanh, nó có thể kéo dài từ một đến ba tuần.

ĐIỀU TRỊ: Chăm sóc chung, cách

ly bệnh nhân, tẩy uế những chất thải của bệnh nhân là việc làm quan trọng hàng đầu. Nên tiêm chủng để gây miễn dịch những người di chuyển bệnh nhân. Tất cả các biện pháp ngừa bệnh đều phải được áp dụng. Những đồ vật tiếp xúc với bệnh nhân phải được khử trùng hay tẩy uế trước khi chuyển cho người khác. Cần phải theo dõi triệu chứng thối loét do nằm liệt giường. Bởi vì hôn mê cũng không phải hiếm khi xảy ra nên cần cử người theo dõi để ngăn cản không cho bệnh nhân rời khỏi giường. Miệng bệnh nhân phải làm vệ sinh thường xuyên để tránh hình thành các chất gọn. Chloramphenicol là loại thuốc được chọn sử dụng, tuy nhiên có thể dùng ampicillin đối với những chứng kháng chloramphenicol.

Chườm đá hay miếng bọt biển lau mát cũng ít dùng. Ngoài ra cũng có thể lau ấm hay lau bằng cồn khi nhiệt độ bị tăng cao bất thường. Can thiệp bằng phẫu thuật khi cần thiết nếu kháng sinh và biện pháp giảm sức ép ruột không cầm máu được hay có triệu chứng thủng ruột.

BIẾN CHỨNG: Biến chứng xảy ra ở mức 25% ca không tính trị và thường dẫn đến cái chết. Biến chứng thường xảy ra nhất là xuất huyết ruột và thủng ruột, nguyên nhân là do sự giảm thân nhiệt đột ngột. Biến chứng thường xảy ra ở vào khoảng từ tuần thứ 3 đến tuần thứ 4.

TIÊN LƯỢNG: Bệnh nhân phải luôn được theo dõi, cho dù là triệu chứng có vẻ nhẹ. Tỷ lệ tử vong rất khác nhau tùy vào từng trường hợp bệnh dịch. Đa số các trường hợp đều bị xuất huyết cùng với tiêu chảy nhiều là những dấu hiệu không có lợi.

CHĂM SÓC: Theo biện pháp phòng ngừa bệnh thương hàn (rửa tay, rửa tay bệnh nhân, mang bao tay và áo khoác mỗi khi dọn phân và các dụng cụ đựng phân) các đồ dùng tiếp xúc với bệnh nhân chỉ được dùng lại sau khi ba lần liên tục cấy vi khuẩn cách nhau mỗi 24 giờ đều cho kết quả âm. Cho bệnh nhân uống thuốc theo toa bác sĩ và thường xuyên theo dõi các dấu hiệu của biến chứng như có vi khuẩn trong máu, xuất huyết ruột và thủng ruột. Trong giai đoạn cấp tính, cần theo dõi thân nhiệt để cho thuốc hạ sốt, dùng miếng bọt biển lau ấm, cho thuốc giãn mạch, chống rung. Lau sạch bệnh nhân, khuyến khích bệnh nhân dùng nhiều đồ ăn lỏng hay truyền dịch để cân bằng nước. Vệ sinh miệng và da. Thường xuyên thay đổi vị trí nằm của bệnh nhân và cho bệnh nhân thực hiện các bài tập thể dục ở trạng thái thụ động hay chủ động. Theo dõi triệu chứng sưng bàng quang và kiểm soát mức độ ăn cùng với bài tiết để duy trì cân bằng dưỡng chất. Báo cho bệnh nhân biết những vấn đề quan trọng cần theo dõi và xem xét cũng như việc cần thiết phải áp dụng hay không.

Biểu đồ: Một biểu đồ cách 4 giờ về theo dõi thân nhiệt, nhịp mạch, nhịp thở, trong đó nhịp mạch cần thường xuyên hơn. Vào tuần thứ 3, nhiệt độ cần được theo dõi cách mỗi 2 tiếng. Nhiệt độ xuống đột ngột cho biết có xuất huyết ruột. Tẩy uế: Áp dụng các phương pháp tẩy uế chung, kiểm soát các chất bài tiết, quần áo và đồ dùng của bệnh nhân. Công việc tẩy uế cho những người chăm sóc cũng hết sức quan trọng.

typhoid vaccine. A vaccine containing killed Salmonella typhi. Even though its effectiveness inpreventing typhoidfeverislimitedto protecting only those who have experienced a small infecting dose of Salmonella typhi, its use is advisable in persons who will be exposed to typhoid bacilli.*Vaccin thương hàn Là loại vaccin có chứa các trực khuẩn Salmonella typhi đã bị giết chết. Mặc dù tác dụng ngừa bệnh còn hạn chế chỉ cho những người đã nhiễm bệnh với liều độc tố thấp của trực khuẩn Salmonella typhi, vaccin được khuyên dùng cho những người có tiếp xúc với vi trùng gây bệnh.*

typholysin [" + lysis, dissolution]. A lysin destructive to typhoid bacilli. *Lysin hủy trực khuẩn thương hàn Chỉ một loại lysin có tác dụng hủy các trực khuẩn thương hàn.*

typhomalarial [" + It. malaria, bad air]. Having symptoms of both typhoid and malarial fever.*Thương hàn - sốt rét Có các triệu chứng của cả hai bệnh thương hàn và sốt rét.*

typhomania [" + mania, madness]. Muttering delirium characteristic of typhoid fever and typhus.*(chứng) mê sảng thương hàn Cơn mê sảng nói lắng nhắng của bệnh thương hàn hay sốt thương hàn.*

typhopneumonia [" + pneurnon, lung, + -ia, condition, abnormal state]. 1. Pneumonia occurring in typhoid fever. 2. Pneumonia with typhoid symptoms.*Thương hàn - viêm phổi 1. Chứng viêm phổi xảy ra trong lúc đang mắc bệnh sốt thương hàn. 2. Viêm phổi có triệu chứng thương hàn.*

typhous [Gr. typhos, fever]. Pert. to typhus fever.*(thuộc) bệnh sốt thương hàn Liên quan đến bệnh sốt thương hàn.*

typhus [Gr. typhos, fever]. Any of a group of acute infectious diseases characterized by great prostration, severe headache, generalized maculopapular rash, sustained high fever, and usually progressive neurologic involvement, ending in a crisis in 10 to 14 days.

Three diseases are included in the group: epidemic (louse-borne) typhus, caused by Rickettsia prowazekii; Brill-Zinsser disease (recrudescent typhus), caused by Rickettsia prowazekii; and murine (flea-borne) typhus, caused by Rickettsia typhi. Although clinically and pathologically similar, they differ in intensity of symptoms, severity, and mortality rate.

Epidemic typhus is particularly prevalent amid unsanitary conditions. It often develops on shipboard, in army camps, and where living conditions are unfavorable and congestion is marked. The disease is rare in the U.S. SEE: Nursing Diagnoses in Appendix.

SYM: Onset sudden.

Severe headache, pain in back and limbs, extreme prostration. Fever rises rapidly, often reaching 104˚ to 105˚F (40˚ to 40.6˚C) in two to three days; remains high for about 10 days, then falls by crisis. Pulse rapid, weak often dicrotic. Tongue tremulous, may be covered with whitish fur; in severe cases becomes black and rolled up like a ball in back of mouth. Face dusky, conjunctivae injected, pupil contracted, headache, stupor, delirium, muscle twitching, picking at the bedclothes (carphologia).

From 4th to 5th day, bluish spots appear over body, esp. on abdomen. These are petechial in character and do not disappear on pressure. The extent of eruption is indicative of severity of attack. Sometimes there is a diffuse, dark red, subcuticular mottling. Bowels are constipated, urine is scanty, high-colored, and often albuminous.

DIFF. DIAG.: Typhoid fever, hemorrhagic smallpox, Henoch's purpura, epidemic meningitis of fulminating type, and ulcerative endocarditis may have to be considered.

INCUBATION: One to two weeks except for Brill- Zinsser disease which may recur years after the initial attack.

TREAT: Preventive: Absolute cleanliness, sterilization of clothing, and the use of apparel to prevent infestation by the body louse. Patient must be isolated. Absolute rest necessary, and liquid diet. Specific: Broadaspectrum antibiotics, such as the tetracyclines and chloramphenicol, give excellent results.

COMPLICATIONS: Bronchopneumonia occurs more frequently than lobar. Hypostatic congestion of lungs, nephritis, and parotid abscess.

PROG: Variable. Mortality may be quite high in epidemic typhus and almost nonexistent in marine typhus. Broad-spectrum antibiotics will be life-saving if given early enough.

Bệnh sốt Rickettsia Một nhóm bệnh nhiễm định tính với các biểu hiện: mệt lả, nhức đầu nghiêm trọng, phát ban có nốt sần, sốt cao liên tục và thường có ảnh hưởng đến hệ thần kinh. Chấm dứt cơn bệnh trong vòng từ 10 đến 14 ngày. Ba loại bệnh thường gặp trong nhóm này là bệnh dịch sốt chấy rận gây ra bởi Rickettsia prowazekii; bệnh Brill-Zinsser (sốt tái phát) gây ra bởi Rickettsia prowazekii; và sốt murine (lây lan do bọ chét) gây ra bởi Rickettsia typhi. Mặc dù triệu chứng lâm sàng và cơn bệnh giống nhau, nhưng vẫn có khác về mức độ của triệu chứng, độ nghiêm trọng và tỷ lệ tử vong.

Bệnh dịch sốt rickettsia có phần nào đó phổ biến hơn ở những nơi có điều kiện vệ sinh không tốt. Nó thường lây lan ở các tàu biển, trại lính và ở những nơi mà điều kiện sống không thuận lợi cũng như ở khu đông dân cư. Bệnh này hiếm xảy ra ở Mỹ. Xem: Nursing Diagnoses trong phần Phụ lục.

TRIỆU CHỨNG: Bệnh phát đột ngột. Nhức đầu dữ dội, đau tại lưng và đùi, kiệt sức. Sốt cao đột ngột thường đạt từ 104˚F cho đến 105˚F (40 đến 40,5˚C) trong vòng từ 2 đến 3 ngày; sốt cao kéo dài cho đến 10 ngày rồi xuống thấp đột ngột. Mạch nhanh, yếu, đập đôi. Lưỡi rung, có thể bị bao bọc bởi chất nhầy răng và như là tua ra, những ca nặng có thể bị đen và xoắn lại trông như trái banh ở trong miệng. Mặt sậm lại, viêm kết mạc, co đồng tử, nhức đầu, trạng thái ngắn ngơ, mê sảng, cơ rung, quơ tay trên không (tay bắt chuồn chuồn).

Từ 4 đến 5 ngày sau, các đốm xanh xuất hiện khắp cơ thể, đặc biệt là vùng bụng. Đây là biểu hiện của các đốm xuất huyết và không hề mất đi khi ấn tay vào. Sự lan rộng của các vết ban cho dấu hiệu bệnh càng nặng thêm. Đôi khi xuất hiện những đường lan biểu bì có màu đỏ đen. Bệnh nhân bị táo bón, tiểu ít, đậm màu và thường có anbumin.

CHẨN ĐOÁN PHÂN BIỆT: Cần phải xét đến sốt thương hàn, đậu mùa xuất huyết, ban xuất huyết Henoch, viêm màng não dịch dạng đột ngột và viêm màng trong tim.

THỜI KỲ Ủ BỆNH: Khoảng từ 1 đến 2 tuần, ngoại trừ bệnh Brill-Zinsser có thể tái phát sau nhiều năm khi mắc bệnh lần đầu.

ĐIỀU TRỊ: Ngừa bệnh: giữ vệ sinh, khử trùng quần áo và áp dụng các biện pháp ngăn ngừa rận chấy. Bệnh nhân phải được cách ly, nghỉ ngơi hoàn toàn, ăn thức ăn lỏng. Đặc biệt: dùng các loại kháng sinh như tetracyclin và chloramphenicol rất có hiệu quả.

BIẾN CHỨNG: Viêm phổi thường xảy ra hơn là viêm thùy phổi. Cũng có thể bị ứ máu gây xung huyết phổi, viêm thận, và áp xe tuyến mang tai.

TIÊN LƯỢNG: Rất khác nhau. Nguy cơ tử vong hầu như cao ở bệnh dịch sốt rickettsia nhưng hầu như không xảy ra ở sốt bọ chét murine. Việc sử dụng kháng sinh sẽ có tác dụng giảm nguy cơ tử vong nếu áp dụng sớm.

t., classic. T., epidemic.*Sốt rickettsia cổ điển Xem T., epidemic.*

t., endemic. T., marine.*Sốt rickettsia phương Xem T., murine.*

t., epidemic. An infectious disease caused by Rickettsia prowazelai and transmitted by human body louse (Pediculus humanus iwmanus). SYN: t., classic.*Dịch sốt rickettsia Dạng bệnh gây ra bởi Rickettsia prowazekii và truyền qua người bởi loài chấy rận (Pediculus humanus humanus), Đn: t., classic.*

t., Mexican. A louse-borne epidemic typhus present in certain portions of Mexico. SYN: ta6ardiUo. *Sốt rickettsia Mexico Một dịch sốt rickettsia xuất hiện ở một số vùng thuộc nước Mexico. Đn: tabardillo.*

t, mite-borne. Tsutsugamushi disease or scrub typhus.*Sốt ve Bệnh tsutsugamushi hay bệnh sốt ban bụi.*

t., murine. AdiseasecausedbyRickettsia mooseri and occurring in nature as a mild infection of rats and transmitted from rat to rat by the rat-louse or flea. Humans may acquire it by being bitten by infected rat fleas or ingesting food contaminated by rat urine or flea feces. SYN: t., endemic; t., flea-borne; t., shop.*Sốt bọ chét Bệnh gây ra bởi Rickettsia mooseri và được truyền đi trong tự nhiên bởi một loại chuột, những con chuột này lại gây lây truyền cho nhau bởi loài rận chuột hay còn gọi là bọ chét. Người ta có thể lây bệnh khi bị cắn bởi con bọ chét chuột mắc bệnh hay ăn phải đồ ăn có lẫn nước tiểu chuột hay phân của con bọ chét mắc bệnh. Đn: t., endemic; t., flea-borne; t., shop.*

t., recrudescent. A recurrence or recrudescence of a preceding attack of epidemic typhus after initial attack.*Sốt rickettsia tái phát chỉ chứng bệnh sốt ban tái phát lại một thời gian sau cơn bệnh lần đầu.*

t., rural. T., scrub.*Sốt ban nông thôn Xem T., scrub.*

t., scrub. A self-limited febrile disease of two weeks' duration caused by Rickettsia tsutsugamushi and transmitted by two species of mites (chiggers) of the genus Thrombicula. Occurs principally in Pacific-Asiatic area. SYN: t., mite-borne; t., rural; tsutsugamushi disease.*Sốt ban bụi Là bệnh sốt tự giới hạn trong vòng hai tuần, gây ra bởi Rickettsia tsutsugamushi và được truyền đi bởi hai loài ve thuộc họ Thrombicula. Xảy ra chủ yếu ở vùng Châu Á Thái Bình Dương. Đn: t., mite-borne; t., rural; tsutsugamushi disease.*

t., urban. T., epidemic.*Bệnh sốt ban thành phố Xem T., epidemic.*

typhus vaccine. USP. A sterile suspension of the killed rickettsial organism of a strain or strains of epidemic typhus rickettsiae.*Vaccin sốt rickettsia USP. Được xản xuất từ loại vi khuẩn rickettsia đã bị giết chết ở dạng huyền phù đã tiệt trùng lấy từ một giống hay các giống khuẩn bệnh dịch sốt rickettsia.*

typical [Gr. typikos, pert. to type].

Having the characteristics of, pert. to, or conforming to, a type or condition or group.*Điển hình Có đặc điểm của hay có liên quan đến hay thích ứng với một kiểu, một tình trạng hay một nhóm nào đó.*

typing Identification of type.*Định, xác định Biểu hiện của một typ.*

t., bacteriophage. Determination of the subdivision of a bacterial species using a type-specific bacteriophage.*Định loại thựckhuẩn thể Xác định nhóm nhánh con của một loại vi khuẩn bằng cách dùng vật ăn vi khuẩn làm loại xác định.*

t., blood. Determination of the specific blood group of an individual. SEE: blood transfusion.*Định loại máu Xác định nhóm máu đặc hiệu của một người. Xem: blood transfusion.*

t., tissue. Determination of the histocompatibility of tissues to be used in grafts and transplants. SEE: transplantation.*Định loại mô Xác định sự tương hợp của mô, thường được xem xét trong trường hợp cấy ghép. Xem: transplantation.*

typo- [Gr, typos]. Combining form meaning a type.*typo- Tiếp đầu ngữ, dùng liên kết với các từ khác có nghĩa là loại.*

typoscope ["+ skopein,toexamine]. A reading aid device for patients with amblyopia or cataract.*(dụng cụ) hỗ trợ đọc Dụng cụ dùng để hỗ trợ đọc cho những bệnh nhân bị chứng giảm sức nhìn hay đục nhân mắt.*

typus [L.]. Type.*Loại Xem Type.*

tyramine Intermediate product in the conversion of tyrosine to epinephrine. Tyramine is found in most cheeses and in beer, broad bean pods, yeast, wine, and chicken liver. When persons taking certain types of antidepressant monoamine oxidase inhibitors also eat these foods, they may experience severe hypertension, headache, palpitation, neck pain and perhaps intracranial hemorrhage. This is due to the tyramine's not being inactivated by monoamine oxidation. This has been called the "cheese reaction."*tyramine Một sản phẩm trung gian trong sự chuyển biến tyrosin thành epinephrin. Tyramin được tìm thấy trong hầu hết các loại phó mát và có trong bia, đậu lớn, men bia, rượu vang và gan gà. Một người dùng loại thuốc chống suy nhược ức chế monoamine oxidase khi ăn phải các loại thực phẩm này sẽ bị chứng tăng huyết áp nghiêm trọng, nhức đầu, hồi hộp, đau cổ và có thể xuất huyết trong sọ. Điều này là do tyramin không được bất hoạt bởi monoamine oxidase. Triệu chứng này còn được gọi là "phản ứng phó mát".*

tyrannism [Gr. tyrannos, tyrant, + -ismos, condition]. Abnormal tendency to exercise cruelty. SYN: sadism.*Tàn bạo Xu hướng hành động một cách lỗ mãng khác

thường. Đn: sadism.

tyrogenous [Gr. tyros, cheese, + gennan, toproduce]. Havingorigininor produced by cheese.*(thuộc) phó mát Có nguồn gốc hay được sản xuất từ phó mát.*

Tyroglyphus [Gr. tyros, cheese, + glyphein, to carve]. A genus of sarcoptoid mites commonly known as cheese mites. They infest cheese and dried vegetable food products and occasionally infest man causing a pruritus. Contains species causing grocer's itch, vanillism, and copra itch.*Tyroglyphus một loại ve thuộc họ sarcoptoid, thường được biết như là ve phó mát. Loài này quấy phá phó mát và các sản phẩm thực phẩm chế biến từ rau quả khô, đôi khi cũng quấy phá người và gây ra bệnh ngứa. Nó gồm có các loài gây ra bệnh ngứa tạp hóa, bệnh vanil và ngứa cùi dừa khô.*

tyroid [" + eidos, form, shape]. Caseous; cheesy.*Phó mát Chỉ về một loại phó mát.*

tyroma A tumor containing cheeselike material.*U phó mát Chỉ khối u bên trong có chứa những chất liệu giống như phó mát còn gọi là u bã đậu.*

tyromatosis [" + ones tumor, + osis, condition]. Conversion of necrotic tissue into a granular amorphous mass resembling cheese. SYN: caseation.*Hoại tử bã đậu Sự chuyển đổi của mô hoại tử thành một khối hạt không định hình giống như phó mát. Đn: caseation.*

tyrosinase [Gr. tyros, cheese]. An enzyme that acts on tyrosine to produce melanin.*tyrosinase Một loại enzyme tác động lên tyrosin để tạo nên melanin.*

tyrosine USP. An amino acid present in many proteins, esp. casein. It serves as a precursor of epinephrine, thyroxine, and melanin. Two vitamins, ascorbic acid and folic acid, are essential for its metabolism.*tyrosine USP. Một loại acid amin có trong nhiều protein, đặc biệt là casein. Nó có tác dụng như là tiền tố của epinephrin, thyroxin và melanin. Hai loại vitamin là acid ascorbic và acid folic rất cần thiết cho quá trình chuyển hoá này.*

tyrosinemia A disease of tyrosine metabolism due to a deficiency of the enzyme tyrosine aminotransferase. In addition. to an accumulation of tyrosine in the blood, mental retardation, keratitis, and dermatitis are present. Treatment consists of controlling the phenylalanine and tyrosine intake.*(bệnh) tyrosine huyết Bệnh không chuyển hóa tyrosin do thiếu hụt enzym tyrosin amino transferase. Hơn nữa tích tụ tyrosin trong máu, chậm phát triển trí tuệ, viêm giác mạc, viêm da xuất hiện. Điều trị bao gồm việc kiêng ăn những thứ có chất phenylalamin và tyrosin.*

tyrosinosis [" + osis, condition]. Condition resulting from faulty metabolism of tyrosine, whereby its oxidation products appear in the urine. *Loạn chuyển hoá tyrosine Chứng bệnh do có sai sót trong vấn đề chuyển hóa tyrosine, từ đó các sản phẩm ôxy hóa của nó có xuất hiện trong nước tiểu.*

tyrosinuria [" + ouron, urine]. Tyrosine in the urine. *tyrosin niệu Triệu chứng xuất hiện Tyrosine trong nước tiểu.*

tyrosis [" + osis, condition]. 1. Curdling of milk. 2. Vomiting of cheesy substance by infants. 3. Cheesy degeneration. SYN: tyromatosis. *Đông bã đậu, thoái hóa bã đậu 1. Sữa đông. 2. Chứng ói ra chất giống như phó mát ở trẻ em. 3. Sự thoái hóa chất phó mát. Đn: tyromatosis.*

tyrosyluria Increased tyrosine-derived products in the urine. *Tyrosine trong nước tiểu Chứng gia tăng các dẫn chất xuất tyrosin trong nước tiểu.*

tyrothricin An antibacterial drug. *tyrothricin Một loại thuốc kháng khuẩn.*

tyrotoxism [" + toxikon, a poison, + -ismos, condition]. Poisoning produced by a milk product or by cheese. *Ngộ độc sữa Chứng ngộ độc khi ăn các sản phẩm của sữa hay phó mát.*

Tyrrell's fascia [Frederick Tyrrell, Brit. anatomist, 1797-1843] An ill-defined fibromuscular layer from the middle aPoneurosis of the perineum, behind the prostate gland. *Cân mạc Tyrrell [Frederick Tyrrell, bác sĩ cơ thể học người Anh, 1797 - 1843] Một lớp cơ sợi xác định bệnh nằm ở giữa kiên lớp cơ sợi mạc đáy chậu, phía sau tuyến tiền liệt.*

Tyson's glands [Edward Tyson, Brit. physician and anatomist, 1649-1708] Modified sebaceous glands located on neck of penis and inner surface of prepuce. Their secretion is one of the components of amegma. SYN: preputial glands. *Tuyến Tyson [Edward Tyson, bác sĩ điều trị và cơ thể học người Anh, 1649 - 1708] Tuyến bã nhờn nằm tại phần cố của dương vật và mặt trong của bao quy đầu, nó tiết ra một trong các thành phần của bựa sinh dục. Từ đồng nghĩa: preputial glands.*

tysonitis Inflammation of Tyson's glands. *Viêm tuyến Tyson Viêm tuyến Tyson.*

tyvelose A carbohydrate, 3-6-dideoxy-o-mannose, derived from certain strains of Salmonella. It is a somatic antigen. *tyvelose Một loại hydrô carbon, 3-6-dideoxy-d-mannose, được trích xuất từ một số chủng Salmonella. Nó là một kháng nguyên thể thân.*

Tyzine. Trade name for tetrahydrozoline hydrochloride. Tyzine *Tyzine Tên thương mại của tetrahydrozoline hydrochloride.*

Tzanck test [Arnault Tzanck, Russ. dermatologist in Paris, 1886-1954] Examination of tissue from the lower surface of a lesion in vesicular disease to determine the cell type. *Nghiệm pháp Tzanck [Tzanck, bác sĩ da liễu người Nga sống ở Paris, 1886 - 1954] Quan sát các mô lấy từ mặt dưới của vết tổn thương trong chứng mụn nước để xác định typ tế bào.*

tzetze Tsetse. *muỗi xêxê Xem Tsetse.*

Uu

U. 1.unit. 2. Chem. symb. for the element uranium.*U. 1. Viết tắt của chữ unit, có nghĩa là đơn vị. 2. Ký hiệu hóa học của nguyên tố uranium.* ²³⁵**U**. Isotope of uranium with mass number 235.*²³⁵U. Chất đồng vị phóng xạ của urani có khối lượng phân tử là 235.*

UAO. upper airway obstruction.*UAO. Viết tắt của chữ upper airway obstruction, có nghĩa là tắt nghẽn đường hô hấp trên.*

uberous [L. uber, udder]. Prolific; fruitful; fertile.*Sinh sản nhiều Sai quả, màu mỡ, phì nhiêu.*

uberty [L. uber, udder]. Fruitfulness; fertility.*Sự sinh sản nhiều Sự sai quả, sự phì nhiêu.*

ubiquinol Coenzyme QH, the reduced form of ubiquinone, q.v. *ubiquinol Một loại coenzyme QH, dạng ubiquinon làm yếu đi.*

ubiquinone [ubiquitous + coenzyme quinone]. Coenzyme Q, a lipid soluble quinone present in virtually all cells. It is a collector of reducing equivalents during intracellular respiration. It is converted to its reduced form, ubiquinol, while involved in this process.*ubiquinone Là coenzym Q, một loại quinon hòa tan trong lipid có trong thành phần các tế bào. Nó là chất thu thập các vật mất cân bằng trong sự hô hấp của nội bào. Nó được thay đổi thành dạng yếu đi, ubiquinol, trong khi thực thi tiến trình của nó.*

udder The mammary gland of animals such as cows and goats.*Vú động vật Chỉ vú của loài động vật, ví dụ như bò, dê.*

UDP. uridine diphosphate.*UDP. Viết tắt của chữ uridin diphosphat, một loại hóa chất.*

Uffelmann's test Pules Uffelmann, Ger. physician, 1837-1894] Test for determination of lactic acid in gastric juice.*Xét nghiệm Uffelmann [Jules Uffelmann, bác sĩ người Đức, 1837 - 1894] Xét nghiệm để xác định acid lactic trong dịch dạ dày.*

U-Gencin. Trade name for gentamicin sulfate.*U-Gencin Tên thương mại của gentamicin sulfat.*

Uhthoff's sign [Wilhelm Uhthoff, Ger. ophthalmologist, 1853-1927] The nystagmus that occurs in multiple disseminated sclerosis.*Dấu hiệu Uhthoff [Wilhelm Uhthoff, bác sĩ nhãn khoa người Đức, 1853 - 1927] Rung giật nhãn cầu xảy ra do xơ cứng rải rác.*

ulaganactesis [Gr. oulon, gum, + aganektesis, irritation]. Disagreeable sensations or irritation in or about the gums.*Sự kích thích lợi Cảm giác khó chịu hay kích thích lợi.*

ulalgia [" + algos,pain].Painin the gums.*Đau lợi Chứng đau ở lợi.*

ulatrophia [" + atrophos, ill-nourished]. Shrinking of gums; recession of the gums.*Teo lợi Sự co lại hay sự rút lại của lợi.*

ulcer [L. ulcus, ulcer]. An open sore or lesion of the skin or mucous membrane accompanied by sloughing of inflamed necrotic tissue. If the sore becomes infected, pus is discharged. Simple ulcers may result from trauma, caustics, intense heat or cold, or arterial or venous stasis. They may occur as a complication of varicose veins due to stasis of blood leading to inflammation, necrosis, and sloughing of tissue. Ulcers of the mucous membrane of the stomach or duodenum are caused by the effect of gastric acid and pepsin. The sores of acquired syphilis are caused by blockage of small vessels. The secretion from these sores contains the causative agent Treponema pallidum.

RS: abscission; anabrosis; anthracosis; aphtha; argema; carcinelcosis;carcinomelcosis;dieresis; phagedena; slough; stomach.*Loe 't Chỉ một vết đau mở hay tổn thương trên da, màng nhầy cùng với sự xuất hiện của các mô hoại tử viêm. Nếu vết thương bị nhiễm trùng thì sẽ có mủ chảy ra. Các chỗ loét thông thường là do nguyên nhân chấn thương, bị ăn da, phỏng nóng hay phỏng lạnh, ứ máu động mạch hay tĩnh mạch. Loét cũng có thể xảy ra do tình trạng ứ máu dẫn đến giãn tĩnh mạch rồi từ đó dẫn đến viêm nhiễm, hoại tử và kết vảy các mô. Loét màng nhầy thường xảy ra ở dạ dày, tá tràng do bị ảnh hưởng của các chất acid và pepsin trong dịch vị. Loét do giang mai thường do nguyên nhân tắc nghẽn mạch máu nhỏ. Các chất tiết ra từ các vết thương này thường chứa loại tác nhân gây bệnh, đó là Treponema pallidum.*

THAM KHẢO: abscission; anabrosis; anthracosis; aphtha; argema, carcinelcosis, carcinomelcosis, dieresis, phagedena; slough; stomach.

u., amputating. Ulcer that destroys tissue to the bone by encircling the part.*Loét cắt cụt Chứng loét phá hủy toàn bộ từ mô cho đến xương của các phần xung quanh.*

u., atonic. A chronic ulcer.*U hạt mạn tính Dạng loét mạn tính.*

u., callous. A chronic ulcer with indurated, elevated edges and no granulations, which does not heal.*Loét chai Hội chứng loét có triệu*

chứng cứng lại, phần bờ xung quanh nổi lên và không có sự kết hạt cho nên không lành được.

u., chronic leg. Any long-standing slowto-heal ulcer of the lower extremity, esp. one due to occlusive disease of the arteries or veins, or varicose veins.*loét chân mạn tính Chỉ những chứng loét trong thời gian dài và lâu khỏi ở chân, đặc biệt là thường do nguyên nhân tắc động mạch hay tĩnh mạch hoặc giãn tĩnh mạch gây nên.*

u., Curling s. Peptic ulcer that sometimes occurs following severe burns to the body. A form of stress ulcer.*Loét Curling Loét đường tiêu hóa mà đôi khi cũng xảy ra ở thân thể, tại những nơi bị phỏng nặng. Một dạng của loét do sức ép.*

u., decubitus. Ischemic necrosis and ulceration of tissue, esp. over a bony prominence. Due to pressure from prolonged confinement in bed or from a cast or splint. SYN: bedsore. SEE: decubitus ulcer. SEE: Nursing Diagnoses.*Loét tư thế nằm Sự hoại tử do thiếu máu cục bộ, và loét mô đặc biệt là ở những nơi có xương lồi lên do bị chèn ép kéo dài vì nằm lâu trên giường hay do va đập mạnh hoặc do nẹp bó. Đn: bedsore. Xem: decubitus ulcer. Xem: Nursing Diagnoses.*

u., duodenal. Ulcer on the mucosa of the duodenum, due to the action of the gastric juice.*Loét tá tràng Loét tại màng nhầy của tá tràng do ảnh hưởng của dịch vị.*

u., folficular. A tiny ulcer having its origin in a lymph follicle and affecting a mucous membrane.*Loét có nang Chỉ về chỗ loét nhỏ, có nguồn gốc từ một nang bạch huyết và có ảnh hưởng đến phần màng nhầy.*

u., fungus. Ulcer in which the granulations protrude above edges of thewoundand bleed easily.*Loét sùi Dạng loét có kết hạt sùi lên vùng bờ của vết thương và dễ bị chảy máu.*

u., gastric. Ulcer of the gastric mucosa. SEE: peptic ulcer.*Loét dạ dày Loét ở vùng màng nhầy của dạ dày. Xem: peptic ulcer.*

u., Hunner's. A painful, slow-to-heal ulcer of the urinary bladder.*Loét Hunner Loét đau khó liền ở bàng quang.*

u., indolent. Nearly painless ulcer usually found on the leg, characterized by an indurated and elevated edge and a nongranulating base.*Loét mạn tính Chứng loét gần như là không đau, thường thấy ở chân, có biểu hiện cứng, vùng bờ gồ lên và* *không có hiện tượng tạo hạt ở đáy.* **u., peptic.** Ulcer of the mucosa of the duodenum or stomach. SEE: peptic ulcer. SEE: Nursing Diagnoses. *Loét tiêu hóa Loét men tá tràng và dạ dày. Xem: peptic ulcer. Xem: Nursing Diagnose.* **u., perforating.** Ulcer that permeates the entire thickness of the part, as the foot or intestine.*Loét thủng Dạng loét ăn sâu vào toàn bộ phần vỏ dày của một bộ phận, ví dụ như loét chân hay loét ruột.* **u., phagedenic.** Ulcer that spreads rapidly and disintegrates the tissues, producing a slough and discharge. *Loét sâu quảng Dạng loét lan rộng với tốc độ nhanh và gây phân hủy các mô, tạo nên hố sâu và chảy mủ.* **u., rodent.** A deeply infiltrating ulcer that slowly destroys bones and soft tissues; commonly affects the upper part of the face. SYN: Jacob's ulcer.*Loét gặm nhấm Dạng loét thâm nhập sâu và từ từ phá hủy xương và mô mềm, bệnh thường ảnh hưởng đến các phần trên của mặt. Đn: Jacob's ulcer.* **u., serpiginous.** A creeping ulcer that heals in one part and extends to another.*Loét bò lan Dạng loét từ từ, lành tại chỗ này nhưng lại lan ra chỗ khác.* **u., simple.** A local ulcer with no severe inflammation or pain.*Loét đơn thuần Dạng loét cục bộ không gây đau hay viêm nghiêm trọng.* **u., specific.** Ulcer caused by a specific disease, as syphilis or lupus. *Loét đặc trưng Là dạng loét do một số bệnh đặc trưng nào đó, ví dụ như syphilis hay lupus.* **u., stasis.** SEE: decubitus ulcer. SEE: Nursing Diagnoses.*Loét ứ huyết Xem: decubitus ulcer. Xem: Nursing Diagnoses.* **u., stercoral.** 1. Ulcer caused by pressure from impacted feces. 2. Ulcer through which feces escape.*Loét do phân 1. Chỗ loét bị gây ra do áp lực nén chặt bởi phân. 2. Chỗ loét mà qua đường đó phân bị xì ra.* **u., stress.** Peptic ulcer due to acute or chronic stress such as may be present with cerebral trauma, burns, surgery, acute infection, prolonged adrenal corticosteroid therapy, or central nervous system disease.*Loét do stress Loét tiêu hóa do có stress cấp tính hay mạn tính trong đường tiêu hoá. Bệnh có thể xuất hiện cùng với các chứng như chấn thương não, bỏng, trải qua phẫu thuật, nhiễm trùng cấp tính, sử dụng liệu pháp cortiosteroid thượng thận trong thời gian dài hay có bệnh hệ thần kinh trung ương.* **u., trophic.** Ulcer due to failure of supply of nutrients to a part.*Loét do dinh dưỡng Chứng loét do không nhận được nguồn dinh dưỡng ở một bộ phận.* **u., tropical.** 1. An indolent ulcer, usually of the lower extremity, that

occurs in persons living in hot, humid areas. The etiology may or may not be known, and it may be due to a combination of bacterial, environmental, and nutritional factors. 2. The tropical sore caused by leishmaniasis.*Loét nhiệt đới 1. Dạng loét không đau, thường xảy ra ở hai chi dưới của những người sống ở vùng khí hậu nóng và ẩm. Nguyên nhân gây bệnh có thể tìm ra hoặc không tìm ra và bệnh thường có liên quan đến một số loại vi khuẩn, yếu tố môi trường và điều kiện dinh dưỡng. 2. Dạng bệnh loét nhiệt đới gây ra bởi Leishmania được truyền bởi vết đốt của một giống ruồi cát.* **u., varicose.** Ulcer, esp. of the lower extremity, associated with varicose veins.*Loét do giãn tĩnh mạch Loét, đặc biệt là ở hai chi dưới, bệnh có liên quan đến giãn tĩnh mạch.* **u., venereal.** Ulcer caused by a venereal disease, i.e., chancre, or chancroid.*Loét hoa liễu Chứng loét gây ra bởi một số bệnh hoa liễu, ví dụ như săng hay hạ cam.* **ulcera.** Pl. of ulcus.*Loét Dạng số nhiều của ulcus.* **ulcerate** [L. ulcerare, to form ulcers]. To produce or become affected with an ulcer.*Làm loét Gây loét hay bị loét.* **ulcerated** Of the nature of an ulcer or affected with one.*Bị loét Bản chất loét hay bị loét.* **ulcerated tooth.** Suppuration of the alveolar periosteum with ulceration of gum surrounding the decaying root of a tooth.*Loét răng Sự mưng mủ tại vùng màng xương ổ răng, với loét xung quanh lợi và có tình trạng sâu chân răng.* **ulceration** Suppuration occurring on a free surface, as on the skin or on a mucous membrane, to form an ulcer. *Sự loét Mưng mủ, nhiễm trùng xảy ra trên một số bề mặt như vùng da hay tại vùng màng nhầy hình thành loét.* **ulcerative** [L. ulcerate, to form ulcers]. Pert. to or causing ulceration. *Thuộc loét Có liên quan đến hay gây loét.* **ulcerogangrenous** An ulcer that contains gangrenous tissue.*Loét hoại thư Chỉ về một vết loét mà bên trong có chứa các mô hoại thư.* **ulcerogenic drugs.** Medicines that, because of their systemic rather than local effects, may cause peptic ulcers.*Các loại thuốc gây loét Chỉ chung về các loại thuốc có thể gây ra loét tiêu hóa, chủ yếu là chỉ về các loại thuốc dùng toàn thân hơn là các loại thuốc tại chỗ.* **ulceromembranous** [" + membrane, membrane]. Pert. to ulceration and formation of a fibrous pseudomembrane.*Loét màng Liên quan đến loét hay hình thành loét ở màng giả dạng sợi.* **ulceromembranous tonsillitis.** Tonsillitis that ulcerates and develops a

membranous film.*Viêm amidan dạng màng loét Chứng sưng amidan có xuất hiện các vết loét và phát triển màng phủ.* **ulcerous** Pert. to or affected with an ulcer.*Loét, bị loét Có liên quan đến hay bị loét.* **ulcus** [L.]. (pl. ulcers) Ulcer.*Loét Xem Ulcer.* **u., cancrosum.** Cancerous ulcer that eats away the tissues. SYN: rodent ulcer.*Loét ung thư hóa Vết loét ung thư ăn dần vào các mô. Đn: rodent ulcer.* **u., induratum.** A chancre, q.v.*u., induratum Loét cứng săng.* **u., vulvae acutum.** An acute erosive ulcer on the female external genitalia. The cause is unknown but the ulcers may appear in association with acute infectious diseases such as typhoid fever, viral pneumonia, or brucellosis, or may appear as a variant of Behcet's syndrome, q.v. The disease may be confused with herpes simplex and ulcers caused by trauma. *Loét âm hộ cấp tính Loét dạng cấp tính, ăn mòn tại bộ phận sinh dục ngoài của phụ nữ. Nguyên nhân gây bệnh hiện chư rõ nhưng số bệnh nhiễm trùng cấp tính như sốt thương hàn, viêm phổi do virus, bệnh do brucella, hội chứng Behçet... Bệnh này dễ bị nhầm lẫn với bệnh do herpes simplex và loét do chấn thương.* **Ulectomy** 1. [Gr. oule, scar, + ektome, excision]. Excision of scar tissue, esp. in secondary iridectomy. 2. [Gr. oulon, gum, + ektome, excision]. Removal of gum tissue, as in pyorrhea alveolaris. SYN: gingiuectomy.*Thủ thuật cắt vết sẹo 1. Sự cắt đi các mô sẹo, đặc biệt là chỉ về thủ thuật cắt mống mắt lần thứ hai. 2. Sự cắt mô dạng gôm, và sự như trong trường hợp mủ ở răng. Đn: gingivectomy.* **ulegyria** [Gr. oule, scar, + gyros, ring]. Condition in which gyri of the cerebral cortex are abnormal due to scar tissue from injuries usually occurring in early development.*Sẹo hồi não Chỉ trường hợp hồi não tại vỏ não có hình dạng bất thường do có mô sẹo từ các tổn thương xảy ra vào thời kỳ phát triển ban đầu.* **ulemorrhagia** [Gr. oulon, gum + rhzgynnai, to burast forth]. Bleeding from the gums.*Sự xuất huyết từ lợi Sự chảy máu từ lợi.* **ulerythema** [Gr. oule, scar, + erythema, redness]. An erytheraatous disorder with atrophic scar formation.*Ban đỏ dạng sẹo Rối loạn ban đỏ, với hình thành sẹo teo.* **u., ophryogenes.** Folliculitis of eye brows characterized by falling out of hair and scarring.*Ban đỏ teo sẹo lông mày Chứng viêm nang lông mày với triệu chứng rụng lông mày và tạo sẹo.* **u., sycosiforme.** Inflammation of the hair follicles of the beard with alopecia in the affected area.*Viêm nang râu dạng sẹo* Chứng viêm nang râu với triệu chứng rụng râu tại vùng có viêm nhiễm.

uletic [Gr. oulon, gum]. Pert. to the gums.*(thuộc) lợi Có liên quan đến lợi.*

uletomy [Gr. oule, scar, + tome, incision]. Incision of a scar to relieve tension. SYN: cicatricotomy.*Thủ thuật cắt sẹo Thủ thuật rạch sẹo để làm giảm độ căng. Đn: cicatricotomy.*

uliginous [L., uliginosus, wet.] Muddy; slimy.*Có bùn Lầy bùn, nhầy nhụa.*

ulitis [Gr. oulon, gum, + iris, inflammation]. Inflammation of the gums. SYN: fingiuitis; ouditis.*Viêm lợi Chứng viêm nhiễm lợi. Đn: gingivitis; oulitis.*

u., interstitial. Inflammation of connective tissue of gums about the necks of the teeth.*Viêm mô liên kết lợi Chứng viêm nhiễm các mô liên kết của lợi ở cổ và răng.*

ulna [Gl'na) [L., elbow). The inner and larger bone of the forearm, between the wrist and the elbow, on the side opposite that of the thumb. It articulates with the head of the radius and humerus above and with the radius below.
RS: coronoid process; cubital; cubitus; elbow; olecranon; skeleton. *Xương trụ Xương dài hơn và ở phía trong cẳng tay, ở khoảng giữa cổ tay và khuỷu tay, nằm ở phía đối diện với bên ngón cái. Nó khớp với đầu xương quay và xương cánh tay phía trên cùng với xương quay ở phía dưới.*
THAM KHẢO: xương mỏ quạ; xương trụ; gần trụ; khuỷu tay; mấu khuỷu; bộ xương.

ulnad [" + ad, to]. In the direction of the ulna.*Hướng xương trụ Theo chiều hướng của xương trụ.*

ulnar [Gl'nar) (L. ulna, elbow]. 1. Rel. to the ulna, or to nerve or artery named from it. 2. Cuneiform carpal bone.*(thuộc) xương trụ 1. Có liên quan đến xương trụ, hay chỉ về thần kinh hay động mạch trụ. 2. Chỉ về khối xương cổ tay có hình nêm.*

ulnar drift. A joint change at the metacarpophalangeal joints frequently seen in rheumatoid arthritis, resulting from chronic synovitis. In this condition, the long axis of the fingers make an angle with the long axis of the wrist.*Lệch khớp trụ Chỉ sự biến đổi tại khớp tại khối xương bàn tay - ngón tay, thường thấy trong chứng viêm khớp dạng thấp do viêm màng hoạt dịch mạn tính. Trong trường hợp này, trục dài của ngón tay sẽ tạo nên một góc so với trục dài của xương cổ tay.*

ulnaris 1. Ulnar. 2. Concerningthe ulna.*(thuộc) xương trụ 1. Thuộc xương trụ. 2. Có liên quan đến xương trụ.*

ulnocarpal [" + Gr. karpos, wrist]. Relating to the carpus and ulna, or to the ulnar side of the wrist.*(thuộc)*

xương trụ - cổ tay *Liên quan đến khối xương cổ tay và xương trụ, hay chỉ phần xương trụ ở phía cổ tay.*

ulnoradial [" + radius, spoke of a wheel]. Rel. to the ulna and radius, as their ligaments and articulations.
(thuộc) xương trụ - xương quay Liên quan đến xương trụ và xương quay, ví dụ như là các dây chằng và các khớp.

Ulo. Trade name for chlophedianal hydrochloride.*Ulo Tên thương mại của cla chlophedianol hydrochlorid.*

ulocace [Gr. oulon, gum, + kake, badness]. Ulcerative inflammation of the gums.*Loét lợi Viêm nhiễm gây loét ở lợi.*

ulocarcinoma [" + karkinos, crab, + onna, tumor]. Carcinoma of the gums.*Ung thư biểu mô lợi Ung thư biểu mô ở lợi.*

ulodermatitis [Gr. oule, scar, + derma, skin, + itis, inflammation]. Dermatitis with scar tissue formation.*Viêm da Chứng viêm da trong đó hình thành mô sẹo.*

uloglossitis [Gr. oulon, gum, + glossa, tongue, + itis, inflammation]. Inflammation of the gums and tongue.*Viêm lưỡi - lợi Chứng viêm nhiễm tại lợi và lưỡi.*

uloid [Gr. oule, scar, + eidos, form, shape]. 1. Scarlike. 2. A scarlike lesion caused by subcutaneous degeneration.*Dạng sẹo 1. Giống như sẹo. 2. Tổn thương giống như sẹo do thoái hóa ở dưới da.*

uloncus [Gr. oulon, gum, + onkos, mass]. Swelling or tumor of the gums. SEE: epulis.*Khối dưng lợi u lợi Sự sưng hay phát triển khối u lợi. Xem: epulis.*

ulorrhagia [" + rhegnynai, to burst forth]. Bleeding from the gums. SYN: oulorrhagia.*Xuất huyết lợi Sự chảy máu từ lợi. Đn: oulorrhagia.*

ulorrhea [" + rhoia, a flow). Slow bleeding from the gums.*Xuất huyết chậm ở lợi Sự chảy máu chậm ở lợi.*

ulosis [Gr, oule, scar, + osis, condition]. Formation of scar tissue. SYN: cicatrization.*Sự kết sẹo Sự hình thành nên các mô sẹo. Đn: cicatrization.*

ulotic [Gr. oule, scar]. Causing cicatrization. SYN: cicatricial.*Sự kết sẹo Chỉ về sự tạo sẹo hay lên da non. Đn: cicatricial.*

ulotomy 1. [" + tome, incision] The cutting of scar tissue to relieve deformity or tension. 2. [Gr. oulon, gum, + tome, incision] Incision of the gums.*Thủ thuật cắt sẹo, rạch lợi 1. Thủ thuật cắt đi các mô sẹo để làm giảm đi sự biến dạng hay giảm độ căng. 2. Thủ thuật rạch ở lợi.*

ulotrichous [Gr. oulos, woolly, + thrix, hair]. Having short woolly hair, characteristic of some races.*Có tóc xoăn Dạng tóc ngắn và quăn tít, là đặc điểm của một loài chủng tộc ở người.*

ulotripsis [Gr. oulon, gum, tripsis,

rubbing]. Stimulation of the gums by massage.*Xoa bóp lợi Sự kích thích lợi bằng cách xoa bóp.*

ultimate [L. ultimus, last]. Final or last.*Cuối cùng Sau cùng hay lần cuối.*

ultimobranchial bodies Two embryonic pharyngeal pouches usually considered as rudimentary fifth pouches. They become separated from the pharynx and incorporated into substance of the thyroid gland, where they give rise to parafollicular cells that secrete calcitonin, a hormone used to regulate blood calcium level.*Vết tích của thể mang Chỉ hai khoang nhỏ là vết tích còn lại của thể mang của loài cá ở vùng họng, được xem như là các khoang thô sơ thứ năm còn sót lại. Nó đã tách ra khỏi họng và sáp nhập vào trong các chất tạo nên tuyến giáp, tại đó có các tế bào nang tiết ra calcitonin, một loại hormon điều hòa lượng calci trong máu.*

ultra- [L.]. Prefix meaning beyond, excess.*ultra- Tiếp đầu ngữ có nghĩ là bên kia hay chỉ về mức độ dư thừa.*

ultrabrachycephalic [L. ultra, beyond, + Gr. brachys, short, + kephale, head]. Having a cephalic index of 90 or more.*Chỉ số đầu cao vượt mức Chỉ về trường hợp có chỉ số trong phép đo sọ ở mức 90 hay cao hơn.*

ultracentritugation Treatment or preparation of substances by use of the ultracentrifuge.*Siêu ly tâm Quá trình xử lý hay chế tạo các chất bằng cách sử dụng máy siêu ly tâm.*

ultracentrifuge [" + centrum, center, + fugere, to flee]. A high-speed centrifuge capable of producing centrifugal forces more than 100,000 times gravity. Used in the study of proteins, viruses, etc.*Máy siêu ly tâm Một loại máy quay ly tâm có tốc độ cao, nó có thể tạo ra lực ly tâm mạnh hơn 100000 lần so với trọng lực. Thường được dùng để nghiên cứu về các loại protein, virus, ...*

ultradian [Gl-tre'de-an) [" + dies, day]. Concerning biologic rhythms that occur less frequently than every 24 hours.*Siêu nhịp Chỉ về một loại nhịp sinh học, nó thường xảy ra với mức độ kém hơn là cứ mỗi 24 giờ.*

ultrafilter A filter by which colloidal particles may be separated from their dispersion medium or from cryatalloids.*Siêu lọc Chỉ về quá trình lọc mà trong đó các phân tử keo sẽ được tách ra khỏi môi trường phân tán của nó hay được tách ra khỏi chất á tính của nó.*

ultrafiltration [" + filtrum, a filter). Filtration of a colloidal substance in which the dispersed particles, but not the liquid, are held back.*Máy siêu lọc Là máy lọc chất keo mà trong đó, các chất khác sẽ được phân tán ra chỉ chừa lại duy nhất có chất lỏng mà thôi.*

ultraligation [" + Ligare, to bind]. Ligation of a blood vessel beyond the origin of a branch.*Thắt mạch xa Thủ thuật buộc thắt một mạch máu ngay tại phần gốc trên của một đoạn nhánh.*

ultramicrobe [" + Gr, mikros, small + bias, life]. A microorganism too small to be visible by the ordinary microscope.*Siêu vi khuẩn Chỉ chung về các loại vi sinh vật nhỏ tới mức không thể quan sát bằng kính hiển vi bình thường.*

ultramicroscope [" + " + skopein, to examine]. Microscope by which objects invisible through an ordinary microscope may be seen by means of powerful side illumination. SYN: microscope, darkfteld.*Kính siêu hiển vi Một loại kính hiển vi đặc biệt có thể thấy được cả các vi sinh vật nhỏ tới mức không thể thấy được bằng các kính hiển vi thường nhờ vào các phương tiện rọi sáng và phóng to mạnh. Đn: microscope, darkfield.*

ultramicroscopy The use of the ultramicroscope.*Dùng kính siêu hiển vi Sự dùng kính siêu hiển vi để quan sát.*

ultramicrotome A microtomethat makes extremely thin slices of tissue. *Dao siêu vi phẩu Dụng cụ vi phẩu dùng để cắt lát các miếng mô cực mỏng.*

ultrasonic [" + Bonus, sound]. Pertaining to sounds of frequencies above approx. 20,000 cycles per second. They are inaudible to the human ear. SEE: supersonic; ultrasound, *Siêu âm Chỉ về các âm thanh có tần số trên mức 20000 chu kỳ mỗi giây. Nó không thể nghe được bằng tai người. Xem: supersonic; ultrasound; ultrasonography.*

ultrasonic cleaning. Use of ultrasonic energy to clean objects including medical and surgical instruments.*Làm sạch bằng siêu âm Dùng năng lượng siêu âm để lau sạch một bộ phận, bao gồm cả phương pháp nội khoa hay can thiệp bằng phẫu thuật.*

ultrasonics The division of acoustics that studies inaudible sounds with frequencies greater than 20,000 cycles per second. Biological effects may result depending on intensity of beams. Heating effects are produced by beams of low intensity, paralytic effects by those of moderate intensity, and lethal effects by those of high intensity. The lethal action of ultrasonics is primarily the result, either directly or indirectly, of cavitation of tissues. Ultrasonics are utilized clinically for therapeutic and diagnostic purposes. In dentistry, instruments are used which produce 29,000 vibrations/sec in periodontal surgery, curettage, and root planing. SEE: ultrasound.*Siêu âm học Một ngành học về âm thanh, chuyên nghiên cứu về các âm thanh không nghe được, có tần số lớn hơn 20000 chu kỳ mỗi giây. Các hậu quả sinh*

học có thể xảy ra nếu tín hiệu có cường độ mạnh. Hậu quả nhiệt độ xảy ra khi tín hiệu có cường độ thấp, hậu quả liệt khi cường độ là vừa phải và hậu quả gây chết người xảy ra khi cường độ cao. Tác động gây chết người của siêu âm chủ yếu là do gây ra bong bóng tại các mô, có thể là trực tiếp hay gián tiếp. Siêu âm được dùng trong liệu pháp điều trị lâm sàng và trong mục đích chẩn đoán bệnh. Trong nha khoa, siêu âm với tần số độ rung khoảng 29000 lần /giây còn được dùng trong phẫu thuật răng, cà trắng răng và trồng chân răng. Xem: ultrasound.*

ukrasonogram The image produced by use of ultsasonography.*Hình chụp siêu âm Hình có được do chụp bằng phương pháp siêu âm.*

ultrasonography Use of ultrasound to produce an image or photograph of an organ or tissue. Ultrasonic echoes are recorded as they strike tissues of different densities. *Chụp siêu âm Dùng sóng siêu âm để tạo nên hình ảnh hay chụp ảnh của một bộ phận hay mô bên trong cơ thể. Âm đội siêu âm được ghi nhận lại khi nó va đập vào các mô có độ dày đặc khác nhau.*

ultrasound. Inaudible sound in the frequency range of approx. 20,000 to 10 billion (10) cycles per second. Ultrasound has different velocities in tissues that differ in density and elasticity from others. This property permits the use of ultrasound in outlining the shape of various tissues and organs in the body. Use of ultrasound for diagnostic and therapeutic purposes requires special equipment. SEE: ultrasonography.*Sóng siêu âm Chỉ các sóng âm mà tai người không thể nghe được, dải tần số nằm trong khoảng xấp xỉ từ 20000 đến 10 tỉ (10) chu kỳ mỗi giây. Sóng siêu âm có vận tốc rất khác nhau khi đi xuyên qua các mô có cấu tạo độ dày khác nhau và có biến đổi rất linh hoạt khi đi xuyên qua các chất khác. Dựa vào tính chất này, người ta đã dùng sóng siêu âm để phác họa nên hình dạng của các mô cũng như các bộ phận khác nhau trong cơ thể. Việc dùng sóng siêu âm vào mục đích chẩn đoán và liệu pháp điều trị cần phải có các thiết bị đặc biệt. Xem: ultrasonography.*

u., A-mode. Sonographic information presented as a single line representing the time it takes for the ultrasound wave to reach the interface of a structure and reflect back to the transducer.*Sóng siêu âm A Là thông tin minh họa sóng siêu âm được biểu diễn bằng một đường đồ thị đại diện trong một khoảng thời gian mà sóng siêu âm va đập vào một vật thể và sau đó dội trở lại máy phát sóng.*

ultrastructure The fine structure of tissues. It is visible only by use of electron microscopy. *Siêu cấu trúc Chỉ về cấu trúc cực kỳ nhỏ của các*

mô. Nó chỉ có thể được nhìn thấy qua kính hiển vi điện tử.*

ultraviolet ["+ viola, violet]. Beyondthe visible spectrum at its violet end, said of rays between the violet rays and roentgen rays. SEE: infrared rays. *Cực tím, tử ngoại Là phản ánh sáng của quang phổ, xa về phía màu tím mà mắt người không thể thấy được, nó là các tia trong khoảng giữa các tia màu tím và tia roentgen. Xem: infrared rays.*

ultraviolet rays. Invisible rays emitted by very hot bodies and ionized gases with wavelengths between 3900 and 1800 angstroms. From a therapeutic standpoint, physiological effects include erythema production, pigmentation of skin antirachitic effect through production of vitamin D, bactericidal effects, and various effects on metabolism. In clinical practice, dosage is measured in terms of minimum erythema dose*Tia cực tím, tia tử ngoại Là các tia không thể thấy bằng mắt người, được phát ra bởi các vật thể rất nóng và có các khí đã được ion hóa với bước sóng trong khoảng 3900 và 1800 angstroms. Theo quan điểm chữa bệnh, hiệu quả sinh lý của nó là gây ra vết ban đỏ, tạo sắc tố trên da, hiệu quả chống còi xương qua việc kích thích sản sinh ra vitamin D, hiệu quả diệt khuẩn và các hiệu quả kích thích trao đổi chất khác. Trong điều trị lâm sàng, liều dùng được tinh chỉnh xác tới mức tối đa gây ra chứng ban đỏ trên da (M.E.D.).*

ultraviolet therapy. Treatment with ultraviolet radiation. SEE: heliotherapy; light therapy. *Liệu pháp bức xạ hồng ngoại Điều trị bệnh bằng cách sử dụng các tia bức xạ hồng ngoại. Xem: heliotherapy; light therapy.*

ululation [L. ultdare, to howl]. The crying and screaming of mentally ill persona. *Sự rú lên, tru trèo lên Chỉ tiếng la hay tiếng thét lên của những bệnh nhân tâm thần.*

umbilical [L. umbilicus, navel]. Pert. to the umbilicus.*(thuộc) rốn Có liên quan đến rốn.*

umbilical artery catheter. Catheter placed in the umbilical artery of an infant in order to facilitate administration of medicines parenterally of to do an exchange transfusion. *Ống thông động mạch rốn Chỉ loại ống thông đặt tại động mạch rốn của trẻ sơ sinh nhằm tạo điều kiện dễ dàng cho việc truyền thuốc hay truyền dưỡng chất.*

umbilical cord. The attachment connecting the fetus with the placenta. It contains two arteries and one vein surroundedby a gelatinous substance, Wharton's jelly, q.v. The embryo receives nourishment from the blood supplied by the arteries of the umbilical cord, which go from the placenta to the fetus. SEE: illus. The umbilical cord is surgically sev-

ered after the birth of the child. In order to give the infant a better blood supply, the cord should not be cut or tied until umbilical vessels have ceased pulsating. The stump of severed cord atrophies and leaves a depression on the abdomen of the child, called a navel or umbilicus. *Dây rốn Là đoạn nối giữa thai nhi và rau thai. Nó bao gồm hai động mạch và một tĩnh mạch được bao bọc bởi chất gelatin, nước đông Wharton, ... Bào thai nhận được các chất dinh dưỡng từ máu tiếp tế qua đường động mạch rốn nối từ rau thai đến thai nhi. Xem: minh họa.*
Dây rốn phải được cắt sau khi đứa trẻ được sinh ra. Nhằm tạo điều kiện tốt trong việc cấp máu cho trẻ, chỉ nên cắt hay buộc dây rốn sau khi các mạch máu rốn ngưng đập. Phần gốc còn lại sau khi cắt sẽ teo lại và để lại vết lõm trên bụng của trẻ và được gọi là rốn.

umbilical fissure. Portion of hepatic longitudinal fissure in which the umbilical vein is lodged. *Khe rốn Là phần khe theo chiều dọc ở gan, nơi mà tĩnh mạch rốn được gắn vào.*

umbilical hernia. Hernia in the region of the umbilicus.*Thoát vị rốn Chứng thoát vị tại vùng rốn.*

umbilical souffle. A hissing sound said to arise from the umbilical cord.
Tiếng thổi rốn Âm thanh như tiếng huýt gió nghe được tại vùng dây rốn.

umbilical vesicle. That part of the embryonic yolk sac leading from the umbilicus. *Bọng rốn Là phần túi noãn của bào thai dẫn đến từ vùng rốn.*

umbilicate [L. umbelicatus, dimpled]. Pert. to or shaped like the navel, noting a bacterial colony with a central depression resembling an umbilicus. *(thuộc) rốn Có liên quan đến hay có hình thể giống như rốn, thường chỉ về cả khuẩn lạc vi khuẩn nhìn thấy được qua kính hiển vi với phần giữa lõm vào trông như là cái rốn.*

umbilication [L. umbilicatus, dimpled]. 1. A depression resembling a navel. 2. Formation at apex of a pustule or vesicle of a pit or depression.
Hình rốn 1. Cấu trúc có phần giữa lõm vào trông như một cái rốn. 2. Chỉ về hình dạng mặt trên của cái mụn mủ hay mụn nước mà có một chút lõm vào ở phần giữa.

umbilicus [L., apit). (pl. umbilici) [NA] A depressed point in the middle of the abdomen; the scar that marks the former attachment of the umbilical cord to the fetus. SEE: Thomas-White hypoth,. esis.
RS: funic souffle; funiculus; funis; hy, dromphalus; mesogastrium; navel; "omphal" words; umbilical cord; varicomphalus. *Rốn Chỉ chỗ lõm vào ở phần giữa của bụng; là một vết sẹo còn sót lại từ dây rốn trước đây của thai nhi. Xem: Thomas-White hypothesis.
THAM KHẢO: tiếng thổi rốn;*

thừng; dây rốn; dịch rốn; màng treo dạ dày; rốn; các tử bắt đầu bằng "omphal-"; dây rốn; giãn tĩnh mạch rốn.

umbo [L., boss of a shield]. Projecting center of a round surface.*Điểm nhú Điểm nhô lên ở giữa một mặt phẳng tròn.*

u. of tympanic membrane. The central depressed portion of the concavity on the lateral surface of the tympanic membrane. It marks the point where the handle (manubrium of malleus) is attached to the inner surface.*Rốn màng nhĩ Phần lõm ở giữa của mặt lõm ở màng nhĩ. Nó là điểm mà chuôi của xương búa gắn với mặt bên trong.*

umbra [Gm'bri) [L., shade, shadow]. The edge of the radiographic image proper. *Phần tối Chỉ phần bờ rìa tối đen của một hình chụp X quang.*

umbrella filter. Filter placed in a blood vessel 1, in order to prevent emboli from passing that point. Has been used in the vena cava to prevent emboli in the veins from reaching the lungs. *Dù lọc Cái lọc được đặt trong mạch máu để ngăn lại các vật có thể gây tắc nghẽn khi đi qua một điểm. Thường được đặt tại các tĩnh mạch để ngăn cản các vật gây tắc từ tĩnh mạch phổi.*

UMP. uridine monophosphate.*UMP. Viết tắt của chữ uridin monophosphat.*

un- [AS.un-, against]. Prefix meaning back, reversal, annulment of, and not. *un- Tiếp đầu ngữ, chỉ: phía sau, sự đảo ngược, sự hủy bỏ, không.*

uncal Concerning the uncus of the brain. *(thuộc) mẩu móc Liên quan đến cấu trúc mẩu móc ở trên não.*

uncal herniation. Herniation, transtentorial, q.v. *Thoát vị móc Một dạng thoát vị.*

unciforrn [L. uncus, hook, + forma, shape]. Hook- shaped.*Dạng móc Có cấu trúc hình móc.*

unciform bone. Hook-shaped bone on ulnar side of distal row of the carpus. SYN: os hamatum [NA].
Xương móc Là xương có hình móc ở mặt trụ thuộc vùng ngoại biên của khối xương cổ tay. Đn: os hamatum [NA].

unciciforme [L.]. Uncinate, q.v. *Có dạng móc Xem Uncinate.*

unciform fasciculus. Bundle of fibers connetting frontal cerebral lobes with the temporosphenoid lobes.*Bó dạng móc Chỉ một bó sợi liên kết giữa các thùy não trán với các thùy thái dương - xương bướm.*

unciform process. 1. Long thin lamina of bone from orbital plate of the ethmoid articulating with the inferior turbinate. 2. Hook at anterior end of the hippocampal gyrus. 3. Hooked end of unciform bone.*mỏm móc 1. Một phiến mỏng và dài ở xương từ bản ổ mắt của khớp xương sàng với phần xoắn dưới. 2. Móc tại đầu trước của hồi hải mã. 3. Đầu móc của xương móc.*

uncinariasis Condition of being infested with hookworms, i.e., worms of the genus Uncinaria.*Bệnh giun móc Chứng bệnh nhiễm giun móc, một loại giun thuộc họ Uncinaria.*

uncinate [L. uncinatus, hooked]. Hook-shaped; hooked.*Dạng móc Có hình móc; có móc.*

uncinate bundle of Russell. [J. S. R. Russell, Brit. physician, 1863-1939] Fibers that arise in the fastigial superior cerebellar peduncle and pass inferiorly to the vestibular nuclei and reticular formation by which impulses are carried to muscles, esp. those of the neck and body.*Bó móc Russell [J.S.R. Russell, bác sĩ người Anh, 1863 - 1939] Chỉ các sợi phát sinh ở cuống chóp trên tiểu não nó trải qua phần dưới nhân tiền đình và cấu trúc dạng lưới, nhờ đó mà xung lực thần kinh được tải đến các cơ, đặc biệt là cơ cổ và cơ thân thể.*

uncinate convolution. Uncinate gyros.*Nếp cuộn móc Xem Uncinate gyrus.*

uncinate epilepsy. Form of epilepsy occurring in disease of uncinate area of the temporal lobe.*Chứng động kinh hồi hải mã Một dạng của chứng động kinh do có bệnh tại vùng móc của thùy thái dương.*

uncinate fasciculus. Bundle of fibers connecting orbital gyri of frontal lobe with rostra) portion of temporal lobe. They curve sharply as they pass over lateral fissure of cerebrum.*Bó móc Chỉ bó các sợi liên kết cuộn ổ mắt ở thùy trán với phần mô của thùy thái dương. Nó uốn cong khi đi qua khe bên của não.*

uncinate fits. Episodic attacks characterized by olfactory and gustatory hallucinations, usually disagreeable, a sense of unreality, and sometimes convulsions and temporary loss of senses of taste and smell. Associated with lesions of uncinate gyros.*Cơn động kinh hồi hải mã Cơn động kinh biểu hiện bởi các triệu chứng khứu ảo vị giác, thường là khó chịu, nó là một cảm giác không thực, và đôi khi co giật, tạm thời mất cảm giác nếm và ngửi. Bệnh thường có liên quan đến các tổn thương ở hồi hải mã.*

uncinate gyros. Gyros of the temporal lobe of the brain consisting of recurved rostra) portion of hippocampal gyros. SYN: uncinate convolution; uncus.*Hồi hải mã Là hồi ở thùy thái dương của não nó bao gồm các phần mô cong ngược của hồi hải mã. Đn: uncinate convolution; uncus.*

Uncinatum [L.]. Hooked.*Có móc Có hình móc câu.*

uncipressure [L. uncus, hook, + pressura, pressure]. Pressure applied with the use of a blunt hook to arrest bleeding.*Móc ép Ép vết thương lại bằng cách sử dụng một cái móc cùn để chống chảy máu.*

uncomplemented Not joined or associated with complement and thus inactive.*Không bổ thể* Không kết hợp hay liên kết với bổ thể, và do đó bất hoạt.

unconditioned reflex. An inborn or natural reflex; one not dependent upon previous experience or training.*Phản xạ không điều kiện* Chỉ về các phản xạ bẩm sinh và tự nhiên; các phản xạ không phụ thuộc vào các kinh nghiệm đã trải qua hay không phải là loại có được do luyện tập.

unconscious [AS. un, not, + L. conscius, aware]. 1. Insensible; lacking in awareness of the environment. State in which a person experiences no sensory impressions and has no subjective experiences. SEE: unconsciousness. 2. In freudian psychiatry, that part of our personality consisting of a complex of feelings and drives of which we are unaware and that are not available to our consciousness. *Bất tỉnh, ngoài tri giác, vô thức* 1. Không có cảm giác gì hết; không thể nhận biết về môi trường xung quanh. Tình trạng mà một người không hề có các cảm giác thụ cảm hay các cảm giác chủ thể nào. Xem: *unconsciousness*. 2. Theo phân tâm học của Freud, nó chỉ về phần tính cách của con người, bao gồm sự mất đi các cảm nhận phức tạp, các nỗ lực và các thứ có được trong khi chúng ta còn ý thức.

u., collective. Carl Jung divided the unconscious into personal and collective. Personal conscious included all of the material stored in the unconscious that was acquired through personal experience. The collective unconscious is made up of material that the species inherits as part of the brain structure. Thus, the collective unconscious would be common to all members of a society, a people, or to mankind in general. Instinct is included in the collective unconscious. SEE: sociobiology.*Vô thức tập thể* Theo Carl Jung, vô thức được chia ra làm hai loại: cá nhân và tập thể. Vô thức cá nhân bao gồm tất cả các loại vô thức mà một cá nhân có thể trải qua. Vô thức tập thể là các loại vô thức được hình thành do thừa hưởng từ các đặc điểm của loài trên cấu trúc của não. Vậy thì, vô thức tập thể sẽ rất phổ biến trên tất cả các thành viên của loài trong xã hội, đối với người thì nó sẽ thuộc về nhân loại nói chung. Vô thức tập thể thường chỉ chung về các bản năng. Xem: *sociobiology*.

unconsciousness [AS. un, not, + L. conscius, aware]. State of being insensible or without conscious experiences. Unconsciousness physiologically occurs in sleep; pathologically it may occur temporarily as in syncope (fainting) or be prolonged and vary in depth from stupor (semiconsciousness) to coma (profound unconsciousness). SEE: Glasgow Coma Scale.

SYM: Patient is unable to swallow; eyes do not react and patient is insensible to surroundings.

ETIOL: Anoxia; alcohol, barbiturate and bromide intoxication; brain tumor; carbon monoxide poisoning; cardiac decompensation;cerebralaccident(hemorrhage,thromboais, embolism), concussion; diabetes; eclampsia; epilepsy; fear, fracture of skull; fright; heat stroke; hemorrhage (especially subarachnoid); hypertensive encephalopathy; meningitis; neurosyphilis; opium poisoning; overdose of insulin; pneumonia; severe infections; subdural hematoma; uremia.

TREAT: If the face is flushed or if hemorrhage is present or suspected, do not lower head and do not give stimulants. In other instances, it is desirable to lower head and shoulders, loosen clothing, and keep patient comfortably warm but not hot. Remove false teeth if present. Turn head to one side to prevent vomitus, if any, from being inhaled. Provide artificial respiration, if necessary. Look for evidence of blows to the head, and for fractures and paralysis. Test pulse, respiration, odor of breath, condition of skin, and pupils of eyes. It is important to diagnose the cause of unconsciouaness prior to instituting specific therapy.

Caution: The patient should be examined for a Medic Alert bracelet or pendant or a medical record card indicating chronic illness, critical medications, or allergy to drugs.

NURSING IMPLICATIONS: In the initial approach, follow the ABCs of emergency care, i.e., airway, bleeding consciousness, digestive organs, excretory organs, and fractures. Establish adequate circulation and ventilation. Remove false teeth if present. Assess the patient for other health problems and treatthem if they are of immediate concern. Implement safety measures to prevent further trauma. Re-examine the patient and, if conscious, obtain a history. Maintain fluid and electrolyte balance, assess level of consciousness frequently, and initiate a neurological flowsheet. Have blood drawn for determination of levels of glucose and drugs of abuse. Turn and position the patient often to allow drainage of secretions. Aspirate when necessary. Administer oxygen as prescribed. Perform eye care. Insert Foley catheter if patient is incontinent. Monitor intake and output. Perform mouth care frequently. Monitor temperature and implement aoproprtate antipyretic measures. SEE: Nursing Diagnoses.

MOVING UNCONSCIOUS PATIENT, STRETCHER TO BED: Method 1: Fold draw sheet in half lengthwise and place it across center of stretcher, pleating the excess and tucking the ends under for about 6 in. before patient is put on stretcher.

(This sheet shouldbe under the buttocks when patient is on stretcher.) Place stretcher parallel with bed and as close as possible to it. Get three other people to help you. Have one person at patient's head, one at feet, one at side, and one at far aide of bed. The people at the sides take firm hold of the ends of the draw sheet and all four lift together, the person at the far side pulling the draw sheet toward the bed.

Method ll: This movement requires three people. Place stretcher at right angles to the foot of the bed with patient's head at end of bed nearest stretcher. Standing side by side the three people put their arms under the patient and lift and swing him around onto the bed.*Sự mất ý thức, bất tỉnh* Chỉ về tình trạng bất tỉnh hay đang trong tình trạng không có ý thức. Sự mất ý thức sinh lý xảy ra trong khi ngủ; sự bất tỉnh do bệnh có thể xảy ra nhất thời, ví dụ như trong cơn bất tỉnh (ngất) hay sững sờ bán mê kéo dài dẫn đến hôn mê (mất ý thức sâu). Xem: *Glasgow Coma Scale*.

TRIỆU CHỨNG: Bệnh nhân mất khả năng nuốt, mất phản xạ mắt và không thể cảm nhận môi trường xung quanh.

NGUYÊN NHÂN: Thiếu oxy huyết; rượu, ngộ độc thuốc an thần và bromid; u não; ngộ độc monoxid carbon; bệnh tim mất bù, tai biến mạch máu não (xuất huyết, huyết khối, tắc mạch), chấn động; tiểu đường; sản giật; động kinh; cơn sợ; nút sợ; hoảng sợ; nóng đột quỵ; chảy máu (đặc biệt là ở vùng dưới màng nhện); bệnh sọ não do tăng huyết áp; viêm màng não; bệnh giang mai hệ thần kinh; ngộ độc thuốc phiện; dùng insulin quá liều; viêm phổi; nhiễm trùng nặng; xuất huyết dưới màng cứng; ure huyết.

ĐIỀU TRỊ: Nếu nghi có chảy máu hay lộ vẻ xúc động trên mặt thì không được hạ thấp đầu hay dùng thuốc kích thích. Các trường hợp còn lại, hạ thấp đầu và vai, nới lỏng quần áo, giữ nhiệt độ ấm cho bệnh nhân, nhưng không được quá nóng. Tháo hết răng giả nếu có. Đầu xoay nghiêng về một bên để đề phòng nôn mửa, nếu có nôn thì phải đề phòng bệnh nhân hít phải chất nôn. Hô hấp nhân tạo nếu cần thiết. Tìm xem có các dấu vết đánh trên đầu, có bị nút sọ hay bị liệt không. Xem mạch, nhịp thở, mùi hơi thở, tình trạng ngoài da và đồng tử. Việc tìm ra nguyên nhân bất tỉnh là hết sức quan trọng để từ đó mới tìm ra liệu pháp điều trị đúng đắn.

Thận trọng: Phải ưu tiên xem xét coi bệnh nhân có đeo vòng hay dây chuyền hoặc thẻ hồ sơ y tế để cảnh báo chỉ dẫn về hội chứng bệnh, kỳ hạn dùng thuốc và các thuốc bị dị ứng.

CHĂM SÓC: Đầu tiên là phải tuyệt đối tuân theo trình tự căn bản của việc chăm sóc khẩn cấp, ví dụ như thông khí, cầm máu, vấn đề tính táo, cơ quan tiêu hóa, các vấn đề nứt gãy. Tạo điều kiện cho máu lưu thông tốt và cung cấp đủ oxy. Tháo hết răng giả nếu có. Đánh giá về tình trạng có bệnh khác hay không và thực hiện điều trị ngay nếu bệnh đó có liên quan đến cơn bất tỉnh. Thiết lập các biện pháp an toàn để ngăn ngừa bị tổn thương thêm. Xem xét lại bệnh nhân, nếu có dấu hiệu tỉnh lại thì nhanh chóng khai thác bệnh sử. Duy trì cân bằng dịch và điện giải, thường xuyên đánh giá về các mức độ hồi tỉnh và thiết lập biểu đồ về hệ thần kinh. Thử máu để xác định mức độ đường và các tình trạng lạm dụng thuốc. Xoay vị trí bệnh nhân để tạo điều kiện dễ dàng dẫn lưu các chất bài tiết, có thể cho hút ra nếu thấy cần thiết. Cho thở oxy, thực hiện chăm sóc mắt. Đặt ống thông tiểu nếu bệnh nhân mất tự chủ tiểu tiện. Theo dõi lượng vào và ra. Vệ sinh miệng thường xuyên. Theo dõi nhiệt độ và nếu cần áp dụng các biện pháp hạ sốt. Xem: Nursing Diagnoses trong phần Phụ lục.

CÁCH DI CHUYỂN BỆNH NHÂN BẤT TỈNH TỪ CÁNG LÊN GIƯỜNG: Phương pháp 1: Xếp đôi khăn trải giường theo chiều dọc và đặt vuông góc ngay tại giữa cái cáng, xếp lại phần dư và gấp phần đầu khăn xuống khoảng 6 inch trước khi đặt bệnh nhân lên cáng (lúc này tấm khăn ở ngay dưới mông bệnh nhân hay đã nằm lên cáng). Đặt cáng song song với giường càng sát càng tốt. Cần thêm ba người khác giúp bạn, một người phía đầu bệnh nhân, một người phía chân, một người phía bên hông và một người phía bên hông bên kia của giường. Người đứng bên hông cáng sẽ nâng các đầu khăn đỡ bệnh nhân, hai người hai đầu nâng đầu và chân bệnh nhân trong khi người phía bên kia kéo khăn đỡ bệnh nhân về phía giường.
Phương pháp 2: Phương pháp này cần ba người. Đặt cáng vuông góc với giường sao cho đầu bệnh nhân gần phía giường. Ba người đứng kế bên nhau luồn tay dưới bệnh nhân nâng lên và xoay một góc về phía giường.

unconsciousness, words pert. to: apoplexy; asphyctic; asphyxial; asphyxia; catalepsy; collapse; coma; fainting; shock; sleep; stupor; syncope; trance; twilight steep.*Các từ liên quan đến bất tỉnh* chứng ngập máu; sự làm ngạt; tình trạng ngạt; triệu chứng ngạt; chứng giữ nguyên thế; ngã quy; hôn mê; cơn ngất; cơn sốc; ngủ; sững sờ; sự ngất một thời gian ngắn; sự hôn mê; ngủ tê mê.

unco-ossified Not ossified into one bone.*Không hóa cốt* Chỉ tình trạng không hoá xương xảy ra ở một xương.

uncovertebral Concerning the uncinate process of a vertebra.*Mỏm móc*

xương sống Liên quan đến mỏm móc xương sống.

unction [L. unctio, ointment]. 1. The application of an ointment. 2. Substance used for anointing. SYN: unguent.*Sự bôi, thoa* 1. Sự bôi, thoa mỡ. 2. Chất dầu dùng để bôi, thoa. Đn: unguent.

unctuous [L. urectus, an ointment]. Oily; greasy.*Chất nhờn* Chất dầu, chất mỡ.

uncus [L. uncus, hook]. 1.Any structure that is hook-shaped. 2. Hooked anterior end of hippocampal gyros.
Móc 1. Chỉ chung về các cấu trúc có hình móc. 2. Móc phía trước của hồi hải mã.

undecylenic acid. USP. An antifungal drug used topically to treat tinea pedis.*Acid undecylenic USP.* Một loại thuốc kháng nấm chủ yếu dùng tại chỗ để điều trị bệnh nấm da chân.

underachiever. A person whose achievements are less than what is predicted to be possible. *Người kém năng lực* Chỉ về các người mà khả năng thực hiện công việc của họ kém hơn mức bình thường của mọi người khác.

undercut A condition of having overhanging tissue as could be the casein preparing a dental cavity for restoration. Undercutting helps to keep the filling material in place.*Sự xén bớt, tạo khía* Chỉ về trường hợp các mô nhô ra trong các việc chuẩn bị ố răng cho việc phục hồi răng. Việc xén bớt và tạo khía sẽ giúp cho việc giữ chắc hơn các chất liệu trám vào.

undernutrition [AS. under, beneath, + LL. nutritio, nourish]. Inadequate nutrition from any cause.
SYM: Loss of body weight representing at first mostly loss of body fat; then loss of protein manifested by atrophy of muscles, weakness, and edema.*Thiếu dinh dưỡng* Chỉ chung về các trường hợp thiếu dinh dưỡng.
TRIỆU CHỨNG: Xuống cân là triệu chứng đầu tiên do bị giảm đi lượng mỡ trong cơ thể; sau đó là tình trạng mất protein biểu hiện qua triệu chứng teo cơ, yếu cơ và phù.

undertoe [" + la, toe]. Condition of displacement of the great toe underneath the others.*Tật ngón chân cái lệch xuống dưới* Dị tật ngón chân cái bị lệch vị trí, nằm phía dưới các ngón chân còn lại.

underweight Condition in which body weight is at least 10% less than what would be considered within normal limits for a particular individual. It is an imprecise term.*Nhẹ cân* Tình trạng mà trọng lượng cơ thể thấp hơn 10% so với trọng lượng cơ thể của một người bình thường có cùng kích thước. Thuật ngữ này chỉ dùng trong trường hợp ước lượng tương đối không đòi hỏi độ chính xác cao.

undifferentiation [AS. un, not, + L.

differens, bearing apart]. Alteration in cell character to a more embryonic type or toward a malignant state. SYN: anaplasia.*Không biệt hóa* Sự thay đổi đặc điểm của tế bào sang dạng sơ đẳng hơn hay chuyển sang tình trạng ác tính. Đn: anaplasia.

undine [L. unda, wave]. A small glass flask used for irrigating the eye.*Bình rửa mắt* Một loại bình bẹt, nhỏ, bằng thủy tinh, dùng vào việc rửa mắt.

undinism Awakening of the libido by running water, as by urination or at sight of urine. SEE: urolagnia.*Sự cảm nhận tình dục qua nước chảy* Sự cảm nhận tình dục nhờ vào nước chảy, ví dụ như khi đi tiểu hay nhìn thấy nước tiểu. Xem: urolagnia.

undulant [L. undulatio, wavy]. Rising and falling like waves, or moving like them.*Gợn sóng* Sự nhấp nhô lên xuống như sóng hay sự di chuyển nhấp nhô như cơn sóng.

undulant fever Brucellosis, q.v.*Sốt gợn sóng* Bệnh do brucella. Xem: Brucellosis.

undulate [L. undulatio, wavy]. Wavy; having a wavy border with shallow sinuses, said of bacterial colonies.
Lượn sóng Nhấp nhô; chỉ về hình dạng có phần bờ xung quanh nhấp nhô và phần giữa lõm xuống không sâu, thường dùng để chỉ về ảnh của khuẩn lạc vi khuẩn.

undulation A continuous wavelike motion or pulsation.*Sự gợn sóng* Chỉ về sự chuyển động nhấp nhô như sóng gợn hay nói về cảm giác mạch đập.

u., jugular. A venous pulse.*Mạch tĩnh mạch* Chỉ về mạch đập ở tĩnh mạch cảnh.

u., respiratory. Fluctuation in blood pressure due to respiratory movements.*Dao động huyết áp hô hấp* Huyết áp dao động do các hoạt động thở.

unemployment. Condition of being unemployed, esp. involuntary idleness due to not having a job. Medically, this is important because it is known that being unemployed is not conducive to mental health, and only in rare cases does the experience of being unemployed prove to be a positive experience. Also, it is known that one's work provides a tie to reality.*Sự thất nghiệp* Tình trạng thất nghiệp, đặc biệt là chỉ về trường hợp gọi là lười biếng bị động do không có việc làm. Về phương diện y học, đây là một vấn đề hết sức quan trọng, vì một người khi bị thất nghiệp thì rất dễ bị ảnh hưởng xấu đến sức khỏe tinh thần, và thực tế đã có nhiều bằng chứng để chứng minh về điều này. Cũng như vậy, người ta cho rằng qua công ăn việc làm, một người có thể được tạo ra các ràng buộc với thực tế.

ung. [L.], unguentum, ointment.*ung.* Viết tắt của chữ unguentum, ointment; có nghĩa là thuốc cao, thuốc mỡ.

ungual [L. unguis, nail]. Pert. to or re-sembling the nails. SYN: unguinal. *(thuộc móng) Liên quan đến móng hay có cấu trúc giống như móng. Đn: unguinal.*

ungual phalanx. Terminal phalanx of each finger and toe.*Đốt có móng Chỉ về đoạn đốt có móng ở ngón tay hay ngón chân.*

ungual tuberosity. Spatula-shaped extremity of the terminal phalanx that supports the nails of fingers and toes.*Mấu móng Là phần đầu môi hình xẻng có công dụng đỡ cho phần móng ở các đốt móng của các ngón tay hay ngón chân.*

unguent [L. unguentum, ointment]. A lubricant or salve for sores or burns. SYN: ointment.*Thuốc mỡ Chất thuốc bôi trơn hay một loại thuốc mỡ dùng để trị các vết thương hay các vết bỏng. Đn: ointment.*

unguentum [L., ointment]. 1. Fatty, soft, solid preparation intended to be applied to the skin by inunction. 2. Simple ointment. SYN: ointment. *Thuốc bôi dẻo 1. Một loại thuốc như mỡ, mềm và đặc dùng để bôi ngoài da bằng biện pháp chà xát. 2. Chỉ chung về các loại thuốc mỡ. Đn: ointment.*

unguiculate Having nails or claws rather than hooves.*Có móng, có vuốt Có các móng vuốt hay có vuốt ở bàn chân.*

unguinal. Ungual, q.v.*(thuộc) móng Xem Ungual.*

unguis [L., nail]. (pl. ungues) 1. [NA] A fin~ernail or toenail. SYN: onyx. 2. The lacrimal bone. 3. A white prominence on floor of the posterior horn of the lateral ventricle. SYN: hippocampus minor.*Móng 1. Móng tay hay móng chân. Đn: onyx. 2. Xương lệ. 3. Phần lồi lên màu trắng tại nền của sừng sau ở não thất bên. Đn: hippocampus minor.*

u., incarnatus. An ingrowing nail, esp. a toenail.*Móng quặp vào trong Một dạng móng mọc quặp vào trong, đặc biệt là chỉ về móng chân.*

ungula [L., claw]. Instrument for re-moval of dead fetus from the uterus. *Dụng cụ hình móng Dụng cụ dùng để nạo khi lấy bào thai đã chết trong tử cung ra.*

uni- [L.onus]. Combining form mean-ing one.*uni- Tiếp đầu ngữ, có nghĩa là chỉ một.*

uniarticular [L. onus, one, + articulus, joint]. Pertaining to a sin-gle joint.*Một khớp Liên quan đến một khớp duy nhất.*

uniaxial [" + axis, axis]. Having a sin-gle axis.*Một trục Chỉ có một trục duy nhất.*

unibasal [" + basis, base]. Having a single base.*Một đáy Chỉ có một đáy.*

unicameral [" + camera, vault]. Hav-ing a single cavity.*Một khoang Chỉ có một khoang.*

unicellular [" + cellula, a little box]. Having only one cell.*Đơn bào Có duy nhất một tế bào.*

unicentral [" + centrum, center].

Having a single center.*Một trung tâm Có duy nhất một trung tâm.*

uniceps [" + caput, head]. Having a single head or origin, as in muscles. *Một đầu Có duy nhất một đầu hay một gốc, ví dụ như chỉ về các cơ.*

unicorn, unicornous [" + cornus, horn]. Having a single cornus or horn.*Một sừng Có duy nhất một sừng.*

unicuspid Having a single cusp.*Một núm (răng) Có duy nhất một núm.*

uniflagellate Having a single flagellum.*Một roi Có duy nhất một roi.*

uniforate [" + Joratus, pierced]. Hav-ing a single opening.*Một lỗ Có duy nhất một lỗ.*

unigerminal Concerning a single ovum or germ.*(thuộc) một mầm Liên quan đến việc chỉ có một trứng hay một mầm.*

uniglandular Concerning one gland. *(thuộc) một tuyến Liên quan đến việc chỉ có một tuyến.*

unigravida [" + grauida, pregnant]. Woman who is pregnant for the first time. SEE: primigravida.*Một thai con so Chỉ về người phụ nữ có thai lần đầu tiên. Xem: primigravida.*

unilaminar Having a single layer. *Một lớp Có duy nhất một lớp hay một tầng.*

unilateral [" + latus, side]. Affecting or occurring on only one side. SEE: contralateral; homolateral; ipsirateral.*Một bên Ảnh hưởng hay xảy ra ở chỉ một bên. Xem: contralateral; homolateral; ipsilateral.*

unilobar Having a single lobe.*Một thùy Có duy nhất một thùy.*

uniocular [" + loculus, a small space]. Having only one cavity.*Một ngăn Có duy nhất một ngăn.*

uninuclear [" + nucleus, a kernel]. Having only one nucleus.*Đơn nhân Có duy nhất một nhân.*

uninucleated Having a single nu-cleus.*Một nhân Có duy nhất một nhân.*

uniocular [" + oculus, eye]. Pert. to or having only one eye.*Độc nhãn Liên quan đến một mắt hay chỉ có một mắt.*

union [L. unio]. 1. Act of joining two or more things into one part, or the state of being so united. 2. Growing together of severed or broken parts, as of bones or lips of a wound. SEE: healing.*Kết hợp, sự liền 1. Công việc kết hợp hai hay nhiều vật thành một phần duy nhất, hay chỉ về tình trạng được liên kết lại. 2. Sự phát triển nối liền của các mảnh vỡ lại, ví dụ như các xương hay chỉ về miệng của các vết thương. Xem: healing.*

u., non-. Failure to unite, as a frac-tured bone that fails to heal com-pletely.*Không nối liền được Thất bại trong việc nối liền lại, ví dụ như một mảnh xương vỡ không thể liền lại một cách hoàn chỉnh được.*

u., secondary. A healing by second intention with adhesion of granulat-

ing surfaces. SEE: healing.*Liền thứ phát Sự liền lần hai, sự kết dính của mô qua hạt trên bề mặt. Xem: healing.*

u., vicious. Union of ends of a bro-ken bone in such a way as to cause deformity.*Nối liền không hợp cách Sự nối liền hai đầu xương gãy không đúng cách gây ra biến dạng.*

unioval [L. unus, one, + ovum, egg]. Developed from one ovum, as identi-cal twins.*Từ một trứng Được phát triển từ một trứng duy nhất ví dụ như trường hợp sinh đôi giống hệt nhau.*

uniovular ["+ ovum, egg]. Monozygotic, as in the case of twins that develop from a single ovum. *Một noãn Một hợp tử, ví dụ như ca song sinh phát triển từ một trứng duy nhất.*

unipara [" + parere, to bring forth, to bear]. A woman who has had one pregnancy over 20 weeks or has pro-duced a fetus of 500 grams, regard-less of the viability of the fetus. SEE: primipara.*Sinh lần đầu Chỉ về người phụ nữ đã có thai trên 20 tuần hay đã sinh con có trọng lượng đạt tới 500 gam, không kể đến khả năng sống sót của đứa con. Xem: primipara.*

uniparous [" + parere, to bring forth to bear]. 1. Giving birth to one off-spring at a time. 2. Having produced one child of 500 grams or having a pregnancy lasting 20 weeks, regard-less of the viability of the fetus.*Chỉ đẻ một con, sinh lần đầu 1. Chỉ đẻ một con trong một lần đẻ. 2. Đã sinh con đạt trọng lượng được 500 gam hay đã có thai trên 20 tuần, không kể đến khả năng sống sót của bào thai.*

Unipen. Trade name for nafcillin so-dium.*Unipen Tên thương mại của natri nafcillin.*

unipolar [" + polus, pole]. 1. Having or pert. to one pole. 2. Having a sin-gle process, as a unipolar neuron. *Đơn cực 1. Chỉ có một cực hay liên quan đến một cực. 2. Chỉ có một tiến trình, ví dụ như các tế bào thần kinh một cực.*

unipotent, unipotential Concerning a cell that can only develop in a spe-cific way to produce a certain end-re-sult.*Một hiệu lực, một tiềm năng Liên quan đến một tế bào chỉ có thể phát triển theo một cách riêng để tạo ra một kết quả cuối cùng nào đó.*

uniseptate Having only one septum. *Một vách ngăn Chỉ có một vách ngăn.*

unisex. 1. Lack of gender distinction by external appearance, esp. with re-spect to hair style or clothing. 2. Suit-able for use by either sex.*Đơn tính 1. Chỉ về những nét biểu hiện bên ngoài giống nhau phù hợp cho cả hai giới tính, đặc biệt là chỉ về kiểu tóc hay quần áo. 2. Sự thích hợp cho việc sử dụng bởi cả hai giới.*

Unisom. Trade name for doxylamine succinate.*Unisom Tên thương mại của doxylamin succinat.*

unit [L. onus, one]. 1. One of anything. 2. ABBR: u. A determined amount adopted as a standard of measurement.*Một cái, đơn vị 1. Một cái gì đó. 2. Viết tắt: u. Một lượng của chất gì đó trong phép đo lường chuẩn.*

u., amboceptor. The smallest amount of amboceptor required in the presence of which a given quantity of red blood corpuscles will be hemolyzed by an excess of complement.*Đơn vị cảm nhiễm thể Là một lượng cảm nhiễm thể nhỏ nhất cần thiết phải có để làm tiêu hủy một lượng hồng cầu bởi một lượng dư chất bổ thể trong máu.*

u., angström. ABBR: A or A.U. An internationally adopted unit of measurement of wavelength, 1/10,000,000 of a millimeter, or 1/254,000,000 of an inch.*Đơn vị angström Viết tắt: A hay A.U. Một đơn vị thống nhất quốc tế dùng để đo chiều sóng, nó tương đương với 1/10000000 milimét, hay 1/254000000 inch.*

u., antigen. Smallest quantity of antigen required to fix one unit of complement.*Đơn vị kháng nguyên Là một lượng kháng nguyên nhỏ nhất cần phải có để cố định một đơn vị bổ thể.*

u., antitoxin. Unit for expressing the strength of an antitoxin. Originally the various units were defined biologically but now are compared to a weighed standard specified by the U.S. Public Health Service and the World Health Organization. SYN: immunizing unit.*Đơn vị kháng độc tố Đơn vị này dùng để diễn tả sức mạnh kháng độc. Trước kia, các đơn vị này được ước lượng theo đơn vị sinh học, nhưng ngày nay nó được tính theo một chuẩn về khối lượng được nêu ra bởi Cơ quan Sức khỏe Cộng đồng Hoa Kỳ và Tổ chức Y tế Thế giới. Đn: immunizing unit.*

u., atomic mass. ABBR: AMU. Onetwelfth of the mass of a neutral carbon atom. This is equal to 1.657 " 10⁻ gram.*Đơn vị khối lượng nguyên tử Viết tắt: AMU. Là đơn vị khối lượng tương đương với một phần mười hai khối lượng của một nguyên tử carbon trung tính. Nó tương đương với 1,657 " 10⁻ gam.*

u., Bodansky. In clinical chemistry, a unit of alkaline phosphatase equal to that which will liberate 1 mg of phosphorus as inorganic phosphate after one hour of incubation with a buffered substrate containing sodium -glycerophosphate. SEE:phosphatase, alkaline.*Đơn vị Bodansky Trong hóa học lâm sàng, chỉ một đơn vị phosphat kiềm được phóng thích từ 1 mg phospho, ví dụ như lượng phosphat vô cơ có được sau một giờ ủ một chất đệm có chứa natri glycero-phosphat. Xem: phosphatase, alkaline.*

u., British thermal. ABBR: BTU. The amount of heat necessary to raise the temperature of one pound of water from 39F to 40F.*Đơn vị nhiệt Anh Viết tắt: BTU. Lượng sức nóng cần thiết để nâng nhiệt độ của một pound nước từ 39` F lên thành 40F.*

u., cat. The amount of drug per kg of body weight just sufficient to kill a cat when injected intravenously slowly and continuously.*Đơn vị mèo Là tổng lượng thuốc tính trên mỗi kilôgam thể trọng đủ để giết chết một con mèo khi truyền liên tục và chậm vào tĩnh mạch.*

u., complement. Smallest quantity of complement required for hemolysis of a given amount of red blood corpuscles with one amboceptor unit present.*Đơn vị chất bổ thể Một lượng tối thiểu chất bổ thể cần có để làm tiêu hủy một lượng tiểu thể hồng cầu với sự hiện diện của một đơn vị amboceptor.*

u., dental. 1. A masticatory unit consisting of a single tooth and its adnexa. 2. A mobile or fixed piece of equipment, usually complete with chair, light, engine, and other accessories or utilities necessary for dental examinations or operations.*Đơn vị răng 1. Một đơn vị nhai của chỉ một răng và cấu trúc ngoại phối của nó. 2. Chỉ chung về các dụng cụ lưu động hay cố định, thường gồm có: ghế, ánh sáng, máy móc, hay các vật phụ kiện khác cần thiết cho việc khám và phẫu thuật răng.*

u., electrostatic. ABBR: ESU or ESE (from the German elektrostatische Einheit). Any static electricity unit based on the unit electrostatic charge expressed in the centimeter-gram-second system of measurement.*Đơn vị tĩnh điện Viết tắt: ESU hay ESE (từ chữ elektrostatische Einheit trong tiếng Đức). Chỉ chung về một lượng điện tích lũy trong một vật không dẫn điện dựa vào đơn vị điện tích tĩnh điện tính theo hệ đơn vị centimét - gam - giây.*

u., hemolytic. The amount of inactivated immune serum that causes complete hemolysis of 1 ml of a 5% emulsion of washed red blood corpuscles in the presence of complement.*Đơn vị tan huyết Là tổng lượng huyết thanh miễn nhiễm bất hoạt có thể gây ra tan hoàn toàn 1 ml có chứa 5% nhũ tương đã được rửa sạch hồng cầu với sự hiện diện của bổ thể.*

u., international. Unit defined and adopted by the International Conference for Unification of Formulae. Used for measurement of hormones, enzymes, and some vitamins.*Đơn vị quốc tế Đơn vị đã được định nghĩa và chấp nhận bởi hội nghị quốc tế về sự thống nhất công thức. Thường dùng để đo lường các hormon, enzym và một vài loại vitamin.*

u., light. A foot-candle, or the amount of light one ft from a standard candle. SEE: candela; lumen.*Đơn vị ánh sáng Đơn vị foot-nến, hay tổng lượng ánh sáng trong phạm vi một foot chiếu ra từ một cây nến chuẩn. Xem: candela; lumen.*

u., Mache. ABBR: M.u. Unit of measurement of radium emanation.*Đơn vị Mache Viết tắt: M.u. Đơn vị đo lượng phát xạ radi.*

u., motor. Unit that provides motor activity. It consists of a somatic neuron cell and the muscles innervated by it.*Đơn vị vận động Là đơn vị hoạt động vận động. Nó bao gồm tế bào thần kinh soma và các cơ được nó phân bố tới.*

u., mouse. Least amount of estrogen that induces, in a spayed mouse, a characteristic desquamation of the vaginal epithelium.*Đơn vị chuột nhất Lượng estrogen tối thiểu ở buồng trứng của một con chuột đủ để gây ra sự tróc vảy các lớp biểu mô âm đạo.*

u., of capacity. Capacity of a condenser that gives a difference of potential of one volt when charged with one coulomb. SYN: curie; farad.*Đơn vị điện dung Sức chứa của một cái tụ điện mà nó có thể làm thay đổi một vôn hiệu điện thế khi tải dòng điện một culông. Đn: curie; farad.*

u., rat. Greatest dilution of estrogen that will cause desquamation and cornification of vaginal epithelium during first day, if given to a mature spayed rat in three injections, every four hours.*Đơn vị chuột Đơn vị tối đa có thể pha loãng lượng estrogen của một con chuột để có thể gây ra sự hóa sừng và tróc vảy lớp biểu mô âm đạo trong ngày đầu tiên, thực hiện bằng cách tiêm dịch vào buồng trứng con chuột đã trưởng thành ba lần, mỗi lần cách nhau bốn giờ.*

u., SI. Any of the units specified by the International System of Units adopted by an International Conference of Weights and Measures in 1960. SEE: SI Units for tables; SI Units in Appendix.*Hệ đơn vị SI Chỉ chung về các hệ đơn vị đưa ra bởi Hệ thống Đơn vị Quốc tế đã được chấp thuận tại kỳ Hội nghị Quốc tế về Khối lượng và Đo lường vào năm 1960. Xem: SI Units for tables; SI Units trong phần phụ lục.*

u., Todd. In a test of inhibition hemolysis by enzymes such as antistreptolysin O the reciprocal of the highest dilution that inhibits hemolysis.*Đơn vị Todd Trong thử nghiệm về ức chế tan huyết bởi các enzym như antistreptolysin O, chỉ sự nghịch đảo lại của sự pha loãng nhất có thể gây ức chế tan huyết.*

u., USP. Any unit specified in the U.S. Pharmacopeia.*Đơn vị USP Chỉ chung các đơn vị được nêu ra bởi Dược phẩm Hoa Kỳ.*

unitarian [L. unitarius]. Composed of a single unit.*Sự nhất thể Sự gộp lại thành một thể hay một đơn vị duy nhất.*

Unitary Rel. to a single unit.*(thuộc) nhất thể* Có liên quan đến một thể duy nhất.

unit dose. A dose form in which individual doses of medicine are prepared in each packet. This saves time in dispensing medicines esp. to hospitalized patients.*Liều thuốc đơn vị Là liều thuốc chuẩn bị sẵn cho mỗi cá nhân được để riêng theo từng gói. Việc này sẽ tiết kiệm được thời gian phân phát thuốc, đặc biệt là đối với các bệnh nhân ở bệnh viện.*

United States Adopted Names. ABBR: USAN. Dictionary of nonproprietary names, brand names, code designations, and Chemical Abstracts Service registry numbers for drugs published by the U.S. Pharmacopeial Convention Inc. The purpose is to have nonproprietary names assigned to new drugs in accordance with established principles. SEE: USAN and the USP Dictionary of Drug Names.*Các tên được chấp thuận bởi cơ quan liên bang Viết tắt: USAN. Là loại tự điển chung, được xuất bản bởi Hiệp hội Dược phẩm Hoa Kỳ, nêu các tên, nhãn hiệu, mã số và số đăng ký về bản tóm tắt các hóa chất của các loại thuốc có tác dụng phục vụ chữa bệnh. Mục đích là có được các tên không độc quyền đặt ra cho các loại thuốc mới dựa trên các thành phần cơ bản của nó. Xem: USAN and the USP Dictionary of Drug Names.*

United States Pharmacopeia. ABBR: USP followed by the edition number expressed in Roman numerals. USP XXII was published in 1985. The official pharmacopeia of the United States. SEE: pharmacopeia, United States,*Cơ quan Dược phẩm Hoa Kỳ Viết tắt: USP, và tiếp theo sau là số bản được ký hiệu bằng các chữ số La Mã, ví dụ như USP XXII đã được xuất bản vào năm 1985. Là cơ quan dược phẩm chính thức của Mỹ. Xem: pharmacopeia, United States.*

uniterminal [L. unus, one, + terminus, end]. Having only one terminal. SEE: monoterminal.*Một đầu Chỉ có một đầu. Xem: monoterminal.*

univalence The condition of having but one valence.*Tính đơn trị Đặc tính hóa trị một.*

univalent [" + valens, to be powerful]. 1. Possessing the power of combining or replacing one atom of hydrogen. SYN: monovalent. 2. Single, noting a chromosome that lacks or fails to unite with a synaptic mate. *Có hóa trị một 1. Có khả năng liên kết hay thay thế bởi một nguyên tử hydro. Đn: monovalent. 2. Đơn, chỉ về một nhiễm sắc thể mà nó bị thiếu hay không thể kết hợp được với một đơn vị tương ứng.*

universal [L. universalis, combined into one whole]. General or applicable or common to all situations or conditions.*Toàn bộ Cái chung, có thể dùng chung được hoặc chỉ chung về tất cả các điều kiện hay các công việc.*

universal antidote. Antidote used in poisoning where specific antidote is unknown or not available. Two parts activated charcoal; one part tannic acid; one part magnesium oxide. Give orally a paste of 5 heaping tsp of the mixture dissolved in a glass of water. After the patient has swallowed the antidote, the stomach contents should be removed by gastric lavage. In general, there is no universal antidote. The preferred general antidote is activated charcoal alone. Caution: Do not use gastric lavage in patients who have ingested caustics. The stomach or esophagus may be ruptured by introduction of the tube.

Thuốc giải độc chung Một loại thuốc giải độc dùng để giải độc trong các trường hợp không xác định được thốc giải độc đặc trị hay dùng thuốc giải độc đặc trị không hiệu quả. Đó là các than hoạt tính có hai loại; loại acid tanic và loại oxid magnesi. Cho bệnh nhân uống 5 muỗng cà phê thuốc giải độc được hòa tan trong một ly nước. Sau khi bệnh nhân uống xong, nên rửa dạ dày để lấy hết các chất trong dạ dày ra. Nói chung, không có loại thuốc giải độc chung, người ta chỉ quen dùng thuật ngữ này để chỉ về các loại than hoạt tính dùng trong giải độc. Thận trọng: Không được rửa ruột nếu bệnh nhân ăn phải các chất ăn mòn. Vì dạ dày hay thực quản có thể bị rách bởi ống rửa.

universal cuff. An adapted device fitted around the palm of the hand to permit attachment of self-care tools when normal grasp is absent. SYN: palmar cuff.*Dụng cụ nắm được Một dụng cụ phỏng theo các chức năng của gan bàn tay để cho những người không có khả năng nắm bình thường có thể dùng để cầm được các dụng cụ chăm sóc cá nhân. Đn: palmar cuff.*

universal donor. A person whose blood type is O, Rh negative as a rule may be transfused without danger of untoward reactions into persons belonging to any of the other ABO blood groups. NOTE: Because there are multiple blood type factors in addition to those of ABO, it would be dangerous to assume that type O, Rh negative blood could, without further tests of compatibility, be given to persons of different blood type.*Người có thể cho máu chung Chỉ về người có nhóm máu O, Rh âm, đây như một quy tắc chỉ ra rằng họ có thể nhận máu mà không hề có nguy hiểm hay phản ứng đối với các người có nhóm máu khác trong hệ ABO. CHÚ Ý: Bởi vì có rất nhiều yếu tố nhóm máu khác ngoài hệ ABO, cho nên sẽ rất nguy hiểm nếu cho rằng* loại máu O, Rh âm mà không làm xét nghiệm về tính tương hợp.

universal dressing. A large flat bandage that may be folded several times to make a relatively large dressing or folded several more times to make a smaller and thicker bandage. This process can be continued until the unit is suitable for use as a cervical collar. SEE: dressing, universal, for illus.*Băng tổng quát Một loại băng bản lớn, khi sử dụng có thể gấp lại theo kiểu bản lớn hay gấp lại nhiều lần hơn để cho bản trở nên nhỏ hơn và băng dầy lên. Ta có thể gấp lại cho đến lúc bản nhỏ bằng cỡ cổ áo. Xem: dressing, universal để minh họa.*

universal recipient. A person belonging to blood type AB, Rh positive whose serum will not agglutinate the cells of the other ABO blood.*Người có thể nhận máu chung Người có nhóm máu loại AB, Rh dương, huyết thanh của họ sẽ không gây kết dính các tế bào của các nhóm máu khác trong hệ ABO.*

unmedullated A nerve that does not contain a myelin sheath.*Không có tủy Chỉ về các sợi thần kinh không có lớp vỏ myelin.*

unmyelinated A nerve that does not contain a myelin sheath.*Không có myelin Chỉ chung về các sợi thần kinh không có myelin.*

Unna's paste [Paul G. Unna, Ger. dermatologist, 1850-1929] A combination of 15% zinc oxide in a glycogelatin base.*Hỗn hợp nhão Unna [Paul G. Unna, bác sĩ chuyên khoa da liễu người Đức, 1850 - 1929] Một hợp chất gồm có 15% oxid kẽm trộn với chất nền là glycogelatin.*

Unna's (paste) boot. A bootlike dressing of the lower extremity made of layers of gauze and Unna's paste. It is used in treating chronic ulcers, usually due to varicosities, of the leg.*Giày ống nhão Unna Một loại băng có hình dạng giống như giày ống dùng để băng chân, được tạo nên bởi các lớp gạc và hỗn hợp nhão Unna. Nó được dùng để điều trị loét mạn tính, thường do tình trạng giãn tĩnh mạch cẳng chân.*

unofficial [AS. un not + L. officialis, doing work]. Indicates a drug not listed by the U.S. Pharmacopeia or National Formulary.*Không chính thức Dùng để chỉ các loại thuốc không nằm trong danh mục thuốc của Tố chức Dược phẩm Hoa Kỳ hay Tố chức Công thức Thuốc Quốc gia.*

unorganized [" + L. organizare to form a structure]. 1. Not organized into an organic structure. 2. Without characteristics of a living organism; inorganic.*Vô cấu trúc, chất vô cơ 1. Không được thiết lập vào trong cấu trúc hữu cơ. 2. Không có đặc điểm của một sinh vật sống; chất vô cơ.*

unphysiological Contrary to physiological principles.*Không có các chức năng sinh lý Sự trái ngược lại với các chức năng sinh lý cơ bản.*

unrest. Turbulence, instability, or irregularity.*Sự bồn chồn Sự bất an, không ổn định hay không theo quy tắc.*

unsaturated ["+ L. saturare, to fill]. 1. Capable of dissolving or absorbing to a greater degree. 2. Not combined to the greatest possible extent.*Chưa bão hòa, không bão hòa 1. Có thể phân hủy hay hấp thu ở mức độ cao hơn nữa. 2. Không thể liên kết tới mức độ cao nhất.*

unsaturated compound. An organic compound having double or triple bonds between the carbon atoms. *Hợp chất chưa bão hòa Một hợp chất hữu cơ có các mối liên kết đôi hay liên kết ba giữa các nguyên tử carbon.*

unsex [" + L. sexus, sex]. 1. To castrate; to spay or excise the ovaries. 2. To deprive of sexual character.*Làm cho mất giới tính 1. Thiến; hoạn hay cắt buồng trứng. 2. Lấy đi các đặc điểm giới tính.*

unstriated [" + striates, striped]. Unatriped, as smooth muscle fiber. *Không có vân Không có sọc, ví dụ như sợi cơ trơn.*

Unverricht's disease, syndrome [Heinrich Unver- richt, Ger. physician, 1853-1912] A rare, fatal disease inherited as an autosomal recessive. It is characterized by the onset in later childhood of progressive myoclonic epilepsy, tetraplegia, and dementia. Also: Unverricht- Lafora disease.*Hội chứng (bệnh) Unverricht [Heinrich Unverricht, bác sĩ người Đức, 1853 - 1912] Một loại bệnh di truyền, lặn, trên nhiễm sắc thể thường, hiếm thấy, có thể gây chết người. Bệnh khởi phát ở trẻ lớn, với các triệu chứng như động kinh dạng máy cơ tăng dần, liệt tứ chi và mất trí. Cũng có tên là Unverricht-Lafora disease.*

unwell [" + wel well]. Sick; ill; indisposed.*Không khỏe Bệnh; đau yếu; cảm thấy khó ở.*

upper airway obstruction. ABBR: UAO. Condition of the respiratory system in which it has the capability of functioning but is prevented from doing so by an obstruction in the upper portion of the airway, such as the main bronchus, larynx, mouth, or nose. SEE: cardiopulmonary resuscitation; tracheostomy.*Tắc nghẽn đường hô hấp trên Viết tắt: UAO. Tình trạng các chức năng của hệ thống hô hấp vẫn có khả năng hoạt động đầy đủ nhưng nó bị ngăn cản do có sự tắc nghẽn tại phần trên của đường hô hấp, ví dụ như phế quản, thanh quản, miệng hay mũi. Xem: Cardiopulmonary resuscitation; tracheostomy.*

upper GI. upper gastrointestinal. Radiographic and fluoroscopic examinations of the stomach and duodenum after the ingestion of a contrast medium.*Đường tiêu hóa Chụp X quang hay soi huỳnh quang dạ dày và tá tràng sau khi đã cho ăn chất cản quang.*

upper motor neuron lesion. Neurological condition resulting from damage to corticospinal or pyramidal tract in the brain or spinal cord. Results in hemiplegia, paraplegia, or quadriplegia, depending upon the location and extent of the lesion. Clinical signs include loss of voluntary movement, spasticity, sensory loss, and pathological reflexes.*Tổn thương thần kinh vận động trên Có tổn thương tại vùng vỏ não - tủy sống, bó tháp hay tại tủy sống dẫn đến các chứng như liệt nửa người, liệt hai chân hay liệt cả chân tay, tùy thuộc vào vị trí tổn thương. Dấu hiệu lâm sàng là mất các khả năng vận động chủ động, liệt co cứng, mất cảm giác và các phản xạ bệnh lý.*

upper respiratory infection. ABBR: URI. An imprecise term for almost any kind of infectious disease process involving the nasal passages, pharynx, and bronchi. The etiological agent may be bacterial or viral and is rarely accurately known. *Nhiễm trùng đường hô hấp trên Viết tắt: URI. Là thuật ngữ chỉ chung về các chứng bệnh nhiễm trùng tại vùng mũi, thanh quản và phế quản. Về tác nhân gây bệnh có thể là do vi khuẩn hay virus mà hiếm khi biết được một cách chính xác.*

upsiloid [Gr. upsilon letter U, + eidos, form, shape]. Shaped like the letter U or V.*Hình chữ U Có hình dạng giống như chữ U hay chữ V.*

uptake The absorption of a nutrient, chemicals including radioactive materials, and medicines by tissues or an entire organism.*Sự hấp thu Chỉ về sự hấp thu chất dinh dưỡng hay các chất hóa học, kể cả các chất phóng xạ hay dược phẩm bởi các mô hay các bộ phận trong cơ thể.*

urachal [Gr. ourachos, fetal urinary canal]. Rel. to the urachus.*(thuộc) ống niệu rốn Liên quan đến dây niệu nang.*

urachus [Gr. ournchos, fetal urinary canal]. An epithelioid cord surrounded by fibrous tissue extending from the apex of the bladder to the umbilicus. In the embryo it is continuous with the allantoic stalk; postnatally it forms the middle umbilical ligament of the bladder.*Ống niệu rốn Một loại dây liệu mô được bao bọc bởi các mô sợi trải dài từ đỉnh của bàng quang cho đến rốn. Khi còn là bào thai nó đóng vai trò như là ống túi niệu, sau khi sinh ra nó sẽ thoái hóa thành dây chẳng giữa rốn và bàng quang.*

u., patent. Condition in which the urachus remains as a hollow tube that connects the vertex of the bladder with the umbilicus, resulting in an umbilical urinary fistula.*Chứng còn ống niệu rốn Trường hợp ống niệu rốn vẫn còn sót lại như một ống rỗng nối từ đỉnh bàng quang đến rốn từ đó nước tiểu sẽ bị rò ra đường rốn.*

uracil CHNO. A pyrimidine base found in ribonucleic acids.*uracil CHNO. Một loại base pyrimidin tìm thấy trong acid ribonucleic.*

uracil mustard. USP. An alkylating type of cytotoxic drug used in treating certain types of malignant tumors.

Caution: Handle this drug with exceptional care. It must be handled in a well-ventilated hood, using a protective mask, protective glasses, and gloves. Thoroughly clean the work area afterward, and rinse hands in water for several minutes followed by washing with soap and water.

uracil mustard USP. Một loại thuốc độc tế bào loại alkyl hóa, dùng để điều trị một số khối u ác tính.

Thận trọng: Thuốc này phải được bảo quản hết sức cẩn thận. Đặt trong chai có nắp thông gió, khi tiếp xúc phải dùng mặt nạ phòng độc, kính bảo vệ và mang bao tay. Làm vệ sinh khu vực làm việc với thuốc, sau đó rửa tay vài lần bằng nước và xà phòng.

uracrasia [Gr. ouron, urine, + akrasia, bad mixture]. 1. A disordered condition of urine. 2. Inability to retain the urine. SEE: enuresis; incontinence; urinary stress.*Đái dầm 1. Chứng rối loạn nước tiểu. 2. Không có khả năng cầm lại nước tiểu được. Xem: enuresis; incontinence; urinary stress.*

uracratia [" + akratia, incontinence]. Incontinence of the urine.*Không kiềm chế nước tiểu được Mất tự chủ tiểu tiện.*

uragogue ["+ agogos, leading]. Increasing the secretion of urine. SYN: diuretic.*Lợi tiểu Sự bài tiết nước tiểu nhiều. Đn: diuretic.*

uranistonitis [Gr. ouraniskos, palate + itis, inflammation]. Inflammation of the palate.*Viêm vòm miệng Chứng viêm nhiễm vùng vòm miệng.*

uraniscoplasty [" + plassein, to form]. Operation for repair of cleft palate. SYN: uranoplasty; uranorrhaphy.*Phẫu thuật hàm ếch Phẫu thuật để điều trị sứt vòm miệng. Đn: uranoplasty; uranorrhaphy.*

uraniscorrhaphy [" + rhaphe, seam, ridge]. Operation for suturing of a cleft palate. SYN: uraniscoplasty. *Khâu hàm ếch Thực hiện phẫu thuật khâu vòm miệng. Đn: uraniscoplasty.*

uraniscus [Gr. ouroniskos, palate]. Palate, or roof of mouth.*uraniscus Vòm miệng hay phần nóc của miệng.*

uranium [LL., planet Uranus]. SYMB: U. At. wt. 238.029; at. no. 92. A radioactive element, the parent of radium and other radioelements. Uranium ore contains the isotopes ²³⁴U, ²³⁵U and ²³⁸U.*urani Ký hiệu hóa học: U; nguyên tử lượng: 238,029; vị trí thứ 92. Là một nguyên tố phóng xạ, là nguyên tố gốc của chất radi và một số nguyên tố phóng xạ khác. Quặng urani có chứa các chất đồng vị như ²³⁴U, ²³⁵U and ²³⁸U.*

uranoplasty [Gr. ouronos, palate + plassein, to form]. Operation for cleft palate. SYN: uroniscoplasty.*Phẫu thuật hàm ếch Phẫu thuật tạo hình vòm miệng cứng. Đn: uraniscoplasty.*

uranoplegia [" + plege, stroke]. Paralysis of muscles of the soft palate. *Liệt vòm miệng mềm Liệt cơ ở vòm miệng mềm.*

uranorrhaphy ["+ rhaphe, seam, ridge]. Operation for suture of a cleft palate. SYN: uraniscorrhaphy.*Khâu vòm miệng Thực hiện phẫu thuật để khâu vòm miệng. Đn: uraniscorrhaphy.*

uranoschisis [G-ran-ba'kis-is)[" + schisis, a splitting]. Cleft palate.*Sứt hàm ếch Chứng sứt vòm miệng.*

uranostaphyloplasty [" + staphyle, uvula, + plassein, to form]. Operation for correction of a defect of the soft and hard palates.*Phẫu thuật tạo hình vòm miệng cứng và vòm miệng mềm Thực hiện phẫu thuật để sửa chữa các khiếm khuyết tại vòm miệng cứng và vòm miệng mềm.*

uranostaphylorrhaphy [" + " + rhaphe, seam, ridge]. Operation for repair of cleft of hard and soft palates.*Phẫu thuật khâu vòm miệng Phẫu thuật tạo hình nhằm chữa lại đường nứt tại vòm miệng cứng và vòm miệng mềm.*

uranostaphyloschisis Cleft of the hard and soft palate.*Nứt vòm miệng cứng, vòm miệng mềm Chứng bệnh có đường nứt tại vùng vòm miệng cứng và vòm miệng mềm.*

uranyl The bivalent uranium radical UO⁻. It forms salts with many acids. An example is uranyl nitrate UO(NO).*uranyl Gốc urani có hóa trị hai UO⁻. Đó là gốc tạo nên muối và nhiều loại acid. Ví dụ như nitrat urani, UO(NO).*

urapostema [Gr. ouron , urine + apostema, abscess]. An abscess containing urine.*Ổ áp xe có nước tiểu Chỉ về ổ áp xe bên trong có chứa nước tiểu.*

uraroma [" + aroma, spice]. Aromatic spicy odor of the urine.*Mùi nước tiểu Mùi đặc trưng của nước tiểu.*

urarthritis Arthritis due to gout. *Viêm khớp do bệnh gout Chứng viêm khớp do bị bệnh gout.*

urase Urease.*urase Xem Urease.*

urate [Gr. ouron, urine]. Combination of uric acid with a base; a salt of uric acid. Urates are normally present in

urine. **Urat tiểu** *Là một hợp chất giữa acid uric và base; một loại muối của acid uric. Urat là chất thường có trong nước tiểu.*

uratemia [" + haima, blood]. Urates, esp. sodium urate, in the blood. **Urat huyết** *Chất urat, đặc biệt là urat natri có trong máu.*

uratic Concerning urates or gout. **(thuộc) urat hay bệnh gout** *Có liên quan đến urat hay bệnh gout.*

uratoma Concretions of urates around joints caused by gout; a tophus. *Sạn urat Chứng bệnh kết các khối urat xung quanh các khớp gây ra bởi bệnh gout; chỉ khối sạn urat.*

uratosis Any condition leading to deposition of urates in tissues. *Đọng urat trong mô Chỉ chung về các chứng bệnh dẫn đến sự lắng đọng urat trong các mô.*

uraturia [Gr. ouron, urine]. Excess of urates in the urine. SYN: lithuria. *Chứng urat niệu Lượng urat trong nước tiểu vượt mức quy định. Đn: lithuria.*

urceiform [L. urceus, pitcher, + forma, shape]. Pitcher-shaped. *Dạng vò Có hình dạng giống như cái vò hay cái bình.*

urceolate Urceiform, q.v. *Dạng bình Xem Urceiform.*

ur-defense(s) [Ger. ur, ultimate, + defense]. Basic beliefs such as religious or scientific that are thought by the individual to be essential to man's emotional well-being. These beliefs may include faith in a personal or universal God or the fundamental goodness of mankind. *ur-defense Các niềm tin cơ bản về tôn giáo hay về khoa học của một cá nhân đối với các cảm giác thiết yếu như tình trạng hạnh phúc hay sự khỏe mạnh. Các niềm tin này có thể bao gồm cả lòng trung thành, tin thượng đế hay các lòng tốt cơ bản của loài người.*

urea [Gr. ouron, urine]. 1. The diamide of carbonic acid, a crystalline solid having the formula CH₄N₂O; found in blood, lymph, and urine. It is formed in the liver from ammonia derived from amino acids by deamination. It may also be formed directly from arginine. Urea is the chief nitrogenous constituent of urine and along with CO the final product of protein metabolism in the body. In normal conditions, urea represents 80% to 90% of the total urinary nitrogen. It is odorless and colorless, appearing as white prismatic crystals, and forming salts with acids. Its excess is one of the signs of uremia, q.v. The amount of urea excreted varies directly with the amount of protein in the diet. Excretion is increased in fever, diabetes, or increased activity of the adrenal gland.
USES: As a diuretic.
2. USP. A standardized preparation of urea used as a diuretic. Trade name is Ureaphil. *Ure 1. Diamid của acid*

cacbonic, dạng chất rắn kết tinh có công thức CH₄N₂O; có trong máu, bạch huyết và nước tiểu. Nó được tạo ra trong gan, từ amoniac có nguồn gốc amino acid được khử amin. Nó cũng có thể chế tạo trực tiếp từ arginin.
Ure là thành phần nitơ chủ yếu của nước tiểu và cùng với CO, là sản phẩm cuối cùng của sự trao đổi chất của protein trong cơ thể. Ở điều kiện bình thường, ure chiếm khoảng từ 80 đến 90% lượng nitơ trong nước tiểu. Nó không mùi và không màu, tinh thể có dạng hình lăng trụ màu trắng và tạo nên các loại muối với acid. Lượng ure thải ra rất khác nhau tùy thuộc trực tiếp vào lượng protein có trong chế độ ăn. Sự gia tăng bài tiết ure xảy ra trong các chứng sốt, tiểu đường, hay gia tăng hoạt động của tuyến thượng thận.
CÔNG DỤNG: Là một chất lợi tiểu.
2. USP. Ure đã được chuẩn hóa và dùng như một loại thuốc lợi tiểu. Tên thương mại là Ureaphil.

urea cycle. The complex cyclic chemical reactions in some (ure otelic) animals, including man, that produce urea from the metabolism of nitrogen-containing foods. This cycle provides a method of excreting the nitrogen produced by the metabolism of amino acids as urea. The cycle was first described by Sir Hans Krebs [1900-1981].*Chu trình ure Chỉ một chu kỳ hoàn chỉnh các phản ứng hóa học (tạo ure) ở một vài loài động vật, trong đó bao gồm cả người, là sự chuyển hóa của các thức ăn có chứa nitơ. Chu kỳ này cũng cung cấp một phương pháp tiết ra nitơ qua việc chuyển hóa các amino acid bằng ure. Chu kỳ này được mô tả đầu tiên bởi Sir Hans Krebs [1900 - 1981].*

urea frost. White flaky deposits of urea seen on skin in patients with advanced uremia.*Sương ure Những tinh thể ure trắng như tuyết đọng trên da của những bệnh nhân bị chứng ure huyết nặng.*

ureagenetic [" + genesis, generation, birth]. Pert. to or producing urea.*Sự sinh ure Có liên quan đến ure hay sự sản sinh ra ure.*

ureal Rel. to or containing urea. *(thuộc) ure Liên quan đến hay có chứa ure.*

ureameter [" + metron, measure]. Device for determining amount of urea in urine. SYN: ureometer.*Thiết bị đo ure Dụng cụ dùng để đo lượng ure trong nước tiểu. Đn: ureometer.*

ureametry Determination of amount of urea in urine.*Đo ure Xác định lượng ure trong nước tiểu.*

urea nitrogen. ABBR: BUN. The nitrogen of urea as distinguished from nitrogen in blood proteins.*Nitơ ure Viết tắt: BUN. Chỉ chất nitơ trong ure, thường dùng để phân biệt với nitơ trong protein máu.*

Ureaphil. Trade name for urea.

Ureaphil *Tên thương mại của ure.*

Ureaplasma urealyticum. A microorganism that is usually sexually transmitted. It may cause inflammation of the urogenital tract in males and females. *Ureaplasma urealyticum Một loại vi sinh vật thường lây qua đường sinh dục, nó có thể gây ra viêm nhiễm tại đường niệu - sinh dục ở cả phái nam và phải nữ.*

ureapoiesis [urea + Gr. poiesis, forming]. Production of urea. *Hình thành ure Sự sản sinh ra ure.*

urease [Gr. ouron, urine]. An enzyme that accelerates hydrolysis of urea into ammonium carbonate and hippuric acid into glycocoll and benzoic acid. It is found in alkaline fermentation of urine, is produced by many microorganisms and is also found in jack beans and soybeans. It is used in determining the amount of urea in blood or in urine. *urease Là một loại enzym đóng vai trò xúc tác thủy phân ure thành carbonat amoni và acid hippuric thành glycocol và acid benzoic. Nó được tìm thấy trong sự lên men kiềm của nước tiểu, được sinh ra bởi nhiều loại vi sinh vật và cũng tìm thấy trong các loại đậu nhiệt đới, đậu nành. Nó còn được dùng để đo lượng ure trong máu và trong nước tiểu.*

urecchysis [" + ekchysis, a pouring out]. Effusion of urine into tissues. *Chứng tích tụ nước tiểu Sự tích tụ nước tiểu ở trong các mô.*

Urecholine. Trade name for bethanechol chloride. *Urecholine Tên thương mại của chất bethanechol chloride.*

uredema [" + oidema, swelling]. Urine in the subcutaneous tissues, thus distending them. *Chứng tích tụ nước tiểu dưới da Sự tích tụ nước tiểu ở các mô dưới da làm cho sưng phồng lên.*

ureide [Gr. ouron, urine]. Any compound of urea in which acid radicals have taken the place of one or more of its hydrogen atoms, *ureit Chỉ chung các dạng hợp chất của ure, trong đó gốc acid có một hay một vài nguyên tử hydro.*

urelcosis [" + helkosis, ulceration]. Ulceration of the urinary tract. *Chứng loét đường tiểu Chứng bệnh loét tại đường tiểu.*

uremia [" + haima, blood]. Toxic condition associated with renal insufficiency produced by the retention in the blood of nitrogenous substances normally excreted by the kidney. SEE: azotemia; coma, uremic. SYM: Nausea, vomiting, headache, dizziness, dimness of vision, coma or convulsions, urinous odor of breath and perspiration. Stupor, stertorous respiration. No change in papillary reaction; dry skin; hard rapid pulse; elevated blood pressure; scanty urine containing casts and albumin. There is a reduction of urea in the urine. Tube casts are present in uremic coma. Urea

retention is 150 to 500 mg or more per decaliter of blood.
ETIOL: Result of disturbed kidney function seen in nephritis and due to suppression or deficient secretion of urine from any cause.
TREAT: Dialysis. *Ure huyết Tình trạng nhiễm độc cùng với thiếu năng thận gây ứ nitơ trong máu, chất này được tiết ra bởi thận. Xem: azotemia; coma, uremic.*
TRIỆU CHỨNG: Buồn nôn, nôn, đau đầu, chóng mặt, yếu thị lực, hôn mê hay co giật, mùi khai trong hơi thở và trong mồ hôi. Sững sờ, tiếng thở to. Không có phản xạ đồng tử; da khô; mạch đập nhanh và mạnh; huyết áp lên cao; nước tiểu ít, có chứa albumin và trụ. Có giảm ure trong nước tiểu. Có trụ trong nước tiểu. Lượng ure khoảng từ 150 đến 500 mg hay hơn nữa ở mỗi decalit máu.
NGUYÊN NHÂN: Do rối loạn các chức năng thận thường thấy trong viêm thận và do ức chế hay không tiết nước tiểu bởi các nguyên nhân khác.
ĐIỀU TRỊ: Lọc máu.

u., extrarenal, U., prerenal. *Chứng ure huyết ngoài thận Xem U., prerenal.*

u., prerenal. Uremia occurring not as a result of primary renal disease but due to other conditions such as disturbances in circulation, fluid balance, or metabolism arising in other parts of the body. *Chứng ure huyết trước thận Chỉ về ure huyết xảy ra không phải do bệnh thận mà do các bệnh khác như rối loạn tuần hoàn, mất cân bằng dịch, có sự biến đổi trong trao đổi chất ở các bộ phận khác trong cơ thể.*

uremic Pert. to or caused by uremia. *(thuộc) chứng ure huyết Có liên quan đến hay chỉ nguyên nhân gây ra bệnh ure huyết.*

uremigenic [Gr. ouron, urine, + haima, blood, + gennan, to produce]. Caused by or producing uremia. *Gây ure huyết Gây ra bởi hoặc gây ra ure huyết.*

ureogenesis [" + genesis, generation, birth]. Formation of urea. *Sự sản sinh ra ure Sự hình thành ure.*

ureometer [" + metron, measure]. Appliance used to determine the amount of urea in urine. SYN: ureameter. *Thiết bị đo ure Thiết bị dùng để đo lượng ure trong nước tiểu. Đn: ureameter.*

ureometry Estimation of amt. of urea in urine. *Đo ure Tính lượng ure trong nước tiểu.*

ureotelic [urea + Gr. telikos, belonging to the completion]. Concerning animals that excrete amino nitrogen in the form of urea. Included in this group are most terrestrial vertebrates and sharks. SEE: ammonotelic; urea cycle; uricotelic. *(thuộc) động vật có hình thành ure Chỉ các loài động vật có tiết nitơ amin để sản sinh ra ure. Nó bao gồm cả động vật có xương sống trên cạn và loài*

cá mập. *Xem: ammonotelic; urea cycle; uricotelic.*

uresiesthesia, uresiesthesis [Gr. ouresis, urination, + aisthesis, sensation]. The normal inclination to void urine. *Cảm giác một tiểu Là một khuynh hướng bình thường về bài tiết nước tiểu.*

uresis [Gr. ouresis]. The passage of urine. SYN: urination. *Sự đi tiểu Chỉ về động tác bài tiết nước tiểu. Đn: urination.*

ureter [Gr. oureter]. The tube that carries urine from the kidney to the bladder. It originates in the pelvis of the kidney and terminates in the base of the bladder. Each kidney has one ureter measuring from 28 to 34 cm long, the right being slightly shorter than the left. The diameter varies from 1 mm to 1 cm. The wall consists of three layers: the mucosal, muscular, and fibrous coats. SEE: kidney; urethra. *Niệu quản Là các ống có chức năng vận chuyển nước tiểu từ thận xuống bàng quang. Nó xuất phát từ bể thận và kết thúc tại bàng quang. Mỗi một quả thận có một niệu quản dài khoảng từ 28 đến 34 cm, bên phải ngắn hơn bên trái một chút. Đường kinh rất khác nhau từ 1 mm đến 1 cm. Thành niệu quản được cấu tạo bởi ba lớp: niêm mạc, cơ và lớp bao sợi. Xem: kidney; urethra.*

ureteral Concerning the ureter. *(thuộc) niệu quản Có liên quan đến niệu quản.*

ureteralgia [" + algos, pain]. Pain in the ureter. *Đau niệu quản Chứng đau tại vùng niệu quản.*

uretercystoscope [" + kystis, bladder, + skope" to examine]. A cystoscope combined with a ureteral catheter. *Ống soi thông niệu quản Là ống vừa dùng để soi vừa dùng để thông niệu quản.*

ureterectasis [" + ektasis, dilatation]. Dilatation of the ureter. *Giãn niệu quản Chứng giãn nở ở niệu quản.*

ureterectomy [" + ektome, excision]. Excision of a ureter. *Cắt bỏ niệu quản Phẫu thuật cắt bỏ niệu quản.*

ureteric Ureteral, q.v. *Niệu quản Xem Ureteral.*

ureteritis [" + itis, inflammation]. Inflammation of the ureters. *Viêm niệu quản Chứng viêm nhiễm niệu quản.*

ureterocele ["+ kele, tumor, swelling]. Cystlike dilatation of the ureter near its opening into the bladder. Usually a result of congenital stenosis of ureteral orifice. *U niệu quản Giãn giống nang u ở niệu quản, gần vùng miệng bàng quang. Thường do hẹp bẩm sinh tại miệng niệu quản.*

ureterocelectomy [" + " + ektome, excision]. Surgical removal of a ureterocele. *Cắt bỏ nang niệu quản Thực hiện phẫu thuật cắt bỏ phần nang niệu quản.*

ureterocervical ["+ L. ceroicalis, pert. to cervix]. Concerning the ureter and the cervix uteri.*(thuộc) Niệu quản - cổ tử cung* Liên quan đến niệu quản và cổ tử cung.

ureterocolostomy [" + kolon, colon + stoma, mouth]. The implantation of the ureter into the colon.*Mở thông niệu quản - ruột* Phẫu thuật gắn miệng niệu quản vào trong ruột kết.

ureterocystanastomosis [Gr. oureter, ureter, + kystis, bladder, + anastomosis, opening]. Ureteroneocystostomy, q.v.*Mở thông niệu quản - bàng quang* Xem *Ureteroneo- cystostomy.*

ureterocystoneostomy [" + kystis, bladder, + neos, new, + stoma, mouth]. Ureteroneocystostomy.*Tái mở thông niệu quản - bàng quang* Xem Ure- teroneocystostomy.

ureterocystoscope [" + " + skopein, to view]. Uretercys- toscope, q.v. *Ống soi niệu quản - bàng quang* Xem Uretercys- toscope.

ureterocystostomy [" + " + stoma, mouth]. Ureteroneo- cystostomy.*Mở thông niệu quản - bàng quang* Xem ureteroneo- cystostomy.

ureterodialysis [" + dialysis, a separation]. Rupture of a ureter. SYN: ureterolysis.*Rách niệu quản* Chứng vỡ hay đứt niệu quản. Đn: ureterolysis.

ureteroenterostomy [" + enteron, intestine, + stoma, mouth]. Formation of a passage between a ureter and the intestine.*Mở thông niệu quản - ruột non* Tạo thành một đường thông giữa niệu quản và ruột.

ureterography [" + graphein, to write]. Radiography of the ureter after injection of a radiopaque substance into it.*Chụp X quang niệu quản* Sự chụp X quang niệu quản sau khi đã bơm chất cản quang.

ureteroheminephrectomy [" + hemi-, half, + nephros, kidney, + ektome, excision]. In cases of reduplication of the upper urinary tract on one side, surgical removal of the reduplicated portion.*Cắt phần dư của niệu quản - thận* Ở một số ca có hiện tượng dư ống niệu quản trên ở một bên, thuật ngữ này dùng để chỉ trường hợp phẫu thuật cắt bỏ đi phần dư đó.

ureterohydronephrosis ["+ hydor, water, + nephros, kidney, + osis, condition]. Dilatation of ureter and pelvis of the kidney resulting from a mechanical or inflammatory obstruction in the urinary tract.*Giãn niệu quản - thận* Chứng giãn nở vùng niệu quản và vùng bể thận do bị tắc nghẽn ống niệu quản vì viêm nhiễm hay vì cơ chế cơ học.

ureteroileostomy [" + ileum, ileum, + stoma, mouth]. Surgical anastomosis of a ureter to an isolated segment of the ileum. The ileum is connected to an abdominal stoma so that urine leaves the body via that opening.*Mở thông niệu quản - hồi tràng* Thực hiện phẫu thuật nối niệu quản với một đoạn tách ra của hồi tràng. Sau đó đoạn ruột hồi đó được mở

ra thành bụng để nước tiểu có thể thoát ra bằng đường đó.

ureterolith [" + lithos, stone]. A stone or calculus in the ureter.*Sỏi niệu quản* Cục sỏi ở niệu quản .

ureterolithiasis [" + " + iasis, condition]. Development of a calculus in the ureter.*Sỏi niệu quản* Sự phát triển sỏi ở vùng niệu quản.

ureterolithotomy [" + " + tome, incision]. Surgical incision for removal of a calculus from the ureter.*Mở niệu quản lấy sỏi* Thực hiện phẫu thuật để lấy sỏi ở niệu quản.

ureterolysis [" + lysis, dissolution]. 1. Rupture of the ureter. 2. Paralysis of the ureter. 3. The process of loosening adhesions around the ureter.*Vỡ, liệt, gỡ dính niệu quản* 1. Sự vỡ hay đứt niệu quản. 2. Liệt niệu quản. 3. Quá trình gỡ dính xung quanh niệu quản.

ureteroneocystostomy [" + neos, new, + kystis, bladder, + stoma, mouth]. Surgical formation of a new passage between a ureter and the bladder. SYN: ureterocystoneostomy; uretero eystostomy. *Tái mở thông niệu quản - bàng quang* Thực hiện phẫu thuật để tạo ra đường thông mới giữa niệu quản và bàng quang. Đn: ureterocystoneostomy; ureterocystostomy.

ureteroneopyelostomy [" + " + pyelos, pelvis + stoma, mouth]. Excision of a portion of the ureter with attachment of the severed end of the lower portion to a new aperture in the renal pelvis.*Cắt bỏ niệu quản - thận* Thực hiện phẫu thuật cắt bỏ đi phần niệu quản nối vào bể thận do bị thương tổn và mở đường thông mới. Đn: ureteropyeloneostomy.

ureteronephrectomy [" + nephros kidney, + ektome, excision]. Removal of a kidney and its ureter.*Cắt bỏ thận - niệu quản* Thực hiện phẫu thuật cắt bỏ thận và niệu quản.

ureteropathy [" + pathos, disease]. Any diseased condition of the ureter. *Bệnh niệu quản* Chỉ chung về các bệnh ở niệu quản.

ureteropelvioplasty [Gr. oureter, ureter, + L. pelvis, basin, + Gr. plassein to mold]. Plastic surgery of the junction of the ureter and the pelvis of the kidney.*Tạo hình niệu quản - thận* Thực hiện phẫu thuật tạo hình tại chỗ nối giữa vùng niệu quản và bể thận.

ureterophlegma ["+ phlegma, phlegm]. Accumulation of mucus in the ureter.*Kết nhầy niệu quản* Chứng tích tụ các chất nhầy tại niệu quản.

ureteroplasty [" + plassein, to form]. Plastic surgery of the ureter.*Tạo hình niệu quản* Thực hiện phẫu thuật tạo hình niệu quản.

ureteroproctostomy [" + proktos, anus, + stoma, mouth]. Formation of

a passage from the ureter to the lower rectum.*Mở thông niệu quản - trực tràng* Thực hiện phẫu thuật tạo một đường thông giữa niệu quản và phần trực tràng dưới.

ureteropyelitis [" + pyelos, pelvis, + itis, inflammation]. Inflammation of the pelvis of the kidney and a ureter. *Viêm niệu quản - bể thận* Chứng viêm nhiễm tại vùng bể thận và niệu quản.

ureteropyeloneostomy [" + " + neos, new, + stoma, mouth]. Ureteroneopyelostomy.*Tân tạo lỗ thông thận - niệu quản* Xem Ureteroneo- pyelostomy.

ureteropyelonephritis [" + " + nephros, kidney, + itis, inflammation]. Inflammation of the renal pelvis and the ureter.*Viêm bể thận - niệu quản* Chứng viêm nhiễm tại bể thận và niệu quản.

ureteropyeloplasty [" + " + plassein, to mold]. Plastic surgery of the ureter and renal pelvis.*Tạo hình niệu quản - bể thận* Thực hiện phẫu thuật tạo hình niệu quản và bể thận.

ureteropyelostomy [" + " + stoma, mouth]. Uretero- pyeloneostomy, *Tân tạo lỗ thông niệu quản - thận* Xem Uretero- pyeloneostomy.

ureteropyosis [" + pyon, pus, + osis, condition]. Suppurative inflammation within a ureter.*Viêm mủ niệu quản* Chứng viêm nhiễm có mủ tại niệu quản.

ureterorectostomy [" + L. rectum, straight, + Gr. stoma, mouth]. Ureteroproctostomy.*Mở thông niệu quản - trực tràng* Xem Ureteroproctostomy.

ureterorrhagia [" + rhegnynai, to burst forth]. Hemorrhage from the ureter.*Xuất huyết niệu quản* Chứng chảy máu tại niệu quản.

ureterorrhaphy [" + rhaphe, seam, ridge]. Suture of the ureter, as for fistula.*Khâu niệu quản* Sự khâu lại niệu quản, ví dụ như để chữa lỗ rò.

ureterosigmoidostomy [" + sigma, letter S, + eidos shape, + stoma mouth]. Surgical implantation of the ureter into the sigmoid flexure.*Mở thông niệu quản - đại tràng sigma* Thực hiện phẫu thuật nối niệu quản vào góc đại tràng sigma.

ureterostegnosis Ureterostenosis. *Hẹp niệu quản* Xem Ureterostenosis.

ureterostenosis [" + stenosis, a narrowing]. Stricture of a ureter.*Hẹp niệu quản* Sự thắt hẹp tại niệu quản.

ureterostoma [Gr. oureter, ureter, + stoma, mouth]. The orifice through which the ureter enters the urinary bladder.*Miệng niệu quản* Lỗ miệng niệu quản, đoạn đi vào bàng quang.

ureterostomy [" + stoma, mouth]. Formation of a permanent fistula for drainage of a ureter.*Mở thông niệu quản* Tạo một lỗ rò vĩnh viễn tại niệu quản để nước tiểu có thể theo *đường đó chảy ra ngoài.*

u., cutaneous. Surgical implantation of the ureter into the skin. This allows urine to drain via the ureter to the outside of the body by going through the stoma.*Mở thông niệu quản ra ngoài da Thực hiện phẫu thuật để mở thông niệu quản ra ngoài da. Từ đó nước tiểu có thể chảy ra ngoài theo đường mới mở.*

ureterotomy [" + tome, incision]. Incision or surgery of the ureter.*Rạch niệu quản Thủ thuật rạch mở niệu quản nhằm một mục đích nào đó.*

ureterotrigonoenterostomy [" + trigonon, three-sided figure, + enteron. intestine, + stoma, mouth]. Surgical removal of the trigone of the bladder with one or both of the ureteral openings and implanting it into the intestine.*Mở thông niệu quản - ruột non tam giác bàng quang Thực hiện phẫu thuật cắt bỏ phần tam giác bàng quang, cùng với việc mở thông một hay cả hai ống niệu quản vào trong ruột.*

ureteroureteral ["+ oureler, ureter]. Concerning two parts of the same ureter or the union of one ureter with the other.*Hợp nhất niệu quản Chỉ về trường hợp một ống niệu quản bị tách làm hai hoặc là có sự hợp nhất giữa hai ống niệu quản.*

ureteroureterostomy [" + " + stoma, mouth]. 1. Formation of a connection from one ureter to the other. 2. Reestablishment of a passage between the ends of a divided ureter.*Nối hai niệu quản 1. Tạo nên một đường nối từ niệu quản này qua niệu quản kia. 2. Thiết lập lại một đường thông giữa hai niệu quản bị phân chia ra từ phần đầu của nó.*

ureterouterine [" + L. uterus, womb]. Concerning theureterand uterus or a fistula between them. *Niệu quản - tử cung Liên quan đến niệu quản và tử cung hay chỉ về một lỗ rò giữa niệu quản và tử cung.*

ureterovaginal [" + L. vagina, sheath]. Relating to a ureter and the vagina, noting a fistula connecting them.*Niệu quản - âm đạo Liên quan giữa niệu quản - âm đạo có một lỗ rò thông thương giữa niệu quản và âm đạo.*

ureterovesical [" + L. uesica, bladder]. Pert. to a connection between the ureter and bladder.*(thuộc) chỗ nối niệu quản - bàng quang Liên quan đến chỗ nối giữa niệu quản và bàng quang.*

ureterovesicostomy [" + " + Gr. stoma, mouth]. Reimplantation of a ureter into the bladder.*Nối lại niệu quản - bàng quang Sự đặt nối lại đoạn niệu quản vào trong bàng quang.*

urethra [Gr. ourethra]. A canal for the discharge of urine extending from the bladder to the outside. In the female its orifice lies in the vestibule between the vagina and clitoris; in the male the urethra traverses the penis, opening at the tip of the glans penis. In the male it serves as the passage for semen as well as urine. Its inner lining, the mucosa, is thrown into folds and contains openings of lacunae into which the glands of Littre open. Surrounding the mucosa is a lamina propria containing many elastic fibers and blood vessels, outside of which is an indefinite muscular layer. SEE: penis.*Niệu đạo Là ống dẫn nước tiểu từ bàng quang ra ngoài. Ở phụ nữ, lỗ miệng của nó nằm tại phần tiền đình giữa âm đạo và âm vật; ở nam giới, niệu đạo đi qua dương vật, miệng niệu đạo mở ra ngay tại đầu dương vật, nó đóng vai trò vừa là ống dẫn tinh, vừa là ống dẫn nước tiểu. Bên trong ống là lớp niêm mạc, có nhiều nếp gấp có chứa các kẽ hở là miệng của các tuyến Littre. Xung quanh niêm mạc là lá thành có chứa nhiều sợi đàn hồi và mạch máu, bên ngoài được bao bọc bởi một lớp cơ đàn hồi. Xem: penis.*

u., muliebris. The female urethra. *Niệu đạo nữ Là niệu đạo của phái nữ.*

u., virilis. The male urethra.*Niệu đạo nam Là ống niệu đạo của phái nam.*

urethra, words pert. to: aerourethroscopy; anaspadias; ankylurethria; atreturethria; bulb; bulbourethral glands; corpuss pongiosum; gleet; habenula urethralis; hypospadias; meatus urinarius; Skene's glands; urelcosis; "urethr-" words.*Các từ liên quan đến niệu đạo ống soi khí niệu đạo; anaspadias; liệt cứng niệu đạo; hẹp niệu đạo; hành; tuyến hành niệu đạo; thể xốp; mủ; hãm niệu đạo; tật lỗ tiểu lệch dưới; lỗ niệu đạo; các tuyến Skene; loét đường tiểu; các từ bắt đầu bằng "urethr-".*

urethral [Gr. ourethro, urethra]. Relating to the urethra.*(thuộc) niệu đạo Có liên quan đến niệu đạo.*

urethralgia [" + algos, pain]. Urethral pain pain in the urethra.*Đau niệu đạo Chứng đau niệu đạo, cảm giác đau tại niệu đạo.*

urethral syndrome. SEE: acute urethral syndrome.*Hội chứng niệu đạo Xem: acute urethral syndrome.*

urethrascope Urethroscope.*Thiết bị soi niệu đạo Xem Urethroscope.*

urethratresia [" + a-, not, + tresis, perforation]. Occlusion, or imperforation of the urethra.*Trít hẹp niệu đạo Trạng thái tắc nghẽn hay không thủng tại niệu đạo.*

urethrectomy [" + ektome, excision]. Surgical excision of the urethra or part of it.*Cắt bỏ niệu đạo Phẫu thuật cắt bỏ niệu đạo hay cắt bỏ một phần của niệu đạo.*

urethremphraxis [" + emphraxis, an obstruction]. Urethral obstruction. SYN: urethrophraxis.*Tắc nghẽn niệu đạo Tình trạng tắc nghẽn niệu đạo. Đn: urethropraxis.*

urethreurynter [" + eurynein, to dilate]. Appliance for dilating the urethra.*Thiết bị nong niệu đạo Thiết bị dùng cho việc nong rộng niệu đạo.*

urethrism, urethrismus [" + -ismos, condition]. Irritability or spasm of the urethra.*Chứng co thắt niệu đạo Chứng mẫn cảm hay sự co thắt niệu đạo.*

urethritis [" + itis, inflammation]. Inflammation of the urethra.*Viêm niệu đạo Chứng viêm nhiễm niệu đạo.*

u., anterior. Inflammation of that portion of the urethra anterior to the anterior layer of the triangular ligament.*Viêm niệu đạo trước Chứng viêm nhiễm phần niệu đạo trước hay phần trước của dây chẳng tam giác.*

u., gonococcal Urethritis caused by gonococcus.*Viêm niệu đạo do lậu cầu Chứng viêm niệu đạo do lậu cầu.*

u., nongonococcal ABBR: NGU. U., nonspecific, q.v.*Viêm niệu đạo không do lậu cầu Viết tắt: NGU. Xem: U., nonspecific.*

u., nonspecific. ABBR: NSU. Inflammation and irritation of the urethra that in the past was not directly attributable to a specific organism. It is now known that about half of the cases are due to Chlamydia trachomatis. TREAT: Both tetracyclines and erythromycin are of benefit. The latter drug should be used if the patient is pregnant. Test for syphilis before and after initiating therapy. Abstain from sexual intercourse until cured.*Viêm niệu đạo không đặc hiệu Viết tắt: NSU. Chứng viêm nhiễm niệu đạo mà trước đây chưa xác định được là do loài vi sinh vật nào. Nhưng ngày nay đã xác định được ở hơn phân nửa trường hợp hợp là do Chlamydia trachomatis. ĐIỀU TRỊ: Cả hai loại thuốc tetracycline và erythromycin đều có hiệu quả, nhưng erythromycin không nên dùng cho những phụ nữ đang mang thai. Phải xét nghiệm bệnh giang mai trước khi áp dụng liệu pháp điều trị. Kiêng cử hoạt động tình dục trong suốt thời gian điều trị.*

u., posterior. Inflammation of membranous and prostatic portions of the urethra.*Viêm niệu đạo sau Chứng viêm nhiễm tại vùng phần niệu đạo màng và niệu đạo tuyến tiền liệt.*

u., specific. Urethritis due to a specific organism, usually gonococcus. *Viêm niệu đạo xác định được nguyên nhân Chứng viêm niệu đạo do các loại vi sinh vật mà ta xác định được, thường là do lậu cầu.*

urethro- [Gr.ourethra]. Combining form meaning urethra.*urethro- Tiếp đầu ngữ, dùng liên kết với từ khác mang ý nghĩa là niệu đạo.*

urethrobulbar Concerning the urethra and the bulbar penis.*Hành - niệu đạo Liên quan đến niệu đạo* *và hành dương vật.*

urethrocele [" + kele, tumor, swelling]. 1. Pouchlike protrusion of the urethral wall in the female. 2. Thickening of connective tissue around the urethra in the female.*Sa niệu đạo, túi thừa niệu đạo 1. Sự nhô ra như cái túi nhỏ của vách niệu đạo ở phụ nữ. 2. Sự dày lên của mô liên kết xung quanh niệu đạo ở phụ nữ.*

urethrocystitis [" + kystis, bladder, + itis, inflammation). Inflammation of the urethra and bladder.*Viêm niệu đạo - bàng quang Chứng viêm nhiễm ở vùng niệu đạo và bàng quang.*

urethrocystopexy [" + kystis, bladder, + pexis, fixation]. Plastic surgery of the urethral-bladder junction in order to relieve urinary stress incontinence.*Phẩu thuật cố định niệu đạo - bàng quang Thực hiện phẫu thuật tạo hình tại chỗ nối giữa niệu đạo và bàng quang để làm giảm đi triệu chứng của không cầm tiểu được.*

urethrodynia [" + odyne, pain]. Urethralgia.*Đau niệu đạo Xem Urethralgia.*

urethrograph Device for recording the caliber of the urethra.*Thiết bị đo đường kính niệu đạo Dụng cụ dùng để đo kích cỡ đường kính của niệu đạo.*

urethrography [" + grophein, to write]. Roentgeno- graphy of the urethra after the injection of a radiopaque substance into it.*Chụp X quang niệu đạo Chụp X quang niệu đạo sau khi đã bơm chất cản quang.*

u., voiding. Radiographic examination of the urethra during micturition after the introduction of a contrast medium.*Chụp X quang niệu đạo lúc đang đi tiểu Chụp X quang niệu đạo trong lúc đang đi tiểu sau khi đã bơm vào một lượng cản quang vừa phải.*

urethrometer [Gr.ourethra, urethra, + metron, measure]. Instrument for measuring diameter of the urethra or lumen of a stricture,*Niệu đạo kế Dụng cụ dùng để đo đường kinh của niệu đạo hay độ rộng của chỗ bị tắc nghẽn.*

urethropenile [" + L. penis, penis]. Relating to the urethra and penis. *Niệu đạo - dương vật Liên quan đến niệu đạo và dương vật.*

urethroperineal [" + perinaion, perineum]. Rel. to the urethra and perineum.*Niệu đạo - đáy chậu Liên quan đến niệu đạo và vùng đáy chậu.*

urethroperineoscrotal [" + " + L. scrotum, a bag]. Relating to the urethra, perineum, and scrotum.*Niệu đạo - đáy chậu - bìu Liên quan đến niệu đạo, vùng đáy chậu và bìu.*

urethropexy [" + Gr pexis, fixation]. Surgical fixation of the urethra.*Cố định niệu đạo Thực hiện phẫu thuật để cố định lại niệu đạo.*

urethrophraxis [" + phrassein to obstruct]. Urethral obstruction. SYN: urethremphraxis.*Tắc niệu đạo Chứng tắc nghẽn vùng niệu đạo. Đn: urethremphraxis.*

urethrophyma [" + phyma, growth]. A neoplasm in the urethra.*U niệu đạo Chỉ một khối u tại niệu đạo.*

urethroplasty [" + plassein, to mold]. Reparative surgery of the urethra. *Tạo hình niệu đạo Thực hiện phẫu thuật tạo hình niệu đạo.*

urethroprostatic Concerning the urethra and prostate.*Niệu đạo - tuyến tiền liệt Liên quan đến niệu đạo và tuyến tiền liệt.*

urethrorectal [Gr. ourethra, urethra, + L. rectus, straight]. Rel. to the urethra and rectum.*(thuộc) niệu đạo - trực tràng Liên quan đến niệu đạo và trực tràng.*

urethrorrhagia [" + rhegnynai, to burst forth]. Hemorrhage from the urethra.*Xuất huyết niệu đạo Chứng xuất huyết niệu đạo.*

urethrorrhaphy [" + rhaphe, seam, ridge]. Suture of the urethra, as a urethral fistula.*Khâu niệu đạo Khâu tại vùng niệu đạo, ví dụ như khâu để chữa một lỗ rò.*

urethrorrhea [" + rhoia, flow]. Abnormal discharge from the urethra. *Tiết dịch niệu đạo Tình trạng có chất dịch chảy ra một cách bất thường tại niệu đạo.*

u., ex libidine. The discharge of normal glandular secretions resulting from sexual stimulation, esp. that preceding sexual intercourse. EE: Cowper's glands.*Tiết dịch tiền kích dục Chỉ trường hợp tiết dịch tại các tuyến do kết quả của kích thích tình dục, đặc biệt là chỉ về trường hợp tiết các chất dịch trước khi giao hợp. Xem: Couper's glands.*

urethroscope [" + skopein, to examine]. Device for examining the interior of the urethra.*Ống soi niệu đạo Dụng cụ dùng để quan sát phần bên trong của niệu đạo.*

urethroscopic Relating to the urethroscope or urethroscopy. *(thuộc) soi niệu đạo Liên quan đến ống soi niệu đạo hay công việc soi niệu đạo.*

urethroscopy An examination of the mucous membrane of the urethra with a urethroscope.*Soi niệu đạo Thực hiện công việc khám màng nhầy niệu đạo bằng ống soi niệu đạo.*

urethrospasm [" + spasmos, a convulsion]. Spasmodic stricture of the urethra.*Co thắt niệu đạo Chứng co thắt niệu đạo.*

urethrostaxis [" + staxis, a dropping]. Oozing of blood from the urethral mucous membrane.*Chứng rỉ máu niệu đạo Chứng rỉ máu tại vùng màng nhầy của niệu đạo.*

urethrostenosis [" + stenosis, act of narrowing]. Stricture of the urethra. *Hẹp niệu đạo Chứng thắt hẹp tại vùng niệu đạo.*

urethrostomy [" + stoma, mouth].

Formation of a permanent fistula opening into the urethra by perineal section and fixation of membranous urethra in the perineum.*Mở thông niệu đạo Thực hiện việc tạo một lỗ rò vĩnh viễn mở thông niệu đạo ra vùng đáy chậu và đồng thời đặt cố định màng niệu đạo vào phần đáy chậu.*

urethrotome [" + tome, incision]. An instrument for incision of urethral stricture.*Dao niệu đạo Dụng cụ dùng để rạch trong trường hợp mở thông niệu đạo.*

urethrotomy Incision of a urethral stricture.*Mở thông niệu đạo Thực hiện rạch thông niệu đạo.*

urethrotrigonitis [" + trigonon, three-sided figure, + itis, inflammation]. Inflammation of the urethra and the trigone of the bladder.*Viêm niệu đạo - bàng quang Chứng viêm nhiễm vùng niệu đạo và vùng tam giác bàng quang.*

urethrovaginal [" + G. vagina, sheath]. Pert. to the urethra and vagina.*Niệu đạo - âm đạo Liên quan đến niệu đạo và âm đạo.*

urethrovesical [" + L., vesicula, little bladder]. Concerning the urethra and the bladder.*Niệu đạo - bàng quang Liên quan đến niệu đạo và bàng quang.*

urhydrosis [Gr. ouron, urine, + hidros, sweat]. Excretion of urea in sweat.*Chứng tiết mồ hôi có ure Bệnh tiết ure trong mồ hôi.*

URI. upper respiratory infection.*URI. Viết tắt của chữ upper respiratory infection, có nghĩa là nhiễm trùng đường hô hấp vùng trên.*

uric [Gr. ourikos, urine]. Of or pert. to urine.*(thuộc) nước tiểu Thuộc về hay có liên quan đến nước tiểu.*

uric acid. $CHNO$. A crystalline acid occurring as an end product of purine metabolism. It is formed from purine bases derived from nucleoproteins. It is a common constituent of urinary and renal calculi and of gouty concretions.

OUTPUT: Between 0.5 and 1 gm per day if patient is on ordinary mixed diet. Uric acid must be excreted because it cannot be destroyed within the body.

Increased elimination is observed in ingestion of proteins and nitrogenous foods, after exercise, and in gout, leukemia, and acute articular rheumatism. Decreased elimination is observed in nephritis, chlorosis, lead poisoning, and protein-free diet.

Acid uric $CHNO$. Là một loại acid kết tinh, sản phẩm chuyển hóa purin. Nó được hình thành từ chất purin chiết xuất từ nucleoprotein, là thành phần chủ yếu trong nước tiểu, sỏi thận và sạn urat.

SẢN LƯỢNG: Vào khoảng từ 0,5 đến 1 mg mỗi ngày nếu bệnh nhân ăn chế độ hỗn hợp bình thường. Acid uric phải được bài tiết ra vì nó không bị phân hủy trong cơ thể.

Sự gia tăng bài tiết acid uric thường thấy khi ăn các thức ăn giàu protein và nitơ, sau khi luyện tập thể dục, trong bệnh gout, bệnh bạch cầu, thấp khớp cấp tính. Sự giảm bài tiết thường thấy trong viêm thận, bệnh xanh lướt, ngộ độc chì nặng và chế độ ăn không protein.

u.a., endogenous. Uric acid derived from purines undergoing metabolism from the nucleoprotein of body tissues.*Acid uric nội sinh Sự sinh ra acid uric qua sự chuyển hóa purin từ nucleoprotein trong các mô.*

u.a., exogenous. Uric acid derived from those purines from food made up of free purines and nucleoproteins. SEE: urate; uraturia. *Acid uric ngoại sinh Sự sinh ra acid uric từ purin trong thực phẩm được tạo thành từ các purin và nucleoprotein tự do. Xem: urate; uraturia.*

uricacidemia [Gr. ourikos, urine, + L. acidus, sour, + Gr. haima, blood]. Excess uric acid in the blood.*Acid uric máu Trường hợp lượng acid uric trong máu vượt quá mức bình thường.*

uricaciduria [" + " + Gr. ouron, urine]. Excessive amount of uric acid in the urine.*Acid uric niệu Lượng acid uric trong nước tiểu vượt quá mức bình thường.*

uricase [" + -ase, enzyme]. An enzyme present in the liver and kidneys of most mammals, but not man. This enzyme is capable of oxidizing uric acid into allantoin and carbon dioxide.*uricase Một loại enzym có trong gan và thận của hầu hết động vật có vú, trừ người. Loại enzym này có thể oxy hóa acid uric thành allantoin và dioxid carbon.*

uricemia [" + haima, blood]. Excess uric acid in the blood. SYN: uricacidemia.*Acid uric huyết Trường hợp lượng acid uric trong máu vượt quá mức bình thường. Đn: uricacidemia.*

uricocholia [" + chole, bile]. Uric acid in the bile.*Acid uric mật Chất acid uric có trong mật.*

uricolysis [" + lysis. dissolution]. The decomposition of uric acid.*Sự phân hủy acid uric Chỉ sự phân hủy acid uric.*

uricolytic Decomposing uric acid. *Phân hủy acid uric Chỉ quá trình phân hủy acid uric.*

uricometer [" + metron, measure]. Apparatus for quantitative estimation of uric acid in the urine.*Dụng cụ đo acid uric Dụng cụ dùng để đo lượng acid uric có trong nước tiểu.*

uricopoiesis [" + poiesis, formation]. Producing uric acid.*Sự hình thành acid uric Sự sản sinh ra acid uric.*

uricosuria ["+ ouron urine]. The excessive excretion of uric acid in the urine.*Acid uric niệu Bài tiết acid uric trong nước tiểu vượt quá mức bình thường.*

uricosuric Potentiating the excretion of uric acid in the urine.*(thuộc) acid uric niệu Chỉ về khả năng bài tiết*

acid uric trong nước tiểu.

uricosuric agent. A drug (such as probenecid) that increases the urinary excretion of uric acid, thereby reducing the concentration of uric acid in the blood. Used in treatment of gout.

NURSING IMPLICATIONS: Assess patient for history of gastrointestinal complaints or ulceration. Assess for drug sensitivities and drug regimens to prevent interactions. Advise patient to take drugs with milk or food. Advise fluid intake of at least 3000 ml/day (unless contraindicated), and alkalinization of urine with sodium bicarbonate and alkaline ash diet to prevent uric acid crystallization until serum urate levels return to normal. Promote activity to prevent urinary stasis. Instruct patient to avoid use of salicylatea while probenecid is being taken; acetaminophen may be used for analgesia. Instruct patient to report gastro intestinal side effects.*Thuốc gây bài tiết uric niệu Một loại thuốc (ví dụ như probenecid) làm gia tăng bài tiết acid uric trong nước tiểu, từ đó sẽ làm giảm lượng acid uric trong máu. Được dùng trong điều trị bệnh gút. CHĂM SÓC: Đánh giá bệnh sử các biến chứng đau hay loét tại dạ dày - ruột. Chú ý đến mức độ nhạy cảm thuốc và các chế độ dùng thuốc để trá nh tương tác thuốc. Khuyên bệnh nhân nên dùng thuốc cùng với sữa hay thức ăn. Dùng nhiều chất lỏng, ít nhất 3000 ml/ngày (trừ khi có chống chỉ định), và kiểm hóa nước tiểu bằng bicarbonat natri và chế độ ăn có chất kiềm để ngăn ngừa nước tiểu bị kết tinh acid cho đến khi urat huyết thanh trở về bình thường. Khuyến khích bệnh nhân năng hoạt động để cho nước tiểu không bị lắng đọng. Bệnh nhân tránh dùng salicylat trong khi đang dùng probenecid; có thể dùng acetaminophen để làm giảm đau. Nhắc nhở bệnh nhân báo ngay nếu thấy có tác dụng phụ về dạ dày - ruột.*

uricotelic [" + telikos, belonging to the completion]. Concerning animals that excrete amino nitrogen in the form of uric acid. Included in this group are birds, snakes, and lizards. SEE: ammonotelic; urea cycle; ureotelic.*(thuộc) hình thành acid uric Liên quan đến các động vật có bài tiết amino nitơ dưới dạng acid uric. Bao gồm cả các nhóm chim, rắn và thằn lằn. Xem: ammonotelic; urea cycle; ureotelic.*

uricoxidase [" + oxys, sharp, + -ase, enzyme]. An enzyme capable of oxidizing uric acid.*uricoxidase Một loại enzym có khả năng oxy hóa acid uric.*

uridine A nucleoside that is one of the four main riboside components of ribonucleic acid. It consists of uracil and D-ribose.*uridine Là một nucleosid trong bốn thành phần ribosid chính của acid nucleic. Nó*

bao gồm uracil và d-ribos.

u., diphosphate. A uridine-containing nucleotide important in certain metabolic reactions, in which it transports sugars such as glucose and galactose.*uridin diphosphat Một loại nucleotid có chứa uridin quan trọng trong phản ứng chuyển hóa, trong đó có cả chuyển hóa đường như là glucose và galactose.*

uridrosis [" + hidrosis, a sweating]. The presence of urea in the sweat. Evaporation may show white scales, the crystals of urea.*Ra mồ hôi ure Có ure trong mồ hôi. Khi bay hơi để lại chất cặn màu trắng là tinh thể ure.*

u., crystalfina. White powder of uric acid deposited on the skin. SYN: urea frost.*Mồ hôi ure kết tinh Chất bột trắng acid uric đọng trên da. Đn: urea frost.*

uriesthesis [" + aisthesis, sensation]. Normal desire to void urine.*Mót tiểu Cảm giác bình thường về bài tiết nước tiểu.*

urina [L.]. Urine.*Nước tiểu Xem Urine.*

u., cibi. Urine voided after a full meal.*Bài tiết nước tiểu Sự bài tiết nước tiểu sau khi ăn no.*

u., galactodes. Urine of a milky color.*Nước tiểu có galactod Loại nước tiểu có màu trắng sữa.*

u., hysterica Pale, watery urine following hysteria.*Nước tiểu bệnh nhân hysteri Nước tiểu có màu xanh sau khi mắc chứng hysteri.*

u., jumentosa, Cloudy urine.*Nước tiểu đục Nước tiểu có vẩn đục.*

urinaccelerator Musculua bulbospongiosus.*Cơ mót tiểu Chỉ về cơ hành hang.*

urinal [L. urina, urine]. A container into which one urinates. Also a toilet or bathroom fixture for receiving urine and flushing it away.*Bô tiểu Bình chứa nước tiểu. Kể cả nhà vệ sinh hay phòng tắm mà có thể nhận được nước tiểu và sau đó thải đi.*

u., condom, Catheter, condom q.v.*Bao tiểu Chỉ về ống thông tiểu, bao hứng nước tiểu.*

urinalysis [" + Gr. ana, apart, + lysis, a loosening]. Analysis of the urine.*Xét nghiệm nước tiểu Phân tích nước tiểu.*

urinary [L. urina, urine]. Pert. to, secreting, or containing urine.*(thuộc) nước tiểu Có liên quan đến sự bài tiết nước tiểu hay có chứa nước tiểu.*

urinary bladder. Receptacle for urine excreted by the kidneys. SEE: bladder.*Bàng quang Bộ phận tiếp nhận nước tiểu tiết ra từ thận. Xem: bladder.*

urinary calculi. Concretions formed in the urinary passages. They vary in composition but may contain urates, calcium, oxalate, calcium carbonate, phosphates, and cystine. SEE: calculus, renal; lithotriptor.

NURSING IMPLICATIONS: Allow the patient to verbalize anxieties and concern related to severe pain. Administer pain relief measures such as analgesics, antispasmodics, and warm, moist heat. Strain all urine, watch for stone passage, and sendcalculus for analysis. If a lithotriptor is to be used, carefully explain procedure with respect to duration and follow-up care. Offer procedural and sensation explanations concerning diagnostic studies and therapeutic interventions, and encourage patient to voice fears and concerns. Observe for hematuria. Test for specific gravity on voided specimens. Monitor vital signs; if temperature is elevated, institute appropriate antipyretic measures as ordered. Force fluids to enhance dilution of urine, and monitor intake and output. Promote activity to prevent urinary stasis. Be alert for complications such as infection, stasis, and retention. Catheterize as ordered. Monitor renal function studies. Dietary management is based on the composition of the atone. If calcium stones are present, dietary calcium generally should be reduced and foods that acidify the urine, such as cereals and cranberry and grape juices, should be encouraged. If phosphate stones are present, acid-ash foods such as cereals, eggs, meat, and cranberry and grape juices should be given. Persons prone to uric acid stones are advised to consume an alkaline-ash diet of green vegetables and fruits. To minimize urinary infection, esp. for female patient, teach the patient adequate perineal hygiene, and emphasize that increased fluid intake is essential.*Sỏi niệu Chỉ các chất kết tinh tại hệ bài niệu. Nó bao gồm nhiều loại thành phần khác nhau, cụ thể là urat, calci, oxalat, carbonat calci, phosphat và cystin. Xem: calculus, renal; lithotriptor. CHĂM SÓC: Nghe bệnh nhân trình bày về các mối băn khoăn và các vấn đề có liên quan đến các cơn đau. Làm giảm các cơn đau bằng cách: dùng thuốc giảm đau, thuốc chống co thắt, chườm ấm. Lọc nước tiểu để tìm sỏi và gửi đi phân tích. Nếu thực hiện bắn sỏi thì phải giải thích tường tận về sự chăm sóc trong và sau khi bắn sỏi. Giải thích cho bệnh nhân hiểu về các thủ thuật liên quan đến chẩn đoán và các can thiệp điều trị, nhắc nhở bệnh nhân phải chủ động nói ra những mối lo sợ hay những điều liên quan đến bệnh. Chú ý triệu chứng huyết niệu. Thử nghiệm về tỷ trọng nước tiểu. Theo dõi các dấu hiệu sống nếu thân nhiệt lên cao thì phải thực hiện các biện pháp hạ sốt thích hợp. Tăng cường dịch để làm loãng nước tiểu, theo dõi lượng dịch vào và ra. Khuyến khích bệnh nhân năng hoạt động để tránh tình trạng ứ nước tiểu. Cảnh báo về những biến chứng như: nhiễm trùng, sự ứ nước tiểu và sự bí tiểu. Thông tiểu nếu cần, chú ý theo dõi xét nghiệm các chức năng thận. Thực hiện chế độ ăn kiêng tùy theo loại sỏi. Nếu là loại sỏi calci thì ăn kiêng các chất có calci và*

chú ý ăn nhiều loại thức ăn có khả năng acid hóa nước tiểu, ví dụ như ngũ cốc, cây nam việt quất và nước nho. Nếu là loại sỏi phosphat, thì dùng các loại thức ăn acid - tro như ngũ cốc, trứng, thịt, cây nam việt quất và nước nho. Nếu là sỏi acid uric, thì ăn các loại thực phẩm có kiềm - tro như rau xanh và trái cây. Hạn chế tối đa biến chứng nhiễm trùng tiểu, đặc biệt là đối với bệnh nhân nữ, hướng dẫn bệnh nhân cách vệ sinh vùng đáy chậu và chú trọng việc tăng cường dùng thêm các chất lỏng trong chế độ ăn.

urinary casts. Casts of kidney tubules passed in the urine.*Trụ niệu T rụ của ống thận tráng nước tiểu.*

urinary director appliance. A hand-held, hollow, plastic device that fits over the vulva, enabling a woman to urinate while standing. The device collects urine and allows it to be directed away from the user through an outlet spout. Intended use is for women who are active outdoors and need to urinate without partially disrobing. Medically, the appliance has been found to be useful in patients who have had a radical vulvectomy. Trade name is Sani-Fem Urinary Director and it is available from SaniFem, Downey, California.*Dụng cụ hỗ trợ tiểu Là một dụng cụ cầm tay, bằng nhựa, rỗng ruột, vừa khít vào âm hộ, thích hợp cho bệnh nhân nữ có thể đứng tiểu. Dụng cụ này có thể thu thập nước tiểu, dẫn ra ngoài ngay bằng vòi dẫn, được chế tạo nhằm cho những người phụ nữ làm việc ở ngoài trời nhiều và có khó khăn trong việc tìm chỗ tiểu. Trong y khoa, nó được sử dụng bởi các bệnh nhân đã phải cắt bỏ âm hộ hoàn toàn. Tên thương mại của nó là Sani-Fem Urinary Director và được cung cấp bởi Sani-Fem, Downey, California.*

urinary incontinence. SEE: incontinence.*Mất tự chủ tiểu tiện Xem: incontinence.*

urinary infection. Infection of the urinary tract with microorganisms. NURSING IMPLICATIONS: Administer the prescribed antimicrobial that is specific for the causative organism. Obtain urine culture to validate the effectiveness of drug therapy. Administer antispasmodics as prescribed to relieve bladder irritation. Force fluids to 3 liters (approx. 3 quarts) a day to dilute the bacterial concentration. Monitor and record intake and output. Encourage the patient to void every 2 hours to empty the bladder and excrete the bacteria. Measure specific gravity of voided specimens. Provide relief from urgency by administering analgesics, sitz baths, and warm tub baths. Monitor vital signs every 4 hours; if temperature is elevated, administer appropriate antipyretic medications. Because urinary infections recur frequently in females, teach the patient

the following: wear cotton pants; drink large amounts of fluids; avoid bubble baths; cleanse the perineum from front to back after elimination; take a shower rather than a bath; void immediately after sexual intercourse and take prescribed single dose of antimicrobial after intercourse. If symptoms persist after taking prescribed course of antibiotics, notify the physician.*Nhiễm trùng tiết niệu Chứng nhiễm trùng tại đường tiểu do các loại vi sinh vật. CHĂM SÓC: Cho bệnh nhân dùng loại kháng sinh đặc trị đối với loại vi khuẩn gây bệnh. Lấy mẫu nước tiểu nhiễm khuẩn đem nuôi cấy để xác định hiệu quả của các loại thuốc điều trị. Dùng thuốc chống co thắt để làm giảm kích thích bàng quang. Phải uống nhiều nước khoảng 3 lít mỗi ngày để làm loãng đi sự tập trung của vi khuẩn. Theo dõi và ghi nhận lại các đồ ăn thức uống hấp thu vào và các chất thải ra. Khuyến khích bệnh nhân đi tiểu mỗi 2 giờ một lần để làm sạch bàng quang và bài tiết vi khuẩn. Đo tỷ trọng nước tiểu. Cung cấp các hỗ trợ khẩn cấp như thuốc giảm đau, bồn ngâm đít, chậu tắm ấm. Kiểm tra các dấu hiệu sống cứ 4 tiếng một lần; nếu nhiệt độ lên cao, cho ngay thuốc hạ sốt thích hợp. Bởi vì nhiễm trùng tiết niệu dễ bị tái phát ở phái nữ, cho nên cần hướng dẫn bệnh nhân các điều sau: mặc quần vải cotton, uống nhiều nước, không tắm nước sủi bọt, lau sạch vùng đáy chậu từ trước ra sau mỗi khi đi tiểu, rửa sạch thường xuyên vùng đáy chậu, đi tiểu ngay sau hoạt động tình dục, dùng một liều thuốc kháng sinh sau mỗi lần hoạt động tình dục. Nếu triệu chứng bệnh vẫn tồn tại sau một thời gian điều trị thì phải đến ngay bác sĩ chuyên khoa để xem lại bệnh.*

urinary organs. The structures concerned with the secretion and excretion of urinary products, consisting of the two kidneys, two ureters, the bladder, and the urethra. *Cơ quan niệu Các cấu trúc có liên quan đến sự bài tiết và thải nước tiểu, nó bao gồm hai thận, hai niệu quản, bàng quang và niệu đạo.*

urinary pigments. Urochrome, urobilin, uroerythrin, and hematoporphyrin. *Sắc tố niệu Là các chất như urochrom, urobilin, uroerythrin và hematoporphyrin.*

urinary reflex. Desire to void resulting from accumulation of urine in the bladder. *Phản xạ niệu Là cảm giác bài tiết nước tiểu, do tích tụ nước tiểu trong bàng quang.*

urinary sediment. Substances found in standing urine, i.e., bacteria, mucus, phosphates, uric acid, calcium oxalate, calcium carbonate, calcium phosphate, magnesium and ammonium phosphate; more rarely, cystine, tyrosine, xanthine, hippuric acid, hematoidin. SEE: sediment, urinary. *Cặn nước tiểu Là các chất* tìm thấy trong nước tiểu để lâu, ví dụ như vi khuẩn, nhầy, phosphat, acid uric, oxalat calci, carbonat calci, phosphat calci, magnesi và phosphat amoni; các chất hiếm thấy hơn là cystin, tyrosin, xanthin, acid hippuric, hematoidin. Xem: sediment, urinary.

urinary stammering. Temporary interruptions in voiding urine. *Đái rắt* *Bị ngắt quãng từng cơn trong quá trình bài tiết nước tiểu.*

urinary system. Kidneys, ureters, bladder, and urethra. *Hệ thống niệu* *Bao gồm hai thận, hai niệu quản, bàng quang, niệu đạo.*

urinary tract. Organs and ducts participating in secretion and elimination of urine. SEE: illus. *Đường niệu Toàn bộ cơ quan và ống dẫn trong quá trình bài tiết nước tiểu. Xem: minh họa.*

urinate L. urinare, to discharge urine]. To pass the urine from the bladder. SYN: micturate. *Đi tiểu Chỉ quá trình thải nước tiểu ra khỏi bàng quang. Đn: micturate.*

urination [L. urinatio, a discharging of urine]. The act of voiding urine. Although this act is somewhat under voluntary control, it is accomplished chiefly by the action of involuntary muscles. The musculus sphincter vesicae relaxes, while the general musculature of the wall of the urinary bladder contracts to force out its contents. SYN: micturition; uresis. DIFF. DIAG: Increased frequency is seen in polyuria; nervous excitement; irritation of bladder, urethra or urinary meatus; disease of spinal cord; enlarged prostate in male; pregnancy in female; beer drinking; interstitial nephritis; diabetes; phimosis. Decreased frequency occurs after sweating, diarrhea, or bleeding; in anuria, oliguria, uremia, brain disease, drug poisoning, coma, and parenchymatous nephritis. SEE: urine. *Sự đi tiểu Chỉ sự việc bài tiết nước tiểu. Mặc dù điều này đôi khi được điều khiển một cách chủ động nhưng chủ yếu là sự hoạt động của các cơ thụ động. Các cơ vòng bàng quang giãn, trong khi đó các cơ thành bàng quang co lại để ép nước tiểu ra ngoài. Đn: micturition; uresis.*

CHẨN ĐOÁN PHÂN BIỆT: Tăng số lần đi tiểu trong chứng tiểu nhiều; tinh thần lo lắng; gia tăng kích thích bàng quang, niệu đạo hay lỗ tiểu; có bệnh tại tủy sống; u tuyến tiền liệt ở phái nam; phụ nữ có thai; uống nhiều bia; viêm thận kẽ; tiểu đường; hẹp bao quy đầu. Giảm số lần đi tiểu xảy ra khi ra mồ hôi nhiều, tiêu chảy hay trường hợp bị chảy máu; chứng bí tiểu, tiểu ít, ure huyết, có bệnh tại não, ngộ độc thuốc, hôn mê và viêm nhu mô thận. Xem: urine.

urination, words pert. to: anisuria; bacilluria; bladder; bradyuria; catheterization; diuresis; diuretic; dysuria; enuresis; kidney; melanuria;

micturate; micturition; nocturia; nycturia; oliguria; polyuria; strangury; uracratia; urea; "uret-" words; uric acid; "urin-" words; void. *Các từ liên quan đến sự đi tiểu lưu lượng tiểu không đều; trực khuẩn niệu; bàng quang; tiểu chậm; thông tiểu; sự đi tiểu; chứng khó tiểu; chứng đái dầm; thận; melanin niệu; sự tiểu tiện; chứng tiểu đêm; sự đi tiểu đêm; tiểu ít; tiểu nhiều; chứng đái són đau; không giữ được nước tiểu; ure; các từ bắt đầu bằng "uret-"; acid uric; các từ bắt đầu bằng "urin-"; bài tiết.*

urine [L. urirea; Gr, ouroa, urine]. The fluid secreted from the blood by the kidneys, stored in the bladder, and discharged, usually voluntarily, through the urethra. It is conveyed to the bladder by two ureters, one from each of the kidneys. SEE: Significance of Changes in Urine table.

In healthy persons, urine is of amber color with a slightly acid reaction, has a peculiar odor with a bitter saline taste, frequently deposits a precipitate of phosphates when fresh, but esp. on standing. Its specific gravity varies from 1.005 to 1.030.

The greater the amount of urine excreted, the lower the specific gravity. The normal amount of nonprotein nitrogen is from 25 to 35 mg per 100 ml of blood. The amount of this subatance present in the blood is related to how well the kidneys are functioning. The daily output is equally variable, being adapted to the amount of water taken in and to the amount lost by evaporation from the skin in expired air.

COMP: Urine consists of approx. 95% water and 5% solids. Solids amount to 30 to 70 gm per liter and include the following (values are in grams per 24 hours unless otherwise noted): Organic substances: urea, uric acid (20 to 40), creative (0 to 40 mg/d. in men and 0 to 80 in women), creatinine (15 to 25 mg/kg of body weight/day), ammonia (0.5 to 1.3). Inorganic substances: chlorides (110 to 250 nmol/liter depending upon chloride intake), calcium (0.1 to 0.2), magnesium (3 to 5 nmol/d.), phosphorus (0.4 to 1.3).

In addition to the above, many other substances may be present depending on the diet and state of health of the individual. Among component substances indicating pathological states are abnormal amounts of albumin, glucose, ketone bodies, blood, pus casts and bacteria.

COLLECTION OF URINE: For a routine urinalysis, a voided specimen of urine in a clean container is usually sufficient. For culture, either a clean-catch or a catheterized specimen is required. For a clean-catch specimen the individual cleanses the perineum or glans penis with soap and water or an antiseptic solution such as benzalkonium chloride prior to voiding. A midstream specimen of urine is

then collected in a sterilized container. A catheterized specimen is obtained bypassing a catheter into the bladder using sterile technique. SEE: suprapubic catheter.

DIAG: Color: Normal urine is amber in color, resulting from the presence of urobilin, q.v., a pigment mainly derived from bilirobin, q.v., in the bile. This pigment is found in excessive quantities in fever, and it may indicate of excess destruction of red blood cells. The effect of food and medication must be considered before concluding that the color of the urine is abnormal. Black: Melanuria, malignant pigmented tumor, melanotic cancer, or carbolic acid poisoning. Bile-colored: Seen in jaundice. Blue: May result from methylene blue or the presence of indigo. Colorless: This is known as echromaturia and is usually due to the urine's being extremely dilute. Lime green: Presence of a blue-colored substance such as methylene blue, or indican and yellow urochrome to produce a bright green color. Milky: May be due to chyluria, lipuria, or pus. Orange-red: May indicate the presence of pyridine dyes. Pale: Indicates an excess of water, it is found in conditions causing polyaria. Red or reddish color: May be due to the presence of blood in the urine, hematuria, phenolsulfonphthalein, the laxative danthron, or to senna or rhubarb, which may color the urine either brown or orange. Psychopathic or malingering patients have added ketchup or tomato juice to their urine specimen to make it appear to be bloodstained.

Odor: Ammoniacal: May result from decomposition products. Aromatic: This is the odor of a normal urine. Fecal: Due to fiatulous communications between the intestinal and urinary tracts. Fishy: Cystitis. New-mown hay: Indicative of diabetes. Overripe apple: Indicative of ace tonuria or the presence of acetone bodies in the urine. Violet: May be caused by turpentine.

NOTE: Some foods but esp. asparagus cause the urine to have acharacteristic odor. This is a transient phenomenon.

PRODUCTS IN DISEASE: Acidic: May be found in acidosis and pyelonephritis. Alkaline: May show a white sediment. Albumin: Due to nephritis and inflammation of mucous membrane of any portion of the urinary apparatus. Acetone: Represents the by-products of excessive fat metabolism excreted by the kidneys and known as ketonuria. Animal parasites: Rare, found as result of contamination. Bacteria: Usually regarded as being of little importance if fewer than 100,000 can be cultured from each ml of urine. Appears cloudy. Bile: Bile in the urine indicates abnormal retention of bile. Blood: Shows a smoky sediment and is reddishbrown. Indicates hemorrhagic nephritis, calculi, congestion of a kidney, renal carcinoma, tuberculosis of kidney, chronic infections, or trauma. Casts: These indicate renal disease. A few hyaline casts in the aged denote slight damage to kidneys. Casts are found in large numbers in nephritis. The less acute the disease, the finer are the granular casts. Crystals: Calcium oxalate and uric acid crystals will be present in acid urine; crystals of ammonium biurate and phosphates will be present in alkaline urine. Crystals have little significance except leucine and tyrosine crystals, which may indicate liver disease. Cylindroids: No special significance. Acetoacetic acid: Deficient carbohydrate metabolism of an advanced stage; it is preceded by the presence of acetone. Epithelial cells (squamous): If in large numbers from urinary bladder and ureters, they indicate inflammation of these parts; renal epithelial cells of kidney indicate serious damage to the same. Fat droplets: Fatty :degeneration of kidneys and lipemia. Froth: Indicates presence of bile. Indican: Small significance but is seen in intestinal putrefaction. Mucus: If visible and in quantity, urethritis is indicated. No special significance in women if the quantity is small. Mucous threads: Mucoid ribbonlike structures of no great significance. Pus: This is mucoid and shows a white sediment. It is found in bacterial infections of the urinary tract. The presence of the occasional pus cell may be normal per high-power field; if accompanied by red cells, pus cells indicate inflammation. Red blood cells: Stones or inflammation of kidney or urinary tract. No significance if due to contamination by menstrual fluid. Sediment: Pinkish due to excess of orates; white, caused by phosphates. In order to obtain sediment, the examination should be made quickly by centrifuging for 3 min. after urine is voided. Sugar (glucose): Denotes faulty carbohydrate metabolism as seen in diabetes mellitus. Urea: Principal end product of protein metabolism. Yeasts and molds: Result of contamination.

CONDITIONS: Difficult urination (dysuria): Found in urethral stricture, enlarged prostate, stony and impairment of the bladder's muscular power, and in gonorrhea and other inflammatory conditions involving the urethra, bladder, or lower ureter. Diminished (oliguria): Diminished in disease of the liver and in low protein intake. Scanty in all fevers unless fluid intake is increased. Accompanies cardiac failure; acute, chronic, and parenchymatous nephritis; obstruction of return venous circulation of kidney; thrombosis of renal vein or inferior vena cave; loss of fluids through hemorrhages, vomiting, or diarrhea; inadequate fluid intake; obstruction or pressure upon ureter-, lead poisoning.
Incontinence (enuresis, q.v.): Inability to retain urine because of paralysis or relaxation of sphincters or contraction of longitudinal muscular layer of bladder; incontinence and dribbling

are results. This can occur in all forma of coma, during an epileptic seizure, shock, typhoid, and typhus. It may also occur in conjunction with injuries to or tumors of the spinal cord; transverse myelitis, spinal meningitis, locomotor ataxia, paralysis, and reflex excitability of nervous system. Other causes include local irritation of the bladder, cystitis, phimosis, vesical calculus, contracted meatus, ascarides, and very concentrated urine.
Increased (polyuria): In fevers, esp. if weight is lost: after pregnancy; during parturition; after the intake of large quantities of liquid. May be indicative of chronic interstitial nephritis; diabetes mellitus or insipidus; amyloid disease of kidney; reabsorption of effusions; functional disease of nervous system as hysteria, neurasthenia, migraine. Persistent in bulbar, cerebellar, and spinal tumors, locomotor ataxia, and meningitis. Obstructive: Result of occlusion of one or both ureters; or occlusion of urethra. Painful. Dysuria, q.v., vesical tenesmus. There is a persistent desire to urinate. Residual: That remaining in bladder after urination; usually indicative of a pathological condition such as prostatic hypertrophy or disease or cystocele. Retention (ischuria): Inability to urinate; almost same diseases and injuries of cord that produce incontinence. All forms of coma; typhoid; peritonitis; hysteria; stony; prostatic enlargement; urethral stricture; urethritis, cystitis; tumors of bladder; calculus in urethra. Strangury: Painful and spasmodic. May be indicative of cystitis; neuralgia; acute nephritis; tuberculosis; cancer or ulceration of bladder; urethritis; urethral stricture; hypertrophied, cancerous, or inflamed prostate; prolapsus uteri; pelvic peritonitis and abscess; vesical tenesmus. Pain and burning often caused by concentrated or acid urine. Suppression: Failure of kidneys to secrete urine. May be complete (anuria) or partial (oliguria). Failure of kidneys to secrete the urine or failure of urine to reach the bladder if secreted may be found in acute nephritis or congestion, renal abscess, last stages of chronic nephritis. Renal damage caused by patient's having received a blood transfusion with incompatible blood. *Nước tiểu* Là chất lỏng được tách ra khỏi máu bởi thận, lưu trữ tại bàng quang, sau đó thải ra ngoài, cơ thể người là chủ động và đi qua đường niệu đạo. Nó được chuyển tới bàng quang qua hai niệu quản, mỗi niệu quản bắt nguồn từ một thận. Xem bảng ý nghĩa các thay đổi của nước tiểu.
Ở người khỏe mạnh, nước tiểu có màu hổ phách, tính acid nhẹ, có mùi đặc trưng riêng biệt với một chút vị mặn, có kết tủa phosphat, đặc biệt là khi để lâu. Có tỷ trọng từ 1,005 đến 1,030.
Nếu bài tiết nước tiểu nhiều thì tỷ trọng có thể giảm. Thông thường

lượng nitơ không protein trong máu ở vào khoảng từ 25 đến 35 mg trên 100 ml. Lượng này xuất hiện trong máu có liên quan đến hoạt động của thận. Lượng nước tiểu bài tiết mỗi ngày rất thay đổi, nó phụ thuộc vào lượng nước uống vào và sự bốc hơi của mồ hôi trên da.
THÀNH PHẦN: Nước tiểu bao gồm 95% nước, và 5% chất rắn hòa tan. Chất rắn có khoảng từ 30 đến 70 mg trên mỗi lít và bao gồm các chất sau đây (đơn vị tính bằng gam trên 24 giờ): Các chất hữu cơ: ure, acid uric (20 đến 40), creatin (0 đến 40 mg/ngày ở phái nam và 0 đến 80 ở phái nữ), creatinin (15 đến 25 mg/kg thể trọng/ngày), ammoniac (0,5 đến 1,3). Các chất vô cơ: chlorid (110 đến 250 nmol/lit tùy thuộc vào lượng chlorid hấp thu), calci (0,1 đến 0,2), magnesi (3 đến 5 nmol/ngày), phospho (0,4 đến 1,3).
Thêm vào với các chất kể trên, có thể có nhiều chất khác, tùy thuộc vào chế độ ăn và tình trạng sức khỏe của cơ thể. Trong số các chất thành phần, dấu hiệu về tình trạng bệnh lý là sự bất thường về số lượng của albumin, glucose, thể ceton, máu, mủ, màu sắc và vi khuẩn.
THU THẬP NƯỚC TIỂU: Để lấy mẫu phân tích hàng ngày, đồ chứa nước tiểu phải sạch, đủ lớn. Trường hợp lấy mẫu nước tiểu để đem đi nuôi cấy, có thể lấy bình thường hay lấy qua đường thông tiểu nếu cần. Trường hợp lấy bình thường, cần phải làm vệ sinh vùng đáy chậu hay quy đầu bằng xà phòng và nước sạch hay bằng dung dịch nước sát trùng như benzalkoni chlorid trước khi bài tiết. Lấy mẫu nước tiểu giữa dòng và để trong vật chứa vô trùng. Mẫu nước tiểu lấy qua đường thông tiểu được thu thập từ ống thông tiểu đặt trong bàng quang và áp dụng các kỹ thuật vô trùng. Xem: suprapubic catheter.
CHẨN ĐOÁN: Màu sắc: bình thường, nước tiểu có màu hổ phách, do có sự xuất hiện của urobilin, chất sắc tố chủ yếu từ biliburin ở mật. Chất sắc tố này có thể gia tăng trong sốt, hoặc do có sự gia tăng phân hủy của các tế bào hồng cầu. Thực phẩm và thuốc cũng có thể gây nên màu sắc bất thường của nước tiểu. Đen: melanin niệu, khối u sắc tố ác tính, ung thư hắc tố hay ngộ độc acid carbonic. Màu mật: thấy trong chứng vàng da. Xanh lam: có thể do xanh methylene hay có sự xuất hiện của chàm xanh. Hồng màu: thường do nguyên nhân nước tiểu quá loãng. Lục vàng: có sự xuất hiện của các chất sắc tố làm như xanh methylen hay indican và urochrom vàng tạo nên màu lục sáng. Trắng sữa: có thể do đái dưỡng trấp, lipid niệu hay mủ. Đỏ cam: có sự xuất hiện của các chất nhuộm pyridin. Nhợt: chứng tỏ rằng lượng nước dư; thường gặp trong các chứng bệnh

gây đái nhiều. Đó hay đó nhạt: có thể là do sự xuất hiện của máu trong nước tiểu do chứng huyết niệu, thuốc nhuộm phenolsulfonphthalein, thuốc danthron gây nhuận tràng, thuốc xổ từ lá cây keo hay cây đại hoàng cũng có thể làm cho màu nước tiểu trở nên nâu hay vàng. Bệnh nhân tâm thần hay giả bệnh dùng nhiều nước cà chua hay nước sốt cà cũng có thể tạo màu đó cho nước tiểu.

Mùi: Amoniac: do sự phân hủy của một số chất. Thơm đặc trưng: là mùi bình thường của nước tiểu. Mùi phân: do có lỗ rò giữa ruột và đường tiểu. Mùi cá: viêm bàng quang. Mùi rơm mới: do chứng tiểu đường. Mùi táo chín nẫu: chứng aceton niệu hay có sự xuất hiện của các thể aceton trong nước tiểu. Mùi hoa tím: do chất nhựa thông.

CHÚ Ý: Một vài loại thực phẩm, đặc biệt là măng tây cũng có thể gây ra mùi riêng biệt cho nước tiểu, nhưng chỉ là hiện tượng nhất thời.

SẢN PHẨM CHỨNG TỎ CÓ BỆNH: Acid: thấy trong chứng nhiễm acid và viêm thận - bể thận. Kiềm: có chất cặn lắng màu trắng. Albumin: do viêm thận và viêm phần màng nhầy của bất kỳ đoạn nào của bộ phận niệu. Aceton: có sự xuất hiện các sản phẩm phụ của sự chuyển hóa dư lượng chất béo sinh ra bởi thận và được gọi là keton niệu. Động vật ký sinh: hiếm gặp, thường bị lây nhiễm do bẩn. Vi khuẩn: thường được xem là ít giá trị nếu cấy được dưới 100000 đơn vị ở mỗi ml nước tiểu. Nước tiểu sẽ bị vẩn đục. Mật: mật trong nước tiểu chứng tỏ có ứ mật bất thường. Máu: biểu hiện giống như lắng khói và có màu nâu - đỏ nhạt. Chứng tỏ là đang bị viêm thận có xuất huyết, sỏi thận, sung huyết thận, ung thư biểu mô thận, lao thận, hội chứng nhiễm trùng mạn tính hay chấn thương. Trụ niệu: bệnh thận, trụ hyalin mới ở người cao tuổi thì chứng tỏ có tổn thương thận nhẹ. Trụ có nhiều trong viêm thận. Trường hợp ít cặp tinh hơn có trụ hạt tinh thể oxalat calci và acid uric xuất hiện trong nước tiểu có độ acid cao; các tinh thể amoni biurat và phosphat xuất hiện trong nước tiểu có độ kiềm cao. Những tinh thể này cho ra rất ít dấu hiệu để xác định bệnh, trừ phi là leucin và tyrosin chỉ ra do bệnh gan. Dạng trụ: Không có ý nghĩa đặc hiệu. Acid acetoacetic: thiếu chuyển hóa carbohydrat ở giai đoạn cuối; nó thường xuất hiện trước khi có aceton trong nước tiểu. Các tế bào biểu mô (vảy): nếu có số lượng lớn tế bào biểu mô ở bàng quang và niệu quản, chứng tỏ có viêm nhiễm tại các vùng này; nếu là các tế bào biểu mô thận, thì có tổn thương tại vùng thận. Các giọt mỡ: có sự thoái hóa thận và lipid huyết. Váng bột: có mặt trong nước tiểu. Indican: ít có ý nghĩa nhưng thường thấy trong chứng thối ruột. Nước nhầy: xuất hiện với số lượng

thấy được, chứng tỏ viêm niệu đạo. Nếu số lượng ít, nhất là ở phụ nữ thì không sao. Các dãi nhầy: có cấu trúc giống như dãi ruy băng, không có dấu hiệu bệnh. Mủ: nó bao gồm các chất nhầy và các chất cặn màu trắng. Thường thấy trong các chứng nhiễm khuẩn đường niệu. Sự xuất hiện của mủ có thể vẫn được xem là bình thường nếu xuất hiện trong vi trường có độ phóng đại cao; nếu có kèm thêm hồng cầu, các tế bào mủ, chứng tỏ rằng có sự viêm nhiễm. Hồng cầu: có sỏi hay bị viêm nhiễm ở thận hay tại đường tiểu. Không có ý nghĩa nếu do nguyên nhân có lẫn chất dịch kinh nguyệt. Cặn: có màu hồng nhạt nếu do lượng urat; màu trắng là do phosphat. Trong yêu cầu lấy chất cặn để quan sát phải thực hiện ngay bởi máy quay ly tâm trong vòng 3 phút sau khi bài tiết nước tiểu. Đường (glucose): chứng tỏ rằng có khiếm khuyết trong chuyển hóa carbohydrat thường thấy trong tiểu đường. Ure: chủ yếu là sản phẩm cuối cùng của sự chuyển hóa protein. Nấm và mốc: do kết quả của sự nhiễm bẩn.

TÌNH TRẠNG BỆNH: Sự khó tiểu (chứng khó tiểu): thường thấy trong cơ thắt niệu đạo, chứng tuyến tiền liệt to, sỏi và yếu cơ bàng quang, cũng có thể do bệnh lậu hay các chứng viêm nhiễm vùng niệu đạo, bàng quang hay niệu quản. Thiểu niệu (chứng tiểu ít): do bệnh gan hay ăn ít protein. Cũng có thể do sốt, trừ khi đã dùng nhiều chất dịch. Thường có liên quan đến suy tim; viêm nhu mô thận mạn, cấp; tắc nghẽn tĩnh mạch thận; chứng huyết khối tĩnh mạch thận hay tĩnh mạch chủ dưới; mất dịch do xuất huyết, nôn hay tiêu chảy; mất cân bằng hấp thu chất dịch; tắc nghẽn hay chèn ép niệu quản; ngộ độc chì.

Không cảm tiểu được (mất tự chủ): không có khả năng cảm tiểu được vì liệt hay giãn cơ thắt hay bị co thắt lớp cơ dọc bàng quang, thường dẫn đến không cảm tiểu được và chứng đái són. Điều này cũng xảy ra khi hôn mê, cơn động kinh, sốc, bệnh thương hàn và bệnh sốt Rickettsia. Nó cũng có thể xảy ra do bị tổn thương hay khối u tại tủy sống; viêm tủy sống cắt ngang, viêm màng não - tủy sống, chứng rối loạn vận động, liệt và tính dễ bị khích thích phản xạ ở hệ thần kinh. Các nguyên nhân khác bao gồm chứng dễ bị kích thích bàng quang, viêm bàng quang, hẹp bao quy đầu, sỏi bàng quang, hẹp lỗ đái, giun đũa và niệu đạo có thắt. Tiểu nhiều (chứng đái nhiều): trong chứng sốt, đặc biệt là khi bị sút cân; sau khi có thai; trong quá trình chuyển dạ; sau khi uống thật nhiều nước. Cũng có thể là biểu hiện của viêm thận kẽ mạn tính, đái tháo đường hay đái tháo nhạt; thoái hóa thận dạng tinh bột; tái hấp thu chất dịch; bệnh chức năng của hệ thần kinh như hysteri, suy

nhược thần kinh, đau nửa đầu. Dai dẳng trong khối u ở hành não, tiểu não và tủy sống, rối loạn vận động và viêm màng não. Tắc nghẽn: do có sự tắc nghẽn tại một trong hai niệu quản hay tắc nghẽn tại vùng niệu đạo. Đau: khó tiểu, cảm giác buốt tại bàng quang, lúc nào cũng cảm thấy mót tiểu. Tiểu sót: là trường hợp vẫn còn nước tiểu tại bàng quang sau khi đã đi tiểu; thường có liên quan tới sự thay chứng bệnh lý như tuyến tiền liệt phì đại, sa bàng quang. Bí tiểu (chứng tiểu khó): mất khả năng tiểu; do có bệnh và bị tổn thương tại bộ phận cảm tiểu. Cũng có thể do nguyên nhân hôn mê, bệnh thương hàn, viêm màng bụng, hysteri, mất trương lực cơ, tuyến tiền liệt to, chít hẹp niệu đạo, viêm niệu đạo, viêm bàng quang, khối u bàng quang; sỏi niệu đạo. Đái són thận: đau và bị các cơn co thắt. Có thể do sỏi, đau thần kinh, viêm thận cấp; lao, ung thư hay loét bàng quang; viêm niệu đạo, viêm niệu đạo; phì đại, ung thư hay viêm tuyến tiền liệt; sa tử cung; viêm - áp xe màng bụng - vùng chậu; cảm giác buốt mót ở bàng quang. Đau và bóng cũng gây ra nước tiểu cô đặc hay có acid. Triệt tiểu: hư thận phần không bài tiết nước tiểu được. Có thể triệt tiểu hoàn toàn (bí tiểu) hay một phần (tiểu ít). Do bị mất chức năng thận hay nước tiểu không đến được bàng quang do viêm thận cấp, sung huyết thận, áp xe thận, giai đoạn cuối của viêm thận mạn tính. Tổn thương thận cũng có thể xảy ra do truyền máu không hợp.

u., residual. Residual urine, q.v.

Tiểu sót Xem Residual urine.

urine, words pert. to: acetoacetic acid; acetone; acetone bodies; acetone in urine tests for; acetonuria; achromaturia; acidaminuria; albuminuria; alkalinuria; alkaptone; alkaptoriutia; allantoinuria; alloxuria; aminuria; ammoniuria; amylosuria; amyluria; anisuria; antidiuretic; anuria; arabinosuria; azoturia; Bence Jones albumoae; Benedict's test for sugar; bilirubinuria; bladder, stammering of; bladder, urinary; calcariuria; calculi; cast; ceramuria; cerebrosuria; chloride, test for, in urine; chloriduria; chondroituria; chromaturia; chyluria; enuresis; epithelium; galactosuria; galacturia; glucose; glycosuria; Heller's test; hemoglobinuria; hippuria; hyaline casts-,. hydroria; incontinence; ischuria; ketonura; ketosis; kidney; lactosuria; lipuria; lithuria; melanuria; mucus; myosinuria; nocturia; oliguresis; oxaluria; pentosuria; pus; pyuria; residual urine; retention of urine secretion; tyrosinuria; uraturia; urea; uredema; uremia; ureter-, uric acid; uricosuria; urinalysis; urolagnia;"uro-" words.

Các từ liên quan đến nước tiểu

acid acetoacetic; aceton; các thể

aceton; các xét nghiệm tìm aceton trong nước tiểu; chứng aceton niệu; nước tiểu không màu; chứng nồng độ acid cao; albumin niệu; nồng độ kiềm cao; alkapton; chứng alkapton niệu; chứng niệu nang; alloxan niệu; amino niệu; amoni niệu; chứng tinh bột niệu; lưu lượng tiểu không đều; chống bài niệu; khó tiểu; arabinose niệu; tiểu ra nitơ; albumin Bence Jones; xét nghiệm Benedict để tìm chất đường; bilirubin niệu; bàng quang, đi đái rắt; bàng quang, niệu quản; calci niệu; sỏi thận; bài tiết; chứng ceramic niệu; chứng cerebrosid niệu; xét nghiệm tìm chlorid trong nước tiểu; chlorid niệu; chondroitin niệu; nhiễm sắc niệu; nhũ trấp niệu; đái dầm; biểu mô; galactose niệu; chứng galactum niệu; đường glucose; glucose niệu; xét nghiệm Heller; hemoglobin niệu; chứng hippornic niệu; trụ hyalin đa niệu; không cầm tiểu được; tắc niệu; keton niệu; nhiễm keton; thận; lactose niệu; lipid niệu; sỏi niệu; melanin niệu; chất nhầy; myosin niệu; tiểu đêm; tiểu ít; oxalat niệu; pentose niệu; mủ; nước tiểu có mủ; nước tiểu còn sót lại; còn sót lại nước tiểu; bài tiết; tyrosin niệu; urat niệu; ure; tích tụ nước tiểu dưới da; ure huyết; niệu quản; acid uric; acid uric niệu; xét nghiệm nước tiểu; chứng thỏa mãn tình dục qua nước tiểu; các từ bắt đầu bằng "uro-".

urinemia [L. urina, urine, + Gr. haima. blood]. Accumulation in the blood of substances such as urea, which are normally excreted in the urine. SYN: uremia.*Chứng ure huyết Tình trạng tích tụ trong chất ure đáng lẽ ra phải được bài tiết ra nước tiểu. Đn: uremia.*

uriniferous [" + ferre, to bear]. Carrying urine.*Mang nước tiểu Sự chuyển tải nước tiểu.*

urinific Uriniparous.*Bài tiết nước tiểu Xem Uriniparous.*

uriniparous [" + parere, to bring forth, to bear]. Producing or secreting urine.*Bài tiết nước tiểu Sự sinh ra hoặc bài tiết nước tiểu.*

urinogenital [" + genitalia, genitals]. Pert. to the genital and urinary organs. SYN: urogenital.*Tiết niệu - sinh dục Liên quan đến các cơ quan niệu và sinh dục. Đn: urogenital.*

urinogenous [" + Gr.gennan, to produce]. 1. Producing urine. 2. Originating in urine. SYN: urogenous.*Sự bài tiết nước tiểu 1. Sự sản sinh ra nước tiểu. 2. Sự hình thành nước tiểu. Đn: urogenous.*

urinology Urology.*Khoa tiết niệu Xem Urology.*

urinoma [" + Gr. oma, mass]. A cyst containing urine.*U nang nước tiểu Chỉ khối u nang có chứa nước tiểu bên trong.*

urinometer [" + Gr. metron, measure]. Device for determining specific gravity of urine.*Niệu kế Dụng

cụ dùng để đo tỷ trọng của nước tiểu.*

urinometry Detwmination of specific gravity of the urine. *Đo tỷ trọng nước tiểu Chỉ công việc thực hiện để xác định tỷ trọng của nước tiểu.*

urinophil [" + Gr. philein, to love]. Capable of existing in the urine, as bacteria that grow best in urine.*Ái niệu Chỉ khả năng tồn tại trong nước tiểu, ví dụ như một số loài vi khuẩn có khả năng phát triển rất tốt khi ở trong nước tiểu.*

urinoscopy Uroscopy.*Phép xét nghiệm nước tiểu Xem Uroscopy.*

urinose, urinous [L. urina, urine]. Having the characteristics of or containing urine.*(thuộc) nước tiểu Có những tính chất của nước tiểu hay có chứa nước tiểu.*

urinosexual Urogenital.*Tiết niệu - sinh dục Xem Urogenital.*

uriposia [" + posis, drinking]. Drinking of urine.*Uống nước tiểu Sự uống nước tiểu.*

urisolvent [" + solvens, dissolving]. Dissolving uric acid orcausing it to be dissolved.*Sự phân hủy nước tiểu Sự phân hủy của acid uric hoặc làm cho acid uric phân hủy.*

Urispas. Trade name for flavoxate hydrochloride.*Urispas Tên thương mại của flavoxat hydrochlorid.*

uro- [Gr.ouron]. Combining form meaning pert. to urine.*uro- Tiếp đầu ngữ, có nghĩa là có liên quan đến nước tiểu.*

uroammoniac Containing urine and ammonia.*Amoniac - nước tiểu Có chứa amoniac và nước tiểu.*

uroanthelone Urogastrone.*Sự xuất hiện polypeptide trong nước tiểu Xem Uro- gastrone.*

urobilin [" + L. bills, bile). A brown pigment formed by the oxidation of urobilinogen, a decomposition product of bilirubin. Urobilin may be formed from the urobilinogen in stools or in urine after exposure to air.*urobilin Một sắc tố nâu, được hình thành qua việc oxy hóa urobilinogen, có được từ các sản phẩm phân hủy của bilirubin. Urobilin có thể hình thành từ urobilinogen trong phân hay trong nước tiểu sau khi để ra ngoài không khí.*

urobilinemia [" + " + Gr. haima, blood]. Urobilin in blood.*Chứng urobilin huyết Có sự xuất hiện của urobilin trong máu.*

urobilinicterus [" + L. bills, bile, + Gr. ikteros, jaundice]. Jaundice resulting from urobilinemia.*Vàng da do urobilin huyết Vàng da do urobilin trong máu.*

urobilinogen ["+ " + Gr. gennan, to produce]. A colorless derivative of bilirubin, from which it is formed by the action of intestinal bacteria.*urobi linogen Chất không màu từ bilirubin, được hình thành nhờ hoạt động của các vi khuẩn trong ruột non.*

urobilinogenemia [" + " + " + haima, blood]. Urobilinogen in the blood.

Urobilinogen huyết Có sự xuất hiện của urobilinogen trong máu.

urobilinuria [" + " + Gr. ouron, urine]. Excess of urobilin in the urine.*Chứng urobilin niệu Lượng urobilin trong nước tiểu vượt quá giới hạn.*

urocele [" + kele, tumor, swelling]- Escape of urine into the scrotum.*Nang niệu Một nang sưng có chứa nước tiểu bên trong nằm lọt trong bìu dái.*

urocheras [" + cheras, gravel]. Gravel of calcareous sediment in the urine.*Sỏi niệu Loại sỏi cặn calci ở trong nước tiểu.*

urochezia [" + chezein, to defecate]. A discharge of urine in the feces.*Bài niệu qua trực tràng Có sự bài tiết nước tiểu ở trong phân.*

urochrome [" + chroma, color]. The pigment that gives urine its characteristic color. It is derived from urobilin.*Sắc tố tạo màu Là chất sắc tố tạo màu ở nước tiểu, nó từ urobilin.*

uroclepsia [" + kleptein, judge]. Involuntary urination without being aware of it.*Tật đái dầm Sự bài tiết nước tiểu một cách bị động, không hề được biết trước việc đó.*

urocrisia [" + krinein, to judge]. Diagnosis by examining the urine.*Chẩn đoán bệnh qua nước tiểu (niệu chẩn) Sự chẩn đoán bệnh qua việc xem xét nước tiểu.*

urocyanin [" + kyanos, blue]. A blue pigment present in the urine in certain diseases, esp. scarlet fever.*Chứng cyanic niệu Sự xuất hiện sắc tố xanh lam trong nước tiểu ở một số bệnh, ví dụ như bệnh tinh hồng nhiệt.*

urocyanogen [" + " + gennan, to produce]. A blue pigment in urine, esp. in cholera patients.*Chứng xyanogen niệu Một loại sắc tố xanh lam trong nước tiểu của các bệnh nhân bị bệnh tả.*

urocyanosis [" + " + osis, condition]. Blue discoloration of the urine. May be due to presence of indigo blue from oxidation of indican, or from ingestion of drugs such as methylene blue. SYN: indicanuria.*Chứng nước tiểu xanh tím Sự đổi qua màu xanh tím của nước tiểu. Có thể do sự xuất hiện của màu xanh chàm từ việc oxy hóa indican, hay do tiêu hóa một số loại thuốc như xanh metylen. Đn: indicanuria.*

urocyst [Gr. ouron, urine, + kystis, bladder]. The urinary bladder.*Bàng quang Bóng đái.*

urocystic Concerning the urinary bladder.*(thuộc) bàng quang Có liên quan đến bàng quang.*

urooystis The urinary bladder.*Bàng quang Bóng đái.*

urocystitis Inflammation of the urinary bladder.*Viêm bàng quang Chứng viêm nhiễm tại bàng quang.*

urodynamics Study of the holding or storage of urine in the bladder; the facility with which it empties; and the rate of movement of urine out of the bladder during micturition.*Chức nāng bàng quang Nghiên cứu về các chức nāng cầm và lưu trữ nước tiểu của bàng quang; các phương cách để giải phóng nước tiểu; và tỷ lệ nước tiểu đi ra ngoài bàng quang khi đi tiểu.*

urodynia [" + odyne, pain]. Pain associated with urination.*Đau khi đi tiểu Bệnh có cảm giác đau khi đi tiểu.*

uroedema [" + oidema, swelling]. Extravasation of urine distending the tissues. SYN: uredema.*Chứng phù niệu Chứng thoát mạch các mô sưng lên. Đn: uredema.*

uroenterone Urogastrone.*Có chuỗi polypeptid trong nước tiểu Xem Uro- gastrone.*

uroerythrin [" + erythros, red]. A reddish pigment sometimes present in urine. SYN: purpurin.*Sắc tố đỏ niệu Sắc tố màu đỏ nhạt, đôi khi thấy xuất hiện trong nước tiểu. Đn: purpurin.*

uroflavin A fluorescent compound present in the urine of persons taking riboflavin.*Nước tiểu vàng Hợp chất huỳnh quang có trong nước tiểu của những người uống vitamin B.*

uroflowmeter. Device for recording urine flow. Used to quantitate obstruction to urine flowing from the bladder.*Lưu lượng kế niệu Dụng cụ dùng để đo lưu lượng của nước tiểu. Dùng để xác định sự tắc nghẽn dòng nước tiểu từ bàng quang.*

urofuscin [" + L. fuscus, dark brown]. A red-brown pigment sometimes found in samples of urine, esp. in cases of porphyrinuria.*Sắc tố nâu đỏ niệu Một loại sắc tố màu nâu đỏ đôi khi thấy xuất hiện trong mẫu nước tiểu, đặc biệt là trong các trường hợp porphyrin niệu.*

urofuscohematin [" + " + Gr. haima, blood]. A reddishbrown pigment in urine in some diseases.*Huyết sắc tố niệu Một loại sắc tố màu nâu đỏ trong nước tiểu của một số bệnh.*

urogastrone [" + gaster, belly]. A polypeptide present in urine that has an inhibitory effect on gastric secretion.*polypeptid niệu Sự xuất hiện polypeptide trong nước tiểu chứng tỏ năng đang có yếu tố cản trở tiết dịch vị trong dạ dày.*

urogenital [` + L. genitalia, genitals]. Pert. to the urinary and reproductive organs. SYN: urenogenital.*Tiết niệu - sinh dục Liên quan đến cơ quan tiết niệu và cơ quan sinh sản. Đn: urinogenital.*

urogenital fold. Ridge, urogenital, q.v.*Khe niệu - sinh dục Xem Rige, urogenital.*

urogenous [" + gennan, to produce]. 1. Producing urine. 2. Originating in urine. SYN: urinogenous.*Sự bài tiết nước tiểu 1. Sự sản sinh ra nước tiểu. 2. Sự hình thành nước tiểu. Đn: urinogenous.*

uroglaucin [" + glaukos, green].

Urocyanin.*Chứng glaucin niệu Sự xuất hiện sắc tố xanh lục trong nước tiểu.*

urogram [" + gramma, something written]. A roentgenogram of any part of the urinary tract.*Hình chụp X quang niệu Hình chụp bằng tia X của bất kỳ bộ phận nào của cơ quan niệu.*

urography [Gr. ouron,. urine, + graphein, to write]. Roentgenography of any part of the urinary tract after introduction of a radiopaque substance.*Chụp X quang niệu Chụp hình bằng tia X bất kỳ bộ phận nào của cơ quan niệu sau khi đã bơm chất cản quang.*

u., ascending; u., cystoscopic. Urography in which the radiopaque dye is injected into the bladder during cystoscopy.*Chụp X quang nội soi Chụp X quang bằng phương pháp nội soi, chất cản quang được bơm vào bàng quang trong lúc đang soi bàng quang.*

u., descending; u., excretion; u., excretory; u., intravenous. Urography in which an injected dye is excreted by the kidney and studied by x-ray during excretion.*Chụp X quang sự bài tiết ở thận Chụp X quang thận, trong đó chất cản quang được tiêm trực tiếp vào tĩnh mạch thận, do đó có thể quan sát được sự bài tiết ở thận.*

u., retrograde. U., ascending, q.v. *Chụp X quang ngược Xem U., ascending.*

urohematin [" + haima, blood]. Pigment in urine, considered as identical with hematin, q.v., that alters color of urine in proportion to degree of oxidation.*chứng hematin niệu Sự xuất hiện của sắc tố trong nước tiểu, được xem như là biểu hiện của bệnh hematin, trong đó sự thay đổi màu sắc của nước tiểu tỷ lệ với mức độ oxy hóa.*

urohematonephrosis ["t " + nephros, kidney]. Pathological condition of the kidney in which the pelvis is distended with blood and urine.*Thận ứ nước - máu Chứng bệnh thận, trong đó bể thận bị sưng phồng lên, bên trong ứ máu và nước tiểu.*

urohematoporphyrin [" + + porphyra, purple]. Iron- free hematin in urine when hemolysis occurs. *Chứng hematin niệu sắc tía Chứng hematin không có sắt trong nước tiểu khi có huyết tán.*

urokinase An enzyme obtained from human urine. Used experimentally for dissolving venous thrombi and pulmonary emboli. It is administered intravenously.*Urokinase Một loại enzym lấy từ nước tiểu người. Nó được dùng theo kinh nghiệm để làm cục huyết khối trong tĩnh mạch và các vật gây tắc mạch phổi. Chất này được tiêm qua đường tĩnh mạch.*

urokinetic [" + kinesis, movement]. Resulting reflexly from stimulation

of the urinary organs.*Phản xạ cơ quan niệu Phản xạ từ sự kích thích tại các cơ quan niệu.*

urolagnia [" + lagneia, lust]. Sexual excitation associated with urine or urination. This may include watching others urinate or having someone urinate on their body. SEE: undinism.*Loạn dâm kết hợp tiểu tiện Sự kích thích tình dục có liên quan đến nước tiểu hay sự đi tiểu. Điều này bao gồm cả việc thích nhìn người khác đi tiểu hay thích được một người khác phải tiểu lên người của mình. Xem: undinism.*

urolith [" + lithos, atone]. A concretion in the urine.*Sỏi niệu Thể kết thành khối trong nước tiểu.*

urolithiasis [" + " + -iasis, condition]. Formation of urinary calculi and the illness associated with the presence of calculi in the urinary tract. SEE: calculus enal. SEE: Nursing Diagnoses in Appendix*Bệnh sỏi niệu Sự hình thành sỏi tại cơ quan niệu và bệnh kèm theo. Xem: calculus, renal. Xem phần Nursing Diagnoses trong phần Phụ lục.*

urolithic Concerning urinary calculi. *(thuộc) sỏi niệu Có liên quan đến sỏi niệu.*

urolithology [" + " + logos, word, reason]. Science dealing with urinary calculi.*Ngành sỏi niệu Là ngành khoa học chuyên nghiên cứu về sỏi niệu.*

urologic [" + logos, word, reason]. Pert. to urology.*(thuộc) khoa tiết niệu Có liên quan đến khoa tiết niệu.*

urologist A physician who specializes in the practice of urology.*Bác sĩ tiết niệu Là bác sĩ được đào tạo chuyên môn để điều trị các bệnh tiết niệu.*

urology [" + logos, word, reason]. The branch of medicine concerned with the urinary tract in both sexes and the genital tract in the male. SYN: uronology.*Khoa tiết niệu Là một nhánh của ngành y có liên quan với hệ niệu ở cả hai giới cũng như về bộ phận sinh dục ở nam giới. Đn: uronology.*

urolutein [" + L. luteus, yellow]. A yellow pigment seen in the urine. *Hoàng tố niệu Một chất sắc tố vàng thường thấy trong nước tiểu.*

uromancy [" + martteia, a divination]. Use of urinalysis for diagnosis of disease.*Sự chẩn đoán bệnh qua nước tiểu Dùng phương pháp phân tích nước tiểu để chẩn đoán bệnh.*

uromelanin [" + melas, black]. A black pigment occurring in urine resulting from the decomposition of urochrome.*Hắc tố niệu Chất sắc tố màu đen thường thấy trong nước tiểu từ sự phân hủy urochsom.*

uromelus [Gr, ourn, tail, + melos, limb]. Congenitally deformed fetus in which the lower extremities are fused. SYN: sirenomelus.*Dị dạng dính chi dưới Là một dị dạng bẩm sinh ở thai nhi, trong đó hai chi* dưới bị dính lại với nhau. Đn: sirenomelus.

urometer [Gr. ouron, urine, + metron, measure]. Instrument for determining specific gravity of urine. SYN: urinometer.*Tỷ trọng kế niệu* Dụng cụ dùng để đo tỷ trọng của nước tiểu. Đn: urinometer.

uroncus [" + onkos, bulk, mass]. A swelling or cyst containing urine.*u nang niệu* Chỉ một khối u hay u nang mà bên trong có chứa nước tiểu.

uronephrosis [" + nephros,kidney, + osis, condition]. Dilatation of renal structures from obstruction of urinary flow. Distention of renal pelvis and tubules with urine. SYN: hydronephrosis.*Thận ứ nước* Giãn nở các cấu trúc thận do có sự tắc nghẽn dòng nước tiểu. Bể thận và ống thận bị giãn chứa nước tiểu. Đn: hydronephrosis.

uronology [" + logos, word, reason]. The science of urine and genitourinary diseases. SYN: urology.*Ngành niệu học* ngành khoa học chuyên nghiên cứu về nước tiểu và các bệnh thuộc đường niệu - sinh dục. Đn: urology.

uronophile [" + philein, to love]. Developing best in a culture containing urine, noting a microorganism.*Ái niệu* Sự phát triển tốt nhất khi được nuôi cấy trong môi trường nước tiểu, thường dùng để chỉ về một số loài vi sinh vật.

uropathogen [" + pathos, disease, suffering, + gennan, to produce]. A microorganism capable of causing disease of the urinary tract.*Vi sinh vật gây bệnh đường niệu* Chỉ về các loài vi sinh vật có khả năng gây ra các bệnh tại đường niệu.

uropathy Any disease affecting the urinary tract.*Bệnh đường niệu* Chỉ chung về các bệnh tại đường niệu.
u., obstructive. Any disease resulting from obstruction of the urinary tract.*Bệnh đường niệu tắc nghẽn* Chỉ chung về các bệnh dẫn đến sự tắc nghẽn tại đường niệu.

uropenia [" + penia,alack]. Lack of urinary secretion.*Chứng thiểu niệu* Sự bài tiết nước tiểu ít.

uropepsin The end product of pepsin metabolism. It is excreted in the urine.*Uropepsin* Là sản phẩm sau cùng trong chuyển hóa pepsin. Nó được bài tiết ra trong nước tiểu.

urophanic [" + phainein, to appear]. Appearing in the urine.*Sự hiện diện trong nước tiểu* Sự xuất hiện trong nước tiểu.

urophein [" + phaios, gray]. Gray pigment in urine said to cause its characteristic odor. Also spelled urophasin.
Sắc tố xám niệu Là chất sắc tố màu xám trong nước tiểu, được cho rằng gây mùi đặc trưng. Cũng còn được viết là urophaerin.

urophosphometer ["+ L. phosphas, phosphorus]. Device for estimating amount of phosphorus in the urine.
Phospho niệu Dụng cụ dùng để đo lượng phospho có trong nước tiểu.

uroplania [" + plane, a wandering]. Condition in which urine is present or discharged from parts other than the urinary organs.*Nước tiểu lệch hướng* Là chứng bệnh mà nước tiểu xuất hiện hay được tiết ra từ các cơ quan không phải là bộ phận tiết niệu.

uropoiesis [Gr. ouron, urine, + poiesis, production]. Formation of urine by the kidneys.*Sự bài tiết nước tiểu* Sự hình thành nước tiểu từ hai thận.

uropoietie [" + poiein, to form]. Concerned in the formation of urine or in uropoiesis.*(thuộc) bài tiết nước tiểu* Liên quan đến sự hình thành nước tiểu từ hai quả thận.

uroporphyria Porphyria in which an excess amount of uroporphyrin is excreted in the urine.*Chứng porphyri* Trong đó lượng uroporphyrin trong nước tiểu cao hơn mức bình thường.

uroporphyrin A red pigment present in the urine and feces in cases of porphyria. May also be present in the urine of persons taking certain drugs.
Sắc tố đỏ niệu Một loại sắc tố có màu đỏ thường xuất hiện trong nước tiểu và trong phân của những người mắc rối loạn chuyển hóa porphyri. Nó cũng có thể xuất hiện trong nước tiểu của những người do dùng một loại thuốc nào đó.

uroporphyrinogen Any one of several porphyrins that are the precursors of uroporphyrina.
uroporphyrinogen Chỉ chung về một vài loại porphyrin là tiền tố của uroporphyrin.

u.I. An abnormal isomer of a precursor of protoporphyrin, which accumulates in one form of porphyria. It causes the urine to be red; the teeth to fluoresce brightly in ultraviolet light; and the skin to be abnormally sensitive to sunlight. This is congenital erythropoietic porphyria.*Chất đồng phân của uroporphyrinogen* Là một chất đồng phân bất thường của tiền tố protoporphyrin mà nó tích tụ lại thành một dạng của rối loạn chuyển hóa porphyria. Nó làm cho màu sắc nước tiểu trở nên đỏ; men răng trở nên sáng khi chiếu dưới tia tử ngoại; và da bị nhạy cảm một cách bất thường dưới ánh sáng mặt trời. Đây là dạng rối loạn chuyển hóa porphyria huyết bẩm sinh.

uropsammus [" + psammos, sand]. Gravel or calcareous sediment in the urine.*Sạn nước tiểu* Chỉ cặn nước tiểu có sạn.

uropyonephrosis [" + pyon, pus, + nephros, kidney, + osis, condition]. Urine and pus in the renal pelvis. .
Viêm thận ứ nước mủ Một dạng viêm thận có tích tụ mủ và nước tiểu trong bể thận.

uropyoureter [" + + oureter, ureter]. Accumulation of urine and pus in the ureter.*Niệu quản ứ nước mủ* Một dạng viêm niệu quản có tích tụ mủ

và nước tiểu ở niệu quản.

urorosein [" + L. roseus, rosy]. A rose-colored pigment in urine, which is increased in certain diseases. SYN: urorrhodin.*Sắc tố hồng niệu* Sắc tố màu hồng trong nước tiểu, nó sẽ gia tăng trong một số bệnh. Đn: urorrhodin.

urorrhagia [" + rhegnynai, to burst forth]. Excessive secretion of urine. SYN: polyuria.*Đa niệu* Sự bài tiết nhiều nước tiểu. Đn: polyuria.

urorrhea [" + rhoia, a flow]. Involuntary flow of urine. SYN: enuresis.
Chứng đái dầm Tiểu ra ngoài một cách bị động, không hề biết. Đn: enuresis.

urorrhodin [" + rhodon, rose]. A rose-colored pigment in the urine in certain infectious diseases such as typhoid fever and tuberculosis.*Sắc tố hồng niệu* Một loại sắc tố màu hồng xuất hiện trong nước tiểu của một số bệnh truyền nhiễm như sốt thương hàn hay bệnh lao.

urorrhodinogen [Gr. ouron, urine, + rhodon, rose, + gennan, to produce]. A chromogen of the urine that, when decomposed, forms urorrhodin.
Urorrhodinogen Một loại chất tạo sắc trong nước tiểu mà khi bị phân hủy, sẽ tạo nên urorrhodin.

urorubin [" + L. ruber, red]. A red pigment obtained from urine by treatment with hydrochloric acid.
urorubin Một loại sắc tố đỏ lấy được từ nước tiểu sau khi đã xử lý bằng acid clohydric.

urorubrohematin [" + " + Gr. haima blood]. A red pigment occasionally found in the urine in some chronic diseases.*urorubrohematin* Một loại sắc tố đỏ thường thấy trong nước tiểu của các bệnh nhân mắc phải một số bệnh mạn tính.

urosacin A red pigment in the urine. SYN: urorrhodin.*urosacin* Một loại sắc tố đỏ xuất hiện trong nước tiểu. Đn: urorrhodin.

uroscheocele [" + oscheon, scrotum, + kele, tumor, swelling]. Swelling of the scrotum from extravaeation of urine into the scrotal sac. SYN: urocele.*Tràn niệu bìu* Chứng sưng bìu do nước tiểu bị thoát ra tích tụ tại bao bìu. Đn: urocele.

uroschesis [" + schesis, a holding]. 1. Suppression of urine. 2. Retention of the urine.*Bí tiểu tiện* 1. Nước tiểu bị cầm lại. 2. Bí tiểu.

uroscopy [" + skopein,toexamine]. 1. Examination of the urine. 2. Diagnosis by examination of the urine.*Phép xét nghiệm nước tiểu* 1. Sự xem xét nước tiểu. 2. Sự chẩn đoán bệnh bằng cách xem xét nước tiểu.

urosepsis Septic poisoning due to retention and absorption of urinary products in the tissues.*Nhiễm trùng niệu* Chứng nhiễm trùng do giữ hay hấp thu các sản phẩm từ nước tiểu vào trong các mô.

urospectrin [" + L. spectrum, image]. A pigment derived from normal urine; seen when urine is shaken with acetic ether.*urospectrin* Một chất sắc tố chiết xuất từ nước tiểu bình thường; thường thấy khi nước tiểu được lưu trữ trong acetic ether.

urostealith [" + stear fat, + lithos, stone]. A fatty substance in some urinary calculi.*Niệu mỡ* Một loại chất béo thấy được trong một vài loại sỏi niệu.

urotoxia [" + toxihon, poison]. The toxicity of the urine.*Độ độc của nước tiểu* Chỉ về mức độ độc của nước tiểu.

urotoxicity [" + toxikon, poison]. The toxic character of the urine.*Tính độc của nước tiểu* Chỉ về đặc tính độc của nước tiểu.

urotoxin Toxic substances in the urine.*Chất độc niệu* Chỉ về các chất độc có trong nước tiểu.

uroureter [" + oureter, ureter]. Distention of the ureter with urine due to stricture or obstruction.*Ứ niệu quản* Sự giãn niệu quản, bên trong có chứa nhiều nước tiểu do chít hẹp hay tắc nghẽn.

urous [Gr. ouron, urine]. Having the nature of urine.*Nước tiểu* Có bản chất của nước tiểu.

uroxanthin [" + xanthos, yellow]. Yellow pigment of the urine; an indigo-forming substance.*xanthin niệu* Chất sắc tố vàng của nước tiểu; các chất tạo nên màu chàm.

uroxin [" + oxys, sharp]. Alloxantin, a derivative of alloxan.*alloxantin* Là một chất chiết xuất từ alloxan.

urtica [L., nettle]. (pl. urticae) A wheal.*Mày đay* Chứng nổi mày đay trên da.

urticant That which causes an urticarial reaction in the skin.*Tác nhân gây mày đay* Chỉ chung về các tác nhân gây nên phản ứng nổi mày đay trên da.

urticaria [L. urtica, nettle]. A vascular reaction of the skin characterized by the eruption of pale evanescent wheals, which are associated with severe itching. SYN: hives; nettle rash. SEE: allergy; angioneurotic edema. SYM: Sudden general eruption of papules or wheals associated with intense itching. ETIOL: Contact with an external irritant such as the nettle, physical agents, foods, insect bites, serum sickness, pollens, drugs, or neurogenic factors. TREAT: General measures: Because the skin manifestation is an allergic reaction, identify and remove the antigenic offender if possible. Check diet for common offenders such as wheat, milk, eggs, shellfish, and other food allergens. Avoid unnecessary medications, as drugs are often causative factors. Specific measures: Antihistaminic drugs often give quick relief. Injection of epinephrine (subcutaneous). Ephedrine may be used. In severe cases ACTH or cortisone used with caution has proved effective. Locally, antipruritic lotions and baths are frequently beneficial. If dietary cause is suspected, use elimination diet to attempt to determine the identity of the food(s).*Mày đay* Phản ứng mạch biểu hiện trên da qua việc nổi lên những vùng có màu tái nhợt, và rất ngứa. Đn: hives; nettle rash. Xem: allergy; angioneurotic edema.

TRIỆU CHỨNG: Đột nhiên nổi lên các sẩn hay các mảng mày đay trên da, kèm theo là triệu chứng ngứa rất dữ dội.

NGUYÊN NHÂN: Do tiếp xúc với các chất kích thích như cây tầm ma, các tác nhân sinh lý, một số thức ăn gây dị ứng, do một số loại côn trùng cắn, bệnh huyết thanh, phấn hoa, dị ứng một số loại thuốc hay các tác nhân thần kinh.

ĐIỀU TRỊ: Biện pháp chung: Biểu hiện trên da là phản ứng dị ứng, cho nên việc đầu tiên là xác định và loại bỏ ngay các tác nhân gây bệnh nếu có thể. Xem lại chế độ ăn để tìm nguyên nhân như bột mì, sữa, trứng, các loại sò huyết và các chất gây dị ứng khác. Tránh dùng các loại dược phẩm không cần thiết và các loại thuốc có thể gây dị ứng. Biện pháp riêng biệt: các loại thuốc kháng histamin thường có hiệu quả nhanh. Tiêm epinephrin (dưới da), cũng có thể dùng ephedrin. Trong trường hợp nghiêm trọng thì dùng ACTH hay cortison. Điều trị tại chỗ, dùng các loại thuốc chữa ngứa, tắm thường xuyên. Nếu nghi ngờ nguyên nhân do chế độ ăn, phải tránh ăn những loại thực phẩm có thể gây bệnh.

u., aquagenic. Urticaria caused by exposure of the skin to ordinary water.*Chứng mày đay nước* Chứng mày đay do nguyên nhân da bị tiếp xúc thường xuyên với nước.

u., bullosa. Eruption of temporary vesicles with infusion of fluid under the epidermis.*Chứng mày đay mụn nước* Nổi lên những mụn nước tạm thời trên da cùng với có sự tích tụ chất dịch ở dưới lớp biểu mô.

u., cold. Cold-induced urticarial eruption that may progress to angioedema.*Mày đay do lạnh* Chứng mày đay nổi lên do nguyên nhân da bị lạnh và thường dẫn đến phù mạch.

u., factitia. Urticaria following slight irritation of the akin. SYN: dermatographia.*Mày đay giả* Chứng mày đay tiếp theo sau những kích thích nhẹ trên da. Đn: dermatographia.

u., gigantea. Angioneurotic edema. *Phù loạn thần kinh mạch* Phù do loạn thần kinh mạch.

u., haemorrhagica. Urticaria with lesions infiltrated with blood.*Mày đay xuất huyết* Chứng mày đay cùng với các tổn thương có rỉ máu.

u., maculosa. A chronic form of urticaria with red-colored lesions.*Mày đay dát* Dạng mày đay mạn tính cùng với các tổn thương có màu đỏ.

u., maritima. Urticaria due to salt water bathing.*Mày đay biển* Chứng mày đay nổi lên do tắm nước biển.

u., medicamentosa. Urticaria due to certain drugs.*Mày đay dược* Chứng mày đay do dị ứng với một số loại thuốc.

u., papulose. In this form of urticaria, the wheel is followed by a lingering papule that is attended by considerable itching. Most commonly observed in debilitated children. SYN: lichen urticatus; prurigo simplex.*Mày đay sẩn* Dạng mày đay này thường phát triển tiếp theo sau sự nổi những nốt sẩn kéo dài và kèm theo ngứa nhẹ. Bệnh thường phát triển ở những trẻ em sức khỏe yếu. Đn: lichen urticatus; prurigo simplex.

u., pigmentosa. Mastocytosis in which clumps of mast cells are present in the corium of the skin. These appear as brown areas that itch.*Mày đay sắc tố* Chứng mày đay sắc tố xảy ra tại các mảng dưỡng bào lớn tại lớp mô mạch liên kết dưới da. Nó xuất hiện như một màng màu nâu và ngứa.

u., pigmentosa juvenilis. A form of urticaria pigmentosa that begins in infancy.*Mày đay sắc tố trẻ em* Là một dạng của mày đay sắc tố bộc phát ở trẻ em.

u., solaria. Urticaria occurring in certain individuals following exposure to sunlight.*Mày đay do nắng* Chứng mày đay xảy ra ở một số người khi da bị phơi ra ngoài nắng.

urticarial [L. urtica, nettle]. Pert. to urticaria. SYN: urficarious.*(thuộc) mày đay* Có liên quan đến mày đay. Đn: urticarious.

urticate 1. To produce urticaria. 2. Marked by the appearance of wheels. *Phát mày đay* 1. Phát chứng mày đay. 2. Có dấu hiệu nổi lên các vết mày đay.

urtication 1. Flogging of a part with nettles to induce counterirritation. 2. Burning or itching sensation. 3. Eruption of itching wheels. SYN: urticaria.*Chứng nổi ngứa, mày đay* 1. Việc dùng cây tầm ma quất lên một vùng da để gây kích thích bên ngoài nhằm làm giảm cơn đau ở bên trong người. 2. Chứng phóng hay cảm giác ngứa. 3. Chứng nổi lên các mảng may đay có cảm giác ngứa. Đn: urticaria.

urushiol [Japanese urushi, lac, + L. oleum, oil]. The principal tonic irritant substance of plants (Toxicodendron) such as poison ivy that produce the characteristic severe dermatitis upon contact.*Tinh dầu độc* Một dạng chất độc tinh dầu nguyên chất chiết xuất từ một số cây (Toxicodendron) ví dụ như chất độc cây tầm xuân có thể gây tổn thương nặng trên da khi tiếp xúc.

U.S. AEC. US. Atomic Energy Commission.*U.S. AEC. Viết tắt của chữ U.S. Atomic Energy Commission, có nghĩa là Ủy ban Năng lượng Nguyên tử Hoa kỳ.*

USAN. United States Adopted Names (for drugs), q.v.*USAN. Viết tắt của chữ United States Adopted Names (for drugs), có nghĩa là Danh mục* các thuốc được chấp thuận sử dụng tại Hoa Kỳ.

USAN and the USP Dictionary of Drug Names. A dictionary of non-proprietary names, brand names, code designations, and Chemical Abstracts Service registry numbers for drugs. The 1988 edition was cumulative for U.S. adopted names (USAN) from June 15, 1961, through June 15, 1987. *Tự điển về Danh mục các loại thuốc được chấp thuận sử dụng tại Hoa Kỳ Một loại tự điển liệt kê tên dược phẩm, nhãn hiệu, mã số, số đăng ký về công thức của các loại hóa chất của thuốc. Cuốn sách xuất bản năm 1988 sẽ tập trung đầy đủ các loại thuốc được chấp thuận sử dụng từ ngày 15 tháng 6 năm 1961 cho đến ngày 15 tháng 6 năm 1987.*

Usher's syndrome. [Charles H. Usher, Brit. physician, 1865-1942] A hereditary disorder characterized by a combination of congenital deafness and retinitis pigmentosa that results in a gradual loss of vision. *Hội chứng Usher [Charles H. Usher, bác sĩ người Anh, 1865 - 1942] Một dạng rối loạn có tính di truyền, biểu hiện sự kết hợp giữa tật điếc bẩm sinh và viêm võng mạc sắc tố dẫn đến mất thị lực dần dần.*

USP, U.S. Phar. United States Pharmacopeia. *USP, U.S. Viết tắt của chữ United States Pharmacopeia, có nghĩa là Tự điển Dược Hoa Kỳ.*

U.S.P.H.S. United States Public Health Service. *U.S.P.H.S. Viết tắt của chữ United States Public Health Service, có nghĩa là Cơ quan Dịch vụ Chăm sóc Sức khỏe Cộng đồng Hoa Kỳ.*

ustilaginism [L. ustulatus, scorched, + Gr. -ismos, condition]. Poisoning resulting from eating corn infected with smut fungus, Ustilago maydis. *Ngộ độc do ăn ngô có nấm bệnh than Một dạng ngộ độc do ăn phải ngô bị nhiễm nấm bệnh than, tên khoa học là Ustilago maytis.*

Ustilago A moldlike fungus, Ustilago maydis, commonly called smut. *Nấm bệnh than Một loại nấm giống như nhọ nồi, tên khoa học là Ustilago maydis, tên thường gọi là nấm bệnh than.*

ustion [L. ustio, a burning]. Cauterization with actual cautery. *Sự đốt Sự đốt bằng cách sử dụng dao đốt dùng trong phẫu thuật.*

ustulation [L. ustulare, to scorch]. Roasting, parching, or drying of a moist drug. *Sấy thuốc Sự nung nóng, rang hay sấy một loại thuốc bị ẩm ướt.*

ustus [L.]. Burned. SEE: calcination. *Đốt Đốt cháy. Xem: calcination.*

uta Infection with Leishmania braziliensis involving the naeopharyngeal and mucocutaneous membranes. Common in Central and South America. SYN: leishmaniasis, American. *Bệnh uta Nhiễm Leishmania braziliensis ở vùng mũi - hầu và vùng màng da*

nhầy. Bệnh thường thấy ở khu vực Trung và Nam châu Mỹ. Đn: leishmaniasis, American.

ut dict. L. ut dictum, as directed *ut dict. Gốc tiếng La Tinh là ut dictum, có nghĩa là có hướng đi.*

utend. L. utendus, to be used *utend. Gốc tiếng La Tinh là utendus, có nghĩa là được sử dụng.*

uter-, utero- [L.uterus, womb]. Combining forms denoting relationship to the uterus. *uter-, utero- Tiếp đầu ngữ, dùng liên kết với các từ khác, có nghĩa là tử cung.*

uteralgia [L. Uterus, womb, + Gr. algos, pain]. Uterine pain. *Đau tử cung Chứng đau ở tử cung.*

uterectomy [" + Gr. ektome, excision]. Removal of uterus through the abdomen or vagina. SYN: hysterectomy. *Cắt bỏ tử cung Thực hiện phẫu thuật cắt bỏ tử cung qua đường bụng hay qua đường âm đạo. Đn: hysterectomy.*

uterine [L. uterinus]. Pert, to the uterus. *(thuộc) tử cung Có liên quan đến tử cung.*

uterine bleeding. Bleeding from the uterus. Physiologic bleeding via the vagina occurs in normal menstruation. Abnormal forms include excessive menstrual flow (hypermenorrhea, menorrhagia) or too frequent menstruation (polymenorrhea). Nonmenstrual bleeding is caved metrorrhagia. Pseudomenatrual or withdrawal bleeding may occur following estrogenic therapy. Breakthrough bleeding is the term used for intermenstrual bleeding that sometimes occurs in women who take progestational agents such as birth control pills. SEE: menstruation; tampon, menstrual. SEE: Nursing Diagnoses in Appendix. *Xuất huyết tử cung Sự chảy máu ở trong vùng tử cung. Sự xuất huyết sinh lý qua đường âm đạo trong chu kỳ kinh nguyệt bình thường. Các dạng bất thường bao gồm chứng ra nhiều máu (trường hợp thấy kinh ra nhiều máu, chứng rong kinh) hay thấy kinh nhiều lần (số lần thấy kinh nhiều hơn bình thường). Trường hợp chảy máu không phải do kinh nguyệt thì gọi là xuất huyết tử cung. Chứng kinh nguyệt giả có thể xảy ra do nguyên nhân sử dụng liệu pháp estrogen. Chứng xuất huyết giữa chu kỳ là trường hợp thấy xuất huyết ở giữa chu kỳ kinh, đôi khi thường xảy ra ở những người phụ nữ dùng thuốc ngừa thai progesteron. Xem: menstruation; tampon; menstrual. Xem: Nursing Diagnose trong phần Phụ lục.*

uterine glands. The tubular glands in the endometrium. *Tuyến tử cung Các tuyến hình ống ở màng trong của tử cung.*

uterine milk. A milky white substance between the gravid uterus and placental villi. *Sữa tử cung Chất sữa màu trắng ở khoảng giữa của tử cung đang có thai và nhung mao*

rau thai.

uterine souffle. A vascular sound that may be heard in the pregnant uterus by using a stethoscope. *Tiếng thổi tử cung Tiếng mạch có thể nghe được tại tử cung đang có thai qua ống nghe.*

uterine subinvolution. Failure of the uterus to return to normal size after childbirth. A uterus that weighs more than 100 gm is considered to be enlarged. *Sự không co hồi tử cung Chỉ trường hợp tử cung không co trở lại kích thước bình thường sau khi sinh đẻ. Một tử cung có trọng lượng nặng hơn 100 mg thì được xem là phình to.*

uterine tube. One of two small tubes attached to. either side of the uterus and leading from the region of the ovary. SYN: fallopian tube. *Ống dẫn trứng Là một trong hai ống nối với hai mặt bên của tử cung và buồng trứng. Đn: fallopian tube.*

uteroabdominal [L. uterus, womb, + abdomen, belly]. Pert. to both the uterus and abdomen. *Tử cung - bụng Liên quan đến tử cung và bụng.*

uterocele [" + Gr. kele, tumor, swelling]. Hernia containing the uterus. *Thoát vị tử cung Chứng thoát vị hay sa tử cung.*

uterocervical [" + cervix, neck]. Rel. to the uterus and cervix. *Tử cung - cổ tử cung Liên quan đến tử cung và cổ tử cung.*

uterocystostomy [" + Gr. kystis, bladder, + stoma, mouth]. Formation of a passage between the uterine cervix and the bladder. *Thông thương giữa tử cung và bàng quang Sự hình thành một đường thông thương giữa cổ tử cung và bàng quang.*

uterofixation [" + fixatio, a fixing]. Fixation of a displaced uterus. SYN: hysteropexy. *Cố định tử cung Thực hiện phẫu thuật cố định lại vị trí của tử cung do bị sai chỗ. Đn: hysteropexy.*

uterogenic Formed in the uterus. *Tạo hình tử cung Thực hiện phẫu thuật tạo hình tử cung.*

uterogestation [" + gestare, to bear]. Pregnancy in the uterus; normal pregnancy. *Mang thai tử cung Sự mang thai ở trong tử cung; sự mang thai bình thường.*

uterography [" + Gr.graphein, to write]. Roentgeno- graphy of the uterus. *Chụp X quang tử cung Chụp hình tử cung bằng tia Roentgen.*

uterolith [" + Gr. lithos, stone]. A uterine concretion. *Sỏi tử cung Sự kết sỏi ở trong tử cung.*

uterometer [" + Gr. matron, measure]. Device for measuring the uterus and for determining its position. *Dụng cụ đo tử cung Dụng cụ dùng để đo kích thước và xác định vị trí của tử cung.*

uteroovarian [" + LL. ovariurn, ovary]. Rel. to the uterus and ovary. *Tử cung - buồng trứng Liên quan đến tử cung và buồng trứng.*

uteropexia, uteropexy [" + Gr, pexis, fixation]. Fixation of the uterus to the abdominal wall. SYN: hysteropexy.*Cố định tử cung Thực hiện phẫu thuật để cố định tử cung vào thành bụng. Đn: hysteropexy.*

uteroplacental [" + placenta, a flat cake]. Rel. to the placenta and uterus. *Tử cung - rau thai Liên quan đến tử cung và rau thai.*

uteroplasty [" + Gr. plassein, to form]. Plastic surgery of the uterus. *Phẫu thuật tạo hình tử cung Thực hiện phẫu thuật để tạo hình tử cung.*

uterorectal Concerning the uterus and rectum.*Tử cung - trực tràng Liên quan đến tử cung và trực tràng.*

uterosacral [" + sacralis, pert. to the sacrum]. Rel. to the uterus and sacrum.*Tử cung - xương cùng Liên quan đến tử cung và xương cùng.*

uterosalpingography [" + Gr. salpinx, tube, + graphein, to write]. Visualization of the interior of the uterus and fallopian tubes by roentgen.*Chụp X quang tử cung - ống dẫn trứng Sự quan sát phần bên trong của tử cung và ống dẫn trứng bằng tia Roentgen.*

Uteroscope [" + Gr. skopein, to examine]. Device for viewing the uterine cavity.*Dụng cụ quan sát tử cung Dụng cụ dùng để quan sát khoang bên trong tử cung.*

Uterotome [" + Gr. tome, incision]. An instrument used for uterotomy. *Dao phẫu thuật tử cung Dụng cụ rạch dùng trong phẫu thuật tử cung.*

uterotomy Incision of the uterus. *Phẫu thuật tử cung Thực hiện phẫu thuật rạch tại vùng tử cung.*

uterotonic [L. uterus womb, + Gr. tonsos, act of stretching, tension). Giving muscular tone to the uterus. *Giãn tử cung Làm cho cơ tử cung giãn duỗi ra.*

uterotractor [" + tractor, drawer]. An instrument for applying traction to the cervix uteri.*Dụng cụ kéo tử cung Dụng cụ dùng để kéo phần cổ tử cung.*

uterotubal [" + tuba, tube]. Relating to the uterus and oviducts.*Tử cung - vòi trứng Liên quan đến tử cung và vòi trứng.*

uterotubography ["+ " + Gr, graphein, to write]. Hystero salpingography.*Chụp X quang tử cung - vòi trứng Xem Hysterosalpingography.*

uterovaginal [" + vagina, sheath]. Rei. to the uterus and vagina.*Tử cung - âm đạo Liên quan đến tử cung và âm đạo.*

uteroventral Uteroabdominal, q.v. *Tử cung - bụng Xem Uteroabdominal.*

uterovesical [" + vesica, bladder]. Rel. to the uterus and bladder.*Tử cung - bàng quang Liên quan đến tử cung và bàng quang.*

uterus [L.]. [NA] An organ of the female reproductive system for containing and nourishing the embryo and fetus from the time the fertilized egg is implanted to the time of birth of the fetus. SYN: womb. SEE: genitalia, female, for illus.; pregnancy test.

ANAT: A muscular, hollow, pear-shaped structure. It is partly covered by peritoneum and the. cavity is lined by a mucous membrane, the endometrium.

The uterus consists of three areas: the body or expanded upper portion, the isthmus or constricted central area, and the cervix, the lowermost cylindrical portion that joins the uterus to the upper end of the vagina. The rounded portion of the body lying above the openings of the two uterine tubes is the fundus.

The uterus is situated in the midpelvis, approximately halfway between the sacrum and the symphysis pubis. It is supported in this position by the pelvic diaphragm, supplemented by two broad ligaments, two round ligaments, and two uterosacral ligaments, as well as other lesser ligaments. The upper part of the body is called the fundus, and the lateral borders of the fundus to which the tubes are attached are called the cornual ends. The cavity of the uterus, a potential space, is triangular in shape with the base of the triangle in the fundal portion. The canal of the cervix is long and narrow and is constricted at the upper end by the internal os and at the lower end by the external os.

The largest portion of the uterus is made up of musculature that is longitudinal and circular. The outer covering of the uterus is peritoneum, with the exception of that part upon which the bladder rests and the vaginal portion of the cervix. The inner lining of the body of the uterus varies in form and histological structure with the period of life in which it is studied: the prepuberty stage, the actively menstruating stage, and the menopausal stage, each having its own characteristics. The uterus is normally anteflexed. Its blood supply is derived from the uterine and ovarian arteries.

POSITIONS: Anteflexion: bending forward Anteversion forward displacement of fundus toward pubis, while cervix is tilted up toward sacrum. Retroflexion: bending backward at junction of body and cervix. Retroversion: inclination backward with retention of normal curve; opposite of anteversion.

AUSCULTATION: After the fourth month of gestation, if the uterus contains a living fetus, three distinct sounds may be heard. Fetal heart sounds: Consist of a succession of short, rapid, double pulsations varying in frequency from 120 to 140 per minute. First sound is short, feeble, and obscure while the second, the one usually heard, is loud and distinct; sounds like ticking of a watch wrapped in a napkin. Sound is usually transmitted over a space of 3 or 4 in. (7.6 to 10.2 cm) square. Location is determined by the position of the fetus. Generally, when maximum intensity is on the level of or above the umbilicus, it is a breech presentation. During labor, examinations, if made, should be between uterine contractions. In protracted labors the fetal heart sound is of value in indicating the time for manual or instrumental interference to save life of child. Irregularity and feebleness of sound is indicative of a life-threatening situation for the fetus.

Funic souffle: The soft blowing sound heard over the location of the umbilical cord of the fetus in utero and synchronous with the fetal heartbeat during late pregnancy.

Uterine bruit: This sound is single, intermittent in character, and a combination of blowing and hissing sounds. Increases in intensity up to the period of labor. Believed to depend upon rapid passage of blood from the arteries into the distended venous sinuses of the uterus. Synchronous with maternal pulse, subject to same variations, and is always heard before the pulsations of the fetal heart. The area over which it is audible varies with the greatest point of intensity in a median line a little above the pubes.

PALPATION: During the third month of pregnancy, if walls of abdomen are not too thick, palpate by placing patient upon her back with head raised and thighs flexed, and pressing points of fingers gently downward and backward above the pubes. A hard round mass will be found beneath the median line, rising out of the pelvis. Two or four weeks later the increase is marked. As pregnancy advances, the mass loses its hardness and becomes more elastic, like a cyst filled with water. In doubtful cases in which decided enlargement of abdomen is present, a standard hormonal test for pregnancy should be done.

By vaginal examination one may be able to diagnose the stage of gestation, stage of parturition, or if the woman is near term, the progress of labor, the presentation and position of the child, and the position of the uterus. The sensation of the tip of the cervix of an unimpregnated uterus to the touch is like that imparted to the finger by touching the tip of the nose, i.e., firm and cartilaginous; of the impregnated, like that of touching the lips and is soft like velvet, but deeper, beyond the softness, is a hardness, as of board.

PERCUSSION: The nonpregnant uterus is inaccessible to touch externally or to percussion. In pregnancy at end of second month a dull sound on percussion just above the pubes indicates the enlarging uterus; later, as uterus increases in volume and rises into abdomen, one is able, by oval tumor felt in hypogastrium and by circumscribed area of dullness corresponding to situation of the tumor, to establish strong presumptive evidence of pregnancy.

This presumption becomes strengthened if the area of dullness increases with the regularity proper to gestation. Palpation and percussion, however, are not sufficient to determine whether the enlargement is due to pregnancy or to some other form of new growth. After the fifth month, both these methods are inferior to auscultation. *Tử cung Một bộ phận thuộc cơ quan sinh sản của phụ nữ có nhiệm vụ chứa đựng và nuôi dưỡng bào thai từ lúc còn là trứng thụ tinh cho đến ngày sinh nở. Đn: womb. Xem: genitalia, female để minh họa; pregnancy test.*

CẤU TRÚC: *Cấu trúc cơ hình quả lê rỗng. Nó được bao bọc một phần bởi màng vụ chứa đựng và được lót bởi màng niêm mạc, lớp màng trong tử cung.*

Tử cung gồm có ba phần: phần thân hay phần mở rộng phía trên, phần eo hay phần thắt ở giữa và phần cổ tử cung, là phần hình trụ thấp nhất được nối với phần trên của âm đạo. Phần hình tròn ở thân tử cung mở ra hai lỗ vòi trứng được gọi là phần đáy của tử cung. Tử cung nằm ở khoảng giữa xương chậu, trong khoảng giữa xương cùng và gò xương mu. Được cố định tại phần các màng ngăn xương chậu và được hỗ trợ thêm bởi hai dây chằng rộng, hai dây chằng tròn, dây chằng tử cung - xương cùng và một số dây chằng nhỏ khác. Phần trên tử cung được gọi là đáy và ở hai bên đáy được nối với hai ống dẫn trứng trông giống như đầu sừng. Khoang tử cung, có hình tam giác với phần đáy của tam giác hướng lên phần nền. Phần eo tại cổ tử cung thì dài và hẹp và đầu trên khớp với lỗ trong, còn đầu dưới khớp với lỗ ngoài.

Phần lớn nhất của tử cung được cấu tạo bởi các lớp cơ dài và cơ vòng. Bên ngoài tử cung được bao bọc bởi màng bụng, ngoại trừ phần trên sát với bàng quang và phần nối với âm đạo tại vùng cổ tử cung. Lót trong thân tử cung có các cấu trúc mô khác nhau tùy vào từng giai đoạn của cuộc sống như: giai đoạn trước dậy thì, giai đoạn hoạt động của chu kỳ kinh nguyệt và giai đoạn mãn kinh. Tử cung thường luôn luôn ở tư thế gấp trước. Mạch máu nuôi xuất phát từ động mạch tử cung và động mạch buồng trứng.

VỊ TRÍ: Tư thế gập trước: tư thế gập cong về phía trước. Tư thế đổ ra trước: lệch vị trí đổ ra phía trước nhiều hơn, với phần đáy hướng về xương mu phần cổ hướng về phía xương cùng. Tư thế gập ra phía sau: cong về phía sau so với đường tiếp giáp giữa cổ tử cung và trục cơ thể. Tư thế đổ ra sau: độ nghiêng ra phía sau vẫn duy trì độ cong bình thường nhưng ngược lại với tư thế đổ ra trước.

NGHE: Sau bốn tháng mang thai, nếu trong tử cung có chứa bào thai còn sống thì có ba loại âm thanh phân biệt có thể nghe được tại tử

cung. *Tiếng tim thai: âm ngắn, nhanh, liên tục, tốc độ gấp đôi nhịp mạch, khoảng từ 120 đến 140 lần một phút. Âm đầu nghe ngắn, yếu và không rõ; trong khi đó âm thứ hai nghe mạnh, rõ và giống như tiếng tích tắc của đồng hồ được gói trong chăn. Âm thanh được truyền đi trong khoảng không từ 3 đến 4 inch (7,6 đến 10,2 cm) vuông. Vị trí nghe được xác định tùy theo vị trí của thai nhi. Thông thường cường độ âm mạnh nhất nghe được ở vị trí phía trên rốn, tại vị trí ngôi mông. Khi khám trong lúc đang đau đẻ, thì chỉ nghe được âm tim thai trong giữa khoảng các cơn co tử cung. Trong trường hợp đau đẻ kéo dài, âm tim thai rất có giá trị đối với việc xác định thời điểm phải can thiệp bằng tay hay bằng dụng cụ để cứu u mạng sống của thai nhi. Trường hợp tim thai không đều và yếu là điểm báo hiệu tình trạng tính mạng thai nhi đang bị đe dọa. Tiếng thổi dây rốn: tiếng thổi nhẹ nghe được tại vị trí dây rốn của thai nhi trong tử cung và đồng thời với tiếng đập cùng tim thai trong thời gian sau của thai kỳ. Tiếng tử cung: âm này nghe đơn điệu, từng cơn, nghe như có sự phối hợp giữa tiếng thổi và tiếng huýt gió. Nó gia tăng cường độ trong trường hợp đang chuyển dạ. Người ta cho rằng đó là âm được tạo ra do luồng máu chảy từ động mạch vào trong các khoang tĩnh mạch căng phồng của tử cung. Nó đồng nhịp với nhịp mạch của người mẹ, có các thay đổi như nhau và luôn nghe trước nhịp đập của tim thai. Vùng nghe được âm này rất khác nhau, vị trí nghe rõ nhất và mạnh nhất nằm tại đường giữa ngay phía trên bụng dưới một chút.*

SỜ NẮN: Nếu thành bụng không quá dày thì thai nhi ở tháng thứ ba có thể sờ được, khám bằng cách cho bệnh nhân nằm ngửa, đầu hơi cao và đùi gập lại; ấn nhẹ các đầu ngón tay hướng về phía dưới và phía sau ở trên vùng bụng dưới. Dễ thấy được một khối tròn cứng ở ngay phía dưới đường giữa, nổi lên khối khung xương chậu. Hai hay bốn tuần sau đó, sờ có dấu hiệu gia tăng kích thước rõ rệt. Khi có thai lần đầu, khối này sẽ không cứng và trở nên mềm dẻo hơn giống như là một khối u nang bên trong chứa đầy nước. Trong trường hợp nghi ngờ làm xét nghiệm hormon chuẩn để xác định xem có thai hay không. Qua việc khám âm đạo, có thể chẩn đoán và xác định được giai đoạn của quá trình mang thai hay xác định được những diễn tiến dẫn đến quá trình chuyển dạ, biết được vị trí của thai nhi trong tử cung. Cảm giác khi chạm vào đỉnh của cổ tử cung giống như là các đầu ngón tay dụng vào đỉnh của mũi, điều này nhằm tránh việc phạm phải vùng trong tử cung khi khám thai, nếu có thai thì sẽ có cảm giác chắc và cứng như sụn, giống như chạm phải môi và mượt như nhung, nhưng ở

phía sâu hơn về phía bên kia của phần mềm này là một khối cứng như là một tấm bảng. GÕ ĐOÁN: *Tử cung lúc không có thai thì không thể khám hay gõ bên ngoài được. Trong trường hợp có thai vào cuối tháng thứ hai, một âm thanh đục sẽ nghe được khi gõ vào phía trên vùng bụng dưới lúc đó đã bắt đầu nở rộng; sau đó, kích thước tử cung bắt đầu gia tăng và thấy được sự nổi lên ở trên bụng, lúc đó khi khám sẽ có cảm giác như một khối hình ô van ở vùng hạ vị và qua việc xác định vùng giới hạn của âm thanh đục ta có thể xác định được vị trí của phần gõ lên và xác định được chính xác việc có thai. Việc này có thể quá quyết hơn nếu vùng có âm thanh đục phát triển rộng hơn theo các thời kỳ thai nghén. Dù sao, sờ và gõ cũng chưa đủ để xác định khối phát triển là do có thai hay do một lý do nào khác. Sau tháng thứ năm, chỉ cần nghe ở vùng bụng dưới.*

u., acollis. Uterus without a cervix. ***Không có cổ tử cung*** *Một dạng khuyết tật tử cung không có cổ tử cung.*

u., arcuatus. Uterus with a depressed arched fundus. ***Tử cung hình cung*** *Là dạng tử cung có đáy lõm hóa.*

u., bicornis. Uterus in which the fundus is divided into two parts. ***Tử cung hai sừng*** *Là dạng tử cung mà phần đáy bị chia làm hai phần.*

u., biforis. Uterus in which the external as is divided into two parts by a septum. ***Tử cung cổ con ngăn*** *Là dạng tử cung có phần miệng ngoài được chia làm hai phần bởi một vách ngăn.*

u., biloculads. Uterus in which the cavity is divided into two parts by a partition. SYN: uterus septus. ***Tử cung đôi*** *Là dạng tử cung mà khoang trong được chia làm hai phần bởi một vách ngăn. Đn: uterus septus.*

u., bipartite. Uterus in which the body is partially divided by a median septum. ***Tử cung thân đôi*** *Là dạng tử cung mà phần thân được chia làm hai phần bởi vách ngăn giữa.*

u., cancer of. Malignant neoplasm of the uterus. Detected by size, intermittent bleeding, purulent discharge, vaginal or Papanicolau smear, or cervical or endometrial biopsy. May produce sterility, abortion, hemorrhage, sepis. Extremely rare in pregnancy; however, if present, a tumor usually will increase during pregnancy. ***Ung thư tử cung*** *Khối u ác tính ở tử cung. Xác định qua kích thước, chảy máu giữa chu kỳ, chảy mủ, xét nghiệm kinh phết Papanicolau, âm đạo, cổ tử cung, hay sinh thiết màng trong tử cung. Bệnh có thể gây vô sinh, sẩy thai, xuất huyết, nhiễm khuẩn huyết. Hiếm khi mắc bệnh khi có thai, tuy nhiên nếu xuất hiện thì khối u sẽ gia tăng cùng với sự phát triển của thai* nhi.

u., cordiformis. Heart-shaped uterus.*Tử cung hình tim Là dạng tử cung có hình quả tim.*

u., Couvelaire. SEE: Couvelaire uterus.*Tử cung Couvelaire Xem: Couvelaire uterus.*

u., didelphys. Double uterus.*Tử cung đôi Trường hợp có hai tử cung.*

u., duplex. Double uterus resulting from failure of union of müllerian ducts.*Tử cung kép Dạng tử cung đôi do không hợp nhất lại được hai ống Müller.*

u., fetal. Uterus that is retarded in development and possesses an extremely long cervical canal.*Tử cung thai nhi Là dạng tử cung bị chậm phát triển và có phần cổ tử cung dài hơn mức bình thường nhiều.*

u., gravid. Pregnant uterus.*Tử cung có thai Là tử cung trong lúc đang có thai.*

u., masculinus. The prostatic utricle. SEE: utricle, prostatie.*Tử cung nam hóa Là tử cung dạng túi tiền liệt. Xem: utricle, prostatic.*

u., parvicollis. Normal uterus with disproportionately small vaginal portion.*Tử cung cổ bé Là dạng tử cung có kích thước bình thường, nhưng không tương xứng với phần âm đạo nhỏ.*

u., prolapse of. Downward displacement of uterus, the cervix sometimes protruding from the vaginal orifice. SEE: descensus uteri.*Sa tử cung Tử cung có vị trí bị sa xuống dưới, phần cổ đôi khi nhô ra khỏi miệng âm đạo. Xem: descensus uteri.*

t., pubescent. Adult uterus that resembles a uterus of a prepubertal female.*Tử cung nhi tính Là dạng tử cung của người lớn nhưng có cấu trúc giống như tử cung của người phụ nữ trước tuổi dậy thì.*

u., rupture of, in pregnancy. Rare but serious. May be spontaneous or traumatic. Fetus and amniotic sac may be expelled into peritoneal cavity. SEE: Nursing Diagnoses in Appendix.
SYM: Obstruction usually precedes symptoms. Abdominal pains, shock, hemorrhage. Fetus easily palpated. However, spontaneous rupture may occur without warning.
ETIOL: Obstruction, weakness of uterine wall. Scare may cause weakness.
TREAT: Combat shock and hemorrhage and surgically remove products of conception from peritoneal cavity. *Tử cung vỡ do có thai Hiếm khi xảy ra nhưng rất nghiêm trọng. Có thể do tự nhiên hay chấn thương. Bào thai và túi màng ối có thể bị bật ra lọt vào trong khoang bụng. Xem: Nursing Diagnoses trong phần Phụ lục.*
TRIỆU CHỨNG: Triệu chứng đầu tiên thường là sự tắc nghẽn. Đau vùng bụng, sốc, xuất huyết. Thai nhi sẽ dễ sờ thấy hơn. Dù sao, vỡ tử

cung tự nhiên thường không được báo trước.
NGUYÊN NHÂN: Do có sự tắc nghẽn, yếu thành tử cung, sẹo gây yếu thành tử cung.
ĐIỀU TRỊ: Dùng thuốc chống sốc, cầm máu và thực hiện phẫu thuật lấy thai nhi ra khỏi khoang bụng.

u., septus. U. bilocularis.*Tử cung đôi Xem U. bilocularis.*

u., subinvolutiron of. The lack of involution of the uterus following childbirth. It is manifested by a large uterus and acontinuation of lochia rubra beyond the usual time. The factors in its causation are usually puerperal infection, multiparity, overdistention of the uterus by multiple pregnancy or polyhydramnios, lack of lactation, malposition of the uterus, and retained secundines. Involution is sided by being certain that the placenta is intact at the time of delivery, and the use of ecbolics, q.v., to cause contraction of the uterus.*Tử cung không co hồi Là dạng tử cung không co hồi lại sau khi sinh đẻ. Nó biểu hiện bình dạng lớn và chảy máu vượt mức bình thường. Nguyên nhân gây nên thường là do nhiễm trùng sau khi sinh, sinh nhiều lần, tử cung bị giãn quá mức do đa thai hay đa ối, thiếu sữa, tử cung bị sai vị trí hay còn sót lại vỏ noãn. Sự co hồi tử cung cũng có thể được hỗ trợ một phần bằng cách để rau thai còn nguyên vẹn sau khi sinh, và việc sử dụng thuốc giục đẻ để gây nên sự co thắt tử cung.*

u., tipped. SEE: tipped uterus.*Tử cung bịt đầu Xem: tipped uterus.*

u., tumors of. May cause sterility, abortion, or obstruct labor, may become infected or twisted on their attachments. Myomata (fibroids) are possible but not common in young women fibroids are more common beyond age 30 and in black women. Subserous tumors do not affect pregnancy, may impede labor, or may disappear following labor. Interstitial and submucous type may interfere with pregnancy and produce abortion.
EFFECTS UPON LABOR: Tumors usually have no effect. If low, may cause malpresentation or impossible labor labor pains may be weak and inefficient. Often severe pains and rupture of uterus. Submucous tumors may protrude before or after birth. Placenta may be retained. Tumor may be infected postpartum. Knee-chest position helps patient if tumor is in pelvis. If in fondue, delivery is through vagina; if not, cesarean section may be needed. Control hemorrhage by packing.*Khối u tử cung Có thể gây nên vô sinh, sẩy thai hay gây tắc nghẽn khi sinh; có thể gây nhiễm trùng hay xoắn ở vị trí gắn khối u. Có thể là chứng u cơ (dạng sợi) nhưng ít phổ biến ở những phụ nữ trẻ, u dạng sợi chỉ phổ biến ở những phụ nữ ngoài 30 tuổi và*

những phụ nữ da màu. Những khối u dạng nhẹ hơn sẽ không ảnh hưởng đến thai nhi, tuy nhiên cũng có thể cản trở việc sinh đẻ và có thể tự khỏi sau khi sinh. Khối u mô kẽ và nhầy có thể can thiệp vào thai kỳ và gây sẩy thai.*
ẢNH HƯỞNG ĐẾN VIỆC SINH ĐẺ: Thường ít khi mắc phải khi có thai, nhưng nếu có chỉ ở mức độ nhẹ thì có thể làm lệch vị trí thai nhi hay không đẻ được; việc đau đẻ có thể bị yếu đi và không có hiệu lực. Khối u có thể gây rất đau hay vỡ tử cung. Các khối u nhầy có thể bị lòi ra ngoài lúc trước và sau khi sinh. Rau có thể bị sót lại. Khối u có thể gây nhiễm trùng hậu sản. Tư thế co đầu gối lên ngực có thể làm giảm cơn đau cho bệnh nhân nếu khối u ở vùng chậu. Nếu khối u nằm tại đáy tử cung, có thể vẫn sinh được qua đường âm đạo; bằng không phải áp dụng thủ thuật mổ lấy thai nếu thấy cần thiết. Cần kiểm soát chảy máu - cầm máu.

u., unicornis. Uterus possessing only one lateral half and usually having only one uterine tube.*Tử cung một sừng Trường hợp dị dạng tử cung chỉ có một nửa và thường chỉ có một ống dẫn trứng.*

Uticillin VK. Trade name for penicillin V potassium.*Uticillin VK Tên thương mại của kali penicillin V.*

Uticort. Trade name for betamethasone benzoate.*Uticort Tên thương mại của betamethasone benzoate.*

utilization review. Evaluation of the necessity, quality, effectiveness, or efficiency of medical services, procedures, and facilities. In regard to a hospital, the review includes appropriateness of admission, services ordered and provided, length of stay, and discharge practices.*Đánh giá về dịch vụ y tế Sự ước lượng về mức độ cần thiết, chất lượng, hiệu quả và sự cần thiết của các dịch vụ, thủ thuật và phương tiện y tế. Đối với các bệnh viện, nó bao gồm sự đánh giá về các công việc như nhận bệnh, giải quyết và cung cấp các dịch vụ, thời gian lưu bệnh nhân tại bệnh viện và việc cho bệnh nhân xuất viện.*

Utimox. Trade name for amoxicillin.*Utimox Tên thương mại của amoxicillin.*

utricle [L. utriculus, a little bag]. 1. One of two sacs of the membranous labyrinth in the bony vestibule of the inner ear. It communicates with the semicircular ducts by five openings on posterior wall and with the sacculus and endolymphatic duct by an opening on anterior wall. On its inner surface is an area of sensory epithelium, the macula utriculi, containing cells that respond to movement of otoliths due to changes in position. 2. Any small sac.*Túi bầu dục 1. Một trong hai túi thuộc mê đạo của xương tiền đình ở tai trong. Nó thông thương với ống bán* *khuyên bởi năm lỗ ở vách sau và thông với túi và ống nội dịch bởi một lỗ ở vách trước. Mặt trong của nó là vùng biểu mô thụ cảm, các túi bản khuyên có chứa các tế bào đáp ứng lại sự di chuyển của sỏi tai do những thay đổi về vị trí của nó. 2. Chỉ chung về các túi nhỏ.*

u., of urethra. The prostatic vesicle of the male.*Túi niệu đạo Chỉ túi tiền liệt của phải nam.*

u., of vestibule. Vestibular cavity connecting with the semicircular canals.*Túi tiền đình Chỉ hốc tiền đình nối với các ống bán khuyên.*

u., prosfafic. A small blind pouch of the urethra extending into substance of prostate gland. It is a remnant of the embryonic mullerian duct. SYN: uterus masculinus.*Túi tiền liệt Một túi nhỏ, trải dài vào trong các chất của tuyết tiền liệt. Nó như là dấu vết còn lại của ống Muller lúc còn phôi thai. Đn: uterus masculinus.*

utricular [L. utriculus, a little bag]. 1. Pert. to the utricle. 2. Like a bladder. *(thuộc) túi nhỏ, túi bầu dục 1. Liên quan đến túi bầu dục cơ thể. 2. Giống như túi nhỏ.*

utriculitis [" + Gr. itis, inflammation]. Inflammation of the utricle, either that of the vestibule or the prostatic utricle.*Viêm túi Chứng viêm nhiễm tại túi, có thể là túi tiền đình hay túi tiền liệt.*

utriculoplasty [" + Gr. plassein, to form]. Surgical reduction of the size of the uterus by excision of a longitudinal wedge-shaped section.*Phẫu thuật tạo hình tử cung Thực hiện phẫu thuật để làm giảm đi kích thước của tử cung bằng cách cắt bỏ một phần hình V theo chiều dọc.*

utriculosaccular [" + sacculus, a small bag]. Pert. to the utricle and saccule of the labyrinth.*Túi nhỏ Liên quan đến túi nhỏ trong cơ thể hay chỉ túi bầu dục của mê đạo.*

utriculosaccular duct. Duct uniting the utricle and saccule.*Ống túi nhỏ, túi bầu dục Phần ống nối túi nhỏ và túi bầu dục ở tai trong.*

utriculus [L., a little bag]. A utricle. *Túi bầu dục Chỉ về túi nhỏ ở trong cơ thể.*

u., masculinus. Utricle, prostatic. *Túi Là một túi nhỏ, túi tiền liệt.*

u., prosiaticus. Utricle, prostatic. *Túi tiền liệt Chỉ về một túi nhỏ, túi tiền liệt.*

utriform [L. cuter, a skin bag, + forma, shape]. Having a shape like a bottle.*Dạng túi Có hình dạng giống như cái túi hay cái bầu.*

uva [L., grape]. The dried fruit of the grapevine; the raisin.*Nho khô Một loại quả sấy khô lấy từ cây nho, nho khô.*

uvea [L, uua, grape]. The second or vascular coat of the eye lying immediately beneath the sclera. It consists of the iris, ciliary body, and choroid, and forms the pigmented layer. *Màng bồ đào Còn gọi là màng thứ hai hay màng mạch nho nằm ngay*

phía dưới cũng mạc. Nó bao gồm mống mắt, thể mi, màng mạch và một số dạng của lớp sắc tố.

uveal Pert. to the middle coat of the eye, or urea.*(thuộc) màng bồ đào Liên quan đến màng giữa của mắt hay màng mạch nho.*

uveitic [" + Gr. itis, inflammation]. Marked by or pert. to uveitis.*(thuộc) viêm màng bồ đào Có dấu hiệu hay có liên quan đến chứng viêm màng bồ đào.*

uveitis Inflammation of the iris, ciliary body, and choroid, or the entire uvea.*Viêm màng bồ đào Chứng viêm nhiễm ở mống mắt, thể mi, màng mạch hay toàn bộ màng mạch nho.*

u., heterochromic. Chronic uniocular iridocyclitis with abnormal pigmentation of the iris, inflammation of the urea, and opacities in the vitreous.*Viêm màng bồ đào nhị sắc Hội chứng viêm mống mắt - thể mi ở một mắt với sự hình thành sắc tố bất thường tại mống mắt, viêm màng bồ đào và đục ở dịch kinh.*

u., sympathetic. Severe, bilateral uveitis that started as inflammation of the causal tract of one eye resulting from a puncture wound. The injured eye is termed the "exciting eye." If the affected eye is not removed within 10 days of the accident that caused the wound, blindness will be the outcome. SEE: ophthnlmia, synpathetic.*Viêm màng bồ đào giao cảm Viêm màng bồ đào nặng ở cả hai mắt mà khởi đầu là viêm nhiễm màng bồ đào ở một mắt do vết thương đâm thủng. Mắt tổn thương gọi là "mắt bị kích thích", nếu mắt bị ảnh hưởng không được cắt bỏ trong 10 ngày bị tai nạn thì có thể dẫn đến mù. Xem: ophthalmia, synpathetic.*

uveoparotitis [" + Gr. para, beside, + ous, ear, + itis, inflammation]. Inflammation of the parotid gland and uveitis.*Viêm tuyến mang tai - màng bồ đào Chứng viêm nhiễm ở tuyến mang tai và màng bồ đào.*

uveoplasty [" + Gr,plassein, to form]. Reparative operation of the caves. *Phẫu thuật tạo hình màng bồ đào Thực hiện phẫu thuật để tái tạo lại màng bồ đào.*

uveoscleritis Inflammation of the sclera in which the infection has spread from the urea.*Viêm màng bồ đào - cũng mạc Chứng viêm nhiễm ở cũng mạc do sự lây lan rộng ra từ viêm màng bồ đào.*

uviform [" + forma, form]. Shaped like a grape.*Dạng chùm nho Có hình dạng giống như chùm nho.*

uviofast Unaffected by ultraviolet radiation.*Kháng tia tử ngoại Không bị ảnh hưởng bởi các tia bức xạ tử ngoại.*

uviol Glass that is unusually transparent to ultraviolet rays.*Kính thấu tia tử ngoại Loại kính có khả năng trong suốt đặc biệt đối với tia tử ngoại của ánh sáng mặt trời.*

uviolize To use ultraviolet rays thera-

peutically.*Tử ngoại liệu pháp Liệu pháp điều trị có sử dụng tia tử ngoại.*

uviometer An instrument for measuring the intensity of ultraviolet light. *Dụng cụ đo cường độ tử ngoại Là dụng cụ dùng để đo cường độ của ánh sáng tia tử ngoại.*

uvioresistant Resistant to effects of ultraviolet rays. SYN: uviofast. *Kháng tử ngoại Có khả năng kháng lại ảnh hưởng của tia tử ngoại. Đn: uviofast.*

uviosensitive Sensitive to effects of ultraviolet rays.*Nhạy cảm tử ngoại Tính nhạy cảm đối với các ánh hưởng của tia tử ngoại.*

uvula [L. uvula, a little grape]. Small, soft structure hanging from free edge of soft palate in midline above the root of the tongue. It is composed of muscle, connective tissue, and mucous membrane. SYN: cion; staphyle.*Lưỡi gà Một cấu trúc mềm và nhỏ, treo tự do ở bờ của vòm miệng mềm, ngay tại đường giữa phía trên của cuống lưỡi. Thành phần của nó bao gồm cơ, mô liên kết và màng nhầy. Đn: cion; staphyle.*

u., fissa. A cleft uvula.*Nứt lưỡi gà Tình trạng lưỡi gà bị nứt.*

u., of cerebellum. A small lobule of the cerebellum lying on inferior surface of inferior vermis, anterior to the pyramis.*Lưỡi thùy nhộng tiểu não Một thùy nhỏ của tiểu não nằm ở mặt dưới của thúy nhộng dưới, phía trước của tháp não.*

u., vermis. A small, triangular elevation on the vermis of the cerebellum of the brain.*Lưỡi gà thùy nhộng Một phần nhỏ, có ba mặt, nhô lên tại thùy nhộng của tiểu não.*

u., vesicae. A median projection of mucous membrane of the urinary bladder located immediately anterior to the orifice of the urethra.*Lưỡi bàng quang Phần giữa nhô ra tại màng nhầy của bàng quang nằm ngay phía trước lỗ niệu đạo.*

uvulaptosis [" + Gr. ptosis, a dropping]. A relaxed condition of the uvula. SYN: uvuloptosis.*Sa lưỡi gà Trạng thái giãn của lưỡi gà. Đn: uvuloptosis.*

uvular [L. uvula, little grape]. Pert. to the uvula.*(thuộc) lưỡi gà Liên quan đến lưỡi gà.*

uvularis [L.]. The azygos uvulae muscle. SEE: Muscles in Appendix. *Cơ lưỡi gà Là cơ đơn lưỡi gà. Xem: Muscles trong phần Phụ lục.*

uvulatome [" + Gr. tome, incision]. Instrument for removal of the uvula. *Dụng cụ cắt lưỡi gà Dụng cụ dùng trong phẫu thuật để cắt bỏ lưỡi gà.*

uvulatomy Excision of the uvula.*Cắt bỏ lưỡi gà Thủ thuật cắt bỏ lưỡi gà.*

uvulectotny [" + Gr,ek tome, excision]. Surgical removal of the uvula. *Phẫu thuật lưỡi gà Phẫu thuật để* *cắt bỏ lưỡi gà.*

uvulitis [" + Gr. itis, inflammation].
Inflammation of the uvula.*Viêm
lưỡi gà Chứng viêm nhiễm tại vùng
lưỡi gà.*

uvulopalatopharyngoplasty.
ABBR:: UPPP. Plastic surgery of the
oropharynx in which redundant soft
palate, uvula, pillars, fauces, and
sometimes posterior pharyngeal wall
mucosa are removed. This procedure
is usually done to correct intractable
snoring or sleep apnea. SEE: sleep,
disorders of, snore.*Phẫu thuật
vùng miệng hầu Viết tắt là:
UPPP. Là phẫu thuật tạo hình tại
vùng miệng - hầu, trong đó những
phần dư được cắt bỏ của các bộ
phận sau: vòm miệng mềm, lưỡi gà,
cột hầu, họng và đôi khi cả màng
nhầy vách sau hầu. Thủ thuật này
thường được thực hiện nhằm chữa
bệnh ngáy hay chứng ngừng thở khi
ngủ. Xem: sleep, disorders of;
snore.*

uvuloptosis [" + Gr. ptosis, a drop-
ping]. Relaxed and pendulous condi-
tion of the palate.*Sa lưỡi gà Trạng
thái giãn và thống xuống của lưỡi
gà.*

uvulotome [L. uvula, little grape, +
Gr. tome incision]. Instrument for
performing uvulotomy. SYN:
uvulatome.*Dụng cụ phẫu thuật
lưỡi gà Dụng cụ chuyên dùng
trong việc phẫu thuật cắt bỏ lưỡi
gà. Đn: uvulatome.*

uvulotomy Amputation of the uvula.
*Thủ thuật cắt lưỡi gà Thủ thuật
cắt bỏ lưỡi gà.*

U wave. In the electrocardiogram, a
low-amplitude deflection that fol-
lows the + wave. Its significance is
unknown, and its absence does not
indicate abnormality. SEE: QRST
complex; electrocardiogram.*Sóng U
Trong điện tâm đồ, là một sóng có
biên độ lệch thấp theo sau sóng T. Ý
nghĩa của nó hiện chưa rõ và nếu
không có nó thì cũng không phải là
hiện tượng bất thường. Xem: QRST
complex; electrocardiogram.*

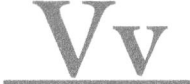

V 1. Vibrio, vision; visual acuity. 2. Chem. symb. for the element vanadium. *V 1. Viết tắt của chữ vibrio, có nghĩa là phẩy khuẩn; vision, có nghĩa là thị giác; visual acuity, có nghĩa là thị lực. 2. Ký hiệu hóa học của nguyên tố vanadi.*

v. L. vena, vein volt. *v viết tắt của chữ vena, có nghĩa là tĩnh mạch, volt, có nghĩa là vôn.*

vaccigenous [L. vaccinus, pert. to cows, + Gr. gennan, to produce]. Producing vaccine. SYN: vaccinogenous.*sản xuất vaccin Sự sản xuất ra vaccin. Đn: vaccinogenous.*

vaccine Vaccinia, q.v, *Vaccin Xem:Vaccinia.*

vaccinable Capable of being successfully vaccinated.*Có thể tiêm chủng có thể đạt được kết quả tốt khi thực hiện tiêm chủng.*

vaccinal Rel. to vaccine or to vaccination. *(thuộc) vaccin liên quan đến vaccin hay sự tiêm chủng.*

vaccinate [L. vaccinus, pert. to cows]. To inoculate with vaccine to produce immunity against disease. *Tiêm chủng Tiêm vào cơ thể một loại vaccin để gây miễn dịch với một loại bệnh nào đó.*

vaccination [L. vaccinus, pert. to cows]. 1. Inoculation with any vaccine to establish resistance to a specific infectious disease. SYN: immunization. 2. A scar left on the skin by inoculation of a vaccine. *sự tiêm chủng 1. Chỉ chung về sự tiêm chủng các loại vaccin nào đó để tạo nên kháng thể để kháng đối với một số bệnh nhiễm trùng. Đn: immunization. 2. Một vết sẹo trên da do tiêm chủng một loại vaccin nào đó.*

vaccinator One who vaccinates. *người tiêm chủng chỉ chung về người tiêm chủng và người được tiêm chủng.*

vaccine [L. vaccinus, pert. to cows]. A suspension of infectious agents or some part of them, given for the purpose of establishing resistance to an infectious disease. SEE: table. Vaccines are of four general classes: (1) Those containing living attenuated infectious organisms. Ex.: Vaccine for poliomyelitis. (2) Those containing infectious agents killed by physical or chemical means. Ex.: vaccines used to protect human beings against typhoid fever, rabies, and whooping cough. (3) Those containing soluble toxins of microorganisms, sometimes used as such, but generally forming toxoids. Ex.: toxoid used in the prevention of diphtheria and tetanus.

(4) Those containing substances extracted from infectious agents. Ex.: capsular polysaccharides extracted from pneumococci.
FUNCT: To stimulate the development of specific mechanisms in the body that result in more or less permanent protection against a disease. An attack of smallpox or diphtheria, for example, usually leaves the recovered patient permanently immune to those diseases. As a result of infection, the body succeeds in building up its own de-fenses, so that a new infection causes no illness. A successful vaccine does the same thing without risk of illness.*Vaccin sự ngăn chặn một phần hay hoàn toàn các tác nhân gây bệnh, thực hiện tiêm vaccin nhằm thiết lập nên sự đề kháng đối với bệnh trùng nhiễm. Xem bảng.
vaccin được chia làm bốn loại chính:
(1) Vaccin có chứa tác nhân gây bệnh còn sống nhưng đã được làm yếu đi. Ví dụ: vaccin ngừa bại liệt.
(2) Vaccin có chứa các tác nhân gây bệnh đã bị giết chết bởi các tác nhân vật lý và hóa học. Ví dụ: các vaccin chữa bệnh thương hàn, bệnh dại và ho gà.
(3) Vaccin có chứa các độc tố dễ hòa tan của vi sinh vật, đôi khi được dùng nhưng vẫn xếp vào loại chất độc như: vaccin ngừa bệnh bạch hầu, bệnh uốn ván.
(4) Vaccin có chứa các chất trích xuất từ các tác nhân gây bệnh. Ví dụ như: vaccin có các poly saccharid bao nang chiết xuất từ phế cầu.
CHỨC NĂNG: Nhằm mục đích kích thích sự phát triển của các hệ đặc biệt trong cơ thể, từ đó giúp cơ thể tránh được một số bệnh nào đó trong một thời gian nhất định hay vĩnh viễn. Ví dụ như sau khi hồi phục từ các bệnh như đậu mùa hay bạch hầu thì thường bệnh nhân sẽ được miễn dịch các bệnh đó. Đó là nhờ vào kết quả cơ thể sau khi nhiễm bệnh, cơ thể sẽ tự tạo ra đề kháng, từ đó các tác nhân gây bệnh không thể tấn công thêm lần nữa. Một vaccin có hiệu quả sẽ làm được việc đó nhưng không gây bệnh cho người được tiêm chủng.*

v., aqueous. Vaccine employingphysiological salt solution as the vehicle.*Vaccin dạng dung dịch Loại vaccin dùng dung dịch muối sinh lý làm phương tiện.*

v., autogenous. Bacterial vaccine prepared from lesions of the individual to be inoculated. SYN: v., homologous.*Vaccin tự sinh Vaccin vi khuẩn tạo ra từ những tốn thương*

của người được chủng. Đn: v., homologous.

v., bacterial. A suspension of bacteria, killed or attenuated, in saline solution. Used for injection into body to induce development of active immunity to the same organism. *Vaccin vi khuẩn Là dạng treo của vi khuẩn đã bị giết hay làm yếu đi trong dung dịch muối. Dùng tiêm vào cơ thể để gây sự phát triển của hệ miễn dịch chủ động đối với loại vi khuẩn đó.*

v., BCG, USP. Bacille Calmette-Guérin, a preparation of a dried, living culture of Mycobacterium tuberculosis. In areas with a high incidence of tuberculosis, it is used in prophylactic vaccination of infants against tuberculosis. It is also used in adults who are at high and unavoidable risk of becoming infected with tuberculosis. Virulence of the bacillus has been reduced by repeated cultures on glycerinated ox bile.*Vaccin BCG USP. Viết tắt của chữ Bacille Calmette-Guérin, là vi khuẩn lao Mycobacterium tuberculosis nuôi cấy đã được sấy khô. Nó được dùng để tiêm phòng ngừa cho trẻ em và người lớn tại những vùng có nguy cơ nhiễm lao cao. Độc tố của vi khuẩn này đã giảm đi rất nhiều nhờ vào việc nuôi cấy lâu ngày trong glycerin trong mật của loài bò.*

v., cholera. Vaccine prepared from killed Vibrio cholerae. It is effective for only a few months.*Vaccin dịch tả loại vaccin được chế tạo từ vi khuẩn tả, Vibrio cholerae. Nó chỉ hiệu quả trong vòng vài tháng.*

v., DTP. A preparation of diphtheria and tetanus toxoids and killed pertussis vaccine that is used in active immunization. It is administered intramuscularly.*Vaccin DTP một loại vaccin gồm có độc tố của bạch hầu, uốn ván, vi khuẩn ho mãn tính đã bị giết chết, được dùng để tạo miễn dịch chủ động hệ. Nó được dùng để tiêm bắp.*

v., epidemic typhus fever. Vaccine made of killed Rickettsia prowazekii for treating epidemic typhus fever.*Vaccin bệnh dịch sốt Rickettsia được chế tạo từ Rickettsia prowazekii đã bị giết chết để điều trị bệnh.*

v., heterologous. Vaccine derived from an organism different from the organism against which the vaccine is used.*Vaccin khác loại là loại vaccin được chiết từ các loại sinh vật khác với loại mà nó có nhiệm vụ ngăn ngừa.*

v., homologous. V., autogenous.

Vaccin đồng đẳng Xem:V., autogenous.

v., human diploid cell rabies [HDCV]. An inactivated virus vaccine prepared from fixed rabies virus grown in human diploid cell tissue culture.*bệnh dại Vaccin tế bào lưỡng bội ở người (HDCV) loại vaccin chế tạo từ các virus bệnh dại đã mất khả năng hoạt động, các virus này được nuôi cấy trong các mô tế bào lưỡng bội ở người.*

v., humanized. Vaccine obtained from vaccinia vesicles in human beings.*Vaccin từ người loại vaccin lấy từ các nốt đậu mùa ở người.*

v., influenza. A polyvalent vaccine containing inactivated antigenic variants of the influenza virus for use in areas expected to have epidemics. Its use is particularly helpful to the aged and chronically ill.*Vaccin cúm một loại vaccin đa trị có chứa nhiều loại kháng nguyên khác nhau đã bị làm mất khả năng hoạt động của virus cúm được dùng để ngừa bệnh cúm ở những nơi được xem là đang phát triển như bệnh dịch. Việc sử dụng nó cũng phần nào hữu ích cho người già và các trường hợp bệnh mạn tính.*

v., killed. Vaccine prepared from dead microorganisms. This type of vaccine is used for strains that have a high virulence.*Vaccin chết vaccin được chế tạo từ các vi sinh vật đã bị giết. Loại vaccin này thường có khuynh hướng độc tố cao.*

v., measles virus, inactivated. Vaccine prepared from inactivated measles virus. Protection provided is short-lived. This preparation should be used only when there are contradictions to the use of live attenuated measles vaccine, q.v.*Vaccin virus sởi bất hoạt động Vaccin được chế tạo từ virus bệnh sởi đã bị làm mất khả năng hoạt động. Kháng thể của nó chỉ có được trong thời gian ngắn. Chỉ nên sử dụng trong những trường hợp có chống chỉ định sử dụng vaccin sởi sống giảm hoạt lực.*

v., measles virus, live attenuated. Vaccine prepared from live strains of measles virus. It is the preferred form except in patients who have one of the following: lymphoma, leukemia, or other generalized malignancy; radiation therapy; pregnancy;active tuberculosis; egg sensitivity; prolonged treatment with drugs that suppress the immune response; i.e., corticosteroids or antimetabolites; administration of gamma globulin, blood, orplasma. Those personas should be given immune globulin immediately following exposure. SEE: vaccine, measles virus, inactivated.*Virus sởi sống giảm hoạt lực Là loại vaccin được chế tạo từ các virus bệnh sởi còn sống. Nó chống chỉ định trong các trường hợp sau: u lymphô, bệnh bạch cầu, các loại bệnh ác tính,* người đang xạ trị, phụ nữ có thai, bệnh lao; dị ứng với trứng, điều trị kéo dài bằng các loại thuốc ức chế đáp ứng miễn dịch như: corticosteroid hay các chất chống chuyển hóa, gamma globulin, truyền máu hay huyết thanh. Đối với những người này, nên dùng globulin miễn dịch ngay sau khi phơi nhiễm. Xem: vaccin, measles virus, inactivated.

v., mixed. Vaccine prepared from more than one infectious agent or from more than one strain of an infectious agent.*Vaccin hỗn hợp Vaccin được chế tạo từ nhiều loại tác nhân gây bệnh hay từ nhiều chủng của tác nhân gây bệnh khác nhau.*

v., multivalent. V., polyvalent. *Vaccin đa trị xem V., polyvalent.*

v., mumps. A live attenuated vaccine used to prevent mumps. Its use should be governed by the same restrictions listed for live attenuated measles virus vaccine.*Vaccin quai bị Loại vaccin được chế tạo từ virus bệnh quai bị đã được làm yếu đi. Nó cũng chống chỉ định trong các trường hợp như đã nêu ra trong vaccin sởi sống giảm hoạt lực.*

v., plague. Vaccine made from a crude fraction of killed plaguebacilli for immunizing against plague.*Vaccin dịch hạch Là vaccin được làm từ các khuẩn hình que gây bệnh dịch hạch còn thô chưa phát triển và đã bị giết chết để gây miễn dịch trong cơ thể đối với bệnh dịch hạch.*

v., pneumococcal polyvalent. A vaccine effective against the 23 most prevalent types of pneumococci. Do not give to children under two years of age or to pregnant women.*Vaccin phế cầu, đa giá trị Là một loại vaccin có hiệu quả đối với 23 loại phế cầu thông thường nhất. Không nên dùng cho trẻ em dưới hai tuổi hay phụ nữ có thai.*

v., poliovirus, inactivated. USP. Oral vaccine prepared from three types of inactivated poliovirusea.Previously used name: poliomyelitis vaccine.*Vaccin liệt bất hoạt USP. Là loại vaccin uống, được chế tạo từ ba loại virus bại liệt gây bệnh viêm đã bị làm mất khả năng hoạt động. Tên trước đây là: poliomyelitis vaccin.*

v., poliovirus, live oral. USP. Vaccine prepared from three types of live polioviruses.*Vaccin bại liệt Là vaccin được chế tạo từ ba loại virus bại liệt còn sống.*

v., polyvalent. Vaccine made from several strains of the same species of bacterium or virus. SYN: v., multivalent.*Vaccin đa giá trị Là vaccin được chế tạo từ nhiều giống khác nhau của các loài vi khuẩn hay virus. Đn: v., multivalent.*

v., rabies. Vaccine prepared from killed, fixed virus of rabies, used prophylactically following bite by a rabid animal. SEE: u., human diploid cell rabies (HDCV); rabies.*Vaccin*

đại Là loại vaccin được chế tạo từ các loại virus dại đã bị giết chết và cố định lại, dùng để ngừa bệnh sau khi bị cắn bởi loại thú mắc bệnh dại. Xem: v., human diploid cell rabies (HDVC); rabies.

v., Sabin. V., poliovirus, live oral. USP. SEE: poliomyelitis.*Vaccin Sabin Tham khảo: V., poliovirus, live oral. USP. Xem: poliomyelitis.*

v., Salk. V., poliovirus inactivated. *Vaccin Salk tham khảo: V., poliovirus inactivated.*

v., sensitized. Vaccine prepared from bacteria treated with their specific immune serum.*Vaccin nhạy cảm Là loại vaccin được chế tạo từ vi khuẩn được xử trí bằng huyết thanh miễn dịch đặc hiệu.*

v., smallpox. Vaccine made from lymph of cowpox vesicles obtained from healthy vaccinated bovine animals. NOTE: This vaccine is no longer used because smallpox has been eradicated world-wide.*Vaccin đậu mùa Là vaccin làmtừ bạch huyết của con bò đã được tiêm chủng bệnh đậu mùa. CHÚ Ý: Loại vaccin này hiện không còn dùng nữa vì bệnh đậu mùa hiện đã được loại bỏ hoàn toàn ra khỏi thế giới hiện đại.*

v., triple. Vaccine prepared from cultures of three different microorganisms.*Vaccin tam giá Là vaccin được chế tạo từ sự nuôi cấy ba loại vi sinh vật khác nhau.*

v., typhoid. Vaccine made of killed Salmonella typhosa organisms for immunizing against typhoid. May not be effective if person receives unusually large doses of the live organism at time of exposure.*Vaccin thương hàn Là vaccin được chế tạo từ loài sinh vật Salmonella typhosa để gây miễn dịch đối với bệnh thương hàn. vaccin này sẽ không có hiệu quả nếu đã nhiễm một lượng liều cao vi khuẩn sống vào lúc phơi nhiễm.*

v., yellow fever. Vaccine made from a live attenuated strain of yellow fever virus. *Vaccin bệnh sốt vàng Là vaccin được chế tạo từ virus bệnh sốt vàng sống giảm hoạt lực.*

vaccinia [L. vaccinus, pert. to cows]. A contagious disease of cattle produced in humans by inoculation with cowpox virus to confer immunity against smallpox. Papules form about third day after vaccination, changing to umbilicated vesicles about the fifth day, and at end of first week becoming umbilicated pustules surrounded by a red areola. They dry and form scabs, which fall off about the second week, leaving a white pitted depression. SYN: cowpox. SEE: vaccination; uaricella; variola. *Ngưu đậu (bệnh đậu bò) Một loại bệnh lây của gia súc; thường dùng để sản xuất ra thuốc tiêm chủng cho người để gây miễn dịch đối với bệnh đậu mùa. Phát triển sấn ba ngày sau khi tiêm chủng, sau đó* *thay đổi thành bọng nước lõm ở giữa vào ngày thứ năm, và vào cuối tuần đầu tiên sẽ mưng mủ xung quanh tạo thành quầng đỏ. Nó sẽ khô lại và đóng vảy, tự khỏi vào tuần thứ hai và để lại vết lõm rỗ có màu trắng. Đn: cowpox. Xem?: vaccination; varicella; variola.*

v., necrosum. Spreading necrosis at the site of amallpox vaccination. May be accompanied by similar necrotic areas elsewhere on the body. *Phản ứng hoại tử đậu mùa Sự hoại tử lan rộng tại vùng tiêm chủng đậu mùa. Có thể xảy ra hoại tử ở các vùng khác trên cơ thể.*

vaccinia immune globulin. USP. Hyperimmune gamma globulin. The therapeutic agent of choice for dermal complications of vaccination for smallpox, i.e., eczema vaccinatum and progressive vaccinia. May be obtained commercially or by contacting one of the designated consultants listed by the Regional Blood Centers of the American Red Cross. NOTE: There is no longer a need for this material because smallpox has been eradicated world-wide. *Globulin miễn dịch bệnh đậu mùa USP. Globulin gamma miễn dịch cao. Phương pháp này cũng được dùng để điều trị các biến chứng da do tiêm vaccin đậu mùa như như bệnh chàm bội nhiễm hay bệnh đậu mùa đang phát triển. Có thể mua hoặc liên hệ để được tư vấn tại các Ngân hàng Máu Địa phương của Hội Chữ thập Đỏ Hoa Kỳ. CHÚ Ý: Việc tiêm chủng bệnh đậu mùa là không còn cần thiết nữa vì bệnh này ngày nay được xem là đã được loại bỏ ra khỏi thế giới hiện đại.*

vaccinial Resembling vaccinia. *(thuộc) bệnh đậu mùa Tương tự như bệnh đậu mùa.*

vacciniform [L. vaccinus, pert. to cows, + forma, shape]. Of the nature of vaccinia or cowpox. *Tính trạng bệnh đậu mùa Bản chất của bệnh đậu mùa ở người hay ở súc vật.*

vacciniola [L., little cows]. Secondary general eruption after local eruption from vaccine. *Mụn đậu thứ phát sự phát bệnh đậu mùa lần thứ hai sau khi đã phát bệnh cục bộ do tiêm chủng.*

vaccinogen A source of vaccine. *Tạo vaccin Là nguồn vaccin.*

vaccinogenous [L. oaccinus, pert. to cows, + Gr. gennan, to produce]. Producing vaccine or pert. to its production. *Sản xuất vaccin sự sản xuất ra vaccin hay có liên quan đến việc sản xuất ra vaccin.*

vaccinoid [" + Gr. eidos, form, shape]. 1. Resembling vaccinia. 2. Modified or spurious vaccinia. *Dạng đậu 1. Giống như bệnh đậu mùa. 2. Bệnh giả đậu mùa hay trường hợp đậu mùa nhẹ.*

vacoinostyle A pointed stylus used in vaccination. *Kim tiêm chủng một cái kim nhọn đầu dùng trong việc*

tiêm chủng.

vaccinotherapeutics Treatment by injection of bacterial vaccines. *Vaccin liệu pháp Điều trị bệnh bằng phương pháp tiêm chủng vaccin vi khuẩn.*

vaccinum [L.]. Vaccine. *Vaccinum Từ gốc La Tinh, có nghĩa là vaccin.*

vacuolar [L. vacuum, empty]. Pert. to or possessing vacuoles. *(thuộc) không bào Liên quan đến hay đang ở tình trạng không bào.*

vacuolar degeneration. Swelling of cells with increase in number and size of vacuoles. SYN: cloudy swelling. *Thoái hóa dạng không bào Sự sưng tấy của các tế bào do có gia tăng về số lượng cũng như kích thước của các khoảng trống trong bào tương tế bào. Đn: cloudy swelling.*

vacuolated Possessing or containing vacuoles. *Có không bào Đang có hay có chứa các không bào.*

vacuolation Formation of vacuoles. SYN: vacuolization. *Hình thành không bào Sự hình thành nên các khoảng trống trong bào tương tế bào. Đn: vacuolization.*

vacuole [L. vacuum, empty). A clear space in cell protoplasm filled with fluid or air. *Không bào Chỉ về một khoảng trống trong bào tương tế bào, bên trong có chứa chất dịch hay không khí.*

v., autophagic. Vacuole that contains recognizable fragments of the ribosomes or mitochondria. *Không bào tự thực khuẩn Không bào có chứa các đoạn có thể thấy được của các ribosom hay các ty lạp thể.*

v., contractile. A cavity filled with fluid in the cytoplasm of a protozoan. The cavity is emptied by sudden contraction of its walls. *Không bào tự co rút Một khoảng trống chứa đầy chất dịch nguyên sinh trong tế bào chất. Khoảng không này khi rỗng sẽ co các vách của nó lại.*

v., heterophagous. Vacuole that contains substances that come from outside the cell. *Không bào thực khuẩn không tương đồng không bào có chứa các chất đến từ bên ngoài tế bào.*

v., plasmocrne. Vacuole present in cytoplasm of secretary cell that is filled with crystalloid material. *Không bào nguyên sinh không bào xuất hiện trong tế bào chất của tế bào kích thích bài tiết đã được lấp đầy chất á tinh.*

v., rhagiocrine. Vacuole present in cytoplasm of secretary cell that is filled with colloid material. *Không bào khe Không bào xuất hiện trong tế bào chất của tế bào bài tiết được lấp đầy chất keo.*

vacuolization [L. vacuum, empty). Vacuolation. *Sự có không bào Xem Vacuolation.*

vacuome A system of vacuoles in cells that stain in the living cell with neutral red. *Hệ không bào Một hệ các không bào bên trong các tế bào tạo sự biến màu bên trong tế bào*

sống cùng với màu đỏ trung tính.

vacuum [L., empty]. A space exhausted of its air content. *Chân không Chỉ về khoảng không do hút hết không khí bên trong.*

vacuum aspiration. Removal of uterine contents by using a hollow caret or catheter to which a suction apparatus is attached. Used prior to 12th week of pregnancy. *Hút chân không Lấy đi những thứ bên trong tử cung bằng cách dùng que nạo ống hay ống thông tiểu để có thể gắn vào ống của cụ hút. Chỉ dùng khi có thai khoảng dưới 12 tuần.*

vacuum extractor. Device, using a auction cup attached to the fetal head for applying traction to the fetus during delivery. Irs use may be hazardous except in the hands of experts. *Máy hút Dụng cụ sử dụng cái chén hút kéo đầu thai nhi ra để hỗ trợ trong khi sinh. Việc sử dụng nó mang tính rủi ro cao cho nên chỉ dành cho các nhà chuyên môn sử dụng.*

vacuum tube. A vessel of insulating material (usually glass) that is sealed and has a vacuum sufficiently high to permit the free flow of electrons between the electrodes that extend into the tube from the outside. In England, it is called a vacuum valve. *Ống chân không Một ống làm bằng chất cách điện (thường là thủy tinh) được bịt kín và hút chân không với mức độ đủ để cho các dòng điện tử tự do giữa hai cực có thể trải rộng vào trong ống từ bên ngoài. Tại Anh, nó được gọi là van chân không.*

vade mecum [L., go with me]. A useful object that a person has available at all times. A dictionary or handbook. *Sách tham khảo nhỏ Chỉ một vật hữu ích mà người ta có thể luôn mang theo bên mình mọi lúc. Ví dụ như cuốn tự điển bỏ túi hay cuốn sổ tay.*

vagabond's disease. Discoloration of skin caused by exposure and scratching due to presence of lice. SEE: pedicuhsis corporis. *Loại bệnh của thành phần lêu lổng Sự đổi màu trên da do nguyên nhân phơi nắng hay trầy sước do chấy rận. Xem: pediculosis corporis.*

vagal [L. vague, wandering]. Pert. to the vague nerve. *(thuộc) thần kinh phế vị Có liên quan đến thần kinh phế vị.*

vagal attack. Condition of dyspnea with cardiac distress and a fear of impending death. A sinking sensation assumed to be the result of vasomotor spasm. *Lên cơn phế vị Con khó thở với trụy tim và e ngại cái chết dần đến. Có cảm giác như bị nhận chìm do kết quả của các cơn co thắt vận mạch.*

vagal escape. Condition in which one or more beats of the heart occur even though the vague nerve is being continuously stimulated. Stimulation of the vague normally inhibits heartbeat.*Chứng thoát phế vị* Trường hợp mà một hay nhiều nhịp tim vẫn xảy ra mặc dù thần kinh phế vị tiếp tục bị khích thích. Sự kích thích phế vị thường ngăn chặn nhịp đập của tim.

vagal tone. Condition in which impulses over the vague nerve exert a continuous inhibitory effect upon the heart.*Quãng phế vị* Trường hợp mà các xung lực trên thần kinh phế vị làm ảnh hưởng liên tục ngăn chặn nhịp đập của tim.

vegi Pl. of vague. *số nhiều của vagus, có nghĩa là phế vị.*

vagina [I,., sheath]. (pl. vaginae, vaginas) 1. A sheathlike part. 2. [NA] A musculomembranous tube that forms the passageway between the cervix uteri and the vulvae.
ANAT: In the uppermost part, the cervix divides the vagina into four fornices:thetwo lateral, the anterior, and the posterior. The bladder is situated adjacent to the anterior wall of the vagina and the rectum is behind the posterior wall. The vagina represents a potential space, the walls of which are in contact with each other. Close to the cervix uteri the walls form a horizontal crescent shape, at the midpointanHehape and close to the vulva the shape of a vertical slit. The vagina is lined by mucous membrane made up of aquamous epithelium. It is surrounded by fasciae that allow for easy distensibility. The blood supply of the vagina is furnished from the inferior vesical, inferior hemorrhoidal, ADN uterine arteries. Except for the area close to the entrance, the vaginal tissue ADN mucosa contain few, if any, sensory nerve endings.
PHYS: A passage for the intromission of the penis, for the reception of semen, andfor the discharge of the menstrual flow; and the passageway through which the fetus is delivered. *Âm đạo 1. Một bộ phận giống như cái bao. 2. Một bộ phận hình ống cấu tạo bằng màng cơ nối giữa cổ tử cung với âm hộ.*
CẤU TRÚC: Ở phần trên, cổ tử cung nối vào âm đạo có bốn vòm: hai vòm bên, một vòm trước và một vòm sau. Bàng quang nằm ở ngay thành trước của âm đạo và trực tràng ở ngay thành sau. Âm đạo có cấu trúc dạng khoảng không tiềm tàng, các thành áp sát vào nhau. Gần phía cổ tử cung, thành âm đạo tạo thành hình liềm nằm ngang, tại điểm giữa có hình chữ H, và phần sát với âm hộ, âm đạo tách ra theo chiều dọc. Âm đạo có các đường màng cơ cấu tạo bởi biểu mô dạng vảy, được bao quanh bởi cân mạc để dễ dễ căng phồng lên. Việc cấp máu cho âm đạo từ động mạch bàng quang, dưới động mạch trực tràng dưới và các động mạch tử cung. Ngoại trừ vùng cửa miệng ngay tại lối vào, các phần còn lại của mô và màng nhầy ở âm đạo đều có chứa ít các đầu thần kinh cảm giác.

THẾ CHẤT: Là đoạn để đưa dương vật vào, tiếp nhận tinh dịch và là nơi kinh nguyệt đi ra; thai nhi cũng ra ngoài từ đường này trong quá trình sinh đẻ.

v., bulb of. Small erectile body on each aide of the vestibule. SYN: Bartholin's glands; bulbi vestibuli. *Hành âm đạo Là thể cương cứng nhỏ ở hai bên cửa âm đạo. Đn: Bartholin's glands; bulbi vestibuli.*

v., fibrosa tendinis. A fibrous sheath surrounding a tendon that usually confines it to an osseous groove.*Bao xơ âm đạo Bao xương của gân. Bao xơ xương quanh gân thường giới hạn nó với rãnh xương.*

v., masculina. The prostatic utricle. SEE: utricle, prostatic.*Âm đạo của giống đực Là tuyến tiền liệt. Xem: utricle, prostatic.*

v., mucosa tendinis. A synovial sheath that develops about a tendon. *Bao niêm mạc của gân Bao hoạt dịch phát triển quanh gân.*

v., septate. Congenital condition in which the vagina is divided longitudinally into two parts. Division may be partial or complete.*Vách ngăn âm đạo là dị tật bẩm sinh trong đó âm đạo được chia làm hai phần theo chiều dọc. Sự phân chia này có thể chỉ là một phần hay toàn bộ.*

vagina, words pert. to: bulbus vestibuli; coitus; "colp-" words; cystocele; "elytr-" words; endocolpitis; enterocele; fistula; fornix; fourchette; gynatresia; hematocolpometra; hydrocolpos; hymen; leukorrhea; paravaginal; pronaus; rectocele; supravaginal; transvagmal; "vagin-" words.*Các từ liên quan đến âm đạo Hành tiền đình; sự giao hợp; các từ bắt đầu bằng "colp-"; chứng sa bàng quang; các từ bắt đầu bằng "elytr-"; viêm âm đạo; khoang ruột; lỗ rò; vòm; chạc âm hộ; hẹp lỗ âm đạo; sung huyết âm đạo; tích nước âm đạo; màng trinh; khí hư; giống như âm đạo; cửa mình; sa trực tràng; phần trên âm đạo; phần giữa âm đạo; các từ bắt đầu bằng "vagin-".*

vaginal [L. vagina, sheath]. Pert. to the vagina or to any enveloping sheath.*(thuộc) Âm đạo Liên quan đến âm đạo hay chỉ chung các phần bao quanh âm đạo.*

vaginalectomy [" + Gr. ektome, excision]. Excision of the tunica. vaginalis. SYN: vaginectomy (def. 1).*Cắt bỏ âm đạo Thủ thật cắt bỏ phần ngoài của âm đạo. Đn: vaginectomy (định nghĩa 1).*

vaginal hysterectomy. Surgical removal of uterus through the vagina.*Thủ thuật cắt bỏ tử cung qua đường âm đạo Phẫu thuật cắt bỏ tử cung bằng cách đi qua đường âm đạo.*

vaginitis [" + Gr, itis, in flammation]. Inflammation of tunica vaginalis testis.*Viêm âm đạo Chứng viêm nhiễm ở vùng âm đạo.*

vaginal vibrator. A device used intravaginally to produce vibrations. May be used for erotic stimulation. *Máy rung âm đạo Dụng cụ đặt trong âm đạo và tạo ra sự rung động. Thường được dùng để kích thích tình dục.*

vaginapexy [" + Gr. pexis fixation]. Repair of a relaxed and prolapsed vagina. SYN: colpopexy; vaginofixation.*Cố định âm đạo Phẫu thuật cố định lại âm đạo trong trường hợp bị sa âm đạo. Đn: colpopexy; vaginofixation.*

vaginate [L. uaginatus]. Forming or enclosed in a sheath.*Có bao Có hình dạng hay được bao bọc trong một cái bao.*

vaginectomy [L. vagina, sheath, + Gr. ektome, excision]. 1. Resection of tunica vaginalis. 2. Excision of the vagina or a part of it.*Phẫu thuật cắt âm đạo 1. Sự cắt bỏ phần vỏ của âm đạo. 2. Cắt bỏ một phần âm đạo.*

vaginismus [L.]. Painful spasm of vagina from contraction of the muscles surrounding the vagina. May interfere with coitus. May be due to extraordinary hyperesthesia of nerve supply to mucous membrane of vagina at or near site of the hymen, resulting in spasmodic constriction of sphincter vaginae muscle, preventing coitus. May also be due to local trauma, ulceration, lack of physiological lubrication, vaginitis, menopausal involution, congenital malformation, or psychological aversion to coitus. SEE: Nursing Diagnoses.
SYM: Extreme sensitiveness. Spasmodic tension of tissues surrounding the vagina on slightest touch.
TREAT: Correction of primary causative factors; education correcting misinformation and fear; psychotherapy.*Chứng co rút, đau âm đạo Chứng co thắt gây đau vùng âm đạo do con co thắt tại các cơ xung quanh âm đạo. Có thể gây trở ngại lúc giao hợp. Nguyên nhân do sự kích thích thái quá từ các thần kinh nối tới màng nhầy âm đạo tại gần vùng màng trinh, từ đó dẫn tới các con co thắt không liên tục tại các cơ vòng ở âm đạo, ngăn cản việc giao hợp. Cũng có thể do nguyên nhân tổn thương cục bộ, loét, thiếu chức năng bôi trơn sinh lý, viêm âm đạo, sự co âm đạo thời kỳ mãn kinh, dị tật bẩm sinh vùng âm đạo, tâm lý không muốn giao hợp. Xem: Nursing Diagnoses.*
TRIỆU CHỨNG: Do quá nhạy cảm vùng âm đạo. Co thắt căng vùng mô xung quanh âm đạo mỗi khi chạm nhẹ vào.
ĐIỀU TRỊ: Điều chỉnh lại các yếu tố chính gây nên bệnh; hướng dẫn chỉnh sửa lại những yếu tố tâm lý sai hay nỗi sợ sệt; dùng tâm lý liệu pháp.

v., deep. Vaginismus caused by spasm of the levator ani muscle. *Chứng co âm đạo sâu Chứng co âm đạo do co thắt của cơ nâng hậu môn.*

v., **mental**. Vaginismus resulting from aversion to sexual intercourse.
Chứng co âm đạo do tinh thần *Chứng co âm đạo do có ác cảm hay không thích giao hợp.*
v., **posterior**. Vaginismus due to contraction of the levator and muscle.*Chứng co âm đạo sau* *Chứng co âm đạo do cơn co thắt của cơ nâng hậu môn.*
vaginitis [L. vagina, sheath, + Gr. itis, inflammation]. 1. Inflammation of a sheath. 2. Inflammation of the vagina. SYN: colpitis.
SYM: Free purulent vaginal discharge, sometimes malodorous and occasionally stained with blood. There is irritation and itching of the vulvae and perineum, increased frequency of micturition, and smarting pain on the passage of urine. The vaginal mucous membrane is reddened and there may be superficial ulceration.
ETIOL: May be caused by microorganisms such as gonococci, chlamydia, Gardnerella vaginalis, staphylococci, streptococci, spirochetes; viruses; chemical irritation from use of strong chemicals in douching; fungus infection (candidiasis) caused by Candida albicans; protozoan infection (Trichomonas vagdnalis); neoplasms of cervix or vagina; irritation from foreign bodies (pessaries), retained tampon vitamin deficiency as in pellagra; conditions involving vulva and surrounding area, as uncleanliness or intestinal parasites.
TREAT: Specific therapy as indicated. Improve perineal hygiene by instructing in proper method of cleaning anus after a bowel movement, proper use of menstrual protection materials, and necessity of drying vulvae following urination. Douching is not essential to the maintenance of vaginal health or cleanliness but hydrogen peroxide douches (use over-the-counter hydrogen peroxide diluted with four parts of water) are helpful in treating bacterial vaginosis; replacement of normal vaginal lactobacilli may be accomplished by using sweet acidophilus milk retention douche, one pint at room temperature three times a week for two weeks. Yogurt preparations may not contain lactobacilli.
NURSING IMPLICATIONS: Use aseptic technique in collecting specimens. Support patient throughout diagnostic and therapeutic interventions, providing warning concerning procedures and possible discomfort. If vaginitis is due to a sexually transmitted disease, see that sexual partner is treated along with patient to prevent reinfection. Certain sexually transmitted vaginal infections are reported to the local Public Health Service officials along with patient's known sexual contacts. SEE: Nursing Diagnoses.*Viêm âm đạo, viêm bao* *1. Chứng viêm nhiễm tại vùng vỏ bên ngoài. 2. Chứng viêm nhiễm tại*

vùng âm đạo. Đn: colpitis. TRIỆU CHỨNG: *Chảy mủ vùng âm đạo, đôi khi rất nặng mùi và thỉnh thoảng lại có vết máu. Kích ứng và ngứa tại vùng âm hộ và đáy chậu, đi tiểu thường xuyên và đau nhức tại đường tiểu. Màng nhầy âm đạo đỏ và lóet bề mặt.*
NGUYÊN NHÂN: *Do một số loài vi sinh vật gây nên như: gonococci, chlamydia, Gardnerella vaginalis, staphylococci, streptococci, spirochetes; hoặc các loài virus; hay do kích ứng hoá chất do sử dụng các loại thuốc thụt rửa đậm đặc; nhiễm nấm gây ra bởi Candida albicans; nhiễm động vật nguyên sinh (viêm âm đạo do Trichomonas); ung thư cổ tử cung hay âm đạo; kích ứng do tác nhân bên ngoài (vòng tránh thai), băng vệ sinh còn sót lại; do bị thiếu vitamin như trong bệnh pellagra thiếu vitamin PP; các chứng bệnh vùng âm hộ và phụ cận, ví dụ như: để mất vệ sinh hay bị giun sán.*
ĐIỀU TRỊ: *Điều trị như đã chỉ định. Tăng cường vệ sinh vùng đáy chậu bằng các biện pháp chung như rửa sạch hậu môn sau đại tiện, dùng các đồ dùng bảo vệ kinh nguyệt sạch và nếu cần thiết thì phải lau khô âm hộ sau mỗi lần đi tiểu. Vấn đề thụt rửa thì không cần thiết trong vệ sinh âm đạo nhưng rửa bằng oxy già (dùng oxy già loãng bằng cách pha với bốn phần nước) cũng có hữu ích trong vấn đề điều trị vi khuẩn vùng âm đạo; có thể thay thế khuẩn lactobacilli thường lưu trú tại vùng âm đạo bằng cách dùng một loại sữa chua lactobacilli ngọt để thụt rửa, mỗi lần sử dụng một pint sữa ở nhiệt độ bình thường, thụt rửa ba lần trong một tuần và thực hiện trong vòng hai tuần. Yaourt không có chứa loại khuẩn lactobacilli.*
CHĂM SÓC: *Dùng kỹ thuật vô trùng để thu thập mẫu xét nghiệm. Hỗ trợ bệnh nhân trong quá trình chẩn đoán và tìm ra liệu pháp can thiệp, báo cho bệnh nhân rõ là quá trình điều trị có thể sẽ mang lại nhiều điều rất bất tiện. Nếu viêm âm đạo do nguyên nhân lây truyền qua đường tình dục thì phải khám và điều trị luôn cho người bạn tình để tránh tái nhiễm bệnh sau khi đã được chữa khỏi. Những nhân viên chăm sóc sức khỏe cộng đồng cần phổ biến rộng rãi về các loại bệnh có thể lây qua đường tình dục để mọi người biết và để phòng. Xem: Nursing Diagnoses.*
v., **adhaesiva**. Inflammation of the vagina causing adhesions between its walls.*Viêm âm đạo dính* *Viêm âm đạo do dính các thành âm đạo.*
v., **atrophic**. Natural or artificial vaginitia following the menopause. SYN: v., postmenopausal; v., senile.
Viêm âm đạo teo *Dạng viêm âm đạo sau thời kỳ mãn kinh. Đn: v., postmenopausal; v., senile.*
v., **diphtheritic**. Vaginitis with membranous exudate caused by infection with Corynebacterium

diphtheriae.*Viêm âm đạo do vi trùng bạch hầu* *Viêm âm đạo dạng tiết dịch màng do nhiễm loại khuẩn Corynebacterium diphtheriae.*
v., **emphysematous**. Vaginitis with gas-bubble formation in connective tissues.*Viêm âm đạo khí thũng* *Viêm âm đạo có các bóng khí tại vùng các mô liên kết.*
v., **Gardnerella vaginalis**. SEE: Gardnerella uaginalis uaginitis.*Viêm âm đạo do Gardnervella* *Xem: Gardnerella vaginalis vaginitis.*
v., **granular**. Vaginitis with cellular infiltration and enlargement of papillae.*Viêm âm đạo hạt* *Viêm âm đạo dạng thâm nhiễm tế bào và nở nhú.*
v., **nonspecific**. In the past, a term used to describe virtually all cases of vaginitis in which no specific etiological agent could be identified. It is now known that the majority of cases are caused by either Gardnerella vaginalis or Trichomonas oaginalis organisms.
DIAG: A fresh specimen diluted with normal saline will upon microscopic examination reveal Trichomonas organisms; if short motile rods are seen to cover vaginal epithelial cells (so-called "clue" cells), then Gardnerella organisms are the cause. The vaginal aspirate is usually acid and, when mixed with a 10% potassium hydroxide solution, emits a characteristic offensive (fishy) odor.
TREAT: For Trichomonas or Gardnerella use metronidazole. SEE: vaginosis, bacterial.*Viêm âm đạo nguyên nhân không xác định* *Trong quá khứ, thuật ngữ này dùng chung cho các trường hợp viêm âm đạo mà không xác định được nguyên nhân. Ngày nay, đã xác định được một số trường hợp, cụ thể là do nhiễm loài vi sinh vật Gardnerella vaginalis hay Trichomonas vaginalis.*
CHẨN ĐOÁN: *Mẫu xét nghiệm mới lấy, pha trong muối và đặt dưới kính vi để quan sát và phát hiện vi sinh vật Trichomonas; trường hợp còn lại nếu thấy các khuẩn que cựa quậy trên các tế bào biểu mô âm đạo (còn gọi là các tế bào "đầu mối") thì đó là Gardnerella. Khi hút âm đạo thì thường thu được acid và khi trộn với dung dịch 10% hydroxit kali thì nó sẽ phát ra mùi hôi (mùi cá thối).*
ĐIỀU TRỊ: *Dùng metronidazole để diều trị Trichomonas hay Gardnerella. Xem: vaginosis, bacterial.*
Viêm âm đạo sau thời kỳ mãn kinh *Xem: V., atrophic.*
v., **senile**. V., atrophic.*Viêm âm đạo do tuổi già* *Xem: V., atrophic.*
v., **testis**. Inflammation of the tunica vaginalis of the testis.*Viêm bao tinh hoàn* *Chứng viêm nhiễm ở vùng vỏ bao của tinh hoàn.*

v., Trichomonas vaginalis. Vaginitia associated with or caused by, infection by Trichomoreas vaginalis a flagellate protozoon. T. vaginalis may be present in the vagina without causing disease in the host. Because the causative organism may be spread by direct contact during sexual intercourse, T. vaginalis vaginitis is classified as a sexually transmitted disease.*Viêm âm đạo do Trichomonas vaginalis Dạng viêm âm đạo do nhiễm phải vi sinh vật Trichomonas vaginalis, một động vật nguyên sinh hình roi. T. vaginalis có thể xuất hiện trong âm đạo nhưng vẫn không hề gây bệnh. Bởi vì loài vi sinh vật này chỉ có thể gây nên bệnh khi nó được lây qua đường tình dục, viêm âm đạo do T. vaginalis được xếp vào loại bệnh lây truyền qua đường tình dục.*

vaginoabdominal [L. vagina, sheath, + abdominalis, abdominal]. Rel. to the vagina and abdomen.*Âm đạo - bụng Liên quan đến vùng âm đạo và vùng bụng.*

vaginocele [" + Gr. kele, tumor, swelling]. Vaginal hernia. SYN: colpocele.*Sa âm đạo Chứng bệnh sa âm đạo. Đn: colpocele.*

vaginodynia [" + Gr. odyne pain]. Pain in the vagina.*Đau âm đạo Chứng đau tại vùng âm đạo.*

vaginofixation [" fixatio, a fixing]. 1. Process of rendering the vagina immovable. 2. Attachment of the uterus to vaginal peritoneum.*Cố định âm đạo 1. Tiến trình cố định lại âm đạo. 2. Khâu dính màng âm đạo vào thành tử cung.*

vaginogenic [" + Gr, gennan, to produce]. Developed from or originating in the vagina.*Gốc âm đạo Phát triển từ âm đạo hay có nguồn gốc từ âm đạo.*

vaginogram [" + gramme something written].Radiographic study of the vagina by use of a solution of radiopaque material into the vagina. This technique is useful in diagnosing ureterovaginal fistula.*X quang âm đạo Chụp X quang âm đạo bằng cách bơm một loại dung dịch cản quang vào âm đạo. Kỹ thuật này rất có hiệu quả trong việc tìm lỗ rò tại vùng âm đạo - niệu quản.*

vaginography [" + Gr. graphein, to write]. Roentgenography of the vagina.*Phương pháp chụp X quang âm đạo Là cách chụp hình âm đạo bằng tia X.*

vaginolabial [" + labium, lip]. Rel. to the vagina and labia. SYN: vaginovulvar; vulvovagial.*Âm đạo - môi âm hộ Liên quan đến vùng âm đạo và môi âm hộ. Đn: vaginovulvar; vulvovagial.*

vaginometer [" + Gr. metron, measure]. Device for measuring the length and expansion of the vagina. *Thước đo âm đạo Dụng cụ dùng để đo chiều dài và bề rộng của âm đạo.*

vaginomycosis [" + Gr. mykes fun-

gus, + osis, condition]. A fungus infection (mycosis) of the vagina. *Bệnh nấm ở âm đạo Chứng nhiễm nấm (bệnh nấm) ở vùng âm đạo.*

vaginopathy [" + Gr. pathos, disease, suffering]. Any disease of the vagina.*Bệnh ở vùng âm đạo Chỉ chung về các bệnh ở vùng âm đạo.*

vaginoperineal ["+ Gr. perinaion, perineum]. Rel. to the vagina and perineum.*Âm đạo - đáy chậu Liên quan đến vùng âm đạo và đáy chậu.*

vaginoperineorrhaphy [" + " + rhophe, seam ridge]. Repair of a laceration involving both the perineum and vagina. SYN: colpoperineorrhaphy.*Khâu âm đạo - đáy chậu Chỉ về sự khâu đường rách từ vùng đáy chậu đến vùng âm đạo. Đn: colpoperineorrhaphy.*

vaginoperineotomy [" + ' + tome, incision]. Surgical incision of the vagina and perineum. Usually done in order to facilitate childbirth. SEE: episiotomy.*phẫu thuật rạch âm đạo - đáy chậu thực hiện rạch vùng âm đạo và vùng đáy chậu. Thường được áp dụng để tạo sự dễ dàng trong lúc sinh con. Xem: episiotomy.*

vaginoperitoneal Rel. to the vagina and peritoneum.*Âm đạo - phúc mạc Liên quan đến âm đạo và phúc mạc.*

vaginopexy [" + Gr. pexis, fixation]. Fixation of the vagina. SYN: colpopexy.*Sự cố định âm đạo Sự cố định lại vị trí của âm đạo. Đn: colpopexy.*

vaginoplasty [" + Gr. ps, to form]. Plastic surgery on the vagina.*Tạo hình âm đạo Phẫu thuật tạo hình âm đạo.*

vaginoscope [" + Gr,skopein, to examine]. Instrument for inspection of the vagina. May be a speculum or an optical instrument.*Dụng cụ khám âm đạo Dụng cụ dùng trong khám vùng âm đạo. Có thể là dụng cụ banh rộng hay thiết bị để quan sát.*

vaginoscopy Visual examination of the vagina.*Soi âm đạo Thực hiện việc khám vùng âm đạo.*

vaginosis, bacterial. Inflammation of the vagina due to Gardnerella vaginalis. Prior to identification of this organism, this form of vaginitis was classed as nonspecific. The diagnosis is confirmed when Candida and trichomonal vaginitis are excluded, the characteristic clue cells are found in vaginal secretions, and the characteristic fishy odor is produced when the vaginal discharge is mixed with 10% potassium hydroxide. SEE: Gardnerella vaginalis uaginitis.*Viêm âm đạo, do vi khuẩn Chứng viêm nhiễm vùng âm đạo do Gardnerella vaginalis. Trước khi tìm ra loại vi khuẩn này, dạng viêm này được xếp vào loại không biết rõ nguyên nhân. Việc chẩn đoán được xác định sau khi đã loại trừ viêm âm đạo do trichomonal và Candida,*

bệnh xác định được nhờ các tế bào mạnh mối từ các chất tiết ra ở âm đạo, và thường hôi mùi cá thối khi trộn nó với 10% hydroxid kali. Xem: Gardnerella vaginalis vaginitis.

vaginotome [" + Gr. tome, incision]. An instrument for making an incision in the vaginal walls.*Dụng cụ phẫu thuật âm đạo Dụng cụ dùng để rạch các thành âm đạo.*

vaginotomy [" + Gr. tome, incision]. Incision of the vagina.*Phẫu thuật âm đạo Phẫu thuật rạch vùng âm đạo.*

vaginovesical [" + vesica, bladder]. Rel. to the vagina and bladder. SYN: vesicouaginal*Âm đạo - bàng quang Liên quan đến âm đạo và bàng quang. Đn: vesicovaginal.*

vaginovulvar [" + vulva, covering]. Pert. to the vulva and vagina. SYN: vaginolabial; vuluovaginal*Âm đạo - âm hộ Liên quan đến âm đạo và âm hộ. Đn: vaginolobial; vulvovaginal.*

vagitis [L. uagus, wandering, + Gr. itis, inflammation]. Inflammation of the vagal nerve.*Viêm dây thần kinh phế vị Chứng viêm nhiễm thần kinh phế vị.*

vagitus [L. vagire, to squall]. First cry of newly born infant.*Tiếng khóc chào đời Tiếng khóc đầu tiên của đứa trẻ mới sinh.*

v., utednus. Crying of the fetus before birth while still in the uterus. *Tiếng khóc trong tử cung Tiếng khóc của đứa trẻ trước khi sinh lúc đang còn ở trong tử cung.*

v., vaginalis. Cry of an infant with head still in the vagina.*Tiếng khóc trong âm đạo Tiếng khóc của đứa trẻ khi đầu còn nằm ở trong âm đạo.*

vagolysis [L. uagus, wandering, + Gr. lysis, dissolution]. Surgical destruction of the vagus nerve.*Cắt bỏ dây thần kinh phế vị Phẫu thuật cắt bỏ dây thần kinh phế vị.*

vagolytic 1.Concerning vagolysis. 2. An agent, surgical or chemical, that prevents function of a vagus nerve. *(thuộc) phân ly thần kinh phế vị 1. Liên quan đến thần kinh phế vị. 2. Một tác nhân, can thiệp phẫu thuật hay hóa chất, có tác dụng ngăn cản các chức năng của dây thần kinh phế vị.*

vagomimetic [" + Gr. mimetikos, imitating]. Resembling action caused by stimulation of the vague nerve. *Giống thần kinh phế vị Chỉ chung các hành động gây nên sự kích thích tại thần kinh phế vị.*

vagosympathetic [" + Gr. sympathetikos, suffering with]. The cervical sympathetic and the vague nerves considered together.*Thần kinh phế vị giao cảm Các thần kinh giao cảm ở cổ tử cung và thần kinh phế vị được xem là cùng loại.*

vagotomy [" + Gr. tome, incision]. Section of the vagus nerve.*Cắt thần kinh phế vị Phẫu thuật cắt bỏ* *thần kinh phế vị.*

v., medical. Administration of drugs to prevent function of the vagus nerve. *Thuốc phong bế thần kinh phế vị* Điều trị bệnh bằng cách dùng thuốc để ngăn chặn các chức năng của thần kinh phế vị.

vagotonia [" + Gr. tonos, tension]. Hyperirritability of the parasympathetic nervous system. SEE: sympatheticotonia. *Tăng trưởng thần kinh đối giao cảm Tinh dễ bị kích thích của các thần kinh đối giao cảm. Xem: sympatheticotonia.*

vagotonic Pert. to vagotonia. *(thuộc) tăng trưởng thần kinh đối giao cảm Liên quan đến việc tăng trưởng thần kinh đối giao cảm.*

vagotropic [" + Gr. tropos, a turning]. Acting upon the vagus nerve. *Hướng dây thần kinh phế vị Hành động theo thần kinh phế vị.*

vagotropism [" + " + -ismos, condition]. Affinity for the vague nerve as a drug. *Tính hướng dây thần kinh phế vị Sự dùng thuốc để kích thích thần kinh phế vị.*

vagovagal Reflex activity mediated entirely through the vagus nerve, i.e., via efferent and afferent impulses transmitted through the vague nerve. *Phản xạ thần kinh phế vị Các hoạt động phản xạ được điều khiển bằng thần kinh phế vị, ví dụ như sự truyền các xung lực của thần kinh ly tâm và hướng tâm qua đường thần kinh phế vị.*

vagrant [L. uagrans].1. Wandering from place to place without a fixed home. 2. A homeless person who wanders from place to place. *Người sống lang thang 1. Sự đi lang thang từ chỗ này đến chỗ khác, không có nơi ở cố định. 2. Một người vô gia cư, chuyên sống lang thang.*

vagus [L., wandering]. (pl. vagi) The pneumogastric or 10th cranial nerve. It is a mixed nerve, having motor and sensory functions and a wider distribution than any of the other cranial nerves. SEE: illus.; cranial nerves. *Dây thần kinh phế vị Là dây thần kinh phế vị hay còn gọi là thần kinh sọ não thứ 10. Nó là một thần kinh hỗn hợp, có các chức năng vận động, cảm giác và phân bố rộng hơn bất kỳ dây thần kinh sọ não nào. Xem: minh họa; cranial nerves.*

vagus pulse. Decreased heart rate due to the slowing action of stimuli from the vagus nerve. SEE: vagotomy; vagotonia. *Mạch phế vị Sự giảm nhịp tim do hoạt động kích thích chậm từ dây thần kinh phế vị. Xem: vagotomy; vagotonia.*

vagusstotf [" + Ger. Stof, substance]. Acetylcholine. *Chất phế vị Là chất acetylcholin.*

Valadol. Trade name for acetaminophen. *Valadol Tên thương mại của chất acetaminophen.*

valence, valency [L. valens, powerful]. 1. Property of an atom or group of atoms causing them to combine in definite proportion with other atoms or groups of atoms. Valency may be as high as 8 and is determined by the number of electrons in the outer orbit of the atom. 2. Degree of the combining power or replacing power of an atom or group of atoms, the hydrogen atom being the unit of comparison. The number indicates how many atoms of hydrogen can unite with one atom of another element. *Hóa trị 1. Tính chất của một nguyên tử hay một nhóm nguyên tử tạo nên sự liên kết một cách tương xứng với các nguyên tử hay các nhóm nguyên tử khác. Hóa trị có thể cao tới mức là 8 và được xác định bởi số lượng điện tử nằm ở qũy đạo ngoài của nguyên tử. 2. Chỉ mức độ liên kết hay khả năng thay thế của một nguyên tử hay một nhóm nguyên tử, thường dùng nguyên tử hydro làm đơn vị so sánh. Số lượng chỉ ra là bao nhiêu nguyên tử hydro có thể được thay thế bởi nguyên tử của các nguyên tố khác.*

Valentin's ganglion [Gabriel Gustav Valentin, Ger. physician, 1810-1883] A small ganglion at junction of the middle and posterior branches of the superior dental plexus. *Hạch Valentin [Gabriel Gustav Valentin, bác sĩ người Đức, 1810 - 1883] Một hạch nhỏ tại chỗ nối đám rối nha răng trên.*

valethamate bromide An anticonvulsant drug. *Valethamat bromid một loại thuốc chống co giật.*

valetudinarian [L., ualetudinarius]. Chronically ill; an invalid. *Người ốm yếu Người mắc bệnh kinh niên; chỉ về người bệnh tật.*

valgus [L., bowlegged]. A term denoting position, meaning bent outward or twisted, applied esp. to deformities in which a part is bent outward and away from the midline of the body, as talipes valgus, q.v., or hallux valgus, q.v. *Vẹo cong Chỉ về sự lệch vị trí, sự cong ra ngoài hay vẹo xoay của các bộ phận bên ngoài cơ thể, ví dụ như sự biến dạng làm cong ra, lệch ra khỏi vị trí bình thường của cơ thể như trường hợp tật bàn chân vẹo, hay tật vẹo ngón chân cái.*

validity 1. The degree to which data or results of a study are correct or true. 2. The extent to which a situation as observed reflects the true situation. *Tính hiệu lực, giá trị 1. Mức độ mà trong đó các dữ liệu hay kết quả của một sự nghiên cứu là đúng hay thực sự. 2. Phạm vi mà trong đó đang được theo dõi là tình hình thực sự.*

valine CH.NO. An amino acid derived from digestion of proteins. It is essential for normal growth in infants and for nitrogen balance in adults. *Valin CH.NO. Một loại amino acid chiết xuất từ các protein trong đường tiêu hóa. Nó rất cần thiết cho sự phát triển bình thường của trẻ và sự cân bằng nitơ ở người lớn.*

valinemia Increased valine in the blood. *Valin huyết sự gia tăng valin ở trong máu.*

Valisone. Trade name for betamethaeone valerate. *Valison Tên thương mại của betamethason valerat.*

Valium. Trade name for diazepam. *Valium Tên thương mại của diazepam.*

vallate [L. vallatus, walled]. Having a rim around a depression. *Có viền quanh có đường viền xung quanh một vùng thấp.*

vallate papilla. A circumvallate papilla; one of a group of papillae forming a V-shaped row on posterior dorsal surface of tongue. *Có nhú viền có nhú viền xung quanh; một nhóm các nhú tạo nên hình chữ V ở mặt lưng sau của lưỡi.*

vallecula [L., a depression). [NA] A depression or crevice. *Khe nhỏ Thung lũng một chỗ lõm xuống hay một đường rãnh.*

v., cerebell% [NA] A deep fissure on the inferior surface of the cerebellum. SYN: valley of cerebellum. *Thung lũng tiểu não một rãnh sâu ở mặt dưới của tiểu não. Đn: valley of cerebellum.*

v., epiglottica. [NA] Depression lying lateral to the median epiglottic fold and separating it from the pharyngoepiglottic fold. *Thung lũng nắp thanh quản chỗ lõm xuống nằm từ mặt bên của nếp gấp nắp giữa và nó tách ra từ nếp gấp vùng hầu - nắp thanh quản.*

v., ovata. Depression in the liver in which rests the gallbladder. *Rãnh hình trứng Chỗ lõm xuống ở gan tại đó có túi mật đè lên.*

v., sylvii. Depression marking beginning of the fissure of Sylvius. *Rãnh Sylvius Chỗ lõm xuống, đánh dấu sự bắt đầu của khe Sylvius.*

v., unguis. Fold of skin in which the proximal and lateral edges of the nails are embedded. *Nếp gấp móng Nếp gấp trên da ở vùng bờ của các móng và che lấp một phần bờ của móng.*

Valleix s points [Frangois L. I. Valleix, Fr. physician, 1807-1855] In neuralgia, distinct painful points along the course of the affected nerve. *chuẩn mực Valleix [Fran#ois L. I. Valleix, bác sĩ người Pháp, 1807 - 1855] Trong thần kinh học, chỉ các điểm đau khác nhau tác động đến hệ thần kinh.*

valley fever. Coccidioidomycosis, q.v. *sốt thung lũng Xem: Coccidioidomycosis.*

valley of cerebellum. Hollow on inferior surface of cerebellum. Also called vallecula cerebelli [NA]. *Thung lũng tiểu não Phần lõm vào ở mặt dưới của tiểu não. Cũng còn gọi là rãnh tiểu não.*

vallis [L., valley]. Vallecula cerebelli.

Hốc tiểu não Xem   *Vallecula cerebelli.*

vallum unguis [NA] Fold of skin overlapping the nail.*Bờ móng Nếp gấp ở trên da che lên phần bờ của móng.*

Valmid. Trade name for ethinamate.

Valmid Tên thương mại chất ethinamat.

Valpin 50 Trade name for anisotropine methylbromide.*Valpin 50 Tên thương mại chất anisotropin methylbromid.*

Valsalva's maneuver [Antonio Maria Valsalva, It. anatomist, 1666-1723] Attempt to forcibly exhale with the glottis, nose, and mouth closed. If the eustachian tubes are not obstructed, the pressure on the tympanic membranes will be increased. Maneuver can also be done with just the glottis closed, butonlyintrathoracic pressure will be increased. This causes increased intrathoracic pressure, slowing of the pulse, decreased return of blood to the heart, and increased venous pressure.*Thủ thuật Valsalva [Antonio Maria Valsalva, bác sĩ cơ thể học người Ý, 1666 - 1723] Thở mạnh ra trong lúc thanh môn, mũi và miệng khép lại. Nếu vòi nhĩ không bị tắc thì áp suất trên màng nhĩ sẽ tăng lên. Phương pháp này chỉ có thể thực hiện được khi thanh môn khép kín, nhưng chỉ có áp suất tại lồng ngực được tăng lên. Điều này sẽ làm tăng áp lực trong lòng ngực, mạch chậm lại, giảm lượng máu trở về tim và tăng áp lực tĩnh mạch.*

Valsalva's sinuses. Three dilatations inwall of the aorta behind the flaps of the three aortic semilunar valves.

xoang Valsalva Ba phần giãn ra tại thành của động mạch chủ, phía sau nắp của ba van động mạch hình bán nguyệt.

value [ME. from L. valere, to be of value]. 1. The amount of a specific substance or the magnitude of an entity. 2. Something that is cherished or held dear.*Giá trị 1. Toàn bộ các chất liệu chính, hay chỉ toàn phần của một thực thể. 2. Đôi khi cũng mang ý nghĩa là thương yêu hay thân thương.*

valve [sing. of L. valuae, leaf of folding doors]. Valve.*Van, lá của cửa xếp xem valve.*

valvate [L. valva, leaf of a folding door]. Pert. to or provided with valves. SYN: ualuular.*(thuộc) van có liên quan đến van hay được trang bị các van. Đn: valvular.*

valve [L. valva, leaf of a folding door]. Any one of various membranous structures in a hollow organ or passage that temporarily closes in order to permit flow of fluid in one direction only.*Van Chỉ chung về các loại cấu trúc màng tại các bộ phận có lòng rỗng hay tại các ống để ngăn chận một dòng chảy, chỉ cho phép nó đi theo một hướng nhất định.*

v., aortic. Valve between the left ventricle and the ascending aorta. Composed of 3 segments (semilunar cusps). The aortic valve prevents regurgitation at the entrance of the aorta to the heart.*Van động mạch chủ Van ở giữa tâm thất trái và động mạch chủ lên. Được tạo thành bởi ba đoạn (các chỏm bán nguyệt). Van động mạch chủ có nhiệm vụ ngăn chặn máu chảy ngược từ động mạch chủ về tim.*

v., atrioventricular, left. The bicuspid or mitral valve of the heart.

Van nhĩ thất trái Là van hai lá ở tim.

v., atrioventriculai right. The tricuspid valve of the heart.*Van nhĩ thất phải Là van ba lá ở tim.*

v., bicuspid. Valve that closes the orifice between the left cardiac atrium and the left ventricle. SYN: u., mitral.*Van hai lá Là van đóng đường thông giữa tâm nhĩ trái và tâm thất trái. Đn: v., mitral.*

v., 's, cardiac. The four valves that control the flow of blood into, through, and out of the heart. In order of the entry of the venous blood into the right atrium, they are right atrioventricular, pulmonary, left atrioventricular, and aortic.*Van tim Chỉ chung về bốn van điều khiển dòng chảy của máu đi vào, đi qua và đi ra khỏi tim. Để cho máu đi từ tĩnh mạch vào tâm nhĩ phải thì có nhĩ thất phải, van động mạch phổi, van nhĩ thất trái và van động mạch chủ.*

v., coronary. The coronary sinus valve at the entrance of the coronary sinus into the right atrium.*Van hình vành là van xoang hình vành tại ngay lối vào xoang vành của tâm nhĩ phải.*

v., 's, Houston's. Mucosal folds of the rectum. SYN: plicae transuersales recti.*Van Houston Là nếp gấp nhầy của trực tràng. Đn: plicae transversales recti.*

v., ileocecal. Valve between the ileum and large intestine that prevents regurgitation of intestinal contents. It is composed of two membranous folds. SYN: v. of Varolius; ualuula coli.*Van hồi manh tràng Van ở giữa ruột hồi và ruột già để ngăn chặn sự chạy ngược chiều của các chất trong ruột. Nó được hình thành từ hai nếp gấp màng. Đn: v. of Varolius; valvula coli.*

v., mitral. V., bicuspid.*Van hai lá Xem V., bicuspid.*

v., of Varolius. V., ileocecal.*Van Varolius xem V., ileocecal.*

v., pulmonary. Valve composed of three cusps, separating the pulmonary artery and right ventricle.*Van động mạch phổi van được tạo thành từ ba lá van, ngăn cách động mạch phổi và tâm thất phải.*

v., pyloric. Prominent circular membranous fold at pyloric orifice of the stomach.*Van môn vị Nếp gấp màng vòng, lồi lên tại lỗ môn vị*

của dạ dày.

v., semilunar. Valve between heart and the aorta and valve between the heart and the pulmonary artery.*Van bán nguyệt Van ở giữa tim với động mạch chủ và van ở giữa tim với động mạch phối.*

v., thebesian. V. coronary, q.v.*Van hình vành Xem: V., coronary.*

v., tricuspid. Valve between the right cardiac atrium and right ventricle.*Van ba lá Van ở giữa tâm nhĩ phải và tâm thất phải của tim.*

valvectomy. Surgical excision of a valve, esp. a heart valve. SEE: ualuuloplasty.*Cắt bỏ van Phẫu thuật cắt bỏ đi một van, đặc biệt là chỉ về van tim. Xem: valvuloplasty.*

valvotomy [" + Gr. tome, incision]. Incision into a valve.*rạch van Phẫu thuật rạch van.*

valvula [L., a small fold]. (pl. valvulae) [NA] A valve, specifically a small valve.*Van nhỏ một cái van, đặc biệt thường dùng chỉ về van nhỏ.*

v., bicuspidalis. Valve between the left cardiac atrium and left ventricle. SYN: valve, bicuspid.*Van hai lá Là van ở giữa tâm nhĩ trái và tâm thất trái. Đn: valve, bicuspid.*

v., cola. valve between ileum and large intestine. SYN: value, ileocecal.*Van ruột tịt Là van ở giữa hồi tràng và ruột già. Đn: valve, ileocecal.*

v., pylori. Prominent mucosal fold at pyloric entrance of the stomach. SYN: valve, pyloric.*Van môn vị Nếp gấp nhầy, nhô lên tại môn vị, ngay lối vào dạ dày. Đn: valve, pyloric.*

v., semilunaris. [NA] Valve separating heart and aorta and heart and pulmonary artery. SYN: valve, semilunar.*Van bán nguyệt Van ngăn cách giữa tim và động mạch chủ hoặc chỉ van ngăn cách giữa tim và động mạch phổi. Đn: valve,semilunar.*

v., tricuspidalis. Valve between the right atrium and right ventricle of the heart. SYN: valve, tricuspid.*Van ba lá Van ngăn cách giữa tâm nhĩ phải và tâm thất phải của tim. Đn: valve, tricuspid.*

valvulae. P.l.of valvula*valvulae Va n, lá van.*

v., connirventes. Circular membranous folds thatproject into the lumen of the small intestine; they do not disappear on distention of the bowel. They act by retarding Passage of food along the bowel and provide a greater absorbing area. SYN: plica circularis. *Nếp vòng Các nếp gấp nhầy, dạng vòng, hướng vào lòng ruột non, không bị mất khi ruột phồng lên. Nó có nhiệm vụ làm chậm sự di chuyển của thức ăn tại ruột non để gia tăng thời gian hấp thu các chất dinh dưỡng ở khu vực này. Đn: plica circularis.*

valvular [L. valvula, a small fold]. Rel. to or having a valve. SYN: valvate.*(thuộc) van Liên quan đến* *van hay tình trạng có van. Đn: valvate.*

valvulitis [" + Gr. itis, inflammation]. Inflammation of a valve, esp. a cardiac valve. *Viêm van Chứng viêm nhiễm tại van, đặc biệt là hay chỉ về van tim.*

valvuloplasty Plastic or restorative surgery on a valve, esp. a cardiac *Phẫu thuật tạo hình van Phẫu thuật tạo hình hay phục hồi lại van, đặc biệt là chỉ về van tim.*

valvulotome [" + Gr. tome, incision]. An instrument for incising a valve. *Dụng cụ phẫu thuật van Một dụng cụ dùng để rạch van dùng trong phẫu thuật.*

valvulotomy Process of cutting through a valve, as a rectal fold that is too rigid. SYN: ualuotomy.*Phẫu thuật cắt van Tiến trình thực hiện phẫu thuật để cắt bỏ một van, ví dụ như cắt bỏ van trực tràng khi nó bị trở nên chai cứng. Đn: valvotomy.*

vanadium [Vanadis, a Scandinavian goddess]. SYMB: V. At. wt. 50.941; at. no. 23. A light gray metallic element.*Vanadi Ký hiệu hóa học: V; nguyên tử lượng: 50,941; vị trí thứ: 23. Là một nguyên tố kim loại màu xám nhợt.*

vanadiumism Toxicity due to chronic exposure to vanadium. The symptoms include bronchitis, pneumonitis, conjunctivitis, and anemia.*Ngộ độc vanadim Hội chứng nhiễm độc khi phơi nhiễm với vanadium. Triệu chứng biểu hiện bao gồm: viêm phế quản, viêm phổi, viêm kết mạc và chứng thiếu máu.*

van Buren's disease [William Holme van Buren, U.S. surgeon, 1819-1883] Induration of the corpora cavernosa. SYN: Peyronie's disease. *Bệnh van Buren [William Holme van Buren, bác sĩ phẫu thuật người Mỹ, 1819 - 1883] Chứng chai cứng các thể hang. Đn: Peyronie's disease.*

Vanceril. Trade name for beclomethasone dipropionate. *Vanceril Tên thương mại của beclomethasone dipropionat.*

Vancocin Hydrochloride. Trade name for vancomycin hydrochloride. *Vancocin Hydrochloride Tên thương mại của chất vancomycin hydrochloride.*

vancomycin hydrochloride (van'ko-mi" sin). USP. An antibacterial drug. Trade name is Vancocin Hydrochloride.*Vancomycin hydrochlorid USP. Một loại thuốc kháng khuẩn. Tên thương mại là Vancocin Hydrochlorid.*

van den Bergh's test [A. A. Hymans van den Bergh, Dutch physician, 1869-1943] A test to detect the presence of bilimbin in blood serum or plasma.*Thử nghiệm van den Bergh [A.A. Hymans van den Bergh, bác sĩ người Hà Lan, 1869 - 1943] Phương pháp xét nghiệm để tìm bilimbin trong máu.*

van der Hoeve's syndrome. [J. van der Hoeve, Dutch ophthalmologist,

1878 -19521 Conductive deafness due to otosclerosislike changes in the temporal bone. Blue sclerae and osteogenesis imperfecta are also present.*Hội chứng van der Hoeve [J. van der Hoeve, bác sĩ chuyên khoa mắt người Hà Lan, 1878 - 1952] Tật điếc dẫn truyền do những thay đổi xơ cứng xương thái dương. Củng mạc màu xanh hay sự tạo xương bất toàn cũng là biểu hiện.*

van der Weals forces. [Johannes D. van der Waals, Dutch physicist, 1837-19231 The definite but weak forces of attraction between the nuclei of atoms of compounds. These forces do not exist on the basis of ionic attraction, hydrogen bonding, or sharing of electrons.*Lực van der Waals [Johannes D. van der Waals, nhà vật lý ở Hà Lan, 1837 - 1923] Chỉ các lực hấp dẫn tuy yếu nhưng xác định được giữa nhân các nguyên tử của hợp chất. Lực này không tồn tại trên cơ sở của lực hút ion, sự gắn hydro hay sự phân bố điện tử.*

vanilla [Sp. uainilla, little sheath]. Any one of a group of tropical orchids. The cured seed pods of Vanillaplanifolia contain an aromatic substance, also called vanilla, that is used for flavoring.*Cây vani Là loại cây thuộc nhóm lan nhiệt đới. Vỏ hạt của cây Vanilla planifolia có chứa chất hương thơm, thường được gọi là vani và dùng làm chất tạo mùi thơm.*

vanillin. A crystalline compound found in vanilla pods or produced synthetically used for flavoring foods and in pharmaceuticals. *Vanillin Một hợp chất có dạng tinh thể được lấy từ vỏ hạt cây vani hay sản phẩm tổng hợp, dùng làm hương liệu và dùng trong công nghệ dược phẩm.*

vanillism Irritation of the skin, mucous membranes, and conjunctiva sometimes experienced by workers handling raw vanilla. It is caused by a mite.*Dị ứng vani Là phản ứng kích thích trên da, màng nhầy và kết mạc, thường thấy ở những công nhân sản xuất vani thường xuyên tiếp xúc với các nguyên liệu thô. Bệnh gây ra bởi một loài ve.*

vanillylmandelic acid. ABBR: VMA. 3methoxy-4-hydroxymandelic acid. Approx. 90% of the catecholamines epinephrine and norepinephrine are metabolized to VMA and are secreted in the urine. Persons with pheochromocytoma produce excess amounts of catecholamines; thus VMA is present in their urine in increased amount.*Acid vanillylmandelic Viết tắt: VMA. Acid 3-methoxy-4-hydroxymandelic. Khoảng 90% các catecholamin epinephrin và norepinephrin được chuyển hóa thành VMA và được tiết*

vào nước tiểu. Những người bị u bào ưa crôm sẽ sản sinh ra dư catecholami, vậy thì lượng VMA trong nước tiểu sẽ gia tăng đáng kể.

van't Hoff's rule. [Jacobus Henricus van't Hoff, Dutch chemist, 1852-1911] The speed of chemical reactions is doubled, at least for each 100C rise in temperature.*Quy tắc van't Hoff [Jacobus Henricus van't Hoff, nhà hóa học người Hà Lan, 1852 - 1911] Tốc độ của các phản ứng hóa học sẽ tăng lên gấp đôi khi nhiệt độ được tăng thêm 10°C.*

Vapo-Iso. Trade name for isoproterenol hydrochloride. *Vapo-Iso Tên thương mại của isoproterenol hydrochloride.*

vapor [L., steam]. 1. Gaseous state of any substance. 2. Medicinal substance for administration by inhalation. *Hơi nước 1. Dạng thể hơi của một số chất. 2. Một loại thuốc sử dụng bằng cách hít hay xông.*

vaporium [L.]. Apparatus for applying hot, cold, or medicated vapors. *Dụng cụ xông hơi Dụng cụ dùng vào việc xông thuốc hay xông hơi nóng, hay hơi lạnh.*

vaporization [L. vapor, steam]. 1. The conversion of a liquid or solid into vapor. 2. Therapeutic use of a vapor. *Sự bốc hơi, phép chữa bệnh bằng xông hơi 1. Sự chuyển hóa từ một thể rắn hay thể lỏng sang thể khí. 2. Liệu pháp trị bệnh bằng cách xông hơi hay phun hơi.*

vaporize To change a material to a vapor form. *Bốc hơi Chỉ về một chất liệu thay đổi trạng thái thành thể hơi.*

vaporizer Device for converting liquids into a vapor spray. *Thiết bị làm bay hơi dụng cụ dùng cho việc chuyển đổi các chất lỏng thành hơi dạng tia xịt.*

vaporous [L. vapor, steam]. Consisting of, pert. to, or producing vapors. *(thuộc) hơi nước Có hơi nước hay liên quan đến việc sản sinh ra hơi nước.*

vapor permeable membrane. A membrane usually transparent, that is permeable to oxygen and water vapor. It may be prepared with an adhesive backingthat will stick only to dry skin. This type membrane has been used in treating wounds. The membrane must be applied properly without wrinkles and changed as often as necessary in order to prevent excess accumulation of fluid and bacteria under it.*Màng thấm hơi nước Là một loại màng, thường là trong suốt, cho phép hơi nước và oxy thấm qua. Nó thường được tráng chất dính ở mặt sau để có thể dán lên da, để mặt da phải khô. Loại màng này dùng để điều trị vết thương. Khi dán vào da phải cẩn thận không để lại nếp nhăn và chú ý làm điều chỉnh như làm vô trùng tại vùng da được dán lên.*

vapotherapy Therapeutic use of vapors.*Xông hơi liệu pháp phương pháp chữa bệnh bằng cách xông hơi.*

Vaquet's disease [Louis Henri Vaquez, Fr. physician, 1860-1936] Polycythemia vera.*Bệnh Vaquez [Louis Henri Vaquez, bác sĩ người Pháp, 1860 - 1936] Bệnh tăng hồng cầu.*

variability Condition of being variable.*có thể thay đổi tính chất có khuynh hướng thay đổi hay có thể thay thế.*

variable [L. variare, to vary]. 1. Anything that is not constant but can and does change in different circumstances. In statistics, it is often possible to graph the relationship of one variable to another, e.g., the increase in height and weight in the growing child. 2. Changing form, or structure, behavior, or physiology.*Vật có thể thay đổi được 1. Chỉ chung về các chất không bền bất biến mà nó có thể thay đổi được trong các chi tiết của nó. Trong thống kê, nó là đồ thị chỉ mối quan hệ giữa một biến này với một biến khác. Ví dụ như sự tương quan giữa gia tăng về chiều cao và trọng lượng của đứa trẻ đang phát triển. 2. Sự thay đổi về hình dạng, cấu trúc, cách cư xử hay sinh lý.*

variance [L. variare, to vary]. In statistics, the square of the standard deviation.*Phương sai trong thống kê, đó là bình phương của độ lệch chuẩn.*

variant That which is different from the characteristics of the other organisms or entities in a particular classification, esp. a disease, species, or physical appearance.*Sự khác biệt Chỉ về những điểm khác biệt giữa các loài sinh vật, hay sự khác nhau giữa một loài sinh vật chung và các phân loại trong loài đó, là từ chuyên dùng trong ngành phân loại học, hay trong ngành bệnh học mô tả hoặc dùng để diễn tả về các đặc điểm biểu hiện thể chất.*

variate Variable.*biến số Xem: Variable.*

variation Differences between individuals of a certain species or class.
Sự biến dị chỉ chung về những khác biệt của một cá thể nào đó so với loài hay lớp của nó.
v., continuous. Variation in which the difference between successive groups or individuals is quite small.
Biến dị liên tục chỉ về những thay đổi đã xảy ra một cách liên tục trong thế hệ sau của một nhóm loài nào đó, tức là có thể di truyền được, hay chỉ về những thay đổi nhỏ thường xảy ra ở từng các thể.
v., meristic. Variation in number as opposed to kind.*Biến dị số lượng những thay đổi về số lượng, trái nghĩa với từ bản chất.*

varication 1.Formation of a varix. 2. The condition of a varicosity.*Chứng giãn tĩnh mạch 1. Có triệu chứng giãn tĩnh mạch. 2. Bệnh giãn tĩnh mạch.*

variced. Concerning a varix.*(thuộc)*

chứng tĩnh mạch liên quan đến chứng giãn tĩnh mạch.

varicella [L., a tiny spot]. An acute, highly contagious viral disease characterized by an eruption that makes its appearance in successive crops, and passes through stages of macules, papules, vesicles, and crusts. SYN: chickenpox.
SYM: There may be a slight elevation of temperature at onset, followed within 24 hr by appearance of the eruption, after which time temperature usually rises still further. Eruption first appears on back and chest, crops continuing to make their appearance for a period of from 2 to 3 days on an average. Each crop requires about 36 hr to pass through the several stages. Because of this, macules, papules, vesicles, and crusts may be found side by side in the same general locality. Lesions are superficial and rupture very easily. They tend to be ovoid. On the chest their distribution is often particularly marked along the course of the intercostal nerves. Some, though possibly few, scars nearly always remain as evidence of a varicella attack. The extremities are relatively free as compared with the trunk.
ETIOL: Varicella-zoster virus, which also is the causative agent of herpes zoster. May occur at any age, though far leas common in adults than in children. Epidemics most frequent in winter and spring and in temperate zones. Approx. 75% of all children will contract varicella by age 15.
DIFF. DIAG: Confusion between this disease and smallpox is responsible for the chief importance given varicella. Impetigo, dermatitis herpetiformis, herpes zoster, and furunculosis may require consideration.
COMPLICATIONS: Secondary infections due to scratching, which may result in abscess formation; at times development of erysipelas or even septicemia. Occasionally lesions in the vicinity of the larynx may cause edema of the glottis and threaten the life of the patient. Encephalitis is a rare complication. Varicella may be fatal in children with leukemia or who are taking adrenocorticosteroids.
PREVENTION: Administration of varicella-zoster immune globulin (VZIg) within 72 hr of exposure will prevent clinical varicella in susceptible, normal children. The following conditions should alert one to the possible need for use of VZIg: immunocompromised children; newborns of mothers who develop varicella in the period 5 days before to 48 hr after delivery; postnatal exposure of newborn infants (asp. those who are premature) to varicella; normal adults who are susceptible to varicella and who have been exposed; pregnant women who have no history of having had varicella and who have had significant exposure. Use of VZIg in pregnant women will not prevent

fetal infection or congenital varicella syndrome. Live, attenuated vaccine is being investigated but is not available for general use.
INCUB: From 2 to 3 weeks; usually 13 to 17 days. TREAT: Isolation. Restrain the hands in the case of infants or young children so that the lesions may not be scratched. Use of calamine lotion locally may alleviate irritation. Keep the skin, bedclothes, and sheets clean to help prevent skin infections. Also keep patient's fingernails well trimmed. The usual duration of the disease is from 2 to 3 weeks. Cases usually classed as contagious from 5 days prior to the skin eruption until not more than 6 days after the first crop of vesicles.
PROG: Always favorable except in a very severe type, which is described as varicella gangrenosa. In this variety, gangrene may develop about the site of the lesions.*Thủy đậu Một loại bệnh cấp tính, hay lây, do virus gây ra, biểu hiện phát ban ngứa với những mụt màu đỏ sẫm, bệnh trải qua các giai đoạn như: dát, sẩn, mụn nước sau đó đóng vảy lại. Đn: chickenpox.*
TRIỆU CHỨNG: Lúc bắt đầu có thể bị sốt nhẹ, trong vòng 24 giờ sẽ có triệu chứng phát ban, sau đó bệnh nhân cũng có thể có vài cơn sốt cao. Phát ban khởi đầu ở vùng lưng và ngực, tiếp theo là các mụt đó xuất hiện trong khoảng thời gian từ 2 đến 3 ngày. Mỗi mụt sẽ lần lượt trải qua các giai đoạn phát triển trong vòng 36 giờ. Vì thế, dát, sẩn, mụn nước và đóng vảy sẽ nằm xen kẽ nhau. Các thương tổn thường dễ vỡ có hình trứng. Ở vùng ngực, các mụn thường phân bố dọc theo các thần kinh liên sườn. Mặc dù ít nhưng cũng để lưu lại một vài vết sẹo như là dấu vết của bệnh thủy đậu. Vùng tứ chi và thân mình thường không bị ảnh hưởng bởi bệnh.
NGUYÊN NHÂN: Bệnh do virus thủy đậu zona và nó cũng là tác nhân gây bệnh zona. Bệnh xảy ra ở mọi lứa tuổi, mặc dù ít xảy ra ở người lớn so với trẻ em. Thường lan truyền như bệnh dịch vào mùa đông và cuối mùa xuân tại những vùng có khí hậu ôn hòa. Khoảng 70% trẻ emmắc bệnh thủy đậu vào tuổi 15.
CHẨN ĐOÁN PHÂN BIỆT: Vấn đề chủ yếu đầu tiên là cần phân biệt để loại trừ bệnh thủy đậu với bệnh đậu mùa. Sau đó cần xét đến một số bệnh sau: bệnh chốc lở, viêm, dạng herpes, zona và nhọt đinh.
BIẾN CHỨNG: Nhiễm trùng thứ phát do gãi gây xước trên da từ đó thậm chí áp xe tạo viêm quầng hay dẫn đến nhiễm trùng huyết. Thỉnh thoảng có những tổn thương ở vùng phụ cận thanh quản có thể dẫn đến chứng phù thanh môn và có thể nguy hại đến tính mạng của bệnh nhân. Viêm não là bệnh chứng hiếm xảy ra. Bệnh thủy đậu có thể gây nguy hại đến tính mạng đối với

trẻ em đang mắc bệnh bạch cầu hay đối với những người đang sử dụng loại thuốc corticosteroid vỏ thượng thận.

PHÒNG NGỪA: Dùng globulin miễn nhiễm dịch thủy đậu zona (VZIg) trong vòng 72 giờ sau phơi nhiễm để ngăn ngừa các tổn thương lâm sàng ở trẻ em nhậy cảm. Một số trường hợp sau đây cũng nên dùng VZIg để ngăn ngừa như: trẻ sơ sinh của người mẹ mắc bệnh thủy đậu trong khoảng thời gian từ 5 ngày trước khi sinh cho đến 48 giờ sau khi sinh; trẻ em bị tổn thương miễn dịch trẻ sơ sinh mắc bệnh thủy đậu (đặc biệt là đối với trẻ sinh thiếu tháng); những người lớn nhạy cảm với bệnh thủy đậu hay những người đang phát bệnh; những phụ nữ có thai hiện chưa có tiền sử bệnh hay đã phơi nhiễm. Dùng VZIg cho những phụ nữ có thai sẽ không có tác dụng ngừa bệnh cho thai nhi hay ngăn ngừa hội chứng thủy đậu bẩm sinh. Loại vaccin virus sống được làm yếu đi đang nghiên cứu sử dụng nhưng hiện nay chưa thích ứng cho sử dụng thông thường.

Ủ BỆNH: Trong vòng từ 2 đến 3 tuần, thông thường là từ 13 đến 17 ngày.

ĐIỀU TRỊ: Cách ly bệnh nhân. Lưu ý giữ tay trẻ nhỏ để tránh những biến chứng do tổn thương trầy xước. Sử dụng thuốc bôi calamin điều trị cục bộ để làm dịu kích thích trên da. Giữ vệ sinh da, quần áo, khăn trải giường để trẻ tránh nhiễm trùng, lưu ý móng tay bệnh nhân phải được cắt ngắn trong thời gian mắc bệnh từ 2 đến 3 tuần. Bệnh thường lây nhiễm từ 5 ngày trước khi phát ban và không quá 6 ngày sau khi phát hiện mụn nước trên da.

TIẾN TRIỂN: Bệnh thường tiến triển thuận lợi ngoại trừ một số dạng biến chứng nghiêm trọng gây hoại thư trên da. Trong trường hợp này, các dấu hiệu hoại tử thường phát triển ngay trên vùng bị tổn thương.

v., gangrenose. Varicella in which necrosis occurs around the vesicles, resulting in gangrenous ulceration. *Thủy đậu hoại tử* Thủy đậu với hoại tử xảy ra ở xung quanh mụn nước trên da, kết quả thường dẫn đến chứng loét hoại thư.

varicella-zoster immune globulin. ABBR: VZIg. An immune globulin obtained from the blood of normal persons found to have high antibody titers to varicella-zoster. For indications for its use, SEE: PREVENTION under varicella.*Globulin miễn dịch thủy đậu* Viết tắt: VZIg. Là loại globulin miễn dịch lấy từ máu của người khỏe mạnh nhưng có hiệu giá kháng thể cao đối với virus thủy đậu zona. Cần có chỉ định của bác sĩ trước khi sử dụng. Xem phần: PHÒNG NGỪA ở từ varicella.

varicellifomt Resembling varicella.

Dạng thủy đậu Giống như bệnh thủy đậu.

varicelloid [" + Gr. eidos, form, shape]. Resembling varicella.*Kiểu thủy đậu* Giống như bệnh thủy đậu.

varices [L.]. Pl. of varix. *dạng số nhiều của varix,* có nghĩa là giãn tĩnh mạch.

variciform [L. varix, twisted vein, + forma, shape]. Resembling a varix. SYN: varicose.*dạng giãn tĩnh mạch* giống như giãn tĩnh mạch. Đn: varicose.

varicoblepharon [" + Gr. hlepharon, eyelid]. Varicose tumor of the eyelid. *giãn tĩnh mạch mí mắt khối u giãn tĩnh mạch ở vùng mí mắt.*

varicocele [" + Gr. kale, tumor, swelling]. Enlargement of the veins of the spermatic cord (pampiniform plexus), commonly occurring on the left side in adolescent males; these seldom require treatment.

SYM: Vessels on affected side of scrotum are full, feeling like a bundle of worms, sometimes purplish in color. Dull ache along the cord. Slight dragging sensation in groin.

TREAT: Dragging sensation from exceptionally large varicocele may be relieved by a suspensory. Surgery is required for persistent symptomatic varicocele.*Giãn tĩnh mạch thường tinh* Chứng giãn tĩnh mạch ở thường tinh (mạch máu bị xoắn lại), thường xảy ra bên trái ở những nam giới tuổi thanh niên; chứng bệnh này hiếm khi cần phải điều trị.

TRIỆU CHỨNG: Các mạch máu tại vùng bìu bên giãn nhiều lên, trông giống như một bộ sâu, đôi khi có sắc màu đỏ tía. Có triệu chứng đau nhẹ dọc theo dây tinh. Có cảm giác như bị căng nhẹ ở vùng háng.

ĐIỀU TRỊ: Nếu cảm giác căng ở vùng háng nặng hơn thì có thể dùng dây treo để giảm bớt cảm giác căng. Chỉ can thiệp phẫu thuật đối với những triệu chứng bệnh dai dẳng.

v., ovarian. Varicosity of veins of the ovarian or pampiniform plexus of the broad ligament.*Giãn tĩnh mạch buồng trứng* Chứng giãn tĩnh mạch hay xoắn tĩnh mạch ở buồng trứng tại vùng dây chẳng lớn.

v., utero-ovarian. Varicosity of the veins of the ovarian (pampiniform) plexus and uterine plexus of the broad ligament.*Giãn tĩnh mạch tử cung - buồng trứng* Chứng giãn tĩnh mạch hay xoắn tĩnh mạch ở vùng buồng trứng và tử cung ngay tại dây chẳng rộng.

varicocelectomy [L. varix, twisted vein, + Gr. kele, tumor, swelling, + ektome, excision]. Excision of portion of scrotal sac with ligation of the dilated veins to relieve varicocele. *Cắt bỏ giãn tĩnh mạch thường tinh* Phẫu thuật cắt bỏ phần túi bìu và dây chẳng có liên quan đến các tĩnh mạch bị giãn để làm giảm đi triệu chứng của bệnh.

varicography [" + Gr. graphein, to

write]. Roentgenography of varicose veins.*chụp X quang tĩnh mạch giãn* Chụp hình bằng tia X đối với các tĩnh mạch bị giãn.

varicoid [" + Gr. eidos, form, shape]. Resembling a varix.*Dạng giãn tĩnh mạch Giống như giãn tĩnh mạch.*

varicole Varicocele.*Giãn tĩnh mạch tinh hoàn Xem:Varicocele.*

varicomphalus [" + Gr. omphalos, navel]. Varicose tumor of the navel. *Giãn tĩnh mạch rốn Khối u giãn tĩnh mạch ở vùng rốn.*

varicophlebitis [" + Gr. phleps, vein, + itis, inflammation]. Phlebitis combined with varicose veins.*Viêm tĩnh mạch giãn Chứng viêm nhiễm tĩnh mạch cùng với chứng giãn tĩnh mạch.*

varicose [L. oaricosus, full of dilated veins]. Pert. to varices; distended, swollen, knotted veins.*(thuộc) chứng giãn tĩnh mạch Có liên quan đến chứng giãn tĩnh mạch, căng tĩnh mạch, sưng phồng lên hay rối tĩnh mạch.*

varicose uhers. Ulcers that form as a result of varicose veins. When thrombophlebitis develops in varicose veins, this leads to venous stasis and eventually edema and ulcer formation.

NURSING IMPLICATIONS: Maintain patient on bedrest. Continuously apply warm, moist compresses to relieve discomfort and infection. Use aseptic technique when applying dressings and therapeutic agents. *Ung thư tĩnh mạch giãn Bệnh ung thư phát triển từ những tĩnh mạch giãn. Khi xảy ra viêm tĩnh mạch huyết khối tại các tĩnh mạch giãn thì sẽ dẫn đến ứ máu tĩnh mạch gây phù nề và phát triển thành loét.*

CHĂM SÓC: Bệnh nhân phải được nghỉ ngơi. Thường xuyên lau rửa mình bằng gạc ướt và ấm để tránh nhiễm trùng. Dùng kỹ thuật vô trùng khi hỗ trợ thay quần áo cũng như khi áp dụng các biện pháp trị liệu.

varicose veins. Enlarged, twisted superficial veins. May occur in almost any part of the body but are most commonly observed in the lower extremity in the esophagus.

SYM: Pain in feet and ankles, swelling, ulcers on skin. Severe bleeding if a vein is injured.

ETIOL: Incompetent venous valves that may be acquired or congenital. The development of varicose veins is promoted and aggravated by pregnancy, obesity, and occupations that require prolonged standing. Esophageal varices are caused by portal hypertension that accompanies cirrhosis of the liver.

F.A.: In hemorrhage, elevation of extremity and gentle but firm pressure over wound will stop bleeding. The use of a tourniquet is undesirable. Sterile dressing should be held in place with a firm bandage. Patient should not be permitted to walk for s o m e   t i m e .   T h e

Sengstaken-Blakemore tube may be used to control bleeding due to hemorrhage from esophageal varices. SEE: tamponade, balloon.
TREAT: In general, consists of rest, elevation of extremity, and use of an external support. The use of elastic stockings is much preferred to elastic bandages. Unna's paste boots recommended for elderly or debilitated persons. Injection of sclerosing solutions may be utilized for small varicosities. High ligation and removal of vein by stripping may be necessary for major varicosities.
NURSING IMPLICATIONS: Teach the patient to avoid anything that impedes venous return, such as wearing garters and tight girdles, crossing the legs at the knees, and prolonged sitting. Apply support hose after the legs have been elevated for 10 to 15 minutes. Instruct the patient not to sit in a chair for longer than 1 hour at a time. Encourage ambulation for at least 5 minutes every hour. Elevate legs whenever possible, but no less than twice a day for 30 minutes each time. Instruct the patient to avoid prolonged standing.Teach the patient the signs of thrombophlebitis, a common complication of varicose veins these are heat, local pain, and a positive Homans' sign, q.v. If surgery is performed, postoperatively apply elastic stockings and elevate the foot of the bed above the level of the heart. Encourage the overweight patient to lose weight. SEE: Nursing Diagnoses.

Giãn tĩnh mạch chứng giãn, xoắn mặt ngoài của tĩnh mạch nông. Bệnh có thể xảy ra ở bất kỳ bộ phận nào của cơ thể, nhưng thường thấy nhất là ở hai chi dưới và vùng thực quản.
TRIỆU CHỨNG: Đau vùng chân và mắt cá, sưng tấy lên hay có loét trên da. Nặng hơn là có sự xuất huyết mỗi khi tĩnh mạch bị tổn thương.
NGUYÊN NHÂN: Do các van tĩnh mạch hoạt động thiếu chức năng do mắc phải hay bẩm sinh. Triệu chứng bệnh sẽ trầm trọng hơn có thai, béo phì, hay những người mà công việc làm đòi hỏi phải đứng nhiều. Giãn tĩnh mạch thực quản thường do tăng áp lực tĩnh mạch của cùng với xơ gan.
SƠ CỨU : Khi bị chảy máu, nâng cao chi, ấn nhẹ nhàng lên vết thương để cầm máu, sử dụng gạc cầm máu sẽ không hiệu quả. Dụng cụ buộc vỏ trùng cần thiết dùng để giữ chặt miếng băng lại. Bệnh nhân không được đi lại và phải nghỉ ngơi m ộ . t l u ' c . Ố ng Sengstaken-Blakemore có thể dùng để cầm máu trong trường hợp xuất huyết tại tĩnh mạch thực quản. Xem: tamponade, balloon.
ĐIỀU TRỊ: Thông thường là nghỉ ngơi, nâng cao chi, và sử dụng những công cụ hỗ trợ bên ngoài. Việc sử dụng các vỏ bọc bên được ưa chuộng hơn là sử dụng băng thung. Sử dụng các ống dán Unna

cũng hữu ích cho người già hay người yếu sức. Tiêm loại thuốc gây xơ cứng cũng có hiệu quả đối với các chứng căng giãn tĩnh mạch. Buộc thắt tĩnh mạch trên hay cắt bỏ tĩnh mạch thường áp dụng điều trị chứng căng giãn tĩnh mạch lớn.
CHĂM SÓC: Hướng dẫn bệnh nhân phải chú ý tránh những công việc làm trở ngại dòng máu chảy trong tĩnh mạch, ví dụ như mang vớ hay thắt lưng chặt, cột ngang chân tại vùng đầu gối và tránh ngồi lâu. Mang vớ dài bó sát để hỗ trợ thêm sau khi nằm giơ chân lên cao trong vòng từ 10 đến 15 phút. Dặn dò bệnh nhân không được ngồi yên trên ghế lâu quá 1 giờ. Khuyến khích bệnh nhân cứ mỗi giờ thì chịu khó đi lại khoảng 5 phút. Giơ chân lên cao bất cứ lúc nào có thể thực hiện được nhưng không ít hơn hai lần trong một ngày và mỗi lần khoảng 30 phút. Bệnh nhân không được đứng trong thời gian lâu. Hướng dẫn bệnh nhân về triệu chứng của bệnh viêm tĩnh mạch huyết khối, các biến chứng của bệnh căng giãn tĩnh mạch, cụ thể là nóng, đau cục bộ và có dấu hiệu Homans dương tính, ... Nếu phải thực hiện phẫu thuật thì phải mang vớ thun dài hỗ trợ sau phẫu thuật và khi nằm phải đưa chân cao hơn so với mức của tim. Những bệnh nhân béo phì thì phải thực hiện chế độ ăn kiêng. Xem: Nursing Diagnoses.

varicosis [L.]. Varicose condition of veins.*Tình trạng giãn tĩnh mạch Bệnh giãn tĩnh mạch.*
varicosity [L. uarix, twisted vein]. 1. Condition of being varicose. 2. A swollen, twisted vein. SYN: varix.
tình trạng giãn tĩnh mạch 1. Chứng bệnh mà biểu hiện là các tĩnh mạch bị giãn. 2. Trường hợp tĩnh mạch bị sưng tấy lên và xoắn lại. Đn: varix.
varicotomy [" + Gr. tome, incision]. Excision of a varicose vein.*Cắt tĩnh mạch giãn Thực hiện phẫu thuật để cắt các tĩnh mạch bị giãn.*
varicula [L., a tiny dilated vein]. A small varix, esp. of the conjunctiva.
Giãn tĩnh mạch nhỏ Chứng giãn các tĩnh mạch nhỏ, đặc biệt là ở các vùng kết mạc.
variety [L., varietas, variety]. A term used in classifying individuals in a subpopulation of a species.*Giống Là thuật ngữ chuyên môn dùng trong ngành phân loại học sinh vật, chỉ về giống hay loại, một dạng phân loại nhỏ hơn của loài.*
variola [L., pustule]. An acute, contagious, systemic, viral disease characterized by a prodromal stage during which the constitutional symptoms usually are severe, followed by an eruption that passes through the successive stages of macules, papules, vesicles, pustules, and crusts. SYN: smallpox.
NOTE: This disease is considered to have been completely eradicated

world-wide. Cultures of the virus are kept in only one or two research laboratories.*Bệnh đậu mùa Một loại bệnh cấp tính, hay lây, phát triển toàn thân do một loại virus gây ra, biểu hiện giai đoạn tiền triệu trong đó các triệu chứng cơ thể rất nghiêm trọng, sau đó là nổi ban theo từng giai đoạn như dát, sần, mụn nước, mụn mủ và đóng vảy. Đn: smallpox.*
CHÚ Ý: Bệnh này được xem như là đã được loại bỏ ra khỏi thế giới hiện đại. Việc nuôi cấy vi khuẩn chỉ còn được thực hiện ở một hay hai phòng thí nghiệm nghiên cứu trên thế giới.
v., minor. Mild form of smallpox with sparse rash and low-grade fever.
***Bệnh đậu mùa nhẹ** Một dạng nhẹ của bệnh đậu mùa với chứng phát ban lác đác và sốt nhẹ.*
variolar [L. variola, pustule]. Pert. to smallpox.*(thuộc) đậu mùa Liên quan đến bệnh đậu mùa.*
variolate 1. To vaccinate with smallpox virus. 2. Having lesions like those of smallpox.*Chủng đậu 1. Tiêm chủng phòng ngừa bệnh đậu mùa. 2. Có những tổn thương giống như bệnh đậu mùa.*
variolation, variolization [L. variola, pustule]. Inoculation with smallpox.*Sự chủng đậu Sự tiêm chủng phòng ngừa bệnh đậu mùa.*
variolic Variolar.*Bệnh đậu mùa Xem:Variolar.*
varioliform Resembling smallpox.
***Dạng đậu mùa** giống như bệnh đậu mùa.*
varioloid [" + Gr. eidos, form, shape]. I. Resembling smallpox. 2. Pert. to varioloid. 3. A mild but contagious type of smallpox in those who have had smallpox or have been vaccinated.*Dạng bệnh đậu mùa 1. Giống như bệnh đậu mùa. 2. Liên quan đến dạng giống như bệnh đậu mùa. 3. Một dạng đậu mùa nhẹ nhưng vẫn lây lan, xảy ra ở những người đã mắc phải bệnh đậu mùa một lần trước đó hay những người đã được tiêm chủng phòng bệnh đậu mùa.*
variolous Rel. to smallpox.*(thuộc) đậu mùa liên quan đến bệnh đậu mùa.*
varix [L., twisted vein]. (pl. varices) 1. A tortuous dilatation of a vein. SEE: varicose veins. 2. Less commonly, dilatation of an artery or lymph vessel.*Giãn mạch, tĩnh mạch 1. Tình trạng tĩnh mạch bị giãn và xoắn lại. Xem: varicose veins. 2. Nghĩa ít dùng hơn là trường hợp giãn động mạch hay các mạch bạch huyết.*
v., aneurysmal. A direct communication between an artery and a varicose vein without an intervening sac.
***Chứng giãn phình tĩnh mạch** Tình trạng động mạch nối thẳng vào các tĩnh mạch giãn mà không có cục túi xen kẽ.*
v., arterial. 1. A varicosity or dilatation of an artery. 2. A connection be-

tween an artery and a vein as in an arteriovenous fistula.*Chứng giãn động mạch* 1. *Chứng căng giãn xảy ra tại một động mạch.* 2. *Sự nối trực tiếp giữa một động mạch và một tĩnh mạch như trong trường hợp rò động-tĩnh mạch.*

varices esophageal. Varicosities of the veins of the esophagus. These are associated with increased portal vein pressure, usually secondary to cirrhosis of the liver. SEE: Nursing Diagnoses.*Giãn tĩnh mạch thực quản Giãn tĩnh mạch vùng thực quản. Thường kết hợp với triệu chứng tăng huyết áp tĩnh mạch cửa và triệu chứng thứ hai là tình trạng xơ gan. Xem: Nursing Diagnoses.*

v., lymphaticus. Dilatation of a lymphatic vessel.*Chứng giãn mạch bạch huyết Căng giãn tại các mạch bạch huyết.*

v., turbinal. Permanent dilatation of veins of turbinate bodies.*Giãn tĩnh mạch xoắn Chứng giãn tĩnh mạch vĩnh viễn ở các thể xoắn.*

varnish A solution of gums and resins in a solvent. When these are applied to a surface, the solvent evaporates and leaves a hard, more or less flexible film. In dentistry, varnishes are used to protect sensitive tooth are as such as the pulp.*Véc ni Một dung dịch dạng thế gôm và thế keo được hoà tan trong một dung môi. Khi quét nó lên một bề mặt, chất dung môi sẽ bay hơi và để lại một màng dẻo và cứng. Trong nha khoa, véc ni dùng để làm chất bảo vệ vùng nhạy cảm của răng, ví dụ như tủy răng.*

varolian [Costanzo Varolio, It. surgeon, 1543-1575] Rel. to the pons varolii.*(thuộc) cầu varolii [Costanzo Varolio, bác sĩ phẫu thuật người Ý, 1543 - 1575] Liên quan đến cầu varolii.*

varolian bend. Anterior extension of hindgut on its ventral surface in the fetus.*Dải varolii cong phần đuôi ra phía trước của hậu tràng ngay trên bề mặt của bụng ở thai nhi.*

varus [L.]. 1. Turned inward. 2. A condition in which a clubfooted person walks on outer border of the foot. SYN: talipes varus. SEE: valgus.*Vẹo vào 1. Cong vào phía trong. 2. Tật bấm sinh ở chân thường gọi là chân vòng kiềng. Đn: talipes varus. Xem: valgus.*

vas [L., vessel]. (pl. vasa) [NA] A vessel or duct.*Ống dẫn Chỉ về một mạch máu hay một ống dẫn.*

v., aberrans. 1. A narrow tube varying in length from $\frac{1}{2}$ to 14 in. (3.8 to 35.6 cm), occasionally found connected with the lower part of the canal of the epididymis or with the commencement of the vas deferens. 2. Vestige of the biliary ducts sometimes found in the liver.*Mạch lạc vị 1. Một loại ống hẹp có chiều dài rất khác nhau từ $1\frac{1}{2}$ đến 14 inch (3,8 đến 35,6 cm) thỉnh thoảng tìm thấy nối với phần dưới của ống*

mào tinh hoàn hay nối với phần đầu của các ống dẫn. 2. Vết tích của ống mật đôi khi được tìm thấy trong gan.

v., afferens. [NA] An afferent vessel of a lymph node.*Mạch hướng tâm Một mạch hướng tâm của hạch bạch huyết.*

v., afferens glomerufi. [NA] The afferent arteriole that conveys blood to the glomerulus of a renal corpuscle.*Mạch tới cầu thận Các động mạch nhỏ hướng tâm để chuyển máu đến tiểu cầu ở tiểu thể thận.*

v., capillare. [NA] A capillary blood vessel.*Mao mạch Chỉ chung về các mao mạch máu.*

v., deferens. The excretory duct of the testis, the continuation of the canal of the epididymis. This slim muscular tube, approximately 18 in. (45.7 cm) long, transports the sperm from each testis to the prostatic urethra. SYN: ductus deferens [NA]. SEE: testis for illus. RS: ampullitis; cord; deferentitis; spermatic.*Ống dẫn tinh Ống tiết của tinh hoàn, nó nối tiếp với ống mào tinh. Đây là các ống cơ, mảnh và dài khoảng 18 inch (45,7 cm), dùng để chuyển tải tinh dịch từ tinh hoàn đến niệu đạo tuyến tiền liệt. Đn: ductus deferens [NA]. Xem: testis để minh họa. Tham khảo: nang, dây dẫn, ống dẫn, túi tinh.*

v., lymphaticum. [NA] One of the vessels carrying the lymph.*Mạch bạch huyết [NA] Một trong các mạch chuyển tải bạch huyết.*

v., prominens. [NA] Blood vessel on the cochlea's accessory spiral ligament.*Ống gò Mạch máu tại vùng ốc tai gắn với dây chằng xoắn.*

v., spiral,. A large blood vessel beneath the tunnel of Corti in the basilar membrane.*Ống xoắn Một mạch máu lớn nằm ngay phía dưới hang Corti tại màng nền.*

vasa [L. vas, vessel]. Pl. of vas.*Vasa Dạng số nhiều của vas, có nghĩa là ống dẫn.*

v., afferentia. [NA] The lymphatic vessels entering a lymph node.*Các ống dẫn hướng tâm Là các mạch bạch huyết đi vào các hạch bạch huyết.*

v., brevia. Branches of the splenic artery going to greater curvature of the stomach.*Các ống ngắn Các nhánh của động mạch lách đi vào bờ cong lớn của dạ dày.*

v., efferentia. 1. Lymphatics that leave a lymph node. 2. Excretory ducts of the testis to the head of the epididymis.*Các ống ly tâm 1. Các ống dẫn bạch huyết ra khỏi hạch. 2. Các ống dẫn tinh từ tinh hoàn ra phần đầu của mào tinh.*

v., praevia. The blood vessels of the umbilical cord presenting before the fetus.*Mạch rau Các mạch máu ở dây rốn phát triển trước khi xuất hiện bào thai.*

v., recta. 1. Tubules that become straight prior to entering the

mediastinum testis. 2. Straight collecting tubules of the kidney.*Các ống thẳng 1. Các ống nhỏ và thẳng đi vào trung thất của tinh hoàn. 2. Các ống nhỏ và thẳng, tập hợp lại ở trong thận.*

v., vasorum. [NA] Tiny blood vessels that are distributed to the walls of the larger veins and arteries.*Mạch của mạch Các mạch máu nhỏ phân nhánh ra từ vách của các tĩnh mạch hay động mạch lớn hơn.*

v., vorticosa. Stellate veins of the choroid, carrying blood to the superior ophthalmic vein.*Tĩnh mạch xoắn Các tĩnh mạch vệ tinh của màng mạch, mang máu đi ra từ vùng tĩnh mạch mắt trên.*

vasal [L. vas, vessel]. Rel. to a vas or vessel.*(thuộc) ống dẫn mạch máu Liên quan đến ống dẫn hay mạch máu.*

vasalgia Pain in a vessel of any kind.*Đau mạch Chỉ chung các chứng bệnh đau ở vùng mạch máu.*

esp. [L. vasculum, a small vessel]. Pert. to or composed of blood vessels.*(thuộc) mạch máu Liên quan đến mạch máu hay chỉ chung về các mạch máu.*

vascularity State of being vascular.*Tình trạng có mạch Tình trạng có mạch máu hay có mạch bạch huyết.*

vascularization [L. vasculum, a small vessel]. Development of new blood vessels in a structure.*Sự phân bố mạch, sự tạo mạch Sự phát triển của các mạch máu mới trong một cấu trúc.*

vascularize [L. vasculum, a small vessel]. To become vascular by development of new blood vessels.*Mạch máu nhỏ Sự hình thành các mạch máu nhỏ qua việc phát triển của các mạch máu mới.*

vascular ring Congenital abnormality in which an arterial ring encircles the trachea and esophagus. This causes signs of compression of their structures. Surgery may be required to relieve the symptoms.*Vòng mạch Một bất thường bẩm sinh trong đó có một vòng động mạch bao quanh khí quản và thực quản. Điều này gây ra các dấu hiệu chèn ép cấu trúc. Đôi khi cần can thiệp phẫu thuật để làm giảm đi các triệu chứng.*

vascular system. The heart, blood vessels, lymphatics, and their parts considered collectively. It includes the pulmonary and portal systems.*Hệ mạch chỉ chung về tim, các mạch máu, mạch bạch huyết và các bộ phận có liên quan. Nó bao gồm cả hệ phổi và các hệ cửa.*

vascular tuft. One of the vascular processes on the chorion in the fetus at an early stage of development. SYN: chorionic villi.*Búi mạch là một búi mạch nằm ở màng đệm của bào thai tại giai đoạn đầu của thời kỳ phát triển. Đn: chorionic villi.*

vascular tumor. Tumor containing

dilate blood vessels. SYN: angioma;; telangioma.*U mạch Khối u có chứa các mạch máu bị căng giãn ra. Đn: angioma; telangioma.*

vasculature The arrange ment of blood vessels in the body or any part of it, including their relationship and fun tions.*Sự phân bố mạch Sự sắp xếp của các mạch máu trong cơ thể hay tại bất kỳ một bộ phận nào đó trong cơ thể, ám chỉ cả các mối tương quan cũng như các chức năng của nó.*

vasculitis [" + itis, inflammation]. Inflammation of a blood or lymp vessel. SYN: angiitis.*Viêm mạch Chứng viêm nhiễm tại mạch máu hay mạch bạch huyết. Đn: angiitis.*

vasculogenesis [" -Gr. genesis, generation birth]. Development of the vascular system.*Sự tạo mạch Sự phát triển của một hệ mạch.*

vasculomotor Vasomotor.*Vận mạch Xem:Vasomotor.*

vasculopathy Any dis ease of blood vessels.*Bệnh mạch Chỉ chung về các chứng bệnh ở mạch máu.*

vasculum [L.]. A tiny vessel.*Mạch máu nhỏ Chỉ về một mạch máu nhỏ.*

vasectomy [L. vas vessel + Gr. ektome, excision]. Removal of all or a segment of the vas deferens. Usually done bilaterally to produce sterility in the male.
NOTE: Persons who have had this surgical procedure ejaculate in a normal manner but the ejaculate does not contain sperm. There are no anatomical or physiological reasons for sterilization by this method to alter the sex drive or libido. Nevertheless, hematomas may occur postoperatively, and granulomas in response to leakage of sperm may occur.
caution: The patient should have about two dozen ejaculations to help insure that sterility has been accomplished. Sterility is not considered to have been achieved until two ejaculates have been found to be free of sperm. Spontaneous reanastomosis has been reported.
*Cắt bỏ ống tinh Cắt bỏ toàn bộ hay một đoạn của ống dẫn tinh. Thường cắt hai bên để triệt sản ở nam giới.
LƯU Ý: Những người đã thực hiện phẫu thuật cắt bỏ ống tinh vẫn có thể phóng tinh dịch như người bình thường nhưng trong tinh dịch không có tinh trùng. Hiện chưa có dấu hiệu về cơ thể học cũng như sinh lý học chứng minh phương pháp này làm thay đổi giới tính hay vấn đề tình dục. Tuy nhiên có thể bị sung huyết xảy ra sau khi phẫu thuật hay chứng u hạt do rỏ rỉ tinh trùng cũng có thể xảy ra.
Thận trọng: Bệnh nhân cần phải thực hiện phóng tinh khoảng hai mươi bốn lần sau đó mới bảo đảm đã hết tinh trùng còn sót lại. Sự vô sinh chỉ có hiệu lực sau hai lần phóng tinh mà không tìm thấy tinh trùng. Sự nối trở lại ống dẫn tinh*

cũng đã được đề ra.

Vaseline. Trade name for petrolatum. *tên thương mại của petrolatum.*

vasifactive ["+ facere, to make]. Forming new vessels. SYN: vasofactive; vasoformatiue. *tạo mạch sự hình thành các mạch máu mới. Đn: vasofactive; vasoformative.*

vasiform ["+ forma, shape) Resembling a tubular structure or vas. *Dạng ống dẫn tinh có cấu trúc giống hình ống hay giống như ống dẫn.*

vasitis Inflammation of the ductus deferens of the testicle. *Viêm ống dẫn tinh Viêm nhiễm ống dẫn tinh.*

vaso- [L.vas, vessel]. Combining form meaning a vessel, as a blood vessel. *tiếp đầu ngữ để chỉ về một cấu trúc ống hay một mạch máu.*

vasoactive Affecting blood vessels. *Kích hoạt mạch gây tác động đến các mạch máu.*

vasoactive intestinal polypeptide. ABBR: VIP. A peptide present in the mucosa of the gastrointestinal tract. One of its principal actions is to inhibit gastric function including gastric acid secretion. VIP is also present in nerve fibers of the female genital tract. *Polypeptid ruột hoạt mạch Viết tắt: VIP. Xuất hiện tại màng nhầy của dạ dày - ruột. Một trong các hoạt động chính để ngăn chặn bớt các chức năng của dạ dày bao gồm cả chức năng tiết acid. VIP cũng có trong các sợi thần kinh tại ống sinh dục nữ.*

vasoconstriction Decrease in the caliber of blood vessels. *Co mạch Giảm đường kính của các mạch máu.*

vasoconstrictive [" + constrictus, bound]. Causing constriction of the blood vessels. *Nguyên nhân co mạch chỉ nguyên nhân gây nên sự co lại của các mạch máu.*

vasoconstrictor [" + constrictor, a binder]. 1. Causing constriction of blood vessels. 2. That which constricts or narrows the caliber of blood vessels, as a drug or a nerve. *Thuốc co mạch 1. Nguyên nhân gây co mạch. 2. Chỉ chung về các tác nhân làm co lại hay hẹp lại đường kính của mạch máu, ví dụ như thuốc hay tác động thần kinh.*

vasodentin [" + dens, tooth]. Modified dentin provided with blood capillaries. Present in fish but seldom seen in other animals. *Mạch ngà răng Các mạch máu nhỏ dẫn đến vùng ngà răng. Thường thấy ở loài cá nhưng hiếm thấy ở các loài động vật khác.*

vasodepression [" + depressio, a pressing down]. Vasomotor depression or collapse. *Trụy mạch Trụy hay xẹp vận mạch.*

vasodepressor [" + depressor, that which presses down]. 1. Having a depressing influence on the circulation lowering blood pressure by dilata-

tion of blood vessels. 2. An agent that decreases circulation.*Tác nhân gây trụy mạch 1. Có sự giảm áp xảy ra tại vòng tuần hoàn máu vì lý do giãn mạch máu. 2. Chỉ về một tác nhân làm giảm sự lưu thông của máu.*

Vasodilan. Trade name for isoxsuprine hydrochloride. *Vasodilan Tên thương mại của chất isoxsuprine hydrochloride.*

vasodilatation [" + dilatare, to enlarge]. Dilatation of blood vessels, esp. small arteries and arterioles.*Sự giãn mạch Sự giãn nở ở các mạch máu, đặc biệt là ở các động mạch nhỏ hay các tiểu động mạch.*

v., antidromic. Vasodilatation resulting from stimulation of dorsal root of a spinal nerve.*Sự giãn mạch ngược dòng Sự giãn mạch do kết quả của sự kích thích tại vùng rễ sau của thần kinh tủy sống.*

v., reflex. Blood vessel dilation due to stimulation of its dilator nerves or inhibition of its constrictor substance or nerves. This can be done by stimulating the sensory reflex arc.*Sự giãn mạch phản xạ sự giãn mạch do kích thích tại thần kinh gây giãn mạch hay ức chế tại các thần kinh co mạch. Điều này có thể thực hiện được bởi kích thích tại cung phản xạ thụ cảm.*

vasodilation Increase in the caliber of blood vessels.*Sự giãn mạch Sự gia tăng đường kính của các mạch máu.*

vasodilative Causing dilation of the blood vessels.*Gây giãn mạch Gây nên sự giãn các mạch máu.*

vasodilator [" + dilatare to enlarge]. 1. Causing relaxation of the blood vessels. 2. A nerve or drug that dilates the blood vessels.*Thuốc giãn mạch 1. Nguyên nhân gây nên sự giãn nở của các mạch máu. 2. Một tác động thần kinh hay một loại thuốc gây nên sự giãn nở ở các mạch máu.*

vasoepididymostomy ["+ Gr. epi, upon, + didymos, testicle, + stoma, mouth]. Formation of a passage between the vas deferens and the epididymis.*Mở thông mào tinh - ống tinh Thủ thuật tạo đường nối giữa ống dẫn tinh và mào tinh.*

vasofaetive [" + facere, to make). Forming new blood vesselc. SYN: vasifactive; vasoformative.*Tạo mạch Sự hình thành các mạch máu mới. Đn: vasifactive; vasoformative.*

vasoformative ["+ formare, to form]. Forming new blood vessels. SYN: vasifactive; vasofactive.*Hình thành mạch sự hình thành các mạch máu mới. Đn: vasifactive; vasofactive.*

vasoganglion Any mass of blood vessels.*Cuộn mạch, lưới mạch chỉ chung về một khối bên trong có mạch máu.*

vasography ["+ Gr. graphein, to write]. Roentgenography of the blood vessels.*Chụp X quang mạch Chụp hình mạch máu bằng cách sử dụng tia X.*

vasohypertonic [" + Gr. hyper, over, above excessive, + tonikos, pert. to tension]. Causing or that which causes constriction of blood vessels. SYN: vasoconstrictor.*Co mạch Chỉ về nguyên nhân hay tác nhân gây nên sự co của các mạch máu. Đn: vasoconstrictor.*

vasohypotonic [" + Gr. hypo, under, beneath, below, + tonikos, pert. to tension]. Relaxing or that which relaxes blood vessels. SYN: vasodilator.*Giãn mạch Trạng thái nới lỏng hay trạng thái giãn mạch. Đn: vasodilator.*

vasoinhibitor [" + inhibere, to restrain]. An agent that decreases the action of vasomotor nerves.*Chất ức chế mạch Tác nhân dùng để làm giảm đi hoạt động của các thần kinh vận mạch.*

vasoinhibitory Restricting vasomotor activity.*Sự ức chế mạch Sự hạn chế hoạt động vận mạch.*

vasoligation [" + ligare, to bind]. Ligation of a vessel, specifically the vas deferens.*Thắt mạch Sự buộc thắt lại một mạch máu, đặc biệt là dùng để chỉ về sự buộc thắt lại ống dẫn.*

vasomotion [" + motio, movement]. Change in caliber of a blood vessel. *Sự vận mạch Sự thay đổi về đường kính của một mạch máu.*

vasomotor [" + motor, a mover]. Pert. to the nerves having muscular control of the blood vessel walls. The circularly arranged fibers of the muscles of arteries and veins can contract or relax; the affected region is accordingly either blanched or flushed. The former effect can commonly be produced by stimulating sympathetic fibers, and is consequently called vasoconstrictor, is certain other nerves on stimulation cause vasodilation, examples being the nervus chorda tympani and the nervi erigentes. A vasomotor reflex is one in which the stimulus such as a horrifying sight, results in a change in vasomotor tone, e.g., pallor. SEE: vasoconstrictor; vasodilator.*Vận mạch Chỉ về hoạt động của các thần kinh điều khiển các cơ ở thành mạch. Các cơ này sắp xếp vòng quanh các động mạch và tĩnh mạch, nó có thể co vào hoặc giãn ra; các vùng chịu tác động của nó thể là phần trắng hay đỏ. Phần trắng thường chịu tác động của các sợi thần kinh giao cảm và thường được gọi là sự co mạch. Sự kích của các sợi thần kinh còn lại sẽ gây nên sự giãn mạch, ví dụ như các thần kinh màng nhĩ và dây thần kinh trung ương. Phản xạ vận mạch cũng là một trong các phản xạ kích thích, ví dụ như khi nhìn thấy một cảnh tượng rùng rợn sẽ dẫn tới sự thay đổi, tái xanh. Xem: vasoconstrictor; vasodilator.*

vasomotor epilepsy. Epilepsy with vasomotor changes in the skin.*Động kinh vận mạch Chứng động kinh cùng với những thay đổi vận mạch ở da.*

vasomotor reflex. Constriction of cutaneous blood vessels in response to a stimulus to the skin.*Phản xạ vận mạch Sự co thắt lại của các mạch máu ở dưới da để đáp ứng lại các kích thích tại da.*

vasomotor spasm. Spasm of smaller arteries.*Cơn vận mạch Chỉ về những cơn co thắt tại các tiểu động mạch.*

vasoneuropathy Disease due to the combined effect of vascular and neurologic effects.*Bệnh thần kinh - mạch Chỉ chung về các bệnh có những ảnh hưởng cả trên mạch máu cũng như trên hệ thần kinh.*

vasoneurosis [L. vas, vessel, + Gr. neuron, nerve, + osis, condition]. A neurosis affecting blood vessels; a disorder of the vasomotor system. SEE: angioneurosis.*Chứng loạn thần kinh mạch Chứng loạn thần kinh chức năng có ảnh hưởng tới mạch máu; chỉ về một rối loạn trong hệ vận mạch. Xem: angioneurosis.*

vaso-orchidostomy [" + Gr. orchis, testicle + stoma, mouth]. Surgical connection of the epididymis to the severed end of the vas deferens. *Phẫu thuật mở tinh hoàn - ống dẫn tinh Thủ thuật nối mào tinh hoàn với phần đầu của ống dẫn tinh.*

vasoparesis [" + Gr. parienai, to let fall]. Partial paralysis or weakness of the vasomotor nerves,*Liệt nhẹ thần kinh vận mạch Chứng liệt một phần hay suy yếu các thần kinh vận mạch.*

vasopressin A hormone formed in supraoptic and paraventricular nuclei of hypothalamus and transported to posterior lobe of hypophysis through the hypothalamohypophyseal tract. It has an antidiuretic, and a pressor effect that elevates blood pressure. This drug should not be used as an agent to increase blood pressure because of its effect of reducing coronary artery blood flow. Trade name is Pitressin. SYN: antidiuretic hormone. SEE: oxytocin.*vasopressin Một loại hormon tiết ra từ nhân trên thị giác và gần não thất của vùng dưới đồi não và được chuyển tải tới thùy sau của tuyến yên qua bó dưới đồi tuyến yên. Nó có tác dụng chống lợi tiểu và tăng huyết áp. Các loại thuốc này không nên dùng như là một loại thuốc tăng huyết áp bởi vì nó còn có tác dụng làm giảm dòng chảy của máu tại động mạch vành. Tên thương mại là Pitressin. Đn: antidiuretic hormone. Xem: oxytocin.*

vasopressin injection. USP. A sterile solution, in a suitable diluent, of material containing the polypeptide hormone having the properties of caus-

ing the contraction of vascular and other smooth muscle, and of diuresis. Trade name is Pitressin.*Vasopressin tiêm USP. Một dung dịch vô trùng, pha loãng vừa phải, có chứa hormon polypeptid của chuỗi có tính chất gây co thắt mạch máu và co thắt các loại cơ trơn cùng với tăng bài niệu. Tên thương mại là Pitressin.*

vasopressor 1. Causing contraction of the muscles of capillaries and arteries. This increases resistance to the flow of blood and thus elevates blood pressure. 2. Agents that stimulate contraction of muscles of capillaries and arteries.*Co mạch 1. Gây nên sự thắt các cơ tại mao mạch và động mạch. Điều này sẽ gia tăng sức cản dòng chảy của máu từ đó sẽ tăng huyết áp. 2. Tác nhân gây kích thích co các cơ tại mao mạch và động mạch.*

vasopuncture [" + punctara,prick]. Puncture of the vas deferens.*Chọc ống dẫn tinh Phẫu thuật chọc ống dẫn tinh.*

vasoreflex A reflex that alters the caliber of blood vessels.*Phản xạ mạch Chỉ về một phản xạ làm thay đổi đường kính của các mạch máu.*

vasorelaxation [" + retaxare, toloosen]. Lessening of vascular pressure.*Giãn mạch Làm giảm áp lực mạch.*

vasorrhaphy [" + Gr. rhaphe,seam, ridge]. Surgical suture of the vas deferens.*Thủ thuật khâu ống dẫn tinh.*

vasosection [" + sectio, a cutting). Surgical division of the vasa deferentia.*Cắt mạch, cắt ống dẫn tinh Thủ thuật cắt mạch máu hay ống dẫn tinh.*

Vasosensory [" + sensorius,pert, to sensation]. Rel. to sensation in the blood vessels.*(thuộc) khả năng thụ cảm của mạch Liên quan đến khả năng thụ cảm của các mạch máu.*

vasospasm [" + Gr. spasmos a convulsion]. Spasm of a blood vessel. SYN: angiohypotonia; angiospasm; vasoconstriction.*Co mạch Sự co thắt của mạch máu. Đn: angiohypotonia; angiospasm; vasoconstriction.*

vasospastic Concerning or characterized by vasospasm.*Co thắt mạch có liên quan đến hay có biểu hiện của sự co thắt của mạch.*

vasostimulant [L. vas, vessel, + stimulans,goading].Exciting vasomotor action.*Kích thích vận mạch Sự kích thích các hoạt động vận mạch.*

vasostomy [" + Gr, stoma, mouth]. Surgical procedure of making an opening into the vas deferens.*Mở thông ống dẫn tinh Thủ thuật rạch mở ống dẫn tinh.*

vasotomy [" + Gr. tome, incision]. Incision of the vas deferena.*Rạch ống dẫn tinh Thủ thuật rạch ống dẫn tinh.*

vasotonia [" + Gr. tonos, act of

stretching, tension]. The tone of blood vessels.*Trương lực mạch Trương lực của các mạch máu.*

vasotonic [" + Gr. tonikos, pert. to tone]. 1. Pert. to the tone of a vessel. 2. Causing vasotonia.*(thuộc) trương lực mạch 1. Liên quan đến trương lực mạch. 2. Nguyên nhân gây ra trương lực mạch.*

vassotribe [" + Gr. tribein, to rub]. Pressure forceps used for controlling hemorrhages. SYN: angiotribe.*Kẹp cầm máu Cái kẹp dùng để kiểm soát chảy máu. Đn: angiotribe.*

vasotripsy [" + Gr, tripsis a crushing]. Arrest of hemorrhages with a strong forceps by crushing an artery. SYN: angiotripsy.*Cầm máu bằng kẹp Là phương pháp cầm máu bằng cách dùng một cái kẹp cứng để kẹp chặt vào một động mạch. Đn: angiotripsy.*

vasotrophic [" + Gr trophe, nourishment]. Concerned with the nutrition of blood vessels.*Dinh dưỡng mạch Liên quan đến các vấn đề nuôi dưỡng mạch máu.*

vesotropic Affecting blood vessels,*Ả nh hưởng mạch Sự ảnh hưởng đến các mạch máu.*

vasovagal Concerning the action of stimuli from the vague nerve on blood vessels.*(thuộc) mạch thần kinh phế vị Liên quan đến kích thích thần kinh phế vị làm ảnh hưởng đến các mạch máu.*

vasovagal syncope. Sudden faint due to hypotension induced by the response of the nervous system to abrupt emotional stress, pain, or trauma. This is accompanied by pallor, sweating, hyperventilation, and bradycardia. Vagal stimulation causes this reaction. Treatment consists of having the patient lie flat and being certain that there is a clear airway; treat the underlying condition if indicated. Anticholinergic agents, such as propantheline bromide, may be helpful. Vomiting does not usually occur, but if it does, position patient to prevent aspiration of vomitus.*Ngất mạch-thần kinh phế vị huyết quản Cơn ngất do hạ huyết áp đột ngột cảm giác căng thẳng, đau, hay chấn thương một cách bất ngờ. Triệu chứng thường đi kèm với vẻ mặt xanh xao, đổ mồ hôi, thở gấp và nhịp tim chậm. Khi tác động lên thần kinh phế vị thường gây nên cảm giác này. Vấn đề điều trị bao gồm đặt bệnh nhân nằm ngửa tại nơi thoáng khí và làm thông đường hô hấp và điều trị bệnh lý cơ bản nếu có chỉ định. Dùng thuốc kháng tiết cholin như propanthelin Bromid cũng rất hiệu quả. Triệu chứng nôn mửa thường không xảy ra, nhưng nếu có thì chú ý đặt vị trí bệnh nhân làm sao để tránh bị nghẹt đường thở do hít các chất nôn.*

vasovasostomy [" + vas, vessel, + stoma, mouth]. Rejoining of the previously severed ductus deferens of

the testicle.*Nối lại ống dẫn tinh Thủ thuật nối lại các ống dẫn tinh mà trước đây đã cắt.*

vasovesiculectomy [" + vesicula, tiny sac, + Gr. ektome, excision]. Excision of the vas deferens and seminal vesicles.*Rạch túi tinh - ống dẫn tinh Thủ thuật rạch ống dẫn và túi tinh.*

vasovesiculitis [" + vesicula, a tiny bladder, + Gr. itis, inflammation]. Inflammation of the vas deferens and seminal vesicles.*Viêm túi tinh - ống dẫn tinh Chứng viêm nhiễm ở ống dẫn tinh và túi tinh.*

Vasoxyl. Trade name for methoxamine hydrochloride. *Vasoxyl Tên thương mại của methoxamine hydrochloride.*

vastus [L., vast]. 1. Great, large, extensive. 2. One of three muscles of the thigh. SEE: Muscles.*Cơ rộng 1. Lớn, rộng, bao quát. 2. Chỉ một trong ba cơ bắp đùi. Xem: Muscles.*

Vater's ampulla [Abraham Vater, Ger. anatomist, 1684-1751] Former name for papilla of Vater.*Bóng Vater [Abraham Vater, bác sĩ cơ thể học người Đức, 1684 - 1751] Tên cũ của papilla of Vater.*

Vater's corpuscles. Ovoid end organs of nerves supplying the skin. SYN: pacinian corpuscles.*Tiểu thể Vater Các bộ phận hình trứng của các thần kinh dưới da. Đn: pacinian corpuscles.*

Vater's papilla. The duodenal end of the drainage systems of the pancreatic and common bile ducts. Formerly called ampulla of Vater.*Bóng Vater Đầu phía bên tá tràng của các ống dẫn tuỵ và ống mật chủ. Tên gọi trước đây là ampulla of Vater.*

vault Apart or structure resembling a dome or arched roof.*Vòm Chỉ một phần của một cấu trúc liên kết tạo thành một cái vòm hay chỉ về một mái vòm.*

VC. vital capacity. *Viết tắt của chữ vital capacity, có nghĩa là dung tích sống sót.*

V-Cilln. Trade name for penicillin V. *V-Cillln Tên thương mại của penicillin V.*

V-Cillin K. Trade name forpenicillin V potassium, USP.*V-Cillin K Tên thương mại của penicillin V kali, USP.*

VD. venereal disease.*VD Viết tắt của chữ venereal disease, có nghĩa là bệnh hoa liễu.*

VDH. valvular disease of the heart. *VDH Viết tắt của chữ valvular disease of the heart, có nghĩa là các bệnh van tim.*

VDRL. Venereal Disease Research Laboratories.*VDRL Viết tắt của chữ Venereal Disease Research Laboratories, có nghĩa là Các phòng thí nghiệm nghiên cứu về bệnh hoa liễu.*

vection [L. vectio, a carrying]. Transfer of disease agents by a vector from the sick to the well.*Sự truyền bệnh Các tác nhân lây truyền bệnh bởi*

côn trùng, lây truyền từ người bệnh sang người khoẻ mạnh.

vectis [L., pole]. A curved lever for making traction on presenting part of fetus.*Dụng cụ hỗ trợ sinh đẻ Là một cái đòn bẩy cong dùng để hỗ trợ kéo các bộ phận trình diện của thai nhi.*

vector [L., a carrier]. 1. Any force or influence that is a quantity completely specified by magnitude, direction, and sense, which can be represented by a straight line of appropriate length and direction. 2. A carrier, usually an arthropod or insect that transmits the causative organisms of disease from infected to noninfected individuals, esp. one in which the organism goes through one or more stages in its life cycle. *Véc tơ; vật chủ trung gian 1. Chỉ chung về một lực, hay một tác động mà tính chất được hoàn toàn xác định bởi độ lớn, hướng, chiều và được biểu diễn bằng một đường thẳng với độ dài và hướng tương ứng. 2. Chỉ về vật mang mầm bệnh, thường là động vật chân đốt hay côn trùng mà nó có thể truyền bệnh từ những sinh vật mắc bệnh sang những sinh vật khác đang khoẻ mạnh, đặc biệt ở những vật mang mầm bệnh thường là những sinh vật mà cuộc sống của nó có nhiều chu trình biến thái.*

v., biological. An animal vector in which the disease-causing organism multiplies or develops prior to becoming infective for a susceptible individual.*Sinh vật mang mầm bệnh Là loài động vật mang mầm bệnh hay là cơ sở để vi khuẩn gây bệnh phát triển giai đoạn đầu trước khi lây truyền sang người khoẻ mạnh.*

v., mechanical. A vector in or upon which growth and development of the infective agent do not occur.*Sinh vật không mang mầm bệnh Là các loài động vật mà tác nhân gây bệnh không thể phát triển ở trên nó.*

vectorcardiogram [" + Gr, kardia, heart, + grammas, something written]. A graphic record of the direction and magnitude of the electrical forces of the heart's action by means of a continuous series of vector loops. Analysis of the configuration of these loops permits certain statements to be made about the state of health or diseased condition of the myocardium. At any moment the electrical activity of the heart can be represented as an electrical vector with a specific direction and magnitude. This is called the instantaneous cardiac vector. A series of these vectors may be established for the entire cardiac cycle. By joining the tips of these vectors with a continuous line the vectorcardiogram loop is formed. The configuration so obtained may be projected on the frontal plane or viewed as a three-dimensional loop. Three vectorcardiogram loops are formed during each cardiac cycle-one for the electrical activity of the atrium; one for ventricular depolarization; one for ventricular repolarization,*Véc tơ điện tâm đồ L à biểu đồ điện tim ghi nhận lại cá hướng cũng như độ lớn của các hoạt động tim bằng cách sử dụng một loạt các ký hiệu véc tơ. Phân tích hình dạng của các vectơ này sẽ cho phép chẩn đoán được tình trạng bệnh tật hay khỏe mạnh của các cơ tim. Tại một thời điểm hoạt động của điện tim, nó sẽ được biểu diễn bởi một véc tơ với hướng và độ lớn xác định, và được gọi là véc tơ điện tim tức thời. Một loạt các véc tơ này sẽ đại diện cho toàn bộ chu kỳ điện tim. Bằng cách nối các đỉnh của các véc tơ lại với nhau ta sẽ có véc tơ biểu đồ điện tim. Từ biểu đồ này, chúng ta sẽ có được hình dạng mặt trước hay hình dạng không gian ba chiều. Ba véc tơ biểu đồ điện tim sẽ biểu diễn cho một chu kỳ hoạt động của tim - một là hoạt động của tâm nhĩ; hai là sự khử cực ở tâm thất; và còn lại là sự tái cực ở tâm thất.*

vectorcardiography. Analysis of the direction and magnitude of the electrical forces of the heart's action by a continuous series of loops (vectors) that represent the cardiac cycle.*Ghi véc tơ điện tim Phân tích các lực điện tim dựa vào hướng và độ lớn của một loạt các véc tơ biểu diễn cho một chu kỳ hoạt động của tim.*

vectorial [L. vector, a carrier]. Rel. to a vector.*(thuộc) véc tơ Có liên quan đến véc tơ.*

VEE. Venezuelan equine encephalitis.*VEE Viết tắt của chữ Venezuelan equine encephalitis, có nghĩa là viêm não ngựa ở nước Vênêđuêla.*

vegan An extreme vegetarian who omits all animal protein from the diet.*Người ăn chay Một người chỉ chuyên ăn rau và hoàn toàn kiêng không ăn thịt động vật.*

veganism Strict vegetarianism in which one eats no food, including milk or cheese products, from an animal source.*Trường phải ăn chay Trường phải ăn rau một cách tuyệt đối, không ăn cả sữa và phó mát, là các sản phẩm có nguồn gốc từ động vật.*

vegetable 1. Pert. to, of the nature of, or derived from plants. 2. A herbaceous plant, esp. one cultivated for food. 3. The edible part or parts of plants that are used as food, including the leaves, stems, seeds and seed pods, flowers, roots, tubers, and fruits.
Vegetables are important sources of minerals and vitamins; provide bulk, which stimulates intestinal motility; and are sources of energy. Caloric value is indirectly proportional to water content. Vegetables in general are valuable for their mineral content and for their fiber content. Copper is estimated at 1.2 mg/kg for leafy vegetables, and 0.7 mg/kg for nonleafy ones. Plant and vegetable proteins are nutri-

tionally inferior to those from animal sources but by combining certain vegetables in the diet, a completely adequate and balanced mixture of essential amino acids can be provided. Corn is low in lysine but has adequate amounts of tryptophan; beans are adequate in lysine but low in tryptophan. While neither of these two foods contains adequate amounts of essential amino acids, when eaten in combination, they are adequate. Similarly, rice and soybeans eaten together provide adequate essential amino acids even though each is lacking in essential amino acids. SEE: incaparina.
All starches in vegetables must be changed to sugars before they can be absorbed. Dry heat changes starch to dextrin; heat and acid or an enzym change dextrin to dextrose. In germinating grain, starch is changed to dextrin and dextrose. Dextrose in fermentation turns to alcohol and carbon dioxide.*Thực vật 1. Liên quan đến hay bản chất hay chiết xuất từ cây cỏ. 2. Chỉ các loại cây dạng cỏ, đặc biệt là có thể trồng trọt được để làm lương thực. 3. Là phần có thể ăn được của cây hay phần của cây dùng làm lương thực, bao gồm cả lá, mầm, hạt, vỏ hạt, hoa, rễ, thân củ và quả.
Rau là nguồn quan trọng cung cấp các chất khoáng và vitamin, nó có tác dụng kích thích hoạt động của hệ tiêu hóa và là các nguồn cung cấp năng lượng. Giá trị calo của nó tỷ lệ thuận với lượng nước chứa bên trong. Các loại thực vật nói chung thì có giá trị về mặt chất khoáng và các thớ sợi bên trong nó. Khẩu phần ước lượng khoảng 1,2 mg/kg cho loại cây ăn lá và khoảng 0,7 mg/kg cho loại cây không ăn lá.
Các protein lấy từ rau và cây có cũng đủ dinh dưỡng như lấy từ nguồn gốc động vật, nhưng trong chế độ ăn kiêng phải biết ăn phối hợp các loại rau và phải cân bằng được lượng acid amin cung cấp. Bắp có lượng lysine thấp nhưng tryptophan thì lại cao; đậu thì lysine cao nhưng tryptophan lại thấp. Trong khi đó cả hai loại cây lương thực này nếu ăn riêng lẻ ra thì không cái nào cung cấp đủ các acid amin thiết yếu, vì thế cần phải ăn phối hợp để tạo sự cân bằng. Tương tự như thế, nếu ăn phối hợp điều hòa cả gạo và đậu nành thì sẽ được cung cấp đầy đủ lượng acid amin thiết yếu, trong khi đó nếu ăn chỉ một loại thì chắc chắn sẽ bị thiếu. Xem: incaparina.
Các loại tinh bột và rau sẽ được biến đổi thành đường trước khi hấp thu. Khi sấy khô tinh bột sẽ chuyển thành dextrin; nhiệt độ và acid hay một loại enzym nào đó sẽ biến đổi dextrin thành dextrose. Trong các hạt nảy mầm, tinh bột sẽ chuyển thành dextrin và dextrose. Dextrose khi cho lên men sẽ chuyển thành rượu và dioid carbon.*

vegetal 1. Pertaining to plants. 2. Tropic or nutritional, esp. with refer-

ence to that part of an ovum which contains the yolk. SEE: pole, vegetal. *(thuộc) thực vật 1. Có liên quan đến thực vật. 2. Chỉ về chất dinh dưỡng hay có liên quan đến chất dinh dưỡng, đặc biệt là ám chỉ về các bộ phận của một quả trứng, bao gồm cả lòng đỏ trứng. Xem: pole, vegetal.*

vegetarian [from vegetable, coined 1847 by Vegetarian Society]. One whose diet consists mainly of vegetables sometimes also excluding dairy products. A carefully planned vegetarian diet, even if devoid of dairy products, may provide adequate nutrition but if the diet is limited to fats, oils, refined carbohydrates, starches, or alcohol, it may not be nutritionally adequate.*Người ăn chay [xuất phát bởi từ vegetable, được đặt ra vào năm 1847 bởi Hiệp hội các người ăn chay] Là ngững người ăn kiêng, chủ yếu chỉ ăn các loại thực vật, đôi khi còn không ăn cả những sản phẩm từ sữa. Một chế độ ăn chay cẩn thận, kể cả trường hợp kiêng các sản phẩm từ sữa, cũng vẫn có thể cung cấp đầy đủ các dưỡng chất; nhưng nếu ăn chay kiêng cả các chất béo, dầu, carbonhydrat tinh chế, tinh bột hay rượu thì có thể sẽ bị thiếu dưỡng chất.*

vegetarianism [" + Gr. -ismos, condition]. The belief and practice of eating vegetables and fruits only; may or may not exclude dairy products.*Thuyết ăn chay Về lòng tin hay sự thực hiện việc ăn chỉ toàn thực vật và trái cây; có thể bao gồm cả việc kiêng những sản phẩm từ sữa.*

vegetate [LL. vegetare, to grow]. 1. To grow luxuriantly with the production of fleshy or warty outgrowths such as a polyp. 2. To lead a passive existence either mentally or physically; to do little more than eat and maintain autonomic body functions. *Sùi lên 1. Tăng sinh bất thường qua việc nổi những mụn thịt hay mụn cơm, ví dụ như là polyp. 2. Dẫn đến sự tồn tại một cách thụ động cả về mặt tinh thần lẫn thể chất; cho ăn ít hơn một chút để duy trì sự tồn tại của các chức năng trong cơ thể.*

vegetation A morbid luxurious outgrowth on any part, esp. wartlike projections made up of collections of fibrin in which are enmeshed white and red blood cells; sometimes seen on denuded areas of the endocardium covering the valves of the heart.*Sự sùi lên Một dạng bệnh tăng sinh bất thường có thể xảy ra ở bất kỳ bộ phận nào trên cơ thể, trông giống như những mụn cơm bên trong có những mô sợi bao bọc lấy những tế bào hồng cầu và bạch cầu; đôi khi thấy phát triển thành từng mảng ở mặt trong của các van tim.*

v., adenoid. Funguslike masses of lymphoid tissue in nasopharynx.*Sùi*

vòm họng,VA *Chứng phát triển những màng trông giống như nấm của các mô bạch huyết tại vùng mũi - họng.*

vegetative 1. Having the power to grow, as plants. 2. Functioning involuntarily. 3. Quiescent, passive, noting a stage of development.***Dinh dưỡng; (thuộc) thực vật*** *1. Có khả năng phát triển, ví dụ như những các loại cây. 2. Các chức năng bị động. 3. Thụ động, bị động, dấu vết về một giai đoạn của sự phát triển.*

vegetoanimal Concerning plants and animals.***Thực - động vật*** *Liên quan đến thực vật và động vật.*

vehicle [L. vehiculum, that which carries]. A substance, usually inactive therapeutically, used in a medicinal preparation as the agent for carrying the active ingredient. Ex.: a syrup in liquid preparations. *Tá dược Một loại chất, thường không có tác dụng trị bệnh, được dùng trong công nghệ điều chế thuốc, nó đóng vai trò như một tác nhân truyền tải các thành phần hoạt động của thuốc. Ví dụ: một loại xi-ô trong việc điều chế các thuốc uống lỏng.*

veil [L. velum, a covering]. 1. Any veillike structure. 2. A piece of the amniotic sac occasionally covering the face of a newborn infant. SYN: caul. 3. Slight alteration in the voice in order to disguise it.***Mạng che mặt, tiếng khàn*** *1. Chỉ chung về các vật giống như mạng che mặt. 2. Một mảnh của túi màng ối đôi khi còn bao bọc lấy mặt của trẻ sơ sinh. Đn: caul. 3. Sự thay đổi một chút về giọng nói nhằm mục đích cải trang.*

vein [L. vena, vein]. Vessel carrying dark red (unaerated) blood to the heart, except for the pulmonary vein, which carries oxygenated blood. Veins have three coats: inner, middle, and outer. They differ from arteries in their larger capacity and greater number; also in their thinner walls, larger and more frequent anastomoses, and presence of valves that prevent backward circulation. They consist of two sets, superficial or subcutaneous, and the deep veins, with frequent communications between the two. The former do not usually accompany an artery, as do the latter. The systemic veins consist of three groups-those entering the heart through the superior vena cava those through the inferior vena cava, and those through the coronary sinus. Blood from the capillary plexuses enters the right atrium of the heart. SEE: circulation; Veins; vena. *Tĩnh mạch Là mạch máu mang máu đỏ đen (chưa lấy oxy) về tim, ngoại trừ tĩnh mạch phổi mang máu đã lấy oxy về tim. Tĩnh mạch gồm có ba lớp: lớp trong, lớp giữa và lớp ngoài. Nó khác động mạch ở chỗ có sức chứa lớn hơn, số lượng nhiều hơn, thành mạch mỏng hơn, có nhiều mạch nhỏ hơn và có*

những van để cản không cho máu chảy ngược dòng. Tĩnh mạch bao gồm hai loại: loại tĩnh mạch nông, còn gọi là tĩnh mạch dưới da và loại tĩnh mạch sâu, hai loại này có nhiều đường mạch thông thương với nhau. Loại tĩnh mạch nông thường không đi cùng với động mạch. Tĩnh mạch trong cơ thể chia làm ba nhóm - nhóm nối vào tim đi qua tĩnh mạch chủ trên, nhóm đi qua tĩnh mạch chủ dưới và nhóm đi qua tĩnh mạch vành. Máu từ các hệ thống mao mạch sẽ đi vào tâm nhĩ phải của tim. Xem: circulation; Veins; vena.

vein, words pert. to: basilic vein; cephalic vein; innominate veins; intravenous;jugular veins; phlebectomy; phlebitis; phlebogram; phlebotomy; phlegmasia alba dolens; portal vein; thrombophlebitis; thrombus; "varic-" words; varix; vascular; vasoconstrictor; vasodilator; vasomotor; vasoparesis; vena; vena cava; venesection; venosity; venotomy; venous; venule.***Các từ có liên quan đến tĩnh mạch*** *Tĩnh mạch nền trong cánh tay; tĩnh mạch não; các tĩnh mạch vô danh; bên trong tĩnh mạch; tĩnh mạch cảnh; cắt bỏ tĩnh mạch; viêm tĩnh mạch; chụp X quang tĩnh mạch; mở tĩnh mạch; chứng đau tĩnh mạch; tĩnh mạch cửa; viêm tĩnh mạch huyết khối; cục nghẽn; các từ bắt đầu bằng "varic-"; chứng giãn tĩnh mạch; mạch máu; chứng co mạch; giãn mạch; vận mạch; liệt mạch nhẹ; tĩnh mạch; tĩnh mạch chủ; sự mở tĩnh mạch; viêm tĩnh mạch; phẫu thuật tĩnh mạch; tĩnh mạch; tĩnh mạch nhỏ.*

velamen [L., veil]. (pl. velamina) Any covering membrane.***Màng bọc*** *Chỉ chung về các loại màng bọc.*

v., nativum. The skin covering the body.***Màng bọc tự nhiên*** *Chỉ phần da bao bọc cơ thể.*

v., vulvae. Abnormal elongation of the nymphae.***Màng bọc âm hộ*** *Chỉ phần dài dư ra một cách bất thường của mép nhỏ ở âm hộ.*

velamentous Expanding like a veil, or sheet.***Màng*** *Phần trải dài ra như một cái màng hay một dải chắn.*

velamentum L., a cover]. (pl. oelamenta) A membranous covering. ***Có màng bọc*** *Chỉ về một vật được bao bọc bởi một lớp màng.*

velar [L. velum, a veil]. Pert. to a velum or veil-like structure.***(thuộc) vòm mềm*** *Liên quan đến vòm mềm hay có hình dạng giống như mạng che mặt.*

Velban. Trade name for vinblastine sulfate.***Velban*** *Tên thương mại của chất vinblastin sulfat.*

Velcro. Trade name for fabric tape closures frequently used in orthotic fabrication and in adapting garments and devices for use by disabled persons with limited upper extremity function. The material contains a hooked side that adheres to the oppo-

site side, which contains loops when the two are pressed together. The material may be applied and removed many times without losing its ability to adhere.***Velcro*** *Tên thương mại của một loại băng vải dán thường dùng trong công nghệ chế biến vật liệu dán trực tiếp, tra lắp nhanh như trong ngành may mặc, áo quần có dải băng dán dính thay cho các nút cài, chế biến các thiết bị dễ sử dụng cho những người có khiếm khuyết hay bị hạn chế các chức năng của tay. Dải băng này có hai mặt, một mặt móc được ép dính vào mặt tơ đối diện. Vật liệu này có thể gắn vào và tháo ra dễ dàng và có thể thực hiện lại nhiều lần như vậy mà vẫn không làm giảm đi khả năng dán dính của nó.*

veliform Velamentous.***Dạng màng*** *Xem:Velamentous.*

vellication [L. vellicare, to twitch]. Spasmodic twitching of muscular fibers.***Rung giật sợi cơ*** *Co giật từng cơn tại các sợi cơ.*

vellus [L., fleece]. The fine hair present on the body after the lanugo hair of the newborn is gone.***Lông*** *Lớp lông mịn mọc trên người sau khi lớp lông tơ của lúc mới sinh rụng hết.*

velopharyngeal [L. velum, veil, + Gr. pharynx, throat]. Concerning the soft palate and the pharynx.***Vòm miệng mềm - hầu*** *Liên quan đến vòm miệng mềm và hầu.*

velosynthesis [" + Gr. synthesis a placing together]. Suture of a cleft palate, particularly the soft palate. SYN: staphytorrhaphy.***Khâu hàm ếch*** *Thủ thuật khâu sứt hàm ếch, đặc biệt là vòm miệng mềm. Đn: staphylorrhaphy.*

Velpeau's bandage (Alfred Velpeau, Fr. surgeon, 1795-1967] A special immobilizing roller bandage that incorporates the shoulder, forearm, and arm. SEE: bandage for illus. ***Băng Velpeau*** *[Alfred Velpeau, bác sĩ phẫu thuật người Pháp, 1795 - 1867] Một loại băng cuộn đặc biệt dùng để cố định các khớp vai, cẳng tay, cánh tay. Xem: bandage để minh họa.*

Velpeau's deformity. Deformity seen in Colles' fracture, q.v., in which lower fragment is displaced backward.***Biến dạng Velpeau*** *Là biến dạng thường thấy trong các trường hợp gãy xương Colles, khi mà các mảnh vỡ phía dưới bị lệch ra phía sau.*

velum [L., veil]. [NA] Any veillike structure.***Màng*** *Chỉ chung về các cấu trúc dạng màng.*

v., palatinum. [NAJ The soft palate.***Màn hầu*** *Được gọi là vòm miệng mềm.*

vena [L.]. (pl. venae) A vein. SEE: Veins.***Tĩnh mạch*** *Chỉ tĩnh mạch. Xem: Veins.*

v., cava inferior. [NA] The principal vein draining the lower portion of the body. It is formed by junction of the two common iliac veins and terminates in the right atrium of the heart. SEE: heart.*Tĩnh mạch chủ dưới* Là tĩnh mạch chính dẫn máu từ các bộ phận ở phần dưới cơ thể. Nó được tạo thành bởi chỗ hợp nhất hai tĩnh mạch chậu gốc và tận cùng ở tâm nhĩ phải. *Xem: heart.*

v., cava superior. [NAJ The principal vein draining the upper portion of the body. It is formed by the junction of the right and left innominate veins and empties into the right atrium of the heart. SEE: heart.*Tĩnh mạch chủ trên* Là tĩnh mạch chính dẫn máu từ các bộ phận ở phần trên cơ thể. Nó được tạo thành bởi sự hợp nhất các tĩnh mạch vô danh ở bên phải và bên trái và đổ vào tâm nhĩ phải. *Xem: heart.*

venacavography Radiography of the vena cava during the injection of a contrast media.*X quang tĩnh mạch sự chụp X quang các xoang tĩnh mạch ngay sau khi bơm chất cản quang.*

venae comitantes [L.]. Two or more veins accompanying an artery. They are usually present with the deep arteries of the extremities.*tĩnh mạch sâu chỉ hai hay nhiều tĩnh mạch đi cùng với động mạch. Nó thường hiện diện cùng với các động mạch sâu của chi.*

venation. The distribution of veins to an organ or structure.*Sự phân bố tĩnh mạch chỉ sự phân bố tĩnh mạch đến các bộ phận bên trong cơ thể.*

venectasia [L. vena, a vein, + Gr. ektasis, dilation]. Dilation of a vein. SYN: phlebectasia.*Giãn tĩnh mạch Chứng giãn tĩnh mạch. Đn: phlebectasia.*

venectomy [" + Gr. ektome, excision]. Phlebectomy.*Mở tĩnh mạch Xem: Phlebectomy.*

veneer. In dentistry, a manmade material, such as an acrylic resin, that can be bonded to the surface of a tooth. Sometimes used for cosmetic reasons.*Vỏ ngoài Trong nha khoa, chỉ về một chất liệu nhân tạo, ví dụ như nhựa acrylic, được dùng để tráng bao bọc bề mặt của răng. Đôi khi cũng còn dùng trong công nghệ sản xuất mỹ phẩm.*

venenation [L. venenum, poison]. 1. Condition of being poisoned. 2. Act of poisoning.*Ngộ độc 1. Trường hợp bị ngộ độc. 2. Tác động của chất độc.*

venene A mixture of venoms from poisonous snakes.*Nọc độc hỗn hợp chất độc lấy từ sự hòa trộn nọc độc của nhiều loại rắn độc khác nhau.*

veneniferous [" + jerre, to carry]. Transmitting or carrying poison.*Có nọc độc sự truyền nọc độc hay có nọc độc.*

venenific [" + facere, to make]. Producing poison.*Sinh nọc độc có khả năng sản sinh ra nọc độc.*

venenosalivary Venomosalivary, q.v.*Nước bọt có độc Xem:Venomosalivary.*

venenosity State of being venomous.

Nhiễm nọc độc Tình trạng bị nhiễm chất độc.

venenous [L. venenum, poison]. Poisonous.*Chất độc Xem:Poisonous.*

venepuncture [I,. veaa, vein, + punctu.a, a point]. Venipuncture. *Chọc tĩnh mạch Xem: Venipuncture.*

venereal [L. venereus]. Pert. to or resulting from intercourse.*(thuộc) hoa liễu Là dạng bệnh có liên quan đến hay do kết quả từ quá trình quan hệ tình dục.*

venereal bubo. Enlarged lymph node in the groin, the result of a venereal disease.*Sưng hạch do hoa liễu Sưng hạch bạch huyết tại vùng háng do bệnh hoa liễu.*

venereal collar. Mottled condition of the neck seen occasionally in syphilis.*Cổ hoa liễu Triệu chứng cổ có vằn thường thấy ở các bệnh nhân bệnh giang mai.*

venereal disease. Disease acquired ordinarily as a result of hetero- or homosexual intercourse with an individual who is afflicted. The diseases so classified include gonorrhea, non-specific urethritis, chlamydiosis, syphilis, AIDS, and chancroid. Trichomonas vaginalis vaginitis can be, but is not always, contracted through sexual intercourse. Genital candidiasis, lymphogranuloma venereum, granuloma inguinale, genital herpes, genital warts, balanoposthitis, and proctitis are also included in this classification. Bacterial pathogens, such as Salmonella, Shigella, Campylobaeteria, and parasitic organisms including Giardia and Amoeba may be transmitted by sexual activity involving fecal-oral contact. SYN: sexually transmitted disease. SEE: AIDS. SEE: Nursing Diagnoses.*Bệnh hoa liễu Là loại bệnh lây truyền do giao hợp với người đã nhiễm bệnh trước đó, kể cả các trường hợp giao hợp đồng giới cũng như khác giới. Bệnh được phân ra thành các loại sau đây: bệnh lậu, viêm niệu đạo do không rõ nguyên nhân, bệnh do chlamydiosis, giang mai, AIDS, bệnh hạ cam. Bệnh âm đạo do Trichomonas vaginalis cũng xảy ra, nhưng hiếm thấy lây nhiễm do giao hợp. Ngoài ra còn phải kể đến các bệnh khác cũng có thể xảy ra ở bộ phận sinh dục như: nhiễm nấm candida, u hạch bạch huyết, hạch bẹn, herpeo, mụn cóc, viêm quy đầu - bao quy đầu, viêm trực tràng. Các loại vi khuẩn gây bệnh thường là Salmonella, Shigella, Campylobacteria, và một số sinh vật sống ký sinh như Giardia và amip cũng có thể lây truyền qua hoạt động tình dục do có tiếp xúc gián tiếp giữa hậu môn và miệng. Đn: sexually transmitted disease. Xem: AIDS. Xem?: Nursing Diagnose.*

venereal sore. Chancroid.*Bệnh hạ cam Xem: Chancroid.*

venereal urethritis. Urethritis occur-

ring in gonorrhea.*Viêm niệu đạo do hoa liễu Chứng viêm niệu đạo do lậu.*

venereal wart. Moist reddish elevation on genitals and anus. SYN: condyloma; uerruca acaminata.*Mụn cơm hoa liễu Nổi lên những mụn đỏ, có mủ tại vùng sinh dục và hậu môn. Đn: condyloma; verruca acaminata.*

venereologist [" + Gr. logos, word, reason]. A doctor who specializes in the treatment of venereal diseases. *Bác sĩ chuyên khoa hoa liễu Chỉ về một bác sĩ có chuyên môn về việc điều trị các bệnh hoa liễu.*

venereology The scientific study and treatment of venereal diseases. *Chuyên khoa hoa liễu Ngành chuyên môn trong y khoa chuyên nghiên cứu và điều trị các bệnh hoa liễu.*

venereophobia [L. venereus, pert. to sexual intercourse, + Gr. phobos, fear]. Abnormal fear of venereal disease. SYN: cypridophobia.*Ám ảnh về bệnh hoa liễu Nỗi sợ hãi một cách bất thường về bệnh hoa liễu. Đn: cypridophobia.*

venery [L. venerus, pert. to Venus]. Archaic term for indulgence in sexual activity.*Tình dục Một từ cổ xưa dùng để chỉ về sự ham mê các hoạt động tình dục.*

venesection [L.vena,vein, + sectio, a cutting]. Surgical opening of a vein for withdrawal of blood. SYN: phlebotomy; vent sectiort.*Rạch tĩnh mạch Phẫu thuật mở một tĩnh mạch để rút máu. Đn: phlebotomy; venisection.*

venin(e) [L. venenum, poison]. Toxic substance in snake venom. SYN: venene.*Nọc rắn Chất độc lấy từ nọc độc của loài rắn. Đn: venene.*

venipuncture [L. vena, vein, + punctura, a point]. Puncture of a vein for any purpose. The pain of venipuncture may be diminished by several methods including application of cold to the area just prior to the puncture; injection of sterile, normal saline intracutaneously to produce blanching of the site; or use of a local anesthetic to produce a wheal at the site.*Chọc dò tĩnh mạch Sự chọc dò tĩnh mạch vì một mục đích nào đó. Có thể làm giảm đau tại vị trí chọc dò bằng một vài phương pháp sau đây: chườm lạnh vùng chọc dò ngay trước khi thực hiện chọc dò; tiêm vào dưới da một loại dung dịch muối vô trùng để tạo ra một vùng trắng xung quanh; hay dùng phương pháp gây tê cục bộ để tạo nên một vùng mày đay ở xung quanh.*

venisection Venesection.*Sự chích máu tĩnh mạch, sự mở tĩnh mạch Xem:Venesection.*

venisuture [" + sutura, a seam]. Suture of a vein. SYN: phlebor-*Khâu tĩnh mạch Sự khâu nối tĩnh mạch. Đn: phleborrhaphy.*

venoatrial ["+ atrium, corridor]. Rel.

to the vena cava and the atrium. SYN: venoauricular.*Tĩnh mạch chủ - tâm nhĩ* Liên quan đến tĩnh mạch chủ và tâm nhĩ. Đn: venoauricular.

venoauricular [" + auricula, little ear]. Venoatrial.*Tĩnh mạch - tâm nhĩ Xem:Venoatrial.*

venoclysis [" + Gr. klysis, a washing]. The continuous injection of medicinal or nutrient fluid intravenously. SYN: phlebodysis.*Truyền tĩnh mạch Sự truyền các dung dịch dưỡng chất hay thuốc qua đường tĩnh mạch. Đn: phleboclysis.*

venofibrosis Phlebosclerosis.*Xơ cứng tĩnh mạch Xem:Phlebosclerosis.*

venogram [" + Gr, gramma, something written]. 1. A roentgenogram of the veins. SYN: phlebogram. 2. A tracing of the venous pulse.*Hình chụp tĩnh mạch 1. Hình chụp tĩnh mạch bằng tia X. 2. Một sơ đồ biểu diễn về nhịp mạch.*

venography [" + Gr. graphein, to write]. 1. Roentgenography of veins. 2. The making of a tracing of the venous pulse.*Chụp hình tĩnh mạch 1. Chụp hình tĩnh mạch bằng tia X. 2. Vẽ sơ đồ biểu diễn về nhịp mạch.*

venom [L. venenum, poison]. A poison excreted by some animals, such as insects or snakes, and transmitted by bites or stings.*Nọc độc Chất độc được tiết ra bởi một vài loài động vật, ví dụ như các loại côn trùng hay rắn và được truyền đi qua đường cắn hay chích.*

v., Russell's viper. SEE: Russell's viper venom.*Nọc rắn Russell's viper Xem: Russell's viper venom.*

v., snake. The poisonous secretion of the labial glands of certain snakes. Venoms contain proteins, chiefly toxins and enzyms, which are responsible for their toxicity. They are classified as neurocytolysins, hemolysins, hemocoagulins, proteolysins, and cytolysins on the basis of the effects produced. SEE: snake, poisonous.*Nọc rắn Chỉ các loại nọc độc tiết ra từ các tuyến môi của một số loài rắn. Trong chất độc có chứa protein, một số enzym và một phần lớn chất độc nhằm tạo nên độc tính của nó. Dựa trên tác dụng của nó, nọc rắn được phân loại như sau: nọc độc hủy tế bào thần kinh, nọc độc hủy tế bào máu, nọc độc làm đông máu, nọc độc phân hủy các protein và nọc độc hủy tế bào. Xem: snake, poisonous.*

venomization Treatment of a material with snake venom.*Sự chữa bệnh bằng nọc rắn Sự trị bệnh bằng các chất liệu chế biến từ nọc rắn.*

venomosalivary Secrating saliva with venom in it.*Nước bọt có nọc độc Sự tiết nước bọt có chất độc trong đó.*

venomotor [L. uena, vein, + motus, moving]. Pert. to constriction or dilatation of veins.

Vận tĩnh mạch Liên quan đến sự co hay giãn các tĩnh mạch.

venomous 1. Poisonous. 2. Pert. to animals or insects that have venomsecreting glands.*Có nọc độc 1. Có chất độc. 2. Chỉ về loài động vật hay côn trùng có tuyến tiết ra chất độc.*

venomous snake. In the U.S., the coral snakes and pit vipers (copperhead, cottonmouth moccasin, and rattlesnake). SEE: snake, poisonous.*Rắn độc Ở Mỹ, thường chỉ về loài rắn đỏ và loài rắn vipe (rắn hổ mang, rắn hổ mang cá và rắn chuông). Xem: snake, poisonous.*

veno-occlusive Concerning obstruction of veins.*Tắc tĩnh mạch Liên quan đến sự tắc tĩnh mạch.*

venoperitoneostomy [L. vans, vein, + Gr. peritonaioa, peritoneum, + stoma, mouth]. Surgically inserting the cut end of the saphenousvein into the cavity of the peritoneum. This is done to allow ascitic fluid from the peritoneal cavity to drain into the vein.*Phẫu thuật mở thông tĩnh mạch-màng bụng Thủ thuật chèn đầu cắt của tĩnh mạch hiển vào trong khoang màng bụng. Điều này cho phép dịch cố trướng từ khoang màng bụng chảy vào trong tĩnh mạch.*

venopressor [" + pressor, that which squeezes]. Pert. to venous blood pressure.*Áp lực máu tĩnh mạch Liên quan đến áp lực máu tại vùng tĩnh mạch.*

venosclerosis [" + Gr. sklerosis, to harden]. Sclerosis of veins. SYN: phleboselerosis.*Xơ cứng tĩnh mạch Chứng xơ cứng tĩnh mạch. Đn: phlebosclerosis.*

venose Having veins.*Có tĩnh mạch Chỉ tình trạng có tĩnh mạch dưới da nổi lên.*

venosinal Concerning the vena cave and the right atrium of the heart.*(thuộc) tĩnh mạch chủ Liên quan đến tĩnh mạch chủ và tâm nhĩ phải của tim.*

venosity [L. vena, vein]. 1. Condition in which there is an excess of venous blood in a part, causing venous congestion. 2. Deficient aeration of venous blood.*Tích tụ máu tĩnh mạch 1. Chứng bệnh mà trong đó có sự tụ máu tại một đoạn tĩnh mạch nào đó, thường gây sung huyết. 2. Chứng thiếu khả năng hấp thu oxy của máu ở tĩnh mạch.*

venospasm [" + Gr. spasmos, a convulsion]. Contraction of a vein. May follow infusion of cold or irritating substance into the vein.*Co thắt tĩnh mạch Sự co thắt tĩnh mạch. Có thể do truyền vào tĩnh mạch các chất kích thích hay các chất có nhiệt độ lạnh.*

venostasis [" + Gr. stasis, standing still]. The trapping of blood in an extremity by compression of veins, a method sometimes employed for reducing the amount of blood in circulation.*Sự ứ máu tĩnh mạch Sự*

chận máu ở chi bằng cách ép vào tĩnh mạch, đây là phương pháp đôi khi được dùng để làm giảm lượng máu lưu thông.

venostat ["+ Gr. statikos, standing]. Appliance for performing venous compression.*Dụng cụ chận máu Dụng cụ dùng để thực hiện việc chận ép máu ở tĩnh mạch.*

venothrombotic Having the property of inducing the formation of thrombi in veins.*Nghẽn tĩnh mạch Tình trạng bệnh gây ra cục nghẽn ở trong tĩnh mạch.*

venotomy [" + Gr. tome, incision]. Incision of a vein.*Rạch tĩnh mạch Phẫu thuật rạch một tĩnh mạch.*

venous [L. vana, vein]. Pert. to the veins or blood passing through them.*(thuộc) tĩnh mạch Liên quan đến tĩnh mạch và máu chảy bên trong tĩnh mạch đó.*

venous blood. The dark blood in the veins.*Máu tĩnh mạch Chỉ về máu đen ở bên trong tĩnh mạch.*

venous hum. Murmur heard upon auscultation over larger veins of the neck.*Tiếng tĩnh mạch Tiếng xì xào nghe được trong khi nghe trên các tĩnh mạch lớn ở cổ.*

venous hyperemia. Excess of venous blood in a part. SYN: venosity.*Sung huyết tĩnh mạch Chứng bệnh dư một lượng máu tĩnh mạch tại một đoạn tĩnh mạch nào đó. Đn: venosity.*

venous return. The amount of blood returning to the atria of the heart.*Lượng máu trở về Chỉ về lượng máu từ tĩnh mạch trở về tâm nhĩ.*

venous sinus. A channel that carries venous blood. Important venous sinuses are those of the dura mater draining the brain and those of the spleen.*Xoang tĩnh mạch Là một kênh truyền tải máu tĩnh mạch. Các xoang tĩnh mạch quan trọng là: xoang tĩnh mạch màng cứng não và xoang tĩnh mạch lách.*

venous sinus of sclera. The canal of Schlemm. SEE: canal, Schlemm's.*Xoang tĩnh mạch củng mạc Kênh Schlemm. Xem: canal, Schlemm's.*

venous thrombosis. SEE: thrombosis, venous.*Huyết khối tĩnh mạch Xem: thrombosis, venous.*

venovenostomy [" + " + Gr. stoma, mouth). Formation of an anastomosis of a vein joined to a vein.*Nối tĩnh mạch Thực hiện phẫu thuật để nối một tĩnh mạch này với một tĩnh mạch khác.*

vent [O. Fr. fente, slit]. An opening in any cavity, esp. one for excretion.*Lỗ miệng Chỗ thoát chỉ về miệng của một cái khoang hay cửa bài tiết của một bộ phận nào đó.*

v., alveolar. An opening between adjacent alveoli of the lung.*Miệng phế nang Chỉ về phần miệng mở ra ở giữa các phế nang ở bên trong phổi.*

venter [L., belly]. 1. A belly-shaped part. 2. The cavity of the abdomen. 3. [NA] The wide swelling part or belly of a muscle.*Bụng 1. Một bộ phận* *có hình dạng giống như bụng. 2. Chỉ về khoang bụng trong cơ thể. 3. [NA]Phần nở rộng ra hay phần bụng của một cơ bắp.*

ventilation [L. ventilare, to air]. 1. Circulation of fresh air in a room and withdrawal of foul air. 2. Oxygenation of blood. 3. In physiology, the amount of air inhaled per day. This can be estimated by spirometry, multiplying the tidal air by the number of respirations per day. An average figure is 10,000 liters. This must not be confused with the total amount of oxygen consumed, which is on the average only 360 liters per day. These volumes are more than doubled during hard physical labor.*Thông khí 1. Sự lưu thông không khí trong phòng và sự rút đi các không khí tù túng. 2. Sự oxy hóa máu. 3. Trong ngành sinh lý, chỉ về tổng lượng không khí hít thở trong ngày. Điều này có thể ước lượng được bằng cách đo dung tích phổi, sau đó nhân với số lần hít thở trong một ngày. Lượng trung bình tính được là vào khoảng 10000 lít. Con số này không được nhầm lẫn với tổng lượng oxy tiêu thụ, mà đã được ước lượng khoảng 360 lít một ngày. Số liệu này có thể tăng gấp đôi đối với những người lao động chân tay nặng nhọc.*

v., continuous positive-pressure Method of mechanically assisted pulmonary ventilation. A device administers air or oxygen to the lungs under a continuous pressure that never returns to zero.*Biện pháp thông khí áp suất dương liên tục Là một phương pháp cơ học để hỗ trợ việc thông khí của phổi. Một thiết bị cung cấp không khí hay oxy liên tục cho phổi dưới áp suất luôn luôn trên mức không.*

v., intermittent positive-pressure. Mechanical method for assisting pulmonary ventilation employing a device that administers air or oxygen for the inflation of the lungs under positive pressure. Exhalation is usually passive. SYN: breathing, intermittent positive-pressure.*Thông khí áp suất dương ngắt quãng Là phương pháp cơ học để hỗ trợ thông khí tại phổi bằng cách sử dụng một thiết bị cung cấp không khí hay oxy cho phổi dưới áp suất dương ngắt quãng theo nhịp thở, từ đó việc thở ra hầu như hoàn toàn thụ động. Đn: breathing, intermittent positive-pressure.*

v., pulmonary. The inspiration and expiration of air from the lungs. *Thông khí phổi Chỉ về không khí hít vào và thở ra từ phổi.*

ventilation coefficient. The amount of air that must be respired for each liter of oxygen to be absorbed. *Hệ số thông khí Tổng lượng không khí hít thở cho mỗi lít oxy được hấp thu.*

ventilation rate. ABBR: VR. The amount of air breathed in one min-

ute. *Ước lượng không khí Viết tắt: VR. Tổng lượng không khí hít thở trong một phút.*

ventilation tube. SEE: grommet. *Ống thở Xem: grommet.*

ventilator. A mechanical device fot artificial ventilation of the lungs. The mechanism may be hand operated or machine driven, and in the latter case may be automatic. *Máy thở Một thiết bị cơ khí để tạo nhịp thở cho phổi. Loại thiết bị này có thể được chế tạo để vận hành bằng tay hay bằng máy móc. Loại vận hành bằng máy thì có thể hoạt động một cách hoàn toàn tự động.*

ventouse [Fr.]. A glass or glassshaped vessel used in cupping, q.v. *Ống giác Loại bình thủy tinh hình chuông dùng cho việc giác hơi.*

ventrad [L. venter, belly, + ad, to]. Toward the ventral aspect. Opposite of dorsad. *Hướng bụng Hướng về phía bụng. Trái nghĩa với hướng lưng.*

ventral [L. ventralis, pert. to the belly]. Pert. to the belly. Hence, in quadrupeds, pertaining to the loweror underneath side of the body; in man, pertaining to the anterior portion or the front side of the body. Opposite of dorsal.*Mặt bụng Liên quan đến phần bụng. Vậy, ở động vật bốn chân, thì chỉ về phần thấp hơn hay mặt dưới của cơ thể; ở người, thì chỉ về phần trước hay mặt trước của cơ thể. Đối diện với mặt lưng.*

ventral hernia. Hernia through the abdominal wall, esp. at points other than the umbilicus and groin.*Thoát vị bụng Chứng thoát vị thành bụng, tại các nơi khác với bẹn và vùng rốn.*

ventralis [L.]. Anterior, or closer to the front.*Mặt trước Phía trước hay gần phía trước.*

ventricle [L. ventriculus, a little belly]. 1. A small cavity. 2. Either of two lower chambers of the heart that when filled with blood contract to propel it into the arteries. The right ventricle forces blood into the pulmonary artery and thence into the lungs; the left pumps blood through the aorta into the arteries. 3. One of the cavities of the brain. SEE: Arantius' body.*Tâm thất, não thất 1. Một khoang nhỏ. 2. Hai ngăn dưới của tim mà nó có thể co bóp để bơm máu vào động mạch. Tâm thất phải có nhiệm vụ đẩy máu vào động mạch phổi để dẫn đến phổi, tâm thất trái bơm máu vào động mạch chủ và từ đó dẫn đến các động mạch nhánh. 3. Một trong các khoang ở trong não. Xem: Arantius' body.*

v., aortic. Left ventricle of the heart.*Tâm thất - động mạch chủ Chỉ tâm thất trái của tim.*

v., fifth. Cavity of the septum lucidum of the brain. It is between the two laminae of the septum

lucidum.*Não thất năm Là khoang mảnh mẫn của não. Nó nằm trong khoảng giữa hai lá của vùng mảnh mẫn.*

v., fourth. The cavity above the pons and medulla of the brain. It extends from the central canal of the upper end of the spinal cord to the aqueduct of the midbrain. Its roof is the cerebellum and the superior and inferior medullary vela. Its floor is the rhomboid fossa.*Não thất bốn Là khoang ở phía trên cầu não và hành não. Nó trải dài từ kênh trung tâm ngay phía trên dây tủy sống cho đến ống não giữa. Ngay phía trên nó là tiểu não và màng tủy trên dưới. Phía dưới nó là hố tráng não.*

v., lateral The cavity in each cerebral hemisphere that communicates with the third ventricle through the interventricular foramen. It consists of a triangular central body; and four horns, two inferior and two posterior. *Não thất bên Là khoang bán cầu não hai bên có liên lạc với não thất ba và đi xuyên qua lỗ gian não thất. Nó bao gồm các thể tam giác giữa và bốn sừng, hai sừng trước và hai sừng sau.*

v., left. The cavity of the heart that receives blood from the left atrium and pumps it out into the general circulation through the aortic valve. *Tâm thất trái Là ngăn tim nhận máu từ tâm nhĩ trái và bơm máu vào hệ mạch qua van động mạch chủ.*

v., Morgagni's. The recess in the lateral wall on each side of the larynx between the vestibular and vocal folds.*Hốc Morgagni Là hốc ngách ở hai bên vách thanh quản, nó nằm ở khoảng giữa khu vực tiền đình và các nếp thanh.*

v., of Arantius. The terminal depression of the median sulcus of the fourth ventricle of the brain.*Ngách Arantius Là phần lõm vào ở đoạn cuối của rãnh giữa tại não thất bốn.*

v., of larynx. The space between the true and false vocal cords. *Khoang thanh quản Là khoảng không gian ở giữa các dây thanh thật và giả.*

v., pineal. The pineal recess of the third ventricle of the brain.*Khoang tùng Là khoang tùng nằm ở ngay não thất ba.*

v., right. The cavity of the heart that receives blood from the right atrium and pumps it into the lungs via the pulmonary veins.*Tâm thất phải Là một ngăn của tim nhận máu từ tâm nhĩ phải và bơm máu lên phổi qua tĩnh mạch phổi.*

v., third. The median cavity in the brain bounded by the thalamus and hypothalamus on either side; anteriorly by the optic chiasma; the floor is made up of the tuber cinereum, mammillary body, the posterior perforated substance and tegmentum of the cerebral peduncle;theroof is the ependyma. Anteriorly, it communicates with the lateral ventricles and posteriorly, with the aqueduct of the midbrain.*Não thất ba Là khoang giữa của não, được bao bọc bởi đồi não và dưới đồi ở hai bên; phía trước là giao thoa thị giác; phía dưới gồm có các u thể xám và thể núm; phía sau là chất lồi và vỏ của cuống não; phía trên là khoang não - túy sống. Ở phía trước, có liên lạc với não thất bên và phía sau, cùng với các ống dẫn tới vùng não giữa.*

ventricornu [L. center, belly, + cornu, horn]. The anterior ventral horn of gray matter of the spinal cord.*Sừng trước, chất xám tủy sống Sừng trước chất xám của tủy sống.*

ventricose [L. ventricosus, bigbellied]. 1. Inflated or distended. 2. Corpulent.*Phồng lên, phệ bụng 1. Phồng lên, sưng lên. 2. To bụng hay bụng phệ.*

ventricular [L. uentriculus, a little belly]. Pert. to a ventricle.*(thuộc) tâm thất, não thất có liên quan đến tâm thất hay não thất.*

ventricular assist pumping. Use of a device to replace the pumping action of a diseased or nonfunctioning heart. These devices are for temporary use.*Thiết bị hỗ trợ bơm máu tại tâm thất một dụng cụ dùng để hỗ trợ bơm máu dành cho những người bị bệnh tim hay bị mất chức năng hoạt động của tim. Dụng cụ này chỉ được dùng tạm thời.*

ventricular compliance. Distensibility or stiffness of the relaxed ventricle of the heart.*Giãn suất tâm thất sự trương phồng của tâm thất trong lúc ở trạng thái nghỉ.*

ventricular folds. The false vocal cords or folds of mucous membrane parallel or above the true vocal cords.*Các nếp gấp thanh quản Các nếp gấp hay các dây thanh giả tại màng nhày song song với hay ở bên trên của dây thanh thật.*

ventricular ligament. A narrow band of fibrous tissue lying within each ventricular fold.*Dây chằng não thất Một dải các mô sợi hẹp nằm ở giữa mỗi nếp gấp của não thất.*

ventricular septal defect. Defect in the septum between the left and right ventricles of the heart. This permits blood to be shunted between the ventricles.*Khiếm khuyết vách ngăn tâm thất Sự khiếm khuyết vách ngăn giữa tâm thất trái và phải của tim. Điều này làm cho máu có thể bị chuyển hướng chảy qua lại giữa hai tâm thất này.*

ventriculitis [" + Gr. itis, inflammation]. Inflammation of a ventricle. *Viêm não thất Chứng viêm nhiễm trong vùng não thất.*

ventriculoatriostomy [" + atrium, corridor, + Gr.stoma, mouth]. Plastic surgery for the relief of hydrocephalus. Subcutaneous catheters are placed to connect a cerebral ventricle to the right atrium via the jugular vein. The catheters contain one-way valves so that cerebral spinal fluid can flow into the catheters but blood may not be pumped into the cerebral ventricle.*Nối thông não thất - tâm nhĩ phẫu thuật tạo hình để làm giảm triệu chứng tràn dịch não. Đặt một ống thông dưới da từ não thất đến tâm nhĩ phải qua đường tĩnh mạch cảnh. Tại ống thông có một cái van một chiều để cho dịch não túy có thể chảy vào ống để về tim nhưng máu từ tim không thể chảy ngược lên não thất được.*

ventriculocisternostomy [" + cisterna, box, chest, + Gr. stoma, mouth]. Plastic surgery to create an opening between the ventricles of the brain and the cisterns magna.*Phẫu thuật mở thông não thất - bể dưới nhện Phẫu thuật tạo hình nhằm mở một cửa thông giữa não thất và bể dưới nhện.*

ventriculocordectomy [" +Gr. khorde, cord, + ektome, excision]. Surgery for relief of laryngeal stenosis. The ventricular floor is removed but the buccal processes are left in place.*Phẫu thuật cắt bỏ buồng thanh quản Thủ thuật làm giảm chứng hẹp thanh quản. Phần nền của thanh quản được cắt bỏ đi nhưng phần miệng vẫn được lưu giữ lại đúng vị trí.*

ventriculogram [" + Gr. gramma, something written]. Roentgenogram of the cerebral ventricles.*Hình chụp não thất Hình chụp não thất có được qua việc sử dụng tia X.*

ventriculography [" + Gr, graphein, to write]. 1. An x-ray process used for visualizing the size and shape of the cerebral ventricles by injecting air to display the cerebrospinal fluid that normally fills these cavities. 2. Visualization of ventricles of the heart by x-ray after injection of a contrast material.*Chụp hình não thất, tâm thất 1. Sử dụng tia X để quan sát kích thước và hình dạng của não thất sau khi đã bơm khí để làm lộ rõ hơn các hốc thường bị lấp kín bằng dịch não túy. 2. Quan sát tâm thất tim bằng tia X sau khi đã bơm chất cản quang.*

ventriculometry [" + Gr. metron, measure]. The measurement of the intraventricular cerebral pressure.*Đo não thất Phép đo lường về áp lực bên trong não thất.*

ventriculonector [L. ventriculus, a little belly, + nector, a joiner]. The atrioventricular bundle.*Bó nhĩ thất tim Bó tâm nhĩ và tâm thất tim.*

ventriculopuncture [" + punctura, a point]. Use of a needle to puncture a lateral ventricle of the brain.*Chọc dò não thất Dùng một cái kim để chọc dò não thất bên.*

ventriculoscopy [" + Gr. skopein, to examine]. Examination of the ventricles of the brain with an endoscope. *Phép soi não thất Sự quan sát*

não thất bằng một dụng cụ sợi quang học.

ventriculostomy [" + Gr. stoma, mouth]. Plastic surgery in order to establish communication between the floor of the third ventricle of the brain and the cisterns interpeduncularis. This is done to treat hydrocephalus.*Mở thông não thất Là phẫu thuật tạo hình nhằm tạo đường thông giữa sàn đáy của não thất ba với túi dịch cuống não. Phương pháp này nhằm điều trị chứng bệnh tràn dịch não.*

ventriculosubarachnoid Concerning the cerebral ventricles and the subarachnoid spaces.*Não thất - khoang dưới nhện Liên quan đến não thất và khoang dưới nhện.*

ventriculotomy ["+ Gr. tome, incision]. Surgical incision of a ventricle.*Phẫu thuật mở tâm thất, não thất Thủ thuật rạch tâm thất tim hay não thất.*

ventriculus [L., a little belly]. [NA] 1. Ventricle. 2. The stomach. 3. A ventricle of the brain or heart.*Tâm thất, não thất 1. Chỉ về tâm thất hay não thất. 2. Dạ dày. 3. Não thất hay tâm thất.*

v., tertius. Third ventricle, q.v.*Não thất ba Xem: Third ventricle.*

ventricumbent [L. venter, belly, + cumbere, to lie]. Lying on the belly. SYN: prone.*Nằm sấp Tư thế nằm bụng ép sát mặt đất. Đn: prone.*

ventriduct [+ ducere, to lead]. To draw toward the abdomen.*Phía bụng Hướng về phía bụng.*

ventriduction Pulling or placing a part ventrad.*Đặt lại phần bụng sự kéo lại hay đặt lại phần bụng của một bộ phận.*

ventrimeson [" + Gr.mesos, middle]. The median line on the ventral surface of the body.*Đường giữa mặt bụng Chỉ về đường giữa phía mặt bụng của cơ thể.*

ventripyramid [" + Gr. pyromis, a pyramid]. An anterior pyramid of the medulla oblongata.*Chóp não tủy Tháp trước của hành não.*

ventro- [L. venter, belly]. Combining form denoting the abdomen or ventral (anterior) surface of the body.*Ventro- Tiếp đầu ngữ chỉ phần bụng hay mặt bụng (mặt trước) của cơ thể.*

ventrocystorrhaphy [" + Gr. kystis, sac, + rhaphe, seam, ridge]. Suture of a cyst or the bladder to the abdominal wall.*Khâu bàng quang - thành bụng Sự khâu bàng quang vào thành bụng.*

ventrodorsal [" + dorsum, back]. In a direction from the front to the back.*Bụng-lưng Chiều hướng từ mặt trước ra phía sau lưng.*

ventrofixation [" + fexatio, to fix]. The suture of a displaced viscus to the abdominal wall.*Cố định thành bụng Sự khâu để cố định các cơ quan nội tạng vào thành bụng.*

ventrohysteropexy [" + Gr. hystera, womb, + pexis, fixation]. Attachment of the uterus to the abdominal wall.*Cố định tử cung - thành bụng* Sự khâu cố định tử cung vào thành bụng.

ventroinguinal [" + inguen, groin]. Concerning the ventral ADN inguinal regions.*Vùng bụng - bẹn* Liên quan đến vùng bụng và vùng bẹn.

ventroiateral [" lotus, side]. Both ventral and lateral.*Vùng bụng - bên* Chỉ cả về vùng bụng và vùng bên.

ventromedial [" + medianus, median]. Both ventral and medial.*Bụng - giữa* Chỉ về vùng bụng và vùng giữa.

ventroptosia, ventroptosis [" t Gr. ptosis, a dropping]. Downward displacement of the stomach. SYN: gastroptosis.*Chứng sa bụng, chứng sa dạ dày* Chứng bệnh mà dạ dày bị sa xuống. Đn: gastroptosis.

ventroscopy [L. venter, belly, +Gr. skopein, to examine]. Examination of the abdominal cavity by illumination. SYN: celioscopy.*Sự soi bụng* Sự quan sát khoang bụng bằng phương pháp soi. Đn: celioscopy.

ventrose Having a swelling like a belly.*Sưng phồng lên* Chỉ về sự sưng tấy lên trông giống như một cái bầu.

ventrosity Having an enlarged belly; corpulence.*Người bụng phệ* Chỉ về một người có bụng lớn hay bụng phệ.

ventrosuspension [" + suspensio, a hanging]. Fixation of displaced uterus to abdominal wall.*Treo vào thành bụng* Thủ thuật cố định lại vị trí của tử cung bằng cách khâu dính vào thành bụng.

ventrotomy ["t Gr. tome, incision). Incision into abdominal cavity. SYN: celiotomy; laparotomy.*Mở bụng* Thủ thuật rạch mở khoang bụng. Đn: celiotomy; laparotomy.

ventrovesicofixation [" + L. vesica, bladder, +fixare, to fix]. Suture of uterus to abdominal wall and bladder. SYN: hysterocystopexy.*Cố định tử cung - bàng quang - hành bụng* Thủ thuật khâu dính tử cung và bàng quang vào thành bụng. Đn: hysterocystopexy.

Venturi mask. [Giovanni Battista Venturi, It. scientist, 1746-1822] A special mask for administering a controlled concentration of oxygen to a patient.*Mặt nạ Venturi* [Giovanni Battista Venturi, một nhà khoa học người Ý, 1746 - 1822] Một loại mặt nạ đặc biệt dùng để điều khiển độ nồng độ oxy cho một bệnh nhân.

venturimeter Device for measuring flow of fluids through vessels.*Lưu lượng kế Venturi* Dụng cụ dùng để đo lưu lượng chảy của các chất dịch ở trong mạch.

venula [L., little vein). Venule.*Tiểu tĩnh mạch* Xem: Venule.

venule [L., uenula, little vein). A tiny vein continuous with a capillary. *Tiểu tĩnh mạch* Chỉ về tĩnh mạch nhỏ nối tiếp với mao mạch.

Venus, crown of. An eruption around the hairline caused by syphilis. *Vương miện Venus* Chứng phát ban ở xung quanh đường lông mu do bệnh giang mai.

Venus, mount of. The mons pubis or mons veneris, q.v.*Gò Venus* Gò xương mu hay còn gọi là gò tình dục.

Venus's collar [L., the Roman goddess of love]. Pigmentation around the neck in eruption due to syphilis. *Vòng cổ Venus* sự hình thành sắc tố xung quanh vùng cổ bị phát ban do bệnh giang mai.

verbigeration [L. verbigerare, to chatter]. Repetition of words that are either meaningless or have no significance.*Nói lắp liên hồi* Cứ lặp đi lặp lại các từ vô nghĩa và không có giá trị gì cả.

verbomania [L. verba, word, + Gr. mania, mandess). The flow of talk in some forms of psychosis.*Bệnh nói nhiều* chứng rối loạn tâm thần dạng nói liên tục những câu vô nghĩa.

Vercyte. Trade name for pipobroman. *tên thương mại của pipobroman.*

verdigris [O. Fr. vert de Grece, green of Greece). 1. Mixture of basic copper acetates. 2. Deposit of copper carbonate upon copper and bronze vessels. It is a green-gray color.*Rỉ đồng, tanh đồng* 1. Các dạng hợp chất của axetat đồng. 2. Gỉ carbonat đồng ở trên bề mặt hay xung quanh đồ dùng bằng đồng. Nó thường có màu xanh xám.

verdigris poisoning. Same as for copper sulfate. SEE: copper salts in Poisons and Poisoning.*Chất độc tanh đồng* Cũng như là sunphát đồng. Xem: copper salts trong phần Poisons and Poisoning.

verdohemoglobin A greenish pigment occurring as an intermediate product in the formation of bilirubin from hemoglobin.*Verdohemoglobin* Một chất sắc tố xanh là sản phẩm trung gian trong quá trình hình thành bilirubin từ hemoglobin.

Verga's ventricle [andrea Verge, It. neurologist, 1811-1895] Cleftlike apace between the corpus callosum and the body of the fornix of the brain.*khe não thất Verga* [andrea Verga, bác sĩ thần kinh người Ý, 1811 - 1895] Khoảng không ở khe giữa thể chai và cấu trúc vòm của não.

verge An edge or margin.*Bờ, ven* Chỉ về một bờ hay mép rìa.

v., anal. The transitional area between the smooth perianal area and the hairy skin.*Bờ hậu môn* Vùng chuyển tiếp giữa vùng da trơn quanh hậu môn và vùng da lông.

vergence [L. uergere, to bend]. A turning of one eye with reference to the other. May be horizontal (convergence or divergence) or vertical (intravergence or aupravergence). SEE: phoria.*Vận động phân ly của mắt* Sự xoay của mắt có liên quan

đến mắt bên kia. Có thể là đường nằm ngang (hội tụ hay phân kỳ) hay đường thẳng đứng (hướng nội hay hướng ngoại). Xem: phoria.

Verheyen's stars (Philippe Verheyen, Flemish anatomist, 1648-1710] Starlike venous plexuses on surface of the kidney below its capsule.*Các sao Verheyen* [Philippe Verheyen, bác sĩ cơ thể học người Flemish, 1648 - 1710] Những nếp gấp tĩnh mạch trông như những ngôi sao, nằm ở mặt dưới của thận ngay phía dưới vỏ thận.

vermicidal [L. vermis, worm, + cidus, kill]. Destroying worms parasitic in the intestines.*diệt giun sán* Trừ khử các loài giun sán sống ký sinh trong ruột.

vermicide 1.Destroying worms. 2. An agent that will kill intestinal worms.*Thuốc diệt giun sán* 1. Sự diệt giun sán. 2. Một loại thuốc dùng để diệt giun sán.

vermicular [L. vermicularisJ. Resembling a worm.*Hình giun* Trông giống như giun sán.

vermicular movements. The wormlike movements of peristalsis.*Di chuyển như giun* Cách di chuyển nhu động giống như loài giun.

vermicular pulse. Small rapid pulse resulting in wormlike feeling in the fingers.*Mạch giun* Mạch nhanh và nhẹ gây cảm giác như là có giun ở các ngón tay.

vermiculation [L. vermiculare, to wriggle]. A wormlike motion, as in the intestines. SEE: peristalsis.*Nhu động* Sự di chuyển giống như loài giun như nhu động của ruột non. Xem: peristalsis.

vermicule [L. vermiculus, a small worm]. A small worm, or having a wormlike shape.*Hình giun* Chỉ về một loại giun nhỏ hay có hình dạng giống như con giun.

vermiculose, vertniculous [L. uermicularis, wormlike]. 1. Infested with worms or larvae. 2. Wormlike. *bị nhiễm giun* 1. Bị nhiễm giun hay một loại ấu trùng nào đó. 2. Trông giống như giun.

vermiform [L. vermis, worm, + forma, shape]. Contoured like a worm.*Dạng giun* Có hình dạng giống như con giun.

vermiform appendix. A long, narrow, wormshaped tube connected to the cecum. It varies in length from less than 1 to more than 8 in. (2.5 to 20.3 cm) with an average of about 3 in. (7.6 cm). Its distal end is closed. It is lined with mucosa similar to that of the large intestine. Inflammation of it is called appendicitis, q.v. SEE: illus.*Ruột thừa* Là một đoạn ruột tịt nhỏ và dài trông như hình con giun. Gắn với manh tràng. Chiều dài của nó rất khác nhau, từ nhỏ hơn 1 đến dài hơn 8 inch (từ 2,5 đến 20,3 cm), trung bình là 3 inch (7,6 cm). Đầu phía ngoài đóng kín. Nó được cấu tạo bởi màng nhầy giống như ruột già. Nếu xảy ra viêm nhiễm ở đây thường gọi là viêm ruột thừa. *Xem: minh họa.*

vermifugal [" + fugare, to put to flight]. Expelling worms from the in testines.*Tẩy giun   Trục giun sán ra khỏi ruột.*

vermifuge   Agent for expelling intestinal worms.   SYN: anthelmintic; vermicide.*Thuốc tẩy giun   Loại thuốc dùng để trục giun sán ra khỏi ruột. Đn: anthelmintic; vermicide.*

vermilion border. [ME. vermilioun, bright red]. The red boundary of the lips which represents the highly vascular, hyalinized epithelial covering between the outer skin and moist oral mucosa of the mouth.*Bờ môi   Phần ranh giới đỏ của môi mà nó tiêu biểu cho vùng có nhiều mạch máu, biểu mô trong suốt, nằm ở giữa lớp da ngoài và niêm mạc ướt ở trong miệng.*

vermilionectomy [" + Gr. ektome, excision].   Surgical removal of the vermilion border of the lip.*Phẫu thuật bờ môi   Thủ thuật cắt bỏ vùng bờ của môi.*

vermin [L. uermis, worm]. Small insects and animals such as mice, lice, or bedbugs that are annoying or cause destruction or disease.*Sâu bọ, ngoại ký sinh trùng   Chỉ chung về các loài vật hay côn trùng nhỏ như: chuột, chấy rận hay con rệp thường gây khó chịu hay gây ra những mối nguy cơ bệnh tật.*

verminal   Concerning or caused by worms.*(thuộc) giun sán   Liên quan đến giun sán hay mắc bệnh giun sán.*

vermination   Vermin or worm infestation.*Sự nhiễm giun sán   Sự nhiễm giun sán hay sự phá hoại mùa màng bởi sâu bọ.*

verminosis [" + Gr. osis, condition]. Infestation with vermin.*Bệnh giun sán   Sự nhiễm giun sán.*

verminous   Pert. to or infested with worms.*(thuộc) giun sán   Liên quan đến giun sán hay sự nhiễm giun sán.*

vermiphobia [" + Gr. phobos, fear]. An abnormal fear of being infested with worms.*Ám ảnh sợ mắc bệnh giun sán   Chứng sợ mắc bệnh giun sán một cách khác thường.*

vermis [L. worm]. 1. A worm. 2. Vermis cerebella.*giun sán, thùy nhộng   1. Chỉ chung về các loại giun sán. 2. Thùy nhộng ở tiểu não.*

v., cerebelli. [NA] Median connecting lobe of the cerebellum.*Thùy nhộng   Thùy liên lạc ở giữa của tiểu não.*

v., inferior. The anteroinferior portion of the vermis of the cerebellum.Includes the nodule, uvula, pyramis, and tuber.*Thùy dưới   Chỉ các phần phía trước và phía dưới của thùy nhộng. Nó bao gồm: phần nốt, phần lưỡi, các tháp và cù não.*

v., superior. The posterior dorsal portion of the vermis. Includes the folium, declive, culmen, and central lobule.*Thùy trên   Các phần sau*

của thùy nhộng. Nó bao gồm: phần lá, lưỡi đỉnh và tiểu thùy giữa.

Vermox, Trade   name   for mebendazole.*Vermox   Tên   thương mại của chất mebendazol.*

vernal [L. vernalis, pert. to spring]. Occurring in or pert. to the spring.*Vào mùa xuân   Xảy ra trong mùa xuân hay có liên quan đến mùa xuân.*

Vernet's syndrome [Maurice Vernet, Fr. physician, b. 1887] Paralysis of glossopharyngeal, vague, and spinal accessory nerves on the opposite side of a lesion involving the jugular foramen.*Hội chứng Vernet [Maurice Vernet, bác sĩ người Pháp, sinh năm 1887] Chứng liệt các thần kinh thiệt - hầu, phế vị và gai sống ở bên đối diện với vùng thương tổn tại lỗ cảnh.*

vernix [L.]. Varnish.*Lớp màng bọc Xem:Varnish.*

v., caseosa. A sebaceous deposit covering the fetus. It is protective during intrauterine life. Most abundant in creases and flexor surfaces. Consists of exfoliations of outer skin layer, lanugo, and secretions of sebaceous glands. It is not necessary to remove this after the fetus is delivered. SEE: sebum.*Lớp bã nhờn Chất bã nhờn bao bọc thai nhi. Nó có tác dụng bảo vệ thai nhi khi còn ở trong tử cung. Thường phát triển dày lên trong giống như các nếp nhăn hoặc các bề mặt của cơ gấp. Nó bao gồm: các miếng như mảnh tróc của lớp da ngoài, lông tơ và chất tiết ra từ tuyến bã nhờn. Không cần thiết phải làm sạch hết các chất này khi trẻ được sinh ra. Xem: sebum.*

verruca [L., wart]. (pl. verrucae) Tumor of the epidermis of the skin. Produces a circumscribed elevated area of hypertrophy of the papillae. SYN: wart.

ETIOL: Caused by a papillomavirus.
TREAT: Removal with sharp spoon caret under local anesthesia. If elevated, clip off with sharp scissors and touch with iodine. Freezing with carbon dioxide snow or fulguration.
PROG: Essentially benign and may disappear spontaneously, particularly in children ADN young adults. In elderly with longstADNing dry seborrhea, lesions are potentially malignant.*Mụn cóc   Là khối u biểu mô ở da. Vùng da tròn nhô lên từ sự trương phình của các nhú. Đn: wart. NGUYÊN NHÂN: Do một loại virus gây u nhú tạo ra. ĐIỀU TRỊ: Loại bỏ bằng muỗng có cạnh sắc sau khi đã gây tê cục bộ. Nếu phần mụn nhô cao, có thể cắt bằng một cái kéo sắc sau đó khử trùng bằng iod. Cầm máu bằng phương pháp làm lạnh dùng dioxid carbon hay dùng máy đốt. TIÊN LƯỢNG: Ở trẻ em và người lớn, thường là lành tính và có thể tự khỏi. Đối với những người già mà đã bị tiết nhiều bã nhờn, bệnh thường có xu hướng phát triển theo*

chiều hướng ác tính.

v., acuminata. A pointed, reddish, moist wart about the genitals and the anus. Develops near mucocutaneous junctures forming pointed, tufted, or pedunculated pinkish or purplish projections of varying lengths and consistency. Venereal warts should be treated with applications of trichloroacetic acid. Topically applied, podophyllum resin has been used but produces side effects. SYN: venereal wart.*Mụn cóc nhọn   Mụn cóc đỏ, đầu nhọn, có mũ, phát triển ở vùng cơ quan sinh dục và hậu môn. Thường phát triển ở vùng da gần màng nhầy, có đầu nhọn, mọc thành búi, màu hồng nhạt hay đỏ tía, chiều dài rất khác nhau. Dạng mụn cóc hoa liễu này thường điều trị bằng acid trichloroacetic. Điều trị bôi tại chỗ thường dùng podophyllum, nhưng có thể phát sinh phản ứng phụ. Đn: venereal wart.*

v., digitata. Form of verruca seen on face and scalp, possibly serving as starting point of cutaneous horns. Several filiform projections with horny caps are formed, closely grouped on a comparatively narrow base that in turn may be separated from skin surface by slightly contracted neck.*Mụn cóc dạng ngón Dạng mụn cóc mọc trên mặt và da đầu, có hình dạng như các chấm da sừng. Một vài dạng hình với cái mũ như sừng, phát triển thành từng nhóm tương đối hẹp riêng biệt trên da mặt và một phần da cổ.*

v., filiformis. A small threadlike growth on the neck and eyelids covered with smooth and apparently normal epidermis.*Mụn cóc dạng chỉ   Dạng mụn cóc nhỏ như hình sợi chỉ, phát triển ở vùng cổ và mi mắt. Hình dạng bề ngoài trông như lớp biểu mô với bề mặt nhẵn.*

v., gyri hippocampi. One of the small wartlike protuberances on the convex surface of the gyros hippocampi.*Mụn cóc hồi hải mã Dạng các nốt phồng lên trông như các mụn cóc nhỏ tại mặt lồi của hồi cuộn hải mã.*

v., plana. A flat or slightly raised wart.*Mụn cóc phẳng   Dạng   mụn cóc nổi nhẹ lên hay bằng phẳng.*

v., plantaris. Wart on the sole of the foot. SYN: plantar wart.*Mụn cóc gan bàn chân   Là dạng mụn cóc nổi lên tại lòng bàn chân. Đn: plantar wart.*

v., vulgaris. The common wart, usually on backs of hands and fingers, but may occur anywhere on the skin.*Mụn cóc thông thường   Là dạng mụn cóc thông thường, hay mọc ở trên mu, bàn tay và ngón tay, nhưng cũng có thể mọc ở bất kỳ vùng da nào khác trên cơ thể.*

verruciform [L.   verruca,   wart, +forma, shape]. Wartlike.*Dạng mụn cóc   Trông giống như mụn cóc.*

verrucose, verrucous [L. verrucosus, wartlike]. Wartlike, with raised portions.*Như mụn cóc Dạng mụn trông như mụn cóc, cũng có phần nổi lên.*

verrucosis [L. uerruca, wart, +Gr. osis, condition]. The condition of having multiple warts.*Chứng mụn cóc dạng bệnh có nhiều mụn cóc trên da.*

verruga peruana [Sp., Peruvian wart]. The eruptive second clinical stage of bartonellosis, q.v. Oroya fever is the first or febrile stage.*Mụn cóc Peru Sự phát ban ở giai đoạn lâm sàng thứ hai của bệnh Bartonella. Sốt Oroya là giai đoạn thứ nhất hay còn gọi là giai đoạn sốt.*

Versapen. Trade name for hetacillin. *Versapen Tên thương mại của hectacillin.*

Versapen K. Trade name for hetacillin potassium.*Versapen K Tên thương mại của hectacillin kali.*

Versed. Trade name for midazolam hydrochloride, q.v.*Versed Tên thương mại của chất midazolam hydrochloride.*

Versene. Ethylenediaminetetraacetic acid, q.v. *Xem:Ethylenediaminetetraacetic acid.*

versicolor [L., of changing colors]. 1. Having many shades or colors. 2. Changeable in color. SEE: tines uersicolor.*Sự thay đổi màu sắc 1. Có nhiều mức độ màu sắc. 2. Có thể thay đổi màu sắc. Xem: tinea versicolor.*

version [L. versio, a turning]. 1. Altering of position of the fetus in the uterus. May occur naturally or may be done mechanically by the physician in order to facilitate delivery. 2. Deflection of an organ such as the uterus from its normal position.*Sự xoay chuyển, xoay thai 1. Sự thay đổi vị trí của thai nhi bên trong tử cung. Nó có thể là xảy ra tự nhiên hay được thực hiện bởi bác sĩ chuyên khoa để tạo điều kiện dễ dàng trong lúc sinh đẻ. 2. Sự lệnh vị trí của một bộ phận ra khỏi vị trí bình thường của nó, ví dụ như tử cung.*

v., bipolar. Changing the position of the fetus by combined internal and external manipulation.*Xoay thai lưỡng cực Xoay chuyển vị trí của bào thai bằng lực tác động phối hợp cả bên trong lẫn bên ngoài.*

v., cephalic. Turning of fetus so that the head presents.*Xoay đầu Xoay chuyển vị trí thai nhi sao cho đầu ra trước.*

v., combined. Mechanical version by combined internal and external manipulation.*Xoay thai phối hợp Là phương pháp xoay chuyển thai nhi phối hợp cả biện pháp xoay chuyển bên trong cũng như bên ngoài.*

v., external. Version of the fetus through the abdominal wall.*Xoay thai bên ngoài, ngoại thai Là*

phương pháp xoay chuyển thai nhi bằng cách tác động vào thành bụng.

v., internal. Version of the fetus with one hand inserted through the vagina.*Xoay thai bên trong, nội xoay Là phương pháp xoay chuyển thai nhi với một tay đặt trong âm đạo.*

v., pelvic. Version of a cross-presentation until it is changed to a pelvic presentation.*Xoay mông thai Sự xoay chuyển vị trí thai nhi từ ngồi ngang sang ngôi.*

v., podalic. Version of fetus by the feet ao that the breech presents.*Xoay thai chân Sự xoay chuyển vị trí thai nhi từ vị trí chân ra trước sao cho trở thành vị trí mông ra trước.*

v., spontaneous. Version of fetus by uterine muscular contraction without artificial assistance.*Xoay thai tự nhiên Sự xoay chuyển thai nhi một cách tự nhiên qua việc co thắt các cơ tử cung mà không cần một sự hỗ trợ xoay chuyển bên ngoài nào hết.*

vertebra [L.J. (pl. vertebrae) [NA] Any one of the 33 bony segments of the spinal column. The spinal vertebrae contain 7 cervical, 12 thoracic (dorsal), 5 lumbar, 5 sacral, and 4 coccygeal vertebrae. In adults, the five sacral vertebrae fuse to form a single bone, the sacrum, and the four rudimentary coccygeal vertebrae fuse to form the coccyx.

A typical vertebra consists of a ventral body and a dorsal or neural arch. In the thoracic region the body bears on each side two costal pits for reception of the head of the rib. The arch that encloses the vertebral foramen is formed of two roots or pedicles and two laminae. The arch bears seven processes: a dorsal spinous process, two lateral transverse processes, and four articular processes (two superior and two inferior). A deep concavity, inferior vertebral notch, on the inferior border of the arch provides a passageway for a spinal nerve. The successive vertebral foramina surround the spinal cord. The bodies of successive vertebrae articulate with one another and are separated by intervertebral disks, disks of fibrous cartilage enclosing a central mass, the nucleus pulposus. The inferior articular processes articulate with the superior articular processes of the next succeeding vertebra in the caudal direction. Several ligaments (supraspinous, interspinous, anterior and posterior longitudinal, and the ligaments flava) hold the vertebrae in position yet permit a limited degree of movement. SEE: sacrum for illus.
RS: acantha; anapophysis; anticlinal; atlas; axis; lamina; "apondyl-" words.
đốt sống một trong 33 đoạn xương của cột sống. Các đốt sống bao gồm: 7 đốt sống cổ, 12 đốt sống ngực (lưng), 5 đốt sống thắt lưng, 5 đốt sống và 4 đốt sống cụt. Ở người lớn, năm đốt sống cùng sẽ hợp nhất lại thành xương cùng và

bốn đốt sống cụt sẽ hợp nhất thành xương cụt.
Mỗi đốt sống gồm có một phần bụng và một phần lưng hay cung thần kinh. Tại vùng ngực, các đốt sống sẽ có hai lỗ ở hai bên để tiếp nhận các đầu xương sườn. Tại cung thần kinh có chứa lỗ đốt sống gồm có hai rễ hay còn gọi là hai cuống nhỏ và hai phiến mỏng. Mỗi cung thần kinh bao gồm bảy mỏm: một mỏm gai lưng, hai mỏm bên, và bốn mỏm khớp (hai ở trên và hai ở dưới). Một khía hình V lõm sâu dưới đốt sống, tại bờ dưới của cung thần kinh có những ngõ ra của chân kinh tủy sống. Có những lỗ liên tiếp ở xung quanh dây tủy sống.
Phần bụng các đốt sống gồm có các đĩa giữa, các đĩa sụn sợi bao lấy phần giữa, phần tủy. Các mỏm khớp dưới nối liền với các mỏm khớp trên liên tục theo hướng thẳng của cột sống. Một vài dây chằng (gai trên, liên gai, dọc trước và dọc sau, và các dây chằng vàng) để giữ các đốt sống đúng vị trí và cho phép chuyển động ở một góc độ có giới hạn. Xem: sacrum để minh họa.
THAM KHẢO: gai; liền đốt; nếp lõi; đốt sống đội; trục; phiến mỏng; các từ bắt đầu bằng "spondyl-".

v., basilar. The lowest of the lumbar vertebrae.*Đốt sống nền Là đốt sống thấp nhất ở vùng thắt lưng.*

v., cervical. The seven vertebrae of the neck.*Đốt sống cổ Là bảy đốt sống ở vùng cổ.*

v., coccyge. The rudimentary vertebrae of the coccyx.*Đốt sống cụt Là đoạn xương cụt của cột sống.*

v., dentata. The second cervical vertebra. SYN: axis [NA]; v., odontoid.*Đốt sống răng cưa Là đốt sống cổ thứ hai. Đn: axis [NA]; v., odontoid.*

v., false. The sacral and coccyges/ vertebrae that fuse. SYN: v., fixed.*Đốt sống giả Là đoạn đốt sống cùng và đốt sống cụt được ghép lại. Đn: v., fixed.*

v., fixed. V., false.*Đốt sống bất động Xem:V., false.*

v., flexion. All vertebrae except the atlas and axis.*Đốt sống uốn Chỉ chung các đốt sống, ngoại trừ đốt sống đội và đốt sống trục.*

v., lumbar. The five vertebrae between the thoracic vertebrae and the sacrum.*Đốt sống thắt lưng Chỉ năm đốt sống trong khoảng giữa các đốt sống ngực và xương cùng.*

v., magnum. The sacrum.*Đốt sống lớn Xem:The sacrum.*

v., odontoid. V. dentate.*Đốt sống răng cưa Xem:V. dentata.*

v., piominens. [NA] The seventh cervical vertebra.*Đốt sống cổ nhỏ Sống cổ thứ bảy.*

v., rotation. The first two cervical vertebrae, the atlas and axis.*Đốt sống quay chỉ hai đốt sống cổ đầu tiên, là đốt sống đội và đốt sống trục.*

v., sacral. The five fused vertebrae

forming the sacrum. SEE: sacrum for illus.*Đốt sống cùng* Chỉ năm đốt sống hợp nhất tạo nên xương cùng. *Xem: sacrum để minh họa.*

v., sternal. The segments of the sternum.*Đốt sống ức* Các đoạn đốt sống ở vùng xương ức.

v., thoracic. The 12 vertebrae that connect the ribs and form part of the posterior wall of the thorax. SEE: spinal column for illus.*Đốt sống ngực* Chỉ 12 đốt sống nối với sườn và tạo nên phần thành sau của ngực. *Xem: spinal column để minh họa.*

v:, true. The vertebrae that remain unfused through life: the cervical, thoracic, and lumbar. *Đốt sống thực* Là các đốt sống tồn tại không thay đổi trong suốt cuộc đời, ví dụ như: các đốt sống cổ, ngực và thắt lưng.

vertebral [L. vertebra vertebra). Pertaining to a vertebra or the vertebral column. *(thuộc) đốt sống* Có liên quan đến đốt sống hay cột sống.

vertebral arch. The thoracic portion of a vertebra that encloses a vertebral foramen. *Cung đốt sống* Là phần bụng của đốt sống có chứa lỗ đốt sống.

vertebral canal. Cavity of the spinal column that contains the spinal cord. SYN: spinal canal. *Ống sống* Là phần lỗ của cột sống mà có chứa tủy sống. Đn: spinal canal.

vertebral column. Spinal column. *Cột sống* Xem:Spinal column.

vertebral foramen. The hollow space enclosed by a vertebral arch. *Lỗ đốt sống* Là khoảng ở trong cung đốt sống.

vertebral groove. Groove lying on either side of the spinous processes of the vertebrae.*Rãnh đốt sống* Là rãnh nằm hai bên mỏm gai của đốt sống.

vertebral notch. Notch on inferior surface of vertebral arch for transmission of a spinal nerve.*Khía đốt sống* Là khía hình chữ V tại mặt dưới của cung đốt sống, là lối ra của thần kinh tủy sống.

vertebral ribs. The lower two, or floating, ribs.*Xương sườn - sống* Chỉ hai xương sườn dưới hay xương sườn di động.

vertebrarium [L.]. The vertebral column.*Cột sống* Chỉ về cột sống.

Vertebrata A subphylum of the phylum Chordata characterized by possession of segmented backbone or spinal column. They possess an axial notochord at some period of their existence. Includes the following classes: Agnatha (cyclostomes); Chondrichthyes (cartilaginous fishes); Osteichthyes (bony fishes); Amphibia; Reptilia; Aves; and Mammalia.*Loài động vật có xương sống* Chỉ chung các phân loại dưới ngành của loài động vật có dây sống, biểu hiện ở đặc điểm là có một đoạn xương ở lưng hay cột sống. Các loài này thường có một đoạn trục nguyên sống, phát triển ở

một vài giai đoạn đầu trong cuộc sống. Nó bao gồm các lớp sau đây: Agnatha (bộ miệng tròn); Chondrichthyes (loài cá sụn); Osteichthyes (loài cá xương); lớp lưỡng cư; bò sát; loài người và động vật có vú.

vertebrate [L. vertebra, vertebra]. Having or resembling a vertebral column.*(thuộc) xương sống* Có xương sống hay giống như cột sống.

vertebrated Composed of jointed segments.*Giống xương sống* Được hình thành từ những đoạn liên kết với nhau.

vertebrectomy ["+ Gr. ektome, excision]. Excision of a vertebra of part of one.*Phẫu thuật cột sống* Thực hiện phẫu thuật tại vùng cột sống hay tại một đoạn cột sống.

vertebroarterial [" + Gr. arteria, artery]. Concerning the vertebral artery.*Động mạch đốt sống* Liên quan để động mạch đốt sống.

vertebrobasilar [" + basilaris, basilar]. Concerning the vertebral and basilar arteries.*Động mạch cột sống - động mạch nền* Liên quan đến các động mạch cột sống và các động mạch nền.

vertebrochondral [" + Gr. chondros, cartilage]. Denoting the vertebra and the costal cartilages.*Sụn sườn - đốt sống* Chỉ chung về các sụn đốt sống và sụn sườn.

vertebrocostal [" + costa, rib]. Pert. to avertebra and a rib. SYN: costovertebral.*Xương sống - xương sườn* Liên quan đến xương sống và xương sườn. Đn: costovertebral.

vertebrofemoral [" + femur, thigh].Concerning the vertebrae and femur.*Xương sống - xương đùi* Liên quan đến xương sống và xương đùi.

vertebroiliac [" + iliacus, pert. to ilium]. Concerning the vertebrae and ilium.*Xương sống - xương chậu* Liên quan đến xương sống và xương chậu.

vertebromammary [" + mamma, breast]. Pert. to the vertebral and mammary areas.*Xương sống - vú* Liên quan đến xương sống và vùng vú.

vertebrosacral [" + sacrum, sacred]. Concerning the vertebrae and sacrum.*Xương sống - xương cùng* Liên quan đến xương sống và xương cùng.

vertebrosternal [" + Gr. sternon, chest]. Pert. to a vertebra and the sternum.*Xương sống - xương ức* Liên quan đến xương sống và xương ức.

vertex [L., summit]. [NA] The top of the head. SYN: corona capitis; crown.*Đỉnh* Phần cao nhất của đầu. Đn: corona capitis; crown.

v., cordis. Apex of the heart.*Đỉnh tim* Phần đỉnh của tim.

vertical [L. verticalis, summit]. 1. Pert. to or situated at the vertex. 2. Perpendicular to the plane of the horizon of the earth; upright.*(thuộc) đỉnh đầu thẳng đứng* 1. Liên quan

đến hay nằm tại vị trí đỉnh đầu. 2. Đường chân trời, đường trực giao giữa bầu trời và mặt đất; đường thẳng đứng.

verticalis [L.]. Vertical. Indicating any plane that passes through the body parallel to the long axis of the body.*Đường dọc* Đường thẳng đứng. Chỉ chung về các đường song song với trục dọc của cơ thể.

verticality. The ability to accurately perceive the vertical position in the absence of environmental cues.*Tính chất thẳng đứng* Có khả năng giữ được vị trí trí thẳng đứng tuyệt đối mà không lệ thuộc vào môi trường.

verticillate [L. verticillus, a little whirl]. Arranged like the spokes of a wheel or a whorl.*Hình vòng* Được sắp xếp theo hình nan hoa, hình bánh xe hay hình vòng xoắn.

verticomental [L. vertex, summit, + mentum, chin]. Concerning the crown of the head and the chin.*Đỉnh đầu - cằm* Liên quan về đỉnh đầu và cằm.

vertiginous [L. vertiginosus, one suffering from dizziness]. Pert. to or afflicted with vertigo.*Chóng mặt* Liên quan đến sự chóng mặt hay bị chóng mặt.

vertigo [L. vertigo, a turning round]. True vertigo is the sensation of moving around in space (subjective vertigo) or of having objects move about the person (objective vertigo) and is a result of a disturbance of equilibratory apparatus. Sometimes used as a synonym for dizziness, lightheadedness, and giddiness.

ETIOL: May be caused by a variety of entities including middle ear disease; toxic conditions such as those caused by salicylates, alcohol, or streptomycin; sunstroke; postural hypotension; or toxemia due to food poisoning or infectious diseases.

NURSING IMPLICATIONS: Assessment should include whether or not the patient experiences a turning or whirling sensation or whether he feels the environment is turning or whirling, direction of the sensation whether it is intermittent or constant; time of day it occurs; whether or not it is related to position, drugs, occupation, or menses; whether it is associated with nausea and vomiting or with nyatagmus and migraine. Implement safety measures such as use of siderails while in bed. Ambulate gradually after a slow, assisted move from a sitting position. Have the call bell available at all times; make sure tissues, water, and other needed supplies are within easy reach and that furniture and other obstacles are removed from the path of ambulation.The patient who received a fenestration operation on the ear and is experiencing severe vertigo should be confined to bed for several days and then begin a gradual increase in activity.*Chóng mặt* chóng mặt là cảm giác như bản thân bị quay cuồng trong không gian (chóng mặt chủ quan) hay cảm

thấy như mọi vật xung quanh quay cuồng (chóng mặt khách quan) đó là do nguyên nhân có sự nhiễu loạn trong bộ máy thăng bằng. Đôi khi từ này được dùng để chỉ hoa mắt, và choáng váng.
NGUYÊN NHÂN: *Chóng mặt có thể do nhiều nguyên nhân khác nhau, bao gồm: bệnh viêm tai giữa; tình trạng nhiễm độc như do salicylate, rượu hay streptomycin; say nắng; hạ áp tư thế; ngộ độc thực phẩm hay các bệnh truyền nhiễm.*
CHĂM SÓC: *Phải đánh giá loại chóng mặt thuộc dạng chủ thể hay khách thể, hướng cảm giác quay cũng như cảm giác chóng mặt từng cơn hay liên tục; cảm thấy chóng mặt vào thời điểm nào trong ngày, các điều kiện có liên quan như vị trí tư thế, các loại thuốc đã dùng, nghề nghiệp hay vấn đề kinh nguyệt; chóng mặt có đi kèm với buồn nôn hay nôn không, hoặc các triệu chứng như rung giật nhãn cầu mắt hay đau nửa đầu. Phải áp dụng các biện pháp an toàn như: giường phải có song sắt xung quanh. Khi đi lại phải từ từ và thận trọng, nên di chuyển theo tư thế ngồi. Luôn mang theo một cái chuông cấp cứu; khăn, nước và các đồ dùng phải được để trong tầm tay. Những đồ dùng trong nhà cũng như các vật gây trở ngại phải dọn ra khỏi đường di chuyển của bệnh nhân. Đối với các bệnh nhân mới được mổ tai hay bị chóng mặt nặng thì phải được nằm nghỉ ngơi trên giường vài ngày trước khi bắt đầu luyện tập các động tác hoạt động theo chiều hướng gia tăng dần.*
v., auditory. Vertigo duetodiaeaseofthe ear.*Chóng mặt bệnh tai chứng chóng mặt xảy ra do có bệnh ở tai.*
v., central Vertigo ceased by disease of the central nervous system. *Chóng mặt do thần kinh trung ương chứng chóng mặt xảy ra do có bệnh ở hệ thần kinh trung ương.*
v., cerebral. Vertigo due to brain disease.*Chóng mặt do bệnh não Chứng chóng mặt xảy ra do có bệnh não.*
v., epileptic. Vertigo attending an epileptic attack or following it.
Chóng mặt do động kinh Chóng mặt do bị cơn động kinh hay sau cơn động kinh.
v., essential. Vertigo from an unknown cause.*Chóng mặt vô căn Chóng mặt hiện chưa rõ nguyên nhân.*
v., gastric. Vertigo associated with gastric disturbance.*Chóng mặt - đau dạ dày Chóng mặt cùng với các triệu chứng dạ dày.*
v., hysterical Vertigo accompanying hysteria.*Chóng mặt - hysteria Chóng mặt cùng với các triệu chứng hysteria.*
v., labyrinthine. Vertigo due to disease of labyrinth of the ear.
SYN: Meniere's disease.*Chóng mặt - viêm mê đạo Chóng mặt do bệnh*

tại vùng mê đạo tai trong. Đn: Ménière's disease.
v., laryngeal Vertigo accompanying laryngeal spasm.*Chóng mặt - co thắt thanh quản Chóng mặt cùng với cơn co thắt thanh quản.*
v., objective. Vertigo in which stationary objects appear to be moving.
Chóng mặt khách quan dạng chóng mặt có cảm giác như mọi vật xung quanh quay cuồng.
v., ocular. Vertigo caused by disease of the eye.*Chóng mặt do mắt Chóng mặt do nguyên nhân có bệnh ở mắt.*
v., organic. Vertigo due to abrain lesion.*Chóng mặt bệnh thực thể Chóng mặt do có tổn thương ở não.*
v., peripheral Vertigo due to disturn bances in the peripheral areas of the central nervous system.*Chóng mặt ngoại biên Chóng mặt do có rối loạn tại vùng ngoại biên của hệ thần kinh trung ương.*
v., positional v., postural. Vertigo that occurs when the head is in a specific position.*Chóng mặt vị trí, chóng mặt tư thế Chóng mặt do đầu không ở đúng vị trí cân bằng bình thường.*
v., subjective. Vertigo in which the patient has the sensation of turning or rotating.*Chóng mặt chủ quan Dạng chóng mặt mà bệnh nhân cảm thấy như cơ thể bị quay cuồng.*
v., toxic. Vertigo from presence of a toxin in the body.*chóng mặt do nhiễm độc Chứng chóng mặt do có chất độc trong cơ thể.*
v., vestibular. Vertigo due to disease or malfunction of the vestibular apparatus.*Chóng mặt do bộ phận tiền đình Chứng chóng mặt do nguyên nhân có bệnh hay bị mất chức năng hoạt động ở bộ phận tiền đình.*
verumontanitis [L. ueru, spit, dart, + montanus, mountainous, + Gr. itis, inflammation]. Inflammation of the verumontanum. SYN: colliculitis.
Viêm tuyến tiền liệt Chứng viêm nhiễm tại vùng tuyến tiền liệt. Đn: colliculitis.
verumontanum [L. veru, spit, dart, + montanus, mountainous]. An elevation on the floor of the prostatic portion of the urethra where the seminal ducts enter.*U tuyến tiền liệt Sự sản lên tại cửa niệu đạo tuyến tiền liệt ở nơi mà có ống dẫn tinh đi vào.*
very low density lipoproteins
ABBR: VLDL. Plasma lipids bound to albumin consisting of chylomicrons and prelipoproteins. This class contains a greater ratio of lipid than low-density lipoproteins and are the least dense. SEE: lipoproteins.*Lipoprotein tỷ trọng rất thấp Viết tắt là: VLDL. Chỉ về mức độ lipid huyết thanh gắn kết với albumin chứa trong chylomicron và prelipoprotein. Trường hợp này, tỷ lệ lipid cao hơn so với lipoprotein tỷ trọng thấp và*

có tỷ trọng thấp nhất. Xem: lipoproteins.
vesalianum [andreas Vesalius, Flemish anatomist and physician, 1514-1564] One of the aesamoid bones in the tendon of origin of the gastrocnemius muscle, and another on outer border of foot in the angle between the cuboid and fifth metatarsal.*Xương vesalianum [andreas Vesalius, bác sĩ và nhà nghiên cứu cơ thể học người Flemish, 1514 - 1564] Một trong các xương vừng ở gan gốc cơ sinh đôi cẳng chân và phần rìa ngoài của bàn chân ở góc giữa xương hộp và khối xương bàn chân thứ năm.*
Vesalius, foramen of (andreas Vesalius] Opening in base of the skull transmitting an emissary vein.*Lỗ Vesalius [andreas Vesalius] Lỗ mở tại sàn sọ để tĩnh mạch liên lạc đi qua.*
Vesalius, vein of. Small emissary vein from cavernous sinus passing through foramen of Vesalius and conveying blood to the pterygoid plexus.*Tĩnh mạch Vesalius Tĩnh mạch liên lạc nhỏ từ xoang hang đi qua lỗ Vesalius và chuyển máu đến hệ mạch chân bướm.*
vesica [L.]. [NA] A bladder.*Bàng quang [NA] Bàng quang.*
v., fellea. [NA] The gallbladder.*Túi mật [NA] Chỉ về túi mật.*
v., prostatica. A minute pouch in the prostatic urethra, remnant of the müllerian duct. SYN: utriculus prostaticus.*Túi tiền liệt Một túi nhỏ tại niệu đạo tuyến tiền liệt, là dấu vết còn lại của ống müller. Đn: utriculus prostaticus.*
v., urinaria. [NA] The urinary bladder.*Bàng quang [NA] Bàng quang.*
vesical Pert. to or shaped like a bladder.*(thuộc) bàng quang Có liên quan đến bóng đái hay giống như bàng quang.*
vesical reflex. Inclination to urinate caused by moderate bladder distention.*Phản xạ bàng quang Sự kích thích cảm giác mót đi tiểu do mức độ căng phồng của bàng quang.*
vesicant [L. vesicare, to blister]. 1. Blistering; causing or forming blisters. 2. Agent used to produce blisters. It is much less severe in its effects than escharotics. 3. A blistering gas used in chemical warfare. SEE: gas, vesicant.*Làm giộp da 1. Da bị giộp lên; tác dụng làm giộp lên hay dạng da giộp lên. 2. Tác nhân làm cho da bị giộp lên. Triệu chứng bệnh nhẹ hơn nhiều so với chứng màng mô hoại tử. 3. Một loại khí làm giộp da lên, được dùng trong công nghệ sản xuất vũ khí hóa học. Xem: gas, vesicant.*
vesication 1.Process of blistering. 2. A blister.*Sự giộp lên 1. Tiến trình da bị giộp lên. 2. Sự giộp da lên.*
vesicatory 1. Causing or pert. to blisters. 2. Agent causing blisters. SYN: vesicant.*(thuộc) giộp da 1. Có liên quan đến sự giộp da lên hay nguyên*

nhân gây nên sự giộp da. 2. Thuốc làm giộp da. Đn: vesicant.

vesicle [L. vesicula, a little bladder]. 1. A small sac or bladder containing fluid. 2. A blisterlike small elevation on the skin containing serous fluid. Vesicles may vary in diameter from a few millimeters to a centimeter. They may be round, transparent, opaque, or dark elevations of the skin, sometimes containing seropurolent or bloody fluid. They are seen in sudamina as the result of sweat that cannot escape from the skin; in herpes, mounted on an inflammatory base, having no tendency to rupture but associated with burning pain. In herpes zoster they follow the line of the nerve trunks. They are seen in dermatitis venenata as the result of poison ivy or oak and accompanied by great itching; in dermatitis herpetiformis or multiformis. In impetigo contagiosa they occur especially in children in discrete form, flat and umbilicated, filled with straw-colored fluid with no tendency to break. They dry up forming yellow crusts with little itching. They are also seen in vesicular eczema, molluscum contagiosa, miliaria (prickly heat or heat rash), chickenpox, smallpox, and scabies. SEE: herpes; miliaria.*Mụn nước, túi 1. Một túi nhỏ hay bong bóng có chứa nước dịch. 2. Sự nổi lên các vết giộp nhỏ trên da, bên trong có chứa dịch huyết thanh. Mụn nước có kích thước rất khác nhau, đường kính từ vài milimét cho đến một centimét. Nó có thể nổi lên trên da thành hình tròn, trong suốt, mờ đục hay đen, bên trong đôi khi có chứa máu hay huyết thanh cùng với mủ. Nó thường gặp trong các chứng ban gây ra do tích tụ mồ hôi gây ẩm trên da; chứng herpes; hoặc nổi lên từ một vùng nhiễm trùng, không có xu hướng vỡ ra nhưng đau rát. Mụn nước herpes xuất hiện theo đường các nhánh thần kinh. Mụn nước có thể thấy trong viêm da do ngộ độc cây thường xuân hay cây sồi cùng với triệu chứng ngứa; viêm da dạng herpes hay viêm da đa dạng. Trong chứng chốc lở hay lây thường xảy ra ở trẻ em thì mụn nước rời rạc, phẳng và có hình rốn, bên trong chứa chất dịch màu vàng nhạt không có xu hướng vỡ. Khi khô sẽ tạo thành dạng vảy cứng màu vàng và gây cảm giác ngứa nhẹ. Mụn nước cũng thấy được trong chàm bội nhiễm dạng phỏng giộp, u mềm lây, thủy đậu, đậu mùa và bệnh ghẻ. Xem: herpes; miliaria.*

v., allantoic. The hollow, enlarged part of the allantois, esp. in birds and reptiles.*Niệu nang Chỉ phần niệu nang lõm vào, rộng, phát triển mạnh ở loài chim và loài bò sát.*

v., auditory. That portion of the cerebral vesicle from which the exterior ear is formed.*Túi tai Là khoang tại vùng não, nơi đó tai*

ngoài sẽ được hình thành.

v., blastodeimic. Sac developed from the blastoderm.*Túi bì phôi Là túi phát triển từ bì phôi.*

v., 's, brain. The five embryonic subdivisions of the brain.*Túi não Chỉ năm nhánh nhỏ của não phôi.*

v., 's, brain, primary. The three earliest subdivisions of the embryonic neural tube.*Nhánh não chính Chỉ ba nhánh nhỏ phát triển trước nhất của ống não phôi.*

v., 's, cerebral Expansion of neural embryonic canal from which the brain develops.*Ống não Chỉ phần trải rộng ra của ống thần kinh phôi, từ đó sẽ phát triển thành não.*

v., chorionic. The outer villas-covered layer of the early embryo. It encloses the embryo, amnion, umbilical cord, and yolk stalk.*Túi màng đệm Lớp bên ngoài có phủ lông tơ của một phôi mới phát triển. Nó bao bọc phôi, màng ối, dây rốn và thân noãn.*

v., compound. Multilocular vesicles.*Mụn nước phức hợp Các mụn nước nhiều ngăn.*

v., 's, encephalic. V.'s, brain.*Túi não Xem:V.'s, brain.*

v., lens. The embryonic vesicle formed from the lens pit. It develops into the lens of the eye.*Túi thủy tinh thể Là túi nhỏ ở phôi được hình thành từ hốc thủy tinh thể. Sau này sẽ phát triển thành thủy tinh thể của mắt.*

v., 's, multilocular. Vesicles that contain multiple chambers.*Túi ngăn Chỉ về các túi mà bên trong có chứa nhiều ngăn phức tạp.*

v., 's, optic. Hollow outgrowths from the lateral aspects of the embryonic brain. The retinae and optic nerves develop from these paired vesicles.*Túi thị giác Là hốc phát triển từ hai bên hông của não phôi.Võng mạc và các thần kinh thị giác phát triển từ cặp túi này.*

v., otic. V., auditory, q.v.*Túi thính giác Xem:V., auditory.*

v., seminal. One of the two membranous sacculated tubes situated at the base of the bladder, between it and the rectum, serving as a reservoir for the semen and having a secretion of its own.*Túi tinh dịch chỉ một trong hai ống màng túi ngay tại đáy bàng quang, ở vùng giữa và trực tràng, co nhiệm vụ lưu trữ tinh dịch và tiết tinh dịch mỗi khi cần thiết.*

v., umbilical. Portion of embryonic yolk sac outside the body cavity.*Túi rốn Là phần túi noãn của phôi ở vị trí ngoài cơ thể.*

vesico- [L. vesica, bladder]. Combining form meaning bladder.*vesico-Tiếp đầu ngữ, có nghĩa là bàng quang.*

vesicoabdominal [" + abdomen, belly]. Concerning the urinary bladder and the abdomen.*Bàng quang - bụng Liên quan đến bàng quang và bụng.*

vesicocele [L. vesica, bladder, + Gr.

kele, tumor, swelling]. Hernia of the bladder into the vagina. SYN: cystocele.*Chứng sa bàng quang Chứng sa bàng quang về phía âm đạo.*

vesicocervical [" + cervix, neck]. Rel. to the urinary bladder and cervix uteri.*Bàng quang - cổ tử cung Liên quan đến bàng quang và cổ tử cung.*

vesicoclysis [" + Gr. klysis, a washing]. Injection of fluid into the bladder.*Rửa bàng quang Sự bơm nước rửa vào bàng quang.*

vesicoenteric [" + Gr. enteron, intestine]. Concerning the urinary bladder and intestine.*Bàng quang - ruột Liên quan đến bàng quang và ruột.*

vesicofixation [L. uesica, bladder, + fixatio, a fixing]. Attachment of the uterus to the bladder or the bladder to the abdominal wall.*Cố định bàng quang Khâu dính tử cung vào bàng quang hay khâu dính bàng quang vào thành bụng.*

vesicointestinal Vesicoenteric.*bàng quang - ruột Xem:Vesicoenteric.*

vesicoprostatic [" + Gr. prostates prostate]. Relating to the bladder and prostate.*Bàng quang - tuyến tiền liệt Liên quan đến bàng quang và tuyến tiền liệt.*

vesicopubic [" + NL. (os) pubis, bone of the groin]. Pert. to the bladder and os pubis.*Bàng quang - xương mu Liên quan đến bàng quang và xương mu.*

vesicopustule [" + pustules, blister]. A vesicle in which pus has developed.*Mụn mủ Chỉ về cái mụn có phát triển mủ bên trong.*

vesicosigmoid [" + Gr. sigmoid, shaped like Gr. letter S]. Concerning the urinary bladder and sigmoid colon.*Bàng quang - đại tràng sigma Liên quan đến bàng quang và đại tràng sigma.*

vesicosigmoidostomy [" + " + stoma, mouth]. Surgical creation of an anastomosis between the urinary bladder and sigmoid colon.*Phẫu thật mở thông bàng quang đại tràng sigma Thủ thuật tạo một đường nối giữa bàng quang và đại tràng sigma.*

vesicospinal [" + spina, thorn]. Relating to the urinary bladder and spinal cord.*Bàng quang - gai sống Liên quan đến bàng quang và gai sống.*

vesicostomy [" + Gr. stoma, mouth]. Surgical production of an opening into the bladder.*Phẫu thuật mở bàng quang Thủ thuật tạo một lỗ mở ở bàng quang.*

vesicotomy [" + Gr. tome, incision]. Incision of the bladder.*Rạch bàng quang Thủ thuật rạch bàng quang.*

vesicoumbilical [" + umbilicus, navel]. Concerning the urinary bladder and umbilicus.*Bàng quang - rốn Liên quan đến bàng quang và rốn.*

vesicoureteral [" + Gr. oureter, ureter]. Concerning the urinary bladder and a ureter.*Bàng quang - niệu quản Liên quan đến bàng quang và niệu quản.*

vesicouterine [" + uterinus, pert. to the womb]. Pert. to the urinary bladder and uterus.*Bàng quang - tử cung Liên quan đến bàng quang và tử cung.*

vesicouterine pouch. Downward extension of the peritoneal cavity located between bladder and uterus. *Khoang bàng quang - tử cung Hốc màng bụng trải dài xuống phía dưới tại vị trí giữa bàng quang và tử cung.*

vesicouterovaginal [" + uterus, womb, + vagina, sheath]. Concerning the urinary bladder, the uterus, and the vagina.*bàng quang - tử cung - âm đạo liên quan đến bàng quang, tử cung và âm đạo.*

vesicovaginal [" + vagina, sheath]. Pert. to the urinary bladder and vagina.*Bàng quang - âm đạo Liên quan đến bàng quang và âm đạo.*

vesicovaginorectal [" + vagina, sheath, + rectum, straight]. Concerning the urinary bladder, vagina, and rectum.*Bàng quang - âm đạo - trực tràng Liên quan đến bàng quang, âm đạo và trực tràng.*

vesicula [L.]. (pl. vesiculae) [NA] A small bladder or vesicle.*Túi Là một túi nhỏ hay bọng.*

v., seminalis. [NA] Tiny reservoir of semen at base of the bladder. SYN: seminal vesicle.*Túi tinh dịch Là túi nhỏ chứa tinh dịch nằm tại đáy bàng quang. Đn: seminal vesicle.*

vesicular Pert. to vesicles or small blisters.*(thuộc) bọng Liên quan đến bọng hay chỉ các mụn giộp nhỏ.*

vesicular breathing. Murmur heard in normal breathing. SYN: vesicular murmur.*Tiếng thở phế nang Tiếng rì rào nghe được trong nhịp thở bình thường. Đn: vesicular murmur.*

vesicular eczema. Eczema accompanied by formation of vesicles.*Chàm mụn nước Chàm cùng với việc hình thành các mụn nước.*

vesicular murmur. The normal sound of respiration heard on auscultation. SYN: vesicular breathing.*Tiếng rì rào phế nang Tiếng thở bình thường nghe được qua ống nghe. Đn: vesicular breathing.*

vesicular rale. The crepitant rale, a crackling sound heard at end of inspiration.*Tiếng ran phế nang Tiếng ran kêu lép bép, nghe như ẩm gây tại lúc cuối khi hít vào.*

vesicular resonance. Percussion sound heard over the normal lung. *Âm vang phế nang Âm vang đập nghe được tại phổi bình thường.*

vesiculase An enzym inprostatic fluid said to coagulate semen. *Vesiculase Một enzym tại dịch tuyến tiền liệt, còn gọi là tinh dịch đặc lại.*

vesiculated Having vesicles present.

Có mụn nước Có những mụn nước nổi lên.

vesiculation [L. vesicula, a tiny bladder]. Formation of vesicles or state of having or forming them.*Sự nổi mụn nước Sự hình thành các mụn nước hay tình trạng nổi lên các mụn nước.*

vesiculectomy [" + Gr. ektome, excision]. Partial or complete excision of a vesicle, particularly a seminal vesicle.*Cắt bỏ túi Sự cắt bỏ một phần hay toàn bộ một túi, đặc biệt là chỉ về túi tinh.*

vesiculiform [" + forma, shape]. Having the shape of a vesicle.*Dạng túi Có hình dạng giống như một cái túi.*

vesiculitis [" + Gr. itis, inflammation]. Inflammation of a vesicle. particularly the seminal vesicle.*Viêm nang Viêm nhiễm vùng túi, đặc biệt là chỉ về túi tinh.*

vesiculobronchial [" + Gr. bronchos, windpipe]. Both vesicular and bronchial.*Phế nang - phế quản Chỉ chung phế nang - phế quản.*

vesiculocavernous [" + cauerna, a hollow]. Vesicular and cavernous. *Phế nang - hang Chỉ về phế nang và hang.*

vesiculogram [" + Gr. grammas, something written]. Radiograph of the seminal vesicles.*Hình chụp túi tinh Hình chụp túi tinh bằng tia X.*

vesiculography [" + Gr. graphein, to write]. Roentgenography of the seminal vesicles.*Chụp hình túi tinh Chụp hình túi tinh bằng tia X.*

vesiculopapular [" + papula, pimple]. Composed of vesicles and papules.*Mụn nước - nốt sẩn Chỉ tình trạng vừa có mụn nước vừa có nốt sẩn.*

vesiculopustular [" + pustules, blister]. Having both vesicles and pustules.*Mụn nước - mụn mủ Chỉ tình trạng vừa có mụn nước vừa có mụn mủ.*

vesiculotomy [" + Gr. tome, incision]. Surgical incision into a vesicle, as a seminal vesicle.*Phẫu thuật rạch nang, túi Thủ thuật rạch vào trong nang, đặc biệt là túi tinh.*

vesiculotubular [" + tubularis, like a tube]. Sounds from auscultation of the chest that have both vesicular and tubular qualities.*Âm vang phế nang - phế quản Âm thanh nghe được tại vùng ngực từ ống nghe chẩn đoán bệnh, trong đó có cả tiếng phế nang cùng với tiếng nghe như tiếng vang trong một cái ống.*

vesiculotympanic [" + Gr. tympanon, drum]. Having both vesicular and tympanic qualities.*Âm vang phế nang - tiếng trống Vừa nghe tiếng phế nang vừa nghe lùng bùng như tiếng trống.*

Vespidae. [L. uespa, wasp] Family of wasps, including paper wasps, hornets, and yellow jackets.*Vespidae Họ ong bắp cày, bao gồm ong bắp cày giấy, ong bắp cày thường và loại ong bắp cày có vỏ màu vàng.*

Vesprin. Trade name for triflupromazine hydrochloride.*Vespr in Tên thương mại của triflupromazin hydrochlorid.*

vessel [O. Fr. from L. uasce(lum, a little vessel]. A tube, duct, or canal to convey the fluids of the body. SYN: vas (NA).

R S: anastomose; anastomosis; angiitis; angiodystrophia; arrosion; endothelial; intima; rhegma; vas; vascular.*Mạch Một ống, ống dẫn hay kênh dẫn truyền dịch trong cơ thể. Đn: vas [NA].*

THAM KHẢO: sự nối; đường nối; viêm mạch; loạn dưỡng mạch; mạch thẳng; nội mạc mạch; màng trong mạch; dòng mạch; ống mạch; mạch.

v., absorbent. The lacteals, lymphatics, and capillaries of the intestines.*Ống mạch hút Ống dẫn dịch dưỡng, bạch huyết và mao mạch ở trong ruột.*

v., blood. Any of the vessels carrying blood, i.e., arteries, veins, and capillaries.*Mạch máu Chỉ chung về các mạch truyền tải máu trong cơ thể, ví dụ như các động mạch, tĩnh mạch và mao mạch.*

v., 's, chyliferous. Vessels arising in the villi of the intestinal walls carrying chyle and terminating in the thoracic duct.*Mạch dưỡng trấp Chỉ các mạch phát sinh tại các nhung mao ở thành ruột non để mang dịch dưỡng trấp lên ống ngực.*

v., collateral. Vessel parallel to the vessel from which it arose.*Mạch bên Là mạch chạy song song với mạch chính và do từ mạch chính phát sinh ra.*

v., 's, great. The large blood vessels entering and leaving the heart. *Mạch lớn Chỉ các mạch máu lớn đi vào và đi ra khỏi tim.*

v., lacteal. A lymph vessel that collects chyle from the intestinal villi. *Mạch dưỡng trấp Là mạch bạch huyết thu thập dịch dưỡng trấp từ các lông ruột.*

v., 's, lymphatic. Vessels conveying lymph.*Mạch bạch huyết Là các mạch truyền tải bạch huyết.*

v., s, nutrient. Vessels supplying specific areas such as the interior of bones.*Mạch nuôi Là các mạch cung cấp chất dinh dưỡng cho một số vùng đặc biệt, ví dụ như bên trong xương.*

v., irdicular. Branch of a vertebral artery supplying cerebral nerve root. *Mạch rễ con Các nhánh động mạch đốt sống cấp máu cho rễ thần kinh não.*

vestibular [L. vestibulum, vestibule]. Pert. to a vestibule.*(thuộc) tiền đình Có liên quan đến tiền đình.*

vestibular bulbs. Two sacculated collections of veins, lying on either side of the vagina, beneath the bulbocavernosus muscle, connected anteriorly by the pars intermedia, and through this strip of cavernous tissue communicating with the erectile tissue of the clitoris. The vestibular bulbs are the homologues of the male corpus spongiosum. Injury during labor may give rise to troublesome bleeding. SEE: Bartholin's glands; vagina; vestibule of vagina.*Hành tiên đình* Hai túi tĩnh mạch tập trung, nằm hai bên âm đạo ngay phía dưới cơ hành hang, nối với phía trước bởi phần giữa và thông qua dải mô hang, nó liên lạc với mô cương của âm vật. Hành tiến đình tương đương với các thể xốp ở phái nam. Nếu bị tổn thương trong khi sinh đẻ có thể sẽ bị chảy nhiều máu. Xem: Bartholin's glands; vagina; vestibule of vagina.

vestibular nerve. A main division of the auditory nerve. Arises in the vestibular ganglion and is concerned with equilibrium.*Thần kinh tiền đình* Là nhánh phân chia chính của thần kinh thính giác. Nổi lên trong hạch tiền đình và có liên quan đến nhiệm vụ giữ thăng bằng cơ thể.

vestibule A small space or cavity at the beginning of a canal, such as the aortic vestibule.*Tiền đình* Chỉ một khoang không nhỏ hay một hang tại điểm khởi đầu của một ống dẫn, ví dụ như tiền đình động mạch chủ.

v., aortic, v. ofaorta. The part of the left ventricle of the heart just below the aortic valve.*Tiền đình động mạch chủ, tiền đình của động mạch chủ* Là phần nằm ở tâm thất trái của tim, ngay phía dưới van động mạch chủ.

v., of ear. The middle part of the inner ear, behind the cochlea, and in front of the semicircular canals; it contains the utriculus and sacculus. *Tiền đình tai* Là phần giữa của tai trong, ngay phía sau ốc tai và phía trước ống bán nguyệt, nó bao gồm túi bầu dục và tiểu nang.

v., of larynx. The portion of the larynx above the vocal cords.*Tiền đình của thanh quản* Là phần thanh quản ngay phía trước các dây thanh.

v., of mouth. The part of the oral cavity between the lips and the cheeks and between the teeth and the gums.*Tiền đình miệng* Là phần hốc miệng, nằm trong khoảng môi, má và trong khoảng giữa răng và lợi.

v., Of nose. The anterior part of the nostrils, containing the vibrissae. *Tiền đình của mũi* Là phần lỗ mũi phía trước, nơi có nhiều lông mũi.

v., ofpharynx. The space surrounded by the soft palate, base of the tongue, and the palatoglosal and palatopharyngeal arches.*Tiền đình của họng* Là phần khoảng được bao quanh bởi vòm miệng mềm, đáy lưỡi và cung vòm miệng - lưỡi cũng như cung vòm miệng - hầu.

v., of vagina. An almond-shaped space between the lines of attach-

ment of the labia minors. At the anterior angle of the clitoris is situated; the posterior boundary is the fourchette. The vestibule is approx. 4 to 5 cm long and 2 cm in greatest width when the labia minors are separated. Four major structures open into the vestibule: the urethra anteriorly, the vagina posteriorly, and the two excretory ducts of the glands of Bartholin laterally. The covering membranes are pink in color and constructed of delicate stratified squamous epithelium. Collections of cavernous tissue are disposed beneath the integument. SEE: Bartholin's glands; vagina; vestibular bulbs.*Tiền đình âm đạo* Một khoang hình quả hạnh nằm trong khoảng các đường tiếp xúc với môi nhỏ. Tại góc phía trước là âm vật. Tiền đình âm đạo ước lượng dài khoảng từ 4 đến 5 cm, còn chiều rộng khoảng 2 cm, không kể phần mép nhỏ. Có bốn cấu trúc chính mở ra phía miệng âm đạo là: phần trước, phần sau âm đạo, hai ống tuyến Bartholin ở hai bên. Phần màng bọc có màu hồng và được cấu tạo bởi lớp biểu mô dạng vảy xếp lớp mỏng. Các lớp mô hang thì nằm phía dưới lớp vỏ da. Xem: Bartholin's glands; vagina; vestibular bulbs.

vestibulocochlear nerve [L. uestibulam, vestibule, + Gr. kokhlos, land snail]. The 8th cranial nerve, which emerges from the brain behind the facial nerve between the pons and medulla oblongata. SYN: acoustic nerve. SEE: illus.*Thần kinh tiền đình - ốc tai* Là thần kinh sọ thứ tám, nó phát sinh từ não sau thần kinh mặt trong khoảng giữa cầu não và hành não tủy. Đn: acoustic nerve. Xem: illus.

vestibuloplasty ["+ Gr. plassein, to mold]. Plastic surgery of the vestibule of the mouth.*Phẫu thuật tiền đình miệng* Phẫu thuật tạo hình vùng tiền đình miệng.

vestibulotomy [" + Gr. tome, incision]. Surgical incision into the vestibule of the inner ear.*Phẫu thuật tiền đình tai trong* Thủ thuật rạch mở vùng tiền đình tai trong.

vestibulourethral [" + Gr. ourethra, urethra]. Rel. to the vestibule of the vagina and urethra.*Tiền đình âm đạo - niệu đạo* Liên quan đến vùng tiền đình âm đạo và niệu đạo.

vestibulum [L.]. (pl. vestibula) [NA] Vestibule.*Tiền đình* Xem:Vestibule.

vestige [L, vestigium, footstep). A small degenerate or incompletely developed structure that has been more fully developed in the embryo or in a previous stage of species. *Vết tích* Dấu vết thoái hóa hay một bộ phận phát triển chưa hoàn hảo mà nó được phát triển rất mạnh ở giai đoạn bào thai hay ở các loài được cho là tiền bối.

vestigial Of the nature of a vestige. SYN: rudimentary.

(còn) vết tích Bản chất của vết tích. Đn: rudimentary.

vestigium [L., a footstep]. (pl. vestigia) Vestige. *Vết tích* Xem:Vestige.

veta [Sp.]. Mountain sickness, esp. that which occurs in the andes. *Chứng say núi* Là chứng bệnh say núi, đặc biệt thường xảy ra ở vùng núi andes.

veterinarian One who is trained and licensed to practice veterinary medicine and surgery. *Bác sĩ thú y* Một người được đào tạo và cấp giấy phép hành nghề chữa bệnh cho các loại thú, gia súc.

veterinary 1. Pert. to animals, their diseases and treatment. 2. A veterinarian. *(thuộc) thú y* 1. Có liên quan đến động vật, bệnh và sự trị bệnh cho thú vật. 2. Một bác sĩ thú y.

VF. ventricular fibrillation; vocal fremitus. *VF* Viết tắt của chữ ventricular fibrillation, có nghĩa là rung tâm; viết tắt của chữ vocal fremitus, có nghĩa là sự rung phát âm.

veterinary medicine. That which deals with diseases of animals and their treatment. *Ngành thú y* Thuốc chuyên dùng để điều trị hay phòng ngừa các bệnh của thú vật.

V., H. viral hepatitis. *Viết tắt của chữ viral hepatitis, có nghĩa là viêm gan virus.*

via [L.]. (pl. viae) Any passage in the body such as nasal, intestinal, or vaginal. *Đường* Chỉ chung về các đường trong cơ thể, ví dụ như đường mũi, đường ruột, đường âm đạo.

viability [L. vita, life, + habilis, fit]. Ability to live, grow, and develop. *Khả năng tồn tại* Có khả năng sống, lớn lên và phát triển.

viable [L. vita, life, + habilis, fit]. Capable of living, as a newborn or a fetus that has reached a stage, usually 24 weeks or greater than 500 gm, that will permit it to live outside the uterus.*Có thể sống được* Khả năng sống sót, ví dụ như trẻ sơ sinh hay bào thai đã đạt đến mức mà có thể sống được ở bên ngoài tử cung, thường là sau 24 tuần hay trọng lượng nặng hơn 500 mg.

vial [Gr. phiale, a drinking cup]. A small glass bottle for medicines or chemicals.*Lọ nhỏ* Chỉ một lọ nhỏ bằng thủy tinh, dùng để đựng thuốc hay hóa chất.

vibex [L. vibix, mark of a blow]. (pl. vibices) Narrow linear mark, as a line of blood in subcutaneous tissue.*Vệt, vạch* Là đường dài và hẹp, ví dụ như vết máu trong mô ở dưới da.

Vibramycin. Trade name for doaycycline.*Vibramycin* Tên thương mại của doxycycline.

vibrepuncture Medical use of tattoo technique to introduce medicine into skin lesions. Multiple punctures are made into the skin by a needle that has passed through a small amount of the solution of medicine placed on the site.*Xăm hình Chỉ về kỹ thuật xăm bằng cách nhuộm màu trên vùng da bị tổn thương. Dùng một cây kim chấm vào chất màu sau đó thực hiện chấm vào da theo đường vẽ sẵn.*

Vibra-Tabs. Trade name for doxycycHne hyclate.*Vibra-Tabs Tên thương mại của chất doxycyclin hyclat.*

vibratile [L. uibrare, to shake]. Adapted to or used in vibratory motion; moving to and fro. SEE: vibratory.*rung động Thích nghi với hay có chuyển động rung; sự di chuyển đi đi lại lại. Xem: vibratory.*

vibration 1.A to-and-fro movement. SYN: oscillation. 2. Therapeutic shaking of the body, a form of massage. Consists of a quick motion of the fingers or the hand vertical to the body or use of a mechanical vibrator. *Sự rung động 1. Sự di chuyển đi đi lại lại. Đn: oscillation. 2. Phương pháp trị liệu bằng cách làm rung thân thể, một hình thức của xoa bóp. Nó bao gồm sự lắc nhanh các ngón tay hay bàn tay xuôi theo chiều dọc của cơ thể, hoặc sử dụng máy rung.*

vibrative 1.Vibratory. 2.Indicating sound produced by vibration of parts of the respiratory tract as air passes through.*Rung, rung động 1. Sự gây ra rung động. 2. Chỉ âm thanh được gây ra bởi sự rung của một bộ phận nào đó trong cơ thể như đường thở khi không khí đi qua.*

vibrator [L. vibrator, a shaker]. Device for causing artificial vibration of body or its parts.*Máy rung động Thiết bị dùng để gây ra sự rung động cơ thể hay một bộ phận của cơ thể.*

v., vaginal. SEE: vaginal vibrator. *Máy rung âm đạo Xem: vaginal vibrator.*

v., whole body. Exposure of the entire body as would occur in occupations such as truck and tractor driver, jackhammer operators, helicopter pilots, and construction workers using various vibration-producing tools. There is evidence that such exposure may produce diseases of the peripheral nerves, prostatitis, and back disorders.*Máy móc gây rung toàn thân Tình trạng rung toàn thân có thể xảy ra ở một số nghề nghiệp như tài xế lái xe, sử dụng búa khoan, phi công trực thăng, công nhân xây dựng sử dụng các loại dụng cụ gây rung. Đã có bằng chứng để chứng minh được rằng những người này có nguy cơ cao mắc các bệnh về thần kinh ngoại biên, viêm tuyến tiền liệt và các rối loạn ở vùng lưng.*

vibratory [L. vibrator, a shaker]. Having a vibrating or oscillatory movement.*Gây rung động Có chuyển động rung hay di chuyển lắc lư.*

vibratory sense. The ability to perceive vibrations transmitted through the skin to deep tissues. Usually

tested by placing a vibrating tuning fork over bony prominences.*Khả năng rung Có khả năng nhận được sự rung động truyền qua da để đến các mô sâu. Thường thử nghiệm bằng cách đặt một cái nĩa rung lên các mỏm xương.*

Vibrio A genus of curved, motile, gram-negative bacilli. The only one pathogenic for man is V. cholerae. It is, in fresh culture, shaped like a comma.*Phẩy khuẩn Chỉ một họ vi khuẩn hình phẩy, di động được, gram âm. Chỉ có một loại gây bệnh cho người là V. cholerae (phẩy vi khuẩn tả), trong môi trường nuôi cấy, trông nó như là dấu phẩy.*

V., cholerae. The etiological agent of cholera.*Phẩy vi khuẩn tả Loại vi khuẩn gây ra bệnh tả.*

V., fetus. Old name for Carnpylobacter jejuni.*Phẩy vi khuẩn bào thai Là tên cũ của loại vi khuẩn Campylobacter jejuni.*

vibrio (pl. vibriones) An organism of the genus Vibrio. SEE: bacteria for illus.*Phẩy vi khuẩn Một loại vi khuẩn thuộc họ Vibrio. Xem: bacteria để minh họa.*

vibriocidal Destructive to vibrio organism.*Phá hủy phẩy Sự phá hủy phẩy vi khuẩn.*

vibrion [Fr.]. A vibrio organism. *Phẩy vi khuẩn Chỉ về loại vi khuẩn hình dáng phẩy.*

vibriosis Condition of being infected with organisms of the genus Vibrio. *Bệnh do vi khuẩn phẩy Chỉ chung về các bệnh do phẩy vi khuẩn gây ra.*

vibrissae [L. vibrissa, that which shakes]. (sing. vibrissa) Stiff hairs within the nostrils at the anterior nares.*Lông mũi Chỉ về lông cứng mọc tại vùng lỗ mũi, tại lỗ mũi trước.*

vibromassage Massage given by a mechanical vibrator.*Mát-xa rung Phương pháp mát-xa bằng cách sử dụng một máy gây rung.*

vibromasseur Instrument used to produce vibratory massage of the ear.*Dụng cụ xoa bóp tai Dụng cụ dùng xoa bóp rung tại vùng tai.*

vibrometer [L. vibrare, to shake, + Gr. metron, measure]. 1. Device that produces rapid vibrations of the membrane tympani. A form of massage treatment for deafness. 2. Device used to measure the vibratory sensation threshold. It is particulariy useful in judging the progression or remission of peripheral neuropathy. *Máy rung nhĩ, chấn động kế 1. Dụng cụ dùng để tạo ra sự rung nhanh tại màng nhĩ. 2. Dụng cụ dùng để đo ngưỡng của cảm giác rung. Nó cũng hữu dụng phần nào trong việc đánh giá độ gia tăng hay thuyên giảm trong bệnh lý thần kinh ngoại biên.*

vibrotherapeutics [" + Gr. therapeutikos, treating]. The therapeutic application of vibration.*Rung liệu pháp Liệu pháp trị bệnh bằng*

cách gây rung.

Thận trọng [L. vicarius, change, alternation]. Acting as a substitute; pert. to assumption of the function of one organ by another.*ủy nhiệm Thay thế hoạt động thay thế, đặc biệt là chỉ sự đảm đương các chức năng của bộ phận này bằng một bộ phận khác.*

vicarious learning. Learning through indirect experience.*Học gián tiếp Học hỏi từ những kinh nghiệm gián tiếp.*

vicarious menstruation. Blood loss during menstruation at some site other than the vagina, as hemorrhage from the nose, the breast, or eyes. SEE: stigmata*Hành kinh ủy nhiệm Máu kinh không ra tại bộ phận âm đạo, mà lại ra tại các bộ phận khác như mũi, ngực hay mắt. Xem: stigmata.*

vicarious respiration. Increased respiration in one lung when respiration in the other is lessened or abolished. *Hô hấp ủy nhiệm Sự hô hấp gia tăng nhiều ở một lá phổi, trong khi lá phổi kia hô hấp rất kém hay thậm chí không hô hấp.*

Vicq d'Aryr's tract [Felix Vicq d Azyr, Fr. anatomist, 1748-1794] A large myelinated bundle arising in mammillary nuclei and terminating in anterior thalamic nuclei of the brain.*Bó Vicq d'Azyr [Felix Vicq d'Azyr, bác sĩ cơ thể học người Pháp, 1748 - 1794] Một bó lớn myelin nổi lên tại vùng nhân thể núm và kết thúc ở nhân đổi não trước ở trong não.*

vidarabine USP. An antiviral agent effective against the herpes simplex and herpes zoster-varicella viruses. It has been successfully used in treating encephalitis due to herpes simples. Trade name is Vira-A. SYN: era-A.*Vidarabine USP. Một loại thuốc chống virus rất có hiệu quả đối với loại virus herpes simplex và virus thủy đậu zona. Nó cũng rất hiệu quả trong điều trị viêm não do bệnh herpes simplex. Tên thương mại là Vira-A. Đn: ara-A.*

video display terminal. ABBR: VDT. Terminals used in information processing (computer terminals) and entertainment (TV picture tubes) that produce an image on a screen (target) by bombarding it with electrodes. This causes the fluorescent material that coats the screen to emit light. The effects on workers involved with the use of VDTs has been investigated with respect to a variety of factors. There is no evidence that reproductive or visual health is impaired by working with VDTs.*Giai đoạn hiển thị video Viết tắt: VDT. Giai đoạn sử dụng phương tiện vi tính (giai đoạn vi tính) và sự biểu diễn (của ống phóng hình ti vi) tạo ra hình trên màn hình (đích) bằng cách bắn phá các điện cực. Điều này gây ra do ánh sáng phát ra từ* *chất huỳnh quang phủ màn hình. Ảnh hưởng của nó đối với người biên soạn và người xem VDT rất khác nhau có được qua các cuộc điều tra. Hiện chưa có bằng chứng cụ thể về sức khỏe sinh sản hay thị lực bị hư hại trong quá trình làm việc hay tiếp xúc với VDT.*

videognosis [L. videre, to see, + Gr. gnosis, knowledge]. Diagnosis utilizing data and roentgenograms transmitted by use of television.
Chẩn đoán qua video *Sự chẩn đoán bệnh bằng cách xem hồ sơ và các hình chụp X quang qua màn hình tivi.*

vidian artery [Guido Guidi (L. Vidius), It. physician, 1500-1569] Artery passing through the pterygoid canal.*Ống vidian [Guido Guidi (tiếng La Tinh là Vidius), bác sĩ người Ý, 1500 - 1569] Chỉ động mạch đi qua ống chân bướm.*

vidian canal. A canal in the medial pterygoid plate of the sphenoid bone for transmission of pterygoid (vidian) vessels and nerve. SYN: pterygoid canal.*Ống vidian Ống nằm tại đĩa giữa chân bướm của xương bướm để các mạch và thần kinh chân bướm (vidian) đi qua. Đn: pterygoid canal.*

vidian nerve. A branch from the sphenopalatine ganglion. SEE: Nerves.*Thần kinh vidian Một nhánh thần kinh từ hạch xương bướm - vòm miệng đi ra. Xem: Nerves.*

vigil [L., awake]. Insomnia, wakefulness.*Sự thức Chứng mất ngủ, sự thức trắng.*

v., coma. Condition of muttering delirium in which patient is partially conscious and not completely comatose. SEE: vigilambulism.*Nửa mê nửa tỉnh Tình trạng nói sảng ở một số người đã tỉnh một phần và không hoàn toàn hôn mê. Xem: vigilambulism.*

vigilambulism [" + ambulare, to walk, + Gr. -ismos, condition]. Automatism that occurs while the person is awake. Resembles somnambulism.*Hành động vô thức Hành động vô ý thức xảy ra ở những người đang thức. Giống như là mộng du.*

vigilance [L. uigilantia, wastefulness]. Being attentive, alert, and watchful.*Sự cảnh giác Sự chăm chú, cảnh giác và đề phòng.*

vigintinormal [L. viginti twenty, + normal, rule]. Consisting of one-twentieth of what is normal, as a solution.*Quy tắc mười hai Chỉ một phần mười hai của cái gì đó, ví dụ như một sự hòa tan.*

vigor [L.]. Active force or strength of body or mind*Sự mãnh liệt Chỉ về lực tác động hay sức mạnh về thể chất hay tinh thần.*

Villaret's syndrome [Maurice Villaret, Fr. neurologist, 1877-1946] Ipsilaterel paralysis of the ninth, tenth, eleventh, twelfth, and sometimes the seventh cranial nerves and

---

the cervical sympathetic fibers. It is caused by a lesion in the posterior retroparotid apace. The signs and symptoms include paralysis and anesthesia of the pharyngeal area with difficulty swallowing; loss of taste sensation in the posterior third of the tongue; paralysis of the vocal cords, sternocleidomastoid and trapezius muscles; and Horner's syndrome, q.v.*Hội chứng Villaret [Maurice Villaret, bác sĩ thần kinh học người Pháp, 1877 - 1946] Chứng liệt một bên của thần kinh sọ não chín, mười, mười một, mười hai, đôi khi thứ bảy và các sợi thần kinh giao cảm cổ. Bệnh do có tổn thương tại vùng sau mang tai. Các dấu hiệu và triệu chứng bao gồm chứng liệt và mất cảm giác vùng hầu gây khó ; mất cảm giác mùi vị ở một phần ba lưỡi sau; liệt các dây thanh, cơ úc - đòn - chũm, cơ thang; và hội chứng Horner.*

villi [L.J. Pl. of villus.*villi Dạng số nhiều của villus, có nghĩa là nhung mao.*

v., chorionic. Tiny branching processes of the surface of chorion that become vascular and help to form the placenta.*Nhung mao màng đệm Là lớp nhung mao mỏng trên bề mặt của màng đệm mà sau này sẽ phát triển thành mạch máu và hỗ trợ trong việc hình thành rau thai.*

villiferous [" + ferre, to bear]. Having villi or tufts of hair.*Có nhung mao Sự có nhung mao hay chỉ về các búi nhung mao.*

villoma [L. villus, tuft of hair, + Gr. oma, tumor]. A villous tumor.*Khối u nhung mao Chỉ về một khối u mà bên trong nó có nhiều nhung mao.*

villose, villous [L. villus, tuft of hair]. Pert. to or furnished with villi or with fine hairlike extensions.
(thuộc) nhung mao Có liên quan đến nhung mao, được bao phủ bởi lớp nhung mao hay là trải rộng ra như là lớp nhung mao.

villositis [" + Gr. itis, inflammation]. Inflammation of the placental villi.
Viêm nhung mao Chứng viêm nhiễm vùng nhung mao của rau thai.

villosity Condition of being covered with villi.*Tình trạng có nhung mao Tình trạng được bao phủ bởi một lớp nhung mao.*

villus [L., tuft of hair]. (pl. villi) The short filamentous processes found on certain membranous surfaces.
Nhung mao Những sợi lông ngắn, mịn, thường thấy trên bề mặt của một số màng.

v., arachnoid. A protrusion of the cerebral arachnoid into the dural wall of a venous sinus or its lacuna.
Nhung mao màng nhện, hạt Pacchioni Lớp nhung mao tại vùng màng nhện bọc não, ở về phía xoang tĩnh mạch hay ở về phía kẽ hở của nó.

v., chorionic. Tiny vascular projec-

---

tions of the chorionic surface that help to form the placenta. SEE: chorion.*Nhung mao màng đệm Sự mọc ra lớp mạch máu nhỏ, mịn như lông tơ ở trên bề mặt màng đệm, nó đóng vai trò hỗ trợ trong việc hình thành rau thai. Xem: chorion.*

v., intestinal. Multiple, minute projections of the intestinal mucosa into the lumen of the small intestines. These serve to absorb fluids and nutrients. SEE: illus.*Nhung mao ruột Lớp nhung mao nhỏ tại màng nhầy của ruột, ở về phía mạch máu của ruột non. Nó đóng vai trò hấp thu các chất dịch và các chất dinh dưỡng. Xem: minh họa.*

v., synovial. Thin projections of synovial membrane into the joint cavity.*Nhung mao màng hoạt dịch Lớp nhung mao mỏng tại màng hoạt dịch ở phía trong các hốc khớp.*

villusectomy [" + Gr. ektome, excision]. Surgical removal of a synovial villas.*Phẫu thuật cắt bỏ nhung mao màng hoạt dịch Thủ thuật cắt bỏ phần nhung mao ở màng hoạt dịch.*

vinblastine sulfate USP. A fraction of an extract obtained from the periwinkle plant Vinca roses, a species of myrtle. It is a cytotoxic agent used in treating certain types of malignant tumors. Trade name is Velban.

Vinblastine sulfate *USP. Một chất chiết từ cây dừa cạn Vinca rosea, một loại cây thuộc họ mía. Nó là một loại thuốc gây độc tế bào, được dùng trong điều trị một số bệnh ung thư. Tên thương mại là Velban. Thận trọng: Thuốc vinblastin sulfat phải được bảo quản hết sức cẩn thận, vì nó là loại thuốc gây độc tế bào mạnh.*

vinca A genus of herbs including periwinkles, from which vincristine and vinblastine are obtained.*Vinca Chỉ về một loài có mà trong đó bao gồm cả giống dừa cạn mà người ta có thể thu được chất vincristine và vinblastine.*

Vincent's angina [Henri Vincent, Fr. physician, 1862-1950] SYN: trench mouth. SEE: gingivitis; gingivitis, acute necrotizirsg.*Bệnh viêm họng Vincent [Henri Vincent, bác sĩ người Pháp, 1862 - 1950] Đn: trench mouth. Xem: gingivitis; gingivitis, acute necrotizing.*

vincristine sulfate USP. A fraction of an extract obtained from the periwinkle plant, Vinca roses, a species of myrtle. It is a cytotoaic agent used in treating certain types of malignant tumors. Trade name is Oncovin.

vincristine sulfate *USP. Một chất chiết ra từ cây dừa nước Vinca* *rosea, một loại cây thuộc họ mía. Nó là một chất gây độc tế bào và được dùng để điều trị một số bệnh ung thư ác tính. Tên thương mại là Oncovin.*

Thận trọng: Thuốc vinblastine sulfate phải được bảo quản hết sức cẩn thận, vì nó là loại thuốc gây độc tế bào mạnh.

vinculum [L., to bind, tie]. (pl. vincula) A uniting band or bundle. SYN: frenulum; frenum; ligament. *Dải Sự hợp nhất lại thành một dải hay buộc bó lại. Đn: frenulum; frenum; ligament.*

v., tendinum. 1. Slender tendinous filaments connecting the phalanges with the flexor tendons. 2. The ringlike ligament of the ankle or wrist.*Mạc treo gân 1. Những sợi gân nhỏ nối các đốt ngón với các gân cơ gấp. 2. Các dây chằng hình khuyên ở mắt cá chân và cổ tay.*

vinegar [ME. vinegre, from Fr. vin, wine, + nigre, sour]. The product of the oxidation of fermented alcoholic solutions such as beer or wine. A weak and impure solution of acetic acid. Usually contains 4% to 6% acetic acid. It is produced when fermentation beyond the alcohol state occurs in wine or cider. SEE: condiment-*Giấm Là sản phẩm có được do quá trình oxy hóa dung dịch cồn đã được lên men, ví dụ như bia hay rượu. Giấm là dung dịch acid acetic loãng, nồng độ khoảng từ 4 đến 6%. Sản phẩm thường được sản xuất ra từ nguyên liệu là rượu vang hay rượu táo. Xem: condiment.*

vinic [L. vinum, wineJ. Concerning wine.*(thuộc) rượu vang Có liên quan đến rượu vang.*

vinous [L. vinum, wine). Containing or of the nature of wine.*Có chất rượu Có chứa chất rượu hay có tính chất như rượu.*

vinum [L.]. Wine.*Rượu vang Xem:Wine.*

vinyl The univalent ethenyl hydrocarbon molecule, CH=CH-.*Vinyl Chất nhựa dẻo thuộc loại hydrocarbon ethenyl liên kết đơn, cấu trúc phân tử là CH=CH-.*

v., chloride. Vinyl radical attached to a chlorine atom, CH=CHCI. Some individuals exposed to vinyl chloride have developed malignant tumors of the lung.*v., chloride Là chất gồm có gốc vinyl liên kết với một nguyên tử clo, CH=CHCI. Một số người khi tiếp xúc với chất này đã bị phát sinh ra các khối u ác tính trong phổi.*

v., cyanide. A toxic liquid compound, CH,=CHCN, used in making plastics. SYN: acrylonitrile.*v., cyanide Là hợp chất lỏng, có tính độc, CH2=CHCN, được sử dụng trong công nghệ sản xuất chất dẻo. Đn: cyanid.*

v., ether. USP. An anesthetic agent that is virtually obsolete because it is explosive or flammable in the concentration required to produce anesthesia.*v., ether USP. Một loại*

thuốc gây tê, mê vào thời xưa. Ngày nay không dùng nữa vì nó là chất dễ cháy, dễ nổ khi được cô đặc lại thành chất lỏng trong công nghệ sản xuất thuốc tê.

Vioform. Trade name for clioquinol. *Vioform Tên thương mại của clioquinol.*

violaceous [L. violaceus, violet]. Having a purple discoloration, esp. of the skin.*Màu tía Sự chuyển đổi sang màu tím, đặc biệt là hay dùng để chỉ về sắc da.*

violate [L. violare, to injure]. To harm or injure a person, especially to rape a female.*Hãm hiếp Làm tổn hại hay tổn thương đến một người nào đó, đặc biệt là chỉ hành động cưỡng hiếp đối với phụ nữ.*

violence [L. uiolentia]. 1. The use of force or physical compulsion to abuse or damage. 2. The act of violent behavior.*Bạo hành 1. Sự sử dụng vũ lực, sự bức bách hay làm tổn hại đến một người nào đó về phương diện thể chất. 2. Chỉ về hành động cưỡng bức trong cách cư xử đối với người khác.*

violet [ME. violett, from L. viola, violet]. One of the colors of the spectrum; similar to purple.*Màu tím Chỉ một trong các màu sắc của quang phổ; trông giống như màu tía.*

v., gentian. SEE: gentian violet-*Tím gentian Xem: gentian violet.*

violet blindness. Inability to see violet tints.*Bệnh mù màu tím Tật không có khả năng trông thấy sắc thái của màu tím.*

viomycin An antibiotic produced by strains of Streptomyces griseus. *Viomycin Một loại kháng sinh sản xuất bằng cách tinh lọc Streptomyces griseus.*

viosterol A solution of irradiated ergosterol in vegetable oil. SYN: calciferol.*viosterol Một loại dung dịch ergosterol đã chiếu xạ có trong dầu thực vật. Đn: calciferol.*

viper Any venomous snake of the family Viperidae.*rắn vipe Một loại rắn độc thuộc họ Viperidae.*

Vira-A. Trade name for vidarabine. *Vira-A Tên thương mại của vidarabin.*

viraginity [L. virago, an amazon or manlike woman]. A condition in which a woman believes that she should be a male even though she is aware that her body is female. SEE: transsexual.*Người đàn bà có vóc dáng đàn ông Chứng bệnh mà một người đàn bà cứ tin rằng mình là đàn ông mặc dù vẫn biết rằng thân thể của bà ấy là đàn bà. Xem: transsexual.*

viral. Pert. to or caused by a virus. *(thuộc) virus Có liên quan đến virus hay do virus gây ra.*

viral interference. The inhibition of the multiplication of one type of virus by the presence of another virus in the same cell. SEE: interferon. *Cản trở Sự kiềm chế gia tăng số lượng của một loại virus này bởi sự*

xuất hiện của một loại virus khác trong cùng một tế bào. Xem: interferon.

Virchow's node [Rudolf Virchow, Ger. pathologist, 1821-1902] Node, signal, q.v.*Khối u Virchow [Rudolf Virchow, nhà nghiên cứu bệnh học người Đức, 1821 - 1902] Chỉ về một khối u hay chỉ một dấu hiệu.*

viremia Presence of viruses in the blood.*Virus huyết Có sự xuất hiện virus trong máu.*

vices Pl. of via.*Vices Dạng số nhiều của visa, có nghĩa là tử tước.*

virgin [L. virgo, a maiden]. I. A woman or man who has not had sexual intercourse. 2. Uncontaminated; fresh; new.*Trinh nữ 1. Chỉ về người phụ nữ mà chưa hề có hoạt động giao hợp. 2. Không bị nhiễm bệnh; còn trong sạch; còn mới.*

virginal [L. uirgo, a maiden]. Relating to a virgin or to virginity.*(thuộc) gái trinh Liên quan đến gái trinh hay chỉ trạng thái còn trinh tiết.*

virginal membrane. The tissue surrounding the entrance to the vagina. Its absence cannot be regarded as proof that the individual has had sexual intercourse. SYN: hymen,*Màng trinh Chỉ một lớp mô xung quanh đường vào của âm đạo. Nếu không còn màng trinh nữa thì chưa chắc là người đó đã từng có hoạt động giao hợp. Đn: hymen.*

virginity [L. uirginitas, maidenhood]. The state of beings virgin; not having experienced sexual intercourse.*Tình trạng còn trinh Chỉ về tình trạng còn trinh ở một người; chưa hề có hoạt động giao hợp.*

viricidal [L, virus, poison, + cidus, kill]. Destroying or neutralizing a virus. SYN: virucidal.*Sự diệt virus Sự phá hủy. Đn: virucidal.*

viricide Destructive of viruses. SYN: uirucide.*Diệt virus Phá hủy hay diệt một loại virus. Đn: virucide.*

virile [L. uirilis, masculine]. Having characteristics of a mature male. SYN: masculine.*Ra vẻ đàn ông Co ̓ biểu hiện như một người đàn ông trưởng thành. Đn: masculine.*

virile reflex. 1. Sudden downward movement of penis when the prepuce or gland of a completely relaxed penis is pulled upward. SYN: bulbocauernosus reflex. 2. Contraction of bulbocavernous muscle on percussing dorsum of penis. 3. Contraction of bulbocavernous muscle resulting from compression of glans penis.*Phản xạ cường dương 1. Phản xạ dương vật xiu xuống một cách đột ngột khi lớp bao da quy đầu hay phần nắp đệm đã tuột ra khỏi quy đầu bị kéo ngược lên phía trên. Đn: bulbocavernosus reflex. 2. Phản xạ co cơ hành hang khi gõ mạnh vào lưng dương vật. 3. Phản xạ co cơ hành hang khi ép mạnh vào đầu dương vật.*

virilescence [L. uirilis, masculine]. The acquisition of secondary masculine characteristics in the female.*Sự*

phát triển tính đực *Chỉ về sự phát triển các biểu hiện của tính đực ở phụ nữ.*

virilia [L.J. The male sexual organs. *Dương vật* Bộ phận sinh dục nam.

vitilism [" + Gr. -ismos, condition]. Presence or development of male secondary characteristics in a woman.*Nam hóa* Sự xuất hiện hay sự phát triển các đặc tính nam hóa ở phụ nữ.

virility [L. virilitaa, masculinity]. 1. The state of possessing masculine qualities. 2. Sexual potency in the male.*Tính đàn ông, cường dương 1. Chỉ về tình trạng có các tính chất của đàn ông. 2. Chỉ về một người đàn ông có khả năng hoạt động giới tính mạnh.*

virilization Production of masculine secondary sea changes in the female. Included would be voice change, development of male-type baldness, clitoral enlargement, and increased growth of facial and body hair. Virilization may be caused by one of several endocrine diseases that lead to excess production of testosterone, or by the female's taking anabolic steroids. In the latter case, this if often done in order to attempt to enhance muscular development.*Nam tính hóa* Làm cho một người phụ nữ thay đổi giới tính như đàn ông. Nó bao gồm cả làm thay đổi giọng, tình trạng hói đầu kiểu đàn ông, làm cho âm vật phát triển to ra và phát triển lông trên cơ thể. Gây nam hóa có thể là do nguyên nhân có bệnh ở một hay một vài tuyến nội tiết dẫn đến dư thừa testosterone, hay người phụ nữ đó dùng nhiều các steroid đồng hóa. Trường hợp sau thường được thực hiện do cố ý muốn làm tăng mức độ nam tính.

virion A complete virus particle; a unit of genetic material surrounded by a protective coat that serves as a vehicle for its transmission from one cell to another. SEE: capsid.*Virion Chỉ về một virus đã phát triển và có thể gây bệnh; một đơn vị di truyền được bao bọc bởi một lớp màng bảo vệ và có thể truyền các đặc điểm của nó từ tế bào này sang tế bào khác. Xem: capsid.*

viripotent [L. uiripotens]. 1. Sexually mature, as applied to a male. 2. Marriageable, as applied to a female. *Sự trưởng thành 1. Chỉ sự trưởng thành hay sự chín muồi về giới tính, thường dùng để chỉ về người. 2. Có thể kết hôn được, dùng chỉ về người con gái mới lớn.*

viroids. Small, naked, infectious molecules of RNA. V iroids differ from viruses by the absence of a dormant phase and by genomee that are much smaller than those of known viruses. *Virot Các phân tử ARN nhỏ, trơ trụi, gây lây nhiễm. Virot khác với virus là ở chỗ nó không có chu kỳ ngủ và bộ của nó nhỏ hơn so với virus.*

virology [L. virus, poison, + Gr. lo-gos, word, reason]. The study of viruses and viral diseases.*Virus học Ngành học chuyên nghiên cứu về các loại virus và các bệnh do virus gây ra.*

viropexis [" + Gr. pexis, fixation]. The fixation of a virus particle to a cell. This leads to the inclusion of the virus inside the cell.*Sự phong bế virus Sự cố định một con virus vào trong một tế bào. Điều này dẫn đến sự gắn kết virus này vào trong tế bào.*

Viroptic. Trade name for trifluridine. *Viroptic tên thương mại của chất trifluridine.*

virose, virous [L. virus, poison]. Having poisonous qualities or effects. SYN: poisonous.*Có tính độc Có tính chất độc hại hay có khả năng gây độc. Đn: poisonous.*

virtual [L. virtus, capacity]. Appearing to exist but not in actual fact or form.*Ảo Có vẻ như tồn tại nhưng không có bất kỳ một hành động hay một hình dạng nào.*

virucidal [L. virus, poison, + cidus, to kill]. Destructive of a virus. SYN: viricidal.*Diệt virus Sự phá hủy virus.*

virocide. An agent that destroys or inactivates a virus, esp. a chemical substance used on living tissue.*Thuốc diệt virus Một loại thuốc có khả năng phá hủy hay làm mất khả năng hoạt động của virus, đặc biệt là chỉ về các chất có thể sử dụng trên các mô sống.*

virulence [LL. virulentia, stench]. 1. Relative power and degree of pathogenicity possessed by organisms to produce disease. 2. Property of being virulent; venomousness, as of a disease. SEE: attenuation.*Độc lực 1. Liên quan đến khả năng và mức độ có thể gây bệnh của một loại virus độc hại. 2. Các tính chất độc hại; chỉ tình trạng có độc, ví dụ như là nói về một bệnh. Xem: attenuation.*

virulent [L. virulentus, poison]. 1. Very poisonous. 2. Infectious; able to overcome the host's defensive mechanism.*Độc hại 1. Rất độc. 2. Gây nhiễm độc; có thể vượt qua được cơ chế đề kháng của vật thể.*

viruliferous [L. virus, poison, + ferrs, to bear]. Conveying or producinga virus.*Sinh độc Có thể truyền chất độc hay sản sinh ra chất độc.*

viruria ["+ Gr. ourom, vrine]. Presence of viruses in the urine.*Virus niệu Sự xuất hiện virus trong nước tiểu.*

virus [L. poison]. A minute organism not visible with ordinary light microscopy. It is parasitic in that it is entirely dependent on nutrients inside cells for its metabolic and reproductive needs. Some bacteria share these properties but not the distinctive features of viruses such as their simple organization and composition and their mechanism of replication. Viruses can be seen by use of elec-tron microscopy. They consist of a strand of either deoxyribonucleic acid (ADN) or ribonucleic acid (RNA) but not both, surrounded by a capsid, a covering of protein. There is no cell wall.

More than 300 viruses have been isolated from animals; some of these appear to be harmless to man. However, viruses cause a variety of important infectious diseases, among them the common cold, smallpox, yellow fever, many childhood diseases, and the majority of infections of the upper respiratory passages. Certain viruses cause cancer in laboratory animals. Evidence that they cause cancer in man is inconclusive, but there is evidence that some lymphomas and leukemias are caused by a virus. Infection with a virus induces an antibody response in the host.

A virus was first synthesized in the laboratory in 1967. This was done by using natural virus ADN as a template for forming the synthetic virus ADN.

CLASSIFICATION: There are a variety of ways to classify viruses. Not all will be given here, but the more generally accepted types of classification follow. They may be broken down into two groups according to whether they contain ADN or RNA, with these groups further classified. They may be classed as to the host they dominate: bacteria (bacteriophages), animal, or plant.

They are also classified as to origin (reoviruses), mode of transportation (arboviruses), manifestation they produce in the host (polioviruses), and geographical site first located (coxsackievirus).

RS: adenovirus; AIDS; arboviruses; capsid; coxsackievirus; deoxyribonucleic acid; ECHO virus; enterovirus; herpesvirus; microscope, electron; myxoviruses; papovaviruses; paramyxoviruses; picoruaviruses; poliovirus; poxviruses; reoviruses; rhabdovirus; rhinovirus; ribonucleic acid.*Virus Là một loài vi sinh vật rất nhỏ, không thể nhìn thấy được bằng kính hiển vi thường. Nó là loài vi sinh vật ký sinh và sống hoàn toàn phụ thuộc vào các chất dinh dưỡng trong tế bào để phát triển và sinh sản. Một số loài vi khuẩn cũng có tính chất này, nhưng không thể phân biệt được các loại virus qua hình dạng bên ngoài vì nó rất đơn giản trong cấu trúc, trong cấu tạo cũng như cơ chế tái tạo. Virus có thể nhìn thấy được qua kính hiển vi điện tử. virus bao gồm một chuỗi các acid deoxyribonucleic (ADN) hoặc acid ribonucleic (ARN) nhưng không bao giờ có cả hai, xung quanh là một lớp bao nang bao bọc bởi protein. Nó không có vách tế bào.*

Hơn 300 loại virus đã được phân biệt và tách ra khỏi loài động vật; một số trong chúng dường như vô hại đối với người. Dù sao, virus nói chung đã gây ra một số bệnh truyền nhiễm quan trọng, trong số đó, phổ biến nhất là các bệnh: cảm lạnh, đậu mùa, sốt vàng và các bệnh ở trẻ em; đa số các trường hợp nhiễm trùng đường hô hấp trên. Một số loại virus đã gây ung thư cho các động vật nuôi trong phòng thí nghiệm, nhưng bằng chứng về gây ung thư cho người thì chưa thể kết luận được. Hiện tại chỉ chứng minh được một số u lympho, và bệnh bạch cầu là do virus gây ra. Cùng với sự nhiễm virus, trong cơ thể thường gây ra kháng thể virus.

virus đã được tổng hợp lần đầu tiên tại phòng thí nghiệm vào năm 1967. Điều này được thực hiện bằng cách sử dụng các virus ADN tự nhiên để làm mẫu tổng hợp virus ADN.

PHÂN LOẠI: Có nhiều cách khác nhau để phân loại virus. Không cần thiết phải kể hết ra ở đây, nhưng một số cách phân loại sau đây được xem là phổ thông và chấp nhận được. Có thể chia virus ra làm hai nhóm lớn, nhóm có chứa ADN và nhóm có chứa ARN, từ đó sẽ chia ra thành các nhóm nhỏ khác nhau. Hoặc có thể phân loại dựa theo chủ thể mà nó thâm nhập, cụ thể là: vi khuẩn (vật ăn vi khuẩn), động vật hay thực vật.

Chúng ta cũng có thể phân loại dựa trên nguồn gốc (virus đường hô hấp), dựa trên cách lây truyền arbo virus, biểu hiện bệnh do virus (virus gây bệnh viêm tủy xám), và dựa vào vị trí địa lý lần đầu tiên xuất hiện (coxsackie virus).

THAM KHẢO: AIDS; arbo virus; lớp bao nang protein; virus coxsackie; acid deoxyribonucleic; virus ECHO; virus vào cơ thể qua đường ruột sau đó tấn công vào hệ thần kinh; herpes virus; kính hiển vi; điện tử; virus gây bệnh cúm; myxovirus; papovavirus; paramyxovirus; picoruavirus; poliovirus; poxvirus; reovirus; rhabdovirus; rhinovirus; acid ribonucleic.

v., arbor. Former name for arboviruses, q.v.*Virus arbor* Tên gọi cũ của arboviruses.

v., attenuated. Virus with reduced pathogenicity due to treatment or repeated passage through host.*Virus giảm độc Virus đã bị làm giảm khả năng gây bệnh do đã qua xử lý hay đã chuyển trạng thái chủ thể.*

v., bacterial. Virus capable of inducing lysis or dissolution of certain bacterial cells. SYN: bacteriophage. *Virus vi khuẩn Virus có thể làm thuyên giảm hay tiêu hủy một số các tế bào vi khuẩn. Đn: bacteriophage.*

v., chikungunya. SEE: chikungunya virus.*Virus gây bệnh sốt chikungunya Xem: chikungunya virus.*

v., coxsackie. SEE: coxsackieuirus. *Virus coxsackie Xem: coxsackievirus.*

v., cytomegalic. ABBR: CMV. A member of herpesvirus family that is

widely distributed and causes clinically detectable disease in infants. It is transmitted either transplacentally or at the time of birth to the fetus from a mother with a latent infection. The virus may also be transmitted by blood transfusion. SYN: cytomegalouirus.*Virus cự bào Viết tắt: CMV. Là một thành viên của họ virus herpes phân bố, rộng rãi và gây ra các bệnh có triệu chứng rõ rệt ở trẻ em. Nó có thể lây truyền qua đường rau thai hay lây truyền ngay vào lúc sinh từ người mẹ có bệnh tiềm tàng. virus này cũng có thể lây truyền qua đường truyền máu. Đn: cytomegalovirus.*

v., defective. A virus particle that, because of lack of certain essential factors, is unable to replicate. Sometimes this can be overcome by the presence of a helper virus that provides the missing factor or factors. *Virus khiếm khuyết Là loại virus bị thiếu một số các yếu tố thiết yếu nào đó làm cho nó không thể nhân bản lên được. Đôi khi sự việc này có thể được khắc phục được nhờ các virus khác đóng vai trò giúp đỡ và cung cấp các yếu tố bị khiếm khuyết.*

v., ES. Epstein-Barr virus, q.v.*Virus EB*. Viết tắt của chữ Epstein-Bar virus, có nghĩa là loại virus Epstein-Bar.

v., ECHO. enteric cytopathogenic human orphan. Virus that was accidentally discovered in human feces and not known to be associated with a disease thus the name "orphan." Initially 33 ECHO virus serotypes were designated but numbers 10 and 28 have been reclassified. Various serotypes have been associated with aseptic meningitis, encephalitis, acute upper respiratory infection, enteritis, pleurodynia, and myocarditis. *Virus ECHO Viết tắt của chữ enteric cytopathogenic human orphan. Là loại virus tình cờ được phát hiện trong phân người nhưng do không biết là có liên quan tới bệnh nên mới được đặt tên là "mồ côi". Khởi đầu, 33 kiểu huyết thanh virus ECHO phân loại, nhưng sau này, đã được thay thế bằng số 10 và 28. Còn một số kiểu huyết thanh khác cũng có liên quan đến các bệnh như: viêm màng não vô khuẩn, viêm não, nhiễm trùng cấp tính đường hô hấp trên, viêm ruột, đau màng phổi và viêm cơ tim.*

v., enteric. Enterovirus q.v.*virus đường ruột Xem:Enterovirus.*

v., enteric orphan. SEE: u., ECHO.*Đường ruột virus mồ côi Xem: v., ECHO.*

v., fltrable. Virus causing infectious disease, the essential elements of which are so tiny that they retain infectivity after passing through a filter of the Berkefeld type. SEE: filter, Berkefeld.*Virus qua lọc Virus gây các bệnh viêm nhiễm mà các phần tử thiết yếu của nó nhỏ đến nổi

không qua ống lọc Berkefeld. Xem: filter, Berkefeld.

v., fixe, v., fixed. Rabies virus that was stabilized and modified but only partially attenuated by serial passage through rabbits.*Virus bất động Là loại virus bệnh dại đã được xử lý và làm ổn định lại cho nên chỉ có thể tham gia một phần nào đó trong các quá trình tấn công gây bệnh.*

v., helper. Virus that permits a defective virus present in the same cell to replicate. SEE: v., defective.*Virus hỗ trợ Là loại virus cho phép các virus khiếm khuyết tồn tại trong cùng một tế bào và hỗ trợ nó trong việc tái tạo. Xem: v., defective.*

v., hepanda-. A family of hepatotropic DNA viruses that infect the liver of certain animal species. *Virus họ hepanda- Một họ các virus and gây độc gan, có ảnh hưởng đến gan của một số loài động vật.*

v., herpes. SEE: herpesuirua.*Virus herpes Xem: herpesvirus.*

v., human immunodefciency. ABBR: HIV. The virus that causes AIDS, q.v.*Virus gây thiếu năng miễn dịch ngừa Viết tắt: HIV. Chỉ loại virus gây ra bệnh AIDS.*

v., latent. Some viruses have the ability to infect the host initially causing little or no signs of illness but persisting for the lifetime of the infected individual. Later on, a specific triggering mechanism may cause the virus to produce a clinically apparent disease. This occurs with herpes simplex virus that remains latent in sensory ganglia and is reactivated by trauma to the skin supplied by the distal sensory nerves associated with these ganglia. After reactivation, the virus may cause localized or generalized lesions in the affected area and the central nervous system.*Virus tiềm tàng Một số loại virus khi ở giai đoạn khởi đầu lây nhiễm trên một chủ thể nào đó, nó có biểu hiện rất ít hay không hề có dấu hiệu nào về bệnh tật, tuy nhiên cuộc sống của nó vẫn tồn tại và vẫn có những ảnh hưởng tiềm tàng trên người đó. Sau này, khi có một cơ chế đặc biệt nào đó phát sinh thì nó mới có biểu hiện lâm sàng. Điều này cũng xảy ra ở loại virus herpes simplex thường tồn tại tiềm tàng trong các hạch thần kinh cảm giác và nó có thể tái hoạt động mạnh trở lại khi có tổn thương ngoài da, được chủ yếu từ các dây thần kinh cảm giác ngoại vi tử. Sau khi tái hoạt động, virus này có thể gây nên những thương tổn cục bộ, hay toàn thân ở các vùng ảnh hưởng và hệ thần kinh trung ương.*

v., lytic. Any virus that, after infecting a cell, lyses it.*Virus phân giải Chỉ chung các loại virus mà sau khi thâm nhập vào tế bào nó phân giải nó.*

v., masked. Virus that ordinarily occurs in the host in a noninfective state but is activated and demonstrated by indirect methods.*Virus che mặt Là các loại virus đã xuất hiện tại một chủ thể nhưng chủ thể đó vẫn ở trong tình trạng không nhiễm bệnh vì các hoạt động cũng như biểu hiện của nó đều qua hình thức gián tiếp.*

v., 's, neurotropic. Viruses that reproduce in nerve tissue.*Virus hướng thần kinh Là các loại virus sinh sản và phát triển trong mô thần kinh.*

v., 's, orphan. Viruses that initially were thought not to be associated with pathogenicity. However, since then, a number of them have been shown to be associated with disease. Includes enteroviruses and rhinoviruses.*Virus mồ côi Các loại virus mà khởi đầu thấy nó dường như không có liên quan gì đến các triệu chứng bệnh. Tuy nhiên, sau đó thì mới thấy có các biểu hiện liên quan tới bệnh. Nó bao gồm các loại virus đường ruột và các loại virus mũi.*

v., parainfluenza. One of a group of viruses that affect infants and young children. Causes respiratory infections that may be mild or may progress to pneumonia. Most infections are so mild as to be clinically inapparent.*Virus cúm Chỉ chung về một nhóm virus gây bệnh ở trẻ em và sơ sinh. Chúng thường gây ra nhiễm trùng nhẹ ở đường hô hấp và có thể tiến triển nặng tới mức nhẹ viêm phổi. Nhưng hầu hết đều nhẹ và có thể các triệu chứng lâm sàng hầu như không biểu hiện.*

v., plant. Any virus that is pathogenic for plants.*Virus cây cỏ Chỉ chung các loại virus gây bệnh cho cây cỏ.*

v., pox, Poxvirus, q.v.*Virus đậu mùa Xem:Poxvirus.*

v., respiratory syncytial. Virus that is a major cause of lower respiratory tract disease during infancy and early childhood. It induces formation of large syncytial masses in cell cultures, and this led to its being so named. Attempts to develop an effective and safe vaccine have been in vain. Because it is difficult to recognize the disease early and inapparent cases are frequent, isolation and public health measures are not adequate to control the spread of the disease.*Virus hợp bào hô hấp Chỉ chung các loại virus thường gây ra các bệnh đường hô hấp dưới ở trẻ em và sơ sinh. Nó hình thành các mảng hợp bào lớn trong quá trình phát triển của tế bào. Ngày nay, mọi nỗ lực để chế tạo ra một loại vaccin ngừa các loại virus này một cách hiệu quả và an toàn đều bị thất bại, bởi vì bệnh rất khó nhận ra giai đoạn đầu và thường là không biểu hiện, nên sự cách ly và các biện pháp chăm sóc sức khỏe cộng đồng đều không thích hợp nhằm chế ngự sự lan truyền của bệnh.*

v., slow. SEE: slow virus infection. *Virus chậm Xem: slow virus in-*

fection.

v., street Rabies virus obtained from an infected animal rather than from a laboratory strain.*Virus đường phố Chỉ về loại virus bệnh dại lấy từ con vật bị nhiễm bệnh, nó khác với các virus nuôi cấy trong phòng thí nghiệm.*

v., tumor. Tumor viruses, q.v.*Virus tạo ung bướu Xem:Tumor viruses.*

virusemia [" + Gr. haima, blood). Virus in the blood. SYN: uiremia.*Virus huyết Chỉ loại virus phát triển trong máu. Đn: viremia.*

virostatic [" + Gr. statikos, bringing to a standstill]. Stopping the growth of viruses.*Kim virus Chỉ tình trạng ngừng phát triển của virus.*

vis [L., strength]. (pl. vires) Force, strength, energy, power.*Sức mạnh Lực, sức mạnh, sức khỏe, năng lượng, nội lực.*

v., afronte. Force that attracts.*Lực hút Lực hấp dẫn.*

v., formative. Energy resulting in development of new tissue.*Lực cấu tạo Chỉ các năng lượng phát sinh trong quá trình hình thành các mô mới.*

v., medicatrix naturae. The healing power of nature.*Lực đề kháng tự nhiên Chỉ về sức đề kháng tự nhiên của các loài sinh vật.*

viscera [L.]. (sing. viscus) Internal organs enclosed within a cavity, esp. the abdominal organs. SEE: celosomia; evisceration; splanchnic.*Nội tạng Chỉ về các bộ phận bên trong cơ thể, được bao gói trong các khoang hốc, ví dụ như các cơ quan khoang bụng. Xem: celosomia; evisceration; splanchnic.*

viscerad [" + ad, toward]. Toward the viscera.*Phía nội tạng Hướng về phía các cơ quan nội tạng.*

visceral [L. viscera, body organs]. 1. Pert. to viscera. 2. Pert. to or derived from the gill arches of vertebrates. *(thuộc) nội tạng 1. Liên quan đến nội tạng. 2. Có liên quan đến hay xuất phát từ các cung khe của đốt sống.*

visceral arches. Branchial arches. *Cung nội tạng Là cung mang hay cung họng.*

visceral cavity. Body cavity containing the viscera.*Khoang nội tạng Chỉ về các khoang trong cơ thể có chứa các cơ quan nội tạng.*

visceral clefts. The fissures separating the visceral arches.*Khe nội tạng Các khe vùng họng có vai trò tách rời các cung mang ra.*

visceralgia ["+ Gr, algos, pain]. Neuralgia of any of the viscera.*Đau nội tạng Chứng đau dây thần kinh của các cơ quan nội tạng.*

visceral skeleton. The pelvis, ribs, and sternum enclosing the viscera. *Xương nội tạng Bao gồm: xương chậu, xương sườn, xương ức; chỉ chung về các xương có vai trò bao bọc lấy các cơ quan nội tạng.*

viscerimotor [" + motor, mover]. A

nerve supplying motor stimuli to a viscus. SYN: visceromotor.*Thần kinh nội tạng Chỉ các sợi thần kinh đóng vai trò kích thích hoạt động của các cơ quan nội tạng. Đn: visceromotor.*

viscero- [L. viscera, body organs]. Combining form meaning pertaining to the viscera.*viscero- Tiếp đầu ngữ chỉ về nội tạng*

viscerocranium That portion of the skull derived from the pharyngeal arches.*Khung sọ nội tạng Là phần của xương sọ hướng về phía cung họng.*

viscerogenic [" + Gr. gennan, to produce]. Originating in.the viscera. *Nguồn gốc nội tạng Xuất phát trong các cơ quan nội tạng.*

visceroinhibitory [" + inhibere, to restrain]. Checking the action of the viscera.*Ức chế nội tạng Sự hạn chế hoạt động của các cơ quan nội tạng.*

visceromegaly [" + Gr. megalos, great]. Generalized enlargement of the abdominal visceral organs.*Phình to nội tạng Chỉ về sự phát triển lớn ra tới các cơ quan nội tạng vùng bụng.*

visceromotor [L. viscera, body organs, + motor, a mover].Conveying motor impulses to the viscera.*Xung lực nội tạng Sự truyền xung lực hoạt động của các cơ quan nội tạng.*

visceromotor reflex. Increase in tonus of abdominal muscles resulting from painful stimuli originating in a viscus.*Phản xạ xung lực nội tạng Sự gia tăng trương lực cơ bụng do có kích thích đau tại cơ quan nội tạng.*

visceroparietal [" + paries, wall]. Rel. to the viscera and abdominal wall.*Nội tạng - thành bụng Liên quan đến các cơ quan nội tạng và thành bụng.*

visceroperitoneal [" + Gr.peritonaion,peritoneum].Rel.to the abdominal viscera and peritoneum.*Nội tạng vùng bụng - phúc mạc Liên quan đến các cơ quan nội tạng vùng bụng và màng bụng.*

visceropleural [" + Gr. pleura, a side]. Rel. to the thoracic viscera and pleura. SYN: pleurouisceral.*Nội tạng vùng ngực - màng phổi Liên quan đến các cơ quan nội tạng vùng ngực và màng phổi. Đn: pleuroviceral.*

visceroptosis [" + Gr. ptosis, a dropping]. Downward displacement of a viscus.*Sa nội tạng Chỉ tình trạng vị trí của các cơ quan nội tạng bị sa xuống phía dưới.*

visceroreceptors A group of receptors that includes those located in visceral organs. Their stimulation gives rise to poorly localized and ill-defined sensations. In hollow visceral organs they are stimulated principally by excessive contraction or by distention.*Bộ phận thụ cảm nội tạng Chỉ chung về một nhóm các* bộ phận thụ cảm nằm bên trong các cơ quan nội tạng. Sự kích thích của nó thường nằm tại khu vực có vấn đề đau yếu và cảm giác sẽ báo hiệu về bệnh tật. Đối với các cơ quan nội tạng rỗng ruột, vấn đề kích thích chủ yếu là sự co hay giãn quá mức lên.

viscerosensory [" + sensorius sensory]. Pert. to sensations aroused by stimulation of visceroreceptors.*Cảm giác nội tạng* Liên quan đến các cảm giác có được do sự kích thích tại bộ phận thụ cảm nội tạng.

viscerosensory reflex. Pain or tenderness elicited in somatic structures (skin and muscle) due to visceral disorder. SEE: referred pain.*Phản xạ cảm giác nội tạng* Phản xạ đau hay nhậy cảm đau các cấu trúc thân thể (da và cơ) do có rối loạn ở cơ quan nội tạng. Xem: referred pain.

visceroskeletal [" + Gr.skeleton, a dried-up body]. Rel. to the visceral skeleton.*(thuộc) xương nội tạng* Liên quan đến các xương bao bọc các cơ quan nội tạng.

viscerosomatic [" + Gr. soma, body]. Rel. to the viscera and the body.*Nội tạng - cơ thể* Liên quan đến cơ quan nội tạng và cơ thể.

viscerosomatic reaction. A reaction occurring in muscles of the body wall as a result of stimulation of visceroreceptors.*Phản ứng nội tạng - cơ thể* Chỉ các phản ứng xảy ra tại các cơ ở vùng vỏ cơ thể do kết quả kích thích tại vùng cảm giác nội tạng.

viscerotome [" + Gr. tome, incision]. 1. An instrument used at autopsy for obtaining a specimen of the liver for microscopic examination. 2. That part of an abdominal organ that is supplied with afferent nerves from a single posterior root.*Dụng cụ sinh thiết nội tạng, khúc nội tạng chi phối bởi một rễ thần kinh* 1. Dụng cụ dùng trong phẫu thuật, để lấy một mẫu sinh thiết gan nhằm mục đích quan sát dưới kính hiển vi. 2. Chỉ về cơ quan vùng bụng được cung cấp bởi các sợi thần kinh hướng tâm từ một rễ sau.

viscerotonia [" + Gr. tonos, tension]. Personality traits characterized by predominance of social over intellectual and physical traits. Individual is sociable and convivial, exhibits gluttony for food, and loves company, affection, and social support.*Tính khí thiệp thể* Chỉ chung về các đặc điểm cá nhân được biểu hiện trong xã hội, ví dụ như trí tuệ cũng như các biểu hiện về thể chất. Cá nhân chung về những cá tính như thân thiện, vui vẻ, vấn đề quan tâm đến ăn uống và yêu thương bạn bè, có tình cảm và biết hỗ trợ lẫn nhau trong xã hội.

viscerotrophic [" + Gr. trophe, nourishment]. Pertaining to trophic conditions related to or associated with visceral conditions.*Dinh dưỡng nội*

tạng Thuộc về, có liên quan tới hay kết hợp với các vấn đề dinh dưỡng của các cơ quan nội tạng.

viscerotropic [" + Gr. tropos, a turn]. Primarily affecting the viscera.*Khuynh hướng nội tạng* Có ảnh hưởng chính đến các cơ quan nội tạng.

viscerovisceral reaction A reaction taking place in the viscera as a result of stimulation of visceral receptors. Such reactions are usually below the level of consciousness.*Phản ứng nội tạng - nội tạng* Một phản ứng tại cơ quan nội tạng do bởi sự kích thích tại bộ phận thụ cảm nội tạng. Những phản ứng này thường ở dưới mức ý thức được.

viscid [L. viscum, mistletoe, birdlime]. Adhering, glutinous, sticky. In bacteriology, said of a colony that strings out by clinging to a needle when it is touched to the culture and withdrawn. The sediment rises in a coherent whirl when the liquid culture is shaken.*Sền sệt* Chất có đặc tính dính, dạng keo, bầy nhầy. Trong vi khuẩn học, chỉ về khuẩn lạc vi khuẩn bám dính lại với nhau trông như cây kim trong nuôi cấy cũng như khi bị hủy bỏ. Khi lắng lại trong một chất dính nó sẽ xoay tít khi dung dịch nuôi cấy được lắc đều.

viscidity The property of being viscid or sticky. SYN: viscosity.*Tính sền sệt* Chỉ về đặc tính sền sệt hay tính kết dính. Đn: viscosity.

viscometer Viscosimeter.*máy đo độ nhớt* Xem:Viscosimeter.

viscosimeter [LL. viscosus, viscous, + Gr. metron, measure]. Device for estimatingthe viscosity of a fluid, esp. of blood.*Nhớt kế* Dụng cụ dùng để đo độ nhớt của một dung dịch, đặc biệt là chỉ về máu.

viscosimetry Measurement of the viscosity of a substance.*Phép đo độ nhớt* Phương pháp đo độ nhớt của một chất.

viscosity [LL. viscosus, viscous]. 1. State of being sticky or gummy. 2. Resistance offered by a fluid to change of form or relative position of its particles due to attraction of molecules to each other.*Tính nhớt* 1. Tình trạng bị dính hay có nhựa dính. 2. Chỉ sự khó khăn trong thay đổi hình dạng, vị trí tương quan và thành phần của chất lỏng do lực hấp dẫn của các phân tử với nhau.

v., specific. The internal friction of a fluid, measured by comparing the rate of flow of the liquid through a tube with that of some standard liquid, or by measuring the resistance to rotating paddles.*Đặc trưng của tính nhớt* Là sự ma sát bên trong của chất lỏng, đo bằng cách so sánh tốc độ dòng chảy của nó qua một ống với một chất lỏng chuẩn hay qua cách đo sự trở kháng của nó đối với các cánh chèo quay.

viscous Sticky, gummy, gelatinous, with high viscosity.

Lầy nhầy Nhớt, dính, sền sệt, có tính nhầy cao.

viscus [L., body organ]. (pl. viscera) Any internal organ enclosed within a cavity, such as the thorax or abdomen.*Nội tạng* Chỉ các bộ phận trong cơ thể được bao bọc bởi các khoang, ví dụ như khoang ngực hay khoang bụng.

visibility [L. uisibilitas]. Quality of being visible.*Tầm nhìn* Chỉ về khả năng của thị lực.

visible [L. visibidis]. Capable of being seen.*Hữu hình* Có thể nhìn thấy được.

visile [L. visum, seeing]. 1. Pert. to vision. 2. Readily recalling what is seen, more than that which is audible or motile.*Nhìn* 1. Liên quan đến sự nhìn. 2. Chủ yếu chỉ nhớ lại những gì đã từng trông thấy, hơn là những điều đã nghe thấy hay nhớ về những vật di động.

vision [L. oisio, a seeing]. 1. Act of viewing external objects. SYN: sight. 2 Sense by which light and color are apprehended. 3. An imaginary sight.*Thị lực 1.* Hành động nhìn vào một vật thể. Đn: sight. 2. Sự cảm nhận về ánh sáng và màu sắc mà ta có thể hiểu được. 3. Một quang cảnh tưởng tượng ra.

v., achromatic. Complete color blindness.*Thị giác không màu* Sự mù màu hoàn toàn.

v., artificial. A technique, still in experimental stage, designed to make it possible for some blindpersons to see. SEE: Optacon.*Thị giác nhân tạo* Một kỹ thuật đang còn trong giai đoạn thử nghiệm, nhằm giúp cho người mù có thể nhìn thấy được. Xem: Optacon.

v., binocular. Visual sensation that is produced when the images perceived by each eye are fused to appear as one.*Thị giác hai mắt* Cảm giác nhìn được tạo ra khi hình ảnh nhận được từ mỗi mắt thống nhất như nhau.

v., central. Vision resulting from rays falling on the fovea centralis.*Thị giác trung tâm* Chỉ về sự nhìn thấy được hình ảnh từ các tia chiếu vào các hố trung tâm.

v., day. Condition in which patient sees better during the day than at night, found in peripheral lesions of the retina such as retinitis pigmentosa.*Thị giác ngày* Chứng bệnh mà hoạt động thị lực ban ngày tốt hơn ban đêm do có tổn thương ở vùng ngoại vi võng mạc, ví dụ như viêm võng mạc sắc tố.

v., dichromatic. A form of defective color vision in which only two of the primary colors are perceived.*Thị giác nhị sắc* Một dạng của bệnh mù màu mà trong đó, thị lực chỉ nhận ra được hai màu sắc chính.

v., double. Seeing of one object as two. SYN: diplopia.*Thị giác đôi, song thị* Chứng nhìn một vật mà có cảm giác như là nhìn thấy hai vật. Đn: diplopia.

v., field of. The space within which an object can be seen while the eye remains fixed on one point.*Thị trường Là khoảng không gian mà mắt có thể nhìn thấy sự vật trong lúc vị trí của mắt vẫn giữ cố định tại một điểm.*

v., half. Blindness in one or both eyes for half of the visual field. SYN: hemianopia.*Bán manh Một dạng mù mà trong đó cả hai mắt đều chỉ nhìn được một nửa thị trường.*

v., indirect. V., peripheral, q.v.*Thị giác gián tiếp Xem:V., peripheral.*

v., monocular. Vision utilizing only one eye.*Nhìn một mắt Thị lực có được khi chỉ sử dụng một mắt.*

v., multiple. Seeing of one object as two or more. SYN: polyopia.*Đa thị Chứng nhìn một vật mà có cảm giác như là hai hay nhiều vật. Đn: polyopia.*

v., night. Ability to see when illumination is reduced.*Thị giác đêm Khả năng nhìn rõ sự vật khi độ sáng được giảm.*

v., oscillating. Oscillopsia, q.v. *Nhìn rung Xem:Oscillopsia.*

v., peripheral. Vision resulting from rays falling on the retina outside of the macular field.*Thị giác ngoại vi Khả năng nhìn được các tia sáng rơi vào võng mạc ngoài vùng hoàng điểm.*

v., phantom. An experience of visual sensations following surgical removal of an eye. Usually a transient condition.*Thị giác ảo Đây là cảm nhận của những người sau khi bị phẫu thuật lấy đi một mắt. Thông thường trường hợp này chỉ xảy ra nhất thời.*

v., tunnel. Tunnel vision, q.v.*Thị giác hình ống Xem:Tunnel vision.*

vision, words pert., to: aberration; accommodation; aftercataract; afterimage; amblyopia; ametropia; anopsia; anotropia; asthenope; asthenopia; astigmatic; astigmatism; bifocal; blind; chloropsia; chromatic; chromatopsia; chromopsia; convergence; cyclophoria; diplopia; emmetropia; erythropsia; farpoint; farsightedness; glare; halation; hypermetropia; hypometropia; image; macropsia; metamorphosis; micropsia; muscae volitantes; myope; myopia; night blindness; night vision; nyctalopia; nyctamblyopia; nyctotyphlosia; ocular; oculist; scintillation; scotoma; second sight; strabismus; vergence; visile; visual; xanthopsia; words ending in "-phoria."*Các từ liên quan đến thị giác Quang sai; sự điều tiết; đục nhân mắt sau; dư ảnh; nhược thị; chứng loạn khúc xạ; người thiếu mắt; tật thiếu mắt; người bị nhược thị; thị lực suy nhược; loạn thị; chứng loạn thị; kinh hai tròng; mù; mù màu xanh; màu; phân hủy màu sắc; loạn sắc; sự hội tụ; lé tuần hoàn; chứng nhìn đôi; tình trạng mắt bình thường;* chứng thấy sắc đỏ; tiêu điểm xa; tật viễn thị; nhìn trừng trừng; quầng sáng; chứng viễn thị; tật mắt nhỏ; hình ảnh; bệnh nhìn vật to ra; sự biến hình; bệnh nhìn vật nhỏ lại; chứng ruồi bay; người cận thị; tật cận thị; nhìn kém ban đêm; nhìn rõ ban đêm; chứng quáng gà; chứng giảm sức nhìn ban đêm; mù ban đêm; thuộc thị giác; bác sĩ chuyên khoa mắt; sự lấp lánh; ám điểm; thị lực phụ; tật lác mắt; tật nhìn nghiêng; thuộc thị lực; thuộc thị giác; chứng thấy sắc vàng; các từ kết thúc bằng "-phoria".*

visit. An encounter between a patient and a health professional that requires either the patient to travel from his home to the professional's usual place of practice (office visit) or vice versa (home visit).*Thăm bệnh Cuộc tiếp xúc giữa bệnh nhân và nhà chuyên môn chăm sóc sức khỏe để xem bệnh, kể cả trường hợp bệnh nhân đến nơi làm việc của bác sĩ (phòng mạch) hay bác sĩ đến khám bệnh tại nhà bệnh nhân (nhà riêng).*

Visiting Nurse Association. A voluntary health agency that provides nursing services in the home, including health supervision, education and counseling, and maintenance of the medical regimen. Nurses and other personnel such as home health aides who are specifically trained for tasks of personal bedside care provide the services offered by the agency. These agencies originated in the visiting or district nurse service provided to the poor in their homes by voluntary agencies such as the New York City Mission, which existed in the 1870s. The first visiting nurse associations were established in Buffalo, Boston, and Philadelphia between 1886 and 1887.*Hiệp hội y tá thăm bệnh Là văn phòng y tá sóc sức khỏe tự nguyện, cung cấp các y tá phục vụ thăm bệnh tại nhà, giáo dục, tư vấn và duy trì chế độ chăm sóc y tế. Các y tá và các nhân viên chăm sóc sức khỏe tại nhà này đều được huấn luyện các kỹ năng và phương pháp chăm sóc bệnh nhân trên giường bệnh từ các văn phòng mà họ làm việc. Các văn phòng này tổ chức các hoạt động thăm bệnh một cách tình nguyện để phục vụ các người nghèo theo từng khu vực, ví dụ như: New York City Mission đã tồn tại hoạt động từ thập niên những năm 1870. Các hiệp hội y tá thăm bệnh đầu tiên đã được thành lập ở: Buffalo, Boston, và Philadelphia vào khoảng giữa năm 1886 và 1887.*

Vistaril Pamoate. Trade name for hydroxyzine pamoate.*Vistaril Pamoate Tên thương mại của hydroxyzin. pamoate.*

Vistaril Parenteral. Trade name for hydroazine hydrochloride.*Vistaril Parenteral Tên thương mại của chất hydroxyzine hydrochloride.*

visual [L. visio, a seeing].1. Pert. to vision. 2. One whose learning and memorizing processes are largely of a visual nature.*(thuộc) thị giác 1. Liên quan đến thị giác. 2. Chỉ về một người đã học và biết các phương pháp làm cho phát triển thị giác tự nhiên.*

visual acuity. A measure of the resolving power of the eye. Usually determined by having the subject read letters of various sizes at a standard distance from the test chart. The result is expressed as a fraction. For example 20/20 is normal vision. This means the subject's eyes have the ability to see from a distance of 20 feet (6.1 meters) what the normal eye would see at that distance. 20/40 means that a person sees at 20 feet (6.1 meters) what the normal eye could see at 40 feet (12.2 meters).*Thị lực Là một phương pháp phân tích thị lực của mắt. Thường xác định bằng cách dùng một loạt các ký tự với nhiều kích thước khác nhau đặt cách xa người đọc một khoảng cách chuẩn. Kết quả được diễn tả dưới dạng phân số. Ví dụ, 20/20 là thị lực bình thường. Điều này diễn tả ý nghĩa là mắt người được thử nghiệm có khả năng nhìn ký tự ở một khoảng cách xa 20 feet (6,1 mét), tương đương với mắt người bình thường. Còn trường hợp 20/40 là người được thử nghiệm có khả năng nhìn thấy ký tự ở khoảng cách 20 feet (6,1 mét), trong khi mắt người bình thường có thể nhìn thấy ở khoảng cách 40 feet (12,2 mét).*

visual angle. Angle between line of sight and the extremities of object seen.*Góc thị giác Góc trong khoảng tầm nhìn và bao trùm hết các chi tiết của vật thể được nhìn.*

visual axis. The line of vision from object seen through the pupil's center to macula lutea.*Trục thị giác Đường thẳng tưởng tượng từ vật thể xuyên qua tâm đồng tử đến điểm vàng.*

visual cone. The cone whose vertex is at the eye and whose generating lines touch the boundary of a visible object.*Nón thị giác Là hình nón tưởng tượng mà đỉnh của nó nằm tại mắt còn các đường tỏa ra bao trùm lấy các vật thể trong tầm nhìn.*

visual field. The area within which objects may be seen when the eye is fixed. SEE: perimetry.*Thị trường L à vùng trong khoảng các vật thể có thể nhìn thấy được khi mắt cố định. Xem: perimetry.*

visual function. The process of receiving stimuli transmitted to the eye and then to the brain and translating those stimuli into images. There are three aspects of visual function: form sense, color sense, and light sense. Form sense is tested by determining visual acuity; color sense by having the patient distinguish colors depicted in standard charts; and light sense is evaluated by testing peripheral vision.*Chức năng thị giác Là* tiến trình tiếp nhận cảm giác rồi truyền từ mắt đến não và tại đó sẽ chuyển thành những cảm giác hình ảnh. Có ba chức năng thị giác, cảm nhận hình dạng, cảm nhận màu sắc và cảm nhận ánh sáng. Cảm nhận hình dạng được thử nghiệm bằng cách xác định độ tinh xảo của thị lực, cảm nhận màu sắc được thử nghiệm bằng cách cho bệnh nhân phân biệt các màu chuẩn trên biểu đồ và cảm nhận ánh sáng được ước lượng bằng thử nghiệm các tấm nhìn ngoại vi.

visualization The act of viewing or sensing a picture of an object, esp. the picture of a body structure as obtained by x-ray study. *Sự hình dung Cảnh tượng hay cảm giác về hình ảnh của một vật thể, đặc biệt là chỉ về hình ảnh về cấu trúc cơ thể có được khi chụp bằng tia X.*

visualize 1. To make visible. 2. To imagine or picture something in one's mind. *Hình dung 1. Làm cho hữu hình. 2. Việc tưởng tượng hay chỉ về hình ảnh của một vật ở trong tâm trí một người.*

visual plane. The plane in which both optic axes lie. *Mặt phẳng thị giác Là mặt phẳng tưởng tượng được tạo thành từ hai trục thị giác.*

visual point. Center of vision. *Điểm thị giác Là trung tâm của thị giác.*

visual yellow. A pigment formed in the retina by the action of light on rhodopsin. *Vàng thị giác Một sắc tố hình thành trên võng mạc do tác động của ánh sáng lên sắc tía thị giác.*

visuoauditory [L. visio. a seeing, + auditorius, Pert. to hearing]. Rel. to sight and hearing, as connecting nerve fibers between auditory and visual centers. *Thị giác - thính giác Liên quan đến thị giác và thính giác, ví dụ như các sợi thần kinh liên kết giữa trung tâm thị giác và thính giác.*

visuognosis [" + Gr. gnosis, knowledge]. The recognition and appreciation of what is seen. *Nhận thức thị giác Sự nhận biết và ước lượng những gì đã nhìn thấy.*

visuopsychic [" + Gr. psyche, soul, mind]. Bothvisual andpsyehic, applied to cerebral area involved in apprehension of visual sensations. *Thị giác - tâm thần Chỉ về những vấn đề nhìn thấy được và những vấn đề do tư duy mà nhận ra, việc này đáp ứng được nhờ một vùng trên não có thể hiểu được các cảm nhận về thị lực.*

visuosensory [L. visio, a seeing, + sensorius, sensory]. Rel. to the recognition of visual impressions. *Cảm giác thị lực Liên quan đến sự nhận biết các cảm giác về thị lực.*

vita glass [L. vita, life, + AS. glaes, glass]. Window glass containing quartz for transmitting the ultraviolet rays of sunlight. *Kính để lọt qua tia cực tím Kính của sổ có những ô cho phép tia cực tím của ánh sáng*

mặt trời lọt qua.

vital [L. vitalis, pert. to life]. 1. Pert. to or characteristic of life. 2. Contributing to or essential for life. *(thuộc) sự sống 1. Liên quan đến hay các đặc điểm của sự sống. 2. Sự góp phần vào hay bản chất của cuộc sống.*

vital capacity. Volume of air that can be expelled following full inspiration. *Dung tích sống Thể tích không khí có thể thở ra tối đa sau khi hít vào đầy phổi.*

vital capacity, timed. Test of vital capacity of the lungs expressed with respect to the volume of air that can be quickly and forcibly breathed out in a certain amount of time. SEE: FEV, *Dung tích phổi sống, tính theo thời gian Đo dung tích phổi sống qua việc thở ra mạnh và nhanh trong một thời gian quy định nào đó. Xem: FEV1.*

vital center. Respiratory center in the medulla. *Trung tâm sống Trung tâm hô hấp ở hành não.*

vitalism [" + Or. -ismos, condition]. The opinion that a force neither chemical nor mechanical is responsible for the phenomenon of life. *Thuyết sức sống Quan điểm về sức lực cũng như hóa chất hay cơ chế của hiện tượng cuộc sống.*

vitalist [L. vitalis, pert. to life]. One who believes in vitalism. *Người theo thuyết sức sống Một người có niềm tin vào thuyết sức sống.*

vitalistic Relating to vitalism. *(thuộc) thuyết sức sống Có liên quan đến thuyết sức sống.*

vitality 1. That which distinguishes living things from the nonliving. 2. Animation, action. 3. State of being alive. *Sức sống 1. Các đặc điểm mà có thể phân biệt được các vật sống và các vật không sống. 2. Sự linh hoạt, sự hoạt động. 3. Tình trạng sống còn.*

vitalize To instill life or force in anything. *Tiếp sức sống Truyền sức sống hay tiếp sức lực cho một sinh vật nào đó.*

vital signs. The traditional signs of life i.e., heartbeat, body temperature, respiration, and blood pressure. *Dấu hiệu sống Các dấu hiệu cơ bản của sự sống, ví dụ như: nhịp tim, nhiệt độ cơ thể, nhịp thở và huyết áp.*

vital statistics. Statistics relating to births (natality), deaths (mortality), marriages, health, and disease (morbidity). Vital statistics for the U.S. are published annually by the National Center for Health Statistics of the Department of Health and Human Services. *Đặc trưng thống kê sống Các thông tin liên quan đến sinh (tỷ lệ sinh đẻ), chết (tỷ lệ chết), kết hôn, sức khỏe và bệnh (tình trạng bệnh tật). Các đặc trưng thống kê sống tại Mỹ được thống kê hàng năm bởi Trung tâm Thống tin Sức khỏe Quốc gia trực thuộc Bộ Quản lý nguồn Nhân lực và Sức*

khỏe.

vitamer Any one of a number of compounds that have specific vitamin activity. *Chất có vitamin Chỉ về một lượng hợp chất mà có chứa một số loại vitamin nào đó.*

vitamin [L. vita, fife + amine]. Any of a group of organic substances other than proteins, carbohydrates, fats, minerals, and organic salts which are essential for normal metabolism, growth, and development of the body. Vitamins are not sources of energy nor do they contribute significantly to the substance of the body. They are indispensable for the maintenance of health. They are effective in minute quantities. They act principally as regulators of metabolic processes and play a role in energy transformations, usually acting as coenzyms in enzymatic systems.

Vitamins are extremely complex chemical substances, but the nature, chemical structure, and composition of most of them are known. Most have been isolated and some have been synthesized. In general, none of the vitamins can be formed in the body but must be obtained preformed from animal or plant sources. Exceptions to the above are the formation of vitamin A from its precursor, carotene, the formation of vitamin D by the action of ultraviolet light on the skin, and the formation of vitamin K by symbiotic bacteria of the intestines. Some vitamins are unstable, being readily destroyed by oxidation, heat, esp. in an alkaline medium, strong acids, light, and aging. SEE: Vitamins.

There are several broad classifications of vitamins, for example, the fat-soluble vitamins (A, D, E, and K) and the water-soluble (B and C). This is of clinical importance in patients with diseases that interfere with digestion of fat, because they will eventually develop deficiencies of the fat-soluble vitamins, which are essential to body growth, development, and function. Certain vitamins cannot be manufactured by certain species. Man is one of the few species that cannot manufacture vitamin C. A variety of conditions increase the need for vitamins above the usual recommended dose. These include lactation, pregnancy, use of certain drugs, excess use of alcohol or tobacco, and certain illnesses.

RS: avitaminosis; deficiency diaeqse.

Sinh tố Chỉ chung về một nhóm các chất hữu cơ khác với protein, carbohydrat, chất béo, chất khoáng, muối hữu cơ là các chất hết sức cần thiết cho sự trao đổi chất, lớn lên và phát triển ở một cơ thể bình thường. Vitamin không phải là nguồn năng lượng cũng không phải là chất thiết yếu của cơ thể nhưng nó là chất rất cần thiết cho việc duy trì sức khỏe và chỉ cần dùng với một lượng rất nhỏ. Vitamin chủ yếu như là một chất điều chỉnh quá trình chuyển hóa, đóng vai trò chuyển hóa năng lượng. Nó hoạt động như một coenzym trong các hệ thống enzym.

Vitamin *Là một hợp chất hóa học hết sức phức tạp, nhưng chúng lại có cấu trúc hóa học tự nhiên và thành phần của chúng hầu như đã được biết hết. Hầu hết vitamin được lấy bằng cách tách ra từ các chất tự nhiên, một số ít được chế tạo bằng phương pháp tổng hợp. Nói chung, không có loại vitamin nào có thể được chế tạo bên trong cơ thể mà nó phải được hấp thu dưới dạng tiền vitamin từ các nguồn động vật, cây cỏ. Ngoại trừ các loại vitamin như: vitamin A lấy từ các dạng tiền vitamin, caroten; vitamin D lấy từ tác động của tia cực tím trên da và vitamin K lấy từ các vi khuẩn cộng sinh sống trong ruột; các loại còn lại đều không bền, dễ bị phân hủy bởi oxy, nhiệt độ và nhất là môi trường kiềm, acid mạnh, ánh sáng và lão hóa. Xem: Vitamins trong phần Phụ lục.*
Có một vài cách phân loại rộng về vitamin như: các vitamin tan trong mỡ (A, D, E, và K) và các vitamin tan trong nước (B và C). Có một vấn đề về triệu chứng lâm sàng quan trọng là những bệnh nhân có bệnh gây trở ngại trong việc tiêu hóa mỡ sẽ dẫn đến bệnh thiếu các vitamin tan trong mỡ, là những chất thiết yếu cho cơ thể lớn lên, phát triển và hoạt động của các chức năng. Có một số loại vitamin mà một số loài không thể tự tạo ra được, ví dụ như người và một số loài động vật không thể tự tạo ra vitamin C.
Có một số trường hợp mà nhu cầu vitamin sẽ tăng cao hơn mức độ bình thường như: cho con bú, có thai hay đang sử dụng một số loại thuốc, uống nhiều rượu, hút nhiều thuốc hay đang mắc một số bệnh.
THAM KHẢO: thiếu vitamin, bệnh thiếu vitamin.

v., antiberiberi. Thiamine; vitamin B. *vitamin kháng tê phù vitamin B, vitamin B.*

v., antidermatitiS. Vitamin B.*vitamin kháng viêm da vitamin B.*

v., antihemorrhagic. Vitamin K. *vitamin chống chảy máu vitamin K.*

v., anti-infective. Vitamin A.*vitamin chống nhiễm trùng vitamin A.*

v., antineuritic. Thiamine (B).*vitamin kháng viêm thần kinh vitamin B (B).*

v., antipellapra. Nicotinamide.*vitamin chống nứt da nicotinamide.*

v., antirachritic. The vitamin D group. *vitamin chống còi xương nhóm vitamin D.*

v., antiscorbutic. Vitamin C.*vitamin kháng bệnh scorbut vitamin C.*

v., antixerophthalmic. Vitamin A. *vitamin chống khô mắt vitamin A.*

v., coagulation. Vitamin K.*vitamin làm đông máu vitamin K.*

vitamin A. USP. A fat-soluble vita-min formed in the body from precursors, yellow pigments of plants (alpha, beta, and gamma carotene). It is essential for normal growth and development, the integrity of epithelial tissues, and for normal tooth and bone development. It is stored in the liver. Trade names are Alphalin, and Aquasol-A. SYN: retinal; vitamin, anti-infective. SEE: Vitamins.
SOURCES: Butter, butterfat in milk, egg yolks, and cod liver oil are rich sources. Liver; green leafy and yellow vegetables and some fruits: prunes, pineapples, oranges, limes and cantaloupes.
TOXICITY: Excess intake of vitamin A may cause acute or chronic effects. SEE: hyperaitaminosis.
ACTION/USES: Essential to the normal function of epithelial cells and the formation of visual purple.
STABILITY: Resists boiling for some time if not exposed to oxidation. Quite stable to brief exposure to heat but not to continued high temperatures (above 100<O*>0C or 2120F). Vitamin A is present in fish liver oils, egg yolks, liver, butter, cream, green leafy vegetables, and yellow vegetables such as carrots. DEFICIENCY DISORDERS: Interference with growth, reduced resistance to infections, interference with nutrition of cornea, conjunctiva, trachea, hair follicles, and renal pelvis. Thus these tissues have an increased susceptibility to infections. Interference with ability of eyes to adapt to darkness (night blindness). Visual acuity will also be impaired- Children will experience impaired growth and development. SEE: BLtot's spots.*Vitamin A USP. Một dạng vitamin có thể tan trong mỡ ở dạng tiền vitamin, có trong các loài cây có sắc tố vàng (alpha, beta và gamma caroten). Nó đóng vai trò rất quan trọng trong việc lớn lên và phát triển bình thường của cơ thể, liên kết các lớp mô biểu bì, có trong thành phần của răng, xương. Nó được lưu trữ trong gan. Tên thương mại là Alphalin và Aquasol-A. Đn: retinol; vitamin, anti-infective. Xem: Vitamins.*

NGUỒN CUNG CẤP: Có rất nhiều trong bơ, bơ béo trong sữa, trứng gia cầm, dầu gan cá tuyết. Có trong gan, các loại rau màu vàng và rau lá xanh, một số loại trái cây như: mận, dứa, cam, chanh và dưa đỏ.
ĐỘC TỐ: Nếu dư thừa vitamin A sẽ gây ra một số ảnh hưởng cấp tính hoặc mạn tính. Xem: hypervitaminosis.
TÁC DỤNG / CÔNG DỤNG: Rất cần thiết cho các chức năng bình thường của các tế bào biểu mô và việc hình thành nên các sắc tia thị giác.
ĐỘ BỀN: Tránh nấu sôi lâu nếu đã để oxy hóa. Hầu như bền trong thời gian ngắn ở nhiệt độ cao (trên 100°C hay 212°F). Vitamin A có *trong dầu gan cá, lòng đỏ trứng, gan, bơ, kem sữa, rau lá xanh, các loại rau màu vàng như cà rốt.*
CÁC RỐI LOẠN KHI BỊ THIẾU HỤT: Làm chậm lớn, giảm đề kháng, mất dinh dưỡng giác mạc, kết mạc, nang lông hoặc phế quản và bể thận. Làm cho các mô dễ bị viêm nhiễm. Giảm năng lực của mắt khi nhìn trong tối (mù đêm). Thị lực cũng giảm. Trẻ em thiếu vitamin A sẽ chậm lớn và chậm phát triển. Xem: Bitot's spots.

vitamin A₁. Form of vitamin A found in fish liver oils.*Sinh tố A Là một dạng của vitamin A tìm thấy trong dầu gan cá.*

vitamin A₂. A compound found in the livers of freshwater fish. Similar in properties to vitamin A but with different ultraviolet absorption spectra.*Sinh tố A Một dạng hợp chất tìm thấy trong gan của cá nước ngọt. Tính chất giống như vitamin A nhưng khác ở chuỗi hấp thu tia tử ngoại.*

vitamin B complex. A group of water-soluble vitamins isolated from liver, yeast, and other sources. Only grain-made yeast that is dried at once preserves its potency. Among vitamins included are thiamine (B), riboflavin (B), niacin (nicotinic acid), pyridoxine (B), biotin, folic acid, and cyanocobalamin (B).
SOURCES: *Thiamine:* Whole grains, wheat embryo, brewer's yeast, legumes, nuts, egg yolks, fruits, and vegetables. *Riboflavin:* Brewer's yeast, liver, meat, esp. pork and fish, poultry, eggs, milk, and green vegetables. *Nicotinic acid:* Brewer's yeast, liver, meat, poultry, and green vegetables. *Pyridoxine:* Rice, bran, yeast. *Folic acid:* Leafy green vegetables, organ meats, lean beef and veal, wheat cereals.
ACTION/USES: Affects growth, appetite, lactation, and the gastrointestinal, nervous, and endocrine systems; stimulates appetite; reduces sugar content in diabetes; stimulates biliary action; aids in treating tuberculosis; and is necessary for carbohydrate metabolism.
B, thiamine, affects growth and nutrition and carbohydrate metabolism. B, riboflavin, affects growth and cellular metabolism. Nicotinic acid prevents pellagra.
Although not destroyed by ordinary cooking, B complex vitamins may be destroyed by excessive heating for 2 to 4 hours. Bicarbonate of soda used in cooking aids destruction. Riboflavin and nicotinic acid, more stable than thiamine, are not destroyed by heat or oxidation.
NOTE: Prolonged use of antibiotics may destroy the intestinal bacteria that normally produce some of the B vitamins. In those cases supplemental vitamins will be required.
STABILITY: Long-continued cooking or high-temperature cooking destroys vitamin B; bicarbonate of soda

used in cooking side its destruction. Ordinary cooking or heat does not destroy it.

DEFICIENCY DISORDERS: Beriberi, pellagra digestive disturbances enlargement of liver disturbance ofthethyroid degeneration of sex glands, disturbance of the nervous system. Deficiency induces edema, affects the heart, liver, spleen, and kidneys, enlarges the adrenals, and causes dysfunction of the pituitary and salivary glands.*Phức hợp vitamin B một nhóm các vitamin tan trong nước lấy từ gan, men và một số các nguồn khác. Chỉ có các loại men chế biến từ thóc lúa sau đó phơi khô ngay mới bảo quản được vitamin B. Trong đó bao gồm thiamin (B), riboflavin (B), niacin (acid nicotinic), piridoxine (B), biotin, acid folic và cyanocobalamin (B).*

NGUỒN CUNG CẤP: Thiamin: có hầu hết ở các loại ngũ cốc, gạo lứt, lúa mì non, men bia, các loại rau đậu, đậu, lòng đỏ trứng, trái cây, và các loại rau. Riboflavin: có trong men bia, gan, thịt, đặc biệt là thịt heo và cá, gia cầm, trứng, sữa, các loại rau xanh. Acid nicotinic: có trong men bia, gan, thịt, gia cầm và các loại rau xanh. Pyridoxine: có trong lúa gạo, cám, men. Acid folic: có trong các loại rau lá xanh, thịt các cơ quan nội tạng, thịt bò nạc và thịt bê, các loại lúa mì.

TÁC DỤNG / CÔNG DỤNG: Ảnh hưởng tới sự phát triển, ăn ngon miệng, sự sinh sữa và hoạt động của dạ dày - ruột, hệ thần kinh và hệ thống nội tiết; tạo kích thích ăn ngon miệng; làm giảm lượng đường trong bệnh tiểu đường; kích thích hoạt động mật; hỗ trợ trong điều trị lao; và rất cần thiết cho việc chuyển hóa các carbohydrat. B₁, thiamin, có ảnh hưởng đến sự phát triển, chuyển hóa các dưỡng chất và carbohydrat. B₂, riboflavin, có ảnh hưởng đến sự phát triển và chuyển hóa xenluló. Acid nicotinic có tác dụng ngăn cản bệnh pellagra.

Mặc dù không bị phân hủy qua việc nấu nướng bình thường, phức hợp vitamin B cũng có thể bị phân hủy ở nhiệt độ quá nóng từ 2 đến 4 giờ. Khi dùng soda bicarbonat trong nấu ăn sẽ góp phần tăng khả năng phân hủy vitamin B. Riboflavin và acid nicotinic, bền hơn thiamin, chịu đựng được nhiệt độ cao và oxy hóa.

CHÚ Ý: Dùng kháng sinh trong một thời gian dài có thể sẽ tiêu diệt các vi khuẩn tạo ra một số loại vitamin B trong ruột. Trong trường hợp này việc cung cấp thêm vitamin sẽ là điều hết sức cần thiết.

ĐỘ BỀN: Đun nấu ở nhiệt độ cao trong thời gian dài sẽ phân hủy vitamin B; soda bicarbonat dùng trong nấu ăn có tác dụng hỗ trợ thêm cho sự phân hủy. Nhiệt độ trong nấu nướng bình thường không có ảnh hưởng gì đến độ bền của vitamin B.

CÁC RỐI LOẠN KHI BỊ THIẾU HỤT: Bệnh tê phù, bệnh pellagra, rối loạn tiêu hóa, gan to, rối loạn tuyến giáp, thoái hóa các tuyến sinh dục, rối loạn hệ thần kinh. Thiếu vitamin B gây phù, ảnh hưởng đến tim, gan, lách và thận, tuyến thượng thận to, làm mất chức năng tuyến yên và các tuyến nước bọt.

vitamin B₁. Thiamine, or thiamine hydrochloride. Recommended daily allowance: 0.5 mg per 1000 Cal. SEE: Vitamins.*Vitamin B. Thiamin hay thiamin hydrochlorid. Nhu cầu cơ thể vào khoảng 0,5 mg cho mỗi 1000 Cal. Xem: Vitamins.*

vitamin B₂. Riboflavin. SEE: Vitamins.*Sinh tố B. riboflavin. Xem: Vitamins.*

vitamin B₆. Pyridoxine. Found in rice, bran, and yeast. Excess doses (2 to 5 gm/day for months) has caused impairment of central nervous system function. SEE: Vitamins.*Vitamin B. Pyridoxin. Có trong gạo, cám và men. Nếu dư thừa (dùng từ 2 đến 5 mg/ngày trong nhiều tháng) sẽ gây nên rối loạn chức năng của hệ thần kinh trung ương. Xem: Vitamins.*

vitamin B. A red cryatalline substance,acobamide, extracted from liver that is essential for the formation of red blood cells. Its deficiency results in pernicious anemia. It is used for prophylaxis and treatment of these and other diseases in which there is defective red cell formation. Recommended daily requirement: 5 μg per day for adults. The terms vitamin B₁₂, and cyanocobalamin are used interchangeably as the generic term for all of the cobamides active in man. SYN: cyanocobalamin. SEE: Vitamins.*Vitamin B. Là chất có dạng tinh thể màu đỏ, cobamid, có trong gan và là thành phần thiết yếu trong quá trình hình thành các tế bào hồng cầu. Nếu bị thiếu B sẽ dẫn đến thiếu máu ác tính. Nó được dùng để phòng ngừa và điều trị các bệnh thiếu máu hay các bệnh có liên quan đến khiếm khuyết hình thành các tế bào hồng cầu. Nhu cầu hàng ngày là khoảng 5μg mỗi này cho người lớn. Thuật ngữ vitamin B và cyanocobalamin được dùng thay đổi lẫn nhau cũng như là thuật ngữ chung cho tất cả các hoạt động cobamid ở người. Đn: cyanocobalamin. Xem: Vitamins.*

vitamin C. Ascorbic acid, a factor necessary for formation of intercellular substance of connective tissue and essential in maintenance of integrity of intercellular cement in many tissues, especially capillary walls. Deficiency leads to scurvy. SYN: ascorbic acid. SEE: Vitamins. NOTE: Large daily doses of vitamin C have been recommended for prevention and treatment of the common cold. Although the effectiveness of vitamin C for this purpose has not been established, it is felt that the vita-

min may at least decrease the severity of symptoms of a cold. Excess doses of vitamin C for an extended period can interfere with absorption of vitamin B, cause uricosuria, and promote formation of oxalate kidney stones. SOURCES: Raw cabbage, young carrots, orange juice, lettuce, celery, onions, tomatoes, radishes, and green peppers. Citrus fruits are especially rich in this vitamin. Strawberries are about as rich a source as tomatoes. Apples, pears, apricots, plums, peaches, and pineapples. Rutabagas are also rich in this vitamin. STABILITY: Destroyed easily by heat in the presence of oxygen, as in open-kettle boiling. Less affected by heat in an acid medium; otherwise stable.

DEFICIENCY DISORDERS: Scurvy, imperfect prenatal skeletal formation, defective teeth, pyorrhea, anorexia, anemia, undernutrition injury to bone, cells, and blood vessels. *Vitamin C Là acid ascorbic, là yếu tố cần thiết trong việc hình thành chất gian bào của các mô liên kết và là thành phần thiết yếu để duy trì tính toàn vẹn của chất gian bào tại nhiều loại mô, đặc biệt là các thành mao mạch. Thiếu vitamin C sẽ dẫn đến bệnh scobut. Đn: ascorbic acid. Xem: Vitamins. CHÚ Ý: Dùng liều cao vitamin C hàng ngày có tác dụng phòng ngừa và điều trị các bệnh cảm lạnh. Mặc dù hiện nay cũng chưa chứng minh được tác dụng của vitamin C trong mục đích trị bệnh nhưng đường này nhưng vitamin C có tác dụng làm giảm đi các triệu chứng trầm trọng của bệnh. Dùng nhiều vitamin C trong thời gian dài sẽ gây ảnh hưởng tới sự hấp thu vitamin B₁₂, gây nên chứng uric niệu và làm gia tăng việc hình thành các sỏi oxalat thận. NGUỒN CUNG CẤP: Cải bắp sống, cà rốt non, nước cam, rau diếp, cần tây, hành tây, cà chua, củ cải và ớt xanh. Trong chanh có rất nhiều vitamin C. Dâu tây cũng như cà chua có giàu chất tiền vitamin C. Táo, lê, mơ, mận, đào và dứa, củ cải Thụy Điển cũng giàu loại vitamin này. ĐỘ BỀN: bị phân hủy dễ dàng bởi nhiệt độ hay phơi ngoài không khí, cũng như khi luộc nóng mặc dù mở nắp nồi. Ít chịu ảnh hưởng bởi nhiệt độ trong môi trường acid hơn; các trường hợp còn lại rất kiên định. CÁC RỐI LOẠN KHI BỊ THIẾU HỤT: Bệnh Scobut, hình thành xương thai nhi, bất toàn khiếm khuyết trong phát triển răng, dễ bị chảy mủ, biếng ăn, thiếu máu, sự thiếu các dưỡng chất gây tổn thương xương, tế bào và mạch máu.*

vitamin D. One of several vitamins having antirachitic activity. The vitamin D group, which is fat-soluble, includes D₁ (calciferol), D₂ (irradiated 7-dehydrocholesterol), D₃ (irradiated 22-dihydroergosterol), and D₄ (irradi-

ated dehydroaitosterol). It is essential in calcium and phosphorus metabolism; consequently it is required for normal development of bones and teeth. SEE: Vitamins.
SOURCES: Milk; cod liver oil; salmon and cod livers; egg yolk; butter fat. Ergosterol in the skin activated by sunlight or ultraviolet radiation possesses vitamin D potency.
ACTION/USES: Related to utilization of calcium and phosphorus in blood and bone building. It is called the antirachitic vitamin because deficiency of it interferes with calcium and phosphorus utilization, which in turn causes rickets, q.v. Exposure to the sun or ultraviolet radiation synthesizes this vitamin in the body. Necessary for most efficient absorption of calcium and phosphorus. A specific in treatment of infantile rickets, spasmophilia (infantile tetany), and softening of bone; valuable also in prevention of these conditions. Important in normal growth and mineralization of skeleton and teeth.
Excess doses of vitamin D (100,000 I.V. daily) for a prolonged period will cause hypercalcemia with anorexia, nausea, vomiting, polyuria, polydipsia, weakness, anxiety, pruritus, and altered renal function.
STABILITY: Not affected by oxidation or by heat unless over 1000C (2120F) or long-continued cooking.
DEFICIENCY DISORDERS: Imperfect skeletal formation; bone diseases; rickets; caries.*Vitamin D* Là một trong số các vitamin chống còi xương. Nhóm vitamin D, có tính hòa tan trong mỡ, bao gồm D (calciferol), D (irradiated 7-dehydrocholesterol), D (irradiated 22-dihydroergostenol) và D (irradiated dehydrositosterol). Nó rất cần thiết trong việc chuyển hóa calci và phospho; là chất rất quan trọng trong việc phát triển xương và răng. Xem: Vitamins.
NGUỒN CUNG CẤP: Có trong sữa, dầu gan cá tuyết, cá hồi và gan cá tuyết, trứng gia cầm, bơ béo. Chất ergosterol trong da khi được kích hoạt bằng tia tử ngoại hoặc ánh nắng sẽ sinh ra vitamin D.
TÁC DỤNG / CÔNG DỤNG: Có liên quan đến việc hấp thu calci và phospho trong máu và hình thành xương. Nó còn được gọi là vitamin chống còi xương bởi vì khi bị thiếu hụt sẽ cản trở việc chuyển hóa calci và phospho và gây nên chứng còi xương. Phơi nắng hay chiếu tia hồng ngoại có tác dụng tổng hợp nên loại vitamin này trong cơ thể, tạo nên việc hấp thu calci và phospho một cách hiệu quả. Thường dùng trong điều trị các chứng còi xương trẻ em, chứng co thắt (tetany trẻ em) và chứng mềm xương, cũng có hiệu quả trong việc ngừa các bệnh này. Rất quan trọng trong sự phát triển và khoáng hóa xương và răng.
Trường hợp dùng quá liều vitamin

D (100.000 tiêm tĩnh mạch mỗi ngày) trong thời gian dài sẽ gây ra chứng tăng calci huyết với các triệu chứng biếng ăn, buồn nôn, nôn, tiểu nhiều, khát nước, yếu cơ, bồn chồn, ngứa và thay đổi chức năng thận.
ĐỘ BỀN: Không bị ảnh hưởng bởi oxy hóa hay nhiệt độ trừ khi trên $100^0 C$ ($212^0 F$) hay nấu trong thời gian dài.
CÁC RỐI LOẠN KHI BỊ THIẾU HỤT: Cấu tạo xương không hoàn chỉnh, các bệnh về xương, còi xương, sâu răng.

vitamin E. USP. An essential nutrient for man, although the exact biochemical mechanism whereby vitamin E functions in the body is unknown. Because of the amount of vitamin E present in foods, its deficiency is absent in the general population. Excess doses (100 mg/kg/day) in low-birth-weight neonates has been implicated in the development of necrotizing enterocolitia and sepsis. SYN: alpha tocopherol SEE: Vitamins.*Vitamin E USP.* Là một chất dinh dưỡng thiết yếu cho người, mặc dù cơ chế hóa sinh chính xác về chức năng nó trong cơ thể chưa được rõ. Bởi vì vitamin E có nhiều trong lương thực và triệu chứng thiếu hụt thường không xảy ra ở người. Dùng quá liều (100 mg/Kg/ngày) ở trẻ sơ sinh thiếu cân sẽ gây ra viêm ruột hoại tử và nhiễm trùng. Đn: alpha tocopherol. Xem: Vitamins.

vitamin K. An antihemorrhagic factor whose activity is associated with compounds derived from naphthoquinone. Vitamin K, which is fat-soluble, is present in alfalfa; vitamin Ky in fishmeal; vitamin Ka is synthesized as menadione natri bisulfite. Vitamin K aids blood coagulation and is necessary for formation of prothrombin. Its deficiency prolongs blood-clotting time and causes hemorrhages. Vitamin K is not present in the digestive tract of newborn infants until food is ingested and bacteria produced in the intestines to synthesize vitamin K. Thus an intramuscular injection of 1 mg of water-soluble vitamin K (phytonadione) is recommended for all infants.
Large doses may cause hemolysis in persons with G6PD deficiency and in some normal individuals. Large doses in the newborn may lead to anemia and kemicterus. SEE: Vitamins.
SOURCES: Found in fats, fishmeal, oats, wheat, rye, and alfalfa.
ACTION/USES: Helps to eliminate prolonged bleeding in operations and in biliary tract of jaundiced patients. Bile salts necessary for its absorption.
Vitamin K là yếu tố chống chảy máu, có tác dụng liên kết các hợp chất xuất phát từ naphthoquinon. Vitamin K, chất tan trong mỡ, có trong cỏ linh lăng; vitamin K, có

trong bột cá; vitamin K, được tổng hợp từ menadion natri bisulfit. Vitamin K có vai trò hỗ trợ đông máu và cần thiết trong việc hình thành prothrombin. Thiếu nó sẽ bị kéo dài thời gian đông máu và gây ra chứng chảy máu. Vitamin K không có trong ruột của trẻ sơ sinh cho đến khi có thức ăn trong ruột và đã sinh ra vi khuẩn ruột đóng vai trò tổng hợp vitamin K. Vì vậy nên tiêm bắp cho trẻ mới sinh 1 mg vitamin K (phytonadion) tan trong nước.
Nếu dùng quá liều sẽ gây nên huyết tán ở những người thiếu G6PD và một số người bình thường. Dùng quá liều ở trẻ sơ sinh có thể gây nên thiếu máu và vàng da nhân. Xem: Vitamins.
NGUỒN CUNG CẤP: có trong mỡ, bột cá, yến mạch, bột mì, lúa mạch và cỏ linh lăng.
TÁC DỤNG / CÔNG DỤNG: Hỗ trợ trong việc làm giảm chảy máu trong phẫu thuật và trong ống mật của những bệnh nhân bị vàng da. Muối mật rất cần thiết cho việc hấp thu nó.

vitamin loss. Loss of vitamin content in food products because of vitamin instability, esp. in oxidation and during heating. Methods of preserving foods add to the loss of vitamins. Pickling, salting, curing, or fermenting processes usually cause complete loss of vitamin C. Commercial canning destroys from 50% to 85% of vitamin C contained in peas, lima beans, spinach, and asparagus. Pasteurization, unless special precautions are observed, causes a loss of from 30% to 60% of vitamin C. Applepie and freshly prepared applesauce retain only from 20% to 30% of the vitamin C value of the apple. Vitamin B in wheat is lost through milling because the wheat embryo, rich in vitamin B,, is removed in milling.*Mất vitamin* Sự mất vitamin trong các sản phẩm lương thực do tính không bền vững của nó, đặc biệt là bị oxy hóa hay nhiệt độ. Có nhiều phương pháp để thêm vitamin vào lương thực. Đồ chua, ướp muối, để lâu, sản phẩm lên men thường bị mất hoàn toàn vitamin C. Đồ hộp thương mại đã mất đi một lượng từ 50 đến 85% vitamin C có trong đậu, đậu lima, rau bina và măng tây. Phương pháp diệt khuẩn Pasteur, trừ khi giữ gìn thật cẩn thận, sẽ bị mất từ 30 đến 60% vitamin C. Bánh táo và nước sốt táo chỉ còn khoảng 20 đến 30% vitamin C có trong táo. Vitamin B trong lúa mì bị mất đi trong khi xay thành bột do mầm lúa mì, bộ phận rất giàu vitamin B đã bị mất đi trong khi xay.

vitaminoid [vitamin + Gr. eidos, form, shape]. Of the nature ofvitamin.*Dạng vitamin* Bản chất vitamin.

vitaminology Study of vitamins.
Ngành vitamin Ngành chuyên môn nghiên cứu về vitamin.

viellary [L. vitellus, yolk of an egg].

Pert. to the vitellus. SYN: vitelline.
(thuộc) lòng đỏ trứng Liên quan đến lòng đỏ trứng. Đn: vitelline,
vitellin A protein that can be extracted from egg yolk and contains lecithin.   SEE: nucleoprotein ovovitellia.*chất noãn hoàng Một loại protein chiết xuất từ lòng đỏ trứng và có chứa lecithin. Xem: nucleoprotein, ovovitellin.*
vitelline Pert, to the yolk of an egg or the ovum.*noãn hoàng Chỉ về trứng hay thuộc lòng đỏ trứng.*
vitelline circulation. The embryonic circulation of blood to the yolk sac via vitelline arteries and its return to general circulation through the vitelline veins.*vòng tuần hoàn noãn hoàng Chỉ về vòng tuần hoàn máu lúc còn phôi thai của lớp vỏ bao bọc lòng đỏ trứng, nó qua các động mạch và trở về vòng tuần hoàn chung bằng đường tĩnh mạch trứng.*
vitelline duct. The narrow duct connecting the yolk sac with the embryonic gut.*Ống noãn hoàng Là một ống hẹp nối từ túi lòng đỏ đến ruột của phôi.*
vitelline membrane. 1. The membrane forming the surface layer of an ovum. 2. In a chicken egg, the membrane forming the surface layer of the vitellus or yolk.*Màng noãn hoàng 1. Màng tạo nên tầng bề mặt của trứng. 2. Trong trứng gà, chỉ lớp màng tạo nên tầng bề mặt của lòng đỏ hoặc noãn hoàng.*
vitelline veins. Two veins conveying blood from the yolk sac.*Tĩnh mạch noãn hoàng Chỉ hai tĩnh mạch vận chuyển máu từ túi noãn hoàng.*
vitellogenesis Production of yolk. *Hình thành noãn hoàng Sự hình thành nên lòng đỏ trứng.*
vitellointestinal Concerning the embryonic yolk sac and the intestinal tract.*Lòng đỏ - ruột Liên quan đến túi noãn hoàng và ống ruột phôi.*
vitellolutein [L. vitellus, yolk, + luteus, yellow]. Yellow pigment present in lutein.*Hoàng thể vàng Sắc tố vàng xuất hiện trong hoàng thể của trứng.*
vitellorubin [" + ruber, red]. Red pigment present in lutein.*Hoàng thể đỏ Sắc tố đỏ xuất hiện trong hoàng thể của trứng.*
vitellose A proteose present in vitellin.*Vitellose Proteose xuất hiện trong chất noãn hoàng.*
vitellus [L-]. The yolk of an ovum, sap. the yolk of a hen's egg.*Noãn hoàng Chỉ về lòng đỏ của quả trứng, đặc biệt là dùng để chỉ lòng đỏ của trứng gà.*
vitiation [L. vitiare, to corrupt]. Injury, contamination, impairment of use or efficiency.*Sự hư hỏng, mất hiệu lực Sự tổn thương, sự nhiễm bệnh, sự hư hỏng không sử dụng được hay mất hiệu quả.*
vitiligines Depigmented areas of skin. SEE: vitiligo.*Mất sắc tố da Chỉ về các vùng mất sắc tố trên da.*

Xem: vitiligo.
vitiliginous Concerning vitiligo. *(thuộc) bệnh bạch biến Liên quan đến bệnh bạch biến.*
vitiligo [L.]. An acquired cutaneous affection characterized by milk-white patches, surrounded by areas of normal pigmentation. More common in the tropics and in blacks. Cause unknown. SYN: leukoderma; piebald skin.
ETIOL: Unknown, but it may be associated with systemic diseases such as hypo or hyperthyroidism, diabetes mellitus, Addison's disease, pernicious anemia, leprosy, or chronic mucocutaneous candidiasis syndrome.
TREAT: Oral and topical synthetic trioxsalen, USP, and a natural psoralen, methoxsalen, USP, are used with exposure to long-wave ultraviolet light but the efficacy is doubtful. The lesions may be masked by use of cosmetic preparations. Vitiliginous areas should be protected from sunburn by applying a 5% aminobenzoic acid solution or gel to the affected areas. The use of 5% liuorouracil cream applied under an occlusive dressing to the depigmented areas may cause erosion of the dermis and, after re-epithelialization, pigment may reappear.*Bệnh bạch biến Chứng nổi lên các mảng có màu trắng sữa trên da, xung quanh vẫn là các vùng da có sắc tố bình thường. Bệnh thường xảy ra ở vùng nhiệt đới đối với những người da màu. Về nguyên nhân gây bệnh hiện nay vẫn chưa rõ. Đn: leukoderma; piebald skin.*
NGUYÊN NHÂN: Hiện chưa rõ nguyên nhân nhưng bệnh có thể liên quan đến các bệnh hệ thống như: chứng giảm hoạt động hay hoạt động quá mức của tuyến giáp, tiểu đường, bệnh Addison, thiếu máu ác tính, bệnh phong hay hội chứng nấm candida da niêm mạc mạn tính.
ĐIỀU TRỊ: dùng trioxsalen uống hay bôi tại chỗ, USP, và psoralen tự nhiên, methoxsalen, USP, được dùng kèm với việc chiếu loại tia tử ngoại có sóng dài, nhưng hiệu quả của nó vẫn còn nghi vấn. Vùng tổn thương có thể dùng mỹ phẩm để che lại. Các vùng bạch biến nên bảo vệ khối ánh sáng mặt trời bằng cách dùng dung dịch hay gel acid amino benzoic. Dùng kem 5% fluorouracil để bôi các vùng bạch biến và băng bịt làm ăn mòn dần lớp hạ bì và sau đó lớp biểu bì sẽ được tái tạo lại, lúc đó sắc tố có thể sẽ xuất hiện trở lại.
v., capitis. Vitiligo of the scalp with depigmentation of the hairs of the affected area.*Bạch biến vùng đầu Bệnh bạch biến xảy ra tại vùng da đầu, trong đó kể cả tóc tại vùng có bệnh cũng bị mất sắc tố.*
v., perinevic. Vitiligo surrounding a news.*Bạch biến vùng sinh dục Bệnh bạch biến xảy ra tại vùng da xung quanh bộ phận sinh dục.*

vitiligoidea [" + Gr. eidos, form, shape]. Disease marked by formation of tiny yellow patches or nodules on the skin, as on the eyelids. SYN: xanthoma.*U vàng Là bệnh biểu hiện bởi các mảng nhỏ hay các đốm vàng trên da, ví dụ như tại mí mắt. Đn: xanthoma.*
vitium [L., fault]. (pl. vitia) A fault, defect, or vice.*Sai sót Chỉ về khiếm khuyết, sai sót hay thiếu sót.*
v., cordis. An organic heart lesion. *Dị dạng tim Chỉ về thương tổn tim thực thể.*
vtrectomy [L. vitreus, glassy, + Gr. ektome, excision]. Use of a special instrument in order to remove the contents of the vitreous chamber, and replacing them with a sterile physiological saline solution,*Cắt dịch kính Thủ thuật dùng một dụng cụ đặc biệt để lấy bỏ đi dịch kính và thay thế nó bằng dung dịch muối sinh lý vô trùng.*
vitreocapsulitis [L. vitreus, glassy, + capsula, capsule, + Gr. itis, inflammation]. Inflammation of the vitreous humor. SYN: hyalitis.*Viêm dịch kính Chứng viêm nhiễm vùng dịch kính. Đn: hyalitis.*
vitreodentin A particularly hard and brittle form of dentin.*Ngà răng Chỉ phần cứng và dễ vỡ của răng.*
vitreoretinal Concerning the vitreous and the retina.*Dịch kính - võng mạc Liên quan đến dịch kính và võng mạc.*
vitreous [L. vitreus, glassy]. 1. Glassy. 2. Pertaining to the vitreous body of the eye. 3. The vitreous body.*Dịch kính, pha lê 1. Pha lê. 2. Thuộc về thủy tinh thể của mắt. 3. Thủy tinh thể.*
vitreous body. A transparent jellylike mess that fills the cavity of the eyeball, enclosed by the hyaloid membrane.*Thể thủy tinh Là một khối trong suốt lấp đầy hốc nhãn cầu, được bao bọc bởi một lớp màng trong suốt.*
vitreous chamber. The portion of the cavity of the eyeball behind the lens. *Hốc thủy tinh Là phần hốc của nhãn cầu ngay phía sau thủy tinh thể.*
vitreous degeneration. Retrogressive change of a part into a translucent shining substance, esp. of a blood vessel wall. SEE: degeneration, hyaline.*Thoái hóa trong suốt Sự thoái hóa làm thay đổi tại một vùng nào đó của các chất trong mờ, ví dụ như thành của mạch máu. Xem: degeneration, hyaline.*
vitreous humor. The clear watery fluid filling the interstices of the stroma of the vitreous body.*Dịch kính Một chất dịch trong suốt lấp đầy các khoang nền của thể thủy tinh.*
vitreous membrane. 1. Inner membrane of the choroid. 2. The innermost layer of the connective tissue sheath surrounding a hair follicle. *Màng trong, màng dịch kính 1.*

Màng phía trong màng trạch. 2. Màng trong cùng của lớp vỏ bọc các mô liên kết xung quanh nang tóc.

vitreous table. The inner layer of compact tissue characteristic of most of the bones of the cranium.*Bàn thủy tinh Là tầng trong cùng của lớp mô kết đặc, là đặc trưng của hầu hết các xương sọ.*

vitrescence Becoming hard and transparent like glass.*Chất thủy tinh Trở nên cứng và trong suốt như thủy tinh.*

vitreum The vitreous body of the eye.*Thể thủy tinh mắt Chỉ về chất thể thủy tinh ở mắt.*

vitriol [L. vitriolum]. A sulfate of any of various metals.*Sulfat kết tinh Chỉ chung về các loại muối sulfat kim loại.*

v., blue. Copper sulfate.*sulfat xanh Chỉ về sulfat đồng.*

v., green. Ferrous sulfate. *sulfat lục Chỉ về sulfat sắt.*

v., oil of. Sulfuric acid. *Dầu sulfat Chỉ về acid sulfuric.*

v., white. Zinc sulfate.*sulfat trắng Chỉ về sulfat kẽm.*

vitropression [L. uitrum, glass, + pressio, a squeezing]. Method of temporarily eliminating redness of the skin caused by hyperemia by pressure with a glass slide on the skin for purpose of studying any lesions or discolorations.*Phương pháp ép kính Là phương pháp được dùng để loại bỏ tạm thời các vết đỏ trên da do nguyên nhân sung huyết bằng cách dùng một miếng kính ép lên da để làm tan đi các vết tổn thương hay làm mất đi màu sắc đậm của nó.*

vitrum [L.J. Glass.*Kính Thủy tinh.*

Vivactil. Trade name for protriptyline hydrochloride.*Vivactil Tên thương mại của protriptyline hydrochloride.*

vivi- [L. vauus). Combining form meaning alive.*vivi- Tiếp đầu ngữ, có nghĩa là sống.*

vividiffusion [L. vious, alive, + dis, apart, + /undere, to pour]. The process of removing diffusible substances from blood of a living animal by allowing it to flow through dialyzing membranes immersed in saline solution.*Khuếch tán cơ thể sống Tiến trình lấy đi các chất có thể khuếch tán trong máu của các động vật sống bằng cách cho máu đi qua màng thẩm tách nhúng trong dung dịch muối.*

vivification [" + facere to make]. 1. Trimming of the surface layer of a wound to aid union of tissues. 2. Transformation of protein food through assimilation into the living matter of cellular organisms.*Sự truyền sức sống 1. Sự cắt bớt các mô hoại tử trên bề mặt của vết thương nhằm hỗ trợ cho sự liên kết của các mô mới phát sinh. 2. Sự chuyển hóa của protein trong lương thực thành các chất sống nằm trong các tế bào qua bộ máy tiêu*

hóa.

viviparity The ability to produce living young rather than by producing young by laying an egg and then having it hatch.*Tình trạng sinh con Chỉ về khả năng sinh con, thường so sánh với khả năng đẻ trứng và ấp trứng.*

viviparous [" + parere, to bring forth, to bear]. Developing young within the body, the young being expelled and born alive, the opposite of oviparous.*Sinh con Chỉ về trường hợp đứa con được phát triển trong cơ thể và khi sinh ra nó đã là một sinh vật sống, điều này trái nghĩa với đẻ trứng.*

vivisect [L. virus, alive, + sectio, a cutting]. To dissect a living animal for experimental purposes.*Mổ xẻ sống Sự giải phẫu các động vật sống nhằm mục đích nghiên cứu.*

vivisection [" + sectio, a cutting]. Cutting of operation upon a living animal for physiological investigation and the study of disease. The operations are usually performed upon an anesthetized animal under conditions similar to those encountered in an operating room of a hospital.*Sự mổ xẻ động vật sống Sự cắt khúc hay giải phẫu các động vật sống nhằm mục đích nghiên cứu về sinh lý hay về bệnh học. Cuộc giải phẫu thường được tiến hành dưới gây mê và điều kiện về cơ sở vật chất đầy đủ như ở trong phòng mổ của bệnh viện.*

vivisectionist One who practices or believes in vivisection. SEE: antivivisection,*Người thực hiện việc mổ xẻ thí nghiệm Chỉ chung về những người thực hiện công việc mổ xẻ động vật sống trong thí nghiệm hay chỉ về những người ủng hộ về các công việc làm đó. Xem: antivivisection.*

vivisector [" + sector, a cutting]. One who practices vivisection.*Người làm việc mổ xẻ thí nghiệm chỉ về những người thực hiện việc mổ xẻ động vật sống nhằm mục đích thi nghiệm.*

vivisepulture [" + sepulture, buried]. The practice or act of burying an individual alive.*Chôn sống Việc thực hiện hay hành động chôn một cá thể sống.*

VLDL. very low density Lipoprotein. *VLDL Viết tắt của chữ very low density lipoprotein, có nghĩa là lipoprotein tỷ trọng rất thấp.*

Vleminckx's solution [Jean FranFois Vleminckx, Belgian physician, 1800-1876] A solution of sulfurated lime used in various skin diseases. *Dung dịch Vleminckx [Jean Fran#ois Vleminckx, bác sĩ người Bỉ, 1800 - 1876] Một dung dịch vôi surfur dùng để chữa một số bệnh da.*

VMA. Vanillylmandelic acid. *VMA Viết tắt của chữ Vanillylmandelic acid, có nghĩa là acid vanillylmandelic.*

V.N.A. Visiting Nurse Association.

V.N.A Viết tắt của chữ Visiting Nurse Association, có nghĩa là Hiệp hội các y tá thăm bệnh tại nhà.

vocal [L. vocatis, talking]. Pert. to the voice. *(thuộc) phát âm Có liên quan đến phát âm.*

vocal cord. Two thin, reedlike folds of tissue within the larynx that vibrate as air passes between them, producing sounds that are the basis of speech. *Dây thanh âm Lớp mô mỏng, có vết trông dạng xếp lớp tại thanh quản, có khả năng rung mỗi khi không khi đi qua, từ đó tạo ra những âm thanh cơ bản của ngôn ngữ.*

vocal cords, false. The ventricular folds of the larynx.*Dây thanh âm giả Các nếp thất tại thanh quản.*

vocal cords, true. Vocal folds. *Dây thanh âm thật Xem: Vocal folds.*

vocal folds. The thin edges of the vocal lips of the larynx, each of which encloses the vocal ligament. They form the edges of the rima glottidis, and are involved in the production of sound. SYN: vocal cords.*Nếp gấp thanh âm Các bờ mỏng của môi thanh âm tại thanh quản, mỗi bờ có một dây chẳng thanh âm. Từ đó tạo nên các bờ thanh môn có nhiệm vụ tạo ra âm thanh. Đn: vocal cords.*

vocal fremitus. Chest-wall vibration felt on palpation while patient is speaking. *Tiếng rung khi phát âm Cảm giác rung tại thành ngực khi nghe bệnh lúc bệnh nhân đang nói.*

vocal ligament. A strong band of elastic tissue lying within the vocal fold. *Dây chẳng thanh âm Một dải chắc của lớp mô co giãn tại vùng nếp gấp thanh âm.*

vocal lips. Two shelflike projections of the lateral walls of the larynx. Their edges bear the vocal folds, q.v. *Môi thanh âm Hai phần nhô ra giống như cái giá ở hai vách bên của thanh quản. Các bờ của nó mang các nếp gấp thanh âm.*

vocal muscle. The inner portion of the thyroarytenoid muscle, which lies in the vocal lip lateral to and in contact with the vocal ligament. *Cơ thanh âm Là phần bên trong của cơ tuyến giáp - sụn phễu, nó nằm trên môi thanh âm bên và tiếp xúc với dây chẳng thanh âm.*

vocal process. The area of the arytenoid cartilage to which are attached the vocal cords. *Bờ thanh âm Vùng sụn phễu nơi tiếp xúc với các dây thanh âm.*

vocal resonance. Sound heard in auscultation of lung while patient is speaking. *Tiếng vang thanh âm Âm thanh nghe được qua ống nghe tại vùng phổi trong lúc bệnh nhân đang nói.*

vocal signs. Indication of disease by changes in the voice. *Dấu hiệu thanh âm Dấu hiệu bệnh biểu hiện qua việc thay đổi âm thanh.*

voces [L.]. Pl. of vex. *Tiếng nói Dạng số nhiều của vox.*

voice [L. uox]. Sound uttered by human beings produced by vibration of the vocal cords. *Giọng nói Tiếng âm thanh phát ra từ người nói do sự rung động các dây thanh mà tạo ra.*

v., amphonc. V. cavernous, q.v. *Tiếng thổi vò Xem:V., cavernous.*

v., cavernous. The quality of the voice as heard during auscultation of the chest over an area underneath that is a cavity. SEE: amphoric. *Tiếng thổi hang Chỉ âm thanh nghe được qua ống nghe tại vùng ngực giống như âm thanh nghe được khi có gió thổi vào hang. Xem: amphoric.*

v., eunuchoid. The characteristic highpitched voice of a male in whom the normal sexual development has not occurred or in a male who was castrated prior to puberty. *Giọng hoạn quan Giọng nói có âm độ cao của những người đàn ông giới tính không phát triển bình thường hay đã bị hoạn từ trước tuổi dậy thì.*

voice, words pert. to: amphoriloquy; arytenoid; heterophonia; hoarseness; paraphonia, phonation; resonance; rhinolalia; rhinophonia; trachyphania. *Các từ liên quan đến giọng nói Âm vò; sụn phễu; âm khác biệt; khàn giọng khàn; nói sai giọng; sự phát âm; âm vang; nói giọng mũi; âm mũi; âm khi quản.*

voiceprint. Technique for depicting graphically the characteristics of an individual's speech pattern. Because voiceprints, like fingerprints, can be used to distinguish one person from another the technique isuseful in medicine and in identifying the voices of criminal suspects. *Dấu hiệu giọng nói Kỹ thuật vẽ lại sơ đồ về mẫu giọng nói của một người. Bởi vì dấu hiệu giọng nói cũng giống như dấu tay, có thể sử dụng để phân biệt người này với người khác, cho nên kỹ thuật này rất hữu ích trong pháp y, dùng để chỉ ra giọng của những kẻ tình nghi tội phạm.*

void [O. Fr. voider, to empty]. To evacuate the bowels or bladder. *Làm rỗng Thụt rửa ruột hay bàng quang.*

vol. volume. *viết tắt của chữ volume, có nghĩa là dung tích, hay âm lượng.*

vol.%. volume percent. *Viết tắt của chữ volume percent, có nghĩa là phần trăm dung tích, hay phần dung lượng.*

vola, volar [L.]. Terms originally used to refer to the palm of the hand or sole of the foot. The preferred terms for reference to the palm of the hand are palmar or palmaris. *Lòng bàn tay, gan bàn chân Là các thuật ngữ dùng để chỉ về lòng bàn tay hay gan bàn chân. Các thuật ngữ thường dùng hơn để chỉ lòng bàn tay là palmar, hay palmaris.*

vola manus Palm, q.v. *lòng bàn tay Xem: Palm.*

vola pedis. The sole of the foot. *Gan bàn chân Chỉ lòng bàn chân.*

volaris Volar. *lòng bàn tay, gan bàn chân Xem:Volar.*

volatile [L. volatilis, flying]. Easily vaporized or evaporated. Examples of volatile liquids are ether (boiling point, 34.5C) and ethyl chloride (b. p. 12.2C). *Dễ bay hơi Chỉ về tính chất dễ bị làm cho bốc hơi hay dễ bị bay hơi. Ví dụ các chất lỏng dễ bay hơi (điểm sôi 34,5C) và êtyl clorid (điểm sôi 12,2C).*

volatilization Conversion of a solid or liquid into a vapor. *Sự bốc hơi Sự chuyển từ trạng thái rắn hay trạng thái lỏng sang trạng thái khí.*

volatilize To vaporize a liquid or solid. *bay hơi một chất rắn hay chất lỏng bốc hơi.*

vole. A mouselike rodent of the genus Clethrionomys or Microtus. *chuột đồng là loài vật gặm nhấm thuộc họ Clethrionomys hay Mycrotus.*

volition [L. volitio, will]. The act or power of willing or choosing. *Sự mong muốn, ý chí Chỉ về hành động hay khả năng sẵn sàng hay chỉ về sự lựa chọn.*

volitional Performed by volition. *(thuộc) ý chí được tạo nên bằng lòng mong muốn.*

Volkmann s canals [A. W. Volkmann, Ger. physiologist, 1800-1877] Vascular channels in compact bone. They are not surrounded by concentric lamellae as are the haversian canals. *Ống Volkmann [A. W. Volkmann, nhà sinh lý học người Đức, 1800 - 1877] Các ống mạch trong phần xương đặc. Nó không được bao quanh bởi các lá đồng tâm như là các ống haver.*

Volkmann's contracture [Richard von Volkmann, Ger. surgeon, 1830-1899] Degeneration, contracture, fibrosis, and atrophy of a muscle resulting from injury to its blood supply. Usually seen in the hand. SYN: paralysis, ischemic. *Sự co cứng Volkmann [Richard von Volkmann, bác sĩ phẫu thuật người Đức, 1830 - 1899] Sự thoái hóa, co cứng, xơ hóa và teo cơ do có tổn thương ở vùng mạch máu nuôi dưỡng. Thường xảy ra ở bàn tay. Đn: paralysis, ischemic.*

volley [L. volare, to fly]. The simultaneous or nearly simultaneous discharge of a number of nerve impulses from a center within the brain or spinal cord. *Loạt chuỗi Sự đồng thời hay gần như đồng thời xảy ra một số các xung lực thần kinh từ trung tâm trong não hay tủy sống.*

volsella [L., tweezers]. Forceps with sharp, pointed hooks at end of each blade. *Kẹp móc Loại kẹp sắc, có móc nhọn tại đầu của mỗi lá.*

volt [Count Alessandro Volta, It. physicist, 1745-1827] An electrical unit of pressure, the electromotive force required to produce one ampere of current through a resistance of one ohm. *Vôn [Count Alessandro Volta, nhà vật lý người Ý, 1745 -*

1827] Là một đơn vị điện áp, lực điện động của dòng điện có cường độ một ampere và điện trở là một ohm.

voltage Electromotive force or difference in potential expressed in volts. *Điện áp Chỉ lực điện động, thường được diễn tả bằng đơn vị vôn.*

voltaic Concerning electricity produced by a battery. *(thuộc) điện Liên quan đến điện sản sinh ra từ bộ pin hay ắc quy.*

voltaism Galvanism, q.v. *Phép chữa bệnh bằng dòng điện một chiều Xem:Galvanism.*

voltampere The value obtained by multiplying volts times amperes. *Vôn - ampere Giá trị có được khi lấy vôn nhân với ampere.*

voltammeter A device for measuring both volts and amperes. *Vôn kế Một dụng cụ dùng để đo vôn và ampere.*

volubility [L. volubilitas, flow of discourse]. Excessive speech. *Tính nói nhiều Chỉ tình trạng nói nhiều, nói quá mức.*

volume The space occupied by a substance. Usually expressed in cubic units. *Dung tích, thể tích Chỉ về khoảng không bị chiếm bởi một chất. Thường được diễn tả bằng đơn vị khối.*

v., expiratory reserve. The maximal amount of air that can be forced from the lungs after normal expiration. *Dung tích thở ra dự trữ Một lượng tối đa không khí có thể thở mạnh ra từ phổi sau khi đã thở ra bình thường.*

v., inspiratory reserve. The maximal amount of air that can be inspired after the end of a normal inspiration. *Thể tích hít vào dự trữ Một lượng tối đa không khí có thể hít vào sau khi kết thúc một kỳ hít vào bình thường.*

v., mean corpuscular. ABBR: MCV. The mean volume of an average erythrocyte. Normal values range from 82 to 92 cubic microns. *Thể tích hồng cầu trung bình Viết tắt: MCV. Thể tích trung bình của hồng cầu. Giá trị bình thường là ở vào khoảng từ 82 đến 92 micrômét khối.*

v., minute. The amount of blood discharged from one ventricle in one minute. *Dung tích phút Là lượng máu ra khỏi tâm thất trong thời gian một phút.*

v., packed cell. The volume of packed erythrocytes in a sample of centrifuged blood. Average volume equals 47% of blood volume in men, 42% in women. SYN: hematocrit. *Thể tích lắng huyết cầu Là thể tích khối hồng cầu trong một mẫu máu ly tâm. Trung bình vào khoảng 47% máu ở nam giới và 42% máu ở phụ nữ. Đn: hematocrit.*

v., residual. Volume of air remaining in the lungs after maximal expiration. *Dung tích cặn dư Lể tích không khí còn lại trong phổi sau khi* đã thở tối đa.

v., stroke. The amount of blood discharged by a ventricle in one contraction. Determined by dividing the minute volume by the number of heartbeats occurring in one minute. *Thể tích tâm thu Tổng số máu ra khỏi tâm thất trong một lần co thắt. Được tính bằng cách lấy thể tích máu chảy ra khỏi tâm thất trong thời gian một phút chia cho số nhịp tim trong một phút.*

v., tidal. Volume of air inspired and expired in one normal respiratory cycle. *Dung tích không khí lưu thông Thể tích không khí hít vào và thở ra trong một chu kỳ thở bình thường.*

volumenometer Volumometer. *dụng cụ đo thể tích Xem: Volumometer.*

volume percent. The number of cubic centimeters (milliliters) of a substance (usually O or CO) contained in 100 cc (or ml) of another substance, e.g., blood. ABBR: vol.%. *Thể tích phần trăm Thể tích của một chất (thường là O hay CO) tính theo đơn vị centimét khối (milimét khối) có chứa trong 100cc (hay ml) của một chất khác, ví dụ như máu. Viết tắt là: vol%.*

volumetric [L. volumen, a volume, + Gr. metron, measure]. Pert. to measurement of volume. *(thuộc) đo thể tích Liên quan đến việc đo thể tích.*

volumometer A device for measuring volume. *Thiết bị đo thể tích Một dụng cụ chuyên dùng cho việc đo thể tích.*

voluntary [L. voluntas, will]. Pert. to or under control of the will. *(thuộc) chủ động Liên quan đến các sự việc còn đang trong tầm kiểm soát của ý chí.*

voluntary health agency. Any nonprofit, nongovernmental agency, governed by lay or professional individuals organized on a national, state, or local level, whose primary purpose is health related. This term applies to agencies supported mainly by voluntary public contributions. They are usually engaged in programs of service, education, and research related to a particular disability or group of diseases and disabilities; for example, the American Heart Association, American Cancer Society, National Foundation National Lung Institute, and their state and local affiliates. The term can also be applied to such agencies as nonprofit hospitals visiting nurse associations, and other local service organizations that have both lay and professional governing boards and are supported by both voluntary contributions and charges and fees for service provided. *Cơ quan chăm sóc sức khỏe tình nguyện Là một tổ chức phi chính thủ, phi lợi nhuận, được điều hành bởi các người có chuyên môn về y học hay trình độ tương đương và có thể được thành lập trên quy mô quốc gia, tiểu bang*

hay mức độ địa phương nhằm các mục đích hoạt động có liên quan đến việc chăm sóc sức khỏe. Thuật ngữ này thường để chỉ các tổ chức chủ yếu được sự hỗ trợ bởi các đóng góp tình nguyện từ cộng đồng. Công việc hoạt động thường là các chương trình phục vụ, giáo dục và nghiên cứu về bệnh tật hay các nhóm bệnh và sự tàn tật; ví dụ như: Hiệp hội Sức khỏe Hoa Kỳ, Hội Ung thư Hoa Kỳ, Học viện Quốc gia, Viện Phổi Quốc gia, cùng các chi nhánh của nó ở các tiểu bang và các địa phương. Thuật ngữ này cũng được áp dụng cho một số cơ quan khác như các bệnh viện miễn phí, hiệp hội y tá thăm bệnh tại nhà và các tổ chức phục vụ tại địa phương mà có một đội ngũ chuyên viên có trình độ chuyên môn về y học hay tương đương điều hành, dịch vụ cung cấp của họ có thể là tình nguyện và miễn phí hoàn toàn nhưng cũng có thể vẫn thu phí.*

voluntary muscle. Any muscle that is normally controlled by the will. They are generally attached to the skeleton and are innervated by myelinated nerves coming directly from the brain or spinal cord. Microscopically they consist of long cylindrical fibers bearing crosswise striations. The terms voluntary, striped, striated, cross-striated, and skeletal are practically synonymous when applied to muscle. *Cơ chủ động Chỉ chung về các cơ mà thông thường do ý chí điều khiển. Đa số là các cơ bám vào xương và được điều khiển bằng các sợi thần kinh myelin đến trực tiếp từ não hay tủy sống. Nhìn qua kính hiển vi thấy nó bao gồm các sợi hình trụ có các vân chéo. Các thuật ngữ như: cơ chủ động, cơ vân, và cơ xương cũng phần nào nói lên được chức năng của các cơ này.*

voluptuous [L. voluptas, pleasure]. 1. Pert. to, arising from, or provoking consciously or otherwise, sensual desire, usually applied to the female sex. 2. Given to sensualism. *(thuộc) khiêu gợi, gây khoái cảm 1. Liên quan đến, phát sinh do bởi, hay kích thích một cách có ý hay vô tình sự ham muốn về tình dục, thường chỉ về giới tính nữ. 2. Chỉ về chủ nghĩa khoái lạc.*

volupty [O. Fr. volupte, pleasure]. Sexual pleasure. *Khoái lạc Sự hoan lạc về tình dục.*

volute [L. volutus, rolled]. Spiral, rolled up. SYN: convoluted. *Hình xoắn ốc Có dạng xoắn ốc, cuộn lại. Đn: convoluted.*

volvulosis Onchocerciasis, q.v. *Bệnh giun chỉ Xem: Onchocerciasis.*

volvulus [L. voluere, to roll]. A twisting of the bowel upon itself causing obstruction. A prolapsed mesentery is the predisposing cause. Usually occurs at sigmoid and ileocecal areas of intestines. *Chứng xoắn ruột Là chứng bệnh ruột bị xoắn lại và gây nên tắc ruột. Nguyên nhân dẫn đến*

xoắn ruột thường là do sa mạc treo. Bệnh thường xảy ra tại vùng đại tràng sigma hay vùng hồi-manh tràng.

vomer [L., plowshare]. The plowshapedbone that forms the lower and posterior portion of the nasal septum, articulating with the ethmoid, sphenoid, the two palate bones, and two superior maxillary bones. *Xương lá mía Là khối xương có hình lưỡi cày, tạo nên phần thấp hơn phía sau của vách ngăn mũi, khớp với xương sàng, xương bướm, hai xương vòm miệng và hai xương hàm trên.*

vomerine Pert. to the vomer. *(thuộc) xương lá mía Liên quan đến xương lá mía.*

vomerobasilar Concerning the vomer and base of the skull. *xương lá mía - xương nền liên quan đến xương lá mía và đáy của xương sọ.*

vomeronasal Pert. to the vomer and nasal bones. *Xương lá mía - xương mũi Liên quan đến xương lá mía và xương mũi.*

vomeronasal cartilages. Two narrow stripe of cartilage lying along the anterior portion of the inferior border of the septal cartilage of the nose. *Sụn lá mía - sụn mũi Hai dải sụn hẹp nằm dọc theo phần trước của bờ dưới sụn vách ngăn mũi.*

vomeronasal organ. A smalltubular epithelial sac lying on the anteroinferior surface of the nasal septum. Rudimentary in man. SYN: Jacobson's organ. *Túi lá mía - mũi Là một túi biểu mô nhỏ dạng ống nằm tại mặt trước dưới của vách ngăn mũi. Là một bộ phận dạng vết tích còn lại ở người. Đn: Jacobson's organ.*

vomica [L., ulcer]. (pl. vomicae) 1. A cavity in the lungs, as from suppuration. 2. Sudden and profuse expectoration of putrid purulent matter. *Khoang mú, khạc mú 1. Chỉ về một khoang bất thường ở trong phổi, đôi khi có chứa mú. 2. Bất thình lình khạc ra một lượng lớn mú hay các chất liệu phân hủy có nguồn gốc từ họng hay phổi.*

vomicose Marked by many ulcers; ulcerous; purulent. *Dấu hiệu mưng mú Có dấu hiệu về các nốt ung nhọt, lở loét hay mưng mú.*

vomit [L. vomere to vomit]. 1. Material that is ejected from the stomach through the mouth. 2. To eject stomach contents through the mouth. SEE: melena; nausea; vomitus. PHY.S: The act is usually reflex involving coordinated activity of both voluntary and involuntary muscles. A certain position is assumed, the glottis is closed, the diaphragm and abdominal muscles contract, and the cardiac sphincter of the stomach relaxes while antiperistaltic waves course over the duodenum, stomach, and esophagus. *Chất nôn, nôn 1. Chỉ các chất liệu phóng ra từ dạ dày thông qua đường miệng. 2. Phóng các chất chứa trong dạ dày ra bằng đường*

miệng. Xem: melena; nausea; vomitus.
CƠ CHẾ: Hành động nôn thường là hoạt động phản xạ có sự kết hợp giữa các cơ chủ động và thụ động.

Tại một thời điểm nào đó mà có các phối hợp như thanh môn đóng lại, cơ hoành và các cơ bụng co thắt, cơ thắt phần giữa dạ dày thư giãn trong lúc các cơn sóng chống nhu động xảy ra tại tá tràng, dạ dày và thực quản.

v., bilious. Bile forced back into the stomach and ejected with vomited matter.*Nôn ra mật Chất mật bị ép ngược dòng chạy lên dạ dày sau đó nôn ra qua đường miệng.*

v., black. Vomit containing blood acted on by the gastric juice. Seen in worst form of yellow fever.*Nôn ra máu đen Trong chất nôn ra có máu đen từ các chất có trong dịch vị, thường thấy trong dạng xấu nhất của bệnh sốt vàng.*

v., coffee-ground. Vomit having the appearance and consistency of coffee grounds because of blood mixed with gastric contents. Occurs in any condition associated with hemorrhage into the stomach.*Nôn ra bã cà phê Trong các chất nôn ra có một số chất trông như bã cà phê, đó là do máu lẫn với các chất có trong dạ dày. Triệu chứng này xảy ra ở các bệnh có liên quan đến xuất huyết dạ dày.*

vomiting [L. vomere, to vomit]. Ejection through the mouth of the gastric contents, and, in cases of bowel obstruction, intestinal contents. It may result from toxins from ptomaines, drugs, uremia, and specific fevers; cerebral tumors and meningitis (often unaccompanied by nausea and does not relieve associated headache); diseases of the stomach such as ulcer, cancer, dilatation dyspepsia; reflex from pregnancy, uterine or ovarian disease, irritation of the fauces, worms, biliary colic; intestinal obstruction; motion sickness; nervous affections such as hysteria and migraine. Vomiting may result from taking poisons such as arsenic, aconite, antimony, barium, colchicum, cantharides, copper, corrosive alkalis, acids, digitalis, iodine, mercury, phenol, phosphorus, veratrum, wood alcohol (methanol), food toxins or poisons, and zinc. Periodic vomiting may be in itself a neurosis or associated with the gastric crises of locomotor ataxia. Esophageal vomiting results from obstruction, and the vomitus, q.v., is alkaline in reaction. SYN: emesis. SEE: anorexia nervosa.
TREAT: Antinausea medicines by mouth if possible, otherwise intramuscularly or intravenously. Fluids may be given by mouth if patient will accept them. If vomiting continues, fluids and electrolytes intravenously will be required to replace those lost in the vomitus.

In pregnancy (hyperemesis gravidarum, q.v.): Fluid intake by mouth should be restricted but maintained by intravenous route. Frequent small feedings of more or less dry foods are advisable.
Caution: It is of utmost importance not to use medicines during pregnancy unless there is evidence that the drug being prescribed has been investigated and found to be harmless to the embryo and its development.
NURSING IMPLICATIONS: Assess causative factors such as drugs food, disease entities, and psychological factors. Remove causative factor if possible. Assess frequency of vomiting, amount, time of occurrence, and characteristics of fluid. Provide an emesis basin and empty it as often as needed. Position patient to prevent aspiration, and have suction equipment available. Administer antiemetics as prescribed. Withhold food and fluids for several hours, and offer frequent mouth care. If surgery during pregnancy is required, prevent vomiting by restricting foods and fluids for approximately 8 hours before surgery. Use comfort measures such as a cool cloth to the face. Monitor serum electrolytes, and keep accurate intake and output records to ensure proper fluid replacement. Monitorvital signs and institute antipyretic measures if temperature is elevated. To prevent vomiting, encourage the patient to take deep breaths or to swallow. Promote a calm environment and provide distraction.
RS: anacatharsis; anorexia nervosa; antiemetic; emesis; emetic; hyperemesis; vomit; vomitus.*Sự nôn Sự phóng ra bằng đường miệng các chất có trong dạ dày, và riêng ở một số ca tắc ruột sẽ nôn ra cả những chất có trong ruột. Nôn có thể do bởi các chất độc như ptomain, thuốc, ure huyết hoặc là triệu chứng của một số dạng sốt, có khối u não và viêm màng não (thường không kết hợp với buồn nôn và khi nôn xong vẫn không làm giảm đi triệu chứng đau đầu); hay do các bệnh ở dạ dày như loét, ung thư, giãn dạ dày, khó tiêu; phản xạ do có thai; các bệnh ở tử cung và buồng trứng, các kích thích tại vùng họng, bị giun, cơn đau quặn mật, tắc ruột, say tàu xe; các bệnh ở hệ thần kinh như hysteria và đau nửa đầu. Nôn cũng có thể do ngộ độc như thạch tín, phụ tử, antimon, bari, colchicum, cantharid, đồng, sút ăn da, acid, digitalis, iod, thủy ngân, phê nôn, phospho, veratrum, rượu lên men từ gỗ (methanol), chất độc thực phẩm hay các chất độc nói chung và kẽm. Chu kỳ nôn có thể tùy thuộc vào các rối loạn ở hệ thần kinh chức năng hay có liên quan đến cơn khủng hoảng vận động tại dạ dày. Nôn thực quản thường do tắc nghẽn và do có phản ứng với chất kiềm. Từ đồng nghĩa: emesis. Xem: anorexia nervosa.*

ĐIỀU TRỊ: Có thể dùng các chất chống nôn uống đường miệng, tiêm bắp hay tiêm mạch. Nếu có thể được cho bệnh nhân uống thêm dịch. Trường hợp nôn kéo dài, cần dịch và điện giải đường tĩnh mạch để bù vào phần đã mất đi do nôn. Đối với phụ nữ mang thai (chứng nôn nhiều): không nên uống dịch qua đường miệng mà nên duy trì đường tĩnh mạch. Cho ăn ít nhưng ăn làm nhiều bữa, dùng thức ăn khô hay nhão tùy theo yêu cầu.
Thận trọng: Điều quan trọng là không nên dùng thuốc trong lúc có mang, trừ khi biết chắc được rằng thuốc được kê đơn không có ảnh hưởng thai nhi và sự phát triển của thai nhi.
CHĂM SÓC: Tìm các nguyên nhân gây nôn như thuốc, đồ ăn, triệu chứng của bệnh và các yếu tố tâm lý. Tìm hiểu các nguyên nhân, số lượng chất nôn ra, thời điểm nôn và thành phần của chất nôn ra. Để sẵn chậu nôn kế bên bệnh nhân và dọn sạch ngay khi cần thiết. Chú ý đến tư thế của bệnh nhân để tránh hít chất nôn vào đường thở. Dùng thuốc chống nôn nếu cần, có thể nhịn ăn hoặc uống trong vài giờ, chăm sóc làm sạch miệng thường xuyên. Nếu phải phẫu thuật cho bệnh nhân đang có thai thì phải chống nôn bằng cách nhịn ăn tối thiểu 8 giờ trước khi phẫu thuật. Áp dụng thêm một số biện pháp thích hợp như đắp khăn mát lên mặt. Theo dõi điện giải huyết thanh, ghi nhận lại các chất nôn ra để đảm bảo đầy đủ. Theo dõi các dấu hiệu sống và thực hiện cho hạ sốt ngay nếu thân nhiệt lên cao. Khuyến khích bệnh nhân chống nôn bằng cách thở sâu hay thực hiện động tác nuốt. Tạo môi trường xung quanh yên tĩnh và tạo các công việc để bệnh nhân quên đi triệu chứng bệnh.
THAM KHẢO: sự tẩy ruột định kỳ hàng năm; biếng ăn tâm thần; thuốc chống nôn; sự nôn; thuốc gây nôn; nôn quá độ; chất nôn; sự nôn.

v., cyclic. Periodic and recurring attacks of vomiting occurring in patients with a nervous temperament. The condition is associated with acidosis.*Nôn chu kỳ Nôn có chu kỳ và xảy ra một cách tuần hoàn ở những bệnh nhân có chứng dễ bị kích thích. Bệnh thường có liên quan đến nhiễm acid.*

v., dry. Nausea without vomitus. *Nôn khan Buồn nôn nhưng không nôn ra được.*

v., epidemic. Sudden unexplained attacks of gastroenteritis characterized by nausea, vomiting, and sometimes diarrhea. Though not proven, the symptoms are believed to be due to a virus. Treatment is symptomatic.*Nôn dịch Chứng viêm dạ dày ruột không rõ nguyên nhân và xảy ra đột ngột, triệu chứng biểu hiện là buồn nôn, nôn và đôi khi còn bị tiêu chảy. Mặc dù chưa chứng minh được, nhưng bệnh được xem là do một* *loại virus gây ra. Bệnh thường được điều trị theo triệu chứng.*

v., incoercible. Uncontrollable vomiting.*Nôn không kiềm chế được Là nôn nặng, không thể kiềm soát hay kiềm chế được.*

v., induced. Production of vomiting by administering certain types of emetics, e.g., syrup of ipecac or amorphine; or by physical stimulation of the posterior pharynx.

caution: In the past, salt solutions were used to induce vomiting. Because natri chloride in high doses is toxic and may be lethal, it should not be used.

Gây nôn Gây nôn bằng cách dùng một số chất thuốc gây nôn, như xirô ipeca hay amorphin; hoặc bằng các tác nhân vật lý như kích thích tại vùng phía sau họng.

Thận trọng: Trong quá khứ, dung dịch muối đã từng được dùng làm chất gây nôn. Bởi vì natri chlorid liều cao là một chất độc có thể gây chết người, cho nên biện pháp này không nên dùng.

v., of pregnancy. Vomiting of pregnancy, esp. morning sickness. *Nôn do có thai Nôn xảy ra trong thời kỳ có thai, đặc biệt là trong trường hợp bị ốm nghén.*

v., pernicious. Severe vomiting of pregnancy.*Nôn ác tính Là nôn rất nặng ở phụ nữ có thai.*

v., projectile. Ejection of vomitus with great force.*Nôn phóng vọt Nôn mà các chất với một lực rất mạnh.*

v., stercoraceous. Vomiting of fecal matter.*Nôn ra phân Nôn mà trong chất nôn ra có cả phân.*

vomitive Emetic.*Thuốc gây nôn Chỉ các chất kích thích gây nôn.*

vomitory [L. vomitorius, pert,. to vomit]. 1. Causing vomiting. 2. An agent inducing emesis. 3. A vessel to receive vomitus.*Gây nôn, thuốc gây nôn, độ chứa chất nôn 1. Gây nôn. 2. Một loại thuốc gây nôn. 3. Chậu đựng cho bệnh nhân nôn vào.*

Vomiturition [1.. vomitus. vomit]. Repeated involuntary and ineffective efforts to vomit. SYN: retching*Sự ợ hơi, ọc Chỉ sự ợ hơi hay trường hợp nôn khan, không nôn ra được. Đn: retching*

Vomitus 1. Act of ejecting matter from the stomach through the mouth. 2. Material ejected from the stomach by vomiting.

CHARACTER: Ammoniacal odor: Indicates urenia. Bilious: Green or greenish yellow, containing bile, appears after frequent and violent vomiting. Fecal: Indicative of intestinal obstruction, general peritonitis and abnormal communication between the intestines and stomach. Garlic odor. Denotes phosphorus poisoning. Hematemesis: The vomiting of blood. If bright and fluid, it has not been long in the stomach; otherwise it has the appearance of coffee grounds, reddish-brown, or it forms in clots. Also, this may indicate rupture of an aneu-

rysm into the stomach or esophagus or rupture of esophageal varicose veins gastric ulcer; cirrhosis of liver; enlarged spleen; or carcinoma of the stomach. It is not necessarily fatal. Hematemesis may result from swallowed blood. It may occur in vicarious menstruation, gastritis corrosive poisoning, in the presence of strong alkalies or acids, or it may result from anemia, leukemia, or Hodgkin's disease. Sometimes it is present in chronic nephritis scurvy, purpura hemorrhagica, acute yellow atrophy of the liver, and in malaria.

Profuse: The ejection of large quantities of frothy fermented material is highly significant of gastric dilatation. Purulent: This may result from the rupture of an abscess into the esophagus or stomach. Without nausea, distress, or other phenomena: This may occur in certain neuroses of the stomach, in hysteria, uremia, brain disease as from a tumor, or as a precursor of apoplexy. The vomitus may be colored by certain fruits, by wine, coffee, cocoa, soups, and bile.*Nôn, chất nôn 1. Hành động phóng các chất từ dạ dày ra ngoài bằng đường miệng. 2. Các chất phóng ra ngoài từ dạ dày qua hành động nôn.*

TRIỆU CHỨNG: Mùi khai: chứng tỏ ure huyết. Có mặt: chất nôn ra có màu xanh hay màu vàng xanh, chứng tỏ có chứa mật, thường xảy ra khi nôn thường xuyên và mạnh. Có phân: chứng tỏ có tắc ruột, thường là do viêm màng bụng và đường thông thương giữa ruột và dạ dày. Mùi tỏi: chứng tỏ ngộ độc phospho.

Có máu: nôn ra máu, nếu màu sáng và lỏng, tức là máu chưa ở lâu trong dạ dày; hoặc là trông như bã cà phê, có màu nâu đỏ hay có dạng vón cục. Điều này chứng tỏ phình mạch vào dạ dày, thực quản hay vỡ tĩnh mạch thực quản giãn; loét dạ dày; xơ gan; lách to hay ung thư biểu mô dạ dày. Các bệnh thường không gây nguy hiểm đến tính mạng. Nôn ra máu cũng có thể do nuốt phải máu, kinh nguyệt lạc chỗ, viêm dạ dày, ngộ độc chất ăn mòn khi có các chất kiềm mạnh hay acid, hay cũng có thể do hậu quả của thiếu máu, bệnh bạch cầu hay bệnh Hodgkin. Đôi khi nôn ra máu cũng xuất hiện trong hội chứng viêm thận, bệnh sco-bút, ban xuất huyết, bệnh teo vàng cấp tính của gan và sốt rét.

Nôn nhiều: Sự nôn ra một lượng lớn các chất men sủi bọt chứng tỏ bị giãn dạ dày. Có mủ: có thể là mủ chảy ra ở một ổ áp xe tại thực quản hay dạ dày. Không có buồn nôn, đau hay một số hiện tượng khác: trường hợp này có thể xảy ra trong một số bệnh rối loạn thần kinh chức năng ở dạ dày, hysteria, ure huyết, các bệnh não như: có khối u, triệu chứng báo trước của chứng ngập máu. Chất nôn ra còn có thể có cả màu trái cây, rượu, cà phê, ca cao, xúp và mật.

v., coffee-ground. Vomitus of dark red or black granular material (resembling coffee grounds), which is blood. The blood has been in the stomach or intestinal tract long enough to be changed from red to black by the action of gastric and intestinal juices. Occurs in conditions associated with hemorrhage into the stomach.*Chứng nôn ra các chất trông như bã cà phê Chất nôn ra là chất bột màu đen hay đỏ đen (trông giống như bã cà phê), đó là máu, chất máu này đã chảy ra từ dạ dày hay ruột và ở lại đó trong một thời gian đủ để chuyển từ màu đỏ sang đen do tác động của các chất dịch trong dạ dày và ruột, xảy ra cùng với một số bệnh có liên quan đến các chứng xuất huyết dạ dày.*

v., cruentus. Bloody vomit.*Nôn ra máu Chỉ trường hợp nôn ra máu tươi.*

v., marinus. Seasickness.*Nôn do say di chuyển Chỉ trường hợp nôn mửa do say xe hay say sóng.*

v., matutinus. The vomiting of morning sickness.*Nôn do ốm nghén Chỉ trường hợp nôn do có thai, bệnh ốm nghén.*

von Gierke disease [Edgar von Gierke, Ger. pathologist, 1877-1945] Glycogen storage disease, type la. SYN: glycogenosis; glycogen storage disease.*Bệnh von Gierke [Edgar von Gierke, nhà nghiên cứu bệnh học người Đức, 1877 - 1945] là loại bệnh tích lũy glucogen, typ 1a. Đn: glycogenosis; glycogen storage disease.*

von Graefe s sign [Albrecht von Graefe, Ger. ophthalmologist, 1828-1870) Failure of lid to move downward promptly with eyeball, the lid moving tardily and jerkily; seen in exophthalmic goiter.*Dấu hiệu von Graefe [Albrecht von Graefe, bác sĩ chuyên khoa mắt người Đức, 1828 - 1870] Không thể di chuyển mí mắt đi xuống đồng bộ chính xác với nhãn cầu, mí mắt di chuyển chậm chạp và nhát gừng; thường thấy bệnh bướu cổ lồi mắt.*

von Hippel's disease. Hippel's disease, q.v. *Bệnh von Hippel Xem:Hippel's disease.*

von Jaksch's disease. [Rudolf von Jaksch Wartenhorst, Austrian physician, 1855-1947] A symptom complex consisting of anemia, hepatosplenomegaly, and infections that are associated with a number of chronic diseases such as tuberculosis and malnutrition.*Bệnh von Jaksch [Rudolf von Jaksch Wartenhorst, bác sĩ người Áo, 1855 - 1947] Bệnh có triệu chứng phức tạp, bao gồm thiếu máu, gan lách to và các chứng nhiễm trùng, kết hợp với một số bệnh mãn tính khác như bệnh lao và kém dinh dưỡng.*

von Pirquet's test [Clemens Freiherr von Pirquet, Austrian pediatrician, 1874-1929] A diagnostic test for tuberculosis in which a small amount of tuberculin is applied to a scarified area of the skin of the arm. A positive reaction is seen if a red papillar eruption appears several days later at the site of inoculation. *Xét nghiệm von Pirquet [Clemens Freiherr von Pirquet, bác sĩ nhi khoa người Áo, 1874 - 1929] Một xét nghiệm để chẩn đoán lao, trong đó chỉ cần tiêm dưới da cánh tay một lượng nhỏ tuber-culin. Phản ứng dương tính, tức là vài ngày sau sẽ thấy nổi lên các sẩn đỏ xung quanh vết tiêm.*

von Recklinghausen's canals. Recklinghausen's canals, q.v.*Ống von Recklinghausen Xem:Recklinghausen's canals.*

von Recklinghausen's disease. Recklinghausen's disease, q.v.*Bệnh von Recklinghausen Xem:Recklinghausen's disease.*

von Recklinghausen's tumor. Recklinghausen's tumor, q.v.*Khối u von Recklinghausen Xem:Recklinghausen's tumor.*

Vontrol. Trade name for diphenidol. *Vontrol Tên thương mại của diphenidol.*

von Willebrand's disease. [E. A. von Willebrand, Finnish physician, 1870-1949] A congenital bleeding disorder. The bleeding tendency manifests at an early age, usually as epistaxis and easy bruising but petechiae are rare. Bleeding in the intestinal tract during surgery and excess loss of blood during menstruation are common. The symptoms decrease in severity with age and during pregnancy. ETIOL: Deficiency of factor VIII. DIAG: Prolonged bleeding time and factor VIII deficiency. TREAT: Administer factor VIII 24 to 48 hours prior to surgery or during attacks of bleeding.*Bệnh von Willebrand [E.A. von Willebrand, bác sĩ người Phần Lan, 1870 - 1949] Là chứng rối loạn chảy máu bẩm sinh. Khuynh hướng chảy máu xuất hiện từ khi tuổi còn rất trẻ, thường là chứng máu cam hay dễ bị các vết bầm nhưng trường hợp đốm xuất huyết thì hiếm hơn. Thường bị mất nhiều máu trong ruột khi phải phẫu thuật và thường xuyên bị mất nhiều máu trong các chu kỳ kinh nguyệt. Triệu chứng sẽ giảm bớt trọng dần theo tuổi và đặc biệt là trong lúc có thai. NGUYÊN NHÂN: Bị thiếu hụt yếu tố VIII. CHẨN ĐOÁN: Thời gian chảy máu bị kéo dài và bị thiếu hụt factor VIII. ĐIỀU TRỊ: Dùng yếu tố VIII từ 24 đến 48 giờ trước khi phẫu thuật và trong khi đang bị chảy máu.*

voodoo. [Creole Fr., voudou, a good or bad spirit or demon] A religious cult of African origin. It is practiced in the Caribbean by some Haitians. Practitioners believe in sorcery, fetishes, and rituals for communicating

with ancestors or saints. Some persons believe in the power of a "hex" being placed on someone in order to cause death. There seems to be good evidence that otherwise normal persons have had a hex put upon them and they later experienced an unexplained death.*Sự bỏ bùa [Creole Fr., voudou, thần linh hay ma quỷ tốt hay xấu] Một giáo phái tôn giáo xuất phát từ châu Phi, rất phổ biến ở vùng Caribê bởi các người dân Haiti. Các tin đồ rất tin vào phù thủy, vật thần và các lễ nghi ban phép từ tổ tiên hay từ các vị thần. Có người còn tin rằng có thể ếm "bùa" vào người nào để bắt họ phải chết. Đây dường như là một lý do chính đáng nhất để giải thích về tình trạng những người khỏe mạnh bình thường mà tự nhiên bị chết không rõ nguyên nhân.*

Voorhees' bag [James Ditmors Voorhees, U.S. obstetrician, 1869-1929] An inflatable rubber bag for dilating the cervix uteri to induce and facilitate labor.*Túi Voorhees [James Ditmors Voorhees, bác sĩ sản khoa người Mỹ, 1869 - 1929] Một túi bằng cao su có thể thổi phồng lên được dùng để làm giãn nở cổ tử cung dùng hỗ trợ cho việc sinh đẻ.*

voracious [L. vorare, to devour]. Having an insatiable or ravenous appetite.*Tham ăn Chỉ về tính phàm ăn hay tham ăn vô độ.*

vortex [L., a whirlpool]. (pl. vortices) A structure having a spiral or whorled appearance.*Gió xoáy, xoắn ốc Cơn gió xoáy, một cấu trúc có dạng xoắn hay hình vòng xoắn.*

v., coccygeal. The region over the coccyx where lanugo hairs of the embryo come to a point.*Vùng xoắn xương cụt Vùng trên xương cụt, nơi có một điểm còn vết tích các lông tơ.*

v., lentis. Spiral patterns on the surface of the lens due to concentric pattern of fiber growth.*Vùng xoắn mống Vùng có hoa văn xoắn trên bề mặt của thủy tinh thể do có các nét hoa văn từ các sợi đồng tâm phát triển ra.*

v., of heart. Region at apex of heart where muscle fibers of the ventricles make a tight spiral and turn inward. *Vùng xoắn tim Vùng đỉnh của tim, nơi có các sợi cơ của tâm thất tạo nên các đường xoắn chặt và xoay vào trong.*

vortices [L.]. Pl. of vortex.*Gió xoáy, dạng xoắn Dạng số nhiều của vortex.*

v., pilorum. Hair whorls as in arrangement of hairs on the scalp.*Tóc xoắn Dạng tóc xoắn tít như xếp lớp ở trên da đầu.*

vortieose [L. vortices, whirlpools]. Whirling or having a whorled arrangement.*Dạng xoáy Có hình dạng xoáy hay được xắp xếp theo hình xoáy.*

vorticose veins. Four veins (two superior and two inferior) that receive

blood from all parts of the choroid of the eye. They empty into posterior ciliary and superior ophthalmic veins.*tĩnh mạch xoắn Bốn tĩnh mạch (hai ở trên và hai ở dưới) nhận tất cả các máu từ tất cả các bộ phận ở màng mạch của mắt. Từ đó máu chảy vào tĩnh mạch thể mi sau và các tĩnh mạch mắt trên.*

vox [L.]. (pl. uoces) Voice.*Tiếng nói Giọng nói.*

v., abscissa. Loss of voice.*mất tiếng nói mất giọng nói.*

v., capitus. Falsetto voice or a voice in the upper register.*Giọng the thé Giọng cao the thé hay giọng có quảng âm cao.*

v., cholerica. The suppressed voice in last stages of cholera.*Giọng dịch tả Giọng nói như bị nén lại thường thấy ở những bệnh nhân đang ở các giai đoạn cuối của bệnh dịch tả.*

v., rauca. A hoarse voice.*Giọng khàn Tiếng nói khàn giọng.*

voyeur [Fr., one who sees]. One who derives sexual pleasure from observing nude persons or the sexual activity of others.*Người loạn dục nhìn trộm Chỉ về một người có thú vui bằng cách nhìn bí mật người khác phải không mặc quần áo hay nhìn các người khác đang hoạt động tình dục.*

voyeurism The experiencing of sexual gratification by observing nude persons or the sexual activity of others.*Thói loạn dục nhìn trộm Thói quen thích thú khi nhìn qua lỗ khóa để nhìn lén người khác phải không mặc quần áo hay các người khác đang hoạt động tình dục.*

V.R. right vision; ventilation rate; vocal resonance.*viết tắt của các chữ right vision; ventilation rate; vocal resonance, có nghĩa là thị lực phải, tốc độ lọc oxy máu, âm vang hưởng.*

V., S. vesicular sound; vital signs; volumetric solution.*viết tắt của các chữ vesicular sound; vital signs; volumetric solution, có nghĩa là âm vò; các dấu hiệu sống; dịch thể tích.*

vuerometer [Fr. vue, sight, + Gr. metron, measure]. Apparatus for measuring interpupillary distance of the eyes.*Thiết bị đo độ mở rộng đồng tử Dụng cụ dùng để đo độ mở rộng đồng tử trong mắt.*

vulgaris [L.j. Ordinary, common. *thông thường bình thường, phổ biến.*

vulnerable [L. vulnerare, to wound]. Easily injured or wounded.*Dễ bị tổn thương Dễ bị tổn thương hay dễ bị thương tích.*

vulnerant 1. Something that wounds or injures. 2. To inflict injury.*Tác nhân gây tổn thương 1. Chỉ chung về các vật bị tổn thương hay bị vết thương. 2. Gây tổn thương.*

vulnerary 1. Pert. to wounds. 2. An agent used to assist in wound healing.*(thuộc) vết thương, tác nhân chữa thương 1. Liên quan đến vết thương. 2. Thuốc dùng cho việc điều trị vết thương.*

vulnerate To wound.*Làm bị thương* *Gây ra vết thương cho người nào đó.*

vulnus [L.]. (pl. vulnera) A wound or injury.*Vết thương Chỉ về một vết thương hay một chỗ tổn thương.*

Vulpian-Heidenhain-Sherrington phenomenon. [E.F.A. Vulpian, French physician, 1826-1887; R.P.H. Heidenhain, Ger. physiologist, 1834-1897; C.S. Sherrington. Brit. physiologist, 1856-1952] Contraction of denervated skeletal muscle by stimulating autonomic cholinergic fibers innervating its blood vessels. *hiện tượng Vulpian-Heidenhain-Sherrington [E.F.A. Vulpian, bác sĩ người Pháp, 1826 - 1887; R.P.H. Heidenhain, bác sĩ người Đức, 1834 - 1897; C.S. Sherrington, bác sĩ người Anh, 1856 - 1952] Sự co cơ bắp đã cắt bỏ dây thần kinh bằng cách kích thích các sợi thần kinh tiết acetylcholine vào các mạch máu.*

vulsella, vulsellum [L. vulsella, tweezers]. A forceps with a hook on each blade. SYN: volsella.*Kẹp tử cung Một loại kẹp có móc ở đầu mỗi lưỡi. Đn: volsella.*

vulva [L., covering]. (pl. vulvae) That portion of the female external genitalia lying posterior to the mons veneris consisting of the labia majors, labia minors, clitoris, vestibule of the vagina, vaginal opening, and bulbs of the vestibule. SYN: pudendum femininum [NA].*Âm hộ Chỉ bộ phận sinh dục ngoài của phụ nữ nằm ở vị trí phía sau gò mu, nó bao gồm: hai môi lớn, hai môi nhỏ, âm vật, tiền đình âm đạo, miệng âm đạo và hành tiền đình. Đn: pudendum femininum [NA].*

v., connivens. Vulva in which the labia majors are in apposition.*Âm hộ khép Là dạng âm hộ mà hai mép lớn bị khép nhỏ lại.*

v., hians. Vulva in which labia majors are gaping.*Âm hộ mở là dạng âm hộ mà hai mép lớn mở rộng ra.*

v., velamen. Abnormally elongated clitoris.*Âm hộ dài Âm vật dị dạng, mọc dài ra ngoài một cách bất thường.*

vulval, vulvar [L.vulva, covering]. Relating to the vulva. *có liên quan đến âm hộ.*

vulvar leukoplakia. Condition characterized by diffuse or focal translucent thickening of the vulva. Often gives rise to carcinoma.*Bạch sản*

âm hộ Tình trạng biểu hiện các mảng trắng dày lan ra tại niêm mạc âm hộ. Đôi khi phát triển thành ung thư biểu mô.

vulvar vestibulitis syndrome. Presence of severe pain upon pressing or touching the vestibule of the vagina or attempted vaginal entry. Physical findings of a mild degree of localized erythema are limited to the mucosa of the vestibule. The etiology of this distressing syndrome is unknown, and therapy, including vestibulectomy, has not been 100% effective.*Hội chứng viêm tiền đình âm hộ Đau khi chạm vào tiền đình âm đạo. Dấu hiệu thực thể là mức độ nhẹ của ban đỏ vùng màng nhầy tiền đình âm hộ. Nguyên nhân gây bệnh hiện chưa rõ, còn về liệu pháp điều trị kể cả việc cắt bỏ tiền đình bị bệnh cũng không đạt hiệu quả 100%.*

vulvectomy [" + Gr. ektome, excision]. Excision of the vulva.*Cắt bỏ âm hộ Thủ thuật cắt bỏ âm hộ.*

vulvismus [" + Gr. -ismos, condition]. Painful spasm of the vagina. SYN: vaginismus.*Đau âm đạo Đau từng cơn ở vùng âm đạo. Đn: vaginismus.*

vulvitis [L. vulva, covering, + Gr. itis, inflammation]. Inflammation of the vulva.*Viêm âm hộ Chứng viêm nhiễm ở vùng âm hộ.*

v., acute nongonorrheal Vulvitis resulting from chafing of opposed lips of vulva or from accumulated sebaceous material around the clitoris. *Viêm âm hộ cấp tính không do bệnh lậu Viêm âm hộ do nguyên nhân hai môi đối diện bị chà xát vào nhau do bị tích lũy nhiều chất nhầy xung quanh vùng âm vật.*

v., follicular. Inflammation of hair follicles of the vulva.*Viêm nang âm hộ Chứng viêm nang lông vùng âm hộ.*

v., gangrenous. Necrosis and sloughing of areas of vulva, often a complication of infectious diseases such as diphtheria, scarlatins, herpes genitalia, or typhoid fever.*Viêm âm hộ hoại thư Sự hoại tử và kết vảy tại vùng âm hộ, bệnh là biến chứng của các bệnh lây nhiễm khác như bạch hầu, tinh hồng nhiệt, herpes sinh dục hay bệnh thương hàn.*

v., leukoplakic. A chronic atrophic vulvitis. SEE: kraurosis vulvae.*Viêm âm hộ dạng bạch sản Hội chứng viêm teo tại vùng âm hộ. Xem: kraurosis vulvae.*

v., mycotic. Vulvitis caused by various fungi, most commonly by candida albicans.*Viêm âm hộ do nấm Viêm âm hộ do một số loài nấm khác nhau, phổ biến nhất là loại Candida albicans.*

vulvo- [L.vulva, covering]. Combining form meaning a covering, or the vulva.*vulvo- Tiếp đầu ngữ, có nghĩa là che đậy âm hộ hay chỉ về âm hộ.*

vulvocrural [" + cruralis, pert. to the leg]. Rel. to the vulva and thigh.*Âm hộ - đùi Liên quan đến âm hộ và đùi.*

vulvopathy [" + Gr. pathos, disease, suffering]. Any disorder of the vulva. *Bệnh âm hộ Chỉ chung về các chứng bệnh ở vùng âm hộ.*

vulvouterine [" + uterinus, pert. to the uterus]. Rel. to the vulva and uterus.*Âm hộ - tử cung Liên quan đến âm hộ và tử cung.*

vulvovaginal ["+ vagina, a sheath). Pert. to the vulva and vagina. SYN: vaginolabial; vaginovulvar.*Âm hộ - âm đạo Liên quan đến âm hộ và âm đạo. Đn: vaginolabial; vaginovulvar.*

vulvovaginal glands. Small glands on either side of the vulvar orifice. SYN: Bartholins glands,*Các tuyến âm hộ - âm đạo Các tuyến nhỏ ở hai bên miệng âm hộ. Đn: Bartholin's glands.*

vulvovaginitis [" + " + Gr. itis, inflammation]. Inflammation of both the vulva and vagina at the same time, or of the vulvovaginal glands. *Viêm âm hộ - âm đạo Chứng viêm nhiễm ở vùng âm hộ và âm đạo cùng một lúc, hay viêm tại các tuyến âm hộ - âm đạo.*

v., diabetic. Mycotic vulvar infection commonly occurring with diabetes.*Viêm âm hộ - âm đạo do tiểu đường Chứng viêm nhiễm vùng âm hộ - âm đạo do bệnh tiểu đường.*

vv veins *Viết tắt của chữ veins, có nghĩa là tĩnh mạch.*

v/v. Volume of dissolved substance per volume of solvent.*v/v Thể tích của chất hoà tan trên thể tích của dung môi.*

V.W. vessel wall.*V.W Viết tắt của chữ vessel wall, có nghĩa là thành mạch.*

v/w. Volume of a substance per unit of weight of another component.*v/w Thể tích của một chất trên đơn vị trọng lượng của thành phần khác.*

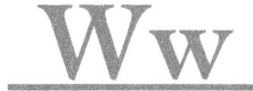

W., Chem, symbol for the element tungsten (wolfram).*Nguyên tố Wolfram Ký hiệu hóa học của nguyên tố wolfram.*

w., watt, a unit of electric energy; week; wife; with. *w., Chữ viết tắt Watt, một đơn vị đo điện; tuần; vợ; với.*

Waardenburg syndrome. [Petrus Johannes Waardenburg, Dutch ophthalmologist, 1886-1979] A congenital defect involving pigmentation. It consists of a white forelock, vitiligo, heterochromic irides, broad nasal root, dystopia canthorum (lateral displacement of the inner canthi), congenital deafness may or may not be present, deficient pigmentation of the fundus, synophrys (growing together of the two sets of eyebrows), and cutaneous hypopigmentation. The condition is inherited as an autosomal dominant.*Hội chứng Waardenburd [Petrus Johannes Waardenburg, bác sĩ nhãn khoa người Hà Lan 1886-1979] Khuyết tật sắc tố bẩm sinh. Các biểu hiện là tóc phía trên trán trắng, bạch biến, mống mắt dị sắc, gốc mũi rộng, sa góc mắt, có thể có hoặc không có điếc bẩm sinh, giảm sắc tố đáy mắt, hai đầu lông mày sát nhau và giảm sắc tố da. Tình trạng này được di truyền theo kiểu trội trên nhiễm sắc thể thường.*

Wachendorf's membrane (Eberhard J. Wachendorf, Dutch physician, 1703-1758] 1. A thin membrane occluding the pupil of the embryo. SYN: membrana pupillaris. 2. The outer membrane ensheathing a cell.*Màng Wachendorf [Eberhard J. Wachendorf, bác sĩ người Hà Lan 1703 - 1758] 1. Một màng mỏng đóng tử của phôi. Đn: membranapupillaris. 2. Màng ngoài bao tế bào*

wafer [Gar. wafef]. 1. A thin sheet of flour paste used to enclose a medicinal dose of powder. 2. A flat vaginal suppository.*Viên nhện Một miếng mỏng làm bằng bột ẩm, trước đây dùng bọc bột thuốc sốt 2. Viên đạn dẹt đặt âm đạo.*

Wagstaffe's fracture [William Warwick Wagstaffe, Brit. surgeon, 1843-1910] Fracture with separation of the internal malleolus of the ankle. *Gãy Wagstaffe [William Warwick Wagataffe, phẫu thuật viên người Anh, 1843 - 1910] Gãy và tách mắt cá trong.*

waist [ME. vast, growth].Small part of the human trunk between thorax and hips. SEE: cincture sensation.*Eo Phần nhỏ của cơ thể giữa ngực và hông. Xem: cincture sensation.*

wakeful [AS. wacian, to be awake, + fall, complete]. Not able to sleep; sleepless.*Mất ngủ Không thể ngủ được, mất ngủ.*

Watcher's position [Gustav Adolf Watcher, Gar. gynecologist, 1856-1935] Position in which the patient assumes dorsal recumbent posture with hips at the edge of the bed and legs hanging down.*Vị trí Walcher [Gustay Adolf Walcher, nhà phụ khoa người Đức, 1856-1935] Vị trí bệnh nhân nằm ngửa với hông ở mép giường và chân thõng xuống.*

Wald, Lillian U.S. nurse, 1867-1940, who founded the Henry Street Settlement in New York City, and one of the world's first visiting nurse associations.*Wald, Lillian Y tá Mỹ 1867-1940, người sáng lập Henry Street Settlement ở New York, và một trong những hiệp hội y tá viếng thăm đầu tiên.*

Wald cycle. The transformations involved in the breakdown of resynthesis of rhodopsin.*Chu trình Sự chuyển hóa nhằm phá vỡ sự tái tổng hợp rhodopsin.*

Waldenström s disease [Johann Henning Waldenström, Swedish surgeon, b. 18771 Osteochondritis deformans juvenilis, q.v.*Bệnh Waldenström [Johann Henning Waldenstro$m, phẫu thuật viên người Thụy Điển sinh năm 1877] Dị tật viêm sụn xương tuổi thiếu niên.*

Waldeyer's gland [Wilhelm von Waldeyer, Gar. anatomist, 1836-1921] Sweat glands of the eyelids. Usually most prominent in the lower lid margin.*Tuyến Waldeyer [Wilhelm von Waldeyer, nhà giải phẫu người Đức 1836-1921] Tuyến mồ hôi ở mí mắt, thường nổi lên ở bờ mi mắt dưới.*

Waldeyer's neuron. The nerve cell and its processes.*Neuron Waldeyer Tế bào thần kinh và nhánh của nó.*

Waldeyer's ring. The ring of tonsillar (lymphatic) tissue that encircles the nasopharynx and oropharynx. Consists of the two palatine tonsils, lingual and pharyngeal tonsils.*Vòng Waldeyer Vòng amidan bao quanh mũi hầu và miệng hầu. Gồm 2 amidan khẩu cái, amidan lưỡi và amidan thanh hầu.*

walk. 1. Method of locomotion of upright bipeds such as man. 2. The particular way an individual moves. SEE: gait.*Đi 1. Phương pháp vận động bằng hai chân di thẳng như người. 2. Cách đi cụ thể. Xem: gait*

walker. A mobile device used to assist a person in walking. It consists of a stable platform made of metal tub-

ing that the patient grasps while taking a step. The walker is then moved forward and another step is taken. SEE: crutch.*Người đi, máy đi Một dụng cụ di chuyển được dùng trợ giúp cho người đi bộ, gồm một bề thẳng đứng cố định bằng kim loại để bệnh nhân níu chặt xuống khi di chuyển từng bước. Máy đi sau đó di chuyển về phía trước và thực hiện bước khác. Xem: crutch.*

walking [AS.wealcan, to roll]. Act of moving on foot; advancing by steps. *Việc đi Hành động di chuyển của chân. Từ liên quan: abasia, acathisia, astasia, atnemia, basophobia, clandication, dysbasia, gout.*
w., sleep-. Somnambulism.*Mộng du Đi trong giấc ngủ.*

walking cast. A cast that allows the patient to be ambulatory.*Khuôn đúc để đi Khuôn đúc cho bệnh nhân đi bộ được.*

walking system. A complex device that enables patients with spinal injuries resulting in paralysis of the legs to walk. The device uses computer-controlled electrical stimulation to muscles so that walking may be accomplished. Each of these devices is made especially for each patient; and their use is experimental. *Hệ thống đi bộ Một dụng cụ phức tạp cho phép bệnh nhân bị chấn thương cột sống gây liệt chân đi được. Dụng cụ này sử dụng điện được kiểm soát bằng máy tính đối với cơ bắp để có thể đi được. Mỗi một dụng cụ này được tạo ra đặc biệt cho từng bệnh nhân; và cách sử dụng chúng đang được thử nghiệm.*

walking typhoid. Typhoid fever in which the symptoms are mild so that the patient is ambulatory.*Bệnh thương hàn nhẹ Sốt thương hàn với các triệu chứng nhẹ nên bệnh nhân có thể đi được.*

walking well. Persons who are indeed ill, but still able to walk.*Người bệnh đi được Tình trạng bệnh lý nhưng bệnh nhân vẫn có thể đi lại được.*

walking wounded. In military medicine, an ambulatory case.*Bị thương có thể đi được Trong quân y, trường hợp có thể đi bộ được.*

wall [AS.weall]. The limiting or surrounding substance or material of a cell, vessel, chest, or bladder.*Thành (tế bào) Chất ở bề mặt hay tế bào bao quanh hoặc chất liệu của tế bào mạch máu hoặc khoang như động mạch, tĩnh mạch, ngực và bàng quang.*

Wallenberg's syndrome [Adolf

Wallenberg, Ger. physician, 1862-1949] *Hội chứng Wallenberg [Adolf Wallenberg, bác sĩ người Đức 1862-1949]. Phức hợp các triệu chứng do tắc nghẽn động mạch não sau dưới hoặc một trong những nhánh cung cấp máu cho phần dưới của thân não. Các triệu chứng là khó nuốt, yếu cơ hoặc liệt, giảm cảm giác đau và nhiệt độ, rối loạn chức năng tiểu não.*

wallerian degeneration [Augustus Volney Waller, Brit. physician, 1816-1870] Degeneration of a nerve fiber (axon) that has been severed from its cell body. The myelin sheath also degenerates and is transformed into a chain of lipoid droplets that stains by the Marchi method, which is utilized in tracing the course of injured nerve fibers. The neurilemma does not degenerate but forms a tube that directs the growth of the regenerating axon.*Thoái hóa Waller [Augustus Volney Waller, bác sĩ người Anh 1816-1870] Thoái hóa các sợi thần kinh (sợi trục) được chi phối từ thân tế bào. Bao myelin cũng bị thoái hóa và chuyển thành chuỗi các giọt lipid dạng mỡ nhuộm màu bằng phương pháp Marchi, phương pháp này được sử dụng để phát hiện đường đi của dây thần kinh bị tổn thương. Bao Schumann không thoái hóa nhưng hình thành ống hướng phát triển của sợi trục thoái hóa.*

walleye [ME. wawil-eghed]. 1. Eye in which iris is light-colored or white. 2. Leukoma or dense opacity of cornea. 3. Squint in which both visual axes diverge. SYN: strabismus, divergent.*Lác ngoài 1. Mắt có màu sáng hoặc trắng. 2. Bạch sản hoặc đục giác mạc. 3. Lác với trục thị giác bị phân kỳ. Đn: strabismus, divergent.*

Walthard's islets or inclusions. [Max Walthard, Swiss gynecologist, 1867-1933] Nests or small cysts of embryological aquamous epithelium-like cells in the superficial parts of the ovary, tubes, and uterine ligaments. They are thought to represent the beginning Brenner tumor.*Tiểu đào [Max Walthard, bác sĩ phụ khoa người Thụy Sĩ, 1867-1933] Nang nhỏ các tế bào giống biểu mô, phôi thai ở bề mặt của buồng trứng, vòi trứng và dây chằng tử cung. Các nang này dần dần hình thành khối u lành tính Brenner.*

wandering [AS. wandrian]. Moving about; not fixed.*wandering Lang thang, lung lay (không cố định).*

wandering abscess. Abscess that burrows and comes to the surface at a point distant from its origin.*Áp xe không cố định Áp xe bị cương lên và lan ra.*

wandering kidney. Dislocated floating kidney.*wandering kidney Thận lạc chỗ.*

wandering mind. Daydream or reverie.*wandering mind Mơ mộng ban ngày, nghĩ ngợi lung tung*

wandering spleen. Dislocated floating spleen.*wandering spleen Lách lạc chỗ.*

Wangensteen tube [Owen H.Wangenateen,U.S.surgeon,1898-1981] Tube used for relieving postoperative abdominal distention, nausea, vomiting, and certain cases of mechanical bowel obstruction. It is used as an intranasal catheter in combinationwith asuction siphonage apparatus. Previously called Wangenateen's method. SEE: decompression.*Ống Wangensteen [Owen H. Wangensteen, phẫu thuật viên người Mỹ, 1898-1981] Ống dùng để giảm áp lực ở bụng sau phẫu thuật, hút chất nôn và những trường hợp tắc ruột cơ giới. Nó như một catheter trong mũi kết hợp với bộ phận hút siphon. Trước đây gọi là phương pháp Wangensteen. Xem: decompression*

Warburg apparatus. [Otto H. Warburg, Ger. biochemist, 1883-1970] A capillary manometer used for determining oxygen consumption and CO, production of small bits of cellular tissue. Widely used in metabolism studies.*Máy Warburg [Otto H. Warburg, nhà sinh hóa người Đức 1883-1970] Máy đo áp kế dùng để xác định mức tiêu thụ oxy và sản phẩm CO, tạo ra trọng lượng nhỏ mô tế bào. Thường sử dụng trong các nghiên cứu chuyển hóa.*

ward [AS.weard, watching over]. A large room in a hospital for the care of several patients, usually more than four.*Phòng Phòng lớn trong bệnh viện dành để chăm sóc nhiều bệnh nhân thường 4 người.*

w., accident. Ward reserved for accident cases.*Phòng dành cho bệnh nhân tai nạn Phòng dành riêng cho những người bị tai nạn.*

w., psychiatric. Ward in a general hospital for mentally ill patients.*Phòng bệnh nhân tâm thần Phòng trong nhiều bệnh viện đa khoa dành cho bệnh nhân bệnh tâm thần.*

Wardrop's disease [James Wardrop, Brit. surgeon, 1782-18691 Acute inflammation of the nail bed with fetid ulceration and loss of the nail. SYN: onychia maligns.*Bệnh Wardrop [James Wardrop, phẫu thuật viên người Anh 1782-1869] Viêm gốc móng cấp tính với loét hôi thối và mất móng. Đn: onychia maligna.*

Wardrop s operation. Ligation of an artery for aneurysm at a distance beyond the sac.*Giải phẫu Wardrop Phẫu thuật điều trị phình động mạch ở xa chỗ phình.*

warehousemen's itch. Eczema of hands from touching irritating substances.*Ngứa ở người nội chợ Eczema bàn tay do chạm vào chất gây kích ứng.*

warfarin poisoning. Caused by accidental administration of an overdose of the drug, or by the cumulative ef-

fect of repeated administration of the drug. Warfarin is used as a rodenticide. Repeated ingestion of those materials by children may cause poisoning. SEE: Poisons and Poisoning. *Ngộ độc warfarin Ngộ độc do vô ý dùng quá liều thuốc hoặc do tác động lũy tích của những liều lặp lại. Warfarin còn được dùng như thuốc diệt chuột, trẻ em nuốt phải Warfarin còn được dùng làm thuốc diệt chuột, trẻ em nuốt phải có thể gây ngộ độc. Xem: Poisons and Poisoning.*

warfarin potassium. USP. An anticoagulant drug. Trade name is Athrombin-K.*Kali Warfarin Một thuốc chống đông. Tên thương mại là Athrombin-K.*

warfarin sodium [name derived from initials of Wisconsin Alumni Research Foundation]. An anticoagulant drug. Coumadin and Panwarfin are trade names. NURSING IMPLICATIONS: Instruct the patient to observe for signs of bleeding such as epiataxis, bleeding gums, hematuria, melena, and skin trauma (ecchymosis, purpura, or petechia). Preventive measures should include gentle blowing of the nose use of an electric razor and a soft-bristled toothbrush, gentle cleaning of the rectum, and avoidance of tight constrictive clothing. Instruct the patient to avoid foods high in fat content, as they may precipitate formation of a thrombus. Stress the importance of having blood studies as prescribed by the physician and the significance of regular medical follow-up. Provide the patient with an identification card listing the prescribed drug, dosage, frequency of administration, and physician's name and phone number. Stress the importance of consulting with the physician before taking any over-the-counter medications. This is necessary because many drugs interact with anticoagulants to interfere with their action.*Natri Warfarin Một loại thuốc kháng đông, Tên thương mại là Coumadin và Panwarfin.*
Chỉ dẫn chăm sóc: Hướng dẫn bệnh nhân theo dõi các dấu hiệu chảy máu như chảy máu cam, chảy máu lợi, đái máu, chấn thương trên da (ban, ban xuất huyết, chấm xuất huyết). Các biện pháp phòng ngừa gồm thổi nhẹ vào mũi, chải răng nhẹ nhàng bằng bàn chải mềm, vệ sinh nhẹ nhàng vùng hậu môn, tránh mặc quần áo chật và bó sát, tránh ăn thực phẩm có nhiều chất béo vì chất béo có thể thúc đẩy hình thành huyết khối. Cần xét nghiệm máu định kỳ để theo dõi. Bệnh nhân cần mang theo bên mình thẻ liệt kê thuốc đang dùng, liều lượng, số lần dùng cùng với tên và số điện thoại của bác sĩ. Cần hỏi ý kiến bác sĩ trước khi uống bất cứ loại thuốc không cần đơn nào vì nhiều loại thuốc tương tác với thuốc chống đông làm thay đổi tác động của thuốc.

war gases. Any chemical substances, whether solid, liquid, or vapor, used to produce poisonous or irritant effects. SEE: gas, war.*Khí độc Loại hóa chất lỏng, rắn hay dạng hơi gây độc hay kích ứng.*

wart [AS. weartel. A circumscribed cutaneous elevation resulting from hypertrophy of the papillae and epidermis. It is caused by a papillomavirus. Also applied to benign conditions, such as verruca, that resemble warts.*Mụn cơm, mụn cóc Một loại mụn nổi lên trên da do phì đại nhú và biểu bì. Nguyên nhân do virus gây nhú (papillomavirus). Từ này cũng chỉ các tình trạng lành tính như là verruca (hột cơm) giống như mụn cóc.*

w., genital. Wart of the genitalia. It is caused by human papillomavirua (HPV). In the female, there is a question of the association of these warts with cancer of the cervix. It is estimated that as many as 1 million new cases of genital warts occur each year in the U.S.*Mụn cóc sinh dục Mụn cóc ở bộ phận sinh dục. Do virus (HPV). Đối với phụ nữ có liên quan đến ung thư cổ tử cung. Ước tính ở Mỹ hàng năm có 1 triệu trường hợp nhiễm mới.*

w., plantar. Wart on pressure-bearing areas, esp. the sole of the foot. SYN: verruca plantaris.*Hột cơm gan bàn chân Mụn cơm trên vùng chịu áp suất, đặc biệt ở gan bàn chân. Đn: verruca plantaris*

w., seborrheic. Patch of corneous hypertrophy on face of the aged. *Mụn cơm bã nhờn Mảng dày sừng trên mặt theo tuổi tác.*

wash [AS. wacsan].1. Act of cleaning, esp. a part or all of the body. 2. A medicinal preparation used in washing or coating.*Thuốc rửa, rửa 1. Hành động làm sạch, đặc biệt một phần hoặc toàn bộ cơ thể. 2. Một loại thuốc dùng để rửa hoặc phết lên.*

w., eye. A lotion for the eyes. SYN: colLyrium.*w., eye Thuốc nhỏ mắt. Đn: collyrium.*

washerwoman's itch. Eczema of the hands of laundry workers.*Ngứa ở người giặt đồ Vết chàm ở tay của những người giặt là.*

washout, nitrogen. Removal of nitrogen from the body by breathing either 100% oxygen or a combination of oxygen and helium. Even though complete removal of nitrogen will require 12 hours of breathing nitrogen-free air, two hours may be sufficient to prevent the development of bends, q.v., in aviators preparing to ascend to high altitudes.*Loại nitơ Lấy nitơ ra khỏi cơ thể 100% hoặc kết hợp oxy và heli. Mặc dù để loại hoàn toàn nitơ ra khỏi cơ thể cần 12 giờ thở không có nitơ nhưng 2 giờ là đủ để ngăn chặn sự phát triển bệnh thợ lặn như phi công chuẩn bị tăng độ cao.*

wasp [AS.waesp]. *wasp Ong bắp*

cày

wasp sting. The injection of wasp venom into the skin, resulting in a painful wound and sometimes a mild systemic reaction. Multiple stings may be dangerous, sap. to sensitized individuals.

TREAT: Apply bicarbonate of soda paste, strong epaom salt, or household ammonia solution locally. If pain is severe, infiltrate area with 2% procaine solution. Severe allergic reaction may require injection of epinephrine and cortisone. Application of cold to a large area around bite will slow absorption of the venom.*Vết đốt ong bắp cày Vết đốt đưa nọc độc vào trong da gây đau đôi khi có phản ứng toàn thân nhẹ. Những vết đốt có thể nguy hiểm, nhất là những người nhạy cảm*

Điều trị: Dán miếng soda bicarbonat, muối epson mạnh hoặc dung dịch amoniac tại chỗ. Nếu đau nhiều, tê thấm dung dịch procain 2%. Phản ứng dị ứng nghiêm trọng cần phải tiêm epinephrin và cortison. Chườm lạnh diện rộng quanh chỗ ong đốt làm chậm hấp thu nọc độc.

Wassermann-fast [August Paul von Wassermann, Ger. bacteriologist, 1866-1925] Indicating a positive reaction shown bya Wassermann test that continues after adequate antisyphilitic medication.*Kháng Wassermann [August Paul von Wassermann, nhà vi khuẩn người Đức 1866-1925] Chỉ phản ứng dương tính qua thử nghiệm Wassermann tiếp tục sau khi dùng thuốc chống giang mai đầy đủ.*

Wassermann reaction. Serum complement-fixation test as a diagnosis of syphilis. A general term loosely appliedto almost any serological test for syphilis. The results are designated as 1, 2, 3 and 4 plus, the intensity of the reaction usually corresponding to the severity of the infection. The disease may still exist with a negative reaction. Several negative Wasserman reactions a few years after treatment indicate the absence of syphilis.*Phản ứng Wassermann Xét nghiệm huyết thanh cố định bổ thể để chuẩn đoán giang mai. Đây là thuật ngữ chung chỉ hầu hết các xét nghiệm huyết thanh học với bệnh giang mai. Kết quả thường là +1, +2, +3, +4 mức độ dương tính của phản ứng thường tương ứng với mức độ nặng của nhiễm giang mai. Bệnh có thể vẫn tồn tại khi phản ứng âm tính vài năm sau điều trị chỉ ra khỏi bệnh giang mai.*

waste [L. uastus, empty]. 1. To shrink in physical bulk or strength, as from disease. SYN: cachexia. 2. Loss by breaking down of bodily tissue. 3. Refuse material no longer useful to an organism.*Hao mòn, thải, chất thải [L. uastus, rỗng] 1. Hao mòn như do bệnh. 2. Mất do phá hỏng mô thể. 3. Chất thải. Thải bỏ vật liệu không còn ích lợi với sinh*

vật.

waste products. Carbon dioxide, organic and inorganic salts, urine, dead skin, hair, nails, undigested foods.*Chất thải Carbon dioxide (CO), muối hữu cơ, vô cơ, nước tiểu, tế bào chết, thức ăn chưa tiêu hóa.*

w.p., metabolic. Soluble salts in the form of nitrogenous salts (urea) and inorganic salts (sodium chloride), gas in form of carbon dioxide, and liquid in the form of water. They are excreta, removed by the process of elimination, q.v.*Chất thải chuyển hóa Muối hòa tan dưới dạng muối nitơ (ure) và muối vô cơ (natri chlorid), khí dạng carbon dioxid và dung dịch dạng nước. Chúng được bài tiết, loại bỏ bởi quá trình bài tiết trong cơ thể.*

wasting [L. aastare, to devastate]. Enfeebling; causing loss of strength or size; emaciating. SEE: marasmus.*Hao mòn, hốc hác [L. aastare, làm hao mòn] Làm yếu; gây mất sức hoặc mất trọng lượng cơ thể. Xem marasmus.*

wasting palsy. Chronic disease marked by gradual atrophy of muscular tissue with paralysis. SYN: progressive muscular atrophy. SEE: atrophy, muscular.*Liệt teo cơ Bệnh mạn tính đặc trưng bởi teo mô cơ dần dần do liệt. Đn: progressive muscular atrophy. Xem: atrophy, muscular*

water [AS. waster]. 1. H_2O, hydrogen combined with oxygen, forming a tasteless clear, odorless fluid. 2. A lay term used to refer to urine or urinating.

Water freezes at 320F (0<O*>0C) and boils at 2120F (1000C). It is the principal chemical constituent of the body, composing approx. 65% of the body weight of an adult male and 55% of the adult female. It is distributed within the intracellular fluid and outside of the cells in the extracellular fluid. Water is indispensable for metabolic activities within cells as it is the medium in which chemical reactions can take place. Outside of cells, it is the principal transporting agent of the body. The following properties of water are important to living organisms: it is almost a universal solvent; it is a medium in which acids, bases, and salts ionize, and the concentrations of these substances (electrolytes) must be and are normally regulated quite precisely by the body; it possesses a high specific heat and has a high latent heat of vaporization, of importancein regulation and maintenance of a constant body temperature; it possesses a high surface tension; it is an important reacting agent and essential in all hydrolytic reactions.

Water is the principal constituent of all body fluids (blood, lymph, tissue fluid), secretions (salivary juice, gastric juice, bile, sweat), and excretory fluid (urine). Intake of water is determined principally by the sense of thirst. Excessive intake may lead to

water intoxication; excessive lose to dehydration. Humans can survive for only a short time without water intake. The exact length of survival time varies with ambient temperature, moisture in available food, and amount of physical activity.*Nước [AS. waster] HO Hydro kết hợp với oxy hình thành dung dịch trong không màu, không mùi. 2. Thuật ngữ cũ chỉ nước tiểu hay quá trình tiểu tiện. nước đông băng ở 32°F (0°C) và sôi ở 212°F (100°C). Nước là thành phần hóa học chính của cơ thể, chiếm khoảng 65% trọng lượng cơ thể ở nam giới trưởng thành và 55% ở nữ giới trưởng thành. Nước phân bố trong dịch nội bào và dịch ngoại bào. Nước không thể thiếu trong các hoạt động chuyển hóa trong tế bào như là môi trường trong các phản ứng hóa học diễn ra. Ở ngoài tế bào, nước là tác nhân vận chuyển quan trọng của cơ thể. Các đặc tính sau của nước là quan trọng đối với sinh vật sống: là dung môi, là môi trường trong đó acid, base và muối ion hóa và nồng độ các chất này (điện giải) được điều hòa một cách chính xác bởi cơ thể; nước bốc hơi ở nhiệt độ cao; nước điều hòa và duy trì nhiệt độ hằng định của cơ thể; nước tạo sức căng bề mặt, nước là tác nhân phản ứng quan trọng và thiết yếu trong tất cả các phản ứng thủy phân.
Nước là thành phần chính của chất dịch trong cơ thể (máu, bạch huyết, dịch mô), các chất tiết (nước bọt, dịch vị, mật, mồ hôi); và chất bài tiết (nước tiểu).
Lượng nước đưa vào được xác định chủ yếu qua cảm giác khát. Đưa vào quá nhiều có thể gây ngộ độc nước; mất quá nhiều có thể gây mất nước. Con người có thể sống thiếu nước trong thời gian ngắn. Thời gian sống chính xác thay đổi theo mật độ xung quanh, độ ẩm trong thức ăn và lượng hoạt động thể chất.*

w., bound. Water that in protoplasm is attached to organic substances. It is not available for metabolic processes.*Nước liên kết Chất nguyên sinh và chất hữu cơ hòa lẫn vào nhau. Nước liên kết này không có mặt trong quá trình trao đổi chất*

w., deionized, Water that has been passed through a substance that removes cations and anions present as contaminants.*Nước ion hóa Dung môi khi tách anion và cation ra khỏi hợp chất xem chúng như là chất cặn bã*

w., distilled. Water that has been purified by distillation, q.v. Used for pharmaceutical purposes.*Nước cất Nước được tinh lọc từ quá trình tinh cất, thường sử dụng trong ngành dược*

w., emergency preparation of safe drinking. Water must be purified when only unclean water is available or if there is reason to believe that available drinking water has become

contaminated. One of the following methods may be used: (1) Strain water through a clean cloth and boil water vigorously for 30 minutes. (2) Add three drops of alcoholic solution of iodine to each quart (approx. 1 liter) of water. Mix well and let it stand for 30 minutes prior to using. (3) Add either 10 drops of 1% chlorine bleach, or 2 drops of 4% to 6% chlorine bleach, or 1 drop of 7% to 10% chlorine bleach to each quart (liter) of water. Mix well and let stand for 30 minutes. If water is cloudy to begin with, use double the amount of chlorine. **Nước xử lý khuẩn cấp để uống an toàn** *Nước được tinh lọc chỉ khi nào nước không sạch hoặc nghi ngờ rằng nước bị ô nhiễm, nên sử dụng một trong số các biện pháp sau đây: (1) Lọc nước bằng vải sạch và đun sôi khoảng 30 phút. (2) Thêm 3 giọt cồn iod vào trong nước 1 lít hòa lẫn với nhau để trong 30 phút trước khi dùng. (3) Thêm 10 giọt chlorin 1% hoặc 2 giọt chlorin 4-6% hoặc 1 giọt 7-10% vào mỗi một lít nước. Trộn đều, để trong 30 phút. Nếu nước còn đục, dùng lượng chlorin gấp đôi.*

w., hard. Water that contains dissolved salts of magnesium or calcium.*Nước cứng Nước có chứa nhiều thành phần magnesi và calci*

w., heavy. D0. *Nước nặng*

w., lime. Calcium hydroxide solution. *Dung dịch calci hydroxid.*

w., purified. USP. Water that is mineral free. Obtained by distillation, q.v., or deionizatlon, q.v.*Nước tinh chế Nước không có muối khoáng. Được lấy từ sự tinh chế hoặc ion.*

w., soft. Water that contains very little, if any, dissolved salts of magnesium or calcium.*Nước mềm Nước có chứa rất ít hoặc không có muối, hòa tan của magnesi và calcium.*

water bed. A rubber mattress partially filled with warm water (10F or 37.8C). If too full, the mattress will be hard. Used in preventing and treating bedsores.*Nệm nước Giường có nệm mềm chứa nước ấm (37,8C), nếu quá đầy nước, giường sẽ cứng, sử dụng để ngăn ngừa và điều trị loét do phải nằm nhiều trên giường*

water brash. Reflex salivary hypersecretion in response to peptic esophagitis.*Ợ nước Tăng tiết bọt phản xạ do viêm loét thực quản.*

water cure. Use of water in treatment of a condition. SYN: hydrotherapy. **Phép chữa trị bằng nước** *Sự sử dụng nước trong việc chữa trị một tình trạng nào đó. Đn: hydrotherapy*

water for injection. Water for parenteraluse that has been distilled and sterilized. Distilled, sterilized water that is stored in sealed containers will remain free of pyrogens and

may be used after longer periods of storage.*Nước để tiêm Nước dùng ngoài đường tiêu hóa đã được chưng cất và tiệt trùng. Nước này được cất trong bình chứa kín không có chất gây sốt và có thể dùng sau thời gian cất giữ dài.*

waterhammer pulse. Pulse marked by a quick, powerful beat, collapsing suddenly. SYN: pulse, Corrigan's. **Mạch đập nhanh** *Hiện tượng mạch đập nhanh, mạnh nhưng không thất thường*

Waterhouse- Friderichsen syndrome. [Rupert Waterhouse, Brit. physician 1873-1958; Carl Friderichsen, Danish physician, b. 1886] Acute adrenal insufficiency due to hemorrhage into the adrenal gland caused by meningococcal infection. SEE: adrenal gland.*Triệu chứng Waterhouse-Friderichsen [Rupert Waterhouse, bác sĩ người Anh 1873-1958; Carl Friderichsen, bác sĩ người Đan Mạch sinh năm 1886] Hội chứng thiếu năng vào tuyến thượng thận cấp tính do xuất huyết tuyến thượng thận, do nhiễm màng não cầu.*

water intoxication. Excess water and sodium retention. Clinically, abdominal cramps, dizziness, lethargy, nausea, vomiting, convulsions, and coma may be present.
ETIOL: Excess ingestion of water, IN, administration of hypotonic solutions, excess tap water enemas, hypothalamic tumors, cerebral concussion, or excess secretion of antidiuretic hormone. SEE: brain edema.*Ngộ độc nước Ứ đọng quá nhiều nước và muối. Về mặt lâm sàng, biểu hiện đau bụng chóng mặt, ngủ lịm, buồn nôn, nôn, co giật và hôn mê.
Bệnh nguyên: Dùng quá nhiều nước như đường tĩnh mạch, dùng dung dịch nhược trương, thụt quá nhiều nước; u vùng dưới đồi; chấn động não hoặc tiết quá nhiều hormon chống bài niệu.
Xem: brain edema*

water on brain. Disease marked by abnormal increase in cerebrospinal fluid. SYN: hydrocephalus.*Não có nước Bệnh tăng bất thường não dịch tủy. Đn: hydrocephalus*

waters. Common term for the amniotic fluid surrounding the fetus.*Nước Thuật ngữ thông thường để chỉ nước ối quanh phôi thai*

Watson-Crick helix. [James Dewey Watson, U.S. biochemist, b. 1928; Francis Harrv Comptom Crick, Brit. biochemist, b. 1916] A double helix named after the scientists who established its structure. Each half of the helix contains chemical compounds arranged in a specific sequence. Variation in the sequence of these compounds enables genetic information to be transmitted. The double helix is the structure of DNA (deoxyribonucleic acid).*Vòng xoắn Watson-Crick [Jame Dewey Watson,* nhà hóa sinh người Mỹ sinh năm 1928; Francis Harry Comptom Crick, nhà hóa sinh người Anh, sinh năm 1916] Vòng xoắn kép này được đặt tên sau khi hai nhà khoa học tìm hiểu được cấu trúc của chúng. Mỗi nửa vòng xoắn chứa hợp chất được sắp xếp theo một trình tự cụ thể, sự khác nhau của trình tự các chất này giúp tại chuyển tải được thông tin. Vành tai là một cấu trúc của DNA

Watson-Schwartz test [Cecil J. Watson, U.S. physician b. 1901; Samuel Schwartz, U.S. physician, b.1916] A test used in acute porphyria to differentiate porphobilinogen from urobilinogen.

Thử nghiệm Watson-Schwartz [Cecil J.Watson, bác sĩ người Mỹ sinh năm 1901; Samuel Schwartz, bác sĩ người Mỹ sinh năm 1916] Một thử nghiệm được sử dụng trong rối loạn chuyển hóa porphyria cấp tính để phân biệt porphobilinogen với urobilinogen.

watt. [James Watt, Scottish engineer, 1736 -1819) Unit of electrical power. May be expressed as work at the rate of one joule per second. One watt is the power produced by one ampere of current flowing with a force or pressure, i.e., electromotive force, of one volt. In SI units, one watt equals one joule; second. And in other units, one watt equals one newton meter/second. This is also equal to 0.7376 foot pounds/second. SEE: electromotive force.*Đơn vị dòng điện (Wat) [Jame Watt, kỹ sư người Scotlan sinh năm 1736-1819] Đơn vị dòng điện biểu hiện công với tỷ lệ Jun/giây. Watt là năng lượng được tạo ra bởi 1 ampe dòng điện với một lực hoặc áp suất, như một điện áp, của 1 vôn. Trong hệ thống đơn vị SI quốc tế, 1 Watt tương đương với 1Jun/giây: Trong hệ đơn vị khác 1 Watt tương đương 1 Newton mét/giây nghĩa là 0,7376 foot/giây. Xem: electromotive force*

wattage The electrical energy produced or consumed by an electrical device expressed in watts.*Năng lượng điện Năng lượng điện được sản sinh hay tiêu thụ do thiết bị điện biểu hiện bằng Watt.*

wave [ME. wave]. 1. A disturbance. usually orderly and predictable, observed as a moving ridge on the surface of a liquid. 2 An undulating or vibrating motion. 3. An oscillation seen in the recording of an electrocardiogram, electro encephalogram, or other graphic record of physiological activity. SEE: illus.*Sóng 1. Sự nhiễu loạn qua chu kỳ có thể quan sát được. 2. Độ rung. 3. Sự dao động mạnh trên điện tâm đồ. Xem: minh họa.*

w., a. Venous neck wave produced by atrial contraction. Also, component of right atrial and pulmonary artery pressure tracings produced by atrial contraction. The a

wave just precedes the first heart sound. Absent in atrial fibrillation. Larger in AV dissociation and in conditions causing dilation of the right atrium.*sóng tĩnh mạch Sóng tĩnh mạch cảnh do tâm nhĩ co lại, hay do tâm nhĩ phải và giường động mạch phối ép lại làm cho tâm nhĩ co lại. Sóng tĩnh mạch xuất hiện ngay trước tiếng tim thứ nhất. Không có trong rung nhĩ. Sóng lớn hơn trong phân ly nhĩ thất và trong tình trạng gây giãn tâm nhĩ phải.*

w., alpha. SEE: rhythm, alpha. *Sóng alpha Xem: rhthm, alpha*

w., beta. SEE: rhythm, beta.*Sóng beta Xem: rhythm, beta*

w., brain. The fluctuation, usually rhythmic, of electrical impulses produced by the brain. SEE: electroencephalography.*Sóng não Sự dao động thường tạo thành nhịp xung điện do não tạo ra hình thành điện não đồ. Xem: electroen cephalography.*

w.,c. Component of right atrial and pulmonary capillary wedge pressure waves. Reflects the closing of the tricuspid valve at the beginning of ventricular systole. An abnormal configuration is seen in increased right heart pressure; and with abnormalities of the tricuspid valve. *Sóng C Thành phần của sóng áp lực tâm nhĩ phải và giường mao mạch phổi. Phản ánh sự đóng van ba lá lúc bắt đầu tâm thu thất. Hình dạng bất thường gặp trong tăng áp lực tim phải, và bất thường của van ba lá.*

w., delta. SEE: rhythm, delta.*Sóng delta Xem: rhythm, delta.*

w., electromagnetic. A wave-form produced by simultaneous oscillation of electric and magnetic fields perpendicular to each other. The direction of propagation of the wave is perpendicular to the oscillations. The following waves are electromagnetic. They are listed in order of increasing frequency and decreasing wavelength: radio, television, microwave, infrared, visible light, ultraviolet, x-rays, and gamma rays. SEE: electromagnetic spectrum for table. *Sóng điện từ Sóng được tạo ra từ sự giao thoa đồng thời của điện từ trường với nhau, Đường truyền của sóng dao động đồng thời, sóng tiếp theo sau là sóng điện từ. Chúng được liệt kê theo thứ tự tăng tần số và giảm độ dài bước sóng, sóng radio, sóng tivi, vi sóng, hồng ngoại, ánh sáng nhìn thấy, tia cực tím, tia X và tia gamma. Xem bảng: electromagnetic spectrum.*

w., excitation. The excitatory impulses) that originate in the sinnatrial node ofthe heart and sweep through the musculature of the atria, stimulating the atrioventricular node and then continuing through the conductile tissue of the ventricles. They bring about the contraction of the chambers oft he heart.*Sóng kích thích Xung điện tạo ra từ nút*

xoang nhĩ của tim rồi truyền qua các mô của tâm nhĩ kích thích nút nhĩ thất sau đó truyền qua các mô tâm thất. Xung lực này giúp cho các buồng tim co bóp dễ dàng

w., 's, hertzian. Electromagnetic radiat.ions used in radio and wireless transmission.*Sóng hert Sóng điện từ dùng trong máy phát thanh, máy radio.*

w., 's, light. Electromagnetic waves that produce the sensation of visible light on the retina.*Sóng ánh sáng Sóng điện từ gây cảm nhận ánh sáng nhìn thấy trên võng mạc.*

w., P. SEE: electrocardiogram *Sóng P Xem: electrocardiogram*

w., pulse. The pressure wave originated by the systolic discharge of blood into the aorta. It is not due to the passage of the ejected blood but is the result of the impact being transmitted through the arterial walls. Its speed of transmission varies with the nature of the arterial wall, increasing with age as the arteries become less resilient. Thus in arteriosclerosis, the velocity is increased over normal.*Sóng mạch Sóng tạo áp suất hình thành do sự tống máu vào động mạch chủ, trong thì tâm thu. Nó không phải do đường đi của máu phụt mà là kết quả của sự nêm chặt truyền qua thành động mạch nhưng là do sự va chạm vào thành. Tốc độ truyền của sóng mạch khác bản chất của thành động mạch, tăng theo tuổi vì thành động mạch it đàn hồi. Nếu bị xơ cứng động mạch thì tốc lực tăng khác thường*

w., Q. SEE: electrocardiogram. *Sóng Q Xem: electrocardiogram*

w., R. SEE: electrocardiogram *Sóng R Xem: electrocardiogram*

w., 's, radio. Electromagnetic waves between the frequencies of 10ˈ and 10ˈ hertz.*Sóng radio Sóng điện từ giữa tần số 10 tỷ hert đến 100.000 tỷ hert.*

w., S. SEE: electrocardiogram.*Sóng S Xem: electrocardiogram*

w., 's, sound. Vibrations of a vibrating medium that, upon stimulate sensory receptors of the cochlea, are capable of giving rise to sensations of sound. Velocity: in dry air 1087 ft (331.6 meters) per sec at 00C. In water, approx. 4 times faster than in air.*Sóng âm Sự dao động dựa trên sự kích thích giác quan tiếp nhận của ốc tai. Tốc độ truyền dẫn trong không khí 1087 ft (331,6 mét) trên dây ở 0˚C trong nước tốc độ truyền dẫn nhanh hơn khoảng 4 lần*

w., T. SEE: electrocardiogram *Sóng T Xem: electrocardiogram*

w., s, theta. Brain waves present in the electroencephalogram. They have a frequency of about 4 to 7 hertz.*Sóng Theta Sóng não có trong điện tâm não, có tần số 4 đến 7 hertz*

w., ultrashort. Arbitrary designation of radio waves of a wavelength of less than 1 meter.*Sóng cực ngắn* Sóng radio dễ thay đổi với âm tần thấp hơn 1 mét

w., ultrasonic. A sound wave of greater frequency than 20 kilohertz. These waves do not produce sound audible to the human ear.*Sóng siêu âm* Sóng âm thanh có tần số hơn 20 kilohertz. Sóng này không tạo ra âm thanh có thể nghe được đến tai người nghe

wavelength The distance between the beginning and end of a single wave cycle, usually measured from the top of one wave to the top of the next one.*Bước sóng* Khoảng cách giữa đầu cung và cuối cung sóng, thường đo từ đầu cung của sóng này đến cuối cung của sóng kia

wax [AS.weax]. 1. Beeswax, secreted by bees: a substance that is solid at room temperature. In medicine, a purified form, white wax, is used in making ointments and to stop bleeding from bones during surgery. 2. Any substance with the consistency of beeswax. 3. Earwax. SYN: cerumen.*Sáp, nến* 1. Một chất rắn lấy từ con ong. Trong y dược xác ong màu trắng được tinh chế làm thuốc mỡ và để cầm máu khi phẫu thuật xương. 2. Một chất có đặc. 3. Ráy tai. Xem: cerumen.

w., dental. A variety of waxes compounded for their specific properties desired for dental procedures, e.g., baseplate wax, bone wax, boxing wax, burnout wax, casting wax, inlay wax, and pattern wax.*Sáp răng* Nhiều loại sáp được tạo ra cho những đặc tính cụ thể của nó cần cho những thủ thuật về răng, ví dụ sáp nền hàm giả, sáp xương, sáp hộp, sáp đúc, sáp inlay...

waxing-up. In dentistry, the shaping of wax around the contours of a trial denture.*Đúc sáp* Trong nha khoa đó là dạng sáp xung quanh răng giả

waxy [AS. weax, wax]. Resembling or pert. to wax.*waxy* Giống hoặc liên quan đến sáp

waxy cast. Dense, highly retractile urinary cast. Such casts have clean-cut contours; sometimes irregular curves and notches. Occurs in severe chronic renal disease.*Trụ sáp, trục niệu* Màu nước tiểu có độ đậm cao, . Trụ này có bờ rõ, đôi khi lồi lõm. Gặp trong bệnh thận mạn tính nặng.

waxy degeneration. Amyloid degeneration seen in wasting diseases. *Thoái hóa sáp* Sự thoái hóa dạng tinh bột thường gặp trong bệnh làm hao mòn sức khỏe

WBC. white blood cells; white blood count.*WBC* Tế bào bạch cầu, số lượng bạch cầu.

weak [Old Norse veikr, flexible]. 1. Lacking physical strength or vigor; infirm. 2. Dilute, as in a weak solution; or weak tea.*Yếu, suy nhược* 1. Thiếu sự cường tráng về thể chất. 2.

Loãng, như trong dung dịch; hay trà loãng

wean [AS. wenian). To accustom an infant to discontinuation of breast milk by substitution of other nourishment.*Cai sữa* Ngừng cho bú, cai sữa.

weanling. A young child or infant recently changed from breast to formula feeding.*Sự cai sữa, ngừng cho bú* Một đứa trẻ hoặc trẻ sơ sinh được thay đổi từ chế độ cho bú sang ăn thức ăn

weanling diarrhea. Severe gastroenteritis that sometimes occurs in infants who recently have been weaned.*Bệnh tiêu chảy do ngừng cho bú* Viêm dạ dày ruột nặng có thể xảy ra cho trẻ mới cai sữa.

web. A tissue or membrane extending across a space.*Mạng* Mô hay màng căng rộng ra một khoảng

w., esophageal. A tissue in the form of a web that extends across the esophageal lumen and thus interferes with the swallowing of food.*Mạng thực quản* Mô, một dạng trong web căng quanh lòng thực quản và vì vậy ngăn cản việc nuốt thức ăn.

w., terminal. A weblike network, microscopic in size, that is beneath the microvilli of absorption cells of the intestines, and beneath the hair cells of the inner ear.*Mạng tận* Mạng giống như mạng máy tính có kích thước rất nhỏ nằm ở phía dưới các lông măng tế bào thẩm thấu của ruột và phía dưới tế bào có lông của tai trong.

webbed [AS. webb, a fabric]. Having a membrane or tissue connecting adjacent structures, as the toes of a ducks feet.*Có màng da* Màng hay mô nối các cấu trúc liền kế như ngón chân của chân vịt.

Weber-Christian disease [Friedrich Weber, Brit. physician, 1863-1962; Henry A. Christian, U.S. physician, 1876-1951] Relapsing, febrile, nodular, nonsuppurative panniculitis a generalized disorder of fat metabolism characterized by recurring episodes of fever and development of crops of subcutaneous fatty nodules. *Bệnh Weber-Christian [Friedrich Weber, bác sĩ người Anh 1863-1962; Henry A. Christian, bác sĩ người Mỹ 1876-1951] Một loại bệnh sốt tái hạt viêm mô mỡ không mủ, một rối loạn trong quá trình trao đổi chất béo đặc trưng bằng các giai đoạn sốt và xuất hiện của hạt mỡ dưới da.*

Weber's glands [Moritz 1. Weber, Ger. anatomist, 1795-1875] Mucous glands on the lateral borders of the lateral edges of the tongue.*Tuyến Weber [Moritz I.Weber, bác sĩ giải phẫu người Đức 1795-1875] Tuyến nhầy trên viền mép bên của lưỡi*

Weber's paralysis [Sir Hermann David Weber, Brit. physician, 1824-1918] Paralysis of oculomotor nerve on one side with contralateral spastic hemiplegia.*Liệt Weber [Sir*

Hermann David Weber, bác sĩ người Anh 1824-1918] Liệt dây thần kinh vận nhãn một bên với liệt cứng nửa người đối bên.

Weber test. [Friedrich Eugen Weber, Get. otologist, 1823-1891] Test for unilateral deafness. A vibrating tuning fork held against the midline of the top of the head is perceived as being so located by those with equal hearing ability in the ears; to persons with unilateral conductive-type deafness, the sound will be perceived as being more pronounced on the diseased side; in persons with unilateral nerve-type deafness, the sound will be perceived as being louder in the good ear.*Thử nghiệm Weber [Friedrich Eugen Weber, bác sĩ khoa tai người Đức 1823-1891] Thử nghiệm tìm ra bệnh điếc một bên. Đặt một âm thoa rung động giữa đỉnh đầu giúp tai có thể nghe được. Đối với người bị điếc dẫn truyền một bên, âm thanh được tiếp nhận một bên tai bị bệnh thường to hơn bên kia trong điếc do thần kinh một bên, âm thanh được nhận biết rõ hơn ở tai lành.*

Wechsler Intelligence Scale for Children. ABBR: WISC. A widely used intelligence test for children aged 5 to 16.*Wechsler Intelligence Scale for Children Thước đo thông minh Wechsler viết tắt WISC. Thước dùng cho trẻ em từ 5 đến 16 tuổi.*

wedge pressure. Pulmonary artery wedge pressure q.v.*wedge pressure Áp suất động mạch phổi.*

WEE. western equine encephalomyelitis.*WEE Viết tắt của western equine encephalomyelitis.*

weeping [AS.wepan, to lament]. 1. Shedding tears. 2. Moist, dripping. *weeping 1. Nhỏ nước mắt, 2. Nhỏ từng giọt.*

weeping eczema. Dermatitis with eruption of vesicles exuding serum. *Chàm bội nhiễm Viêm da có rỉ nước ra ngoài.*

weeping sinew. Circumscribed cystic swelling of a tendon sheath.*weeping sinewNước trong bao gân Sưng gan nước trong bao gân.*

Wegener's granulomatosis or syndrome. [F.Wegener 20th century Ger.pathologist] A rare condition characterized by vascufitis, granulomatous lesions of the entire respiratory tract, and glomerulonephritis. The symptoms are fever, weakness, malaise, weight loss, purulent rhinitis, sinusitis, polyarthralgia, ulcerations of the nasal septum, and signs of severe progressive renal disease. The prognosis is very good if it is diagnosed early and treated initially with cyclophoaphamide and corticosteroids and then with cyclophosphamide alone. If undesired side effects occur due to cyclophosphamide, azathioprine may be used in place of it. If it is not treated early, death is the outcome, usually within one year.*chứng hay u hạt Wegener [F.Wegener nhà bệnh học Đức của thế kỷ XX] Tình trạng biểu hiện là viêm mạch, tổn thương u hạt toàn bộ đường hô hấp do viêm thận tiểu cầu. Triệu chứng thường biểu hiện sốt yếu, khó chịu, sụt cân, viêm mũi, nếu chẩn đoán sớm và điều trị ngay. Nếu không điều trị kịp thời dễ dẫn đến tử vong thường chỉ trong một năm*

Weidel reaction [Hugo Weidel, Austrian chemist, 1849-1899] Test for presence of xanthine bodies or uric acid.*Phản ứng Weidel [Hugo Weidel, nhà hoá học người Áo, 1849-1899] Xét nghiệm để tìm thể xanthine hoặc acid uric*

Weigert's law [Karl Weigert, Ger. pathologist, 1843-1904] An observation that states that loss or destruction of tissue results in an excess of new tissue during repair.*Luật Weigert [Karl Weigert, nhà bệnh lý học người Đức 1843-1904]. Sự quan sát những trạng thái mất hoặc phân hủy mô dẫn đến quá nhiều mô mới trong quá trình sửa chữa.*

weight [AS. gewiht]. The gravitational force exerted on an object, usually by the earth. The unit of weight is the newton. One newton equals 0.225 pounds. The difference between weight and mass is that the weight of an object varies with the force of gravity, but the mass remains the same; e.g., an object will weigh less on the moon than on earth because the force of gravity is less on the moon; but the mass of the object would be the same in both places. SEE: mass, def. 3.
Weight of the body increases in pathological obesity and decreases in Addison's disease, cancer, chronic diarrhea, chronic suppurations, untreated Type I diabetes mellitus, hysteria, anorexia, fevers, lactation when prolonged, marasmus, obstruction of pylorus or thoracic duct, tuberculosis, and ulcer of the stomach. Normal weight depends upon the frame of the individual. SEE: Height and Weight Tables for Men and Women According to Frame.*Trọng lượng Lực hút trái đất tác động lên một vật có đơn vị N. Một N = 0,225p. Sự khác nhau của trọng lượng và khối lượng của vật tùy thuộc vào lực hút của trái đất. Một vật nhẹ hơn khi ở trên mặt trăng thay vì trên trái đất thì lực hút mặt trăng nhẹ hơn được hút trái đất nhưng khối lượng của vật thì như nhau ở cả hai nơi. Xem: mass, def.3 Trọng lượng cơ thể tăng trong bệnh béo phì và giảm trong bệnh Addison, ung thư, tiêu chảy mạn tính, bệnh nung mủ mạn tính, đái tháo đường typ không điều trị, hysteria, chán ăn, sốt cho con bú kéo dài, suy dinh dưỡng thể teo đét, tức môn vị hoặc ống ngực, bệnh lao và loét dạ dày.*

Trọng lượng bình thường phụ thuộc vào khung của mỗi người. Xem: Height and Weight Tables for Men and Women According to Frame.

w., apothecaries'. SEE: apothecaries' weights and measures.*w., apothecaries' Xem: apothecaries' weights and measures*

w., atomic. ABBR: at. wt. Weight of an atom of an element compared with that of oxygen which is taken as 16; the mean value of the isotopic weights of an element.*Trọng lượng nguyên tử Viết tắt at. wt. Trọng lượng nguyên tử so với trọng lượng của nguyên tử oxy có nguyên tử khối là 16, giá trị trung bình của các trọng lượng nguyên tố đồng vị.*

w., avoirdupois. SEE: avoirdupois measure.*Hệ thống cân ở các nước tiếng Anh Xem: avoirdupois measure*

w., equivalent. Weight of a chemical element that is equivalent to and will replace a hydrogen atom (1.008 grams) in a chemical reaction.*Đương lượng Trọng lượng của nguyên tố hóa học được ước tính và sẽ thay thế cho nguyên tử hydro, một nguyên tử hydro bằng 1,008 gam.*

w., molecular. ABBR: mol. wt. The sum of all the atomic weights of all the elements in one molecule of a compound.*Trọng lượng phân tử, phân tử lượng Viết tắt mol. wt. Trọng lượng nguyên tử của tất cả nguyên tố có trong một mol hợp chất.*

w., set point The concept that the body weight seems to establish itself at a certain level, i.e., setpoint, and remains close tothat until a major change in metabolism occurs. such as an alteration which may occur in diseases of the pituitary and hypothalamus.*Trọng lượng điểm Khái niệm mà trọng lượng cơ thể thiết lập chế độ ổn định và lưu ở mức đó cho đến khi nào có sự thay đổi lớn trong quá trình trao đổi chất xảy ra như thay đổi xảy ra trong bệnh tuyến yên và vùng dưới đồi.*

weightlessness. Condition of not being acted upon by the force of gravity. It is present when astronauts travel in areas so distant from the earth, moon, or planets that the force of gravity is virtually absent.*Không trọng lượng Tình trạng không trọng lượng xuất hiện khi các phi hành gia đi vào mặt trăng hoặc những hành tinh khác cách trái đất quá xa không có lực hút của trái đất*

weights and measures. SEE: Weights and Measures.*Trọng lượng và khối lượng Xem: Weights and Measures.*

Weil-Felix reaction, test [Edmund Weil, Ger. physician, 1880-1922; Arthur Felix, Ger. bacteriologist, 1887-1956] The agglutination of certain Proteus organisms due to the de-

velopment ofProteus antibodies in certain rickettsial diseases.*Phản ứng, thử nghiệm Weil-Felix [Edmund Weil, bác sĩ người Đức 1880-1922]; Arthur Felix, nhà vi khuẩn học người Đức 1887-1956] Ngưng kết của chủng Proteus do có kháng thể kháng Proters trong bệnh do rickettsia.*

Weil's disease [Adolf Weil, Ger. physician, 1848-1916] Severe leptospirosis caused by any one of several serotypes of Leptospira such as L. icterohemorrhagica, L. pomona, L. canicola, or L. autumnalis.
ETIOL: An organism found in rat urine and feces, and acquired by man through contaminated food or water or by contact of broken skin with an infected rat or its feces or urine. It is a specific infection accompanied by muscular pains, fever, jaundice, and enlargement of liver and spleen.
TREAT: Symptomatic plus, if given very early in the disease, large doses of penicillin G or tetracycline I.V. may be of benefit.*Bệnh Weil [Adolf Weil, bác sĩ người Đức 1848-1916], Một loại bệnh nhiễm nghiêm trọng do một vài typ huyết thanh của Leptospira như L. icterohemorrhagica, L. pomona, L. canicola, hoặc L. autumnalis. Bệnh nguyên: Vi sinh vật được tìm thấy trong phân và nước tiểu của chuột và gây nhiễm cho người qua phân, nước bị qua phân, nước bị ô nhiễm hoặc tiếp xúc của da bị tổn thương với chuột, phân hoặc nước tiểu bị nhiễm. Đây là bệnh nhiễm trùng đặc hiệu với đau cơ, sốt, hoàng đảm, và gan, lách to. Điều trị: Điều trị triệu chứng và nếu dùng rất sớm trong giai đoạn đầu của bệnh thì liều lớn penicillin G hoặc tetracyclin tiêm tĩnh mạch cơ thể có hiệu quả.*

Weir Mitchell's treatment [S. Weir Mitchell, U.S. neurologist, 1829-1914] Treatment for hysteria and neurasthenia that consists of rest in bed, massage, nourishing diet, and isolation.*Liệu pháp Weir Mitchell [S. Weir Mitchell, bác sĩ chuyên khoa thần kinh người Mỹ, 1829-1914] Điều trị hysteria và suy nhược thần kinh bằng nghỉ ngơi trên giường, xoa bóp, chế độ dinh dưỡng và cách ly.*

weismannism [August F. L. Weismann, Ger. biologist, 1834-1914] The theory that acquired characteristics are not inherited.*Thuyết weisman [August F.L.Weismann, nhà sinh học người Đức 1834-1914] Lý thuyết đòi hỏi đặc tính không có tính di truyền*

Weitbrecht's foramen [Josias Weitbrecht Ger.-born Russian anatomist, 1702-1747] An opening in the articular cartilage of the shoulder joint.*Lỗ Weitbrecht [Josias Weitbrecht, bác sĩ giải phẫu người Nga sinh ở Đức, 1702-1747] Một*

khe hở trong sụn khớp của khớp vai
Weitbrecht's ligament. The oblique cord connecting the ulna and radius.
dây chằng Weitbrecht Dây chéo nối xương trụ và xương quay

Welch's bacillus [William Henry Welch, U.S. pathologist, 1850-1934] Clostridium perfringens the causative organism of gas gangrene. SEE: gangrene gas. *Trực khuẩn Welch [William Henry Welch, nhà bệnh lý học người Mỹ, 1850-1934] Xem: gangrene, gas*

welding. The joining of separate pieces of metal by compression and fusion with heat but without solder. Different names are applied designating the energy source or type of welding, such as arc w., fusion w., gas w., laser w., pressure w., and spot w. *Vết (mối hàn) Sự nối giữa hai mẫu kim loại bằng cách ép và nấu chảy bằng nhiệt mà không dùng chất hàn. Các tên khác chỉ nguồn năng lượng hoặc loại hàn như hồ quang, nấu chảy, hàn khí, hàn laser, hàn áp suất, hàn điểm.*

welt [ME. welte]. An elevation on the skin produced by a lash, blow, or allergic stimulus. The skin is unbroken and the mark is reversible. *Vết lằn Vùng da bị phồng lên do bị dị ứng hay bị đánh. Vùng da không bị rách và vết lằn có thể hết.*

wen [AS]. A cyst resulting from the retention of secretion in a sebaceous gland. SYN: sebaceous cyst; steatoma. SEE: Fordyce's disease.
SYM: One or more rounded or oval elevations, varying in size from a few millimeters to about 10 centimeters, slowly appear on scalp. face, or back; painless, rather soft, containing a yellow-white caseous mass.
TREAT: Sac and contents should be carefully dissected in order to prevent its recurrence. *U nang bã Nang do ứ đọng chất tiết trong tuyến bã nhờm. Đn: sebaceous cyst; steatoma. Xem: Fordyce's disease. Triệu chứng: Một hoặc nhiều vùng hình tròn hoặc bầu dục gờ lên, kích thước thay đổi từ vài milimet đến khoảng 10 cm, xuất hiện từ từ trên da đầu, mặt, lưng; không đau, mềm có chứa chất bã màu trắng-vàng. Điều trị: Phẫu tích nang và thành phần trong nang để ngăn ngừa tái phát.*

Wenckebach's period, pauses, or phenomenon [Karel F. Wenckebach, Dutch-born Aust. internist, 1864-1940] A form of incomplete heart block in which, as detected by electrocardiography, there is progressive lengthening of the P-R interval until there is not a ventricuiar response; and then the cycle of increasing P-R intervals begins again. *Giai đoạn, kỳ nghỉ, hiện tượng Wenckebach [Karel F. Wenckebach, bác sĩ nội khoa người Autralia sinh ở Hà Lan, 1864-1940]. Một dạng block tim không hoàn toàn được phát hiện*

bằng điện tâm đồ với sự kéo dài tiến triển của khoảng P-R cho đến khi không còn đáp ứng thất; và sau đó bắt đầu chu kỳ tăng khoảng P-R lại.

Wednig-Hoffmann disease [Guido Werdnig, Austrian neurologist, 1844-1919; Johann Hoffmann, Ger. neurologist, 1957-1919] A hereditary, progressive, infantile form of muscular atrophy resulting from degeneration of anterior horn cells of the spinal cord. Characterized by early onset, hypotonia and wasting of muscles, complete flaccid paralysis, and death. *Wednig-Hoffmann [Guido Werdnig, bác sĩ chuyên khoa thần kinh người Áo 1844-1919; Johann Hoffmann, bác sĩ thần kinh người Đức 1857-1919] Dạng teo cơ di truyền diễn tiến ở trẻ nhỏ do thoái hóa tế bào sừng trước của tủy sống. Đặc trưng bằng khởi phát sớm, giảm trương lực cơ, teo cơ, liệt nhẽo hoàn toàn và dẫn đến tử vong*

Werdnig-Hoffmann paralysis. Infantile muscular atrophy, considered by some to be identical with amyotonia congenita. SEE: Hoffmann's syndrome. *Liệt Werdnig-Hoffmann Xem: Hoffmann's syndrome*

Werdnig-Hoffmann syndrome. SEE: Hoffmann s syndrome. *Hội chứng Werdnig-Hoffmann Xem: Hoffmann's syndrome*

Werlhof's disease [Paul G. Werlhof, Ger. physician, 1699-1767] Idiopathic thrombocytopenic purpura. SEE: purpura, idiopathic thrombocytopenic. *Bệnh Werlhof [Paul G.Werlhof, bác sĩ người Đức 1699-1767] Bệnh ban huyết giảm tiểu cầu tự phát, bệnh mày đay. Xem: purpura, idiopathic thrombocytopenic*

Warmer's syndrome. [Paul Wenner, U.S. physician, d. 19751 Multiple endocrine neoplasia q.v. *Hội chứng Wermer [Paul Wermer, bác sĩ người Mỹ mất năm 1975] U đa tuyến nội tiết.*

Wernicke's encephalopathy [Karl Wernicke, Get. neurologist, 1848-1905] Encephalopathy associated with thiamine deficiency. Usually associated with chronic alcoholism, gastric carcinoma, or hyperemesis gravidarum. *Bệnh não Wernicke [Karl Wernicke, bác sĩ chuyên khoa thần kinh người Đức 1848-1905] Bệnh não liên quan với sự thiếu vitamin B1. Thường liên quan đến chứng nghiện rượu mạn tính, ung thư biểu mô dạ dày hoặc có thai nôn nhiều*

Wernicke's syndrome. Frequent condition of old age marked by loss of memory and disorientation with confabulation. SYN: presbyophrenia. SEE: polioeneephatitis, anterior superior. *Hội chứng Wernicke Tình trạng thường gặp ở những người già biểu*

hiện mất trí và không định hướng khi giao tiếp. Đn: presbyophrenia. Xem: polioencephalitis, anterior superior

western blotting. A technique for analyzing protein antigens. Initially, the antigens are separated by electrophoresis and transferred to a solid membrane by blotting. The membrane is incubated with antibodies; and then the bound antibodies are detected by enzymatic or radioactive methods. This method is used to detect small amounts of antibodies. *Phương pháp thấm western Kỹ thuật phân tích kháng thể protein. Các kháng nguyên được tách ra bằng điện di và chuyển đến màng rắn bằng thấm. Màng ủ với kháng thể, sau đó dò tìm bằng phương pháp enzym hoặc phương pháp bức xạ. Phương pháp này được sử dụng để phát hiện khối lượng nhỏ kháng thể.*

Westphal-Edinger nucleus. [Karl Westphal, Ger. neurologist, 1833-1890] Ludwig Edinger, Ger. neurologist, 1855-1918] Small group of nerve cells in rostral portion of nucleus of oculomotor nerve. Efferent fibers pass to ciliary ganglion conveying impulses destined for intrinsic muscles of the eye. *Nhân Westphal-Edinger [Karl Westphal, bác sĩ chuyên khoa thần kinh người Đức, 1833-1890]; Ludwig Edinger, bác sĩ chuyên gia thần kinh người Đức 1855-1918] Nhóm tế bào thần kinh trong phần mỏ của nhân dây thần kinh vận nhãn. Các sợi ly tâm qua hạch mi chuyển xung động đã được định sẵn cho các cơ nội nhân.*

Westphal-Stümpell pseudosclerosis [K. Westphal; Ernst A. G. G. von Strümpell, Ger. physician, 1853-19251 1. Hepatolenticular degeneration. SEE: Wilson's disease. 2. Hysteria with symptoms of disseminated sclerosis but no pathological changes in the nervous system. *Bệnh giả xơ cứng Westphal-Stümpell [K.Westphal; Ernst A. G. G. von Strümpell, bác sĩ người Đức 1853-1925] 1. Sự thoái hóa gan nhân đậu. Xem: Wilsort'sdisease. 2. Chứng loạn thần kinh với những triệu chứng xơ hóa lan tỏa nhưng không có những thay đổi bệnh lý trong hệ thần kinh*

wet [AS. waet]. Soaked with moisture, usually water. *Ướt Ẩm ướt, thường có nước.*

wet brain. Increased amount of cerebrospinal fluid with edema of the meninges, due to alcoholism. *Não có nước Lượng dịch não tủy tăng màng não do nghiện rượu*

wet cup. A cupping glass used after scarification. *Cốc ướt Một cốc thủy tinh được sử dụng sau khi phẫu thuật da.*

wet dream. Nocturnal seminal emission. *wet dream Hiện tượng xuất tinh vào ban đêm*

wet-dry dressing or pack. SEE: pack, wetdry. *Xông nước Xem:*

pack, wetdry.

wet nurse. A woman who breastfeeds another's child.*Vú nuôi Người phụ nữ cho trẻ con người khác bú.*

wet pack. A form of bath given by wrapping patient in hot or cold wet sheets, covered with a blanket, used esp. to reduce fever.*Xông nước Một dạng tắm bằng cách cho bệnh nhân vào trong tấm chăn nóng hoặc lạnh để giảm sốt*

Wetzel grid [Norman C. Wetzel. U.S. pediatrician, b.1897] A graph for use in evaluating growth and development in children aged 5 to 18 years.*Biểu đồ Wetzel [Norman C. Wetzel, bác sĩ khoa nhi sinh năm 1897] Biểu đồ đo lường sự tăng trưởng và phát triển của trẻ từ lúc 5 đến 18 tuổi.*

Wharton's duct [Thomas Wharton, Brit. anatomist, 1614-1673 Duct of the submandibular salivary gland opening into the mouth at side of the frenum linguae.*Ông Wharton [Thomas Wharton, bác sĩ giải phẫu người Anh 1614-1673] Ống của tuyến nước bọt dưới hàm mở vào trong miệng ở bên cạnh hàm lưỡi.*

Wharton's jelly. A gelatinous intercellular substance consisting of primitive connective tissue of the umbilical cord. It is rich in hyaluronic acid.*Nước đông Wharton Chất gian bào dạng gelatin gồm mô liên kết nguyên thủy của dây rốn. Nó giàu acid hynluronic*

wheal 1. [AS. hwele]. More or less round and evanescent elevation of the skin. white in center with pale red periphery, accompanied by itching. Seen in urticana, insect bites, anaphylaxis, angioneurotic edema. SYN: pomphus. 2. [ME. wale, a stripe]. An elongated mark or ridge. Such ridge produced for intradermal injection or caused by injection or tests.*Nốt phỏng, mày đay 1. Vùng da bị nhô lên tạm thời có màu trắng ở giữa và đỏ tai ở ngoại vi kèm theo ngứa. Gặp mày đay, vết cắn côn trùng, phản vệ, phù thần kinh mạch máu. Đn: pomphus. 2.Một dấu hoặc cung thon dài. Như một cung được tạo ra do tiêm nội bì hoặc bởi tiêm hoặc xét nghiệm*

wheat [AS. hwaete]. *Lúa mì*

Wheatstone bridge. An electric circuit with . , two branches each containing two resistors. These branches are joined to complete tire circuit. If the resistance in three resistors is known, the resistance of the fourth and unknown one can be calculated.*Wheatstone bridge Mạch điện có hai nhánh, mỗi nhánh có hai điện trở. Những nhánh này nối lại để tạo thành một mạch điện hoàn chỉnh. Nếu trở kháng này trong ba điện trở được biết, trở kháng thứ tư và một trở kháng không được biết có thể được tính.*

wheel. A disc attached through its middle to an axle that rotates. In dentistry, small wheels are attached to a

headpiece and used for polishing and shaping teeth and restorations.*Bánh xe Một đĩa được dính vào xuyên qua trục xoay. Trong nha khoa các bánh xe này được dính với khoan tay dùng chà bóng răng và phục hồi răng.*

w., carborundum. A cutting wheel containing silicon carbide. Variable grit sizes are available.*Bánh xe carbid Một bánh xe mặt cắt có chứa silicon carbid. Những kích cỡ hạt này có sẵn.*

w., diamond. In dentistry, a wheel that contains diamond chips.*Bánh răng có kim cương Trong nha khoa một loại bánh răng có chứa chip kim cương.*

w., polishing. In dentistry, a wheel made of soft material suitable for polishing teeth or restorations.*Bánh xe đánh bóng răng Trong nha khoa một bánh xe được làm bằng nguyên liệu mềm dùng chà bóng và phục hồi răng.*

w., wire. A wheel containing pieces of wire. It is used for cleaning metal surfaces.*Bánh xe dây Bánh xe có sợi dây dùng làm sạch bề mặt kim loại.*

wheelchair. A special chair equipped with usually two large and two small wheels for transporting patients. Especially useful in enabling partially paralyzed individuals to be mobile and to have occupations that might otherwise be impossible.

Wheel chairs are made in a variety of sizes and weights to accommodate the patient and the type of injury. The universal wheelchair has larger wheels in the back and may be used indoors or outdoors. A wheelchair for amputees is available with rear wheels that are set farther back to compensate for the loss of weight of the amputated limbs. Power-driven. wheelchairs are especially useful forpatients who cannot propel themselves.*Ghế có bánh xe Ghế đặc biệt được thiết kế có hai bánh nhỏ và hai bánh to cùng di chuyển bệnh nhân, rất hữu dụng đối với những người bị liệt không thể di chuyển được.*

Ghế được thiết kế theo nhiều kích thước khác nhau phù hợp với từng loại bệnh nhân có trọng lượng cơ thể khác nhau loại ghế phổ biến có bánh xe to ở phía sau và có thể được dùng trong hoặc ngoài nhà. Ghế có bánh xe dành cho người bị cụt với bánh xe phía sau đặt lệch ra sau hơn để trù trừ cho mất trọng lượng chi bị cụt. Ghế có bánh xe lái mạnh đặc biệt tốt cho người không thể tự đẩy xe.

wheeze [ME. whesen]. A whistling or sighing sound resutting from narrowing of the lumen of a respiratory passageway. Often only noted by use of stethoscope. Occurs in asthma, croup, hay fever, mitral stenosis, and pleural effusion. May result from presence of tumors, foreign obstruc-

tions, bronchial spasm, tuberculosis, obstructive emphysema, or edema. *Tiếng thở khò khè Tiếng thở nhẹ thường chỉ nghe được khi đặt ống nghe do hẹp lòng đường dẫn khi do hen viêm tắc thanh quản sốt có khô hẹp hai lá tràn dịch màn phổi. Cũng có thể do khối u tắc nghẽn do dị vật, co thắt phế quản, lao, khí quản thủng do tắc nghẽn hoặc phù nề.*

wheezing. Production of whistling sounds during difficult breathing such as occurs in asthma, coryza, croup, and other respiratory disorders. SEE: wheeze. *Thở khò khè Tạo ra âm thanh thở khò khè trong suốt thời gian khó thở xảy ra ở những bệnh hen, sổ mũi, viêm tắc thanh quản, và những rối loạn hô hấp khác. Xem: wheeze*

whelk [AS. hwylca]. A wheat; a protuberance on the face as a nodule or tubercle. *Nốt đay, chỗ lồi trên bề mặt giống như nốt nhỏ hay cũ nhỏ.*

whiff. 1. A slight gust or puff of air, esp. one conveying an odor. 2. A quick inhalation or exhalation, as of tobacco smoke. *whiff 1. Luồng hơi, luồng khí nhẹ. 2. Luồng hơi hít vào thở ra khi hút thuốc*

whinolalia [AS. whinan, whine, + Gr.latein,totalk]. Hypernasality and distortion of speech. Occurs in incompetent palate syndrome. *Chứng méo miệng [AS. whinan,tiếng thét + Gr.latein, nói] Giọng mũi và méo tiếng. Xảy ra trong hội chứng vòm miệng không hoàn chỉnh*

Whipple's disease [George Hoyt Whipple, U.S. pathologist, 1878-1976] Intestinal lipodystrophy, characterized by abnormal skin pigmentation, fatty stools, loss of weight and strength, chronic arthritis, a distinctive lesion of the mucosa of the jejunum and ileum, and other signs of a malabsorption syndrome. This rare disease resembles idiopathic steatorrhea. SYN: intestinal lipodystrophy.

TREAT: Intensive antibiotic therapN with procainepenicillin followed by maintenance therapy with tetracycline provides good results. *Bệnh Whipple [George Hoyt Whipple, bác sĩ bệnh lý học người Mỹ, 1878-1976] Chứng loạn dưỡng mỡ ruột đặc trưng bằng tăng sắc tố da bất thường phân mỡ, sụt cân, mệt mỏi, viêm khớp mạn tính, tốn thương đặc trưng ở niêm mạc hỗng và hồi tràng, và các dấu hiệu khác của lội chứng kém hấp thu. Bệnh hiếm gặp này giống bệnh phân mỡ tự phát. Đn: intestinal lipodystrophy.*

Chữa trị: Kháng sinh tăng cường với procain penicillin, sau đó duy trì bằng tetracyclin sẽ cho kết quả tốt.

whipworm. Common name for a roundworm often parasitic in the human intestines. SYN: Trichuris trichiura. *Giun tóc Loại ký sinh* *nhỏ giống như tóc thường ký sinh trong ruột người. Đn: Trichuris trichiula.*

whirl [Old Norse huirfta]. 1. To revolve rapidly. 2. To feel giddiness. *whirl 1. Xoay tròn nhanh chóng. 2. Cảm thấy choáng váng*

whirlbone. 1. The kneecap. SYN: patella. 2. The head of the femur. *whirlbone 1. Xương bánh chè. 2. Phần đầu xương đùi.*

whirlpool bath. SEE: bath, whirlpool. *Xoáy nước Xem: bath, whirlpool.*

whiskey, whisky A distilled alcoholic liquor made from grain. The alcohol present is ethyl alcohol.

caution: Wood or methyl alcohol should never be used in alcoholic beverages intended for human consumption. It is extremely toxic and may cause death. In those who survive, blindness is a common occurrence.

Rượu whisky Một loại rượu được làm từ lúa gạo. Hiện nay loại rượu này chính là cồn ethyl.
Lưu ý: Cồn methyl không bao giờ dùng làm đồ uống vì rất độc có thể gây chết người. Những người uống phải loại rượu này nếu còn sống cũng sẽ bị mù.

whisper [AS. hwisprian]. 1. Speech with a low, soft voice; a low, sibilant sound. 2. To utter in a low sound. *whisper 1. Tiếng nói thầm: Lời thì thầm, lời nói nhẹ như gió thoảng. 2. Tiếng thầm: Nói phát ra âm thanh nhỏ*

w., cavernous. Direct transmission of a whisper through a cavity in auscultation. *Hướng truyền trực tiếp tiếng nói thầm qua hang trong khi nghe bệnh.*

whistle 1. A sound produced by pursing one's lips and blowing. 2. A tubular device driven by wind that produces a loud and usually shrill sound. *Cái còi, tiếng sáo 1. Âm thanh tạo ra bằng cách mín môi lại và thổi. 2. Một dụng cụ hình ống dẫn gió vào và phát ra tiếng lớn*

whistling face syndrome. A congenital malformation with muscle dysfunction that produces a masklike "whistling face." Also present are hypoplastic nasal bones and clubfeet. The genetic transmission may be autosomal recessive. *Hội chứng mặt thổi sáo Dị dạng bẩm sinh với rối loạn chức năng cơ gây mặt giống như đang thổi sáo. Kèm giảm sản xương mũi và chân veo. Bệnh di truyền lặn trên nhiễm sắc thể thường.*

white [AS. hwit]. 1. The achromatic color of maximum lightness that reflects all rays of the spectrum. 2. The color of milk or fresh snow; opposite of black. *Trắng, ánh sáng trắng 1. Ánh sáng vô sắc phản chiếu tất cả các tia quang phổ. 2. Màu sữa hay màu tuyết, trái với màu đen*

white cell. The leukocyte. *white cell Bạch cầu.*

white gangrene. Gangrene due to local anemia. *Hoại thư trắng Hoại thư do thiếu máu*

whitehead Milium, q.v. *Mụn đầu trắng Một nốt trắng trên da, đặc biệt là trên mặt*

white leg. Phlebitis of femoral vein marked by white swelling of the leg. SYN: phlegmasia alba dolens. *Bệnh chân trắng, chân sữa Viêm tĩnh mạch đùi biểu hiện bởi sưng trắng ở chân. Đn: phlegmasia alba dolens.*

white line. White tendinous attachment of abdominal oblique and transverse muscles. Visible in the midline of the skin covering the anterior wall of the abdomen. SYN: lines albs *Đường trắng Gân màu trắng của cơ chéo và cơ nang bụng có thể nhìn thấy ở đường giữa phủ bởi da của thành trước bụng. Đn: linea alba.*

white lotion. USP. A combination of zinc sulfate, and sulfurated potash diluted in purified water, used in treating certain skin diseases. *Thuốc xức trắng Dạng kết hợp giữa kẽm sulfat nước dùng thoa các bệnh potat pha loãng trong da.*

white matter. Any nervous structure composed of white medullated nerve fibers. *Chất trắng Mô thần kinh của hệ thần kinh trung ương có màu nhợt hơn phần chất xám.*

white of egg. The albumin of an egg. *Lòng trắng trứng Chất albumin trong trứng.*

white of eye. Conjunctiva. *white of eye Kết mạc.*

white ointment. USP. Ointment containing white wax and white petroleum. *Thuốc mỡ trắng Thuốc mỡ có chứa chất xáp trứng và dầu mỏ trắng.*

whitepox Variola minor. *whitepox Bệnh đậu mùa.*

white precipitate. A white amorphous powder used principally in ointments for external treatment of some skin diseases. SYN: ammoniated mercury. *Chất kết tủa trắng Loại thuốc bột trắng không kết tinh dùng như thuốc mỡ để trị bệnh da. Đn: ammoniated mercury*

white softening. Stage of softening of any substance in which the affected area has become white and anemic. *Mỡ mềm màu trắng Hiện tượng vùng da chuyển sang màu trắng do thiếu máu ở vùng đó.*

whitlow [ME. whitflawe, white flow]. Suppurative inflammation at the end of a finger or toe. It may be deep seated, involving the bone and its periosteum, or superficial, affecting parts of the nail. SYN: felon; panaris; paronychia, runaround. *Chín mé, viêm đầu ngón tay Một dạng viêm mủ ở đầu ngón tay hoặc chân có liên quan đến xương và màng xương hoặc ở bề mặt ảnh hưởng đến móng. Đn: felon; panaris; paronychia; runaround*

Whitmore's disease. [Alfred

Whitmore, Brit. surgeon, 1876-1946] Melioidosis, q.v. *Bệnh Whitmore [Alfred Whitmore, bác sĩ phẫu thuật người Anh 1876-1946] Bệnh nhiễm khuẩn do Melioidosis.*

W.H.O. World Health Organization. *W.H.O Viết tắt của Tổ chức Y Tế Thế giới.*

whole body counter. Instrument that detects the radiation present in the entire body. *whole body counter Dụng cụ dò tìm các bức xạ trong cơ thể.*

wholism. Holism, q.v. *wholism Tổng thể.*

wholistic health. SEE: holistic medicine. *Sức khỏe chung Xem: holistic medicin.*

whoop [AS. hwopan, to threaten]. The sonorous and convulsive inapiratory crow following a paroxysm of whooping cough. *Tiếng rít cuối cơn ho gà Tiếng ho khúc khắc, thở co thắt gây tiếng sau cơn ngắt quãng, đặc trưng của bệnh ho gà.*

whooping cough. An acute infectious disease caused by Bordetella pertussis with recurrent spasms of coughing ending in a whooping inspiration. SYN: pertussis. *Ho gà Bệnh truyền nhiễm cấp tính do nhiễm vi trùng Bordetella pertussis với từng cơn ho ủ rượi.*

whorl [ME. whorle]. 1. Spiral arrangement of cardiac muscular fibers. SYN: vortex. 2. A type of fingerprint in which the central papillary ridges turn through at least one complete circle. SEE: fingerprint for illus. *Vòng xoắn, vân vòng tay (trên gan bàn tay) 1. Dạng sắp xếp hình xoắn ốc của các sợi cơ tim. Đn: vortex. 2. Một dạng dấu lăng ngón tay trong đó các cung nhú trung ương xoay ít nhất một vòng hoàn chỉnh. Xem: fingerprint để minh họa.*

Widal's reaction or test [Georges Fernand Isidore Widal, Fr. physician, 1862-1929] An agglutination teat for typhoid fever. *Phản ứng hoặc thử nghiệm Widal [Georges Fernand Isidore Widal, bác sĩ người Pháp 1862-1929] thử nghiệm ngưng kết tìm bệnh sốt thương hàn.*

wild cherry. The dried bark of Prunus serotina, used principally in the form of syrup as a flavored vehicle for cough medicine. *Anh đào dại Vỏ khô của Prunus serotina chủ yếu dùng ở dạng xirô tạo mùi vị dễ chịu trong thuốc ho.*

will [AS.]. 1. The mental faculty used in choosing or deciding upon an act or thought. 2. Power of controlling one's actions or emotions. *ý chí 1. Khả năng kiểm soát hành động hay cảm xúc của một người. 2. Khả năng về hành động hay suy nghĩ.*

Willis'circle [Thomas Willis, Britanatomist, 1621-1675] An intercommunicating set of arteries that encircles the optic chiasma and hypophysis, from which the principal arteries supplying the brain are derived. It receives blood from the two internal carotid arteries and the basilar artery formed by union of the two vertebral arteries. SEE: illus.

Vòng Willi [Thomas Willis, bác sĩ giải phẫu người Anh, 1621-1675] Bộ động mạch thông bao quanh giao thoa thị giác và tuyến yên từ đó chia các nhánh chính cấp máu cho não. Nó nhận máu từ hai động cảnh trong và động mạch nền hình thành bởi sự hợp nhất hai động mạch đốt sống. Xem: minh họa.

Willis' cords. Cords crossing the superior longitudinal sinus transversely.*Dây Willis Dây ngang qua xoang tĩnh mạch dọc trên.*

Wilms' tumor [Marx Wilms, Ger. surgeon, 1867-1918] Rapidly developing tumor of the kidney that usually occurs in children. In the past, the mortality from this cancer was extremely high. Newer approaches to therapy have been very effective in controlling the tumor. SYN: embryonal carcinosarcoma; nephroblastoma. SEE: Nursing Diagnoses.*Khối u Wilms [Marx Wilms, bác sĩ phẫu thuật người Đức 1867-1918] Khối u thận phát triển nhanh thường xảy ra ở em. Trong quá khứ có nhiều người chết vì mắc phải bệnh này, ngày nay có nhiều phương pháp mới hơn được áp dụng rất hiệu quả nhằm kìm chế khối u phát triển Đn: embryonal carcinosarcoma; nephroblastoma. Xem: Nursing Diagnoses.*

Wilson's disease [Samuel A. K. Wilson, Brit. internist, 1877-1937] A hereditary syndrome transmitted as an autosomal recessive trait in which a decrease of ceruloplasmin, q.v., permits accumulation of copper in various organs (brain, liver, kidney, and cornea) associated with increased intestinal absorption of copper. A pigmented ring (Kayser-Fleischer ring) at the outer margin of the cornea is pathognomonic. Syndrome is characterized by degenerative changes in the brain, cirrhosis of the liver, splenomegaly, tremor, muscular rigidity, involuntary movements, spastic contracturae, psychic disturbances, dysphagia, and progressive weakness and emaciation. SYN: degeneration, hepatolenticular. TREAT: The untreated disease is fatal. The goal is to prevent further buildup of copper accumulation in tissues. This is done by avoiding foods high in copper. Also to reduce the copper in the tissues by giving the copper binder, o-penicillamine, until serum copper level returns to normal.

caution: The copper binder, D-penicillamine, may cause pyridoxine and iron deficiency.

Bệnh Wilson [Samuel A.K. Wilson, bác sĩ nội khoa người Anh 1877-1937] Hội chứng di truyền trên NST thường vết trong đó thiếu

ceruloplasmin, cho phép đồng lắng đọng trong nhiều cơ quan khác nhau (não, gan, thận và giác mạc) liên quan đến sự hấp thu đồng trong ruột tăng lên. Một vòng sắc tố (vòng Kayser-Fleischer) ở mép ngoài của giác mạc có tính đặc trưng. Hội chứng này đặc trưng những thay đổi thoái hóa trong não, xơ gan, lách to, run, cứng cơ, cử động không cố ý, chứng co cứng, rối loạn tâm thần, khó nuốt và yếu cơ diễn tiến và tình trạng gầy mòn. Đn: degeneration, hepatolenticular. Điều trị: Bệnh không điều trị sẽ dẫn đến tử vong. Mục đích là để ngăn chặn sự tích lũy đồng nhiều hơn trong những mô. Điều này được thực hiện bằng cách tránh những thức ăn có lượng đồng cao. Cũng để giảm đồng trong các mô bằng cách dùng các chất gắn đồng, D-penicillamine, cho đến khi mức đồng huyết thanh trở lại bình thường.

Thận trọng: Chất gắn đồng, D-penicillamin, có thể gây ra thiếu vitamin B6 và sắt

Wilson-Mikity syndrome. [Miriam G. Wilson. U.S. pediatrician, b. 1922; Victor G. Mikity, U.S. radiologist, b.19191 A so-called pulmonary dysmaturity syndrome seen in premature infants. The symptoms are insidious onset of dyspnea, tachypnea, and cyanosis in the first month of life. Roentgenograms of the lungs reveal evidence of emphysema that develops into multicysts. Therapy is directed to the pulmonary insufficiency and cardiac failure. The death rate is about 25%.*Triệu chứng Wilson-Mikity [Miriam G. Wilson, bác sĩ khoa nhi người Mỹ sinh năm 1922; Victor G. Mikity, bác sĩ chuyên khoa X quang người Mỹ, sinh năm 1919] Cũng được gọi là hội chứng phổi loạn trưởng thành thường tìm thấy ở những trẻ sơ sinh sinh non. Triệu chứng thường khởi phát âm ỉ, với khó thở nhịp thở nhanh và xanh tím trong tháng đầu, nếu chụp X quang phổi sẽ thấy bằng chứng của khí thũng phát triển thành đa nang. Điều trị trực tiếp vào thiểu năng phổi và suy tim tỷ lệ tử vong khoảng 25%.*

Winckel's disease [Franz von Winckel, Get. gynecologist, 1837-1911] A fatal disease of the newborn characterized by profuse hemorrhages, hematuria, jaundice, enlarged spleen, collapse, and convulsions.*Bệnh Winckel [Franz von Winckel, Bác sĩ phụ khoa người Đức 1837-1911] Bệnh gây tử vong thường ở những trẻ em mới sinh do xuất huyết nhiều, huyết niệu vàng da, lách to ra, trụy mạch và co giật.*

windburn. Erythema, and irritation of the skin due to exposure to wind. Simultaneous exposure to the sun, moisture, wind, and cold may cause a severe dermatitis.*Tổn thương da do dàn gió Ban đỏ, kích thích da do gió. Đồng thời phơi ngoài nắng,*

gió, độ ẩm, hơi lạnh có thể gây ra viêm da nặng.

windchill. The cooling effect wind has on exposed human skin.*Bị giá lạnh, ớn lạnh Ánh hưởng giá lạnh lên da người*

windchill factor. Loss of heat from exposure of skin to wind. Heat loss is proportional to the speed of the wind. Thus, skin exposed to a wind velocity of 20 miles per hour (MPH) (32 kilometers per hour) when the temperature is 00F (-17.80C) will be cooled at the same rate it would be in still air at -460<C2,5,0,0,0,0,100>F (-43.3 0 C). Similarly when the temperature is 200 F (-6.7 0 C) and the wind is 10, 20, or 35 mph (16.1, 32.2, or 56.3 kilometers per hour), the equivalent skin temperature would be -40, -180, or -280F (-200<C2,5,0,0,0,0,100>, -27.80, or-33.30C), respectively. Windchill factor is calculated for dry akin. Skin, wet from any cause and exposed to wind will lose heat at a much higher rate than dry akin. Wind blowing over wet skin can cause frostbite even on a comfortably warm day as judged by the thermometer.*Yếu tố ớn lạnh Sự mất nhiệt trong cơ thể do da bị nhiễm gió nhiều. Hiện tượng mất nhiệt thường tỷ lệ với tốc độ của gió. Tốc độ gió 20 dặm trên giờ (32 km trên giờ) khi nhiệt độ là 00F (-17,8C) sẽ lạnh ở cùng tốc độ ở nhiệt độ không khí ở -46F (-43,3C). Tương tự khi nhiệt độ là 20F (-6,7C) và tốc độ gió là 10, 20, 35 mph (16,1; 32,2; 56,3 km trên giờ) nhiệt độ da tương đương là -40C, -18C, -28F (-20, -27,8, -33,3C).*

Yếu tố cảm lạnh thường thấy ở da khô tuy nhiên da nhờn khi ra gió dễ bị mất nhiệt hơn da khô, có thể bị tê cóng, thậm chí cả trong ngày rất dễ chịu, có thể theo dõi trên nhiệt biểu kế.

windchill index. A table listing the windchill factor for various combinations of temperature and wind velocity.*Chỉ số ớn lạnh Một bảng liệt kê yếu tố ớn lạnh đối với những sự kết hợp khác đối về nhiệt độ và vận tốc gió*

winding sheet. Sheet used to wrap a dead body. SYN: shroud.*Vải quấn tử thi Tấm vải được sử dụng để quấn một xác chết. Đn: shroud*

window [Old Norse vindauga]. 1.An aperture for the admission of light or air or both. 2. A small aperture into a cavity, esp. that of the inner ear. SEE: fenestra.*Cửa sổ 1.Một khe hở cho ánh sáng hoặc không khí hoặc cả hai đi vào. 2. Một khe nhỏ trong một khoang, đặc biệt của tai trong. Xem: fenestra*

w., aortic. In radiology, in a left anterior oblique or lateral view of the chest, a clear area bounded by the aortic arch, the bifurcation of the trachea and the pericardial border.*Động mạch chủ cửa số Trong phố*

X quang là một vùng được bao quanh bởi các động mạch hình cung, chỗ rẽ đôi của khi quản

w., cochlear. The fenestra cochleae. SYN: fenestra rotunda.*Cửa số ốc tai Đn: fenestra rotunda*

w., oval. The fenestra veatibuli.*w., oval Cửa số tiền định, cửa số bầu dục.*

w., round. The fenestra cochleae. SYN: fenestra rotunda.*w., round Cư ́a số ố tai, cửa số tròn. Đn: fenestra rotunda*

w., vestibular. The oval window. SYN: fenestra uestibuli.*w., vestibular Cửa số hình bầu dục. Đn: fenestra vestibuli.*

windpipe. The tubular structure through which air passes from the larynx to the lungs. SYN: trachea. *Khí quản Ống thẳng dẫn khi từ thanh quản đến phổi. Đn: trachea*

wine [L. vinum, wine]. 1. Fermented juice of any fruit, usually made from grapes and containing 10% to 15% alcohol. 2. Solution of a medicinal substance in wine. SYN: uinum. *Rượu nho 1. Nước trái cây lên men, thường làm từ trái nho chứa 10 đến 15% cồn. 2. Dung dịch của một dược chất trong rượu. Đn: vinum*

wineglass. A fluid measure of approx. 2 fl. oz (60 ml).*Cốc (ly) đựng rượu Dụng cụ đo chất lỏng. 2fl, oz (60ml)*

wine sores. Slang term for superficial infected areas of the skin seen in alcoholics with poor personal hygiene. Erroneously thought to be due to specific action of the wine.*Tổn thương da do rượu Tiếng lóng dùng để chỉ vùng da bị viêm nặng ở những người nghiện rượu có vệ sinh cá nhân kém. Do những hành động cụ thể của rượu.*

wing [Old Norse vaengiJ. A structure resembling the wing of a bird, esp. the great and small wings of the sphenoid bone, q.v. SEE: ala.*Cánh Một cấu trúc giống với cánh của một con chim đặc biệt cánh lớn và nhỏ của xương bướm. Xem: ala.*

wink [AS.wincian]. 1. To close and open the eyelids quickly. 2. Act of closing and opening the eyelids quickly.*Nháy mắt 1. Nhắm và mở mắt nhanh. 2. Hành động nhắm và mở mắt nhanh.*

winking. Wink, def. 2, q.v.*winking Sự nháy, chớp mắt*

w., jaw. Involuntary simultaneous closing of the eyelid as the jaw is moved.*w., jaw Nhắm mắt và chuyển động hàm một cách đồng thời.*

w., jaw-, syndrome. Unilateral ptosis of the eye at rest; and rapid exaggerating elevation of the lid when the mandible is either depressed or moved to the opposite side of the ptosed lid. SYN: Gunn's syndrome. *Chứng sa mí mắt Sụp mi mắt một bên khi nghỉ và mí mắt nhổ cao khi hàm dưới hạ xuống hoặc di chuyển đối diện với bên mí mắt bị sụp. Đn:*

Gunn's syndrome

Winslow, foramen of [Jakob B. Winslow, Fr. anatomist, 1669-1760] The epiploic foramen.*Lỗ Winslow [Jakob B. Winslow, bác sĩ giải phẫu người Pháp 1669-1760] Lỗ mạc nối.*

W inslow, ligament of. The oblique popliteal ligament located at back of knee.*Dây chằng Winslow Dây chằng vùng kheo xiên nằm ở sau khớp gối*

Winslow, pancreas of. The processus uncinatus of the pancreas. *Winslow, pancreas of Móc tuyến tụy.*

Winstrol. Trade name for stanozolol. *Winstrol Tên thương mại của stanozolol.*

wintergreen oil. Methyl salicylate, a colorless, yellowish, or reddish liquid that has a characteristic taste and odor. It is used as a flavoring substance and as a counterirritant applied topically in the form of salves, lotions, and ointments. Trade name is Wintergreen Oil. SYN: methyl salicylate; sweet birch oil.*Dầu wintergreen Chất methyl salicylate là chất lỏng không màu hơi vàng, hơi đỏ, có mùi và vị đặc trưng. Được dùng làm chất tạo hương và như chất chống kích thích dùng tại chỗ dạng thuốc xịt và thuốc mỡ. Tên thương mại là Wintergreen Oil. Đn: methyl salicylate; sweet birch oil*

winter itch. Itching occurring only in cold weather. Probably due to drying of skin that is deficient in natural lubrication. SYN: pruritus hiem.alis. *Ngứa do lạnh Ngứa do thời tiết lạnh cũng có thể do da bị khô, do thiếu bôi trơn tự nhiên. Đn: pruritus hiemalis*

wire 1. Metal drawn out into threads of varying thickness. 2. To join fracture fragments together by use of wire.*Dây sắt, buột bằng dây sắt 1. Miếng kim loại được rút ra từ sợi chỉ dày. 2. Nối những dẫn vỡ lại với nhau bằng cách dùng dây kim loại*

w., arch. In dentistry, application of wire around the dental arch in order to correct irregularities of position of the teeth.*Cung dây Trong nha khoa, để điều chỉnh cho đúng vị trí của răng. Người ta dùng dây kim loại quấn quanh răng, dạng kiến răng*

w., Kirschner. Steel wire placed through a long bone in order to apply traction to the bone.*Dây Kirschner Dây thiếc mỏng được đặt qua xương dài để xương thích ứng với từng vùng.*

w., ligature. Soft, thin wire used in orthodontics to anchor other dental devices to an arch wire.*Chỉ buộc Dây mỏng mềm được móc vào thiết bị chữa răng khác. Thường sử dụng trong thuật chữa răng.*

w., separating. Soft wire used in dentistry to separate teeth prior to banding them. *Dây mềm trong nha khoa dùng tách răng ra khỏi hàm.*

wiring Fastening bone fragments to-

gether by use of wire.*Buộc vòng Buộc những mảnh vỡ xương lại với nhau bằng cách sử dụng dây.*

w., circumferential. Method of treating a fractured mandible by passing wires around the bone and a splint in the oral cavity.*Buộc vòng quanh hàm Phương pháp điều trị gãy xương hàm bằng cách dùng nẹp quấn quanh xương*

w., continuous loop. Forming wire loops on both mandibular and maxillary teeth in order to provide attachment sites for robber bands. This is used in treating fractures of the mandible.*Móc liên tiếp Sợi dây được móc vào các răng hàm trên và răng hàm dưới để tạo độ dính cho hàm. Đây là phương pháp để điều trị khi bị nứt hàm hay gãy hàm*

w., Gilmer. Wiring of single opposed teeth by use of wire passed circumferentially around the two teeth and the ends twisted together. Used to produce intermaxillary fixation. *w., Gilmer Việc buộc răng bằng cách quấn dây quanh răng và xoắn đôi chúng lại với nhau, phương pháp này dùng trong việc cố định gian hàm.*

w., Ivy loop. Placement of wire around adjacent teeth in order to provide an attachment of elastics.*w., Ivy loop Quấn dây quanh răng để tạo sự kết dính răng.*

w., perialveolar. Use of wires to fix a splint to the mandible. The wires are passed through the alveolar process from the buccal plate to the palate.*w., perialveolar Dùng dây để điều chỉnh thanh nẹp hàm dưới, dây được xuyên qua nghành ổ răng từ má mềm đến vòm miệng.*

w., pyiiform. Use of the nasal bones for stabilizing a fracture of the jaw. The wire are passed through the pyriform aperture of the nasal bone and then to the segment.*w., pyiiform Hình thức làm ổn định xương hàm bị gãy, dây được buộc xuyên qua lỗ của xương mũi đến từng đốt xương hàm.*

w., Stout's. W., continuous loop.*w., Stout's Dây vòng nối tiếp.*

Wirsung, duct of [Johann Georg Wirsung, Get. physician, 1600-1643] Excretory duct of the pancreas. SYN: duct, pancreatic.*Ống Wirsung [Johann Georg Wirsung, bác sĩ người Đức 1600-1643] Ống bài tiết của tuyến tụy. Đn: duct, pancreatic.*

wisdom tooth The last molar tooth on each side of the jaw. These four molars may appear as late as the 25th year or may never erupt.*Răng khôn Răng hàm cuối cùng của mỗi hàm. Bốn răng hàm này có thể xuất hiện vào lúc 25 tuổi hoặc có thể không bao giờ mọc lên*

Wiskott-Aldrich syndrome. [Alfred Wiskott, Ger. pediatrician, b. 1898; Robert a Aldrich, U.S. pediatrician, b. 1917] A sexlinked, recessive disorder with a defect in both T and B cell function. It is characterized by eczema, thrombocytopenia with bleeding tendency, and infections, esp. of the ears. Treatment consists of antibiotics, but the possibility of superinfection by viruses, fung, and Pneumocystis carinii must be watched for. The use of transfer factor obtained from activated lymphocytes has been effective in about half of the cases. Because of the variable severity of the disease, some patients have lived into their teens, but death may occur at an earlier age. *Hội chứng Wiskott-Aldrich [Alfred Wiskott, bác sĩ khoa nhi người Đức sinh năm 1898; Robert A. Aldrich, bác sĩ khoa nhi người Mỹ sinh năm 1917] Bệnh di truyền lặn liên kết với giới tính với khiếm khuyết chức năng tế bào B và T. Đặc trưng bằng eczema, giảm tiểu cầu với khuynh hướng chảy máu, và nhiễm trùng đặc biệt ở tai. Điều trị bằng kháng sinh nhưng phải theo dõi khả năng nhiễm virus, nấm và Pneumocystis carinii sử dụng các yếu tố chuyển dạng từ bạch cầu lympho hoạt hóa có hiệu quả trong một nửa các trường hợp. Vì mức độ bệnh khác nhau, một số bệnh nhân sống đến khoảng 10 tuổi nhưng tử vong có thể xảy ra sớm hơn.*

witches' milk. Milk secreted by the newly born infant's breast, stimulated by the lactating hormone circulating in the mother. *Sữa witche Sữa tiết ra ở vú của trẻ mới sinh do hormon tiết sữa của người mẹ.*

withdrawal. Cessation of administration of a drug, esp. a narcotic, or alcohol to which the individual has become either physiologically or psychologically addicted. Withdrawal symptoms vary with the type of drug used. Neonates may exhibit withdrawal symptoms from drugs or alcohol ingested by the mother during pregnancy. SEE: drugaddiction. *Sự ngừng cai Ngừng dùng thuốc nhất là ma túy, rượu với những người đã trở nên (nghiện) lệ thuộc tâm lý hoặc sinh lý vào thuốc. Những triệu chứng cai thuốc thay đổi với loại thuốc được sử dụng. Trẻ sơ sinh có thể biểu lộ những triệu chứng cai thuốc hoặc rượu được hấp thụ bởi người mẹ trong suốt thời kỳ mang thai. Xem: drug addiction.*

withdrawal syndrome. Partial collapse resulting from withdrawal of alcohol, stimulants, and some opiates. SYN: abstinence syndrome. *Hội chứng cai thuốc Tình trạng suy sụp do ngừng uống rượu, chất kích thích và một số loại thuốc phiện. Đn: abstinence syndrome*

witkop [Afrikaans, white scalp). Matted crusts in the hair to produce a scalplike structure. Seen in South African natives. SYN: dikwakwadi; white head. *Da đầu trắng Lớp vỏ biểu bì trên tóc để tạo thành cấu trúc giống đầu. Gặp ở người gốc Nam Phi. Đn: dikwakwadi; white head.*

witzelsucht [M. Jastrowitz, Ger-physician, b. 1839) Condition produced by frontal lobe lesions characterized by selfamusement from poor jokes and puns. SEE: moria. *witzelsucht [M.Jastrowitz, bác sĩ người Đức sinh năm 1839] Tình trạng lễ thùy trán tốn thương đặc trưng bằng tự cười thích thú do chơi và đùa không đáng cười. Xem: moria.*

w., primary affective. A peculiar variety of witzelsucht characterized by teutonization of nomenclature. *Hễ cảm xúc nguyên phát Biến thể của hễ đặc trưng riêng bằng gọi tên sai.*

Wohlfahrtia A genus of flies parasitic in animal tissue, belonging to the family Sarcophagidae, order Diptera. *Ruồi Wohlfahrtia Giống ruồi ký sinh ở mô động vật thuộc họ Sarcophagidae, bộ Diptera.*

W. magnifica Species found in south-east Europe. The larvae may ccur in Luman and animal wounds. *Ruồi W. magnifica Loài ruồi ở Đông Nam Châu Âu. Ấu trùng có thể ở vết thương ở người và động vật.*

W., opaca. Species occurring in Canada, a common parasite of wild animals- Human infants may become infested. *Ruồi W., opaca Ký sinh trùng ở Canada, là loại ký sinh trùng phổ biến có trong các loại động vật hoang dại và trẻ nhỏ có thể bị nhiễm.*

W, vigil. Species found in Canada and northern United States. *Ruồi W., vigil Loại ký sinh trùng được tìm thấy ở Canada và Bắc Hoa kỳ.*

wolffian body [Kaspar Friedrich Wolff, Get. anatomist, 1733-1794] An embryonic organ on each side of the vertebral column. SYN: mesonephros. SEE: arehtnephron; embryo; paroophoron; parovarium. *Thể Wolff [Kaspar Fried rich Wolff, bác sĩ giải phẫu người Đức, 1733-1794] Bộ phận phôi thai trên mỗi thành đốt sống. Đn: mesonephros. Xem: archinephron; embryo; paroophoron; parovarium.*

wolffian cyst. One of the broad ligaments of the uterus. *Khối u Wolff Một trong những dây chẳng rộng của tử cung.*

wolffian duct. Duct in the embryo leading from the mesonephros to cloaca. From it develop the ductus epididymis, ductus deferens, seminal vesicle, ejaculatory duct, ureter, and pelvis of kidney. SYN: mesonephric duct. *Ống wolffian Ống trong phôi dẫn từ trung thận đến ổ nhớt. Từ nó phát triển ống mào tinh, ống tinh, túi tinh, ống xuất tinh, ống dẫn nước tiểu và bể thận. Đn: mesonephricduct*

wolffian tubules. One of30to 34 tubules that develop within the mesonephros and empty into the mesonephric duct. Most are transitional, persisting for only a short time. Some persist in adult males as

the efferent ductules of the testis; others persist only as vestigial structures. SYN: mesonephric tubules. SEE: epoophoron; paradidymis; paroophoron. *Ống Wolff Một trong 30 đến 34 ống phát triển trong trung thận và làm rỗng vào ống trung thận. Hầu hết chuyển biến, chỉ tồn tại trong thời gian ngắn. Một số kéo dài ở đàn ông lớn tuổi như những tiểu quản ly tâm của tinh hoàn; những ống khác chỉ kéo dài như những cấu trúc vết tích. Đn: mesonephric tubules. Xem: epoophoron; paradidymis; paroophoron*

Wolff-Parkinson-White syndrome. [L. Wolff, U.S. physician, 1898-1972; Sir John Parkinson, Brit. physician b. 1885; Paul Dudley White, U.S. cardiologist, 18861974) ABBR: WPW. Abnormality of cardiac rhythm that manifests as supraventricular tachyeardia. The diagnosis is made by use of electrocardiography. The P-R interval is less than 0.12 seconds and the QRS complex contains an initial slur, called the delta wave, that broadens the complex. SEE: preexcitation. *Hội chứng Wolff-Parkinson-White viết tắt: WPW [L.Wolff, bác sĩ người Mỹ, 1898-1972; Sir John Parkinson, bác sĩ người Anh sinh năm 1885; Paul Dudley White, bác sĩ khoa tim người Mỹ, 1886-1974] Hiện tượng nhịp tim bất thường biểu hiện là nhịp đập nhanh trên thất. Chẩn đoán được dựa trên điện tâm đồ. Khoảng cách P-R ít hơn 0.12 giây và hỗn hợp QRS chứa một sóng delta, làm mở rộng phức bộ này. Xem: preexcitation*

Wolfing 100. Trade name for reuwolfia serpentina. *Tên thương mại đối với rauwolfia serpentina*

wolfram Tungsten. *Chất wolfram Tungsten.*

wolfsbane Old name for aconite root. *wolfsbane Tên cũ của aconite root.*

Wolhynia fever Trench fever, q.v. *Sốt Wolhynia Sốt chiến hào.*

Wolman's disease. [M. Wolman, Israeli physician, b. 1914] An inherited metabolic disorder in which infants develop hepato splenomegaly, calcification of the adrenal glands, and foam cells in the bone marrow and other tissues. *Bệnh Wolman [M.Wolman, bác sĩ người Israeli sinh năm 1914] Rối loạn quá trình trao đổi chất di truyền trong đó trẻ nhỏ phát triển gan lách to, hóa vôi tuyến thượng thận, tế bào có bọt trong tủy.*

womb [AS. womb]. Female organ for protection and nourishment of the fetus. SYN: uterus. *Dạ con, tử cung Cơ quan của phụ nữ để bảo vệ và nuôi dưỡng bào thai. Đn: uterus*

wood alcohol. CH_3OH. Alcohol obtained by distillation from wood. It is a poisonous substance; its ingestionmay cause death, and in those who survive, loss of eyesight.

SEE: methanol; methyl alcohol.

Rượu methylic CHOH được trưng cất từ gỗ là chất rất độc uống vào có thể gây chết người hoặc có thể bị mù mắt nếu sống. Xem: methanol; mthyl alcohol.

Wood's rays. [Robert Williams Wood, U.S. physicist 1868-1955] Ultraviolet rays. Used to detect fluorescent materials in the skin and hair in certain disease states such as tinea capitis. The terms Wood's light and Wood's lamp have become synonymous for Wood's rays, even though these are misnomers.*Tia cực tim, Tia Wood [Robert Williama Wood, bác sĩ người Mỹ 1868-1955] Tia cực tim dùng phát hiện chất huỳnh quang trong da và tóc ở một số tình trạng bệnh như bệnh nấm da đầu.Thuật ngữ đèn Wood và tia Wood đồng nghĩa (Wood's light) với từ này mặc dù dùng sai.*

wool fat. Anhydrous lanolin, a fatty substance obtained from sheep's wool. Used as a base for ointments.*Mỡ từ lông Lanolin khan, một chất béo được lấy từ lông cừu. Được sử dụng làm chế thuốc mỡ.*

woolsorter's disease. A pulmonary form of anthrax that develops in those who handle wool contaminated with Bacillus anthracis.*Bệnh bụi len phổi Một dạng bệnh phổi thường xảy ra với những người tiếp xúc với len có chứa vi khuẩn Bacillus anthracis*

word blindness. Inability to comprehend written words; a form of aphasia, q.v. SYN: alexia.*Bệnh mù chữ Không có khả năng hiểu được chữ viết; một dạng mất ngôn ngữ. Đn: alexia*

word salad. The use of words with no apparent meaning attached to them or to their relationship with one another. Usually found in schizophrenia.*word salad Cách dùng từ mà không có nghĩa đính kèm theo nó hoặc không có mối quan hệ nào với nhau. Thường gặp trong bệnh tâm thần phân liệt*

work [Ger, wirken]. *work Công việc.*

work and mental health. *Công việc và sức khỏe tinh thần*

working through. In psychiatry, the combined endeavor of the patient and the therapist to understand the unconscious genesis of a symptom or mental illness. SEE: calorie; erg; unit.*working through Trong tâm thần học, bệnh nhân kết hợp nhận thức khả năng của mình và phương pháp liệu pháp để biết được nguồn gốc hình thành bệnh. Xem: calorie; erg; unit.*

work-up. The process of obtaining all of the necessary data for diagnosing and treating a patient. It should be done in an orderly manner so that essential elements will not be overlooked. Included are retrieval of all previous medical and dental records, the patient's family and personal medical history, social and occupational history, physical examination, laboratory studies, x-rays, and indicated diagnostic surgical procedures. The patient's work-up is an ongoing process wherein all hospital personnel involved cooperate in attempting to determine the correct diagnosis and effective therapy. SEE: medical record, problem-oriented; Nursing History Form table.*Quá trình tiến hành Quy trình cập nhật dữ liệu để chẩn đoán và điều trị bệnh. Quy trình này được thực hiện theo một trật tự để không bị bỏ sót các yếu tố nào, tiền sử bệnh tật và nha khoa, tiền sử gia đình, tiền sử cá nhân, xã hội, nghề nghiệp, khám thực thể, xét nghiệm labô tia X-quang và các thủ thuật phẫu thuật được chỉ định để chuẩn đoán. Đánh giá bệnh nhân là một quá trình liên tục trong đó tất cả nhân viên bệnh viện đều tham gia vào để cố gắng xác định chuẩn đoán đúng và điều trị hiệu quả. Xem: medical record, problem-oriented; Nursing History Form table.*

World Health Organization. ABBR: W.H.O. *Tổ chức y tế thế giới Viết tắt: W.H.O*

worm [AS. wryrm]. *Giun, ống xoắn*

wormian bones [Olaus Worm, Dan. anatomist, 1588-16541 Small, irregular bones in the course of the cranial sutures.*Xương thóp sọ [Olaus Worm, Dan, bác sĩ giải phẫu người Đan Mạch, 1588-1654] Xương nhỏ ở góc đường khâu của xương sọ*

wormwood A toxic substance, absinthium, obtained from Artemisia absinthium. It was used in certain alcoholic beverages (absinthe),but because of it stoxicity, such use is prohibited in most countries.*Cây ngải đắng Chất độc có tênabsinthium có trong cây Artemisia absinthium. Dùng làm thuốc uống có chất cồn nhưng do độc tố của nó nên bị cấm ở nhiều nước.*

worried well. Persons who are indeed well, but because of their anxiety or imagined illness, they frequent medical care facilities seeking reassurances concerning their health status.*Người lo lắng thoái hóa Người biết lo xa nhưng họ quá lo lắng hồi hộp nên phải thường xuyên kiểm tra sức khỏe của mình.*

wound [AS. wund].*wound Vết thương.*

w., abdominal. Frequently sustained and ordinarily involves structure of the abdominal wall. In such instances, the wound may be treated as an ordinary one. Where a cavity has been opened, and. sap. if viscera have been exposed, attempt to keep the area sterile and moist. This will help to prevent infection.*Vết thương liên quan đến cấu trúc thành bụng Vết thương này có thể điều trị một cách bình thường. Khi ở bụng mở ra và đặc biệt nếu các tạng thò ra ngoài, cố gắng giữ vùng này vô*

trùng và ấm để giúp ngăn ngừa nhiễm trùng.

w., bullet. A puncture wound from a bullet. Usually there is a small point of entrance. If the bullet left the body, there is a larger point of exit; it is associated with injuries of bone, tendon, or blood vessels. SEE: Nursing Diagnoses.
SYM: Depend on site, speed, and character of bullet.
TREAT: Tetanus booster injection or tetanus immune globulin. Antiseptic to wound and dressing. Treat complications, including hemorrhage, and shock.*Vết thương đạn Vết thương do đạn xuyên qua, thường điểm vào của đạn nhỏ. Nếu đạn còn trong có thể có đầu ra lớn hơn và gây ảnh hưởng đến xương, gân mạch máu. Xem: Nursing Diagnoses.*
Triệu chứng: Phụ thuộc vào vị trí, tốc độ và đặc tính của viên đạn.
Điều trị: Tiêm phòng uốn ván mũi cũng cố hoặc globulin miễn dịch uốn ván. Xức thuốc sát khuẩn vào vết thương và băng bó. Điều trị biến chứng, bao gồm xuất huyết và sốc.

w., cellulitis of. Local inflammation of a wound, occurring when wound has been closed without drainage, esp. in appendicitis.
SYM: Elevation of temperature from 4th to 7th day with an accompanying tenderness. Inspect dressing and chart findings.
TREAT: Evacuation of the abscess; hot, wet dressings; antibiotics.*Vết thương viêm mô tế bào Vết thương bị viêm nhiễm ở một vùng nào đó trên cơ thể bị đóng kín, không dẫn lưu nhất là viêm phần phụ của da.*
Triệu chứng: Nhiệt độ tăng lên từ ngày thứ tư đến ngày thứ bảy kèm theo nhảy cảm đau.
Điều trị: Hút mủ áp xe; giảm nhiệt độ; chườm ướt thuốc kháng sinh.

w., contused. A bruise in which the skin is not broken. It may be caused by a blunt instrument. Injury of the tissues under the skin, leaving the skin unbroken, traumatizes the soft tissue. The blood vessels ruptured underneath the skin cause discoloration. If extravasated blood becomes encapsulated, it is termed hematoma; if it is diffused, an ecchymosis.
Treat: Cold compresses, pressure and rest. Elevation of injured area will help prevent or reduce swelling. When acute stage is over (24 to 48 hr), continued rest, heat, and eleration are prescribed. Aseptic drainage may be indicated.*Vết thương đụng giập Vết bầm trên da nhưng không bị vỡ ra có thể do dụng phải vật cứng. Các mô dưới da bị tổn thương, da không rách, chấn thương mô nằm mạch máu vỡ dưới da làm đổi màu vùng da. Nếu nhiều máu tụ lại gây tụ máu; nếu lan tỏa gây bầm máu. Xem: ecchymosis hematoma.*
Điều trị: Chườm lạnh, băng ép và nghỉ ngơi. Nâng cao vùng bị tổn

thương sẽ giúp và ngăn ngừa hoặc giảm sưng. Khi giai đoạn cấp tính đi qua (24 đến 48 giờ), tiếp tục nghỉ ngơi, nâng cao vùng bị tổn thương. Có thể chỉ định dẫn lưu vô trùng.

w., crushing. Trauma due to force applied to tissues so they are mashed or compressed, but there are minimal or no lacerations. If wound is bleeding, apply cold cloths; if not, apply dressing and treat as an ordinary wound until patient can be given definitive surgical treatment. If bone is fractured, apply splint.*Chấn thương va chạm Chấn thương do các mô bị ép hay bị nghiền nát hay bị đè. Nhưng không gây rách da hoặc rất ít. Nếu vết thương chảy máu nên chườm khăn lạnh, nếu xương bị gãy hãy nên đi đăng bột.*

w., fishhook. Injury caused by fishhook becoming embedded in soft tissue. Deeply embedded fishhooks are difficult to remove. Push the hook through, then cut off barb with an instrument, and pull the remainder of the fishhook out by the route it entered. Antitetanus treatment as indicated. Frequently these injuries become infected, so prophylactic use of a broad-spectrum antibiotic is indicated.*Vết thương móc câu Vết thương do móc câu gây ra, bị móc vào các mô mềm, nếu móc câu bị ấn sâu vào sẽ khó gỡ, nên để móc câu lên cắt bỏ nạnh của nó rồi kéo phần còn lại ra. Điều trị bằng cách chống uốn ván, thường những vết thương này bị viêm nhiễm nên phòng bệnh bằng kháng sinh phổ rộng.*

w., incised. *Vết thương rạch*

w., lacerated. A torn wound with rugged edges; not a clean wound. It is a type of wound that provides many avenues for infection. May be caused by many kinds of implements that may be covered with any kind of pathogenic bacteria. Thus a variety of types of wound infections may be expected. Antitetanus and gas gangrene prophylaxis may be needed. Treat: The wound should be cleansed wish mild soap and water and rinsed thoronghtly. If wound edges are ragged, the will need to be trimmed and dead tissue removed. The patient should given tetanus antitoxin or tetanus booster, depending on previous history. The wound should never be sealed. It is best to hold the wound open with open with some form of drain.*Vết thương rách Vết thương bị xé, loại vết thương không sạch, dễ bị nhiễm khuẩn. Vì vậy nên điều trị bằng thuốc chống uốn ván và phòng hoại thư sinh hơi là biện pháp tốt nhất. Điều trị: Rửa sạch vết thương bằng xà bông nhẹ và nước. Nếu bờ vết thương bị rách, cần cắt và loại bỏ mô chết. Bệnh nhân cũng nên được dùng kháng độc tố uốn ván hoặc tiêm vaccin củng cố; tùy thuộc vào tiền sử trước đó. Không bao giờ*

khâu kín vết thương. Tốt nhất nên để hở và dẫn lưu.

w., nonpenetrating. Wound in which the surface of the skin remains intact.*Vết thương không đâm thủng Vết thương mà trên bề mặt của da còn nguyên vẹn*

w., open. Contusion in which skin is also broken, such as a gunshot, incised, or lacerated wound.*Vết thương hở Vết thâm tim mà trong đó da cũng bị rách, như vết súng bắn vết rạch hoặc vết rách*

w., penetrating. Wound in which the skin is broken and the agent causing the wound enter srsbcutaneous tissue or a deep lying structure or cavity.*Vết thương đâm thủng Vết thương mà da bị vỡ ra, các tác nhân bên ngoài thâm nhập vào những mô dưới da hoặc sâu vào trong cấu trúc hoặc khoang*

w., perforating. Wound in which the object that caused it, such as a bullet, projectile, or knife, entered the body and emerged.*Vết thương xuyên qua Vết thương do nhiều vật thể gây ra như viên đạn, đầu đạn hoặc dao đi vào cơ thể và nhô lên*

w., puncture. Wound made by a sharppointed instrument such as a dagger, ice pick, or needle. The chief danger is from thrombosis and posaible release of emboli. A puncture wound usually is collapsed. This provides ideal conditions for infection. Placement of a drain, antitetanua therapy or prophylaxis, and gas gangrene prophylaxis may be required. This will depend on the nature of the instrument that caused the injury.*Vết châm Vết thương do vật nhọn như dao gắm, kim. Nguy hiểm chính là từ huyết khối và có thể giải phóng vật nghẽn mạch. Một vết chích thuốc thường được xẹp xuống. Điều này tạo ra những điều kiện lý tưởng cho viêm nhiễm. Đặt một ống dẫn lưu, sử dụng liệu pháp chống uốn ván hoặc dự phòng, và dự phòng hoại thư sinh hơi động mạch có thể được đề nghị. Điều này phụ thuộc vào bản chất của dụng cụ gây ra vết thương.*

w., subcutaneous. All wounds, such as contusions, that are unaccompanied by a break in skin.*Vết thương dưới da Tất cả những vết thương không làm rách da*

w., tunnel. Wound having a small entrance and exit of uniform diameter. *Vết thương có đường kính không đổi*

W-plasty. Technique used in plastic surgery to prevent contractures in straight-line scars. Each aide of the edges of a wound is cut in the form of connected W's, and the edges are sutured together in a zig-zag fashion. *Tạo hình chữ W Kỹ thuật dùng trong phẫu thuật tẩy vết sẹo. Một bên vết thương được cắt dạng chữ W và các bờ được khâu lại theo đường zig-zag.*

wreath A structure that encircles

something so that it resembles a circlet of leaves and branches (laurel) worn around the head.*Vòng Một cấu trúc mà nó cuộn tròn đôi khi vì vậy nó giống với vòng khuyên của tay áovà vòng nguyệt quế quấn đầu.*

Wright's stain. [James H. Wright, U.S. pathologist, 1871-1928] A combination of eosin and methylene blue used in studying blood cells and revealing malarial parasites. SEE: Wright's technique.*Thuốc nhuộm Wright [Jame H. Wright, nhà bệnh lý học người Mỹ 1871-1928] Sự kết hợp chất eosin và methylen dùng trong nghiên cứu tế bào máu và phát hiện ký sinh trùng sốt rét. Xem: Wright's technique*

Wright's technique. Method of staining blood smears. Cover the dried blood smear with 5 to 10 drops of Wright's stain. Let stand 1 min. Add an equal amount of neutral distilled water to the stain. Let diluted stain stand for 3 to 10 min. A metallic sheen should appear. Remove stain by gently washing with distilled water. Stand slide on end and allow to dry. Mount in balsam or methacrylate. If staining results are good, red cells will have a pink or copper color, white cells will have densely stained blue nuclei, and the cytoplasmic granules will stain variously in the different types of leukocytes. SEE: leukocyte.*Kỹ thuật Wright Phương pháp nhuộm kính phết máu. Nhỏ lên tiêu bản máu khô 5 -10 giọt thuốc nhuộm Wright để trong một phút, thêm vài giọt nước trung tính pha lõang để nhuộm và để trong 3 đến 10 phút, chất sáng dẫn dẫn xuất hiện, rửa chất dơ bằng nước sau đó để khô. Ngâm tiêu bản trong bơm hoặc methacrylat. Nếu kết quả nhuộm tốt, hồng cầu sẽ có màu hồng hoặc màu đồng bạch cầu có nhân nhuộm màu xanh, các hạt trong bào tương sẽ nhuộm theo nhiều kiểu khác biệt của bạch cầu. Xem: leukocyte*

wrinkle [AS. gewrinclian, to wind].1. A crevice, furrow, or ridge in the skin. 2. To make creases or furrows as in the skin by habitual frowning. *Vết nhăn, làm nhăn 1. Một vết nứt , rãnh hoặc u trên da. 2. Tạo ra những nếp gấp hoặc những rãnh như trên da bằng việc nhíu mày, cau mày theo thói quen*

Wrisberg's cardiac ganglion [Heinrich August Wrisberg, Ger. anatomist, 1739-1808] Wrisberg's ganglion, q.v.*Hạch tim Wrisberg [Heinrich, August, Wrisberg, bác sĩ giải phẫu người Đức 1739-1808]*

Wrisberg's cartilages. The cuneiform cartilages of the larynx.*Sụn Wrisberg Xương sụn trên của thanh quản*

W risberg's ganglion. Ganglion of the superficial cardiac plexus. It is between the aortic arch and the pulmonary artery. SYN: Wrisberg's cardiac ganglion. SEE: ganglion, cardiac.*Hạch Wrisberg Hạch đám rối tim trên giữa cung động mạch chủ và động mạch phổi. Đn: Wrisberg's cardiac ganglion. Xem: ganglion, cardiac*

Wrisberg's nerve. 1. Medial brachial cutaneous nerve a branch of the medial cord of the brachial plexus 2. The nervus intermedius (pars intermedia), a branch of the facial nerve lying between the motor root and the acoustic nerve. *Dây thần kinh Wrisberg 1. Dây thần kinh bì cánh tay giữa, một nhánh của dây thần kinh giữa của đám rối thần kinh cánh tay 2. Dây thần kinh trung gian Wrisberg, một nhánh của dây thần kinh mặt nằm giữa rễ vận động và dây thần kinh thính giác.*

wrist [AS]. The joint or region lying between the hand and the forearm. *Cổ tay Khớp nối của vùng nằm giữa tay và cánh tay*

wrist bones. The carpus consisting of eight bones. SEE: skeleton; hand for illus.*Xương cổ tay Xương cổ tay bao gồm tám xương. Xem: skeleton; hand để minh họa.*

wrist drop. Condition in which hand is flexed at wrist and cannot be extended; due to injury of radial nerve or paralysis of extensor muscles of wrist and hand.*Cổ tay rủ Tình trạng cổ tay bị gập không thể duỗi ra được do bị thương thần kinh quay hoặc liệt các cơ duỗi của cổ tay và bàn tay.*

wrist unit. A component of an upper extremity prosthesis that attaches the terminal device to the forearm section and provides for pronation or supination.*Bộ phận cổ tay Một thành phần của bộ phận giả chi trên, gắn vào thiết bị cuối này vào phần cánh tay và tạo ra sự quay hoặc lật ngửa bàn tay.*

writer's cramp. A cramp affecting muscles of the thumb and two adjacent fingers after prolonged writing. *Mỏi cơ ngón tay Tình trạng cơ của ngón tay cái và hai ngón tay kế bên bị mỏi do viết quá lâu*

writing. The act of placing characters, letters, or words on a surface, usually paper, for the purpose of communicating ideas.*Sự viết, kiểu viết, chữ viết Hành động đặt ra những từ, ký tự, hoặc những chữ trên bề mặt thường là giấy với mục đích giao tiếp*

W., dextrad. Writing that progresses from left to right.*Kiểu viết từ trái sang phải Việc viết từ trái sang phải*

W., mirror. Writing so that lettters

and words are reversed and appear as in a mirror.*Viết ngược Việc viết sao cho những chữ và những từ bị đảo ngược và xuất hiện như trong gương*

writing hand. Position of hand seen in paralysis agitans marked by contraction of muscle of the hand. The fingers assume the position similar to holding a pen.*Bàn tay liệt kiểu viết Vị trí của bàn tay gặp trong chứng liệt được tạo ra bởi sự co thắt của cơ bàn tay. Những ngón tay tạo ra vị trí tương tự để giữ một ngòi viết.*

wryneck Contracted state of one or more muscles of the neck, producing an abnormal position of the head. Occasionally it is acute, due to cold or trauma; more commonly it is chronic, spastic in character, and dependent upon nerve irritation. Has beer produced by habitual malposition of the head assumed because of existing ocular defect. May be congenital. When acute, it generally passes away under influence of rest, heat, and time. Chronic wryneck may require surgical therapy. SYN: loxia; torticollis.*Chứng vẹo cổ Tình trạng bị co cứng của một hoặc nhiều cơ vùng cổ, tạo ra vị trí bất thường của đầu. Nó thường là cấp tính, do lạnh hoặc chấn thương; thông thường hơn là mạn tính, co cứng đặc trưng và phụ thuộc vào sự kích thích dây thần kinh. Được tạo ra bởi vị trí bất thường theo thói quen của đầu do khuyết tật về mắt. Có thể là bẩm sinh. Khi cấp tính, nó có thể hết khi nghỉ ngơi, chườm ấm và thời gian. Chứng vẹo cổ mạn tính có thể cần đến liệu pháp phẫu thuật. Đn: loxia; torticollis*

Wuchereria [Otto Wucherer, Ger. physician, 1820-1873] A genus of filarial worms belonging to the superfamily Filarioidea, class Nematoda. Common in warm regions of the world.*Giun Wuchereria [Otto Wuchere, bác sĩ người Đức, 1820-1873] Một loại giun chỉ thuộc họ Filarioidea, lớp Nematoda. Thường ở những vùng ấm áp trên thế giới.*

W., bancrofti. The causative agent of elephantiasis. Adults of the species live in lymph nodes and ducts of man. Females give birth to sheathed microfilariae, which remain in internal organs during the day but at night are in circulating blood, where they are sucked up by night-biting mosquitoes, in which they continue their development, becoming infective larvae in about two weeks. They are then passed on to the human when the mosquito bites. SYN: Filaria

bancro(ti.*W., bancrofti Tác nhân gây ra bệnh phù chân voi. Loại trưởng thành sống ở hạch và ống bạch huyết của người. Con cái sinh loại con giun chỉ nhỏ có bao tổn hại trong những cơ quan nội tạng suốt ngày, nhưng vào ban đêm tuần hoàn theo máu, ở đó chúng được hút máu bởi những con muỗi hút máu vào ban đêm, trong đó chúng tiếp tục phát triển, trở nên ấu trùng truyền nhiễm trong khoảng hai tuần. Sau đó chúng truyền vào con người khi muỗi đốt. Đn: Filaria bancrofti.*

W malayi. Species occurring in Southeast Asia and largely responsible for lymphangitis and elephantiasis in that region. Closely resembles W. bancro/ti. *Loại ký sinh trùng ở Đông nam Á, chủ yếu gây sưng bạch huyết và phù chân voi, rất giống với W.bancrofti*

wuchereriasis Infestation with filaria worms of the genus Wuchereria. SYN: elephantiasis; filariasis.*Bệnh giun Wuchereria Sự nhiễm ký sinh trùng giun chỉ của loài Wuchereria. Đn: elephantiasis; filariasis*

w/v. weight in volume. It indicates the amount by weight of a solid substance dissolved in a measured quantity of liquid. Percent w/v expresses mumber of granus of an ingredient in 100 ml of solution.*Trọng lượng/thể tích Tỷ lệ này chỉ trọng lượng chất rắn tan trong lượng dung dịch đã định. Tỷ lệ/thể tích biểu hiện số gam của một thành phần trong 100ml dung dịch.*

w/w. weight in weight. It indicates the amount by Weight of a solid substance disolved in a known amount (by weight) of liquid. *Trọng lượng /trọng lượng Chỉ lượng chất rắn hòa tan trong lượng (trọng lượng) chất lỏng đã định.*

Wyamine Sulfate. Trade name for mephentermine sulfate.*Wyamine Sulfate Tên thương mại của mephentermine sulfat.*

Wyamycin S. Trade name for erythromycin atearate.*Wyamycin S Tên thương mại của erythromycin stearat.*

Wyamycin Liquid. Trade name for erythromycin ethylsuccinate. *Wyamycin Liquid Tên thương mại đối với erythromycin ethylsuccinat.*

Wycillin. Trade name for penicillin G procaine.*Wycillin Tên thương mại của penicillin G procain.*

Wydase. Trade name for hyaluronidase (injection).*Wydase Tên thương mại của hyaluronidas.*

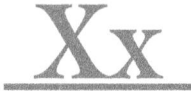

X., Symbol for Kienböck's unit of x-ray dose; symbol for xanthine.*X., Ký hiệu đối với đơn vị Kienböck của liều lượng tia x; ký hiệu đối với xanthin.*
Xanax. Trade name for alprazolam, a triazolo- benzodiazepin antianaiety agent.*Xanax Tên thương mại của alprazolam, một tác nhân giải lo âu triazolo- benzodiazepin.*
xanchromatic Xanthochromic. *xanchromatic Có màu vàng, nhiễm sắc vàng*
Xanthelasma [Gr. xantthos, yellow, + elasma, plate]. 1. Yellow. 2. Flat or slightly raised yellowish tumor occurring in elderly persons, found most frequently on the upper and lowerlids,esp.near the inner canthus. SYN: xanthoma*Ban vàng [Gr. xantthos, vàng, + elasma, bản] 1.Màu vàng. 2. Khối u màu hơi vàng, hơi nhô lên thường thấy ở mí trên và mí dưới của những người già, đặc biệt gần góc mắt trong. Đn: xanthoma*
xanthelasmoidea [" + " + eidos, form, shape]. Chronic disease of childhood marked by wheals and followed by yellow-brown patches. SYN: urticaria pigmentosa.*Chứng mề đay sắc tố [" + " + eidos, dạng, hình dạng] Bệnh mạn tính lúc còn trẻ đo mày đay và có kèm theo những vết đốm nâu vàng. Đn: urticaria pigmentosa*
xanthematin A yellow substance produced by the action of nitric acid on hematin.*Xanthematin Một chất màu vàng được tạo ra bởi tác động của acid nitric lên hematin.*
xanthemia [" + haima, blood]. Occurrence of yellow pigment in the blood. SYN: earotenemia.*Chứng caroten huyết [" + haima, máu] Sắc tố màu vàng có trong máu. Đn: carotennemia.*
xanthene A crystalline compound, $0{=}(CH)_2$ CH, from which various dyes are formed, including rhodamine and fluorescein.*Xanthen Một hợp chất giống thủy tinh, $O = (CH)_2 = CH$. Để tạo nên thuốc nhuộm bao gồm cả rhodamine và fluorescein.*
xanthic [Gr. xanthos, yellow]. 1. Yellow. 2. Pert. to aanthine.*Vàng, thuộc xanthic [Gr. xanthos, màu vàng] 1. Màu vàng. 2. Thuộc xanthine*
xanthic calculus. A urinary concretion containing xanthine.*Xanthic calculus Sự bài tiết nước tiểu chứa xanthin.*
xanthine A nitrogenous compound present in muscle tissue, liver, spleen, pancreas, and other organs,

and in the urine. It is formed during the metabolism of nucleoproteins. The three methylated xanthines are caffeine, theophylline, and theobromine.*Xanthin Một hợp chất nitơ có mặt trong mô cơ, gan, lách, tuyến tụy và những cơ quan khác và trong nước tiểu. Nó được tạo thành trong suốt quá trình chuyển hóa nucleoproteine. Các xanthin ba methyl caffein, theophyllin, và theobromin.*
x., dimefhyl-. Theobromine.*Xathin hai methyl Theobromin.*
xanthine base. A group of chemical compounds including xanthine, hypoxanthine, uric acid, and theobromine, which have a purine as their base. SYN: purine base. *Xanthine base Nhóm phức hợp hóa học gồm xanthin, hypoxanthin, acid uric, và theobromin, có purin. Đn: purine base.*
Xanthinuria [" + ouron, urine]. Excretion of large amounts of xanthine in the urine.*Xanthin niệu Bài tiết lượng lớn xathin trong nước tiểu.*
Xanthinuriaxanthiuria Xathin niệu.
xanthiuria Xanthinuria.
xanthochroia [" + chroia, skin]. Yellowish discoloration of the skin.*Da màu hơi vàng [" + chroia, da] Chỗ pha màu da có màu hơi vàng*
Xanthochromatic Xanthochromic. *Có màu vàng, nhiễm sắc vàng*
xanthochromia [" + chroma, color]. Yellow discoloration, as of the skin in patches or of the cerebrospinal fluid, resembling jaundice.*(Chứng) nhiễm sắc vàng [" + chroma, màu sắc] Sự biến màu vàng của da ở những vết đốm hoặc dịch não tủy, như vàng da.*
Xanthochromic I. Pert. to anything that is yellow. 2. Pert, to xanthochromia.*Có màu vàng 1. Thuộc về bất kỳ thứ gì có màu vàng. 2. Thuộc về nhiễm sắc vàng*
xanthochrous [Gr. xanthochroos]. Having a yellowish or light completion.*Da màu vàng Có nước da màu sáng hoặc hơi vàng*
xanthocyanopia, xamthocyanopsia [Gr. xanthos, yellow, + kyanos, blue, + opsis, sight]. A form of color blindness in which yellow and blue are distinguishable, but not red and green. SYN: xanthokyanopy.*Khả năng nhận biết màu vàng và xanh Một dạng mù màu trong đó màu vàng và xanh được phân biệt nhưng đỏ và xanh lá cây thì không. Đn:xanthokyanopy*
xanthocyte [" + kytos, cell]. A cell containing yellow pigment.*Tế bào có sắc tố vàng [" + kytos, tế bào]*

Tế bào chứa sắc tố vàng
xanthoderma [" + derma, skin]. Yellowness of the skin.*Xanthoderma [" + derma, da] Màu vàng của da.*
xanthodont [" + odour, tooth]. One who has yellow teeth.*xanthodont [" + odour, răng] Người răng vàng*
xanthoerythrodermia perstans A rare symptomless disease requiring no treatment. It consists of persistent patches of erythema covered with fine scales, mostly on the trunk and limbs. SYN: parapsoriasis.*Ban vàng dai dẳng Bệnh hiếm gặp không có triệu chứng không cần chữa trị. Nó gồm có những ban đỏ dai dẳng được bao phủ bởi vảy da, hầu hết trên thân và tay chân. Đn: parapsoriasis*
xanthogranuloma [" + L. granulum, grain, + oma, tumor]. A tumor having characteristics of both an infectious granuloma and a xanthoma.*U hạt vàng [" + L. granulum, hạt, + oma, khối u] Một khối u có những đặc tính của cả u hạt vàng truyền nhiễm và u vàng*
x., juvenile. A skin disease that may be present at birth or develop in the first months of life. The firm dome-shaped yellow, pink, or orange papules, ranging from a few mm to 4 cm in diameter, are usually present on the scalp, face, and upper trunk. Biopsy of these lesions reveals lipid-filled histiocytes, inflammatory cells, and Touton giant cells (multinucleated vacuolated cells with a wreath of nuclei and peripheral rim of foamy cytoplasm). Even though this illness is distressing, there is no need to attempt to treat the lesions because they regress spontaneously during the first years of life.*Bệnh u hạt vàng trẻ em Một bệnh da xuất hiện ngay ra lúc sinh hoặc phát triển ở những tháng đầu đời của bé. Những nốt sẩn có hình mái vòm vàng, hồng hoặc màu cam, có đường kính từ một vài milimét đến 4 cm, thường xuất hiện ở da đầu, mặt và phần trên của thân. Sinh thiết tổn thương này cho biết những mô bào đầy dịch, tế bào viêm và những tế bào khổng lồ Toutou. Mặc dù bệnh này gây khó chịu, không cần chữa trị những tổn thương này bởi vì chúng từ từ hết trong suốt những năm đầu của cuộc sống*
xanthokyanopy [" + kyanos, blue, + opsis, sight]. Partial blindness for color, only yellow and blue being discerned. SEE: xanthocyanopia.*Xanthokyanopy [" + kyanos, màu xanh, + thị giác, thị giác] Mù màu từng phần, chỉ màu vàng và màu*

xanh nhận biết được. Xem: xanthocyanopia

xanthoma [Gr. xanthos, yellow, + oma, tumor]. Flat, slightly elevated, soft rounded plaque or nodule, usually on the eyelids. May occur in patches of yellowish macule on orbital regions, confined to middle life or later, and to the female sex. Consists of a degenerative process involving fibers of the orbicularis muscle.*U vàng Một nốt hay sẩn nhỏ hơi nhô cao, mềm thường xuất hiện ở mí mắt cơ thể dạng mảng gồm những đát vàng ở vùng hốc mắt. Ở phụ nữ trung tuổi. Gồm quá trình thoái hóa các sợi cơ hốc mắt.*

x., diabetic. Cutaneous disease associated with uncontrolled diabetes mellitus.*U vàng tiểu đường Loại bệnh da có liên quan bệnh tiểu đường không kiểm soát được.*

x., disseminatum. Condition characterized by presence of aanthoma throughout the body, esp on the face, in tendon sheaths, and in mucous membranes.   SYN: Handschüller-Christian disease.

Bệnh u vàng rải rác Bệnh đặc trưng bởi các u vàng khắp thân thể nhất là ở mặt, trong bao gân, niêm mạc. Đn: Handschüller-Christian disease

x., multiplex. Xanthomata all over the body.*Đa u vàng U vàng trên khắp cơ thể*

x., palpebrarum. Xanthoma affecting the eyelids.*U vàng mi mắt U vàng ảnh hưởng đến mi mắt*

x., tuberosum. A form of xanthoma that may appear on the neck, shoulders, trunk, or extremities, consisting of small elastic and yellowish-colored nodules.*U vàng dạng nốt Dạng u vàng thường xuất hiện ở cổ, vai, thân hoặc chân tay, thường nối lên những khối u có màu hơi vàng và đàn hồi.*

xanthomatosis [" + " + osis, condition]. Condition in which there is a deposition of lipid in tissues usually accompanied by hyperlipemia. Cholesterol may accumulate in tumor nodules (xanthoma) or in individual cells, esp. histiocytes and reticuloendothelial cells.*Bệnh u vàng Tình trạng mà trong đó có sự tích tụ chất béo ở trong mô thường có kèm theo tăng lipid huyết. Cholesterol có thể kích thích các khối u hay các thực thể đơn bào đặc biệt các mô bào và các tế bào nội mô*

xanthomatous Concerning xanthoma. *Liên quan đến u vàng*

xanthophose [" + phos, light]. Any yellow phose. SEE: phase. *Xanthophose [" + phos, ánh sáng] Cảm giác lóe ánh sáng màu vàng. Xem: phose*

xanthophyll [" + phyllon, leaf]. A yellow pigment derived from carotene. It is present in some plants and egg yolk.*Hoàng diệp tố sắc tố [" + phyllon, lá] Một sắc tố vàng được lấy từ caroten. Nó có mặt*

trong một số thực vật và lòng đỏ trứng

xanthoprotein Yellow substance produced by heating proteins with nitric acid.*Xanthoprotein Một chất màu vàng được tạo ra bởi tăng nhiệt độ của protein với acid nitric*

xanthopsia [" + opsis, sight]. Condition in which objects appear to be yellow.*Chứng ô lửa vàng [" + opsis, thị giác] Tình trạng mà trong đó những vật thể xuất hiện màu vàng*

xanthopsin The visual purple produced by light acting on rhodopsin. *Xanthopsin Sắc tía thị giác được tạo ra từ các tia sáng tác động vào rhodopsin.*

xanthopsis Yellow pigmentation seen in certain cancers and degenerating tissue.*Sắc tố màu vàng, nhiễm sắc tố vàng Sắc tố vàng được nhìn thấy trong một số bệnh ung thư và những mô thoái hóa*

xanthorrhea [" + rhoia, to flow]. Discharge of a yellow purulent substance from the vagina.*Xanthorrhea [" + rhoia, chảy, tiết] Sự tiết ra chất mủ màu vàng từ âm đạo*

xanthosine 7-xanthine-D-ribose, a nucleoside formed by the deamination of guanoaine. *Xanthosin Một dạng nucleoside 7-xanthin-D-ribose được tạo bởi sự khử amin của guanosin.*

xanthosis ["+ osis, condition]. *Chứng nhiễm sắc tố vàng*

xanthous [Gr. xanthos, yellow]. Yellow. *Vàng*

xanthurenic acid. 4,8-dihydroxyquinaldic acid, C HNO. Acid excreted in the urine of pyridoxine-deficient animals after they are fed tryptophan.*Acid xanthurenic C HNO. 4,8-dihydroxyquinaldic acid. Acid trong nước tiểu của động vật thiếu hụt pyridoxin sau đó được nuôi bằng tryptophan.*

xanthuria [" + ouron, urine]. Excretion of an excess of xanthine in the urine. SYN: xanthinuria*Xanthin niệu [" + ouron, nước tiểu] Sự bài tiết lượng dư thừa xanthin trong nước tiểu. Đn: xanthinuria*

X chromosome. Chromosome that determines female sex characteristics. In the normal female there are two X chromosomes, and in the male one X chromosome and one Y chromosome. SEE: chromosome.*Nhiễm sắc thể X Nhiễm sắc thể X cho thấy những đặc tính giới tính nữ. Ở phụ nữ bình thường có hai nhiễm sắc thể X và nam có một nhiễm sắc thể X và một nhiễm sắc thể Y. Xem: chromosome*

x-disease. SYN: aflatoxicosis.*Bệnh nhiễm sắc thể X Đn aflatoxicosis.*

Xe. Chem. symbol for the element xenon. *Xe Ký hiệu hóa học của yếu tố xenon.*

xeno- [Gr.xenos, stranger]. Combining form indicating strange or a foreign material.*Xeno- [Gr.xenos, lạ]*

Dạng kết hợp chỉ xa lạ những vật ngoại lai.

xenobiotic An antibiotic chemical substance not produced by the body, and thus foreign to it.*Kháng sinh ngoại lai Một chất kháng sinh hóa học không được tạo ra bởi cơ thể, và vì vậy xa lạ với nó*

xenogeneic [" + gennan, to produce). Tissues used for transplantation that are obtained from a species different from the recipient. SEE: heterologous.*Ngoại mô Mô được sử dụng để cấy ghép, nó được lấy từ một loại hoặc người cho với người nhận. Xem: heterologous*

xenogenesis Heterogenesis, q.v. *Sự phát sinh xen kẽ thế hệ, sự nhị phát sinh*

xenogenous [Gr. xenos, stranger, + gennan, to produce]. 1. Caused by a foreign body. 2. Originating in the host, as a toxin resulting from stimuli applied to cells of the host.*Do ngoại vật, ngoại lai, phát triển trong vật chủ [Gr. xenos, vật lạ, dị vật, + gennan, sinh ra] 1. Được tạo ra bởi ngoại vật. 2. Bắt nguồn từ vật chủ, như một chất độc do kích thích đến tế bào của vật chủ*

xenograft [" + L. graphium, stylus]. Surgical graft of tissue from one species to an individual of a different species. SYN: heterograft.*Mẫu ghép ngoại lai [" + L. graphium, mẫu] Mẫn ghép phẫu thuật của mô từ một loại này cho một cá nhân của những loại khác nhau. Đn: heterograf*

xenology [" + logos, word, reason]. The study of parasites and their relationships to one another, and their hosts.*Ký sinh trùng học [" + logos, ngành] Ngành nghiên cứu về ký sinh trùng và mối quan hệ của chúng với loài khác và những vật chủ của chúng*

xenomenia ["+ meniaia, menses]. Menstruation from a part of the body other than the normal one. SYN: menstruation, vicarious.*Kinh nguyệt lạc vị ["+ meniaia, kinh nguyệt] Sự hành kinh từ một phần của cơ thể thay vì một người bình thường. Đn: menstruation, vicarious*

xenon [Gr. xenos, stranger]. SYMB: Xe. At. wt.131.29; at. no. 54. A gaseous element in the atmosphere.*Xenon [Gr. xenos, lạ] Ký hiệu hóa học: Xe. Thế khí trong bầu khí quyển, trọng lượng nguyên tử 131, 29; số thứ tự 54.*

xenon-133. USP. A radioactive isotope of xenon used in photoscanning studies of the lung. SYN: "Xe.*xenon-133 Một chất đồng vị phóng xạ của xenon được sử dụng trong chụp phổi. Đn: 133Xe*

xenoparasite An ectoparasite of a weakened animal, one that would not normally serve as a host.*Dị ký sinh trùng Một loại ngoại ký sinh trùng của động vật yếu, nó không hoạt động bình thường như một vật chủ*

xenophobia [" + phobos, fear]. Abnormal dread of strangers.*Ám ảnh bài ngoại [" + phobos, sự sợi] Sự sợ hãi bất thường đối với những vật lạ*

xenophonia [" + phone, voice]. Alteration in accent and intonation of a persons voice due to defect of speech.*Lạc giọng, giọng nói khác [" + phone, giọng nói] Sự thay đổi ở dấu nhấn và cách phát âm của giọng nói của một người do khuyết tật về giọng nói*

xenophthalmia [" + ophthalmia, eye inflammation]. Inflammation of the eye caused by a foreign body.*Viêm kết mạc chấn thương [" + ophthalmia, viêm mắt] Sự viêm mắt do dị vật.*

Xenopsylla [" + psylla, flea]. A germs of fleas belonging to the family Pulicidae, order Siphonaptera.

Xenopsylla [" + psylla, bọ chét] Một loại bọ chét thuộc họ Pulicidae, Siphonaptera.

X., cheopis. The rat flea, but other hosts include man and various animals. It is a vector for a number of pathogens including *Hymenolepis nana*, the dwarf tapeworm; *Salmonella*; and causative organisms of bubonic and sylvatic plague, and endemic typhus.*X., cheopis Loại chuột ký sinh vật chủ mà nó ký sinh là người và nhiều động vật khác như sán dây và sán xơ mít và những sinh vật khác gây những bệnh thường thấy*

xenorexia [" + orexis, appetite]. An abnormality of appetite marked by persistent swallowing of foreign objects.*Chứng ăn dị vật [" + orexis, sự thèm ăn] Sự thèm ăn bất thường được biết bởi việc nuốt những vật lạ lâu dài*

Xerantic [Gr. xeros, dry]. Causing dryness. SYN: siccant; siccative.

Làm khô Gây ra sự khô. Đn: siccant; siccative

xerasia [Gr. xeros, dry]. Disease of the hair in which there is abnormal dryness, brittleness, and eventual loss of hair.*Bệnh tóc khô và có gàu [Gr. xeros, khô] Bệnh về tóc trong đó có sự khô giòn bất thường và rụng tóc*

Xero- [Gr.xeros]. Prefix meaning dry.*Xero- [Gr.khô] Tiếp đầu ngữ có nghĩa khô*

Xerocheilia [" + cheilos, lip]. Dryness of the lips; a type of cheilitis.

Chứng khô môi [" + cheilos, môi] Sự khô môi; một loại viêm môi

Xeroderma [" + derma, skin]. Roughness and dryness of the skin; mild ichthyosis.*Bệnh khô da [" + derma, da] Da sần sùi và khô; bệnh vảy cá nhẹ.*

x., pisgmentosum. A rare disease of the skin starting in childhood and marked by disseminated pigment discolorations, ulcers, cutaneous and muscular atrophy, and death. SYN: Kaposi's disease; melanosis lenticularis.*Bệnh khô da nhiễm sắc tố Một bệnh hiếm thấy về da bắt

đầu ở thời thơ ấu được nhận biết bởi sự phai màu sắc tố rải rác, loét, teo cơ và da, và tử vong. Đn: Kaposi's disease; melanosislenticularis*

xerography Xetoradiography, q.v.

xerography Phép chụp X quang khô

xeroma [" + oma, tumor]. An abnormally dry state of the conjunctiva. SYN: xerophtholmia.*Bệnh khô mắt [" + oma, khối u] Một trạng thái khô khác thường của kết mạc. Đn: xerophthalmia*

xeramammography Xeroradiography of the breast.

xeramammography Phép chụp X quang vú khô.

xeramenia [" + meniaia, menses]. The occurrence of the symptoms of menstruation without menstrual flow.*Kỳ kinh khô [" + meniaia, kinh nguyệt] Những triệu chứng của sự hành kinh mà không có ra kinh*

xeromycteria [" + mykter, nose]. Dryness of the nasal passages.*Khô niêm mạc mũi [" + mykter, mũi] Sự khô niêm mạc mũi*

xeronosus [" + nosos, disease]. Dryness of the skin.*xeronosus [" + nosos, bệnh] Bệnh khô da*

xerophagia [" + phagein, to eat]. The eating of dry food only.*Sự ăn thức ăn khô, ăn khan [" + phagein, ăn] Việc chỉ ăn thức ăn khô*

xerophagy Xerophagia, q.v.

xerophagy Sự ăn thức ăn khô, ăn khan

xerophthalmia [" + ophthalmos, eye]. Conjunctival dryness with keratinization of epithelium following chronic conjunctivitis and in disease due to deficiency of vitamin A.

Bệnh khô mắt [" + ophthalmos, mắt] Sự khô kết mạc với keratin hoạt hóa của biểu mô sau viêm kết mạc mạn tính và trong bệnh do thiếu vitamin A

xerophthalmus Xerophthalmia.

xerophthalmus Bệnh khô mắt

xeroradiography Method of photoreproduction used in radiography. It is a dry process involving the use of plates covered with a powdered substance, such as selenium, electrically and evenly charged. This is held between metal plates. The s-rays alter the charge or the substance to varying degrees dependent upon the tissues they have traversed. This produces the image.*Phép chụp X quang khô Phương pháp tạo hình thường dùng trong khoa X quang. Đó là một quá trình liên quan đến việc dùng tấm có phủ chất bột như selen. Tia X sẽ làm thay đổi những chất này theo từng mức độ khác nhau tùy thuộc vào các mô mà chúng đi qua. Đây là phương pháp tạo hình ảnh*

xerosis [Gr.]. 1. Abnormal dryness of skin, mucous membranes, or the conjunctiva. 2. Normal sclerosis of tissues in the aged.*Chứng khô 1. Sự

khô bất thường của da,màng nhày niêm mạc, hoặc của kết mạc. 2. Sự xơ cứng bất bình thường của mô trong quá trình lão hóa.*

Xerostomia [" + stoma, mouth]. Dryness of the mouth caused by abnormal reduction in the amount of salivary secretion. It may occur in diabetes, hysteria, paralysis of facial nerve involving chorda tympani, acute infections, and some types of neuroses. It is induced by certain drugs such as nicotine and atropine. SEE: ptyalism.

Chứng khô miệng [" + stoma, miệng] Sự khô miệng do giảm bất thường lượng nước bọt. Nó có thể xảy ra ở bệnh tiểu đường, hysteria, liệt dây thần kinh mạch bao gồm thừng nhĩ, viêm cấp tính và một số loại loạn thần kinh. Nó được giảm bởi một số thuốc như nicitin và atropin. Xem: ptyalism

xerotes [Gr.] Dryness.*xerotes Chứng khô*

xerotic [Gr. xeros, dry]. Dry; characterized by dryness.*Khô [Gr. xeros, khô] Được làm khô*

xerotocia [" + tokos, birth]. Dry labor due to diminished amount of amniotic fluid. *Chuyển dạ khô [" + tokos, sự sinh] Sự sinh khô do lượng dịch màng ối bị giảm bớt*

xerotripsis [" + tripsis, friction]. Dry friction.*xerotripsis [" + tripsis, sự xát] Xát khô*

xiphi-, xiphos- [Gr.xiphos, sword]. Prefixes pert. to the aiphoid cartilage.*xiphi-, xipho- [Gr.xiphos, sụn, ức] Tiếp đầu ngữ chỉ ức, sụn, mũi ức*

xiphistemum [Gr. xiphos, sword, + aternon, cheat]. The pointed process of the lower end of the sternum. SYN: xiphoid process.*xiphistemum [Gr. xiphos, mũi ức, + aternon, ngực] Mũi ức, đầu dưới của ức. Đn: xiphoid process*

xiphocostal [" + L. costa, rib]. Rel. to the xiphoid cartilage and ribs.*Thuộc mũi ức xương sườn [" + L. costa, xương sườn] Liên quan đến mũi ức và xương sườn*

xiphocostal ligament. Ligament connecting the xiphoid cartilage to the cartilage of the 8th rib.*Dây chằng ức-sườn Dây chằng nối sụn, ức xương đến phần sụn của xương sườn thứ tám*

xiphodynia [" + odyne, pain]. Pain in the ensiform cartilage.*xiphodynia [" + odyne, đau] Hiện tượng đau nhức ở xương sụn*

xiphoid [Gr. xiphos, sword, + eidos, form, shape]. Sword-shaped, ensiform.*Hình kiếm [Gr. xiphos, mũi ức + eidos, dạng] Có dạng hình kiếm*

xiphoid process. The lowest portion of the sternum; sword-shaped cartilaginous process supported by bone. It has no ribs attached to it, but some of the abdominal muscles are attached to it. It ossifies in the aged. SEE: sternum for illus.*Mũi ức Phần thấp nhất của xương ức có dạng hình kiếm, có xương sườn dính vào, nhưng có các cơ bụng dính vào, nó thường xơ cứng theo tuổi. *Xem: sternum để minh họa.*

xiphoiditis [" + " + itis, inflammation]. Inflammation of the ensiform or xiphoid cartilage.*Viêm mũi ức [" + " + itis, viêm] Sự viêm xương mũi ức*

xiphopagotomy Surgical separation of twins joined at the aiphoid process.*Tách thai đôi dính mũi ức Thủ thuật tách thai đôi dính mũi ức*

xiphopagus [" + pagos, thing fixed]. Symmetrical twins joined at the xiphoid process.*xiphopagus [" + pagos, cố định] Thai đôi dính mũi ức.*

X-linked. Denoting characters that are transmitted by genes on the X chromosome. SEE: choroideremia; hemophilia.*Liên kết Đặc tính được di truyền bởi gen trên nhiễm sắc thể X. Xem: choroideremia; hemophilia*

X-linked disorders. Diseases due to genes located on the X chromosome. *Bệnh liên kết X Bệnh do gen nằm trên nhiễm sắc thể X.*

x radiation. 1. Electromagnetic waves or energy composed of x-rays. 2. Treatment with or exposure to x-rays.*Tia X 1. Sóng điện từ hay năng lượng bao gồm tia X. 2. Việc điều trị bằng tia X*

x-ray. A high-energy electromagnetic wave varying in length from 0.05 to 100 angstrom units. X-rays are produced by bombarding a target in a vacuum tube with high-velocity electrons. Because of their ability to penetrate most solid matter to some extent and to act on photographic film, they ate used both in diagnosis and therapy. SYN: roerttgen ray. SEE: roentgenogram.*Tia X Tia X bức xạ*

điện tử năng lượng cao có độ dài sóng thay đổi từ 0,05 đến 100 Angstom. Tia X được sinh ra từ các chùm điện tử có năng lượng cao đụng phải vật chất. Vì khả năng xuyên qua hầu hết vật rắn để lan rộng và tác động trên phim nên chúng được dùng trong chuẩn đoán và điều trị. Đn: roentge ray. Xem: roentgenogram

x-ray dermatitis. C utaneous inflammation due to exposure to x-rays. *Viêm da do tia X Sự viêm da do tiếp xúc với tia X*

xylene A mixture of isomeric hydrocarbons used in making lacquers and robber cement. *Xylen Một hỗn hợp đồng phân của hydrocarbon dùng để tạo ra chất keo dính và xi măng*

xylene poisoning. SEE: benzene in Poisons and Poisoning. *Ngộ độc xylen Xem: benzene in Poisons and Poisoning*

xylenin [Gr. xylon, wood]. A toxic substance extracted by xylene from tubercle bacilli. *Xylenin [Gr. xylon, gỗ] Độc tố được tách ra từ trực khuẩn bacilli.*

xylenol General name for a series of dimethylphenols found in the pine-type coal tar disinfectants. *xylenol Tên chung trong dãy dimethylphenol*

xylo- [Gr. xylon, wood]. Prefix pert. to wood. *xylo- [Gr. xylon, gỗ] Tiếp đầu ngữ liên quan đến gỗ.*

Xylocaine. Trade name for lidocaine hydrochloride. *Xylocaine Tên thương mại của lidocain hydrochlorid.*

xylol Xylene. *xylol Xylene*

xylometazoline hydrochloride USP. A vasoconstrictor drug used as a nasal decongestant. Trade name is

Otrivin Hydrochloride.

xylometazolin hydrochlorid Là loại thuốc dùng làm thuốc thông mũi. Tên thương mại là Otrivin Hydrochloride

xylose [Gr. xylon, wood]. USP. Wood sugar, a crystalline, nonfermentable pentose. *xylose [Gr. xylon, gỗ] Đường gỗ, một loại tinh thể, đường không lên men*

xylulose A pentose sugar presen.in nature as L-xylulose. It appears in the urine in essential pentosuria; and in the form of D-xyulose. *xylulose Đường pentose có trong tự nhiên dạng L-xylulose. Nó có trong nước tiểu ở trong chứng pentose niệu; và ở dạng D-xylulose.*

xylyl A radical, CH₂CH₂CH -, derived by the removal of a hydrogen atom from xylene. *xylyl Một gốc CH₂CH₂CH - được lấy ra bởi sự chuyển một một n guyên tử hydro từ xylen.*

xyrospasm [Gr. xyron, razor. + spasmos, a convulsion]. Occupational spasm or neurosis involving the fingers and arms. Seen in barbers. *Xyrospasm Sự co cứng nghề nghiệp hoặc loạn thần kinh liên quan đến những ngón tay và cánh tay. Thấy ở thợ hớt tóc*

xysma [Gr. zysma, filings]. Shreds of tissue sometimes seen in diarrhea stools. *Màng phân Những mảnh nhỏ của mô đôi khi được nhìn thấy ở phân tiêu chảy*

xyster [Gr., scraper]. File or rasp uses in surgery. SYN: raspatory.*Cái dũa, cái nạo [Gr., scraper, cái nạo] Cái dũa hoặc cái nạo được sử dụng trong phẫu thuật. Đn: raspatory*

Yy

Y., Chem. symb. for the element yttrium.*Y., Chem. Hóa học, ký hiệu đối với nguyên tố yttrium*

yard [AS.gerd, a rod]. A measure of a feet or 38 inches. Equal to 0.9144 meter. SEE: Weights and Measures. *yard [AS.gerd, que] Đơn vị đo lường của Anh một yard bằng 3 feet hoặc 36inch. Bằng 0.9144 mét*

yaw The primary lesion of yaws, q.v. *Ghẻ cóc Thương tổn ghẻ cóc, mụn ghẻ cóc.*
y., mother. The initial lesion of yaws, q.v., occurring at site of inoculation 3 to 4 weeks after infection. SYN: framhesiama.*Ghẻ cóc đầu tiên Vết thương khởi đầu của ghẻ cóc, xảy ra ở vị trl của bệnh căn nhiễm vào 3 đến 4 tuần sau khi nhiễm. Đn: frambesioma.*

yawn [AS- geonian].*yawn Ngáp*
yawning Deep inspiration with mouth wide open; induced by drowsiness, boredom, or fatigue. SYN: oscitation. SEE: pandiculation.*Ngáp phản xạ Mở lớn miệng và hít vào sâu. Phản xạ này do buồn ngủ, mệt hay chán nản. Đn: oscitation. Xem: pandiculation*

yaws An infectious nonvenereal disease caused by a spirochete, Treponema pertenue. Mainly found in humid, equatorial regions. SYN: bouba; frambeia; tropica; parangi; pian.
SYM: Febrile disturbances, rheumatism, eruption of tubercles with a caseous crust on hands, feet, face, and external genitals.
TREAT: Penicillin.*Ghẻ cóc Bệnh truyền nhiễm không phái loa liễu, do xoắn khuẩn, treponenia pertenue. Chủ yếu ở những vùng ẩm ướt, vùng xich đạo. Đn: bouba; frambesia; tropica; parangi; pian Triệu chứng: Sốt, bệnh thấp, phát ban củ với vẩy dạng bã đậu trên bàn tay, bàn chân, mặt và những bộ phận sinh dục ngoài.*
Điều trị: Penicillin

Yb. Chem. symb. for the element ytterbium.*Yb Hóa học, ký hiệu cho nguyên tố ytterbium*

Y cartilage. The cartilage that connects the pubis, ilium, and ischium and extends into the acetabulum.*Y cartilage Sụn, Xương sụn, nó nối xương mu, xương hông, và ụ ngồi và kéo dài vào ổ cối*

Y chromosome. The chromosome that determines the male sex. Normal males possess one Y chromosome and one X chromosome; normal females possess two X chromosomes. SEE: chromosome; Lyon hypothesis. *Nhiễm sắc thể Y Nhiễm sắc thể xác định giới tính nam. Những*

người nam bình thường có một nhiễm sắc thể Y và một nhiễm sắc thể X; những người nữ bình thường có hai nhiễm sắc thể X. Xem: chromosome; Lyon hypothesis

yeast [AS- gist]- *Cái men, men*
y., brewer's. Yeast obtained during the brewing of beer. May be used in the dried form as a good source of vitamin B.*Men bia Men có được trong thời kỳ ủ bia, có thể được sử dụng ở dạng khô như nguồn vitamin B.*
y., dried. Dried yeast cells from strains of Saccharomyces cerevisiae. It is used as a source of proteins and vitamins, esp. B complex.*Men khô Những tế bào men khô từ chủng Saccharo- myces cerevisine. Nó được sử dụng như một nguồn protein và vitamin đặc biệt hỗn hợp viatamin B*

yellow [AS. geolu]. 1. One of the primary colors resembling that of a ripe lemon. 2. Colored yellow as the skin in disease.*Màu vàng, vàng 1. Một trong những màu nguyên thủy giống với trái chanh chin. 2. Màu vàng như da bị bệnh*
y., visual. SEE: visual yellow.*y., visual Xem: visual yellow*

yellow body. The corpus luteum.*yellow body Thể vàng, hoàng thể.*

yellow fever. An acute infectious disease characterized by jaundice, epigastric tenderness, vomiting, hemorrhages, and a febrile course consisting of two paroxysms.
There are two forms of yellow fever: urban, in which the transmission cycle is mosquito to man to mosquito; and sylvan, in which the reservoir is wild primates. Also, in sylvan yellow fever, the mosquito will remain infected for life.
Except for a few cases in Trinidad in 1954, urban yellow fever has not been reported in North or South America since 1942. Outbreaks do occur in Africa adjacent to rain forests. Yellow fever has not been reported in Asia or the eastern coast of Africa. Sylvan yellow fever is enzootic in South America and parts of Africa.
In general, the disease is erroneously thought to he minor with respect to the number of annual cases. Further study has revealed that the true incidence is generally underestimated.
SYM: First Stage: Disease begins with sudden onset of fever, sometimes accompanied by a chill, followed by pain in head. back, and limbs. Temperature rises rapidly till it reaches its maximum 103 to 105F (39.4 to 40.6 C). Face flushed, conjunctivae injected, pupils small, gastroenteritis, urine scanty and al-

buminous. This stage lasts from a few hours to several days. It is followed by a marked fall in temperature and an improvement in general symptoms. At this time convalescence may begin or patient may pass into second febrile paroxysm. Jaundice rarely appears before the third day.
Second Stage, Period of Intoxication: Three to nine days. Fever rises to its original height, skin becomes yellow, vomiting persistent; vomitus may contain dark blood. Sometimes hemorrhages occur from other mucous membranes. Pulse rapid but not in proportion to the fever. Urine becomes very scanty and contains albumin and casts. Death frequently results from exhaust ion or uremia, though recovery may follow the gravest symptoms.
ETIOL: The virus of yellow fever, a Flavi-virus, subgroup HI of the togaviridae family, is transmitted by the bite of a female mosquito, Aedes aegypti. The incubation period is 3 to 6 days.
DIAG: Diagnosis on clinical grounds alone is almost impossible during the period of infection or in atypical mild forms. Yellow fever viral antigen or antibodies may be detected during the acute phase of the illness.
PROPHYLAXIS: Preventive measures include mosquito control by screening, spraying with nontoxic insecticides, and destruction of breeding areas. Yellow fever vaccine prepared from the 17D strain is available for those who plan to travel or live in areas where the disease is endemic.
TREAT: There is no specific therapy. Absolute rest; cool, well-ventilated room; liquid diet; vitamin K and calcium gluconate for hemorrhagic tendency. Dehydration and electrolyte balance must be controlled by appropriate I.V. fluid replacement therapy. Parenteral fluids containing 10% to 20% glucose should be given to prevent fluid overload. Transfusion may be required. Heparin may be required if there is evidence of disseminated intravascular coagulation. Dopamine may be required to maintain blood pressure in cases that do not respond to fluid administration. Control fever by cool applications. Analgesics for pain.
PROG: Always grave. Mortality is 5% for natives of an area where the disease is endemic.*Yelow body Bệnh nhiễm cấp tính tập trung bằng hoàng đảm, nhạy cảm đau vùng thượng vị, nôn, xuất huyết và bệnh diễn biến gồm hai cơn kịch phát.*
Có hai cơ sốt vàng, thể thành

thị trong đó chu kỳ truyền bệnh là từ muỗi → người → muỗi; và thể nông thôn trong đó ổ chứa động vật linh trưởng hoang dã. Cũng trong thể sốt vàng nông thôn muỗi vẫn bị nhiễm.

Ngoại trừ vài trường hợp mới mắc ở Trinidad năm 1954, sốt vàng thành thị chưa được ghi nhận ở Bắc hoặc Nam Mỹ từ năm 1942. Đợt bùng phát xảy ra ở Châu Phi gần rừng mưa. Sốt vàng chưa được ghi nhận ở Châu Á hoặc miền biển phía Đông Châu Phi. Sốt vàng nông thôn là bệnh dịch địa phương súc vật ở Nam Mỹ và một số vùng Châu Phi. Nói chung, bệnh được nghĩ một cách sai lầm là nhẹ với số ca mắc hàng năm. Nhưng nghiên cứu xa hơn đã phát hiện rằng tỷ lệ mới mắc thực sự nhìn chung bị đánh giá thấp.

Triệu chứng: Giai đoạn 1. Bệnh bắt đầu bằng sốt đột ngột, đôi khi kèm theo ớn lạnh, sau đó là đau đầu, đau lưng và đau chi. Nhiệt độ tăng nhanh tới tối đa 39,4C - 40,6C. Mặt đỏ, kết mạc đỏ, đồng tử co nhỏ, viêm dạ dày, ruột nước tiểu và có albumin. Giai đoạn này kéo dài vài giờ đến vài ngày. Sau đó là giảm sốt và cải thiện triệu chứng rõ rệt. Ở giai đoạn này bệnh nhân có thể hồi phục hoặc trải qua cơn sốt kịch phát thứ hai. Hoàng đảm hiếm khi xuất hiện trước ngày thứ ba.

Giai đoạn hai, giai đoạn nhiễm độc. Từ 3 đến 9 ngày. Sốt cao như giai đoạn đầu, da vàng, nôn kéo dài, chất nôn có thể có màu màu nâu. Đôi khi xuất huyết xảy ra từ niêm mạc chỗ khác. Mạch nhanh không tương ứng với sốt.

Nước tiểu rất ít và có albumin trụ niệu. Tử vong thường xảy ra do kiệt sức hoặc ure huyết dù hồi phục xảy ra sau các triệu chứng rầm rộ nhất.

Bệnh nguyên: Virus bệnh sốt vàng, Flavivirus, dưới nhóm III của họ togaviridae được truyền qua vết đốt của muỗi cái, Aedes aegypti. Thời gian ủ bệnh từ 3 đến 6 ngày.

Chẩn đoán: Khó chẩn đoán dựa trên lâm sàng ở giai đoạn nhiễm trùng hoặc các thể nhẹ không điển hình. Cơ thể phát hiện kháng nguyên virus sốt vàng hoặc kháng thể trong giai đoạn cấp tính.

Dự phòng: Các biện pháp dự phòng bao gồm kiểm soát muỗi bằng phun thuốc diệt côn trùng loại không độc và phát quang bụi dậm. Có vắc xin sốt vàng từ chủng 17D cho những người có dự định đi đến hoặc sống ở vùng có dịch bệnh. Điều trị: Không có điều trị đặc hiệu. Nghỉ ngơi tuyệt đối; thông mát mẻ thông khí tốt; chế độ ăn lỏng; dùng vitamin K và calci gluconat nếu có khuynh hướng xuất huyết. Kiểm soát mất cân bằng nước và điện giải bằng biện pháp bù dịch truyền tĩnh mạch thích hợp. Dùng dung dịch glucose 10-20% để phòng ngừa quá tải dịch. Dùng heparin nếu có bằng chứng đông máu nội mạch rải rác. Dùng

clopamin để duy trì huyết áp trong trường hợp không đáp ứng với truyền dịch. Hạ sốt bằng chườm mát; dùng thuốc giảm đau.

Tiên lượng: Tiên lượng xấu. Tỷ lệ tử vong 5% với người dân sống ở vùng có bệnh lưu hành.

yellow fever. Sốt vàng

yellow ointment. An ointment containing yellow wax and petrolatum. *Thuốc mỡ vàng Chứa chấp sáp và mỡ vàng*

yellow spot. 1. Yellow nodule of anterior end of vocal cord. SYN: macula flava laryngis. 2. Center of the retina, the point of clearest vision. SYN: macula lutea retinae. *Điểm vàng 1. Cục u nhỏ màu vàng đầu trước dây thanh âm. Đn: macula flava laryngis. 2. Tâm của võng mạc, điểm của thị lực sáng nhất. Đn: macula lutea retinae*

yellow vision. Condition in which objects seem yellow in color. SYN: xanthopaia.*Nhìn vàng Tình trạng nhìn vật thể đều có màu vàng. Đn: xanthopsia*

yerba [Sp.]. An herb.*yerba Cây thuốc, dược thảo.*

y., maté. Herbal tea made from the dried leaves of mate, an evergreen tree. Popular in South America.*Trà paraguay Trà dược thảo được làm từ lá trà paraguay khô. Phổ biến ở Nam Mỹ*

Yersin's serum [Alexandre Emil Jean Yersin, Swiss bacteriologist who worked in Paris, 1863-1943] An antitoxic serum for the plague.*Huyết thanh Yersin [Alexandre Emil Jean Yersin, nhà vi trùng học người Thụy Sĩ đã làm việc ở Paris 1863-1943] Một loại huyết thanh kháng độc tố dùng cho bệnh dịch hạch*

Yersinia [Yerain] A genus of gram-negative bacteria.*Yersinia Một loại vi khuẩn gram âm.*

Y., enterocolitica. Species of large coccobacilli that are pathogenic for man. Clinical infections may be characterized by acute mesenteric lymphadenitis or enterocolitis. The disease may progress to a septicemic form in children, and mortality may be as high as 50%. Therapy with ampicillin, kanamycin, or tetracycline is effective. *Y., enterocolitica Loại cầu trực khuẩn lớn gây bệnh cho nhiễm trùng trên lâm sàng có thể đặc trưng bằng viêm hạch mạc treo ruột hoặc viêm ruột kết tràng cấp tính. Bệnh có thể tiến triển thành nhiễm khuẩn huyết ở trẻ em và tỷ lệ tử vong cao tới 50%. Điều trị bằng ampicillin, kanamacin hoặc tetracycline.*

Y., pestis. Causative organism of plague, q.v. Formerly termed Pasteurella pesos.*Y., pestis Vi khuẩn gây bệnh dịch hạch. Trước đây là Pasteurella pestis.*

Y., pseudotuberculosis. A gram-negative coccoid or ovoid organism that produces pseudotuberculosis in man.*Vi*

khuẩn giả lao Một dạng cầu khuẩn gram âm hình trứng, nó gây ra bệnh giả lao ở con người

yersiniosis Infection with yersinia. *Nhiễm yersinia*

yin-yang. The Chinese symbol of opposing but complementary entities or concepts such as light-dark; male-female; sun-moon. In Chinese philosophy and medicine, the goal is to have a proper balance of such biological forces. Applied to contemporary biology, this would embody a feedback type of control of physiological phenomena. SEE: illus.*Biểu tượng âm dương Biểu tượng đối nghịch của Trung Hoa nhưng những sự tồn tại hoặc nhận thức kết hợp như trắng đen; nam nữ; mặt trời mặt trăng. Trong triết lý và y học Trung Hoa, mục đích là để có sự cân bằng thích hợp của những ảnh hưởng sinh học. Được áp dụng đối với sinh vật học đương thời, điều này sẽ thể hiện được một loại phản hồi về quy luật của hiện tượng tự nhiên. Xem: minh họa.*

-yl [Gr. hyle, matter, substance]. Suffix signifying a radical in chemistry. *Gốc [Gr. hyle, chất] Tiếp vị ngữ biểu thị một gốc trong hóa học*

-ylene. Suffix denoting a bivalent hydrocarbon radical in chemistry.*Gốc hydrocarbon hóa trị 2 Tiếp vị ngữ biểu thị gốc hydrocarbon hóa trị 2 trong hóa học*

Y ligament. A y-shaped band covering the upper and anterior portions of the hip joint.*Dây chằng hình Y Dây chằng chậu-đùi. Một dây hình chữ Y bao phủ lên những phần trên và trước của khớp háng.*

Yodoxin. Trade name for iodoquinol. *Yodoxin Tên thương mại của iodoquinol.*

yoga Sanskrit, union]. A system of beliefs and practices, the goal of which is to attain a union of the individual self with Supreme Reality or the Universal Self. The term yoga, as used in the Western world, has been associated almost exclusively with physical postures and regulation of breathing. These are yoga exercises but not yoga in the spiritual sense. *Thuyết yoga, cách tập yoga Một hệ thống tín ngưỡng và thực tập, mục đích của nó là để đạt đến một sự thống nhất của vũ trụ với hiện thực tối cao hoặc chính vũ trụ này. Thuật ngữ yoga, khi được sử dụng ở thế giới phương Tây, đã có liên quan rất riêng biệt với dáng điệu cơ thể và điều hòa hơi thở. Chúng là những bài tập yoga nhưng không phải yoga trong ý thức tinh thần*

yogurt, yoghurt [Turkish]. SEE: milk.*Sữa chua Xem: milk*

yohimbine A poisonous alkaloid derived from the bark of the tree Corynanthe yohimbi. It is an a-adrenergic blocking agent; and causes antidiuresis, increased blood pressure, tachycardia, irritability. tremor, sweating, nausea, and vomiting.*yohimbin Một alkaloid độc lấy từ vỏ cây Corynanthe yohi. Nó là một tác nhân chọn alpha adreualin; và gây ra kháng bài niệu, huyết áp tăng, nhịp tim nhanh, dễ kích thích, run, đổ mồ hôi, buồn nôn và nôn.*

yoke A tissue connecting two structures.*U Một mô nối kết hai cấu trúc*

yolk [AS. geolca]. The contents of the ovum; sometimes only the nutritive portion. SYN: vitellus. SEE: zone pellueida.*Noãn hoàn, lòng đỏ trứng Thành phần của trứng; đôi khi chỉ là phần dinh dưỡng. Đn: vitellus. Xem: zona pellucida*

y., sac. Membranous sac surrounding food yolk in the embryo.*túi noãn hoàng Màng bao quanh phần noãn hoàng dinh dưỡng trong phôi.*

y., stalk. The umbilical duct connecting the yolk sac with the embryo. *Cuống noãn hoàng Cuống rốn liên kết noãn hoàng với phôi*

Young-Helmholtz theory [Thomas Young, Brit. physician, 1773-1829; H. L. F. Helmholtz , Ger. physician, 1821-1894] Theory that color vision depends on three different sets of retinal fibers responsible for perception of red, green, and violet. The loss of either red, green, or violet as color perceptive elements in the retina causes an inability to perceive a primary color or any color of which it forms a part.*Thuyết Young-Helmholtz [Thomas Young, bác sĩ người Anh 1773-1829; H.L.F Helmholtz, bác sĩ người Đức 1821-1894] Lý thuyết mà thị lực màu phụ thuộc vào ba màu khác nhau đỏ, xanh và tím. Sự mất đi màu đỏ, màu xanh, hoặc màu tím khi những yếu tố nhận thức về màu sắc ở võng mạc gây ra một sự mất khả năng để nhận thức được màu gốc hoặc bất kỳ màu nào mà nó tạo ra một phần.*

Young's rule [Thomas Young] A method for calculating the dose of medicine a child should receive. Divide the age by the age plus 12. The result represents the fraction of the adult dose suitable for the child. Ex.: a child of 4 years of age requires the following fraction of the adult dose: *Luật Young [Thomas Young]*

$$\frac{4}{4+12} = \frac{1}{4}$$

Một phương pháp tính liều thuốc một đứa trẻ nên uống. Chia ra theo độ tuổi cộng 12. kết quả cho thấy phân số của liều người lớn thích hợp với trẻ em. Ví dụ: Đứa trẻ 4 tuổi cần phân số của liều người lớn như sau:

$$\frac{4}{4+12} = \frac{1}{4}$$

youth [AS. geoguth]. Period between childhood and maturity.*Trẻ, tuổi trẻ Thời gian giữa thời niên thiếu và trưởng thành*

ypsiliform Y-shaped. *Dạng chữ Y điểm Điểm vàng võng mạc.*

y.s. yellow spot of the retina.*Hoàng*

ytterbium SYMB: Yb. At. wt. 173.04; at. no. 70. A rare metallic element; a rare earth substance used in screens in radiography.*ytterbium Viết tắt wt, ký hiệu: Yb. Một yếu tố kim loại hiếm; một chất hiếm trên trái đất được sử dụng trong màn hình khoa X quang*

yttrium SYMB: Y. At. wt. 88.905; at. no. 39. A metallic element.*Yttrium Ký hiệu: Y, một yếu tố kim loại.*

yushi. Minamata disease, q.v.*yushi Bệnh Minamata.*

yutopar. Trade name for ritodrine hydrochloride.*Yutopar Tên thương mại của ritodrine hydrochloride.*

Zz

z 1. Ger. Zuckung, contraction. 2. Symb. for atomic number.*z 1. Sự co thắt. 2. Ký hiệu số nguyên tử.*

z zero; zone.*z Số zero; vùng.*

Zaglas' ligament The part of the posterior sacroiliac ligament from the posterosuperior spinous process of the ilium to the .side of the sacrum.*Dây chằng Zaglas Phần của dây chằng xương cùng chậu sau từ mỏm gai chậu phía sau trên chậu đến cạnh của xương cùng.*

Zahn's lines [Frederick W. Zahn, Ger. pathologist, 1845-1904] Transverse whitish marks on the free surface of a thrombus made by the edges of the lamellae of blood platelets.*Đường Zahn [Frederick W.Zahn, nhà bệnh lý học người Đức 1845-1904] Những dấu trắng ngang trên bề mặt trống của cục đông tạo ra những cạnh bởi những lá của tiểu cầu.*

Zang's space [Christoph B. Zang, Ger. surgeon, 1772-1835] Space between the two lower tendons of the sternomastoid muscle in the supraclavicular fossa.*Khoảng trống Zang [Christoph B.Zang, bác sĩ phẫu thuật người Đức, 1772-1835] Khoảng trống giữa hai gân thấp của cơ ức chũm trong hố trên đòn.*

Zaroxolyn. Trade name for metolazone. *Tên thương mại của metolazom.*

Z disk. A thin, dark disk that transversely crosses through and bisects the clear zone of a striated muscle and bisects the clear zone (isotropic disk) of a striated muscle fiber. The portion between two disks constitutes a sarcomere. SYN: Krause's membrane.*Đĩa hình chữ Z Một đĩa cứng, mỏng nó băng ngang qua và cách đôi phần rõ của cơ vân và cắt đôi vùng rõ của sợi cơ vân. Phần giữa hai đĩa này tạo thành tâm cơ. Đn: Krause's membran.*

zeatin A cytotoxin that can be isolated from sweet corn.*zeatin Một chất độc tế bào, nó được tách ra từ loại bắp ngọt.*

zeaxanthin A carotenoid that is an isomer of xanthophyll. It is present in a great number of plants and animals. *zeaxanthin Một nhóm caroten, nó là chất đồng phân của diệp hoàng tố xanthophyll. Nó có mặt trong phần lớn thực vật và động vật*

zein [Gr.zeia, a kind of grain]. A protein obtained from maize. It is deficient in tryptophan and lysine.*zein [Gr.zeia, một loại ngũ cốc] Một protein lấy từ ngô. Nó thiếu hụt trong tryptophan và lysin.*

Zeis' glands. [Edvard Zeis, Ger. surgeon, 1807-1868] Sebaceous glands of the eyelid, close to the free edge of the lid. Each gland is associated with an eyelash. SEE: Moll's glands.

Tuyến Zeis *[Edvard Zeis, bác sĩ phẫu thuật người Đức 1807 - 1868] Những tuyến bã nhờn của mí mắt, gần với cạnh bờ tự do của mi. Mỗi tuyến có liên quan đến lông mi. Xem: Moll's glands*

zeisian Pert. to something originally described by Edvard Zeis.*Thuật zei Thuật dây zei liên quan đến một điều gì đó được mô tả bởi Edvard Zei*

zelotypia [Gr. zelos, zeal, + typtein, to strike]. 1. Morbid or monomaniacal zeal in the interest of any project or cause. 2. Insane jealousy.*Sự quá khích, chứng ghen tuông, bệnh ganh ty [Gr. zelos, hăng hái + typtein, va đập] 1. Sự hăng hái bệnh hoạn trong việc quan tâm đến vấn đề hoặc nguyên nhân gì. 2. Ghen tuông bệnh hoạn*

Zenker, Friedrich Albert von German pathologist, 1825-1898.*Zenker, Friedrich Albert von Nhà bệnh lý học người Đức, 1825-1898.*

z.'s degeneration. A glassy or waxy hyaline degeneration of skeletal muscles in acute infectious diseases, esp. in typhoid. SYN: zenkerism.*Sự thoái hóa Zenker Sự thoái hóa hyalin sáp, hoặc thủy tinh của các cơ xương trong các bệnh nhiễm trùng cấp tính đặc biệt trong bệnh sốt thương hàn. Đn: zenkerism*

z.'s diverticulum. Herniation of the mucous membrane of the esophagus through a defect in the wall of the esophagus. The location is usually in the posterior hypopharyngeal wall. Small ones are asymptomatic, but larger ones may collect food and cause esophageal obstruction. Treatment is surgical. SYN: hypopharyngeal diverticulum.*Nang Zenker Sự thoát vị của màng nhầy niêm mạc của thực quản qua khuyết tật trên vách thực quản. Vị trí thường ở vách hầu sau. Những nang nhỏ không có triệu chứng nhưng những nang lớn hơn có thể giữ lại thức ăn và gây ra tắc nghẽn thực quản. Điều trị là phẫu thuật. Đn: hypopharyngeal diverticulum.*

zenkerism Zenker's degeneration, q.v. *Sự thoái hóa Zenker.*

Zephiran chloride. Trade name for benzalkonium chloride.*Zephiran chloride Tên thương mại của benzal konium chloride.*

zero [It.]. SEE: thermometer.*zero Số không zero. Xem: thermometer*

z., absolute. The temperature at which all atoms and molecules cease movement or at which all gases liquefy: -273.15C or -459.67F.*Số không tuyệt đối, zéro tuyệt đối Nhiệt độ mà ở đó những nguyên tử và phân tử ngừng chuyển động hoặc tất cả các chất khí hóa lỏng: -273.15C hoặc -459.67F.*

z., limes. SYMB: LO. The greatest amount of toxin that, when mixed with one unit of antitoxin and injected into a guinea pig weighing 250 gm, will cause no local edema.*z., limes Ký hiệu: LO. Lượng chất độc lớn nhất khi nó được trộn với một đơn vị kháng độc và được tiêm vào một con lợn giunea nặng 250 g sẽ không gây ra phù cục bộ*

zero population growth. ABBR: ZPG. The demographic condition when in a given period of time the population neither increases nor decreases.*Viết tắt: ZPG. zero population growth Tình trạng nhân khẩu khi trong một thời gian được đưa ra dân số không tăng không giảm*

zestocausis [Gr. zestos, boiling hot, + kausis, burning]. Cauterization with a tube containing heated steam.*Điều trị đặc ống hơi nóng [Gr. zestos, nóng sôi, + kausis, bong] Sự đốt bằng một ống chứa hơi nước nóng*

Zide. Trade name for hydrochlorothiazide.*Zide Tên thương mại của hydrochlothiazid.*

Ziehl-Neelsen method (Franz Ziehl, Ger. bacteriologist, 1857-1926; Friedrich K. A. Neelsen, 1854-1894] Method for staining Mycobacterium tuberculosis. A solution of carbolfuchsin is applied, which the organism retains after rinsing with acid alcohol.*Phương pháp Ziehl-Neelsen [Fran Ziehl, nhà vi trùng học người Đức 1857-1926; Friedrich K. A. Neelsen, 1854-1894] Phương pháp nhuộm vi khuẩn lao. Dung dịch carbolfuchsin để nhuộm, vi khuẩn rửa bằng sau khi rửa bằng cồn acid.*

Zieve's syndrome. [L. Zieve, U.S, physician, b. 1915] Hyperlipidemia, jaundice, hemolytic anemia, and abdominal pain following intake of a large amount of alcoholic beverages.*Hội chứng Zieve [L.Zieve, bác sĩ người Mỹ sinh năm 1915] Biểu hiện tăng lipid huyết, vàng da, thiếu máu huyết tán, đau vùng bụng sau khi uống nhiều rượu*

Zim jar opener. Adapted device allowing one-handed opening of bottles and jars.*Cái mở nút chai Dụng cụ dùng mở chai hay mở bằng tay*

zinc [L. zincum]. SYMB: Zn. At. wt. 65.37; at. no. 30; sp. gr. 7.13. A bluish-white, crystalline metallic element that boils at 906°C. It is found as a carbonate and silicate, known as calamine, and as a sulfide (blende).

Kẽm *Ký hiệu: Zn. Một nguyên tố kim loại tinh thể trắng, hơi xanh, sôi ở 906°C. Nó được tìm thấy ở dạng carbonat và silicat được biết như ở dạng và sulfid.*

z., **acetate**. USP. White, pearly crystals. ACTION/USES: Astringent and antiseptic. Used chiefly in eye solutions, in a 0.1% to 0.5% solution.*Kẽm*
acetat *Thạch anh long lanh, trắng.*
Tác động/Cách sử dụng: Chất làm se da và thuốc sát khuẩn được sử dụng chủ yếu ở những dung dịch nhỏ mắt, trong dung dịch 0,1% đến 0,5%.

z., **bacibacin**. SEE: bacitracin zinc.
Kẽm bacibacin *Xem   bacitracin zinc*

z., **cadmium sufide**. Fluorescent material used in radiographic screens.*Kẽm cadmi sulfid* *Vật liệu huỳnh quang được sử dụng trong màn hình X quang*

z., **carbonate**. A mild astringent used topically in dusting powders.
Kẽm carbonat *Một loại thuốc làm se da được sử dụng ở dạng bột*

z., **chloride**. USP. White granular powder used as an antiseptic.*Kẽm chlorid* *Thuốc bột trắng được dùng làm chất kháng khuẩn*

z., **gelatin**. USP. A combination of zinc oxide, glycerin, and purified water. This smooth jelly is placed between layers of gauze dressing to serve as a protective dressing and to support varicosities. It is removed by soaking in warm water.*Kẽm gelatin*
Hợp chất kẽm oxid, glycerin và nước tinh khiết. Dạng đông nhẹ này được đặt vào giữa các lớp gạc để băng bảo vệ và để dùng trong giãn tĩnh mạch. Ngâm vào nước ấm để tháo gạc.

z., **oxide**. USP. Very fine white powder of zinc. ACTION/USES: Slightly antiseptic and astringent. Used chiefly in the form of ointment, 20%.*Kẽm oxid*
Bột kẽm mịn rất trắng
Tác động/Cách sử dụng: Thuốc sát khuẩn và làm se da nhẹ, được dùng chủ yếu ở dạng phomát, 20%.

z., **oxide and eugenol** Two substances that react together to produce a relatively hard mass, used in dentistry for impression material, cavity liners, temporary restorations, and cementing layers.*Kẽm   oxid   và eugenol* *Hai chất phản ứng với nhau tạo ra chất tương đối cứng làm nguyên liệu dùng trong nha khoa.*

z., **peroxide**. A topical anti-infective agent, used in powder form.
Kẽm peroxid *Một tác nhân kháng viêm tại chỗ được sử dụng ở dạng bột*

z., **salts**. A bluish-white metal used to make various containers and also to galvanize iron to prevent rust. The most commonly used compounds are

zinc oxide as a pigment for paints, in ointments, and in chloride and sulfate, which resemble epsom salts and have been administered accidentally. The salts also are used as a wood preservative, in soldering, in medicine to neutralize tissue, and in dilute solutions as an astringent and emetic. SEE: zinc salts poisoning.*Muối kẽm*
Kim loại trắng hơi xanh được dùng làm nhiều loại hộp chứa và để mạ kẽm cho chất sắt để chống gỉ. Hợp chất thường dùng nhất là oxid kẽm để tạo màu sơn, trong thuốc mỡ và trong chlorid và sulfat, giống như muối epsom và được dùng do vô tình. Muối cũng được dùng như chất bảo quản gỗ, trong hợp kim hàn, trong y học để trung hòa mô và trong các dung dịch pha loãng như là chất làm săn da và chất gây nôn. Xem: zinc salt poisoning.

z., **stearate**. USP. A very fine smooth powder used as a nonirritating antiseptic and astringent for burns, scalds, and abrasions.*Kẽm stearat* *Một loại bột rất mịn được sử dụng như một thuốc kháng khuẩn và làm se da không gây kích thích đối với những vết bỏng và chảy xước*

z., **sulfate**. USP.Transparent white crystals used externally as an ophthalmic astringent. Trade names are Op-Thal-Zin and Verazinc.*Kẽm sulfat* *Loại thạch anh trắng trong suốt được sử dụng bên ngoài như loại làm se da vùng mắt. Tên thương mại là Op-Thal-Zin và Verazinc*

z., **undecylenate**. USP.   An antifungal agent used in treating fungal infection of the skin. It is a component of Desenex ointment.*Kẽm undecylenat* *Một tác nhân chống nấm được sử dụng trong điều trị nhiễm nấm da. Đó là một thành phần của thuốc mỡ Desenex*

z., **White**. Z. oxide.*z., White* *Kẽm oxid.*

zinc-eugenol cement. USP. A cement and protectant used in dentistry. SEE: zinc oxide and eugenol.
zinc-eugenol cement Một loại xi măng và chất bảo vệ được sử dụng trong nha khoa. Xem: zinc oxide and eugenol

zinciferous Containing zinc.
zinciferous Chứa kẽm

zincoid [L. zincum, zinc, + Gr. eidos, form, shape]. Resembling or concerning zinc.*zincoid [L.   zincum, kẽm, + Gr. eidos, dạng] Giống với hoặc liên quan đến kẽm*

zinc ointment. An ointment consisting of 20% zinc oxide mixed with petrolatum and white ointment. Used topically in treating akin diseases.
Thuốc mỡ kẽm Một loại thuốc mỡ chứa 20% kẽm oxid trộn với dầu mỡ và thuốc mỡ trắng. Được sử dụng trong điều trị bệnh da.

zinc salts poisoning. Characterized by metallic taste with prompt burning of mouth throat, eophagus, and

stomach. Violent vomiting often bloody; increased salivation; painful diarrhes; coma. If patient recovers, nervous complications are frequent. SEE: Poisons and Poisoning. F.A. Wash out stomach and treat as for sulfuric acid ingestion.*Ngộ độc muối kẽm* *Đặc trưng bằng vị kim loại với cảm giác rát bỏng ở miệng, họng, thực quản và dạ dày. Nôn nhiều, thường có lẫn máu; tăng tiết nước bọt, tiêu chảy đau, hôn mê. Nếu bệnh nhân hồi phục, thường có biến chứng thần kinh. XEM: Poisons và Poisoning. Sơ cứu: Rửa dạ dày và điều trị như với trường hợp qua đường tiêu hóa acid sulfuric.*

Zinn's ligament [Johann G. Zinn, Ger. anatomist, 1727-1759] Connective tissue giving attachment to the rectus muscles of the eyeball. SEE: zonule of Zinn.*Dây chằng Zinn [Johann G. Zinn, bác sĩ giải phẫu người Đức, 1727-1759] Mô liên kết gắn vào các cơ thẳng của nhãn cầu. Xem: zonule of Zinn*

zipper pull. An adaptive device allowing persons with limited function to fasten zippers on clothing, especially those in back.*Dây kéo Một dụng cụ lắp ghép cho phép con người với chức năng để đóng các dây kéo áo quần, đặc biệt ở sau lưng*

zirconium SYMB: Zr. At. wt. 91.22; at. no. 40. A metallic element found only in combination. Used in corrosionresistant alloys and as a white pigment in dental porcelain and other ceramics.*ziconi Viết tắt: Zr. Một nguyên tố kim loại chỉ được tìm thấy ở dạng kết hợp. Được sử dụng trong hợp kim chống ăn mòn và như một sắc tố trắng trong sứ nha khoa và các loại đồ gốm khác*

Zn. Chem. symb. for the element zinc.
Zn Hóa học ký hiệu nguyên tố kẽm.

zoacanthosis Dermatitis due to foreign bodies such as bristles, hairs, or stingers from animals.*Viêm da do dị vật động vật Viêm da do những vật lạ, như lông cứng, lông hoặc ngòi chích từ động vật*

zoanthropy [Gr. zoon, animal, + anthropos, man]. Delusion that one is an animal.*zoanthropy Bệnh tưởng hóa thú. Sự hoang tưởng rằng một người là một con thú*

zoescope [Gr. toe, life, + skopein, to view]. Stroboscope.*zoescope [Gr. toe, sống, + skopein, quan sát] Hoạt nghiệm*

zoetic [Gr. toe, life]. Pert. to life. SYN: vital.*zoetic [Gr. toe, sự sống] Liên quan đến đời sống. Đn: vital*

zoic Concerning animal life. *Liên quan đến đời sống động vật*

Zollinger-Ellison syndrome. [Robert M. Zollinger, b. 1903, and Edwin H. Ellison, b. 1918, U.S. surgeons] Condition caused by non-insulin-secreting tumors of the pancreas which secrete excess amounts of gastrin. This stimulates the stomach to se-

crete great amounts of hydrochloric acid and pepsin, which in turn leads to peptic ulceration of the stomach and small intestines. About 60% of the tumors are malignant. TREAT: Total gastrectomy and local excision of pancreatic tumor if metastases have not appeared*Hội chứng Zollinger-Ellison [Robert M. Zollinger sinh năm 1903, và Edwin H.Ellison sinh năm 1918, bác sĩ phẫu thuật người Mỹ] Tình trạng bị gây ra bởi những khối thuật tiết không có insulin của tuyến tụy, nó tiết lượng gastrin quá mức. Điều này kích thích dạ dày tiết lượng acid hydrochloric không lồ và pepsin, dẫn đến loét tiêu hóa và ruột non và 60% những khối u này là ác tính.*
Điều trị: Cắt bỏ dạ dày toàn bộ và cắt bỏ một phần khối u tụy nếu chưa di căn.

Zolyse. Trade name for chymotripsin. *Zolyse Tên thương mại của chymotripsin.*

Zomax. Trade name for zomepirac sodium.*Zomax Tên thương mại của natri zomepirac.*

zona [L., a girdle]. (pl. zonae) 1. A band or girdle. 2. An acute inflammatory disease, characterized by groups of small vesicles mounted on inflammatory bases, associated with neuralgic pain and following the distribution of certain nerve trunks. SYN: herpes zoster.*zona [L., đai, vòng]. (số nhiều zonae)1. Đai, vòng. 2. Bệnh zona. Bệnh viêm cấp tính đặc trưng bằng nhóm các mụn nước nhỏ trên nền viêm kèm với đau theo phân bố của dây thần kinh. Đn: herpes zoster.*

z., ciliaris. Ciliary processes combined.*Thể mi Bờ mi kết hợp.*

z facialis. Herpes zoster of the face. *zona mặt Zonz ở mặt.*

z., fasciculata. The adrenal cortex. *Vùng bó Vỏ tuyến thượng thận.*

z., glomerulosa. The outer layer of the adrenal cortex just inside the capsule.*Vùng tiểu cầu Vùng ngoài của vỏ thượng thận ngay bên trong bao nang.*

z., ophthalmca. Old name for herpes zoeter of the area supplied by the ophthalmic nerve.*Zona mặt Tên cũ của zona ở vùng được cung cấp bởi dây thần kinh mắt.*

z pellucida. Inner, solid, thick, membranous envelope of the ovum. It is pierced by many radiating canals, giving it a striated appearance. SYN: vitelline membrane; z. radiata.*Vùng trong suốt Bao màng bên trong, rắn, dày của noãn. Nó bị chọc thủng bởi nhiều ống xoay, tạo cho nó vẻ bề ngoài có vân. Đn: vitelline membrane; z.radiata*

z., radials. Z. pellucida, q.v.*z., radials Vùng tia.*

z., reticularis. The inner layer of the cortex of the adrenal gland.*z., reticularis Vùng lưới. Lớp bên trong của vỏ tuyến thượng thận.*

z., striata. Z. pellucida, q.v.*z.,*
striata Vùng khia.

zonae. Pl. of zona.*zonae Số nhiều của zona.*

zonal [L. zonalis]. Pert. to a zone. *zonal Liên quan đến vùng.*

zonary [L. zona, a girdle]. Pert. to or shaped like a zone.*zonary [L. zona, vùng, đai] Liên quan hoặc có hình dạng giống một vùng.*

zonary placenta. Placenta arranged in the form of a broad ring around the chorion.*Rau thai vùng Rau thai được sắp xếp dạng vùng rộng xung quanh màng đệm*

Zondek-Aschheim test [Bernhard Zondek, Ger. gynecologist, 1891-1966; Selmar Aschheim, Ger. gynecologist, 1878-1965] A test for pregnancy by injecting the patient's urine subcutaneously into immature female mice.*Thử nghiệm Zondek-Aschheim [Bernhard Zondek, bác sĩ phụ khoa người Đức 1891-1966; Selmar Aschheim, bác sĩ phụ khoa người Đức 1878-1965] Thử nghiệm thai cách tiêm nước tiểu của bệnh nhân vào dưới da chuột cái chưa trưởng thành.*

zone [L. zona, a girdle]. An area or belt.*Vùng [L. zona, vòng đai] Một vùng hoặc vành đai*

z., cell-free. In dentistry, a cellular area below the odontoblastic layer of the dental pulp. Also called zone of Weil.*Vùng ít tế bào Trong nha khoa, một vùng tế bào dưới lớp nguyên bào tạo ngà của chồi răng. Cũng được gọi là vùng Weil.*

z., cell-rich. Area of increased cell frequency between the cell-free zone and the central pulp of the tooth. *Vùng giàu tế bào Vùng nhiều tế bào giữa vùng tế bào và chồi trung tâm của răng*

z., ciliary. The peripheral part of the anterior surface of the iris of the eye. *Thể mi Vùng ngoại biên của mặt trước của mống mắt*

z., comfort. The range of temperature, humidity, and when applicable, the solar radiation and wind in which an individual doing work at a specified rate and in a certain specified garment is comfortable.*Vùng tiện nghi Mức độ nhiệt độ, độ ẩm và khi có thể được, bức xạ mặt trời và gió trong đó một cá nhân làm việc ở một tỷ lệ được định rõ và trong một số áo quần đặc biệt là thích hợp*

z., epileptogenic. Any area of the brain that after stimulation produces an epileptic seizure.*Vùng gây động kinh Bất kỳ vùng nào của não sau sự kích thích tạo ra một cơn động kinh*

z., erogenous. An area of the body that may produce erotic desires when stimulated. These areas include, but are not limited to, the breasts, lips, genital and anal regions, buttocks, and sometimes the special senses that cause sexual excitation, such as the sense of smell.*Vùng kích dục Bất kỳ vùng nào của cơ thể mà có*
thể tạo ra ham muốn tình dục khi có kích thích bao gồm vú, môi, vùng sinh dục và hậu môn, mông và đôi khi những cảm giác đặc biệt nó gây ra sự kích thích tình dục như khuái giác*

z., hypnogenic. hypnogenous. Any area of the body that when pressed on induces a hypnotic state. *Vùng gây ngủ Bất kỳ vùng nào của cơ thể khi được kích thích gây ra cảm giác ngủ*

z., transitional. The area of the lens of the eye where the epithelial capsule cells change into lens fibers. *Vùng của thủy tinh thể mắt ở đó các tế bào nang biểu mô thay đổi thành sợi thủy tinh thể.*

zonesthesia [" + aisthesis, sensation]. A sensation, as a cord constricting the body. SYN: cincture sensation; girdle pain.*Cảm giác bị thắt, bị bó [" + aisthesis, cảm giác] Một cảm giác như một sợi dây thắt chặt cơ thể. Đn: cinture sensation, girdle pain*

zonifugal [" + fugere, to flee]. Passing outward from within any zone or area.*Đi ra từ một vùng [" + fugere, bỏ trốn đi ra] Việc đi ra từ trong một vùng nào đó*

zoning. The occurrence of a stronger fixation of complement in a lesser amount of suspected serum; a phenomenon occasionally observed in diagnosing syphilis by complement-fixation method.*zoning Sự xuất hiện của cố định bố thể mạnh hơn trong một lượng huyết thanh nghi ngờ ít hơn; hiện tượng thường được quan sát trong chuẩn đoán bệnh giang mai chẩn đoán bởi phương pháp cố định bố thể.*

zonipetal [" + petere, to seek]. Passing from without into a zone or area of the body.*Chuyển tới một vùng Việc chuyển tới một vùng của cơ thể.*

zonoskeleton Proximal bones to which limbs attach, such as the hip bone, scapula, and clavicle. *zonoskeleton Những xương gần gốc mà các chi gắn vào như xương hông, xương bả vai và xương đòn.*

zonula [L.]. A small zone. SYN: zonule.*Vòng. vùng Một vùng nhỏ. Đn: zonule*

z., ciliaris. [NA] Suspensory ligament of the crystalline lens. SYN: zonule of Zinn.*Vòng mi Dây chằng treo thể thủy tinh. Đn: zonule of Zinn.*

zonular cataract. Cataract with opacity limited to certain layers of the lens.*Bệnh đục thủy tinh thể Bệnh đục thủy tinh thể với mờ đục giới hạn ở một số lớp của thủy tinh thể.*

zonular fibers. Interlacing fibers of the zonula ciliaris.

zonular spaces. Spaces between fibers of ligaments of the lens. *Các khoảng vòng Các khoảng giữa sợi dây chằng của thấu kính.*

zonule [L. zonula, small zone]. A small band or area. SYN: zonula.

Vùng, vòng [L. zonula, vùng nhỏ] Một dây hoặc vùng nhỏ. Đn: zonula.

z., of Zinn. Suspensory ligament of the crystalline lens. SYN: zonula ciliaris [NA].*Vòng mi Dây chằng treo của thủy tinh thể. Đn: zonula ciliaris.*

zonulitis [" + Gr.itis,infiammation]. Inflammation of zonule of Zinn. *Viêm vòng mi [" + Gr.itis, viêm] Sự viêm vòng mi.*

zonulolysis [" + Gr. lysis, dissolution]. Use of enzymes to dissolve the zonula ciliaris of the eye.*Sự phân hủy vòng mi [" + Gr. lysis, tiêu] Sự sử dụng các enzym để phân hủy vòng mi của mắt.*

zonulotomy [" + Gr. tome, incision]. Surgical incision of the ciliary zonule.*Thủ thuật mở vòng mi [" + Gr. tome, rạch, đường rạch] Sự phẫu thuật mở vòng mi.*

zonulysis Zonulolysis.*zonulysis Sự phân hủy vòng mi.*

zoobiology [Gr. zoom animal, + bios, life, + logos, word, reason]. The biology of animals.*Sinh học động vật [Gr. zoom, động vật + bios, đời sống + logos, môn học] Sinh học về động vật.*

zooblast [" + blastos, germ]. An animal cell, sap. an immature form.*Tế bào động vật [" + blastos, mầm] Một tế bào động vật đặc biệt dạng chưa trưởng thành.*

zoochemistry Biochemistry of animals.*Sinh hóa học, hóa học động vật Sinh hóa của động vật*

zoodermie [" + derma, skin]. Performed with the skin of an animal, said of a method of skin grafting. *Dùng da động vật [" + derma, da] Được thành lập với da động vật, phương pháp ghép da*

zoodynamics [" + dynamic, power]. Physiology of animals.*Sinh lý động vật [" + dynamic, năng lực] Sinh lý học về động vật*

zooerasty Sexual intercourse with an animal. SYN: bestiality.*Sự giao hợp với thú Sự giao hợp với một động vật. Đn: bestinliy*

zoofulvin A yellowpigment derived from certain animal feathers. *zoofulvin Một sắc tố vàng lấy từ một số lông động vật*

zoogenesis Zoogeny, q.v.*zoogenesis Sự phát sinh động vật*

zoogenous ["gennan, to produce]. Derived or acquired from animals. *Do động vật ["gennan, tạo ra, phát sinh] Được nhận ra hoặc yêu cầu từ động vật.*

zoogeny [" + gennan, to produce]. The development and evolution of animals.*Sự phát sinh động vật [" + gennan, phát sinh] Sự phát triển và tiến hóa của động vật.*

zoogeography Study of the distribution of animals on the earth.*Địa lý động vật Ngành nghiên cứu về sự phân phối động vật trên trái đất.*

zooglea [" + gloios, sticky]. A stage in development of certain organisms in which colonies of microbes are embedded in a gelatinous matrix. *Khuẩn lạc trong chất nhầy [" + gloios, nhớp nhấp] Một giai đoạn trong sự phát triển một số động vật sinh vật trong đó những khuẩn lạc của sinh vật được gắn chặt trong một khuôn như keo.*

zoogonous Viviparous, q.v. *zoogonous Đẻ con*

zoogony [" + gone, offspring]. 1. Production of living young from within the body. 2. Breeding of animals.*Sự đẻ con [" + gone, sinh con] 1. Sự tạo ra con vật trẻ sống từ trong cơ thể. 2. Việc đẻ động vật.*

zoograft [" + L. graphium, stylus]. A graft of tissue obtained from an animal.*Ghép mô động vật [" + L. graphium, bút trâm] Một mảnh ghép mô lấy từ động vật.*

zoografting Use of animal tissue in grafting on a human body.*Việc ghép mô động vật Sử dụng ghép mô động vật lên cơ thể con người*

zooid [" + eidos, form, shape]. 1. Resembling an animal. 2. A form resembling an animal; an organism produced by fission. 3. An animal cell that can move or exist independently.*Dạng, giống động vật [" + eidos, dạng, giống] 1. Giống với một động vật. 2. Một dạng giống với một động vật; một sinh vật được tạo ra bởi phân tách. 3. Tế bào động vật nó có thể di chuyển hoặc thoát ra một cách độc lập.*

zoolagnia [" + lagnea, lust]. Sexual desire for animals.*Loạn dâm súc vật [" + lagneia, thèm khát] Sự ham muốn tình dục đối với động vật.*

zoologist [" + logos, word, reason]. A biologist who specializes in the study of animal life.*Nhà động vật học [" + logos, ngành, môn học] Một nhà sinh học có chuyên môn ở ngành nghiên cứu về đời sống của động vật*

zoology The science of animal life. *Động vật học Ngành khoa học về đời sống động vật*

zoomania [Gr. zoom, animal, + mania, madness]. A morbid and excessive affection for animals.*Chứng yêu động vật [Gr. zoon, động vật, + mania, hứng cảm] Tình cảm quá mức và bệnh hoạn đối với động vật*

zoonoses [" + nosos, disease]. Diseases communicable from animals to man under natural conditions.*Bệnh động vật truyền sang người [" + nosos, bệnh] Bệnh động vật truyền sang người dưới những điều kiện tự nhiên*

zoonotic Concerning zoonoses. *Liên quan đến bệnh động vật truyền sang người*

zooparasite [" + para, beside, + sitos, food]. An animal parasite.*Động vật ký sinh [" + para, bên cạnh, + sitos, thức ăn] Một loại động vật ký sinh*

zoopathology [" + pathos, disease, + logos, word, reason]. Science of the diseases of animals.*Bệnh động vật học [" + pathos, bệnh, + logos,*

ngành, môn học] Khoa học về các bệnh động vật.

zoophagous [" + phageen, to eat]. Living upon animal food.*Ăn thịt [" + phageen, ăn] Sống dựa trên thức ăn động vật*

zoophile [" + philein, to love]. 1. One who likes animals. 2. An antivivisectionist.*Ưa súc vật [" + philein, yêu, ưa] 1. Một người ưa súc vật. 2. Một người chống lại giải phẫu sinh thể*

zoophilism [" + " + -ismos, condition]. Abnormal love of animals. *Tình ưa súc vật, ưa đột người [" + " + -ismos, tình trạng] Một tình yêu bất thường đối với động vật.*

zoophobia [" + phosos, fear]. Abnormal fear of animals.*Ám ảnh sợ súc vật [" + phohos, sợ hãi] Sự sợ động vật bất thường.*

zoophyte [" + phyton, plant]. A plantlike animal; any of numerous invertebrate animals resembling plants in appearance or mode of growth.*Động vật dạng cây [" + phyton, thực vật] Một loại động vật giống như cây, bất kỳ loại động vật không có xương sống nào giống với cây cối về vẻ bề ngoài hoặc cách phát triển.*

zooplasty [" + plassein, to form]. Transplantation of animal tissue to man.*Ghép mô động vật [" + plassein, tạo thành] Sự cấy ghép mô động vật vào con người*

zoopsia [" + opsis, vision]. Hallucinations involving animals.*Ảo thị súc vật [" + opsis, thị giác] Sự ảo giác liên quan đến động vật.*

zoopsychology Animal psychology. *Môn học tâm lý súc vật Tâm lý súc vật*

zoosadism Being sadistic to animals. *Bạo dâm động vật Bạo dâm đối với động vật*

zooscopy [" + skopein, to examine]. 1. Zoopsia. 2. Scientific observation of animals.*zooscopy [" + skopein, khám, quan sát] 1. Ảo thị súc vật. 2. Sự quan sát khoa học về động vật*

zoosmosis [Gr. zoe, life, + osmos, impulsion]. Process of passage of living protoplasm into tissues from blood vessels.*Sự thẩm thấu trong cơ thể súc vật [Gr. zoe, sự sống, + osmos, sự truyền] Tiến trình truyền chất nguyên sinh sống vào mô từ mạch máu*

zoospore [" + sporos, seed]. A motile asexual spore that moves by means of one or more flagella.*Bào tử động [" + sporos, bào tử] Một bào tử có tính di động, có di chuyển bằng một hoặc nhiều tiêm mao.*

zoosterol Any sterol derived from animals.*Sterol động vật Bất kỳ sterol nào lấy từ động vật*

zootechnics [Gr. zoos, animal, + techne, art]. The complete care. management, and breeding of domestic animals.*Kỹ thuật chăn nuôi; kỹ thuật nuôi động vật [Gr. zoos, động vật, + techne, kỹ thuật] Sự chăm sóc, quản lý và sinh động vật nhân*

zootic Concerning animals.*Thuộc động vật Liên quan đến động vật.*

zootomy [" + tome, incision]; Dissection of animals.*Giải phẫu động vật, giải phẫu học động vật [" + tome, rạch] Sự giải phẫu động vật*

zootoxin [" + toxikon poison]. Any toxin or poison produced by a:: animal, as snake venom.*Độ tố động vật [" + toxikon độc tố] Bất kỳ chất độc hoặc độc tố nào được tạo ra bởi động vật, như nọc độc rắn.*

zootrophic [" + trophe, nutrition]. Concerning animal nutrition.*Thuộc dinh dưỡng động vật [" + trophe, dinh dưỡng] Liên quan đến dinh dưỡng động vật*

zoster [Gr. zoster, girdle]., Acute inflammatory disease with vesicles grouped in the course of cutaneous nerves. SYN: herpe, zoster; zona. *herpes [Gr. zoster, đai, vùng] Bệnh viêm cấp tính với những mụn nước được tập hợp theo sự chi phối của dây thần kinh da. Đn: herpes zoster; zona*

z, auiiculaiis. Herpes zoster of the ear*z, auiiculaiis Zona tai.*

z, ophthafmicus. Herpes zoster affecting the ophthalmic nerve.*z, ophthafmicus Zona mắt, zona ảnh hưởng đến dây thần kinh mắt*

zosteriform [" + L. forma, shape]. Resembling herpes zoster. SYN: zosteroid.*Dạng herpes [" + L. forma, dạng] Giống với herpes zoster. Đn: zosteroid.*

zosteroid [" + eidos, form shape]. Resembling herpes zoater. SYN: zosteriform.*zosteroid [" + eidos, dạng, giống] Giống với herpes zoster. Đn; zosteriform*

ZPG. zero population growth.*ZPG Sự tăng trưởng dân số 0.*

Z-plasty. A technique with a Z-shaped inci sion used in plastic surgery to relieve tension in sear tissue. The area under tension is, lengthened at the expense of the surrounding elastic tissue. SEE: illus. *Tạo thành chữ Z Kỹ thuật rạch hình chữ Z dùng trong phẫu thuật tạo hình để giảm căng ở mô sẹo. Vùng căng được kéo dài ở đầu lấy đi của mô đàn hồi xung quanh. Xem minh họa.*

Zr Chem. symb. for the element zirconium.*Zr Ký hiệu hóa học của nguyên tố zirconi.*

zygal [Gr. zygon, yoke]. Concerning or shaped like a yoke.*Hình cái ách [Gr. zygon, cái ách] Liên quan đến hoặc có hình giống một cái ách.*

zygapophyseal Concerning zygapophysis.*Thuộc mỏm khớp đốt sống Liên quan đến hoặc thuộc mỏm khớp đốt sống.*

z,gapophysis [" + apo, from, + physis,growth]. One of the articular processes of the neural arch of a vertebra.*Mỏm khớp đốt sống [" + apo, từ, + physis, sự tăng trưởng] Một trong những mỏm khớp của cung thần kinh của đốt sống.*

zygion [Gr. zygon yoke]. (pl. zygia) Craniometrical point on the zygoma

at either end of the bizygomatic diameter.*zygion [Gr. zygon, ngón] Điểm đo sọ trên xương gò má, đầu của đường kính lưỡng quyền*

zygocyte. Zygote, q.v.*zygocyte Hợp tử, trứng thụ tinh.*

zygodactyly [" + daktylos, digit]. Fusion of two or more fingers or toes. SYN: syndactylism.*Chứng dính ngón giản đơn [" + daktylos, ngón] Sự dính của hai hoặc nhiều ngón tay hoặc ngón chân. Đn: syndactylism.*

zygoma [Gr., cheekbone]. 1. The long arch that joins zygomatic processes of the temporal and malar bone a on the sides of the skull. 2. The malar bone.*Xương gò má, cung gò má [Gr., cheekbone, xương gò má] 1. Cung dài nối ngành gò má của xương má và xương thái dương trên các mặt của hộp sọ. 2. Xương gò má*

zygomatic Pert. to the zygoma. *Thuộc về xương gò má*

zygornatic bone. Bone on either side of the fare below the eye. SYN: malar bone.*Xương gò má Xương trên mỗi bề của mắt dưới mắt. Đn: malar bone*

zygomaticoauricularis [L.]. Muscle that draws the pinna of the ear forward. SEE: Muscles.*Cơ gò má - loa tai Cơ nó kéo loa tai về phía trước. Xem: Muscles*

zygomaticofacial Concerning the zygoma and face.*Thuộc xương gò má-mặt Liên quan đến xương gò má và mặt*

zygomaticofrontal Concerning the zygoma and frontal bone of the face. *Thuộc xương gò má-trán Liên quan đến xương gò má và xương trán của mặt*

zygomaticomaxillary Concerning the zygoma and maxilla.*Thuộc xương gò má hàm Liên quan đến xương gò má và hàm trên*

zygomatico-orbital Concerning the zygoma and orbit of the eye.*Thuộc xương gò má hốc-mắt Liên quan đến xương gò má và ổ mắt*

zygomaticosphenoid Concerning the zygoma and sphenoid bone. *Thuộc xương gò má xương bướm Liên quan đến xương gò má và xương bướm*

zygomaticotemporal Concerning the zygoma and temporal bone. *Thuộc xương gò má-thái dương Liên quan đến xương gò má và xương thái dương*

zygomatic process. 1. A thin projection from the temporal bone bounding its aquamous portion. 2. A part of the malar bone helping to form the zygoma.*Ngành xương gò má 1. Một chỗ nhô lên mỏng từ xương thái dương bao quanh phần có váy của nó. 2. Một phần của xương gò má giúp hình thành gò má*

zygometic reflex. Movement of lower jaw toward percussed side when zygoma is percusaed.*Phản ứng xương gò má Sự di chuyển

của hàm dưới về phía bên gò má được gõ.*

zygomaticum [L.]. The zygomatic bone. *Xương gò má*

zygomaticus [L.j. A muscle that draws the upper lip upward and outward. SEE: Muscles.*Cơ xương gò má Một cơ nó kéo môi trên lên và ra ngoài. Xem: Muscles*

zygomaxillary [Gr. zygoma, cheekbone, + L. maxilla, jawbone]. Pert. to the cheekbone and upper jaw,*Thuộc xương gò má hàm [Gr. zygoma, xương gò má, + L. maxilla, xương hàm] Liên quan đến xương má và hàm trên*

zygomaxillary point. A craniometrical point marked at the lower end of the zygornatic suture. *Điểm xương gò má-hàm trên Một điểm đo sọ được đánh dấu ở phần dưới của đường khớp gò má*

zygomycosis. A group of mycoses usually caused by fungi of the family Mucoraceae of the class Zygomycetes. These fungi have an affinity for blood vessels in which they cause thrombosis and infarction. The disease in its form that affects the head and face usually causes paranasal sinus infections, esp. during periods of ketoacidosis in persons with diabetes mellitus. The pulmonary form of the disease causes infarcts of the lung; and in the gastrointestinal form, mucosal ulcers and gangrene of the stomach may occur. The disease is contracted by inhalation or ingestion of the fungus by susceptible individuals. Most persons have a natural resistance to the fungus, accounting for the rarity of the disease. SYN: mucormycosis. TREAT: Control of or prevention of diabetic acidosis; amphotericin B; and resection of necrotic tissue. *Bệnh nấm Mucoracene Một nhóm bệnh nấm thường gây ra bởi nấm thuộc họ Mucoraceae của loại Zygomycetes. Loại nấm này có ái lực đối với mạch máu trong đó chúng gây ra huyết khối và nhồi máu. Bệnh này ảnh hưởng đến đầu và mặt thường gây ra nhiễm trùng xoang cạnh mũi, đặc biệt trong giai đoạn nhiễm acid xeton ở những người mắc bệnh tiểu đường. Bệnh phổi gây ra nhồi máu phổi; và trong dạng ruột non, loét niêm mạc và hoại thư dạ dày có thể xảy ra. Nhiễm bệnh này do những cá nhân mẫn cảm hit hoặc ăn phải nấm. Hầu hết những người có sức đề kháng tự nhiên với loại nấm này, đó là điều giải thích cho sự hiếm hoi của căn bệnh này. Đn: mucormycosis. Điều trị: Kiểm soát hoặc ngăn chặn sự nhiễm acid do bệnh tiểu đường, ampho-tericin B và cắt đoạn mô hoại tử.*

zygon [Gr.). The short cross-bar connecting the parallel limbs of a cerebral fissure.*zygon Cạnh ngang nối rãnh hình cái ách Thân ngang ngắn nối các chi song song của khe* não.

zygopodium The intermediate-distal portion of a limb, i.e., the ulna and radius, and the tibia and fibula.

zygopodium Phần xa trung gian của một chi, nghĩa là xương trụ và xương quay, xương chày và xương mác.

zygosis [Gr. zygosis, a balancing]. Sexual union of two unicellular animals.*Sự tiết hợp giao tử, kết hợp giao tử Sự kết hợp giới tính của hai động vật đơn bào*

zygosity [Gr. zygon, yoke]. Concerning zygosis.*Tình trạng tiếp hợp giao tử, tình trạng kết hợp giao tử Giao tử kết hợp*

zygosperm Zygospore.*zygosperm Hợp bào tử, bào tử kết hợp*

zygospore A spore formed by fusion of morphologically identical structures.*hợp bào tử, bào tử kết hợp Bào tử được tạo ra bởi sự kết hợp của các cấu trúc giống nhau về hình thái học*

zygote [Gr. zygotos, yoked]. Cell produced by union of two gametes. The fertilized ovum. SYN: zygocyte. *Hợp tử, trứng thụ tinh Tế bào được tạo ra bởi sự kết hợp của hai giao tử. Trứng được thụ tinh. Đn: zygocyte*

zygotene [Gr. zygotos, yoked]. The second stage of the prophase of the first meiotic division. During this stage, the homologous chromosomes pair side by side. SEE: cell division, *Giai đoạn ghép đôi đoạn tiếp hợp. Giai đoạn thứ hai của tiền kỳ phân bào của sự phân chia gián phân thứ nhất. Trong suốt giai đoạn này, cặp nhiễm sắc thể tương đồng sát bên nhau. Xem: cell division*

zygotic Concerning a zygote.*Thuộc hợp tử, thuộc trứng thụ tinh Liên quan đến hợp tử.*

zygotoblast [" + blastos, germ]. Sporozoite, q.v.*zygotoblast Thoi trùng.*

zygotomere [" + meros, part]. Sporoblast, q.v.*zygotomere Thoa trùng.*

Zyloprim. Trade name for allopurinol.*Zyloprim Tên thương mại của allopurinol*

zymase [Gr. zyme, leaven, + -ass, enzyme]. Any of a group of enzymes that, in the presence of oxygen, convert certain carbohydrates into carbon dioxide and water or, in absence of oxygen, into alcohol and carbon dioxide or lactic acid It is found in yeast, bacteria, and higher plants and animals. SEE: enzyme, fermenting.

enzym, zymase [Gr. zyme, chất xúc tác, + -ass, enzym] Bất cứ một nhóm enzym nào, khi có oxy, chuyển một số carbon hydrat thành carbon dioxide và nước hoặc khi không có oxy thì thành cồn và carbon dioxid hoặc acid lactic. Có trong nấm men, vi khuẩn và thực động vật cao hơn. Xem: enzym, fermenting.

zyme [Gr. zyme, leaven]. 1. An enzyme or ferment. 2. An agent that produces an infectious disease.

enzym, tác nhân lên men gây bệnh [Gr. zyme, men] 1. Một enzym hoặc men. 2. Một tác nhân gây ra bệnh truyền nhiễm.

zymic Concerning enzymes.*zymic Liên quan đến enzym.*

zymogen [" + gennan, to produce]. A substance that develops into a chemical ferment or enzyme. It exists in an inactive form antecedent to the active enzyme. SYN: proenzyme. SEE: pepsinogen; trypsinogen.*Tiền enzym Một chất mà nó phát triển thành men hoặc enzym hóa học. Nó tồn tại ở dạng không hoạt động tiền chất của enzym hoạt động. Đn: proenzym. Xem: pepsinogen; trypsinogen*

zymogene Microbe causing fermentation.*Vi khuẩn lên men Vi sinh vật gây sự lên men*

zymogen granules. Secretory granules of a pre-enzyme substance seen in cells of synthetic organs such as salivary glands or pancreas. *Các hạt tiền enzym Những hạt tiết của chất tiền enzym được nhìn thấy trong tế bào của những cơ quan tổng hợp như các tuyến nước bọt hoặc tuyến tụy*

zymogenic 1. Causing a fermentation. 2. Pert. to or producing a zymogen.*zymogenic 1. Gây lên men; 2. Thuộc hoặc tạo ra sự lên men.*

zymogenous Zymogenic. *zymogenous Gây lên men, thuộc lên men.*

zymogram Electrophoretic graph of the separation of the enzymes in a solution.*enzym đồ Điện đồ của sự phân chia enzym trong dung dịch.*

zymohexase The enzyme that is involved in splitting fructose 1,6 diphosphate into dihydroxy acetone phosphate and phosphoglyceric aldehyde.*zymohexase Enzym phân cắt fructose 1,6 diphosphat thành ihydroxy acetone phosphate và phosphoglyceric aldehyd.*

zymohydrolysis [" + hydor, water, + lysis, dissolution]. Decomposition brought about by a ferment. SYN: zymosis.*Sự lên men; men phân [" + hydor, nước, + lysis, tiêu] Sự phân hủy bởi sự lên men. Đn: zymosis*

zymoid [" + eidos, form, shape]. Resembling an enzyme.*Chất độc mô thối rữa, zymoid Giống một enzym*

zymologic [" + logos, word, reason]. Rel. to zymology.*Thuộc men học [" + logos, ngành, môn học] Liên quan đến men học*

zymologist One who specializes in study of ferments.*Chuyên gia enzym học, chuyên gia men học Một người chuyên nghiên cứu về men.*

zymology The science of fermentation.*Men học Khoa học về sự liên men.*

zymolysis [Gr. zyme, leaven, + lysis, dissolution]. Changes produced by an enzyme; action of enzymes. SYN: fermentation; zymosis.*Sự lên*

men; men phân [Gr. zyme, lên men, + lysis, phân hủy] Những thay đổi được tạo ra bởi enzym, tác động của enzym. Đn: fermentation; zymosis

zymolyte Substance upon which a ferment acts. SYN: substrate.*Cơ chất Chất mà trên đó men hoạt động. Đn: substrate*

zymolytic [" + lytikos, dissolved]. Causing fermentation; fermentative. *Thuộc sự lên men, tiêu hóa do men [" + lytikos, phân hủy] Gây ra sự lên men; Lên men*

zymometer [" + metron, measure]. Device for measuring fermentation. *Dụng cụ đo để lên men [" + metron, sự đo] Dụng cụ dùng trong việc đo sự lên men*

Zymonema [" + nema, thread]. A genus of fungi.*Zymonema [" + nema, chỉ, sợi] Nấm Zymonema*

zymophore [" + phoros, a bearer]. Noting the atomic group bearing the ferment.*Gốc enzym Nhóm nguyên tử tạo ra men*

zymophoric, zymophorous Having fermentative properties.*Thuộc gốc men, có tác dụng của enzym Có những đặc tính lên men*

zymophyte [" + phyton, growth]. A microorganism causing fermentation.*Vi sinh vật lên men [" + phyton, tăng trưởng] Một loại vi sinh vật gây ra sự lên men*

zymoplastic [" + plassein, to form]. Producing a ferment.*Tạo men [" + plassein, tạo ra] Tạo ra men*

zymoprotein Any protein that also functions as an enzyme.*Zymoprotein Bất kỳ protein nào cũng có chức năng như một enzym*

zymosan An anticomplement obtained from the walls of great cells. *zymosan Một kháng bố thể thu được từ các thành của tế bào lớn.*

zymoscope [" + skopein, to examine]. Device for determining zymotic power of yeast.*Men nghiệm Dụng cụ dùng để xác định bột men*

zymose An enzyme that changes a disaccharide into a monosaccharide, such as cane sugar into invert sugar. SYN: invertin.*zymose Một enzym chuyển disaccharide thành zymose monosaccharid, như đường mía thành đường. Đn: invertin*

zymosis [Gr, zymosis, fermentation]. 1. Fermentation. 2. Process by which an infectious disease is supposed to develop. 3. An infectious disease. *zymosis 1. Sự lên men. 2. Tiến trình phát triển của bệnh truyền nhiễm. 3. Bệnh truyền nhiễm*

z . gastrica. Organic acid in the stomach due to action of yeasts.*Chứng lên men dạ dày Acid hữu cơ trong dạ dày do tác động của men*

zymosterol A sterol obtained from yeast.*zymosterol Một loại sterol từ men.*

zymotic Rel. to or produced by germentation.*zymotic Một sterol có từ men*

zymosterol A sterol obtained fer-

mentation from yeast.**zymosterol** *Tăng hoạt tính men. Làm tăng khả năng và hoạt tính của một enzym.*
zymosthenic [Gr. zyme, leaven, + sthenos, strength]. Increasing the power and activity of an enzyme. **zymosthenic** *Thuộc (bởi) sự lên men. Thuộc hoặc bởi sự lên men.*

Z.Z.'Z". Symb. for increasing strengths of contraction.**Z.Z.'Z"** *Ký hiệu đối với sự tăng sức mạnh của sự co thắt.*